ROTINAS EM
OBSTETRÍCIA

Nota

A medicina é uma ciência em constante evolução. À medida que novas pesquisas e a própria experiência clínica ampliam o nosso conhecimento, são necessárias modificações na terapêutica, onde também se insere o uso de medicamentos. Os autores desta obra consultaram as fontes consideradas confiáveis, num esforço para oferecer informações completas e, geralmente, de acordo com os padrões aceitos à época da publicação. Entretanto, tendo em vista a possibilidade de falha humana ou de alterações nas ciências médicas, os leitores devem confirmar estas informações com outras fontes. Por exemplo, e em particular, os leitores são aconselhados a conferir a bula completa de qualquer medicamento que pretendam administrar, para se certificar de que a informação contida neste livro está correta e de que não houve alteração na dose recomendada nem nas precauções e contraindicações para o seu uso. Essa recomendação é particularmente importante em relação a medicamentos introduzidos recentemente no mercado farmacêutico ou raramente utilizados.

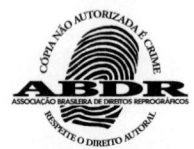
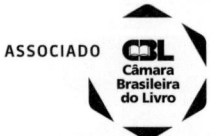

R848   Rotinas em obstetrícia / Organizadores, José Geraldo Lopes Ramos... [et al.] – 8. ed. – Porto Alegre : Artmed, 2023.
xxii, 961 p. : il. color. ; 25 cm.

ISBN 978-65-5882-115-1

1. Medicina – Obstetrícia. I. Ramos, José Geraldo Lopes.

CDU 618.2

Catalogação na publicação: Karin Lorien Menoncin – CRB 10/2147

ROTINAS EM OBSTETRÍCIA

8ª EDIÇÃO

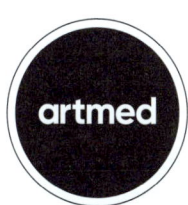

Porto Alegre
2023

JOSÉ GERALDO LOPES **RAMOS**
SÉRGIO H. **MARTINS-COSTA**
JOSÉ ANTÔNIO **MAGALHÃES**
EDUARDO PANDOLFI **PASSOS**
MARIA LÚCIA DA ROCHA **OPPERMANN**
MARIA CELESTE OSÓRIO **WENDER**

ORGS.

© Artmed Editora Ltda., 2023

Gerente editorial
Letícia Bispo de Lima

Colaboraram nesta edição

Editora
Mirian Raquel Fachinetto

Preparação de originais
Heloísa Stefan

Leitura final
Marquieli Oliveira

Projeto gráfico e capa
Paola Manica | Brand & Book

Ilustrações
Gilnei da Costa Cunha

Editoração eletrônica
Kleber dos Santos Moraes

Reservados todos os direitos de publicação, em língua portuguesa, ao GRUPO A EDUCAÇÃO S.A.
(Artmed é um selo editorial do GRUPO A EDUCAÇÃO S.A.)
Rua Ernesto Alves, 150 – Bairro Floresta
90220-190 – Porto Alegre – RS
Fone: (51) 3027-7000

SAC 0800 703 3444 – www.grupoa.com.br

É proibida a duplicação ou reprodução deste volume, no todo ou em parte, sob quaisquer formas ou por quaisquer meios (eletrônico, mecânico, gravação, fotocópia, distribuição na Web e outros), sem permissão expressa da Editora.

IMPRESSO NO BRASIL
PRINTED IN BRAZIL

AUTORES

JOSÉ GERALDO LOPES RAMOS Ginecologista, obstetra e mastologista. Professor titular do Departamento de Ginecologia e Obstetrícia e professor do Programa de Pós-Graduação (PPG) em Ciências da Saúde: Ginecologia e Obstetrícia da Faculdade de Medicina (Famed) da Universidade Federal do Rio Grande do Sul (UFRGS). Chefe do Setor de Uroginecologia do Serviço de Ginecologia e Obstetrícia (SGO) do Hospital de Clínicas de Porto Alegre (HCPA)/UFRGS. Especialista em Ginecologia, Obstetrícia e Mastologia pela Federação Brasileira de Ginecologia e Obstetrícia (Febrasgo) e Sociedade Brasileira de Mastologia (SBM). Mestre em Medicina: Nefrologia e Doutor em Clínica Médica pela UFRGS.

SÉRGIO H. MARTINS-COSTA Ginecologista e obstetra. Professor titular do Departamento de Ginecologia e Obstetrícia da Famed/UFRGS. Especialista em Ginecologia e Obstetrícia pela Fundação Federal de Ciências Médicas de Porto Alegre (FFCMPA). Mestre em Medicina: Nefrologia e Doutor em Ciências Médicas: Ginecologia e Obstetrícia pela UFRGS.

JOSÉ ANTÔNIO MAGALHÃES Ginecologista e obstetra especialista em Medicina Fetal. Professor titular do Departamento de Ginecologia e Obstetrícia e professor do PPG em Ciências da Saúde: Ginecologia e Obstetrícia da Famed/UFRGS. Coordenador do Grupo de Medicina Fetal do SGO/HCPA/UFRGS. Mestre em Medicina pela UFRGS. Doutor em Medicina: Ginecologia pela Universidade Federal de São Paulo (Unifesp).

EDUARDO PANDOLFI PASSOS Ginecologista e obstetra. Professor titular do Departamento de Ginecologia e Obstetrícia e membro da Comissão coordenadora do PPG em Ciências da Saúde: Ginecologia e Obstetrícia da Famed/UFRGS. Chefe do Setor de Reprodução Assistida do SGO/HCPA/UFRGS. Chefe do Serviço de Fertilidade e Reprodução Assistida do Hospital Moinhos de Vento (HMV). Especialista em Reprodução Assistida pela Università Degli Studi di Milano, Itália. Mestre em Medicina: Ginecologia, Doutor e Livre-Docente em Medicina: Ginecologia pela Unifesp.

MARIA LÚCIA DA ROCHA OPPERMANN Ginecologista e obstetra. Professora titular do Departamento de Ginecologia e Obstetrícia da Famed/UFRGS. Especialização em Gestação de Alto Risco e Diabetes na Gestação no HCPA/UFRGS. Mestra em Medicina: Clínica Médica e Doutora em Epidemiologia pela UFRGS.

MARIA CELESTE OSÓRIO WENDER Ginecologista e obstetra. Professora titular do Departamento de Ginecologia e Obstetrícia e membro da Comissão coordenadora do PPG em Ciências da Saúde: Ginecologia e Obstetrícia da Famed/UFRGS. Chefe do SGO/HCPA/UFRGS. Coordenadora do Ambulatório de Climatério do HCPA/UFRGS. Mestra e Doutora em Ciências Médicas pela UFRGS.

ADRIANI OLIVEIRA GALÃO Ginecologista e obstetra. Professora associada do Departamento de Ginecologia e Obstetrícia da Famed/UFRGS. Professora colaboradora do PPG em Ciências da Saúde: Ginecologia e Obstetrícia da UFRGS. Especialista em Gestão de Operações para a Saúde pela UFRGS. Mestra em Medicina e Ciências da Saúde e Doutora em Clínica Médica e Ciências da

Saúde pela Pontifícia Universidade Católica do Rio Grande do Sul (PUCRS).

ALBERTO MANTOVANI ABECHE Ginecologista e obstetra. Professor associado do Departamento de Ginecologia e Obstetrícia da Famed/UFRGS. Coordenador do Sistema Nacional de Informação sobre Agentes Teratogênicos (SIAT) do HCPA/UFRGS. Mestre e Doutor em Ciências Médicas pela UFRGS.

ALESSANDRA FRITSCH Ginecologista e obstetra contratada do SGO/HCPA/UFRGS. Especialista em Ultrassonografia em Ginecologia e Obstetrícia pelo Colégio Brasileiro de Radiologia (CBR). Mestra em Medicina: Ciências Médicas pela UFRGS.

ALINE FROTA Ginecologista e obstetra plantonista do HCPA/UFRGS.

ALINE POLANCZYK Ginecologista e obstetra contratada do SGO/HCPA/UFRGS. Mestra em Patologia pela Universidade Federal de Ciências da Saúde de Porto Alegre (UFCSPA).

ALÍSSIA CARDOSO Ginecologista e obstetra. Mestra em Ciências Médicas pela UFRGS.

ANA LÚCIA LETTI MÜLLER Ginecologista e obstetra contratada do SGO/HCPA/UFRGS, atuando na Subcomissão de Segurança e Qualidade, no Comitê de Mortalidade Materno Infantil e no Grupo de Medicina Fetal do SGO/HCPA/UFRGS. Título de Especialista em Ginecologia e Obstetrícia (TEGO) pela Febrasgo. Mestra e Doutora em Ciências Médicas: Medicina Fetal pela UFRGS.

ANA LUIZA MAIA Professora titular de Endocrinologia da UFRGS. *Clinical Fellowship In Endocrinology* no Brigham and Women's Hospital (BWH) da Harvard Medical School (HMS), Estados Unidos. Doutora em Tireoide e Biologia Molecular pela Universidade de São Paulo (USP) e Harvard University, Estados Unidos. Pós-Doutorado em Endocrinologia: Biologia Molecular na Thyroid Division do BWH/HMS.

ANA SELMA BERTELLI PICOLOTO Ginecologista e obstetra. Professora adjunta do Departamento de Ginecologia e Obstetrícia da Famed/UFRGS. Especialista em Uroginecologia pela UFCSPA. Mestra em Patologia pela UFCSPA. Doutora em Ciências da Saúde: Ginecologia e Obstetrícia pela UFRGS. Membro da Comissão Nacional Especializada em Uroginecologia e Cirurgia Vaginal da Febrasgo. Presidente da Associação de Obstetrícia e Ginecologia do Rio Grande do Sul (Sogirgs).

ANDRÉ LUIZ BASSANI Gastroenterologista. Especialista em Endoscopia Digestiva pelo HCPA/UFRGS.

ANDRÉA LÚCIA CORSO Professora adjunta do Departamento de Pediatria da UFRGS. Preceptora da Residência Médica do Serviço de Neonatologia do HCPA/UFRGS. Mestra e Doutora em Pediatria e Saúde da Criança pela PUCRS.

ANDRESE ALINE GASPARIN Reumatologista. Preceptora do Serviço de Reumatologia do HCPA/UFRGS. Mestra e Doutora em Ciências Médicas pela UFRGS.

ANGELA JACOB REICHELT Endocrinologista do Serviço de Endocrinologia e Metabologia do HCPA/UFRGS.

CARLOS EDUARDO NIEDERAUER Ginecologista e obstetra do SGO/HCPA/UFRGS e plantonista da Emergência Ginecológica do HCPA/UFRGS. Ginecologista do Hospital Nossa Senhora da Conceição (HNSC) do Grupo Hospitalar Conceição (GHC). Especialista em Mastologia pela Sociedade Brasileira de Mastologia (SBM).

CAROLINE LORENZONI ALMEIDA GHEZZI Radiologista do HCPA/UFRGS e do HMV. Doutora em Medicina pela UFRGS. Pós-Doutorado em Medicina na UFRGS.

CECÍLIA SUSIN OSÓRIO Ginecologista e obstetra.

CHRYSTIANE DA SILVA MARC Ginecologista e obstetra plantonista do Centro Obstétrico e Ultrassonografista do HCPA/UFRGS. Médica da Radimagem. Especialista em Ultrassonografia em Ginecologia e Obstetrícia e Imagem da Mama pela Febrasgo/CBR. Mestra e Doutora em Clínica Médica pela PUCRS.

CLAITON VIEGAS BRENOL Reumatologista. Mestre e Doutor em Ciências Médicas pela UFRGS.

CLAUDIA CACERES ASTIGARRAGA Hematologista. Professora adjunta de Medicina Interna da Famed/

UFRGS. Especialista em Hematologia e Transplante de Medula Óssea pelo HCPA/UFRGS. Mestra e Doutora em Ciências Médicas pela UFRGS

CRISTIANE SEGANFREDO WEBER Hematologista contratada do Serviço de Hematologia Clínica do HCPA/UFRGS. Mestra em Ciências Médicas pela UFRGS.

CRISTIANO CAETANO SALAZAR Ginecologista e obstetra plantonista do Centro Obstétrico do HCPA/UFRGS. Pós-Graduação em Terapia Intensiva pela AVM Faculdade Integrada; em Humanização da Gestação e Atenção do Sistema Único de Saúde (SUS) pelo Ministério da Saúde e UFRGS, Universidade Federal Fluminense (UFF), Universidade Regional do Noroeste do Estado do Rio Grande do Sul (Unijuí) e Escola de Saúde Pública do Rio Grande do Sul (ESP/RS) e em Neurociência e Comportamento pela PUCRS.

CRISTINA LUCE GLITZ Ginecologista e obstetra contratada do SGO/HCPA/UFRGS. Mestra em Ciências Médicas pela UFRGS.

DANIELA VANESSA VETTORI Ginecologista e obstetra. Professora adjunta do Departamento de Ginecologia e Obstetrícia da Famed/UFRGS. Especialista em Medicina Fetal pela Febrasgo. Doutora em Ciências da Saúde pela UFRGS.

EDIMÁRLEI GONSALES VALÉRIO Ginecologista e obstetra. Professora adjunta do Departamento de Ginecologia e Obstetrícia da Famed/UFRGS. Preceptora da Residência Médica em Ginecologia e Obstetrícia do HCPA/UFRGS. Especialização em Gestação de Alto Risco no HCPA/UFRGS. Mestra em Ciências da Saúde e Doutora em Ciências da Saúde: Ginecologia e Obstetrícia pela UFRGS.

ÉDINO PAROLO Médico especialista em Clínica Médica pelo HCPA/UFRGS e em Medicina Intensiva pelo HCPA/UFRGS e Associação de Medicina Intensiva Brasileira (AMIB).

ELLEN MACHADO ARLINDO Ginecologista e obstetra. Especialista em Medicina Fetal pela UFSCPA. Mestra em Patologia pela UFCSPA.

ELVINO BARROS Nefrologista. Professor titular da Famed/UFRGS. Mestre em Nefrologia pela UFRGS. Doutor em Nefrologia pela Unifesp.

ÉRIKA VIEIRA PANIZ Ginecologista e obstetra.

EUNICE BEATRIZ MARTIN CHAVES Ginecologista. Chefe da Unidade de Assistência à Saúde dos Funcionários do HCPA/UFRGS. Especialista em Ginecologia e Obstetrícia e em Medicina do Trabalho pelo HCPA/UFRGS. Mestra e Doutora em Ciências Médicas pela UFRGS.

FERNANDA MYNARSKI MARTINS-COSTA Advogada. Mestra em Direito Civil pela Universidade do Estado do Rio de Janeiro (UERJ). Doutora em Direito Comercial pela USP.

FERNANDA SALES LUIZ VIANNA Bióloga. Professora adjunta de Genética da UFRGS. Mestra e Doutora em Ciências: Genética e Biologia Molecular pela UFRGS. Pós-Doutorado em Epidemiologia na UFRGS.

FERNANDA SANTOS GROSSI Ginecologista e obstetra. Coordenadora do Serviço de Ginecologia e Obstetrícia do Hospital Geral de Caxias do Sul. Especialista em Sexualidade Humana pela USP. Mestra e Doutora em Ciências da Saúde: Ginecologia e Obstetrícia pela UFRGS. Membro da Comissão Nacional Especializada em Gestação de Alto Risco da Febrasgo.

FERNANDO FREITAS Ginecologista e obstetra. Doutor em Ginecologia e Obstetrícia pela Universidade Estadual Paulista (Unesp).

FERNANDO ROCHA DE OLIVEIRA Ginecologista e obstetra contratado do HCPA/UFRGS. Mestre e Doutor em Ciências Médicas pela UFRGS.

GABRIELLE SOARES BEHENCK Médica residente em Ginecologia e Obstetrícia do HCPA/UFRGS.

GILBERTO BRAULIO Anestesiologista. Doutor em Ciências Médicas pela UFRGS.

GISLAINE KROLOW CASANOVA Ginecologista e obstetra contratada do SGO/HCPA/UFRGS. Mestra em Fisiologia e Doutora em Endocrinologia pela UFRGS.

HELENA VON EYE CORLETA Ginecologista e obstetra. Professora titular do Departamento de Ginecologia e Obstetrícia da Famed/UFRGS. Especialista em Reprodução Assistida pela Febrasgo. Mestra em Tocoginecologia pela Faculdade de Medicina de Ribeirão Preto (FMRP) da USP. Doutora em Medicina: Ginecologia pela Ludwig-Maximillian-Universität München, Alemanha.

ISMAEL MAGUILNIK Gastroenterologista. Professor de Medicina Interna da Famed/UFRGS. Especialista em Gastroenterologia e Endoscopia Digestiva pelo HCPA/UFRGS. Mestre em Gastroenterologia pela UFRGS.

IVAN SERENO MONTENEGRO Ginecologista e especialista em Reprodução Assistida pelo HCPA/UFRGS, Febrasgo e Associação Médica Brasileira (AMB). Médico do setor de Reprodução Assistida do HCPA/UFRGS. Professor de Ginecologia e Obstetrícia e Supervisor do Programa de Residência Médica em Ginecologia e Obstetrícia da Universidade do Vale do Rio dos Sinos (Unisinos). Mestre em Medicina e Doutor em Ciências da Saúde: Ginecologia e Obstetrícia pela UFRGS. Coordenador do Núcleo de Reprodução Assistida da Sogirgs. Membro da Câmara Técnica de Reprodução Assistida do Conselho Regional de Medicina do Estado do Rio Grande do Sul (Cremers).

JANETE VETTORAZZI Ginecologista e obstetra. Professora adjunta do Departamento de Ginecologia e Obstetrícia e do PPG em Ciências da Saúde: Ginecologia e Obstetrícia da Famed/UFRGS. Especialização em Gestação de Alto Risco no HCPA/UFRGS. Título de Especialista em Ginecologia e Obstetrícia e em Sexologia pela Febrasgo. Mestra em Ciências Médicas e Doutora em Ciências Médicas: Gestação de Alto Risco pela UFRGS. Pós-Doutorado em Gestação de Alto Risco na UFRGS.

JAQUELINE NEVES LUBIANCA Ginecologista e obstetra. Professora associada do Departamento de Ginecologia e Obstetrícia e do PPG em Ciências Médicas: Ginecologia e Obstetrícia da UFRGS. Coordenadora do Ambulatório de Planejamento Familiar – Situações Especiais do HCPA/UFRGS. *Fellowship* em Ginecologia Infantopuberal no Children's Hospital, Boston, Estados Unidos. Mestra e Doutora em Ciências Médicas pela UFRGS.

JEAN CARLOS DE MATOS Ginecologista e obstetra contratado do HCPA/UFRGS. Especialista em Patologia Cervical pela Associação Brasileira de Patologia do Trato Genital Inferior e Colposcopia (ABPTGIC). Mestre em Clínica Médica: Ginecologia pela UFGRS.

JÉSSICA ENDERLE DE MOURA Ginecologista e obstetra. Especialista em Cirurgia Vaginal e Uroginecologia pela Ciências Médicas de Minas Gerais (CMMG). Mestranda em Gestação de Alto Risco do PPG em Ciências Médicas: Ginecologia e Obstetrícia da UFRGS.

JOANA BOZZETTI Ginecologista e obstetra.

JOELMIR JOSÉ CHIESA Ginecologista e obstetra contratado do SGO/HCPA/UFRGS e do HNSC/GHC. Mestre em Ciências Médicas pela UFRGS.

JOSÉ ROBERTO GOLDIM Biólogo. Professor titular de Bioética da Escola de Medicina (Esmed) da PUCRS. *Research Fellow* na University of Zurich, Suíça. Mestre em Educação e Doutor em Clínica Médica pela UFRGS.

JUDITH MARTINS-COSTA Advogada. Ex-professora adjunta da Faculdade de Direito da UFRGS. Doutora e Livre-Docente em Direito Civil pela Faculdade de Direito da USP.

JÚLIA STEINSTRASSER KOWACS Médica residente em Ginecologia e Obstetrícia do HCPA/UFRGS.

JULIANA DE MORAES SOSTER Ginecologista e obstetra contratada do SGO/HCPA/UFRGS. Especialista em Ultrassonografia em Ginecologia e Obstetrícia pelo CBR. Pós-Graduação em Medicina Fetal pelo Cetrus.

LAURA DOS SANTOS CESA Ginecologista e obstetra. Médica residente em Endoscopia Ginecológica do Hospital Materno Infantil Presidente Vargas (HMIPV). Mestranda do PPG em Ciências da Saúde: Ginecologia e Obstetrícia da UFRGS.

LAVINIA SCHULER-FACCINI Geneticista. Mestra em Genética e Doutora em Genética e Biologia Molecular pela UFRGS.

LEO SEKINE Hematologista e hemoterapeuta. Professor adjunto de Hematologia e Hemoterapia da UFRGS. Chefe do Serviço de Hemoterapia do HCPA/UFRGS. Mestre e Doutor em Epidemiologia pela UFRGS.

AUTORES | IX

LIANE ESTEVES DAUDT Pediatra e hematologista. Professora assistente de Pediatria da Famed/UFRGS. Especialista em Hematologia, Pediatria e Transplante de Medula Óssea pela UFRGS e Associação Brasileira de Hematologia, Hemoterapia e Terapia Celular (ABHH). Mestra e Doutora em Saúde da Criança e Adolescente pela UFRGS.

LINA RIGODANZO MARINS Ginecologista e obstetra. Doutoranda em Distúrbios da Gestação do PPG em Ciências da Saúde: Ginecologia e Obstetrícia da UFRGS.

LUCAS ROSA FRAGA Biólogo. Professor adjunto da UFRGS.

LUCIANA CADORE STEFANI Anestesiologista. Professora da Famed/UFRGS. Diretora de Ensino do HCPA/UFRGS. Doutora em Ciências Médicas pela UFRGS.

LUCIO BAKOS Dermatologista. Professor titular da Famed/HCPA. Mestre e Doutor em Medicina: Dermatologia pela Universidade Federal do Rio de Janeiro (UFRJ). Membro titular da Academia Sul-Rio-Grandense de Medicina.

MAIRA GRAEFF BURIN Bioquímica do Serviço de Genética Médica do HCPA/UFRGS. Mestra e Doutora em Ciências Biológicas e Bioquímica pela UFRGS.

MARCELA GODOY DIAS Ginecologista e obstetra contratada do SGO/HCPA/UFRGS. Professora assistente de Obstetrícia da PUCRS. Especialista em Medicina Fetal pela Febrasgo. *Fellowship* em Cirurgia Fetal no Hospital do Coração (HCOR/SP) com o Dr. Fábio Peralta. Mestra em Ciências Médicas: Ginecologia e Obstetrícia pela UFRGS.

MARCELLE DUARTE ALVES Infectologista do Serviço de Infectologia do HCPA/UFRGS. Infectologista assessora do Laboratório Weinmann – Grupo Fleury. Mestra em Ciências Médicas pela UFRGS.

MÁRCIA SANTANA FERNANDES Advogada com atuação em Bioética. Professora adjunta do Mestrado Profissional em Pesquisa Clínica e pesquisadora do Laboratório de Bioética e Ética na Ciência (Labepec) do HCPA/UFRGS. Especialista em Direito Internacional pela USP. Doutora em Direito pela UFRGS. Pós-Doutorado em Medicina na UFRGS.

MARIA ALEXANDRINA ZANATTA Médica residente em Ginecologia e Obstetrícia do HCPA/UFRGS.

MARIA TERESA PEDRAZZI CHAVES Ginecologista e obstetra contratada do HCPA/UFRGS. Especialista em Ultrassonografia na área de Ginecologia e Obstetrícia pela Febrasgo/CBR. Mestra em Ciências da Saúde pela UFRGS.

MARIA TERESA VIEIRA SANSEVERINO Geneticista. Especialista em Genética Médica pela Sociedade Brasileira de Genética Médica (SBGM). Mestra em Bioquímica e Doutora em Medicina: Pediatria pela UFRGS.

MARTINA AMÁLIA JORGE DOS REIS Ginecologista e obstetra. Mestranda em Obstetrícia da UFRGS.

NADINE CLAUSELL Cardiologista. Professora titular do Departamento de Medicina Interna da Famed/UFRGS. Mestre em Cardiologia pela UFRGS. Doutora em Cardiologia e Ciências Cardiovasculares pela University of Toronto, Canadá.

NICOLE PAMPLONA BUENO DE ANDRADE Reumatologista contratada do Serviço de Reumatologia do HCPA/UFRGS. Mestra em Ciências Médicas pela UFRGS.

ODIRLEI ANDRE MONTICIELO Reumatologista. Professor associado do Departamento de Medicina Interna da Famed/UFRGS. Mestre e Doutor em Ciências pela UFRGS.

OLY CAMPOS CORLETA Cirurgião geral. Professor associado de Cirurgia da Famed/UFRGS. Adjunto cirúrgico da Diretoria Médica do HCPA. Especialista em Cirurgia Geral e Cirurgia do Aparelho Digestivo pelo HCPA/UFRGS. Mestre e Doutor em Clínica Cirúrgica pela FMRP/USP.

PATRÍCIA BARRIOS Cardiologista pediátrica e fetal do HMV. *Fellowship* em Cardiologia Pediátrica na Washington University, Estados Unidos. Doutora em Ciências Médicas: Cardiologia pela UFRGS. Membro da Comissão Científica da Sociedade Brasileira de Pediatria (SBP).

PAULA NUNES MERELLO Médica residente em Ginecologia e Obstetrícia do HCPA/UFRGS.

RAFAEL BARBERENA MORAES Intensivista do HCPA/UFRGS e do Hospital Fêmina/GHC. Professor do PPG em Pneumologia da UFRGS. Mestre e Doutor em Endocrinologia pela UFRGS.

RAQUEL CAMARA RIVERO Patologista com atuação em Patologia Ginecológica e Perinatal. Professora assistente do Departamento de Patologia da Famed/UFRGS. Chefe da Unidade de Necropsia e supervisora da Residência Médica do Serviço de Patologia do HCPA/UFRGS. Mestra em Clínica Médica e Doutoranda em Ciências Médicas: Ginecologia e Obstetrícia da UFRGS.

REJANE GUS Bióloga citogeneticista. Responsável pelo Laboratório de Citogenética do Serviço de Genética Médica do HCPA/UFRGS. Mestra em Genética Humana pela Universidade de Tel Aviv, Israel. Doutora em Bioquímica pela UFRGS.

RENATO MARCHIORI BAKOS Dermatologista. Professor associado de Dermatologia da Famed/UFRGS. Chefe do Serviço de Dermatologia do HCPA/UFRGS. Mestre e Doutor em Ciências Médicas pela UFRGS.

RENATO SOIBELMANN PROCIANOY Neonatologista. Professor titular de Pediatria da Famed/UFRGS. *Fellow* em Neonatologia no Baylor College of Medicine, Houston, Estados Unidos. Mestre e Doutor em Pediatria pela USP.

RITA DE CASSIA SILVEIRA Pediatra neonatologista. Professora associada de Pediatria da Famed/UFRGS. Chefe do Serviço de Neonatologia do HCPA. Mestra em Ciências Médicas: Pediatria e Doutora em Saúde da Criança e do Adolescente pela UFRGS.

RODRIGO ROSSI BALBINOTTI Ginecologista e obstetra. Preceptor da Residência Médica da Universidade de Caxias do Sul (UCS). Pós-Graduação em Patologia do Trato Genital Inferior pela Unifesp. Mestre em Ciências da Saúde e Doutorando da UFRGS.

ROSI PEREIRA BALBINOTTO Ginecologista com atuação em Cirurgia Ginecológica e Cirurgia Endoscópica. Professora aposentada da Famed/UFRGS. Especialista em Cirurgia Minimamente Invasiva pelo HCPA/UFRGS e em Endoscopia Ginecológica pela Sociedade Brasileira de Cirurgia Minimamente Invasiva e Robótica (Sobracil)/Febrasgo. Mestra em Cirurgia pela UFRGS.

SABRINA SORAIA SCHROEDER Ginecologista e obstetra contratada do SGO/HCPA/UFRGS. Especialista em Ultrassonografia em Ginecologista e Obstetrícia pelo CBR e Faculdade de Tecnologia em Saúde (Fatesa).

SANDRA LEISTNER-SEGAL Bióloga com atuação em Diagnóstico Molecular de Doenças Genéticas no HCPA/UFRGS. Mestra em Ciências Biológicas: Bioquímica pela UFRGS. PhD in Genetics and Molecular Biology pela University College London (UCL), Inglaterra.

SERGIO PINTO RIBEIRO Pneumologista e intensivista. Professor de Pneumologia da Famed/UFRGS. Mestre em Ciências Pneumológicas pela UFRGS. Doutor em Ciências Médicas pela University of Toronto, Canadá.

SHEILA NOGUEIRA DO AMARAL Hematologista contratada do Serviço de Hematologia e Transplante de Células-tronco Hematopoiéticas (TCTH) do HCPA/UFRGS. Especialista em Transplante de Medula Óssea pela Sociedade Brasileira de Terapia Celular e Transplante de Medula Óssea (SBTMO) e ABHH. Mestra em Ciências Médicas pela UFRGS.

SÍLVIA RAQUEL MILMAN MAGDALENO Pediatra neonatologia. Médica rotineira do Serviço de Neonatologia do HCPA/UFRGS e da Unidade de Terapia Intensiva (UTI) Neonatal do GHC. Preceptora da Residência Médica em Neonatologia do Hospital da Criança Conceição (HCC). Mestra em Pediatria pela UFRGS.

SOLANGE GARCIA ACCETTA Ginecologista e obstetra. Professora associada do Departamento de Ginecologia e Obstetrícia da Famed/UFRGS. Coordenadora do Setor de Ginecologia Infantopuberal do HCPA/UFRGS. Especialista em Ginecologia Infantopuberal pela Sociedade Argentina de Ginecologia Infantojuvenil. Mestra e Doutora em Clínica Médica pela UFRGS.

TERESINHA ZANELLA Ginecologista e obstetra contratada do SGO/HCPA/UFRGS.

TIAGO SELBACH GARCIA Ginecologista e obstetra contratado da Equipe de Ginecologia Oncológica do HCPA/UFRGS. Professor de Ginecologia da Unisinos. Especialista em Ginecologia Oncológica pelo HCPA/UFRGS. Mestre em Ciências Médicas pela UFRGS.

TOR GUNNAR HUGO ONSTEN Hematologista e hemoterapeuta. Professor associado do Departamento de Medicina Interna da Famed/UFRGS. Mestre em Genética e Biologia e Doutor em Clínica Médica pela UFRGS.

VALENTINO MAGNO Ginecologista. Professor adjunto da Famed/UFRGS. Especialista em Patologia do Trato Genital Inferior pela ABPTGIC. Mestre em Ciências Médicas e Doutor em Ciências Médicas: Ginecologia e Obstetrícia pela UFRGS. Membro da Comissão Nacional Especializada em Vacinas da Febrasgo.

VANESSA HAX Reumatologista contratada do Serviço de Reumatologia do HCPA/UFRGS. Mestra e Doutoranda em Ciências Médicas da UFRGS.

VANESSA K. GENRO Ginecologista e obstetra contratada do SGO/HCPA/UFRGS. Médica do corpo clínico do Insemine Centro de Reprodução Humana. Doutora em Reprodução Humana pela UFRGS e Université de Paris, França.

WALESKA SCHNEIDER VIEIRA Anestesiologista contratada do Serviço de Anestesia e Medicina Perioperatória (Sampe) do HCPA/UFRGS. Mestra em Clínica Médica pela UFRGS.

APRESENTAÇÃO

Foi com muita satisfação que recebi o convite para escrever a apresentação dos livros *Rotinas em Ginecologia* e *Rotinas em Obstetrícia*.

Tive contato com a primeira edição dos "Rotinas", quando era estudante. Posteriormente, já durante a residência, os Rotinas eram a fonte de consulta para todas as questões envolvendo a Ginecologia e a Obstetrícia. Os anos passaram, as edições se sucederam e o alcance dos Rotinas se tornou cada vez maior, sendo uma referência nacional dentro de sua área de conhecimento. As condutas recomendadas pelos Rotinas estão entre as mais embasadas cientificamente. É muito emocionante ver o deslumbramento dos estudantes de graduação ou dos novos médicos ao se encontrarem com os autores dos livros nos quais eles estudam!

Os Rotinas surgiram a partir da visão e da dedicação de um grupo de professores do Departamento de Ginecologia e Obstetrícia da Faculdade de Medicina. De uma maneira madura e visando a longevidade do projeto, a equipe responsável foi incorporando novos nomes a medida em que havia uma renovação dos professores do Departamento de Ginecologia e Obstetrícia. Novos autores, cada um na sua área de maior especialização, foram convidados a participar, garantindo a qualidade da informação e servindo de estímulo para que profissionais não diretamente vinculados à Academia, participassem de atividades que envolvem a produção de conhecimento e a extensão.

Em um período em que a Universidade toma consciência de sua responsabilidade como difusora do conhecimento científico, como fonte responsável de informação verdadeira, embasada em pesquisa e em ensino, a publicação destas novas edições dos Rotinas é motivo de celebração.

E como tanto a teoria sem prática, quanto a prática sem teoria são passíveis de críticas, por falta de comprovação ou de embasamento, a exitosa parceria da Faculdade de Medicina da Universidade Federal do Rio Grande do Sul (UFRGS) com o Hospital de Clínicas de Porto Alegre (HCPA), mais uma vez, produz bons frutos. Da literatura internacional, dos programas de pós-graduação, dos laboratórios, às salas de aula e aos ambulatórios, percebe-se o ciclo completo a partir do qual a informação é produzida, difundida, gerando conhecimento que beneficiará diretamente a saúde da população. Dessa forma, cumprimos nossa missão de formar pessoas e melhorar as condições de saúde da sociedade.

Em nome da Direção da Faculdade de Medicina da UFRGS, mais uma vez, agradeço o privilégio de apresentar essa nova edição! Tenho certeza de que, como as anteriores, balizará de maneira muito apropriada a conduta de todos que a ela recorrerem! Parabéns e vida longa aos Rotinas!!!

Profª Lúcia Maria Kliemann
Diretora da Faculdade de Medicina da UFRGS

PREFÁCIO À 8ª EDIÇÃO

Trinta e quatro anos após a primeira edição da dupla *Rotinas em Ginecologia* e *Rotinas em Obstetrícia*, estamos entregando à sociedade a 8ª edição destes livros que já fazem parte do acervo bibliográfico clássico da especialidade de Ginecologia e Obstetrícia no Brasil. Construídas a partir da experiência do corpo clínico de um hospital universitário, que mescla na medida certa as normas do atendimento humanizado às práticas de segurança assistencial, estas obras se tornaram referências na área, tanto para utilização no Sistema Único de Saúde (SUS), como para o atendimento às pacientes em clínicas privadas, enriquecido com os últimos avanços da medicina, justificados por evidências.

A Faculdade de Medicina da Universidade Federal do Rio Grande do Sul (Famed/UFRGS) foi criada a partir da Escola de Partos da Santa Casa de Misericórdia de Porto Alegre em 1898, em um período no qual o pensamento positivista influenciava profundamente a história da cidade. Tendo permanecido dentro das enfermarias da Santa Casa até 1980, o Departamento de Ginecologia e Obstetrícia foi transferido – de corpo e alma – para o Hospital de Clínicas de Porto Alegre (HCPA) com um corpo docente que já formou mais de 500 médicos – entre residentes, mestres e doutores –, hoje espalhados por todo o mundo.

A possibilidade de ensinar e formar médicos especialistas, mestres e doutores, permitiu ao grupo de professores da Famed e aos demais médicos do HCPA, crescimento em um sistema de retroalimentação do conhecimento, evidenciando que o estímulo propiciado pelos alunos para que se produza mais conhecimento é inquestionavelmente salutar.

Manter o conhecimento atualizado é uma tarefa das mais difíceis em dias nos quais os questionamentos científicos e humanísticos são inevitáveis. As verdades médicas são temporárias na medida em que a verdade científica é a todo momento reavaliada, questionada e atualizada. Temos, acima disso, a imutável vocação de atender as pacientes com humanidade, segurança, ética e dedicação. Para alcançar esses objetivos, contamos com a contribuição de inúmeros profissionais do HCPA/UFRGS, aos quais dedicamos especial agradecimento, e com a parceria da Editora Artmed que assegura a qualidade editorial necessária para garantir aos *Rotinas em Obstetrícia* e *Rotinas em Ginecologia* o lugar de destaque entre as obras de ginecologia e obstetrícia do Brasil.

Os organizadores

RECURSOS VISUAIS

Nesta edição, o *Rotinas em Ginecologia* traz uma novidade na apresentação das informações. Ao longo dos capítulos você verá ícones que objetivam destacar algumas informações. Veja a seguir o que cada um deles indica:

 Atenção, evite. Indica trechos que tratam de condições, condutas ou procedimentos que envolvem risco e/ou complicações, bem como aquelas que devem ser evitadas.

 Lembre-se. Aponta para condutas que devem ser lembradas durante o atendimento à paciente.

 Importante. Destaca trechos cujas informações são importantes, como sintomas, critérios diagnósticos entre outros.

 Prescrição medicamentosa. Relacionado a trechos que trazem informações sobre medicamentos utilizados no tratamento e/ou no manejo.

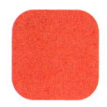

SUMÁRIO

PARTE 1
PRINCÍPIOS EM OBSTETRÍCIA

1. **Qualidade e segurança da assistência em obstetrícia** 3
   Sérgio H. Martins-Costa
   Teresinha Zanella
   Ana Lúcia Letti Müller
   Cristina Luce Glitz

2. **Bioética em obstetrícia** 12
   José Roberto Goldim
   Márcia Santana Fernandes

3. **Responsabilidade civil em ginecologia e obstetrícia** 29
   Judith Martins-Costa
   Fernanda Mynarski Martins-Costa

PARTE 2
PRINCÍPIOS ANTENATAIS

4. **Modificações fisiológicas na gestação** 59
   Solange Garcia Accetta
   Adriani Oliveira Galão
   Alberto Mantovani Abeche
   Ivan Sereno Montenegro

5. **Aconselhamento pré-concepcional** 75
   José Antônio Magalhães
   Maria Teresa Vieira Sanseverino
   Alessandra Fritsch
   Aline Polanczyk
   Chrystiane da Silva Marc

6. **Assistência pré-natal** 85
   Alberto Mantovani Abeche
   Fernando Rocha de Oliveira
   Ivan Sereno Montenegro
   Sérgio H. Martins-Costa

7. **Rastreamento e diagnóstico em medicina fetal** 106
   José Antônio Magalhães
   Maria Teresa Vieira Sanseverino
   Rejane Gus
   Maira Graeff Burin
   Sandra Leistner-Segal
   Daniela Vanessa Vettori

8. **Tratamento cirúrgico em medicina fetal** 124
   José Antônio Magalhães
   Daniela Vanessa Vettori
   Marcela Godoy Dias

9. **Substâncias teratogênicas** 137
   Alberto Mantovani Abeche
   Lavinia Schuler-Faccini
   Fernanda Sales Luiz Vianna
   Maria Teresa Vieira Sanseverino
   Lucas Rosa Fraga

10. **Exames de imagem no feto: ultrassonografia** 150
    José Antônio Magalhães
    Daniela Vanessa Vettori
    Patrícia Barrios
    Maria Teresa Pedrazzi Chaves
    Adriani Oliveira Galão

11. **Exames de imagem no feto: ressonância magnética** 176
    José Antônio Magalhães
    Daniela Vanessa Vettori
    Chrystiane da Silva Marc
    Caroline Lorenzoni Almeida Ghezzi
    Edimárlei Gonsales Valério

12. **Gestante vivendo com HIV/Aids** 184
    Eunice Beatriz Martin Chaves
    Marcelle Duarte Alves
    Fernando Rocha de Oliveira
    Sérgio H. Martins-Costa

13. **Abortamento** 203
    Eduardo Pandolfi Passos
    Tiago Selbach Garcia
    Carlos Eduardo Niederauer
    Ivan Sereno Montenegro

14. **Gemelaridade** 220
    Janete Vettorazzi
    Daniela Vanessa Vettori
    Chrystiane da Silva Marc
    Edimárlei Gonsales Valério
    José Antônio Magalhães

15. **Alterações do crescimento fetal** 239
    José Antônio Magalhães
    Ana Lúcia Letti Müller
    Alessandra Fritsch
    Maria Lúcia da Rocha Oppermann
    Adriani Oliveira Galão

16. **Prematuridade** 255
    Janete Vettorazzi
    Ana Lúcia Letti Müller
    Cristiano Caetano Salazar
    Edimárlei Gonsales Valério
    Daniela Vanessa Vettori

17. **Ruptura prematura de membranas ovulares** 274
    Edimárlei Gonsales Valério
    Gabrielle Soares Behenck
    Janete Vettorazzi
    Daniela Vanessa Vettori

18. **Doença hemolítica perinatal** 283
    José Antônio Magalhães
    Daniela Vanessa Vettori
    Marcela Godoy Dias
    Sabrina Soraia Schroeder
    Juliana de Moraes Soster

19. **Avaliação da saúde fetal** 295
    Ana Lúcia Letti Müller
    Maria Lúcia da Rocha Oppermann
    Maria Teresa Pedrazzi Chaves
    José Antônio Magalhães
    Adriani Oliveira Galão

20. **Hemorragia de segundo e terceiro trimestres da gestação** 325
    José Geraldo Lopes Ramos
    Ana Lúcia Letti Müller
    Jéssica Enderle de Moura
    Edimárlei Gonsales Valério
    Sérgio H. Martins-Costa

21. **Infecções pré-natais** 342
    Sérgio H. Martins-Costa
    Alíssia Cardoso
    Laura dos Santos Cesa
    José Geraldo Lopes Ramos

22. **Infecção intra-amniótica** 360
    Edimárlei Gonsales Valério
    Aline Frota
    Janete Vettorazzi
    Ana Lúcia Letti Müller
    Daniela Vanessa Vettori

PARTE 3
PRINCÍPIOS OBSTÉTRICOS E PERINATAIS

23. **Assistência ao parto** 373
    Sérgio H. Martins-Costa
    Sabrina Soraia Schroeder
    Gislaine Krolow Casanova
    Martina Amália Jorge dos Reis
    José Geraldo Lopes Ramos

24. **Distocia de ombro** 397
    Alberto Mantovani Abeche
    Lina Rigodanzo Marins

25. **Indução do trabalho de parto** 408
    Maria Lúcia da Rocha Oppermann
    Edimárlei Gonsales Valério
    Teresinha Zanella
    Jaqueline Neves Lubianca

26. **Apresentação pélvica** 422
    Fernando Freitas
    Sérgio H. Martins-Costa
    Alíssia Cardoso
    José Geraldo Lopes Ramos

27. **Cesariana** 438
    Sérgio H. Martins-Costa
    José Geraldo Lopes Ramos
    Cristiano Caetano Salazar
    Cristina Luce Glitz

28. **Parto vaginal instrumentado** 456
    Sérgio H. Martins-Costa
    José Geraldo Lopes Ramos
    Ana Selma Bertelli Picoloto
    Teresinha Zanella
    Júlia Steinstrasser Kowacs

29. **Analgesia e anestesia em obstetrícia** 479
    Gilberto Braulio
    Luciana Cadore Stefani
    Waleska Schneider Vieira

30. Perinatologia 499
Rita de Cassia Silveira
Andréa Lúcia Corso

**31. Assistência ao recém-nascido
na sala de parto** 510
Sílvia Raquel Milman Magdaleno
Renato Soibelmann Procianoy

**32. Parto, encefalopatia neonatal e
paralisia cerebral no recém-nascido** 527
Lina Rigodanzo Marins
Sérgio H. Martins-Costa
Raquel Camara Rivero
Rita de Cassia Silveira

33. Hemorragia puerperal 543
Edimárlei Gonsales Valério
Cristiano Caetano Salazar
Ana Lúcia Letti Müller
Teresinha Zanella
Maria Lúcia da Rocha Oppermann

34. Puerpério normal 566
Adriani Oliveira Galão
Aline Polanczyk
Gislaine Krolow Casanova
Joelmir José Chiesa
Ana Selma Bertelli Picoloto

35. Puerpério patológico 579
Ana Selma Bertelli Picoloto
Gislaine Krolow Casanova
Joelmir José Chiesa
Paula Nunes Merello
Adriani Oliveira Galão

36. Avaliação clínica da placenta 598
Raquel Camara Rivero

PARTE 4
ALTERAÇÕES CLÍNICAS E CIRÚRGICAS

**37. Distúrbios dos rins e
do trato urinário na gestação** 611
José Geraldo Lopes Ramos
Lina Rigodanzo Marins
Sérgio H. Martins-Costa
Janete Vettorazzi
Elvino Barros

38. Doença hipertensiva na gestação 629
Sérgio H. Martins-Costa
José Geraldo Lopes Ramos
Janete Vettorazzi
Elvino Barros

39. Diabetes melito e gestação 658
Maria Lúcia da Rocha Oppermann
Angela Jacob Reichelt
Vanessa K. Genro

40. Gestação ectópica 674
Eduardo Pandolfi Passos
Ivan Sereno Montenegro
Tiago Selbach Garcia

41. Hemoterapia e gestação 682
Tor Gunnar Hugo Onsten

42. Obesidade e gestação 687
Maria Lúcia da Rocha Oppermann
Angela Jacob Reichelt
Vanessa K. Genro

43. Doenças cardiovasculares na gestação . 699
Daniela Vanessa Vettori
Ellen Machado Arlindo
Edimárlei Gonsales Valério
Janete Vettorazzi
Nadine Clausell

**44. Doenças gastrintestinais
e hepáticas na gestação** 716
André Luiz Bassani
Ismael Maguilnik

45. Colestase intra-hepática na gestação ... 729
Maria Lúcia da Rocha Oppermann
Maria Alexandrina Zanatta
Alessandra Fritsch

46. Hematopatias na gestação 735
Cristiane Seganfredo Weber
Sheila Nogueira do Amaral
Claudia Caceres Astigarraga
Liane Esteves Daudt

47. Tireoide e gestação 748
Angela Jacob Reichelt
Ana Luiza Maia
Maria Lúcia da Rocha Oppermann

48. Dermatoses na gestação 757
Lucio Bakos
Renato Marchiori Bakos

**49. Infecções sexualmente
transmissíveis na gestação** 766
Janete Vettorazzi
Martina Amália Jorge dos Reis
Valentino Magno
Jean Carlos de Matos
Fernanda Santos Grossi

50. Doenças pulmonares na gestação ... 784
Sergio Pinto Ribeiro

51. Doenças reumatológicas sistêmicas e gestação ... 794
Claiton Viegas Brenol
Andrese Aline Gasparin
Nicole Pamplona Bueno de Andrade
Vanessa Hax
Odirlei Andre Monticielo

52. Doença tromboembólica na gestação ... 818
Edimárlei Gonsales Valério
Cristiano Caetano Salazar
Rodrigo Rossi Balbinotti
José Geraldo Lopes Ramos
Janete Vettorazzi

PARTE 5
CONDIÇÕES CRÍTICAS EM OBSTETRÍCIA

53. Acretismo placentário ... 839
Janete Vettorazzi
Cristiano Caetano Salazar
Edimárlei Gonsales Valério
Chrystiane da Silva Marc
Tiago Selbach Garcia

54. Eclâmpsia, síndrome HELLP e esteatose hepática aguda da gestação ... 860
Sérgio H. Martins-Costa
José Geraldo Lopes Ramos
Edimárlei Gonsales Valério
Janete Vettorazzi
Maria Lúcia da Rocha Oppermann

55. Coagulopatias na gestação ... 882
Leo Sekine
Cristiano Caetano Salazar
Maria Alexandrina Zanatta
Sérgio H. Martins-Costa
José Geraldo Lopes Ramos

56. Abdome agudo na gestação ... 898
Helena von Eye Corleta
Oly Campos Corleta
Rosi Pereira Balbinotto
Joana Bozzetti

57. Trauma e gestação ... 908
Sérgio H. Martins-Costa
Ana Selma Bertelli Picoloto
Cecília Susin Osório
José Geraldo Lopes Ramos

58. Sepse materna ... 919
Maria Lúcia da Rocha Oppermann
Teresinha Zanella
Rafael Barberena Moraes
Cristina Luce Glitz
Juliana de Moraes Soster

59. Síndrome respiratória aguda grave na gestação ... 931
Maria Lúcia da Rocha Oppermann
Édino Parolo
Érika Vieira Paniz
Sérgio H. Martins-Costa

Índice ... 943

PARTE 1

PRINCÍPIOS EM OBSTETRÍCIA

QUALIDADE E SEGURANÇA DA ASSISTÊNCIA EM OBSTETRÍCIA

SÉRGIO H. MARTINS-COSTA
TERESINHA ZANELLA
ANA LÚCIA LETTI MÜLLER
CRISTINA LUCE GLITZ

Atualmente, talvez o conceito mais importante sobre segurança assistencial seja o proferido pelo famoso pediatra britânico, professor da University of London, Dr. Cyril Chantler: "No passado, a medicina era simples, inefetiva e relativamente segura; nos dias de hoje, ela é complexa, efetiva, mas potencialmente perigosa". Inúmeros são os casos de danos produzidos pela assistência médica, os quais podem ser temporários, permanentes ou fatais. O conceito de que a assistência médica segura e de qualidade depende de práticas sistêmicas e organizadas, e não da qualidade, da genialidade ou da *expertise* de um indivíduo, foi o principal avanço para conseguir diminuir os danos produzidos pela assistência médica.

A preocupação com a segurança, embora provavelmente tão antiga quanto a medicina, tornou-se mais visível a partir da publicação, nos Estados Unidos, do relatório *To err is human: building a safer health system*, do Institute of Medicine, que determinou o surgimento do movimento de segurança do paciente com a mobilização de inúmeras organizações.[1] Nesse relatório, foram publicados dados alarmantes sobre a estimativa de que a oitava causa de morte no país era decorrente de erros na assistência à saúde. A qualidade e a segurança na assistência à saúde tornaram-se, então, uma preocupação mundial.

Entre as especialidades médicas que sofrem acusações por alegado erro médico, a de ginecologia e obstetrícia encontra-se entre as primeiras. De 1989 a 2021, no Hospital de Clínicas de Alegre (HCPA), a ginecologia e obstetrícia foi a área responsável pelo maior número das acusações, com 34% das ações judiciais; destas, 77% foram de pacientes atendidas na obstetrícia e 23% nas atendidas na ginecologia.[2] Isso demonstra a importância de se desenvolverem estratégias para a redução de erros pelo benefício não somente da gestante e de seu filho, mas também do hospital e de sua equipe assistencial. Além desses benefícios, existem outros fatores que tornam a busca pela melhoria da qualidade e da segurança um tema prioritário na obstetrícia:

- **Grande número de hospitalizações** – Representa em torno de 20% das internações hospitalares pelo Sistema Único de Saúde (SUS), com aproximadamente 3 milhões de nascimentos por ano (2.730.145 nascidos vivos em 2020).[3]
- **Especialidade com alta expectativa de sucesso e baixa expectativa de desfecho adverso.**

Minimizar erros e prevenir danos são as metas da segurança da paciente. A interação entre a complexidade da medicina, os sistemas de saúde – muitas vezes, deficientes – e a falibilidade humana está na raiz dos maiores problemas. Sabe-se que a maioria dos erros envolve sistemas deficientes, em vez de maus profissionais. Desse modo, programas de segurança das pacientes precisam ser vistos como prioridade máxima, de modo que os sistemas inteligentes sejam efetivamente empregados para reduzir as chances de que pessoas falíveis – porque seres humanos erram – causem danos aos pacientes.[4]

Definições

- **Qualidade assistencial** – É o grau com que os serviços de saúde aumentam a chance de alcançarem desfechos desejados de saúde, tanto de indivíduos quanto de populações, que são consistentes com o conhecimento profissional atual.[1]
- **Eventos adversos** – São os resultados indesejados que surgem como consequência de um cuidado assistencial. De acordo com o Institute for Healthcare Improvement, evento adverso pode ser definido como lesão corporal não intencional resultante ou promovida por cuidados médicos (incluindo a ausência de tratamento médico indicado) que exige um acompanhamento adicional, tratamento ou hospitalização, ou que resulta em óbito.[5] Os eventos adversos podem ser classificados em evitáveis (em geral, envolvem erros) e não evitáveis (efeitos colaterais do tratamento que ocorrem na ausência de quaisquer erros). Erros, por sua vez, são atos de imprudência (fazer algo errado) ou negligência (deixar de fazer o que é certo), levando a um potencial resultado indesejável.[6]
- **Evento-sentinela** – É qualquer evento não primariamente relacionado com o curso natural da doença ou condição subjacente, que atinge a paciente e resulta em morte, dano permanente ou dano temporário grave. A palavra "sentinela" reflete a gravidade do dano. Eventos-sentinelas necessitam não apenas de investigação, mas também de ações corretivas imediatas.[7] Exemplos de eventos-sentinelas estão citados no Quadro 1.1, entre eles a morbidade materna grave.[8]
- **Briefing** – É a realização de uma discussão acerca de um atendimento que ocorrerá com o objetivo de preparar as pessoas envolvidas no atendimento e, dessa forma, reduzir o risco de falha ou de dano. O *briefing* permite àqueles que realizarão um determinado procedimento rever e questionar o plano a ser desenvolvido. Isso é feito em um esforço de aumentar a probabilidade de que o procedimento seja realizado com segurança e conduzido com sucesso.[9]
- **Debriefing** – É uma discussão realizada por uma pessoa ou um grupo de pessoas, acerca de uma série de eventos que já ocorreram. A pessoa ou as pessoas que lideram o *debriefing* podem ou não estar envolvidas nos eventos que estão sendo discutidos. No *debriefing*, o fluxo de informações é multidirecional entre o(s) líder(es) e aqueles que estão se submetendo ao *debriefing*.[9] Nesse momento, os membros da equipe podem responder às questões:[10]
  - O que correu bem e por quê?
  - O que poderia ter ido melhor e por quê?
  - O que você faria diferente na próxima vez?

Avaliação da segurança assistencial

A mensuração da segurança se faz a partir da definição de indicadores. Ela é considerada de difícil execução, uma vez que a identifica-

---

Quadro 1.1 – Exemplos de eventos-sentinelas relacionados com a assistência obstétrica e perinatal

- Morte materna intraparto
- Morbidade materna grave (definida como evento de segurança da paciente que ocorre intraparto ou nas primeiras 24 h de puerpério que requeira transfusão de 4 ou mais concentrados de hemácias, internação em UTI ou ambas*)
- Morte inesperada de recém-nascido a termo
- Troca de recém-nascido (entrega para a família errada)
- Retenção de corpo estranho em procedimento invasivo
- Reação hemolítica transfusional

*Definição do consenso do American College of Obstetricians and Gynecologists/Society for Maternal-Fetal Medicine/Centers for Disease Control and Prevention.[8]
UTI, unidade de terapia intensiva.
Fonte: Adaptado de Joint Commission.[7]

ção dos erros depende amplamente da notificação voluntária de profissionais envolvidos no cuidado (relatórios de incidentes, do inglês *incident report*). Indicadores de segurança do paciente também podem ser obtidos por meio de ferramentas-gatilho (p. ex., escore de Apgar < 7 no 5º minuto) e de bancos de dados administrativos.[4]

A tríade de Donabedian, descrita pela primeira vez em 1966, é um modelo estruturado e preconizado para a avaliação da qualidade dos serviços de saúde e divide os indicadores em medidas de estrutura, de processo e de resultados da assistência prestada.[11] As medidas de estrutura avaliam como o cuidado é organizado, quais são os recursos humanos ou materiais necessários, bem como as características organizacionais. Já as medidas de processo avaliam o que foi feito, as práticas adotadas pelos profissionais e sua conformidade com as melhores evidências científicas, incluindo as ações tomadas pelos pacientes ou seus familiares. Por fim, as medidas de resultados avaliam o que aconteceu com a paciente, sua recuperação, restauração da função e sobrevivência.

Como regra, os indicadores ideais devem:[12]
- Ser objetivos (fáceis de definir e observar).
- Ter relevância clínica (importantes para médicos e pacientes).
- Auxiliar a identificação de áreas que estão prontas para melhorias.
- Ser obtidos por meio de dados existentes ou facilmente coletados.

INDICADORES DE QUALIDADE E DE SEGURANÇA EM OBSTETRÍCIA

Embora numerosos indicadores de qualidade tenham sido propostos, não há consenso sobre quais deles devem ser utilizados na avaliação da assistência obstétrica. Medidas de qualidade tradicionais, como taxas de mortalidade materna, são consideradas como uma ponta de *iceberg*, tendo-se em vista a estimativa de que, para cada morte materna, 70 mulheres sofrem uma complicação grave, com impacto substancial sobre as próprias pacientes, os familiares e o sistema de saúde.[13]

⭐ Uma importante definição em segurança obstétrica é o conceito de *near miss* materno (NMM): definido como a mulher que quase morreu, mas sobreviveu a complicações graves durante a gestação, o parto ou até 42 dias após o término da gestação.[14] Os critérios diagnósticos de NMM estão apresentados no **Quadro 1.2**.[15]

Entre as medidas que têm sido utilizadas na avaliação da assistência obstétrica, destacam-se as propostas por Mann e colaboradores, que elaboraram uma lista de 10 eventos adversos que permitem a construção de três indicadores compostos de qualidade (**Tabela 1.1**).[16] No Serviço

---

Quadro 1.2 – Condições ameaçadoras à vida – Critérios diagnósticos de *near miss* materno

- **Disfunção cardiovascular** – Choque, parada cardíaca (falta de pulso/ batimento cardíaco e perda de consciência), uso contínuo de agentes vasoativos, ressuscitação cardiopulmonar, hipoperfusão grave (lactato > 5 mmol/L ou > 45 mg/dL), acidose grave (pH < 7,1)
- **Disfunção respiratória** – Cianose aguda, respiração tipo *gasping*, taquipneia grave (frequência respiratória > 40 rpm), bradipneia grave (frequência respiratória < 200 rpm)
- **Disfunção renal** – Oligúria não responsiva à administração de líquidos ou diuréticos, diálise para insuficiência renal aguda, azotemia aguda grave (creatinina ≥ 300 μmol/mL ou ≥ 3,5 mg/dL)
- **Disfunção hematológica/da coagulação** – Falência da coagulação, grande transfusão de sangue ou de hemácias (≥ 5 unidades), trombocitopenia aguda grave < 50.000 plaquetas/mL
- **Disfunção hepática** – Icterícia na presença de pré-eclâmpsia, hiperbilirrubinemia (bilirrubinas > 100 μmol/L ou > 6,0 mg/dL)
- **Disfunção neurológica** – Perda de consciência prolongada (com duração ≥ 12 h)/coma (incluindo coma metabólico), acidente vascular encefálico, convulsões incontroláveis/*status* epiléptico, paralisia total
- **Disfunção uterina** – Hemorragia ou infecção uterina que levem à histerectomia

rpm, respirações por minuto.
Fonte: Adaptado de Avaliação da qualidade do cuidado nas complicações graves da gestação: a abordagem do *near miss* da Organização Mundial da Saúde (OMS) para a saúde materna.[15]

Tabela 1.1 – Eventos adversos obstétricos utilizados para cálculo dos indicadores compostos de qualidade

EVENTOS (DESFECHOS) ADVERSOS	PONTOS POR EVENTO
Morte materna	750
Morte intraparto/neonatal de RN > 2.500 g	400
Ruptura uterina	100
Internação materna em UTI	65
Tocotraumatismo	60
Reinternação no centro obstétrico/sala de parto	40
Internação na UTI neonatal de RN > 2.500 g e > 24 h	35
Apgar < 7 no 5º minuto	25
Hemotransfusão	20
Laceração de 3º ou 4º grau	5

RN, recém-nascido; UTI, unidade de terapia intensiva.

de Ginecologia e Obstetrícia (SGO) do HCPA, são aplicados esses indicadores, obtidos por meio de busca ativa, além dos indicadores pactuados com o gestor pela Rede Cegonha, obtidos com o auxílio de bancos de dados administrativos (Quadro 1.3). A Figura 1.1 apresenta os resultados obtidos da mensuração dos três indicadores propostos por Mann no período de 2015 a 2020 no SGO do HCPA.

O índice de desfechos adversos (IDA) representa uma porcentagem definida pelo número de partos complicados por um ou mais eventos adversos dividido pelo número total de partos. Apesar de o IDA medir a frequência de partos com eventos, ele não mede a gravidade desses resultados. A pontuação estipulada para cada evento foi criada de forma a representar sua gravidade; para a morte materna, é igual à pontuação somada de todos os demais eventos, tendo em vista a gravidade do óbito materno.

A partir dessas pontuações, foram criados outros dois indicadores adicionais, o escore ponderado de eventos adversos (EPEA), obtido por

Quadro 1.3 – Indicadores obstétricos da Rede Cegonha utilizados no Hospital de Clínicas de Porto Alegre

- Taxa de natalidade (nascidos vivos)
- Número absoluto de primíparas do Grupo 1 da classificação de Robson*
- Número absoluto de cesarianas em primíparas classificadas como Grupo 1 na classificação de Robson
- Taxa de cesariana
- Taxa de cesariana primária
- Taxa de episiotomia
- Número de lacerações de 3º e 4º graus
- Taxa de infecção puerperal
- Implementação do Acolhimento com Classificação de Risco
- Percentual de teste rápido anti-HIV realizado em gestantes internadas
- Percentual de acompanhante no parto
- Percentual de RN com contato imediato pele a pele efetivo durante a primeira hora de vida, independentemente do tipo de parto realizado
- Percentual de RN com aleitamento materno durante a primeira hora de vida, independentemente do tipo de parto realizado
- Média de permanência de puérperas na maternidade
- Percentual de RN com aleitamento materno exclusivo na alta hospitalar
- Taxa de mortalidade materna e neonatal

*Grupo 1 da classificação de Robson: gestação única, idade gestacional ≥ 37 semanas, apresentação cefálica, em trabalho de parto espontâneo.
HIV, vírus da imunodeficiência humana (*human immunodeficiency virus*); RN, recém-nascido.

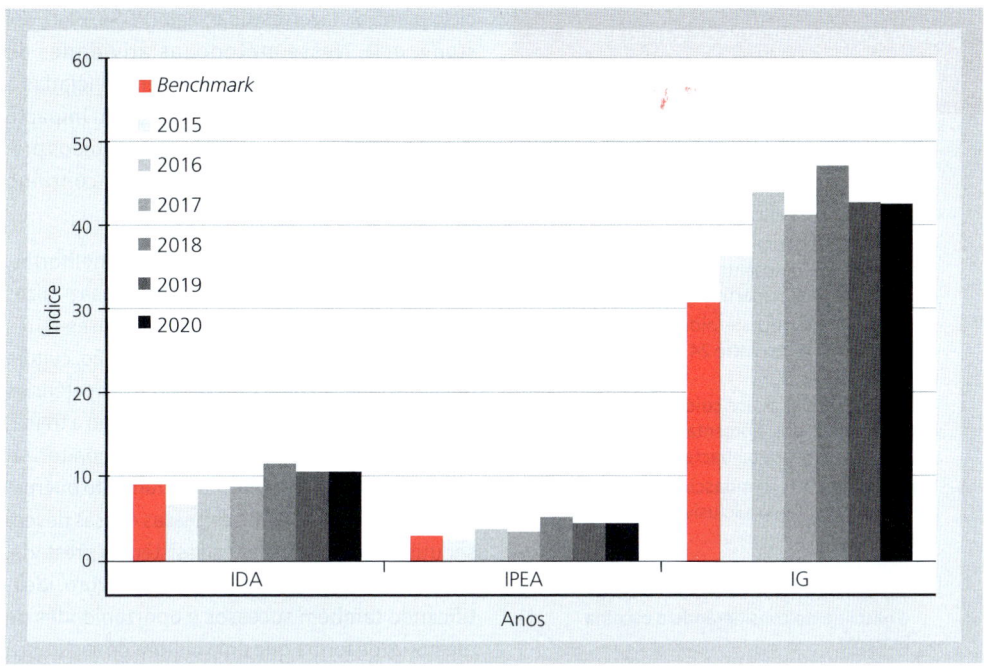

FIGURA 1.1 – Indicadores de segurança e qualidade da assistência obstétrica do Hospital de Clínicas de Porto Alegre no período de 2015 a 2020.

meio da soma de todos os pontos dos eventos adversos dividida pelo número total de partos, e o índice de gravidade (IG), definido pela soma de todos os pontos dos eventos adversos dividida pelo número de partos complicados por esses eventos. Ao analisar os eventos ocorridos em 28.536 partos conduzidos em 15 instituições norte-americanas, os autores encontraram valores de IDA de 9,2% (5,9-16,6%), EPEA de 3 (1,0-6,0) e IG de 31 (16-49), valores que podem ser utilizados como *benchmark* ou referência para a análise de outras instituições.[17]

- **IDA (índice de desfechos adversos)** – Número de partos complicados por eventos adversos ÷ número total de partos. Responde à pergunta "Qual é a porcentagem de partos em que há eventos adversos?". *Benchmark* de 9,2% (5,9-16,6%).
- **EPEA (escore ponderado de eventos adversos)** – Soma de todos os pontos dos eventos adversos ÷ número total de partos. Demonstra a significância global dos eventos adversos na unidade. *Benchmark* de 3 (1-6).
- **IG (índice de gravidade)** – Soma de todos os pontos dos eventos adversos ÷ número de partos complicados por eventos adversos. Responde à pergunta "Quão graves são os eventos quando eles acontecem?". *Benchmark* de 31 (16-49).

A Joint Commission International (JCI) também definiu um conjunto de medidas de qualidade na assistência obstétrica. Em 2010, esse conjunto passou a ser composto de seis medidas (Perinatal Care Core Measures) que já foram aplicadas em outros países, descritas no Quadro 1.4.[7,18]

⚠ Além disso, considerando-se as estatísticas alarmantes sobre a mortalidade materna nos Estados Unidos, onde 700 mulheres seguem morrendo anualmente por complicações relacionadas com a gravidez, com cerca de 20 a 60% dessas mortes sendo consideradas como evitáveis após avaliação por comitês de mortalidade materna, a JCI definiu novas orientações para serem implementadas por seus hospitais acreditados a partir de 2020.[13] A prevenção, o reconheci-

> **Quadro 1.4** – Indicadores de qualidade assistencial definidos pela Joint Commission International
>
> 1. Taxa de partos eletivos (parto vaginal ou cesariana) com idade gestacional ≥ 37 e < 39 semanas de gestação (sem trabalho de parto ou sem indicação médica)
> 2. Taxa de cesariana em nulíparas com gestação única, apresentação cefálica, sem contraindicações ao parto vaginal
> 3. Taxa de uso de corticosteroide anteparto em pacientes com parto entre 24 e 32 semanas de gestação
> 4. Infecções associadas aos cuidados de saúde em recém-nascidos: porcentagem de recém-nascidos com sepse ou bacteriemia
> 5. Porcentagem de recém-nascidos com aleitamento materno exclusivo desde o nascimento
>   a. Porcentagem de recém-nascidos com aleitamento materno exclusivo desde o nascimento considerando a escolha materna
> 6. Indicador composto pelos indicadores 1, 3 e 5
>
> Fonte: Adaptado de Joint Commission.[7]

ciclo planejar, fazer, estudar, agir (PDSA, *plan, do, study, act*). Nesse método, as atividades de melhoria da qualidade devem ser planejadas e implementadas (planejar, fazer), o seu impacto deve ser medido (estudar), e seus resultados precisam realimentar o sistema em um contínuo processo interativo de melhoria (agir).[4]

Na definição das estratégias de melhorias, devem ser pensadas as principais causas-raízes dos eventos adversos perinatais. As causas-raízes podem situar-se em erros de comunicação, cultura organizacional inadequada, falta de competências da equipe assistencial, falta de orientação e treinamento em situações pontuais, como monitorização fetal, distocia de ombro, sangramento puerperal, entre outras. As análises dessas causas devem ser utilizadas para revisar a assistência prestada, em um ambiente psicologicamente seguro, identificando também sucessos e oportunidades de melhoria, de forma que uma cultura de segurança seja criada, capacitando a equipe para executar procedimentos e processos seguros e eficazes.[21]

 São consideradas medidas robustas para a melhoria da assistência:[12]

- **Treinamento individual e em equipe, com foco na melhoria da comunicação** – Falhas no trabalho em equipe e na comunicação representam 70% dos eventos-sentinelas em obstetrícia; deve haver reconfirmação em voz alta dos diagnósticos e resultados de exames laboratoriais quando a comunicação é feita por telefone.
- **Simulações** – Importantes para situações menos frequentes e/ou emergenciais, como eclâmpsia, distocia de ombro, aplicação de fórcipe, hemorragia puerperal e cesariana *perimortem*.
- **Listas de verificação** – Podem ser utilizadas listas já formuladas, como as disponibilizadas pelo American College of Obstetricians and Gynecologists (ACOG) ou as fichas de *checklist* cirúrgico; por exemplo, trabalho de parto após cesariana (internação intraparto), sulfato de magnésio antes de parto prematuro iminente para neuroproteção, entre outras (**Figura 1.2**).[22]

mento precoce e o tratamento oportuno para a hemorragia pós-parto e a hipertensão arterial grave/pré-eclâmpsia foram consideradas as estratégias mais eficazes e com maior impacto para minimizar o risco de mortes maternas evitáveis.[19]

Outra forma de medir a segurança utilizando eventos de baixa frequência, mas classificados como graves, pode ser não somente medir a quantidade de eventos em um certo intervalo de tempo, mas também medir o intervalo de tempo entre esses eventos. Esse modelo pode ser utilizado para os eventos-sentinelas, que, embora tenham baixa prevalência, são graves o suficiente para que sejam tomadas medidas imediatas de correção.[20]

Intervenções para melhorar a qualidade e a segurança

A análise rotineira e sistemática dos indicadores de qualidade e de segurança traz de imediato as oportunidades de melhoria na assistência. Entre as estratégias para melhorar a qualidade do atendimento, pode ser utilizado o

CHECKLIST DO CENTRO OBSTÉTRICO

Nº de registro: _____
Paciente: _____

Data: __/__/__ Preceptor: _____ Cirurgião: _____ Anestesiologista: _____
Enfermeira: _____ Téc. enf. instrumentador: _____ Téc. enf. circulante: _____
Procedimento: _____

ENTRADA / SIGN IN / Admissão

Confirmação do paciente (médico da equipe presente)
Nome: ☐
Procedimento: ☐ Cesárea ☐ Curetagem uterina ☐ Cerclagem uterina ☐ Outros
TCLE cirúrgico: ☐ Aplicado ☐ Não aplicado
TCLE anestesia: ☐ Aplicado ☐ Não aplicado
Uso de medicamentos e drogas ou anticoagulante: ☐ Não ☐ Sim
Qual? _____
Alergias? ☐ Não ☐ Sim
Qual? _____
Prótese/placas/adornos metálicos? ☐ Não ☐ Sim

Confirmação com obstetra:
Indicação: _____
Procedimento de urgência? ☐ Não ☐ Sim
G___ P___ C___ A___
IG: ___ TS: ___ Rh: ___
TR negativo para HIV ☐ HIV+ ☐
Se positivo, fez profilaxia com AZT? ☐ Não ☐ Sim
Necessidade de material extra? ☐ Não ☐ Sim
Disponível em sala? ☐ Não ☐ Sim
Necessidade de hemocomponentes? ☐ Não ☐ Sim
☐ Disponível em sala? ☐ Reserva no banco de sangue
Coleta PCT ☐ Não ☐ Sim ☐ Não se aplica
Algum fator de risco? ☐ Não ☐ Sim
Qual? _____
Prevista necessidade de médico neonatologista em sala?
☐ Não ☐ Sim ☐ Não se aplica

Confirmação com anestesiologista:
Segurança de anestesia concluída? ☐ Não ☐ Sim

Confirmação com circulante:

Material necessário em sala e conferido? ☐ Não ☐ Sim
Profilaxia com antibiótico? ☐ Não ☐ Sim ☐ Já realizado
Placa de cautério in situ? ☐ Não ☐ Sim ☐ Não se aplica
Sondagem vesical? ☐ Não ☐ Sim ☐ Não se aplica
Embrocação vaginal? ☐ Não ☐ Sim ☐ Não se aplica
Aspiração ok? ☐ Não ☐ Sim ☐ Não se aplica
Material para gasometria de cordão está em campo?
☐ Não ☐ Sim ☐ Não se aplica
Confirmar com o obstetra a contagem de compressas abertas em sala: ☐ Não ☐ Sim
Confirmação com pediatra e/ou enfermeira: material de reanimação neonatal disponível e testado? ☐ Não ☐ Sim ☐ Não se aplica
Profissional responsável: _____

PAUSA / TIME OUT (EM VOZ ALTA)

Confirmação do obstetra com a equipe:
☐ Confirmar nome completo da paciente
☐ Procedimento correto
Horário da realização da pausa cirúrgica: _____

Antes de fechar a incisão:
Revisão manual da cavidade: ☐ Não ☐ Sim
Nº de compressas abertas: _____
Nº compressas contadas: _____
Profissional responsável: _____

SAÍDA / SIGN OUT (EM VOZ ALTA)

Confirmação com toda a equipe:
o procedimento realizado foi o proposto?
☐ Não ☐ Sim. Qual? _____
Contagem de instrumental cirúrgico e agulhas está correta? ☐ Não ☐ Sim
Paciente mantém identificação com pulseira?
☐ Não ☐ Sim
Placenta identificada? ☐ Não ☐ Sim
Encaminhada para AP? ☐ Não ☐ Sim ☐ Não se aplica
Peça cirúrgica identificada corretamente?
☐ Não ☐ Sim ☐ Não se aplica
Sangue de cordão coletado: ☐ Não ☐ Sim
☐ Não se aplica ☐ BSCUP
Gasometria fetal encaminhada? ☐ Não ☐ Sim
☐ Não se aplica
Houve alguma intercorrência cirúrgica?
☐ Não ☐ Sim. Qual? _____
Houve problema com algum equipamento?
☐ Não ☐ Sim. Qual? _____
Encaminhamento: _____
Ocorreu algum evento adverso?
☐ Não ☐ Sim. Descreva: _____
Destino do RN? ☐ Admissão do RN
☐ UTI neonatal ☐ Não se aplica
Destino da paciente: ☐ SRPP ☐ CTI / SRPA
Alguma recomendação especial para o pós-operatório? ☐ Não ☐ Sim
Qual? _____
Folha anestésica preenchida e assinada? ☐ Não ☐ Sim
Profissional responsável: _____

FIGURA 1.2 – *Checklist* do centro obstétrico do Serviço de Ginecologia e Obstetrícia do Hospital de Clínicas de Porto Alegre.
AP, anatomopatológico; AZT, azitromicina; BSCUP, banco de sangue de cordão umbilical e placenta; CTI, centro de tratamento intensivo; PCT, provas de compatibilidade transfusional; RN, recém-nascido; SRPA, sala de recuperação pós-anestésica; SRPP, sala de recuperação pós-parto; TCLE, termo de consentimento livre e esclarecido; UTI, unidade de tratamento intensivo.

- **Desenvolvimento de protocolos e diretrizes** – O ACOG publica vários protocolos otimizados; por exemplo, manejo da hemorragia pós-parto, manejo da distocia de ombro, manejo da crise hipertensiva da gravidez, entre outros.[23]
- **Uso da tecnologia da informação**, como prontuário eletrônico da paciente, sistema de prescrição informatizada, sistema de identificação por código de barras para administração de medicamentos, sistema de armazenamento de imagens, entre outros.[4]
- **Educação continuada**.

Tais medidas trazem reações positivas entre os participantes, com aumento do conhecimento e melhorias em habilidades e comportamentos. Entretanto, ainda há muitas limitações nas evidências disponíveis, principalmente em relação aos resultados centrados no paciente, tornando fundamental mais estudos que busquem avaliar também esses aspectos.

Organização e sistematização das práticas assistenciais

Instituições hospitalares que pretendem produzir assistência de qualidade com segurança devem estabelecer normas que incluam minimamente os seguintes parâmetros:
- Ter protocolos assistenciais bem-definidos.
- Ter indicadores assistenciais claros e comparáveis.
- Medir rotineiramente seus indicadores.
- Avaliar todos os eventos adversos, sobretudo os eventos-sentinelas.
- Produzir medidas sistêmicas para prevenção da repetição dos eventos adversos.

A prática assistencial vem mudando constantemente, incorporando decisões compartilhadas entre pacientes e equipe médica que incluem experiência e assistência baseada em evidências.

Em obstetrícia, a importância dessa atualização precisa ser incorporada ao ensino da residência médica. No atendimento "humanizado", as boas práticas obstétricas precisam ser assimiladas, e os programas de residência médica devem não somente capacitar o médico-residente em obstetrícia e ginecologia a promover a saúde, prevenir, diagnosticar e tratar as afecções relacionadas com a mulher em seus diversos níveis de complexidade, nas diferentes fases da vida, mas também devem estimular e permitir o desenvolvimento das habilidades e do raciocínio clínico e crítico.[24] Cabe às instituições de ensino e assistência o estímulo a uma postura focada na segurança da paciente, que deve ser incorporada quando da obtenção das competências para a especialidade, definidas nas Diretrizes Nacionais para os Programas de Residência Médica em Ginecologia e Obstetrícia e pela Comissão Nacional de Residência Médica da Federação Brasileira das Associações de Ginecologia e Obstetrícia (Febrasgo).[25]

REFERÊNCIAS

1. Kohn LT, Corrigan JM, Donaldson MS, organizadores. To err is human: building a safer health system. Washington: National Academy Press; 2000.
2. Hospital de Clínicas de Porto Alegre. Coordenadoria Jurídica do HCPA. Serviço de Direito Administrativo, Civil e Penal. Porto Alegre: Conjur; 2022. Sistema de acesso restrito.
3. Brasil. Ministério da Saúde. Datasus. Informações hospitalares SUS - por local de internação e nascidos vivos - Brasil [Internet]. TabNet Win32 3.0. Brasília: MS; 2020 [capturado em 29 jun. 2022]. Disponível em: http://tabnet.datasus.gov.br/cgi/tabcgi.exe?sinasc/cnv/nvuf.def.
4. Wachter RM. Compreendendo a Segurança do Paciente. 2. ed. Porto Alegre: Mc Graw Hill; 2013.
5. Institute for Healthcare Improvement. 10 IHI Innovations to Improve Health and Health Care. Cambridge: IHI; 2017.
6. Agency for Healthcare Research and Quality. Glossary [Internet]. AHRQ. Rockville; 2021 [capturado em 9 dez. 2021]. Disponível em: https://psnet.ahrq.gov/glossary-0.
7. Joint Commission. Sentinel Events. Comprehensive accreditation manual for hospitals, update 1 [Internet]. Oak Brook: Joint Commission; 2021[capturado em 30 jun. 2022]. p. SE1-20. Disponível em: https://www.jointcommission.org/-/media/tjc/documents/resources/patient-safety-topics/sentinel-event/camh_24_se_all_current.pdf.
8. Callaghan WM, Grobman WA, Kilpatrick SJ, Main EK, D'Alton M. Facility-based identification of women with severe maternal morbidity: it is time to start. Obstet Gynecol. 2014;123(5):978–81.
9. Halamek LP, Cady RAH, Sterling MR. Using briefing, simulation and debriefing to improve human and system performance. Semin Perinatol. 2019;43(8):151178.

10. ALSO Brasil. Advanced Life Support in Obstetrics – Manual e Programa de Estudos. São Paulo: Sarvier; 2016.
11. Donabedian A. Evaluating the quality of medical care. Milbank Q. 2005;83(4):691–729.
12. Janakiraman V, Ecker J. Quality in obstetric care: measuring what matters. Obstet Gynecol. 2010;116(3):728–32.
13. Ennen CS, Satin AJ. Reducing adverse obstetric outcomes through safety sciences [Internet]. UpToDate. Waltham; 2021 [capturado em 10 nov. 2021]. Disponível em: https://www.uptodate.com/contents/reducing-adverse-obstetric-outcomes-through-safety-sciences/.
14. Santana DS, Guida JPS, Pacagnella RC, Cecatti JG. Near miss materno - entendendo e aplicando o conceito. Rev Med. 2018; 97(2):187–94.
15. Organização Mundial da Saúde. Avaliação da qualidade do cuidado nas complicações graves da gestação A abordagem do near miss da OMS para a saúde materna. Geneva: OMS; 2014.
16. Mann S, Pratt S, Gluck P, Nielsen P, Risser D, Greenberg P, et al. Assessing quality obstetrical care: development of standardized measures. Jt Comm J Qual Patient Saf. 2006;32(9):497–505.
17. Joint Commission. America's Hospitals: improving Quality and Safety: The Joint Commission's Annual Report 2017. Oak Brook: Joint Commission; 2018.
18. Pileggi C, Squillace L, Giordano M, Papadopoli R, Bianco A, Pavia M. Quality in perinatal care: applying performance measurement using joint commission on accreditation of healthcare organizations indicators in Italy. BMC Med Res Methodol. 2019;19(1):83.
19. Joint Commission. Provision of Care, Treatment, and Services standards for maternal safety. Oak Brook: R3 Report; 2019.
20. Pettker CM, Grobman WA. Obstetric Safety and Quality. Obstet Gynecol. 2015;126(1):196–206.
21. Bajaj K, Roche A de, Goffman D. The contribution of diagnostic errors to maternal morbidity and mortality during and immediately after childbirth: state of the science [Internet]. Agency for Healthcare Research and Quality. Rockville; 2021 [capturado em 13 jun. 2022]. Disponível em: https://www.ahrq.gov/patient-safety/reports/issue-briefs/maternal-mortality.html.
22. American Congress of Obstetricians and Gynecologists. National Committee for Quality Assurance. Physician Consortium for Performance Improvement. Maternity care: performance measurement set. Rockville: AHRQ; 2012.
23. Arora KS, Shields LE, Grobman WA, D'Alton ME, Lappen JR, Mercer BM. Triggers, bundles, protocols, and checklists--what every maternal care provider needs to know. Am J Obstet Gynecol. 2016;214(4):444–51.
24. Ramos JGL. Ensino em Ginecologia e Obstetrícia. Femina. 2015; 43(2):55–7.
25. Federação Brasileira das Associações de Ginecologia e Obstetrícia. Matriz de competências em ginecologia e obstetrícia: versão 2 [Internet]. São Paulo: Febrasgo; 2019 [capturado em 30 jun. 2022]. Disponível em: https://www.febrasgo.org.br/images/Matriz-de-competencias---2a-edicao---web.pdf.

2

BIOÉTICA EM OBSTETRÍCIA

JOSÉ ROBERTO GOLDIM
MÁRCIA SANTANA FERNANDES

Desde a Antiguidade, já havia a preocupação com a moral médica, então entendida como um conjunto de regras sobre o comportamento adequado de um médico. Essa proposta prescritiva estava presente em inúmeros documentos, com destaque para o juramento hipocrático.

No início do século XIX, surgiu uma nova abordagem para a atuação do médico: a ética médica. Nessa nova perspectiva, a discussão sobre a adequação do comportamento do profissional ultrapassou o limite da regra, permitindo refletir sobre as justificativas de adequação para esses comportamentos. A partir dessas reflexões é que foram elaborados os Códigos de Ética Médica, que, a rigor, são códigos de condutas médicas adequadas, voltando a estabelecer regras e limites para a ação do profissional.

A bioética propiciou reflexões para além das regras – moral médica – e das ações específicas dos médicos – ética médica. Ela estabeleceu uma perspectiva progressivamente mais ampla para as reflexões na área da saúde, incluindo temas da obstetrícia.

No início da bioética, na década de 1920, já havia uma preocupação com a reflexão sobre questões associadas à obstetrícia. O tema do aborto e da caracterização do início da vida de uma pessoa já foram discutidos de maneira abrangente.

No entanto, a partir da década de 1960, em decorrência das mudanças ocorridas na sociedade mundial, com o surgimento da pílula anticoncepcional, dos movimentos feministas e da possibilidade de ampliar as chances de intervenção médica nos processos reprodutivos, é que houve uma maior sensibilidade para discutir os aspectos éticos relacionados com esses assuntos. Novos temas foram sendo incorporados, tais como as questões envolvendo a privacidade das pacientes, os limites de intervenção sobre a gestação, o atendimento conjunto das mães e seus bebês e a avaliação da capacidade para tomar decisões em situações críticas.[1]

O mundo mudou, e a bioética acompanhou tais mudanças. De uma simples aplicação de referenciais éticos, a bioética assumiu a complexidade presente em todas essas situações. A bioética deixou de ser uma ética aplicada para se transformar em um campo interdisciplinar, de troca e integração de múltiplos saberes. Nessa perspectiva integrativa e complexa, as reflexões bioéticas, para além dos aspectos éticos, passaram a envolver as questões legais, morais, sociais, entre tantas outras dimensões que podem estar presentes.[1]

De uma avaliação do que era considerado correto ou incorreto na prática médica, a reflexão passou a ser sobre a adequação das ações. Começaram a ser levadas em consideração as circunstâncias presentes em cada situação, que é sempre singular. O foco da discussão passou a ser a vida e o viver das pessoas, das sociedades e do próprio planeta. É a consideração da vida em suas características biológicas, orgânicas, que, em seu conjunto, garante a sobrevivência do ser humano.

Em contrapartida, é o viver que é caracterizado pelas relações entre as pessoas e o mundo que as cerca. O viver é o conjunto das características biográficas de cada pessoa. Em suma, é a vida dando suporte ao viver e o viver dando sentido à vida.[1]

Na avaliação da adequação das ações, podem ser utilizados inúmeros referenciais teóricos, como as virtudes, as vontades, os princípios, os direitos, a responsabilidade, as consequências e a alteridade.[2]

É nessa perspectiva de uma bioética complexa que este capítulo aborda alguns temas relevantes na área da obstetrícia, tais como as questões envolvendo a assistência, a privacidade, a autodeterminação e a pesquisa.

Relação profissional--paciente

A relação profissional-paciente teve uma significativa mudança de perspectiva a partir da década de 1970. Inúmeros questionamentos começaram a ser feitos a respeito do desequilíbrio entre profissional e paciente, especialmente em termos de tomada de decisão. Os pacientes passaram a ser considerados pessoas autônomas, com capacidade de se autodeterminarem, de tomar decisões nos seus melhores interesses. Esse tema foi considerado central nas discussões realizadas pelas áreas de ética médica e bioética.[3] Novos temas e desafios foram incluídos, tais como o processo de consentimento, as diretivas antecipadas de vontade e os planos de parto.

A relação profissional-paciente adequada deve incluir diferentes características: ter uma sólida base de conhecimentos e habilidades técnica e científica; valorizar o vínculo de confiança; ter uma atitude acolhedora e protetora; e ser educativa. Esse conjunto de características possibilita um compartilhamento de conhecimentos, entendidos não apenas como informações, mas também como orientações com objetivos claros, assim como de decisões.[4]

Cada vez mais, a relação profissional-paciente se alarga. Normalmente, essa relação era entendida como entre duas pessoas: médico e paciente. Na área da obstetrícia, a relação sempre envolveu, além do profissional, outras duas pessoas: a gestante e o seu bebê. Atualmente, inúmeros outros participantes agregam-se nas interações dos profissionais de saúde. Os familiares têm assumido um protagonismo crescente nos atendimentos de saúde. Os atendimentos também envolvem outros profissionais de saúde, que podem atuar na mesma equipe, ou em diferentes instituições. Também ocorre a interferência de outras partes, tais como seguradoras de saúde, empregadores, órgãos de assistência social, etc. A relação direta um-para--um ampliou-se para uma grande rede de relações, fato que só reforça a importância de se manter uma interação baseada em uma comunicação efetiva, coerente e bem-documentada.

Em geral, as pessoas podem e devem expressar as suas expectativas e desejos associados a cenários futuros. Os profissionais, contudo, devem avaliar esses mesmos cenários com base nos conhecimentos e nas experiências prévias, levando em consideração as consequências previsíveis associadas a tais ações.[1] É isto que deve ocorrer na interação entre profissional e paciente: um apresentando as suas expectativas e o outro compartilhando as informações e orientações adequadas à situação presente e futura.

O processo de consentimento foi sendo progressivamente incorporado à prática dos profissionais. Antes de realizar um procedimento, o profissional, salvo em situações de atendimento emergencial, apresenta a proposta de realização, as alternativas, os riscos e os benefícios associados. É um processo educativo de esclarecimento que necessita de uma interação entre profissional e paciente.[5]

Não se deve confundir processo de consentimento com a assinatura de um termo de consentimento. Esse documento não substitui uma interação efetiva; apenas registra as informações e a escolha feita pela paciente. Em geral, os termos de consentimento apenas registram a concordância com a realização dos procedimentos, mas não garantem que o dever de informar foi adequadamente cumprido. A simples assinatura do termo de consentimento não garante que houve um processo adequado.[5]

As diretivas antecipadas de vontade, ou manifestações de vontade antecipada, foram sendo incorporadas também à relação entre profissionais e pacientes. Tal documento visa a garantir que os desejos dos pacientes possam ser utilizados no processo de tomada de decisão, mesmo em situações nas quais eles possam estar impedidos de tomar decisões por si mesmos. Ou seja, as diretivas antecipadas de vontade serão levadas em consideração no processo de tomada de decisão apenas quando a pessoa tiver condições de se manifestar diretamente.[6]

⭐ Especificamente na área da obstetrícia, esse mesmo tipo de abordagem, que visa a dar protagonismo à paciente, também se efetivou. Em 1985, a Organização Mundial da Saúde divulgou um conjunto de recomendações sobre tecnologias apropriadas ao nascimento. Nesse documento, consta a proposta de que "Toda mulher tem direito a um pré-natal adequado e tem um papel central em todos os aspectos desse cuidado, incluindo participação no planejamento, execução e avaliação do cuidado".[7] Não há uma proposta de elaboração por escrito de um plano de parto, mas sim de que haja uma adequada informação e participação no processo de tomada de decisão.

O plano de parto, de acordo com a Nota Técnica do Ministério da Saúde, "é um documento elaborado pela gestante sobre suas preferências, desejos e expectativas com relação ao parto e ao nascimento, incluindo alguns procedimentos dos profissionais".[8] Nessa mesma Nota Técnica, é dito que "a gestante pode elaborar o plano durante todo o pré-natal, tendo tempo para esclarecer dúvidas, dialogar com os profissionais e ouvir a experiência de outras mulheres. Uma vez elaborado, ele deve ser impresso e entregue à equipe perinatal da maternidade de referência".[8] Muitas instituições e grupos de apoio às gestantes elaboraram modelos de planos de parto em que constam diferentes alternativas para os procedimentos envolvidos no atendimento do parto. São documentos que se assemelham a uma lista de opções sobre o que fazer ou não fazer, na perspectiva da paciente, ao longo do atendimento obstétrico.[9]

O plano de parto pode ser útil para esclarecer a paciente no sentido de antecipar procedimentos e alternativas, disponibilizando informações sobre as diferentes etapas envolvidas no atendimento obstétrico. Entretanto, não pode substituir a avaliação e a decisão médica quanto aos procedimentos e cuidados assistenciais adequados e de acordo com as boas práticas vigentes. O obstetra não pode ser pressionado a observar o plano de parto, caso contrarie seu conhecimento profissional do que seja o melhor para a paciente e para o bebê. Não se pode deixar de ressaltar que a responsabilidade médica é do profissional, e não da paciente. Em outras palavras, o plano de parto não pode substituir o plano de cuidados; apenas pode complementá-lo.

⚠️ O plano de parto é um elemento auxiliar, servindo para promover uma melhor comunicação. Caso esse documento seja apresentado pela gestante à equipe assistencial, ele deve ser entendido, como previsto na Nota Técnica, como um conjunto de "preferências, desejos e expectativas". Contudo, não pode ser entendido como um instrumento para estabelecer limites de ação, nem como um documento gerador de obrigações para os profissionais.

O atendimento da gestante no período pré-natal e no período envolvendo o parto e o nascimento envolve múltiplas equipes assistenciais e diferentes instituições. Muitas vezes, no momento do parto, as pacientes são atendidas por profissionais com os quais não tiveram qualquer contato prévio. O plano de parto pode ser um elemento de informação transversal ao longo desse processo, desde que entendido nessa perspectiva de compartilhamento de informações entre todos os envolvidos: paciente, profissionais e familiares. Tal postura pode facilitar o entendimento da importância de se realizar um processo conjunto de tomada de decisões, priorizando a qualidade e a segurança do atendimento à gestante e ao seu bebê. É sempre importante ressaltar uma postura colaborativa, e não conflitiva, entre pacientes e profissionais, pois todos deveriam convergir para o mesmo objetivo: o cuidado adequado.

O cuidado, entendido como um vínculo entre o relacionamento e o comprometimento, como uma preocupação com o bem-estar do outro, deve ser o referencial orientador das ações dos profissionais.[10] É o adequado relacionamento que garante uma comunicação efetiva, o vínculo de confiança e uma atitude protetora, ao passo que o comprometimento com as questões técnicas e científicas gera a segurança necessária ao bom atendimento e assistência.

Assistência às gestantes e situações críticas

A gestação é uma etapa da vida de uma mulher, e de uma família, cheia de expectativas positivas. Contudo, situações prévias de saúde, ou novas que se apresentam durante a gestação, podem gerar a necessidade de cuidados de saúde que demandam a integração de várias equipes assistenciais.

A necessidade de permanecer internada durante longos períodos ou de realizar procedimentos diagnósticos ou terapêuticos configura uma situação que se apresenta como uma intercorrência ao longo de uma gestação. Trata-se de situações, algumas vezes imprevisíveis, que podem reverter as expectativas de um período que apenas demandasse um acompanhamento médico.

Duas situações precisam ser diferenciadas. A situação de uma mulher que engravida já tendo um diagnóstico ou tratamento de saúde prévio à gestação é diferente daquela vivenciada por uma gestante, previamente hígida, que desenvolve um quadro de saúde que mereça atenção específica e paralela à gestação.[11]

Essa diferenciação, desde o ponto de vista bioético, é fundamental, para evitar qualquer tipo ou forma de discriminação. A vulnerabilidade associada a um quadro anterior ou a um novo que se associa à gestação gera a necessidade de que sejam implantadas medidas adicionais de proteção à gestante e ao bebê.

Os profissionais das diferentes equipes assistenciais envolvidas devem ter sempre o foco na gestante e no seu bebê. É uma situação única, em que o tratamento da gestante pode ter repercussões diretas sobre o bebê que está em desenvolvimento, ao qual está intrinsecamente envolvida desde o ponto de vista biológico.

Podem ser atribuídos múltiplos significados ao viver do bebê em desenvolvimento para a sua mãe e para a sua família. Essa caraterização pode depender das expectativas prévias, da história de cada pessoa envolvida, da etapa de desenvolvimento e do tipo de tratamento preconizado, dos riscos e benefícios associados, além de fatores sociais, culturais e religiosos. É fundamental a consideração desses elementos, além, obviamente, das questões biológicas envolvidas. Tomar decisões sobre o tratamento de um paciente em situação crítica é sempre difícil, mas quando tal decisão envolve outro ser humano intrinsecamente associado a essas deliberações, a complexidade se amplia.

As equipes de especialidades não obstétricas devem ter essa característica conjunta ressaltada, pois não se pode reduzir o foco da tomada de decisão apenas à doença ou aos órgãos doentes: é a gestante e o seu bebê que estão ali presentes. As equipes devem ter uma perspectiva integrada das diferentes repercussões de suas ações.[11]

Isso se torna ainda mais importante nos atendimentos em medicina fetal, cujo foco é o feto, o bebê em desenvolvimento. Ou seja, as equipes lidam com dois diferentes pacientes que podem ter interesses convergentes ou divergentes. Vale lembrar de que o feto é considerado como paciente, pois é "participante do sistema de cuidados de saúde com o propósito de receber procedimentos terapêuticos, diagnósticos ou preventivos".[12]

É fundamental ter uma documentação adequada de todos esses atendimentos. Em atendimentos obstétricos, todos os registros são realizados no prontuário da mãe, mesmo quando os dados ou o interesse primário dizem respeito ao feto. Por esse motivo, é importante caracterizar os papéis e os interesses que estão em jogo nesses atendimentos. As decisões devem ser tomadas em conjunto pelas equipes, visando a compartilhar informações e uma adequada avaliação da relação risco-benefício. Essas informações e alternativas de decisão devem ser compartilhadas com a mãe, com o pai e, quando necessário, com os demais familiares. Os familiares da gestante podem participar das discussões se ela permitir ou se a lei exigir, em razão de existirem pessoas que são seus responsáveis legais, em situações de incapacidade ou de interdição legal.

⚠ Especial atenção deve ser dada quando da ocorrência de óbito da gestante, do nascituro ou do bebê. Ao realizar essa comunicação, os profissionais devem estar munidos de todas as informações que permitam o adequado entendimento dos fatos ocorridos, das circunstâncias associadas e dos critérios que foram utilizados. Devem ser compartilhadas as informações disponíveis, relevantes e necessárias. Sobrecarregar os familiares com um conjunto enorme de informações técnicas pode não auxiliar esse processo de informação e compreensão da situação. Um dos aspectos fundamentais é diferenciar as questões associadas à vida, nos seus aspectos orgânicos, e ao viver relacional da paciente, do nascituro ou do bebê em relação às demais pessoas envolvidas.

⚠ Uma situação que merece especial atenção é a da caracterização da morte da mãe pelo critério encefálico.[13] Nessa situação específica, da morte encefálica da gestante, podem ser avaliadas três diferentes alternativas de cenários: a) fazer a antecipação do parto, quando a idade gestacional o permitir; b) dar suporte pleno para o organismo da mãe, com a finalidade de prolongar a gestação até que a idade gestacional permita um parto com viabilidade do bebê; e c) descontinuar as medidas de suporte vital da mãe, entendendo que, com isso, o feto também irá falecer.

Essas situações, quando ocorrem, geram um grande desafio e desconforto para as equipes assistenciais envolvidas e, especialmente, para os familiares. Na avaliação de tais cenários, é fundamental ter a garantia da adequação de todo o processo de diagnóstico da morte pelo critério encefálico da mãe. A partir dessa constatação diagnóstica, o foco principal para a tomada de decisão passa a ser o feto. Tal perspectiva já deve estar presente ao longo da realização dos exames e procedimentos necessários à efetivação do protocolo da morte encefálica. A abertura e a realização do protocolo configuram um conjunto de decisões de caráter técnico, de responsabilidade da equipe assistencial. Ao longo de todo esse processo, é essencial contar com a participação ativa e efetiva do pai, sempre que possível, ou, na sua ausência, de familiares que possam representar os melhores interesses da paciente e do bebê.[13] Os familiares devem ser informados de todas as decisões e consequências associadas, ao longo de todas as etapas. Eles não devem ser surpreendidos por situações não antecipadas pela equipe.

◼ Interrupção da gestação

A interrupção da gestação é um dos temas mais difíceis de abordar do ponto de vista bioético. Na avaliação da adequação desse tipo de situação, devem ser levados em consideração, além dos aspectos éticos e médicos, inúmeras outras questões, tais como as legais, morais e sociais, bem como, é lógico, as questões pessoais e familiares envolvidas.

A interrupção da gestação tem perspectivas bastante diversas quando considerada em termos da vida ou do viver. A diferenciação da caracterização do que é um "ser humano" ou uma "pessoa" é fundamental na discussão da interrupção da gestação.

A definição de "ser humano" tem uma perspectiva biológica e se associa ao reconhecimento das características que permitem incluir um ser vivo como pertencente à espécie humana. A definição biológica é um reconhecimento da presença ou não de algumas características que diferenciam esse grupo de seres vivos dos demais. Tais características permitem fazer essa inclusão em qualquer estágio da vida biológica, a partir da concepção. Ao longo de todas as etapas de desenvolvimento, esse ser vivo vai se manter como humano. É uma qualificação que se utiliza em todas as diferentes denominações: embrião humano, feto humano, entre outras. A caracterização do "ser humano" é realizada na perspectiva da vida.

Em contrapartida, a caracterização de uma "pessoa" é feita pelo viver, é um atributo social, é a constatação da presença de algumas características que permitem reconhecer que esse "ser humano" passa a ter um estatuto diferenciado de "pessoa". A pessoa tem a proteção da lei; ela tem a proteção à sua integridade, à sua liberdade e à sua honra. O que distingue uma pessoa de outras pessoas são as suas características biográficas. É importante lembrar de que diferentes sociedades têm utilizado múltiplas caracterizações para a definição de pessoa. Tal definição também tem variado ao longo do tempo.

⭐ No Brasil, o viver de uma pessoa é caracterizado por balizadores biológicos. O viver de uma pessoa se inicia com o nascimento com vida e termina com o reconhecimento da morte biológica. A pessoa inicia a sua existência legal com o fornecimento de uma Declaração de Nascido Vivo, que é necessária para o seu registro civil, e se encerra com a Declaração de Óbito. São dois documentos médicos que atestam a presença de características biológicas que balizam o viver. Antes do nascimento com vida, o viver de uma pessoa é expectativa, ao passo que, após a sua morte, é memória.

O Código Civil brasileiro estabelece, em seu Artigo 2º, que "A personalidade civil da pessoa começa do nascimento com vida; mas a lei põe a salvo, desde a concepção, os direitos do nascituro". Ou seja, o nascituro ainda não é considerado uma pessoa, mas já conta com a proteção da lei. A questão é estabelecer o ponto a partir do qual um nascituro passa a ser considerado uma pessoa, ou seja, passa a ter a garantia da inviolabilidade de seus direitos. Múltiplos fatores, geralmente associados ao desenvolvimento embrionário e fetal, têm sido utilizados por diferentes países, culturas e religiões para estabelecer essa proteção como pessoa. Um critério muito usado é o da idade gestacional que permita a viabilidade para a vida extrauterina.

⭐ É essencial ressaltar que o Código Penal brasileiro estabelece duas situações de interrupção de gestação que, se realizadas por médico, não são passíveis de punição. É considerado aborto necessário aquele realizado quando "não há outro meio de salvar a vida da gestante". É uma decisão baseada na vida da gestante. A outra situação é o aborto no caso de gravidez resultante de estupro, desde que "precedido do consentimento da gestante ou, quando incapaz, de seu representante legal".[14] Essa situação é baseada no viver da gestante.

Vale ressaltar que o Código Penal foi elaborado na década de 1940, quando não havia métodos diagnósticos capazes de dimensionar situações de risco materno e fetal de forma adequada. Após inúmeras sentenças judiciais isoladas e favoráveis à interrupção de gestação de fetos anencéfalos, o Supremo Tribunal Federal (STF), por meio de uma Ação de Descumprimento de Preceito Fundamental (ADPF 54), abriu uma terceira possibilidade legal ao permitir a interrupção de gestação especificamente para fetos com diagnóstico de anencefalia.[15] Nessa situação, em que o médico que realiza o procedimento também não é passível de punição, existe uma associação dos critérios da vida, em razão da alta taxa de mortalidade pré e pós-parto associada a esse diagnóstico, e do viver, pela restrição às interações relacionais impostas por essa malformação.

Inúmeros outros diagnósticos fetais poderiam ser equiparados ao de anencefalia, porém a ADPF 54 é específica para tal situação. Têm ocorrido muitos casos de solicitação judicial para permitir a interrupção da gestação de fetos com outras malformações, utilizando a mesma argumentação que justificou a aprovação do procedimento para os portadores de anencefalia.

⭐ Uma questão fundamental a ser examinada sob o ponto de vista bioético é a da consideração do embrião, feto ou nascituro, como queiram denominar, como um "outro", como alguém que mereça ser reconhecido, que já detenha direitos ou que gere deveres para as demais pessoas. Algumas perspectivas religiosas ou filosóficas consideram que todos os seres vivos merecem consideração e geram deveres para as pessoas em termos de proteção. Para algumas pessoas, o embrião e o feto carecem de considerações éticas nas primeiras etapas de desenvolvimento, porém, para outras já são consideradas uma pessoa, de modo que são merecedores de respeito aos seus direitos. É sempre importante lembrar de que tal caracterização é um atributo, não existindo um balizador único universalmente aceito.

As equipes assistenciais envolvidas em situações de interrupção de gestação devem ter uma abertura para levar em consideração essas diferentes perspectivas sobre o significado atribuído ao ser humano que está em desenvolvimento. É essencial que as equipes, em situações previstas de interrupção, se mantenham imparciais, atendendo às demandas geradas pela mãe e dando suporte às suas decisões com o apoio e o cuidado necessário ao enfrentamento de uma situação tão delicada. Imparcialidade não é sinônimo de neutralidade. Os profissionais podem se mobilizar, podem ter seus valores, porém o importante é não deixar que essas posições interfiram negativamente no processo de tomada de decisão.

Quando as equipes assistenciais se deparam com o atendimento de uma paciente que fez uma tentativa de aborto, ou que tenha complicações decorrentes desse tipo de procedimento realizado fora do sistema de saúde, o dever das equipes assistenciais é proteger os melhores interesses da paciente, ou seja, garantir o seu atendimento, preservar a sua privacidade e cumprir com o seu dever de confidencialidade. O Código de Ética Médica estabelece, no item C do Parágrafo Único do Artigo 73, que a proibição de revelar fato de que o médico tenha conhecimento em razão de sua atividade profissional se mantém mesmo na investigação de suspeita de crime.

⚠️ Da mesma forma, o médico não deve ser o responsável pelo registro de ocorrências policiais quando do atendimento de uma paciente que é decorrente de interrupção de gestação envolvendo violência sexual. A equipe assistencial pode auxiliar a paciente a fazer essa comunicação e a buscar os seus melhores interesses junto às diferentes instâncias sociais envolvidas, como o Ministério Público ou a Defensoria Pública. As instituições podem ter estruturas de apoio que auxiliem as equipes assistenciais nessas demandas junto a órgãos policiais ou judiciais, com a finalidade de preservar a relação de confiança entre os profissionais e a paciente.

A preservação da relação profissional-paciente é fundamental no enfrentamento dessas situações, sobremaneira a manutenção do vínculo de confiança. As equipes assistenciais têm de avaliar a situação e o conjunto das características peculiares ao caso. Em algumas situações, pode haver elementos de coerção de terceiros envolvidos, como pais ou companheiros, que devem ser adequadamente entendidos e avaliados. A paciente é quem deve balizar o processo de tomada de decisão com o auxílio e a compreensão dos profissionais.

◼ O parto prematuro e a mudança de expectativas

A gestação é sempre uma etapa da vida e do viver de uma paciente e de sua família que gera uma perspectiva de futuro, de expectativa, de situações que são antevistas e apreciadas de forma antecipada. No entanto, podem ocorrer situações de reversão dessas expectativas. Em situações de parto prematuro, especialmente em períodos anteriores a 24 semanas de idade gestacional, é fundamental estabelecer, desde o ponto de vista técnico e ético, os cuidados adequados que serão prestados à mãe e ao bebê. Isso pode minimizar situações de desconforto entre os profissionais que atuam nas diferentes equipes envolvidas no atendimento, com a paciente e com os demais membros da família.

Todas as situações de cuidado de pacientes são singulares. Em toda e qualquer situação, o conjunto das circunstâncias biológicas e biográficas deve merecer uma cuidadosa avaliação. É fundamental ter o adequado entendimento das relações familiares envolvidas, das histórias de vida e viver anteriores e das expectativas associadas.

As equipes assistenciais devem buscar ter uma coerência nas suas orientações e estar convencidas da sua adequação. Uma das melhores maneiras de fazer isso é por meio da elaboração de um protocolo assistencial institucional para tais situações. Um protocolo assistencial elaborado de forma multiprofissional, aprovado institucionalmente em suas características de adequação técnica e ética, facilita em muito a harmonização das informações e ações.[16]

Esse protocolo deve ser divulgado e discutido internamente entre as diferentes equipes assistenciais envolvidas no atendimento das pacientes. Essa discussão interna entre profissionais permite uma ampliação de perspectivas e uma ação complementar e colaborativa. De preferência, caso haja essa possibilidade, o protocolo deve ser submetido à apreciação do Comitê de Bioética da instituição e encaminhado, para conhecimento, ao Conselho Regional de Medicina. Tal exposição aos diferentes órgãos colegiados permite uma ampliação de sua visibilidade e o seu conhecimento prévio à utilização.[16]

Os pais devem ser esclarecidos sobre as peculiaridades, os riscos, os desconfortos e os benefícios associados a essa situação. Quando possível, o esclarecimento e a discussão das alternativas terapêuticas devem ser realizados, de preferência, antes que o nascimento ocorra. É importante que todas essas interações e decisões tomadas com os familiares sejam registradas de forma apropriada no prontuário da paciente.[17]

As discussões sobre viabilidade, tipo de parto e de cuidados antes e depois do parto devem ser adequadamente compartilhadas com os pais, se possível. A decisão, sobretudo em gestações com menos de 22 semanas, pode ser a de manter o recém-nascido apenas com cuidados paliativos, visando ao conforto e ao controle de sintomas. Tal decisão, quando apropriada, evita o prolongamento indevido apenas da vida biológica. Em contrapartida, dá a condição aos pais de ter um contato, ainda que breve, com seu bebê, permitindo uma vivência afetiva que pode dar algum sentido a toda essa situação.[17] Um protocolo institucional, ou pelo menos uma discussão entre as equipes sobre o que fazer em situações desse tipo, permite uma atuação mais segura e tranquila para os profissionais. A discussão prévia sobre a adequação ética e técnica dos procedimentos e condutas a serem utilizados é fundamental.

O acompanhamento e o cuidado dos pais e do bebê devem ser feitos, de forma coerente, desde o período anterior ao parto e ao longo de todo o atendimento. Os pais não devem ter a sensação de que eles ou o bebê foram ou poderão ser abandonados pelos profissionais.

As equipes devem manter uma comunicação efetiva com os familiares, no sentido de evitar qualquer forma de dissonância, que sempre resulta em alguma insegurança. A falta de coerência na comunicação de informações, especialmente sobre as perspectivas de atendimento, pode acarretar dificuldades, por parte da família, sobre o entendimento da situação que está sendo vivenciada. Discrepâncias entre informações prestadas, ou comentários ambíguos ou confusos, podem acarretar um retrocesso na sequência de etapas de compreensão de uma informação.

É esperado que, ao receber informações que contrariam a sua expectativa, as pessoas tenham um choque inicial, que é proporcional à diferença entre a expectativa anterior que tinham e a realidade que lhes está sendo apresentada. A primeira reação pode ser a de negar essa nova realidade.

À medida que a realidade se impõe, surge a impossibilidade de manter a negação, gerando uma revolta com essa nova situação imposta. O comportamento agressivo não deve ser assumido como uma reação contra as pessoas, sobretudo os profissionais. Trata-se de uma revolta situacional, contra a realidade que se apresenta progressivamente como presente.

Se a revolta não for capaz de alterar a situação, pode haver uma tentativa de negociar, de alguma forma, a volta à situação antes planejada. É uma barganha, mais do que uma negociação efetiva. A barganha é uma forma de protelar o adequado entendimento da nova situação vigente.

Quando ocorre a constatação de que ocorreu uma mudança frente ao esperado, ela é acompanhada de um entendimento de que a situação planejada anteriormente não mais irá ocorrer. Isso gera uma sensação de perda, de impossibilidade de realizar o que era esperado, de real frustração de expectativas.

A partir dessa constatação é que surge a possibilidade de integrar essa nova realidade à sua noção de futuro. Não é necessária uma aceitação, mas sim a integração dessa realidade na avaliação de cenários futuros de possibilidades. É nessa etapa que ocorre a ultrapassagem dessa situação de assimilação da mudança.

Sempre que ocorrer alguma reversão na sequência dessas etapas de compreensão de notícias críticas – negação, revolta, barganha, perda e integração –, ocorre um retorno à fase de negação. Toda reversão no processo gera negação. Os profissionais devem auxiliar a paciente e os familiares a superarem adequadamente cada uma dessas etapas, visando à compreensão da nova situação.[18] O importante é que o profissional seja uma presença de cuidado, uma pessoa na qual se possa confiar.

Sempre que houver a necessidade de tomar decisões, é fundamental compartilhar as questões técnicas essenciais à sua adequada compreensão. O período do parto e do puerpério é de grande emoção e apresenta alterações biológicas que podem afetar a capacidade de tomada de decisão.[19]

Ainda nesse mesmo tema, é possível que ocorram erros de avaliação, como, por exemplo, no cálculo da idade gestacional ou do risco fetal, que acarretem decisões com potencial risco adicional para a paciente e seu bebê. Caso aconteça alguma situação desse tipo, a comunicação sobre o que ocorreu deverá ser feita, para a paciente e os seus familiares, pela equipe assistencial, e não apenas pelo profissional de forma individual. A equipe deve planejar essa situação de revelação (*disclaimer*) de maneira adequada. A revelação adequada de um erro constatado ou de um evento adverso, ocorrido ao longo de um tratamento, tem um efeito benéfico para todas as partes envolvidas.[20] Quando existente na instituição, a Gerência de Risco, ou estrutura semelhante, pode auxiliar esse processo.

Do ponto de vista legal, o profissional e a instituição têm o dever de informar à paciente e aos seus familiares sobre o ocorrido.[21] Do ponto de vista bioético, esse dever de informar se associa à responsabilidade retrospectiva assumida pelo profissional e pela instituição, que se projeta como responsabilidade prospectiva de dar o atendimento devido e associado a essas situações.[22]

■ Testes diagnósticos

A assistência à saúde no período pré-natal, no parto e no puerpério tem peculiaridades que merecem ser consideradas. As ações preventivas, diagnósticas ou terapêuticas podem ter repercussões diretas ou indiretas sobre o quadro de saúde da mãe, do bebê ou de ambos.

A realização de exames para fins de diagnóstico de doenças, que podem afetar a paciente e o bebê, vem sendo progressivamente incorporada às rotinas de atendimento. A justificativa é a possibilidade de gerar benefícios por meio de tratamentos a serem oferecidos ou de medidas de prevenção que ainda possam ser oferecidas e implantadas. Esse benefício potencial é que deve ser cotejado com o risco de realizar o procedimento diagnóstico.

Alguns desses exames, além dos aspectos de saúde biológica, também podem ter riscos sociais, em razão do estigma social associado ao diagnóstico realizado. Os testes para o diagnóstico de infecção pelo vírus da imunodeficiência humana (HIV, *human immunodeficiency virus*) e de sífilis são dois exemplos. É importante que os profissionais de saúde que realizam esses procedimentos assistenciais não assumam ou reforcem esse estigma ou façam julgamentos morais associados a tais diagnósticos. O estigma categoriza negativamente as pessoas, confere-lhes uma identidade social associada a descrédito ou fraqueza, gerando uma desvantagem.[23]

Uma das formas de reduzir o estigma associado a determinados diagnósticos é incorporar a sua solicitação a protocolos assistenciais. Assim, a decisão deixa de ser específica e passa a ser generalizada e institucional. A abordagem universal prevista em protocolos assistenciais evita a discriminação da alocação caso a caso. Por exemplo, a Resolução do Conselho Federal de Medicina (CFM) 1665/2003 estabeleceu que é dever do médico solicitar o exame diagnóstico de HIV durante o período pré-natal.[24] Fazer esses testes não significa expor a paciente, seus hábitos ou estilos de vida e de viver. Ao contrário, a obtenção dessas informações reforça os deveres de todos os profissionais em termos de proteção desses dados pessoais, visando a garantir a privacidade da paciente por meio do dever de confidencialidade, inerente às atividades assistenciais de todos os profissionais envolvidos.[25]

⭐ É sempre importante lembrar de que o compartilhamento de informações pessoais sensíveis, como as relacionadas com a saúde, entre os profissionais que atuam nas equipes assistenciais é adequado e recomendado. A assistência realizada em equipe exige esse compartilhamento como forma de garantir o acesso aos dados necessários para a tomada de decisão. O acesso, feito por profissionais que necessitem saber desses dados para melhor atender a própria paciente, é eticamente adequado e legalmente permitido.

O compartilhamento de dados pode extrapolar o âmbito da equipe assistencial diretamente envolvida nos atendimentos, pois existem determinações legais de que haja comunicação compulsória de diagnósticos, com a finalidade de proteção da sociedade como um todo. Atualmente, são 48 doenças ou agravos de saúde que devem ser comunicados aos diferentes níveis do sistema de saúde. Os diagnósticos de HIV em gestante, parturiente ou puérpera e de criança exposta ao risco de transmissão vertical do HIV são exemplos.[26] Vale ressaltar que todos os profissionais que recebem e utilizam tais informações também têm o mesmo dever de confidencialidade.[25]

É vital enfatizar a todos os profissionais das equipes assistenciais, de apoio administrativo e das próprias instituições os deveres associados aos atendimentos prestados na área da saúde. As equipes que atendem direta ou indiretamente a paciente têm o dever de proteger de forma ativa os seus dados. Ela – paciente – é a pessoa que pode autorizar ou não o compartilhamento de suas informações pessoais com terceiros.

Muitas vezes, as equipes mobilizam-se em razão de diagnósticos que poderiam orientar ações em relação a outras pessoas envolvidas, para além da relação mãe-bebê, com as quais a paciente se relaciona. Nessas situações de risco, é importante verificar se existe uma justificativa para uma exceção de confidencialidade, baseada em uma "justa causa". Tal possibilidade de situações excepcionais está prevista desde o juramento hipocrático: "Qualquer coisa que eu veja ou ouça, profissional ou privadamente, *que não deve ser divulgada*, eu conservarei em segredo e a ninguém contarei".[27]

A preocupação para com terceiros envolvidos pode deslocar o foco da relação de proteção devida à paciente e ao seu bebê. Essa seria a situação de uma paciente que tem o diagnóstico de HIV feito pela primeira vez nesse atendimento pré-natal. A equipe pode querer avisar o companheiro da paciente para que ele também seja testado ou que tome outras medidas assistenciais.

No início da epidemia da síndrome da imunodeficiência adquirida (Aids, *acquired immunodeficiency syndrome*), na década de 1990, era discutido se o risco associado à doença seria uma justa causa para o descumprimento do dever de confidencialidade, previsto no Código de Ética Médica. Naquele momento histórico, essa situação de revelação a terceiros foi julgada como eticamente adequada. O CFM caracterizou, em uma Resolução, que tal situação específica seria uma justa causa para permitir a revelação. Houve a compreensão, à época, de que essa revelação poderia ser realizada inclusive quando houvesse a recusa formal da paciente em fornecer essa informação a seus parceiros sexuais.[28] Ou seja, a justificativa utilizada, baseada na ponderação de deveres, foi de que o dever de proteger terceiros em risco suplantava o dever de confidencialidade, ou seja, de proteger a privacidade da paciente.

Com o passar do tempo, houve maior divulgação dos riscos associados e foi ampliada a possibilidade de buscar atendimentos mais efetivos de saúde. Com isso, essa posição do CFM também foi alterada. Houve uma alteração na ponderação dos deveres, e o risco a terceiros não foi mais considerado um motivo para descumprir o dever de confidencialidade. Assim, a revelação a terceiros deixou de ser caracterizada como "justa causa". Dessa forma, a partir de 2003, a proteção à privacidade voltou a prevalecer sobre o risco a terceiros. Desde então, as informações pessoais da paciente devem ser plenamente protegidas.[24] É sempre importante ressaltar que a caracterização da "justa causa" para revelações de informações que são privilegiadas não pode ser banalizada.

A proteção de terceiros é uma atribuição do sistema de saúde, e não dos profissionais que atendem diretamente a paciente, e, para isso, existe a notificação compulsória dessas situações.[25] Os profissionais têm deveres de proteção específica e individual para com os seus pacientes.

Uma diferenciação essencial no atendimento pós-parto de uma gestante é a questão dos deveres associados a cada uma das equipes envolvidas no atendimento da mãe e do bebê. A equipe de obstetrícia e todos os demais profissionais cujo vínculo primário seja a própria paciente têm o dever de manter a confidencialidade de seus dados. Salvo por autorização da paciente, seus dados pessoais sensíveis devem ser plenamente preservados.

Em contrapartida, a equipe de neonatologia, que tem como paciente o bebê, também tem esse mesmo dever, ou seja, pode compartilhar as informações de saúde apenas com a mãe e os demais responsáveis legais. Nessa perspectiva, o pai do bebê tem o direito de ser adequadamente informado sobre o quadro de saúde de seu filho, com acesso exclusivo aos resultados de exames referentes ao bebê. Essa aparente contradição deve ser esclarecida de forma adequada ao conjunto das equipes que estão atendendo a mãe e o bebê. É um encaminhamento harmonioso para cumprir deveres aparentemente conflitantes, mas que, na realidade, são complementares. A mãe deve ser esclarecida, antes de qualquer revelação a terceiros, de que as suas informações serão mantidas protegidas, mas que as informações do bebê poderão levar à revelação indireta de seu diagnóstico. As equipes devem dar todo o apoio, caso seja necessário, para que a própria paciente faça essa revelação ou que participe dessa interação.[25]

Quando a paciente, seja gestante ou puérpera, é menor de idade e solteira, especial atenção deve ser dada à revelação de dados do bebê para terceiros. Nesse caso, os seus responsáveis legais, em geral seus pais, são as pessoas que podem receber essas informações e participar dos processos de tomada de decisão. Tal situação deve ser adequadamente antecipada à paciente para evitar que seja surpreendida.

Outra situação bastante comum enfrentada por profissionais e instituições é a questão da realização de exames para a detecção de uso de substâncias lícitas e ilícitas em pacientes atendidas na obstetrícia, especialmente no período periparto. Tem sido verificado que exames toxicológicos em gestantes apresentam resultados positivos que variam de 6 a 12% para uso de maconha ou cocaína.[29,30]

A justificativa ética para a realização desse tipo de exames é a responsabilidade prospectiva. Ao conhecer a realidade atual, é possível planejar e orientar ações futuras que evitem ou minimizem riscos e danos, tanto para a mãe quanto para o bebê, assim como possam trazer benefícios a ambos.[31]

A realização desses exames deve ser destituída de julgamentos morais associados, desde o momento de sua solicitação até o momento de lidar com os seus resultados. A melhor forma de evitar discriminação e o estigma social associado na realização desses exames é adotar o princípio da abrangência universal de tais ações. A inclusão desses exames como rotina assistencial deve ter por justificativa o benefício associado à sua realização e a prevenção de comportamentos discriminatórios baseados no estigma social associado.[32] Os protocolos assistenciais institucionais são uma ferramenta efetiva nessas situações.

Privacidade na gestação

A privacidade é um direito constitucional de todas as pessoas. Esse direito dos pacientes gera um dever de confidencialidade para todos os profissionais. Tal dever está previsto, no âmbito moral, de acordo com os Códigos de Conduta profissional, ou no âmbito legal, estabelecido no Código Civil e na Lei Geral de Proteção de Dados (LGPD).

⚠️ As informações relativas à gestante dizem respeito a ela, que é quem deve autorizar ou não a divulgação de seus dados de saúde a outras pessoas, sejam elas quem forem. Os resultados de exames, diagnósticos e outras informações pessoais, caracterizadas como sensíveis, devem ser comunicados à paciente, que poderá autorizar, ou não, a sua divulgação a terceiros.

Dessa forma, é importante que as equipes e as instituições estabeleçam os limites de revelação das informações e a própria documentação no prontuário, que será compartilhado pela gestante e pelo nascituro.

Outra questão que envolve a privacidade são as situações que podem exigir uma revista institucional de bens pessoais. Tal situação pode ser entendida como um ato invasivo à privacidade pessoal das pacientes. A garantia da privacidade pessoal é um direito fundamental constitucional no Brasil desde 1988. Contudo, em algumas situações específicas e peculiares, que envolvem a segurança da paciente ou de terceiros, essa possibilidade pode ser discutida em seus aspectos éticos.

Já foram constatadas situações nas quais as pacientes trazem, de forma não autorizada, medicamentos ou outras substâncias para o ambiente hospitalar. O uso dessas medicações, não contidas na sua prescrição e sem o conhecimento da equipe assistencial, pode gerar sinais e sintomas com possibilidade de causar confusão e ambiguidade no tratamento da paciente e do bebê.

Da mesma forma, as pacientes podem trazer para o ambiente hospitalar outros bens pessoais que poderão trazer ameaça e gerar insegurança ou risco para si próprias ou terceiros. Tal preocupação se estende a outros pacientes, familiares ou profissionais vinculados ao seu cuidado.

A questão da revista de bens pessoais já foi amplamente discutida, no âmbito da Justiça, na relação entre empregados e empresas. É importante diferenciar a revista de bens pessoais da revista íntima realizada na própria pessoa. A revista íntima é indiscutivelmente invasiva. Já existem decisões judiciais que justificam a realização de revista de bens pessoais, desde que seja realizada de forma não discriminatória.[32] No âmbito da relação profissional-paciente e hospital-paciente, essa questão já foi objeto de análise pelo Conselho Regional de Medicina do Mato Grosso do Sul (CRM-MS) em 2013.[33] Nesse parecer, houve o entendimento de que, havendo uma fundada suspeita e potencial benefício associado à sua realização, esse procedimento é justificado.

Novamente, tal reflexão envolvendo a questão da discriminação está associada à realização do procedimento. Uma importante medida para evitar que essa ação seja entendida como discriminatória é a informação prévia e genérica a todos os possíveis envolvidos sobre a possibilidade de que venha a ocorrer uma revista de bens pessoais. O melhor momento de compartilhar tal informação é durante os procedimentos de internação na instituição. Essa informação deve ser dada a todos os pacientes e familiares. Isso evita que a pessoa seja surpreendida com a proposta de realização desse procedimento. A sua realização deve ser sempre embasada em uma avaliação adequada da relação risco-benefício. Portanto, precisa haver uma justificativa, que deve ser compartilhada com a pessoa que terá os seus bens revisados, antes da sua realização. Tal procedimento deve ter uma rotina institucional que especifique a sua realização de forma detalhada e padronizada. Essa rotina, de preferência estabelecida em um Procedimento Operacional Padrão (POP), deve explicitar quais profissionais irão participar, a forma e o local onde a revista será realizada e as ações decorrentes, tais como a guarda e a devolução dos bens considerados como de risco para a paciente ou para terceiros.

Esse tema deve ser discutido nos diferentes âmbitos das instituições e divulgado para todos os profissionais. O princípio da precaução é a justificativa bioética para esse procedimento, seja no sentido de antecipar a possibilidade de sua realização para a paciente, seja no sentido de prevenir eventuais situações que possam comprometer a segurança da paciente ou de terceiros.[34]

◼ Pacientes menores de idade

Os menores de idade não são excluídos dos seus direitos. Uma paciente, ainda que menor de idade, pode exercer a sua autodeterminação e ter a sua privacidade protegida. A capacidade para tomar decisões no seu melhor interesse – autonomia – depende do desenvolvimento psicológico-moral de cada pessoa. A autonomia é um processo, ao passo que a maioridade legal é um critério baseado em uma idade arbitrária.

A autodeterminação é o exercício de tomar decisões, baseado na capacidade de autonomia. Na medida de sua capacidade, a paciente pode tomar decisões, que serão levadas em consideração pela equipe assistencial. A capacidade para consentir não depende apenas da capacidade legal, mas sim de um conjunto de elementos que possibilitam à pessoa tomar decisões no seu melhor interesse.

⚠️ Legalmente, uma paciente menor de idade tem as suas decisões tomadas pelos seus representantes legais. Como a própria denominação explicita, essas pessoas a representam e tomam decisões no seu melhor interesse. Algumas vezes, contudo, é possível constatar que os representantes legais tomam decisões de forma contrária aos melhores interesses das pacientes pelas quais são responsáveis. Nessas situações, cabe aos profissionais de saúde acionarem as instâncias sociais que podem zelar pelos direitos de tais pacientes, como o Ministério Público da Infância e da Juventude. Os profissionais podem encaminhar, institucionalmente, uma comunicação justificando essa situação e pedindo providências.

Especificamente com relação à privacidade, o Código de Ética Médica prevê a garantia do reconhecimento dos direitos das pacientes menores de idade em situações de atendimento. O Artigo 74 garante a adequação da proteção da privacidade de crianças e adolescentes, desde que o médico julgue que a paciente tenha discernimento necessário para poder lidar com a situação. O ponto fundamental nessa avaliação é verificar se a paciente tem capacidade para lidar com a situação de forma independente.

O médico pode, com respaldo do Código de Ética Médica, negar-se a dar informações aos pais ou representantes legais. Essas informações devem estar adequadamente descritas no prontuário da paciente, inclusive quanto à questão da avaliação do discernimento e da relação risco-benefício associada à situação. Isso não caracteriza uma impossibilidade de ter acesso a tais informações por parte dos responsáveis legais. Os pais poderão ter conhecimento das informações sobre sua filha solicitando à instituição o acesso ao prontuário da paciente.

Em um estudo sobre limites de revelação do médico, realizado apenas com jovens, foi possível caracterizar três diferentes cenários associados à preservação de informações em situações de atendimento médico. Os jovens, em sua maioria, consideraram que as questões envolvendo ter atividade sexual, orientação sexual e diagnóstico de gestação deveriam ser preservadas apenas no âmbito da relação médico-paciente. Em contrapartida, situações envolvendo riscos à vida, como ideação suicida, ser vítima de violência física, transtornos alimentares ou abuso sexual, deveriam ser compartilhadas pelo médico com os responsáveis legais, com o objetivo de gerar uma proteção adicional. Nas situações envolvendo uso de substâncias lícitas ou ilícitas e diagnóstico de infecções sexualmente transmissíveis, não houve uma tendência em termos de preservar a informação ou dar uma proteção adicional.[35]

Tais dados só reforçam a importância da avaliação conjunta da capacidade para tomar decisões associada à relação risco-benefício na situação envolvida no atendimento em saúde da menor de idade. O médico deverá orientar a paciente sobre esses riscos e benefícios, inclusive os decorrentes de manter tais informações preservadas de seus responsáveis. Essa é uma decisão compartilhada entre profissional e paciente, ressaltando a corresponsabilidade de ambos diante da situação.

▪ Pesquisa científica em gestantes

A pesquisa científica em gestantes não é um tema adequadamente abordado nos diferentes documentos sobre aspectos éticos associados à investigação envolvendo seres humanos. No Brasil, as Diretrizes e Normas Regulamentadoras de Pesquisas Envolvendo Seres Humanos – Resolução CNS 466/2012 – propõem que as pesquisas em gestantes devam ocorrer apenas quando o período da gravidez seja o foco do estudo a ser realizado.[36]

Nas Diretrizes Éticas Internacionais para a Pesquisa Envolvendo Seres Humanos, aprovadas em 1993 pelo Conselho Internacional de Organizações em Ciências Médicas (CIOMS), havia a previsão de que mulheres grávidas somente poderiam participar de pesquisas que tivessem uma boa possibilidade de gerar benefícios para as próprias gestantes, para as nutrizes, os fetos ou os bebês. Nesse mesmo documento, havia a previsão de que pesquisas não clínicas não poderiam envolver gestantes ou nutrizes em qualquer circunstância.[37] Vários outros documentos nacionais e internacionais sobre aspectos éticos na pesquisa em seres humanos são omissos quanto à questão da pesquisa realizada durante a gestação.

A gestação, muitas vezes, é utilizada para caracterizar uma situação de vulnerabilidade estática, ou seja, a mulher, pelo simples fato de estar grávida, é considerada vulnerável, e como tal deveria ser excluída de toda e qualquer pesquisa. Essa postura, tida como protetora, acaba gerando outra vulnerabilidade, talvez ainda maior, na assistência. A realização de pesquisas em mulheres durante a gestação se justifica pela necessidade de gerar dados que permitam decisões terapêuticas com embasamento em dados obtidos de forma criteriosa.

A vulnerabilidade dinâmica é o melhor critério a ser utilizado. Sob tal perspectiva, uma pessoa é considerada vulnerável em razão do conjunto das circunstâncias às quais está submetida naquele momento e situação. É fundamental que sejam propostas diretrizes próprias para a pesquisa em gestantes, com o estabelecimento de critérios de adequação ética e metodológica a essa situação específica.[38]

As gestantes muitas vezes têm a necessidade de usar medicamentos ao longo desse período tão peculiar e diverso. Muitas dessas substâncias não têm estudos controlados que demonstrem dados sobre o seu uso seguro. Uma importante alternativa para a pesquisa com intervenção farmacológica é a realização de estudos de acompanhamento de gestantes que, em situação de vida real, utilizam medicamentos. Tais estudos podem verificar a efetividade de seu uso e acompanhar a ocorrência de eventos adversos decorrentes de intervenções terapêuticas durante esse período. Os dados oriundos de registros de acompanhamento de gestantes já têm possibilitado o relato de algumas associações significativas do uso de determinados fármacos com a ocorrência de eventos adversos.[39] Esses estudos observacionais devem ser incentivados no sentido de gerarem informações que possam orientar a prática profissional, especialmente no dimensionamento da relação risco-benefício associada.

Outra importante questão associada à pesquisa diz respeito à prevenção da gestação em mulheres em idade fértil, mas não gestantes, participantes de pesquisas que não tenham como foco de interesse essa questão específica. Da mesma forma, podem ser incluídas nesse mesmo grupo as mulheres que sejam companheiras de homens que participam de pesquisa com intervenção, sobretudo as que testam novos medicamentos.[36]

Em muitos projetos de pesquisa, essa situação está claramente descrita no termo de consentimento. Em algumas situações de maior risco potencial, a companheira do participante de pesquisa também é chamada para receber informações e, igualmente, dar o seu consentimento. O essencial é verificar, ao longo do processo de consentimento, a qualidade da informação compartilhada e a liberdade para tomar decisões do possível participante e, eventualmente, de sua companheira.[40]

A gestação, em si, não é considerada um evento adverso, mas sim uma situação de risco potencial ao desenvolvimento embrionário e fetal, ou à própria saúde da mulher. Com base nessa constatação é que são implantadas medidas de prevenção adicionais à participação de mulheres, gestantes e não gestantes, e de companheiras de participantes de pesquisas.

Em estudos com novos fármacos ainda experimentais, na maioria das vezes, os riscos associados às intervenções de pesquisa são desconhecidos. É sempre importante ressaltar que risco desconhecido não é sinônimo de inexistência de risco.[41] A ausência de relatos de eventos adversos não significa risco zero. Sempre existe a possibilidade de ocorrência de eventos adversos inesperados,[42] os quais são mais difíceis de reconhecer e com os quais é mais complicado lidar. Algumas vezes, eles ocorrem e não são valorizados nem registrados.

A justificativa ética associada a esse tipo de cuidado é novamente o princípio da precaução, que estabelece a necessidade de tomar ações antes que alguma situação danosa possa ocorrer ou, no mínimo, estabelecer medidas de contingência para lidar com ela.[34]

A utilização de métodos anticoncepcionais é uma medida de precaução que deve ser criteriosamente avaliada em termos de adequação, exequibilidade, riscos e benefícios associados. Devem ser usados métodos que sejam adequados aos cenários de vida real associados às atividades de um projeto de pesquisa.

É importante relembrar que a relação entre o pesquisador e o participante de pesquisa é de corresponsabilidade ao longo das diferentes etapas de uma pesquisa. O pesquisador tem o dever de informar adequadamente todas essas possibilidades e disponibilizar os meios necessários para a sua utilização.

O pesquisador tem uma responsabilidade retrospectiva, ou seja, deve ser possível demonstrar que as atividades de pesquisa foram realizadas de forma adequada e conforme o previsto no projeto previamente aprovado.

A responsabilidade prospectiva se refere tanto ao pesquisador quanto ao participante da pesquisa. O participante assume a responsabilidade, caso dê o seu consentimento, de seguir as orientações recebidas e de realizar os procedimentos propostos, enquanto continuar no projeto. A responsabilidade do pesquisador não se restringe ao dever de informar e de manter os participantes atualizados, mas continua no acompanhamento e no monitoramento das ações envolvidas na pesquisa. Dar as informações ao participante não exime o pesquisador da responsabilidade prospectiva associada ao ato de realizar uma pesquisa. O consentimento do participante não exime o pesquisador de suas responsabilidades, ao contrário, torna-o corresponsável.[22]

Essas características são adequadamente avaliadas pelos Comitês de Ética em Pesquisa. Esses colegiados multidisciplinares têm como atribuição avaliar, aprovar, quando adequado, e acompanhar os projetos de pesquisa a eles submetidos.[36] Os Comitês de Ética em Pesquisa são um importante elemento do processo de garantia de adequação das pesquisas envolvendo seres humanos.

◼ Considerações finais

Discutir a adequação das ações envolvidas nas múltiplas situações de assistência, ensino e pesquisa em obstetrícia não é apenas um exercício de opiniões, mas sim a realização de uma reflexão baseada em argumentos. É uma reflexão que se compartilha entre pessoas, integrando múltiplos e diferentes saberes.

Existem múltiplas possibilidades de incluir as reflexões de bioética nas atividades da área da saúde. Um profissional, ou uma equipe assistencial, pode solicitar que um consultor de bioética clínica auxilie a reflexão sobre casos concretos que estão ocorrendo na assistência. A reflexão também pode ser feita com a participação de um Comitê de Bioética. Esse colegiado, com a participação de profissionais de diferentes áreas, não somente da saúde, mas também da área do direito e das ciências sociais, assim como da própria sociedade, discute as questões que estão gerando desconforto ou preocupação para pacientes, profissionais ou instituições.

Na formação de novos profissionais, os conhecimentos, as habilidades e os valores são elementos fundamentais e complementares. O respeito aos valores envolvidos no ato de cuidar de pacientes e de realizar pesquisas exige um desenvolvimento harmonioso dessas características.

A bioética pode auxiliar a ampliação das discussões sobre a adequação e os valores envolvidos nas ações a serem realizadas, por meio da busca de soluções que possam emergir a partir da integração de diversos saberes e experiências. A bioética auxilia o processo de tomada de decisões por meio do uso de referenciais teóricos que possam justificar as ações propostas ou realizadas pelos profissionais de saúde.

REFERÊNCIAS

1. Goldim JR. Bioética: origens e complexidade. Rev HCPA. 2006;26(2):86-92.
2. Goldim JR. 10 Ensaios de bioética. São Leopoldo: Unisinos; 2018.
3. Ramsey P. The Patient as person. New Haven: Yale; 1973.
4. Mittelstrass J. The loss of knowledge in the information age. In: From information to knowledge, from knowledge to wisdom: challenges and changes facing higher education in the digital age. London: Portland; 2010. p. 19-23.
5. Fernandes MS, Goldim JR. Os diferentes processos de consentimento na assistência à saúde e na LGPD - Parte II [Internet]. Ribeirão Preto: Migalhas; 2021 [capturado em 2 maio 2022]. Disponível em: https://www.migalhas.com.br/coluna/migalhas-de-protecao-de-dados/356793/diferentes-processos-de-consentimento-na-assistencia-a-saude-e-na-lgpd.
6. Brasil. Conselho Federal de Medicina. Resolução nº CFM 1995, de 09 de agosto de 2012. Dispõe sobre as diretivas antecipadas de vontade dos pacientes. Brasília: CFM; 2012.
7. World Health Organization. Appropriate technology for birth. Lancet. 1985;2(8452):436-7.
8. Gomes MN de A, Santos LK de O. Nota técnica para organização da Rede de Atenção à Saúde com foco na atenção primária à saúde e na atenção ambulatorial especializada - Saúde da mulher na gestação, parto e puerpério. Brasília: MS; 2019. v. 1.
9. Uberlândia. Prefeitura. Meu Plano de Parto [Internet]. Uberlândia: Programa Mãe Uberlândia; 2018 [capturado em 2 maio 2022]. Disponível em: https://portaldeboaspraticas.iff.fiocruz.br/wp-content/uploads/2019/01/Folder-Plano-de-Parto-Completo-1.pdf.
10. Gilligan C. Uma voz diferente. Rio de Janeiro: Rosa dos Tempos; 1982.
11. Piccoli GB. Kidney diseases and pregnancy: a multidisciplinary approach for improving care by involving nephrology, obstetrics, neonatology, urology, diabetology, bioethics, and internal medicine. J Clin Med. 2918;7(135):1-6.
12. Centro Latino-Americano e do Caribe de Informação em Ciências da Saúde. Pacientes [Internet]. Descritores em Ciências da Saúde. São Paulo: DeCS; 2017 [capturado em 27 fev. 2022]. Disponível em: https://decs.bvsalud.org/ths/resource/?id=10554&filter=ths_termall&q=paciente.
13. Čartolovni A, Habek D. Guidelines for the management of the social and ethical challenges in brain death during pregnancy. Int J Gynecol Obs. 2019;146(2):149-56.
14. Brasil. Código Penal. Decreto-lei nº 2.848, de 7 de dezembro de 1940 [Internet]. Brasília: Casa Civil; 1940 [capturado em 18 jun. 2022]. Disponível em: http://www.planalto.gov.br/ccivil_03/decreto-lei/Del2848compilado.htm.
15. Brasil. Supremo Tribunal Federal. Arguição de descumprimento de preceito fundamental APDF 54 - aborto anecéfalo. Brasília: STF; 2012.
16. Hospital de Clínicas de Porto Alegre. Protocolo assistencial de atendimento de prematuridade antes das 24 semanas (PRS- 015) Porto Alegre: HCPA; 2015. Documento de acesso restrito.
17. Fernandes MS. Prontuário eletrônico e a lei geral de proteção de dados. Ribeirão Preto: Migalhas; 2021.
18. Buckman R, Kason Y. How to break bad news: a guide for health care professionals. Baltimore: John Hopkins University; 1992.
19. Burcher P. The Ulysses contract in obstetrics: a woman's choices before and during labour. J Med Ethics. 2013;39(1):27-30.
20. Carranza L, Lyerly AD, Lipira L, Prouty CD, Loren D, Gallagher TH. Challenges and opportunities for error disclosure in obstetrics. Obs Gynecol. 2014;123(3):656-9.
21. Pithan LH. O consentimento informado no Poder Judiciário brasileiro. Rev AMRIGS. 2012;56(1):87-92.
22. Engels E-M. O desafio das biotécnicas para a ética e a antropologia. Veritas. 2004;50(2):205-28.
23. Goffman E. Estigma: notas sobre a manipulação da identidade deteriorada. 4. ed. Rio de Janeiro: LTC; 1988.
24. Brasil. Conselho Federal de Medicina. Resolução CFM º 1.665, de 7 de maio de 2003. Dispõe sobre a responsabilidade ética das instituições e profissionais médicos na prevenção, controle e tratamento dos pacientes portadores do vírus da SIDA (AIDS) e soropositivos. Brasília: CFM; 2003.
25. Morais LS de, Fernandes NC, Genro BP, Fernandes MS, Goldim JR. Revelação de diagnóstico de aids para terceiros: aspectos éticos, morais, legais e sociais. Rev HCPA. 2013;33(3/4):279-85.
26. Brasil. Ministério da Saúde. Portaria nº 264, de 17 de fevereiro de 2020. Lista Nacional de Notificação Compulsória de doenças, agravos e eventos de saúde pública nos serviços de saúde públicos e privados em todo o território nacional. Brasília: Ministério da Saúde; 2020.
27. Goldim R. Preservação de informações na área da saúde: aspectos morais, jurídicos e éticos à luz da Bioética. Priv Data Prot Mag. 2021;01:140-52.
28. Brasil. Conselho Federal de Medicina. Resolução nº 1.359, de 11 de novembro de 1992. Brasília; 1992.
29. Tavella RA, De Abreu VOM, Muccillo-Baisch AL, da Silva Júnior FMR. Prevalence of illicit drug use during pregnancy: A global perspective. An Acad Bras Cienc. 2020;92(4):1-18.
30. Schaurich B, Michelon EDS, Farenzena LP, Picoloto ASB, Oppermann MLR, Von Diemen L. Prevalência de testes rápidos positivos para substâncias psicoativas em pacientes admitidas no centro obstétrico do Hospital de Clínicas de Porto Alegre. In: II Congresso Gaúcho de Ginecologia e Obstetrícia [Internet]. Porto Alegre: SOGIRS; 2021 [capturado em 2 de maio de 2022]. Disponível em: https://sogirgs.org.br/gaucho2021/ temas-livres/POOBST106.pdf.
31. Etemadi-Aleagha A, Akhgari M. Psychotropic drug abuse in pregnancy and its impact on child neurodevelopment: a review. World J Clin Pediatr. 2022;11(1):1-13.
32. Hospital de Clínicas de Porto Alegre. Protocolo assistencial de rastreamento de gestantes usuárias de álcool e drogas em atendimento no centro obstétrico. Porto Alegre: HCPA; 2019. Documento de acesso restrito.
33. Bilo AC. Parecer CRM/MS nº 11/2013. Revista íntima em pacientes dependentes químicos [Internet]. Campo Grande: Conselho Regional de Medicina do Mato Grosso do Sul; 2013 [capturado em 2 maio 2022]. Disponível em: https://sistemas.cfm.org.br/normas/arquivos/pareceres/MS/2013/11_2013.pdf.
34. Jonas H. Ética, medicina e técnica. Lisboa: Vega; 1994.
35. Loch JA, Clotet J, Goldim JR. Privacidade e confidencialidade na assistência à saúde do adolescente: percepções e comportamentos

de um grupo de jovens universitários. Rev Assoc Med Bras. 2007;53(3):240-6.

36. Brasil. Ministério da Saúde. Conselho Nacional de Saúde. Resolução nº 466 de 12 de dezembro de 2012. Diretrizes e normas regulamentadoras de pesquisas envolvendo seres humanos. Brasília; 2013.

37. Council for International Organizations of Medical Sciences. International ethical guidelines for biomedical research involving humans subjects. Geneva: WHO; 1993.

38. Food and Drug Administration. Pregnant women: scientific and ethical considerations for inclusion in clinical trials guidance for industry. Washington: FDA; 2018. v. 4.

39. Choudhary C, Bandyopadhyay A, Bahadur A, Chaturvedi J, Handu S, Dhamija P. Drug related adverse pregnancy outcomes at a tertiary care hospital from the foothills of Himalayas: a prospective observational study. J Fam Med Prim Care. 2021;10(11):4176.

40. Luiza A, Bittencourt P, Quintana AM, Goldim JR, Wottrich LAF, Cherer E de Q. A voz do paciente: por que ele se sente coagido? Psicol em Estud. 2013;18(1):93-101.

41. Shrader-Frechette K. Ethics of scientific research. Lanham: Rowman & Littlefield; 1994.

42. Dalmolin GRDS, Rotta ET, Goldim JR. Medication errors: classification of seriousness, type, and of medications involved in the reports from a University Teaching Hospital. Brazilian J Pharm Sci. 2013;49(4):793-802.

3

RESPONSABILIDADE CIVIL EM GINECOLOGIA E OBSTETRÍCIA

JUDITH MARTINS-COSTA
FERNANDA MYNARSKI MARTINS-COSTA

A judicialização da medicina é, hoje, um fenômeno corriqueiro, como vem sendo registrado por diversas pesquisas. Uma pesquisa realizada pelo Conselho Nacional de Justiça demonstrou que, entre 2008 e 2017, houve crescimento de 130% no número de demandas anuais de primeira instância envolvendo questões de saúde.[1] Um inquérito efetuado pelo Sindicato Médico do Rio Grande do Sul (Simers) demonstrou que, em 2016, 1 em cada 5 médicos era parte de ao menos um processo judicial em andamento.[2] Conforme dados da Coordenadoria Jurídica do Hospital de Clínicas de Porto Alegre (Conjur-HCPA), verificou-se, naquele hospital, entre 1989 e 2021, um incremento de 750% no número de ações judiciais por alegado erro médico, sendo a ginecologia e obstetrícia a área-líder dessas ações. No período entre 1989 e 2021, das especialidades desenvolvidas no HCPA, essa foi a área responsável pelo maior número das acusações em juízo, com 34% das ações judiciais ajuizadas contra aquele hospital, mantendo significativa distância da segunda colocada, a área de ortopedia, com 7% das acusações. E o problema não é apenas brasileiro: um levantamento feito pelo American College of Obstetricians and Gynecologists (ACOG) em 2015 apontou que 73,6% dos ginecologistas e obstetras norte-americanos sofreram pelo menos uma acusação judicial de má prática (62% em obstetrícia e 39% em ginecologia).[3]

As razões específicas desse elevado patamar merecem, ainda, ser investigadas. No entanto, desde logo, motivações genéricas podem ser lembradas. Entre elas, estão: o forte impacto emocional comumente sofrido pela parturiente ciente e sua família em decorrência de uma suposta ou real negligência médica; a crise da confiança e do respeito, alicerces tradicionais da relação médico-paciente que entram em ruína na sociedade massificada; o próprio quadro existencial dessa sociedade que remodela todas as relações humanas, inclusive as pessoais, à imagem e semelhança das relações entre consumidores e os objetos de seu consumo;[4] a "crença supersticiosa na ciência, estimulada pela irresponsabilidade tecnocrática que difunde, sem cerimônia, o poder da técnica";[5] e as crescentes possibilidades técnicas de divulgação proporcionadas pelas redes sociais, nas quais "denúncias" são feitas à margem do devido processo legal. Sobre tudo isso, pairam as mútuas incompreensões acerca da existência e da extensão da responsabilidade: por parte dos juízes e dos advogados e, igualmente, das pacientes, há incompreensões sobre os limites da atividade e da técnica médicas; por parte dos médicos, há incompreensões acerca das consequências jurídicas de suas decisões profissionais e de sua conduta perante a paciente e sua família.

Portanto, é conveniente assinalar, desde logo, quais são essas consequências, tendo como norte a relevância que a pessoa humana apresenta para o Direito.

⭐ O fato de uma pessoa estar viva e com saúde é um processo que, não obstante os progressos da medicina, apresenta áreas de incontrolabilidade pela ação humana, revestindo-se, por isso, de elementos intrinsecamente aleatórios. Assim, as normas jurídicas admitem que a geração e o nascimento de uma criança, com saúde hígida, sem danos à mãe, por meio de um parto bem-sucedido (atividade precípua dos obstetras e ginecologistas), constituem um processo não totalmente controlável pela decisão do médico. Admite-se, por exemplo, que um parto malsucedido, causador de danos às esferas jurídicas das pessoas envolvidas (a parturiente e o seu filho), nem sempre importará na obrigação, ao profissional da medicina, de reparar os danos. É preciso, para tanto, que o dano resulte, por uma relação causal, de uma ação médica ilícita e culposa. Quando isso ocorrer, estará aberto o campo da responsabilidade jurídica por danos decorrentes da atividade dos obstetras e ginecologistas.

Para melhor compreender as suas especificidades, é oportuno iniciar com breves referências à linguagem da responsabilidade jurídica, adentrando-se, depois, no exame casuístico da responsabilidade dos ginecologistas-obstetras, seguindo-se pela delimitação dos âmbitos da responsabilidade médica, para finalizar com menção a alguns aspectos da prevenção à responsabilização.

A linguagem da responsabilidade médica

A responsabilização jurídica dos médicos por danos causados às pacientes configura-se como efeito de um ato ilícito e culposo, praticado no exercício de suas atividades profissionais, do qual, por uma relação de causalidade, resulta um dano injusto à paciente. Já aí estão termos jurídicos – ato ilícito, culpa, dano, relação de causalidade e responsabilidade – cujos significados precisam ser compreendidos no quadro dos sistemas civil e penal de responsabilização por danos.

RESPONSABILIDADE CIVIL E RESPONSABILIDADE PENAL

A responsabilidade médica vem prevista, no Direito brasileiro, em dois campos distintos: o *civil*, incluso o campo da responsabilidade derivada das relações de consumo; e o *penal*. Ambos são distintos em sua finalidade e no seu regime jurídico.

A finalidade primordial da responsabilidade civil é ressarcir os danos patrimoniais ou extrapatrimoniais ("danos morais") causados pela infração de determinados deveres de conduta. As normas civis não impõem uma *pena*, mas uma *reparação* ao dano causado (indenização, ressarcimento).

A reparação do dano patrimonial é calculada em razão da extensão do dano causado (Código Civil, artigo 944, *caput*),[6] podendo ocorrer *in natura* ou *in specie*, sendo esta última dita "reparação pecuniária".

A restauração *in natura* consiste na reparação material, quando for possível: por exemplo, quando é determinado que a cirurgia seja refeita, eliminando, assim, o dano causado pelo defeito decorrente da primeira cirurgia. A *indenização pecuniária* é, porém, a mais frequente, devendo, em linha de princípio, corresponder à extensão do dano sofrido, pois a regra é: a vítima deve receber o valor do prejuízo causado em seu patrimônio.[7] A regra tem o valor de critério, reforçado, no sistema do Código Civil e em matéria de lesão à saúde, pelas previsões contidas nos artigos 948 (dano-morte) e 949 (lesões corporais), que deixam expresso ser meramente exemplificativo o elenco das parcelas indenizatórias devidas, admitindo a sua ampliação pelo juiz.[8]

O valor indenizatório no dano extrapatrimonial ("dano moral") é fixado com base em arbitramento judicial, resultante de um processo de valoração de interesses e bens jurídicos. Contudo, como reconhece o Superior Tribunal de Justiça (STJ), essa fixação é tormentosa e não encontra parâmetro fixo. São considerados vários fatores e critérios que não primam pela uniformidade, inclusive aludindo a um caráter conjugadamente satisfativo (à vítima) e punitivo (ao autor do dano). Como está em decisão do STJ, "a indenização deve ser suficiente a restaurar o bem-estar da vítima, desestimular o ofensor em repetir a falta, não podendo, ainda, constituir enriquecimento sem causa ao ofendido".[8]

Diferentemente do Direito Civil, a finalidade do Direito Penal é punir o culpado por infrações a interesses tidos como relevantes, entre os quais a manutenção da vida e da integridade física e psíquica alheias. Quem os viola culposamente resta sujeito a uma pena, correlacionada, sempre, à prévia tipificação da conduta considerada criminosa, razão pela qual o Direito Penal pune os atentados à vida e à integridade corporal por meio de sua tipologia própria (crimes de homicídio; omissão de socorro; aborto; lesão corporal; induzimento, instigação ou auxílio a suicídio; infanticídio; criminalização da calúnia; difamação e injúria; constrangimento ilegal, violação de segredo profissional, etc.). As normas penais não têm caráter reparatório, mas sobretudo punitivo. Por isso, levam em consideração, basicamente, na fixação da pena, o grau de reprovabilidade do ato, considerando a maior ou menor gravidade do descuido havido.

⚠️ Paralelamente aos Códigos Civil, do Consumidor e Penal, leis especiais tratam de outros temas que interessam diretamente à responsabilidade médica, como a Lei nº 9.434, de 4 de fevereiro de 1997 (modificada, em parte, pela Lei nº 10.211, de 23 de março de 2001), que dispõe sobre a remoção de órgãos, tecidos e partes do corpo humano para fins de transplante e tratamento, e a Lei nº 11.105, de 24 de março de 2005, que estabelece normas de segurança e mecanismos de fiscalização de atividades que envolvam organismos geneticamente modificados. No âmbito desta última lei, constitui crime, entre outras condutas, praticar engenharia genética em célula germinal humana, zigoto humano ou embrião humano e realizar clonagem humana.

ILICITUDE

Para haver responsabilização do médico, é necessário que a sua conduta seja ilícita. A ilicitude é a contrariedade ao Direito, podendo haver ilicitude civil e ilicitude penal ("delito" ou "crime"), conforme for a origem da norma jurídica violada.

A ilicitude civil abarca a ilicitude de fins e a ilicitude de meios, ou "ilicitude no exercício jurídico". Na primeira, é a própria finalidade visada pelo agente que é ilícita, como cometer um aborto fora das hipóteses em que a lei autoriza esse ato. No segundo caso, a finalidade do ato é, em si, lícita, porém os meios empregados são ilícitos, ou então o direito é exercitado de forma manifestamente distanciada das "balizas" postas pelo ordenamento jurídico para demarcar o campo da licitude. Essas "balizas" são a boa-fé, a finalidade econômico-social do negócio e os bons costumes, que podem ser compreendidos como "boas práticas" de determinado setor social, como a medicina.

Age ilicitamente o profissional que, embora tenha realizado um procedimento correto, do ponto de vista técnico, expõe a paciente em redes sociais; ou não informa adequadamente à paciente ou aos seus familiares acerca de riscos do procedimento que irá adotar; ou pratica ato passível de caracterização como "violência obstétrica" (para a noção, ver adiante a seção Obrigações e deveres do médico) como, exemplificativamente, o tratamento discriminatório, agressivo ou zombeteiro em razão de cor, etnia, religião, estado civil ou orientação sexual da paciente; o impedimento ao aleitamento materno; a recusa à analgesia; o impedimento ao contato com o bebê, entre outros atos.

CULPA

Dos pressupostos da responsabilidade, a culpa é o que exige maior compreensão, seja pelas especificidades do significado jurídico do termo, seja porque, conhecendo-os, os médicos poderão adotar, rotineiramente, condutas que evitem o comportamento culposo. O agir culposo é o agir negligente, imprudente ou imperito. De modo sintético, a culpa indica uma conduta censurável, nas hipóteses em que o agente atuou contra um dever quando devia e podia ter atuado de acordo com ele. Considera-se civilmente culposo o ato que um profissional "normalmente competente e diligente" não deveria cometer.[9]

🧯 Age com culpa quem atua de forma negligente, imprudente ou imperita. A *negligência* decorre da falta de diligência propriamente dita, isto é, da inobservância de normas que determinam o agir com atenção, cuidado, discernimento, significando a desídia, a desatenção, a falta de cuidado. Já a *imperícia* é a falta de habilidade técnica, isto é, a inaptidão para praticar o ato médico que acabou causando o dano. Por fim, a *imprudência* é o "agir com precipitação", com falta de cautela ou prudência recomendável.

Para saber se ocorreu ou não a culpa, em qualquer uma das três modalidades antes referidas, avalia-se o poder de agir diversamente, consideradas as circunstâncias concretas,[10] questionando-se: deveria e poderia o profissional ter agido diversamente? Agir com culpa não significa, portanto, um agir intencional para lesar alguém.

O agir intencional caracteriza o dolo, mas o termo "culpa", em sentido amplo, abrange tanto o dolo quanto a "mera culpa", isto é, a ação negligente (descuidada, desidiosa, imperita), podendo ser derivada também de uma omissão, que é a não ação: o autor do dano não age quando tinha o dever de agir para evitar o resultado da omissão. Assim, na responsabilidade médica, atua com culpa quem omite o dever de cuidado exigível segundo o desenvolvimento dos conhecimentos da ciência médica no momento da realização do ato. Em contrapartida, não agirá com culpa o médico que atua diligentemente. Por exemplo, aquele que, durante os trabalhos de um parto, acompanhou a evolução do quadro clínico da parturiente com todo o cuidado, consignando o diagnóstico correto, sem a constatação de qualquer erro técnico-profissional, ainda que tenha havido dano à parturiente.

Há, pois, *um dever geral de diligência*. Esse termo abarca os significados de uma conduta pautada por cuidado, cautela, aplicação, ponderação, prudência, perícia profissional, importando tanto em condutas positivas (ativas) quanto em abstenções. Segundo a jurisprudência brasileira, age negligentemente o médico que: subestima queixas das pacientes, deixando de atender a gestante que vem, pelo descuido do profissional, a perder o bebê; não encaminha o neonato a um especialista, que poderia adotar medidas preventivas à cegueira decorrente da oxigenoterapia; não acompanha devidamente o pré-natal, período em que, embora os indícios indiquem uma gravidez de alto risco, não toma as cautelas devidas, entre tantas outras hipóteses. Todavia, a diligência à qual se obriga o médico deve ser avaliada concretamente, considerados o estado da ciência e as concretas condições materiais da prestação.

Rigorosamente, a culpa médica não se subsume no "erro profissional", embora essa expressão ambígua seja comumente empregada para designar casos de negligência ou imprudência.[11] A diferença é sutil, esclarecendo-a Kfouri Neto: "não é propriamente o erro de diagnóstico que cabe ao juiz examinar, mas sim se o médico teve culpa no modo pelo qual procedeu ao diagnóstico", por exemplo, se foi negligente ao deixar de lado meios que estivessem ao seu alcance e possibilitassem melhor diagnosticar o problema.[12] Entretanto, é possível compreender que a escolha, pelo médico, de uma técnica ultrapassada ou a emissão de diagnóstico equivocado ("erro médico") derivam de falta de diligência. Figure-se a hipótese de o médico esquecer no organismo da paciente, durante a realização da cirurgia, agulha cirúrgica ou pedaço de gaze, ou qualquer outro corpo estranho; ou deixar de internar a parturiente com tal indicação. Ainda, indicar a alta da paciente sem os devidos cuidados, tendo remanescidos restos de placenta deixados no útero, que lhe causaram quadro infeccioso grave (exemplo do Superior Tribunal de Justiça. Segunda Turma, AgInt no AREsp 1791576/AP, Rel. Min Herman Benjamin, DJe 01 jul. 2021). Também se entendeu por falha do dever de diligência a conduta do médico de realizar histerectomia sem realizar, previamente, estudos e exames indicados diante das características e condições da paciente (Tribunal de Justiça de São Paulo. 7ª Câmara de Direito Privado. AC 1037366-37.2018.8.26.0506, Rel. Des. Mary Grün, DJe 07 jan. 2022). Nesses casos, além de errada, tecnicamente, a conduta terá sido desleixada, isto é, culposa, pela forma de negligência, podendo inclusive ser dolosa (dolo eventual) se, podendo avaliar os riscos de não dar atendimento à gestante, ainda assim o médico, por sua conduta, assume esses riscos.

É importante notar, ainda, que o dever de diligência deve ser observado durante todo o acompanhamento da paciente e do neonato, devendo o médico estar atento a eventuais mudanças das condições fáticas ocorridas no transcurso do tempo, solicitando, quando necessário e recomendado, exames e observando, o quanto possível, a evolução dos pacientes. Assim, ainda que a conduta do médico seja tecnicamente acertada no início do tratamento, se a evolução do caso evidenciar a necessidade de conduta diversa, esta deverá ser imediatamente tomada pelo médico. Tome-se como exemplo a recomendação de tratamento medicamentoso à gestante, em vista do resultado da primeira ultrassonografia que sugeria gravidez ectópica, não tendo sido, porém, repetidos tempestivamente os exames necessários. Após confirmada a gestação tópica, constatou-se que o uso do medicamento no tratamento inicial da gestante causou-lhe danos (STJ, AhInt no AREsp 1612543/DF, Rel. Min Gurgel de Faria, DJ 14 set. 2020).

RESPONSABILIDADE SUBJETIVA E RESPONSABILIDADE OBJETIVA

A culpa é um elemento da responsabilidade subjetiva, mas não da responsabilidade objetiva. A distinção entre as duas espécies é uma distinção de critério de imputação da responsabilidade civil. Na responsabilidade subjetiva, diz-se que a culpa é o fator de imputação (i.e., de atribuição de responsabilidade). Portanto, agirá com culpa o médico que violar o dever de agir com diligência para não lesar ninguém. Na responsabilidade objetiva, o fator de imputação é o risco – seu fundamento está na socialização dos riscos da vida social.

Em certas situações, a lei impõe às pessoas físicas ou jurídicas o ônus de assumir os riscos da própria atividade, ainda que o dano decorrente não tenha sido provocado por ato culposo. Então, a responsabilidade caracteriza-se quando foi praticado ato ilícito do qual, por nexo causal, tenha resultado para outrem, em razão daquela atividade, um dano injusto. É o que ocorre no âmbito da responsabilidade de clínicas, hospitais, laboratórios, entre outros, pelo fato de serviços hospitalares não decorrentes de ato médico e pelo fato do produto (ver adiante a seção Os âmbitos da responsabilidade).

Para efeitos práticos, a maior diferença estará na comprovação: na hipótese de responsabilidade objetiva, o autor da demanda terá que comprovar apenas a existência de um dano derivado de um ato ilícito e o nexo causal entre esse ato e o dano causado. Não precisará comprovar a culpa. Já na responsabilidade subjetiva, a existência do ato ilícito e culposo e a sua relação de causalidade com o dano deverão ser comprovados pelo autor da demanda. No entanto, alguns julgados têm admitido a inversão do ônus da prova, para deixá-lo a cargo do médico,[13] o que não parece adequado à natureza da atividade da maior parte das atividades médicas, especialmente a do obstetra (ver adiante a seção Obrigações e deveres do médico).

DANO

Não há responsabilidade civil se não houver a existência de dano. O significado jurídico do termo "dano" não é idêntico ao que recebe na linguagem leiga.

⭐ Dano, para o Direito, é a lesão a interesse juridicamente protegido. Na esfera jurídica de cada pessoa, há interesses patrimoniais e extrapatrimoniais. A lesão a esses interesses caracteriza o dano, que será indenizável se resultante de um ato ilícito e imputável a alguém. Exige-se, ademais, que o dano seja certo, atual e subsistente, sendo dito *atual* o dano existente no momento da propositura da ação de responsabilidade, e dano *certo* aquele fundado sobre um fato preciso, e não sobre mera hipótese.

Distingue-se entre o dano patrimonial e o dano extrapatrimonial. O primeiro é o dano feito à esfera de interesses patrimoniais, assim considerados aqueles que têm correspondência econômica. O dano moral é o que atinge a pessoa na esfera de seus interesses extrapatrimoniais, não tendo conteúdo econômico.

No âmbito da responsabilidade do médico ginecologista ou obstetra, o dano reparável é, normalmente, o causado à paciente ou ao nascituro. No entanto, admite-se, em alguns limites, o ressarcimento de danos causados a terceiros, os denominados "danos por ricochete". Assim, por exemplo, o dano causado ao marido de parturiente que vem a falecer em razão de culpa médica no processo de parto.

NEXO CAUSAL

Para configurar-se a responsabilidade, não basta haver culpa e dano: é preciso que o dano seja efeito direto e imediato (nexo causal) de um ato ilícito e culposo, praticado pelo médico. Por vezes, um resultado altamente danoso à saúde da paciente não tem relação "direta e imediata" com a ação do profissional médico, como na hipótese de paciente que, submetida à cirurgia de videolaparoscopia para desobstrução das tubas uterinas, teve uma lesão nos ureteres, carecendo de mais outras duas cirurgias. No julgamento de primeira instância, médico e hospital foram condenados, solidariamente, a indenizar a paciente. A 9ª Câmara Cível do Tribunal de Justiça, ao apreciar o recurso de Apelação, isentou-os de responsabilidade, em primeiro lugar por não ter sido provado que o cirurgião tivesse utilizado técnica inadequada ou não tivesse adotado o zelo necessário na condução do procedimento. Em segundo lugar, ponderou haver "fatores próprios da paciente que aumentaram as possibilidades de lesão". Sendo assim, decidiu-se: "não há provas da conduta culposa do profissional, bem como não foi demonstrado o nexo da causalidade entre a lesão constatada e o suposto erro médico" (TJRS, 9ª Câmara Cível, Proc. n. 70044555167, Rel. Des. Leonel Ohlweiler, DJe 29 ago. 2012).

Uma relevante questão, em matéria de nexo causal, diz respeito aos seus limites. O que se pergunta é: até onde vai a extensão da responsabilidade pelo dano causado? Apanha também as consequências mais distantes, ou apenas as mais imediatas?

Figure-se a hipótese de uma mulher, em razão de negligência médica, ter sofrido vicissitudes durante cirurgia para extirpação de um tumor benigno no ovário. Em razão da negligência médica, a sua cura (i.e., a volta ao estado de saúde) demora quatro semanas a mais do que se verificaria se a cirurgia tivesse sido feita com a perícia e o cuidado impostos pela obrigação de tratamento, que está no núcleo da "conduta devida" pelo médico. O prolongamento da estada no hospital faz essa mulher não poder viajar na data anteriormente marcada para uma importante reunião de negócios. Quando por fim recupera a saúde, a reunião é novamente aprazada. Contudo, ao viajar, o avião em que está essa pessoa sofre uma pane e cai, o que resulta na sua morte.

Evidentemente, o médico é responsável pelas consequências do primeiro fato (tempo de permanência no hospital, despesas com tratamentos, lucros cessantes daí decorrentes e danos emergentes). Entretanto, não será responsável pelo dever de indenizar a família da vítima em razão do segundo fato (queda do avião e morte), embora haja relação de causa e efeito entre o segundo fato (morte) e o primeiro, pois, se a paciente não tivesse ficado tanto tempo em recuperação, teria embarcado em outro avião, semanas antes, e não teria morrido. É que a lei limita os efeitos indenizatórios em uma cadeia causal ao efeito "direto e imediato" do inadimplemento das obrigações assumidas (Código Civil, artigo 403),[6] sendo essas obrigações, na atividade médica, comumente, a obrigação de tratamento e as que lhe são anexas.

Tome-se como exemplo, ainda, a situação julgada pelo Tribunal de Justiça de São Paulo, 1ª Câmara de Direito Privado, na Apelação Cível nº 1002537-71.2018.8.26.0114, DJe 15 dez. 2021, de paciente submetida à cirurgia para retirada de cisto no seio maxilar, assim como a procedimento subsequente com uso de balão, realizado por diverso médico. Como comprovado pelo laudo pericial, a lesão trigeminal, que ocasionou dor neuropática, consiste em complicação que se insere no curso natural do primeiro procedimento cirúrgico, não tendo a lesão ao nervo decorrido de ato culposo do médico que realizou o primeiro procedimento. Já o médico responsável pelo segundo procedimento teria errado o diagnóstico, diante da complicação apresentada pela paciente, uma vez que o tratamento deveria ser essencialmente clínico.

▮ Obrigações e deveres do médico

A relação entre médico e paciente implica a assunção, implícita ou explícita, de deveres e obrigações, que decorrem da própria relação entre as partes ("contrato de prestação de serviços médicos") ou da lei. No cerne dessa relação, está a *obrigação de bom tratamento*. A envolvê-la, estão: os deveres que implementam a diligência (deveres de cuidado, assistência, segurança, prudência, perícia profissional); os deveres de abstenção de abusos e de sigilo; e, ainda, uma vasta e crescente gama de deveres informativos.

Haverá violação ao dever de bom atendimento se este for procedido em injustificável retardo; se o médico não comparecer, injustificadamente, ao ato cirúrgico marcado de antemão ou se, sem justa causa, o médico se faz esperar por um tempo superior ao tido como razoável; se não diligenciar em buscar o tratamento adequado à paciente, entre outras situações. Se a prestação do bom atendimento for impossibilitada em razão da demora, ou perder a utilidade para a paciente, credora da obrigação de atendimento, haverá também culpa contratual. Outra hipótese é a de cumprimento defeituoso da obrigação, o que ocorre "quando seja desconforme com as 'leis da arte médica', de harmonia com o estado dos conhecimentos da ciência ao tempo da prestação dos cuidados de saúde".[14]

A obrigação de bom tratamento configura uma obrigação de diligência máxima, assim estando prevista no Código de Ética Médica, aprovado em 17 de setembro de 2009 e vigorante a partir de janeiro de 2010 (Resolução do Conselho Federal de Medicina [CFM] nº 1931/2009). Este determina, entre os seus "Princípios Fundamentais", *in verbis*: "II – O alvo de toda a atenção do médico é a saúde do ser humano, em benefício da qual deverá agir com o máximo de zelo e o melhor de sua capacidade profissional".[15] Devido a essa obrigação, fica o profissional obrigado a realizar todos os esforços, a dirigir toda a sua atenção, perícia, habilidade e conhecimento técnico para atender a paciente, ministrando-lhe o tratamento adequado. Não há, porém, o dever de curar a paciente. Por isso, diz-se que a obrigação principal que deriva dessa relação é uma *obrigação de meios*.

Essa obrigação se caracteriza naquelas atividades nas quais, por sua própria natureza, não pode ser prometido um determinado e certo resultado, embora este seja desejado pelas partes. É o que, em regra, ocorre na atividade dos médicos, que não podem prometer "curar" o doente, nem nenhum outro resultado certo, uma vez que existem elementos aleatórios que se interpõem entre o objetivo visado e a sua efetiva realização. Como consequência, os médicos não podem ser condenados a reparar pela ausência ou pela deficiência de certo resultado desejado pela paciente. Eles têm, em contrapartida, uma *obrigação de meios*, isto é, estão comprometidos a empregar, com diligência e competência profissional, de modo consciencioso, os meios adequados para que o resultado desejado seja efetivamente alcançado.

Nas obrigações de meios, não há presunção de culpa, sendo a paciente quem deve provar a culpa do médico, embora alguns doutrinadores, e mesmo a jurisprudência, venham por vezes preconizando (na opinião das autoras deste capítulo, inadequadamente) a possibilidade da inversão do ônus da prova nas hipóteses permitidas pelo Código de Defesa do Consumidor (CDC) em todos os casos de responsabilidade dos profissionais liberais, sem nada discriminar quanto à atividade médica. Segundo esse entendimento, cabe ao profissional demonstrar que agiu com o cuidado devido no cumprimento de suas obrigações perante o consumidor prejudicado.[13,16] E há, também, quem vislumbre uma terceira alternativa no que concerne ao ônus da prova nas relações entre médico e paciente: a chamada *aplicação da carga dinâmica da prova*, que impõe a distribuição do ônus da prova entre todas as partes do processo, proporcionalmente à sua proximidade aos meios de prova.[17]

Para alcançar o cumprimento do dever de adequado tratamento ("obrigação principal de tratamento"), concorrem uma série de "deveres anexos", ou instrumentais,[18] especificados em tipologia construída e sistematizada pela doutrina e pela jurisprudência dos Tribunais. A saber, deveres de vigilância, cuidado, prudência, perícia e assistência; dever de abstenção de abusos; dever de sigilo e proteção à legítima confiança; e deveres informativos, em sentido amplo.

No cuidado, na assistência e na vigilância, está o próprio núcleo da diligência, resultando da sua infração à maioria dos casos de "erro médico" (na verdade, culpa médica) levados aos Tribunais. Na acepção rigorosa, o erro pode ser apresentado com a ideia do que é contrário à verdade, de modo que o falso pode ser tomado como verdadeiro ou, inversamente, o verdadeiro ser tomado como falso.[19] Um exame pode ser falso "pelo fato de mostrar uma doença que o doente não tem, ou por não revelar a doença que tem".[20] Assim, poderá ser demandado por dano moral o médico que, por não adotar o devido cuidado, envia ao laboratório, para exame bacteriológico, secreção vaginal da paciente trocando, de forma inadvertida, a etiqueta que recobre o invólucro contendo o material, anunciando à paciente que esta é portadora de infecção sexualmente transmissível. A responsabilidade decorrerá não do erro, mas da falta de cuidado (negligência) ao anunciar à paciente, por inadvertência, algo que não corresponde à verdade. Nesse caso, além dos danos à paciente, o marido ou companheiro poderá também propor ação indenizatória, em razão dos "danos à vida de relação" (espécie de dano moral).

Conquanto os deveres de diligência não se reduzam ao momento do parto (pois acompanham toda a relação médico-paciente), é certo que são potencializados quanto maior for a situação de risco, assim se caracterizando o momento do parto. O médico está adstrito à sua observância desde o momento que antecede o ato até os que o sucedem. Deve, assim, preparar a paciente, ou controlar a sua preparação; não deve se afastar da sala antes de sua conclusão, cabendo-lhe vigiar e atuar para evitar acidentes, como o esquecimento de corpos estranhos no organismo da paciente, ou os que decorreriam do uso de um bisturi ou um aparelho de fórcipe defeituoso, pois a vigilância não é devida apenas à parturiente, mas a todas as condições que são importantes para o bom êxito do ato médico.

O atendimento em situações de urgência não exclui a diligência, embora possa relativizá-la. Já se decidiu que o fato de o médico não ter informado à paciente sobre os riscos da cirurgia (dores na barriga, ejaculação na bexiga e dificuldades de conceber de forma natural) implica dever de indenizar justamente em razão de inexistir indicativo de o procedimento ter sido de urgência ou emergência, "motivo pelo qual o médico não poderia se escusar do dever de cuidado".[20]

A violação dos deveres de vigilância, cuidado e assistência, muitas vezes somada à violação dos deveres de informação e dos de atualização profissional, é uma fonte produtora dos chamados "erros de terapia", ou de terapêutica, também chamados de "erros de conduta", e dos "erros de técnica", que ocorrem durante o ato cirúrgico, como o uso inepto ou indevido de fórcipe ou a episiotomia realizada imperitamente por meio de técnica ultrapassada, causando laceração perineal grave.

Também há dever de abstenção de condutas abusivas, atentatórias à dignidade humana, aos direitos de personalidade da paciente e o exercício desviado do poder. Será direta e imediata a incidência do *princípio da proteção da dignidade humana*, bem como a proteção civil e penal à personalidade.

A invocação dos direitos de personalidade servirá, por exemplo, para sancionar o médico por dano em razão da indevida exibição do caso; da busca de notoriedade profissional calcada na exibição dos problemas da paciente; da utilização da paciente como "objeto" de pesquisa sem a obtenção adequada do seu consentimento informado;[21] da utilização de um tratamento mais dispendioso, mas tão eficaz quanto outro menos dispendioso quando a paciente é particular; da divulgação de informações que lhe foram repassadas em caráter sigiloso pela paciente ou por seus familiares; do emprego indevido dessas informações na própria relação com a paciente ou com outrem; da realização de experiências não cientificamente sustentáveis e sem o consentimento da paciente; da realização de métodos desaconselhados por normas éticas da profissão médica; do emprego de técnicas de prognóstico, desaconselháveis em face do estado da paciente; da inadequada exibição da paciente, sobretudo as que são obrigadas a recorrer ao sistema público de saúde, durante uma atividade de ensino, ferindo os limites mínimos de seu pudor, honra e intimidade; de deixar de declarar relações com a indústria de medicamentos, órteses, próteses, equipamentos, implantes de qualquer natureza e outras que possam configurar conflitos de interesses, ainda que em potencial, entre tantos outros exemplos que poderiam ser aqui arrolados.

Atualmente, está em voga, sobremaneira na mídia não especializada e em certos meios jurídicos, a expressão "violência obstétrica". Conquanto combatida por entidades médicas, já que é assaz vaga, obscura, polissêmica e se presta a abusos diversos, essa expressão já consta em leis e em Projeto de Lei Federal. O primeiro texto legislativo a pretender conceituar a chamada violência obstétrica foi a Lei Municipal 3.363/2013, de Diadema, SP, que disciplinou: "Art. 2º Considera-se violência obstétrica todo ato praticado pelo médico, pela equipe do hospital, por um familiar ou acompanhante que ofenda, de forma verbal ou física, as mulheres gestantes, em trabalho de parto ou, ainda, no período de puerpério".[22] A crítica das entidades médicas à vaguez da expressão "violência doméstica" e aos riscos de sua utilização tem procedência, pois, com essa mesma e única "etiqueta linguística", pretende-se designar fatos distintos entre si, como o desrespeito a direitos da personalidade, o abuso na posição jurídica dos profissionais da saúde, a negligência no tratamento e erros de prática médica. Melhor seria – como o fez a Organização Mundial da Saúde, ao publicar, em 2014, declaração oficial – qualificar os abusos, maus-tratos, negligência e desrespeito durante o parto como *violações aos direitos humanos* fundamentais.[23] Nem sempre a jurisprudência está atenta às distinções. A 5ª Câmara de Direito Privado do Tribunal de Justiça do Estado de São Paulo entendeu devida indenização pelo hospital à parturiente pela recusa, sem justificativa, da presença integral do seu acompanhante, bem como em razão de violência verbal ocorrida durante o procedimento cirúrgico, o que teria caracterizado "violência obstétrica" (AC n. 0001314-07.2015.8.26.0082, Rel. Des. Fábio Podestá, Dje 11 de out. 2017). Em nosso modo de ver, seria o caso de qualificar a conduta médica como ilícita por afronta a direitos fundamentais da parturiente.

Um subgrupo relevante de casos inseridos nesse feixe de deveres diz respeito ao sigilo profissional.

O médico tem o dever jurídico de guardar segredo acerca dos fatos dos quais teve ciência em razão de sua atividade profissional, pois a confiança está na base da relação médico-paciente. O Código de Ética Médica (Res. CFM nº 1931/2009) assim prevê entre os seus Princípios Fundamentais, determinando: "V – Compete ao médico aprimorar continuamente seus conhecimentos e usar o melhor do progresso científico em benefício do paciente". É, ainda, minucioso em apresentar situações em que o segredo é devido (Capítulo IX).[15] O valor do sigilo, consectário à confiança na relação médico-paciente, é ao mesmo tempo ético e jurídico. O Direito tutela a confiança, bem como a intimidade, a honra e a vida privada das pacientes, de modo que a violação desses direitos conduz à indenização por dano moral. Se toda relação médico-paciente é uma relação de confiança, com muito maior peso será a mantida entre a mulher e o seu ginecologista-obstetra.

No entanto, se a paciente permite a revelação, não há dever do médico de guardar segredo sobre as informações obtidas no decorrer do exercício da sua profissão, não havendo que falar, nesse caso, em responsabilidade do médico por violação à intimidade da paciente.

Há casos em que a divulgação de um dado pode vir a se impor por motivos de ordem pública, inclusive por força da lei, caso se trate, por exemplo, de doença endêmica ou altamente contagiosa, garantindo-se, em qualquer hipótese, o uso adequado dessas informações.

Fora dessas hipóteses, a confiança há de ser resguardada. Se ao médico é reconhecida a autoridade que deriva de seu conhecimento técnico e de sua experiência, é certo que dela não pode fazer uso abusivo ou desviado da boa-fé, dos bons costumes e do fim social da relação médico-paciente. O equilíbrio é delicado entre a confiança legítima e indevida dependência, a qual pode ser emocionalmente estimulada pelo médico, de modo que o abuso da posição de confiança há de ser considerado, sempre, contra o profissional que dela fizer mau uso.[23]

Entre tantos exemplos que poderiam ser lembrados acerca do abuso de confiança, põe-se a questão do aborto, que, do ponto de vista jurídico, deve ser perspectivado de quatro distintas angulações:

1. O aborto criminoso, realizado a pedido da paciente.
2. O aborto também criminoso, realizado sem o consentimento da paciente.
3. O aborto legal, legitimado pela lei nos casos em que ficar caracterizado o "estado de necessidade" (para salvar a vida da paciente, sacrifica-se a do feto) e nos casos de estupro.
4. O aborto legitimado pela jurisprudência, quando acometido o feto por anomalia grave e irreversível, devidamente certificada, como o caso de anencefalia.

No primeiro caso, o ato tipificará crime, estando o médico e a paciente sujeitos à ação penal. No segundo caso, o ato do médico, além de criminoso, também caracteriza ilícito civil, ensejando, além da responsabilidade penal, a responsabilidade civil por danos patrimoniais e extrapatrimoniais. O chamado aborto legal exclui a ilicitude do ato. Nos casos em que o feto sofre anencefalia, sem condições de sobrevivência, o STF, examinando Arguição de Descumprimento de Preceito Fundamental (ADPF)-QO 54, declarou, por maioria, que a interrupção da gravidez de feto anencéfalo não é conduta penalmente tipificada na proibição do abortamento.[24]

De maior importância é o grupo dos *deveres informativos*, considerados, tal qual a obrigação de tratamento, no núcleo da prestação de serviços médicos.[9] Esses deveres se espraiam em duas grandes direções:

1. Ligados ao dever geral de diligência, estão os deveres do médico de se informar sobre a paciente e sobre os progressos da ciência médica.
2. Com base nos deveres gerais de agir com transparência e segundo a boa-fé e a lealdade, e, ainda, com respeito à autonomia, está o dever de informar à paciente e/ou seus familiares.

Derivado do dever geral de diligência que está no núcleo da obrigação de tratamento, há, primariamente, o dever do médico de se informar sobre as condições particulares da paciente, realizando, o mais perfeitamente possível, a completa anamnese, documentando tudo de forma adequada no prontuário da paciente (ver adiante as subseções Responsabilidade por ato profissional do médico e Adequado preenchimento do prontuário médico). Não é admissível, na atividade médica, *crer sem verificar e verificar sem se informar*. Buscar a informação completa acerca das condições pessoais da paciente é, pois, uma concretização do dever de diligência, sendo um expressivo dado relativo às perguntas mais comumente feitas pelos juízes aos peritos em ações de responsabilidade médica, a saber: "O retardo do parto poderia ser a causa da morte da criança? Seria possível diagnosticar sofrimento fetal antes? Teria havido uma indicação de cesariana em algum momento antes da ocorrência do parto vaginal?".[25]

É emblemática, nesse sentido, a decisão do Recurso Especial (REsp) 1673051/SP. Nesse caso, houve negligência do obstetra ao deixar de solicitar exame de toxoplasmose, cuja realização tempestiva teria sido capaz de evitar o grave comprometimento neurológico, mental e oftalmológico em neonato. Em sua defesa, o médico afirmou que a paciente teria deixado de lhe informar as suas condições de trabalho durante o período gestacional, o qual envolvia ambiente altamente favorável à transmissão da doença. O Tribunal negou a tese de defesa do médico, entre outros fundamentos, também porque "se a descoberta de problemas de saúde depende também da colaboração do paciente, isso em nada elimina a responsabilidade do profissional em atuar com diligência, colhendo as informações indispensáveis ao exercício do seu ofício" (Superior Tribunal de Justiça. Terceira Turma. REsp 1673051/SP, Rel. Min Nancy Andrighi, DJe 08 de jun. 2018).

À massificação da medicina, tornando médicos e pacientes "anônimos", acresce o dever de informar e comunicar a informação: se são vários os profissionais que atendem a paciente (p. ex., conforme as escalas de plantão), há dever de transmitir adequadamente essas informações aos demais integrantes da equipe médica, ou do corpo clínico e dos serviços auxiliares. Um bom resultado não depende do funcionamento individual dos protagonistas, mas um resultado adverso poderá ser imputado exclusivamente ao médico. Cabe aos estabelecimentos de saúde, contudo, gerir de modo adequado o sistema de informação-comunicação.

Além de se informar sobre as condições da paciente e comunicar essas informações aos coenvolvidos no atendimento, o médico tem também o dever de se informar acerca dos progressos da ciência médica. Estar atento às publicações especializadas e aos resultados das pesquisas constitui dever jurídico, pois não servirá de escusa alegar que "não sabia" dos riscos que tal ou qual conduta implicava, ou que não tinha ciência acerca de tal ou qual técnica. A informação sobre o seu próprio mister configura, igualmente, a perícia e a prudência como aspectos da diligência. Os profissionais médicos estão adstritos, além do mais, às chamadas "regras não escritas da boa prática" e às regras deontológicas.

Em relação à autoinformação, um cuidado especial deverá ser adotado pelo tocoginecologista em relação às suas fontes de aquisição de conhecimento. Como alerta Cunha, "vivencia-se hoje uma verdadeira guerra de informações que necessitam ser criticamente interpretadas, pois nela baseiam-se as decisões clínicas e, em última análise, a saúde e a vida dos pacientes".[26] Essa "guerra" foi ainda exacerbada pelo amplo acesso proporcionado pela internet: há mais informação e há maior dificuldade em confirmar o seu valor científico. Além disso, não há um metro fixo para medir a qualidade ética e o valor científico de tudo que é efetivamente publicado, ressentindo-se ainda os profissionais da força (econômica e publicitária) de certos *lobbies*.[26]

A não atualização (ou a atualização deficiente ou negligente, como ocorreria se o médico não verificasse a seriedade ou a confiabilidade de uma fonte) implicará negligência. Contudo, a efetiva amplitude desse dever é sempre avaliada *em concreto*, à vista da efetiva possibilidade de atualização profissional, considerada objetiva e subjetivamente. Para tanto, deve-se responder à questão de saber se "aquele" médico, "naquelas" reais circunstâncias, poderia ou não ter tido acesso à informação atualizada. O que se averigua é a possibilidade da aquisição do conhecimento atualizado, e não o efetivo conhecimento do médico.

Além de se informar sobre as condições da paciente, o obstetra deve informá-la e aconselhá-la sobre o procedimento a ser adotado, bem como sobre as condições de sua realização, esclarecendo-a sobre as cautelas que deve observar, alertando-a para riscos a que está sujeita e, assim, auxiliando-a no processo decisório. A principal alegação de pacientes (ou de seus familiares) que demandam em juízo contra médicos diz respeito à ausência ou à insuficiência no cumprimento dos deveres informativos por parte dos médicos, notadamente a falta de informações de riscos que antecedem um procedimento cirúrgico e que acabam por se materializar.[27]

Os deveres informativos apresentam várias facetas, sumarizadas a seguir.

A informação devida pelo obstetra à paciente visa, primariamente, a auxiliá-la a consentir. Trata-se de viabilizar o "consentimento informado", expressão que indica duas realidades diversas:

1. O instrumento que formaliza o dever de informar sobre as condições do tratamento e os seus riscos, com o "aceite" da paciente (termo de consentimento livre e esclarecido).
2. Um processo comunicativo concomitantemente verbal e escrito e continuado, isto é, não restrito a um único momento na relação médico-paciente ("princípio da informação continuada").

Na primeira acepção, o "termo de consentimento livre e esclarecido" designará o documento em que estão listados os eventuais riscos a que está sujeita a paciente, bem como as cautelas e atitudes que deve adotar para o adequado desenvolvimento do tratamento médico.

Na segunda acepção, o consentimento informado é considerado como condição ética e jurídica da relação médico-paciente, levando a uma decisão voluntária, verbal ou escrita, tomada após o processo informativo, visando à aceitação de um procedimento diagnóstico ou terapêutico específico, e ciente de suas consequências.[27,29]

Uma acepção não exclui a outra, pois elas são complementares. Além do mais, a inexistência do termo escrito não pressupõe a inexistência de consentimento, da mesma forma que a mera existência de termo escrito não implica garantias de isenção de responsabilidade legal por culpa médica.[15] Um documento escrito afirmando que a tomada de decisão terapêutica foi consciente e devidamente esclarecida pelo médico à paciente não substitui a informação verbal, mas servirá como um (entre outros) instrumento probatório de que as informações foram produzidas, tendo adicional valor educativo tanto para os médicos quanto para as pacientes.[30]

O Código de Ética Médica está atento ao caráter substancial do Consentimento Informado, por exemplo, vedando ao médico: efetuar qualquer procedimento médico sem o esclarecimento e o consentimento prévios da paciente ou de seu responsável legal, salvo iminente perigo de vida (artigo 22); ou limitar, por qualquer forma, o exercício do direito da paciente de decidir livremente sobre sua pessoa ou seu bem-estar (artigos 24 e 31); ou deixar de esclarecê-lo detidamente em caso de reprodução assistida (artigo 15, § 3º).[15]

Em suma, a informação não é uma "coisa" a ser "dada" para eximir a responsabilidade médica – é um processo cujo pressuposto está em possibilitar à paciente e ao profissional uma verdadeira interação comunicativa, ao cabo da qual a paciente poderá, de modo esclarecido, dar ou não a sua autorização em relação à intervenção ou ao tratamento proposto. O termo é, assim, apenas um item desse processo comunicativo. A mera entrega do "termo de consentimento livre e esclarecido" como estratégia defensiva não é garantia de sucesso nos Tribunais,[27] devendo ser acompanhado pela efetiva e qualificada informação.

O deficiente ou ausente processo comunicativo entre paciente e médico e entre médico, equipe médica e serviços hospitalares é um fator altamente produtor de danos. Dados internacionais apontam que 72% dos casos de eventos adversos perinatais que resultam em morte neonatal são causados por quebra na comunicação.[25] Os resultados adversos em neonatologia provêm, entre outros fatores, de falhas no sistema, falhas na comunicação e responsabilidades não definidas.[25] E os Tribunais respondem com a imposição de indenizar o "dano moral".

Essa fundamentalidade dos deveres de informação tem relação com as funções que eles desempenham, cujos fundamentos são:

- Toda pessoa deve poder decidir livremente sobre si própria (autodeterminação pessoal).
- A emissão de um consentimento só é "livre" quando fundamentada em informações sérias, criteriosas e completas, permitindo o conhecimento acerca dos riscos que pesam sobre si ou seus familiares.
- O profissional deve auxiliar a paciente a evitar ou minimizar riscos e assegurar condições de segurança para a própria paciente (p. ex., informando à gestante que não deve ingerir determinado medicamento que pode afetar o feto).

Cabe também a informação na pesquisa médica com seres humanos, embora esta tenha características diversas daquela que a reveste na atividade clínica. Como resultado, modifica-se a finalidade e o âmbito dos deveres informativos. A intervenção ou tratamento experimental é o ato médico que integra projeto científico complexo, composto de vários sujeitos (p. ex., o laboratório financiador, a universidade ou o hospital, além do sujeito da pesquisa), cabendo sublinhar que o consentimento na pesquisa não se limita ao ato médico em si, mas também às condições impostas no projeto científico que tem unidade e finalidade. Por essa razão, o dever de informar se mantém ao longo do projeto, para permitir que, por razões supervenientes, o sujeito possa, eventualmente, retirar o seu consentimento com o ato médico ou com a aceitação das condições da pesquisa.[31]

No Brasil, o tema não tem regência legal, estando situado no âmbito de normas administrativas e deontológicas, como a Resolução nº 466/2012, do Conselho Nacional de Saúde (CNS), que adota o *princípio da precaução*.[32] É, então, ainda mais intenso e dinâmico o dever de informar e esclarecer para obter o consentimento informado, respeitando-se a autonomia decisória do sujeito da pesquisa. Embora não incida a essa relação o CDC, os deveres informativos são de importância máxima, havendo ainda a obrigação de resguardo da privacidade do sujeito da pesquisa e a obrigação de oferecer-lhe tratamento médico para os casos de danos decorrentes de pesquisa.

Consideradas essas peculiaridades que distinguem o formato do dever de informar na atividade clínica e de pesquisa, eis as qualidades da informação, que há de ser "adequada" e não "total".

Nem toda informação detida pelo médico deve ser transmitida à paciente, pois "informação completa" (para auxiliar o processo de consentimento informado) não significa "informação total" (sobre todos os aspectos da doença ou do procedimento adotado). É preciso saber quando, o quanto, como e o que informar.

O dever de informar corresponde a um processo informativo, tendo caráter dinâmico. Muitas vezes, a informação será dada na fase prévia decisiva para o próprio estabelecimento da relação, pois, com base na informação, a paciente decidirá, com conhecimento de causa, acerca da atitude a tomar. Mesmo depois de extinta a relação, podem perdurar os deveres, esclarecendo o médico, por exemplo, sobre cuidados a serem adotados no período pós-parto. Contudo, é durante a fase do atendimento profissional que esses deveres se colocam de modo mais frequente. Por exemplo, os relativos às possíveis opções entre procedimentos que poderão ser adotados, às cautelas recomendáveis e aos riscos a que a paciente está sujeita, sempre em linguagem clara e compatível com a capacidade de apreensão da destinatária da informação.

Um campo minado por dúvidas diz respeito à correlação entre informação e riscos, a começar pelas incertezas que cercam a própria definição do que seja risco. Como alerta Goldim, "a definição de risco engloba uma variedade de medidas de probabilidades, incluindo aquelas baseadas em dados estatísticos ou em julgamentos subjetivos".[33] Também aqui se caminha sobre um terreno em constante transformação.

Para a doutrina tradicional, existiria apenas a obrigação de comunicar à paciente os riscos "normais e previsíveis" ou que pudessem ser "razoavelmente previstos". No fim do século XX, a jurisprudência francesa sinalizou, diferentemente, que riscos graves – ainda que de frequência excepcional ou hipotéticos – deveriam ser informados. Então, passou-se a afirmar que o dever de informar sobre os riscos tem direta correlação com a existência efetiva de danos, ainda que os riscos sejam excepcionais.

Entretanto, o passar do tempo demonstrou que essa responsabilidade se tornou muito pesada para os médicos, sem trazer, em contrapartida, benefícios às pacientes,[9,34] razão pela qual se modificou a lei na França, para enunciar o critério dos "riscos frequentes" e dos "riscos graves normalmente previsíveis" e deixar de fora da órbita do dever de informar os riscos excepcionais.

Outros autores defendem a necessidade de comunicar os "riscos significativos", isto é, aqueles que o médico sabe ou deveria saber que são importantes e pertinentes para uma pessoa normal colocada nas mesmas circunstâncias da paciente chamada a consentir. O conteúdo será "significativo" devido a três fatores:

1. Necessidade terapêutica da intervenção.
2. Frequência (estatística) do risco.
3. Gravidade, seja da doença, do risco, da intervenção em si ou do comportamento da paciente.

O fator "necessidade terapêutica" segue esta equação: "quanto mais necessária for a intervenção, mais flexível será a informação. Quanto menos vital for o procedimento, maior será a informação. Quanto menos necessário for o tratamento, mais rigorosa será a informação".

No fator "frequência do risco", a equação é: "quanto mais frequente for a realização do risco, maior será a informação". Trata-se dos riscos específicos a determinado tratamento ou intervenção. O critério da frequência do risco não é absoluto, existindo o problema dos riscos raros, ou excepcionais, de grande gravidade. Há dissenso na doutrina, inclusive porque há dificuldade em definir o que é um risco frequente. Todavia, há consenso em determinar que a frequência do risco não se avalia *in abstracto*, mas segue um critério objetivo-concreto que não é "puramente" estatístico: o médico, na sua interação comunicativa com a paciente, deve avaliar outros fatores, como o estado da paciente, os recursos do centro médico em que é atendida, entre outros. ("riscos personalizados", segundo Pereira).[34]

O critério referente à gravidade indica: "a gravidade de um risco, mesmo não frequente, conduz à obrigação de sua comunicação. Os riscos menos graves não precisam ser informados". Em consequência, quanto mais perigosa for uma intervenção, mais ampla será a informação. A gravidade da doença influi na quantidade de informação – quanto mais grave for a doença, maior será a informação, de modo que, diante de uma intervenção perigosa, tem-se acrescida a sua carga de indispensabilidade. O médico também deve informar o chamado "risco residual" (p. ex., gravidez natural posterior a procedimentos de ligadura de tubas uterinas ou de vasectomia, por recanalização natural dos órgãos sexuais), o qual pode ser evitado quando a paciente houver sido alertada sobre a probabilidade de sua ocorrência.[33]

Em suma, após certo exagero na interpretação das regras legais relativas à proteção informativa do consumidor, hoje se alcança, paulatinamente, a compreensão de não ser a "informação total" uma garantia de boa informação.[9] Dada de modo excessivo, a informação pode, inclusive, provocar na paciente reações ansiogênicas desnecessárias. Tem-se, então, que a informação devida é a *informação qualificada por sua finalidade*, isto é: aquela apta a proporcionar à paciente a figuração de um quadro real da situação e de suas possibilidades para que, assim, devidamente esclarecida, tome, a partir dele, a sua própria decisão, adotando condutas coerentes com essa decisão.

Uma informação qualificada inclui o *esclarecimento*, o *aconselhamento* e o *aviso*. Embora, em sentido amplo, a expressão "dever de informar" recubra todos os três significados, em sentido próprio, a informação é apenas a exposição acerca de determinada situação de fato, pessoa ou coisa, esgotando-se na comunicação do fato, não implicando juízo valorativo ou exortação à ação. Diferentemente, dar um conselho "significa dar a conhecer a uma outra pessoa o que, na sua situação, se considera melhor ou mais vantajoso e o próprio faria se estivesse no seu lugar, a que se liga uma exortação (expressa ou implícita, mas nunca vinculativa para o destinatário) no sentido de aquele que recebe o conselho agir (ou se abster) de forma correspondente".[35] A recomendação, por sua vez, constitui uma subespécie de conselho. Traduz-se na comunicação das qualidades acerca de uma pessoa, coisa ou conduta "com a intenção de, com isso, determinar aquele a quem é feita a algo".[35] O aviso, alerta ou advertência é outra espécie de conselho, consistindo em chamar a atenção sobre uma conduta a ser evitada, uma decisão a ser ponderada, pois traz implícita a ideia de um risco.

É próprio da atividade médica, sobretudo no exercício da clínica, o aconselhamento, propondo às pacientes condutas e tomadas de decisões. O Código de Ética Médica determina ser direito do médico "indicar o procedimento adequado ao paciente, observadas as práticas cientificamente reconhecidas e respeitada a legislação vigente" (Capítulo II, II).[15] Assim ocorre na atividade do ginecologista-obstetra, que deve aconselhar e instruir a paciente, ou a pessoa que a tem sob cuidados, a respeito das precauções exigidas pelo seu estado, tal como as precauções pré e pós-hospitalares, os cuidados com a alimentação ou com a ingestão de medicamentos eventualmente incompatíveis com outros remédios que ingere, entre outros fatores. Além disso, o médico informará as circunstâncias que poderão incidir, razoavelmente, na tomada de decisões sobre a terapia e as diversas alternativas possíveis.[36]

A este dever do médico corresponde o dever da paciente de colaborar para o sucesso do procedimento, atendo-se ao recomendado pelo profissional, dever este que decorre da incidência do princípio da boa-fé objetiva na relação contratual.

Alguns exemplos podem melhor esclarecer esse ponto.

Um caso que tem reiteradamente frequentado os repertórios de jurisprudência diz respeito à informação devida no caso de pacientes que fazem a ligadura de tubas uterinas, mas vêm a engravidar mais tarde. Sendo a paciente informada pelo médico quanto à taxa de ineficiência a que se encontram sujeitos os procedimentos da espécie, afasta-se a responsabilidade médica no caso de uma indesejada gravidez posterior à ligadura, ainda mais pelo fato de o médico ter solicitado que a paciente realizasse exames pós-operatórios para verificar o sucesso da cirurgia e a paciente ter deixado de fazê-los.[37]

No mesmo sentido, foi a decisão do caso em que a paciente não se adaptou a nenhum dos métodos anticoncepcionais, não restando alternativa a não ser a colocação do dispositivo intrauterino (DIU), o qual veio a apresentar falha, ocasionando uma nova gestação, embora tenham sido feitas todas as revisões periódicas necessárias. Julgou-se pelo afastamento do dever de indenizar, já que a paciente foi informada sobre a taxa de ineficiência do procedimento.[38] Diferentemente, se o médico não informa, há o dever de indenizar. Na Apelação Cível nº 70059895532, julgada pela 6ª Câmara Cível Tribunal de Justiça do Rio Grande do Sul (TJRS), DJe 17 set. 2014,[39] condenou-se o profissional ao pagamento de danos patrimoniais e extrapatrimoniais por ter violado o dever de informar à paciente, no caso da laqueadura de tubas uterinas, sobre o risco de uma nova gravidez. Considerou-se que "[n]o caso concreto o contexto probatório demonstra que o objetivo da cirurgia era a esterilização, porém, não há qualquer elemento nos autos que demonstre que a paciente foi devidamente cientificada acerca da possibilidade de deficiência do método adotado e de possível gravidez indesejada, tornando evidente a relação entre a ausência de informação e o prejuízo final. Assim, a ausência de esclarecimentos prévios e suficientes, somada aos danos experimentados pela autora ao passar por uma gravidez indesejada e de alto risco, caracteriza o dever de indenizar".

O mesmo ocorre em relação à terapia hormonal (TH), cujos riscos têm sido anunciados inclusive pela imprensa leiga. O médico deve não apenas ponderar todos esses riscos, considerando as informações acerca da concreta história da paciente, mas também informá-la completa e adequadamente dos possíveis efeitos, positivos e negativos, do uso da TH,[40] sob pena de configuração de responsabilidade pela quebra do dever de informação e, inclusive, pelo dano resultante da perda de uma chance, isto é, a chance de sobreviver que a paciente teria se, cumpridos diligentemente os deveres de informação, fossem efetivadas as ações ou omissões que garantiriam a chance de uma maior sobrevida.

Outra questão tormentosa diz respeito à informação no caso de haver reprodução humana assistida, tema em que a conduta médica pode ser indevidamente influenciada por fatores econômicos, como ocorre em casos que chegaram a ter repercussão na imprensa: para atrair clientes, o médico faz publicações, em *sites* ou em revistas especializadas, de estatísticas sobre resultados alcançados utilizando a informação como chamariz e induzindo a paciente a crer, equivocadamente, que se trata de uma obrigação de resultado.

Para além dos graves problemas éticos daí subjacentes, evidencia-se, do ponto de vista jurídico, informação defeituosa, atraindo a responsabilidade. O médico tem o dever de esclarecer, por exemplo, que implantes múltiplos podem resultar em gestações múltiplas e, por conseguinte, em nascimentos prematuros, cabendo-lhe, nos termos do § 1º do artigo 15 do Código de Ética, evitar que a fertilização conduza sistematicamente à ocorrência de embriões supranumerários, ou seja, utilizada com fins de criar embriões para investigação ou para finalidades de escolha de sexo, ou eugenia.[41] Deve, ainda, esclarecer que as técnicas de reprodução assistida podem ser utilizadas desde que exista probabilidade efetiva de sucesso e não se incorra em risco grave de saúde para a paciente ou o possível descendente.[41] Nesse caso, acresce à mera informação sobre os métodos um detalhamento que traz, implícito, um conselho ou uma advertência, cabendo ao profissional recomendar uma ou outra técnica, em vista do que é melhor para a paciente. Nessa mesma seara, o dever de informar convive com o de sigilo: o médico tem o dever de sigilo sobre o doador, no caso de reprodução heteróloga e, igualmente, o de sigilo, em relação a terceiros, sobre o próprio procedimento.

A informação adequada deve ser enunciada em termos claros, objetivos e coerentes com o procedimento e à compreensibilidade da paciente, cabendo ao profissional levar em consideração a complexidade da terapia ou do procedimento adotado e a cultura da paciente.

Em qualquer hipótese, o descumprimento dos deveres informativos deve ser avaliado em concreto, pois haverá casos de atendimento de urgência, no qual a paciente pode chegar ao hospital sem condições sequer de falar, sem acompanhante e sem a possibilidade de, com tempo, serem realizados exames. Além de observar os deveres informativos, o profissional deve atestar esses casos, documentando a dação de informação no "termo de consentimento livre e esclarecido" e o resultado no prontuário médico.

Os âmbitos da responsabilidade

Embora a culpa médica possa gerar responsabilidades civil e penal, outra distinção fundamental separa as duas espécies de responsabilidade: na órbita penal, o médico só será responsável pelo ato que praticar *pessoalmente*, ao passo que, no campo civil, pode ser responsável tanto pela reparação dos danos que causa por *ato próprio culposo* quanto por *ato de outrem*. Assim, pode responder por um ato praticado por outro médico, por um auxiliar ou por membro integrante da equipe de saúde que não seja médico, mas pelo qual o médico-chefe da equipe responda. A responsabilidade pode ser atribuída, ainda, não ao médico, diretamente, mas à entidade hospitalar, no âmbito dos seus serviços, bem como pode derivar do uso de equipamentos defeituosos, conduzindo, então, à responsabilidade solidária do fabricante do produto.

Essas distinções conduzem ao exame da responsabilidade por ato próprio e dos deslocamentos da responsabilidade, tema objeto da construção jurisprudencial que traça, topicamente, as necessárias fronteiras entre a responsabilidade dos médicos por ato profissional, de um lado, e, de outro, a responsabilidade das entidades de saúde (clínicas, casas de saúde, hospitais, etc.) pelos atos dos médicos a si vinculados, bem como a responsabilidade dessas entidades por seus serviços e produtos.

RESPONSABILIDADE POR ATO PROFISSIONAL DO MÉDICO

A noção de "ato profissional do médico" é a de "ato próprio do médico", aquele que apenas ele, por uma competência profissional especificamente atestada, pode praticar. A expressão "ato médico" tem uma conotação ampla e outra restrita. Em sentido amplo e na acepção tradicionalmente consagrada, o "ato médico genérico" é aquele consistente no esforço, "consciente e organizado, traduzido por técnicas, ações e recursos em favor da vida e da saúde do homem e da coletividade".[42] Pode, portanto, ter como agente o médico ou outro profissional da saúde, como enfermeiros ou fonoaudiólogos.

Já o ato médico em sentido próprio consiste, ainda segundo Veloso França, na "utilização de meios e recursos para prevenir a doença, recuperar e manter a saúde do ser humano ou da coletividade, inseridos nas normas técnicas e nos conhecimentos científicos adquiridos nos cursos regulares de medicina e aceitos pelos órgãos competentes, estando quem o executa, supervisiona ou solicita, profissional e legalmente habilitado".[42] É, pois, ato privativo de médico e qualificado pela sua finalidade, sendo esse o ato que importa para a presente sistematização.

Há responsabilidade por ato próprio do médico quando decorre o dano da sua atividade, na relação direta com a paciente, desde que o ato médico tenha sido praticado com culpa. Esse ato pode ser praticado pelo médico, isoladamente, atendendo em sua clínica profissional ou no âmbito de uma instituição de saúde, conduzindo, em uma e em outra hipótese, a consequências diversas. Em qualquer um desses casos, a responsabilidade do médico por seus atos profissionais é personalíssima.

Para avaliá-la, o juiz pode, diante das dificuldades da prova, valer-se de indícios, bem como do auxílio de peritos, averiguando, diante do caso concreto, se foram ou não seguidos os deveres específicos.

Uma das maneiras de fazer a prova dos fatos é a exibição do prontuário médico. Embora as informações ali contidas sejam protegidas, por integrar a esfera da intimidade da paciente, cabe, em juízo, o pedido de exibição, "cuja recusa permitirá ao juiz admitir como verdadeiros os fatos que se pretenda provar, se não houver a exibição ou se a recusa for considerada ilegítima".[43] A recusa, por parte do hospital, em exibir os documentos necessários à prova, sendo injustificada, pode fazer incidir a presunção legal de que os fatos que a parte adversária pretendia provar por meio do documento são verdadeiros.[44]

Em contrapartida, em atenção à vulnerabilidade do consumidor, tem-se, por vezes, estendido a responsabilidade do médico às empresas prestadoras de serviços na área médica, como "planos de saúde".

Como já decidiu o STJ: "Quem se compromete a prestar assistência médica por meio de profissionais que indica, é responsável pelos serviços que estes prestam".[45,46]

Se é a cooperativa "quem oferece o plano de assistência médica remunerado, em que estabelece e faz a cobrança de acordo com tabelas próprias, traça as condições do atendimento e de cobertura e dá ao associado um leque determinado de profissionais cooperativados ao qual pode recorrer em caso de doença, não é possível eximir-se de qualquer vinculação com a qualidade do serviço, como se fosse um alienígena. É ela fornecedora dos serviços, à luz do CDC, e o causador do dano é cooperado seu".[47] No entanto, se não for demonstrado o erro do médico, a prestadora de serviço que indicou o médico não será responsabilizada, pois "quanto à prestadora de serviço de saúde, a responsabilidade é objetiva, atrelada à demonstração de culpa do conveniado". No caso então decidido, foi demonstrado "que a patologia suportada pelo filho da parte autora, qual seja, craniossinostose, não é resultante da biópsia realizada no colo uterino no período gestacional, tampouco pela tomografia à qual a requerente foi submetida. Não subsistindo qualquer imperícia ou negligência por parte da médica demandada, por óbvio, não há falar em responsabilidade da corré, fornecedora de serviço de saúde à qual é conveniada, ainda que tal responsabilidade se dê na forma objetiva".[48]

Todavia, julgado no TJRS no sentido de não haver qualquer inferência do plano de saúde na escolha do médico credenciado realizada pela paciente, não há razões para responsabilizá-la pelo erro do médico.[49] A decisão é acertada, pois se o médico é escolhido pela própria paciente, sem indicação da empresa de saúde (que apenas procederá ao reembolso da paciente), não há solidariedade nem nenhuma extensão da responsabilidade: apenas o médico causador do dano responderá.[50]

RESPONSABILIDADE DAS CLÍNICAS, DOS HOSPITAIS E DAS INSTITUIÇÕES DE SAÚDE

A responsabilidade das instituições de saúde pode ser subjetiva ou objetiva, dependendo, primeiramente, da fonte de onde deriva o ato, isto é, da origem do ato causador do dano: trata-se de dano causado *por médico* (p. ex., imperícia em um parto, provocando a morte do bebê) ou de uma *falha em um serviço hospitalar* (p. ex., a gestão deficiente das anotações no prontuário médico ocasiona a administração à paciente de medicamento incompatível com o seu estado de saúde)? Sendo o dano derivado de ato médico, é preciso perquirir: este é empregado ou servidor, isto é, um "preposto" da entidade, tendo sido praticado em razão de ato ou serviço de atribuição técnica restrita ao profissional? Ou foi praticado por médico não vinculado ao hospital?

Essas são distinções de base, pois um hospital é (como disse o STJ, em decisão profundamente didática) "um grande prestador de serviços, que conta com extenso corpo de profissionais, visando curar e salvar vidas, ou torná-las mais qualitativas".[51] Em torno dessa finalidade, o hospital agrega variados tipos de serviços e de profissionais, alguns deles integrantes de seus quadros, outros meramente credenciados a fazer uso de suas instalações. Desses diferentes serviços e situações decorrem, também, diferentes efeitos jurídicos, adotando-se, conforme o caso, o regime da responsabilidade subjetiva ou o regime da responsabilidade objetiva.

RESPONSABILIDADE SUBJETIVA DAS CLÍNICAS, DOS HOSPITAIS E DAS INSTITUIÇÕES DE SAÚDE

Quando a causa do dano é ato ou serviço de atribuição técnica restrita do profissional médico, o hospital não responde ou responde subjetivamente, isto é, pela culpa do médico. Não haverá responsabilidade do hospital se o médico não se qualificar como "preposto" da instituição, sendo apenas um credenciado, escolhido pela paciente ou por seu plano de saúde, autorizado a realizar procedimentos médicos nas dependências do hospital. Nesse caso, a responsabilidade é exclusiva do profissional.[52,53] No entanto, se o hospital é também credenciado à mesma administradora de plano de saúde à qual o médico é vinculado, todos respondem solidariamente pela obrigação de indenizar.[54]

Diferentemente, haverá responsabilidade conjunta do médico e do hospital, a apurar-se também pelo critério da culpa, se o profissional se qualificar como preposto da instituição. Contudo, o regime dessa responsabilidade variará caso o médico seja empregado, funcionário ("servidor público") ou mero plantonista. Também variará caso a paciente tenha contratado um médico de sua confiança, que a encaminhará a determinado hospital, ou se a paciente procurou diretamente o hospital, que a encaminhou a um médico integrante dos seus quadros.

Como regra, tem-se que, se "um paciente seleciona e contrata um médico da sua confiança, e paralelamente escolhe o hospital, que se limitará a fornecer, por exemplo, apartamento e sala de cirurgia, em havendo lesões decorrentes da operação, poder-se-ia admitir, aí, a denunciação à lide, já que foi pessoal a indicação, e o nosocômio apenas limitou-se a fornecer a infraestrutura respectiva. Mas se a cirurgia é contratada com um hospital, cuja própria equipe opera o paciente, a ação deve ser direcionada exclusivamente contra a instituição, possível o direito de regresso, mas em lide diversa".[55,56]

Nesse sentido, o STJ já firmou entendimento segundo o qual "não há espaço jurídico para discussão a respeito de culpa do hospital, em decorrência da responsabilidade do médico, quando a paciente especificamente procura o hospital e recebe atendimento inadequado por parte dos profissionais disponibilizados entre os integrantes do corpo clínico, já que, nesses casos, "a responsabilidade do hospital é objetiva, em decorrência da responsabilidade do médico".[57]

A partir dessa regra, várias distinções devem ser feitas, as quais são detalhadas a seguir.

O médico empregado

Se o médico estiver ligado a uma instituição hospitalar por vínculo de emprego – quer a instituição seja pública, quer seja privada – esta é que terá, primariamente, a responsabilidade pelos atos dos médicos que são seus assalariados e subordinados ("prepostos"). Na jurisprudência do STJ, afirma-se que a responsabilidade do hospital será apurada pelo critério da responsabilidade subjetiva, uma vez que a "responsabilidade dos hospitais, no que tange à atuação dos médicos contratados que neles trabalham, é subjetiva, dependendo da demonstração da culpa do preposto",[58] de tal sorte que o hospital não poderá ser compelido a indenizar, a não ser que a culpa do médico esteja suficientemente demonstrada.[59]

Ademais, no REsp nº 351.178/SP,[51] o STJ averbou, com rigor lógico, ser inviável entender que a responsabilidade civil dos hospitais, quanto às atividades desenvolvidas por médicos, seja objetiva, pois, "caso contrário, estar-se-ia abraçando a tese de que o contrato estabelecido entre o médico e o paciente é de resultado, pois, em última análise, o hospital estaria garantindo o resultado que o médico não pode garantir", o que levaria ao seguinte absurdo: "na hipótese de intervenção cirúrgica, ou o paciente sai curado ou será indenizado". O regime é, portanto, o da responsabilidade subjetiva, estabelecendo-se a solidariedade entre médico e hospital se houver preposição.

A preposição não se limita ao vínculo de emprego. Preposto é o que está sob a vinculação de um contrato de preposição, isto é, "um contrato em virtude do qual certas pessoas exercem, sob a autoridade de outrem, certas funções subordinadas, no seu interesse e sob certas ordens e instruções, e que têm o dever de fiscalizá-la e vigiá-la, para que proceda com a devida segurança, de modo a não causar dano a terceiros".[60] A preposição não exige relação permanente ou diuturna, podendo alcançar o plantonista que recebe pagamento por tarefa. O decisivo, portanto, será a caracterização da relação de preposição.

Contudo, a responsabilidade pessoal do médico pelo dano causado não estará afastada, pois, se a paciente lesada acionar a instituição e esta for condenada, poderá, por sua vez, acionar o médico para receber ressarcimento do que pagou à vítima ("direito de regresso"), caso o profissional tenha agido com culpa.

O médico servidor público

No âmbito dos serviços públicos, a prestação de serviços médicos toma a forma de uma relação administrativa, não se podendo, aí, falar em relação contratual.[31] Se a relação que liga o médico e o hospital for estatutária (médico servidor público), responde a pessoa jurídica, averiguando-se três pressupostos: o fato administrativo (conduta comissiva ou omissiva atribuída ao poder público), o dano (de qualquer natureza) e o nexo causal (relação de causalidade entre o fato administrativo e o dano). Se o médico não agiu com culpa ou não há nexo causal entre a sua conduta e o dano, não há dever de indenizar. Diferentemente, se há negligência médica, caracteriza-se a responsabilidade do hospital (tal qual ocorre com o médico empregado), que poderá acionar o profissional também por via da ação regressiva (embora alguns julgados admitam que, desde logo, venha o médico a integrar a lide). Entretanto, é preciso distinguir: imputa-se o dano a ato médico porque o médico agiu negligentemente ou porque se omitiu? Ou o dano é atribuível à falta de tratamento médico?

No primeiro caso, a responsabilidade é do hospital ("fato administrativo"), com ação regressiva ao médico, não se podendo impor ao poder público responsabilidade que extravase os limites legais. No segundo caso, diferentemente, os entes públicos (Estados e Municípios) têm responsabilidade pelo fornecimento de tratamento médico, e essa responsabilidade é solidária, derivada dos artigos 196 e 198 da Constituição Federal, alusiva ao dever da União, dos Estados e dos Municípios, imposto constitucionalmente, de garantir o direito à saúde a todos os cidadãos, sendo os entes do poder público "responsáveis solidariamente pela internação gratuita em hospital especializado, necessária ao tratamento médico da paciente".[61-63]

O médico autônomo (credenciado) e a paciente hospitalizada

Se o médico não mantiver vínculo de emprego nem a vinculação a serviço fornecido pelo hospital, sendo simples credenciado, apenas usando as instalações do hospital para a realização de cirurgias, a regra é a do afastamento da responsabilidade do hospital, pois não se configura a relação de preposição. No entanto, é preciso distinguir: a paciente contratou o médico fora das instalações do hospital, e o profissional não presta serviços no interesse da instituição ou sob as suas ordens? Ou a paciente procurou o hospital e ali foi atendida por integrante do corpo clínico, ainda que não empregado?

No primeiro caso, não responde o hospital, só o médico, se agiu culposamente, pois, "em hipóteses desse jaez, na qual o profissional de saúde não interfere na escolha do nosocômio, não há possibilidade de se instaurar lide secundária".[52]

No segundo caso, a instituição hospitalar responde pelo ato culposo do médico, em solidariedade com este. A relação é com o hospital, sem a possibilidade de chamar-se o médico a responder conjuntamente por via da denunciação à lide.

Por último, se o médico for credenciado pelo Sistema Único de Saúde (SUS), poderá haver a responsabilidade do hospital público e, ainda, considerando-se a desconcentração do SUS, cada unidade da federação poderá, *ad eventum*, responder solidariamente com a instituição integrada no sistema.[64,65]

RESPONSABILIDADE OBJETIVA DO HOSPITAL

A responsabilização do hospital pelo critério objetivo (i.e., não se exigindo o requisito da existência da culpa para caracterizar o dever de indenizar) volta-se aos serviços relacionados com o estabelecimento empresarial propriamente dito. Trata-se de uma ampla gama de serviços, dizendo respeito a: estadia da paciente (internação), instalações, equipamentos, serviços auxiliares (enfermagem, exames, radiologia); derivados da hospedagem que cada paciente mantém com o hospital; aplicação de medicamentos pela enfermagem; prestação de serviços laboratoriais ou de serviços de enfermagem em geral; ou, ainda, serviços prestados por psicólogos, fisioterapeutas ou assistentes sociais vinculados à instituição, além dos serviços ligados à gestão hospitalar (p. ex., controle das escalas de plantão ou dos dados pessoais das pacientes), entre outros.

O contrato de hospedagem mantido entre a paciente e o hospital tem como deveres instrumentais; manter a guarda da pessoa e dos bens da paciente; manter a sua integridade física e psíquica; evitar a infecção hospitalar; prestar serviços de alimentação; zelar pela guarda dos documentos, prontuários, fichas ou similares que descrevem o estado da paciente, impedindo a sua adulteração ou utilização inadequada, entre outros. Ao contrato de hospedagem acresce, normalmente, o de prestação de outros serviços na área da saúde, como os de enfermagem ou laboratoriais. Então, surgem ainda outros deveres, como o de prestar boa enfermagem ou o de realizar de forma adequada os exames laboratoriais solicitados pelo médico. A instituição responde, ainda, pelos danos produzidos pelos defeitos nos equipamentos, como bisturis, fórcipe e aparelhos diversos, pois, segundo o CDC, o fornecedor de serviços é responsável, objetivamente, pelos danos produzidos pelos objetos fornecidos ("responsabilidade pelo fato do produto"), sobretudo aqueles que produzem, potencialmente, riscos.

Contudo, é preciso atenção: mesmo configurada a responsabilidade do hospital, pode existir responsabilidade solidária entre a instituição e o médico sempre que, incumbindo a este o dever de fiscalizar o funcionamento do aparelho que utilizará, agir com negligência, sendo descuidado na fiscalização do seu funcionamento. Assim, ocorrendo dano por fato do produto, apresentam-se duas situações: ou há responsabilidade solidária entre a instituição hospitalar e o fabricante do produto, ou há responsabilidade, também solidária, entre o hospital, o fabricante e o médico. As duas primeiramente referidas são objetivas; a do médico exige a prova da sua culpa.

A responsabilidade das instituições (hospitais, clínicas, etc.) por seus próprios serviços é objetiva, seja quando a instituição integra a administração pública, seja quando for privada e presta serviços remuneradamente, embora, para um e outro caso, o fundamento da responsabilidade esteja previsto em leis diversas (no primeiro caso, na Constituição Federal, no segundo, no CDC). A responsabilidade poderá decorrer da violação de direito patrimonial ou de direito extrapatrimonial ("dano moral"), inclusive pela má prestação de informações ou pela recusa no atendimento de conveniado, como já se decidiu no STJ.[66]

A extensão da responsabilidade hospitalar, bem como o ônus da prova do dano, variarão, portanto, segundo as mencionadas condicionantes: saber se o dano resultou da atividade do hospital, ou, diversamente, se guarda relação com a atividade própria do tocoginecologista. Será preciso, ainda, averiguar se a paciente buscou espontaneamente o estabelecimento hospitalar, ali sendo atendida por médicos empregados pelo estabelecimento, ou se ali se internou por ordem de certo médico sem vinculação com o hospital; ou se, ainda, a paciente procurou o hospital, sendo ali atendida por médico não empregado, mas credenciado ou plantonista.

A regra é que cabe à instituição responder, primariamente, pelos danos decorridos do ato de internação (inclusos os serviços ambulatoriais, laboratoriais e de enfermagem), bem como pelos prejuízos que tenham causa nos serviços de hospedagem.

RESPONSABILIDADE DO MÉDICO POR FATO DE OUTRO

Além de ser responsabilizado por ato próprio (ver subseção Responsabilidade por ato profissional do médico, anteriormente), o médico pode ser responsabilizado por ato de outro. A responsabilização por ato alheio ocorre quando o devedor subordina um terceiro na execução de certa obrigação.[11] Em outras palavras, se A deveria cumprir a obrigação (prestar atendimento à paciente), mas defere a prática desta, total ou parcialmente, para B, que lhe é subordinado, mesmo que o ato danoso tenha sido praticado por B, o Direito considera A o responsável pelo dano. Essa regra suscita uma série de problemas, a saber, a equipe médica e a substituição entre profissionais, os quais são detalhados a seguir.

A EQUIPE MÉDICA

O dano pode resultar de um procedimento médico realizado em equipe. Se houver um médico na chefia dessa equipe, em princípio será sua a responsabilidade, considerando-se que, "quando o causador do dano for integrante da equipe que atue na condição de subordinado", o médico-chefe é quem se presume responsável, em princípio.[68] Se a autoria do dano for detectável, havendo chefia e subordinação, e se de um ato culpável de um dos médicos subordinados resultar dano à paciente, entende-se a ocorrência de responsabilidade solidária entre o chefe e o chefiado. Assim, o prejudicado poderá exigir o cumprimento da obrigação de indenizar de qualquer um dos coobrigados, isto é, chefe e chefiado. Se não existir chefia e subordinação, cada um responde pelos próprios atos, se for possível discernir as responsabilidades.

Há uma situação peculiar quando o dano provém unicamente da atividade do anestesiologista integrante da equipe. Nesse caso, não há que se falar em responsabilidade solidária do cirurgião, uma vez que "o trabalho do anestesista não é comandado, dirigido, pois não atua sob as ordens do cirurgião-chefe", de modo que apenas o anestesiologista responderá pelo dano causado.[67]

A questão complica-se muito quando não for possível, em um trabalho em equipe e sem chefia, discernir a autoria do dano, sendo esse dano "anônimo", isto é, de impossível atribuição a um ou outro dos membros da equipe. Resta, nesse caso, a vítima sem proteção? Se se entender pela responsabilidade solidária de todos os membros da equipe, não se estará sacrificando inocentes?[68]

Diante de problemas dessa natureza, a jurisprudência vem construindo a hipótese da indenizabilidade dos danos anônimos – assim qualificados porque não é possível determinar com precisão o seu autor, apenas sabendo-se que é pessoa integrante de grupo de pessoas suspeitas da autoria do dano – com base na teoria da causalidade suposta, na qual é pressuposta uma espécie de socialização da responsabilidade, dividindo-se os ônus entre os participantes do grupo.[68] A solução encontra respaldo no artigo 942 do Código Civil, pelo qual, quando a ofensa tiver mais de um autor, todos respondem solidariamente pela reparação.[6]

Um aspecto importante da responsabilidade pelo trabalho em equipe diz respeito à responsabilidade dos médicos-residentes e dos estudantes de medicina.

Responsabilidade dos médicos-residentes e dos estudantes de medicina

Uma equipe médica pode ser composta, ainda, de médicos-residentes e estudantes de medicina, e estes podem praticar atos culpáveis e danosos. Diante desse fato, a jurisprudência considera, fundamentalmente, o grau de conhecimento técnico do estudante, de forma que, se este ainda for universitário, em regime de estágio e aprendizagem, a responsabilidade é integral do médico ou do hospital; se já se tratar de um médico-residente, quatro entendimentos são verificados:

1. A responsabilidade é presumivelmente do residente, "pelos atos que estava habilitado a praticar em razão de sua graduação".[69]
2. Caso o médico-residente haja sozinho, sem qualquer determinação de superior para que efetue determinado procedimento, a responsabilidade subjetiva do estudante poderá ser reconhecida.[70]

3. Pode verificar-se a culpa concorrente entre o médico-residente e o médico-assistente. Entendimento consolidado dos Tribunais vem expresso em decisão segundo a qual "tendo o médico atribuído ao estagiário, estudante de medicina, ato privativo seu e sem os necessários cuidados, vindo a causar danos a parturientes, em decorrência do mau uso do instrumento médico cirúrgico, configura-se ato culposo, por negligência e falta dos cuidados objetivos ou do zelo profissional necessário".[71] Consideraram os juízes ser também responsável o hospital, já que o médico e o estagiário eram integrantes do seu corpo clínico. O médico, contudo, não era empregado, mas credenciado pelo SUS, condenando-se solidariamente o médico, que delegou ato de sua atribuição, o hospital, por manter vínculo com o estudante, e o SUS.

4. Por último, pode haver, ainda, a responsabilização conjunta dos médicos integrantes da equipe e do hospital, como no caso em que é reconhecida a "culpa do hospital, por negligência, não só do médico anestesiologista, como de sua equipe de UTI ao retardar a avaliação e o tratamento necessários diante das complicações pós-operatórias. Responsabilidade concorrente bem reconhecida".[72] Há casos em que foi responsabilizada conjuntamente a própria faculdade de medicina à qual eram vinculados os residentes, como decidiu o TJRS, Ag. Instr. nº 70003481603,[73] declarando a possibilidade de denunciação à lide da faculdade que mantinha, com o hospital, convênio para o estabelecimento de programa de residência médica. Nos termos do referido convênio, a faculdade assumia responsabilidade por danos causados a terceiros por profissionais por ela indicados para o referido programa.

Responsabilidade no atendimento compartilhado do parto por enfermeiro-obstetra

Segundo o parágrafo único do artigo 11 da Lei nº 7.498, de 25 de junho de 1986, os enfermeiros-obstetras podem realizar:[74]

- Assistência à parturiente e ao parto normal.
- Identificação das distocias obstétricas e tomada de providências até a chegada do médico.
- Episiotomia e episiorrafia e aplicação de anestesia local, quando necessária.

Já se reconheceu que o erro praticado por enfermeiro em procedimento de episiotomia, quando da realização de parto, não exime a responsabilidade do médico responsável pelo parto, que, mesmo presente, atribuiu ao enfermeiro-obstetra a realização do procedimento cirúrgico. Isso porque, segundo a lei, esses procedimentos só podem ser realizados por enfermeiros quando necessário, sendo tomadas as medidas cabíveis até a chegada do médico.[75]

No entanto, se o enfermeiro causar ato culposo durante o parto e, ainda, inobservar o dever de chamar um médico para o pronto atendimento emergencial, o médico não será responsável pelo ato do enfermeiro, mas o hospital será, em razão da *culpa in eligendo*.[76]

SUBSTITUIÇÃO ENTRE PROFISSIONAIS

Hipótese diversa é a da substituição entre profissionais no curso de um mesmo procedimento. Se a substituição é efetuada com total independência, isto é, sem subordinação entre o substituto e o substituído, a responsabilidade é do substituto, porque se presume que tenha o mesmo grau de perícia e competência. Todavia, se o médico substituto tiver, em relação ao substituído, vínculo de subordinação, a regra será diversa: embora o Código de Ética Médica afirme a "independência profissional", sabe-se que a realidade, ao menos no Brasil, aponta a existência de médicos assalariados. Estes, embora guardem independência técnica, são juridicamente subordinados, razão pela qual podem ser tidos como prepostos, incidindo a regra jurídica segundo a qual o preponente responde pelos atos do preposto, isto é, daquele que está sob as suas ordens.

Daí a importância prática de, ocorrendo a substituição por troca de turno, ocorrer a imediata anotação desse fato nos registros hospitalares e no prontuário da paciente, o que deve integrar a rotina do obstetra.

RESPONSABILIDADE MÉDICA E PROCEDIMENTO MEDIANTE ROBÓTICA-ASSISTIDA

Conquanto na prática aumentam os procedimentos cirúrgicos ginecológicos realizados por técnica de robótica-assistida, ainda são incipientes no direito brasileiro conclusões a respeito da responsabilidade civil nesse âmbito. Há um caso célebre julgado no Tribunal Estadual da Califórnia, em 2016, a respeito da responsabilidade civil do fabricante de robô decorrente de danos sofridos por paciente em histerectomia realizada por robô (*Zarick v. Instuitive Surgical*). Embora a fabricante do robô e a paciente lesada tenham celebrado em acordo, com cláusula de confidencialidade sobre seus termos, o caso serve para trazer ao debate a responsabilidade do fabricante, por defeito do produto e falha na informação. Conforme alegado pela paciente, o robô não possuía isolamento elétrico adequado, permitindo que a corrente elétrica passasse para órgãos e tecidos fora do campo magnético, não tendo essa informação sido revelada tanto para a paciente quanto para o médico que realizou a cirurgia.

O sistema de inteligência artificial caracteriza-se, muitas vezes, pela autonomia e imprevisibilidade das ações dos robôs,[77] o que o torna um campo fértil para ocorrência de danos, surgindo questões acerca da delimitação de sua responsabilidade; afinal, a imputação pela *culpa* – isto é, responsabilidade subjetiva – relegaria as vítimas dos danos ao desamparo.

Quando o dano for causado pelo defeito do robô – isto é, o produto não oferecer a segurança que dele legitimamente se espera considerando a sua apresentação, uso e risco que dele se esperam e a época em que foi colocado em circulação (§1º do art. 12 do CDC) –, o seu fabricante responderá, independentemente da existência de culpa, pelos prejuízos causados ao paciente, conforme ditames do art. 14 do referido diploma legal. Poderá, ainda, o hospital responder solidariamente pelos danos, permitindo-se assim ao paciente demandar judicialmente também o nosocômio.

Há situações em que o dano pode decorrer não de defeito do produto, não respondendo o fabricante pelos danos. É o que ocorreu, por exemplo, no caso julgado pela 4ª Vara Cível da Comarca de Florianópolis, Santa Catarina, em que o hospital e a seguradora foram condenados pelos danos causados ao paciente em razão da infecção hospitalar decorrente da falta de esterilização do aparelho robótico (Proc. N. 0307386-08.2014.8.24.0023, J. 30 out. 2019).

Existindo dano decorrente de conduta culposa do médico no manuseio do robô, ele responderá pelos danos causados ao paciente. Note-se, ainda, que o *dever de diligência* do médico no manuseio do robô se fez presente igualmente no que diz respeito à realização de treinamento prévio, para devidamente aprender a técnica do seu uso.

A prevenção da responsabilidade

Tradicionalmente, entendia-se não ser objeto da responsabilidade civil a atitude preventiva, pois a responsabilidade é o mecanismo destinado, justamente, a indenizar um dano já ocorrido. Contudo, verifica-se, mais recentemente, um cuidado (também no Direito) com a fase de prevenção dos danos, o que é expresso no chamado "princípio da precaução".

Paralelamente, a experiência demonstra que a prevenção de demandas judiciais por má prática médica tem se alastrado, como resultado de uma crescente tendência em resolver grande parcela dos conflitos sociais perante o Poder Judiciário, com o que se caminha na direção do estado de obsessiva judicialização da relação médico-paciente. Cresce em importância, nesse cenário, mencionar algumas das estratégias que têm sido utilizadas no âmbito da responsabilidade médica.

MEDICINA DEFENSIVA

A medicina defensiva pode ser definida como a prática médica que prioriza condutas e estratégias diagnóstico-terapêuticas que têm como objetivo primordial evitar demandas judiciais. Implica um desvio da conduta considerada cientificamente padrão nos cuidados com a paciente, por se caracterizar pelo uso excessivo de recursos técnicos. O benefício visado pela prática da medicina defensiva é, essencialmente, do próprio médico e, subsidiariamente, da paciente.[78] Essas práticas incluem a realização de exames médicos desnecessários, o abandono de métodos "caseiros", da medicina tradicional, que podem se mostrar eficazes, e a indicação de remédios caros, sem efetiva eficácia para o tratamento das pacientes, com o único objetivo de se proteger de possíveis processos judiciais. A paciente é vista como um potencial adversário, tudo resultando no aumento do custo social da medicina.

Percebe-se, portanto, que os critérios para definir a conduta-padrão na prática médica não são somente técnico-científicos, mas sim critérios legais e fundados em expectativas sociais de tratamento.[79] Assim, uma paciente pode, por exemplo, exigir submeter-se a determinado exame arriscado e invasivo que seria considerado desnecessário de acordo com um juízo apenas medicamente fundado. Contribui para isso a "lógica do consumo", pela qual "o cliente tem sempre razão", com o que o médico perde a sua autoridade, por vezes equivocadamente confundida com "paternalismo", desviando-se do princípio fundamental da autoridade técnica previsto no Código de Ética Médica: "O médico não pode, em nenhuma circunstância ou sob nenhum pretexto, renunciar à sua liberdade profissional, nem permitir quaisquer restrições ou imposições que possam prejudicar a eficiência e a correção de seu trabalho" (Res. CFM nº 1931/2009, inciso VIII, Capítulo I).[15] Por outro lado, o inciso XXI, Capítulo I, determina: "No processo de tomada de decisões profissionais, de acordo com seus ditames de consciência e as previsões legais, o médico aceitará as escolhas de seus pacientes, relativas aos procedimentos diagnósticos e terapêuticos por eles expressos, desde que adequadas ao caso e cientificamente reconhecidas".

Ao abandonar esses princípios fundamentais, o profissional, que deveria aconselhar fundado em razões técnicas, acaba adaptando-se ao desejo da paciente, inclusive por temor a uma demanda judicial em que o juiz possa confundir a prestação de serviços médicos com qualquer outra prestação de serviços de consumo, não a considerando como uma relação marcada por especificidades atinentes à própria condição humana, pois depende, em larga medida, de um complexo de fatores sobre os quais o médico não tem possibilidade de controle (condições pessoais da paciente; fatores atinentes às políticas públicas; à administração do hospital, etc.).

O exemplo mais evidente da medicina defensiva em obstetrícia está estampado nos alarmantes índices de cesarianas nos hospitais privados: enquanto o índice razoável se situa em torno de 20 a 35% de cesarianas,[80] no Brasil, em 2013, a taxa de cesarianas alcançou o índice de 52%, sendo 36% no SUS e 88% no setor privado.[80]

Como um expressivo número de demandas judiciais decorre de "cesarianas não feitas", o médico realiza o procedimento defensivamente, para não sofrer as consequências adversas de um processo judicial, mesmo não havendo indicação técnica para tanto, ou, então, realiza-o a pedido da paciente, esquecendo-se de seu papel de conselheiro e da autoridade técnica que lhe compete. A opção não é inócua, pois os partos por cesariana influenciam o aumento da taxa de mortalidade entre mães e bebês.

Em face dessa realidade, é de se perguntar: a atitude defensiva, gerada por preconceitos e desconfiança, não estaria gerando, por sua vez, mais preconceito e desconfiança, estimulando a belicosidade entre usuários e prestadores dos serviços à saúde? Será possível formar uma aliança terapêutica eficaz isenta de confiança mútua? Evidentemente, a confiança não é um fator que possa ser estabelecido por lei ou baixado por decreto: uma relação de confiança nunca é imposta, mas depende de intangíveis fatores socioculturais, sendo o papel do Direito apenas o de assegurar os "investimentos de confiança", bem como o de direcionar condutas visando a promover o estabelecimento ou a manutenção da confiança.

A situação requer, pois, prudência e razoabilidade, principalmente por parte dos médicos (que devem ter consciência de que a paciente é prioritária) e dos juízes (que não podem tratar a prestação de serviços médicos como qualquer outra relação de consumo, devendo estar atentos para as especificidades da atividade médica). E requer o estabelecimento, pelas instituições hospitalares, de políticas de gestão de riscos diversas da medicina defensiva, adotando-se, em caráter institucional, uma "cultura de segurança" com base na prevenção dos erros mais frequentes (sendo, por isso, relativamente previsíveis).

ADEQUADO PREENCHIMENTO DO PRONTUÁRIO MÉDICO

A "lógica do paternalismo", que marcou, historicamente, a relação médico-paciente, reflete-se na consideração do Prontuário Médico, documento que retrata a história clínica da paciente. Por muito tempo, não se teve plena consciência de o prontuário médico-hospitalar configurar documento da paciente. Hoje, a tendência é inversa. O processo de atenção e registro da história clínica aparece como uma complementação aos deveres de diligência e, notadamente, aos deveres informativos.

Esse documento poderá, inclusive, converter-se em ferramenta probatória de singular importância na hora do exame dos pressupostos ensejadores de responsabilização. Isso porque o prontuário médico é o documento que estampará, em grande medida, o cumprimento dos deveres de informação e dos deveres de diligência, servindo, por sua vez, também como meio de informação (à equipe de saúde e à paciente). O seu pronto e correto preenchimento é um dever médico, tendo a paciente o direito à sua exibição.

No caso de o obstetra utilizar uma técnica inovadora, ou de alto risco, o prontuário deve conter, ainda que de modo sintético, a razão pela qual foi aquela técnica, e não outra, a escolhida. Se estiver adequadamente elaborado, pode ser de fundamental importância para a defesa do médico demandado em juízo, de modo que o profissional não deve "deixar para mais tarde" a realização das anotações. Estas devem estar revestidas dos requisitos de clareza e de confiabilidade, cabendo aos hospitais providenciarem os procedimentos para a garantia deste último.

No âmbito da prevenção, a história clínica desempenha um papel fundamental. A documentação ilegível, imprópria e incompleta das informações pode ser similar à confissão de uma prestação médica inadequada. Para evitar que isso ocorra, o médico deve:

- Documentar o resultado da anamnese, anotando todos os dados possíveis, incluindo os que refletem estados normais.
- Organizar e ordenar as informações levantadas, mostrando a evolução da paciente no tempo.
- Evitar rasuras e o uso de abreviaturas que tornem difícil a compreensão.
- Anotar as visitas por ele realizadas, bem como os medicamentos e as doses administrados.
- Registrar as substituições entre profissionais.
- Destacar situações de risco especial.
- Possibilitar o acesso da paciente e de seus familiares aos dados registrados.

REFERÊNCIAS

1. Conselho Nacional de Justiça. Judicialização da saúde no Brasil: perfil das demandas, causas e propostas de solução [Internet]. INSPER; 2019 [capturado em 16 jan. 2022]. Disponível em: https://www.cnj.jus.br/wp-content/uploads/conteudo/arquivo/2019/03/eae0a55729098701a9f49a22a9f3ce43.pdf.
2. Sindicato Médico do Rio Grande do Sul. O fantasma do erro médico. Vox Médica. 2016;15(71):8-11.
3. Carpentieri AM, Lumalcuri JJ, Shaw J, Joseph Jr GF. Overview of the 2015 American Congress of Obstetricians and Gynecologists' Survey on Professional Liability. Washington: ACOG; 2015.
4. Bauman Z. S'acheter une vie. Paris: Jacqueline Chambom; 2008.
5. Gadamer H. Verdade e método. Petrópolis: Vozes; 1999.
6. Brasil. Presidência da República. Lei nº 10.406, de 10 de janeiro de 2002. Institui o código civil. Diário Oficial da União. 2002;139 (Seção 1):1-74.
7. Sanseverino P TV. Princípio da reparação integral: indenização no código civil. São Paulo: Saraiva Jur; 2010.
8. Brasil. Superior Tribunal de Justiça. AgRg no AREsp nº 680.149/RS. Quarta turma, Min. Marco Buzzi [relator]. DJE. 01 ago. 2016.
9. Fabremagnan M. Un remede possible aux abus de la responsabilité (et de l'irresponsabilité) médicale: le filtrage des actions en responsabilité médicale. In: Études offertes à Genevieve Viney. Paris: LGDJ; 2008. p. 399-418.
10. Reale Jr M. Instituições de Direito Penal. Rio de Janeiro: Forense; 2002.

11. Cavalieri Filho S. Programa de responsabilidade civil. 14. ed. São Paulo: Atlas; 2020.
12. Kfouri Neto M. Responsabilidade civil do médico. 11. ed. São Paulo: Revista dos Tribunais; 2021.
13. Brasil. Superior Tribunal de Justiça. AgRg no AREsp nº 25.838/PR. Quarta Turma, Min. Luis Felipe Salomão [Relator]. DJe. 26 nov. 2012.
14. Almeida CF. Os contratos civis de prestação de serviços médicos. In: Oliveira Ascensão J. Direito da saúde e bioética. Lisboa: Lex; 1991. p. 79-103.
15. Conselho Federal de Medicina. Resolução nº 1931, de 17 de setembro de 2009. Aprova o Código de Ética Médica. Diário Oficial da União. 2009; 183(Seção 1):90-2.
16. Sanseverino PTV. Responsabilidade civil no Código do Consumidor e a defesa do fornecedor. 3. ed. São Paulo: Saraiva; 2010.
17. Souza EN. Do erro à culpa na responsabilidade civil do médico: estudos na perspectiva civil-constitucional. Rio de Janeiro: Renovar; 2015.
18. Martins-Costa J. A boa-fé no direito privado: critérios para a sua aplicação. São Paulo: Saraiva; 2018.
19. Moraes IN. Erro médico e a lei. São Paulo: Revista dos Tribunais; 1995.
20. Tribunal de Justiça do Estado do Rio Grande do Sul (BR). AC nº 70045634144. Sexta Câmara Cível, Des. Luís Augusto Coelho Braga [Relator]. Dje. 12 nov. 2013.
21. Clotet J, Goldim JR, Francisconi CF, organizadores. Consentimento informado e a sua prática na assistência e pesquisa no Brasil. Porto Alegre: EDIPUCRS; 2000.
22. Diadema. Câmara Municipal. Lei ordinária nº 3.363, de 1º de outubro de 2013. Dispõe sobre a implantação de medidas de informação à gestante e parturiente sobre a Política Nacional de Atenção Obstétrica e Neonatal, visando, principalmente, a proteção destas contra a violência obstétrica no Município de Diadema. 2013.
23. Sztajn R. A responsabilidade civil do médico: visão bioética. Rev Dir Mercant. 1997;36(108):7–15.
24. Brasil. Supremo Tribunal Federal. ADPF-QO 54/DF. Min. Marco Aurélio [Relator]. Dje. 30 abr. 2013.
25. Martins-Costa S. Gestão do risco em obstetrícia. Porto Alegre: Febrasgo; 2009.
26. Cunha F. Assistência à saúde: uma revisão crítica. Rev Assoc Med Brasil. 1999;45(4):312-6.
27. Pithan LH. O consentimento informado na assistência médica : uma análise jurídica orientada pela bioética [tese]. [Porto Alegre]: Universidade Federal do Rio Grande do Sul; 2009.
28. Clotet J. O consentimento informado: uma questão do interesse de todos. In: Clotet J. Bioética: uma aproximação. Porto Alegre: EDIPUCRS; 2006. p. 227-30.
29. Goldim JR. O consentimento informado numa perspectiva além da autonomia. Rev AMRIGS. 2002;46(3,4):109-16.
30. Quintana Trías O. Bioética y consentimiento informado. In: Casado M. Materiales de bioética y derecho. Barcelona: Cedecs; 1996. p. 157-70.
31. Cezar DO. Obrigação de fornecimento de medicamento após a conclusão de pesquisa [tese]. [Porto Alegre]: Universidade Federal do Rio Grande do Sul; 2009.
32. Conselho Nacional de Saúde. Resolução nº 466 de 12 de dezembro de 2012. [Aprova diretrizes e normas regulamentadoras de pesquisas envolvendo seres humanos]. Diário Oficial da União. 2013;112(Seção 1):59-62.
33. Goldim JR. Risco [Internet]. Porto Alegre: Núcleo Interinstitucional de Bioética; 1997-2001 [atualizado em 21 set. 2001; capturado em 21 set. 2016]. Disponível em: http://www.ufrgs.br/bioetica/risco.htm.
34. Pereira AGD. O dever de esclarecimento e a responsabilidade médica. In: Centro de Direito Biomédico da Universidade de Coimbra, organizador. Responsabilidade civil dos médicos. Coimbra: Coimbra Editora; 2015. p. 464-6.
35. Monteiro JFS. Responsabilidade por conselhos: recomendações ou informações. Coimbra: Almedina; 1989.
36. Vásquez Ferreyra R. Danos y perjuícios en el ejercicio de la medicina. 2. ed. Buenos Aires: Hammutabi-Delapma; 2002.
37. Rio Grande do Sul. Tribunal de Justiça do Estado. AC nº700-08708372, Nona Câmara Cível, Des. Miguel Ângelo da Silva [Relator]. Dje. 27 abr. 2016.
38. Rio Grande do Sul. Tribunal de Justiça do Estado. AC. nº 700-27693878. Quinta Câmara Cível, Des. Romeu Marques Ribeiro Filho [Relator]. Dje. 13 jul. 2009.
39. Rio Grande do Sul. Tribunal de Justiça do Estado. AC nº 700-59895532. Sexta Câmara Cível, Des. Ney Wiedemann Neto [Relator]. Dje. 17 set. 2014.
40. Silveira GP. Terapia de reposição hormonal (TRH): consentimento informado. Jornal da AMRIGS. 2000;7(40).
41. Peruzzo R. Reprodução humana assistida e responsabilidade civil médica [trabalho de conclusão de curso]. [Porto Alegre]: Centro Universitário Ritter dos Reis; 2001.
42. França GV. Ato médico: parecer. In: França GV. Pareceres: esclarecimentos sobre questões de medicina legal. Rio de Janeiro: Guanabara; 1996. p. 183.
43. Aguiar RR Jr. Responsabilidade civil do médico. Rev Tribun. 1995;84(718):33-53.
44. São Paulo. Tribunal de Justiça do Estado. AC nº 0007485-47.2011.8.26.0590. Des. Luiz Sergio Fernandes de Souza [Relator]. Dje. 8 maio 2013.
45. Brasil. Superior Tribunal de Justiça. REsp nº 138.059/MG. Terceira Turma, Min. Ari Pargendler [Relator]. Dje. 11 jun. 2001.
46. São Paulo. Tribunal de Justiça do Estado. AC nº 1006232-44.2013.8.26.0361. Nona Câmara de Direito Privado, Des. Galdino Toledo Júnior [Relator]. Dje. 14 jun. 2016.
47. Brasil. Superior Tribunal de Justiça. REsp nº 309.760/RJ. Quarta Turma, Min. Aldir Passarinho [Relator]. Dje. 18 mar. 2002.
48. Rio Grande do Sul. Tribunal de Justiça do Estado. AC nº 700-34548016. Sexta Câmara Cível, Des. Sylvio José Costa da Silva Tavares [Relator]. Dje. 15 dez. 2014.
49. Rio Grande do Sul. Tribunal de Justiça do Estado. AC nº 700-53785846. Nona Câmara Cível, Des. Marilene Bonzanini [Relatora]. dje. 19 ago. 2013.
50. Tepedino G. A responsabilidade médica na experiência brasileira contemporânea. Rev Trim Dir Civil. 2000;2:41-75.
51. Brasil. Superior Tribunal de Justiça. REsp nº 351.178/SP. Quarta Turma, Min. Massami Uyeda [Relator]. Dje. 24 nov. 2008.
52. Brasil. Superior Tribunal de Justiça. REsp nº 1.019.404/RN. Quarta Turma, Min. João Otávio de Noronha [Relator]. Dje. 1 abr. 2014.
53. Rio Grande do Sul. Tribunal de Justiça do Estado. AC nº 700-64588148. Décima Câmara Cível, Des. Paulo Roberto Lessa Franz [Relator]. Dje. 9 jun. 2015.

54. Brasil. Superior Tribunal de Justiça. REsp nº 1.359.156/SP. Terceira Turma, Min. Paulo de Tarso Sanseverino [Relator]. Dje. 26 mar. 2015.
55. Brasil. Superior Tribunal de Justiça. REsp nº 445.845/SP. Quarta Turma, Min. Aldir Passarinho [Relator]. Dje. 13 out. 2003.
56. Brasil. Superior Tribunal de Justiça. REsp nº 801.691/SP. Terceira Turma, Min. Ricardo Villas Bôas Cueva [Relator]. Dje. 15 dez. 2011.
57. Brasil. Superior Tribunal de Justiça. AgRg no AREsp nº 422.718/SP. Terceira Turma, Min. Sidnei Beneti [Relator]. Dje. 13 mar. 2014.
58. Brasil. Superior Tribunal de Justiça. REsp n.º 1.526.467/RJ. Terceira Turma, Min. Ricardo Villas Bôas Cueva [Relator]. Dje. 23 out. 2015. Mais recentemente: Brasil. Superior Tribunal de Justiça, REsp nº 1733387/SP. Terceira Turma, Min. Nancy Andrighi. Dje 18 mai. 2018.
59. Kfouri Neto M. A responsabilidade civil médico-hospitalar, o Código Civil e o Código de Defesa do Consumidor. São Paulo: Revista dos Tribunais; 2021.
60. Stocco R. Tratado de responsabilidade civil: doutrina e jurisprudência. 10. ed. São Paulo: Revista dos Tribunais; 2015.
61. São Paulo. Tribunal de Justiça do Estado. AC nº 0007682-41.2013.8.26.0619. Quinta Câmara de Direito Público, Des. Maria Laura Tavares [Relatora]. Dje. 15 ago. 2016.
62. Rio Grande do Sul. Tribunal de Justiça do Estado. AC nº 70057709222. Quarta Câmara Cível, Des. Eduardo Uhlein [Relator]. Dje. 10 fev. 2014.
63. Rio de Janeiro. Tribunal de Justiça do Estado. AC nº 0000074-61.2014.8.19.0001. Décima Quarta Câmara Cível, Des. Juarez Folhes [Relator]. Dje. 15 jul. 2016.
64. Brasil. Superior Tribunal de Justiça. REsp nº 513.660/RS. Primeira Turma, Min. Luiz Fux [Relator]. Dje. 19 dez. 2003.
65. Brasil. Superior Tribunal de Justiça. REsp nº 992.265/RS, Primeira Turma, Min. Denise Arruda [Relatora]. Dje. 5 ago. 2009.
66. Brasil. Superior Tribunal de Justiça. REsp nº 1.335.622/DF. Terceira Turma, Min. Ricardo Villas Bôas Cueva [Relator]. Dje. 27 fev. 2013.
67. Brasil. Superior Tribunal de Justiça. REsp nº 605.435/RJ, Segunda Seção, Min. Nancy Andrighi [Relatora]. Dje. 28 nov. 2012.
68. Mosset Iturraspe J. Responsabilidad por daños: responsabilidad colectiva. Buenos Aires: Rubinzal-Culzoni; 1992.
69. Piauí. Tribunal de Justiça do Estado. AC nº 2012.0001.005537-4. Primeira Câmara Especializada Cível, Des. Fernando Carvalho Mendes [Relator]. Dje. 5 nov. 2013.
70. São Paulo. Tribunal de Justiça do Estado. AC nº 0014275-18.2005.8.26.0506. Décima Primeira Câmara de Direito Público, Des. Aroldo Vtti [Relator]. Dje. 11 abr. 2016.
71. Tribunal Regional Federal da 1ª Região (BR). AC nº 89.01.22126-8/MG. Terceira Turma, Juiz Vicente Leal. Dju. 22 out. 1990.
72. São Paulo. Tribunal de Justiça do Estado. AC nº 0041302-71.2012.8.26.0007. Nona Câmara de Direito Privado, Des. Piva Rodrigues[Relator]. Dje. 21 mar. 2014.
73. Rio Grande do Sul. Tribunal de Justiça do Estado. Ag. Instr. nº 70003481603. Décima Câmara Cível, Des. Luiz Inácio Merg [Relator]. Dju. 13 dez. 2001.
74. Brasil. Lei nº 7.498, de 25 de junho de 1986. Dispõe sobre a regulamentação do exercício da enfermagem, e dá outras providências. Diário Oficial da União. 1986;(Seção 1):9293.
75. Rio de Janeiro. Tribunal de Justiça do Estado. AC nº 0074118-13.1998.8.19.0001. Oitava Câmara Cível, Des. Ana Maria Pereira de Oliveira [Relatora]. Dje. 5 abr. 2011.
76. Santa Catarina. Tribunal de Justiça do Estado. Primeira Câmara Cível, AC nº 2007.007146-4. Des. Subst. Denise Volpato [Relatora]. Dje. 8 maio 2012.
77. Wesendonck, Tula. Inteligência artificial e responsabilidade civil pelos riscos do desenvolvimento: um estudo comparado entre as propostas de regulamentação da matéria na União Europeia e o ordenamento vigente brasileiro. In: Barbosa MM, Braga Netto F, Silva MC, Faleiros Júnior JLM, coordenadores. Direito digital e inteligência artificial: diálogos entre Brasil e Europa. Indaiatuba: Foco, 2021, p. 195-217.
78. Anderson RE. Billions for defense: the pervasive nature of defensive medicine. Arch Intern Med. 1999;159(20):2399-402.
79. Martins-Costa SH, Ramos JG, Salazar CC. Cesariana. In: Freitas F, Martins-Costa SH, Ramos JL, Magalhães JA. Rotinas em obstetrícia. 6. ed. Porto Alegre: Artmed; 2011. p. 390-410.
80. Leal MC, Da Gama SG. Nascer no Brasil. Cad Saúde Pública. 2014;30(Suppl 1):S5-7.

PARTE 2

PRINCÍPIOS ANTENATAIS

MODIFICAÇÕES FISIOLÓGICAS NA GESTAÇÃO

SOLANGE GARCIA ACCETTA
ADRIANI OLIVEIRA GALÃO
ALBERTO MANTOVANI ABECHE
IVAN SERENO MONTENEGRO

As adaptações na anatomia, na fisiologia e no metabolismo maternos são fundamentais para que ocorra uma gravidez normal. Entretanto, por vezes, essas modificações, embora fisiológicas, podem provocar algum tipo de desconforto para a gestante. Algumas dessas alterações podem ser minimizadas com medidas posturais simples, mudança no comportamento ou no estilo de vida, uso de medicações, ou o profissional pode valer-se da orientação correta à gestante. A maioria das alterações fisiológicas ocorridas no período gestacional é resolvida quase em sua totalidade após o término da gravidez, sem nenhum prejuízo para a mulher.

Este capítulo se destina a mostrar as principais alterações no organismo materno durante o período da gestação, com o objetivo de auxiliar o pré-natalista no seu reconhecimento e na sua diferenciação de situações não fisiológicas.

Aparelho genital e mamas

ÚTERO

Já no primeiro trimestre, começam a acontecer modificações no útero, as quais continuam durante toda a gestação. Ao final da gravidez, ele pode ter sua capacidade volumétrica aumentada cerca de 500 a 1.000 vezes, e a presença do feto e dos anexos responde em parte pelo desenvolvimento do útero. Durante o início da gravidez, a parede uterina torna-se mais espessa; com o desenvolvimento da gestação, ela sofre afinamento progressivo, chegando a 1,5 cm de espessura na gravidez a termo (após 37 semanas). O aumento uterino não é simétrico; é mais pronunciado na região fúndica do órgão e no local onde ocorre o desenvolvimento placentário.

⭐ O útero não gravídico e durante a gestação inicial é intrapélvico e tem formato piriforme. Por volta de 12 semanas, ele ganha a cavidade abdominal e é palpado acima da sínfise púbica. Entre 18 e 20 semanas de gravidez, o útero apresenta-se globoso, assumindo uma forma ovoide após a 20ª semana, quando é palpado próximo à cicatriz umbilical. Na gravidez a termo, o útero é encontrado tangenciando o apêndice xifoide. Esse aumento promove uma discreta rotação do órgão para a direita.[1]

COLO UTERINO

Ocorrem hiperplasia e hipertrofia das glândulas cervicais, que podem produzir alterações colposcópicas, consideradas normais durante a gestação, especialmente representadas pela eversão do epitélio colunar, que se torna friável e sangrante ao menor traumatismo. Essa alteração tem o nome de ectopia fisiológica da gestação. O aumento da vascularização provoca edema no colo e o torna mais amolecido.

⭐ O muco cervical torna-se mais espesso e viscoso e não se cristaliza quando desidratado. O aumento dos níveis de progesterona determina a diminuição das concentrações de sódio nas secreções cervicais, e é fundamental para que o muco apresente o padrão arboriforme quando desidratado. O canal cervical é obstruído por tampão mucoso, que é expelido nos dias que antecedem o parto, em decorrência do afinamento e do encurtamento observados no colo.[1,2]

TUBAS

Assim como no útero, ocorrem aumento da vascularização e hipertrofia das camadas musculares da tuba. A sua localização é alterada pelo crescimento do útero, deslocando-se em direção à cavidade abdominal. Observa-se uma diminuição da sua motilidade por ação da progesterona.[1]

OVÁRIOS

O processo de maturação de novos folículos cessa. O corpo lúteo mantém-se funcionante por estímulo da gonadotrofina coriônica humana (hCG, *human chorionic gonadotropin*), produzida pelo sinciciotrofoblasto, e responde pela grande produção de progesterona observada nas primeiras 6 ou 7 semanas de gravidez, acontecimento essencial para a manutenção da gestação até o completo funcionamento placentário.[1]

VAGINA

A vagina aumenta seu comprimento e largura ao longo da gestação. As fibras do colágeno encontram-se mais separadas, possibilitando o afrouxamento do tecido conectivo. Modificações similares são observadas na musculatura do períneo e do assoalho pélvico.[1,3]

A secreção vaginal pode estar aumentada, o que se deve ao aumento da vascularização e à maior atividade glandular, e assume aspecto leitoso por conter uma grande quantidade de células epiteliais descamadas. O pH vaginal é mais ácido em decorrência da ação dos lactobacilos sobre o glicogênio acumulado na parede da vagina, e a citologia vaginal é semelhante à da fase lútea do ciclo menstrual. Com a evolução da gravidez, passam a ser observadas células da camada intermediária (células naviculares) e os núcleos desprovidos de citoplasma (núcleos desnudos).[1,3]

VULVA

A vulva pode se apresentar com coloração violácea. Os grandes e os pequenos lábios e o meato uretral se hipertrofiam. As ninfas tornam-se túrgidas e proeminentes. O tegumento perineal adquire uma intensa pigmentação ao longo da gestação.[1,3]

MAMAS

No início da gravidez, a partir de 5 ou 6 semanas, as mamas aumentam de volume e tornam-se dolorosas e túrgidas, causando mastalgia. Esse aumento ocorre por hiperplasia dos elementos glandulares, com proliferação dos canais galactóforos e ramificações dos ductos mamários. Observam-se o surgimento de veias logo abaixo da pele (rede de Haller) e o aumento da pigmentação dos mamilos.

No segundo trimestre da gestação, a progesterona, os estrogênios e a prolactina provocam a expansão dos alvéolos a partir da árvore ductal; ocorrem a hiperpigmentação da aréola primária, o aparecimento da aréola secundária (sinal de Hunter) e a hipertrofia das glândulas sebáceas periareolares (tubérculos de Montgomery).

⭐ Após os primeiros meses de gestação, pode-se observar a formação do colostro. Com o crescimento exagerado da mama, surgem as estrias gravídicas, provável consequência do estiramento das fibras de colágeno e da hiperdistensão da pele[1] **(Figura 4.1)**.

Componentes hematológicos

VOLUME PLASMÁTICO

O volume plasmático cresce marcadamente (cerca de 40-50%), com início no primeiro trimestre da gestação, e acentua-se ao longo do segundo trimestre, atingindo seus valores máximos em torno de 30 a 34 semanas.[4] Provavelmente, esse

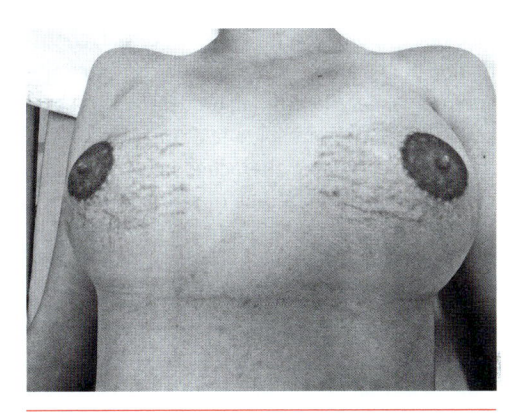

FIGURA 4.1 – Estrias gravídicas em mamas de gestante.

aumento decorre da ação da aldosterona e de outros hormônios e acarreta hipervolemia e diminuição da viscosidade sanguínea. É uma resposta às demandas uterinas aumentadas e compensa a queda do retorno venoso por compressão da veia cava inferior.[5]

HEMÁCIAS

O volume total de hemácias apresenta incremento de 20 a 30%, refletindo o aumento da demanda de oxigênio materno-fetal.[4,6] Esse crescimento da massa de hemácias é precedido por aumento na produção de eritropoietina, o que justifica a presença de reticulocitose discreta após 20 semanas de gestação.[7]

> Devido à desproporcional subida do volume plasmático, quando comparado com a massa de hemácias, o hematócrito cai 1 ou 2 pontos,[6] constituindo o quadro conhecido como anemia fisiológica da gestação.[4] Nos últimos meses da gestação, o aumento do volume plasmático se dá de forma mais lenta, e a queda do hematócrito é menos significativa, principalmente em gestantes que receberam suplemento de ferro.[8] Em geral, durante a gestação, existe um aumento das necessidades de ferro, e o seu metabolismo é discutido mais adiante neste capítulo.[9]

Se o volume sanguíneo tiver subido de forma adequada durante a gestação, podem ser toleradas perdas durante o parto de até 1.000 mL sem que isso provoque queda significativa na concentração de hemoglobina. A maior parte do sangue é perdida na primeira hora após o parto, e cerca de 80 mL são perdidos por via vaginal durante as 72 horas seguintes. As pacientes com atonia uterina, episiotomia ampliada ou lacerações terão, evidentemente, perdas muito maiores. O volume globular, o hematócrito e a hemoglobina retornam aos valores iniciais por volta de 6 semanas após o parto.[6]

LEUCÓCITOS

Observa-se leucocitose, sobretudo no segundo e terceiro trimestres, secundária ao número aumentado de neutrófilos segmentados. Após 38 semanas de gestação, a quantidade de leucócitos decresce. Existe uma tendência à monocitose e à progressiva diminuição de basófilos e eosinófilos. A contagem de leucócitos é aceitável até 15.000 por mm^3 e retorna aos valores basais em aproximadamente 4 semanas.[4-6]

Ocorre uma diminuição da função quimiotáxica e de aderência dos leucócitos após o segundo trimestre, aumentando a suscetibilidade a processos infecciosos e a uma relativa supressão das imunidades humoral e celular.[6] Por esse mesmo motivo, em algumas gestações, ocorre melhora do quadro clínico de algumas doenças autoimunes.

As respostas cutâneas e de anticorpos estão seletivamente diminuídas, assim como os processos celulares de inflamação. As células secretoras de imunoglobulinas aumentam, a resposta inflamatória diminui, as proteínas plasmáticas alteram-se, e os imunocomplexos circulantes podem estar presentes. Os níveis dos complementos (C3 total, C4 ou CH50) estão iguais aos pré-gravídicos ou sofrem discreta elevação.[6]

PLAQUETAS

A contagem de plaquetas se encontra relativamente inalterada.[4] Pode ocorrer quadro de trombocitopenia (5-7% das gestações) que, em sua maioria, é uma variação da normalidade, mas é recomendável excluir outras causas.[5,6]

COAGULAÇÃO

> A gestação é acompanhada de grandes modificações dos sistemas coagulativo e

fibrinolítico, que já podem ser detectadas a partir do terceiro mês de gravidez. Ocorre aumento acentuado de alguns dos fatores de coagulação (principalmente VII, VIII, IX e fator de von Willebrand), de fibrinogênio (aumento de até 50%) e, em geral, dos agentes pró-coagulantes. Há redução da resistência dos anticoagulantes endógenos e diminuição da proteína S e do cofator da proteína C.[4-6]

A atividade fibrinolítica do plasma permanece baixa, inclusive durante todo o processo de parturição, voltando ao normal em até 24 horas após a saída da placenta. A rápida volta à normalidade da atividade fibrinolítica sugere que a inibição da fibrinólise seja intermediada pela placenta.[6]

O tempo de coagulação, a antitrombina III, o fator V e a proteína C não se alteram durante a gravidez.[5,6]

⚠ Essas modificações, aliadas ao aumento do volume sanguíneo, ajudam a combater os riscos de hemorragia na dequitação placentária. Em contrapartida, produzem um estado de vulnerabilidade à coagulação intravascular, manifestando-se clinicamente como situações que variam desde tromboembolia até hemorragia por coagulação intravascular disseminada.[4-6]

◼ Fatores hemodinâmicos

A síndrome hipercinética caracteriza o sistema circulatório da grávida. As alterações mais expressivas ocorrem no débito cardíaco (DC) e na redistribuição de fluxos sanguíneos regionais, sendo menores as repercussões na frequência cardíaca e na pressão arterial. A maior parte dessas modificações ocorre no primeiro trimestre da gestação.

CORAÇÃO

A frequência dos batimentos do coração materno aumenta em 10 a 15 batimentos por minuto (bpm), sendo importante para a manutenção do DC.[8,10] O diafragma se eleva e desloca o coração para a esquerda e para cima, e seu ápice é movido lateralmente, aumentando a silhueta cardíaca na radiografia de tórax. Um discreto derrame pericárdico pode aparecer em gestação normal, contribuindo para o aumento da área do coração e dificultando a identificação de moderados graus de cardiomegalia pela radiografia de tórax.[10]

Parece não haver alterações significativas na contratilidade miocárdica durante a gravidez.[8] Sopros sistólicos são frequentes, provavelmente decorrentes da síndrome hipercinética e da redução da viscosidade sanguínea. Extrassístoles e desdobramento de bulha também são comuns. Em geral, o eletrocardiograma não se altera, embora ocorra discreto desvio do eixo elétrico cardíaco para a esquerda, decorrente da posição alterada do coração.[10]

DÉBITO CARDÍACO

Na gravidez, espera-se diminuição da pressão arterial e da resistência vascular periférica, assim como crescimento do volume sanguíneo, do peso e do metabolismo basal. Em consequência, após 10 ou 12 semanas de gestação, o DC aumenta, alcançando o seu máximo entre 20 e 28 semanas (aumento de 40-45%), mantendo-se, a partir daí, relativamente constante até o termo.[8,10]

O evento primário é provavelmente a vasodilatação periférica, que é mediada por fatores dependentes do endotélio, incluindo a síntese de óxido nítrico, regulada positivamente pelo estradiol e, possivelmente, por prostaglandinas vasodilatadoras (PGI2). A vasodilatação periférica leva a uma queda de 25 a 30% na resistência vascular sistêmica e, para compensar isso, o DC aumenta durante a gravidez.[10]

⚠ Ao final da gravidez, o DC é maior com a paciente em decúbito lateral esquerdo, uma vez que, na posição supina, o útero aumentado de tamanho comprime a veia cava inferior e dificulta o retorno venoso. A redução do DC está associada à redução do fluxo sanguíneo uterino e, portanto, da perfusão placentária, o que pode comprometer o feto.

O DC também é maior durante o trabalho de parto, pois as metrossístoles e a redução volumétrica uterina no secundamento e no puerpério inicial provocam auto-hemotransfusão e aumento do retorno venoso (**Figura 4.2**).[8,10]

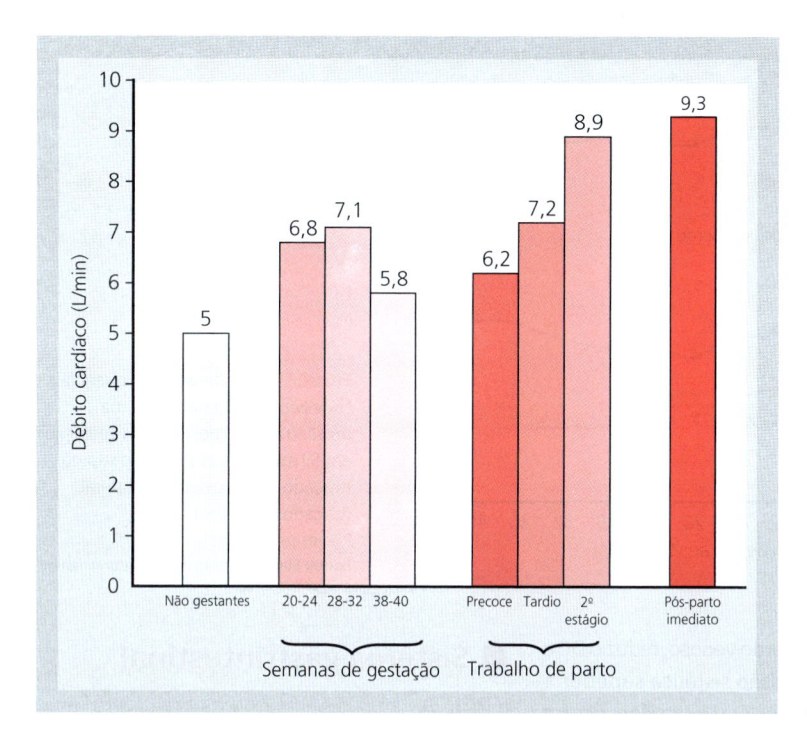

FIGURA 4.2 – Débito cardíaco durante os três estágios da gestação, o parto e o pós-parto imediato em comparação com os valores encontrados em mulheres não gestantes. Todos os valores foram determinados com as mulheres em decúbito lateral.
Fonte: Elaborada com base em Cunningham e colaboradores.[11]

RESISTÊNCIA VASCULAR PERIFÉRICA

Na gravidez, a resistência vascular sistêmica diminui de modo considerável, mais acentuadamente no início do que próximo ao termo, provavelmente como consequência da circulação uteroplacentária e da ação de progesterona, prostaglandinas, estrogênio e óxido nítrico sobre a parede dos vasos, com início já nas primeiras semanas de gestação.[8,10] Um nível mínimo da resistência vascular periférica (RVP) é alcançado até a 20ª semana de gestação, com retorno gradual até o termo. Entretanto, permanece 20% menor em comparação com os níveis pré-gravídicos.[8]

PRESSÃO ARTERIAL

A pressão arterial (PA) é o produto do DC pela RVP. Como os fatores envolvidos no cálculo da PA marcadamente se alteram, há significativas mudanças nos valores da PA materna. A PA decresce de forma expressiva no primeiro e segundo trimestres da gestação, em especial o seu componente diastólico (queda de 10-15 mmHg). A pressão sistólica apresenta uma diminuição mais discreta, porque a queda da RVP é compensada pelo aumento do DC (queda de 3-4 mmHg).[8] No trabalho de parto, observa-se aumento de 15 a 25 mmHg na pressão diastólica, em especial durante as metrossístoles.[10] Essa queda ocorre em razão de causas diversas, incluindo alterações do sistema renina-angiotensina-aldosterona, bem como devido às flutuações hormonais (**Figura 4.3**).[12]

PRESSÃO VENOSA

O útero da gestante comprime as veias pélvicas e a cava inferior, dificultando o retorno venoso[10] e aumentando em cerca de três vezes a pressão venosa nos membros inferiores. Essas alterações são as principais responsáveis pelo surgimento de edema dos membros inferiores, varicosidades vulvares e hemorroidas, iniciando-se no segundo trimestre e sendo mais frequentes na gestação avançada.[13]

HIPOTENSÃO SUPINA

Na segunda metade da gravidez, o útero aumentado de tamanho comprime a veia cava inferior quando a grávida assume o decúbito

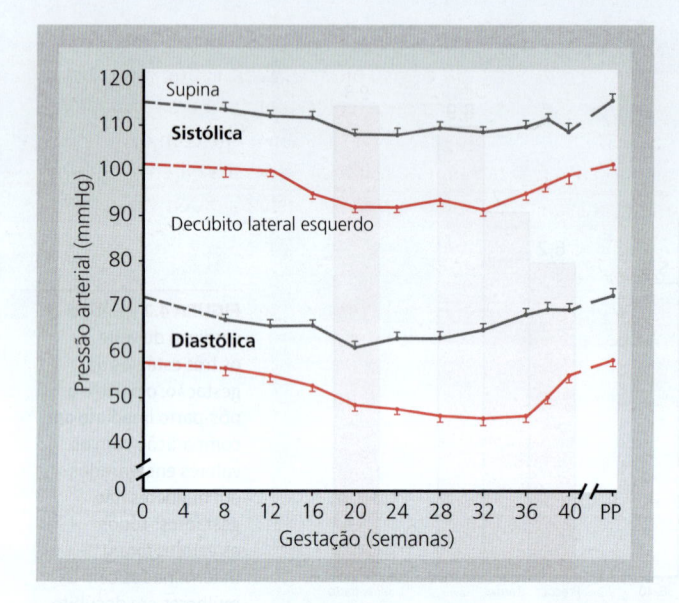

FIGURA 4.3 – Alterações sequenciais (± desvio-padrão da média) na pressão arterial ao longo da gestação em 69 mulheres em posição supina (traçado preto) e decúbito lateral (traçado vermelho).
PP, pós-parto.
Fonte: Elaborada com base em Cunningham e colaboradores.[11]

dorsal; isso dificulta o retorno venoso, reduz o DC e provoca a queda da pressão sistólica superior a 30%.[10] Após 4 ou 5 minutos nessa posição, ocorre bradicardia, sinal indicativo de reflexo vagal.[10] Essa associação entre hipotensão e bradicardia reduz em até 50% o DC e responde por episódios de lipotimias. Ao conjunto desses acontecimentos, dá-se o nome de síndrome da hipotensão supina, que rapidamente é corrigida quando a gestante se posiciona em decúbito lateral esquerdo, liberando o fluxo sanguíneo na veia cava inferior.[10]

OUTROS PARÂMETROS HEMODINÂMICOS

A resistência vascular pulmonar sofre redução de 34% na gestação, e a pressão capilar da artéria pulmonar diminui 28%. A pressão venosa central não se altera. Embora não haja aumento na pressão capilar pulmonar (PCP), a pressão coloidosmótica sérica é reduzida em 10 a 15%. O gradiente de pressão coloidosmótica / PCP é reduzido em cerca de 30%, tornando as mulheres grávidas particularmente suscetíveis a edema pulmonar.

⚠️ O edema pulmonar poderá ser desencadeado pelo aumento da pré-carga cardíaca (como infusão de líquidos) ou pelo aumento da permeabilidade capilar pulmonar (como na pré-eclâmpsia), ou ambos.[10]

Sistema gastrintestinal

BOCA

Embora encontradas com frequência na gestação, as cáries dentárias e as periodontites não surgem nem pioram em decorrência direta da gravidez. A **gengivite gravídica** (edema e sangramento da gengiva) é consequência da saturação gestacional por estrogênio, progesterona e hCG sobre o tecido conectivo e se acentua no segundo trimestre da gestação. O ptialismo, produção excessiva de saliva, tem como causas hipertonia vagal, fatores psíquicos e estímulos do segundo e terceiro ramos do nervo trigêmeo.[14]

ESTÔMAGO E ESÔFAGO

O crescimento uterino desloca o estômago, elevando seu fundo e provocando uma leve dextrorrotação. O aumento da progesterona e a diminuição da motilina (substância que estimula a musculatura lisa) são fatores bioquímicos que, somados aos mecânicos, retardam o esvaziamento gástrico. Esses fatores, associados à redução do tônus do esfincter esofagiano inferior e à diminuição da amplitude e da velocidade das ondas peristálticas do esôfago, facilitam o surgimento de pirose e refluxo gastresofágico. Hérnia de hiato pode ser encontrada em até 20% das grávidas, regredindo no pós-parto.[10,12,13]

INTESTINOS DELGADO E GROSSO

A progesterona provoca hipotonia na musculatura lisa do trato gastrintestinal e, com a compressão das estruturas abdominais pelo útero, retarda o trânsito intestinal.[10] A maior absorção de líquidos leva ao ressecamento das fezes e pode provocar constipação intestinal, queixa frequente na gestação, sobretudo no último trimestre. Hemorroidas são comuns, aparecendo como resultado da constipação intestinal, da vasodilatação periférica e do aumento da pressão nas veias retais por compressão da circulação de retorno.[14]

As relações anatômicas dos intestinos se alteram em decorrência da ocupação da cavidade abdominal pelo útero, podendo o apêndice cecal ser encontrado no flanco direito da gestante.[13]

FÍGADO

Não foram evidenciadas alterações importantes na morfologia e na função hepática durante a gravidez. A fosfatase alcalina está aumentada, mas sua origem é placentária.[15] Não é raro o surgimento de colestase intra-hepática e prurido cutâneo, que resultam dos altos níveis de estrogênio circulante que inibem o transporte intraductal dos ácidos biliares.[15]

A alteração fisiológica da atividade das enzimas hepáticas envolvidas no metabolismo dos medicamentos é variável. Algumas, como a enzima CYP2D6, têm sua atividade aumentada, elevando o *clearance* da fluoxetina e exigindo reajuste de dose para manter o efeito terapêutico. Outras enzimas, como a enzima CYP1A2, têm sua atividade diminuída, o que pode reduzir o *clearance* da cafeína, da olanzapina e da clozapina, exigindo reajuste de doses para evitar efeitos tóxicos. O conhecimento dessas modificações é essencial quando se prescrevem medicamentos para gestantes.[4]

VESÍCULA BILIAR

A vesícula biliar mostra esvaziamento lento por hipotonia muscular (consequência da ação da progesterona sobre a musculatura lisa), provocando estase biliar e favorecendo a formação de cálculos de colesterol, já que o estrogênio e a progesterona saturam a bile com colesterol e diminuem a síntese de ácidos biliares. Multiparidade e fatores genéticos também contribuem para a formação de cálculos.[16]

PÂNCREAS

O pâncreas da gestante saudável sofre hiperplasia das células β das ilhotas de Langerhans, provavelmente como resposta ao bloqueio periférico da insulina pelos hormônios gravídicos, em especial os estrogênios e o lactogênio placentário humano (hPL, *human placental lactogen*). Esse processo aumenta a insulina plasmática livre e ajuda a suprir as maiores necessidades fetais de carboidratos.[10,17]

NÁUSEAS E VÔMITOS

Náuseas e vômitos são alguns dos sintomas mais comuns da gravidez e ocorrem de forma predominante durante o primeiro trimestre, embora mais raramente possam continuar durante toda a gestação. Uma pequena porcentagem de mulheres pode desenvolver a forma grave de náuseas e vômitos, chamada de hiperêmese gravídica, que, se não for tratada, pode levar a uma morbidade materna e fetal significativa. A patogênese permanece incerta, mas existe consenso de que há a participação dos hormônios da gravidez, como o estrogênio, a progesterona e o hCG.[10,18]

Sistema urinário

As alterações renais e das vias urinárias decorrentes de fatores mecânicos ou hormonais elevam a chance da ocorrência de cálculos ou processos infecciosos.

RINS

Pode ocorrer, na gestação, aumento do volume dos rins, com incremento de aproximadamente 30% em seu peso e discreto aumento em seu tamanho (1 cm), devido à hipertrofia e ao aumento do fluxo plasmático renal. Observam-se, também, aumento da vascularização e diminuição da resistência vascular, que acarretam um crescimento de 60 a 80% no fluxo sanguíneo renal e um aumento de 40 a 50% na filtração glomerular (25% no primeiro trimestre e até 50% no início do segundo trimestre), que podem motivar o aparecimento de glicosúria (também pela menor capacidade de reabsorção tubular) e provocar proteinúria, hipercalciúria, perda de nutrientes (aminoácidos e vitaminas hidrossolúveis), diminuição das concentrações plasmáticas de ureia e de creatinina e aumento da depuração de creatinina. A hematúria, se estiver presente, deve ser sempre investigada. O aumento da taxa de filtração glomerular e da volemia provoca uma diminuição significativa da creatinina sérica em comparação com os níveis não gravídicos. A manutenção da creatinina em nível basal não gravídico durante a gravidez sugere disfunção ou doença a ser investigada.[12,19]

Essas modificações fisiológicas da função renal também modificam a depuração renal de alguns medicamentos. O lítio é um dos mais afetados, tendo a sua depuração renal dobrada durante o terceiro trimestre de gravidez. O nível sérico de vários outros medicamentos é afetado, entre eles as cefalosporinas, o atenolol e a digoxina. Portanto, durante a gravidez, é necessário ter um cuidado especial quanto ao ajuste de dosagem e ao intervalo de doses para os fármacos em geral, sobretudo os de depuração predominantemente renal.[4]

O sistema coletor sofre dilatação em até 80% das gestações, apresentando-se com dilatação ureteral e pielocalicial, mais pronunciada à direita, por compressão do sistema urinário pelo útero volumoso que sofreu discreta dextrorrotação, e pela localização anatômica do ureter direito, no seu trajeto sobre a artéria ilíaca direita.[10,12,19]

URETERES

O relaxamento da musculatura lisa do trato urinário promovido pela progesterona causa hipotonia ureteral, que, adicionada à compressão ou à obstrução pelo crescimento uterino e pela congestão do plexo venoso ovariano, pode acarretar hidronefrose e dilatação dos ureteres. Uma leve hidronefrose, especialmente à direita, faz parte das modificações fisiológicas por vezes observadas na gravidez. Esses achados podem persistir por até 4 meses após o parto.[10,12,19]

BEXIGA

Com o crescimento uterino, a bexiga altera a sua posição e é rechaçada para a frente e em direção à cavidade abdominal, deixando de ser um órgão exclusivamente pélvico. Essa mudança de posicionamento diminui a sua capacidade residual e provoca polaciúria na gestante. Sua mucosa mostra-se espessada e com aspecto tortuoso em razão dos vasos sanguíneos congestos. Também ocorrem elevação do trígono vesical e diminuição do tônus.[13]

Metabolismo

GANHO PONDERAL

A grávida deve ser orientada a seguir as recomendações para ganho ponderal conforme o seu índice de massa corporal (IMC) no início da gestação (Tabela 4.1). Esse aumento ponderal é atribuído: ao útero e ao seu conteúdo (feto, placenta, líquido amniótico); ao crescimento das mamas, do volume sanguíneo e do líquido extravascular; às alterações metabólicas responsáveis pelo incremento da água celular; e à deposição de proteínas e gorduras nos tecidos maternos para formar suas reservas.[20]

METABOLISMO HÍDRICO

A retenção de água é uma alteração fisiológica da gravidez em parte mediada pela queda da osmolaridade plasmática. É comum observar edema nos membros inferiores, em especial ao final do dia, favorecido pelo aumento da pressão venosa e pela redução da pressão coloidosmótica intersticial.[8,10]

METABOLISMO PROTEICO

Na gravidez, para atender às demandas de feto, útero, placenta, mamas e volume sanguíneo,

Tabela 4.1 – Recomendações para ganho ponderal durante a gestação

ESTADO NUTRICIONAL ANTES DA GESTAÇÃO	IMC PRÉ-GESTACIONAL (kg/m²)	GANHO DE PESO DURANTE A GESTAÇÃO (kg)	GANHO DE PESO POR SEMANA NO 2° E NO 3° TRIMESTRES (kg)
Baixo peso	< 18,5	12,5-18	0,5
Peso adequado	18,5-24,9	11-16	0,4
Sobrepeso	25-29,9	7-11,5	0,3
Obesidade	≥ 30	5-9	0,2

IMC, índice de massa corporal.
Fonte: Adaptada de Institute of Medicine (US) and National Research Council (US) Committee to Reexamine IOM Pregnancy Weight Guidelines.[20]

todos em crescimento, as necessidades proteicas aumentam. Observa-se redução dos aminoácidos e incremento absoluto das proteínas totais, embora suas concentrações plasmáticas se mostrem diminuídas em consequência da hemodiluição experimentada pela gestante. A concentração de albumina circulante sofre redução, ao passo que é menor a diminuição das γ-globulinas. Os teores de α e β-globulinas aumentam. Para manter o balanço nitrogenado positivo, a gestante necessita de 25% de proteínas do total dos nutrientes por ela ingeridos durante o dia, não podendo se descuidar, todavia, da ingestão adequada de carboidratos e gorduras, medida que evita o catabolismo proteico.[10,21,22]

METABOLISMO DOS CARBOIDRATOS

A gravidez é um estado potencialmente diabetogênico e é considerada um teste para o adequado funcionamento do pâncreas materno. A gestação normal se caracteriza por resistência à insulina, leve hiperinsulinemia, hipoglicemia de jejum e hiperglicemia pós-prandial.[21]

Inicialmente, o metabolismo da glicose parece ser alterado pelo aumento dos níveis de estrogênio e de progesterona, hormônios que agem estimulando a secreção endógena de insulina e melhorando a utilização periférica da glicose. Na segunda metade da gestação, crescem os hormônios contrainsulinares, como o hPL e o cortisol, que promovem o aumento dos ácidos graxos livres, ao incentivarem a lipólise, e poupam a glicose. Também ocorre supressão da resposta ao glucagon e redução do seu consumo periférico, fatos que caracterizam o estado diabetogênico da grávida e que mantêm constante o aporte de glicose ao feto.[21]

Não se conhece o mecanismo que responde pela hipertrofia e pela hiperplasia das células β-pancreáticas e pela hipersecreção de insulina. Sabe-se que o hPL, o estrogênio, a progesterona e o cortisol estão provavelmente envolvidos nesse processo.[21]

METABOLISMO LIPÍDICO

As concentrações de lipoproteínas, de apolipoproteínas e de lipídeos totais aumentam no plasma materno durante a gravidez. A elevação dos lipídeos maternos ocorre sob a influência dos estrogênios e da resistência aumentada à insulina. O colesterol pode crescer 50%, e os triglicerídeos podem triplicar. A lipoproteína de baixa densidade (LDL, *low density lipoprotein*) atinge sua maior concentração plasmática por volta de 36 semanas de gestação, resultado da ação da progesterona e do estradiol sobre o fígado da gestante. Já a lipoproteína de alta densidade (HDL, *high density lipoprotein*) alcança seu nível máximo por volta de 25 semanas, diminui até 32 semanas e, a partir daí, mantém-se constante até o termo.[4,21]

METABOLISMO ELETROLÍTICO

SÓDIO

O crescimento do feto, o aumento do líquido amniótico e a expansão do líquido extracelular são os principais responsáveis pela retenção de sódio no organismo materno.

Em contrapartida, a excreção pode sofrer incremento em consequência de aumento da taxa de filtração glomerular, ação da progesterona, que atua promovendo a vasodilatação das arteríolas renais e facilitando a natriurese, presença do fator natriurético atrial e redução de albumina, prostaglandinas e dopamina.[12]

Outras substâncias agem diminuindo a excreção renal de sódio, como a aldosterona, o sistema renina-angiotensina, os corticosteroides e os estrogênios.[10]

CÁLCIO E MAGNÉSIO

Os níveis plasmáticos de cálcio e de magnésio, elementos importantes na bioquímica da contração uterina, diminuem durante a gravidez; entretanto, sua fração ionizada e metabolicamente ativa permanece inalterada, confirmando que a queda nos níveis de cálcio e magnésio não tem importância clínica durante a gestação. Sua absorção intestinal dobra durante a gravidez, devido à grande necessidade fetal de cálcio, e sua excreção renal também aumenta, eliminando o excesso de cálcio sérico.[23]

FERRO

O ferro é um elemento essencial tanto para a gestante quanto para o feto em desenvolvimento. As necessidades de ferro durante a gravidez estão aumentadas pelo incremento da massa de hemácias, podendo a mãe desenvolver anemia caso esse elemento não seja suplementado em sua dieta.[24]

O rastreamento de anemia é indicado no pré-natal de todas as gestantes no Brasil, e a suplementação com ferro deve seguir as recomendações do Ministério da Saúde, conforme a **Figura 4.4**.[25]

Os fatores de risco para anemia na gestação[25] são:

- Dieta com pouco ferro, vitaminas ou minerais.
- Perda de sangue decorrente de cirurgia ou lesão.
- Doença grave ou de longo prazo (como câncer, diabetes, doença nos rins, artrite reumatoide, Aids, doença inflamatória do intestino,

doença no fígado, insuficiência cardíaca e doença na tireoide).
- Infecções de longo prazo.
- Histórico familiar de anemia herdada, como talassemia e anemia falciforme.

METABOLISMO DAS VITAMINAS

O intenso crescimento e desenvolvimento fetal durante a gestação requer adaptação fisiológica materna e mudança nas necessidades nutricionais. A ingestão materna adequada (macronutrientes e micronutrientes) promove esses processos, ao passo que a subnutrição e a supernutrição podem estar associadas a resultados adversos para a mãe, a gravidez e o recém-nascido.

É importante ressaltar que o estado nutricional materno é um fator de risco modificável que pode ser avaliado, monitorado e, quando apropriado, melhorado.

Em geral, as exigências da gravidez levam à diminuição de todas as vitaminas (exceto as vitaminas E e K), fato que exige reforço dietético.

A carência de vitamina A pode causar anomalias congênitas por defeitos na embriogênese. A deficiência de ácido fólico pode levar a distúrbios no crescimento fetal e produzir malformações estruturais, em especial aquelas relativas ao fechamento do tubo neural. Na gravidez e no puerpério, há aumento no consumo de vitamina C, e graus elevados de avitaminose C determinam abortamento e/ou morte fetal. A vitamina D é fundamental para o metabolismo do cálcio e do fósforo e para a fixação desses elementos no arcabouço ósseo. Com a evolução da gravidez, suas necessidades vitamínicas crescem.

Uma revisão sistemática de estudos de coorte relatou que níveis plasmáticos mais baixos de vitamina B_{12} materna foram associados a maior risco de parto prematuro.[26] São fontes de B_{12} apenas alimentos de origem animal, como peixes, carnes, aves, ovos e laticínios; portanto, os indivíduos que consomem uma dieta vegetariana ou vegana estão em maior risco de deficiência de B_{12} e devem tomar um suplemento.[27]

Investigação da anemia na gestação

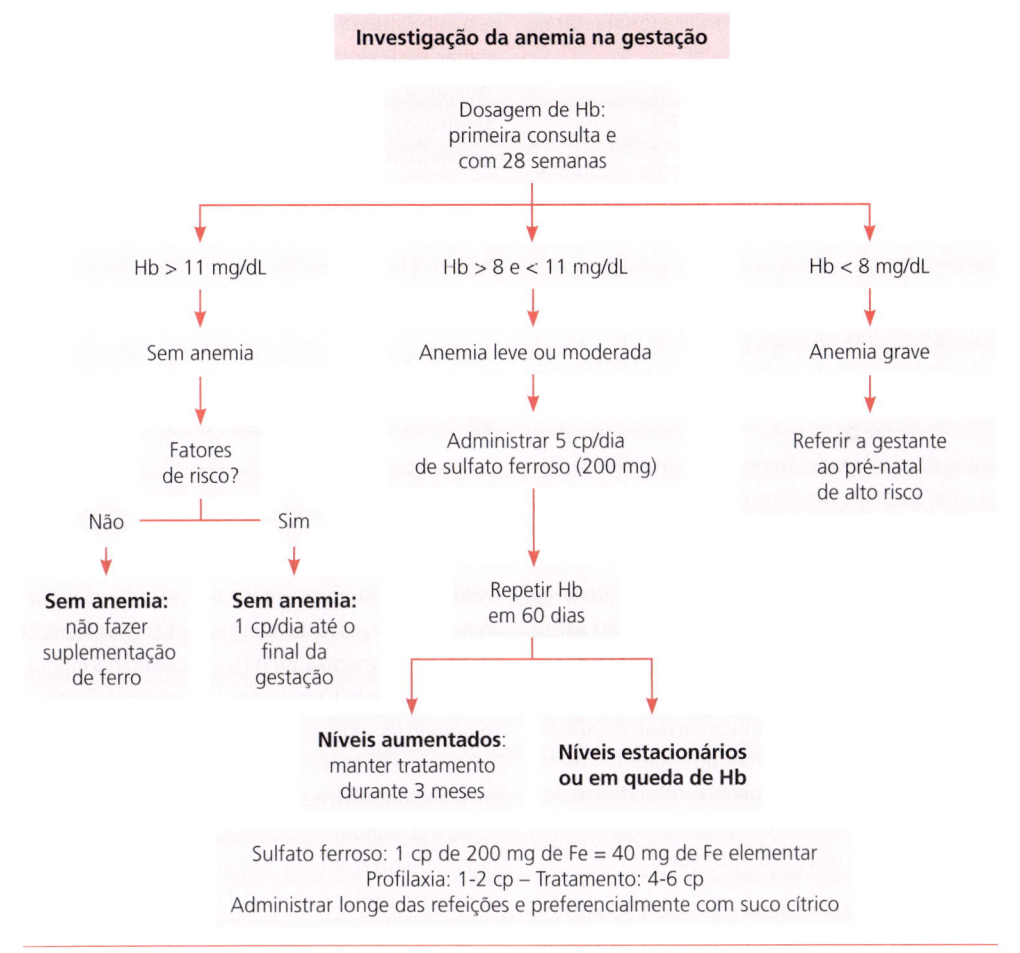

```
                    Dosagem de Hb:
                    primeira consulta e
                    com 28 semanas
        ┌───────────────┼───────────────┐
        ▼               ▼               ▼
   Hb > 11 mg/dL   Hb > 8 e < 11 mg/dL   Hb < 8 mg/dL
        ▼               ▼               ▼
   Sem anemia      Anemia leve ou      Anemia grave
                     moderada
        ▼               ▼               ▼
   Fatores         Administrar 5 cp/dia   Referir a gestante
   de risco?       de sulfato ferroso     ao pré-natal
                   (200 mg)               de alto risco
   ┌─────┴─────┐       ▼
  Não         Sim   Repetir Hb
   ▼           ▼    em 60 dias
Sem anemia:  Sem anemia:   ┌────┴────┐
não fazer    1 cp/dia até  ▼         ▼
suplementação o final da  Níveis    Níveis estacionários
de ferro     gestação     aumentados: ou em queda de Hb
                          manter tratamento
                          durante 3 meses
```

Sulfato ferroso: 1 cp de 200 mg de Fe = 40 mg de Fe elementar
Profilaxia: 1-2 cp – Tratamento: 4-6 cp
Administrar longe das refeições e preferencialmente com suco cítrico

FIGURA 4.4 – Algoritmo para rastreamento e conduta na anemia gestacional.
cp, comprimido; Fe, ferro; Hb, hemoglobina.
Fonte: Adaptada de Brasil.[25]

Por mobilização das reservas maternas e pela síntese placentária e/ou fetal, os teores de vitamina E elevam-se durante a gestação, mesmo motivo pelo qual a vitamina K aumenta na gravidez, atuando na formação de trombina e no mecanismo de coagulação sanguínea[1] (ver Cap. 6 – Assistência pré-natal).

EQUILÍBRIO ÁCIDO-BÁSICO

Na gravidez normal, ocorre uma alcalose respiratória por hiperventilação, diminuindo a pressão parcial de dióxido de carbono (pCO_2) no sangue materno. Com isso, o rim aumenta a excreção de bicarbonato, diminuindo seus níveis plasmáticos de 26 para 22 mMol/L, e provoca uma pequena queda do pH, que desvia a curva de dissociação do oxigênio (O_2) para a esquerda e aumenta a afinidade da hemoglobina materna pelo O_2 – **efeito de Bohr**. A hiperventilação reduz a pCO_2 materna e facilita o transporte do CO_2 do feto para a mãe, mas parece diminuir a liberação de O_2 da mãe para o feto.

No início do parto, observam-se aumento do pH e redução da pCO_2 plasmática, consequência da hiperventilação da parturiente que persiste até o final do período de dilatação. No período expulsivo, os puxos provocam episódios temporários de apneia, que aumentam a pCO_2 e, devido à intensa atividade muscular, liberam lactatos, levando à acidose metabólica.[5,10]

Sistema respiratório

A função pulmonar sofre importantes modificações durante a gestação para suprir o organismo materno das necessidades aumentadas de oxigênio.[10]

A progesterona age diretamente na via aérea superior, levando ao aumento de suas secreções e ao edema dos seus tecidos, além de poder provocar congestão nasal. Também promove ação estimulante sobre os centros respiratórios cerebrais e, consequentemente, aumento da frequência respiratória e do volume corrente; o volume-minuto está elevado, resultando em alcalose respiratória (diminuição da pCO_2 e aumento da pressão parcial de oxigênio [pO_2]), compensada pelo aumento da excreção renal de bicarbonato.[5,10,13] Os estrogênios promovem alterações na mucosa nasal, como congestão capilar, hiperplasia e hipertrofia das suas glândulas, e estimulam a reatividade dos brônquios, tanto nos indivíduos geneticamente predispostos quanto naqueles com síndrome respiratória obstrutiva. Já os corticosteroides levam maior labilidade ao calibre brônquico.[13]

⭐ O trabalho mecânico dos músculos envolvidos na respiração é mais intenso em consequência do aumento da pressão intra-abdominal favorecido pelo útero gravídico. As gestantes podem sofrer algum grau de restrição respiratória pelo levantamento observado do músculo diafragma no último trimestre da gravidez. A dispneia é uma queixa frequente e resulta do incremento dos estímulos respiratórios não acompanhado pela resposta adequada da musculatura que auxilia a expansão pulmonar.[10,13]

Observa-se alteração dos volumes pulmonares imposta por esse novo estado fisiológico, em especial a redução do volume de reserva expiratória (VRE) e do volume residual (VR), situação que traduz perda da capacidade residual funcional.[5,10,13] Modificações na caixa torácica, como o deslocamento lateral e para baixo dos arcos costais e o aumento da circunferência do tórax, elevam a capacidade respiratória e contrabalançam a diminuição da capacidade residual funcional, mantendo estável a capacidade pulmonar total. Como consequência dessas mudanças na caixa torácica e do aumento da frequência respiratória, a capacidade vital mostra-se discretamente aumentada. Embora a complacência pulmonar esteja diminuída em razão da elevação do diafragma pelo crescimento fetal, não se observam alterações na complacência pulmonar.[5,10,13]

Sistema endócrino

HIPÓFISE

A adeno-hipófise aumenta em 2 a 3 vezes o seu tamanho, principalmente pela hiperplasia das células produtoras de prolactina, raras vezes ocorrendo compressão do quiasma óptico. Os níveis do hormônio luteinizante (LH, *luteinizing hormone*), do hormônio folículo-estimulante (FSH, *follicle-stimulating hormone*) e do hormônio de crescimento (GH, *growth hormone*) mostram-se muito baixos, ao contrário da produção de prolactina, que cresce continuamente, chegando ao seu máximo no início do trabalho de parto. Após o parto, os níveis de prolactina circulante declinam, e ela passa a ser liberada em pulsos que respondem ao estímulo de sucção mamilar ocorrido na amamentação. Durante a gestação, a prolactina estimula a síntese de ácido desoxirribonucleico (DNA, *deoxyribonucleic acid*) e a multiplicação das células glandulares e alveolares da mama, aumenta o número de receptores de estrogênios e de prolactina nas células epiteliais da mama, participa ativamente da galactopoiese e incentiva a produção de caseína, lactoalbumina, lactose e lipídeos.[5,10]

TIREOIDE

A tireoide exibe moderado aumento no seu tamanho durante a gestação, com hiperplasia do tecido glandular e incremento da sua vascularização, consequente à diminuição da concentração plasmática de iodo e à maior captação de iodeto para equilibrar a depuração renal elevada.[10]

O aumento da concentração de estrogênios determina uma elevação acentuada dos níveis séricos de globulina ligadora de tiroxina (TBG, *thyroxine-binding globulin*), que reduz os hormônios livres da tireoide e estimula o eixo hipotálamo-hipófise-tireoide. A tireotrofina (TSH, *thyroid-stimulating hormone*) está fisiologicamente reduzida no primeiro trimestre, pois, devido à semelhança com a hCG, esta estimula a liberação de tri-iodotironina (T_3) e tiroxina (T_4), que, em seguida, agem fazendo a retroalimentação negativa sobre a hipófise e provocam a diminuição transitória de TSH entre 8 e 14 semanas. À medida que a gestação progride, os limites superiores de normalidade ficam abaixo de 3 e 3,5 mUI/L no segundo e terceiro trimestres, respectivamente.[28]

PARATIREOIDE

Estudos recentes, dosando apenas a fração livre do paratormônio, observaram uma discreta diminuição plasmática do paratormônio no primeiro trimestre, seguida por um aumento nos trimestres seguintes, mas ainda dentro dos limites da normalidade. Já a calcitonina aumenta seus níveis plasmáticos durante a gravidez, provavelmente devido à produção placentária, tireoidiana e mamária desse hormônio.[29]

SUPRARRENAIS

CORTISOL

A produção suprarrenal do cortisol não aumenta, e sua depuração renal diminui, levando ao incremento na concentração plasmática desse hormônio, sendo a maior parte ligada à globulina transportadora do cortisol. O hormônio adrenocorticotrófico (ACTH, *adrenocorticotropic hormone*), inicialmente diminuído, aumenta com o progresso da gestação.[29,30]

ALDOSTERONA

A partir de 16 semanas de gestação, observa-se aumento na secreção de aldosterona, estimulado pela redução da RVP e da PA.[10,30]

DESOXICORTICOSTERONA

Ocorre acentuado aumento de desoxicorticosterona na gravidez, e sua maior fonte é a conversão periférica da progesterona em sítios não suprarrenais, como o rim, a pelve e os vasos sanguíneos.[10]

Sistema articular

Ocorre relaxamento dos ligamentos em decorrência da "embebição gravídica", que é o resultado da maior concentração de sódio e da elevação do teor aquoso dos tecidos, que pode provocar edema, principalmente nas pernas e nos pés. Nota-se frouxidão das articulações em todo o organismo materno; entretanto, ela é mais notada nas articulações pélvicas e, em especial, na sínfise púbica, favorecendo a sua abertura em até 12 mm. Essa disjunção fisiológica regride em até 5 meses do pós-parto. Enquanto os estrogênios aumentam a vascularização e a hidratação do tecido conectivo dos ligamentos articulares, a progesterona e a relaxina atuam diminuindo o tônus da musculatura responsável pela estabilização dessas articulações.[10,31]

POSTURA E MARCHA

Como resultado do peso adicional (útero, feto e anexos), o equilíbrio materno desloca seu centro de gravidade para a frente; a grávida altera a sua postura para corrigir o seu eixo corporal e assume uma atitude involuntária de acentuada lordose lombar, jogando seu tórax para trás e voltando a coincidir seu centro de gravidade com o eixo do seu corpo. Somado a isso, ocorre a ampliação da base de sustentação (com afastamento discreto entre um pé e outro): ela assume um andar oscilante, com passos curtos e lentos e um maior ângulo dos pés com a linha média.[31] Todas essas alterações somadas descrevem uma marcha típica da gestante, chamada de **marcha anserina**, em alusão a movimentos semelhantes ao andar de um pato ou ganso.

Essas alterações posturais modificam a anatomia da coluna vertebral da grávida, em especial da coluna lombar, favorecendo a ocorrência de espasmos dos músculos intervertebrais e diminuindo os espaços entre as vértebras, o que contribui para compressões radiculares e causa dor lombar, queixa frequente das gestantes.[31,32]

No final da gravidez, pode surgir dor na região cervical, causada pela flexão mantida do pescoço. O nervo ulnar e o mediano podem sofrer pequenas trações, ocasionadas por um deslocamento posterior da cintura escapular, que produz desconforto e parestesia nos membros superiores.[31]

■ Pele e cabelo

ACNE E QUEDA DE CABELO

A hipersecreção das glândulas sebáceas decorrente da ação progestagênica torna a pele da grávida mais oleosa e facilita a queda capilar e o surgimento de acne.[33]

ALTERAÇÕES PIGMENTARES

O perfil hormonal da gestação desencadeia o aumento da produção de estrogênio e progesterona, que leva à hipertrofia do lobo intermediário da hipófise (responsável pelo metabolismo da pró-opiomelanocorticotrofina em β-endorfina e α-melanotropina). Essa hipertrofia resulta na liberação de α-melanotropina, que exerce ação estimulante sobre os melanócitos. É importante destacar que as alterações pigmentares aumentam de acordo com a exposição ao sol. Locais naturalmente mais escuros podem adquirir pigmentação mais escura durante a gravidez, como aréola mamária, períneo e axilas.[33]

LINHA NIGRA

A linha *nigra* é uma pigmentação de coloração preto-acastanhada na linha média do abdome resultante da ação estimulante sobre os melanócitos (**Figura 4.5**).[33]

CLOASMA OU MELASMA GRAVÍDICO

O cloasma é uma mancha acastanhada na face decorrente da estimulação dos melanócitos (**Figura 4.6**). Embora característico da gestação, não é exclusivo dela.[33]

ALTERAÇÕES ATRÓFICAS

ESTRIAS GRAVÍDICAS

As estrias gravídicas (**Figura 4.7**) são alterações atróficas por estiramento das fibras colágenas,

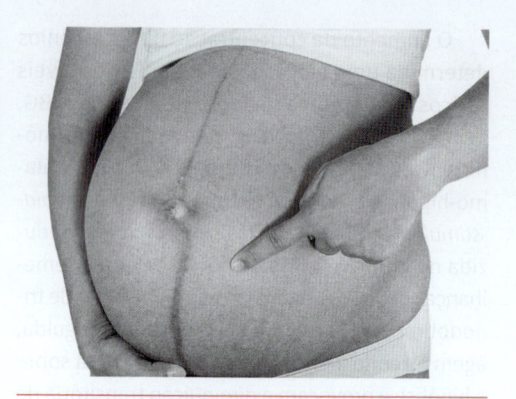

FIGURA 4.5 – Linha *nigra*.

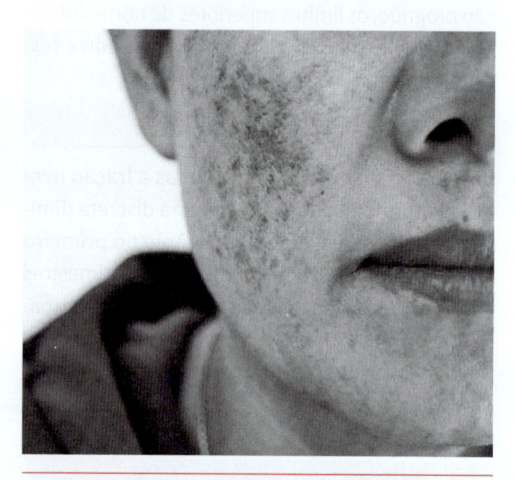

FIGURA 4.6 – Cloasma ou melasma no rosto.

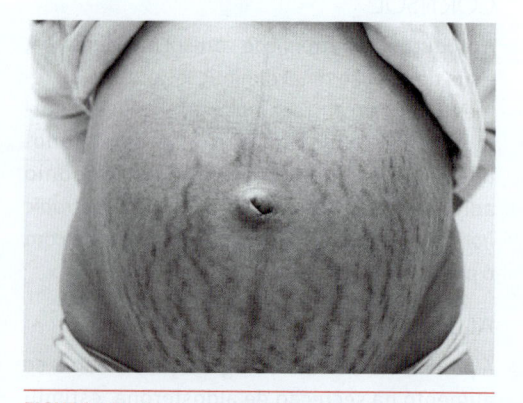

FIGURA 4.7 – Estrias na gestação.

condicionadas à diminuição da hidratação e ao estiramento da pele. Elas incidem principalmente em abdome, glúteos, mamas e coxas. Na gestação, as estrias costumam ser avermelhadas; após o parto, em geral são brancacentas. Em multíparas, além das estrias de uma gravidez atual, podem ser encontradas linhas de tonalidade prata, brilhantes, que representam cicatrizes de estrias de gestações anteriores.[33]

Alterações vasculares

As alterações vasculares são consequência da vasodilatação imposta pelo perfil hormonal da gestação.

ARANHAS VASCULARES OU TELANGIECTASIA OU ANGIOMA

Essas alterações vasculares surgem em toda a superfície palmar como uma vermelhidão difusa, notadamente nas eminências tênares e hipotênares. São encontradas em até 70% das gestantes, independentemente da etnia. Na maioria dos casos, desaparecem após a gravidez.[33]

ERITEMA PALMAR

O eritema palmar é caracterizado por diminutos vasos que se ramificam de um corpo central. Aparecem como pequenas elevações vermelhas na pele, principalmente na face, no pescoço, na parte superior do tórax e nos braços. O eritema palmar surge em 60% das mulheres brancas e em 10% das afro-americanas durante a gravidez. Também desaparece em sua maioria após a gravidez.[33]

VARIZES

Quando a atonia dos vasos se associa ao aumento da pressão intravascular decorrente da compressão da circulação de retorno, surgem as varicosidades em membros inferiores e na região perineal.[33]

Sentidos

VISÃO

A acuidade visual pode estar comprometida por edema ou opacificação pigmentar da córnea durante a gestação. A pressão ocular pode estar diminuída por aumento de reabsorção de humor aquoso.[34]

OLFATO

A epistaxe é uma queixa frequente da grávida e decorre de aumento da vascularização e espessamento da mucosa nasal ou ação dos estrogênios e da progesterona. A rinite vasomotora com obstrução nasal, geralmente acompanhada de hiposmia ou anosmia, é também um acontecimento comum.[1]

AUDIÇÃO

Algumas grávidas apresentam zumbidos e vertigens por alterações circulatórias; outras experimentam diminuição da acuidade auditiva, principalmente para tons altos, decorrente de hiperemia na tuba uterina.[1]

TATO

Parestesias das extremidades são comuns, frequentemente atribuídas a alterações vasomotoras e a deficiências metabólicas.[1]

PALADAR

As alterações do apetite, como perversão (preferência por alimentos ou substâncias exóticas), mudanças qualitativas dos hábitos alimentares e baixa sensibilidade gustatória, não são incomuns; as gestantes preferem degustar alimentos de sabor marcante, mais doces, salgados, ácidos ou amargos.[1]

REFERÊNCIAS

1. Sá R, Oliveira C. Obstetrícia básica. 3. ed. São Paulo: Atheneu; 2015.
2. Landon MB. Gabbe's obstetrics: normal and problem pregnancies. 8th ed. Saint Louis: Elsevier; 2020.
3. Farage M, Maibach H. Lifetime changes in the vulva and vagina. Arch Gynecol Obstet. 2006;273(4):195-202.
4. Kazma JM, van den Anker J, Allegaert K, Dallmann A, Ahmadzia HK. Anatomical and physiological alterations of pregnancy. J Pharmacokinet Pharmacodyn. 2020;47(4):271-85.
5. Carlin A, Alfirevic Z. Physiological changes of pregnancy and monitoring. Best Pract Res Clin Obstet Gynaecol. 2008;22(5):801-23.

6. Ramsay M. Normal hematological changes during pregnancy and the puerperium. In: Pavord S, Hunt B, editors. The obstetric hematology manual. Cambridge: Cambridge University; 2010. p. 3-12.
7. Rodger M, Sheppard D, Gándara E, Tinmouth A. Haematological problems in obstetrics. Best Pract Res Clin Obstet Gynaecol. 2015;29(5):671-84.
8. Sanghavi M, Rutherford JD. Cardiovascular physiology of pregnancy. Circulation. 2014;130(12):1003-8.
9. Martins-Costa SH, Ramos JGL, Magalhães JA, Passos EP, Freitas F. Rotinas em obstetrícia. 7. ed. Porto Alegre: Artmed; 2017.
10. Soma-Pillay P, Nelson-Piercy C, Tolppanen H, Mebazaa A. Physiological changes in pregnancy. Cardiovasc J Afr. 2016;27(2):89-94.
11. Cunningham FG, organizador. Williams obstetrics. 25th ed. New York: McGraw-Hill; 2018.
12. Cheung KL, Lafayette RA. Renal physiology of pregnancy. Adv Chronic Kidney Dis. 2013;20(3):209-14.
13. Hill CC, Pickinpaugh J. Physiologic changes in pregnancy. Surg Clin North Am. 2008;88(2):391-401.
14. Torgerson RR, Marnach ML, Bruce AJ, Rogers RS. Oral and vulvar changes in pregnancy. Clin Dermatol. 2006;24(2):122-32.
15. Talbot L, Maclennan K. Physiology of pregnancy. Anaesth Intensive Care Med. 2016;17(7):341-5.
16. Kern F, Everson GT, DeMark B, McKinley C, Showalter R, Erfling W, et al. Biliary lipids, bile acids, and gallbladder function in the human female. Effects of pregnancy and the ovulatory cycle. J Clin Invest. 1981;68(5):1229-42.
17. Angueira AR, Ludvik AE, Reddy TE, Wicksteed B, Lowe WL, Layden BT. New insights into gestational glucose metabolism: lessons learned from 21st century approaches. Diabetes. 2015;64(2):327-34.
18. Heitmann K, Solheimsnes A, Havnen GC, Nordeng H, Holst L. Treatment of nausea and vomiting during pregnancy —a cross-sectional study among 712 Norwegian women. Eur J Clin Pharmacol. 2016;72(5):593-604.
19. Beers K, Patel N. Kidney physiology in pregnancy. Adv Chronic Kidney Dis. 2020;27(6):449-54.
20. Rasmussen KM, Yaktine AL, editors. Weight gain during pregnancy: reexamining the guidelines. Washington: National Academies Press; 2009.
21. Di Cianni G, Miccoli R, Volpe L, Lencioni C, Del Prato S. Intermediate metabolism in normal pregnancy and in gestational diabetes. Diabetes Metab Res Rev. 2003;19(4):259-70.
22. Kalhan SC. Protein metabolism in pregnancy. Am J Clin Nutr. 2000;71(5):1249S-55S.
23. Kovacs CS. Maternal mineral and bone metabolism during pregnancy, lactation, and post-weaning recovery. Physiol Rev. 2016;96(2):449-547.
24. Milman N. Iron prophylaxis in pregnancy—general or individual and in which dose? Ann Hematol. 2006;85(12):821-8.
25. Brasil. Ministério da Saúde. Secretaria de Atenção à Saúde. Departamento de Atenção Básica. Atenção ao pré-natal de baixo risco. Brasília: MS; 2012.
26. Rogne T, Tielemans MJ, Chong MF-F, Yajnik CS, Krishnaveni GV, Poston L, et al. Associations of maternal vitamin B12 concentration in pregnancy with the risks of preterm birth and low birth weight: a systematic review and meta-analysis of individual participant data. Am J Epidemiol. 2017;185(3):212-23.
27. Piccoli G, Clari R, Vigotti F, Leone F, Attini R, Cabiddu G, et al. Vegan-vegetarian diets in pregnancy: danger or panacea? A systematic narrative review. BJOG Int J Obstet Gynaecol. 2015;122(5):623-33.
28. Giacobbe AM, Grasso R, Triolo O, Tonni G, Granese R. Thyroid diseases in pregnancy: a current and controversial topic on diagnosis and treatment over the past 20 years. Arch Gynecol Obstet. 2015;292(5):995-1002.
29. Wood CE. Development and programming of the hypothalamus-pituitary-suprarrenal axis. Clin Obstet Gynecol. 2013;56(3):610-21.
30. Dörr HG, Heller A, Versmold HT, Sippell WG, Herrmann M, Bidlingmaier F, et al. Longitudinal study of progestins, mineralocorticoids, and glucocorticoids throughout human pregnancy*. J Clin Endocrinol Metab. 1989;68(5):863-8.
31. Yousef AM, Hala MH, Fayiz FE, Mohammed AA, Ibrahim MK. Postural changes during normal pregnancy. J Am Sci. 2011;7(6):1013-8.
32. Galão A, Zardo E, Paula LG. Lombalgia da gestação. Acta Médica. 1995;1:347-53.
33. Tyler KH. Physiological skin changes during pregnancy. Clin Obstet Gynecol. 2015;58(1):119-24.
34. Samra K. The eye and visual system in pregnancy, what to expect? An in-depth review. Oman J Ophthalmol. 2013;6(2):87-91.

ACONSELHAMENTO PRÉ-CONCEPCIONAL

JOSÉ ANTÔNIO MAGALHÃES
MARIA TERESA VIEIRA SANSEVERINO
ALESSANDRA FRITSCH
ALINE POLANCZYK
CHRYSTIANE DA SILVA MARC

O aconselhamento pré-concepcional é um conjunto de medidas implementadas visando a um ciclo de reprodução humana mais saudável. Consiste na avaliação dos riscos sociais, comportamentais, ambientais e biológicos associados ao casal em idade fértil que planeja uma futura gestação. O objetivo final é reduzir esses riscos por meio de educação, aconselhamento e intervenções apropriadas antes da concepção.[1]

Ainda que um número significativo de gestações (50% ou mais) não seja planejado, a informação acerca da importância dos cuidados preventivos em uma gestação futura deve ser sempre abordada nas consultas de mulheres em idade fértil. Informações a respeito de riscos relacionados com consumo de álcool, tabaco e outras drogas na gestação, prevenção de infecções e orientação sobre anticoncepção segura podem contribuir para a redução do número de gestações indesejadas, além de prevenir deficiências neurocognitivas e complicações obstétricas. Em contrapartida, quando uma gestação é planejada, há especial predisposição do casal para incorporar mudanças de hábitos saudáveis em sua rotina.

Essas medidas fazem parte dos cuidados pré-natais e devem estar disponíveis a todas as mulheres em idade fértil que o desejarem, inclusive no âmbito da atenção primária. É também uma oportunidade única de proporcionar informações e orientações que efetivamente contribuam para a prevenção de defeitos congênitos.

Neste capítulo, são abordados os aspectos mais relevantes e as condutas mais recomendadas no âmbito do preparo da mulher antes de gestar. O American College of Obstetricians and Gynecologists (ACOG) e a American Academy of Pediatrics (AAP) recomendam oito áreas de avaliação de risco na consulta pré-concepcional:[2]

1. Aspectos reprodutivos.
2. Toxinas relacionadas com o meio ambiente e teratógenos.
3. Nutrição e ácido fólico.
4. Genética.
5. Uso de substâncias (p. ex., álcool, tabaco).
6. Doenças prévias e uso de medicamentos.
7. Doenças infecciosas e vacinação.
8. Condições psicossociais.

A consulta clínica

A consulta pré-concepcional deve ocorrer pelo menos 3 meses antes da suspensão da anticoncepção para que o obstetra tenha maior êxito em identificar fatores de risco e associar medidas preventivas que possam auxiliar o planejamento adequado da gestação. Essa consulta deverá incluir, além da história ginecológica e obstétrica, uma anamnese detalhada (Quadro 5.1) que permita adaptar as recomendações às condições particulares de cada paciente.

O **Quadro 5.2** apresenta as informações sobre exames físicos e laboratoriais.

IMUNIZAÇÕES E INFECÇÕES

> A anamnese sobre infecções deverá ser dirigida aos possíveis riscos reprodutivos: a paciente deverá ser especificamente questionada quanto à ocorrência de doenças infantis, como rubéola e varicela, que podem causar lesão fetal e para as quais existe vacina eficaz disponível. Se houver dúvida, devem-se realizar sorologias específicas. As pacientes suscetíveis deverão receber as vacinas pelo menos 3 meses antes de suspender o anticoncepcional.

Quadro 5.1 – Consulta pré-concepcional: avaliação do risco gestacional

Avaliação médica
- Idade materna
- Antecedentes médicos
- Diabetes
- Doenças da tireoide
- Doenças tromboembólicas
- Doenças psiquiátricas
- Epilepsia
- Hipertensão arterial sistêmica
- História familiar
- Doenças infecciosas
- Rubéola
- Varicela
- Toxoplasmose
- Hepatites B e C
- Vírus da imunodeficiência humana (HIV)
- Infecção urinária
- Imunizações
- Medicamentos em uso

Avaliação psicossocial
- Hábitos nutricionais
- Exercício físico
- Tabagismo
- Uso de drogas
- Uso de álcool
- Situação familiar
- Riscos ocupacionais

Quadro 5.2 – Exames físicos e laboratoriais pré-concepcionais

Exame físico
- Exame físico geral e ginecológico completo, incluindo exame das mamas
- Aferição de peso e altura
- Medida da pressão arterial
- Coleta de material para exame citopatológico do colo uterino, quando indicado

Exames laboratoriais
- Hemograma
- Glicemia de jejum
- VDRL
- Anti-HIV
- HbsAg
- Anti-Hbs quantitativo
- IgG para toxoplasmose
- IgG para rubéola
- TSH

HbsAg, antígeno de superfície do vírus da hepatite B; HIV, vírus da imunodeficiência humana (*human immunodeficiency virus*); IgG, imunoglobulina G; TSH, tireotrofina; VDRL, *venereal disease research laboratory*.

> As vacinas contra *influenza* (conforme campanha anual) e antitetânica (um reforço a cada 10 anos) devem ser indicadas.

Atualmente, há recomendação para rastreamento pré-concepcional da hepatite B e de revisão da sua sorologia imunológica, pois a vacina da hepatite B foi ampliada para toda a população, independentemente da idade e das condições de vulnerabilidade. Devem ser realizadas três doses (com intervalo de 1 mês entre a primeira e a segunda dose e de 6 meses entre a segunda e a terceira dose) de preferência antes de engravidar, podendo o esquema vacinal ser concluído com a paciente grávida.[3]

> A investigação imunológica para toxoplasmose é recomendada, assim como a orientação, em pacientes suscetíveis, pertinente a cuidados preventivos de alimentação (carne bem cozida, leite pasteurizado, saladas bem lavadas), higiene e contato com transmissores (evitar exposição a fezes de gatos e fazer a higiene das mãos após contato com terra ou outra fonte potencialmente contaminada).

Sorologias para citomegalovírus, embora controversas, são recomendadas em pacientes de alto risco (p. ex., trabalho em contato com crianças ou em unidades de diálise). Um IgG negativo pode aumentar a motivação para a prática da boa higiene, a fim de diminuir o risco de soroconversão durante a gestação.

Como medidas comuns, são recomendados cuidados preventivos gerais para se evitar a picada do mosquito *Aedes*, como instalação de telas em janelas e portas, uso contínuo de roupas compridas – calças e blusas – e aplicação de repelente nas áreas expostas. Os cuidados coletivos incluem a eliminação dos focos de mosquitos nas residências (sendo cada um responsável pela sua casa), nos locais de trabalho e nas áreas públicas.[4]

A pandemia da Covid-19 levou a várias discussões em relação à vacinação de gestantes. Desde o início da pandemia, identificaram-se grupos de risco que apresentavam elevados índices de letalidade. Em um primeiro momento, acreditou-se que a frequência e a gravidade da infecção por Covid-19 fossem semelhantes em mulheres grávidas e não grávidas. Sendo assim, a preocupação inicial concentrou-se nas gestantes de alto risco, como hipertensas, diabéticas e obesas.

A maioria das gestantes com Covid-19 apresenta evolução favorável, e cerca de 1 a 5% necessitam de suporte ventilatório. Com o aumento do número e a análise de casos ocorridos, foi verificado maior risco de complicações maternas, principalmente nos dois últimos trimestres de gravidez e puerpério. Uma revisão sistemática em 2021 mostrou que as gestantes apresentam evolução mais rápida para quadros moderados e graves e que a morte materna ocorre em 0,6 a 2% das pacientes.[5]

⚠️ Atualmente, o Ministério da Saúde entende que gestantes e puérperas constituem um grupo de risco para Covid-19. Toda paciente em consulta pré-concepcional deve ser aconselhada a realizar e completar o esquema vacinal disponível. Caso ocorra gestação antes de o esquema estar completo, deve ser orientada a receber a vacina em qualquer momento da gestação.[6,7]

IDADE MATERNA AVANÇADA

Entre as principais causas para o aumento do número de gestações entre 35 e 45 anos, estão casamentos mais tardios, melhores métodos contraceptivos e maiores oportunidades de educação e carreira. A educação é o maior preditor para uso de contraceptivos, maior idade materna na primeira gestação e menor número total de filhos.

Sabe-se que a idade materna elevada define tanto a diminuição da fertilidade como o aumento do risco de algumas complicações na gravidez. Embora não exista uma definição única para gestação tardia, sabe-se que a taxa de fecundabilidade (probabilidade de gravidez por ciclo menstrual) inicia seu declínio em torno dos 32 anos, e esse declínio se torna mais acentuado após os 37 anos.[8,9]

⭐ A principal causa de abortos espontâneos são as trissomias ou aneuploidias, que aumentam em frequência com o declínio da qualidade oocitária. Estima-se que 12% das gestações de mulheres com idade inferior a 30 anos evoluam para aborto espontâneo, sendo essa estatística de 15% em mulheres entre 30 e 34 anos, 25% entre 35 e 39 anos, 51% entre 40 e 44 anos e 93% para mulheres acima de 45 anos. A idade materna superior a 35 anos também determina o aumento de 4 a 8 vezes na incidência de gestações ectópicas. Acredita-se que isso ocorra pela maior chance de a mulher ter adquirido infecção pélvica com comprometimento tubário.[10]

O risco aumentado de malformações congênitas associadas a gestantes mais velhas historicamente é atribuído ao aumento de aneuploidias com anormalidades estruturais. No entanto, diversos estudos têm sugerido que a frequência de anormalidades não cromossômicas também aumenta com a idade materna, sobretudo para malformações cardíacas.[11]

IDADE PATERNA AVANÇADA

Os efeitos da idade paterna para fertilidade e gestação são menos estudados e conhecidos do que os maternos. Embora a espermatogênese siga ocorrendo em homens mais velhos, observam-se diminuição da apoptose e aumento da fragmentação espermática e das mutações.

A idade paterna avançada é associada ao aumento das mutações autossômicas dominantes fetais, que resultam em anormalidades congênitas, como acondroplasia, síndrome de Apert e síndrome de Marfan. A principal hipótese é a de que, com a diminuição das enzimas antioxidantes, os espermatozoides tornam-se mais vulneráveis a mutações.[12]

Não existem evidências da associação da idade paterna com abortamento de repetição, nem com aneuploidias autossômicas, especialmente as trissomias dos cromossomos 13, 18 e 21.[13]

DOENÇAS MATERNAS CRÔNICAS

Especial atenção deverá ser dada às condições clínicas maternas preexistentes que possam acometer o feto e o curso da gestação. Além dos riscos inerentes à própria doença, somam-se os efeitos adversos que as medicações de uso crônico podem causar. As pacientes devem ser informadas acerca do efeito da gestação sobre sua doença.

O diabetes materno está associado ao aumento da frequência de diversas malformações congênitas, incluindo defeitos de fechamento de tubo neural e cardiopatias congênitas, que são diretamente associadas aos níveis de glicemia materna no período periconcepcional.

É recomendado que a hemoglobina glicada esteja abaixo de 6,5% antes da concepção. Além disso, o adequado controle do diabetes antes e durante a gestação pode diminuir a morbidade materna, o abortamento espontâneo, a macrossomia fetal, a morte intrauterina e a morbidade neonatal. O impacto do aconselhamento pré-concepcional nessa população está diretamente relacionado com a melhora em desfechos maternos e fetais. Modificações na dieta e no estilo de vida (prática de exercícios físicos) estão associadas à melhora do controle glicêmico e devem ser encorajadas desde o início, necessitando, em geral, de uma abordagem multidisciplinar. Alguns aspectos importantes na anamnese e nos exames laboratoriais das pacientes diabéticas que devem ser lembrados na primeira visita de aconselhamento incluem tempo de doença, complicações associadas, história obstétrica prévia, medicações em uso, exames cardiovascular, neurológico e oftalmológico, creatinina sérica e proteinúria.[14]

As doenças da tireoide podem impactar significativamente os desfechos gestacionais. O hipotireoidismo no primeiro trimestre de gestação é associado a disfunções cognitivas na criança, aumento do risco de parto prematuro, descolamento prematuro de placenta (DPP), baixo peso ao nascer, morte fetal e aumento da morbidade e da mortalidade neonatal. O hipertireoidismo pode resultar em significativo aumento de morbidade materna e neonatal, e os desfechos são correlacionados com o controle da função tireoidiana. Recomenda-se eutireoidismo antes de se gestar. Já o hipotireoidismo subclínico na gravidez (nível de tireotrofina [TSH] elevado com tiroxina [T_4] livre normal) é um assunto de muita discussão. A American Thyroid Association corrobora que não existem evidências robustas na literatura para rastreamento pré-concepcional e gestacional dessa doença, com exceção das pacientes que planejam realizar reprodução assistida.[15]

A hipertensão crônica na gestação aumenta o risco de pré-eclâmpsia, parto prematuro, DPP, restrição de crescimento fetal (RCF) e morte fetal. Os desfechos na gestação são diretamente associados ao grau da hipertensão. A hipertensão crônica deve ser controlada, e medicações devem ser adequadas antes da gestação.[16]

Na epilepsia, existe o risco de malformações associadas aos fármacos antiepilépticos. Em especial, o ácido valproico deve ser substituído por outro fármaco antiepiléptico, pois parece ser o mais teratogênico deles.[17]

É importante que outras doenças também sejam manejadas antes da concepção. A fenilcetonúria materna está associada a malformações cardiovasculares, microcefalia e déficit cognitivo do neonato. As trombofilias estão associadas a abortos recorrentes, pré-eclâmpsia, RCF e DPP. Existe maior risco de complicações gestacionais em pacientes com lúpus eritematoso sistêmico e outras doenças autoimunes.[18]

Deve-se realizar uma revisão ginecológica completa, com ênfase nas alterações de ciclo menstrual, que podem indicar disfunções ovulatórias. Também se deve estar atento a doenças clínicas ou cirúrgicas, como endometriose, infecção pélvica, pólipo endometrial e leiomiomas, que podem impactar a fertilidade e a gestação de diferentes maneiras. Medicações para prevenção de tromboembolia e tratamento de depressão e ansiedade devem ser revisadas e modificadas, se necessário, antes do início da gestação[16] (ver Cap. 9 – Substâncias teratogênicas).

A revisão odontológica deve ser incluída nos cuidados pré-concepcionais pelo risco da doença periodontal, frequente na população, de desencadear trabalho de parto prematuro.

DOENÇAS GENÉTICAS

A anamnese deverá enfocar a história de doenças genéticas na família da paciente e de seu companheiro, na tentativa de identificar a segregação de doenças hereditárias que necessitem do apoio de um geneticista clínico no planejamento das tomadas de decisão antes e durante a gestação.

O **Quadro 5.3** resume as principais indicações para aconselhamento genético pré-concepcional.

Nos casos de história de doença genética na família, como na fibrose cística, por exemplo, é possível determinar se um ou ambos os pais são portadores de mutações, permitindo o aconselhamento acurado quanto aos riscos de recorrência e à possibilidade de diagnóstico pré-natal e pré-implantacional para a condição (ver Cap. 7 – Rastreamento e diagnóstico em medicina fetal).

TÉCNICAS DE REPRODUÇÃO ASSISTIDA

Nos Estados Unidos, cerca de 1,5% das gestações únicas e 20% das gestações múltiplas são resultado de fertilização *in vitro*. Gestações múltiplas geradas por tratamento de reprodução apresentam desfechos semelhantes aos de gestações múltiplas espontâneas. No entanto, gestações únicas subsequentes a tratamentos de reprodução apre-

Quadro 5.3 – Indicações para aconselhamento genético pré-concepcional

- Abortamentos de repetição (3 abortos ou mais)
- Casal portador de anormalidade cromossômica balanceada
- Consanguinidade
- História familiar ou pessoal de anomalias cromossômicas
- História familiar ou pessoal de malformações congênitas
- História familiar ou pessoal de doenças gênicas
- História familiar ou pessoal de doenças metabólicas
- Idade materna avançada
- Exposição a agentes teratogênicos (ocupacionais, doença materna crônica)

sentam maiores complicações, provavelmente por estarem mais associadas a doenças paternas ou maternas e idade materna elevada.[19]

USO DE ÁCIDO FÓLICO E SUPLEMENTOS DIETÉTICOS

O ácido fólico é a forma sintética do folato, que é uma vitamina B solúvel existente em alimentos como bife de fígado, vegetais de folhas verdes, laranja e legumes. O folato depende de vários fatores para a sua adequada absorção, como o grau de cozimento do alimento, a forma como foi cozinhado, a combinação com outros alimentos na dieta e doenças que pioram a absorção de nutrientes, como a doença celíaca. Já o ácido fólico não depende de todos esses fatores para a sua adequada absorção.

A principal medida que a mulher que deseja engravidar pode tomar e que comprovadamente reduz a incidência de defeitos do tubo neural (DTN), como anencefalia (**Figura 5.1**) e espinha bífida, é o uso do ácido fólico periconcepcional. Essa conduta é feita com base em resultados de ensaios clínicos randomizados *versus* placebo, reduzindo em até 70% a incidência de DTN.[20-23]

Acredita-se que o ácido fólico exerça sua ação no metabolismo do folato por meio da regulação gênica e estimule a proliferação celular diretamente nos neurônios associados ao fechamento

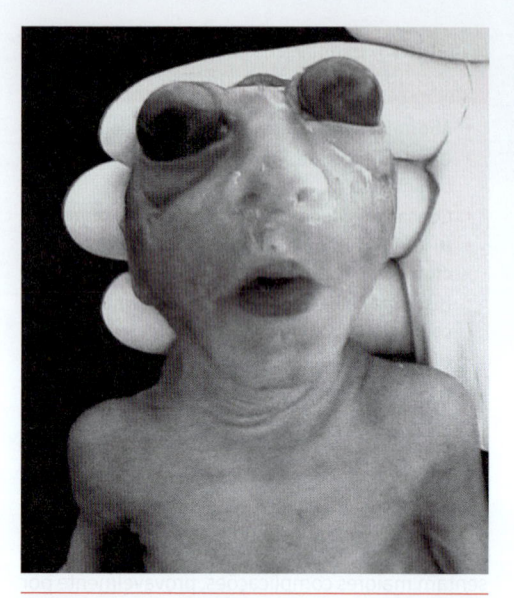

FIGURA 5.1 – Anencéfalo.

neural ou envolvidos com a regulação da expressão dos genes que controlam esse fechamento.[24] A suplementação de ácido fólico deve ser realizada em todas as mulheres que desejam engravidar ou que estejam sem anticoncepção segura, pelo menos 30 dias antes da concepção, e deve ser mantida até a 12ª semana de gestação. Essa suplementação não deve ser fundamentada em medidas séricas, pois estas refletem uma concentração transitória da vitamina entre absorção e armazenamento, não havendo uma clara correlação com desfechos clínicos.[25]

Na maioria dos casos, para mulheres em idade fértil com baixo risco para defeitos congênitos (prevenção primária), há evidência de eficácia com dosagens de ácido fólico que variam entre 0,4 e 0,8 mg/dia. Para pacientes que já tiveram filhos afetados por DTN (prevenção secundária), a dose a ser prescrita é de 4 mg/dia. Já para mulheres em uso de terapia anticonvulsivante, a dose a ser prescrita é de 4 a 5 mg/dia e, geralmente, deve ser mantida por toda a gestação.[25]

⚠ A interrupção de gravidez de feto anencefálico não é penalizada no Brasil por decisão do Supremo Tribunal Federal.

Outros potenciais benefícios da suplementação do ácido fólico durante o período pré-concepcional são redução do risco de pré-eclâmpsia, abortamento, baixo peso ao nascer, morte fetal intrauterina, morte neonatal e autismo.[26]

ALIMENTAÇÃO: PEIXE (ÔMEGA-3)

Deve-se debater com a paciente em consulta pré-concepcional a possibilidade de ingestão de peixe. As evidências, na sua maioria baseadas em estudos observacionais, indicam que a ingestão de peixe mais de 1 vez por semana, desde o início da gestação, associou-se a risco reduzido de nascimento pré-termo em gestações com feto único, porém esse assunto ainda permanece controverso.

VITAMINA D

A suplementação de vitamina D só deve ser recomendada em casos de deficiência comprovada com dosagem sérica em gestantes de alto risco. Já foi adequadamente demonstrado que não existe necessidade do aumento desse micronutriente no período gestacional.[28]

SUPLEMENTAÇÃO DE MICRONUTRIENTES

Do mesmo modo que a suplementação específica se faz essencial, é preciso atenção quanto ao excesso de suplementação. Estudos mostraram que o excesso de vitaminas e minerais no ambiente placentário ocasiona mais estresse oxidativo, podendo levar a distúrbios gestacionais.[29]

⚠ Não existem evidências de benefício da suplementação de rotina de multivitamínicos ou de outros oligoelementos. Inclusive, as vitaminas A e D ingeridas em excesso podem ser teratogênicas. Multivitamínicos que contenham mais do que 5.000 unidades internacionais (UI) de vitamina A devem ser evitados, pois ocorre aumento do risco de teratogênese com mais de 10.000 UI ao dia.[30,31]

ANEMIA

Os fatores de risco para anemia ferropriva incluem uma dieta deficiente em alimentos ricos em ferro, carente em facilitadores da absorção do ferro (suco de laranja e limão, morango, brócolis, pimenta) e rica em alimentos que dificultam a absorção de ferro (soja, chocolate, café, chá, uso de antiácidos), além de exacerbação de perdas sanguíneas por hipermenorreia, distúrbios gastrintestinais e curto intervalo entre partos. Outras anemias relevantes têm como causa deficiência de folato (já abordada neste capítulo) e de vitamina B_{12}, mais comumente presente em pacientes submetidas à gastrectomia ou com doença de Crohn.

A anemia falciforme tem origem familiar e é decorrente de mutação genética. Pode provocar dores intensas, cansaço e distúrbios neurológicos, pulmonares, renais e cardíacos. Seu diagnóstico é feito por meio de um exame laboratorial chamado de eletroforese da hemoglobina.

As necessidades de ferro são muito maiores na gravidez, sobretudo no terceiro trimestre. Essas demandas devem ser supridas pela dieta e pela utilização das reservas maternas. O pico da hemodiluição ocorre entre 24 e 32 semanas de gestação.[32] Do ponto de vista laboratorial, o hematócrito (< 11 g/dL) e a hemoglobina (< 33 g/dL), associados a volume corpuscular médio reduzido, podem corresponder à anemia ferropriva. A deficiência de ferro é a única situação clínica associada à diminuição da ferritina.[33] Portanto, a investigação de anemia em mulheres que desejam gestar e a sua adequada correção com dieta ou suplementação deve ser realizada na consulta pré-concepcional.

ESTADO NUTRICIONAL

A gravidez é um período de intenso crescimento e desenvolvimento fetal, e a ingesta adequada de macronutrientes e micronutrientes tem repercussões fetais em curto, médio e longo prazos. Por isso, uma adequada avaliação da qualidade nutricional no período pré-concepcional deve ser realizada.

A anamnese para investigar doenças clínicas ou cirúrgicas, assim como uso de medicações ou substâncias que possam gerar deficiências nutricionais, deve ser cuidadosamente realizada. Transtornos psiquiátricos, como bulimia e anorexia, também precisam ser diretamente questionados. O peso pré-concepcional idealmente deve estar, no máximo, 15% acima ou abaixo do peso ideal para a estatura.

Necessidades calóricas específicas são baseadas no índice de massa corporal (IMC) pré-gestacional, na idade materna, no trimestre gestacional (aumenta conforme evoluem os trimestres), no ganho de peso e no nível de atividade física.[34] O aconselhamento dietético pré-concepcional pode reduzir o nascimento pré-termo em mulheres inicialmente desnutridas.

OBESIDADE

A prevalência da obesidade (IMC ≥ 30 kg/m²) aumentou significativamente em mulheres em idade reprodutiva, o que a torna um dos fatores de risco obstétrico mais comuns. A perda de peso no período pré-concepcional (perda estimada de 10%) está associada à redução de risco de pré-eclâmpsia, diabetes gestacional, parto pré-termo, macrossomia fetal e morte fetal intrauterina. No entanto, dietas restritivas que têm como objetivo a perda de peso não devem ser mantidas durante a gestação.[26]

Existe associação direta entre obesidade e hipertensão gestacional. O IMC é um fator de risco independente para pré-eclâmpsia e hipertensão gestacional.

A obesidade também está relacionada com o aumento do risco de malformações congênitas e complicações do parto e puerpério. Há relatos de aumento de DTN, fendas orofaciais, defeito de redução de membros e malformações do trato geniturinário. Assim como para as pacientes diabéticas, deve-se encorajar uma dieta adequada (perda de peso) e a prática de exercícios físicos regulares no período pré-concepcional.[14] Existe maior prevalência tanto de cesarianas eletivas como de urgência, sendo estas relacionadas com maiores incisões cirúrgicas, aumento do risco de sangramento, infecções de ferida cirúrgica, tromboembolia e endometrite[35] (ver Cap. 42 – Obesidade e gestação).

A macrossomia fetal também é prevalente em gestantes obesas e traz como complicações distocia de ombro, apresentações anômalas e lacerações de quarto grau.

Em resumo, na abordagem pré-concepcional de mulheres obesas, deve-se encorajá-las a buscarem programas de redução de peso com dieta, exercício físico, modificações comportamentais e avaliação da necessidade de tratamento medicamentoso ou cirurgia bariátrica. Quando a cirurgia bariátrica está indicada, deve-se aconselhar a paciente a adiar a gestação por 18 meses, com o intuito de reduzir desfechos adversos maternos e fetais durante o período de maior perda de peso.[14]

EXERCÍCIO FÍSICO

Pacientes que praticam exercícios físicos devem ser encorajadas a continuar a fazê-los durante o período pré-concepcional e durante a gestação.

A atividade física contribui para que as gestantes consigam atingir melhores ajustes neurais, hormonais, cardiovasculares e respiratórios, com o objetivo de garantir a homeostasia do organismo diante das demandas energéticas aumentadas. Gestantes que realizam atividade física apresentam adaptações morfológicas e funcionais facilmente observadas, mesmo na condição de repouso.

As pacientes devem ser orientadas a manter exercícios físicos moderados, por pelo menos 30 minutos ao dia, 5 dias por semana, em um mínimo de 150 minutos por semana.[36]

Gestantes atletas, submetidas a altos volumes de treinamento, devem ser supervisionadas de perto, no sentido de manterem nutrição e hidratação adequadas antes e depois da atividade física, além de se atentar ao risco de hipertermia materna.[36]

A atividade física em gestantes consideradas de alto risco, como hipertensas, diabéticas, obesas e com gestações gemelares, deve ser individualizada e cuidadosamente acompanhada, sendo, em alguns casos, até mesmo contraindicada.

Pacientes com fatores de risco para trabalho de parto prematuro apresentam contraindicação à prática de atividade física.

HÁBITOS E AMBIENTE

O uso de álcool, tabaco e drogas ilícitas deverá ser totalmente suspenso, assim como a anticoncepção. Todas as drogas recreacionais, lícitas e ilícitas, têm comprovadamente ação teratogênica em diferentes graus.

O álcool é o teratógeno humano de uso mais largamente difundido que impacta o crescimento fetal e o desenvolvimento em todos os estágios da gestação, além de estar associado a defeitos congênitos e deficiências no desenvolvimento, incluindo problemas neurocognitivos e comportamentais. Protocolos de sociedades médicas no mundo todo recomendam completa abstinência a partir da concepção e durante toda a gestação.[37,38] Não existe dose segura de álcool na gestação, e não há uma clara relação dose-efeito. As crianças podem apresentar vários graus de alterações, desde alterações cognitivas leves até doenças graves, como a síndrome alcoólica fetal (ver Cap. 9 – Substâncias teratogênicas).

O tabagismo materno está comprovadamente associado à redução do crescimento fetal. Neonatos de mães fumantes têm, em média, 200 gramas a menos do que os de não fumantes, e o risco de RCF aumenta em 2 a 3 vezes. Além disso, o tabagismo está associado a subfertilidade e aborto espontâneo, além de aumentar o risco de diversas complicações obstétricas, como gestação ectópica, prematuridade, ruptura prematura de membranas, placenta prévia e descolamento de placenta.[16,39] Existem dados na literatura que relacionam alguns genótipos fetais e tabagismo materno a maior risco de fenda orofacial.[40,41]

O aconselhamento a respeito do consumo de cafeína é controverso. A cafeína está presente em café, chá, bebidas à base de cola, chocolates e medicamentos. Existem estudos observacionais que associam o consumo de cafeína a perdas gestacionais e à redução do peso do recém-nascido.[42,43] É recomendado limitar o consumo de cafeína a menos de 200 mg/dia na gestação (em média, dois cafezinhos ou duas xícaras de chá).[44]

As pacientes que querem engravidar devem ser orientadas a evitar alguns tipos de peixes, devido ao alto risco de contaminação por mercúrio, como tubarão, peixe-espada e peixes de águas profundas. Especialmente no Brasil, deve-se evitar a ingestão de peixes oriundos da Amazônia, pelo alto teor de contaminação por mercúrio.[45]

Com relação a exposições ambientais, existem riscos específicos associados aos pesticidas, solventes, gases anestésicos e metais pesados.[18] Uma avaliação detalhada é recomendada a mulheres que desempenham atividades profissionais que acarretam exposição frequente a esses agentes.

SISTEMA DE INFORMAÇÃO SOBRE AGENTES TERATOGÊNICOS (Siat)

O Siat é um serviço gratuito que fornece informações atualizadas a respeito do risco de exposições durante o período pré-concepcional e durante a gestação. É uma importante ferramenta de auxílio ao manejo de doenças crônicas que necessitam de tratamento permanente, permitindo a opção por medicamentos com menor risco para o bebê. Contribui também no aconselhamento a respeito de exposições inadvertidas durante a gestação e proporciona tranquilização quanto a preocupações desnecessárias. Pode ser acessado via Hospital de Clínicas de Porto Alegre ou pelo *site* do Sistema de Informações sobre Agentes Teratogênicos/Siat.

A CONCEPÇÃO

Após as recomendações recém-apresentadas, a paciente poderá concluir a sua consulta perguntando qual é a melhor maneira para efetivamente ficar grávida. Se a paciente tiver ciclos regulares, as relações sexuais sem proteção deverão começar 5 dias antes da data prevista para a ovulação (9º dia em um ciclo-padrão de 28 dias) e acontecer em dias alternados até 5 dias após a ovulação (19º dia em um ciclo-padrão de 28 dias).

> ★ A chance de concepção em um dado mês fica em torno de 20%. Portanto, é importante ressaltar, em especial às pacientes nuligestas, que casais normais e saudáveis podem levar até 1 ano para terem sucesso na tentativa de conceber. As pacientes que também desejam engravidar em um determinado mês ou período do ano para programar a época do nascimento devem ser lembradas desse fator imponderável.

Em resumo, há nove objetivos avaliados na primeira consulta pré-natal como indicativos de qualidade da assistência pré-concepcional:[46]

1. Gestação planejada.
2. Primeira consulta pré-natal antes das 12 semanas de gestação.
3. Uso de ácido fólico iniciado pelo menos 3 meses antes da concepção.
4. Ausência de tabagismo.
5. Ausência de depressão não controlada.
6. Peso materno ideal (IMC > 18 e < 30 kg/m^2).
7. Ausência de infecções sexualmente transmissíveis.
8. Glicemia bem-controlada em mulheres com diabetes pré-gestacional.
9. Suspensão de teratógenos.

REFERÊNCIAS

1. Sackey JA, Blazey-Martin D. The preconception office visit [Internet]. UpToDate. Waltham; 2022 [capturado em 15 jun. 2022]. Disponível em: https://www.uptodate.com/contents/the-preconception-office-visit.
2. Arluck JC, Mayhew AC. Preconception care for the general Ob/Gyn. Clin Obstet Gynecol. 2018;61(1):62–71.
3. Brasil. Ministério da Saúde. Calendário nacional de vacinação [Internet]. Ministério da Saúde. Brasília: MS; 2020 [capturado em 11 maio 2022]. Disponível em: https://www.gov.br/saude/pt-br/assuntos/saude-de-a-a-z-1/c/calendario-de-vacinacao.
4. Centers for Disease Control and Prevention. Prevention and transmission [Internet]. CDC Zika virus page. Atlanta: CDC; 2021 [capturado em 15 mar. 2022]. Disponível em: https://www.cdc.gov/zika/prevention/index.html.
5. Boushra MN, Koyfman A, Long B. COVID-19 in pregnancy and the puerperium: A review for emergency physicians. Am J Emerg Med. 2021;40:193–8.
6. Brasil. Ministério da Saúde. Informe técnico: campanha nacional de vacinação contra Covid-19. Brasília: MS; 2021.
7. Centers for Disease Control and Prevention. Advisory Committee on Immunization Practices. ACIP recommendation [Internet]. Atlanta: CDC; 2022 [capturado em 15 mar. 2022]. Disponível em: https://www.cdc.gov/vaccines/acip/index.html.
8. American College of Obstetricians and Gynecologists Committee on Gynecologic Practice and Practice Committee. Female age-related fertility decline. Fertil Steril. 2014;101(3):633–4.
9. Attali E, Yogev Y. The impact of advanced maternal age on pregnancy outcome. Best Pract Res Clin Obstet Gynaecol. 2021;70:2–9.
10. Andersen A-MN, Wohlfahrt J, Christens P, Olsen J, Melbye M. Maternal age and fetal loss: population based register linkage study. BMJ. 2000;320(7251):1708–12.
11. Loane M, Dolk H, Morris JK, a EUROCAT Working Group. Maternal age-specific risk of non-chromosomal anomalies. BJOG. 2009;116(8): 1111–9.

12. Tarín JJ, Brines J, Cano A. Long-term effects of delayed parenthood. Hum Reprod. 1998;13(9):2371–6.
13. De Souza E, Morris JK, EUROCAT Working Group. Case-control analysis of paternal age and trisomic anomalies. Arch Dis Child.2010;95(11):893–7.
14. Wilkie G, Leftwich HK. Optimizing care preconception for women with diabetes and obesity. ClinObstet Gynecol. 2021;64(1):226–33.
15. Alexander EK, Pearce EN, Brent GA, Brown RS, Chen H, Dosiou C, et al. 2017 Guidelines of the American Thyroid Association for the diagnosis and management of thyroid disease during pregnancy and the postpartum. Thyroid. 2017;27(3):315–89.
16. American College of Obstetricians and Gynecologists. ACOG Committee Opinion No. 762: Prepregnancy Counseling. Obstet Gynecol. 2019;133:e78–89.
17. Winterbottom J, Smyth R, Jacoby A, Baker G. The effectiveness of preconception counseling to reduce adverse pregnancy outcome in women with epilepsy: what's the evidence? Epilepsy Behav. 2009;14(2):273–9.
18. Magalhães JAA, Müller ALL, Sanseverino MTV. Aconselhamento Genético. In: Melo NR, Fonseca EB, editors. Medicina Fetal. Rio de Janeiro: Elsevier; 2012. p. 327–34.
19. Allen VM, Wilson RD, Cheung A. Pregnancy outcomes after assisted reproductive technology. J Obstet Gynaecol Can. 2006;28(3):220–50.
20. MRC Vitamin Study Research Group. Prevention of neural tube defects: results of the Medical Research Council Vitamin Study. Lancet. 1991;338(8760):131–7.
21. Czeizel AE, Dudás I. Prevention of the first occurrence of neural-tube defects by periconceptional vitamin supplementation. N Engl J Med. 1992;327(26):1832–5.
22. De Wals P, Tairou F, Van Allen MI, Uh S-H, Lowry RB, Sibbald B, et al. Reduction in neural-tube defects after folic acid fortification in Canada. N Engl J Med. 2007;357(2):135–42.
23. De-Regil LM, Peña-Rosas JP, Fernández-Gaxiola AC, Rayco-Solon P. Effects and safety of periconceptional oral folate supplementation for preventing birth defects. Cochrane Database Syst Rev. 2015;2015(12):CD007950.
24. Greene NDE, Stanier P, Moore GE.The emerging role of epigenetic mechanisms in the etiology of neural tube defects. Epigenetics. 2011;6(7):875–83.
25. US Preventive Services Task Force, Bibbins-Domingo K, Grossman DC, Curry SJ, Davidson KW, Epling JW Jr, et al. Folic acid supplementation for the prevention of neural tube defects: US Preventive Services Task Force Recommendation Statement. JAMA. 2017;317(2):183–9.
26. Stephenson J, Heslehurst N, Hall J, Schoenaker DAJM, Hutchinson J, Cade JE, et al. Before the beginning: nutrition and lifestyle in the preconception period and its importance for future health. Lancet. 2018;391(10132):1830–41.
27. Federação Brasileira de Ginecologia e Obstetrícia. Nutrição na Gestação/Obstetrícia: número 72. São Paulo: Febrasgo; 2021.
28. World Health Organization. WHO antenatal care recommendations for a positive pregnancy experience: nutritional interventions update: vitamin D supplements during pregnancy. Geneva: WHO; 2020.
29. Chango A, Pogribny IP. Considering maternal dietary modulators for epigenetic regulation and programming of the fetal epigenome. Nutrients. 2015;7(4):2748–70.
30. Oakley GP Jr, Erickson JD. Vitamin A and birth defects. Continuing caution is needed. N Engl J Med. 1995;333(21):1414–5.
31. Rothman KJ, Moore LL, Singer MR, Nguyen US, Mannino S, Milunsky A. Teratogenicity of high vitamin A intake. N Engl J Med. 1995;333(21):1369–73.
32. Spencer SJ. Early life programming of obesity: the impact of the perinatal environment on the development of obesity and metabolic dysfunction in the offspring. Curr Diabetes Rev. 2012;8(1):55–68.
33. Rogozińska E, Zamora J, Marlin N, Betrán AP, Astrup A, Bogaerts A, et al. Gestational weight gain outside the Institute of Medicine recommendations and adverse pregnancy outcomes: analysis using individual participant data from randomised trials. BMC Pregnancy Childbirth. 2019;19(1):322.
34. Kominiarek MA, Rajan P. Nutrition recommendations in pregnancy and lactation. Med Clin North Am. 2016;100(6):1199–215.
35. Bedell S, Hutson J, de Vrijer B, Eastabrook G. Effects of maternal obesity and gestational diabetes melito on the placenta: current knowledge and targets for therapeutic interventions. Curr Vasc Pharmacol. 2021;19(2):176–92.
36. American College of Obstetricians and Gynecologists. ACOG Committee Opinion No. 650: Physical activity and exercise during pregnancy and the postpartum period. Obstet Gynecol. 2015;126(6):e135–42.
37. American College of Obstetricians and Gynecologists. ACOG Committee opinion no. 496: At-risk drinking and alcohol dependence: obstetric and gynecologic implications. Obstet Gynecol. 2011;118(2 Pt 1):383–8.
38. Williams JF, Smith VC, Committee on Substance Abuse. Fetal alcohol spectrum disorders. Pediatrics. 2015;136(5):e1395-1406.
39. Castles A, Adams EK, Melvin CL, Kelsch C, Boulton ML. Effects of smoking during pregnancy. Five meta-analyses. Am J Prev Med. 1999;16(3):208–15.
40. Wyszynski DF, Duffy DL, Beaty TH. Maternal cigarette smoking and oral clefts: a meta-analysis. Cleft Palate Craniofac J. 1997;34 (3):206–10.
41. Shi M, Christensen K, Weinberg CR, Romitti P, Bathum L, Lozada A, et al. Orofacial cleft risk is increased with maternal smoking and specific detoxification-gene variants. Am J Hum Genet. 2007;80(1):76–90.
42. Li J, Zhao H, Song J-M, Zhang J, Tang Y-L, Xin C-M. A meta-analysis of risk of pregnancy loss and caffeine and coffee consumption during pregnancy.Int J Gynaecol Obstet. 2015;130(2):116–22.
43. Chen L-W, Wu Y, Neelakantan N, Chong MF-F, Pan A, van Dam RM. Maternal caffeine intake during pregnancy is associated with risk of low birth weight: a systematic review and dose-response meta-analysis. BMC Med. 2014;12:174.
44. American College of Obstetricians and Gynecologists. ACOG Committee Opinion No. 462: moderate caffeine consumption during pregnancy. Obstet Gynecol. 2010;116(2 Part 1):467.
45. Bourdineaud J-P, Durrieu G, Sarrazin SLF, da Silva WCR, Mourão RHV, de Oliveira RB. Mercurial exposure of residents of Santarém and Oriximiná cities (Pará, Brazil) through fish consumption. Environ Sci Pollut Res Int. 2015;22(16):12150–61.
46. Frayne DJ, Verbiest S, Chelmow D, Clarke H, Dunlop A, Hosmer J, et al. Health care system measures to advance preconception wellness: consensus recommendations of the clinical workgroup of the National Preconception Health and Health Care Initiative. Obstet Gynecol. 2016;127(5):863–72.

ASSISTÊNCIA PRÉ-NATAL*

ALBERTO MANTOVANI ABECHE
FERNANDO ROCHA DE OLIVEIRA
IVAN SERENO MONTENEGRO
SÉRGIO H. MARTINS-COSTA

Os cuidados de saúde durante o período pré-natal foram introduzidos de forma organizada a partir do início do século XX, nos Estados Unidos, por assistentes sociais e enfermeiros. A American Academy of Pediatrics (AAP) e o American College of Obstetricians and Gynecologists (ACOG)[1] descrevem os cuidados pré-natais como um programa abrangente de cuidados envolvendo a abordagem coordenada de cuidados médicos e psicossociais que idealmente devem ser iniciados antes da concepção, estendendo-se por todo o período gestacional até o parto. Desse modo, os programas de pré-natal devem incluir:

- Cuidados pré-concepcionais.
- Diagnóstico precoce da gestação.
- Avaliação pré-natal inicial.
- Consultas de acompanhamento pré-natais até o parto.

Os principais objetivos do acompanhamento médico ou de enfermagem no pré-natal são:

- Identificar gestantes com fatores de risco para desfechos desfavoráveis (p. ex., diabetes gestacional, hipertensão arterial sistêmica [HAS], prematuridade).
- Prevenir os agravos mais comuns para o binômio materno-fetal (p. ex., transmissão vertical de infecções).
- Tratar enfermidades intercorrentes (p. ex., infecção do trato urinário [ITU], infecções vaginais, infecções sexualmente transmissíveis [ISTs]).
- Educar a gestante para um estilo de vida saudável (p. ex., abandono do tabagismo e do álcool, correção dietética, uso seguro de medicamentos).
- Preparar o casal para o momento do nascimento e o puerpério.

O rastreamento das gestantes com risco pré-natal deve ser realizado continuamente durante toda a assistência pré-natal de maneira meticulosa e racional. Uma análise da frequência de problemas que passam despercebidos ou são superdiagnosticados em uma população de gestantes mostrou que se, por um lado, a detecção de muitos desses problemas é deficiente, por outro, são comuns os achados falso-positivos no rastreamento, o que traz o risco de intervenções desnecessárias e causa medo, angústia e mal-estar para o casal.[2] Um estudo realizado em Porto Alegre, o qual analisou a adequação dos encaminhamentos de gestantes da rede de saúde primária aos centros de referência para o atendimento de pré-natal de alto risco, mostrou que 24,5% desses encaminhamentos foram considerados inadequados. Somente em cerca de 50% dos casos houve reconhecimento prévio de situações relativamente comuns, como restrição de crescimento fetal (RCF), feto em apresentação pélvica e pré-eclâmpsia.[2]

---

*Os coautores agradecem a Jorge Alberto Buchabqui pela contribuição dada à escrita deste capítulo na edição anterior.

No Quadro 6.1, estão discriminados os principais fatores de risco pré-natais.

⚠️ As gestantes adolescentes merecem atenção especial durante a assistência pré-natal, pois apresentam maior frequência de pré-natal inadequado (menor número de comparecimento às consultas) e de recém-nascidos (RNs) de baixo peso quando comparadas com as gestantes não adolescentes. Além disso, pré-eclâmpsia, anemia e prematuridade têm sido mais associadas à gestação na adolescência.[3]

A menor capacidade de percepção dos riscos pela paciente e a pouca acessibilidade aos recursos hospitalares também são fatores determinantes para a taxa de complicações na gravidez. Por isso, fatores de risco podem ser tanto indicadores de risco como causas de dano à saúde.

Já na primeira consulta de pré-natal deverá ser determinado se a gestação em questão está exposta a fatores de risco prévios que possam influenciar os desfechos pré-natais.

Cuidados pré-concepcionais

Idealmente, é recomendado que todo casal que esteja planejando uma gravidez faça pelo menos uma consulta pré-concepcional para aconselhamento e avaliação de eventuais riscos. Nessa consulta, deve ser feita uma anamnese cuidadosa, incluindo história médica pregressa do casal e de sua família, além de um exame físico geral e ginecológico, incluindo medida da pressão arterial (PA), do peso e da altura (incluindo índice de massa corporal [IMC]) e avaliação da microbiota vaginal e citopatológico do colo uterino, se indicado. É recomendado também o rastreamento sorológico de vírus da imunodeficiência humana (HIV, *human immunodeficiency virus*), sífilis, antígenos e anticorpos da hepatite B, uma medida da glicemia de jejum para detectar e corrigir eventual hiperglicemia e um hemograma para detectar uma anemia não percebida.

Além disso, deve ser recomendado que a futura gestante inicie, pelo menos 30 dias antes da concepção, mantendo até a 12ª semana

Quadro 6.1 – Indicadores de risco gestacional

Biológicos
- Idade materna < 16 ou > 35 anos
- Peso inicial inferior a 50 kg
- Estatura inferior a 150 cm
- História familiar de doenças hereditárias

Clínicos
- Hipertensão arterial
- Nefropatia
- Diabetes
- ISTs
- Cardiopatia

Ambientais
- Saneamento básico inexistente ou inadequado
- Estilo de vida não saudável

Comportamentais
- Tabagismo
- Etilismo
- Uso de drogas ilícitas
- Atividade em trabalho braçal exaustivo
- Sedentarismo

Relacionados com assistência à saúde
- Má qualidade da assistência
- Cobertura insuficiente ao pré-natal
- Falta de integração interinstitucional

Socioculturais
- Baixa escolaridade
- Gestantes solteiras
- Adolescência e não aceitação da gravidez

Econômicos
- Baixa renda

Obstétricos
- História de infertilidade
- Gravidez anterior com qualquer intercorrência, incluindo distocia e/ou cicatriz uterina prévia

Condições atuais
- Pré-natal ausente ou tardio
- Hemorragia anteparto
- Gestação múltipla
- HAS
- Rupreme
- Aloimunização
- Gestação prolongada
- Restrição de crescimento fetal
- Polidrâmnio
- Anemia
- Apresentação anômala

HAS, hipertensão arterial sistêmica; ISTs, infecções sexualmente transmissíveis; Rupreme, ruptura prematura de membranas.

de gestação, uma reposição de ácido fólico, o que pode diminuir o risco de defeitos de fechamento do tubo neural no futuro bebê. A dose recomendada é de 0,4 mg/dia por via oral (VO), com exceção das pacientes de alto risco (diabetes, antecedente de defeito de fechamento do tubo neural), que devem receber 4 mg/dia.

O calendário vacinal da futura gestante também deve ser avaliado, com ênfase na imunização contra hepatite B, rubéola, *influenza*, Covid-19, difteria, tétano e coqueluche.

Deve-se também aproveitar a consulta pré-concepcional para ouvir o casal em relação às suas expectativas quanto à gestação e ao parto, esclarecendo dúvidas e passando uma mensagem de confiança e segurança.

Diagnóstico de gestação

O diagnóstico precoce da gestação é fundamental para uma assistência pré-natal de qualidade, pois possibilita o início também precoce do acompanhamento pré-natal e dos cuidados de saúde. Além disso, facilita a identificação correta da idade gestacional (IG), o que é decisivo para o acompanhamento correto da gestação.

O diagnóstico de gestação é feito com base em dados clínicos (história e exame físico) e testes subsidiários. Apesar de ser menos sensível e específica do que os testes laboratoriais, a avaliação clínica de sinais e sintomas fornece dados iniciais a respeito do grau de probabilidade de tratar-se realmente de gestação ou sobre a necessidade de buscar diagnósticos alternativos.

A história típica é a de uma mulher na menacme, com vida sexual ativa, sem uso de método contraceptivo, referindo atraso menstrual ou amenorreia secundária. Os sinais e sintomas de gestação podem ser classificados como sintomas e sinais de presunção, sinais de probabilidade e sinais de certeza de gestação, conforme descritos a seguir:

Sintomas de presunção:
- Náuseas e vômitos no primeiro trimestre.
- Aumento do volume e da sensibilidade nas mamas.
- Polaciúria e nictúria.
- Percepção de movimentos fetais pela paciente.
- Mudanças no apetite (desejos alimentares).
- Fadiga, tontura, sialorreia, distensão abdominal e constipação, dispneia, congestão nasal, cãibras e lombalgia.

Sinais de presunção:
- Atraso menstrual de 10 a 14 dias ou amenorreia secundária.
- Congestão mamária e mastalgia, pigmentação das aréolas e surgimento dos tubérculos de Montgomery, aparecimento de colostro e rede venosa visível.
- Alterações na vulva e na vagina (coloração violácea vaginal, cervical e vulvar).
- Alterações no muco cervical (maior quantidade de muco e ausência de cristalização com padrão arboriforme).
- Alterações cutâneas (estrias, hiperpigmentação da face – cloasma e linha *nigra*; ver Cap. 4 – Modificações fisiológicas na gestação).

Sinais de probabilidade:
- Alterações em formato e consistência do útero (flexão do corpo sobre o colo uterino no toque bimanual – sinal de Hegar) e sinal de Nobile-Budin (preenchimento do fundo de saco vaginal pelo útero percebido ao toque vaginal).
- Consistência cervical amolecida.
- Aumento do volume abdominal.

Sinais de certeza:
- Ausculta de batimentos cardiofetais (BCFs) (pela ultrassonografia [US] transvaginal a partir da 6ª semana; pelo sonar Doppler a partir da 10ª semana de gestação; e pelo estetoscópio de Pinard a partir da 18ª à 20ª semana).
- Sinal de Puzos (rechaço fetal intrauterino ao toque).
- Percepção de movimentos e partes fetais pelo examinador (a partir de 18-20 semanas).

DIAGNÓSTICO LABORATORIAL DE GESTAÇÃO

O diagnóstico laboratorial de gestação é feito com base na detecção da fração β da gonadotrofina coriônica humana (β-hCG, *human chorionic gonadotropin*) urinária ou sérica. Ambas têm alta sensibilidade, porém os testes urinários são menos sensíveis do que os séricos. A hCG é uma glicoproteína composta de duas subunidades: α (muito semelhante às subunidades do hormônio luteinizante [LH, *luteinizing hormone*], da tireotrofina [TSH] e do hormônio folículo-estimulante [FSH, *follicle-stimulating hormone*]) e β (detectada nos testes de gestação). A β-hCG é produzida pelo trofoblasto e aparece na circulação materna pouco após a implantação trofoblástica, tornando-se detectável no plasma ou na urina em 8 a 9 dias após a ovulação. Níveis plasmáticos menores do que 5 mUI/mL são considerados negativos, ao passo que níveis maiores do que 25 mUI/mL são considerados positivos.

Os níveis de β-hCG crescem exponencialmente nas primeiras semanas, atingindo um pico de até 150.000 mUI/mL em torno de 8 a 10 semanas. Entre a 10ª e a 20ª semana, os níveis tendem a cair e mantêm-se estáveis a partir da 20ª semana.

Muitas vezes, as pacientes procuram o médico após terem realizado um teste de gravidez em casa, vendido em farmácias. Apesar de as informações dos fabricantes divulgarem precisão de até 99% desse exame, alguns estudos têm demonstrado sensibilidade de apenas 75% ou menos quando utilizados em situações reais, pelas próprias pacientes. A causa mais comum de testes falso-negativos é a sua realização muito precoce, quando os níveis de β-hCG ainda estão muito baixos.

DIAGNÓSTICO ULTRASSONOGRÁFICO DE GESTAÇÃO

O diagnóstico de gestação também pode ser confirmado por meio de US (**Figura 6.1**). O saco gestacional é visível precocemente (4-5 semanas após a data da última menstruação [DUM]). A partir de 6 semanas, deve ser possível detectar BCFs pela US. Os benefícios do diagnóstico pela US vão além da confirmação da gestação, pois o exame permite identificar sua localização (uterina, tubária, etc.), o número de embriões e, no caso de gemelaridade, a zigosidade.

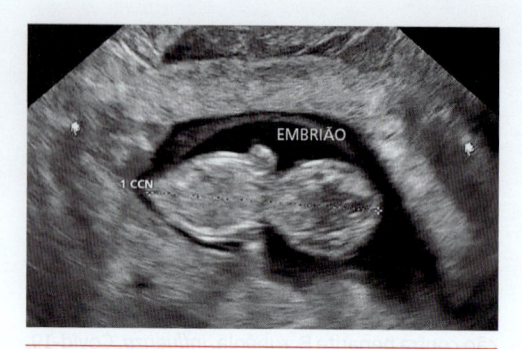

FIGURA 6.1 – Diagnóstico ultrassonográfico de gestação intrauterina.
CCN, comprimento cabeça-nádega.

Determinação da idade gestacional e data provável do parto

A IG referida corresponde ao número de semanas desde o primeiro dia da DUM de um ciclo regular e ovulatório até a data estimada, e pode ser calculada conforme mostra o **Quadro 6.2**.[4] As IGs estimadas pela DUM são incorretas entre

Quadro 6.2 – Cálculo de idade gestacional, data provável do parto e exemplos

Idade gestacional
- Calculada pela DUM: número de dias entre a DUM e o dia do cálculo dividido por 7
- Calculada pela US: número de dias entre a data de realização da US e o dia do cálculo dividido por 7 somado à IG fornecida pelo exame

Data provável do parto (regra de Näegele)
1. Determinação do dia da DPP
   - Soma-se 7 dias à DUM
   - Nos casos em que o número de dias encontrado for maior do que o número de dias do mês, passar os dias excedentes para o mês seguinte, adicionando 1 ao final do cálculo do mês
2. Determinação do mês e ano da DPP
   - Se o mês, após o passo 1, for de janeiro a março, soma-se 9 ao mês e mantém-se o ano da DPP
   - Se o mês, após o passo 1, for de abril a dezembro, subtrai-se 3 do mês e soma-se 1 ao ano da DPP

DPP, data provável do parto; DUM, data da última menstruação; IG, idade gestacional; US, ultrassonografia.

11 e 42%.[5] Por isso, o cálculo da IG pela DUM deve sempre ser confirmado em todas as consultas, sendo necessário utilizar, sempre, os métodos mais acurados. Isso é particularmente importante quando a DUM não é confiável (ciclos irregulares ou uso de anticoncepcionais).

⭐ A data provável do parto (DPP) pode ser calculada pela regra de Näegele, conforme mostra o Quadro 6.2.

Uma das formas mais confiáveis para a datação da gestação é a avaliação por US obstétrica. Feita no primeiro trimestre por via transvaginal, faz-se a medida do comprimento cabeça-nádega (CCN). O cálculo da IG a partir da US pode ser realizado conforme mostra o Quadro 6.2. O Quadro 6.3 mostra a acuidade da US para determinação da IG de acordo com o período em que o exame é realizado.[6]

Em gestações já avançadas com DUM desconhecida, é possível ainda tentar estimar a IG utilizando a avaliação de sinais ultrassonográficos de maturidade fetal. A ossificação da epífise femoral distal sugere IG de pelo menos 32 semanas, e a ossificação da tíbia proximal e as epífises umerais sugerem IG de pelo menos 35 semanas.[6]

Consulta pré-natal

OBJETIVOS BÁSICOS E PLANEJAMENTO

Os objetivos principais de cada consulta pré-natal devem ser:

- Definir o estado de saúde da mãe e do feto.
- Avaliar a IG e compará-la com o crescimento uterino (medida em cm da sínfise púbica até o fundo uterino).
- Avaliar os riscos.

- Realizar um plano de cuidado obstétrico continuado.

⭐ O calendário de atendimento pré-natal deve ser programado de acordo com a IG na primeira consulta, os períodos mais adequados para a coleta de exames e dados clínicos, as fases nas quais se necessita intensificar a vigilância pela maior possibilidade de complicações e, ainda, os recursos dos serviços de saúde e a possibilidade de acesso da paciente a eles. Para gestantes de risco habitual, a Organização Mundial da Saúde (OMS) recomenda um mínimo de seis consultas: uma no 1º trimestre, duas no 2º trimestre e três no 3º trimestre. O Ministério da Saúde (MS) e os diversos protocolos de assistência ao pré-natal sugerem uma programação e frequência de consultas conforme a Tabela 6.1.[4,7-10] Caso seja identificada gestação de alto risco, a paciente deve ser referenciada para um serviço adequado, e a periodicidade das consultas será individualizada.

🎁 Na primeira consulta pré-natal, devem ser realizados anamnese e exame físico completos, atentando-se para aspectos epidemiológicos e antecedentes familiares e pessoais, com atenção especial para antecedentes ginecológicos e obstétricos. É muito importante também realizar, na primeira consulta pré-natal, uma avaliação dos aspectos socioculturais, incluindo rastreamento para uso de drogas, risco de violência doméstica, nível de segurança no local de moradia, pobreza extrema, fome e aceitação da gestação.

Nas consultas subsequentes, a avaliação deve ser mais dirigida aos aspectos específicos da gestação, sendo necessário questionar sempre sobre

Quadro 6.3 – Acuidade da ultrassonografia obstétrica para avaliar a idade gestacional

Entre 7 e 10 semanas – Erro de ± 3 dias
Entre 10 e 14 semanas – Erro de ± 7 dias
Segundo e terceiro trimestres – Erro de ± 2-4 semanas

Tabela 6.1 – Número de consultas por período gestacional

IDADE GESTACIONAL	PERIODICIDADE
Até a 28ª semana	Mensais
Da 28ª até a 36ª semana	Quinzenais
Da 36ª até a 41ª semana	Semanais

Obs.: Havendo sinal de trabalho de parto e/ou 41 semanas, encaminhar à maternidade. Não existe alta do pré-natal.

movimentação fetal, contrações uterinas e perdas vaginais.

Deve-se sempre estar atento aos aspectos emocionais associados à gravidez, pois esse é um momento importante para o casal e sua família. Além disso, é necessário estar atento em todas as consultas para responder as dúvidas e ansiedades da mulher e de seu parceiro e orientá-los a respeito de sinais e sintomas normais em cada período da gestação.

Um tema importante que deve ser discutido no período pré-natal com a gestante e, se for o caso, com o casal são as suas expectativas e preferências em relação ao tipo e modo de parto. É interessante que seja construído um Plano de Parto que contemple os desejos da gestante, em consonância com as normas de segurança para ela e seu bebê, assim como as intervenções médicas que poderão ser necessárias no período intraparto. Discutir, por exemplo, a necessidade, os benefícios e os riscos de procedimentos como uso de ocitocina, episiotomia ou cesariana e parto instrumentado, ainda durante o pré-natal, é a chave para diminuir o risco de conflitos e de reversão de expectativas durante o parto.

No fim da gestação, deve-se explicar à paciente os sinais previstos de início do trabalho de parto (ritmo, frequência e intensidade das contrações) e ressaltar a possibilidade de ruptura da bolsa de líquido amniótico, os sinais de alerta para indicar uma consulta em emergência obstétrica e os procedimentos que poderão ser realizados durante a sua internação.

É tarefa do pré-natalista fornecer à gestante, já na primeira consulta, uma carteira de pré-natal (ver **Figura 6.6**, no final deste capítulo), na qual devem ser anotados, de maneira clara e objetiva, todos os dados relevantes de sua gestação, e a paciente deve ser orientada a tê-la sempre consigo em caso de necessitar de atendimento médico. Na carteira de pré-natal, também deve constar o nome do hospital de referência para parto ou intercorrências e urgências. Deve-se incentivar o parceiro a participar das consultas de pré-natal e, oportunamente, receber as orientações do pré-natal e de saúde em geral.[11]

O pré-natal é uma ótima oportunidade para estimular hábitos saudáveis, como alimentação adequada, exercícios – sobretudo aqueles envolvendo as musculaturas abdominal, pélvica e lombossacral – e dar orientações sobre amamentação. Um estudo realizado com pacientes atendidas na maternidade do Hospital de Clínicas de Porto Alegre (HCPA) evidenciou que apenas 34,9% das puérperas avaliadas haviam recebido orientação sobre aleitamento durante a gestação.[12] As orientações devem incluir conteúdos sobre a fisiologia da lactação, a técnica correta da amamentação e, principalmente, a importância da amamentação para a saúde da criança. Com isso, a mulher fica mais preparada para prevenir e superar eventuais obstáculos à amamentação.

ALTERAÇÕES FISIOLÓGICAS DA GESTAÇÃO

As alterações fisiológicas que ocorrem em todas as gestações acometem a maioria dos sistemas do organismo e podem gerar sintomas desconfortáveis para a gestante, tornando-se queixas muito frequentes nas consultas de pré-natal, muitas vezes podendo ser confundidas com doenças. As alterações fisiológicas são descritas no Capítulo 4 – Modificações fisiológicas na gestação.

ESTADO NUTRICIONAL E GANHO DE PESO DURANTE A GESTAÇÃO

As gestantes devem receber uma alimentação baseada em alimentos verdadeiros (não industrializados), com representatividade de todos os macronutrientes (carboidratos, lipídeos e proteínas). Os governantes devem garantir que as gestantes socioeconomicamente necessitadas recebam uma dieta adequada para o suprimento das necessidades básicas da gestação.

O ganho de peso na gestação deve ser vigiado, verificando-se se evolui dentro da faixa de normalidade. A ausência de ganho de peso ou a perda de peso podem estar associadas a crescimento fetal insuficiente; o ganho de peso repentino (700 g ou mais em 1 semana) deve levantar suspeita de retenção líquida (edema) relacionada com pré-eclâmpsia. Uma revisão sistemática de

2009 mostrou que mulheres com ganho ponderal abaixo do recomendado tendem a apresentar RCF e RNs com baixo peso. Gestantes com ganho excessivo de peso tendem a ter fetos macrossômicos, grandes para a IG ao nascimento, e maior dificuldade para perder peso no puerpério.[13]

As recomendações de ganho ponderal durante a gestação estão sumarizadas na **Tabela 6.2**.[14]

A suplementação rotineira de vitaminas não é recomendada, pois, em geral, uma alimentação saudável é suficiente para suprir as necessidades diárias de forma adequada. A exceção é feita nos casos em que há risco nutricional, como em pacientes com gestação múltipla, abuso de drogas, veganas, vegetarianas estritas, epilépticas ou com diagnóstico de hemoglobinopatias.

Uma suplementação de ferro elementar – na dose de 30 a 40 mg/dia, a partir de 20 semanas de IG – é recomendada, inclusive para gestantes sem anemia ferropriva, uma vez que o balanço de ferro é negativo ao fim da gestação. O uso intermitente de 1 a 3 vezes por semana parece ser igualmente efetivo e mais bem tolerado. Nas gestantes com anemia ferropriva, a suplementação deve ser de 40 a 120 mg diários. Quando, na primeira avaliação da hemoglobina da gestante, o valor for superior a 11 g/dL, existe a opção de não fazer a suplementação de ferro em gestantes sem fatores de risco e observar a evolução dos resultados desse exame ao longo do pré-natal.[10]

Constipação intestinal é uma queixa comum entre as gestantes. A suplementação dietética com fibras vegetais é efetiva na redução da constipação na gravidez.

VIGILÂNCIA DA PRESSÃO ARTERIAL

A medida da PA deve ser realizada a cada consulta de pré-natal, a fim de permitir o diagnóstico precoce de HAS e outros distúrbios hipertensivos na gestação, como pré-eclâmpsia.

A medida da PA sempre deverá ser realizada com a paciente sentada, em repouso e sem blusa apertada (Figura 6.2). Em caso de pacientes obesas, deve-se utilizar esfigmomanômetro adequado ou realizar o cálculo de ajuste de acordo com o perímetro braquial. Considera-se hipertensão arterial quando os níveis de pressão sistólica forem > 140 mmHg ou os níveis de pressão diastólica forem > 90 mmHg, medidos no mínimo duas vezes com intervalo de pelo menos 6 horas (ver Cap. 38 – Doença hipertensiva na gestação).

MEDIDA DA ALTURA UTERINA – CRESCIMENTO FETAL

A medida da altura uterina (AU) feita a cada consulta, de preferência pelo mesmo examinador, é uma maneira fácil e universalmente acessível para acompanhar o crescimento uterino. O registro gráfico da AU permite fazer a avaliação indireta do crescimento do feto, compará-lo com a IG presumida e detectar desvios de crescimento.

Tabela 6.2 – Recomendações para ganho ponderal durante a gestação

ESTADO NUTRICIONAL ANTES DA GESTAÇÃO	IMC PRÉ-GESTACIONAL (kg/m²)	GANHO DE PESO DURANTE A GESTAÇÃO (kg)	GANHO DE PESO POR SEMANA NO 2º E NO 3º TRIMESTRES (kg)
Baixo peso	< 18,5	12,5-18	0,5
Peso adequado	18,5-24,9	11-16	0,4
Sobrepeso	25-29,9	7-11,5	0,3
Obesidade	≥ 30	5-9	0,2

IMC, índice de massa corporal.
Fonte: Adaptada de Institute of Medicine (US) and National Research Council (US) Committee to Reexamine IOM Pregnancy Weight Guidelines.[14]

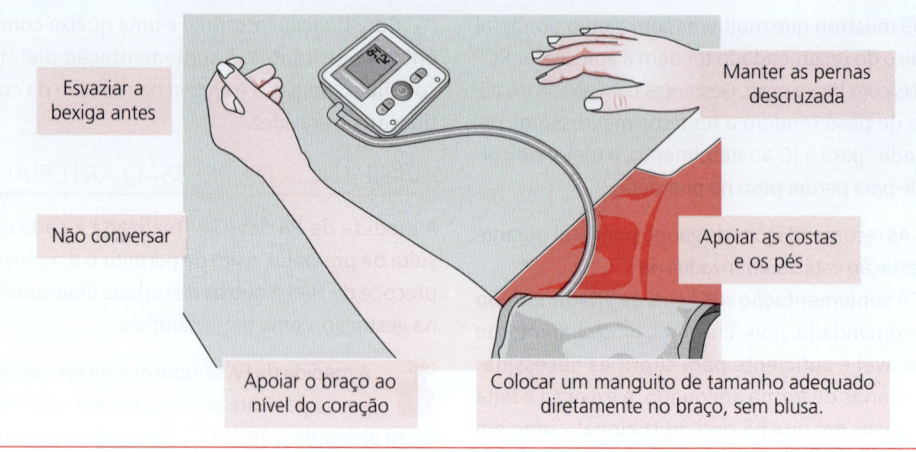

FIGURA 6.2 – Técnica adequada para medida da pressão arterial na gestante.

A Tabela 6.3 apresenta a correlação entre o tamanho uterino e a IG.

A medida da AU é feita colocando-se um extremo da fita métrica sobre a borda superior da sínfise púbica, e o outro, no fundo uterino. A paciente deve ser colocada em decúbito dorsal, com a bexiga vazia, para reduzir a interferência de fatores extrínsecos na medida da AU.[10]

No HCPA, adotou-se como padrão de referência a curva de AU de acordo com a IG apresentada por Oppermann e colaboradores,[15] que se fundamentaram na avaliação de mais de 3.500 gestantes em um estudo multicêntrico, envolvendo seis capitais brasileiras (Figura 6.3).

A cada consulta, deve-se marcar no gráfico o ponto de intersecção da AU com a IG e verificar se a curva do crescimento está situada entre os percentis 10 e 90. Se a AU seguir aumentando em um mesmo percentil, deve-se seguir o calendário mínimo de pré-natal. Se ocorrer queda ou elevação abrupta da curva, deve-se atentar para um possível erro na medida ou prosseguir com a investigação diagnóstica para distúrbio do crescimento fetal. Nesses casos, uma avaliação ultrassonográfica do feto torna-se mandatória.

AUSCULTA DOS BATIMENTOS CARDIOFETAIS

Observa-se a frequência dos batimentos durante 1 minuto, que deve se situar entre 110 e 160 batimentos por minuto (bpm). Variações para menos ou para mais correspondem, respectivamente, à bradicardia e à taquicardia fetal e

Tabela 6.3 – Correlação entre a idade gestacional e o tamanho uterino

SEMANAS	TAMANHO UTERINO
Até a 6ª semana	Não ocorre alteração do tamanho uterino
Na 8ª semana	O útero corresponde ao dobro do tamanho normal
Na 10ª semana	Corresponde a três vezes o tamanho habitual
Na 12ª semana	Ocupa toda a pelve, sendo palpável na sínfise púbica
Na 16ª semana	Encontra-se entre a sínfise púbica e a cicatriz umbilical
Na 20ª semana	Situa-se na cicatriz umbilical
A partir da 20ª semana	Existe uma relação aproximada entre as semanas de gestação e a medida da altura uterina; quanto mais próximo do término da gestação, menos fiel é a correspondência

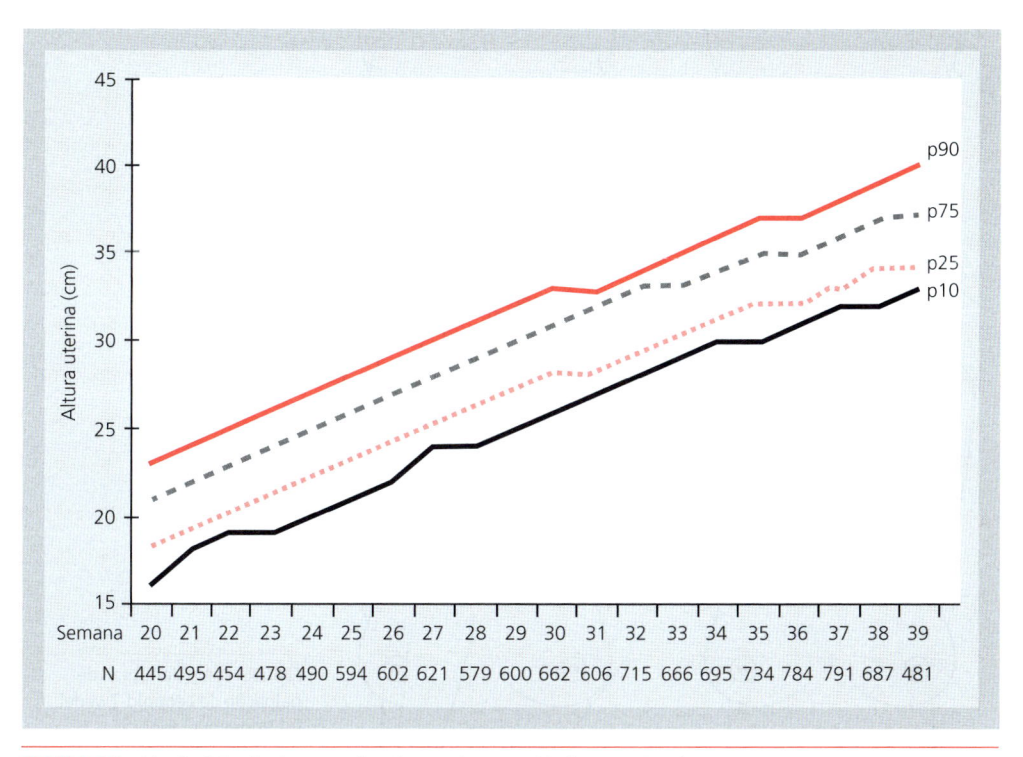

FIGURA 6.3 – Distribuição da altura uterina de acordo com a idade gestacional.
Fonte: Elaborada com base em Oppermann e colaboradores.[15]

representam motivos para avaliação mais detalhada de bem-estar fetal. A existência de acelerações transitórias (elevações da frequência de pelo menos 15 batimentos por, no mínimo, 15 segundos) é sinal de boa vitalidade e está frequentemente associada às movimentações fetais, aos estímulos mecânicos sobre o útero ou à contração uterina.

No terceiro trimestre da gestação, se o dorso fetal estiver situado à direita da mãe, o decúbito dorsal materno pode levar à compressão da aorta e da veia cava inferior (hipotensão supina postural), causando síndrome de compressão aortocava. A diminuição do fluxo sanguíneo uterino e da perfusão placentária pode acarretar queda da frequência cardíaca fetal (efeito Poseiro). A lateralização da paciente para a esquerda deve normalizar essa situação.

A determinação do local de melhor ausculta dos BCFs depende da IG. Nas gestações de até 16 semanas, o ponto de ausculta deve situar-se próximo ao púbis. Com o avanço do crescimento uterino, privilegiando o eixo longitudinal, em geral o feto se situará nesse eixo, o que pode ser comprovado por meio das manobras de Leopold-Zweifel (**Figura 6.4**). Dividindo-se o abdome materno em quatro quadrantes, procura-se auscultar os BCFs no quadrante em que devem estar o dorso e a cabeça fetal.

AVALIAÇÃO LABORATORIAL NO PRÉ-NATAL

O roteiro dos exames laboratoriais de um pré-natal de risco habitual, o momento de solicitá-los, a interpretação dos resultados e as respectivas condutas estão descritos na **Tabela 6.4**.[10,11]

⭐ Atualmente, o MS recomenda que a parceria sexual da gestante seja incluída no pré-natal, sobretudo no que se refere ao rastreamento das ISTs que podem afetar a gestante e o feto.[11] Em um estudo de coorte realizado em Porto Alegre entre 2018 e 2019, Yeganesh e colaboradores

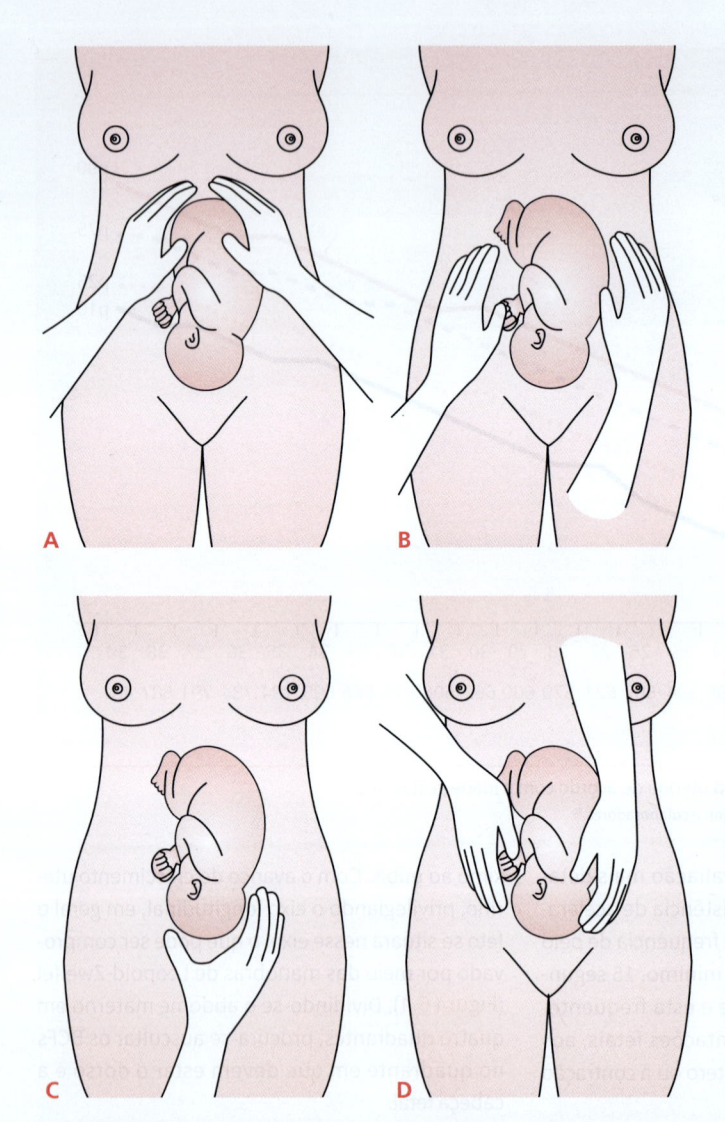

FIGURA 6.4 – Manobras de palpação de Leopold-Zweifel. (**A**) Primeira manobra: determinação do fundo uterino. (**B**) Segunda manobra: identificação da situação e posição fetal. (**C**) Terceira manobra: identificação da apresentação fetal e sua altura em relação ao estreito superior da pelve materna. (**D**) Quarta manobra: confirmação da apresentação fetal e sua altura em relação ao estreito superior da pelve e do seu grau de flexão e deflexão.

(2021) avaliaram 255 homens assintomáticos parceiros de gestantes no pré-natal: 16% dos homens foram diagnosticados com alguma IST, sendo que 2,8% tinham sífilis e 0,4% HIV, o que pode, em parte, explicar a dificuldade de prevenção da transmissão vertical dessas infecções com o rastreamento apenas da gestante. No HCPA, recomenda-se a testagem do(a) companheiro(a) da gestante para sífilis e HIV.[16]

ULTRASSONOGRAFIA

Em suas últimas recomendações para atendimento pré-natal, a OMS preconiza uma US antes da 24ª semana de gestação para verificar melhor a IG e detectar anomalias fetais e gestações múltiplas, no intuito de reduzir a indução do trabalho de parto para gestantes pós-termo, melhorar a experiência gestacional da mulher, além de diminuir as taxas de cesarianas.[17]

O MS recomenda pelo menos uma US no pré-natal, que deve ser solicitada no primeiro trimestre, preferencialmente entre a 11ª e a 13ª semana de gestação para obter uma melhor datação da IG e, com isso, diminuir o risco de considerar uma gestação como pré-termo ou prolongada (pós-datismo). Nesse período, a US também permite

Tabela 6.4 – Exames de rotina de um pré-natal de baixo risco

EXAMES	QUANDO?	RESULTADO	CONDUTA
Hemograma	1ª consulta e 3º trimestre	Acima de 11 g/dL: normal Entre 8 e 11 g/dL: anemia leve Abaixo de 8 g/dL: anemia grave	Na ausência de anemia: ferro elementar (40 mg/dia a partir da 20ª semana) Se anemia, investigar causa e tratar
Tipagem sanguínea	1ª consulta	Se mãe Rh-negativo e pai Rh-positivo ou em caso de tipagem desconhecida, solicitar Coombs indireto (CI)	Se CI negativo até a 27ª semana, repetir mensalmente e considerar imunoglobulina anti-Rh na 27ª semana Se CI positivo, encaminhar para pré-natal de alto risco
Testes rápidos (TR) ou sorologias	1ª consulta		
HIV		Se HIV-positivo, encaminhar e tratar Se HIV-negativo, acompanhar com sorologia anti-HIV trimestral	Se HIV-positivo, encaminhar para pré-natal de alto risco
Sífilis		Se TR, sífilis positivo Se VDRL reagente, solicitar teste treponêmico TR, FTA-Abs ou TPHA Se VDRL negativo, repetir trimestralmente e no momento do parto	Tratar imediatamente e solicitar VDRL em até 7 dias Tratar imediatamente e acompanhar com titulação de VDRL mensalmente Espera-se que baixe 2 titulações em 3 meses
Hepatite B		Se negativo, repetir sorologia HbsAg no 3º trimestre	Se negativo, indicar imunização
IF-Toxoplasmose	1ª consulta	Se IgG e IgM negativos, repetir a cada trimestre Se IgG positivo e IgM negativo Se IgG e IgM reagentes, solicitar teste de avidez IgG Se IgG negativo e IgM positivo (falso-positivo ou infecção aguda)	Orientar medidas preventivas Encerrar a investigação Se toxoplasmose confirmada, encaminhar para pré-natal de alto risco Repetir sorologias em 3 semanas
Glicemia de jejum	1ª consulta	Se < 92 mg/dL, normal Se ≥ 92 mg/dL, DMG	Rastreamento de DMG com TTG 75 g entre a 24ª e a 28ª semana Se DMG, encaminhar para pré-natal de alto risco

(Continua)

Tabela 6.4 – Exames de rotina de um pré-natal de baixo risco (Continuação)

EXAMES	QUANDO?	RESULTADO	CONDUTA
Urocultura	1ª consulta	Se positivo para ITU Se > 2 ITUs ou PNA Se identificada BA ou ITU sintomática, repetir mensalmente	Iniciar tratamento e urocultura de controle Antimicrobiano profilático até o final da gestação
Eletroforese para anemia falciforme (AF)	Solicitar na 1ª consulta somente se anemia identificada no hemograma	Hb AA = normal Hb AS e AC = heterozigose sem doença ou traço falcêmico Hb SS, SC, SD e variantes = doença	Encerrar a investigação Investigar o pai – chance de 25% de AF Encaminhar para pré-natal de alto risco
TSH	Solicitar na 1ª consulta somente se grupo de risco ou paciente sintomática	Se > 2,5 mU/L (1º trimestre) Se > 3,5 mU/L (2º e 3º trimestres) Se > 2,5 mU/mL e < 4,0 mU/L Se > 4,0 mU/L	Solicitar T4 livre e anti-TPO Tratamento controverso e individualizado Iniciar tratamento com levotiroxina e ajustar a dose. Encaminhar para pré-natal de alto risco
Estreptococo β-lactâmico	Entre a 35ª e a 37ª semana	Se positivo	Fazer a profilaxia no momento do parto
CP de colo uterino	Qualquer trimestre, preferencialmente até a 28ª semana	Em pacientes que não têm coleta segundo os protocolos de prevenção de neoplasias cervicais	Evitar coleta endocervical

Anti-TPO, antiperoxidase tireoidiana; BA, bacteriúria assintomática; CP, citopatológico; DMG, diabetes melito gestacional; FTA-Abs, teste de imunofluorescência (*fluorescent treponemal antibody absortion test*); Hb, hemoglobina; HbsAg, antígeno de superfície do vírus da hepatite B; HIV, vírus da imunodeficiência humana; IF, imunofluorescência; ITU, infecção do trato urinário; PNA, pielonefrite aguda; T4, tiroxina; TPHA, teste de hemaglutinação para *Treponema pallidum* (*Treponema pallidum hemaglutination assay*); TSH, tireotrofina; TTG, teste de tolerância à glicose; VDRL, *venereal disease research laboratory*.

o rastreamento das principais aneuploidias fetais (ver testes de rastreamento e de diagnóstico de aneuploidias no Cap. 7 – Rastreamento e diagnóstico em medicina fetal). Outra US pode ser feita entre a 18ª e a 23ª semana de gestação, para avaliar melhor a morfologia do feto. Em gestantes de risco habitual, não há indicação para solicitar USs repetidas.[18]

Avaliações ultrassonográficas de rotina para acompanhar o crescimento do feto ou avaliar o volume do líquido amniótico não são recomendadas, pois, além de aumentarem o custo da assistência pré-natal, não têm utilidade prática e com frequência geram angústia e apreensão no casal, além de risco significativo de induzir a equipe médica a intervenções desnecessárias.[19]

A US Doppler de primeiro ou segundo trimestre para rastreamento de pré-eclâmpsia ou de RCF em gestantes sem risco clínico para tais enfermidades não deve ser feita, pois gera muitos resultados falso-positivos e não traz nenhum benefício.[19] A ecocardiografia fetal também não é um exame rotineiro. Deve ser solicitada nas indicações habituais (p. ex., lúpus eritematoso sistêmico, diabetes) e quando o exame morfológico das quatro câmaras cardíacas feito entre a 18ª e a 23ª semana identificou alguma alteração.

Vacinações

A vacinação é a medida mais eficaz para a prevenção das doenças para as quais é disponível. A vacinação nas mulheres em idade reprodutiva deve estar idealmente completa antes da gestação, para que a mãe e o feto usufruam da imunização. Os anticorpos da classe IgG atravessam a placenta e conferem proteção passiva à criança até aproximadamente os 15 meses de vida. Esses anticorpos também são transmitidos pelo leite materno. Durante a gravidez, o cumprimento regular do calendário de vacinação oferece proteção para a gestante e para o feto. De acordo com o Programa Nacional de Imunizações (PNI) do MS, as vacinas indicadas na gestação são:

- **Vacina contra gripe A e sazonal** – A vacinação contra gripe é segura em qualquer IG, e gestantes são consideradas grupo de risco para infecção respiratória grave, devendo ter preferência nos programas de vacinação.
- **Vacina contra hepatite B** – O esquema completo é de três doses (0,1-6 meses), iniciando a partir do primeiro trimestre e podendo estender-se até após o parto.
- **Vacina contra difteria e tétano (dT)** – O esquema de vacinação completo da dupla adulto é de três doses, devendo ser reforçada a cada intervalo de 5 anos. Se a mulher não tomou nenhuma dose dessa vacina antes de engravidar, é necessário tomar duas doses da dupla adulto, com intervalo de, no mínimo, 30 dias e complementar com a dTpa. Caso a mulher tenha tomado uma dose da dT antes da gestação, ela deverá reforçar o esquema com mais uma dose da dT após a 20ª semana. Se a dT tiver sido aplicada nos últimos 5 anos, não há necessidade de imunizar.
- **Vacina contra difteria, tétano e coqueluche (dTpa)** – A vacina dTpa deve ser recomendada, não importa o intervalo de tempo da última dose de dT, pois é essa vacina que vai proteger contra a coqueluche no RN. Para as mulheres que se preveniram com duas ou mais doses da dT, recomenda-se a dTpa administrada com apenas uma dose. Mulheres grávidas devem tomar uma dose da dTpa em cada gestação, independentemente de já a terem tomado antes. O MS recomenda a dTpa a partir da 20ª até 36ª semana de gestação, período que gera maior proteção ao RN, com efetividade de até 91%. Entretanto, a dose também pode ser administrada até, no máximo, 20 dias antes da DPP.

As vacinas contra *Pneumococcus*, *Neisseria meningitidis* e *Haemophilus influenzae* e a vacina antirrábica podem ser aplicadas na gestação.

⚠ As vacinas atenuadas (bactérias ou vírus enfraquecidos) apresentam risco teórico de contaminação do feto, sendo contraindicadas na gestação; são elas: bacilo de Calmette-Guérin (BCG), tríplice viral (sarampo, caxumba e rubéola), varicela, febre amarela e dengue.

A vacina contra febre amarela, apesar de contraindicada, pode ser administrada em gestantes quando o risco de contrair a doença for elevado. A vacina contra papilomavírus humano (HPV, *human papillomavirus*) é contraindicada na gestação, devido à falta de estudos confirmando a sua segurança.

As vacinas do tipo inativadas, como a vacina contra hepatite A e a vacina meningocócica conjugada, não apresentam riscos para a gestante e para o feto. No entanto, elas devem ser aplicadas preferencialmente fora do período gestacional.[20]

- **Vacina contra Covid-19** – Segundo a última atualização do MS e da Federação Brasileira das Associações de Ginecologia e Obstetrícia (Febrasgo), as gestantes e puérperas até 45 dias após o parto são grupo prioritário para vacinação contra Covid-19 e devem receber as duas doses da vacina em intervalos preconizados conforme o seu imunizante e a última atualização governamental. Esses órgãos também recomendam que esse grupo receba a terceira dose de reforço. A vacina preferencial, neste momento, é a do laboratório Pfizer/BioNTech. Na ausência desta, recomenda-se a Coronavac/Butantan. As vacinas dos laboratórios AstraZeneca e Janssen não são recomendadas neste momento, dando-se preferência aos imunizantes que não contenham o vetor viral. Caso a gestante/puérpera tenha recebido a primeira ou a segunda dose das vacinas AstraZeneca, é recomendada a intercambialidade na segunda dose ou a de reforço, preferencialmente com a vacina da Pfizer ou Coronavac.[21-23]

Prescrição durante o pré-natal de ácido acetilsalicílico e cálcio para a prevenção da pré-eclâmpsia

Há evidências de que a prescrição de ácido acetilsalicílico (AAS) e, em certos casos, de cálcio durante a gravidez pode reduzir a ocorrência de pré-eclâmpsia em pacientes com fatores de risco para essa doença. Esses fatores incluem hipertensão arterial crônica e história prévia de pré-eclâmpsia, entre outros. Preferencialmente, prescreve-se AAS 100 mg VO diariamente à noite, iniciando-se antes da 16ª semana, e suspendendo-se seu uso entre 34 e 36 semanas para não elevar o risco de sangramento no parto. Nas pacientes com baixa ingesta de cálcio, a suplementação de cálcio estará indicada rotineiramente, sobretudo nas pacientes com alto risco para pré-eclâmpsia. A dose habitual é de 500 mg VO 2×/dia. Para uma exposição mais detalhada desse item, ver Capítulo 38 – Doença hipertensiva na gestação.[24,25]

Exercícios físicos durante a gestação

As atividades físicas recreativas, em sua grande maioria, são seguras durante a gestação. Os exercícios que coloquem as gestantes em risco de quedas ou trauma abdominal devem ser evitados. Na ausência de complicações ou contraindicações obstétricas ou médicas, a atividade física na gravidez é segura e desejável.

O exercício físico praticado de forma regular e com supervisão durante a gravidez é um elemento essencial de um estilo de vida saudável, e as pacientes devem ser encorajadas a continuar ou iniciar o exercício como um componente importante da saúde ideal. Mulheres que normalmente praticavam atividade aeróbica ou que eram fisicamente ativas antes da gravidez podem continuar essas atividades durante a gravidez e no período pós-parto.

Estudos observacionais de mulheres que se exercitam durante a gravidez mostraram benefícios, como diminuição da ocorrência de diabetes melito gestacional, parto cesáreo, parto vaginal operatório e tempo de recuperação pós-parto. A atividade física também pode ser um fator essencial na prevenção dos transtornos depressivos da mulher no puerpério.[26]

Profilaxia da infecção por estreptococos do grupo B (EGB)

Se a gestante for colonizada por EGB (presença de EGB na urina, na vagina ou no reto), 50% dos recém-nascidos de parto vaginal também serão colonizados e, destes, 1 a 2% desenvolverão sepse neonatal por EGB. O tratamento intraparto das gestantes colonizadas pode proteger os neonatos delas de sepse precoce por EGB. Por esse motivo, alguns protocolos recomendam o rastreamento universal de EGB durante o pré-natal.[27] Outros recomendam o rastreamento somente em grupos de risco para sepse neonatal, como nos casos de nascimento pré-termo e/ou ruptura prematura de membranas[28] (ver Cap. 21 – Infecções pré-natais).

Pré-natal em pacientes submetidas à cirurgia bariátrica

Com cada vez mais frequência, o obstetra depara-se com o pré-natal em pacientes obesas ou em gestantes que realizaram cirurgia bariátrica.

Após a realização de cirurgia bariátrica, a frequência de muitos desfechos adversos diminui, em comparação com as gestantes obesas, especialmente os desfechos associados ao diabetes, à hipertensão arterial e à macrossomia fetal. O tipo de cirurgia realizada pode ter impacto diverso nas gestantes. Procedimentos restritivos resultam em menos neonatos grandes para a IG, mas aumentam a chance de bebês pequenos para a IG em comparação com as mulheres submetidas a cirurgias mal-absortivas.

Depois de uma cirurgia bariátrica, podem ocorrer distúrbios metabólicos e nutricionais: uma ingesta oral reduzida, assim como alterações na anatomia digestiva, podem resultar em má-absorção de vários minerais e micronutrientes, em particular ferro, folato, vitamina B_{12}, cálcio e vitamina D.

As recomendações de cuidados estão especificadas no Capítulo 42 – Obesidade e gestação.

Gestantes com dietas vegetarianas

As gestantes que adotam dietas restritivas de proteína animal devem ser avaliadas individualmente de acordo com as suas restrições, o tipo, a quantidade e a variedade de nutrientes que consomem. Muitas dessas gestantes apresentam um padrão alimentar adequado e saudável. No entanto, as que não atingem esse padrão devem compensar a carência da proteína animal com incrementos de proteína vegetal na sua dieta, como castanhas, sementes, produtos de soja, feijão, ervilha, lentilha e ovos.

As dietas vegetarianas são normalmente agrupadas de acordo com as suas restrições, que costumam ser classificadas das menos restritivas às mais restritivas, como:

- **Semivegetarianas** – Em geral, essas gestantes não consomem carnes vermelhas, mas eventualmente comem peixes e aves. Elas normalmente podem atingir um padrão nutricional adequado.
- **Ovolactovegetarianas** – Essas gestantes consomem ovos e derivados do leite e, dessa forma, podem atingir um padrão nutricional adequado.
- **Lactovegetarianas** – Normalmente, essas gestantes apresentam carência de colina, ômega-3 e ferro. Devem ser suplementadas de acordo com as suas carências.
- **Macrobióticas** – Em geral, essas gestantes apresentam vários graus de carências alimentares, como deficiências de vitamina B_{12}, colina, cálcio, ferro e ômega-3. Também devem ser suplementadas de acordo com as suas carências nutricionais.
- **Veganas** – Normalmente, essas gestantes, além de não consumirem proteínas de fonte animal, fazem restrições a alimentos processados e não orgânicos. As suas carências alimentares também são diversas e podem incluir as mesmas carências das gestantes macrobióticas, além de carências de vitaminas D e E.

As dietas vegetarianas bem planejadas são seguras tanto na gestação como na lactação, porém o fato de serem vegetarianas não significa que sejam saudáveis, uma vez que podem ser ricas em açúcares, gorduras e alimentos processados.

Alguns estudos esparsos correlacionam essas dietas mais restritivas com recém-nascidos de baixo peso e pequenos para a IG.[29,30]

O posicionamento da Academia Americana de Nutrição e Dieta é de que dietas vegetarianas bem planejadas durante a gravidez são seguras e podem diminuir fatores de risco, como hipertensão, obesidade, diabetes tipo 2 e hipercolesterolemias.[31]

Reposição de vitaminas

Alguns suplementos com vitaminas utilizados no pré-natal podem levar à ingestão de quantidades excessivas com riscos de toxicidade, especialmente para o feto. Vitaminas com risco potencial para o feto são A, B_6, C e D. Doses diárias de vitamina A entre 10.000 e 50.000 unidades internacionais (UI) estão associadas a malformações semelhantes às produzidas pela isotretinoína. Deve-se ter cuidado para que a ingestão dietética diária não ultrapasse os níveis recomendados como seguros (Tabela 6.5).

Não está indicada a dosagem rotineira de vitamina D em gestantes. Não são conhecidos os níveis séricos que indiquem com clareza uma deficiência dessa vitamina. A sua produção depende basicamente da exposição solar (radiação ultravioleta B [UVB]). Mais de 90% da vitamina D provêm da síntese cutânea. A exposição adequada ao sol e a ingestão dietética não medicamentosa de doses não superiores a 5 µg ao dia durante a gravidez são ideais para a saúde materna, fetal e infantil. A suplementação medicamentosa de vitamina D durante a gravidez em gestantes com dosagem supostamente baixa (< 20 µg/mL) permanece controversa e não é recomendada no HCPA.

Tabela 6.5 – Ingestão diária recomendada para grávidas e nutrizes adolescentes e adultas				
	GRÁVIDAS		NUTRIZES	
IDADE (ANOS)	14-18	19-50	14-18	19-50
Vitaminas lipossolúveis				
Vitamina A	750 µg	770 µg	1.200 µg	1.300 µg
Vitamina D*	15 µg	15 µg	15 µg	15 µg
Vitamina E	15 mg	15 mg	19 mg	19 mg
Vitamina K*	75 µg	90 µg	75 µg	90 µg
Vitaminas hidrossolúveis				
Vitamina C	80 mg	85 mg	115 mg	120 mg
Tiamina	1,4 mg	1,4 mg	1,4 mg	1,4 mg
Riboflavina	1,4 mg	1,4 mg	1,6 mg	1,6 mg
Niacina	18 mg	18 mg	17 mg	17 mg
Vitamina B_6	1,9 mg	1,9 mg	2 mg	2 mg
Folato	600 µg	600 µg	500 µg	500 µg
Vitamina B_{12}	2,6 µg	2,6 µg	2,8 µg	2,8 µg
Minerais				
Cálcio*	1.300 mg	1.000 mg	1.300 mg	1.000 mg
Sódio*	1,5 g	1,5 g	1,5 g	1,5 g
Potássio*	4,7 g	4,7 g	5,1 g	5,1 g
Ferro	27 mg	27 mg	10 mg	9 mg
Zinco	12 mg	11 mg	13 mg	12 mg
Iodo	220 µg	220 µg	290 µg	290 µg
Selênio	60 µg	60 µg	70 µg	70 µg
Outros				
Proteínas	71 g	71 g	71 g	71 g
Carboidratos	175 g	175 g	210 g	210 g
Fibras*	28 g	28 g	29 g	29 g

*Recomendações medidas como ingestão adequada.
Fonte: Cunningham e colaboradores.[32]

REPOSIÇÃO DE IODO

Uma deficiência significativa de iodo durante a gestação está associada a hipotireoidismo fetal, distúrbios neurológicos e aumento da mortalidade neonatal e infantil. A OMS recomenda que as gestantes tenham ingesta de iodo de 250 mg diários. As consequências da deficiência leve a moderada de iodo na gestação ainda são inconclusivas. A suplementação na gestação parece racional apenas nas situações de deficiência significativa. Não há recomendação no Brasil para suplementação rotineira nas gestantes, uma vez que a carência de iodo é muito rara.

Algumas gestantes de áreas historicamente deficientes em iodo e sem acesso ao sal iodado, bem como alguns casos específicos de mulheres com padrões alimentares restritivos em sal, grãos e laticínios, podem se beneficiar da suplementação de iodo. Essas são situações específicas com maior risco de deficiência grave, nas quais a suplementação estaria indicada para evitar repercussões graves para a gestante e o feto.[33]

INGESTÃO DE POLIFENÓIS

O termo polifenóis ou compostos fenólicos refere-se a um amplo e numeroso grupo de moléculas encontradas em hortaliças, frutas, cereais, chás, erva-mate, café, cacau, vinho, suco de frutas e soja. A associação entre a ingesta de polifenóis pelas gestantes e alterações hemodinâmicas fetais, como a constrição do ducto arterioso, levou a preocupações e polêmicas sobre a segurança de ingerir alimentos como os polifenóis na gestação.[34] As evidências atuais confirmam que, se ingeridos dentro de quantidades habituais, os alimentos ricos nessa substância são seguros para a gestante e para o feto em qualquer etapa da gestação.

Uso de cigarro e produtos do tabaco

Na gestação, o uso de produtos do tabaco, como cigarros, incluindo cigarros eletrônicos, é um dos fatores de risco associados a efeitos adversos maternos e fetais mais modificáveis.

O pré-natal é uma excelente e poderosa oportunidade para educação sobre hábitos saudáveis para a gestante e seus familiares. O esclarecimento sobre os riscos associados ao uso de tabaco e seus derivados é uma obrigação do médico pré-natalista (Tabela 6.6).

Recém-nascidos de mães que fumaram durante a gestação, quando comparados com os de mães não tabagistas, também apresentam mais estresse, irritabilidade e hipertonicidade, assim como aumento da ocorrência de fenda palatina, asma, infecções respiratórias, cólicas, fraturas ósseas e obesidade.[35]

Estima-se que cerca de 54% das mulheres cessam espontaneamente o tabagismo quando engravidam.[36] Gestantes que não pararam espontaneamente de fumar devem ser abordadas de maneira incisiva, sendo-lhes oferecidos programas com estratégias comportamentais, assim como farmacoterapia com bupropiona ou terapia de substituição de nicotina (adesivo transdérmico), para auxiliar o abandono do vício.[36]

Durante a amamentação, o uso de adesivo de nicotina pode transferir para o leite materno o equivalente ao uso de 17 cigarros por dia. Desse modo, deve-se dar preferência a outras estratégias.

Preparo perineal no pré-natal

O parto vaginal, especialmente em primigestas, pode provocar traumas no assoalho pélvico. Traumas perineais de terceiro e quarto graus podem ocorrer entre 0,5 e 10% dos partos vaginais.[37,38]

Em uma revisão sistemática e metanálise de ensaios clínicos randomizados e controla-

Tabela 6.6 – Riscos associados ao uso de cigarros na gestação

DESFECHO	AUMENTO DE RISCO
Morte fetal e neonatal	50%
Rupreme	2-5 vezes
Baixo peso ao nascer	1,5-3,5 vezes
DPP e placenta prévia	3,5 vezes
Parto pré-termo	100%
Morte súbita até 1 ano de vida	100%
Malformações congênitas	Pequeno aumento
Gestação ectópica	Pequeno aumento
Hipotireoidismo materno	Pequeno aumento
Diabetes gestacional	Pequeno aumento

DPP, descolamento prematuro de placenta; Rupreme, ruptura prematura de membranas.

Fonte: Modificada de Rodriguez.[35]

dos, Abdellhakim e colaboradores,[39] demonstraram que massagens perineais (Figura 6-5) diárias orientadas e realizadas pela paciente ou pelo seu companheiro, iniciadas de 4 a 6 semanas antes do parto, foram capazes de reduzir a incidência de traumas perineiais (RR = 0,79; IC95% 0,67-0,94), especialmente lesões de 3º e 4º graus (p = 0,03), incontinência anal (p = 0,003) e necessidade de episiotomias (RR = 0,79; IC95% 0,72-0,87). Outros benefícios encontrados com essa prática foram: segundo período do parto mais curto (p = 0,005) e melhores escores de Apgar no 1º e 5º minutos (p = 0,01 e p = 0,02).

> Por esses motivos, profissionais de saúde devem recomendar a massagem perineal como uma prática rotineira no pré-natal.[39]

Cartão da gestante

Conforme mencionado no tópico Objetivos básicos e planejamento, é tarefa do médico fornecer à gestante, na primeira consulta do pré-natal, uma carteira de pré-natal e, ao longo das demais consultas, mantê-la sempre atualizada. Na Figura 6.6, é apresentado o modelo de Cartão da Gestante utilizado no Serviço de Ginecologia e Obstetrícia do HCPA.

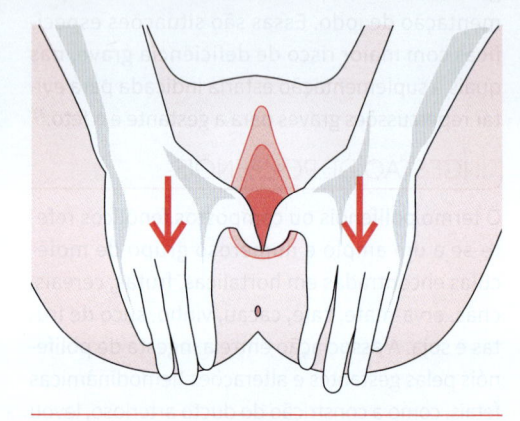

FIGURA 6.5 – Técnica de massagem perineal.

REFERÊNCIAS

1. American Academy of Pediatrics, American College of Obstetricians and Gynecologists. Guidelines for perinatal care. 8th ed. Washington: American Academy of Pediatrics; American College of Obstetricians and Gynecologists; 2017.
2. Buchabqui JA. Adequação dos encaminhamentos realizados pela rede básica de saúde. Porto Alegre: UFRGS; 2004.
3. Abeche AM, Maurmann CB, Baptista AL, Capp E. A gestante adolescente e seu parceiro: Características do relacionamento do casal e aceitação da gravidez. Rev HCPA. 2006;26(2): 18-23.
4. Prefeitura de Belo Horizonte. Protocolo pré natal e puerpério. 2. ed. Belo Horizonte: SMS; 2019.
5. Assistência pré-natal: parte I. Rev Assoc Médica Bras. 2007;53 (5):385-6.
6. Martins-Costa SH, Ramos JGL, Magalhães JA, Passos EP, Freitas F, organizadores. Rotinas em Obstetrícia. 7. ed. Porto Alegre: Artmed; 2017.
7. Nóbrega CCS, Caprio RMB, Franco TAV, organizadores. Protocolo estadual de atenção ao pré-natal de risco habitual. Rio de Janeiro: Secretaria de Estado de Saúde; 2020.
8. Prefeitura do Município de São Paulo. Secretaria Municipal da Saúde. Área Técnica da Saúde da Mulher. Protocolo de pré-natal com risco habitual (baixo risco). São Paulo: SMS; 2021.
9. Rio Grande do Sul. Departamento de Ações em Saúde. Departamento de Assistência Hospitalar e Ambulatorial. Guia do pré-natal na atenção básica. Porto Alegre: SSRS; 2018.
10. Brasil. Ministério da Saúde. Secretaria de Atenção à Saúde. Departamento de Atenção Básica. Atenção ao pré-natal de baixo risco. Brasília: MS; 2012.
11. Brasil. Ministério da Saúde. Secretaria de Atenção à Saúde. Departamento de Atenção Hospitalar e Ambulatorial. Guia do Pré-Natal do Parceiro para Profissionais de Saúde. Brasília: MS; 2018.
12. Santo LC do E, de Oliveira LD, Giugliani ERJ. Factors associated with low incidence of exclusive breastfeeding for the first 6 months. Birth. 2007;34(3):212-9.
13. Siega-Riz AM, Viswanathan M, Moos M-K, Deierlein A, Mumford S, Knaack J, et al. A systematic review of outcomes of maternal weight gain according to the Institute of Medicine recommendations: birthweight, fetal growth, and postpartum weight retention. Am J Obstet Gynecol. 2009;201(4):339.e1-339.e14.
14. Rasmussen KM, Yaktine AL, editors. Weight gain during pregnancy: reexamining the guidelines. Washington: National Academies Press; 2009.
15. Oppermann MLR, Duncan BB, Mengue SS, Ramos JGL, Serruya SJ, Schmidt MI. Distribuição da altura uterina ao longo da gestação em uma coorte brasileira: comparação com a curva de referência do Centro Latino-Americano de Perinatologia. Rev Bras Ginecol Obstet. 2006;28(9):513-22.
16. Yeganeh N, Kreitchmann R, Leng M, Nielsen-Saines K, Gorbach PM, Klausner JD. Diagnosis and treatment of sexually transmitted infections in male partners of pregnant women in Brazil. Int J STD AIDS. 2021;32(13):1242-9.
17. World Health Organization. WHO recommendations on antenatal care for a positive pregnancy experience. Geneva: WHO; 2016.
18. Brasil. Protocolos da Atenção Básica: saúde das mulheres. Brasília: MS; 2016.
19. Filly RA. Obstetrical sonography: the best way to terrify a pregnant woman. J Ultrasound Med. 2000;19(1):1-5.

20. Federação Brasileira de Ginecologia e Obstetrícia. Programa vacinal para mulheres. 2. ed. São Paulo: FEBRASGO; 2021.

21. Brasil. Ministério da Saúde. Secretaria Extraordinária de Enfrentamento à COVID-19. Nota técnica n° 2/2021-SECOVID/GAB/SECOVID/MS. Brasília: MS; 2021.

22. Federação Brasileira de Ginecologia e Obstetrícia. Comissão Especializada Provisória Covid-19 e Gestação. Febrasgo recomenda que gestantes recebam dose de reforço de vacina contra a Covid-19. São Paulo: FEBRASGO; 2021.

23. Federação Brasileira de Ginecologia e Obstetrícia. Comissão Especializada Provisória Covid-19 e Gestação. Recomendações Febrasgo para diminuir a hesitação vacinal. São Paulo: FEBRASGO; 2021.

24. Fundação Oswaldo Cruz. Instituto Nacional de Saúde da Mulher, da Criança e do Adolescente Fernandes Figueira. Profilaxia da pré-eclâmpsia no pré-natal. Portal de Boas Práticas em Saúde da Mulher, da Criança e do Adolescente. Rio de Janeiro; 2018.

25. Poon LC, Wright D, Rolnik DL, Syngelaki A, Delgado JL, Tsokaki T, et al. Aspirin for Evidence-Based Preeclampsia Prevention trial: effect of aspirin in prevention of preterm preeclampsia in subgroups of women according to their characteristics and medical and obstetrical history. Am J Obstet Gynecol. 2017;217(5):585.e1-585.e5.

26. American College of Obstetricians and Gynecologists. Physical Activity and Exercise During Pregnancy and the Postpartum Period: ACOG Committee Opinion, Number 804. Obstet Gynecol. 2020;135(4):e178–88.

27. Filkins L, Hauser J, Robinson-Dunn B, Tibbetts R, Boyanton B, Revell P. Guidelines for the Detection and Identification of Group B Streptococcus. Washington: American Society for Microbiology; 2021.

28. Hughes RG, Brocklehurst P, Steer PJ, Heath P, Stenson BM. Prevention of early-onset neonatal group B streptococcal disease. Green-top guideline No. 36. BJOG 2017;124:e280-e305.

29. Avnon T, Paz Dubinsky E, Lavie I, Ben-Mayor Bashi T, Anbar R, Yogev Y. The impact of a vegan diet on pregnancy outcomes. J Perinatol. 2021;41(5):1129.

30. Tan C, Zhao Y, Wang S. Is a vegetarian diet safe to follow during pregnancy? A systematic review and meta-analysis of observational studies. Crit Rev Food Sci Nutr. 2019;59(16):2586-96.

31. Melina V, Craig W, Levin S. Position of the Academy of Nutrition and Dietetics: Vegetarian Diets. J Acad Nutr Diet. 2016;116(12):1970-80.

32. Cunningham FG, Leveno KJ, Bloom SL, Dashe JS, Hoffman BL, Casey BM, et al., editors. Williams obstetrics. 25th ed. New York: McGraw-Hill; 2018.

33. Severo M, Scheffel R. Do brazilian pregnant women need iodine supplementation? A commentary on the latest American Thyroid Association guideline. Rev Bras Ginecol Obstet. 2018;40(01):001-3.

34. Galão AO, Wender MCO, Ramos JGL. Maternal consumption of polyphenol-rich foods in late pregnancy and fetal ductus arteriosus flow dynamics. J Perinatol. 2010;30(4):301.

35. Rodriguez D. Cigarette and tobacco products in pregnancy: Impact on pregnancy and the neonate [Internet]. UpToDate. Waltham: UptoDate; 2022 [capturado em 14 jan. 2022]. Disponível em: https://www.uptodate.com/contents/cigarette-and-tobacco-products-in--pregnancy-impact-on-pregnancy-and-the-neonate.

36. American College of Obstetricians and Gynecologists. Tobacco and nicotine cesation during pregnancy: ACOG Committee Opinion n. 807. Obstet Gynecol. 2020;135:e221.

37. Kalichman L. Perineal massage to prevent perineal trauma in childbirth. Isr Med Assoc J. 2008;10(7):531-3.

38. Kettle C, Tohill S. Perineal care. BMJ Clin Evid. 2008;2008:1401.

39. Abdelhakim AM, Eldesouky E, Elmagd IA, Mohammed A, Farag EA, Mohammed AE, et al. Antenatal perineal massage benefits in reducing perineal trauma and postpartum morbidities: a systematic review and meta-analysis of randomized controlled trials. Int Urogynecol J. 2020;31(9):1735-45.

DUM: _____ DPP: _____ 1ª US: _____

ANTECEDENTES OBSTÉTRICOS

Gesta. _____ Partos anteriores _____ RN (−2.500gr) _____ RN (+4.000gr) _____ Cesárea _____ Abortos ⟨ Esp. _____ Prov. _____ Nº filhos vivos _____

ALT. _____ Peso inicial _____ Circ. do braço _____ Tipo de gestação: ☐ Normal ☐ Alto risco

Data	IG	Peso	PA	Mamas	AU	Bcf	Apres.	Edema	Colo	Retorno	Observações

Grupo sanguíneo da gestante _____

Fator RH → Positivo ☐
→ Negativo ☐ *Coombs indireto*

Já recebeu transfusão sanguínea? ☐ Não ☐ Sim Pesquisa anticorpos irregulares   Datas

Já recebeu imunoglobulina Anti Rh ☐ Não ☐ Sim Quando? _____

EXAMES LABORATORIAIS

Data	/	/	/	/	/	/
Hemograma Ht/Hb						
Glicemia de jejum						
Curva glicêmica						
VDRL						
Anti-HIV						
Toxoplasmose IgG/IgM						
Exame comum de urina						
Urocultura						

EXAMES ESPECIAIS

Exame fresco de secreção vaginal				
Pesquisa de EGB				
Teste de avidez pelo IgG do toxoplasma				
Anti-HCV				
CD4/CV				
TSH / T4 livre / Anti-TPO				
Rubéola IgG / IgM				
Citopatológico				
Relação P/C				
Outros				

ULTRASSONOGRAFIAS

Data	IG	Peso fetal/ Perc.	Nº de fetos	Placenta	Líquido amniótico	Apresent.	Observações

INTERCORRÊNCIAS/TRATAMENTO/OBSERVAÇÕES

IMUNIZAÇÕES

Toxoide tetânico ou Dupla adulto
1ª dose _____ 2ª dose _____ 3ª dose _____ Reforço _____
Hepatite B: 1ª dose _____ 2ª dose _____ 3ª dose _____ Reforço _____
Influenza/H1N1 _____ / _____ / _____

AMAMENTAÇÃO

Já recebeu orientação sobre amamentação? ( ) Sim ( ) Não
Amamentou filhos anteriores? ( ) Não ( ) Sim Tempo: _____

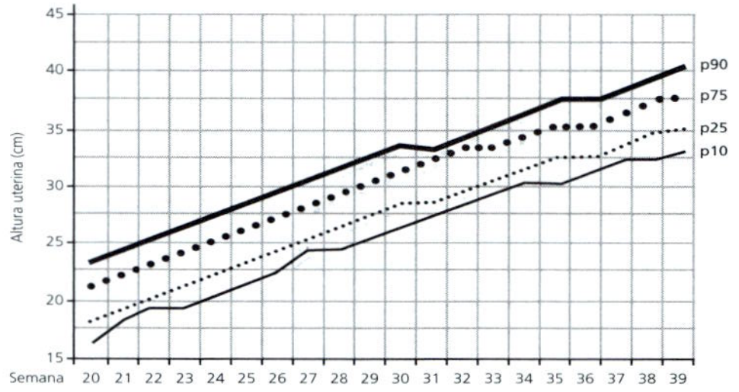

FIGURA 6.6 – Modelo de carteira de pré-natal do Serviço de Ginecologia e Obstetrícia do Hospital de Clínicas de Porto Alegre.
EGB, estreptococo do grupo B.

7
RASTREAMENTO E DIAGNÓSTICO EM MEDICINA FETAL

JOSÉ ANTÔNIO MAGALHÃES
MARIA TERESA VIEIRA SANSEVERINO
REJANE GUS
MAIRA GRAEFF BURIN
SANDRA LEISTNER-SEGAL
DANIELA VANESSA VETTORI

A medicina fetal é a parte da assistência pré-natal que estuda o diagnóstico e o tratamento das doenças fetais. Ela abrange um conjunto de procedimentos que pode iniciar com o rastreamento da gestação para aneuploidias e alterações cromossômicas, como o teste não invasivo no sangue materno (pesquisa do ácido desoxirribonucleico [DNA, *deoxyribonucleic acid*] fetal no sangue materno) e os marcadores ultrassonográficos, como translucência nucal (TN), pesquisa do osso nasal, regurgitação tricúspide e ducto venoso. Também avalia o risco para cardiopatia, doenças gênicas, alterações anatômicas fetais, entre outros fatores. No segundo trimestre, é realizado o exame ultrassonográfico da morfologia fetal. Além disso, são realizados procedimentos diagnósticos confirmatórios para estudos do cariótipo fetal, como biópsia de vilosidades coriônicas (BVC) ou amniocentese, análise molecular ou bioquímica.

No campo do tratamento pré-natal, pode ser citado o uso da cirurgia fetal intrauterina para correção da mielomeningocele.[1]

No aspecto prognóstico, a medicina fetal auxilia o obstetra quando alguma alteração tiver sido detectada no feto e houver a necessidade de traçar um acompanhamento até o nascimento.

Os objetivos mais amplos da perinatologia são a prevenção da morte prematura e a cura ou o tratamento de doenças, danos ou incapacidades. Além disso, dentro do possível, deve-se tentar evitar ou minimizar sofrimentos e dores desnecessários.

Portanto, o papel da medicina fetal é colaborar com a prática obstétrica.

Ultrassonografia

A ultrassonografia (US) é a principal ferramenta diagnóstica para a detecção pré-natal de malformações fetais, permitindo o exame das anatomias interna e externa do feto e a detecção de malformações maiores, assim como de marcadores sutis de anormalidades cromossômicas e síndromes genéticas. Para mais detalhes, ver Capítulo 8 – Exames de imagem no feto.

RASTREAMENTO ULTRASSONOGRÁFICO DE PRIMEIRO TRIMESTRE

No exame ultrassonográfico de primeiro trimestre, é possível detectar malformações maiores, assim como observar alterações ultrassonográficas que podem ser indicativas de anormalidade cromossômica fetal, tais como a medida da translucência nucal (Figura 7.1 – ver Cap. 10 – Exames de imagem no feto: ultrassonografia).

A medida da TN permite identificar gestantes com maior risco de cromossomopatias, possibilitando selecionar pacientes com indicação para exames invasivos, como BVC ou amniocentese (Tabela 7.1). Além das trissomias, a TN pode estar aumentada na síndrome de Turner, na triploidia e em outras anomalias cromossômicas.[2]

DNA fetal no sangue materno

O campo da triagem pré-natal para cromossomopatias tem passado por grandes avanços nas últimas décadas. A maioria dos estudos tem se caracterizado por melhorias nas técnicas para detecção para síndrome de Down e outras aneuploidias mais comuns, de maneira menos invasiva possível. Testes utilizando as células fetais em sangue materno têm grandes vantagens sobre

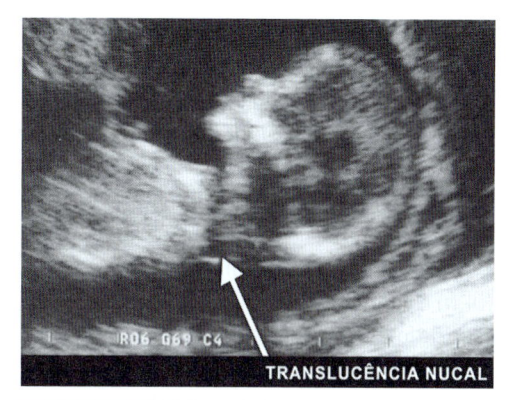

FIGURA 7.1 – Ultrassonografia: corte longitudinal para obtenção da medida da translucência nucal.

Tabela 7.1 – Relação entre a indicação do cariótipo fetal e as alterações cromossômicas identificadas em 1.600 gestações no Hospital de Clínicas de Porto Alegre (de 2011 a 2021)

	TRISSOMIA DO 21	TRISSOMIA DO 18	TRISSOMIA DO 13	MONOSSOMIA DO X	OUTRAS ALTERAÇÕES	CARIÓTIPO ALTERADO/N. INDICAÇÃO (%)
Idade materna avançada/ 37 anos (n = 327)	33	8	5	–	4	50/327 (15,3%)
Anomalia na US (n = 426)	26	58	23	4	24	135/426 (31,6%)
Filho prévio com trissomia (n = 132)	–	–	–	–	–	0/132 (0)
TN aumentada (n = 170)	31	4	–	2	2	39/170 (22,9%)
HFNI+ EIM (n = 150)	6	3	2	11	2	24/150 (16%)
Outros indicadores (n = 395)	–	–	–	–	11	11/395 (2,7%)

HFNI, hidropisia fetal não imune; TN, translucência nucal; US, ultrassonografia; EIM, erro inato do metabolismo.
Fonte: Kessler e colaboradores.[3]

a amniocentese ou a biópsia de vilosidades coriônicas, uma vez que o risco de perda fetal pelo exame é zero. Atualmente, com uma alíquota de sangue materno pode ser determinado o risco para as anormalidades cromossômicas mais comuns; a biópsia de vilosidades coriônicas e a amniocentese podem ser usadas para detectar praticamente todas as condições de causas genéticas conhecidas; e o genoma e/ou exoma do feto, com múltiplas anomalias, pode ser sequenciado na tentativa de determinar a sua etiologia.[4] Muito em breve, será possível realizar a detecção de deleções ou duplicações por meio da análise de cópias de variantes usando *arrays* ou "*next generation sequencing*" (NGS) e células do trofoblasto fetal durante o primeiro trimestre.

A partir de 10 semanas de idade gestacional (IG), pode ser coletada uma amostra de sangue materno para pesquisar células fetais circulantes. Esse exame tem a grande vantagem de ser um teste não invasivo, portanto sem risco para a gestação. As células estudadas têm origem no tecido trofoblástico (placenta). Com sensibilidade acima de 99% para detectar síndrome de Down e sensibilidade menor para síndrome de Edwards e Patau (pouco mais de 90%), é um método de rastreio cada vez mais empregado. Pode apresentar pequeno percentual de falso-positivos e falso-negativos, assim como não demonstrar resultado na primeira análise (em torno de 4% dos casos), por problemas técnicos, de transporte, de análise do material ou de obesidade materna.

A Tabela 7.2 mostra marcadores séricos no sangue materno – resultados esperados no primeiro e no segundo trimestres – para as principais trissomias e defeitos de fechamento do tubo neural (testes de rastreamento).

Pesquisa de erros inatos do metabolismo

Os erros inatos do metabolismo (EIMs) são, em sua maioria, doenças autossômicas recessivas, com a probabilidade de 25% de haver outro filho afetado. Alguns EIMs apresentam herança ligada ao X, como a mucopolissacaridose tipo II (MPS-II), e as mulheres portadoras têm 50% de chance de terem filhos homens afetados.

No caso dos EIMs, o diagnóstico pré-natal (DPN) é altamente específico e só pode ser realizado de forma acurada nas famílias em que o diagnóstico de uma doença metabólica já está bem estabelecido no caso-índice. No entanto, existe a possibilidade de um EIM estar associado às situações de manifestação intraútero, como é o caso da hidropsia fetal não imune (HFNI) ou ascite. Nessas situações, quando as principais causas relacionadas com esses achados forem descartadas, a investigação de um EIM deve acontecer ou a hipótese não pode ser desconsiderada.[5-7]

Análise molecular

A análise molecular pré-natal está indicada no caso de doenças monogênicas, cuja mutação já

Tabela 7.2 – Alteração nos marcadores séricos de primeiro (I) e segundo (II) trimestres em diferentes anomalias fetais

ANOMALIA	PAPP-A (I)	β-HCG (I E II)	AFP (II)	ESTRIOL NÃO CONJUGADO (II)
Trissomia do 21	↓	↑	↓	↓
Trissomia do 18	↓	↓	↓	↓
Trissomia do 13	↓	↓	↓	↓
Defeito de fechamento do tubo neural	–	–	↑	–

AFP, α-fetoproteína; β-hCG, fração beta da gonadotrofina coriônica humana (*human chorionic gonadotropin*); PAPP-A, proteína A plasmática associada à gestação (*pregnancy-associated plasma protein A*).

foi identificada na família. Na maioria das doenças genéticas, as mutações são raras (restritas a um núcleo familiar), e mesmo já tendo sido identificadas em um caso-índice na família, é de fundamental importância a informação sobre a presença da mutação em um ou ambos os pais, dependendo do tipo de herança, para a realização do teste. Uma alternativa, nos casos em que não é possível identificar a variante causadora da doença nos pais, é a realização de testes indiretos, utilizando estudo de ligação por meio de análise de marcadores iatrogênicos ou próximos ao gene em questão. No entanto, esses testes não fornecem resultados de certeza, apenas indicam a probabilidade de o feto ter ou não herdado a doença.

No caso de doenças em que é possível uma análise bioquímica, como na maioria dos EIMs, a análise molecular pode auxiliar a confirmação do diagnóstico bioquímico; contudo, dificilmente irá substituí-lo. Nos casos em que há suspeita de pseudodeficiência, a análise molecular deve acompanhar a análise bioquímica.

Um painel de sequenciamento de nova geração (NGS) cobrindo as regiões codificantes e sequências intrônicas adjacentes de 41 genes foi desenvolvido por Sudrié-Arnaud[6] para investigar causas metabólicas de hidropsia fetal não imune (NIHF, *non-immune hydrops fetalis*), ascite e polidrâmnios associados a outras anormalidades fetais, mostrando ser uma ferramenta útil para identificar as variantes causadoras de NIHF.

Amniocentese

A amniocentese é empregada em medicina fetal com fins de análise citogenética (estudo do cariótipo fetal), diagnóstico molecular, de aneuploidias e doenças gênicas, teste de paternidade e infecção pré-natal (por meio da análise de DNA utilizando diversas metodologias baseadas na amplificação do material genético) e ensaio bioquímico (dosagem ou pesquisa de enzimas específicas, como nos EIMs).

⭐ A coleta de líquido amniótico (LA) por punção via abdominal é um elemento-chave no diagnóstico genético-fetal. A amniocentese é empregada desde o século XIX para tratamento de polidrâmnio, injeções intra-amnióticas e determinação de bilirrubinas. Atualmente, é utilizada com sucesso no campo da citogenética para a determinação do cariótipo fetal em cultura de células de LA[5,6] ou por análise de DNA. As suas indicações encontram-se no Quadro 7.1.

A punção da cavidade amniótica deve ser precedida por US que avalie a vitalidade fetal, a IG, o número de fetos, a localização da placenta, a quantidade de LA e a presença de anormalidades que possam afetar o procedimento (miomas uterinos, malformações fetais, etc.) (Figuras 7.2 e 7.3).

O período da gestação mais adequado para coleta do LA e para análise de células situa-se após as 16 semanas. A partir desse período, o exame pode ser feito a qualquer momento. É o procedimento diagnóstico e terapêutico mais largamente empregado dentro da medicina fetal.

Além do LA coletado por amniocentese para obtenção do cariótipo fetal, as opções são: tecido trofoblástico coletado por BVC, sangue fetal por cordocentese ou cardiocentese, urina fetal por punção vesical ou renal, líquido de ascite por punção abdominal ou linfa por punção de higroma cístico fetal. Ver nas Figuras 7.11 e 7.12 a experiência dos autores em mais de 30 anos.

Todas as mulheres candidatas ao exame devem ser entrevistadas e orientadas previamente, recebendo um informe por escrito e dando

---

Quadro 7.1 – Amniocentese: indicações para estudo citogenético ou molecular

- Pesquisa de células fetais livres no sangue materno (DNA fetal), apresentando como resultado alto risco para doenças cromossômicas
- Teste ultrassonográfico de rastreamento de cromossomopatias fetais (TN) alterado
- História familiar ou antecedente de criança com anormalidade cromossômica ou gênica
- História familiar ou antecedente fetal de defeito do tubo neural
- Antecedente de criança com anomalias congênitas
- Anormalidade fetal (anatômica) diagnosticada pela US

DNA, ácido desoxirribonucleico (*deoxyribonucleic acid*); TN, translucência nucal; US, ultrassonografia.

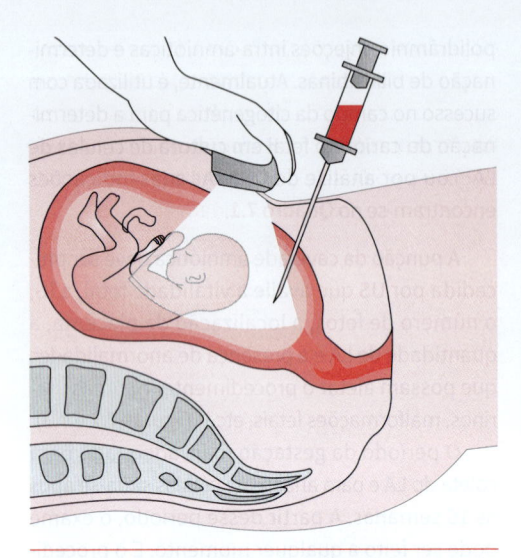

FIGURA 7.2 – Ilustração de amniocentese sob visão ultrassonográfica.

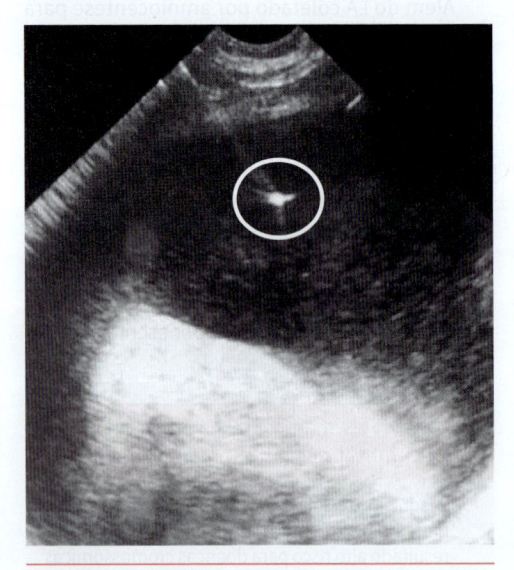

FIGURA 7.3 – Ultrassonografia demonstrando ponta de agulha brilhante dentro da cavidade amniótica durante a punção.

seu consentimento para que o exame possa ser realizado.[7,8]

Conforme Akolekar e colaboradores,[9] a perda gestacional é de adicionalmente 0,1% após a realização de amniocentese no segundo trimestre. A segurança desse exame também foi atestada em outros estudos,[7-9] não apresentando diferenças significativas entre taxas de perdas gestacionais pós-procedimento comparadas com gestações sem amniocentese.

Deve-se ter em mente que, muitas vezes, se trata de gestação com risco prévio por TN aumentada, marcadores séricos alterados, anomalia anatômica ultrassonográfica identificada, abortamentos anteriores, sangramento prévio na gestação atual, idade materna acima de 40 anos, LA tinto de mecônio ou outros fatores por si só associados à chance aumentada de abortamento, mesmo sem nenhum procedimento associado. Além disso, o objetivo é minimizar riscos potenciais, realizando uma ou duas punções, no máximo, e evitando a perfuração placentária.[7,8]

A amniocentese para estudo do cariótipo fetal, a partir das 16 semanas, é o procedimento invasivo mais seguro para a coleta de material com a finalidade de determinação diagnóstica pré-natal (teste padrão-ouro).

Emprega-se uma agulha 20 ou 22 G para a punção, e todo o exame é monitorado pela US. A coleta deve ser realizada da maneira mais estéril possível, pois qualquer contaminação poderá inibir a cultura de células. Inicia-se pela antissepsia da pele com iodo cirúrgico ou equivalente e pela colocação de campo estéril. O transdutor deve ser enluvado com saco plástico esterilizado. Dentro desse saco, coloca-se gel. Da mesma forma, externamente, aplica-se gel estéril junto à pele da paciente. Empregam-se duas seringas descartáveis, de 10 ou 20 mL, látex *free*. A coleta em duas etapas se faz necessária para esclarecer eventual diferença de resultados em células fetais e maternas. Essa distinção é feita ao serem lançadas culturas diferentes (seringas 1 e 2). O LA é enviado ao laboratório de genética, após fechamento do sistema com agulhas comuns ou tampas estéreis, na própria seringa descartável utilizada para sua aspiração.

O local escolhido para a punção deve excluir sítio placentário, cordão umbilical, leiomiomas uterinos e corpo fetal. Uma leve pressão com o transdutor pode ajudar a demarcar o bolsão de líquido escolhido, impedindo o feto de se aproximar da agulha. A entrada pode ser vertical ou lateral, dependendo da localização da placenta:

anterior (acesso lateral) (ver **Figura 7.4**) e posterior (acesso vertical ou lateral) (ver **Figura 7.5**).

Cerca de 15 a 16 mL de líquido são suficientes para a análise, consistindo em menos de 10% do volume encontrado na bolsa amniótica com 16 semanas. Essa quantidade é reposta naturalmente em 24 a 48 horas,[7] sobretudo por diurese fetal.

Os resultados (cariótipo fetal, análise bioquímica e molecular) que dependem de cultura devem levar em torno de 14 a 21 dias. A possibilidade de recoleta (devido à ausência de crescimento celular ou à contaminação fúngica ou bacteriana) situa-se em menos de 1% no Hospital de Clínicas de Porto Alegre (HCPA), o que é comparável aos dados internacionais. No entanto, se realizado o estudo molecular ou a hibridização fluorescente *in situ* (FISH, *fluorescent in situ hybridization*), pode-se obter o resultado em 24 a 48 horas. O risco para anormalidades cromossômicas fetais em relação à idade materna encontra-se na **Tabela 7.3**.

A análise por FISH não detecta mosaicismos nem translocações cromossômicas. Entretanto, por reação em cadeia da polimerase (PCR, *polymerase chain reaction*), a taxa de detecção de mosaicismo fica em torno de 20 a 30% dos casos.

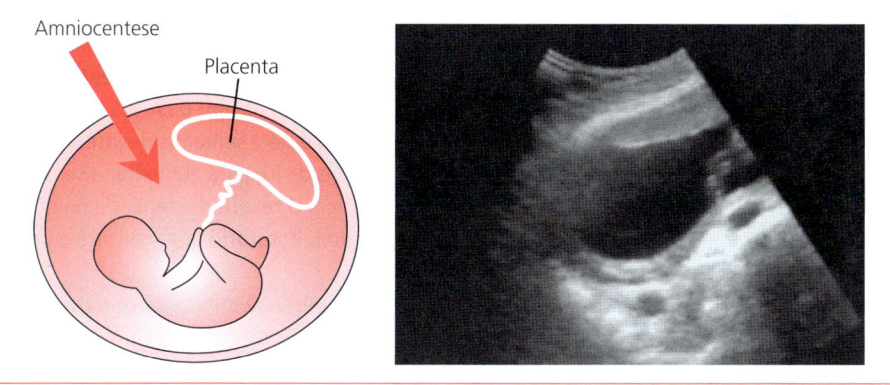

FIGURA 7.4 – Ultrassonografia e representação esquemática de amniocentese com placenta anterior.

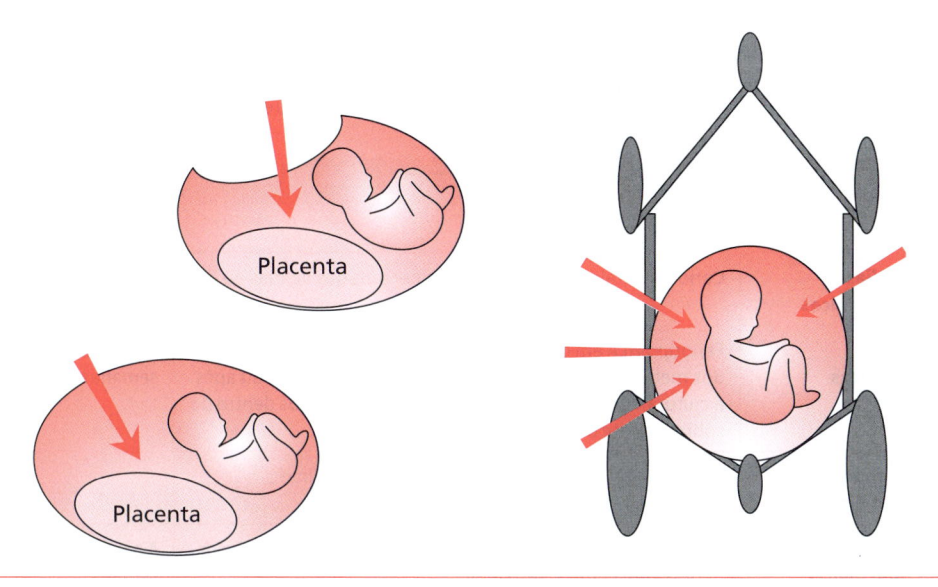

FIGURA 7.5 – Representação esquemática de amniocentese com placenta posterior – técnica de punção lateral ou vertical.

Tabela 7.3 – Idade materna e risco para anormalidade cromossômica

IDADE	PORCENTAGEM DE ANOMALIAS
20	0,20
25	0,25
30	0,30
32	0,45
34	0,75
35	1,29
36	1,41
37	1,50
38	1,65
39	2,10
40	2,36
41	2,83
42	4,01
43	5,07
44	5,07
45	7,28
46	10,34

Fonte: Nicolaides e colaboradores[2] e Daffos e Forestier.[10]

O estudo citogenético ou molecular é o motivo mais frequente para realizar a amniocentese atualmente[10]. Contudo, outras indicações podem ser encontradas na Tabela 7.4.

Pesquisa de infecção por amniocentese

Quanto à pesquisa de infecção fetal, ou seja, para saber se o agente infeccioso cruzou a barreira placentária, pode-se utilizar a técnica de PCR no LA, sendo de importância os seguintes agentes: toxoplasmose, rubéola, citomegalovírus, herpes simples, parvovírus B19, adenovírus e *coxsackie*. Deve haver um intervalo de tempo entre a infecção materna suspeitada e a coleta de material para estudo, para que o agente infeccioso possa circular e atingir o LA. Na toxoplasmose, esse tempo é de 4 semanas de intervalo ou 18 a 20 semanas de IG, para aumentar a sensibilidade diagnóstica. O resultado depende da qualidade técnica do laboratório que realizará o processamento.

Na suspeita de infecção pré-natal, a análise por PCR no LA pode identificar o agente etiológico responsável.

COMPLICAÇÕES E EFEITOS ADVERSOS DA AMNIOCENTESE

As principais complicações da amniocentese incluem rotura das membranas,

Tabela 7.4 – Amniocentese

PESQUISA	EXAME PRATICADO	TEMPO DE REALIZAÇÃO
Anomalias cromossômicas	Cariótipo fetal; sexo fetal (doenças hereditárias ligadas ao X)	A partir de 16 semanas
Doenças metabólicas congênitas	Fenótipo HLA em células de cultura; dosagem enzimática ou dos metabólitos em células amnióticas (diretamente ou após a cultura); dosagem enzimática ou dos metabólitos dentro do sobrenadante de LA ou DNA/PCR	A partir de 16 semanas
Malformações do tubo digestivo	Dosagem de bilirrubina; dosagem dos ácidos biliares	
Malformações do tubo neural	Estudo da acetilcolinesterase; pesquisa de células de origem nervosa em cultura; sexo fetal	A partir de 16 semanas

(Continua)

Tabela 7.4 – Amniocentese (Continuação)		
PESQUISA	**EXAME PRATICADO**	**TEMPO DE REALIZAÇÃO**
Análise de DNA	Doença genética na qual o gene esteja identificado e em que exista sonda molecular; determinação de paternidade; pesquisa de infecções por PCR (rubéola, toxoplasmose, citomegalovírus, herpes, parvovírus B19, enterovírus) (**Figura 7.6**)	A partir de 16 semanas
Mucoviscidose	Estudo das isoenzimas da fosfatase alcalina, da gamaglutamiltransferase, da aminopeptidase M e de dissacaridases; pesquisa bacteriológica, parasitológica e viral	18 semanas (variável)
Patologia imunológica hemolítica	Dosagem de bilirrubina nos casos de anemia	Variável
Maturidade pulmonar fetal	Teste de Clements; estudo da relação lecitina/esfingomielina; pesquisa de fosfatidilglicerol	Variável

DNA, ácido desoxirribonucleico (*deoxyribonucleic acid*); LA, líquido amniótico; PCR, reação em cadeia da polimerase (*polymerase chain reaction*).
Fonte: Adaptada de Daffos e Forestier,[10] Isfer[11] e Vaughan e Rodeck.[12]

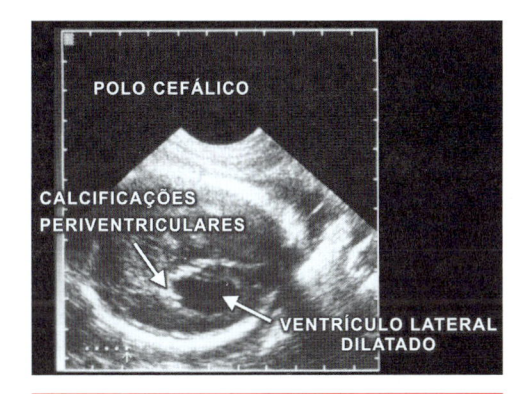

FIGURA 7.6 – Ultrassonografia: lesões causadas por toxoplasmose.

infecção e perda fetal.[7-9] O vazamento de LA é uma complicação potencial que pode ocorrer em 1% dos casos. Na maioria das vezes, o vazamento é pequeno e apresenta bom prognóstico, com autorresolução em alguns dias, desde que tenha a amniocentese como provável origem. Apesar da não aplicação de anestesia infiltrativa, o relato das pacientes após o procedimento dá conta de um pequeno desconforto ou dor de fraca intensidade. Se necessário, pode ser prescrito um analgésico ou antiespasmódico. A prevalência de infecção intra-amniótica após a amniocentese é de aproximadamente 1:1.000 punções realizadas. A amniocentese de segundo trimestre tem sua segurança atestada por diversos estudos prospectivos.[4,13-16] Considera-se necessário o aprendizado prévio com orientação para poder desempenhar com segurança a coleta. O The Fetal Medicine Foundation[16] propõe a realização prévia com o treinamento de cem amniocenteses supervisionadas e a manutenção com 200 exames por ano. O risco preciso de doença hemolítica perinatal após a amniocentese de segundo trimestre não está bem determinado. O mecanismo seria a hemorragia transplacentária, sendo as placentas de inserção anterior as mais predispostas. Para a sua prevenção, é recomendado empregar uma ampola de imunoglobulina anti-Rh(D) humana após a punção em mulheres Rh-negativas. É importante ressaltar que o teste de Coombs indireto poderá ficar fracamente positivo após a administração dessa imunoglobulina.

Para a prevenção da transmissão vertical do HIV em grávidas previamente infectadas, indica-se a quimioprofilaxia prévia à amniocentese. Quando foram tomados esses cuidados, não foram encontrados casos de infecção no recém-nascido.[17,18]

A amniocentese também pode ser empregada para o DPN de inclusão ou exclusão de paternidade (compara-se o DNA fetal extraído do LA com o sangue da gestante e do possível pai ou, ainda, de suas células bucais).

CARIÓTIPO FETAL EM GESTAÇÃO GEMELAR

O teste de DNA não invasivo no sangue materno pode ser empregado. A obtenção do cariótipo fetal nas gestações gemelares também é possível com testes invasivos, como a amniocentese ou a BVC.

⚠️ Na gestação única, a taxa de perda fetal pelo procedimento deve ser somada ao risco basal, que é de 2%. Esse risco de perda – inerente a qualquer gestação – deve ser considerado maior, em razão de a gestação gemelar ser acompanhada de aumento do número de abortos espontâneos ou de partos pré-termo e em função de suas consequências desfavoráveis.

A amniocentese pode ser realizada a partir de 16 semanas de IG. Para a escolha do método apropriado, é preciso considerar a possibilidade de obter o resultado para ambos os fetos, o treinamento e a experiência com a técnica escolhida e o risco adicional de perda fetal ligado ao procedimento invasivo.[7-9,19]

⚠️ Antes da realização do exame, é feita uma consulta (entrevista) com o casal, procurando explicar todos os riscos. Depois, o casal recebe um termo de consentimento livre e esclarecido, podendo optar por sua concretização ou recusa.

A coleta do LA pode ser feita por meio de punção única, obtendo-se material de ambas as bolsas amnióticas, sendo esse método tão seguro quanto em gestações únicas. A desvantagem refere-se ao tempo para obter o resultado do cariótipo fetal, que é de cerca de 2 semanas, na cultura tradicional. Se o intuito for um resultado precoce, pode-se optar pelo método de FISH ou pela QF-PCR (*quantitative fluorescent PCR*), capaz de diagnosticar aneuploidias para os cromossomos 22, 21, 18, 13, X e Y, com sensibilidade em torno de 90%. Esse exame não detecta microdeleções, que poderiam, em tese, ser confirmadas pela cultura tradicional ou por outro método de estudo molecular.

Além do cariótipo fetal, pode-se usar o LA para pesquisar EIMs (por estudos imunoenzimáticos ou por DNA) e detectar infecções, como toxoplasmose, rubéola, citomegalovírus, herpes simples, parvovírus B19 e doenças gênicas para as quais a variante patogênica é conhecida, por meio de métodos baseados em amplificação do material genético (PCR, PCR em tempo real, sequenciamento, etc).

Na técnica de punção única, pode-se empregar uma agulha de calibre 22 ou 20 G. A agulha é introduzida até o primeiro saco amniótico com o mandril, que, em seguida, é retirado, aspirando-se 10 a 15 mL de líquido. Remove-se a seringa, e o mandril é recolocado; a agulha avança pela membrana intergemelar até o segundo saco amniótico, sob visão ultrassonográfica constante. Retira-se novamente o mandril, aspira-se o líquido e descarta-se 1 mL inicial, a fim de evitar contaminação com o primeiro saco.[14]

■ Biópsia de vilosidades coriônicas

⭐ A BVC apresenta como grande vantagem o tempo de realização precoce: 11 semanas de IG. Ela evita a ansiedade adicional de esperar pela época adequada da amniocentese – 16 semanas, mais 2 semanas para o resultado, se feito por cultura, chegando com cerca de 17 a 18 semanas de curso da gravidez.

A BVC começou a ser empregada sob visão ultrassonográfica a partir da década de 1980. Esse procedimento consiste na obtenção de uma amostra de tecido trofoblástico para análise genética, considerando-se a mesma origem embriológica de formação fetal e placentária (as vilosidades coriônicas originam-se do trofoblasto extraembrionário). Na prática, quase sempre o cariótipo da placenta é o mesmo do feto, com exceção de mosaicos ou excepcionalmente de resultados diferentes de conjuntos cromossômicos em um mesmo indivíduo.

A via de acesso escolhida para a obtenção do fragmento placentário tem sido transabdominal, com o auxílio de uma agulha 18 ou 20 G, com ponta sonolucente, para facilitar sua identificação no monitor ultrassonográfico. Devido aos movimentos realizados para obtenção do tecido trofoblástico (aspiração por vácuo), utiliza-se anestesia local com botão (pele e subcutâneo) de xilocaína em local previamente determinado pelo ultrassom. Todos os cuidados de antissepsia devem ser rigorosamente observados. Quanto ao informe e ao consentimento do casal que deseja realizar o teste, realiza-se o mesmo procedimento citado na amniocentese.

Segundo dados da Cochrane Library,[14] em um estudo comparando a BVC por coleta transabdominal com a amniocentese de segundo trimestre, não houve diferença significativa na taxa total de perdas gestacionais entre os dois procedimentos.

No primeiro trimestre gestacional, a BVC transabdominal é o procedimento diagnóstico invasivo mais seguro se comparado com a amniocentese nesse mesmo período.[10]

A BVC é a opção mais precoce à amniocentese, pois pode ser realizada com segurança a partir da 11ª semana de gestação.

⭐ O risco de interrupção da gestação, adicional ao procedimento, situa-se em torno de 0,2%.[9] A taxa de complicações maternas por abortamento, hemorragia ou infecção, necessitando de internação hospitalar e esvaziamento uterino, é de 1:1.000 casos. O resultado costuma ser obtido em 14 dias, se feito por cultura; porém, por estudo molecular, pode ser obtido em 24 a 48 horas, havendo necessidade de repeti-lo para confirmação em 0,2% dos casos.[5,12,13]

No Serviço de Ginecologia e Obstetrícia do HCPA, prefere-se a BVC à amniocentese ultraprecoce (com menos de 16 semanas), por ser o procedimento mais testado (centenas de milhares de casos) e apresentar menor índice de riscos gestacionais, conforme orientação do professor Kypros Nicolaides, do King's College Hospital, em Londres, na Inglaterra.[2,4,14] Após a análise de mais de 130 mil BVCs,[4] não foi encontrada diferença estatisticamente significativa para danos em membros, provando ser um exame seguro, independentemente da IG (a partir de 11 semanas). Também é feita a imunoprofilaxia em pacientes Rh-negativas.

As indicações encontram-se no **Quadro 7.2**, podendo ser aplicadas às análises bioquímica, molecular ou citogenética.

BIÓPSIA DE VILOSIDADES CORIÔNICAS EM GESTAÇÃO GEMELAR

Esse exame pode ser realizado na gestação múltipla. Contudo, em cerca de 5% dos casos, não se pode ter certeza de que o material coletado corresponde a ambas as placentas, nas gestações em que as placentas estão localizadas no mesmo lado do útero[20]. A sua vantagem seria a precocidade do resultado, a partir de 11 semanas de idade gestacional.

A técnica utilizada para se ter certeza de que ambos os fetos foram cariotipados consiste em biopsiar as extremidades das placentas por meio de punção única ou por meio de duas inserções separadas. Esse procedimento apresenta risco maior do que a amniocentese. Deve-se usar agulha 18 ou 20 G (**Figuras 7.8** a **7.10**). A vantagem é o resultado em tempo mais precoce na gestação. O tempo de realização é entre 11 e 14 semanas de gravidez.

A BVC pode ser escolhida em situações de risco elevado para a doença cromossômica, calculado pela medida da TN acima de 1:50. Em situações de baixo risco, pode-se esperar o tempo para a realização da amniocentese.[16]

A taxa de perdas gestacionais pós-procedimento é correlacionada inversamente com o número de exames realizados (experiência do executante).[18]

▮ Gestação gemelar: amniocentese ou biópsia de vilosidades coriônicas?

Preferencialmente, deve ser empregada a amniocentese.

No que diz respeito ao risco para trissomias, os gêmeos dicoriônicos terão risco individual,

Quadro 7.2 – Indicações de biópsia de vilosidades coriônicas

Doenças metabólicas
- Acidemia argininossuccínica
- Acidemia metilmalônica
- Acidemia propiônica
- Adrenoleucodistrofia
- Citrulinemia
- Cistinose
- Deficiência de piruvato-carboxilase
- Deficiência de adenosina-desaminase
- Doença de Fabry
- Doença de Tay-Sachs
- Doença de Sandhoff
- Doença de Gaucher (I, II e III)
- Glicogenose tipo II
- Homocistinúria
- Doença de Krabbe
- Doença de Lesch-Nyhan
- Leucinose
- Leucodistrofia metacromática
- Manosidose
- Doença de Menkes
- Mucolipidose (I, II e III)
- MPS:
  - Doença de Hurler
  - Doença de Hunter
  - Doença de Morquio
- Niemann-Pick tipos A e B
- Doença de Zellweger

Biologia molecular
- Adrenoleucodistrofia
- α-Talassemia e β-talassemia
- Fibrose cística pulmonar
- Distrofia muscular de Duchenne e Becker
- Hemofilias A e B
- Deficiência de 21-hidroxilase
- Deficiência de OTC
- Fenilcetonúria
- Síndrome do X frágil
- Osteogênese imperfeita
- Infecções fetais (PCR):
  - Toxoplasmose
  - Rubéola
  - Citomegalovírus
  - Parvovírus B19
  - Herpes simples
  - Adenovírus
  - *Coxsackie*

Cariótipo fetal (Figura 7.7) – Testes de rastreamento alterados
- Idade materna acima de 35-37 anos
- Translocação materna
- Translocação paterna
- Doença ligada ao X
- Sinais precoces de alterações ultrassonográficas

BVC, biópsia de vilosidades coriônicas; MPS, mucopolissacaridose; OTC, ornitina transcarbamilase; PCR, reação em cadeia da polimerase (*polymerase chain reaction*).
Fonte: Adaptado de Daffos e Forestier,[10] Isfer[11] e Vaughan e Rodeck.[17]

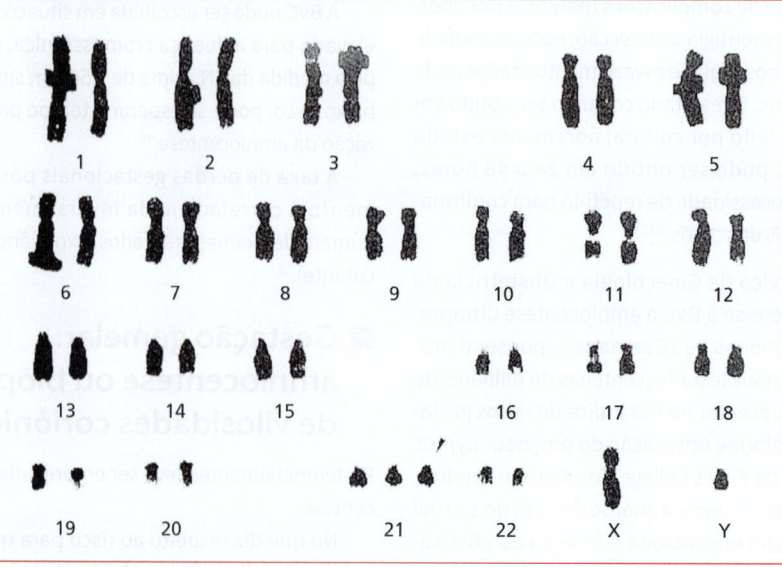

FIGURA 7.7 – Cariótipo fetal: trissomia do cromossomo 21 (síndrome de Down).

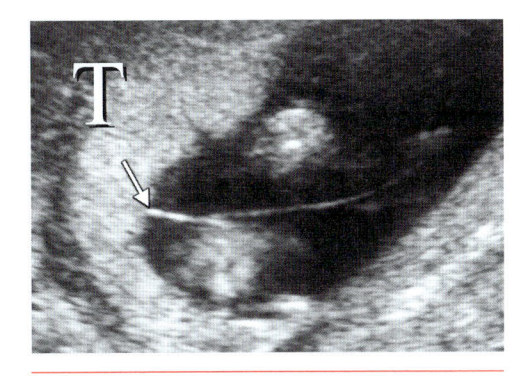

FIGURA 7.8 – Ultrassonografia: gestação gemelar monocoriônica (sinal do T) pelo tipo de inserção da membrana interamniótica com o trofoblasto.

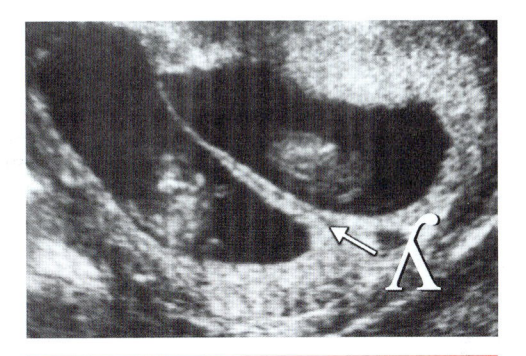

FIGURA 7.9 – Ultrassonografia: gestação gemelar dicoriônica (sinal do lambda) pelo tipo de inserção da membrana interamniótica com o trofoblasto, permeada por ele.

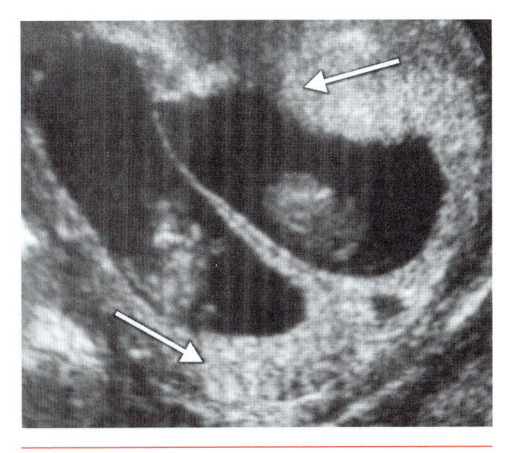

FIGURA 7.10 – Ultrassonografia: gestação gemelar dicoriônica. As setas indicam os trofoblastos a serem puncionados para obtenção dos respectivos cariótipos fetais.

calculado com base na idade materna e na medida da TN.[16]

Os gemelares monocoriônicos, sempre idênticos, terão o mesmo risco calculado com base na TN, exceto para a gemelaridade heterocariotípica.[15,20] No entanto, a utilização da maior, da menor ou da média das medidas obtidas ainda não apresenta certeza. Nessas gestações, a obtenção de medida da TN aumentada sugere outras causas, como a síndrome de transfusão feto-fetal (STFF).[21]

Informações adicionais podem ser obtidas no Capítulo 14 – Gemelaridade.

Cordocentese

Daffos e Forestier[10] descreveram pela primeira vez, em 1983, a obtenção de sangue fetal por punção transabdominal guiada pelo ultrassom diretamente do cordão umbilical. As indicações para esse procedimento estão no Quadro 7.3.

A cordocentese é empregada para diagnóstico ou terapêutica fetal, tomando-se todos os cuidados relatados anteriormente. A agulha escolhida para a punção é de calibre 20 ou 22 G. Pode ser realizada a partir de 18 semanas de ges-

Quadro 7.3 – Cordocentese: indicações

DIAGNÓSTICO PRÉ-NATAL

Cariótipo rápido
- IG avançada
- Dúvidas no exame de líquido amniótico
- Malformação na US
- Síndrome do X frágil

Doenças genéticas
- Distúrbios da coagulação das hemácias
- Metabólicas
- Imunológicas

Infecções congênitas
- Toxoplasmose
- Rubéola
- CMV, varicela
- Outras

Aloimunizações
- Fator Rh
- Plaquetas

(Continua)

Quadro 7.3 – Cordocentese: indicações
(Continuação)

CONTROLE DA SAÚDE FETAL

Púrpura trombocitopênica idiopática
- Plaquetas

Restrição de crescimento fetal
- Equilíbrio ácido-básico

Hidropisia não imune
- Estado nutricional
- Outras

TERAPIA FETAL

Transfusões intrauterinas
- Hemácias
- Plaquetas

Substâncias
- Curare
- Digoxina
- Outras

Seguimento da terapia materna
- Corticoides
- IgG
- Antibióticos
- Oxigênio

CMV, citomegalovírus; IG, idade gestacional; IgG, imunoglobulina G; US, ultrassonografia.
Fonte: Adaptado de Daffos e Forestier,[10] Isfer,[11] Vaughan e Rodeck[17] e Wilson e colaboradores.[22]

---

tação e apresenta risco de perda fetal entre 0,5 e 1,9%.[5,8] Apresenta a vantagem da rápida obtenção do cariótipo. Esse procedimento tem sido cada vez menos utilizado, sendo substituído pela BVC ou pela amniocentese.

Ao abordar o diagnóstico genético fetal, pode-se partir de um marcador ultrassonográfico (ver **Figura 7.1**) para indicar o estudo cariotípico, ou seja, o exame por imagem na gestação pode detectar uma malformação estrutural (morfológica ou anatômica) no concepto,[23,24] que pode se associar à doença cromossômica (p. ex., trissomia).

■ Biópsia e punções intrauterinas

Inúmeras doenças têm sido diagnosticadas por meio da análise do sangue fetal, do LA e das vilosidades coriônicas; entretanto, pode haver a necessidade de examinar tecidos fetais. Os principais procedimentos estão indicados no **Quadro 7.4**.

■ Embrioscopia ou fetoscopia

É uma técnica de inspeção intra-amniótica feita por meio de endoscópio, visualizando-se diretamente o embrião ou o feto. Esse exame é empregado para o diagnóstico de anomalias estruturais. Apresenta como desvantagem o alto índice de perda gestacional, entre 5 e 10%.[5,8]

■ Terapêutica fetal

Pode-se dividir a terapêutica fetal em clínica e cirúrgica.[5,8,25]

A terapêutica clínica pode ser preventiva, com o emprego do ácido fólico para evitar defeitos de fechamento do tubo neural (ver Cap. 5 – Aconse-

---

Quadro 7.4 – Biópsias e punções fetais: indicações

Biópsia de pele
- Alterações na pigmentação
- Epidermólise bolhosa
- Alteração na queratinização
- Displasia ectodérmica anidrótica

Biópsia hepática
- Alterações enzimáticas ligadas ao cromossomo X (fetos masculinos)
- Glicogenose
- Déficit enzimático do ciclo da ureia
- Fenilcetonúria

Punção vesical e/ou renal
- Diagnóstico de função renal em uropatia obstrutiva

Punção de derrames serosos e formações císticas
- Diagnóstico citológico, bioquímico, enzimático ou molecular
- Ascite
- Derrame pleural e pericárdico
- Hidropisia
- Cisto pulmonar
- Cisto renal

Fonte: Adaptado de Daffos e Forestier,[10] Isfer[11] e Vaughan e Rodeck.[17]

lhamento pré-concepcional), ou terapêutica, com o tratamento de arritmias cardíacas pelo uso de digitálicos.

No Quadro 7.5, estão relacionadas algumas indicações de tratamento pré-natal.

A terapêutica fetal cirúrgica aborda a via percutânea de acesso fetal e as tentativas a céu aberto. Podem ser realizadas punções, drenagens e derivações intrauterinas. As derivações vesicoamnióticas, nos casos de válvula uretral posterior, e as derivações pleuroamnióticas, em derrames torácicos extensos com desvio do mediastino, são exemplos de tentativa de tratamento cirúrgico pré-natal pela colocação de cateteres. Esses casos devem ser sempre muito bem selecionados, para que as vantagens superem os riscos inerentes ao procedimento.

O tratamento de casos mais complexos – como a realização de cirurgia fetal por endoscopia, como nos casos de hérnia diafragmática intrauterina ou cardiopatias congênitas, deve ser realizado por equipe multidisciplinar, em um centro especializado em medicina fetal.

No tratamento cirúrgico pré-natal da espinha bífida, podem ser empregadas cirurgia aberta ou, por via endoscópica. A cirurgia aberta é realizada há alguns anos e demonstrou resultados positivos quanto à melhora da deambulação mais tardia (24 meses de idade).[1] A cirurgia endoscópica é mais recente, porém parece promissora quanto à menor invasividade. Ambas apresentam percentual elevado de ruptura prematura de membranas e prematuridade, assim como risco de intervenção no útero materno.

Quadro 7.5 – Terapêutica fetal

CLÍNICA

Preventiva
- Ácido fólico para defeitos de fechamento do tubo neural, periconcepcional
- Dexametasona para hiperplasia congênita da suprarrenal, a partir da 5ª semana
- Cianocobalamina para acidemia metilmalônica, a partir de 32 semanas
- Espiramicina para toxoplasmose (bloqueio transplacentário), a partir do momento do diagnóstico da primoinfecção materna
- Prednisona, ácido acetilsalicílico e heparina para perdas gestacionais de repetição por presença de anticorpo anticoagulante lúpico (controverso)
- Betametasona para síndrome de desconforto respiratório do recém-nascido na ameaça de parto prematuro, entre 28-34 semanas

Curativa
- Digoxina, procainamida, verapamil, β-bloqueadores para arritmia cardíaca (diagnóstico ecocardiográfico); em insuficiência cardíaca fetal, pode-se obter a via de acesso pela cordocentese
- Indometacina no polidrâmnio (uso controverso)
- Tireoxina no bócio congênito (US), via LA por amniocentese

CIRÚRGICA

Percutânea
- Correção de mielomeningocele
- Punção e drenagens, derivação intrauterina:
  - Uropatia obstrutiva bilateral
  - Hidrotórax bilateral ou compressivo
  - Transfusão intrauterina
- Amnioinfusão

Endoscópica
- Hérnia diafragmática
- Correção de mielomeningocele
- Obstrução do trato urinário
- Teratoma sacrococcígeo
- Bloqueio cardíaco completo

LA, líquido amniótico; US, ultrassonografia.
Fonte: Adaptado de Danzer e colaboradores,[1] Daffos e Forestier,[10] Isfer,[11] Vaughan e Rodeck.[17]

Uma situação de difícil manejo clínico é o tratamento da síndrome transfusor-transfundido. Em gestações gemelares monocoriônicas, há falha nas relações arteriovenosas na placenta dos conceptos, ocasionando a depleção de um e a pletora do outro, colocando ambos em risco de morte. Nesses casos, pode-se empregar a terapêutica com *laser* (fulguração das anastomoses vasculares placentárias), que apresenta melhores resultados quando comparada com a amniodrenagem.

■ Interrupção da gestação por malformação fetal ("antecipação terapêutica do parto")[26]

Trata-se de um assunto cada vez mais abordado tanto no âmbito médico quanto no jurídico.

Quando uma gestante apresenta um feto malformado, sem condições de cura ou tratamento que possa restaurar sua saúde física e/ou mental, pode surgir o desejo do casal de interromper a gravidez. Como no Brasil a lei não permite o abortamento por causa fetal, com exceção para casos de anencefalia, surge a necessidade de solicitar autorização judicial. Nesses casos, é feito um relatório médico detalhado sobre a condição fetal, seu diagnóstico de certeza e a impossibilidade de cura, o qual é encaminhado ao poder judiciário, a quem cabe a decisão final sobre o abortamento.

Em 2012, o Supremo Tribunal Federal (STF) despenalizou o aborto realizado por médico em casos de anencefalia. Para tanto, deve haver o desejo do casal e devem ser apresentadas duas ultrassonografias de médicos ou serviços diferentes, comprovando esse diagnóstico por imagens tomadas em dois planos e com laudos médicos completos.

No Brasil e em nosso Serviço no Hospital de Clínicas de Porto Alegre, já observamos que a concessão de alvarás judiciais para a interrupção da gestação por outras lesões fetais incompatíveis com a vida extrauterina tem sido uma prática cada vez mais empregada.

A lei brasileira que regula o direito ao abortamento data de 1940, quando não havia US nem diagnóstico genético pré-natal.

No contexto da interrupção da gestação por malformação fetal, devem ser levados em consideração, além das normas legais, a autonomia da gestante e os aspectos médicos, morais, éticos, religiosos, psicológicos e familiares.

A decisão de interromper uma gestação por doença fetal incurável é sempre muito difícil e traumática.

■ Diagnóstico genético pré-implantacional

O diagnóstico genético pré-implantacional (PGD, *preimplantation genetic diagnosis*) é uma forma de DPN que combina técnicas de fertilização *in vitro* e biologia molecular, em que uma célula do embrião é examinada para a detecção da presença ou não de um distúrbio genético antes da transferência embrionária e da ocorrência da gestação. A retirada de células para a análise pode ser realizada em embriões de oito células ou blastocistos, por meio de uma biópsia muito cuidadosa. A FISH e a PCR são as técnicas utilizadas na análise genética. A primeira é utilizada para determinar doenças cromossômicas, e a última, para detecção de doenças gênicas. Ambas as técnicas foram modificadas para serem aplicadas em uma célula única com eficácia e acurácia bastante aumentadas. Então, os embriões potencialmente saudáveis são transferidos para o útero materno. A aplicabilidade do PGD ainda é limitada, devido às dificuldades técnicas envolvidas e ao custo elevado; ainda assim, seu uso tem sido crescente.

O PGD é uma alternativa promissora para casais com risco elevado de anomalias genéticas por serem portadores de uma translocação cromossômica ou por serem afetados ou portadores de doenças monogênicas.

■ Atualizações e multidisciplinaridade

Foram analisados alguns aspectos da medicina fetal. É certo que outros aspectos estão sendo pesquisados atualmente para que possam ser utilizados na prática clínica após comprovação. Algumas das doenças arroladas são raras, havendo poucos relatos na literatura – o que dificulta o seu manejo, pois não se dispõe de experiência prévia. Para qualquer procedimento a ser implementado, deve-se ter claro o seu benefício sobrepujando o risco.

Quanto à cirurgia fetal intrauterina, permanece como grande dificuldade a ruptura prematura das membranas pós-procedimento.

Outro tópico diz respeito ao treinamento – a prática prévia antes da implementação do exame por parte de quem o pratica. O exame não deve ser realizado se o profissional não estiver adequadamente familiarizado.

A terapêutica do futuro deverá passar pela localização gênica precisa e por seu manejo precoce quando houver alteração, com melhores formas de intervenção intrauterina e diminuição dos riscos gestacionais, respeitando-se os desejos da gestante quanto a uma melhor qualidade de vida para o concepto.

Deve-se enfatizar, também, a importância do psiquismo materno-fetal. Se uma gestação normal já produz mudanças profundas na sensibilidade feminina, pode-se imaginar o abalo que um diagnóstico de malformação pode representar no âmbito familiar.

Assuntos pertinentes a este capítulo também poderão ser encontrados em outros locais deste livro, não sendo, portanto, aqui desenvolvidos, como infecções congênitas, aloimunização Rh e gemelaridade, temas atuais em diagnóstico e tratamento no campo da medicina fetal.

Por fim, deve-se reconhecer que esse não é um ramo de estudo médico afeito a uma única especialidade. Ele pertence a diversas áreas, contando com especialistas em genética, neonatologia, cirurgia pediátrica, hematologia, US, obstetrícia, ecocardiografia, entre outras.

A MEDICINA FETAL É O BRAÇO AUXILIAR DA OBSTETRÍCIA E DA PERINATOLOGIA MODERNAS

Os princípios éticos comuns aos testes genéticos em geral são também aplicáveis ao DPN, como a garantia de autonomia das pacientes, o caráter voluntário da realização dos testes e o respeito às decisões do casal, além de ficar assegurada a confidencialidade das informações.[27-30] O médico não deve fazer julgamento moral.

Na Tabela 7.5 e na Figura 7.11, relata-se a experiência dos autores em gestações viáveis para obtenção do cariótipo fetal. O período estudado foi de 1989 a 2021, totalizando 3.937 exames. Os resultados mostraram alterações cromossômicas em 12,3% dos casos, sendo que, em 87,7% dos exames, o cariótipo foi normal; ou seja, na maioria das vezes, o diagnóstico genético em medicina fetal serve para tranquilizar os pais, demonstrar ausência de doença e manter a gestação com segurança.

Tabela 7.5 – Resultados de cariótipo pré-natal e moleculares em 3.937 exames.

RESULTADO DO EXAME	Nº DE EXAMES
Sem alterações	3.442
T.21 Síndrome de Down	239
T.18 Síndrome de Edwards	140
T.13 Síndrome de Patau	45
Turner	33
Triploide	29
Outros/moleculares	9
Total de exames	**3.937**

Cariótipos e diagnósticos moleculares

Técnica	Descrição	Sigla	Nº de casos
Amniocentese		AMNIO	2.940
Biópsia de vilosidades coriônicas		BVC	885
Cordocentese		CORDO	44
Cardiocentese		CARDIO	37
Punção vesical e/ou renal		URINA	12
Punção de higroma cístico		LINFA	8
Punção de líquido de ascite		ASCITE	4
Punção de cisto pulmonar e/ou derrame pleural		CISTO	4
Punção de líquido cerebrospinal		LCS	3

Total de exames: 3.937

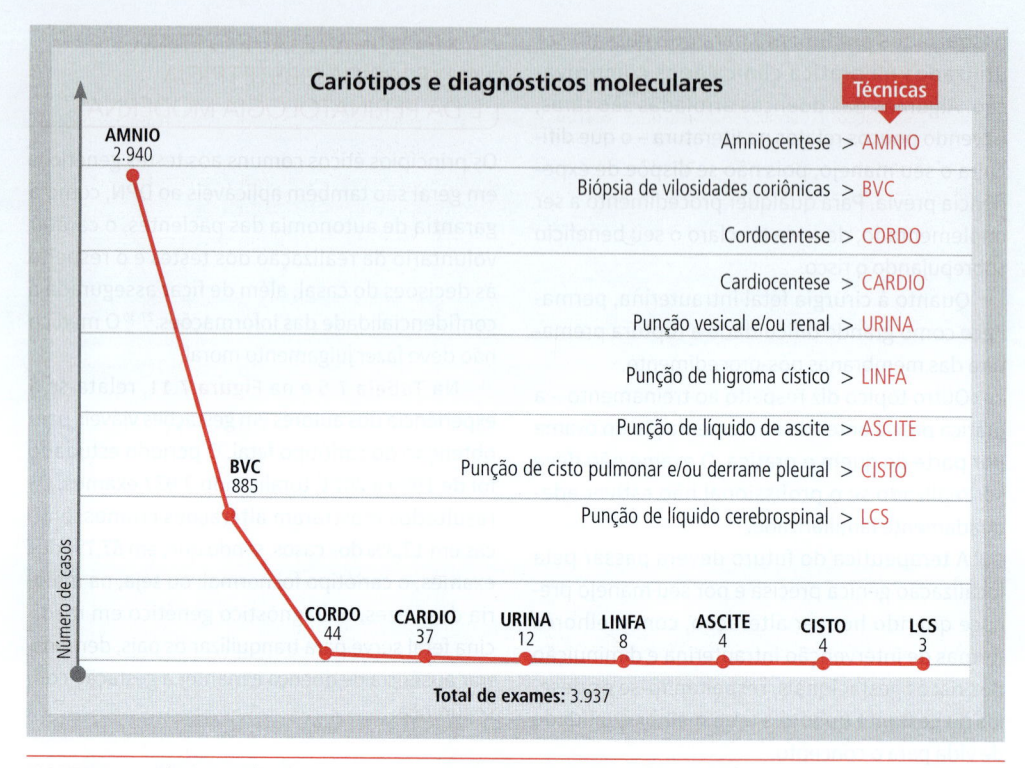

FIGURA 7.11 – Técnicas utilizadas para obtenção de cariótipo pré-natal ou molecular.

REFERÊNCIAS

1. Danzer E, Thomas NH, Thomas A, Friedman KB, Gerdes M, Koh J, et al. Long-term neurofunctional outcome, executive functioning, and behavioral adaptive skills following fetal myelomeningocele surgery. Am J Obstet Gynecol. 2016;214(2):269.e1-8.

2. Nicolaides KH, Azar G, Byrne D, Mansur C, Marks K. Fetal nuchal translucency: ultrasound screening for chromosomal defects in first trimester of pregnancy. BMJ. 1992;304(6831):867-9.

3. Kessler RG, Sanseverino MTV, Leistner-Segal S, Magalhães AA, Giugliani R. Prenatal diagnosis of fetal chromosomal abnormalities: report of an 18-year experience in a Brazilian public hospital. Genet Mol Biol. 2008;31(4):829-33.

4. Hui, L. Noninvasive approaches to prenatal diagnosis: historical perspective and future directions. Methods Mol Biol. 2019;1885:45-58.

5. Burin MG, Scholz AP, Gus R, Sanseverino MTV, Fritsh A, Magalhães JA, et al. Investigation of lysosomal storage diseases in nonimmune hydrops fetalis. Prenat. Diagn. 2004;24(8):653-7.

6. Sudrié-Arnaud B, Marguet F, Patrier S, Martinovic J, Louillet F, Broux F, et al. Metabolic causes of nonimmune hydrops fetalis: a next-generation sequencing panel as a first-line investigation. Clinica Chima Acta. 2018;481:1-8.

7. Tongsong T, Wanapirak C, Sirivatanapa P, Piyamongkol W, Sirichotiyakul S, Yampochai A. Amniocentesis-related fetal loss: a cohort study. Obstet Gynecol. 1998;92(1):64-7.

8. Farahani G, Goldman MA, Davis JG, Kardon NB, Mohandes E, Pek H, et al. Use of the ultrasound aspiration transducer in midtrimester amniocentesis. J Reprod Med. 1984;29(4):227-31.

9. Andreansen E, Kristoffersen K. Incidence of spontaneous abortion after amniocentesis: influence of placental localization and past obstetric and gynecologic history. Am J Perinatol. 1989;6(2):268-73.

10. Daffos F, Forestier F. Médecine et biologie du foetus humain. Paris: Maloine; 1988.

11. Isfer EV. Manual de medicina fetal: aspectos básicos. São Paulo: Fetus; 1993.

12. Steele MW, Breg WR Jr. Chromosome analysis of human amniotic-fluid cells. Lancet. 1966;1(7434):383-5.

13. Finegan JA. Amniotic fluid and midtrimester amniocentesis: a review. Br J Obstet Gynaecol. 1984;91(8):745-50.

14. Alfirevic Z, Mujezinovic F, Sundberg K. Amniocentesis and chorionic villus sampling for prenatal diagnosis (review). Cochrane Database Syst Rev. 2009;(1):CD003252.

15. Tabor A, Philip J, Madsen M, Bang J, Obel EB, Nørgaard-Pedersen B. Randomised controlled trial of genetic amniocentesis in 4606 low-risk women. Lancet. 1986;1(8493):1287-93.

16. The Fetal Medicine Foundation. The first trimester screening program. London: FMF; 2013.

17. Vaughan JI, Rodeck CH. Interventional procedures. In: Dewbury K, Meire H, Cosgrove D, editors. Ultrasound in obstetrics and gynaecology. London: Churchill Livingstone; 1993. p. 463-503.

18. McSherry GD, Shapiro DE, Coombs RW, McGrath N, Frenkel LM, Britto P, et al. The effects of zidovudine in the subset of infants infected with human immunodeficiency virus type-1 (Pediatric AIDS Clinical Trials Group Protocol 076). J Pediatr. 1999;134(6):717-24.

19. Akolekar R, Beta J, Picciarelli G, Ogilvie C, D'Antonio F. Procedurerelated risk of miscarriage following amniocentesis and chorionic villus sampling: a systematic review and meta-analysis. Ultrasound Obstet Gynecol. 2015;45(1):16-26.

20. Simpson NE, Dallaire L, Miller JR, Siminovich L, Hamerton JL, Miller J, et al. Prenatal diagnosis of genetic disease in Canada: report of a collaborative study. Can Med Assoc J. 1976;115(8):739-48.

21. Froster UG, Jackson L. Limb defects and chorionic villus sampling: results from an international registry, 1992-94. Lancet. 1996;347(9000):489-94.

22. Wilson RD, Farquharson DF, Wittmann BK, Shaw D. Cordocentesis: overall pregnancy loss rate as important as procedure loss rate. Fetal Diagn Ther. 1994; 9(3):142-8.

23. Nicolaides KH, Sebire NJ, Snijders RJM. The 11-14-weeks scan: the diagnosis of fetal abnormalities. New York: Parthenon; 1999.

24. Magalhaes JAA. Amniocentese ou biópsia de vilosidades coriônicas em gestações múltiplas: tópicos recentes em medicina fetal. São Paulo: Frôntis; 2000.

25. Machin G. Pathology in twins. In: Diploma in fetal medicine: multiple pregnancy. London: FMF; 1999. p. 21-44.

26. Brasil. Ministério da Saúde. Norma técnica: atenção às mulheres com gestação de anencéfalos. Brasília: MS; 2014.

27. Daffos F, Capella-Pavlovsky M, Forestier F. A new procedure for fetal blood sampling in utero: preliminary results of fifty-three cases. Am J Obstet Gynecol. 1983;146(8):985-7.

28. Magalhaes JAA. Medicina fetal: estudo de casos. São Paulo: Elsevier; 2016.

29. Johnson SR, Elkins TE. Ethical issues in prenatal diagnosis. Clin Obstet Gynecol. 1988;31(2):408-17.

30. Annas GJ, Elias S. Legal and ethical implications of fetal diagnosis and gene therapy. Am J Med Genet. 1990;35(2):215-8.

LEITURAS RECOMENDADAS

Brizot M. Rastreamento de anomalias cromossômicas. In: Zugaib M, editor. Zugaib obstetrícia. Barueri: Manole; 2008. p. 1060-3.

Coady AM, Bower S. Twining´s textbook of fetal abnormalities. 3rd ed. London: Churchill Livingstone; c2014.

Fonseca MMC. Ultrassonografia em obstetrícia: explorando um mundo novo. In: Caron NA, organizador. A relação pais bebê: da observação à clínica. 2. ed. São Paulo: Casa do Psicólogo; 2000. p. 59-64.

Isfer EV, Sanchez RC, Saito M. Ultrassom e sua importância na medicina fetal. In: Isfer EV, Sanchez RC, Saito M. Medicina fetal: diagnóstico pré-natal e conduta. Rio de Janeiro: Revinter; 1996. Cap. 5.

Midtrimester amniocentesis for prenatal diagnosis. Safety and accuracy. JAMA. 1976;236(13):1471-6.

Nicolaides KH, Shawwa L, Brizot M, Snijders R. Ultrasonographically detectable markers of fetal chromosomal defects. Ultrasound Obstet Gynecol. 1993;3(1):56-69.

SITES RECOMENDADOS

TheFetus.net

Collège Français d'Echographie Foetale

www.cfef.org

Fetal Medicine Foundation

Portal Periódicos (CAPES)

www.periodicos.capes.gov.br/

Cochrane Collaboration

www.cochrane.org/cochrane

Online Mendelian Inheritance in Man

www.ncbi.nlm.nih.gov/entrez/query.fcgi?db5OMIM

www.fetalmedicine.com/

Gene Clinics

http://www.ncbi.nlm.nih.gov/sites/GeneTests/?db5GeneTests

8

TRATAMENTO CIRÚRGICO EM MEDICINA FETAL

JOSÉ ANTÔNIO MAGALHÃES
DANIELA VANESSA VETTORI
MARCELA GODOY DIAS

Os defeitos congênitos ocorrem em cerca de 3% das gestações e, em países desenvolvidos, constituem a principal causa de morbimortalidade neonatal.[1] Muitas dessas anormalidades fetais podem atualmente ser diagnosticadas com a utilização da ultrassonografia (US). O aumento da morbimortalidade perinatal ou o agravamento de algumas doenças fetais ao longo da gestação levaram ao desenvolvimento de intervenções que, embora possam melhorar os desfechos perinatais, nem sempre são curativas.[2]

A cirurgia fetal é uma especialidade já estabelecida, mas ainda em evolução. O aumento da experiência clínica e o trabalho experimental em modelos animais possibilitaram um progresso significativo na capacidade de implementar terapias fetais (Tabela 8.1). Ademais, toda nova técnica cirúrgica deve ser desenvolvida seguindo critérios importantes, até que possa ser oferecida como opção terapêutica (Quadro 8.1).[2,3] A seleção da paciente que se beneficiará do procedimento requer uma avaliação multidisciplinar, e a decisão sobre o tratamento cirúrgico deve ser compartilhada com os pais.

Intervenções intrauterinas para espinha bífida aberta

A espinha bífida aberta (EBA) é um tipo de disrafismo espinal que engloba defeitos como a mielomeningocele (MMC) e a raquisquise. Ambas se

Tabela 8.1 – Principais doenças fetais e possíveis intervenções intrauterinas

DOENÇAS FETAIS	INTERVENÇÕES INTRAUTERINAS
EBA	Fechamento do defeito na coluna (cirurgia aberta, fetoscópica, mista)
Obstrução de via aérea fetal	EXIT
HDC	FETO
STFF, TAPS, RCF seletiva, TRAP	Ablação endoscópica de vasos placentários
Derrames pleurais	Derivações pleuroamnióticas
CPAM	Punção do cisto dominante
Estenose aórtica crítica	Valvoplastia aórtica
Estenose pulmonar e SIV íntegro	Valvoplastia pulmonar
Forame oval restritivo	Atriosseptostomia
Uropatia obstrutiva baixa	Derivação vesicoamniótica Fulguração endoscópica a *laser*

CPAM, malformação congênita das vias aéreas pulmonares (*congenital pulmonary airway malformation*); EBA, espinha bífida aberta; EXIT, tratamento extraútero intraparto (*ex-utero intrapartum therapy*); FETO, oclusão traqueal fetal (*fetal endotracheal occlusion*); HDC, hérnia diafragmática congênita; RCF, restrição de crescimento fetal; SIV, septo interventricular; STFF, síndrome de transfusão feto-fetal; TAPS, sequência anemia-policitemia (*twin anemia-polycythemia sequence*); TRAP, sequência de perfusão arterial reversa (*twin reversed arterial perfusion sequence*).

Fonte: Adaptada de Teefey e colaboradores.[1]

> **Quadro 8.1 – Critérios para o estabelecimento de terapia cirúrgica fetal**
>
> - A doença fetal deve ter diagnóstico preciso, estadiamento possível e ausência de anomalias letais associadas
> - A história natural da doença deve ser conhecida, e o prognóstico passível de ser estabelecido
> - Deve haver ausência de tratamento pós-natal efetivo
> - Em modelos animais, a técnica cirúrgica precisa ter se mostrado factível e capaz de reverter os efeitos deletérios da doença
> - O procedimento deve ser efetuado em centros especializados e multidisciplinares de cirurgia fetal, seguindo protocolos rígidos e com permissão do Comitê de Ética e TCLE
> - Os riscos maternos da intervenção devem ser mínimos e aceitáveis

TCLE, termo de consentimento livre e esclarecido.
Fonte: Adaptado de Harrison e colaboradores[2] e Chescheir.[3]

caracterizam por um defeito na coluna vertebral e exposição da medula espinal dos nervos e das meninges, porém com aspecto de saco de líquido protruso na MMC e com um formato mais plano na raquisquise.

A EBA ocorre por falha de fechamento do tubo neural em sua extremidade caudal, nas primeiras 4 semanas pós-concepção. A sua etiologia é considerada multifatorial, envolvendo alterações genéticas e fatores ambientais, como deficiência de ácido fólico, uso de anticonvulsivantes e diabetes materno descompensado.[4]

A EBA é o defeito congênito do sistema nervoso central (SNC) mais frequente no neonato, sendo sua prevalência estimada, no Brasil, de 1,6 a 4,7/1.000 nascidos vivos. Associa-se a complicações como hidrocefalia e necessidade de uso de derivação ventrículo-peritoneal (DVP), herniação cerebelar posterior, déficits neurológicos sensoriais e motores (membros inferiores), disfunções vesical e intestinal e atraso intelectual, este último podendo ser secundário a infecções do SNC, hidrocefalia e troca da DVP.[5,6]

⚠️ O diagnóstico de EBA pode ser suspeitado na US de primeiro trimestre, realizada entre 11 e 13[+6] semanas, pela presença de sinais indiretos, como ausência da translucência intracraniana e relação diâmetro da ponte/distância ponte-osso occipital aumentada (**Figura 8.1B**).[7-9] Diante de tais achados, deve-se realizar uma nova US, a partir de 16 a 18 semanas, visando ao diagnóstico precoce da EBA e à possibilidade de encaminhamento da paciente para cirurgia intrauterina.

O sinal inequívoco de EBA, geralmente visto na US em torno da 20ª semana, é a identificação do defeito na coluna, visualizado como descontinuidade da pele na região dorsal do feto, no corte

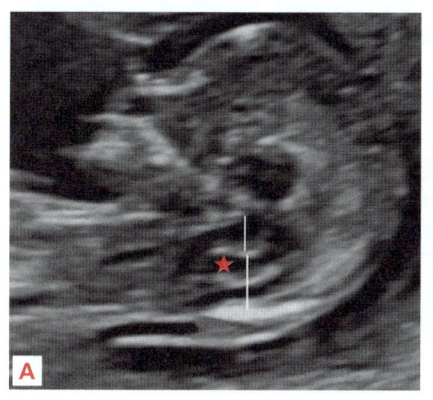

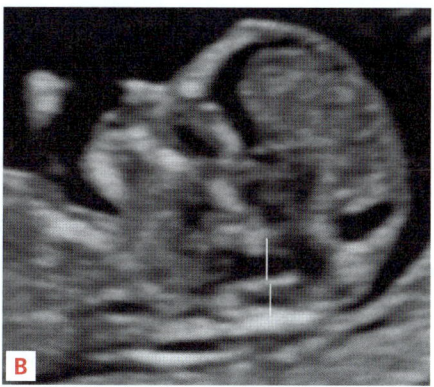

FIGURA 8.1 – (**A**) Feto normal com IG de 12 semanas, com translucência intracraniana (★) presente e relação diâmetro da ponte/distância ponte-osso occipital normal. (**B**) Feto com suspeita de EBA com IG de 12 semanas, pois a translucência intracraniana não está aparente e a relação diâmetro da ponte/distância ponte-osso occipital está aumentada.
EBA, espinha bífida aberta; IG, idade gestacional.

sagital, com presença ou não de imagem cística (**Figura 8.2C**). Existem sinais indiretos que também podem aparecer nesse período, como alteração do formato do crânio ("crânio em limão") e herniação cerebral posterior (do tronco encefálico e do cerebelo), pelo forame magno, caracterizando a malformação de Chiari II ("cerebelo em banana")[10,11] (**Figura 8.2A** e **B**). Com frequência, esses fetos apresentam ventriculomegalia, pés tortos e redução ou até ausência de movimentos dos membros inferiores.[12]

Segundo resultados do Management of Myelomeningocele Study (MOMS) – estudo clínico randomizado (ECR), multicêntrico, publicado em 2011 –, o reparo cirúrgico intrauterino diminui o dano neurológico das crianças com MMC (causado por injúria continuada ao longo da gestação), quando comparado com a correção pós-natal (**Tabela 8.2**).[13]

> ★ A indicação da cirurgia fetal é baseada em critérios materno-fetais e na chance de redução de danos neurológicos ao feto (**Quadro 8.2** e **Tabela 8.3**). A necessidade de DVP aos 12 meses, devido à hidrocefalia, pode ser prevista pelo tamanho do ventrículo lateral prévio à cirurgia, e a chance de deambulação independente aos 30 meses associa-se à presença ou não de movimentos em membros inferiores previamente à cirurgia e ao nível anatômico superior da lesão.[14,15]

A cirurgia fetal a céu aberto relaciona-se com aumento de complicações maternas e gestacionais, tais como separação corioamniótica, trabalho de parto pré-termo, ruptura de membranas pré-termo, descolamento de placenta, edema pulmonar, transfusão materna no parto e deiscência da histerotomia.[13,16]

Existem, atualmente, diferentes técnicas cirúrgicas para a correção fetal da EBA: a céu aberto clássica,[13,16] a céu aberto por mini-histerotomia,[17] por fetoscopia percutânea[18,19] e por fetoscopia mista.[20] As técnicas a céu aberto e mista são realizadas até as 26 semanas de gestação, devido à

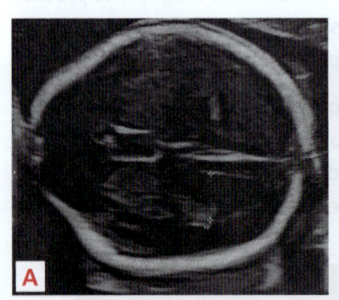

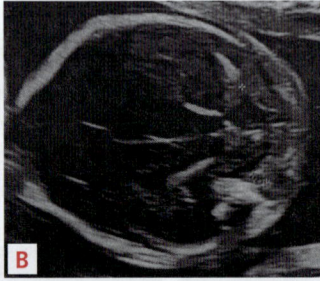

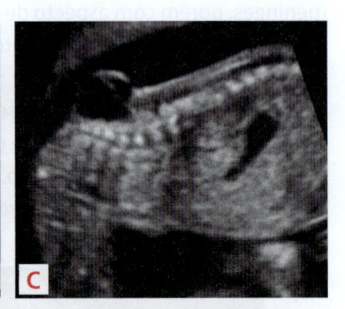

FIGURA 8.2 – Feto com espinha bífida aberta. (**A**) Crânio em formato de limão. (**B**) Cerebelo em formato de banana (Chiari II). (**C**) Mielomeningocele.

Tabela 8.2 – Resultados principais do Management of Myelomeningocele Study (MOMS)

	CIRURGIA FETAL	CIRURGIA PÓS-NATAL	P
Morte fetal/neonatal (n)	3	2	
Taxa de DVP aos 12 meses	40%	82%	< 0,001
Herniação do tronco encefálico	64%	96%	< 0,001
DNPM (Bayley II) aos 30 meses	64	58	0,03
Deambulação independente aos 30 meses	42%	21%	0,01

DNPM, desenvolvimento neuropsicomotor; DVP, derivação ventrículo-peritoneal.
Fonte: Adaptada de Adzick e colaboradores.[13]

Quadro 8.2 – Critérios para a realização da correção pré-natal aberta de espinha bífida aberta

Inclusão

- Gestação única
- IG entre 19-26 semanas
- Idade materna ≥ 18 anos
- Nível anatômico da lesão T1-S1
- Presença de Chiari II

Exclusão

- Outra anomalia fetal que altere o prognóstico
- Cifoescoliose > 30°
- Risco aumentado para TPP
- Placentação anormal
- Anomalia uterina
- Condições que aumentem o risco materno, cirúrgico ou gestacional
- Isoimunização Rh
- Falta de rede de apoio
- Limitações psicossociais
- Contraindicação ao uso de tocolíticos
- Sorologia positiva para HIV ou hepatites

HIV, vírus da imunodeficiência humana (human immunodeficiency virus); IG, idade gestacional; TPP, trabalho de parto pré-termo.
Fonte: Adaptado de Adzick e colaboradores.[13]

Tabela 8.3 – Cirurgia pré-natal de espinha bífida aberta e necessidade de derivação ventrículo-peritoneal (DVP)

	CIRURGIA FETAL	CIRURGIA PÓS-NATAL	P
Taxa de DVP	44%	84%	< 0,0001
Ventrículo lateral < 10 mm	20%	79%	0,007
Ventrículo lateral 10-15 mm	45%	86%	
Ventrículo lateral ≥ 15 mm	79%	87%	

Fonte: Adaptada de Adzick e colaboradores[13] e Farmer e colaboradores.[14]

dificuldade de exteriorização do útero após essa idade gestacional. A técnica percutânea, em geral, é executada das 21 às 29 semanas, mas apresenta maior taxa de ruptura prematura de membranas pré-termo e maior necessidade de complementação com correção pós-natal do defeito.

No Hospital de Clínicas de Porto Alegre (HCPA), a cirurgia intrauterina da EBA fetal é realizada pela técnica de mini-histerotomia (Figura 8.3), descrita pela equipe do Dr. Fábio Peralta,[17] com o intuito de diminuir a ocorrência de trabalho de parto pré-termo e de complicações maternas associadas ao procedimento, pois é realizada via histerotomia de apenas 2,5 a 3,5 cm de diâmetro, comparada com os 6 a 8 cm da técnica clássica.

◼ EXIT na obstrução de vias aéreas fetais

Malformações do segmento superior, como cabeça, pescoço e tórax, podem levar à compressão das vias aéreas, causando asfixia e até mesmo morte neonatal. O tratamento extraútero intraparto, conhecido como EXIT (ex-utero intrapartum therapy), visa a garantir as trocas gasosas fetais/

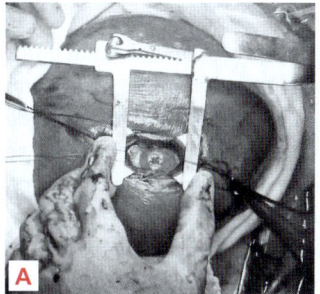

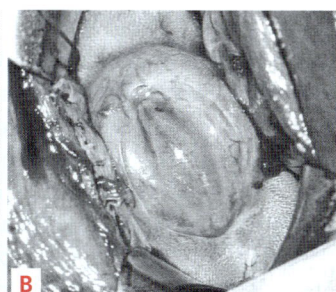

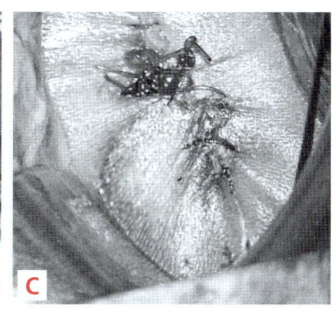

FIGURA 8.3 – Cirurgia aberta para correção de mielomeningocele (MMC). (**A-B**) Útero exteriorizado sobre o abdome materno e MMC fetal posicionada sob a mini-histerotomia, preparada para a correção neurocirúrgica. (**C**) MMC fetal corrigida.

neonatais e assim proporcionar tempo para procedimentos como laringoscopia, broncoscopia, acesso vascular, ressecção de lesão ou canulação para oxigenação por membrana extracorpórea (ECMO, *extracorporeal membrane oxygenation*).

O procedimento exige equipe multidisciplinar (anestesiologistas, obstetras, neonatologistas, cirurgiões pediátricos, enfermeiros) e consiste na exposição parcial do feto pela histerotomia (mantendo o volume uterino). A placenta permanece *in situ*, com o uso de relaxantes uterinos inalatórios, e o cordão umbilical permanece sem clampeamento, garantindo a oxigenação até se realizar o procedimento para estabelecer a via aérea definitiva.[21]

Apesar de não haver consenso na literatura, o EXIT é indicado na presença de doenças que causam os seguintes sinais nos exames pré-natais (US ou ressonância magnética [RM]): massa sólida cervical com mais de 5 cm, hiperextensão cervical, desvio da traqueia, polidrâmnio e eversão do diafragma[22] (Quadro 8.3 e Figura 8.4).

◾ Oclusão traqueal na hérnia diafragmática congênita

A hérnia diafragmática congênita (HDC) é um defeito que se caracteriza pela presença de órgãos abdominais dentro da cavidade torácica fetal,

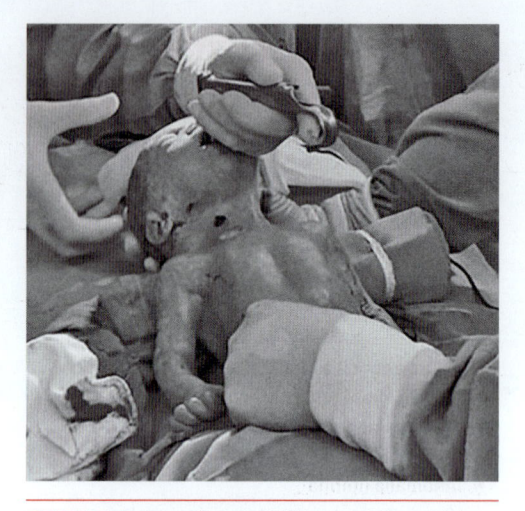

FIGURA 8.4 – Procedimento EXIT: exposição parcial do feto pela histerotomia e cordão umbilical sem clampeamento, garantindo a oxigenação até o estabelecimento da via aérea do recém-nascido.
EXIT, tratamento extraútero intraparto (*ex-utero intrapartum therapy*).

Quadro 8.3 – Doenças associadas à necessidade de EXIT
• Malformações linfáticas
• Bócio
• Teratomas (pescoço ou orofaringe, também chamado de *epignathus*)
• Micrognatia grave
• CHAOS
• HDC (grave ou com balão traqueal não retirado antes do trabalho de parto)
• Tumores torácicos (teratomas, tumores de mediastino, CPAM)

CHAOS, síndrome da obstrução congênita das vias aéreas superiores (*congenital high airway obstruction syndrome*); CPAM, malformação congênita das vias aéreas pulmonares (*congenital pulmonary airway malformation*); EXIT, tratamento extraútero intraparto (*ex-utero intrapartum therapy*); HDC, hérnia diafragmática congênita.
Fonte: Adaptado de Walz e Schroeder.[22]

levando a graus variados de hipoplasia e hipertensão pulmonar e, assim, à elevada mortalidade por insuficiência cardiorrespiratória neonatal.

A prevalência de HDC é estimada em 1/2.500 a 1/5.000 nascimentos. Na maioria dos casos, o diagnóstico é feito no segundo trimestre, e a gestante deve ser prontamente encaminhada a um centro terciário com experiência no manejo perinatal dessa malformação fetal. Os objetivos são descartar anomalias associadas (cromossomopatias, doenças gênicas e outras anormalidades morfológicas, que podem ocorrer em até 40% dos casos) e individualizar o prognóstico, usando testes genéticos e imagens avançadas (US, RM e ecocardiografia fetal).

A capacidade de prever no pré-natal quais pacientes dificilmente sobreviverão ao período neonatal e ao reparo da HDC é crucial, a fim de selecionar adequadamente as pacientes que se beneficiarão de intervenção fetal. A gravidade da hipoplasia pulmonar pode ser prevista pela relação pulmão : cabeça (RPC: área do pulmão contralateral ao defeito diafragmático, dividida pela circunferência cefálica).[23]

O método do traçado é mais reprodutível e acurado. No entanto, os pulmões e a cabeça não crescem no mesmo ritmo ao longo da gestação. Para corrigir isso, a RPC é mais bem expressa como uma porcentagem do que é esperado para a idade gestacional normal (observado/esperado da RPC – O/E RPC),[24] utilizando a calculadora disponível em https://perinatology.com/calculators/LHR.htm.

Os preditores antenatais de sobrevida na HDC isolada são lado da hérnia, O/E RPC, idade gestacional (IG) ao nascimento e posição do fígado,[25] ao passo que os preditores antenatais de HDC grave são herniação hepática no tórax e RPC < 1 ou O/E RPC < 25%[26] (Tabela 8.4).

A técnica de oclusão traqueal fetal na HDC (nomeada FETO, *fetal endotracheal occlusion*) foi elaborada em modelos experimentais a partir da observação do desenvolvimento de maior volume pulmonar em fetos com atresia de laringe.[27] Em um estudo multicêntrico, houve incremento da sobrevida neonatal na hérnia grave com a FETO, de 25 para 49% na HDC à esquerda, e de 0 para 35% na HDC à direita, sem aumento significativo dos riscos maternos ou da morbidade fetal.[28] No entanto, sabe-se dos riscos da prematuridade associados à ruptura prematura de membranas (Rupreme) que podem ocorrer com o procedimento.[29]

O balão é inserido por fetoscopia entre a carina e as pregas vocais e inflado com soro fisiológico (cerca de 0,8 mL). Realizam-se bloqueio locorregional materno (raquianestesia) e bloqueio neuromuscular com sedação fetal intramuscular (fentanil, pancurônio e atropina). Próximo das 34 semanas, o balão é retirado (por punção percutânea ou nova fetoscopia), para maturação pulmonar, ou antes, em situação emergencial. Nos casos em que não houver sucesso na retirada, recorre-se à técnica de EXIT ao nascimento[30] (ver Figura 8.4).

Em 2021, foram publicados os resultados de dois estudos randomizados, multicêntricos, abertos (Tracheal Occlusion to Accelerate Lung-growth – TOTAL), que compararam os desfechos da FETO em casos de hipoplasia grave (O/E RPC < 25%; realizada com IG de 27-29^{+6} semanas) e de hipoplasia moderada (O/E 25-35%, com ou sem herniação hepática, ou O/E 35-45% com fígado no tórax; realizada com IG de 30-31^{+6} semanas) *versus* conduta expectante (Tabela 8.5).[31,32]

Na HDC grave, à esquerda ou à direita, a FETO aumenta significativamente as chances de sobrevida. Na HDC moderada, os efeitos foram menores e não significativos (Tabela 8.6). No entanto, a FETO associa-se a alto risco de Rupreme e nascimento prematuro (< 34 semanas, 1 em cada 3 pacientes na FETO precoce, e 1 em cada 5 na FETO tardia). Os riscos maternos são limitados. Problemas na remoção do balão são pouco frequentes, mas podem levar a óbito iatrogênico. A traqueomalácia é um acontecimento raro e pode não ser (somente) devida à oclusão traqueal.[31-33]

⚠️ Em suma, vale ressaltar que a sobrevivência de bebês com HDC resulta não apenas da seleção de pacientes (critérios de gravidade), da *expertise* na colocação do balão traqueal (se indicado), do tempo de oclusão (se ≥ 5 semanas

Tabela 8.4 – Sobrevida conforme o O/E da RPC na HDC à esquerda			
O/E RPC	POSIÇÃO DO FÍGADO	GRAVIDADE DA HIPOPLASIA	% SOBREVIDA
> 45%	Abdome ou tórax	Leve	> 90%
36-45%	Abdome	Leve	> 75%
36-45%	Tórax	Moderada	30-60%
15-25%		Grave	20%
< 15%		Extrema	0%

HDC, hérnia diafragmática congênita; O/E, observado/esperado; RPC, relação pulmão:cabeça.
Fonte: Adaptada de Jani e colaboradores[26] e Deprest e colaboradores.[27]

Tabela 8.5 – Resultados dos estudos Tracheal Occlusion to Accelerate Lung-growth (TOTAL)

DESFECHOS NEONATAIS	FETO	EXPECTANTE	RR (IC 95%)	P
HDC grave Sobrevida na alta (n/%)	16/40 (40%)	6/40 (15%)	2,67 (1,22-6,11)	0,0046
HDC moderada Sobrevida na alta (n/%)	62/98 (63%)	49/98 (50%)	1,27 (0,99-1,63)	0,059

FETO, oclusão traqueal fetal (*fetal endotracheal occlusion*); HDC, hérnia diafragmática congênita; IC, intervalo de confiança; RR, risco relativo.
Fonte: Adaptada de Deprest e colaboradores.[31,32]

Tabela 8.6 – Sobrevida na hérnia diafragmática congênita com FETO

LADO, GRAVIDADE	US: CRITÉRIO DE GRAVIDADE	SOBREVIDA ATÉ ALTA DA UTI NEONATAL		RR (IC 95%)
		EXPECTANTE	FETO	
Esquerda grave[1]	O/E < 25% independente da localização do fígado	6/40 (15%)	16/40 (40%)	2,67 (1,22-6,11)
Direita grave[3]	O/E < 50% independente da localização do fígado	7/34 (20%)	53/125 (42%)	2,84 (1,15-7,01)
Esquerda moderada[2]	O/E 25-35% independente da presença de fígado no tórax O/E 35-45% + da localização do fígado no tórax	49/98 (50%)	62/98 (63%)	1,27 (0,99-1,63)

FETO, oclusão traqueal fetal (*fetal endotracheal occlusion*); IC, intervalo de confiança; O/E, observado/esperado; RR, risco relativo; US, ultrassonografia; UTI, unidade de terapia intensiva.
Fonte: Adaptada de Deprest e colaboradores[31,32] e Russo e colaboradores.[33]

ou não), da IG de nascimento (se > 32 semanas ou não), mas também, fundamentalmente, do centro de referência de nascimento (protocolo de manejo pós-natal).

Ablação endoscópica dos vasos placentários nas doenças da gestação gemelar monocoriônica

SÍNDROME DE TRANSFUSÃO FETO-FETAL (STFF)

As gestações gemelares monocoriônicas (MCs), quando comparadas com as dicoriônicas ou de feto único, têm mais chance de desfechos desfavoráveis, pois, além de os fetos compartilharem a mesma placenta, existem anastomoses entre as circulações fetais, sendo essa a base fisiopatológica para complicações como síndrome de transfusão feto-fetal (STFF), sequência anemia-policitemia (TAPS, *twin anemia-polycythemia sequence*), restrição de crescimento fetal (RCF) seletiva e sequência de perfusão arterial reversa (TRAP, *twin reversed arterial perfusion sequence*).[34]

A STFF complica cerca de 15% das gestações MCs. Na STFF estágio I de Quintero, a sobrevida geral, com a conduta expectante, é de aproximadamente 80%.[35] Todavia, na STFF grave (estágios II-IV), o manejo expectante associa-se com óbito fetal em até 90% e dano neurológico em 50% dos casos.[36] Mais detalhes do diagnóstico e do estadiamento podem ser vistos no Capítulo 14 – Gemelaridade.

⭐ O tratamento de primeira linha é a ablação com *laser* dos vasos placentários (Tabela 8.7), sendo indicado nos estágios II a IV e com IG de 16 a 26 semanas, ou, excepcionalmente, em casos selecionados do estágio I com polidrâmnio importante e encurtamento do colo uterino.[37,38] No entanto, vale ressaltar que o procedimento realizado com IG de 16 a 18 semanas tem mais chance de abortamento e de separação corioamniótica e que a janela terapêutica pode ser estendida para 26 a 28 semanas, se tecnicamente viável.

A técnica cirúrgica inicial (ablação seletiva dos vasos placentários) evoluiu para a técnica de Solomon (coagulação a *laser* de todo o equador vascular), também conhecida como dicorionização placentária, o que proporcionou a redução da ocorrência de TAPS pós-operatória e da recorrência de STFF.[39,40]

A amniodrenagem seriada é a opção de manejo em centros que não dispõem de coagulação a *laser* ou em casos com IG > 26 semanas. Comparando as duas condutas, embora os estudos não tenham mostrado diferença no óbito fetal, o grupo da coagulação a *laser* apresentou maior número de crianças sem anormalidades neurológicas (aos 6 anos) do que a amniorredução (risco relativo [RR] 1,57; intervalo de confiança [IC] 95%, 1,05-2,34).[41]

SEQUÊNCIA ANEMIA-POLICITEMIA (TAPS)

A sequência anemia-policitemia (TAPS, *twin anemia-polycythemia sequence*) se caracteriza pela grande diferença de hemoglobina entre os gemelares monocoriônicos.

Há poucas e diminutas anastomoses arteriovenosas que podem resultar em uma transfusão lenta de sangue do doador para o receptor.

A TAPS pode ser identificada antes ou depois do nascimento. No pré-natal, é detectada por meio da medida do pico de velocidade sistólica da artéria cerebral média, sendo encontrada no feto doador uma velocidade acima de 1,5 múltiplos da mediana, e no receptor, abaixo de 1,0 múltiplos da mediana.

Os estudos que investigam o resultado perinatal na TAPS são escassos, e a maioria mistura resultados da sequência espontânea e da pós-*laser*. O seu manejo varia de maneira considerável, porém a cirurgia a *laser* é a intervenção mais frequente. A mortalidade perinatal (estimada em 15% e significativamente maior para os gêmeos doadores do que para os receptores: 22 vs. 7%) e a morbidade neonatal grave (33% para doadores e receptores) são altas. Entre os fatores de risco independentes para mortalidade perinatal, encontram-se o *status* de doador, o estágio antenatal e a IG ao nascimento.[43]

O manejo ideal para TAPS não está claro na literatura. Comparando as possíveis opções, que seriam expectante, transfusão intrauterina (TIU) e *laser* de vasos placentários, parece não haver diferença na sobrevida perinatal entre os grupos. Todavia, há evidências de que o tratamento com *laser* traz menor incidência de síndrome do desconforto respiratório e de complicações hematológicas pós-natais graves do que a conduta expectante e a transfusão fetal, além de maior tempo até o nascimento.[39] Uma das sugestões de manejo foi descrita por Tollenaar e colaboradores[44] (Tabela 8.8).

Tabela 8.7 – Manejo da síndrome de transfusão feto-fetal

ESTÁGIOS DE QUINTERO	PROPOSTA TERAPÊUTICA
Estágio I	Conservadora
Estágio I com colo curto ou	Ablação a *laser* dos vasos placentários
Estágios II-IV e IG de 18-26 semanas	Amniodrenagem
Estágio II-IV e IG > 26 semanas	Ablação a *laser* dos vasos placentários (até IG de 28 semanas, se tecnicamente viável)
	Amniodrenagem
	Parto

IG, idade gestacional.
Fonte: Adaptada de Benoit e Baschat,[42] Senat e colaboradores[37] e Roberts e colaboradores.[41]

Tabela 8.8 – Manejo da sequência anemia-policitemia (TAPS)

Estágios	IDADE GESTACIONAL (SEMANAS)		
	< 28	28-32	> 32
1	Expectante com monitoração rigorosa		
2 estável			
Progressão rápida para 2 ou 3 e 4	*Laser*	TIU	Nascimento

TIU, transfusão intrauterina.
Fonte: Adaptada de Tollenaar e colaboradores.[44]

O tratamento com TIU no doador pode ser realizado por via intravascular, mas a via intraperitoneal é a preferida, pois permite uma absorção mais lenta de hemácias na circulação fetal, evitando a rápida perda do sangue transfundido na circulação do gêmeo receptor.[45] Não se trata de um tratamento causal, mas sim de apenas uma solução temporária. Além disso, como efeito colateral nesse contexto, a TIU pode piorar a policitemia e a hiperviscosidade no receptor. Para reduzir esse risco, a combinação de TIU no doador e exsanguinotransfusão parcial no receptor pode ser favorável.

A coagulação a *laser* na TAPS é mais desafiadora do que na STFF, pois, na primeira, não há oligo/polidrâmnio, portanto a membrana amniótica oscilante dificulta a visualização do equador vascular. Além disso, as anastomoses placentárias na TAPS são poucas e minúsculas, podendo, portanto, ser perdidas durante a fetoscopia.[46]

RESTRIÇÃO DE CRESCIMENTO FETAL (RCF) SELETIVA EM GESTAÇÕES MONOCORIÔNICAS

Nas gestações monocoriônicas e diamnióticas, a RCF seletiva ocorre por compartilhamento desigual da placenta. O padrão de anastomoses vasculares placentárias entre os cordões influencia a evolução clínica, havendo comumente inserção marginal ou velamentosa do cordão no feto restrito. A direção e a magnitude da troca sanguínea entre os fetos podem variar de acordo com o padrão de anastomoses, levando a efeitos benéficos ou prejudiciais para o feto com restrição de crescimento e influenciando o curso clínico e o desfecho da gestação.

Em 2007, Gratacós e colaboradores[47] classificaram a RCF seletiva dos gêmeos monocoriônicos, conforme o padrão de fluxo da artéria umbilical do feto menor, nos tipos I, II e III. Mais detalhes podem ser vistos no Capítulo 14 – Gemelaridade.

Como os tipos II e III de RCF seletiva se apresentam com alteração da artéria umbilical (diástole zero ou reversa) desde o diagnóstico, a piora fetal e, consequentemente, a decisão do nascimento ou da intervenção fetal baseiam-se na velocimetria do ducto venoso (DV). A fotocoagulação com *laser* é a opção terapêutica nos casos de DV do feto restrito com onda 'a' zero ou reversa e IG abaixo de 26 semanas. No entanto, essa terapia fetal pode reduzir os riscos para o feto normal à custa de piora significativa do prognóstico do menor (sobrevida em torno de 30% para o feto restrito e 70% para o feto normal).[48] Tecnicamente, a coagulação dos vasos é mais difícil na RCF seletiva do que na STFF, bem como na RCF seletiva tipo III (cordões de inserção próxima na placenta e anastomoses arterioarteriais [AA] de grande calibre) quando comparada com o tipo II, sobretudo no caso de placenta de localização anterior.[49]

A oclusão do cordão do feto restrito é uma opção de terapia fetal em outros países que não o Brasil, sendo a maneira mais definitiva de proteger o feto normal (taxas de sobrevida em torno de 90%) à custa da interrupção do fluxo para o feto restrito (óbito).[50]

SEQUÊNCIA DE PERFUSÃO ARTERIAL REVERSA (TRAP)

As indicações para tratamento intraútero são crescimento (peso) acentuado do feto acárdico (50% maior do que o "feto bomba": 65% de óbito; 75% maior do que o "feto bomba": 95% de óbito) e sinais de insuficiência cardíaca congestiva no "feto bomba". O tratamento envolve técnicas invasivas, como coagulação dos vasos placentários, coagulação a *laser* do cordão (com ou sem coagulação bipolar) ou ligadura do cordão umbilical, que resultam em 80% de sobrevida do "feto bomba".[51]

A sequência TRAP, entre o diagnóstico (11-13[+6] semanas) e a intervenção profilática planejada (16-18 semanas), conta com 33% de óbito do "feto bomba" e 21% de cessação espontânea do fluxo no acárdico.[52] A relutância em realizar intervenções cirúrgicas fetais antes de 16 semanas decorre principalmente da persistência da cavidade celômica nessa fase, havendo, portanto, maior risco de ruptura de membrana e suas sequelas.

No entanto, uma série retrospectiva de 12 gestações com TRAP, submetidas a tratamento com *laser* intersticial da artéria umbilical do feto acárdico, com IG ≤14[+3] semanas, evidenciou uma taxa de nascidos vivos de 92%.[53] Assim, espera-se que o TRAP Intervention STudy (TRAPIST), um estudo randomizado multicêntrico, ainda em andamento, forneça evidências sobre intervenção precoce (IG: 12-14 semanas) *versus* tardia (IG: 16-19 semanas) na sequência TRAP.

■ Procedimentos guiados por US nas doenças pulmonares

DERRAMES PLEURAIS

As derivações pleuroamnióticas são opção de tratamento nos derrames pleurais primários (malformação do ducto torácico). A sobrevida neonatal em fetos não tratados, sem hidropsia, é de aproximadamente 75%, e em fetos com hidropsia, de apenas 25%.[54] A técnica mais conhecida é a introdução de trocarte metálico com cânula, através da parede materna e do tórax fetal, o mais próximo possível da linha axilar média ao nível da base da escápula, deixando um cateter duplo (*pigtail*) comunicando o tórax fetal e a cavidade amniótica.

Em fetos hidrópicos, a malformação de ducto torácico é um diagnóstico de exclusão, após descartar doenças como anemias aloimunes, aneuploidias, cardiopatias, malformações torácicas, infecções, hemoglobinopatias e doenças metabólicas. Em contrapartida, nos fetos sem hidropsia, por argumento de frequência, deve-se pensar em aneuploidias se o derrame pleural surgiu antes de 28 semanas, e em malformação do ducto torácico se apareceu após essa IG.[55]

MALFORMAÇÃO CONGÊNITA DAS VIAS AÉREAS PULMONARES

A malformação congênita das vias aéreas pulmonares (CPAM, *congenital pulmonary airway malformation*) trata-se de um hamartoma com proliferação adenomatosa de cistos que lembram bronquíolos. Ocorre por atraso na diferenciação do tecido pulmonar com distorção estrutural. Tem incidência em torno de 1/30.000 gestações.[56] É classificada em tipo I (o tipo mais comum; macrocística; cistos maiores que 2 cm), tipo II (mista; cistos de 0,5-2,0 cm) e tipo III (microcística; cistos menores que 0,5 cm; aspecto sólido na US).[57]

Quando o volume da massa/circunferência cefálica (CVR, *cystic adenomatoid malformation volume ratio*) for > 1,6, há 75% de chance de evoluir para hidropsia.[58] Nos casos de CPAM tipo I (com cisto dominante) e CVR > 1,6 (feto hidrópico ou não), a punção do cisto, com a administração de um curso de betametasona na dose de 24 mg, é uma opção terapêutica. Ambas as condutas podem ser repetidas caso não haja melhora.[58]

■ Intervenções fetais para uropatia obstrutiva baixa

A valva uretral posterior (VUP) e a atresia uretral são as causas mais comuns de obstrução do trato urinário inferior do feto. Essas anomalias se associam a oligoidrâmnio grave, que, por sua vez, resulta em hipoplasia pulmonar, insuficiência respiratória ao nascimento e, muitas vezes, morte neonatal. Caso a obstrução uretral seja incompleta, a hipoplasia pulmonar pode ser menos grave e, assim, compatível com a sobrevida neonatal. Esses bebês, no entanto, têm graus variáveis de displasia renal e risco em torno de 30% de doença renal terminal.[59] A VUP ocorre em fetos masculinos e é reconhecida na US pelo sinal da "fechadura".

As intervenções fetais devem ser realizadas apenas se todos os seguintes critérios estiverem presentes: cariótipo normal, líquido amniótico reduzido com IG < 26 semanas, bexiga dilatada (tensa) e avaliação bioquímica da urina fetal normal.[60]

Estudos do tipo séries de casos sugerem que a sobrevida poderia ser melhorada nos fetos submetidos à derivação vesicoamniótica. No ECR Percutaneous Vesicoamniotic Shunt in Lower Urinary Tract Obstruction (PLUTO), publicado em 2013, fetos com obstrução urinária baixa foram aleatoriamente designados para *shunt* vesicoamniótico ou tratamento conservador. O estudo foi interrompido precocemente devido ao recrutamento de apenas 20% (n = 31) das 150 gestações planejadas em 4 anos; os critérios de elegibilidade não foram mais seguidos e o estudo se tornou um ensaio pragmático. Quanto aos resultados, os fetos com derivação vesical tiveram três vezes mais chance de sobrevivência pós-natal do que os não derivados (9/15 vs. 3/16; RR 3,20; IC 95%, 1,06-9,62; p = 0,03), provavelmente pela redução da hipoplasia pulmonar. No entanto, apenas 2 sobreviventes de 7 pós-*shunt* apresentaram função renal normal com 1 ano de idade.[61]

A fulguração endoscópica foi outro procedimento desenvolvido para tratamento da VUP. Todavia, a experiência ao longo dos anos evidenciou uma desvantagem dessa técnica: a possibilidade de fístula retal ou vesical.[60]

Intervenções para doenças cardíacas fetais

As valvoplastias (aórtica e pulmonar) são cirurgias realizadas em torno das 24 a 26 semanas de gestação, ao passo que a atriosseptostomia é realizada das 32 a 33 semanas, em seletos centros no país e seguindo critérios específicos de indicação (Quadro 8.4). Não são tratamentos definitivos, mas objetivam preservar a função ventricular e evitar procedimento de urgência no pós-nascimento imediato, respectivamente.[62]

Quadro 8.4 – Intervenções cardíacas fetais

Valvoplastia aórtica

Estenose aórtica crítica com disfunção do VE:
- VE dilatado não hipoplásico
- Disfunção do VE
- Fluxo esquerda-direita no FO
- Fluxo reverso na aorta
- Fluxo anormal na mitral
- Feto com ou sem hidropsia

Valvoplastia pulmonar

Estenose pulmonar com SIV íntegro:
- AP e seu anel bem desenvolvidos (escore z > –1)
- Ausência de crescimento do VD em 4 semanas
- Hidropsia fetal
- Fluxo reverso na AP
- Fluxo tricúspide anormal

Atriosseptostomia

SHCE e septo atrial íntegro

AP, artéria pulmonar; FO, forame oval; SHCE, síndrome da hipoplasia do coração esquerdo; SIV, septo interventricular; VD, ventrículo direito; VE, ventrículo esquerdo.
Fonte: Adaptado de Kang e colaboradores.[62]

REFERÊNCIAS

1. Teefey CP, Soni S, Khalek N. Maternal fetal surgery: intervention and management. Clin Obstet Gynecol. 2020;63(2):455-67.
2. Harrison MR, Filly RA, Golbus MS, Berkowitz RL, Callen PW, Canty TG, et al. Fetal treatment 1982. N Engl J Med. 1982;307(26):1651-2.
3. Chescheir NC. Maternal-fetal surgery: where are we and how did we get here? Obstet Gynecol. 2009;113(3):717-31.
4. Gaíva MAM, Corrêa ER, Santo EAR do E. Perfil clínico-epidemiológico de crianças e adolescentes que vivem e convivem com espinha bífida. Rev Bras Crescimento Desenvolv Hum. 2011;21(1):99-110.
5. Aguiar MJB, Campos ÂS, Aguiar RALP, Lana AMA, Magalhães RL, Babeto LT. Defeitos de fechamento do tubo neural e fatores

associados em recém-nascidos vivos e natimortos. J Pediatr. 2003;79(2):129-34.

6. Sbragia L, Machado IN, Rojas CEB, Zambelli H, Miranda ML, Bianchi MO, et al. Evolução de 58 fetos com meningomielocele e o potencial de reparo intra-útero. Arq Neuro Psiquiatr. 2004;62(2b):487-91.

7. Ushakov F, Sacco A, Andreeva E, Tudorache S, Everett T, David AL, et al. Crash sign: new first-trimester sonographic marker of spina bifida. Ultrasound Obstet Gynecol. 2019;54(6):740-5.

8. Chaoui R, Benoit B, Entezami M, Frenzel W, Heling KS, Ladendorf B, et al. Ratio of fetal choroid plexus to head size: simple sonographic marker of open spina bifida at 11-13 weeks' gestation. Ultrasound Obstet Gynecol. 2020;55(1):81-6.

9. Chaoui R, Nicolaides KH. From nuchal translucency to intracranial translucency: towards the early detection of spina bifida. Ultrasound Obstet Gynecol. 2010;35(2):133-8.

10. Nicolaides KH, Gabbe SG, Campbell S, Guidetti R. Ultrasound screening for spina bifida: cranial and cerebellar signs. Lancet. 1986;2(8498):72-4.

11. Van den Hof MC, Nicolaides KH, Campbell J, Campbell S. Evaluation of the lemon and banana signs in one hundred thirty fetuses with open spina bifida. Am J Obstet Gynecol. 1990;162(2):322-7.

12. Ghi T, Pilu G, Falco P, Segata M, Carletti A, Cocchi G, et al. Prenatal diagnosis of open and closed spina bifida. Ultrasound Obstet Gynecol. 2006;28(7):899-903.

13. Adzick NS, Thom EA, Spong CY, Brock JW 3rd, Burrows PK, Johnson MP, et al. A randomized trial of prenatal versus postnatal repair of myelomeningocele. N Engl J Med. 2011;364(11):993-1004.

14. Farmer DL, Thom EA, Brock JW 3rd, Burrows PK, Johnson MP, Howell LJ, et al. The Management of Myelomeningocele Study: full cohort 30-month pediatric outcomes. Am J Obstet Gynecol. 2018;218(2):256.e1-13.

15. Tulipan N, Wellons JC 3rd, Thom EA, Gupta N, Sutton LN, Burrows PK, et al. Prenatal surgery for myelomeningocele and the need for cerebrospinal fluid shunt placement. J Neurosurg Pediatr. 2015;16(6):613-20.

16. Johnson MP, Bennett KA, Rand L, Burrows PK, Thom EA, Howell LJ, et al. The Management of Myelomeningocele Study: obstetrical outcomes and risk factors for obstetrical complications following prenatal surgery. Am J Obstet Gynecol. 2016;215(6):778.e1-9.

17. Botelho RD, Imada V, Rodrigues da Costa KJ, Watanabe LC, Rossi Júnior R, De Salles AAF, et al. Fetal Myelomeningocele Repair through a Mini-Hysterotomy. Fetal Diagn Ther. 2017;42(1):28-34.

18. Pedreira DAL, Zanon N, Nishikuni K, Moreira de Sá RA, Acacio GL, Chmait RH, et al. Endoscopic surgery for the antenatal treatment of myelomeningocele: the CECAM trial. Am J Obstet Gynecol. 2016;214(1):111.e1-11.

19. Kohl T. Percutaneous minimally invasive fetoscopic surgery for spina bifida aperta. Part I: surgical technique and perioperative outcome. Ultrasound Obstet Gynecol. 2014;44(5):515-24.

20. Belfort MA, Whitehead WE, Shamshirsaz AA, Bateni ZH, Olutoye OO, Olutoye OA, et al. Fetoscopic open neural tube defect repair: development and refinement of a two-port, carbon dioxide insufflation technique. Obstet Gynecol. 2017;129(4):734-43.

21. Liechty KW. Ex-utero intrapartum therapy. Semin Fetal Neonatal Med. 2010;15(1):34-9.

22. Walz PC, Schroeder JW Jr. Prenatal diagnosis of obstructive head and neck masses and perinatal airway management: the ex utero intrapartum treatment procedure. Otolaryngol Clin North Am. 2015;48(1):191-207.

23. Metkus AP, Filly RA, Stringer MD, Harrison MR, Adzick NS. Sonographic predictors of survival in fetal diaphragmatic hernia. J Pediatr Surg. 1996;31(1):148-51; discussion 151-2.

24. Peralta CFA, Cavoretto P, Csapo B, Vandecruys H, Nicolaides KH. Assessment of lung area in normal fetuses at 12-32 weeks. Ultrasound Obstet Gynecol. 2005;26(7):718-24.

25. Jani J, Nicolaides KH, Keller RL, Benachi A, Peralta CFA, Favre R, et al. Observed to expected lung area to head circumference ratio in the prediction of survival in fetuses with isolated diaphragmatic hernia. Ultrasound Obstet Gynecol. 2007;30(1):67-71.

26. Deprest JA, Flemmer AW, Gratacos E, Nicolaides K. Antenatal prediction of lung volume and in-utero treatment by fetal endoscopic tracheal occlusion in severe isolated congenital diaphragmatic hernia. Semin Fetal Neonatal Med. 2009;14(1):8-13.

27. Wilson JM, DiFiore JW, Peters CA. Experimental fetal tracheal ligation prevents the pulmonary hypoplasia associated with fetal nephrectomy: possible application for congenital diaphragmatic hernia. J Pediatr Surg [Internet]. 1993;28(11):1433-9; discussion 1439-40.

28. Jani JC, Benachi A, Nicolaides KH, Allegaert K, Gratacós E, Mazkereth R, et al. Prenatal prediction of neonatal morbidity in survivors with congenital diaphragmatic hernia: a multicenter study. Ultrasound Obstet Gynecol. 2009;33(1):64-9.

29. Al-Maary J, Eastwood MP, Russo FM, Deprest JA, Keijzer R. Fetal tracheal occlusion for severe pulmonary hypoplasia in isolated congenital diaphragmatic hernia: a systematic review and meta-analysis of survival. Ann Surg. 2016;264(6):929-33.

30. Deprest J, Gratacos E, Nicolaides KH, FETO Task Group. Fetoscopic tracheal occlusion (FETO) for severe congenital diaphragmatic hernia: evolution of a technique and preliminary results. Ultrasound Obstet Gynecol. 2004;24(2):121-6.

31. Deprest JA, Nicolaides KH, Benachi A, Gratacos E, Ryan G, Persico N, et al. Randomized Trial of Fetal Surgery for Severe Left Diaphragmatic Hernia. N Engl J Med. 2021;385(2):107-18.

32. Deprest JA, Benachi A, Gratacos E, Nicolaides KH, Berg C, Persico N, et al. Randomized Trial of Fetal Surgery for Moderate Left Diaphragmatic Hernia. N Engl J Med. 2021;385(2):119-29.

33. Russo FM, Cordier A-G, Basurto D, Salazar L, Litwinska E, Gomez O, et al. Fetal endoscopic tracheal occlusion reverses the natural history of right-sided congenital diaphragmatic hernia: European multicenter experience. Ultrasound Obstet Gynecol. 2021;57(3):378-85.

34. Djaafri F, Stirnemann J, Mediouni I, Colmant C, Ville Y. Twin-twin transfusion syndrome - What we have learned from clinical trials. Semin Fetal Neonatal Med. 2017;22(6):367-75.

35. Berghella V, Kaufmann M. Natural history of twin-twin transfusion syndrome. J Reprod Med. 2001;46(5):480-4.

36. Haverkamp F, Lex C, Hanisch C, Fahnenstich H, Zerres K. Neurodevelopmental risks in twin-to-twin transfusion syndrome: preliminary findings. Eur J Paediatr Neurol. 2001;5(1):21-7.

37. Senat M-V, Deprest J, Boulvain M, Paupe A, Winer N, Ville Y. Endoscopic laser surgery versus serial amnioreduction for severe twin-to-twin transfusion syndrome. N Engl J Med. 2004;351(2):136-44.

38. Stirnemann J, Slaghekke F, Khalek N, Winer N, Johnson A, Lewi L, et al. Intrauterine fetoscopic laser surgery versus expectant

management in stage 1 twin-to-twin transfusion syndrome: an international randomized trial. Am J Obstet Gynecol. 2021;224(5):528.e1-12.

39. Slaghekke F, Lopriore E, Lewi L, Middeldorp JM, van Zwet EW, Weingertner A-S, et al. Fetoscopic laser coagulation of the vascular equator versus selective coagulation for twin-to-twin transfusion syndrome: an open-label randomised controlled trial. Lancet. 2014;383(9935):2144-51.

40. Peralta CFA, Molina FS, Gómez LF, Bennini JR, Gomes Neto O, Barini R. Endoscopic laser dichorionization of the placenta in the treatment of severe twin¬twin transfusion syndrome. Fetal Diagn Ther. 2013;34(4):206-10.

41. Roberts D, Neilson JP, Kilby MD, Gates S. Interventions for the treatment of twin-twin transfusion syndrome. Cochrane Database Syst Rev. 2014;(1):CD002073.

42. Benoit RM, Baschat AA. Twin¬to¬twin transfusion syndrome: prenatal diagnosis and treatment. Am J Perinatol. 2014;31(7):583-94.

43. Tollenaar LSA, Slaghekke F, Lewi L, Colmant C, Lanna M, Weingertner AS, et al. Spontaneous twin anemia polycythemia sequence: diagnosis, management, and outcome in an international cohort of 249 cases. Am J Obstet Gynecol. 2021;224(2):213. e1-11.

44. Tollenaar LSA, Slaghekke F, Middeldorp JM, Klumper FJ, Haak MC, Oepkes D, et al. Twin anemia polycythemia sequence: current views on pathogenesis, diagnostic criteria, perinatal management, and outcome. Twin Res Hum Genet. 2016;19(3):222-33.

45. Herway C, Johnson A, Moise K, Moise KJ Jr. Fetal intraperitoneal transfusion for iatrogenic twin anemia-polycythemia sequence after laser therapy. Ultrasound Obstet Gynecol. 2009;33(5):592-4.

46. Slaghekke F, Kist WJ, Oepkes D, Pasman SA, Middeldorp JM, Klumper FJ, et al. Twin anemia-polycythemia sequence: diagnostic criteria, classification, perinatal management and outcome. Fetal Diagn Ther. 2010;27(4):181-90.

47. Gratacós E, Lewi L, Muñoz B, Acosta-Rojas R, Hernandez-Andrade E, Martinez JM, et al. A classification system for selective intrauterine growth restriction in monochorionic pregnancies according to umbilical artery Doppler flow in the smaller twin. Ultrasound Obstet Gynecol. 2007;30(1):28-34.

48. Peeva G, Bower S, Orosz L, Chaveeva P, Akolekar R, Nicolaides KH. Endoscopic placental laser coagulation in monochorionic diamniotic twins with type II selective fetal growth restriction. Fetal Diagn Ther. 2015;38(2):86-93.

49. Valsky DV, Eixarch E, Martinez JM, Crispi F, Gratacós E. Selective intrauterine growth restriction in monochorionic twins: pathophysiology, diagnostic approach and management dilemmas. Semin Fetal Neonatal Med. 2010;15(6):342-8.

50. Parra¬Cordero M, Bennasar M, Martínez JM, Eixarch E, Torres X, Gratacós E. Cord occlusion in monochorionic twins with early selective intrauterine growth restriction and abnormal umbilical artery doppler: a consecutive series of 90 cases. Fetal Diagn Ther. 2016;39(3):186-91.

51. Hecher K, Lewi L, Gratacos E, Huber A, Ville Y, Deprest J. Twin reversed arterial perfusion: fetoscopic laser coagulation of placental anastomoses or the umbilical cord. Ultrasound Obstet Gynecol. 2006;28(5):688-91.

52. Lewi L, Valencia C, Gonzalez E, Deprest J, Nicolaides KH. The outcome of twin reversed arterial perfusion sequence diagnosed in the first trimester. Am J Obstet Gynecol. 2010;203(3):213.e1-4.

53. Tavares de Sousa M, Glosemeyer P, Diemert A, Bamberg C, Hecher K. First-trimester intervention in twin reversed arterial perfusion sequence. Ultrasound Obstet Gynecol. 2020;55(1):47-9.

54. Aubard Y, Derouineau I, Aubard V, Chalifour V, Preux PM. Primary fetal hydrothorax: A literature review and proposed antenatal clinical strategy. Fetal Diagn Ther. 1998;13(6):325-33.

55. Rustico MA, Lanna M, Coviello D, Smoleniec J, Nicolini U. Fetal pleural effusion. Prenat Diagn. 2007;27(9):793-9.

56. Miller JA, Corteville JE, Langer JC. Congenital cystic adenomatoid malformation in the fetus: natural history and predictors of outcome. J Pediatr Surg. 1996;31(6):805-8.

57. Stocker JT, Madewell JE, Drake RM. Congenital cystic adenomatoid malformation of the lung. Classification and morphologic spectrum. Hum Pathol. 1977;8(2):155-71.

58. Crombleholme TM, Coleman B, Hedrick H, Liechty K, Howell L, Flake AW, et al. Cystic adenomatoid malformation volume ratio predicts outcome in prenatally diagnosed cystic adenomatoid malformation of the lung. J Pediatr Surg. 2002;37(3):331-8.

59. Torres VE, Harris PC, Pirson Y. Autosomal dominant polycystic kidney disease. Lancet. 2007;369(9569):1287-301.

60. Capone V, Persico N, Berrettini A, Decramer S, De Marco EA, De Palma D, et al. Definition, diagnosis and management of fetal lower urinary tract obstruction: consensus of the ERK-Net CAKUT-Obstructive Uropathy Work Group. Nat Rev Urol. 2022;19:295-303.

61. Morris RK, Malin GL, Quinlan-Jones E, Middleton LJ, Hemming K, Burke D, et al. Percutaneous vesicoamniotic shunting versus conservative management for fetal lower urinary tract obstruction (PLUTO): a randomised trial. Lancet. 2013;382(9903):1496-506.

62. Kang S-L, Jaeggi E, Ryan G, Chaturvedi RR. An overview of contemporary outcomes in fetal cardiac intervention: a case for high-volume superspecialization? Pediatr Cardiol. 2020;41(3):479-85.

SUBSTÂNCIAS TERATOGÊNICAS*

ALBERTO MANTOVANI ABECHE
LAVINIA SCHULER-FACCINI
FERNANDA SALES LUIZ VIANNA
MARIA TERESA VIEIRA SANSEVERINO
LUCAS ROSA FRAGA

Danos reprodutivos e teratógenos

Os danos reprodutivos na espécie humana podem ser agrupados em quatro classes principais: (1) morte do concepto; (2) malformações; (3) restrição de crescimento fetal (RCF); e (4) deficiências funcionais, incluindo aqui a deficiência intelectual. Esses danos podem ter tanto causa genética como ambiental e, muitas vezes, uma combinação dessas duas (etiologia multifatorial). Estima-se que cerca de 15% de todas as gestações reconhecidas terminem em aborto e que 3 a 5% de todos os recém-nascidos (RNs) vivos apresentem algum defeito congênito.[1]

Um agente teratogênico é definido como qualquer substância, organismo, agente físico ou estado de deficiência que, estando presente durante a vida embrionária ou fetal, produz alteração na estrutura ou na função da descendência.[2]

A partir da tragédia da talidomida, no início da década de 1960, o interesse pelo conhecimento, pela prevenção e pelo tratamento das anomalias do desenvolvimento humano tem aumentado progressivamente, sobretudo no que diz respeito a medicamentos como agentes etiológicos dessas anomalias. A possível relação entre o uso de fármacos durante a gravidez e o aparecimento de efeitos adversos sobre o embrião-feto gera um grande número de dúvidas. O pequeno número de estudos deve-se às dificuldades de investigação de teratogenicidade nos humanos. A raridade da maioria dos defeitos congênitos torna difícil a rápida identificação de um novo teratógeno. Essa dificuldade aumenta se a taxa de mulheres grávidas expostas ao agente for pequena e se o agente tiver baixa teratogenicidade, isto é, quando apenas uma pequena porcentagem dos embriões ou fetos expostos apresenta dano clínico.

Entretanto, algumas regras clínicas são importantes:

- A decisão de usar ou não um medicamento na gravidez deve estar equacionada com o risco da doença materna, que pode, em muitos casos, ser de maior risco para o concepto quando não tratada adequadamente.
- Nem todas as gestantes expostas a um fármaco considerado como teratógeno estabelecido terão seu filho afetado, pois a ação teratogênica depende da dose do fármaco e do período de desenvolvimento embriofetal em que a exposição ocorre, bem como das características genéticas maternas e fetais.[1]

---
*Os coautores agradecem a André Anjos da Silva pela contribuição dada à escrita deste capítulo na edição anterior.

Principais substâncias teratogênicas: consequências clínicas, diagnóstico e possíveis tratamentos

Apresenta-se, aqui, uma relação dos principais medicamentos teratogênicos nos humanos, seus principais efeitos sobre o feto, o risco teratogênico estimado e os possíveis tratamentos ou avaliações disponíveis (em ordem alfabética). Uma consideração que deve ser feita quando se discute sobre medicamentos teratogênicos é o fato de grande parte das gestações não ser planejada, o que se coloca frequentemente como um risco especial para diversas mulheres que fazem uso de medicações ou drogas sociais. Outro fato importante é que, apesar de a lista de fármacos teratogênicos não exceder o número de 40, ainda há um grande número de substâncias cujo potencial teratogênico é desconhecido. Portanto, é fundamental que o médico tenha a informação correta sobre os estudos disponíveis antes de prescrever qualquer medicação a uma gestante. Dois artigos de nosso grupo abordam os teratógenos de uma maneira geral,[3,4] além da página na internet do Sistema Nacional de Informação sobre Teratógenos (Siat).

AGENTES ALQUILANTES E ANTIMETABÓLITOS[5]

Entre os agentes alquilantes, encontram-se bussulfano, clorambucila e ciclofosfamida; entre os antimetabólitos (antineoplásicos), estão aminopterina, azauridina, 5-fluoruracila (5-FU), metotrexato, citarabina e 6-mercaptopurina (6-MP).

Ainda que os medicamentos utilizados na quimioterapia do câncer pertençam a diversos grupos farmacológicos, sua característica comum é a capacidade de interferir na divisão celular. Isso os coloca como potenciais fatores de dano ao embrião em desenvolvimento. Estudos em animais mostram que a maioria dos medicamentos antineoplásicos é teratogênica e que o período de maior sensibilidade é o da organogênese.

A quimioterapia no primeiro trimestre de gravidez pode gerar morte do embrião ou malformações congênitas graves. Entre as malformações já descritas, incluem-se anencefalia, meningocele, hipoplasia cerebral, malformações de face, palato fendido, microftalmia, opacificação corneana, agenesia de rim, defeitos de membros, anomalias cardíacas, ovários hipoplásicos, RCF e outras anomalias múltiplas.

A aminopterina, ainda que raramente usada hoje, é responsável por um quadro clínico característico, a síndrome da aminopterina fetal, que se apresenta com disostose craniana, hidrocefalia, hipertelorismo, anomalias de orelha, micrognatia e palato fendido. O metotrexato é responsável por uma embriopatia semelhante à da aminopterina. A ciclofosfamida, por sua vez, de acordo com nove relatos de casos, está envolvida em uma embriopatia caracterizada por alterações digitais, de face, esqueléticas e do sistema nervoso central (SNC).

- **Risco** – Com base apenas em relatos e séries de casos, o que pode superestimar o risco, este estaria em torno de 10 a 50% para os embriões-fetos expostos no primeiro trimestre de gestação. O risco para a combinação de medicamentos é discretamente maior do que a monoterapia. É importante salientar que o risco no segundo e no terceiro trimestres de gravidez é provavelmente pequeno, uma vez que o período crítico da organogênese já está terminado. Outros riscos podem estar presentes após o nascimento dessas crianças expostas, como alterações hematopoiéticas ou até desenvolvimento de tumores. O uso de imunoterápicos ainda é pouco estudado, mas é desaconselhado durante todo o período da gravidez, pois, além dos efeitos teratogênicos de primeiro trimestre, pode apresentar efeitos no sistema imune fetal.
- **Conduta** – É importante realizar ultrassonografia (US) para descartar anomalias morfológicas visíveis. Também deve ser realizada suplementação de ácido fólico para as mulheres que recebem

terapia com antagonistas do ácido fólico, como o metotrexato e a aminopterina.

ÁLCOOL[6-8]

- **Quadro clínico** – O efeito potencial mais significativo da exposição pré-natal ao álcool ocorre sobre o desenvolvimento do SNC. A síndrome alcoólica fetal (SAF) caracteriza-se por deficiência intelectual, microcefalia, coordenação motora ruim, hipotonia, hiperatividade, dismorfias faciais (fissuras palpebrais pequenas, filtro nasal hipoplásico, lábios superiores finos) e restrição de crescimento fetal e pós-natal. Eventualmente, pode associar-se também a outras doenças em diversos órgãos. É importante considerar que a SAF é o polo mais grave do que se conhece como transtorno do espectro do álcool fetal (TEAF), que inclui efeitos relacionados com o consumo de álcool na gestação, havendo como sequela do consumo apenas deficiência intelectual e/ou alterações neurocomportamentais, como déficits em controle de impulsos e hiperatividade. Para esses efeitos menos facilmente identificáveis, mas também graves, doses inferiores e em períodos do segundo e do terceiro trimestres de gravidez podem ser suficientes.
    - **Risco** – Não existe um limiar seguro para o consumo de álcool. Sabe-se que o consumo esporádico durante a gestação pode estar associado ao aumento do risco de TEAF e que esse risco é diretamente proporcional à dose. Estima-se que, em países ocidentais, onde o consumo de álcool faz parte da cultura social, a SAF pode atingir até 2 nascidos a cada mil, e o TEAF, entre 1 e 5%, dependendo do país. Um artigo de revisão de nosso grupo analisou o impacto do TEAF no Brasil, a partir de análise de necessidades em saúde, e possíveis estratégias de prevenção.
    - **Conduta**
        - **Prospectiva** – As mulheres devem ser aconselhadas a não usar álcool durante toda a gravidez. Se a mulher for dependente, deve ser encaminhada para um centro de tratamento.
        - **Retrospectiva** – É importante tranquilizar medos e ansiedades em mulheres que beberam eventualmente ou em quantidades pequenas, aconselhando-as a se absterem de bebidas alcoólicas durante a gestação, além da avaliação para realizar US para controle.

ANTICOAGULANTES CUMARÍNICOS[9]

A síndrome da varfarina fetal é bem conhecida e caracteriza-se por um distúrbio ósseo (*condrodisplasia punctata*), hipoplasia nasal, defeitos de crânio, malformações de olhos, orelhas e do SNC, deficiência intelectual, atrofia óptica e espasticidade, sendo relacionada com a exposição a cumarínicos da sexta à nona semana de gestação. Os defeitos do SNC, apesar de menos frequentes do que a embriopatia, apresentam muito maior significância clínica.

- **Risco** – Estudos com gestantes que utilizaram cumarínicos ao longo de toda a gravidez encontraram taxas de 6% dos fetos expostos com malformações e 1% com hemorragias; em 4% dos casos, ocorreu morte intrauterina. Por outro lado, o risco materno da interrupção de anticoagulação por varfarina é significativo, levando a maiores índices de mortalidade.
- **Conduta** – A troca da varfarina por heparina de baixo peso molecular, ou por heparina fracionada, é uma alternativa durante o primeiro trimestre. Essa troca, entretanto, deve ser acompanhada de cuidadoso monitoramento da gestante.

ANTICONVULSIVANTES[10-12]

O uso de anticonvulsivantes durante a gravidez representa um problema especial, pois os riscos de epilepsia são grandes tanto para a mãe como para o embrião-feto. Além disso, alguns dos medicamentos utilizados no seu controle também são teratógenos. A própria epilepsia, inclusive, parece predispor ao risco aumentado de anomalias congênitas na prole.

O quadro clínico causado pelas medicações, bem como o risco teratogênico, varia conforme o anticonvulsivante. Relacionam-se a seguir somente alguns dos anticonvulsivantes mais amplamente utilizados:

- **Hidantoína** – Causa a chamada síndrome da hidantoína fetal, caracterizada, principalmente, por RCF, deficiência intelectual, microcefalia, face dismórfica, hipoplasia de falanges distais e fissura labiopalatina. O risco para a síndrome típica é de 5 a 10% dos embriões-fetos expostos, mas se observa risco de até 30% de expressão parcial da síndrome, incluindo, por exemplo, deficiência intelectual isolada.
- **Fenobarbital** – Apesar de não ser conhecida uma síndrome específica produzida pelo fenobarbital, acumulam-se evidências de possível aumento na frequência de malformações congênitas e sequelas neurocomportamentais, como diminuição de quociente de inteligência (QI) e maior probabilidade de ocorrência de complicações neonatais, como letargia perinatal, irritabilidade e dificuldades de alimentação.
- **Ácido valproico** – Risco de até 2% de defeitos de fechamento do tubo neural (DTNs) (espinha bífida com mielomeningocele) e de síndrome do valproato fetal, que inclui defeitos do SNC, microcefalia, anomalias cardíacas, dismorfias faciais, deficiência intelectual e alterações neurocomportamentais, além de risco aumentado de complicações perinatais.
- **Carbamazepina** – Apresenta risco de 1% para DTN, como mielomeningocele. Não parece apresentar risco de comprometimento neurocomportamental e cognitivo.
- **Lamotrigina** – Apesar de ser um anticonvulsivante, é mais amplamente utilizada na terapia dos transtornos de humor. Um registro de gestações sugeriu um pequeno aumento no risco de fissuras labiopalatinas, que não foi confirmado por estudos posteriores.
- **Topiramato** – Em relatos de caso e estudos epidemiológicos, o topiramato foi associado ao aumento do risco de fendas orais. Ainda não há estudos suficientes para predizer efeitos neurocognitivos e comportamentais.
- **Levetiracetam** – Não demonstra risco teratogênico no primeiro trimestre, mas ainda não há dados suficientes para garantir sua segurança a longo prazo no que se refere a efeitos neurocognitivos e comportamentais.
- **Conduta** – Mesmo considerando o potencial teratogênico desses medicamentos, o risco acarretado pela epilepsia (incluindo o fato de que ela, *per se*, aumenta o risco de malformações) é maior, portanto a farmacoterapia sempre deve ser utilizada. Existe consenso atualmente de que mais de 90% das mulheres que recebem tratamento adequado terão filhos normais.

A monoterapia é o esquema preferido, e os fármacos de escolha são lamotrigina e carbamazepina, tanto pela eficácia quanto pelo menor potencial teratogênico. Sempre que possível, deve-se evitar o uso de ácido valproico em mulheres que planejam gestação, porque é o anticonvulsivante com maior potencial teratogênico e mais associado a déficit neurocognitivo.

Como a gravidez altera a farmacocinética desses medicamentos, é recomendado o controle sérico de sua concentração. A suplementação periconcepcional com folato deve ser prescrita, devido ao antagonismo ao ácido fólico dos anticonvulsivantes, bem como porque a suplementação por ácido fólico (4 mg/dia) reduz a incidência de DTN. A US morfológica de primeiro e segundo trimestres, para identificar malformações visíveis (especialmente DTN), deve fazer parte da rotina, sobretudo em mulheres que recebem carbamazepina e ácido valproico. Outra recomendação é a administração de vitamina K ao neonato, pois os anticonvulsivantes, de maneira geral, parecem interferir no metabolismo dessa vitamina, levando, com certa frequência, a distúrbios hemorrágicos no RN. O benefício do uso de vitamina K pela gestante é discutível.

ANTI-INFLAMATÓRIOS INIBIDORES DA PROSTAGLANDINA SINTETASE (IBUPROFENO, NAPROXENO, FENOPROFENO, ETC.)[13,14]

Os inibidores da prostaglandina sintetase têm a propriedade de diminuir a atividade uterina e prolongar a gestação em ratos e, por isso, foram utilizados também como tocolíticos em trabalhos de parto pré-termo em humanos. A grande preocupação decorre da observação de que, quando usados no terceiro trimestre (após a 33ª semana e por mais do que 3 dias), estão associados ao fechamento prematuro do ducto arterioso e à hipertensão pulmonar no feto ou neonato. Esse fato leva à recomendação de que esses medi trimestre.

Alguns estudos, mas não todos, apontam risco aumentado de defeitos cardíacos e gastrósquise associado ao uso de anti-inflamatórios inibidores da prostaglandina sintetase no primeiro trimestre, o que sugere a realização de um número maior de avaliações para que seja possível uma conclusão sobre a sua segurança. Um estudo de coorte retrospectivo avaliou 6.511 gestantes que utilizaram um ou mais anti-inflamatórios não esteroides (AINEs) na gravidez, não observando associação com aumento na taxa de defeitos congênitos. Um estudo fundamentado na coorte alemã de vigilância de embriotoxicidade, que analisou mais de mil exposições ao ibuprofeno no primeiro trimestre, não observou aumento de abortamentos ou anomalias congênitas associadas a essas exposições. Outro estudo alemão observou o mesmo perfil de segurança no primeiro trimestre para o diclofenaco.

ANTIMICROBIANOS E ANTIFÚNGICOS[15,16]

Em sua maioria, os antimicrobianos, como as penicilinas e as cefalosporinas, podem ser utilizados com segurança durante a gestação. As principais situações que requerem precauções ou constituem contraindicações ao seu uso na gestação são destacadas a seguir:

- As **tetraciclinas** atravessam a placenta e se ligam fortemente aos íons cálcio. São, portanto, contraindicadas na gestação. Elas estão associadas a alterações na coloração do esmalte dentário e à inibição do crescimento ósseo nos fetos expostos a essas substâncias a partir da 15ª semana de gestação.
- As **quinolonas** (ciprofloxacino, norfloxacino, etc.) apresentam grande afinidade com cartilagens e tecidos. Estudos em animais mostraram dano em cartilagem de animais jovens e fetos expostos a quinolonas, mas estudos disponíveis em gestação humana não mostraram risco teratogênico após a exposição na gestação, especialmente no primeiro trimestre.
- Os **aminoglicosídeos** (amicacina, gentamicina, estreptomicina) administrados por via parenteral atravessam a placenta e podem estar associados a dano renal e dano auditivo no feto, devendo, portanto, ser evitados na gestação.
- Os **antifúngicos** de uso tópico mais antigos, como a nistatina, não apresentam risco na gestação. Em contrapartida, o uso sistêmico de antifúngicos deve ser restrito a infecções maternas disseminadas, sobretudo no primeiro trimestre. O fluconazol tem evidências de risco teratogênico quando em doses altas e uso prolongado. Doses únicas, como as da prática clínica (150 mg), não demonstram risco mesmo quando usadas no primeiro trimestre.
- A combinação **sulfametoxazol** e **trimetoprima** foi associada a anomalias congênitas em animais, mas estudos em humanos não apontam riscos. Mesmo assim, a prescrição desse medicamento na gravidez deve levar em consideração riscos e benefícios, especialmente no final da gravidez, pelo risco de *kernicterus*.
- A **nitrofurantoína** foi associada, em animais, com aumento da incidência de anomalias congênitas, mas não foi identificado aumento de anomalias em humanos.

CARBONATO DE LÍTIO[17]

⭐ Esse fármaco é muito importante no tratamento das doenças depressivas. Seu potencial teratogênico é específico e aumenta o risco de cardiopatias congênitas (risco absoluto em torno de 0,1-0,2%), especialmente a anomalia de Ebstein. Não se detecta risco para outro tipo de anormalidade congênita nem deficiência intelectual. O uso de lítio próximo ao termo está relacionado com toxicidade neonatal, incluindo cianose, hipotonia, distúrbios do ritmo cardíaco, diabetes insípido nefrogênico, hipotireoidismo com bócio, cardiomegalia, hepatomegalia e diabetes insípido. Muitos desses efeitos tóxicos são autolimitados, desaparecendo com a excreção renal do medicamento em 1 a 2 semanas.

- **Conduta** – Considerando-se as evidências de baixo risco teratogênico e o fato de que, embora existam terapias alternativas, nem sempre elas são eficazes no tratamento do transtorno psiquiátrico da paciente, deve ser considerada a possibilidade de a mulher continuar usando o lítio durante a gestação e fazer controle por ecocardiografia fetal. Por essa mesma razão, nas situações de mulheres que engravidaram tomando lítio, não se recomenda a interrupção do tratamento.

Como a taxa de *clearance* aumenta na grávida, é necessário, com frequência, aumentar a dose utilizada.

COCAÍNA E *CRACK*[18]

⭐ A cocaína é um potente vasoconstritor utilizado de forma recreativa por inalação ou injeção intravenosa, ao passo que o *crack* é um subproduto da cocaína, podendo ser obtido por meio do aquecimento do cloridrato de cocaína, com adição de bicarbonato de sódio, amônia e água. Ambos apresentam fácil dependência, e o uso na gestação vem aumentando progressivamente nos últimos anos. Diversos desfechos negativos são atribuídos ao uso dessas substâncias durante toda a gestação e podem resultar de mecanismos patogênicos de disrupção vascular, ou seja, anomalias geradas por distúrbios no fluxo sanguíneo normal do embrião-feto, indução de estresse oxidativo e efeitos pró-apoptóticos no SNC.

Entre as anomalias associadas, estão atresias intestinais e defeitos de redução de membros. Outros efeitos importantes são descolamento prematuro de placenta (DPP), microcefalia e deficiência intelectual, além de RCF e alterações neurocomportamentais quando o uso é prolongado ao segundo e ao terceiro trimestres. Há o potencial de efeitos neurocomportamentais a partir da exposição gestacional à cocaína. No entanto, estudos dos efeitos comportamentais atribuídos à exposição à cocaína em humanos são limitados, especialmente no que tange a fatores confundidores, como condições maternas e exposições ambientais concomitantes, os quais poderiam também estar associados a desfechos neurocomportamentais.

- **Risco** – O risco depende da via de administração e do período de gravidez, sendo maior durante o segundo e o terceiro trimestres de gestação. Há evidências de que, quando uma mulher usa cocaína por via nasal e apenas "socialmente" e interrompe o uso no primeiro trimestre, não existe risco significativo de dano neurocomportamental. No outro extremo, estão as mulheres que usaram cocaína ou *crack* durante toda a gestação: o risco de disrupção vascular e DPP são muito maiores, e mais ainda se a droga tiver sido utilizada por via injetável. O uso materno de cocaína nos dois últimos trimestres também aumenta significativamente a chance de prematuridade, de RCF e de complicações neurocomportamentais.
- **Conduta** – É essencial tranquilizar as mães que usaram a droga por via nasal no primeiro trimestre e desestimular o uso no decorrer da gestação. Mulheres que utilizaram a droga por via injetável e com dificuldade de interromper o uso devem ser encaminhadas para centro de tratamento especializado. É importante realizar US para controle.

ELEMENTOS QUÍMICOS (CHUMBO, IODO E MERCÚRIO)[19,20]

A seguir, são apresentados os principais elementos químicos potencialmente associados a efeitos adversos na gestação:

- **Chumbo** – É um metal pesado que pode ser encontrado em alimentos, na água, no ar, na poeira, no solo e em produtos manufaturados. Exposições gestacionais a essa substância com níveis elevados de chumbo no sangue materno já foram associadas a aborto espontâneo e parto prematuro, mas os relatos sobre esses efeitos são antigos e podem ter envolvido exposições ao chumbo maiores do que as encontradas atualmente. Concentrações de chumbo no sangue materno acima de 30 µg/dL podem estar associadas a anormalidades nos testes cognitivos e comportamentais em crianças. Concentrações mais baixas (< 10 µg/dL) podem estar associadas a efeitos neurocomportamentais sutis, os quais podem ser transitórios. A amamentação não é recomendada nos casos em que a concentração de chumbo no sangue materno for de 40 µg/dL ou mais. Todas as formas de exposição ao chumbo (ocupacionais, ambientais, por meio de alimentos e medicamentos) devem ser evitadas na gestação. Estudos recentes têm sugerido que a ingestão materna de cálcio e vitamina D pode reduzir os níveis de chumbo no sangue materno e no sangue do cordão umbilical.
- **Iodo** – É um elemento químico essencial encontrado na água, em alimentos e em medicamentos. O iodo é fundamental para a produção de hormônios tireoidianos maternos e fetais (a partir do final do terceiro mês de gestação). Tanto a sua deficiência quanto o seu consumo excessivo na gestação estão associados a efeitos adversos para a tireoide fetal e para o cérebro em desenvolvimento, resultando em déficit cognitivo. Assim, o uso de medicamentos orais ou tópicos contendo iodo deve ser evitado durante toda a gestação. A dose diária de iodo recomendada durante a gestação é de cerca de 250 µg, em geral atingida pela ingestão de sal iodado e de alimentos, devendo ser suplementada quando necessário.
- **Mercúrio** – É um metal que apresenta duas formas principais – o mercúrio inorgânico (presente no amálgama dentário, em termômetros, na indústria) e o mercúrio orgânico (metilmercúrio, presente em peixes e em alguns alimentos contaminados). O primeiro não está associado à teratogênese em exposições habituais; exposições ocupacionais devem ser evitadas na gestação. O metilmercúrio, após exposição cumulativa a doses elevadas durante a gestação, está associado a anormalidades congênitas graves do SNC (doença de Minamata, que compreende microcefalia, paralisia cerebral e outras complicações neurológicas).

HORMÔNIOS SEXUAIS (DIETILESTILBESTROL, TESTOSTERONA, ESTEROIDES ANABOLIZANTES, PÍLULAS ANTICONCEPCIONAIS)[21]

Praticamente em desuso, o dietilestilbestrol mostrou efeitos sobre a prole feminina das mulheres que o utilizaram antes da 18ª semana de gestação: adenocarcinoma de células claras da vagina, quando na idade adulta, além de distúrbios menstruais, diminuição da taxa de fertilidade, aumento das taxas de prematuridade, abortos espontâneos e mortalidade perinatal. Na prole masculina, foram observados cistos de epidídimo, criptorquidismo, hipogonadismo e diminuição da espermatogênese. O risco para adenocarcinoma é de cerca de 1:700, mas alterações congênitas do epitélio vaginal foram observadas em até 39% das meninas expostas. Historicamente, o dietilestilbestrol é importante por ter demonstrado o risco da exposição a interferentes endócrinos durante a gravidez e os danos na prole, sobretudo carcinogênese transplacentária.

A exposição de embriões femininos à testosterona pode gerar anormalidades na diferenciação sexual da genitália externa e pode resultar em fusão labial e clitoromegalia, conforme o período da exposição. O comportamento sexual e o desenvolvimento sexual feminino secundário na puberdade não são afetados em meninas com anormalidades genitais associadas a androgênios. Os esteroides anabolizantes são compostos de di-hidrotestosterona (DHT), que é a testosterona reduzida em 5-α, um androgênio natural. A DHT é importante para o desenvolvimento normal de embriões masculinos. Em animais experimentais, a DHT tem efeitos masculinizantes. Para que tais efeitos ocorram na gravidez humana, provavelmente seria necessária a exposição tardia no primeiro trimestre a partir da 9ª semana de idade gestacional. Não se espera que a exposição inadvertida no início da gravidez tenha efeitos adversos. Da mesma forma, os anticoncepcionais orais não têm efeitos teratogênicos nem sobre o desenvolvimento genital.

- **Conduta** – Para a maioria das exposições a hormônios sexuais durante a gravidez, a orientação é de tranquilização quanto a riscos de anomalias em geral ou mesmo genitais, considerando o período de uso e a dosagem.

INIBIDORES DA ENZIMA CONVERSORA DE ANGIOTENSINA (CAPTOPRIL, ENALAPRIL)[22,23]

Os inibidores da enzima conversora de angiotensina (ECA) constituem um grupo de substâncias que representaram grande avanço no tratamento da hipertensão. Entretanto, essas substâncias têm sido consideradas teratógenos do segundo e terceiro trimestre de gravidez. Recentemente, duas metanálises constataram efeitos adversos também quando a exposição ocorreu no primeiro trimestre de gravidez. As repercussões incluíram maior incidência de abortamentos, anomalias congênitas em geral, anomalias cardíacas e natimortos.

Em pacientes tratadas no segundo e no terceiro trimestres da gravidez, existe uma série de casos relatados de fetos com uma sequência característica de defeitos: anúria, oligoidrâmnio, hipotensão neonatal, displasia renal, deformidades decorrentes da compressão fetal por oligoidrâmnio (como hipoplasia pulmonar) e hipoplasia de ossos do crânio. A mortalidade pré-natal e perinatal nessa situação é grande. Também há casos relatados de persistência do ducto arterioso. Deve-se considerar, porém, que talvez parte dos danos fetais seja decorrente da própria hipertensão materna.

⚠️ Os antagonistas dos receptores de angiotensina (p. ex., losartana, valsartana, etc.) apresentam riscos fetais equivalentes aos dos inibidores da ECA, sendo, portanto, contraindicados na gestação, sobretudo a partir do segundo trimestre.

- **Conduta** – Recomenda-se que os inibidores da ECA e os antagonistas dos receptores de angiotensina não sejam administrados no segundo e no terceiro trimestres de gravidez. O uso no primeiro trimestre até recentemente não estava associado a desfechos desfavoráveis, mas os resultados das últimas metanálises o desaconselham mesmo no primeiro trimestre. Um esquema anti-hipertensivo alternativo deve ser estabelecido durante a gravidez. Se uma mulher inadvertidamente fizer uso desses fármacos no segundo ou no terceiro trimestre, deve-se monitorar cuidadosamente a gravidez à procura de sinais de toxicidade fetal, como oligoidrâmnio, diminuição de crescimento ou sinais de hipóxia fetal. Em geral, após a suspensão do fármaco, o oligoidrâmnio costuma desaparecer, mas isso não garante tranquilidade absoluta, pois danos irreversíveis já podem ter ocorrido. Após o nascimento, o pediatra deve estar atento para possível hipotensão do RN e anúria.

INIBIDORES SELETIVOS DA RECAPTAÇÃO DE SEROTONINA[24]

Transtornos de humor são condições muito prevalentes entre as mulheres em idade fértil e estão associados a desfechos desfavoráveis, como abortamentos, prematuridade, baixo peso e problemas neurocomportamentais na prole.

O grupo dos inibidores seletivos da recaptação de serotonina (ISRSs) inclui citalopram, escitalopram, fluoxetina, fluvoxamina, paroxetina e sertralina. Alguns estudos sugerem a associação entre o uso de ISRSs no primeiro trimestre e um pequeno aumento do risco de defeitos cardíacos, sobretudo em relação à paroxetina. Não há evidência de a associação dos ISRSs com outro tipo de malformação congênita. Para exposições de terceiro trimestre e em longo prazo, há evidências de síndrome neonatal transitória, com dificuldade respiratória, irritabilidade, letargia e tremores que se resolvem espontaneamente. Os estudos a respeito do aumento do risco de transtornos de desenvolvimento ainda são muito controversos. Dois estudos sugeriram que o uso de ISRSs no fim da gravidez pode acarretar maior risco de hipertensão pulmonar persistente neonatal, mas esse risco não foi confirmado posteriormente.

- **Risco** – O consenso atual é de que os ISRSs não são teratógenos potentes, podendo haver, entretanto, um pequeno risco para anomalias cardíacas congênitas, em especial a paroxetina, que deve ser evitada em mulheres planejando gravidez. Os efeitos neonatais, ainda que transitórios, devem ser considerados, bem como as chances de prematuridade e baixo peso ao nascimento, ainda que esses últimos desfechos possam estar correlacionados também com a doença materna.
- **Conduta** – Considerando-se que os transtornos de humor resultam em riscos tanto maternos como fetais, o uso de ISRSs na gravidez é uma das alternativas de escolha nessas situações.

MISOPROSTOL[25,26]

O uso do misoprostol como abortivo sem acompanhamento médico pode levar a uma gestação que, além de não ser perdida, gera ansiedade adicional na mãe pelo risco para o embrião-feto. Em animais, o medicamento não se mostrou teratogênico. Acumulam-se relatos de casos retrospectivos em humanos de crianças com defeitos de redução de membros e/ou sequência de Moebius (paralisia congênita do nervo facial [VII] associada ou não a paralisias de outros nervos cranianos) ligados à exposição intrauterina durante a embriogênese. Vários outros casos têm sido relatados, incluindo lesões variadas do SNC, deficiência intelectual e artrogripose, principalmente. O provável mecanismo de teratogênese é a disrupção vascular envolvendo a região da artéria subclávia em um período crítico da vida embrionária, entre a sexta e a oitava semanas pós-concepção.

- **Risco** – A conclusão atual é de que o misoprostol é um teratógeno quando usado no primeiro trimestre de gravidez, podendo levar à perda gestacional ou a malformações, sobretudo sequência de Moebius, defeitos de redução de membros e diversas anomalias do SNC. O risco desses defeitos não pode ser determinado, mas estima-se, grosseiramente, que seja menor do que 10%, quando a exposição ocorre no primeiro trimestre. Não há evidências de teratogenicidade nos demais períodos da gravidez.
- **Conduta** – Alguns dos defeitos associados ao uso de misoprostol na gravidez podem ser detectados por meio de US fetal. A sequência de Moebius, entretanto, não tem um diagnóstico definitivo pré-natal.

RETINOIDES SISTÊMICOS (ISOTRETINOÍNA, ETRETINATO E ACITRETINA, VITAMINA A)[27-29]

⭐ Atualmente, esses congêneres da vitamina A estão entre os mais potentes teratógenos conhecidos em humanos e são usados para o tratamento da acne cística, da psoríase e de outros distúrbios de queratinização. A acitretina, principal metabólito do etretinato, substituiu seu análogo por ser mais rapidamente excretada. Os danos para o concepto são graves: anomalias craniofaciais, do SNC, cardiovasculares, hepáticas e tímicas. Microtia e baixa implantação do pavilhão auricular são defeitos característicos. Os defeitos do SNC incluem microcefalia, hidrocefalia e deficiência intelectual. No sistema circulatório, é mais comum encontrar transposição de grandes vasos, tetralogia de Fallot, defeitos septais ventriculares e defeitos de arco aórtico. Um dado importante é que a deficiência intelectual pode aparecer mesmo na ausência de outras anomalias.

- **Risco teratogênico** – Para as preparações em via oral, o risco estimado varia, mas está entre

30 e 40% quando utilizadas no primeiro trimestre, sendo que 80% dessas anomalias são de sistema nervoso, incluindo a deficiência intelectual. As preparações tópicas à base de ácido retinoico não estão associadas a esse risco; mesmo assim, seu uso na gravidez não é recomendado.

- **Conduta** – O uso de retinoides sistêmicos é totalmente contraindicado durante a gestação, e a contracepção em casos de mulheres que utilizam esses medicamentos deve ser extremamente rigorosa. Além disso, deve-se considerar que, por se acumularem no tecido adiposo, esses fármacos têm meia-vida bastante prolongada. Assim, mulheres que usam isotretinoína devem esperar para engravidar pelo menos 2 meses após a suspensão do medicamento. Para a acitretina, esse período pode ser de até 3 anos, caso haja ingestão de álcool concomitantemente ao tratamento, quando a acitretina é metabolizada em etretinato.
- É importante ressaltar que a exposição a **retinoides tópicos** não é recomendada durante a gravidez. No entanto, exposições durante a gestação não são motivo para preocupação, embora o uso deva ser interrompido assim que constatada a gravidez.
- **Vitamina A em altas doses** – Em razão da teratogenicidade das formas sintéticas do ácido retinoico em humanos, surge a questão: a vitamina A, *per se*, poderia ser teratogênica e em que doses? Estudos epidemiológicos em humanos apontam possível aumento de malformações na prole de mães que tomaram doses acima de 10.000 unidades internacionais (UI) diárias a partir de suplementação vitamínica. Outros autores colocam esse limiar em 40.000 UI/dia.[24] É consenso atualmente que a dose máxima diária de vitamina A a ser administrada em gestantes não deve exceder 8.000 UI, mas considera-se que não se deve alarmar mulheres que engravidam acidentalmente tomando doses de até 25.000 UI.

TABACO E MACONHA[18,30]

Das substâncias presentes nas folhas de tabaco, a nicotina é a mais bem estudada, sendo carcinogênica, tóxica e a responsável pela dependência. A nicotina é absorvida pela mãe, atravessa facilmente a placenta e passa rapidamente para a circulação fetal. Crianças nascidas de mães fumantes têm menor peso quando comparadas com crianças nascidas de mães não fumantes. Esse efeito é dose-dependente: quanto mais a gestante fuma, maior a redução do peso fetal. Tais efeitos da nicotina no crescimento fetal estão principalmente atribuídos à maturação precoce da placenta, hipóxia fetal e redução do fluxo sanguíneo fetal.

Além disso, o uso do tabaco durante a gestação está relacionado com maior risco para outras complicações, que incluem perda gestacional, placentação anormal, que está associada ao aumento da mortalidade neonatal, e prematuridade. O tabagismo materno também tem sido associado a problemas cognitivos no embrião/feto exposto intraútero, como redução de QI, déficit de atenção e desenvolvimento da linguagem prejudicado.

A nicotina parece ser mais prejudicial nas etapas mais tardias da gestação, sendo o terceiro trimestre o mais sensível. Isso abre uma janela de oportunidade para estimular a gestante a parar de fumar, reduzindo os riscos de complicações durante a gestação e no desenvolvimento do bebê. O tabaco também aumenta o risco de fissuras labiopalatinas em subgrupos suscetíveis da população.

A maconha (*Cannabis*) possui diversas substâncias psicoativas em sua composição, sendo a principal o delta-9-tetra-hidrocanabinol (THC). Embora existam diferentes formas de consumo dessa planta, a grande maioria das informações sobre seus efeitos na reprodução e no desenvolvimento estão relacionadas com o fumo. Tendo-se em vista que o uso da maconha está associado ao consumo de álcool e de tabaco, a avaliação isolada dos efeitos reprodutivos da *Cannabis* torna-se difícil. Seu uso recreativo não parece aumentar o risco de anomalias congênitas. Prematuridade e RCF são observadas. Além disso, algumas pesquisas apontam para problemas cognitivos, como diminuição da atenção e do funcionamento executivo em crianças mais velhas e adultos expostos à *Cannabis* durante a gravidez.

- **Conduta** – Deve-se reforçar a abstinência ao tabaco e à maconha durante a gravidez, idealmente já no período pré-concepcional.

TALIDOMIDA[31]

A talidomida é o teratógeno mais conhecido, e a embriopatia clássica, descrita na década de 1960, inclui especialmente defeitos de redução de membros (sendo a focomelia o defeito que mais chamou atenção para sua identificação), anomalias cardíacas, renais, microtia, anotia e surdez. Esse medicamento é teratogênico quando utilizado entre o 34º e o 50º dia de gravidez e tem risco estimado de 20% para os embriões-fetos expostos. Depois de identificada a sua teratogenicidade no início da década de 1960, a talidomida foi retirada imediatamente do mercado, mas ainda é usada em diversos países para tratamento de câncer e condições de fundo imunológico.

No Brasil, a talidomida é utilizada sobremaneira em tratamento de reações da hanseníase, condição ainda muito prevalente, e para mieloma múltiplo. O Brasil é o único país que ainda continua a registrar casos da embriopatia por talidomida após a década de 1960. Como a talidomida é teratogênica em um período precoce da gestação, quando a mulher descobre estar grávida, já é tarde para suspender a medicação. Desse modo, a anticoncepção para essas mulheres deve ser muito rigorosa, assim como a dispensação do fármaco. Assim, há um marco regulatório rígido para prescrição, uso e dispensação da talidomida no Brasil.

- **Conduta** – A contracepção em casos de mulheres que utilizam talidomida deve ser bem rigorosa, com uso de dois métodos contraceptivos. Uma vez que a meia-vida da talidomida é curta, as usuárias devem esperar para engravidar pelo menos 1 mês após a suspensão do medicamento.

TIONAMIDAS (METIMAZOL E PROPILTIOURACILA)[32]

Sabe-se que, quando não tratado, o hipertireoidismo oferece risco para o desenvolvimento embriofetal; por isso, é conduta rotineira que as gestantes sejam tratadas. O tratamento de escolha é principalmente com tionamidas – metimazol e propiltiouracila (PTU). Um padrão específico de malformações congênitas raras decorrentes do uso de metimazol durante as sete primeiras semanas de gestação vem sendo relatado e consiste em defeitos de escalpo e cabelo (aplasia da cútis), atresia de cóanos, atresia esofágica com fístula traqueoesofágica, anormalidades faciais menores, mamilos hipoplásicos ou ausentes e atraso psicomotor. Algumas dessas anomalias também são vistas no hipertireoidismo não tratado. Em relação à PTU, o risco principal é o desenvolvimento posterior de hipotireoidismo na criança. Esse risco é estimado em 10% dos embriões-fetos expostos.

- **Conduta** – Considerando-se essas observações, o tratamento para o hipertireoidismo é indicado na gestação, e o fármaco de escolha é a PTU. Nesses casos, como o efeito teratogênico é dose-dependente, recomenda-se manter a dose nos mínimos níveis necessários para o controle da doença. Em raros casos, a PTU pode ser hepatotóxica para a gestante.

Sistema de Informação sobre Agentes Teratogênicos: o Siat no Brasil

Considerando-se que a bibliografia sobre teratogenicidade é muito ampla – encontrando-se espalhada em diversos títulos de revistas científicas – e que precisa ser constantemente atualizada, surgiram, em diversos países da Europa e na América do Norte, serviços especializados em fornecer esse tipo de informação a médicos e pacientes em geral. Esses serviços se difundiram especialmente durante a década de 1980 e se apresentam como importantes fontes de dados para a investigação do potencial teratogênico de diversas substâncias, por meio do exame dos

RNs de mães expostas. No **Quadro 9.1**, constam dados relativos ao Sistema Nacional de Informação sobre Agentes Teratogênicos (Siat), bem como as formas de contatá-lo.

Quadro 9.1 – Sistema Nacional de Informação sobre Agentes Teratogênicos

O Siat foi implantado no Serviço de Genética Médica do HCPA em agosto de 1990, vinculado ao Departamento de Genética da UFRGS, e destina-se a gestantes, mulheres que planejam gestar, médicos ou pesquisadores em geral.

CONTATOS		
Telefone: (51) 3359-8008	*E-mail:* siatgv@gmail.com	*Site:* http://gravidezsegura.org

HCPA, Hospital de Clínicas de Porto Alegre; Siat, Sistema Nacional de Informação sobre Agentes Teratogênicos; UFRGS, Universidade Federal do Rio Grande do Sul.

REFERÊNCIAS

1. Brent RL. The role of the pediatrician in preventing congenital malformations. Pediatr Rev. 2011;32(10):411-21.
2. Adam MP, Polifka JE, Friedman JM. Evolving knowledge of the teratogenicity of medications in human pregnancy. Am J Med Genet C Semin Med Genet. 2011;157C(3):175-82.
3. Schüler-Faccini L, Sanseverino MTV, Abeche AM, Vianna FSL, Fraga LR, Rocha AG, et al. From abortion-inducing medications to Zika Virus Syndrome: 27 years' experience of the First Teratogen Information Service in Latin America. Genet Mol Biol. 2019;42(1 suppl 1):297-304.
4. Mazzu-Nascimento T, Melo DG, Morbioli GG, Carrilho E, Vianna FSL, Silva AAD, et al. Teratogens: a public health issue - a Brazilian overview. Genet Mol Biol. 2017;40(2):387-97.
5. Wolters V, Heimovaara J, Maggen C, Cardonick E, Boere I, Lenaerts L, et al. Management of pregnancy in women with cancer. Int J Gynecol Cancer. 2021;31(3):314-22.
6. Popova S, Dozet D, Shield K, Rehm J, Burd L. Alcohol's impact on the fetus. Nutrients. 2021;13(10):3452.
7. Glass L, Ware AL, Mattson SN. Neurobehavioral, neurologic, and neuroimaging characteristics of fetal alcohol spectrum disorders. Handb Clin Neurol. 2014;125:435-62.
8. Rocha AG, de Souza PRA, Wachholz GE, Fraga LR, Sanseverino MTV, Terra AP, et al. Fetal alcohol spectrum disorders: health needs assessment in Brazil. Alcohol Clin Exp Res. 2020;44(3):660-8.
9. Daughety MM, Zilberman-Rudenko J, Shatzel JJ, McCarty OJT, Raghunathan V, DeLoughery TG. Management of anticoagulation in pregnant women with mechanical heart valves. Obstet Gynecol Surv. 2020;75(3):190-8.
10. Marxer CA, Rüegg S, Rauch MS, Panchaud A, Meier CR, Spoendlin J. A review of the evidence on the risk of congenital malformations and neurodevelopmental disorders in association with antiseizure medications during pregnancy. Expert Opin Drug Saf. 2021;20(12):1487-99.
11. Bromley RL, Bluett-Duncan M. Neurodevelopment following exposure to antiseizure medications in utero: a review. Curr Neuropharmacol. 2021;19(11):1825-34.
12. Craig JJ, Scott S, Leach JP. Epilepsy and pregnancy: identifying risks. Pract Neurol. 2022;22:98-106.
13. Dathe K, Fietz AK, Pritchard LW, Padberg S, Hultzsch S, Meixner K, et al. No evidence of adverse pregnancy outcome after exposure to ibuprofen in the first trimester - Evaluation of the national Embryotox cohort. Reprod Toxicol. 2018;79:32-8.
14. Padberg S, Tissen-Diabaté T, Dathe K, Hultzsch S, Meixner K, Linsenmeier V, et al. Safety of diclofenac use during early pregnancy: a prospective observational cohort study. Reprod Toxicol. 2018;77:122-9.
15. Gould AP, Winders HR, Stover KR, Bookstaver PB, Griffin B, Bland CM, et al. Less common bacterial, fungal, and viral infections: review of management in the pregnant patient. Drugs Context. 2021;10:2021-4-3.
16. Mallah N, Tohidinik HR, Etminan M, Figueiras A, Takkouche B. Prenatal exposure to macrolides and risk of congenital malformations: a meta-analysis. Drug Saf. 2020;43(3):211-21.
17. Hermann A, Gorun A, Benudis A. Lithium use and non-use for pregnant and postpartum women with bipolar disorder. Curr Psychiatry Rep. 2019;21(11):114.
18. Little B, Sud N, Nobile Z, Bhattacharya D. Teratogenic effects of maternal drug abuse on developing brain and underlying neurotransmitter mechanisms. Neurotoxicology. 2021;86:172-9.
19. Arbuckle TE, Liang CL, Morisset AS, Fisher M, Weiler H, Cirtiu CM, et al. Maternal and fetal exposure to cadmium, lead, manganese and mercury: The MIREC study. Chemosphere. 2016;163:270-82.
20. Pearce EN, Lazarus JH, Moreno-Reyes R, Zimmermann MB. Consequences of iodine deficiency and excess in pregnant women: an overview of current knowns and unknowns. Am J Clin Nutr. 2016;104(Suppl 3):918S-23S.
21. Hoover RN, Hyer M, Pfeiffer RM, Adam E, Bond B, Cheville AL, et al. Adverse health outcomes in women exposed in utero to diethylstilbestrol. N Engl J Med. 2011;365(14):1304-14.
22. Buawangpong N, Teekachunhatean S, Koonrungsesomboon N. Adverse pregnancy outcomes associated with first-trimester exposure to angiotensin-converting enzyme inhibitors or angiotensin II receptor blockers: a systematic review and meta-analysis. Pharmacol Res Perspect. 2020;8(5):e00644.
23. Fu J, Tomlinson G, Feig DS. Increased risk of major congenital malformations in early pregnancy use of angiotensin-converting-enzyme

inhibitors and angiotensin-receptor-blockers: a meta-analysis. Diabetes Metab Res Rev. 2021;37(8):e3453.

24. Fischer Fumeaux CJ, Morisod Harari M, Weisskopf E, Eap CB, Epiney M, Vial Y, et al. Risk-benefit balance assessment of SSRI antidepressant use during pregnancy and lactation based on best available evidence - an update. Expert Opin Drug Saf. 2019;18(10):949-63.

25. Auffret M, Bernard-Phalippon N, Dekemp J, Carlier P, Gervoise-Boyer M, Vial T, et al. Misoprostol exposure during the first trimester of pregnancy: Is the malformation risk varying depending on the indication? Eur J Obstet Gynecol Reprod Biol. 2016;207:188-92.

26. Vauzelle C, Beghin D, Cournot MP, Elefant E. Birth defects after exposure to misoprostol in the first trimester of pregnancy: prospective follow-up study. Reprod Toxicol. 2013;36:98-103.

27. Choi EJ, Kim N, Kwak HS, Han HJ, Chun KC, Kim YA, et al. The rates of major malformations after gestational exposure to isotretinoin: a systematic review and meta-analysis. Obstet Gynecol Sci. 2021;64(4):364-73.

28. Bastos Maia S, Rolland Souza AS, Costa Caminha MF, Lins da Silva S, Callou Cruz RSBL, Carvalho Dos Santos C, et al. Vitamin A and pregnancy: a narrative review. Nutrients. 2019;11(3):681.

29. Williams AL, Pace ND, DeSesso JM. Teratogen update: Topical use and third-generation retinoids. Birth Defects Res. 2020;112(15):1105-14.

30. Holbrook BD. The effects of nicotine on human fetal development. Birth Defects Res C Embryo Today. 2016;108(2):181-92.

31. Vianna FS, Schüler-Faccini L, Leite JC, de Sousa SH, da Costa LM, Dias MF, et al. Recognition of the phenotype of thalidomide embryopathy in countries endemic for leprosy: new cases and review of the main dysmorphological findings. Clin Dysmorphol. 2013;22(2):59-63.

32. Agrawal M, Lewis S, Premawardhana L, Dayan CM, Taylor PN, Okosieme OE. Antithyroid drug therapy in pregnancy and risk of congenital anomalies: systematic review and meta-analysis. Clin Endocrinol (Oxf). 2022;96(6):857-68.

10
EXAMES DE IMAGEM NO FETO: ULTRASSONOGRAFIA

JOSÉ ANTÔNIO MAGALHÃES
DANIELA VANESSA VETTORI
PATRÍCIA BARRIOS
MARIA TERESA PEDRAZZI CHAVES
ADRIANI OLIVEIRA GALÃO

Indicações e limitações

A imagem fetal é um tópico em expansão e, como tal, permite avanços contínuos sobre o seu desenvolvimento e um diagnóstico mais acurado de anormalidades estruturais, como hipoplasia pulmonar, cardiopatia congênita, hérnia diafragmática, ventriculomegalia, entre outras.[1]

Existem indicações específicas para o uso da ultrassonografia (US) para avaliação do feto e da mãe em cada trimestre. Com base nos fatores de risco materno-fetais, o tempo e a frequência do ultrassom são individualizados para avaliar os componentes fetais com maior risco de anomalias fetais. A compreensão dos tipos de avaliações e suas indicações em cada trimestre permite a detecção e o diagnóstico precoce de anomalias fetais, bem como uma abordagem multidisciplinar do manejo.[2]

A US obstétrica fornece informações fundamentais para a assistência pré-natal ideal: idade gestacional (IG), número de fetos, atividade cardíaca fetal e localização placentária. Além disso, ela pode identificar malformações anatômicas congênitas e alterações do crescimento fetal e do volume de líquido amniótico (LA), podendo, ainda, ser utilizada para medir o colo do útero e para avaliar a circulação uterina, placentária e fetal por meio da US Doppler.

Com os avanços contínuos nas capacidades técnicas da US e o aumento da experiência dos operadores, as anomalias estão sendo diagnosticadas em IGs cada vez mais precoces. Todavia, como todo exame complementar, a US apresenta vantagens e limitações no diagnóstico pré-natal (Quadro 10.1).

A sensibilidade da US para a detecção de malformações depende de características do operador e do equipamento, do tipo de malformação e da IG.

O exame ultrassonográfico diagnóstico devidamente realizado não se relaciona com efeitos nocivos para o feto. No entanto, recomenda-se sempre realizar os exames no menor tempo e com o menor nível de energia acústica possíveis que permitam a avaliação diagnóstica.[4] A US pode ser realizada em todos os trimestres, mas tem acurácia diagnóstica e propósitos específicos em cada fase da gestação (Quadro 10.2).

> **Quadro 10.1 –** Vantagens e limitações da ultrassonografia no diagnóstico pré-natal
>
> **Vantagens**
> - Baixo custo
> - Em tempo real, não emite radiação; exame não invasivo
> - Padronização estabelecida dos cortes anatômicos
> - Avaliação da hemodinâmica materno-fetal com Doppler
>
> **Limitações**
> - Campo diagnóstico limitado
> - Imagem dependente do tipo de equipamento e da experiência do operador
> - Artefatos (sombra acústica posterior)
> - Imagem prejudicada por obesidade materna, oligoidrâmnio, posição fetal desfavorável, idade gestacional avançada
>
> **Fonte:** Adaptado de Ximenes e colaboradores.

> **Quadro 10.2 –** Objetivos principais da ultrassonografia conforme a idade gestacional
>
> **US do 1º trimestre**
> - Datação da gestação
> - Avaliação da anatomia fetal
> - Diagnóstico de malformações
> - Rastreamento de anomalias cromossômicas, malformações maiores e óbito fetal
> - Rastreamento de cardiopatias e síndromes genéticas
> - Diagnóstico de gestação múltipla e corionicidade
>
> **US do 2º trimestre**
> - Avaliação do crescimento fetal
> - Avaliação detalhada da anatomia fetal
> - Diagnóstico de malformações
> - Rastreamento sequencial de anomalias cromossômicas
> - Rastreamento de TPP e DHEG
> - Rastreamento de complicações da gestação múltipla
>
> **US do 3º trimestre**
> - Avaliação do crescimento fetal
> - Avaliação da saúde fetal
> - Diagnóstico de malformações
>
> DHEG, doença hipertensiva específica da gestação; TPP, trabalho de parto pré-termo; US, ultrassonografia.

Ultrassonografia no primeiro trimestre de gestação

O primeiro trimestre da gestação consiste nas primeiras 12 a 13 semanas, calculadas a partir da primeira data da última menstruação (DUM). O diagnóstico inicial de gravidez, geralmente, é feito pela identificação da presença de fração beta da gonadotrofina coriônica humana (β-hCG, *human chorionic gonadotropin*) sérica. A US é, então, utilizada durante o primeiro trimestre, pois proporciona uma datação precisa da IG e possibilita o rastreamento de anomalias cromossômicas e algumas cardiopatias ou síndromes genéticas pela avaliação anatômica, assim como o diagnóstico de gestação múltipla e corionicidade (ver Quadro 10.2).

Em pacientes que se apresentam para avaliação de gravidez no primeiro trimestre, a ultrassonografia transvaginal (USTV) é a modalidade de escolha para estabelecer a presença de gravidez intrauterina, avaliar a viabilidade gestacional, a IG e a multiplicidade e detectar complicações relacionadas com a gravidez e diagnóstico de gravidez ectópica (GE).

> ⭐ A datação acurada no primeiro trimestre (grau A de recomendação) promove uma melhor estimativa da IG – e, assim, da data provável do parto –, levando à redução da intervenção por gestação pós-termo.[5,6]

É recomendável marcar a primeira US com IG aproximada de 11 a 13 semanas + 6 dias, quando é possível avaliar todos os objetivos supradescritos e ainda realizar a avaliação primária de anomalias fetais estruturais e medir a translucência nucal (TN) e outros marcadores para estimar o risco de aneuploidia (Figura 10.1).[5,6]

Parâmetros práticos para a realização e o registro de imagens de US obstétrica foram descritos pelo American Institute of Ultrasound in Medicine (Practice Parameter for the Performance of Standard Diagnostic Obstetric Ultrasound Examinations, 2018).[7]

O saco gestacional (SG) é o sinal ultrassonográfico mais precoce de gestação, podendo ser

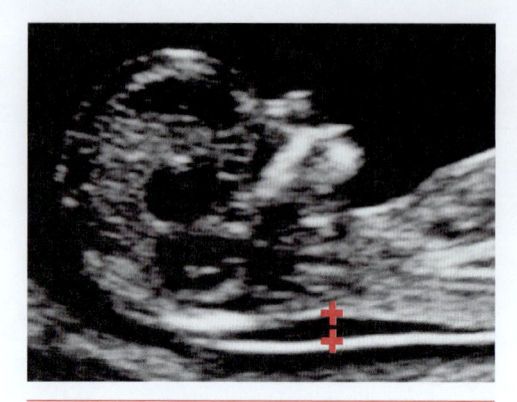

FIGURA 10.1 – Identificação da translucência nucal e do osso nasal na ultrassonografia.

Tabela 10.1 – Linha do tempo do desenvolvimento fetal normal	
TEMPO (SEMANAS)	**MARCO DE DESENVOLVIMENTO**
4,5-5	O saco gestacional é visualizado
5-5,5	O saco vitelino torna-se aparente
6	O embrião é visto; pulsação cardíaca
6,5-7	A membrana amniótica aparece
7-8	A coluna fetal torna-se aparente
8	Cabeça e membros aparecem distintos do tronco
8-8,5	O movimento fetal é apreciável
8-10	O rombencéfalo aparece

Fonte: Adaptada de Murugan e colaboradores.[8]

visualizado desde 4,5 a 5 semanas de gestação por USTV.

O embrião e a atividade cardíaca (vitalidade) podem ser visualizados com apenas 1,5 a 2 mm de comprimento ou 5 a 6 semanas de gestação. No entanto, a atividade cardíaca pode não ser evidente em até 5 a 10% dos embriões viáveis de 2 a 4 mm, sendo prudente realizar US de controle nos embriões < 4 mm. Outros marcos são apresentados na Tabela 10.1.

Após o aparecimento do SG, desenvolvem-se dois anéis ecogênicos concêntricos circundando a coleção anecoica central: o anel externo representa a decídua parietal, ao passo que o anel interno representa a decídua capsular e o córion (Figura 10.2). Isso é conhecido como sinal do duplo saco decidual, que é um sinal definitivo de uma gravidez intrauterina. Enquanto a presença desse sinal confirma uma gravidez intrauterina, a sua ausência não a exclui. O tamanho do SG é medido em três dimensões, e o diâmetro médio é usado para ajudar a estimar a IG precoce.

No primeiro trimestre, alguns parâmetros relacionam-se bem com a IG, como o diâmetro médio do SG (DMSG) e o diâmetro biparietal (DBP), mas o comprimento cabeça-nádega (CCN) é o mais acurado (entre 7-10 semanas: margem de erro ± 3 dias; entre 10-14 semanas: margem de erro ± 5 dias), sendo o eleito para datar a gestação até

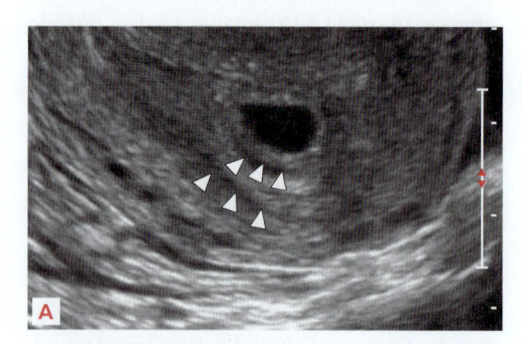

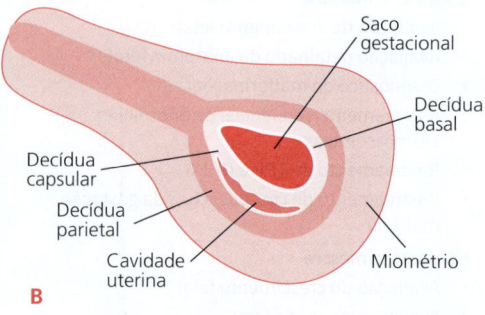

FIGURA 10.2 – O sinal do duplo saco decidual. (**A**) A USTV demonstra dois anéis ecogênicos concêntricos (*pontas de seta*) com vestígios de material hipoecogênico intermediário, o que é conhecido como sinal do duplo saco decidual. (**B**) A representação gráfica do sinal de decidual duplo é mostrada.
USTV, ultrassonografia transvaginal.
Fonte: Elaborada com base em Murugan e colaboradores.[8]

84 mm (14 semanas). O CNN é obtido pelo traçado de uma linha média no corte sagital de todo o embrião ou feto, que, idealmente, deve estar horizontal na tela (**Figura 10.3**).[5,6]

O rastreamento de aneuploidias no primeiro trimestre deve incluir a medida da TN, e seu desempenho pode ser melhorado pela adição de outros marcadores, incluindo medida sérica da β-hCG e da proteína A plasmática associada à gestação (PAPP-A, *pregnancy-associated plasma protein A*). Marcadores adicionais de aneuploidia, incluindo osso nasal, regurgitação tricúspide e avaliação do ducto venoso, podem ser verificados por ultrassonografistas com treinamento apropriado. A maioria dos especialistas recomenda medir a TN entre 11 e 13 semanas + 6 dias, correspondendo ao CCN de 45 a 84 mm.[9]

A avaliação anatômica do feto no primeiro trimestre ainda é limitada, mas tem se tornado cada vez mais disponível, devido à rápida progressão tecnológica. A maioria das gestantes necessita de um novo exame no segundo trimestre para detalhamento morfológico mais confiável.

A taxa de detecção de anomalias estruturais no período de 11 a 14 semanas de gestação pode variar de 0 a 100%, conforme a anomalia específica: 0% de detecção de agenesia renal, < 50% dos casos de espinha bífida, > 50% dos casos de onfalocele, gastrósquise e tetralogia de Fallot e 100% dos casos de anencefalia.[10]

ABORTAMENTO

Aproximadamente um quarto das mulheres grávidas terá sangramento no primeiro trimestre.

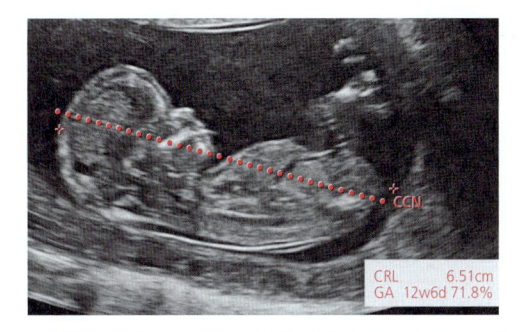

FIGURA 10.3 – Medida do comprimento cabeça-nádega (CCN) de um feto com 12 semanas e 6 dias.

O diagnóstico diferencial inclui ameaça de aborto, perda gestacional precoce e GE.

Uma das principais indicações para realização de US no primeiro trimestre é a ocorrência desse sangramento, que pode estar relacionado com uma gestação normal ou ser sinal de abortamento, GE ou, mais raramente, neoplasia trofoblástica gestacional (NTG). Se o sangramento é abundante e o colo está dilatado, o quadro clínico é soberano, caracterizando abortamento inevitável. No entanto, se o sangramento é menor, e o colo do útero está fechado, a US é primordial para o diagnóstico.

> ⭐ O critério mais importante para confirmar a viabilidade da gestação é a presença de batimentos cardíacos embrionários ou fetais. Todos os embriões ≥ 4 mm devem apresentar atividade cardíaca na USTV.[11]

Os achados ultrassonográficos diagnósticos de perda gestacional precoce incluem diâmetro médio do SG ≥ 25 mm sem embrião e sem atividade cardíaca fetal quando o CCN é ≥ 7 mm.[12] Portanto, recomenda-se aguardar um CCN ≥ 7 mm e a ausência de batimentos para rotular como gestação interrompida.

Na presença de batimentos cardíacos normais, a conduta é sempre expectante, mesmo que haja outros sinais de evolução desfavorável (SG maior ou menor que o esperado, hemorragia subcoriônica, gêmeo morto). Se a US é realizada antes da visualização do embrião ou após este ter sido absorvido ou expulso, o diagnóstico de abortamento necessita de outros parâmetros além da atividade cardíaca.

> ⭐ Segundo Nyberg e colaboradores,[13] um SG anormal apresenta as características descritas a seguir, sendo necessária a presença de um critério maior ou de três critérios menores para o diagnóstico de abortamento.

Critérios maiores:
- DMSG ≥ 25 mm e ausência de embrião.
- Forma aberrante ou grosseiramente distorcida.

Critérios menores:
- Reação decidual fracamente ecogênica.

- Reação decidual < 2 mm.
- Ausência de duplo halo.
- SG de implantação baixa.
- SG de contornos irregulares.

A identificação de CCNs pequenos para a IG e a bradicardia embrionária associa-se à perda clínica gestacional.[14]

A US também pode ajudar a diferenciar abortamento completo de abortamento incompleto. Neste último, identifica-se conteúdo amorfo e heterogêneo no interior da cavidade uterina, acompanhado ou não de líquido. Muitas vezes, a diferenciação ultrassonográfica entre sangue, coágulos, decídua e restos ovulares não é possível.

O tratamento dos diferentes quadros de abortamento é abordado no Capítulo 13 – Abortamento.

GRAVIDEZ ECTÓPICA

A GE é definida como uma gravidez implantada em um local diferente da cavidade endometrial. A localização mais comum é a tubária, que pode ser classificada como fimbrial, ampular ou ístmica (Figura 10.4). De 5 a 10% das gestações não uterinas se implantam fora da tuba, incluindo ovário, interstício, colo do útero, cavidade peritoneal, cornos uterinos rudimentares (também conhecidos como cornuais) ou cicatriz de cesariana.[15]

Em gestante com suspeita clínica de GE, o ultrassonografista deve inicialmente excluir gestação tópica. Os sinais que confirmam gestação intrauterina são SG com dupla decídua e presença de vesícula vitelínica e de embrião com ou sem batimentos cardíacos.

Os critérios utilizados para o diagnóstico de GE são ausência de SG intrauterino (estando a β-hCG acima dos níveis discriminatórios) e/ou detecção de massa anexial.

O estímulo hormonal produz uma alteração hipertrófica no endométrio, chamada de reação decidual, que produz um reforço acústico posterior devido ao edema do endométrio. A reação decidual é observada em 50% das GEs e pode assumir aspecto de pseudo-SG (área anecoica intrauterina excêntrica, circundada por apenas uma camada decidual; dimensões pequenas e contornos irregulares) em cerca de 20% dos casos.[16] O pseudo-SG pode ser confundido com a dupla decídua da GE entre 6 e 8 semanas de IG. Os critérios de Nyberg e colaboradores, descritos anteriormente, podem ajudar a diagnosticar as gestações anormais.

NEOPLASIA TROFOBLÁSTICA GESTACIONAL

A US é o método de imagem mais utilizado para o diagnóstico da NTG, pois permite visualizar o útero, os ovários e o abdome superior (Figura 10.5).

O aspecto ultrassonográfico da NTG completa ou total varia conforme a IG. No primeiro tri-

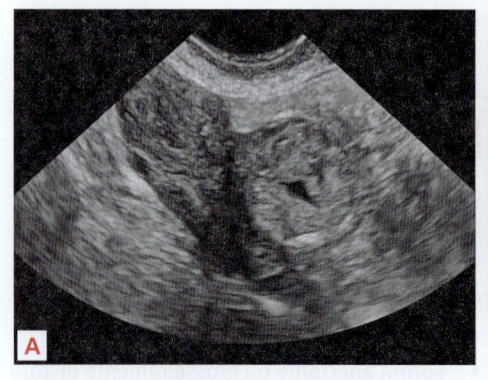

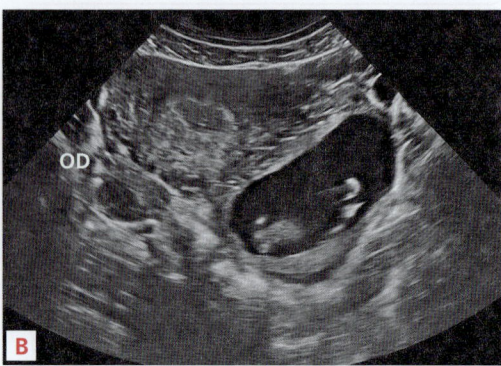

FIGURA 10.4 – Gravidez tubária. (**A**) Gravidez ectópica tubária precoce. (**B**) Gravidez ectópica tubária avançada no final do primeiro trimestre.

OD, ovário direito.
Fonte: Adaptada de Scibetta e Han.[15]

mestre, as vesículas em geral são ≤ 2 mm, apresentando-se como microvacuolizações no cório frondoso ou disfarçadas em tecido ecogênico abundante que circunda um SG irregular sem embrião ou atividade cardíaca evidente. Ao redor de 18 semanas, as vesículas têm em torno de 10 mm e são mais facilmente identificadas.

Na USTV no primeiro trimestre, a cavidade endometrial conterá uma massa sólida ecogênica, geralmente com numerosos espaços, que são as vilosidades hidrópicas e a hiperplasia trofoblástica. O exame cuidadoso da massa é importante para distinguir entre mola completa (sem partes fetais), mola parcial (algumas partes fetais) e NTG (invasão miometrial).[17]

A US exerce um papel importante no acompanhamento da NTG. Após o esvaziamento uterino, ela pode detectar precocemente a recidiva intrauterina e a invasão miometrial, visualizando-se coleções ecogênicas amorfas na cavidade uterina e no miométrio, com vascularização persistente na US com Doppler colorido.[18]

Ultrassonografia no segundo trimestre de gestação

A US obstétrica realizada entre 18 e 22 semanas de gestação pode informar e/ou confirmar o número de fetos presentes, a IG e a localização da placenta. Ela apresenta uma oportunidade para diagnosticar anomalias estruturais congênitas e/ou detectar marcadores leves de aneuploidia e identificar doença pélvica materna (colo, útero e anexos). Ademais, serve como base importante para que exames posteriores possam ser comparados na apreciação do crescimento e da saúde do feto.[19-24]

⚠️ Exames repetidos ou detalhados não são considerados rotineiramente no pré-natal habitual, sendo reservados para gestantes com fatores de risco para resultados perinatais adversos ou com alguma situação específica.

O período entre 18 e 22 semanas representa um equilíbrio entre datar a gestação (se não foi realizada no primeiro trimestre, quando a datação é mais precisa) e detectar, oportunamente, anomalias congênitas maiores (possibilitando tempo hábil para terapia fetal ou para a interrupção da gravidez, se legalmente permitida). Além disso, a avaliação da anatomia fetal é mais frequentemente incompleta quando realizada antes de 18 semanas do que mais tarde,[25] e atrasar o exame do segundo trimestre para 22 a 23 semanas pode melhorar a capacidade de completar a avaliação morfológica fetal, sobretudo em mulheres obesas.

BIOMETRIA FETAL

Os seguintes parâmetros (aferidos de forma padronizada) são utilizados para avaliar o tamanho fetal: diâmetro biparietal (DBP), circunferência cefálica (CC), circunferência abdominal (CA) e comprimento da diáfise do fêmur (CF) (Figura 10.6). Caso a datação da gestação ainda não tenha sido estabelecida, deve-se estimá-la no segundo trimestre com base no tamanho da cabeça fetal (DBP e/ou CC) ou do CF. Se a IG já foi normalmente estabelecida em uma varredura anterior, o peso fetal estimado (PFE) e as medidas fetais encontradas podem ser comparados com a tabela de valores de referência para esses parâmetros, baseada preferencialmente na população local, e podem ser expressos como desvios dos valores médios esperados para uma determinada IG ou como percentil do intervalo de referência.[23]

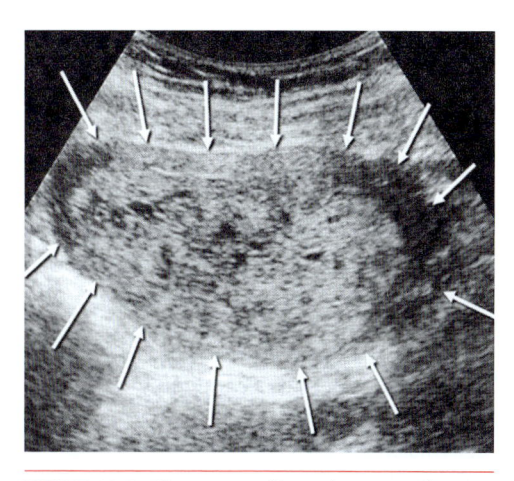

FIGURA 10.5 – Ultrassonografia uterina contendo gestação molar.

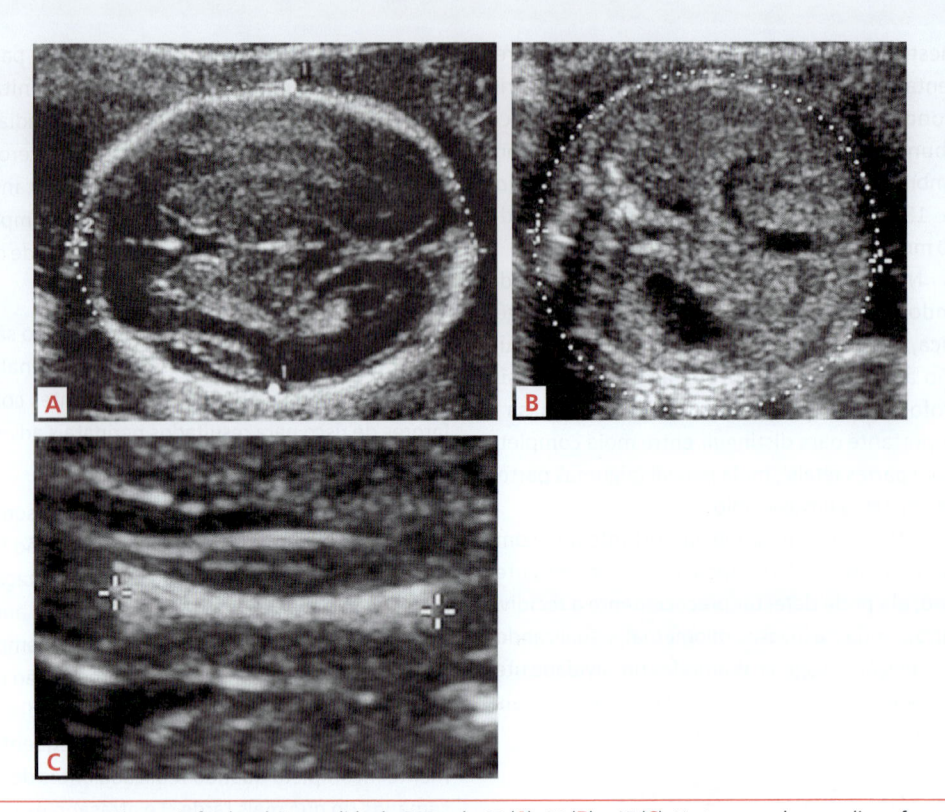

FIGURA 10.6 – Biometria fetal padrão: medida do DBP e de CC (**A**), CA (**B**) e CF (**C**). Neste exemplo, os *calipers* foram colocados nas bordas externa e interna do crânio para medir o DBP (grandes pontos brancos em A); porém, alguns gráficos de referência usam posicionamentos diferentes para essa medida (borda externa à borda externa do crânio).
CA, circunferência abdominal; CC, circunferência cefálica; CF, comprimento da diáfise do fêmur; DBP, diâmetro biparietal.
Fonte: Modificada de Salomon e colaboradores.[28]

AVALIAÇÃO DA ANATOMIA FETAL

A avaliação do feto para anomalias estruturais é o componente principal do exame de US realizado de 18 a 24 semanas, sendo por isso chamado de "US morfológica do segundo trimestre".

Anomalias estruturais fetais complicam 2 a 3% de todas as gestações.[5] A taxa de detecção pré-natal de anomalias varia muito na literatura (15-85%), devido a fatores como a IG em que o exame é realizado, a experiência do ultrassonografista, o equipamento utilizado, a compleição física da gestante e o sistema de órgãos específico que está sendo avaliado.[5,22,26,27]

Embora muitas malformações possam ser identificadas no segundo trimestre, sabe-se que algumas podem passar despercebidas, mesmo com o equipamento de US em boas mãos, ou podem se desenvolver mais tarde na gravidez (**Quadro 10.3**). O tempo de início e a manifestação ultrassonográfica das anomalias congênitas variam marcadamente. Por exemplo, a anencefalia pode ser diagnosticada no primeiro trimestre, a coarctação da aorta enquadra-se no grupo de anomalias congênitas detectadas em IGs variáveis, e a microcefalia e o nefroma mesoblástico congênito têm apresentação tardia.

Uma revisão da Cochrane evidenciou que o exame morfológico realizado de rotina, antes das 24 semanas, em todas as gestantes, aumenta a taxa de detecção pré-natal de anormalidades fetais maiores (risco relativo [RR] 3,46; intervalo de confiança [IC] 95%, 1,67-7,14) e de gemelaridade, quando comparado com o exame feito somente

Quadro 10.3 – Malformações fetais frequentemente não identificadas na US morfológica

Sistema nervoso central
- Agenesia parcial do CC
- Lisencefalia
- Heterotopias
- Inversão substância branca/cinzenta
- Espinha bífida oculta
- Variante de Dandy-Walker

Coração
- Coarctação da aorta
- CIV pequena

Sistema gastrintestinal
- Atresia de esôfago
- Atresia anorretal

CC, corpo caloso; CIV, comunicação interventricular; US, ultrassonografia.

Quadro 10.4 – Requisitos mínimos recomendados para documentação anatômica fetal no segundo trimestre

- Corte transversal da cabeça fetal em nível talâmico, para medida de DBP e CC, demonstrando ventrículos cerebrais (Figura 10.7A)
- Corte oblíquo suboccipital para medida de cerebelo e CM (Figura 10.7B)
- Corte transversal da face, sobre as órbitas (Figura 10.7C)
- Corte transversal sobre lábio superior e osso maxilar (Figura 10.7D)
- Corte sagital do perfil sagital, demonstrando o osso nasal (Figura 10.7E)
- Corte de quatro câmaras do coração (Figura 10.7F)
- Cortes das vias de saída dos ventrículos (VE-Ao e VD-AP) (Figuras 10.7G e 10.7H)
- Corte do abdome fetal com medida da CA, com estômago e VB (Figura 10.7I)
- Corte dorsal transverso da região lombar com imagens dos rins (Figura 10.7J)
- Imagem transversal ou longitudinal da inserção umbilical (Figura 10.7L)
- Imagem transversal ou longitudinal da bexiga fetal (Figura 10.7L)
- Imagem longitudinal do fêmur com medida (Figura 10.7M)
- Imagem longitudinal demonstrando a perna e o pé (Figura 10.7N)
- Imagem da mão aberta (Figura 10.7O)
- Uma ou duas imagens da coluna vertebral e do canal medular (Figura 10.7P)
- Imagem transversal da coluna em nível sacral (ilíacos e vértebra) (Figura 10.7Q)
- Corte longitudinal do colo e relação deste com o bordo da placenta (Figura 10.7R)

CA, circunferência abdominal; CC, circunferência cefálica; CM, cisterna magna; DBP, diâmetro biparietal; US, ultrassonografia; VB, vesícula biliar; VD-AP, ventrículo direito-artéria pulmonar; VE-Ao, ventrículo esquerdo-aorta.
Fonte: Adaptado de Pilu e colaboradores[28] e Salomon e colaboradores.[23]

em gestantes de risco. Todavia, não houve confirmação de que isso diminuísse significativamente os desfechos adversos materno-fetais.[5]

A justificativa para oferecer rastreamento morfológico de rotina é apoiada pelo fato de que 75% das anomalias ocorrem em gestantes de baixo risco.[22,26,27]

Apesar de um esforço internacional para padronizar o registro da US morfológica de segundo trimestre (Quadro 10.4, Figura 10.7), ela é realizada de maneiras distintas (mais básica ou mais detalhada, por ultrassonografistas mais ou menos experientes, em aparelhos com qualidade de imagem alta ou baixa) em diferentes localidades.

No entanto, com a evolução dos equipamentos e da *expertise* dos ultrassonografistas, tem sido possível pormenorizar cada vez mais as imagens das anatomias normal e patológica do feto (Tabela 10.2).

GESTAÇÃO MÚLTIPLA

A avaliação de gestações múltiplas no segundo trimestre deve incluir alguns elementos adicionais:

- Determinação da corionicidade, se ainda for possível (mais bem avaliada de 11-13[+6] semanas pelo sinal do lambda ou do T), e da amnionicidade.
- Características distintivas (gênero, posição no útero, inserção placentária do cordão).
- Documentação de diferença entre os pesos fetais estimados.
- Realização do Doppler da artéria umbilical (AUmb).
- Nos gêmeos monocoriônicos diamnióticos: documentação do maior bolsão vertical de LA

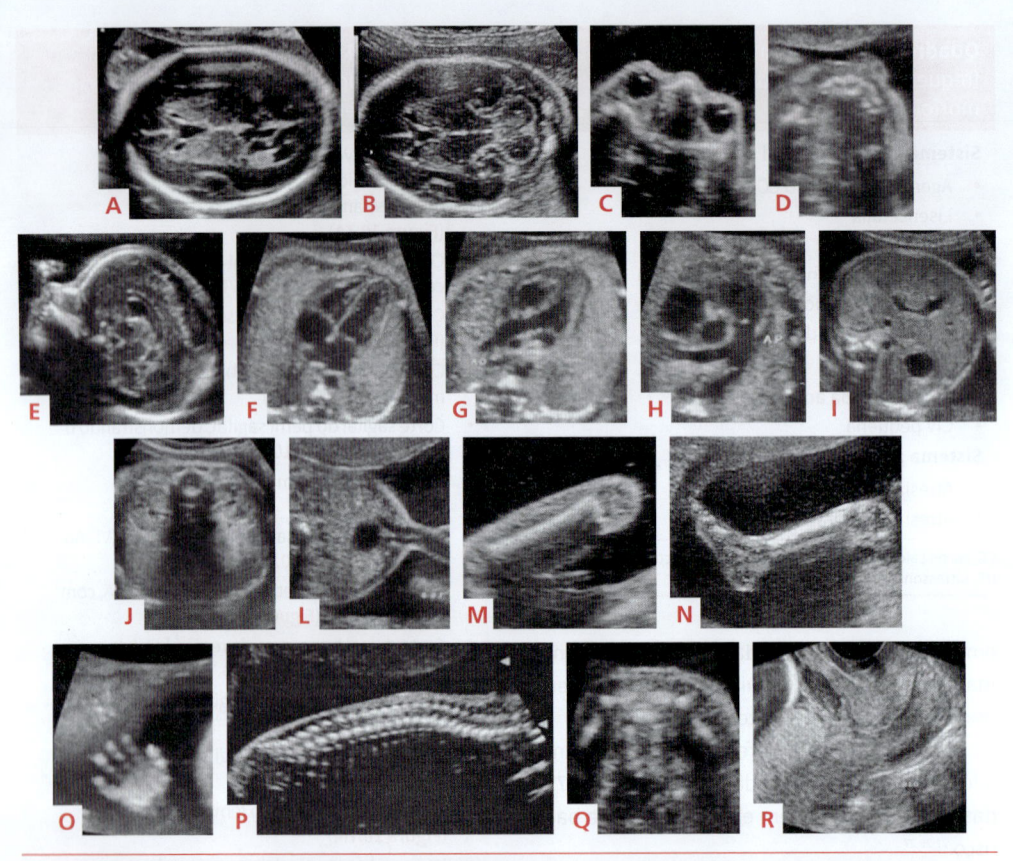

FIGURA 10.7 – Imagens do protocolo de documentação da ultrassonografia morfológica de segundo trimestre.
Fonte: Adaptada de Pilu e colaboradores[28] e Salomon e colaboradores.[23]

Tabela 10.2 – Exame sistemático completo do segundo trimestre (US 18-24 semanas)

IMAGENS OBTIDAS	ASPECTOS AVALIADOS
Biometria	• DBP, CC, CA e CF; PFE
Movimento fetal	• Posição relaxada ou persistentemente anormal; movimentos regulares presentes ou persistentemente ausentes
Placenta	• Posição e relação com OCI; ausência de massas; lobo acessório
Cordão umbilical	• Número de vasos; inserção placentária
Líquido amniótico	• Volume estimado subjetiva ou quantitativamente (> bolsão vertical, ILA)
SNC e coluna	**Crânio** • Forma, diâmetros, calcificação, suturas, couro cabeludo, prega nucal **Cérebro** • Córtex, ínsula, tálamos, *cavum* do septo pelúcido, corpo caloso, foice, sistema ventricular, plexos coroides, pedúnculos cerebrais, cerebelo, cisterna magna, espaço subaracnóideo **Coluna** • Canal medular, vértebras (núcleos de ossificação, alinhamento, pele, calcificação), sacro

(Continua)

Tabela 10.2 – Exame sistemático completo do segundo trimestre (US 18-24 semanas) (Continuação)	
IMAGENS OBTIDAS	ASPECTOS AVALIADOS
Face	**Aspecto geral** • Perfil, cortes sagital e coronal **Órbitas** • Tamanho, distâncias, cristalinos **Nariz** • Ossos, forma, septo, narinas, proporções **Boca** • Lábios, proporções, língua, palato ósseo, arcada maxilar (alveolar) e mandíbula **Queixo** • Proporção, mobilidade **Orelhas** • Existência, forma, posição
Segmento torácico	**Forma** • Proporções, circunferência, costelas, partes moles **Coração** • Orientação, corte de quatro câmaras, morfologia de átrios e ventrículos, valvas AV, conexões ventriculoarteriais e venoatriais, septo IA e IV, frequência, ritmo e contratilidade **Pulmões** • Dimensões, homogeneidade, ecogenicidade **Diafragma** • Integridade, abaulamentos
Abdome	**Órgãos** • Orientação espacial • Estômago, intestino (ecogenicidade, cólons) • Fígado, vesícula biliar, seio venoso • Rins (seio renal, parênquima), bexiga • Vasos: aorta, cava, veia e artérias umbilicais **Parede abdominal** • Integridade, partes moles, inserção do cordão, circunferência
Genitália	• Masculina ou feminina
Membros	**Superiores** • Escápula e clavícula, úmero, rádio, ulna • Mãos, posição, individualização e número de dedos • Mobilidade **Inferiores** • Ilíaco, fêmur, tíbia, fíbula • Pé, alinhamento com a perna, dedos • Mobilidade
Colo uterino	• Medida do comprimento cervical, por via transvaginal

AV, atrioventricular; CA, circunferência abdominal; CC, circunferência cefálica; CF, comprimento da diáfise do fêmur; DBP, diâmetro biparietal; IA, interatrial; ILA, índice de líquido amniótico; IV, interventricular; OCI, orifício cervical interno; PFE, peso fetal estimado; SNC, sistema nervoso central; US, ultrassonografia.
Fonte: Adaptada de Pilu e colaboradores[28] e Cargill e Morin.[24]

– para rastreamento de transfusão feto-fetal, a partir das 16 semanas – e do pico de velocidade sistólica da artéria cerebral média (ACM) – para rastrear sequência anemia-policitemia, a partir de 20 semanas.

Mais detalhes sobre o diagnóstico e o seguimento ultrassonográfico na gestação gemelar podem ser vistos no Capítulo 14 – Gemelaridade.

AVALIAÇÃO DA SAÚDE FETAL

Não há padrões específicos de movimento fetal nessa fase da gravidez. A ausência temporária dos movimentos fetais durante o exame não deve ser considerada como fator de risco.[29] Em contrapartida, posicionamento anormal ou movimentos fetais anormalmente restritos ou persistentemente ausentes podem sugerir condições anormais, como artrogripose fetal.[30]

O perfil biofísico fetal (PBF) e a aplicação de técnicas Doppler não fazem parte da rotina do exame de US de segundo trimestre. Não há evidências suficientes para apoiar o uso universal da avaliação com Doppler das artérias uterinas e umbilicais para rastreamento de gestações de baixo risco. Mais detalhes podem ser vistos no Capítulo 19 – Avaliação da saúde fetal.

RASTREAMENTO SEQUENCIAL DE ANOMALIAS CROMOSSÔMICAS FETAIS

A US de segundo trimestre também pode detectar marcadores de aneuploidia, geralmente da trissomia do 21 (T21) (Quadro 10.5).

Marcadores "menores" (*soft markers*) de T21 são achados ultrassonográficos que, isoladamente, podem representar variantes da normalidade, mas que ocorrem com maior frequência na síndrome de Down.[31] Contudo, a presença de um marcador menor, em concomitância com outros achados, aumenta o risco de uma anormalidade cromossômica subjacente.

Os marcadores de segundo trimestre de melhor desempenho para T21 são hipoplasia do osso nasal, artéria subclávia direita aber-

Quadro 10.5 – Rastreamento sequencial para trissomia do 21 (US 18-24 semanas)

- Braquicefalia
- Perfil facial achatado
- Ventriculomegalia
- Prega nucal aumentada
- Ossos nasais hipoplásicos
- Prega frontonasal aumentada
- Derrames pleurais
- Cardiopatias
- Foco ecogênico cardíaco
- Artéria subclávia direita aberrante
- Pielectasias
- Obstruções intestinais
- Intestino hiperecogênico
- Clinodactilia
- Hipoplasia da falange média do 5º dedo
- Membros curtos

US, ultrassonografia.

rante, ventriculomegalia e prega nucal aumentada (Tabela 10.3).[32]

O osso nasal é considerado o marcador de T21 na US de segundo trimestre quando ausente ou curto (abaixo do percentil 2,5 para IG).[33-38]

O edema pré-nasal ou pré-frontal foi proposto como marcador do segundo trimestre de T21 por Maymon e colaboradores em 2005[39] e confirmado por vários outros estudos.[40-43]

Tabela 10.3 – Estimativas de razões de verossimilhança para marcadores isolados para T21

MARCADOR NA US	RAZÃO DE PROBABILIDADE (LR)
Osso nasal ausente ou hipoplásico	6,58
Artéria subclávia direita aberrante	3,94
Ventriculomegalia	3,81
Prega nucal aumentada	3,79
Intestino ecogênico	1,65

LR, *likelihood ratio*; T21, trissomia do 21; US, ultrassonografia.
Fonte: Adaptada de Agathokleous e colaboradores.[32]

A razão espessura pré-nasal/comprimento do osso nasal > 1 tem sensibilidade de 85% e especificidade de 100% para detecção de T21 e um desempenho significativamente melhor do que cada um de seus componentes sozinho.[40,41]

Alguns marcadores menores podem ter associações com outras doenças além de aneuploidia. O intestino ecogênico, por exemplo, pode ocorrer com infecções congênitas (como citomegalovirose) e, menos comumente, com restrição de crescimento fetal (RCF) e fibrose cística. Os ossos longos curtos podem representar a evolução para uma displasia esquelética em avaliações adicionais. Em contrapartida, a presença isolada de cistos do plexo coroide ou de focos ecogênicos intracardíacos em um feto com baixo risco de aneuploidia não tem associação com outras condições nem consequências na vida pós-natal.[31,32]

A introdução de testes pré-natais não invasivos (NIPT, *noninvasive prenatal testing*) com ácido desoxirribonucleico (DNA, *deoxyribonucleic acid*) fetal livre no sangue materno na prática clínica nos últimos anos assumiu grande parte do papel original da US de TN de 11 a 13 semanas no que diz respeito ao rastreamento da T21 em países desenvolvidos ou na rede suplementar de saúde. No entanto, continuará a haver um papel significativo para o rastreamento ultrassonográfico de anomalias estruturais fetais em todos os trimestres.

EXAMES ULTRASSONOGRÁFICOS DO CORAÇÃO FETAL

O objetivo atual da medicina fetal deixou de ser apenas descobrir uma doença antes do nascimento, uma vez que passou a envolver entender o feto como paciente, sabendo que a circulação fetal é diferente da pós-natal, que as cardiopatias estruturais podem ter progressão intrauterina e que a função cardíaca, assim como a estabilidade do sistema circulatório, tem papel fundamental no bem-estar fetal. Desse modo, é importante que o médico do pré-natal entenda como e quando utilizar as ferramentas disponíveis para o diagnóstico e a monitoração das doenças cardíacas fetais.

A incidência das cardiopatias congênitas é estimada em 6 a 12:1.000 nascidos vivos, e as cardiopatias graves comportam um terço desse valor. Na vida fetal, estima-se que a incidência seja até cinco vezes mais elevada, sendo essa diferença em razão dos óbitos fetais.[44-46]

As recomendações para solicitação de ecocardiografia fetal devem levar em consideração o risco de cardiopatia para cada população individual. De acordo com a última recomendação científica da American Heart Association (AHA), os níveis de risco ≥ 2 a 3% definidos pelos testes de rastreamento pré-natais (TN, soro materno, idade, etc.) resultam em recomendações para exames adicionais. Quando o risco for > 3%, é razoável que seja solicitada ecocardiografia fetal. Quando o risco ficar entre 1 e 2%, a ecocardiografia pode ser considerada, embora o benefício desse exame na população não esteja muito claro. Quando o risco for < 1%, a ecocardiografia não deve ser solicitada (**Tabela 10.4**).[47,48]

RASTREAMENTO DO CORAÇÃO FETAL NA ULTRASSONOGRAFIA MORFOLÓGICA

A suspeita de cardiopatia congênita estrutural pode ser feita por obstetras durante a US morfológica, os quais, portanto, têm papel importante como rastreadores e encaminhadores dos fetos cardiopatas para avaliação do ecocardiografista fetal.

Para o rastreamento adequado das principais cardiopatias congênitas, recomendam-se seis etapas (ou seis andares), iniciando o exame do coração fetal a partir de um corte transverso do bebê, que parte do abdome fetal sem a necessidade de rotação do transdutor, apenas basculando-o da região infradiafragmática até o mediastino superior, passando do 1º ao 6º andar. O 1º andar corresponde à região abdominal para identificação do *situs* cardiovisceral, o 2º à projeção de quatro câmaras cardíacas, o 3º à via de saída do ventrículo esquerdo (VSVE), o 4º à via de saída do ventrículo direito (VSVD), o 5º à vista dos três vasos (3VV) e o 6º ao plano dos três vasos e da traqueia (**Figura 10.8**).[49]

A projeção de quatro câmaras (2º andar) é obtida com um corte transversal do tórax fetal

Tabela 10.4 – Condições clínicas e o aumento do risco para cardiopatia fetal	
RISCO PARA CARDIOPATIA FETAL	**CONDIÇÕES CLÍNICAS PREDISPONENTES**
Risco absoluto ≥ 2%	• DM pré-gestacional, diagnosticado no 1º trimestre • Fenilcetonúria de difícil controle • Anticorpos maternos anti-RO e anti-LA • Uso materno de medicações (IECAs, ácido retinoico, AINEs no 3º trimestre) • Rubéola materna no 1º trimestre • Infecção materna com suspeita de miocardite fetal • Gestação por RA • CC em familiar de 1º grau • Herança mendeliana associada à CC em familiar de 1º/2º grau • Suspeita de CC ou anomalia extracardíaca pela US obstétrica/morfológica • Cariótipo fetal anormal • Ritmo cardíaco fetal irregular, bradicardia ou taquicardia • TN aumentada > 95% (≥ 3 mm) • Gestação gemelar MC • Hidropsia fetal ou derrames
Risco absoluto entre 1-2%	• Uso materno de medicações (anticonvulsivantes, lítio, vitamina A, paroxetina, AINEs no 1º e 2º trimestres) • CC em familiar de 2º grau • Anormalidade fetal do cordão umbilical ou da placenta • Anomalia venosa intra-abdominal fetal
Risco absoluto ≤ 1%	• DMG com HbA1c < 6% • Uso materno de medicações (todos os ISRSs, exceto paroxetina e agonistas da vitamina K, como varfarina) • Infecção materna diferente da rubéola com apenas soroconversão • CC isolada em algum familiar distante (sem ser de 1º ou 2º grau)

AINEs, anti-inflamatórios não esteroides; CC, cardiopatia congênita; DM, diabetes melito; DMG, diabetes melito gestacional; HbA1c, hemoglobina glicada; IECAs, inibidores da enzima conversora de angiotensina; ISRSs, inibidores seletivos da recaptação de serotonina; MC, monocoriônica; RA, reprodução assistida; US, ultrassonografia; TN, translucência nucal.
Fonte: Adaptada de Donofrio e colaboradores.[48]

imediatamente acima do diafragma. Observa-se o coração ocupando um terço do tórax, com sua maior porção situada no hemitórax esquerdo e com a ponta voltada para a esquerda. O septo interventricular deve fazer um ângulo de, aproximadamente, 45º com a linha média. O ventrículo direito (VD) se caracteriza pela banda moderadora e pela valva tricúspide, implantada alguns milímetros mais próxima do ápice cardíaco. A identificação do átrio esquerdo (AE) é feita pela proximidade com a coluna vertebral e a movimentação característica da valva do forame oval. O átrio direito (AD) e o ventrículo esquerdo (VE) devem ter dimensões semelhantes às câmaras contralaterais. As valvas atrioventriculares (AV) devem ser analisadas em relação à dinâmica e ao tamanho dos anéis valvares (**Figura 10.9**).

Embora o corte de quatro câmaras tenha grande valor no rastreamento da normalidade ao evidenciar o tamanho harmonioso entre as câmaras cardíacas, por não passar pela aorta e pela artéria pulmonar, ele não define cardiopatias do tipo transposição das grandes artérias (TGA), tetralogia de Fallot (T4F), tronco arterioso comum, entre outras (**Quadros 10.6** e **10.7**).

Na projeção dos três vasos (5º andar), os três vasos correspondem, da direita para a esquerda, à veia cava superior (VCS), à aorta e à artéria pulmonar. Além da ordem dos vasos, deve-se avaliar se eles se encontram de forma alinhada, sendo a VCS

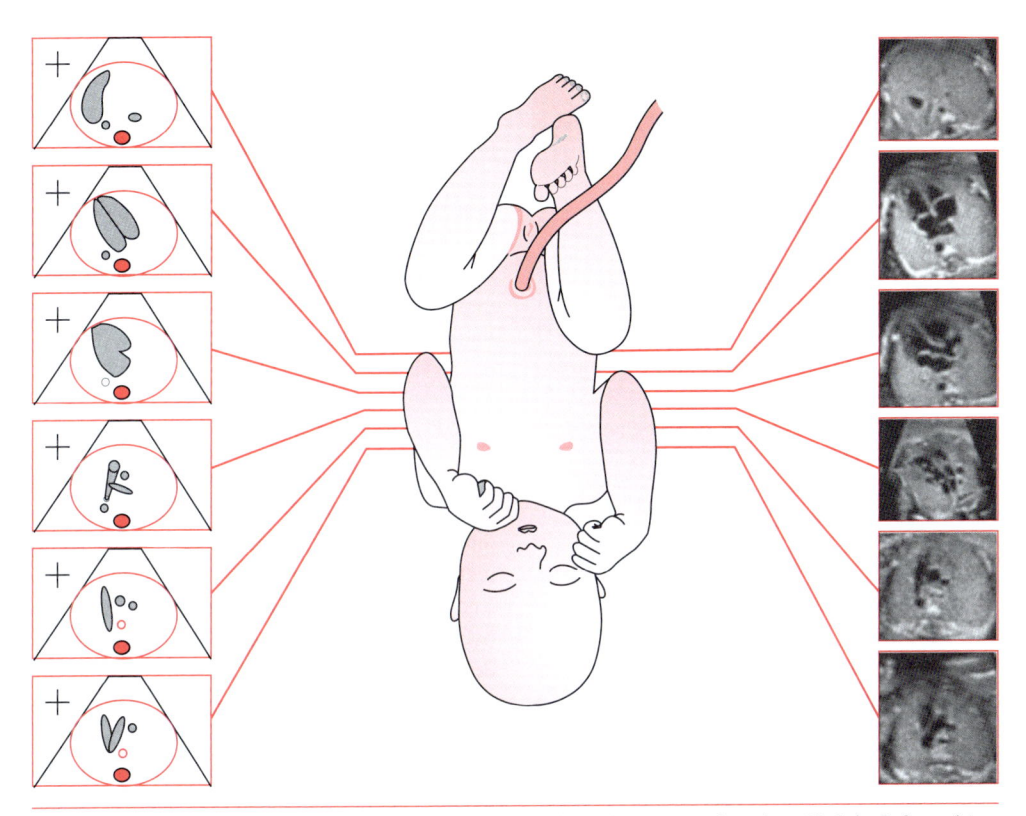

FIGURA 10.8 – Padronização do rastreamento do coração fetal fazendo uma varredura da região infradiafragmática em direção cranial, passando pelos seis andares de avaliação.

AAo, arco aórtico; AD, átrio direito; AE, átrio esquerdo; Ao, aorta; AP, artéria pulmonar; Asc, ascendente; C, coluna vertebral; DA, ducto arterioso; E, estômago; T, traqueia; VCI, veia cava inferior; VCS, veia cava superior; VD, ventrículo direito; VE, ventrículo esquerdo; VSVD, via de saída do ventrículo direito.

Fonte: Elaborada com base em Pedra e colaboradores.[49]

> **Quadro 10.6** – Cardiopatias mais associadas ao corte de quatro câmaras normal
>
> - Tetralogia de Fallot
> - Transposição das grandes artérias
> - Tronco arterioso comum
> - Anomalias do arco aórtico
> - Estenoses das valvas aórtica e pulmonar leves
> - Comunicações interventriculares perimembranosas
>
> **Fonte:** Pedra e colaboradores.[49]

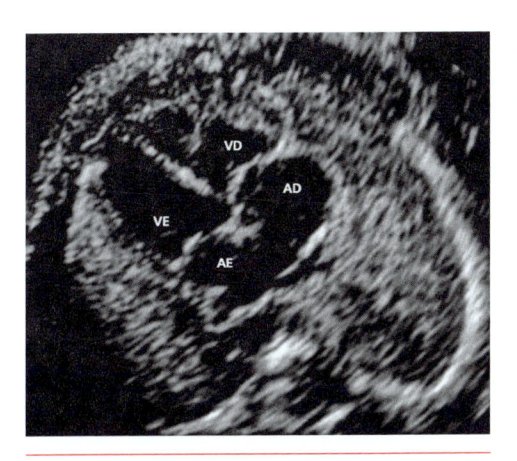

FIGURA 10.9 – Projeção do 2º andar evidenciando a simetria entre as câmaras cardíacas.

AD, átrio direito; AE, átrio esquerdo; VD, ventrículo direito; VE, ventrículo esquerdo.

mais posterior e a artéria pulmonar mais anterior, com a aorta no centro. Outro aspecto importante é que os vasos apresentam dimensões crescentes, ou seja, a aorta é um pouco maior que a VCS e a

Quadro 10.7 – Cardiopatias mais associadas à posição de quatro câmaras anormal

- Atresias das valvas mitral e aórtica
- Atresias das valvas tricúspide e pulmonar
- Anomalia de Ebstein/displasia da valva tricúspide
- Defeito do septo atrioventricular
- Comunicações interventriculares grandes
- Ventrículo único
- Estenoses das valvas aórtica e pulmonar graves
- Coartação da aorta
- Drenagem anômala total de veias pulmonares
- Miocardiopatias
- Tumores cardíacos

Fonte: Pedra e colaboradores.[49]

artéria pulmonar é um pouco mais calibrosa que a aorta.[50]

No 6º andar, projeção dos três vasos e traqueia (3Vt), obtém-se a vista dos dois grandes arcos chegando na aorta torácica descendente: à esquerda, o canal arterial saindo da artéria pulmonar, e à direita, o istmo aórtico, ambos conectando-se com a aorta descendente, o que forma uma figura que lembra o formato de um "V". A traqueia aparece como uma estrutura anecoica circundada por uma linha hiperecoica que corresponde à cartilagem. Nesse corte, o arco aórtico volta-se para a esquerda, o que é definido propriamente por essa relação com a traqueia. Se a traqueia se encontra à direita do arco aórtico, então ele está voltado para a esquerda, e vice-versa (Figura 10.10A).

O mapeamento de fluxo com Doppler a cores tem especial importância na projeção dos 3Vt. Espera-se que ambos os arcos apresentem fluxo na mesma direção, de modo que devem ter a mesma cor ao Doppler colorido, sempre direcionado do coração para a aorta torácica descendente (Figura 10.10B).

ECOCARDIOGRAFIA FETAL

A partir de 18 semanas de gestação, todas as estruturas cardíacas podem ser analisadas pela ecocardiografia. Contudo, as melhores imagens, geralmente, são obtidas entre 24 e 28 semanas, quando o coração já está maior, o feto ainda se movimenta bem e os ossos ainda não impedem a passagem do ultrassom.

Diferentemente do rastreamento obstétrico de malformações cardíacas, a ecocardiografia fetal deve conter todos os cortes possíveis para que os detalhes anatômicos sejam examinados.[51] Sendo assim, deve incluir as projeções de eixo longo dos arcos aórtico e ductal (Figuras 10.11A e 10.11B), eixo das veias cavas (Figura 10.11C) e eixo curto dos ventrículos e dos vasos da base (Figuras 10.11D e 10.11E).[49]

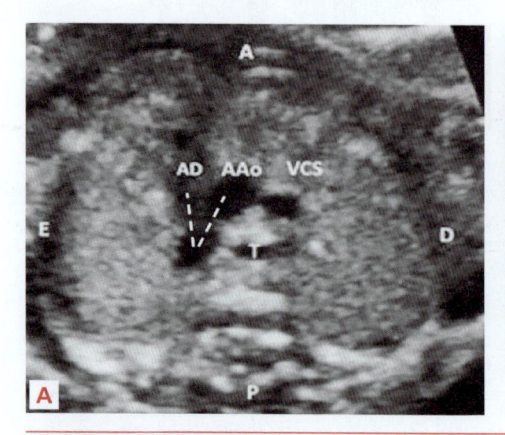

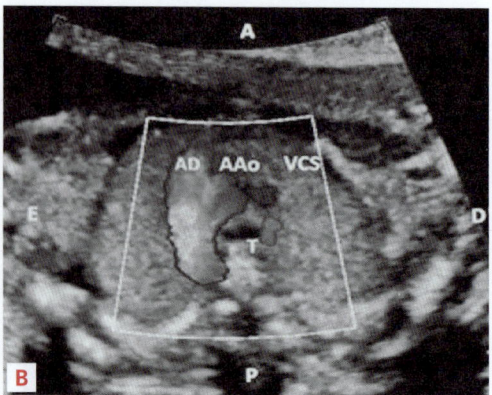

FIGURA 10.10 – (**A**) Artérias aorta e pulmonar convergindo em direção à aorta descendente, formando uma letra "V" (*pontilhado*). (**B**) Mapeamento com Doppler colorido mostrando que o fluxo dos dois grandes arcos tem a mesma direção em direção à aorta descendente.
A, anterior; AD, arco ductal; AAo, arco aórtico; D, direita; E, esquerda; P, posterior; T, traqueia; VCS, veia cava superior.
Fonte: Adaptada de Pedra e colaboradores.[49]

O diagnóstico antenatal possibilita o seguimento das doenças com potencial de descompensação hemodinâmica intrauterina, além de auxiliar a programação dos casos de cardiopatias cuja repercussão hemodinâmica ocorrerá no período neonatal imediato.

Este capítulo não tem como objetivo explanar o diagnóstico e/ou a evolução de cada cardiopatia específica. Para isso, sugere-se consultar a Diretriz Brasileira de Cardiologia Fetal, publicada em 2019.[49]

EXAME ULTRASSONOGRÁFICO DO SISTEMA NERVOSO CENTRAL DO FETO

As malformações do SNC estão entre as anomalias congênitas mais frequentes, sobressaindo-se os defeitos de fechamento do tubo neural com uma prevalência aproximada de 1 a 2 casos em cada mil nascimentos.

RASTREAMENTO DO SISTEMA NERVOSO CENTRAL DO FETO NA ULTRASSONOGRAFIA MORFOLÓGICA

O rastreamento de anomalias do cérebro fetal deve ser realizado como parte da US morfológica de segundo trimestre. Em gestações de baixo risco, o rastreamento anatômico deve incluir avaliação da cabeça e da coluna fetais, por via transabdominal, em dois planos axiais principais, intitulados como transventricular e transcerebelar, e um terceiro plano adicional, chamado de transtalâmico (Figura 10.12).

O plano transventricular (Figura 10.12A) mostra as porções anterior e posterior dos ventrículos laterais (VLs). Os cornos anteriores, em forma de vírgula, são separados centralmente pelo *cavum do septo pelúcido* (CSP). A fissura parieto-occipital serve como referência anatômica para a medida da largura do átrio do corno posterior do VL distal ao transdutor, importante para o correto diagnós-

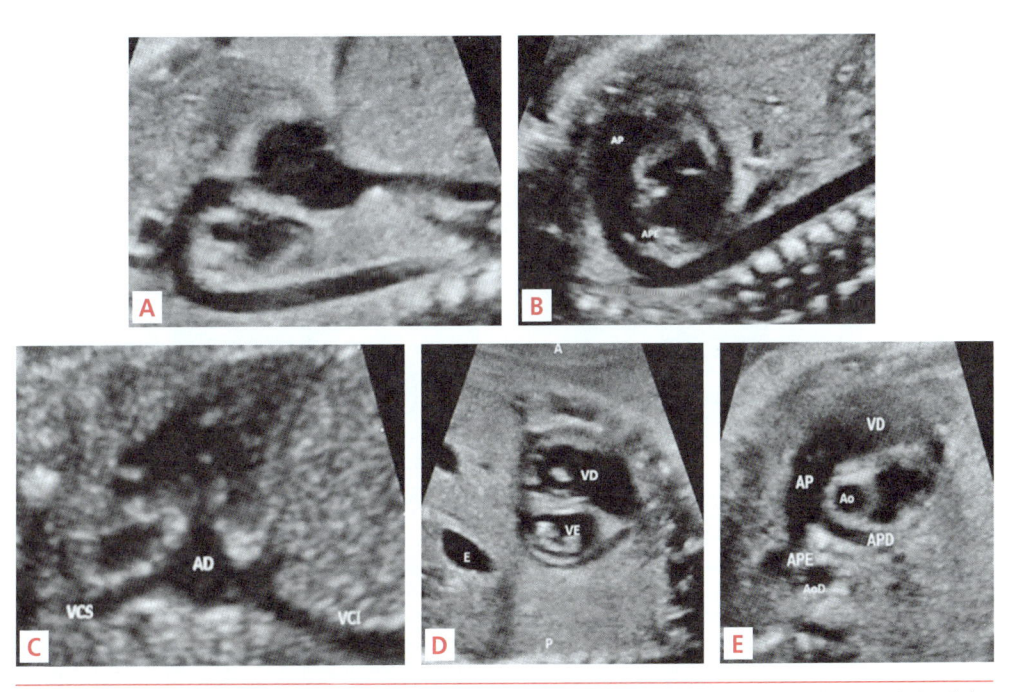

FIGURA 10.11 – Imagens adicionais que devem constar na ecocardiografia fetal: (**A**) eixo longo do arco aórtico; (**B**) eixo longo do arco ductal; (**C**) eixo das cavas; (**D**) corte transversal dos ventrículos; e (**E**) eixo curto dos vasos da base.
A, anterior; AD, átrio direito; Ao, aorta; AoD, aorta descendente; AP, artéria pulmonar; APD, artéria pulmonar direita; APE, artéria pulmonar esquerda; E, estômago; P, posterior; VCI, veia cava inferior; VCS, veia cava superior; VD, ventrículo direito; VE, ventrículo esquerdo.
Fonte: Adaptada de Pedra e colaboradores.[49]

tico de ventriculomegalias cerebrais. No interior do VL, identifica-se o plexo coroide (PC). O CSP é uma cavidade cheia de fluido entre duas membranas finas. Deve ser sempre demonstrável entre 17 a 20 e 37 semanas.[52] Sua não visualização ou aparência anormal estão associadas à agenesia do corpo caloso (geralmente com VLs em forma de lágrima – colpocefalia)[53] ou displasia de corpo caloso.[54,55] A falta de visualização das membranas do septo pelúcido é altamente suspeita de uma série de malformações cerebrais graves, como holoprosencefalia, hidrocefalia grave e displasia septo-óptica.[56]

Para o plano transcerebelar (**Figura 10.12B**), o transdutor é inclinado posteriormente para representar as estruturas das fossas média e posterior: tálamos, hemisférios cerebelares/vérmis cerebelar e espaço anecoico retrocerebelar correspondente à cisterna magna (CM). O cerebelo aparece em formato de borboleta, modelada pelos hemisférios cerebelares redondos, unidos, no meio, pelo vérmis cerebelar ligeiramente mais ecogênico. Como regra, a partir de 19 semanas de gestação, não deve haver nenhum espaço de líquido na linha média entre os dois hemisférios cerebelares; caso

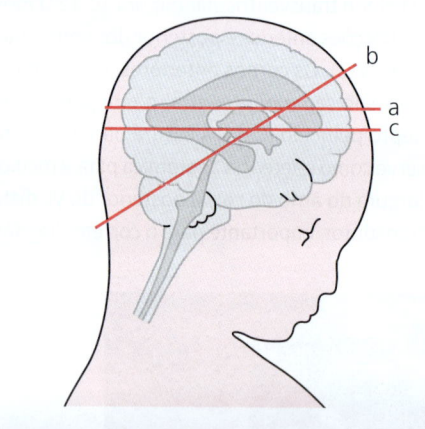

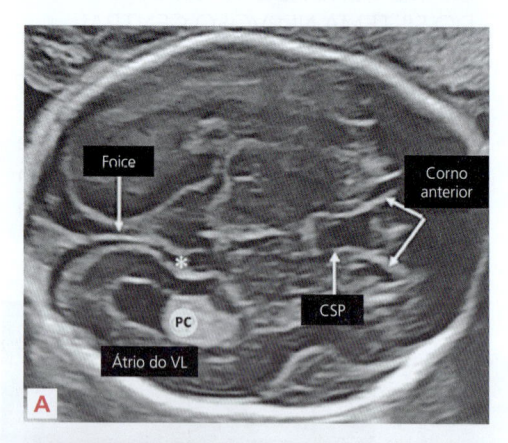

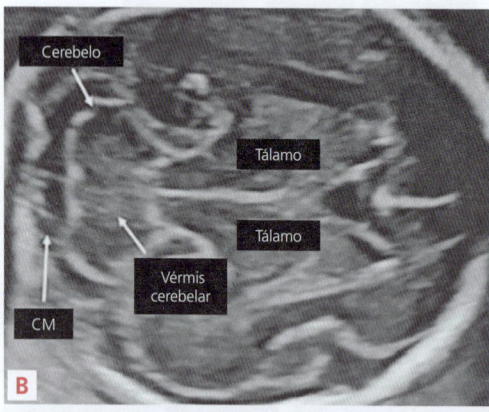

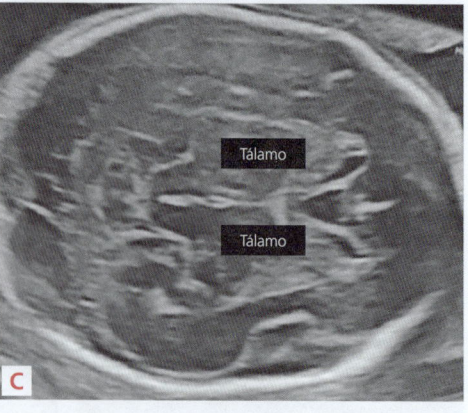

FIGURA 10.12 – Exame de rastreamento do SNC fetal (durante a US morfológica de segundo trimestre) em três planos axiais: (**A**) plano transventricular, mostrando os cornos anteriores e o átrio dos ventrículos laterais preenchido parcialmente por plexo coroide (círculo branco), além da foice, do *cavum* do septo pelúcido e da fissura parieto-occipital (*); (**B**) plano transcerebelar, apresentando os tálamos, os hemisférios cerebelares e a cisterna magna; e (**C**) plano transtalâmico. O diagrama de linha (canto superior esquerdo) ilustra as posições dos planos axiais.

CM, cisterna magna; CSP, *cavum* do septo pelúcido; PC, plexo coroide; SNC, sistema nervoso central; US, ultrassonografia; VL, ventrículo lateral.

Fonte: Adaptada de Malinger e colaboradores.[57]

esse achado, denominado "sinal do buraco da fechadura", seja detectado, pode estar associado a uma anomalia vermiana, e o feto deve ser encaminhado para neurossonografia com especialista.[58] Na segunda metade da gestação, o diâmetro anteroposterior da CM é estável e não deve ultrapassar 10 mm.[59] Além disso, nessa região, colocando os marcadores externamente ao osso occipital e externamente à pele, também se pode medir a prega nucal (*soft marker* de aneuploidia).

O plano transtalâmico (Figura 10.12C) é inferior e paralelo ao plano transventricular. Com frequência, é utilizado para biometria da cabeça fetal (DBP, distância occipitofrontal e CC), por ser mais fácil de identificar no final da gestação e por permitir medidas mais reprodutíveis que o transventricular.[60] Esse plano mostra foice, cornos anteriores dos VLs e CSP, além de tálamos e giros hipocampais bilateralmente.[61]

As seguintes medidas representam uma parte integrante do rastreamento ultrassonográfico para malformações do SNC: largura do átrio do VL, diâmetro cerebelar transverso, DBP e CC (para fins de biometria geral, mas também para revelar anormalidades de proliferação, como microcefalia) e a medida da CM, se qualitativamente aumentada ou diminuída (Figura 10.13).[56]

Uma das anormalidades mais frequentes da coluna vertebral, a espinha bífida aberta (EBA), em mais de 90% dos casos, está associada à anatomia intracraniana anormal no segundo trimestre: alteração do formato do crânio ("crânio em limão") e herniação cerebral posterior (do tronco encefálico e do cerebelo), pelo forame magno, caracterizando a malformação de Chiari II ("cerebelo em banana").[62,63] Com frequência, esses fetos também apresentam ventriculomegalia (Figura 10.14A). O diagnóstico de EBA é feito pela visualização

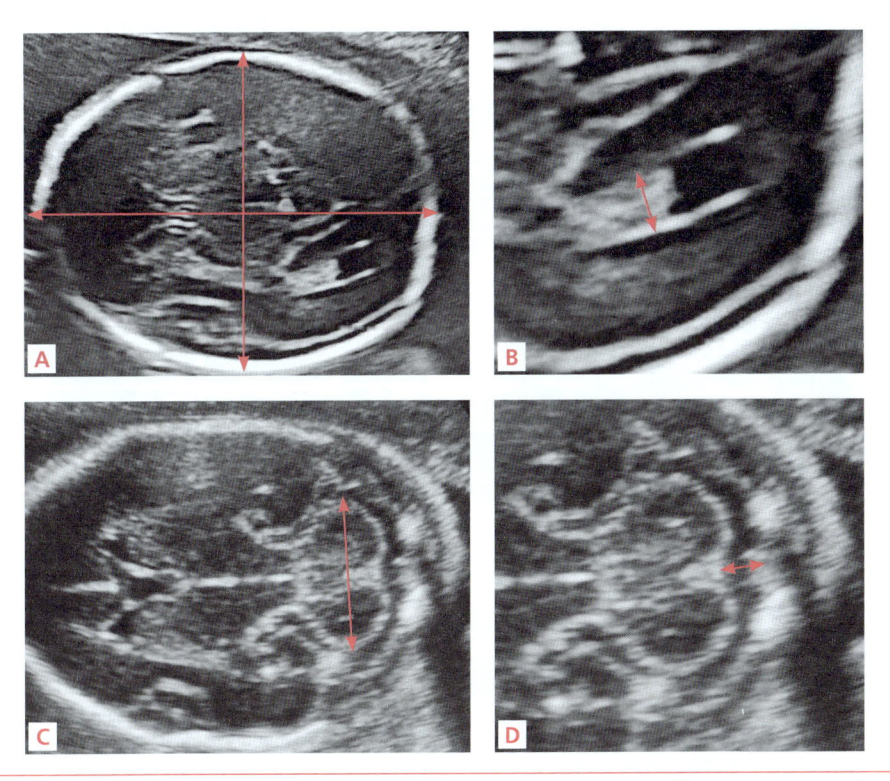

FIGURA 10.13 – Biometria na ultrassonografia de rastreamento do SNC, mostrando: (**A**) diâmetro biparietal e occipitofrontal, para calcular a circunferência cefálica; (**B**) átrio do ventrículo lateral; (**C**) diâmetro cerebelar transverso; e (**D**) cisterna magna.
SNC, sistema nervoso central.

direta do defeito na coluna: descontinuidade da pele na região dorsal do feto com presença ou não de imagem cística (Figura 10.14B).[64]

Posto isso, um corte longitudinal da coluna fetal no exame do segundo trimestre deve ser realizado, pois pode diagnosticar EBA, bem como revelar outras malformações da coluna vertebral, incluindo anormalidades vertebrais e agenesia sacral.

Em condições normais, um corte sagital da coluna vertebral com IG de 18 a 24 semanas demonstra os três centros de ossificação das vértebras (um dentro do corpo e um de cada lado na junção entre a lâmina e o pedículo) que circundam o canal neural e que aparecem como duas ou três linhas paralelas, dependendo da orientação do feixe de ultrassom (Figura 10.15A). Os três núcleos de ossificação são mais bem visualizados em uma visão axial de vértebras individuais (Figura 10.15B). Além disso, deve-se demonstrar a integridade da pele sobre a coluna vertebral, tanto na visão transversal quanto na longitudinal.

⚠ A aparência do cérebro e da coluna muda ao longo da gestação. Sendo assim, os examinadores envolvidos no rastreamento de anormalidades do SNC devem estar familiarizados com a aparência normal do SNC em diferentes IGs.

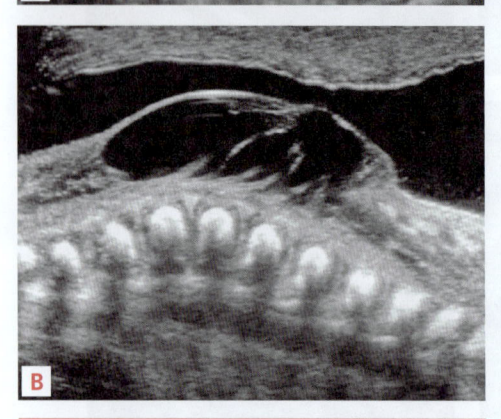

FIGURA 10.14 – Ultrassonografia morfológica de segundo trimestre mostrando feto com espinha bífida aberta. (**A**) Sinais indiretos de espinha bífida aberta: crânio em formato de limão e ventriculomegalia. (**B**) Defeito na coluna com imagem cística (mielomeningocele).

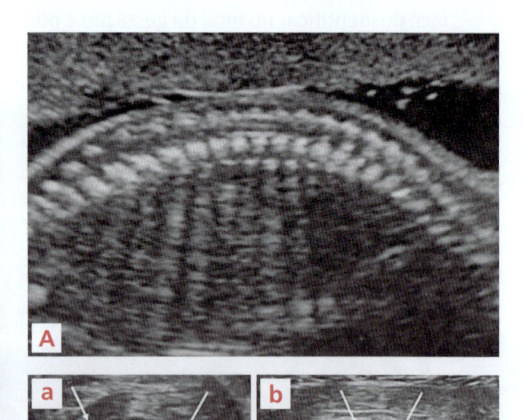

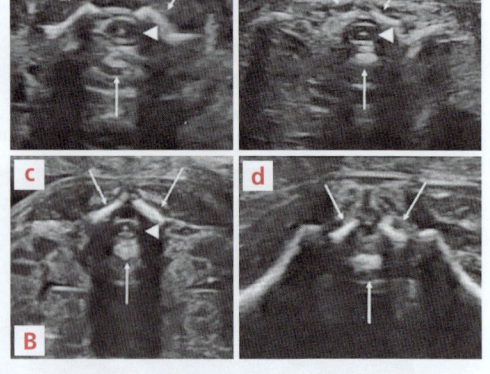

FIGURA 10.15 – Coluna fetal. (**A**) Vista longitudinal. (**B**) Vistas axiais em diferentes níveis: (**a**) cervical, (**b**) torácica, (**c**) lombar e (**d**) sacral. As setas indicam três centros de ossificação das vértebras, e as pontas das setas indicam a medula espinal, que é observada nos níveis cervical, torácico e lombar. O ponto hiperecogênico corresponde ao canal central da medula. Observe a pele intacta sobre a coluna vertebral.
Fonte: Adaptada de Malinger e colaboradores.[57]

Durante a última década, com a melhoria na qualidade dos aparelhos e a aquisição de *expertise* dos ultrassonografistas, cada vez mais anormalidades do SNC e do tubo neural passaram a ser visíveis a partir do primeiro trimestre, geralmente anomalias maiores (mais graves).

NEUROSSONOGRAFIA FETAL

A neurossonografia fetal direcionada é um exame diagnóstico multiplanar destinado a fetos de alto risco ou com suspeita de malformações do SNC ou da coluna vertebral. Análoga a ecocardiografia fetal no contexto de cardiopatia congênita, a neurossonografia tem um potencial diagnóstico maior do que o rastreamento ultrassonográfico e é particularmente útil na avaliação de malformações complexas. Esse exame requer um alto nível de especialização em abordagens transabdominais e transvaginais, bem como em US tridimensional. Além dos planos utilizados no exame de rastreamento, a neurossonografia requer cortes coronal e sagital.[56]

Ultrassonografia no terceiro trimestre de gestação

A US no terceiro trimestre tem como objetivo revisar a anatomia fetal, examinar a placenta quanto à localização e a possíveis anormalidades, rastrear a presença de hematoma (se a clínica assim o indicar), e avaliar a saúde do feto a partir da estimativa de seu crescimento, da medida do volume de LA e do uso do Doppler para selecionar os fetos restritos em meio aos pequenos para a idade gestacional (PIGs).

A US possibilita acompanhar a trajetória de crescimento fetal por meio de gráficos longitudinais, identificando mudanças de velocidade que desviam o feto de sua trajetória individual de crescimento.

> As tabelas de referência de peso customizadas, em que o peso e as medidas fetais são ajustados por variáveis como altura, peso, idade, paridade e etnia maternos e pelo sexo fetal, são apontadas como as que melhor identificam os fetos pequenos com risco de complicações perinatais.[65]

Os distúrbios de crescimento fetal incluem os fetos PIG ou com RCF e os grandes para a IG ou com macrossomia fetal, todos podendo estar associados a desfechos maternos e perinatais adversos.

Uma datação adequada da IG é pré-requisito para detectar se o peso fetal é adequado para a IG ou não. Fetos com crescimento normal têm parâmetros biométricos individuais e PFE entre os percentis 10 e 90. Tradicionalmente, PIG foi definido como feto com PFE abaixo do percentil 10. Um feto com peso abaixo do percentil 10, mas que vem crescendo bem em sua própria curva de crescimento, com anatomia normal e Doppler e volume de LA normais, sugere um feto constitucionalmente pequeno ou que foi minimamente impactado por insuficiência placentária ou por outros fatores patológicos que retardam o crescimento. O feto pequeno (CA ou PFE abaixo do percentil 10) deve ser considerado de risco para RCF.[65] Os fetos grandes para IG são aqueles em que o peso ou a CA estão acima do percentil 90.

O tamanho fetal apenas não é suficiente para identificar RCF, a menos que a CA ou o PFE estejam abaixo do percentil 3, com estes últimos apresentando alto risco de morte intrauterina e perinatal.[66]

> ⚠ Uma queda na velocidade de crescimento fetal (i.e., no peso ou na CA) maior que dois quartis, em USs seriadas, deve alertar o clínico para a possibilidade de RCF.[66]

A RCF pode ter início precoce (< 32 semanas) ou tardio (≥ 32 semanas), podendo apresentar fenótipos e fisiopatologia diferentes. Os termos RCF simétrica e assimétrica não devem mais ser utilizados, pois não fornecem informação adicional em relação à etiologia e ao prognóstico.[65]

LÍQUIDO AMNIÓTICO

No final do segundo trimestre e durante o terceiro trimestre, o volume de LA reflete a produção de urina fetal. A disfunção placentária pode resultar na diminuição da perfusão renal fetal, levando ao oligoidrâmnio. Assim, a partir do volume de LA, pode-se avaliar indiretamente a função uteroplacentária.

O oligoidrâmnio pode ser definido como um único bolsão vertical de LA < 2 cm (sem cordão ou partes fetais interpostas) ou como um índice de líquido amniótico (ILA) ≤ 5 cm. Contudo, dados de estudos randomizados mostraram que o uso da medida do maior bolsão vertical associa-se com a redução de intervenções desnecessárias, sem aumento dos desfechos perinatais adversos, quando comparado com o ILA.[67]

A diminuição do LA pode comprometer uma adequada revisão da anatomia fetal. Nessas gestações, é importante realizar um controle rigoroso da vitalidade fetal, sobretudo aquelas que cursam com RCF e insuficiência placentária. Nas gestações gemelares diamnióticas, a medida do maior bolsão vertical de cada cavidade deve ser utilizada.

O polidrâmnio (aumento excessivo de LA) é considerado na presença de um maior bolsão vertical > 8,0 cm, e suas principais causas são malformações congênitas, cromossomopatias, diabetes materno, isoimunização Rh, gestação múltipla, infecções maternas (parvovirose pelo parvovírus B19, sífilis, rubéola, citomegalovirose) e causas idiopáticas. A incidência de malformações congênitas varia de 9 a 51% de todos os casos de polidrâmnio, sendo as mais frequentes as obstruções do trato gastrintestinal, seguidas pelas anomalias do SNC.

Na prática clínica, a avaliação do LA deve ser feita com outros parâmetros de avaliação da saúde fetal (PBF, cardiotocografia, PFE por US, verificação da anatomia fetal e Dopplervelocimetria) para prover informações auxiliares no manejo das gestações de alto risco.

PLACENTA E CORDÃO UMBILICAL

A placenta é um órgão que possibilita a conexão entre a mãe e o feto e consiste na presença de cordão umbilical, membranas (córion e âmnio) e parênquima.

Distúrbios maternos e fetais podem resultar em sequelas placentárias, assim como anormalidades primárias da placenta podem afetar a saúde materna ou fetal.

O exame da placenta pode trazer informações sobre o impacto dos distúrbios maternos no feto, sobre a causa de parto prematuro, RCF ou retardo do neurodesenvolvimento fetal, assim como auxilia a identificação da corionicidade e das doenças referentes às gestações gemelares (mais detalhes podem ser vistos no Cap. 14 – Gemelaridade).

Os principais parâmetros ultrassonográficos no estudo da placenta estão listados no Quadro 10.8.

A placenta normal tem 2,0 a 4,0 cm de espessura e aproximadamente 20 cm de diâmetro. Deve ser medida da placa basal até a placa corial, no local de inserção do cordão umbilical. Uma espessura placentária > 5,0 cm pode estar relacionada com hidropsia fetal, isoimunização Rh, descolamento retroplacentário, tumores placentários (corioangioma), infecções materno-fetais, malformações fetais e anemia materna. Uma espessura < 3,0 cm após 30 semanas pode estar associada a polidrâmnio, hipertensão arterial, RCF, infecções intrauterinas, morte fetal e anomalias cromossômicas.

Em relação à textura, existe uma classificação proposta por Grannum e colaboradores[69] (Quadro 10.9) que correlaciona o aumento da maturidade pulmonar (relação lecitina/esfingomielina) com a elevação da quantidade e da extensão de calcificação na placenta, mas que não tem muita aplicabilidade clínica com esse objetivo.

Quadro 10.8 – Avaliação da placenta na ultrassonografia

- Espessura e volume
- Textura (análise do tecido placentário e das possíveis alterações, infartos placentários, trombose intervilosa, presença de lagos venosos)
- Grau (classificação de Grannum)
- Localização da placenta
- Formatos de placenta
- Local de inserção do cordão umbilical
- Análise da placa basal (face materna) e da região retroplacentária, da placa corial (face fetal), presença de descolamento, hematomas retroplacentários

Fonte: Adaptado de Roberts.[68]

> **Quadro 10.9 – Avaliação da textura da placenta**
>
> - Grau 0: placenta homogênea, sem calcificação
> - Grau I: placenta com pequenas calcificações intraplacentárias; observada desde o segundo trimestre
> - Grau II: calcificações na placa basal; não costuma aparecer antes de 30 semanas e é a mais comum no momento do parto
> - Grau III: calcificação em todo o compartimento lobar, determinando imagens em anel; ocorre em apenas 15% dos fetos a termo e geralmente aparece antes de 35 semanas
>
> Fonte: Adaptado de Grannum e colaboradores.[69]

Contudo, essa classificação pode ser útil no sentido de que algumas condições clínicas se associam à calcificação placentária precoce, como RCF, hipertensão arterial e tabagismo, assim como isoimunização e diabetes apresentam retardo na calcificação placentária.

A localização da placenta na cavidade uterina pode ser classificada como anterior, posterior, lateral direita ou esquerda, fúndica ou prévia (quando qualquer porção do tecido placentário se estende sobre o orifício cervical interno [OCI] do colo). A placenta prévia pode ser classificada de acordo com sua relação com o OCI do colo (Quadro 10.10). O diagnóstico de certeza deve ser feito após 24 semanas. Mais detalhes podem ser vistos no Capítulo 20 – Hemorragia de segundo e terceiro trimestres da gestação.

> ⚠ A importância está no fato de que, se a placenta é prévia, ela aumenta o risco de acre-

> **Quadro 10.10 – Avaliação da localização da placenta**
>
> - Placenta de inserção baixa: a borda placentária encontra-se < 20 mm do OCI
> - Placenta marginal: a borda placentária encontra-se na margem do OCI, sem ocluí-lo
> - Placenta prévia parcial: a borda placentária cobre uma parte do OCI, sem ocluí-lo por completo
> - Placenta prévia total: a borda placentária cobre totalmente o OCI
>
> OCI, orifício cervical interno.
> Fonte: Adaptado de Melo e Fonseca.[70]

tismo placentário, o que eleva a morbimortalidade materna e neonatal, além de interferir na via de parto.

A placenta prévia também está relacionada com apresentação fetal anômala, nascimento pré-termo ou ruptura prematura de membranas (Rupreme), *vasa* prévia e inserção velamentosa de cordão. A incidência de placenta acreta (condição associada à deficiência difusa ou focal da decídua basal) é maior em pacientes com cesariana prévia, grandes multíparas, extração manual da placenta e cicatrizes endometriais (mais detalhes podem ser vistos no Cap. 53 – Acretismo placentário).

O infarto placentário é o resultado de uma interrupção no suprimento vascular, levando à necrose do vilo. Os infartos placentários pequenos costumam ser comuns e, em geral, ocorrem na base da placenta, raramente sendo visualizados na US, tendo apenas expressão clínica aqueles que afetam uma maior porção do parênquima, o que pode se associar com RCF e óbito fetal devido à insuficiência uteroplacentária. A prevalência do infarto aumenta em gestantes com idade avançada, diabetes, hipertensão, pré-eclâmpsia e lúpus eritematoso sistêmico (LES), podendo, nesses casos, aparecer em qualquer momento da gestação.[68]

A trombose placentária em geral não tem significado clínico, caracterizando-se por uma área anecoica ou hipoecoica rodeada por halo ecogênico junto à placa basal.

Lagos venosos são áreas anecoicas no interior da placenta que contêm sangue em seu interior, com implicações totalmente distintas dos infartos. Eles ocorrem na maioria das placentas examinadas à US no segundo trimestre, preferentemente junto à placa basal e à área marginal.

A placenta succenturiada tem lobo acessório localizado a poucos centímetros do bordo placentário e com presença de vasos ligando a placenta ao lobo acessório. Esses vasos podem se romper, levando à hemorragia fetal. Se esse tipo de placenta for prévia, esses vasos podem funcionar como *vasa* prévia, passando na frente do OCI. Se os vasos do lobo acessório estabelecerem conexão diretamente com o cordão, a placenta será considerada bipartida. Ela pode ser bilobada ou trilobada (separação completa da placenta em dois ou mais lobos iguais, com ponte de parênquima entre eles), circunvalada (disco placentário pequeno, associada à RCF e prematuridade) ou membranácea (quando uma delgada camada de tecido placentário cobre toda a superfície do saco gestacional).

Vasa prévia é uma anomalia de inserção do cordão umbilical na placenta na qual os vasos fetais estão presentes nas membranas entre a apresentação fetal e o OCI.[68]

A USTV com Doppler deve ser considerada em todas as mulheres com risco elevado de *vasa* prévia (inserção baixa ou velamentosa do cordão, placenta bilobada ou succenturiada) ou em gestantes com sangramento vaginal para avaliar o OCI.

O sangramento genital no último trimestre pode ser devido à placenta prévia ou ao descolamento de placenta normalmente inserida.

O hematoma retroplacentário é visualizado à US como uma área separando a placenta do miométrio subjacente. O hematoma recente pode ser isoecoico ou ecogênico, e, com o passar do tempo, vai se tornado hipoecoico, podendo até tornar-se anecoico, no caso de hematoma antigo.

> ⚠️ A ausência de visualização do hematoma à US não afasta o diagnóstico, principalmente se a clínica for muito sugestiva.

As membranas placentárias são compostas de duas camadas: face voltada para a cavidade amniótica (âmnio) e a parede externa (córion), que se unem em torno das 14 semanas. Ao examinar o cordão umbilical, deve-se observar número de vasos, comprimento, local de inserção na placenta e anormalidades grosseiras, como, por exemplo, nós de cordão. O cordão umbilical normalmente é composto de duas artérias e uma veia envolvidas pela geleia de Wharton e tem aspecto espiralado para protegê-lo de compressão, torção ou ruptura, facilitando o retorno venoso e mantendo o suprimento de sangue ao feto.[68]

A inserção do cordão umbilical geralmente é central na placenta. Menos de 10% das inserções são marginais (localizadas a menos de 2 cm do bordo placentário) e algumas se inserem nas membranas (inserção velamentosa). Os vasos na inserção velamentosa são envolvidos apenas por membranas fetais, sem geleia de Wharton, o que aumenta a predisposição à compressão e à ruptura, estando mais relacionados com complicações obstétricas: RCF, prematuridade, anomalias congênitas e baixo índice de Apgar.[68]

DOPPLERVELOCIMETRIA

O estudo Doppler está indicado em várias situações: no acompanhamento das doenças hipertensivas, na pré-eclâmpsia, nas RCFs precoce e tardia, nas gestações com diabetes melito tipo 1 ou com vasculopatia associada, na isoimunização Rh, nas gestações gemelares, entre outras.

Em relação à RCF, o desafio do clínico é diferenciar os fetos PIGs daqueles com RCF. O diagnóstico de RCF é baseado na discrepância entre as medidas biométricas ao ultrassom atuais e as esperadas para a IG.

Enquanto o Doppler arterial mostra a função placentária e o seu impacto na circulação regional fetal, o Doppler venoso é essencial para a compreensão completa da condição fetal, quantificando o comprometimento cardiovascular fetal. O Doppler fetal é o mais acurado teste não invasivo da função placentária.

> ⭐ O fundamento da aplicação do Doppler na avaliação do crescimento fetal é que ele consegue identificar a função uteroplacentária por meio da avaliação das artérias uterinas (AUt) e umbilicais (AUmb), identificando os fetos de risco. As AUt maternas refletem o impacto da placentação na circulação materna. Em uma gestação normal, as AUt perdem o tônus vascular à medida que a gravidez evolui. A insuficiência placentária é resultado da inadequada invasão trofoblástica das artérias espiraladas, o que resulta em manutenção dos altos índices de impedância pré-gestacionais nas AUt maternas, levando à má perfusão vascular materna da placenta.[66]

O aumento progressivo do índice de pulsatilidade (IP) da AUmb corresponde à redução progressiva da área de superfície placentária disponível para troca de nutrientes e gases, levando à diástole ausente e, por último, à diástole reversa.

Na presença de diástole ausente (zero), provavelmente, já se tem 70 a 80% das vilosidades comprometidas.[67]

O IP diminuído na ACM resulta da vasodilatação cerebral como resposta hemodinâmica à hipóxia, redistribuindo o fluxo para tecidos nobres: cérebro, coração e glândulas suprarrenais.[66]

A importância do Doppler venoso se baseia na sua dupla capacidade: avaliar a função cardíaca e o estado respiratório fetal. Alterações no ducto venoso refletem descompensação cardíaca, associada à acidose e à hipóxia fetal.

Nos fetos com RCF, a realização de Doppler da AUmb, bem como de outros testes de avaliação de bem-estar fetal, como PBF ou teste sem estresse, ou ambos, possibilita a tomada de medidas para diminuir a morbimortalidade fetal.[67]

A RCF precoce tem insuficiência placentária grave, US das AUt anormal, associação com pré-eclâmpsia (PE) e segue toda a cascata de deterioração hemodinâmica com adaptação cardiovascular sistêmica e alta morbimortalidade, estando relacionada com as complicações da prematuridade. O desafio é o manejo.

Na RCF tardia, por sua vez, o desafio é o diagnóstico. Esses fetos não apresentam a sequência de deterioração ao Doppler. Há doença placentária leve, hipóxia relativa, adaptação cardiovascular central e baixa associação com PE. A placenta, nesses fetos, tem aporte metabólico aparentemente normal. São fetos que vêm crescendo bem e então, repentinamente, desaceleram o crescimento, mudam de curva, mas não estão abaixo do percentil 10, com Doppler da AUmb normal ou com IPs apenas levemente aumentados. Exames sucessivos captam essa desaceleração de crescimento. Poucos fetos terão desfecho grave, que é a morte intrauterina. Como é uma doença aguda, podem morrer subitamente. Alteração no Doppler da AUmb falha em identificar a maioria dos casos com RCF de início tardio e em predizer desfecho adverso nesses fetos.

Vários estudos têm encontrado associação entre redução no IP da ACM e IP da AUmb, ou seja, o índice cérebro-placentário estaria relacionado com pior desfecho perinatal, incluindo morte intrauterina, aumento dos índices de cesariana e risco aumentado de neurodesenvolvimento anormal ao nascimento e aos 2 anos, mostrando desempenho melhor do que os dois índices em separado (mais detalhes podem ser vistos no Cap. 15 – Alterações do crescimento fetal).

REFERÊNCIAS

1. Torrents Barrena J, Piella G, Masoller N, Gratacós E, Eixarch E, Ceresa M, et al. Segmentation and classification in MRI and US fetal imaging: recent trends and future prospects. Med Image Anal. 2019;51:61-88.
2. Andelija S, Tafti D. Sonography fetal assessment, protocols, and interpretation. In: StatPearls. Treasure Island: StatPearls; 2022.
3. Ximenes RL da S, Szejnfeld J, Ximenes AR da S, Zanderigo V. Avaliação crítica dos benefícios e limitações da ressonância magnética como método complementar no diagnóstico das malformações fetais. Radiol Bras. 2008;41(5):313-8.
4. Reddy UM, Abuhamad A, Saade GR. Fetal imaging. Semin Perinatol. 2013;37(5):289.
5. Whitworth M, Bricker L, Mullan C. Ultrasound for fetal assessment in early pregnancy. Cochrane Database Syst Rev. 2015;(7):CD007058.
6. Salomon LJ, Alfirevic Z, Bilardo CM, Chalouhi GE, Ghi T, Kagan KO, et al. ISUOG practice guidelines: performance of first-trimester fetal ultrasound scan. Ultrasound Obstet Gynecol. 2013;41(1):102-13.
7. AIUM-ACR-ACOG-SMFM-SRU practice parameter for the performance of standard diagnostic obstetric ultrasound examinations. J Ultrasound Med. 2018;37(11):E13-24.
8. Murugan VA, Murphy BO, Dupuis C, Goldstein A, Kim YH. Role of ultrasound in the evaluation of first-trimester pregnancies in the acute setting. Ultrasonography. 2020;39(2):178-89.
9. Nicolaides KH. Screening for fetal aneuploidies at 11 to 13 weeks. Prenat Diagn. 2011;31(1):7-15.
10. Rossi AC, Prefumo F. Accuracy of ultrasonography at 11-14 weeks of gestation for detection of fetal structural anomalies: a systematic review. Obstet Gynecol. 2013;126(6):1160-7.
11. Levi CS, Lyons EA, Zheng XH, Lindsay DJ, Holt SC. Endovaginal US: demonstration of cardiac activity in embryos of less than 5.0 mm in crown-rump length. Radiology. 1990;176(1):71-4.
12. Hendriks E, MacNaughton H, MacKenzie MC. First trimester bleeding: evaluation and management. Am Fam Physician. 2019;99(3):166-74.
13. Nyberg DA, Laing FC, Filly RA. Threatened abortion: sonographic distinction of normal and abnormal gestation sacs. Radiology. 1986;158(2):397-400.
14. DeVilbiss EA, Mumford SL, Sjaarda LA, Connell MT, Plowden TC, Andriessen VC, et al. Prediction of pregnancy loss by early first trimester ultrasound characteristics. Am J Obstet Gynecol. 2020;223(2):242.e1-22.
15. Scibetta EW, Han CS. Ultrasound in early pregnancy: viability, unknown locations, and ectopic pregnancies. Obstet Gynecol Clin North Am. 2019;46(4):783-95.
16. Hill LM, Kislak S, Martin JG. Transvaginal sonographic detection of the pseudogestational sac associated with ectopic pregnancy. Obstet Gynecol. 1990;75(6):986-8.

17. Shaaban AM, Rezvani M, Haroun RR, Kennedy AM, Elsayes KM, Olpin JD, et al. Gestational trophoblastic disease: clinical and imaging features. Radiographics. 2017;37(2):681-700.
18. Lin LH, Polizio R, Fushida K, Francisco RPV. Imaging in gestational trophoblastic disease. Semin Ultrasound CT MR. 2019;40(4):332-49.
19. Schwärzler P, Senat MV, Holden D, Bernard JP, Masroor T, Ville Y. Feasibility of the second-trimester fetal ultrasound examination in an unselected population at 18, 20 or 22 weeks of pregnancy: a randomized trial. Ultrasound Obstet Gynecol. 1999;14(2):92-7.
20. Tegnander E, Williams W, Johansen OJ, Blaas H-GK, Eik-Nes SH. Prenatal detection of heart defects in a non-selected population of 30,149 fetuses--detection rates and outcome. Ultrasound Obstet Gynecol. 2006;27(3):252-65.
21. Goldberg JD. Routine screening for fetal anomalies: expectations. Obstet Gynecol Clin North Am. 2004;31(1):35-50.
22. Grandjean H, Larroque D, Levi S. The performance of routine ultrasonographic screening of pregnancies in the Eurofetus Study. Am J Obstet Gynecol. 1999;181(2):446-54.
23. Salomon LJ, Alfirevic Z, Berghella V, Bilardo C, Hernandez-Andrade E, Johnsen SL, et al. Practice guidelines for performance of the routine mid-trimester fetal ultrasound scan. Ultrasound Obstet Gynecol. 2011;37(1):116-26.
24. Cargill Y, Morin L. No. 223-content of a complete routine second trimester obstetrical ultrasound examination and report. J Obstet Gynaecol Can. 2017;39(8):e144-9.
25. Lantz ME, Chisholm CA. The preferred timing of second-trimester obstetric sonography based on maternal body mass index. J Ultrasound Med. 2004;23(8):1019-22.
26. Crane JP, LeFevre ML, Winborn RC, Evans JK, Ewigman BG, Bain RP, et al. A randomized trial of prenatal ultrasonographic screening: impact on the detection, management, and outcome of anomalous fetuses. The RADIUS Study Group. Am J Obstet Gynecol. 1994;171(2):392-9.
27. Rao R, Platt LD. Ultrasound screening: Status of markers and efficacy of screening for structural abnormalities. Semin Perinatol. 2016;40(1):67-78.
28. Pilu G, Nicolaides K, Ximenes R, Jeanty P. The 18-23 weeks scan [Internet]. London: ISUOG/Fetal Medicine Foundation; 2002[capturado em 30 mar. 2022]. Disponível em: https://fetalmedicine.org/var/uploads/18-23_Weeks_Scan.pdf
29. de Vries JIP, Fong BF. Normal fetal motility: an overview. Ultrasound Obstet Gynecol. 2006;27(6):701-11.
30. Bonilla-Musoles F, Machado LE, Osborne NG. Multiple congenital contractures (congenital multiple arthrogryposis). J Perinat Med. 2002;30(1):99-104.
31. Reddy UM, Abuhamad AZ, Levine D, Saade GR. Fetal imaging: executive summary of a Joint Eunice Kennedy Shriver National Institute of Child Health and Human Development, Society for Maternal-Fetal Medicine, American Institute of Ultrasound in Medicine, American College of Obstetricians and Gynecologists, American College of Radiology, Society for Pediatric Radiology, and Society of Radiologists in Ultrasound Fetal Imaging Workshop. Am J Obstet Gynecol. 2014;210(5):387-97.
32. Agathokleous M, Chaveeva P, Poon LCY, Kosinski P, Nicolaides KH. Meta-analysis of second-trimester markers for trisomy 21. Ultrasound Obstet Gynecol. 2013;41(3):247-61.
33. Benoit B, Chaoui R. Three-dimensional ultrasound with maximal mode rendering: a novel technique for the diagnosis of bilateral or unilateral absence or hypoplasia of nasal bones in second-trimester screening for Down syndrome. Ultrasound Obstet Gynecol. 2005;25(1):19-24.
34. Tran LT, Carr DB, Mitsumori LM, Uhrich SB, Shields LE. Second-trimester biparietal diameter/nasal bone length ratio is an independent predictor of trisomy 21. J Ultrasound Med. 2005;24(6):805-10.
35. Odibo A, Sehdev HM, Odibo L, Dunn L, Stamilio D, Macones G. The efficiency of second trimester nasal bone (NB) hypoplasia as a marker for fetal aneuploidy in an unselected population. Am J Obstet Gynecol. 2005;193(6):S154.
36. Vintzileos A, Walters C, Yeo L. Absent nasal bone in the prenatal detection of fetuses with trisomy 21 in a high-risk population. Obstet Gynecol. 2003;101(5 Pt 1):905-8.
37. Cicero S, Sonek JD, McKenna DS, Croom CS, Johnson L, Nicolaides KH. Nasal bone hypoplasia in trisomy 21 at 15-22 weeks' gestation. Ultrasound Obstet Gynecol. 2003;21(1):15-8.
38. Bromley B, Lieberman E, Shipp TD, Benacerraf BR. Fetal nose bone length: a marker for Down syndrome in the second trimester. J Ultrasound Med. 2002;21(12):1387-94.
39. Maymon R, Levinsohn-Tavor O, Cuckle H, Tovbin Y, Dreazen E, Wiener Y, et al. Second trimester ultrasound prenasal thickness combined with nasal bone length: a new method of Down syndrome screening. Prenat Diagn. 2005;25(10):906-11.
40. Persico N, Borenstein M, Molina F, Azumendi G, Nicolaides KH. Prenasal thickness in trisomy-21 fetuses at 16-24 weeks of gestation. Ultrasound Obstet Gynecol. 2008;32(6):751-4.
41. Tournemire A, Groussolles M, Ehlinger V, Lusque A, Morin M, Benevent JB, et al. Prenasal thickness to nasal bone length ratio: effectiveness as a second or third trimester marker for Down syndrome. Eur J Obstet Gynecol Reprod Biol. 2015;191:28-32.
42. Miguelez J, Moskovitch M, Cuckle H, Zugaib M, Bunduki V, Maymon R. Model-predicted performance of second-trimester Down syndrome screening with sonographic prenasal thickness. J Ultrasound Med. 2010;29(12):1741-7.
43. Vos FI, De Jong-Pleij EAP, Ribbert LSM, Tromp E, Bilardo CM. Three-dimensional ultrasound imaging and measurement of nasal bone length, prenasal thickness and frontomaxillary facial angle in normal second- and third-trimester fetuses. Ultrasound Obstet Gynecol. 2012;39(6):636-41.
44. Hoffman JIE, Kaplan S. The incidence of congenital heart disease. J Am Coll Cardiol. 2002;39(12):1890-900.
45. Hoffman JI. Incidence of congenital heart disease: II. Prenatal incidence. Pediatr Cardiol. 1995;16(4):155-65.
46. Ferencz C, Rubin JD, McCarter RJ, Brenner JI, Neill CA, Perry LW, et al. Congenital heart disease: prevalence at livebirth: the baltimore-washington infant study. Am J Epidemiol. 1985;121(1):31-6.
47. Pike JI, Krishnan A, Donofrio MT. Early fetal echocardiography: congenital heart disease detection and diagnostic accuracy in the hands of an experienced fetal cardiology program. Prenat Diagn. 2014;34(8):790-6.
48. Donofrio MT, Moon-Grady AJ, Hornberger LK, Copel JA, Sklansky MS, Abuhamad A, et al. Diagnosis and treatment of fetal cardiac disease: a scientific statement from the American Heart Association. Circulation. 2014;129(21):2183-242.
49. Pedra SRFF, Zielinsky P, Binotto CN, Martins CN, Fonseca ESVB da, Guimarães ICB, et al. Diretriz brasileira de cardiologia fetal - 2019. Arq Bras Cardiol. 2019;112:600-48.

50. Yoo SJ, Lee YH, Cho KS. Abnormal three-vessel view on sonography: a clue to the diagnosis of congenital heart disease in the fetus. AJR Am J Roentgenol. 1999;172(3):825-30.

51. American Institute of Ultrasound in Medicine. AIUM practice guideline for the performance of fetal echocardiography. J Ultrasound Med. 2013;32(6):1067-82.

52. Falco P, Gabrielli S, Visentin A, Perolo A, Pilu G, Bovicelli L. Transabdominal sonography of the cavum septum pellucidum in normal fetuses in the second and third trimesters of pregnancy. Ultrasound Obstet Gynecol. 2000;16(6):549-53.

53. Paladini D, Pastore G, Cavallaro A, Massaro M, Nappi C. Agenesis of the fetal corpus callosum: sonographic signs change with advancing gestational age. Ultrasound Obstet Gynecol. 2013;42(6):687-90.

54. Shen O, Gelot AB, Moutard ML, Jouannic JM, Sela HY, Garel C. Abnormal shape of the cavum septi pellucidi: an indirect sign of partial agenesis of the corpus callosum. Ultrasound Obstet Gynecol. 2015;46(5):595-9.

55. Karl K, Esser T, Heling KS, Chaoui R. Cavum septi pellucidi (CSP) ratio: a marker for partial agenesis of the fetal corpus callosum. Ultrasound Obstet Gynecol. 2017;50(3):336-41.

56. Malinger G, Lev D, Kidron D, Heredia F, Hershkovitz R, Lerman-Sagie T. Differential diagnosis in fetuses with absent septum pellucidum. Ultrasound Obstet Gynecol. 2005;25(1):42-9.

57. Malinger G, Paladini D, Haratz KK, Monteagudo A, Pilu GL, Timor-Tritsch IE. ISUOG Practice Guidelines (updated): sonographic examination of the fetal central nervous system. Part 1: performance of screening examination and indications for targeted neurosonography. Ultrasound Obstet Gynecol. 2020;56(3):476-84.

58. Bromley B, Nadel AS, Pauker S, Estroff JA, Benacerraf BR. Closure of the cerebellar vermis: evaluation with second trimester US. Radiology. 1994;193(3):761-3.

59. Filly RA, Cardoza JD, Goldstein RB, Barkovich AJ. Detection of fetal central nervous system anomalies: a practical level of effort for a routine sonogram. Radiology. 1989;172(2):403-8.

60. Snijders RJ, Nicolaides KH. Fetal biometry at 14-40 weeks' gestation. Ultrasound Obstet Gynecol. 1994;4(1):34-48.

61. Shepard M, Filly RA. A standardized plane for biparietal diameter measurement. J Ultrasound Med. 1982;1(4):145-50.

62. Nicolaides KH, Campbell S, Gabbe SG, Guidetti R. Ultrasound screening for spina bifida: cranial and cerebellar signs. Lancet. 1986;2(8498):72-4.

63. Van den Hof MC, Nicolaides KH, Campbell J, Campbell S. Evaluation of the lemon and banana signs in one hundred thirty fetuses with open spina bifida. Am J Obstet Gynecol. 1990;162(2):322-7.

64. Ghi T, Pilu G, Falco P, Segata M, Carletti A, Cocchi G, et al. Prenatal diagnosis of open and closed spina bifida. Ultrasound Obstet Gynecol. 2006;28(7):899-903.

65. Salomon LJ, Alfirevic Z, Da Silva Costa F, Deter RL, Figueras F, Ghi T, et al. ISUOG Practice Guidelines: ultrasound assessment of fetal biometry and growth. Ultrasound Obstet Gynecol. 2019;53(6):715-23.

66. Lees CC, Stampalija T, Baschat A, da Silva Costa F, Ferrazzi E, Figueras F, et al. ISUOG Practice Guidelines: diagnosis and management of small-for-gestational-age fetus and fetal growth restriction. Ultrasound Obstet Gynecol. 2020;56(2):298-312.

67. American College of Obstetricians and Gynecologists. Antepartum fetal surveillance: ACOG practice bulletin, number 229. Obstet Gynecol. 2021;137(6):e116-27.

68. Roberts DJ. Gross examination of the placenta [Internet]. Waltham: UpToDate; 2022 [capturado em 23 mar. 2022]. Disponível em: https://www.uptodate.com/contents/gross-examination-of-the-placenta

69. Grannum PA, Berkowitz RL, Hobbins JC. The ultrasonic changes in the maturing placenta and their relation to fetal pulmonic maturity. Am J Obstet Gynecol. 1979;133(8):915-22.

70. Francisco RPV, Ribeiro RL, Zugaib M. Vitalidade fetal. In: Fonseca EB, Sá RAM, editores. Medicina fetal. 2. ed. Rio de Janeiro: Elsevier; 2018. p. 148-58.

11

EXAMES DE IMAGEM NO FETO: RESSONÂNCIA MAGNÉTICA

JOSÉ ANTÔNIO MAGALHÃES
DANIELA VANESSA VETTORI
CHRYSTIANE DA SILVA MARC
CAROLINE LORENZONI ALMEIDA GHEZZI
EDIMÁRLEI GONSALES VALÉRIO

Com o surgimento de técnicas ultrarrápidas e a melhoria na qualidade de imagem, a ressonância magnética (RM) tornou-se útil como ferramenta de segunda linha para imagens fetais e apresenta um número cada vez maior de potenciais indicações.

A RM é um método de imagem não invasivo, complementar à ultrassonografia (US), capaz de contribuir para o diagnóstico de diversas anormalidades fetais, auxiliando o aconselhamento dos pais, o tratamento, o planejamento do parto e o manejo perinatal. A RM não é utilizada como ferramenta de rastreamento pré-natal, devido à sua complexidade, menor disponibilidade e maior custo. O seu objetivo é confirmar ou complementar os achados ultrassonográficos, avaliando-os com maior precisão. Além disso, em alguns casos, as informações adicionais fornecidas pela RM podem, inclusive, mudar o diagnóstico e o prognóstico fetais.[1]

A seleção de casos que podem se beneficiar de avaliação fetal por uma RM deve ser realizada preferencialmente por uma equipe multidisciplinar treinada, após uma US de boa qualidade, levando em consideração as vantagens e limitações do método (Quadros 11.1 e 11.2).

Quadro 11.1 – Benefícios da RM fetal no diagnóstico pré-natal

- Não utilização de radiação ionizante
- Amplo campo diagnóstico
- Alta resolução tecidual
- Aquisição volumétrica
- Avaliação fetal possível em pacientes obesas ou com oligoidrâmnio

Fonte: Adaptado de Ximenes e colaboradores[2] e American College of Radiology.[1]

Quadro 11.2 – Limitações da RM fetal no diagnóstico pré-natal

- Alto custo do exame
- Desempenho diagnóstico dependente da qualidade técnica e da *expertise* do radiologista
- Dificuldade na padronização dos cortes
- Claustrofobia materna
- Artefatos por movimentação fetal e materna
- Informação diagnóstica limitada em idade gestacional precoce (< 18 semanas)
- Impossibilidade de avaliar o fluxo sanguíneo

Fonte: Adaptado de Ximenes e colaboradores[2] e American College of Radiology.[1]

A *expertise* na execução do protocolo e na interpretação das imagens de RM impacta no seu desempenho diagnóstico, devendo ser realizada em centro experiente, por especialista dedicado à medicina fetal.

Realização do exame de RM

O exame é realizado com a paciente deitada em decúbito dorsal ou decúbito lateral esquerdo. Raras vezes, é necessária a sedação materna, sendo a claustrofobia uma das indicações mais comuns.

Pode ser utilizada bobina de superfície ou de corpo, dependendo do tamanho do útero e da área fetal de interesse.

Os meios de contraste para RM não devem ser usados rotineiramente em gestantes.[3] Deve-se avaliar a relação risco-benefício de cada paciente.

O conhecimento da idade gestacional (IG) é fundamental para a escolha do momento ideal do exame. Antes das 18 semanas de gestação, o estudo por RM fetal pode ser limitado, devido ao pequeno tamanho e à maior movimentação do feto. A necessidade de diagnóstico precoce deve ser considerada, bem como a melhor resolução de imagens após 18 a 20 semanas, sendo a escolha dependente das anomalias a serem avaliadas.[1] Vale ressaltar que, na análise do sistema nervoso central (SNC) fetal pela RM, por seu caráter evolutivo ao longo de toda a gestação, a verificação de alterações como ventriculomegalia e agenesia do corpo caloso pode ser realizada após as 20 semanas; contudo, anomalias corticais e heterotopias são mais bem diagnosticadas no terceiro trimestre (30-32 semanas).[4]

A RM fetal utiliza sequências rápidas para limitar os efeitos da movimentação fetal. As sequências podem precisar de repetição caso o movimento fetal degrade a imagem na região de interesse.

Protocolos de imagem na RM fetal

O protocolo do exame dependerá da área de interesse do feto (SNC, coluna, tórax, abdome, sistema musculoesquelético, etc.) e do tipo de lesão ou conteúdo que se quer avaliar (sangue, gordura, dano isquêmico).

As sequências multiplanares *T2-weighted spin-echo single-shot* sem saturação de gordura caracterizam melhor a anatomia, sendo realizadas rotineiramente nos três planos ortogonais da área de interesse fetal (axial, sagital e coronal).

As aquisições *T1-weighted* detalham menos a anatomia, porém ajudam a definir características como gordura, hemorragia e mecônio no intestino, também sendo realizadas rotineiramente.

A sequência *diffusion weighted imaging* (DWI) auxilia a identificação de insulto isquêmico, sendo utilizada na avaliação do SNC, e aumenta a sensibilidade na detecção de lesões focais, como em órgãos abdominais, podendo ser útil nessa avaliação.

Outras sequências, como *steady-state free precession* (SSFP), *fast imaging employing steady-state acquisition* (FIESTA), *fast imaging with steady state precession* (TrueFISP) e *balance fast field echo* (bFFE), também podem ser usadas, dependendo da indicação do exame.[1]

Segurança na gestação

A RM é segura na gestação, pois é um método não invasivo e que não utiliza radiação ionizante. É possível realizar RM sem contraste em qualquer fase da gestação, dando-se preferência para avaliar a anatomia fetal após IG de 20 semanas.[4]

A maioria dos exames, atualmente, ainda usa campo de 1,5 tesla (T). A RM de 3T, com quase o dobro da relação sinal-ruído em relação à imagem de 1,5 T, encurta o tempo de aquisição e melhora a clareza da imagem (aumentando a resolução espacial) e a força diagnóstica.[5-7] Em contrapartida, a utilização da RM 3T na gravidez trouxe preocupações teóricas adicionais de segurança, devido à exposição a um campo magnético estático mais alto, maior taxa de deposição de energia de radiofrequência no tecido e intensidade elevada de ruído acústico.[6,7] No entanto, os estudos não mostraram quaisquer efeitos deletérios da RM 1,5T e 3T no feto em desenvolvimento ou neonato.[8-13]

Portanto, nenhuma consideração especial é recomendada para qualquer trimestre da gravidez.

⚠ Não se emprega contraste intravenoso para a avaliação de anomalias fetais, pois o gadolínio é categoria C na gestação (o risco para o feto permanece desconhecido e pode ser prejudicial), atravessa a barreira placentária e entra na circulação fetal.[14]

Indicações da RM fetal

Com o intuito de orientar o uso da RM fetal, o American College of Radiology (ACR) e a Society of Perinatal Radiologists (SPR) publicaram, em 2015, as principais indicações da RM na avaliação de anomalias estruturais fetais (Quadro 11.3).[1]

RM E ANOMALIAS CEREBRAIS FETAIS

Em comparação com a US, a ausência de artefatos de sombreamento (sombra de reverberação devido ao crânio fetal ossificado) e a melhor resolução de contraste fornecida tornam a RM fetal propícia para imagens detalhadas do cérebro fetal (Figuras 11.2 e 11.3).[15,16]

No estudo de Verburg e colaboradores,[17] os fetos encaminhados por anomalidades do SNC na US formaram a principal categoria em que acha-

---

Quadro 11.3 – Contribuição da RM ao diagnóstico ultrassonográfico de anomalias fetais

Anomalias do sistema nervoso central
- Ventriculomegalia
- Agenesia do corpo caloso
- Anormalidades do *cavum* do septo pelúcido
- Holoprosencefalia
- Anormalidades da fossa posterior
- Malformações cerebrais corticais ou defeitos de migração neuronal
- Lesões expansivas sólidas ou císticas
- Cefalocele
- Anomalias vasculares, infarto, hemorragia

Anomalias da coluna
- Defeitos do tubo neural
- Teratoma sacrococcígeo
- Agenesia sacral/síndrome de regressão caudal
- Siringomielia
- Anomalias vertebrais

Anomalias da face e do pescoço
- Anomalias vasculares e linfáticas
- Teratomas/massas císticas
- Bócio
- Fendas faciais

Anomalias torácicas
- Malformações congênitas das vias aéreas pulmonares, cisto broncogênico, sequestro pulmonar, enfisema lobar congênito
- Hérnia diafragmática
- Derrame pleural/pericárdico
- Massas mediastinais
- Suspeita de atresia de esôfago
- Linfangiectasia

Anomalias abdominais, retroperitoneais e pélvicas
- Anomalias gastrintestinais: massas hepáticas, biliares e pancreáticas, anomalias intestinais, malformação anorretal
- Anomalias geniturinárias: massas renais e suprarrenais, obstrução do trato urinário, malformação genital, extrofia de bexiga, sequência da extrofia cloacal
- Avaliação de tumores, massas e cistos abdominopélvicos, defeitos de parede abdominal complexos

Anomalias musculoesqueléticas
- Avaliação de massas de extremidades, como malformações linfáticas e síndrome de Klippel-Trenaunay-Weber (Figura 11.1)
- Displasias esqueléticas, para avaliação de anomalias associadas
- Confirmação de suspeita de anomalia nos membros

Intervenções fetais (confirmação do diagnóstico e/ou planejamento cirúrgico)
- Defeitos abertos do tubo neural, teratomas sacrococcígeos, processos que obstruem as vias aéreas, massas torácicas, hérnia diafragmática congênita, obstrução do trato urinário inferior

Complicações de gestações múltiplas
- Avaliação de sequela neurológica de sobrevivente após a morte de um gemelar monocoriônico
- Avaliação da anatomia de gêmeos acolados

Avaliação da placenta

Fonte: American College of Radiology.[1]

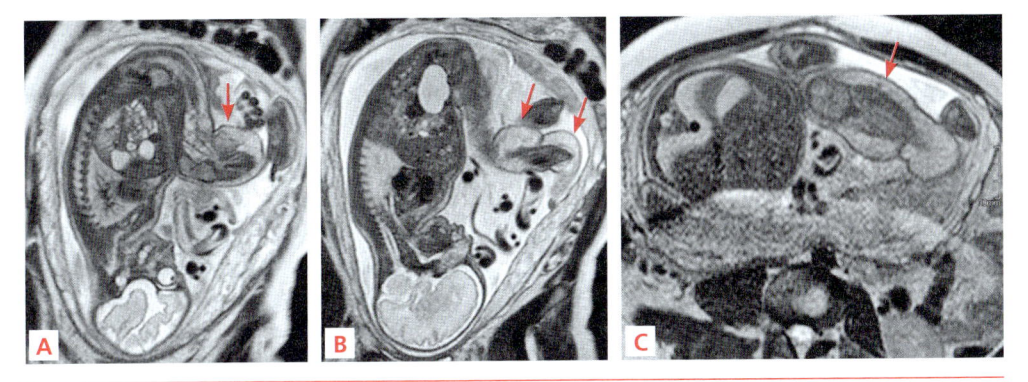

FIGURA 11.1 – RM de feto com malformação linfática em membro inferior. (**A** e **B**) Sagital T2 do membro inferior e (**C**) coronal T2 do membro inferior demonstrando aumento difuso e circunferencial do tecido subcutâneo do membro inferior esquerdo do feto (*setas*), desde a coxa até o pé, relacionado à anomalia linfática.

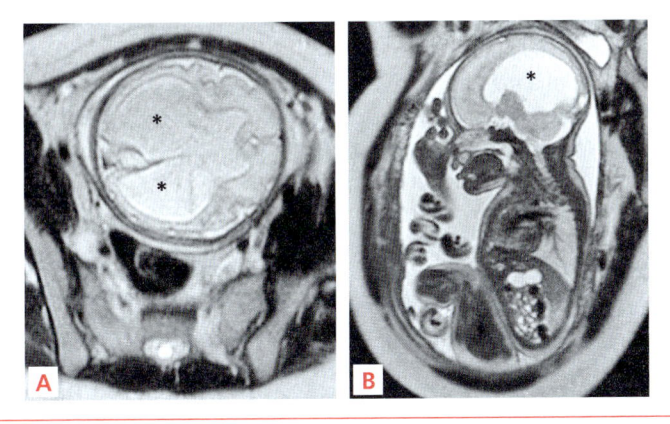

FIGURA 11.2 – RM de feto com hidrocefalia. (**A**) Axial T2 e (**B**) sagital T2 demonstrando acentuada dilatação dos ventrículos laterais (*asteriscos*), sem sinais de dilatação do terceiro e quarto ventrículos.

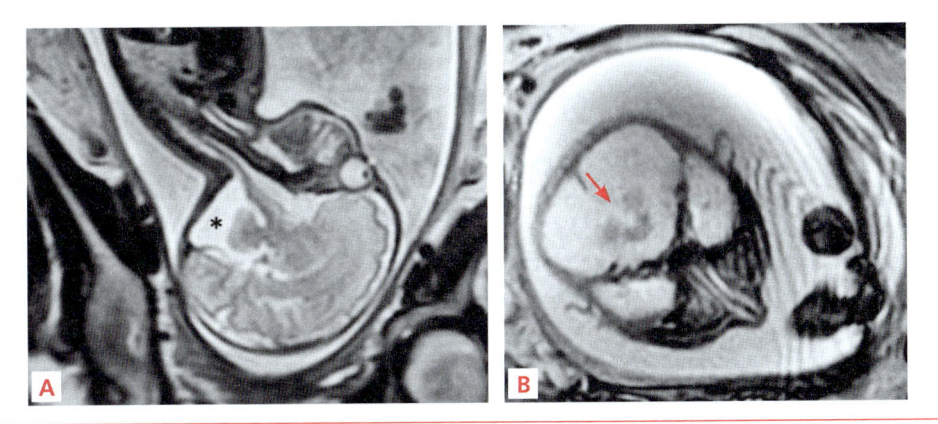

FIGURA 11.3 – RM de feto com espectro da malformação de Dandy-Walker. (**A**) Sagital T2 do feto mostrando aumento das dimensões da fossa posterior (*asterisco*). (**B**) Axial do feto (sequência SSFP) mostrando redução das dimensões do cerebelo com disgenesia do vérmis cerebelar (*seta*) em paciente com espectro da malformação de Dandy-Walker.

dos adicionais apareceram na RM (34%), entre os quais: malformação de desenvolvimento cortical (32%), incluindo lissencefalia; anomalias do corpo caloso (18%); sinais de hemorragia (16%); e anomalias do tronco encefálico (15%). Além disso, sabe-se que anomalias da fossa posterior e ventriculomegalia, com relativa frequência, cursam com outras alterações cerebrais, que podem ficar perceptíveis com a RM fetal. No entanto, é discutível se a RM é realmente superior no diagnóstico dessas condições associadas ou se a diferença está na experiência com a qual a US é realizada.[18]

Segundo uma revisão sistemática publicada em 2017, a RM fetal, quando realizada na suspeita de anomalia cerebral fetal na US, aumenta a precisão do diagnóstico em 16% (75% para US sozinha e 91% para RM como um adjunto), particularmente nas anomalias da linha média e da fossa posterior. No entanto, a RM tem suas limitações, e um examinador pouco experiente pode superestimar a existência de anormalidades na presença de artefatos produzidos por movimento materno ou fetal. A heterogeneidade dos estudos incluídos foi moderada (I2 = 45%, p = 0,002), sugerindo variabilidade metodológica e clínica e inconsistência na aferição dos resultados dentro de cada estudo.[19]

Em um estudo de revisão para verificar o papel adicional da RM, dividindo-se as categorias de anomalias do SNC em (1) ventriculomegalia, (2) anomalias da linha média (holoprosencefalia, agenesia de corpo caloso, malformação Chiari tipo II, Dandy-Walker), (3) anomalias de migração neuronal (lissencefalia, cisto aracnoide, cisto de plexo coroide), (4) hemorragia (hidranencefalia), (5) defeitos vasculares (aneurisma da veia de galeno, fístula arteriovenosa) e (6) defeitos de proliferação celular neuronal (microcefalia, macrocefalia e tumores), a RM fetal confirmou os achados ultrassonográficos em 65,4% dos casos e obteve informações adicionais em 22,1%. A maior taxa de concordância entre RM e US foi no diagnóstico de ventriculomegalia, e a maior taxa de discordância foi no diagnóstico de anomalias da linha média (a RM foi superior à US). As anomalias da linha média (agenesia de corpo caloso, anomalias da fossa posterior) são mais bem visualizadas no plano sagital do que no axial, o que pode ser difícil de analisar pela US abdominal ou transvaginal. O plano sagital obtido com a RM também possibilita a melhor avaliação de cistos (localização, compressão do parênquima) e da extensão da hemorragia e dos tecidos envolvidos. Desse modo, o uso da RM deve ser considerado em casos selecionados de malformação do SNC, uma vez que pode trazer informações adicionais e, assim, alterar o manejo ou prognóstico da gestação.[20]

RM NA AVALIAÇÃO DE SITUAÇÕES FETAIS ESPECÍFICAS

⭐ A avaliação de massas cervicais pode ser complementada pela RM, podendo trazer informações adicionais em 75% dos casos. A RM é útil no diagnóstico de bócio fetal e constitui a principal ferramenta na avaliação do grau de invasão dos tecidos adjacentes nos casos de higroma cístico (**Figura 11.4**), contribuindo para o planejamento dos procedimentos *ex utero intrapartum treatment* (EXIT), em que a via aérea fetal é garantida ou o feto é colocado em oxigenação extracorpórea enquanto ainda é mantida a circulação placentária.[21]

A RM pode ser usada para avaliação volumétrica do parênquima pulmonar fetal,[22-26] particularmente naqueles fetos em risco de hipoplasia pulmonar secundária à hérnia diafragmática, oligoidrâmnio, onfalocele, massa torácica ou displasias esqueléticas. No caso das hérnias diafragmáticas congênitas, a determinação do volume pulmonar (observado/esperado do volume pulmonar total) e do percentual de fígado herniado no tórax pode contribuir para a melhor predição de sobrevida desses recém-nascidos (**Figura 11.5**).[21]

A RM pode diferenciar melhor lesões císticas renais de dilatação patológica dos túbulos renais,[21] podendo fornecer informações adicionais na avaliação de diversas outras anomalias fetais (ver **Quadro 11.3**).

RM NO DIAGNÓSTICO DE OUTRAS CONDIÇÕES CLÍNICAS GESTACIONAIS

A RM pode ser utilizada durante a gestação para avaliar outras condições além das alterações ana-

ROTINAS EM OBSTETRÍCIA | 181

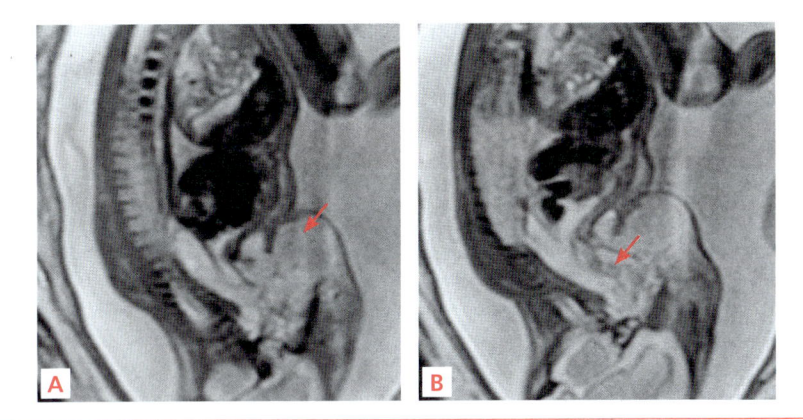

FIGURA 11.4 – RM de feto com linfangioma cervical. (**A-B**) Sagital T2 do feto demonstrando grande lesão cística na região cervical esquerda do feto, que se estende desde o mento até a altura da carina traqueal e do mediastino, causando deslocamento da traqueia e do esôfago.

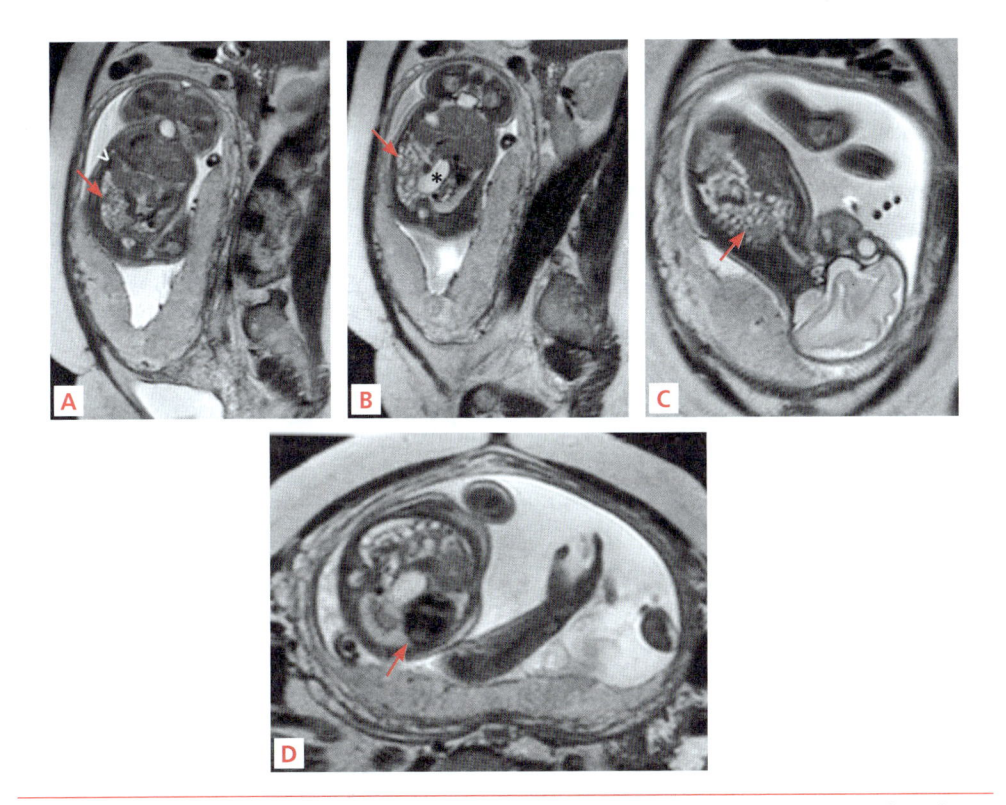

FIGURA 11-5 – RM de feto com hérnia diafragmática. (**A-B**) Coronal T2 do feto demonstrando hérnia diafragmática à esquerda contendo alças intestinais (*setas*), o estômago (*asterisco*) e o baço (*cabeça de seta*). (**C**) Sagital T2 do feto mostrando alças intestinais (*seta*) em posição intratorácica. (**D**) Axial T2 do feto mostrando o deslocamento cardíaco (*seta*) determinado pelo conteúdo da hérnia diafragmática, sem definição de parênquima pulmonar à esquerda.

tômicas fetais identificadas na US (Quadro 11.4). A avaliação da placenta na suspeita de acretismo placentário é uma indicação cada vez mais frequente (ver Capítulo 53 – Acretismo placentário).

Quadro 11.4 – Outras possíveis indicações clínicas para o uso de RM na gestação

- Avaliação placentária: localização, diagnóstico de distúrbio de adesão patológica (acretismo), áreas de descolamento (hematomas)
- Avaliação da cicatriz de cesariana em casos de cesarianas prévias sucessivas ou gestação ectópica nessa localização
- Avaliação cerebral materna na pré-eclâmpsia (síndrome PRES, encefalopatia hipertensiva)
- Abdome agudo na gestação
- Avaliação de massas abdominais maternas

PRES, síndrome de encefalopatia posterior reversível (*posterior reversible encephalopathy syndrome*).

REFERÊNCIAS

1. American College of Radiology. ACR-SPR practice parameter for the safe and optimal performance of fetal magnetic resonance imaging (MRI) [Internet]. Philadelphia: ACR; 2020[capturado em 23 mar. 2022]. Disponível em: https://www.acr.org/-/media/ACR/Files/Practice-Parameters/mr-fetal.pdf.
2. Ximenes RL da S, Szejnfeld J, Ximenes AR da S, Zanderigo V. Avaliação crítica dos benefícios e limitações da ressonância magnética como método complementar no diagnóstico das malformações fetais. Radiol Bras. 2008;41(5):313-8.
3. American College of Radiology. ACR manual on contrast media [Internet]. Philadelphia: ACR; 2022[capturado em 23 mar. 2022]. Disponível em: https://www.acr.org/-/media/ACR/Files/Clinical-Resources/Contrast_Media.pdf.
4. Levine D. Timing of MRI in pregnancy, repeat exams, access, and physician qualifications. Semin Perinatol. 2013;37(5):340-4.
5. Victoria T, Johnson AM, Christopher Edgar J, Zarnow DM, Vossough A, Jaramillo D. Comparison between 1.5-T and 3-T MRI for fetal imaging: is there an advantage to imaging with a higher field strength? AJR Am J Roentgenol. 2016;206(1):195-201.
6. Victoria T, Jaramillo D, Roberts TPL, Zarnow D, Johnson AM, Delgado J, et al. Fetal magnetic resonance imaging: jumping from 1.5 to 3 tesla (preliminary experience). Pediatr Radiol. 2014;44(4):376-86; quiz 373-5.
7. Tocchio S, Kline-Fath B, Kanal E, Schmithorst VJ, Panigrahy A. MRI evaluation and safety in the developing brain. Semin Perinatol. 2015;39(2):73-104.
8. Kok RD, de Vries MM, Heerschap A, van den Berg PP. Absence of harmful effects of magnetic resonance exposure at 1.5 T in utero during the third trimester of pregnancy: a follow-up study. Magn Reson Imaging. 2004;22(6):851-4.
9. Levine D, Zuo C, Faro CB, Chen Q. Potential heating effect in the gravid uterus during MR HASTE imaging. J Magn Reson Imaging. 2001;13(6):856-61.
10. Merkle EM, Dale BM, Paulson EK. Abdominal MR imaging at 3T. Magn Reson Imaging Clin N Am. 2006;14(1):17-26.
11. Shellock FG, Crues JV. MR procedures: biologic effects, safety, and patient care. Radiology. 2004;232(3):635-52.
12. Ray JG, Vermeulen MJ, Bharatha A, Montanera WJ, Park AL. Association between MRI exposure during pregnancy and fetal and childhood outcomes. JAMA. 2016;316(9):952-61.
13. Chartier AL, Bouvier MJ, McPherson DR, Stepenosky JE, Taysom DA, Marks RM. The safety of maternal and fetal MRI at 3 T. AJR Am J Roentgenol. 2019;213(5):1170–3.
14. Runge VM. Safety of approved MR contrast media for intravenous injection. J Magn Reson Imaging. 2000;12(2):205-13.
15. Pugash D, Brugger PC, Bettelheim D, Prayer D. Prenatal ultrasound and fetal MRI: the comparative value of each modality in prenatal diagnosis. Eur J Radiol. 2008;68(2):214-26.
16. Weston MJ. Magnetic resonance imaging in fetal medicine: a pictorial review of current and developing indications. Postgrad Med J. 2010;86(1011):42-51; quiz 50.
17. Verburg B, Fink AM, Reidy K, Palma-Dias R. The contribution of MRI after fetal anomalies have been diagnosed by ultrasound: correlation with postnatal outcomes. Fetal Diagn Ther. 2015;38(3):186-94.
18. Pistorius LR, Hellmann PM, Visser GHA, Malinger G, Prayer D. Fetal neuroimaging: ultrasound, MRI, or both? Obstet Gynecol Surv. 2008;63(11):733-45.
19. Jarvis D, Mooney C, Cohen J, Papaioannou D, Bradburn M, Sutton A, et al. A systematic review and meta-analysis to determine the contribution of mr imaging to the diagnosis of foetal brain abnormalities In Utero. Eur Radiol. 2017;27(6):2367-80.
20. Rossi AC, Prefumo F. Additional value of fetal magnetic resonance imaging in the prenatal diagnosis of central nervous system anomalies: a systematic review of the literature. Ultrasound Obstet Gynecol. 2014;44(4):388–93.
21. Brunelli R, Masselli G. Clinical indications to MRI in pregnancy. Em: Masselli G, organizador. MRI of fetal and maternal diseases in pregnancy. Cham: Springer; 2016. p. 1–20.
22. Barnewolt CE, Kunisaki SM, Fauza DO, Nemes LP, Estroff JA, Jennings RW. Percent predicted lung volumes as measured on fetal magnetic resonance imaging: a useful biometric parameter for risk stratification in congenital diaphragmatic hernia. J Pediatr Surg. 2007;42(1):193-7.

23. Gorincour G, Bouvenot J, Mourot MG, Sonigo P, Chaumoitre K, Garel C, et al. Prenatal prognosis of congenital diaphragmatic hernia using magnetic resonance imaging measurement of fetal lung volume. Ultrasound Obstet Gynecol. 2005;26(7):738-44.

24. Ward VL, Nishino M, Hatabu H, Estroff JA, Barnewolt CE, Feldman HA, et al. Fetal lung volume measurements: determination with MR imaging-effect of various factors. Radiology. 2006;240(1):187-93.

25. Williams G, Coakley FV, Qayyum A, Farmer DL, Joe BN, Filly RA. Fetal relative lung volume: quantification by using prenatal MR imaging lung volumetry. Radiology. 2004;233(2):457-62.

26. Lee TC, Lim FY, Keswani SG, Frischer JS, Haberman B, Kingma PS, et al. Late gestation fetal magnetic resonance imaging-derived total lung volume predicts postnatal survival and need for extracorporeal membrane oxygenation support in isolated congenital diaphragmatic hernia. J Pediatr Surg. 2011;46(6):1165-71.

12

GESTANTE VIVENDO COM HIV/AIDS

EUNICE BEATRIZ MARTIN CHAVES
MARCELLE DUARTE ALVES
FERNANDO ROCHA DE OLIVEIRA
SÉRGIO H. MARTINS-COSTA

A partir da publicação do protocolo 076, mostrando que o uso de zidovudina (AZT) durante a gestação, durante o parto e para o recém-nascido por 6 semanas reduzia significativamente a taxa de transmissão materno-fetal do vírus da imunodeficiência humana (HIV, *human immunodeficiency virus*) (25,5% no grupo que recebeu placebo vs. 8,3% no grupo que usou AZT), tornou-se fundamental o oferecimento do teste de anti-HIV para todas as gestantes, a fim de possibilitar a diminuição dessa forma de transmissão do HIV.[1]

Posteriormente, diversos estudos epidemiológicos e ensaios clínicos demonstraram que o uso de diferentes esquemas de terapia antirretroviral (TARV) combinada reduzia ainda mais as taxas de transmissão materno-infantil do HIV (TMIHIV).[2-4] Apesar dos avanços em relação à TARV, a taxa de TMIHIV é variada entre os diferentes países. Em países desenvolvidos, a taxa de TMIHIV encontra-se em menos de 1%, situação diferente da observada nos países em desenvolvimento.[5-7]

Em um período de 10 anos, houve um aumento de 30,3% na taxa de detecção de HIV em gestantes: em 2010, foram registrados 2,1 casos/mil nascidos vivos, porém, em 2020, essa taxa passou para 2,7/mil nascidos vivos. A região Sul do Brasil, em toda a série histórica, apresentou as maiores taxas de detecção de HIV em gestantes no país. Em 2020, a taxa observada nessa região foi de 5,2 casos/mil nascidos vivos, quase duas vezes superior à taxa nacional (Figura 12.1)

Na ocasião de sua redação, este capítulo tomou por base o protocolo mais atual para o diagnóstico e o tratamento do HIV na gestante no Brasil. O Ministério da Saúde frequentemente atualiza esse protocolo, para o qual se deve estar atento em relação a eventuais mudanças.

Diagnóstico

A testagem para HIV deve ser realizada no primeiro trimestre da gestação, idealmente na primeira consulta do pré-natal, e no início do terceiro trimestre de gestação, podendo ainda ser feita em qualquer outro momento em que haja exposição de risco ou violência sexual. A testagem rápida também está recomendada na internação da mulher na maternidade, devendo ser ofertada, nessa ocasião, a testagem combinada para HIV, sífilis e hepatite B (caso a gestante não tenha esquema vacinal completo).

As gestantes cujos resultados forem reagentes para o HIV devem ser encaminhadas para o pré-natal em serviços especializados em acompanhamento de gestantes HIV-soropositivas.

Quando o primeiro teste rápido for reagente, um teste confirmatório (Western Blot [WB], Imunoblot [IB] ou Imunoblot rápido [IBR]) é realizado. Apesar de raros, podem ocorrer resultados falso-positivos nos testes para HIV em gestantes em razão da presença de aloanticorpos. Situações como doenças autoimunes, múltiplos par-

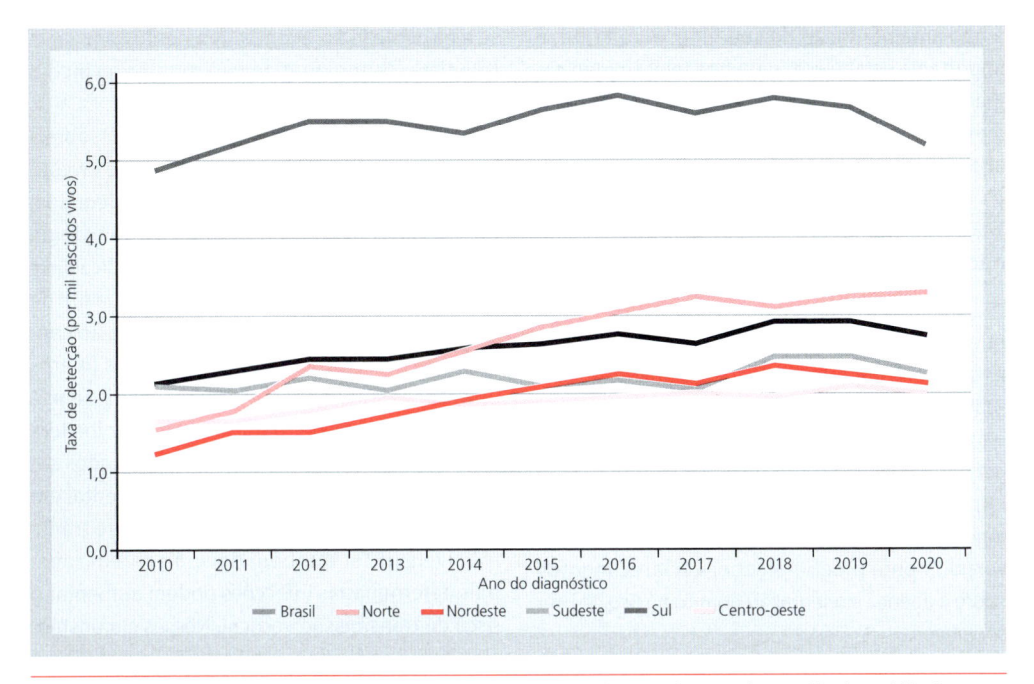

FIGURA 12.1 – Taxa de detecção de HIV em gestantes (por mil nascidos vivos), segundo a região de residência e o ano do parto. Brasil, 2010 a 2020.
HIV, vírus da imunodeficiência humana (*human immunodeficiency virus*).
Fonte: Brasil.[8]

tos, transfusões sanguíneas, hemodiálise e vacinação recente merecem especial atenção. Os testes de quarta geração possibilitam a detecção combinada de antígeno e anticorpo, diminuindo ainda mais o período de janela diagnóstica do HIV.

Os testes de terceira e quarta gerações são mais sensíveis do que os testes confirmatórios convencionais (WB, IB e IBR). Por essa razão, testes moleculares empregados como testes confirmatórios são mais adequados para o diagnóstico de infecções agudas ou recentes. Em contrapartida, existem indivíduos, chamados de controladores de elite (< 1%), que mantêm a viremia em um nível que pode ser indetectável em testes moleculares. Nesses casos, o diagnóstico só pode ser realizado mediante a utilização dos testes confirmatórios WB, IB e IBR.

A notificação da sorologia positiva para HIV em gestante, parturiente ou puérpera e criança exposta ao risco de transmissão vertical do HIV é obrigatória, conforme a Portaria nº 1.271, de 6 de junho de 2014, do Ministério da Saúde.[9]

A realização do teste de carga viral (CV) do HIV está indicada sempre após a confirmação da infecção pelo HIV. Sendo o resultado da CV superior a 500 cópias/mL, o teste de genotipagem deverá ser imediatamente solicitado. Após essa conduta, deve-se introduzir a TARV. No entanto, não se pode retardar o início do tratamento em razão da espera por esses exames.

No pré-natal, em caso de resultado não reagente na primeira consulta, a testagem para HIV no terceiro trimestre é mandatória.

Manejo do pré-natal da gestante vivendo com HIV/Aids

O objetivo principal da atenção pré-natal em gestantes vivendo com vírus da imunodeficiência humana/síndrome da imunodeficiência adquirida (HIV/Aids) é a prevenção da TMIHIV por meio do uso adequado da TARV, da escolha da melhor via de parto e do preparo da gestante para a não amamentação do seu filho. Para tanto, é importante estabelecer uma boa relação médico-paciente: a linguagem acessível à pessoa é fundamental para explicar os aspectos essenciais da infecção causada pelo HIV, bem como a importância do acompanhamento clínico-laboratorial e da TARV, o que contribui para a adesão ao tratamento e ao seguimento.

Conhecer a rede de apoio da paciente, ou seja, quem tem conhecimento do seu *status* sorológico, é muito importante na adesão quanto ao pré-natal e à TARV, pois a dificuldade de falar sobre o assunto pode resultar em atitudes para esconder o tratamento e deixar de usá-lo. Outro aspecto importante é questionar sobre a situação sorológica do parceiro em relação ao HIV. O parceiro sorodiferente precisa receber esclarecimentos sobre a doença e orientação quanto ao uso de preservativos.

Os principais riscos para TMIHIV podem ser vistos no Quadro 12.1.

Além da rotina básica de pré-natal (ver Cap. 6 – Assistência pré-natal), devem ser solicitados os exames relacionados com o HIV e deve ser feito o controle da TARV. Hemograma e plaquetas devem ser solicitados cerca de 15 dias após o início da TARV e em cada trimestre. No atendimento dessas gestantes, torna-se fundamental saber as situações em que a gestante se expôs ao vírus e há quanto tempo apresenta esse diagnóstico, para avaliar a possibilidade de encaminhar para testagem o parceiro e demais filhos, bem como se a paciente já faz acompanhamento com infectologista, com o qual deverá manter o vínculo após o término da gestação.

Ao iniciar a TARV, é fundamental falar sobre a importância da adesão ao tratamento e investigar, a cada consulta, se a adesão está adequada, pois disso dependerá o êxito da prevenção da TMIHIV. Uma eventual hiperêmese gravídica deve ser manejada antes de se iniciar a TARV, a fim de evitar resistência. A abordagem quanto ao consumo de álcool, cigarro e drogas ilícitas (maconha, cocaína, *crack*) deve ser realizada na primeira consulta de pré-natal, de forma acolhedora e esclarecedora, acerca dos riscos implicados em tais situações. A avaliação comportamental em relação a outras infecções sexualmente transmissíveis (ISTs) também deverá ser realizada, pois determinadas infecções podem aumentar o risco da transmissão vertical. Nessas circunstâncias, torna-se fundamental reforçar a orientação quanto ao uso de preservativos.

O acompanhamento por uma equipe multidisciplinar em algumas situações se torna de extrema importância, tendo-se em vista o contexto socioeconômico de algumas pacientes, bem como o consumo de drogas ilícitas. Em tais circunstâncias, poder contar com uma avaliação de serviço social, psicologia e psiquiatria muitas vezes se refletirá em uma melhor adesão ao tratamento.

Quanto à frequência das consultas no pré-natal, estas deverão obedecer ao seguinte intervalo: mensais, podendo ser mais frequentes em situações que exijam manejo diferenciado até a 32ª semana de gestação; quinzenais a partir da 32ª semana até a 36ª semana; e semanais a partir da 36ª semana, até o nascimento do bebê, podendo ser mais frequentes em situações que exijam manejo diferenciado até a 32ª semana de gestação; quinzenais a partir da 32ª semana até a 36ª semana; e semanais a partir da 36ª semana.

AVALIAÇÃO CLÍNICA E LABORATORIAL DA GESTANTE VIVENDO COM HIV/AIDS

Com a diminuição da mortalidade por Aids e a melhora da qualidade de vida alcançadas com

---

Quadro 12.1 – Principais fatores de risco para transmissão materno-infantil do HIV

- Carga viral aumentada, especialmente se > mil cópias (o mais importante)
- Duração do tempo de bolsa rota
- Duração do trabalho de parto
- Hemorragia intraparto
- Parto instrumentado
- Presença de ISTs, coinfecções; uso de drogas ilícitas
- Aleitamento materno
- Amniocentese

HIV, vírus da imunodeficiência humana; ISTs, infecções sexualmente transmissíveis.

a TARV, muitas gestantes chegarão ao pré-natal com diagnóstico de HIV previamente à gestação. Nesses casos, é importante avaliar há quanto tempo a gestante tem o diagnóstico, onde faz o seu acompanhamento com infectologista, se está em uso de TARV e há quanto tempo, além da história dos medicamentos prescritos anteriormente. Revisar a história dos exames laboratoriais e os últimos exames realizados também é fundamental.

Nas gestantes que recebem o diagnóstico durante o pré-natal, é muito importante acolher e informar sobre a doença, sobre a possibilidade de uma vida normal para a gestante e para a criança, além da possibilidade de transmissão vertical muito baixa desde que o tratamento seja realizado de forma correta. Fornecer espaço para a discussão sobre os benefícios da TARV na gestação e sobre a segurança dos medicamentos é imprescindível para uma adesão adequada, seja em gestantes que já vivem com o HIV, seja nos casos de novos diagnósticos.

ABORDAGEM CLÍNICA INICIAL

Anamnese e exame físico – Deve-se investigar a história de infecções oportunistas e internações hospitalares anteriores nas gestantes com diagnóstico prévio. É importante avaliar sinais e sintomas associados às infecções oportunistas ou à progressão da infecção pelo HIV (Tabelas 12.1 e 12.2). Deve-se verificar, também, a história de alergia a antimicrobianos (em especial à sulfa, utilizada para profilaxia em algumas pacientes).

Embora não seja uma doença oportunista, a **sífilis** é relativamente comum em gestantes com HIV e pode ser um fator que contribui para aumentar a transmissão vertical. Deve-se atentar para os critérios de resposta terapêutica (queda de duas titulações do *venereal disease research laboratory* [VDRL] em 6 meses se sífilis recente e 12 meses para tardia). Embora recomendada de forma mais ampla no passado, atualmente a recomendação de punção lombar (PL) é guiada por sinais e sintomas neurológicos e comprometimento oftalmológico ou vestibular. Também há

Tabela 12.1 – Órgãos e sistemas comumente associados a infecções em pacientes com HIV

ÓRGÃOS E SISTEMAS	SINAIS CLÍNICOS A SEREM PESQUISADOS
Sistema nervoso central	Sinais focais e perda de cognição
Cabeça e pescoço	Sinais de candidíase oral e leucoplasia oral pilosa
Abdome	Hepatoesplenomegalia e massas palpáveis
Pele	Dermatite seborreica, sarcoma de Kaposi, foliculite, máculas e pápulas
Linfonodos	Linfadenopatias

HIV, vírus da imunodeficiência humana.
Fonte: Adaptada de Brasil.[10,11]

Tabela 12.2 – Infecções oportunistas, contagem de CD4+ e profilaxias

INFECÇÃO	CD4+	PROFILAXIA PRIMÁRIA
Pneumocistose	< 200	Sulfametoxazol + trimetoprima 480 mg 1×/dia ou 960 mg 3×/semana VO
Toxoplasmose	< 100	Sulfametoxazol + trimetoprima 960 mg/dia* VO
Micobacteriose atípica	< 50	Azitromicina 1.250 mg 1×/semana VO

*A profilaxia secundária (após um episódio de infecção) pode ser realizada com sulfadiazina, pirimetamina e ácido folínico.
Não é indicada profilaxia primária para criptococose, histoplasmose ou citomegalovirose; apenas profilaxia secundária.
VO, via oral.

indicação de PL nos casos de resposta sorológica inadequada, ou seja, quando não há queda de duas titulações em 6 a 12 meses.

Tuberculose é a principal causa de morte em pacientes com HIV, sendo recomendado seu rastreamento em todos os pacientes, inclusive nas gestantes; deve-se questionar sobre a presença de tosse por mais de 3 semanas, febre, emagrecimento e sudorese noturna; qualquer um desses sintomas deve indicar avaliação de tuberculose em atividade. A infecção latente pelo *Mycobacterium tuberculosis* (ILTB) deve ser avaliada em pacientes sem sinais de tuberculose em atividade por meio do derivado proteico purificado (PPD, *purified protein derivative*) (reação de Mantoux). Em PPD ≥ 5 mm, afastada tuberculose em atividade, deve-se prescrever **isoniazida** para tratamento da ILTB durante 6 a 9 meses. Deve-se fazer suplementação com vitamina B_6 quando se estiver utilizando isoniazida.

AVALIAÇÃO LABORATORIAL

Os exames laboratoriais têm o objetivo de avaliar o estado da infecção pelo HIV, as comorbidades e os fatores de risco para complicações (Tabela 12.3).

- **Contagem de linfócitos T CD4+** – Avalia o estado imune da paciente. Deve ser feita na primeira consulta e de 3/3 meses nas gestan-

Tabela 12.3 – Periodicidade dos exames durante o pré-natal

EXAME	INICIAL	1º TRIMESTRE	2º TRIMESTRE	3º TRIMESTRE	COMENTÁRIO
Hemograma + plaquetas	X	X	X	X	
TGO, TGP, BT e BD	X	X	X	X	Medicações como nevirapina e raltegravir demandam avaliação trimestral
Creatinina	X	X	X	X	A cada 3 meses se em uso de tenofovir
Anti-HAV total	X				Imunizar se resultado negativo
HbsAg, anti-HBs e anti-HBc total	X				Imunizar se resultado negativo
Anti-HCV	X				
Sífilis (VDRL ou treponêmico)	X			X	Também na internação para o parto
Sorologia para toxoplasmose	X	X	X	X	Sorologia trimestral, no caso de resultado inicial IgG não reagente. Realizar orientações quanto à prevenção da exposição a *Toxoplasma gondii*
Anti-HTLV I e II	X				
Sorologia para Chagas	X				Nas áreas endêmicas ou com familiares próximos com resultado reagente
Reação de Mantoux	X				Se ≥ 5 mm, descartar tuberculose em atividade. Tratamento da infecção latente se investigação negativa

(Continua)

Tabela 12.3 – Periodicidade dos exames durante o pré-natal *(Continuação)*					
EXAME	INICIAL	1º TRIMESTRE	2º TRIMESTRE	3º TRIMESTRE	COMENTÁRIO
Contagem de LT-CD4+					Solicitar no 1º trimestre e na 34ª semana
Carga viral de HIV	X			X	Para gestantes em início ou modificação de TARV, uma segunda amostra deverá ser solicitada 2-4 semanas após a introdução/modificação da TARV
					Avaliar queda de pelo menos 1 log de CV de HIV
Genotipagem	X				Não aguardar resultado para início da TARV
					Avaliar adesão e necessidade de modificação de esquema de TARV em gestantes já em uso de TARV e CV de HIV detectável (guiada por resultado de genotipagem)
Citopatológico de colo uterino	X				Semestral no primeiro ano após o diagnóstico inicial; se normal, manter seguimento anual
					Se contagem de LT-CD4+ < 200 células/mm^3, priorizar a correção da imunidade e manter a avaliação semestral até a sua recuperação
					Realizar colposcopia se alterações citológicas

anti-HAV, anticorpo contra o vírus da hepatite A (*anti-hepatitis A virus*); anti-HBc, anticorpo contra o antígeno central da hepatite B (*anti-hepatitis B core total antibodies*); anti-HBs, anticorpo contra o antígeno de superfície da hepatite B (*anti-hepatitis B surface antibody*); anti-HCV, anticorpo contra o vírus da hepatite C (*anti-hepatitis C virus*); BD, bilirrubina direta; BT, bilirrubina total; CV, carga viral; HbsAg, antígeno de superfície do vírus da hepatite B; HIV, vírus da imunodeficiência humana; HTLV, vírus linfotrófico da célula T humana (*human T-cell lymphotropic virus*); IgG, imunoglobulina G; LT, linfócitos T CD4+; TARV, terapia antirretroviral; TGO, transaminase glutâmico-oxalacética; TGP, transaminase glutâmico-pirúvica; VDRL, *venereal disease research laboratory*.
Fonte: Adaptada de Brasil.[10,11]

tes que estão iniciando TARV; naquelas que já estão em terapia e com CV indetectável, pode ser solicitada na primeira consulta e após as 34 semanas. A contagem de CD4 correlaciona-se com o risco de infecções oportunistas e morte. Também define a necessidade de profilaxias para infecções oportunistas (ver Tabela 12.2). Após a instituição da TARV, ocorre aumento progressivo da sua contagem.

- **Carga viral** – É uma das variáveis mais importantes na transmissão vertical e na definição da via de parto. A transmissão vertical é menor que 1% quando a CV é menor que 1.000 cópias/mL; o objetivo é manter a CV indetectável durante toda a gestação. Em pacientes com adesão adequada, a supressão viral ocorre entre 8 e 24 semanas após o início da TARV; em geral, há queda de 2 log entre 2 e 4 semanas de tratamento, e a queda é mais rápida com os inibidores da integrase em comparação com os inibidores da protease e não análogos. Deve ser solicitada na **primeira consulta pré-natal e 4 semanas após introdução ou troca de TARV**; avaliar queda de 1 log em 4 semanas: **revisar adesão e avaliar necessidade de genotipagem**. Se possível, deve-se solicitar CV mensal até a não detecção da viremia e, após, de 3/3 meses. A avaliação da CV após 34 semanas de gestação é extremamente importante para definir a via de parto e o esquema de tratamento do neonato.

- **Teste de resistência aos antirretrovirais (genotipagem)** – Deve ser solicitado **antes do início da TARV**, porém **não deve retardar** o início da terapêutica. Igualmente, deve ser solicitado quando houver **falha virológica**, para que possa direcionar o tratamento a ser instituído. Salienta-se que uma CV > 500 cópias/mL já é caracterizada como falha virológica na gestação, devendo-se revisar a adesão e as interações medicamentosas e avaliar solicitação de genotipagem.
- **Exames bioquímicos e sorologias** – Na Tabela 12.3, estão especificados os exames bioquímicos e sorológicos, assim como a periodicidade das solicitações.

IMUNIZAÇÕES NA GESTANTE VIVENDO COM HIV/AIDS

É importante salientar que, na infecção pelo HIV, à medida que aumenta a imunossupressão, reduz-se a possibilidade de resposta imune consistente. Assim, sempre que possível, deve-se adiar a administração de vacinas em pessoas vivendo com HIV sintomáticas, com presença de infecções oportunistas ou com imunodeficiência grave, ou seja, contagem de linfócitos T CD4+ inferior a 200 células/mm^3, até que um grau satisfatório de reconstituição imune seja obtido com o uso de TARV. Isso proporciona uma melhor resposta vacinal e reduz o risco de complicações pós-vacinais. As recomendações sobre as imunizações encontram-se na Tabela 12.4.

Terapia antirretroviral na gestação

INDICAÇÃO

Independentemente da contagem de CD4, a TARV deve ser oferecida a todas as gestantes infectadas pelo HIV. O objetivo dessa estratégia é prevenir a TMIHIV, impedir a progressão da doença, diminuir a mortalidade associada ao HIV e melhorar a qualidade de vida da paciente.

A TARV iniciada no pré-natal não deve ser suspensa após o término da gestação. O objetivo da TARV é manter a CV indetectável durante todo o período da gestação.

Tabela 12.4 – Imunizações na gestante vivendo com HIV/Aids

IMUNIZAÇÃO	RECOMENDAÇÃO – AVALIAR CONTAGEM DE LT CD4+ E CONDIÇÃO CLÍNICA DA GESTANTE
Vacina para pneumococo	Recomendada Duas doses, com intervalo de 5 anos, independentemente da idade
Vacina meningocócica conjugada (MncC)	Recomendada
Vacina para *Haemophilus influenzae* tipo b (Hib)	Nas mulheres menores de 19 anos não previamente vacinadas
Vacina para tétano e difteria (dT)	Recomendada Indicado o reforço durante a gestação caso a última dose tenha sido administrada há mais de 5 anos
Vacina acelular contra difteria, tétano e coqueluche (dTpa)	Se a gestante não for vacinada ou o estado vacinal for desconhecido, indicar 3 doses (esquema-padrão), sendo uma dose de dTpa Caso a gestante precise apenas do reforço de difteria e tétano, poderá realizá-lo contendo as 3 vacinas (dTpa) entre a 27ª e a 36ª semana (pelo menos 20 dias antes do parto), conforme orientações sobre imunização contra a coqueluche em gestantes

(Continua)

Tabela 12.4 – Imunizações na gestante vivendo com HIV/Aids (Continuação)	
IMUNIZAÇÃO	RECOMENDAÇÃO – AVALIAR CONTAGEM DE LT CD4+ E CONDIÇÃO CLÍNICA DA GESTANTE
Vacina para hepatite B	Recomendada para as gestantes caso não haja história de vacinação completa e se HbsAg não reagente A dose deve ser o dobro daquela recomendada pelo fabricante e seguindo o esquema de 4 doses (0, 1, 2 e 6 ou 12 meses)
Imunoglobulina humana anti-hepatite B (IgHAHB)	Recomendada para as gestantes suscetíveis, em situação de risco de exposição (p. ex., usuárias de drogas que compartilham seringas e agulhas, que têm contato sexual desprotegido com pessoas HbsAg-positivas ou em caso de vítimas de violência sexual) Dose única, iniciada ainda nos primeiros 14 dias de exposição
Vacina para hepatite A	Recomendada para as gestantes suscetíveis (anti-HAV IgG-negativas) Realizar duas doses com intervalo de 6-12 meses
Influenza/H1N1 (INF)	Recomendada anualmente para pessoas vivendo com HIV, antes do período da influenza
Imunoglobulina para vírus da varicela-zóster (VZV)	Recomendada para as gestantes suscetíveis (anti-VZV negativas), após exposição a pessoas com infecção ativa por varicela
Febre amarela	A vacinação está contraindicada em gestantes, independentemente do estado vacinal. Na impossibilidade de adiar a vacinação, como em situação de emergência epidemiológica, vigência de surtos, epidemias ou viagem para área endêmica, o médico deverá avaliar o benefício e o risco da vacinação
Vacinação contra Covid-19	Recomendada
Vacina contra HPV	Não está indicada para as gestantes No entanto, em situação de vacinação inadvertida, não se recomenda a interrupção da gestação

Aids, síndrome da imunodeficiência humana; anti-HAV, anticorpo contra o vírus da hepatite A; HbsAg, antígeno de superfície do vírus da hepatite B; HIV, vírus da imunodeficiência humana; HPV, papilomavírus humano; IgG, imunoglobulina G; LT, linfócitos T CD4+.
Fonte: Modificada de Brasil.[10]

QUANDO INICIAR A TARV

A TARV deve ser iniciada o mais cedo possível; o início precoce correlaciona-se com o menor risco de transmissão vertical. O protocolo atual recomenda discutir com a gestante o uso no primeiro trimestre. Em geral, não se recomenda manter sem TARV gestantes com CD4 ≤ 350 células/mm^3, e gestantes que apresentem sinais de infecções oportunistas devem ser avaliadas com infectologista. Deve-se salientar a indicação da solicitação de genotipagem pré-tratamento, mas que não deve retardar o início da prescrição.

A **Tabela 12.5** traz as doses e apresentações farmacêuticas dos antirretrovirais usados para gestantes vivendo com HIV/Aids.

PRESCRIÇÃO DE ANTIRRETROVIRAIS NA GESTAÇÃO

SEGURANÇA DOS ANTIRRETROVIRAIS NA GESTAÇÃO

A associação de malformações congênitas com o uso de TARV na gestação foi objeto de inúmeros estudos. A prevalência de malformações e de exposição a antirretrovirais (ARVs) durante a vida

Tabela 12.5 – Doses e apresentações farmacêuticas dos antirretrovirais

MEDICAMENTO	DOSE RECOMENDADA
Formulações combinadas	
Tenofovir (TDF) + lamivudina (3TC)	1 comprimido VO 1×/dia
Tenofovir (TDF) + lamivudina (3TC) + efavirenz (EFZ)	1 comprimido VO 1×/dia
Zidovudina (AZT) + lamivudina (3TC)	1 comprimido VO de 12/12 h
Análogos dos nucleosídeos/nucleotídeos	
Abacavir (ABC) 300 mg	2 comprimidos VO 1×/dia (ou 1 comprimido VO de 12/12 h)
Lamivudina (3TC) 150 mg	2 comprimidos VO 1×/dia (ou 1 comprimido VO de 12/12 h)
Tenofovir (TDF) 300 mg	1 comprimido VO 1×/dia
Não análogos de nucleosídeos	
Efavirenz (EFZ) 600 mg	1 comprimido VO 1×/dia
Nevirapina 300 mg	1 comprimido VO de 12/12 h (iniciar com 1 comprimido VO 1×/dia e aumentar a dose após 15 dias)
Inibidores da protease	
Atazanavir 300 mg[*]	1 comprimido VO 1×/dia
Ritonavir 100 mg	1 comprimido VO 1×/dia (administrá-los juntos)
Darunavir 600 mg[†]	1 comprimido VO de 12/12 h
Ritonavir 100 mg	1 comprimido VO de 12/12 h (administrá-los juntos)
Inibidores da integrase	
Dolutegravir 50 mg[‡]	1 comprimido VO 1×/dia
Raltegravir 400 mg	1 comprimido VO de 12/12 h

[*]O atazanavir não deve ser prescrito com antiácidos, pois pode ter sua absorção prejudicada pela diminuição da absorção gástrica. O omeprazol pode ser administrado desde que com 12 horas de intervalo.
[†]Há possibilidade de administrar darunavir na dose de 1.200 mg/dia com 100 mg de ritonavir, porém essa **não** é a recomendação em gestantes.
[‡]Deve-se verificar a necessidade de dose dobrada se uso de fenitoína, fenobarbital, carbamazepina e rifampicina; não se deve administrar com oxicarbamazepina.
VO, via oral.

intrauterina mostrou-se semelhante à encontrada na população geral.

Os inibidores da integrase (INI) são ARVs extremamente potentes associados à rápida supressão viral com bom perfil de tolerabilidade, poucos efeitos adversos e menos interações medicamentosas quando comparados com outras classes. O **dolutegravir** demonstrou ser superior aos demais esquemas disponíveis.

Dessa forma, a TARV preferencial em adultos no Brasil, desde 2017, é o tenofovir (TDF), a lamivudina (3TC) e o dolutegravir (DTG).

Todavia, em 2018, após a avaliação interina dos dados do estudo Tsepano em Botsuana, o uso de DTG periconcepcional foi associado a defeitos de fechamento do tubo neural (DTN). Apesar de o DTG mostrar-se associado a aumento de 0,2% de DTN em gestantes com HIV em

Botsuana quando comparadas com gestantes que utilizaram outro esquema de TARV (risco adicional de 0,2%, além do risco de cerca de 0,1% em gestações sem uso de DTG), dados provenientes de outros países, inclusive do Brasil, não confirmaram tal associação. O Ministério da Saúde mantém a farmacovigilância. Assim, não há evidência de aumento de DTN no Brasil, e o DTG faz parte do esquema preferencial inclusive em mulheres em idade fértil. Em 2021, houve a apresentação dos dados atualizados do estudo Tsepano, em que a incidência de DTN caiu para 0,15% em mulheres expostas ao DTG periconcepcional, sem diferença estatística. Desse modo, o Ministério da Saúde atualizou, em janeiro de 2022, as recomendações de tratamento em gestantes, colocando o DTG como opção preferencial de TARV independentemente do trimestre.[12,13]

Com relação ao **efavirenz** (EFZ), ARV classicamente associado a teratogenicidade e DTN, inúmeros estudos reiteraram a sua segurança durante a gestação, inclusive no primeiro trimestre.

CONSIDERAÇÕES GERAIS

De forma geral, a TARV deve ser constituída por três medicamentos: dois inibidores da transcriptase reversa análogos de nucleosídeo/nucleotídeo (ITRNs) e um inibidor da integrase, da protease ou da transcriptase reversa não análogo.

🔖 Em janeiro de 2022, as recomendações da TARV preferencial em gestantes e em mulheres que desejam engravidar foram atualizadas. O DTG passou a ser indicado inclusive no primeiro trimestre. É importante salientar a necessidade de discussão com a gestante quanto às evidências mais recentes sobre o DTG; a discussão sobre utilização de esquemas alternativos ao DTG deve levar em consideração o desejo da gestante, assim como o risco de perda do controle viral.

Os esquemas de TARV em gestantes preconizados pelo Protocolo Clínico e Diretrizes Terapêuticas (PCDT) no Brasil podem ser vistos nos Quadros 12.2 e 12.3.

- **Gestantes nunca expostas a ARVs** – A escolha recai sobre o esquema preferencial: tenofovir + lamivudina (em comprimido coformulado)

Quadro 12.2 – TARV recomendada conforme PCDT Brasil

Esquema preferencial
- TDF 300 mg + 3TC 300 mg 1×/dia*
- Dolutegravir 50 mg 1×/dia†

Alternativas ao dolutegravir
- Raltegravir 400 mg de 12/12 h
- Darunavir 600 mg / ritonavir 100 mg de 12/12 h
- Atazanavir 300 mg / ritonavir 100 mg 1×/dia

*Comprimido coformulado.
†Observar indicações de dose dobrada: uso concomitante de rifampicina, fenitoína, fenobarbital, carbamazepina.
3TC, lamivudina; PCDT, Protocolo Clínico e Diretrizes Terapêuticas; TARV, terapia antirretroviral; TDF, tenofovir.

Quadro 12.3 – Esquemas alternativos de ITRNs recomendados pelo PCDT Brasil

Contraindicação ao uso de TDF + 3TC
AZT + 3TC
ABC + 3TC

3TC, lamivudina; ABC, abacavir; AZT, zidovudina; ITRNs, inibidores da transcriptase reversa análogos de nucleosídeo/nucleotídeo; PCDT, Protocolo Clínico e Diretrizes Terapêuticas; TDF, tenofovir.

+ dolutegravir. Alternativas ao dolutegravir são raltegravir, atazanavir/ritonavir e darunavir/ritonavir (este na dose de 600 mg + 100 mg a cada 12 h). O efavirenz ficaria como última opção, e apenas se houver teste de genotipagem confirmando a sensibilidade.
- **Gestantes em TARV com CV indetectável** – Deve-se manter o mesmo esquema em uso se as gestantes estiverem bem adaptadas e confortáveis.
- **Gestantes em TARV e com CV detectável** – Reconhecer precocemente a falha virológica é fundamental para prevenir a transmissão. Dessa forma, a primeira hipótese a ser descartada é **má adesão**. Aspectos relacionados com a adesão devem ser abordados e reforçados. Comodidade posológica, efeitos adversos e interações medicamentosas devem ser revisados, assim como contexto social e apoio familiar.

🔖 Deve-se realizar a coleta de genotipagem; salienta-se que uma CV > 500 cópias/mL já é considerada falha virológica na gestação. O manejo nesses casos deve ser realizado com infectologistas com experiência em TARV.

DOSES E APRESENTAÇÃO FARMACÊUTICA

Algumas formulações combinadas estão disponíveis no Brasil:

- Tenofovir 300 mg + lamivudina 300 mg: 1 comprimido/dia.
- Tenofovir 300 mg + lamivudina 300 mg + efavirenz 600 mg: 1 comprimido/dia.
- Zidovudina 300 mg + lamivudina 150 mg: 1 comprimido de 12/12 horas.

⚠️ A associação dolutegravir 50 mg + lamivudina 300 mg já foi aprovada pela Agência Nacional de Vigilância Sanitária (Anvisa), mas ainda sem prazo para ser incorporada ao programa. Tal associação provavelmente será destinada aos casos de terapia dupla simplificada, o que não se aplica às gestantes.

A dose habitual do dolutegravir é 50 mg 1×/dia, mas há situações em que essa dose requer aumento, devido a interações medicamentosas. Rifampicina, fenitoína, fenobarbital e carbamazepina devem ser associados a dolutegravir 50 mg a cada 12 horas. Oxicarbamazepina, dofetilida ou pilsicainida são contraindicadas com DTG e não devem ser coadministradas.

💊 O darunavir tem duas apresentações: comprimidos de 600 mg e 800 mg; pode-se prescrever 600 mg + 100 mg de ritonavir a cada 12 horas e 800 mg + 100 mg de ritonavir em dose única diária. Na gestação, ocorre diminuição dos níveis séricos de darunavir, de forma que a dose recomendada é de 600 mg a cada 12 horas associada a 100 mg de ritonavir de 12/12 horas. Em pacientes sem história de falha prévia a inibidor de protease, pode-se modificar para darunavir 800 mg + ritonavir 100 mg no pós-parto.

O tenofovir em uso hoje no Brasil corresponde ao fumarato de tenofovir desoproxila, sabidamente associado às toxicidades renal e óssea. O tenofovir alafenamida, profármaco que atinge menores concentrações plasmáticas, mas mantém sua atividade viral, é associado à menor toxicidade; ainda não há previsão para a incorporação ao programa. Não há recomendação específica para manejo em gestantes diabéticas, mas o controle glicêmico pode ser influenciado por algumas classes de ARVs, como inibidores da transcriptase reversa e inibidores da protease.[14,15,16]

As doses e apresentações farmacêuticas dos ARVs podem ser vistas na Tabela 12.5.

EFEITOS ADVERSOS ASSOCIADOS AOS ANTIRRETROVIRAIS

Os efeitos adversos mais comuns associados à TARV, assim como ao seu manejo, podem ser verificados na Tabela 12.6.

▌Manejo da gestante com HIV/Aids no centro obstétrico

O risco de transmissão vertical (TV) do HIV tem declinado drasticamente no Brasil ao longo dos últimos anos, graças à TARV, à boa adesão ao tratamento e à consequente redução da CV das parturientes.

Tabela 12.6 – Efeitos adversos dos antirretrovirais e recomendações para manejo

	EFEITOS ADVERSOS	MANEJO RECOMENDADO
Análogos de nucleosídeos		
Abacavir (ABC)	Exantema, febre, hepatotoxicidade em portadores de HLA-B*5701	Descontinuar o medicamento
Lamivudina (3TC)	Raramente, pancreatite e neuropatia periférica	Realizar uma avaliação mais detalhada

(Continua)

Tabela 12.6 – Efeitos adversos dos antirretrovirais e recomendações para manejo (Continuação)

	EFEITOS ADVERSOS	MANEJO RECOMENDADO
Fumarato de tenofovir (TDF)	Perda de função renal; toxicidade tubular com síndrome de Fanconi (proteinúria, fosfatúria, glicosúria)	Monitorizar ureia e creatinina de 3/3 meses; monitorizar proteinúria e fósforo; redução de dose ou suspensão pode ser necessária; não utilizar se TFG < 60 mL/min; usar com precaução se doença renal, HAS ou DM; nesses casos, discutir opções com infectologista
Zidovudina (AZT)	Anemia, leucopenia; náuseas, vômitos, gosto metálico	Suspender o medicamento se Hb ≤ 10 ou neutrófilos ≤ 1.000; antieméticos se necessário
Não análogos de nucleosídeos		
Efavirenz	Tonturas, sensação de embriaguez, sonhos vívidos, pesadelos, insônia; reação alérgica (1-2%); alguns casos podem evoluir para Stevens-Johnson	Dar orientações; em geral, sintomas passageiros após 4-6 semanas de tratamento; administrar antes de dormir; evitar uso concomitante de álcool; anti-histamínicos e observação; suspender o medicamento em casos graves
Nevirapina	Exantema que pode evoluir para Stevens-Johnson; hepatotoxicidade	Suspender o medicamento, em especial nos casos de síndrome de hipersensibilidade (febre, sintomas tipo resfriado, adenopatias); pode ser associada ao exantema ou assintomática
Inibidores da protease		
Atazanavir/ritonavir	Aumento de bilirrubinas à custa de bilirrubina indireta com icterícia algumas vezes; nefrolitíase e perda de função renal	Dar orientação; pode ser necessária a modificação do esquema quando causar desconforto importante à paciente; monitorizar função renal
Darunavir/ritonavir	Reação cruzada com sulfa pode ocorrer, resultando em hipersensibilidade grave; alteração de transaminases	Considerar troca do esquema se reação alérgica; monitorizar transaminases, em especial em caso de doença hepática prévia
Inibidores da integrase		
Dolutegravir	Hipersensibilidade; hepatotoxicidade, insônia e cefaleia	Geralmente bem tolerado; observar necessidade de troca se reação alérgica e intolerância; monitorizar transaminases
Raltegravir	Hipersensibilidade; hepatotoxicidade	Em geral bem tolerado; monitorizar transaminases, em especial no 3º trimestre

DM, diabetes melito; HAS, hipertensão arterial sistêmica; Hb, hemoglobina; HLA-B, antígeno leucocitário humano tipo B; TFG, taxa de filtração glomerular.
Fonte: Adaptada de Brasil.[10,11]

Todas as gestantes, segundo o Ministério da Saúde (MS), devem realizar testagem rápida para HIV no primeiro e terceiro trimestres, bem como no momento da internação para realização do seu parto. O exame apresenta sensibilidade superior a 98%, e o resultado é obtido em apenas 20 minutos.

Durante a testagem, se o teste rápido for negativo, encerra-se a investigação; no entanto, se o teste for positivo, testa-se novamente com um *kit* de laboratório diferente. Confirmando-se o resultado positivo, também se encerra a investigação, iniciando o manejo para a gestante HIV-soropositiva de acordo com o atual PCDT.[10]

Se os resultados forem discordantes, testa-se novamente para descartar erros da execução. Persistindo a discordância, coleta-se amostra de punção venosa, e o exame segue para a investigação.

Conforme nota técnica estadual do Rio Grande do Sul e considerando a alta prevalência de HIV nesse estado e a identificação de soroconversão para HIV na gestação e no aleitamento materno, faz-se necessário o rastreamento do parceiro sexual, de forma a interromper a TV nestes períodos e assegurar a proteção materna e neonatal.[17] Diante de tal cenário, se o teste do parceiro for positivo para HIV durante a internação, indica-se o seguinte:

- **Cenário 1** – Parceiro com diagnóstico prévio e uso de TARV regular com CV indetectável nos últimos 6 meses:
  - Manter o aleitamento materno e orientar no pós-parto, enfatizando a importância do uso de preservativo e da adesão do parceiro à TARV.
- **Cenário 2** – Parceiro com diagnóstico recente e/ou em uso irregular de TARV e/ou CV detectável ou desconhecida:
  - Coletar CV de HIV na gestante/puérpera para investigação de HIV agudo. Suspender temporariamente a amamentação, até o resultado do teste de CV, mas não administrar cabergolina.

Deve-se sugerir fortemente o uso da profilaxia pré-exposição (PREP) nessas gestantes e puérperas com o uso de tenofovir e entricitabina (TDF/FTC), medicamentos já aprovados pela Anvisa e pela Food and Drug Administration (FDA), embora haja outros estudos em andamento com outros ARVs, como o cabotegravir injetável de 2/2 meses.[18] O risco de TV durante a gravidez é de 9 a 15 vezes maior quando as mulheres se infectam com o HIV durante a gestação em comparação com aquelas que se infectaram previamente.[10] O uso da PREP durante o período de aleitamento também não demonstra qualquer interferência nos métodos anticoncepcionais utilizados nessa população.

USO DE AZT INJETÁVEL NO TRABALHO DE PARTO

No Brasil, segundo o MS, recomenda-se a manutenção do uso de AZT injetável como profilaxia para todas as gestantes durante o parto, exceto para as que apresentam CV indetectável a partir das 34 a 36 semanas de gestação (Tabela 12.7). No Rio Grande do Sul, entretanto, em razão das altas taxas de detecção, ainda se preconiza o uso do AZT intraparto em todas as parturientes, independentemente da CV. Em estudos de coortes europeias e americanas, parturientes com CV acima de 50 cópias/mL e abaixo de 1.000 cópias/mL não demonstraram riscos de TV, mas ainda se sugere individualizar a conduta de utilizar AZT injetável nessas gestantes. No entanto, cargas virais superiores a 10 mil cópias/mL são fatores de risco independentes para TV.[19]

A parturiente deve receber AZT por via intravenosa (IV) desde o início do trabalho de parto até o clampeamento do cordão umbilical. A concentração não deve exceder 4 mg/mL. O esquema alternativo à administração de AZT injetável deve ser utilizado apenas em situações de indisponibilidade dessa apresentação do medicamento no momento do parto. A dose de AZT é de 300 mg VO no começo do trabalho de parto ou na internação, seguida de 300 mg de 3/3 horas, até o clampeamento do cordão umbilical. Mesmo nas gestantes que já apresentaram resistência à AZT previamente, recomenda-se o uso injetável durante o trabalho de parto. Parturientes em uso de TARV devem manter o seu esquema de tratamento, inclusive durante o trabalho de parto, da mesma forma que as gestantes submetidas a cesarianas eletivas.[20]

Gestantes que forem diagnosticadas com HIV durante alguma internação obstétrica devem iniciar imediatamente o uso de TARV para tentar reduzir ao máximo a CV de HIV, que é o maior preditor independente de TV. Recomenda-se realizar genotipagem em todas as gestantes que iniciam

Tabela 12.7 – Esquema posológico da zidovudina injetável (AZT) na parturiente HIV-positiva

PESO DA PACIENTE	QUANTIDADE DE ZIDOVUDINA	NÚMERO DE GOTAS/MIN
Dose inicial (2 mg/kg) na primeira hora		
40 kg	8 mL	36
50 kg	10 mL	37
60 kg	12 mL	37
70 kg	14 mL	38
80 kg	16 mL	39
90 kg	18 mL	39
Manutenção (1 mg/kg/hora) em infusão contínua		
40 kg	4 mL	35
50 kg	5 mL	35
60 kg	6 mL	35
70 kg	7 mL	36
80 kg	8 mL	36
90 kg	9 mL	36

a TARV, mas não se posterga o início do tratamento. O esquema de TARV com DTG, 3TC e TDF é o esquema preferencial, por apresentar alta potência, baixar mais rapidamente a CV e apresentar poucos efeitos colaterais, além de ter alta barreira genética para resistência. Recentemente, a Anvisa aprovou o uso de DTG mais 3TC em apenas um comprimido em adultos que mantêm CV indetectável por mais de 6 meses, sem prejuízos à CV, com o princípio de preservar a função renal e a densidade mineral óssea relacionadas com o uso do TDF.[21,22] Esse estudo ainda necessita de aprovação para gestantes.

VIA DE PARTO

A via de parto é definida a partir da CV após 34 a 36 semanas de gestação. Em caso de CV superior a 1.000 cópias/mL, a indicação será de cesariana eletiva a partir das 38 semanas, a fim de evitar a prematuridade, o trabalho de parto e a ruptura prematura de membranas. Nas gestantes que apresentam CV inferior a esse valor, a cesariana eletiva pode ser feita com 39 semanas.

Caso a gestante com indicação para cesariana eletiva inicie o trabalho de parto e chegue à maternidade com dilatação menor que 3 cm, o obstetra deve iniciar a infusão IV de AZT e realizar a cesariana, se possível, após 3 horas de infusão. Entretanto, se essa gestante apresentar CV acima de 1.000 cópias e tiver rompimento da bolsa, a cesariana deve ser realizada preferencialmente, se possível, 90 minutos após o início da infusão de AZT, para diminuir riscos de TV.

Havendo condições favoráveis para o parto vaginal e estando este indicado, a administração de AZT IV deve ser iniciada tão logo a parturiente chegue ao centro obstétrico.

Se a parturiente estiver em fase ativa de trabalho de parto, independentemente da sua CV, o parto vaginal poderá ser realizado, desde que haja condições para que o parto ocorra de forma rápida e eutócica.

O trabalho de parto deve ser conduzido cuidadosamente, evitando-se toques desnecessários e repetidos. Deve-se evitar que as parturientes permaneçam com bolsa rota por tempo prolongado, visto que a taxa de transmissão aumenta progressivamente com o tempo de bolsa rota. Entretanto, em parturientes com CV indetectável, o tempo de bolsa rota não parece aumentar os riscos de TV.

⚠️ Assim como na gestação, os procedimentos invasivos durante o trabalho de parto (amniocentese, amniotomia, punção no escalpo fetal) não são recomendados. O parto instrumentalizado deve ser evitado, mas, quando indicado, o fórcipe deve ser preferido ao vácuo-extrator. A aplicação do fórcipe (ou vácuo-extrator) só será admitida se houver indicação obstétrica precisa e que supere os riscos do procedimento. Sugere-se que a amniotomia durante o trabalho de parto nas parturientes com CV indetectável siga a mesma rotina das gestantes soronegativas. A amniotomia, no entanto, deve ser evitada como rotina nas gestantes com CV detectável.

O uso de ocitocina não está contraindicado. Da mesma forma que a instrumentação do parto, a episiotomia só deverá ser realizada após a avaliação criteriosa de sua necessidade. Sendo realizada, esta deverá ser protegida por compressas umedecidas com degermante (o mesmo utilizado para degermar a vagina e o períneo durante o parto). É importante manter a episiotomia coberta pela compressa umedecida.

Sempre que possível, deve-se proceder ao parto com bolsa íntegra (empelicado). A ligadura do cordão umbilical deve ser imediata à expulsão do feto, não devendo ser executada a ordenha do cordão.

Na realização da cesariana, deve-se sempre tentar realizar a completa hemostasia de todos os vasos da parede abdominal e a troca das compressas ou campos secundários antes de se realizar a histerotomia, minimizando o contato posterior do recém-nascido com o sangue materno.

SITUAÇÕES ESPECIAIS

BOLSA ROTA

Em gestantes soropositivas com idade gestacional inferior a 34 semanas, a conduta será semiconservadora, com a avaliação dos potenciais riscos de infecção e do bem-estar fetal. Nas gestantes acima de 34 semanas, a conduta será a interrupção da gestação. A via de parto é obstétrica, mas, na presença de colo desfavorável e na ausência de contrações, deve-se evitar induções prolongadas, principalmente nas que têm CV detectável, preferindo-se a cesariana. Em gestantes com CV indetectável, a bolsa rota parece não aumentar os riscos de TV durante o trabalho de parto. Naquelas que apresentam CV abaixo de 1.000 cópias/mL, o risco também parece ser muito pequeno.[23] Nas pacientes que apresentam bolsa rota por tempo prolongado, a cesariana parece não ser mais protetora.

TRABALHO DE PARTO PREMATURO

O manejo do trabalho de parto prematuro na gestante soropositiva não difere do das demais gestantes. Deve-se realizar o mesmo manejo e a investigação de fatores desencadeantes. Se a paciente apresentar contrações, deve-se iniciar a administração de AZT IV até que as contrações cessem.

AMNIOCENTESE

Diante da necessidade de realizar a amniocentese nessas gestantes, deve-se proceder à administração de AZT IV 3 horas antes do procedimento na dose de 2 mg/kg de peso da paciente, a fim de minimizar riscos de TV, principalmente nas gestantes com CV detectável. A mesma conduta é necessária em outras intervenções com os mesmos potenciais riscos de TV, como a cordocentese.

HEMORRAGIA PUERPERAL

Quando ocorrer hemorragia pós-parto por atonia uterina, não se deve administrar derivados do *ergot* (como a metilergometrina) se as parturientes fizerem uso de medicamentos inibidores da enzima citocrômica P450 (CYP), como os inibidores da protease (IP), tendo como representantes mais comumente utilizados o atazanavir e o darunavir, além dos antimicrobianos macrolídeos, como a azitromicina.

O uso concomitante de IP e derivados do *ergot* está associado a respostas vasoconstritoras exageradas e isquemias periféricas e centrais graves, motivo pelo qual está contraindicado; no entanto, se for necessário, deve ser feito na menor dose efetiva e pelo menor tempo possível. Havendo condições clínicas, deve-se utilizar preferencialmente ocitocina ou misoprostol.

Em mulheres que estejam usando efavirenz, os agentes uterotônicos adicionais podem ser necessários, devido à potencial diminuição de níveis séricos e efeitos terapêuticos. Os ARVs devem ser mantidos durante toda a internação e o trabalho de parto.

Após o parto, a TARV não deve ser suspensa, independentemente da contagem de linfócitos CD4+ e dos sinais e sintomas clínicos.

RECÉM-NASCIDOS EXPOSTOS AO HIV

A partir da recomendação do MS em 2021, os recém-nascidos expostos ao HIV são classificados como de baixo e alto risco. Os de baixo risco seguem o esquema anterior de AZT VO, durante 28 dias; para os de alto risco, acrescenta-se o raltegravir granulado pelo mesmo período (Tabela 12.8). Tal esquema deve ser iniciado idealmente nas primeiras 4 horas de nascimento. A exclusão da nevirapina deve-se à sua alta resistência.[10]

ALEITAMENTO MATERNO

O risco da transmissão vertical continua através da amamentação. Dois grandes estudos mostraram que o risco de transmissão do HIV pelo aleitamento materno entre as primeiras semanas de vida foi de 8,9 infecções:100 crianças por ano. Em outro estudo, o risco cumulativo de transmissão via aleitamento materno foi de 14% para mães

Tabela 12.8 – Profilaxia para o recém-nascido exposto ao HIV

RISCO	CRITÉRIOS	PROFILAXIA
RN de baixo risco	• Uso de TARV na gestação • CV do HIV indetectável a partir da 28ª semana (3º trimestre) • Sem falha na adesão à TARV	AZT, durante 28 dias
RN de alto risco	• Mães sem pré-natal, ou • Mães sem TARV durante a gestação, ou • Mães com indicação para profilaxia no momento do parto e que não a receberam, ou • Mães com início da TARV após a 2ª metade da gestação, ou • Mães com infecção aguda pelo HIV durante a gestação ou aleitamento, ou • Mães com CV de HIV detectável no 3º trimestre, recebendo ou não TARV, ou • Mães sem CV de HIV conhecida, ou • Mães com TR positivo no momento do parto (sem diagnóstico ou seguimento prévio)	Se RN ≥ 37 semanas: AZT + 3TC + RAL, durante 28 dias Se RN 34 e < 37 semanas: AZT + 3TC, durante 28 dias + NVP, durante 14 dias Se RN < 34 semanas: AZT, durante 28 dias

Doses de AZT:
RN ≥ 35 semanas: 4 mg/kg/dose, 2×/dia, 28 dias
RN 30 a < 35 semanas: 2 mg/kg/dose, 2×/dia, 14 dias e após 3 mg/kg/dose, 2×/dia, 14 dias
RN < 30 semanas: 2 mg/kg/dose, 2×/dia, 28 dias
Dose IV, 75% da dose enteral 2×/dia
Dose de 3TC (solução oral):
2 mg/kg/dose, 2×/dia, 28 dias
Dose de RAL (grânulos para solução oral):
Primeira semana: 1,5 mg/kg/dose, 1×/dia
Da segunda à quarta semana: 3 mg/kg/dose, 2×/dia
Dose de NVP:
Primeira semana: 4 mg/kg/dose, 2×/dia
Segunda semana: 6 mg/kg/dose, 2×/dia
3TC, lamivudina; AZT, zidovudina; CV, carga viral; HIV, vírus da imunodeficiência humana; IV, intravenosa; NVP, nevirapina; RAL, raltegravir; RN, recém-nascido; TARV, terapia antirretroviral; TR, teste rápido.

com infecção crônica e entre 25 e 30% para mães com infecção tardia durante a gestação ou a lactação.[24]

Mesmo quando mantido o tratamento materno durante o período da amamentação, a taxa de transmissão encontra-se entre 1 e 5%, independentemente da CV materna. Dessa forma, o fato de a mãe utilizar ARVs não controla a eliminação do HIV-1 pelo leite, não garantindo proteção da TV, mesmo em gestantes soronegativas.[24] A testagem do parceiro poderia contribuir para evitar a transmissão por meio da amamentação nas mães não identificadas como HIV-soropositivas no pré-natal, bem como a recomendação do uso de preservativos.[25]

Conforme o alerta epidemiológico de 2020 da Secretaria Municipal de Saúde de Porto Alegre, 14 crianças foram expostas ao HIV em puérperas previamente negativas entre o período de 2017 a 2020. Esse alerta recomenda testar as mães e suas parcerias a cada 6 meses de aleitamento, sendo a primeira testagem no primeiro mês.[26] A abordagem sobre a troca de parceiros e seus riscos no puerpério deve ser realizada no pré-natal de mulheres soronegativas.

A inibição farmacológica da lactação pode ser realizada imediatamente após o parto, utilizando-se cabergolina 1 mg VO, em dose única (dois comprimidos de 0,5 mg por VO). Essa indicação ocorre pelas vantagens que a cabergolina apresenta em relação a outros medicamentos, como efetividade, comodidade posológica e raros efeitos colaterais, devendo ser ministrada antes da alta hospitalar. Diante da ocorrência de lactação-rebote, fenômeno pouco comum, pode-se administrar uma nova dose do inibidor.

O enfaixamento das mamas só pode ser considerado como medida de exceção, apenas para os casos em que a cabergolina não estiver disponível ou quando seu uso estiver contraindicado.

ANTICONCEPÇÃO

A prescrição de contraceptivos para mulheres vivendo com HIV deve levar em consideração a presença de outras morbidades, como tabagismo, hipertensão arterial, dislipidemia, entre outras doenças, bem como o uso de TARV.[10]

Os preservativos (masculino e feminino) permanecem como os únicos métodos que oferecem dupla proteção em reduzir a transmissão do HIV e de outras ISTs, além de evitar a gestação. No entanto, eles requerem o engajamento do casal para seu uso correto. Em razão das altas taxas de falha, é recomendável associar outro método contraceptivo.[10]

A prescrição de métodos contraceptivos deverá ser feita de forma individualizada, observando-se determinadas situações, mas sabendo-se que todos os esquemas de TARV podem ser utilizados com os contraceptivos orais. No entanto, recomenda-se o uso combinado com preservativo, especialmente entre os ARVs com potencial de interação medicamentosa, como o efavirenz. Já o DTG pode ser coadministrado de forma segura com contraceptivos orais, visto que não apresenta interação medicamentosa com os contraceptivos hormonais. Além da efetividade, os benefícios e riscos de cada método contraceptivo devem ser levados em consideração na orientação contraceptiva, bem como a capacidade de adesão ao método.[10]

Os métodos que independem da usuária para manter sua eficácia são representados pelos métodos cirúrgicos e pelos métodos contraceptivos reversíveis de longa ação (LARCs, *long-acting reversible contraceptives*), ou seja, aqueles que proporcionam efeito contraceptivo por 3 anos ou mais (dispositivo intrauterino [DIU] de cobre, DIU de levonorgestrel e implante contraceptivo). Em relação ao tempo de uso do implante contraceptivo, cabe lembrar que o uso concomitante com o efavirenz reduz sua eficácia (do contraceptivo) para dois anos.[10]

Em relação ao DIU de cobre ou ao DIU de levonorgestrel (DIU-LNG), quando a usuária apresentar linfócitos T CD4+ < 200 células/mm^3 ou doença definidora de Aids, sua inserção deverá ser postergada para o momento em que a contagem de linfócitos T CD4+ for superior a este valor e/ou que a doença definidora de Aids tenha sido resolvida. No caso de a mulher já estar utilizando previamente algum DIU (DIU de cobre/DIU-LNG) e a contagem reduzir para menos de 200 células/mm^3, o DIU não precisa ser retirado.[10]

Considerações finais

As puérperas vivendo com HIV não podem ter alta do hospital sem receber uma boa orientação contraceptiva e reforço quanto ao cuidado com o seu recém-nascido, tanto no que se refere ao uso de TARV quanto ao não aleitamento, bem como em relação à manutenção da própria TARV. Para tanto, é importante que elas sejam encaminhadas ainda durante o pré-natal, para que se vinculem ao acompanhamento com infectologista.

REFERÊNCIAS

1. Connor EM, Sperling RS, Gelber R, Kiselev P, Scott G, O'Sullivan MJ, et al. Reduction of maternal-infant transmission of human immunodeficiency virus type 1 with zidovudine treatment. Pediatrics AIDS Clinical Trials Group Protocol 076 Study Group. N Engl J Med. 1994;331(18):1173-80.

2. Cortez JM Jr, Quintero R, Moss JA, Beliveau M, Smith TJ, Baum MM. Pharmacokinetics of injectable, long-acting nevirapine for HIV prophylaxis in breastfeeding infants. Antimicrob Agents Chemother. 2015;59(1):59-66.

3. Bartlett JA, Fath MJ, Demasi R, Hermes A, Quinn J, Mondou E, et al. An updated systematic overview of triple combination therapy in antiretroviral-naive HIV-infected adults. AIDS. 2006;20(16):2051-64.

4. Cooper ER, Charurat M, Mofenson L, Hanson IC, Pitt J, Diaz C, et al. Combination of antiretroviral strategies for the treatment of pregnant HIV-1 infected women and prevention of perinatal HIV-1 transmission. J Acquir Immune Defic Syndr. 2002;29(5):484-94.

5. Camacho-Gonzalez AF, Kingbo MH, Boylan A, Eckard AR, Chahroudi A, Chakraborty R. Missed opportunities for prevention of mother-to-child transmission in the United States. AIDS. 2015;29(12):1511-5.

6. Johnson D, Cheng X. The role of private health providers in HIV testing: analysis of data from 18 countries. Int J Equity Health. 2014;13:36.

7. Townsend CL, Byrne L, Cortina-Borja M, Thorne C, de Ruiter A, Lyall H, et al. Earlier initiation of ART and further decline in mother to child HIV transmission rates, 2000-2011. AIDS. 2014;28(7):1049-57.

8. Brasil. Ministério da Saúde. Secretaria de Vigilância em Saúde. Boletim epidemiológico: HIV/Aids. Brasília: MS; 2021.

9. Brasil. Ministério da Saúde. Portaria nº 1.271, de 6 de junho de 2014. Define a Lista Nacional de Notificação Compulsória de doenças, agravos e eventos de saúde pública nos serviços de saúde públicos e privados em todo o território nacional, nos termos do anexo, e dá outras providências. Diário Oficial da União. 2014;108(Seção 1):67-9.

10. Brasil. Ministério da Saúde. Secretaria de Vigilância em Saúde. Protocolo clínico e diretrizes terapêuticas para prevenção da transmissão vertical de HIV, sífilis e hepatites virais. Brasília: MS; 2019.

11. Brasil. Ministério da Saúde. Nota Informativa nº 1/2022-CGIST/.DCCI/SVS/MS [Internet]. Dispõe sobre as recomendações do uso de dolutegravir em gestantes independentemente da idade gestacional e mulheres vivendo com HIV em idade fértil, com intenção de engravidar. Brasília; 2022 [capturado em 23 mar. 2022]. Disponível em http://www.aids.gov.br/pt-br/profissionais-de-saude/hiv/legislacao.

12. Brasil. Ministério da Saúde. Ofício Circular nº 2/2019/.DCCI/SVS/MS [Internet]. Assunto: Atualização da Nota Informativa 10/2018 – DCCI/SVS/MS - Recomendações sobre o uso do dolutegravir em mulheres vivendo com HIV. Brasília: MS; 2019 [capturado em 23 mar. 2022]. Disponível em: http://www.aids.gov.br/pt-br/profissionais-de-saude/hiv/legislacao.

13. Zash R, Holmes L, Diseko M, Jacobson DL, Mayondi G, Isaacson A, et al. Update on neural tube defects with antiretroviral exposure in the Tsepamo study, Botswana [Internet]. New York: National AIDS Treatment Advocacy Project; 2020 [capturado em 5 mar. 2022]. Disponível em: https://www.natap.org/2020/IAC/IAC_112.htm.

14. Brasil. Ministério da Saúde. Secretaria de Vigilância em Saúde. Protocolo clínico e diretrizes terapêuticas para manejo da infecção pelo HIV em adultos. Brasília: MS; 2018.

15. Panel on treatment of HIV during pregnancy and prevention of perinatal transmission. recommendations for use of antiretroviral drugs in transmission in the United States. [Internet]. Rockville: AIDSinfo; [2021, capturado em 26 jan. 2021]. Disponível em: https://clinicalinfo.hiv.gov/en/guidelines/perinatal/whats-new-guidelines.

16. European AIDS Clinical Society. EACS guidelines. Brussels: EACS; 2021.

17. Rio Grande do Sul. Secretaria Estadual de Saúde. Nota técnica 01/2019- SES/DAS/ CEIST/AIDS. Porto Alegre: SES; 2019.

18. Clement ME, Kofron R, Landovitz RJ. Long-acting injectable cabotegravir for the prevention of HIV infection. Curr Opin HIV AIDS. 2020;15(1):19-26.

19. Cotter AM, Brookfield KF, Duthely LM, Gonzalez Quintero VH, Potter JE, O'Sullivan MJ. Duration of membrane rupture and risk of perinatal transmission of HIV-1 in the era of combination antiretroviral therapy. Am J Obstet Gynecol. 2012;207(6):482.e1-5.

20. Briand N, Warszawski J, Mandelbrot L, Dollfus C, Pannier E, Cravello L et al. Is intrapartum intravenous zidovudine for prevention of mother-to-child HIV-1 transmission still useful in the combination antiretroviral therapy era? Clin Infect Dis. 2013;57(6):903-14.

21. ViiV Healthcare. Regimen Switch to Dolutegravir/Lamivudine Fixed Dose Combination From Current Antiretroviral Regimen in HIV-1 Infected and Virologically Suppressed Adults (SALSA) [Internet]. Brentford; 2019[capturado em 21 jul. 2021]. Disponível em: https://clinicaltrials.gov/ct2/show/NCT04021290.

22. Brasil. Ministério da saúde. Departamento de Condições Crônicas e Infecções Sexualmente Transmissíveis. Ofício Circular

nº 48/2019. Disponível em: www.aids.gov.br/pt-br/legislação/oficio-circular-no-48.

23. Peters H, Byrne L, De Ruiter A, Francis K, Harding K, Taylor GP, et al. Duration of ruptured membranes and mother-to-child HIV transmission: a prospective population-based surveillance study. BJOG. 2016; 123(6):975-81.

24. Humphrey JH, Marinda E, Mutasa K, Moulton LH, Iliff PJ, Ntozini R, et al. Mother to child transmission of HIV among Zimbabwean women who seroconverted postnatally: prospective cohort study. BMJ. 2010;341:c6580.

25. Brasil. Ministério da Saúde. Secretaria de vigilância em saúde. Nota informativa nº 2/2021-DCCI/SVS/MS. Brasília: MS; 2021.

26. Porto Alegre. Prefeitura Municipal. Secretaria Municipal de Saúde. Alerta epidemiológico – Transmissão vertical do HIV através do leite materno. Porto Alegre: SMS; 2020.

13

ABORTAMENTO

EDUARDO PANDOLFI PASSOS
TIAGO SELBACH GARCIA
CARLOS EDUARDO NIEDERAUER
IVAN SERENO MONTENEGRO

O abortamento é a interrupção da gestação, espontânea ou intencional, ocorrida até a 20ª semana da gravidez ou com feto pesando menos do que 500 g. É a complicação mais comum da primeira metade da gestação.[1] Estima-se que seu diagnóstico clínico ocorra em 12 a 15% das gestações. É provável, entretanto, que a proporção de óvulos fertilizados que evolui para abortamento seja muito maior, já que a maioria não chega a se apresentar como gravidez clínica.[2] A incidência de abortamento é decrescente conforme a idade gestacional (IG), situando-se ao redor de 1% após as 16 semanas.[3]

Fatores de risco

A idade materna é o principal fator de risco para a ocorrência de abortamento, devido à maior incidência de cromossomopatias com o avançar da idade da gestante. As taxas de abortamento crescem conforme a idade, podendo atingir 50 a 80% das implantações a partir dos 40 anos.[3,4] Junto a isso, destaca-se a história prévia de abortamento, sendo maior o risco conforme o número de abortos prévios. Consumo de tabaco, álcool, cocaína e anti-inflamatórios não esteroides, extremos de peso e doenças da tireoide também estão relacionados com o abortamento.

Etiologia

As causas dos abortamentos podem dividir-se em fetais e maternas. Uma avaliação de materiais eliminados ou obtidos por curetagem ou aspiração uterina demonstrou alterações cromossômicas em pelo menos 50% dos materiais, nem sempre traduzidas em alterações morfológicas, mas com alterações genéticas incompatíveis com a vida, sendo a maioria dos abortamentos de primeiro trimestre atribuída a essas alterações.[5] Esses erros cromossômicos são menos frequentes nos abortos de segundo trimestre, porém ainda são mais prevalentes do que em natimortos de terceiro trimestre ou em nativivos. As cromossomopatias mais encontradas são as trissomias autossômicas, sendo essas aneuploidias defeitos na gametogênese, nem sempre sendo os pais portadores de algum rearranjo cromossômico.[6]

Entre as causas maternas, destacam-se especialmente doenças clínicas. Endocrinopatias, como hipotireoidismo e diabetes, associam-se com o abortamento de primeiro trimestre, sobretudo quando descompensadas. Infecções agudas secundárias aos mais diversos microrganismos, como rubéola, sífilis, citomegalovirose e toxoplasmose, são causas já reconhecidas de abortamento, apesar de, em um grande número de vezes, não serem diagnosticadas.

Quadro clínico

O sangramento via vaginal é o sintoma mais associado ao abortamento. O abortamento deve ser suspeitado em toda mulher em idade fértil que se apresente com sangramento via vaginal anormal. A incidência de qualquer sangramento no primeiro trimestre situa-se entre 7 e 21%, estando essas pacientes sob risco maior de evoluir para perda gestacional do que as demais.[5] Nas pacientes em idade fértil que se apresentam para avaliação com sangramento via vaginal, se ainda não há diagnóstico de gestação, esta deve ser pesquisada por meio de teste da fração beta da gonadotrofina coriônica humana (β-hCG, *human chorionic gonadotropin*).

Dor abdominal de intensidade variável, mais destacadamente no abdome inferior, é o sintoma mais associado ao sangramento vaginal nos casos de abortamento. Dor lombar, náuseas, vômitos e mal-estar podem apresentar-se em conjunto. Não raro, algumas pacientes com quadro de abortamento completo podem apresentar-se pouco sintomáticas, apenas com relato de sangramento, o qual pode já estar escasso ou até mesmo ausente ao exame físico.[7]

Com o uso rotineiro da ultrassonografia (US) na assistência pré-natal, também é frequente que o diagnóstico de abortamento seja feito por esse exame em uma paciente assintomática.

EXAME FÍSICO

À palpação abdominal, a paciente poderá apresentar dor de intensidade variável, mas não são esperados sinais de irritação peritoneal. A sua presença deve levantar suspeita de abortamento séptico ou de manipulação uterina com lesão de outros órgãos intra-abdominais.

O exame especular sempre deve ser executado, já que irá descartar outras possíveis fontes de sangramento além do útero e confirmar a história relatada. Deve ser avaliado o volume de sangramento e a possível presença de material ovular misturado ao sangue ou sendo eliminado pelo colo uterino, o que já pode confirmar o diagnóstico de abortamento em curso. A presença de secreção purulenta, ou muito fétida, sendo eliminada pelo colo uterino levanta também a hipótese de um abortamento infectado. É importante estar atento para a presença de lesões no colo uterino, como lacerações ou perfurações, que possam sugerir tentativa de instrumentalização do útero com o objetivo de abortar uma gestação em curso.

Por meio do toque vaginal bimanual, determina-se o tamanho do útero e se o colo do útero está dilatado ou não. A presença de dor excessiva ao mobilizar o colo uterino também pode sugerir quadro infeccioso associado.

A associação do exame físico com a avaliação ultrassonográfica e a dosagem sérica de β-hCG permite definir o diagnóstico e, posteriormente, classificar o quadro clínico.

Diagnóstico

O diagnóstico de abortamento espontâneo por meio da US é estabelecido conforme os seguintes critérios:

- Presença de saco gestacional com 25 mm ou mais de diâmetro médio sem embrião em seu interior.
- Presença de saco gestacional contendo embrião com 7 mm ou mais de comprimento cabeça-nádega (CCN) sem batimentos cardíacos fetais (BCFs) detectáveis.
- Ausência de embrião 14 dias ou mais após US que demonstrou saco gestacional sem vesícula vitelínica.
- Ausência de embrião 11 dias ou mais após US que demonstrou saco gestacional contendo vesícula vitelínica.[8]

CLASSIFICAÇÃO

Conforme as características do exame físico, com a definição de se o colo se encontra aberto ou não, bem como do tamanho do útero, aliado aos dados da US, o quadro clínico pode ser classificado em diferentes tipos, que definirão o manejo clínico e/ou cirúrgico.

AMEAÇA DE ABORTAMENTO

É definida como todo sangramento via vaginal que ocorra até as 20 semanas, independentemente da intensidade, associado a colo uterino fechado e sem critérios ultrassonográficos para definir abortamento. Na maioria das situações, a etiologia exata não pode ser determinada. Além de aumentar a chance de abortamento espontâneo, o sangramento está associado a diversas complicações obstétricas, como hemorragias de terceiro trimestre, ruptura prematura de membranas antes do termo, parto pré-termo e restrição de crescimento fetal (RCF).[9]

Cerca de metade das gestantes com quadro de sangramento via vaginal e colo fechado evoluirá para abortamento.[6] Essa probabilidade torna-se significativamente menor quando os BCFs em gestação de primeiro trimestre são confirmados, com incidência de 5,5% de aborto entre as pacientes com sangramento comparada com risco basal de 1,88% (abortamento entre aquelas sem sangramento prévio).[10]

Uma coorte prospectiva com 4.510 gestantes encontrou incidência de 27% (1.204) de algum episódio de sangramento de primeiro trimestre e ocorrência de 12% (517) de abortamentos. Não houve associação entre a ocorrência de episódios de sangramento e a evolução para abortamento. Entretanto, considerando apenas os casos de sangramento intenso, caracterizado por descrição subjetiva de fluxo maior do que um fluxo menstrual habitual com pelo menos um dia de duração, houve 24% de casos de abortamento, representando risco elevado de abortamento subsequente em quase três vezes (razão de chances [RC] 2,97; intervalo de confiança [IC] 95%, 1,93-4,46). A análise ajustada por idade materna, tabagismo e história prévia de aborto não alterou significativamente esse risco (RC 2,84; IC 95%, 1,82-4,43).[11]

ABORTAMENTO RETIDO

⭐ É a retenção do conteúdo do abortamento de uma gestação interrompida por 8 semanas ou mais. Esse quadro costuma vir associado à diminuição ou ao desaparecimento completo dos sintomas habituais do início da gestação. No entanto, com a introdução do emprego rotineiro da US no acompanhamento pré-natal, esse termo está caindo em desuso, já que o diagnóstico de uma gestação interrompida ocorre mais precocemente.

GESTAÇÃO ANEMBRIONADA

⭐ É definida como a presença de um saco gestacional com diâmetro médio de 25 mm ou mais que não contém embrião.[8] Pode ser diagnosticada durante avaliação ultrassonográfica ou apresentar-se já como um abortamento em curso.

ABORTAMENTO INEVITÁVEL

⭐ É a ocorrência de sangramento vaginal e dor abdominal associada à dilatação cervical, podendo também ocorrer exteriorização de líquido amniótico, indicando a ruptura da bolsa amniótica. Geralmente, a evolução para um abortamento, completo ou incompleto, ocorre algumas horas após o início dos sintomas.

ABORTAMENTO INCOMPLETO

⭐ Ocorre eliminação espontânea parcial do material intrauterino, e a paciente apresenta-se com sangramento via vaginal e dor abdominal significativos, podendo haver repercussão hemodinâmica, devido à perda sanguínea. Ao exame ginecológico, pode ser visualizada a saída de tecido ovular pelo colo uterino, o qual se encontra geralmente aberto.

O exame ultrassonográfico tem um papel importante na definição desse tipo de quadro. A descrição de material ecogênico na cavidade endometrial demonstrou adequadas sensibilidade (78%) e especificidade (100%) na detecção de retenção de restos ovulares.[7]

ABORTAMENTO COMPLETO

⭐ Todo o conteúdo gestacional é eliminado, com o útero apresentando-se involuído ao exame físico e o colo uterino podendo estar já fechado. Nessa situação, o sangramento apresenta-se leve ou até mesmo ausente. A avaliação por US pode confirmar a ausência de restos ovulares intrauterinos.

O diagnóstico de abortamento completo é inequívoco quando a gestante que tem US prévia com diagnóstico de gestação intrauterina se apresenta com história de sangramento vaginal com eliminação de material característico de restos ovulares com ou sem feto identificado, evoluindo para quadro de redução do sangramento e da dor pélvica, presença de colo fechado com sangramento residual pequeno ao exame físico e sem achado de gestação à US.

Se não houver achado de gestação intrauterina à avaliação ultrassonográfica no atendimento de emergência, as hipóteses diagnósticas serão, além de abortamento completo, gestação inicial (< 5 semanas) com ameaça de aborto, gestação ectópica e gestação de localização indefinida (PUL, *pregnancy of unknown location*).

Nesses casos, é necessária a dosagem quantitativa de β-hCG para seguimento comparativo em 48 horas. Se ocorrer decréscimo, confirma-se o diagnóstico de abortamento completo. Segundo um estudo observacional de 152 pacientes com suspeita de abortamento completo, entre 140 pacientes que apresentaram queda dos níveis de β-hCG em 48 horas, 139 (99%) confirmaram abortamento completo por seguimento semanal de β-hCG até negativação e apenas uma paciente (1%) apresentou diagnóstico de gestação ectópica. Em contrapartida, entre as 12 pacientes que apresentaram elevação de β-hCG em 48 horas, foram diagnosticadas 8 (66%) gestações ectópicas, 2 (17%) gestações intrauterinas, 2 (17%) PULs e nenhum abortamento completo.[12] Dessa forma, a dosagem seriada de β-hCG com 48 horas de intervalo auxilia a compreensão dos casos de dúvida diagnóstica.

ABORTAMENTO SÉPTICO

É o aborto mais comumente provocado, associado à infecção uterina. A apresentação clínica é bastante heterogênea, sendo algumas vezes detectada somente por exames laboratoriais, variando de quadro febril e doloroso até casos de choque séptico e morte devidos à infecção intra-abdominal grave. Febre, dor abdominal intensa, sangramento vaginal com odor fétido e eliminação de secreção piossanguinolenta pelo colo uterino podem estar presentes ao exame físico. O colo uterino apresenta-se dilatado e amolecido ao exame físico, com dor importante durante o exame. Nesses casos, é essencial estar atento aos sinais vitais para a detecção precoce de sinais de sepse, como taquicardia, taquipneia, febre e hipotensão.

Essa infecção costuma ter origem polimicrobiana, envolvendo germes da microbiota vaginal, como *Staphylococcus aureus*, gram-negativos e anaeróbios, assim como também se relaciona a agentes patogênicos transmissíveis sexualmente, como *Chlamydia trachomatis* e *Neisseria gonorrhoeae*. Infecções por *Clostridium perfringens* são bastante associadas ao abortamento ilegal, apresentando-se com quadro compatível com síndrome do choque tóxico, em que o aumento da permeabilidade vascular leva à falência orgânica múltipla, sendo necessário suporte intensivo para o tratamento.[13,14]

DIAGNÓSTICO DIFERENCIAL

O **Quadro 13.1** expõe os principais diagnósticos diferenciais para os quadros de sangramento do primeiro trimestre.

HEMATOMA SUBCORIÔNICO

Apresenta-se como imagem hipoecoica ou anecoica adjacente ao saco gestacional, no primeiro trimestre, ou das membranas fetais, no segundo trimestre, provavelmente devido ao descolamento parcial das membranas da parede uterina. A incidência é variável entre 0,5 e 22% das gestações, podendo ser um achado ocasional em US ou ser precedido por sangramento vaginal, apresentando-se como quadro de ameaça de aborto. Essas pacientes apresentam maior risco de abortamento espontâneo e de natimortalidade, e 1 em cada 11 apresentarão essa evolução,[15] além de outros desfechos adversos perinatais.

Os demais diagnósticos diferenciais são abordados em capítulos específicos.

PAPEL DO HORMÔNIO GONADOTROFINA CORIÔNICA HUMANA

Cada vez mais a medida de β-hCG e o acompanhamento ultrassonográfico de sua evo-

---

Quadro 13.1 – Diagnóstico diferencial do sangramento de primeiro trimestre

- Doença trofoblástica gestacional
- Sangramento não obstétrico (lesão cervical, vaginal ou uterina)
- Gestação ectópica
- Hematoma subcoriônico

lução têm papel relevante no diagnóstico de abortamento e, especialmente, no diagnóstico diferencial com a gestação ectópica. A medida isolada de β-hCG pode não ter utilidade, sendo mais importante, em boa parte das situações, o acompanhamento de sua evolução.

Classicamente, espera-se que, em um intervalo de 2 dias, a β-hCG dobre de valor em uma gestação intrauterina viável, e sempre se deve suspeitar de gestação não viável caso ocorra uma evolução diferente dessa. Contudo, diversas publicações demonstram que um número significativo de gestações evolui normalmente mesmo sem esse padrão de crescimento, e a avaliação sempre deve ser complementada por US transvaginal e, se necessário, por sua repetição periódica. Crescimentos de apenas 53% em um intervalo de 2 dias podem estar associados a gestações intrauterinas viáveis, com apenas 1% das gestações viáveis evoluindo mais lentamente do que nesse padrão.

A detecção de declínio ou estabilização da β-hCG indica, com certeza, uma gestação não viável. Diversas tentativas de estabelecer um padrão de declínio foram feitas, porém o mesmo padrão detectado em abortamentos de resolução espontânea também se aplica a alguns casos de gestação ectópica.

Apesar de não definir a sua localização, está estabelecido um padrão que é compatível com gestação não viável que evolui para resolução espontânea. Uma razão entre duas medidas de β-hCG com intervalo de 48 horas menor do que 0,87 tem sensibilidade e especificidade de 90% para predizer uma gestação interrompida. Nesses casos, pode ser adotada uma conduta não intervencionista, porém a paciente deve manter seguimento até a negativação do hormônio e, em caso de piora clínica, deve ser reavaliada.[16]

Tratamento

A conduta nos casos de sangramento via vaginal em gestantes com até 20 semanas deve ser particularizada, considerando-se o volume de perda sanguínea, a presença de dilatação cervical, a eliminação de produtos da gestação, a vitalidade fetal, a IG e a presença de infecção intrauterina.

AMEAÇA DE ABORTAMENTO

Apesar de frequente na prática obstétrica, a orientação de repouso domiciliar ou mesmo hospitalar em casos de ameaça de abortamento não encontra embasamento científico.[17-19] Além disso, a suplementação com β-hCG não mostrou redução do risco de abortamento em uma metanálise com 312 gestantes.[20]

Em uma pequena metanálise de dois estudos com 84 gestantes com uso de progesterona via vaginal[21] e em uma revisão de estudos com diversas vias de administração,[18] não foi encontrado benefício no uso de progesterona para prevenção de aborto em caso de ameaça de abortamento. Entretanto, uma metanálise de cinco estudos randomizados com 660 gestantes com ameaça de abortamento, divididas em 335 tratadas com didrogesterona por via oral (VO) e 325 tratadas com repouso ou placebo, a didrogesterona apresentou redução de 47% na incidência de abortamento (de 24 para 13% – RC 0,47; IC 95%, 0,31-0,7), sem aumento de malformações fetais.[22]

A didrogesterona é uma progesterona sintética com estrutura similar à progesterona natural, com boa biodisponibilidade oral, alta afinidade pelo receptor progestogênico, poucos efeitos adversos maternos, sem efeito androgênico no feto e sem inibição da produção placentária de progesterona. A dose usada na maioria dos estudos avaliados nessa metanálise foi de 40 mg em dose de ataque, seguida de doses subsequentes de 10 mg de 12/12 horas, com manutenção até cessação do sangramento.[22]

Uma metanálise de 2020 que analisou 10 ensaios clínicos randomizados com uso de progesterona na ameaça de abortamento encontrou 18,5% de abortamento no grupo progesterona contra 21,9% no grupo-controle (risco relativo [RR] 0,73; IC 95%, 0,59-0,92). Contudo, na análise em separado por via de uso, apenas a didrogesterona oral manteve o benefício em redução de risco de aborto na comparação com a progesterona micronizada vaginal.[23] Outra revisão de 2018 também evidenciou redução de abortamento com uso de progestógeno oral na ameaça de abortamento sem efeito significativo com o uso por via vaginal.[21]

O tratamento com progesterona micronizada via vaginal também foi investigado em um grande ensaio clínico multicêntrico, duplo-cego, randomizado e controlado com placebo envolvendo 4.153 mulheres no Reino Unido, não tendo havido aumento significativo de nascidos vivos após 34 semanas de idade gestacional.[24]

ABORTAMENTO COMPLETO

O diagnóstico de abortamento completo é inequívoco quando a gestante, que possuía US prévia com diagnóstico de gestação intrauterina, apresenta-se com história de sangramento vaginal volumoso com eliminação de material característico de restos ovulares com ou sem feto identificado, evoluindo para quadro de redução do sangramento e da dor pélvica, presença de colo fechado com sangramento residual pequeno ao exame físico e sem achado de gestação à US. Considerando-se que ocorreu eliminação espontânea completa dos produtos da concepção, não há necessidade de procedimentos para esvaziamento uterino. Nesses casos, a medida ultrassonográfica da espessura endometrial é de até 15 mm.[25-27]

Entretanto, quando a gestação é apenas suspeitada ou com diagnóstico exclusivamente laboratorial por β-hCG, o quadro de sangramento vaginal com colo fechado pressupõe a realização de US para avaliação complementar. O achado de gestação intrauterina viável (embrião com BCFs positivos) indica ameaça de abortamento, ao passo que a presença de saco gestacional com embrião sem BCFs diagnostica gestação interrompida.

ABORTAMENTO INCOMPLETO, ABORTAMENTO INEVITÁVEL, GESTAÇÃO INTERROMPIDA E GESTAÇÃO ANEMBRIONADA DE PRIMEIRO TRIMESTRE

Nas situações em que ocorreu eliminação parcial dos produtos da concepção ou em que há diagnóstico de gestação interrompida intrauterina de primeiro trimestre, independentemente da existência de dilatação do colo uterino, deve-se decidir entre manter manejo expectante ou proceder ao esvaziamento uterino, de forma medicamentosa ou cirúrgica.

Conforme um estudo de revisão comparando os manejos expectante, medicamentoso e cirúrgico do abortamento, não houve diferença significativa entre eles, devendo ser indicada intervenção mais por aspectos clínicos – como sangramento excessivo – do que por achados ultrassonográficos – como volume de material retido.[28] Um estudo observacional avaliou manejo expectante e cirúrgico imediato e encontrou taxa de sucesso de 81% no manejo expectante, com 70% completando a eliminação em até 14 dias de seguimento, com taxas semelhantes de complicações entre os manejos.[26]

Um estudo observacional que analisou manejo expectante de abortamento incompleto de primeiro trimestre após a indução com misoprostol – um análogo sintético da prostaglandina E1 – ou após abortamento espontâneo encontrou taxa de sucesso de expulsão completa de 86,4% versus 82,1% em 14 dias de seguimento, porém com achado de mais de 90% das pacientes relatando ansiedade relacionada com o manejo expectante.[29] Um estudo prospectivo mais recente também evidenciou taxa aceitável de sucesso no manejo expectante (58% de 111 gestantes) sem acrescentar morbidade, uma vez que nenhuma dessas pacientes necessitou de analgésicos opioides, antimicrobianos ou transfusão sanguínea.[30]

Uma revisão de 2021 comparou as três alternativas de tratamento do abortamento de primeiro trimestre quanto à efetividade e segurança. O manejo expectante atingiu taxa de sucesso de 66 a 91%, dependendo do tipo de abortamento (menor para o retido e maior para o incompleto), e a hemorragia como complicação necessitando de transfusão sanguínea ocorreu em 1 a 2% dos casos. Se o manejo expectante falha, após 14 dias de seguimento, há indicação de manejo com misoprostol isolado ou esvaziamento uterino.

A terapia medicamentosa com misoprostol atinge a eliminação completa dos produtos da gestação em 81 a 95% dos casos, sendo uma alternativa pouco invasiva ao manejo expectante, com a vantagem da maior previsibilidade do momento do sangramento. A via de administração vaginal do misoprostol foi a mais efetiva e com os menores efeitos adversos. O esvaziamento uterino ainda foi necessário após o tratamento medicamentoso em 5 a 20% das pacientes. O tratamento inicial com esvaziamento uterino tem a maior taxa de sucesso, cerca de 97 a 98%, com riscos de complicações associadas à anestesia em 0,2%, risco de perfuração uterina de 0,1% e necessidade de reesvaziamento por persistência de material trofoblástico em 2 a 3% dos casos. O risco de infecção subsequente não diferiu entre os manejos expectante, medicamentoso e cirúrgico, ficando entre 1 e 3%. O esvaziamento uterino é o tratamento de escolha quando há aborto infectado, sangramento aumentado ou persistente, instabilidade hemodinâmica ou coagulopatia prévia.[31]

Uma metanálise avaliou os diferentes manejos do abortamento até 14 semanas, encontrando superioridade em atingir abortamento completo na comparação individual de todos os métodos cirúrgicos e medicamentosos sobre a conduta expectante na seguinte ordem decrescente de superioridade: aspiração uterina após o preparo cervical (RR 2,12; IC 95%, 1,41-3,20), dilatação e curetagem (RR 1,49; IC 95%, 1,26-1,75), aspiração uterina isolada (RR 1,44; IC 95%, 1,29-1,62), mifepristona com misoprostol (RR 1,42; IC 95%, 1,22-1,66) e misoprostol isolado (RR 1,30; IC 95%, 1,16-1,46).[32]

As incidências de infecção após abortamento também foram similares e baixas, entre 2 e 3%, em ensaio clínico randomizado com 1.200 gestantes comparando manejos expectante, medicamentoso e cirúrgico com seguimento de 14 dias. Entretanto, o manejo cirúrgico inicial reduziu significativamente a necessidade de internações não planejadas e de curetagens de emergência em relação aos manejos expectante e medicamentoso.[33]

Um ensaio clínico randomizado comparando 600 µg de misoprostol via vaginal, seguido por uma segunda dose em 24 horas quando não houve expulsão completa com o manejo expectante, encontrou taxas de sucesso semelhantes para abortamento incompleto (100 vs. 85,7%), mas significativamente maiores para gestação interrompida ou anembrionada (86,7 vs. 28,9%) em 7 dias de seguimento. Não houve diferenças para efeitos adversos, duração de sangramento, necessidade de analgesia, escores de dor e satisfação da paciente.[34] Outro estudo com a mesma dose de misoprostol também demonstrou alta taxa de sucesso (91%), com mais efeitos adversos, porém com menos dor e maior taxa de satisfação das pacientes em relação ao manejo com aspiração intrauterina.[35]

Em pacientes tratadas inicialmente com misoprostol e apresentando persistência de abortamento incompleto, a curetagem uterina demonstrou ser mais resolutiva (97 vs. 76%) do que o manejo expectante. No entanto, as taxas de complicação foram similares (cerca de 10%), sugerindo que o manejo expectante pode ser seguro, bem como pode evitar intervenção cirúrgica após o uso de misoprostol.[36]

Comparando o manejo cirúrgico por meio de aspiração manual intrauterina (AMIU) com o manejo medicamentoso, com uso de 800 µg de misoprostol via vaginal, repetido em 48 horas se não houvesse a expulsão completa, a taxa de sucesso do manejo cirúrgico foi de 97%, e do medicamentoso, de 84% em 30 dias de seguimento, sem diferença na necessidade de internação por hemorragia ou por infecção subsequente entre os manejos, o que comprova a eficácia e a segurança do manejo com misoprostol. Nesse estudo, o ponto de corte da espessura endometrial para considerar expulsão completa foi de 30 mm.[37]

Para avaliar a ocorrência de eventos adversos nos manejos medicamentoso e cirúrgico do abortamento de primeiro trimestre, foi realizado um grande estudo de coorte finlandês com 42.619 gestantes. Houve maiores taxas de complicações no manejo medicamentoso em relação ao cirúrgico: hemorragia (15,6 vs. 2,1%), abortamento incompleto (6,7 vs. 1,6%) e necessidade de esvaziamento ou novo esvaziamento uterino (5,9 vs. 1,8%). Não houve diferença na taxa de infecção (1,7% em ambos). Entretanto, as complicações cirúrgicas ou as que necessitaram de intervenção cirúrgica, apesar de incomuns, foram mais frequentes no manejo cirúrgico (0,6 vs. 0,03%) (nível de evidência 2).[38]

A avaliação da relação custo-efetividade dos manejos medicamentoso e cirúrgico do abortamento de primeiro trimestre foi investigada por um estudo multicêntrico randomizado que evidenciou que, de modo geral, o manejo medicamentoso é mais barato e tem boa taxa de eficácia (84 vs. 97%) quando comparado com o manejo cirúrgico. Contudo, a cirurgia pode ser mais eficaz e menos dispendiosa em situações específicas, como na realização de AMIU com sedação (sem anestesia geral) e em ambiente ambulatorial, principalmente quando há expectativa de necessidade de número excessivo de consultas no manejo medicamentoso. Em contrapartida, o manejo medicamentoso torna-se a opção mais barata e mais eficaz nos casos de abortamento incompleto e inevitável, mas não em gestação anembrionada e gestação interrompida.[39]

A profilaxia antimicrobiana no abortamento cirúrgico, avaliada em metanálise, apresentou redução de infecção, mas, devido à heterogeneidade dos estudos utilizados, tal achado pode ser restrito a certos grupos, com limitação para extrapolação desses resultados para a população em geral.[40] A profilaxia com cefoxitina 1 g pré-operatória foi avaliada em ensaio clínico randomizado sem redução do risco de infecção subsequente.[41]

Um ensaio clínico randomizado duplo-cego controlado com placebo com 3.412 mulheres com abortamento espontâneo em países de baixa renda avaliou a profilaxia com 400 mg de doxiciclina e 400 mg de metronidazol 2 horas antes do esvaziamento uterino, sem evidência estatisticamente significativa de redução da ocorrência de infecção pélvica pós-operatória.[42]

Em uma atualização recente, a Organização Mundial da Saúde (OMS) recomenda o uso de antimicrobiano profilático para as pacientes submetidas a abortamento de manejo cirúrgico e não recomenda a profilaxia no manejo medicamentoso. Como opções de profilaxia, a OMS sugere metronidazol, tetraciclinas (como doxiciclina) ou penicilinas em dose única logo antes do procedimento.[43]

Portanto, hoje não há evidência científica que justifique o uso rotineiro de profilaxia antibiótica no pré-operatório do manejo cirúrgico do aborto.[40,44,45] No Hospital de Clínicas de Porto Alegre (HCPA), a incidência de infecção após abortamento cirúrgico inicialmente não infectado foi de 1,8% em estudo recente, sugerindo um elevado número de pacientes que necessitariam receber profilaxia para prevenção de um caso de infecção (número necessário para tratar [NNT] = 63).[46] A pesquisa de agentes patogênicos específicos, como *C. trachomatis*, *Ureaplasma urealyticum* e *Mycoplasma hominis*, em produtos de abortamento espontâneo demonstrou prevalência de menos de 1%.[47]

A via de escolha para administração de misoprostol é a vaginal, por ser tão efetiva quanto a sublingual e a bucal e mais efetiva do que a VO e apresentar menos paraefeitos.[48-51] Os efeitos adversos mais comuns são náuseas, vômitos, diarreia e cólicas intestinais e são dose-dependentes e dose-cumulativos. Febre transitória que cessa algumas horas após o término do uso pode ocorrer em 5 a 10% das pacientes.[52]

A dose preconizada de misoprostol no preparo de colo para esvaziamento cirúrgico por AMIU é de 400 µg pelo menos 3 horas antes do procedimento.[49-51] Recentemente, um ensaio clínico randomizado mostrou que uma dose de 200 µg de misoprostol também pode ser utilizada para preparo do colo antes do esvaziamento uterino com AMIU, desde que o intervalo entre a aplicação e o procedimento seja maior do que 6 horas.[53] Essa alternativa pode ser útil para a diminuição de custos e nos locais onde o serviço de saúde precisa de mais tempo para agendar a AMIU.

ABORTAMENTO INCOMPLETO, ABORTAMENTO INEVITÁVEL E GESTAÇÃO INTERROMPIDA DE SEGUNDO TRIMESTRE

Quando ocorre a eliminação parcial dos produtos da concepção ou há diagnóstico de morte fetal intrauterina no segundo trimestre da gestação, a decisão quanto ao manejo dependerá da existência de dilatação do colo uterino e da presença de partes fetais intrauterinas. Nas situações em que o feto já foi expulso e o sangramento vaginal não for excessivo, o manejo pode ser semelhante ao do primeiro trimestre, com conduta expectante, medicamentosa ou cirúrgica. Quando há feto intrauterino com IG ≥ 12 semanas retido, há necessidade de induzir a expulsão do feto inicialmente e, após, fazer a reavaliação quanto à indicação do esvaziamento uterino cirúrgico.

Para a indução da expulsão fetal, é necessário produzir contrações uterinas efetivas, a fim de promover a dilatação cervical. Utiliza-se normalmente misoprostol em doses repetidas até a eliminação. O uso de mifepristona 200 mg – um antiprogestógeno indisponível no Brasil – 24 horas antes do início da administração do misoprostol reduz o tempo de indução em até 50%.[52]

O uso de misoprostol com ou sem mifepristona no segundo trimestre produz baixas taxas de retenção placentária (< 10%). Dessa forma, preconiza-se que a AMIU e a curetagem uterina não sejam realizadas como rotina subsequentemente, sendo estas reservadas às pacientes que apresentam sangramento significativo, febre ou retenção de placenta por pelo menos 3 a 4 horas.[43]

O misoprostol por via vaginal, na dose de 400 µg de 4/4 horas, é mais efetivo do que a mesma dose VO com o mesmo intervalo.[54] Segundo as diretrizes da Society of Family Planning,[52] entre os diversos regimes de uso do misoprostol, a dose de 400 µg via vaginal de 3/3 horas, até cinco doses, parece ser a dose ótima (grau de recomendação A).[55] A taxa de sucesso de abortamento em 48 horas com esse regime chega a 90%.[56] De forma alternativa, pode-se utilizar uma dose inicial mais alta, entre 600 e 800 µg, seguida por dose de 200 µg via vaginal de 3/3 horas.[52]

O risco de ruptura uterina com uso de misoprostol na indução do abortamento de segundo trimestre é de 0,28% em pacientes com cesariana prévia e de 0,04% nas pacientes sem cesariana prévia.[57]

De modo alternativo, a ocitocina em infusão com altas doses pode ser utilizada para indução da expulsão fetal no segundo trimestre com eficácia similar à do misoprostol. O incremento de dose é necessário, devido à presença de reduzida quantidade de receptores de ocitocina no miométrio na gestação inicial. O regime sugerido é a infusão inicial de solução salina contendo 50 ou 100 unidades internacionais (UI) de ocitocina durante 3 horas, seguida de 1 hora de intervalo sem ocitocina para evitar a intoxicação hídrica pelo seu efeito antidiurético. Então, a dose de ocitocina é acrescida em 50 UI em nova infusão durante 3 horas. Repete-se esse ciclo até a expulsão fetal sem ultrapassar a dose máxima de infusão de 300 UI em 3 horas.[6,52]

Em caso de falha na indução do abortamento de segundo trimestre após 24 horas de manejo, não há boa evidência científica quanto à melhor conduta. Pode-se proceder à realização de um intervalo de pausa na indução com retomada do mesmo regime, alteração da dose e do aprazamento do mesmo agente, troca de agente de indução ou dilatação mecânica com velas de Hegar e evacuação uterina.[52]

As taxas de complicações, como hemorragia com necessidade de transfusão, infecção com necessidade de antimicrobiano intravenoso (IV), lesão de órgãos pélvicos e reinternação hospitalar, são similares entre a indução com misoprostol e a dilatação e evacuação, diferindo apenas quanto à incidência de abortamento incompleto, que é mais frequente com a indução medicamentosa.[58]

ABORTAMENTO INFECTADO

O abortamento infectado ocorre por ascensão de bactérias à cavidade endometrial com colonização dos produtos da concepção e posterior extensão para o miométrio, evoluindo para parametrite, peritonite, sepse e, raramente, endocardite.[6]

Uma vez que o abortamento infectado pode ocorrer após o aborto espontâneo – embora com mais frequência após aborto provocado, principalmente clandestino –, a sua prevalência varia conforme a legalidade da prática de aborto voluntário e as condições socioeconômicas da população em cada país. O diagnóstico é feito por quadro de sangramento vaginal fétido ou purulento, febre, dor à palpação uterina e dor abdominal baixa, podendo apresentar sinais de peritonite e, em casos mais graves, quadro de choque séptico.[13,59,60]

No HCPA, utiliza-se o achado de leucocitose > 14.000 como critério diagnóstico para abortamento infectado mesmo na ausência de febre e sangramento fétido, uma vez que esse ponto de corte corresponde ao percentil 99 do leucograma em gestações normais.[61]

O manejo preliminar inclui início precoce de terapia antimicrobiana IV, investigação de falência renal e respiratória, conforme sintomas, reposição volêmica e eletrolítica e transfusão sanguínea, quando indicadas, e esvaziamento uterino assim que tiver sido iniciada a infusão de antimicrobiano. Em caso de abortamento de segundo trimestre com feto intrauterino, inicia-se a indução de esvaziamento uterino com misoprostol, independentemente da vitalidade fetal, uma vez que não há possibilidade de manutenção de gestação com infecção intra-amniótica.

Entre as complicações do abortamento séptico, estão coagulação intravascular disseminada, insuficiência renal aguda, síndrome da angústia respiratória aguda, fascite necrosante com necessidade de debridamento cirúrgico, formação de abscesso tubo-ovariano e necessidade de laparotomia para drenagem de abscesso, salpingectomia, ooforectomia e/ou histerectomia.[59]

Um estudo realizado na Índia em um hospital terciário encontrou incidência de 6,78% de abortamento séptico. Esses casos de sepse foram estratificados por gravidade da infecção: grau I – infecção restrita ao útero (61,9%); grau II – infecção restrita à pelve e ao abdome, sem sinais de generalização (19,04%); grau III – sepse com febre, hipotermia, taquicardia, taquipneia e inadequada perfusão de órgãos (9,52%); e grau IV – choque séptico, caracterizado por sepse com pressão arterial sistólica < 90 mmHg (9,52%). Foi realizado *swab* cervical em todos os casos, com 52,38% sem crescimento bacteriano. Entre os 47,62% dos casos de culturas positivas, os germes mais prevalentes foram *Escherichia coli*, seguidos por *S. aureus*, com antibiograma demonstrando sensibilidade à gentamicina e à amicacina em 75%. As complicações do abortamento séptico ocorreram em um terço das pacientes (14 casos), e, entre estas, as mais frequentes foram peritonite (50%), abscesso pélvico (42,85%), insuficiência renal (42,85%), choque séptico (28,57%), perfuração uterina (21,42%), lesão vesical (7,14%) e fístula enterovaginal (7,14%).[60]

Um esquema antimicrobiano IV de amplo espectro com cobertura para bactérias aeróbias e anaeróbias é fundamental para a redução da morbimortalidade do abortamento séptico.[44] No HCPA, considerando-se a necessidade de cobertura de amplo espectro, são utilizadas gentamicina 240 mg a cada 24 horas (3-5 mg/kg/dia) e clindamicina 900 mg de 8/8 horas. Associa-se penicilina 5 milhões de UI ou ampicilina 1 g de 6/6 horas em caso de infecção grave, para cobertura de bactérias gram-positivas (estreptococos). Infecções mais graves com choque tóxico e maior mortalidade, embora raras, têm sido associadas a *Streptococcus pyogenes*, *C. perfringens* e *Clostridium sordellii*.[6]

O esquema de uso de dose única diária de 5 mg/kg de gentamicina e 2.700 mg de clindamicina comparado com o uso tradicional de doses fracionadas de 1,5 mg/kg de gentamicina e 900 mg de clindamicina de 8/8 horas para tratamento de endometrite pós-parto apresentou similaridade na taxa de cura da infecção.[62]

O critério de cura da infecção corresponde à evolução de 48 horas de melhora clínica, caracterizada por ausência de febre, redução da dor e do sangramento vaginal e melhora dos parâmetros laboratoriais. Nesse caso, a terapia com antimicrobianos deve ser suspensa, e não há indicação de uso de antimicrobiano VO após a alta hospitalar.[63]

A infecção após aborto pode provocar sequelas em longo prazo, como infertilidade, dor pélvica crônica e dispareunia, que são resolvidas com a pronta identificação e a instituição de tratamento precoce.[64]

TÉCNICA DE ASPIRAÇÃO MANUAL INTRAUTERINA

A AMIU para abortamento de primeiro ou de segundo trimestre após expulsão fetal foi desenvolvida para ser realizada sob analgesia de bloqueio paracervical, mas pode ser feita sob sedação IV assistida por anesthesiologista.

TÉCNICA DE BLOQUEIO PARACERVICAL

- Após a exposição do colo com espéculo, realiza-se assepsia com solução de clorexidina aquosa.
- Injeta-se de 1 a 2 mL de anestésico no local onde será fixada a pinça de Pozzi (nas posições 12 horas ou 6 horas).
- Fixa-se o colo com pinça de Pozzi no sítio de anestesia.
- Realiza-se uma leve tração do colo para delimitar a transição das mucosas cervical e vaginal.
- Puncionam-se dois pontos no colo (posições 2 horas e 10 horas ou posições 4 horas e 8 horas), com 1,5 a 3 cm de profundidade, em transição cervicovaginal, e aspira-se antes da injeção, para evitar injeção intravascular.
- Injeta-se lentamente de 2 a 5 mL de solução de lidocaína, nos dois pontos no colo do útero.
- A dose máxima de lidocaína a ser aplicada em bloqueio paracervical é de 4,5 mg/kg/dose ou entre 200 e 300 mg (cerca de 20 mL de lidocaína a 1% ou 40 mL de lidocaína a 0,5%).

Após o bloqueio paracervical com ou sem sedação, procede-se à histerometria e avalia-se a dilatação do colo uterino. É importante certificar-se da posição uterina (anteversofletido ou retroverso) para reduzir o risco de perfuração.

Caso não haja dilatação suficiente para a menor cânula disponível, realiza-se dilatação com dilatadores específicos de AMIU, com calibre progressivamente maior, mantendo tração suave do colo com pinça de Pozzi.

Escolhe-se uma cânula de aspiração de 4 a 14 mm, conforme a dilatação do colo e o volume uterino, de acordo com a Tabela 13.1. A cânula ideal deve ser a maior que puder ser inserida no orifício cervical interno sem forçar e que fique ajustada, permitindo a formação do vácuo e evitando o esvaziamento incompleto por perda da sucção.

Após a inserção da cânula escolhida até o meio da cavidade endometrial, realiza-se o vácuo na seringa de AMIU, com as válvulas laterais travadas até a fixação do êmbolo, e, segurando a pinça de Pozzi e a cânula com uma mão e a seringa com a outra, conecta-se a cânula à seringa.

Estabelecida a conexão, as válvulas são liberadas, e o vácuo é transmitido para a cavidade endometrial, aspirando os produtos da concepção para o interior da seringa e promovendo a contração uterina em torno da cânula.

Então, deve-se girar suavemente a cânula 180° para cada lado e movimentá-la em direção ao fundo uterino e em direção ao colo.

Quando a seringa estiver cheia ou ocorrer perda do vácuo, desconecta-se a seringa da cânula; mantendo esta no útero, esvazia-se a seringa em uma cuba e refaz-se o vácuo.

Repete-se a aspiração até o esvaziamento completo, que é percebido pela parada de saída de material placentário, redução do sangramento, que se torna bolhoso, percepção de superfície áspera endometrial sendo raspada pela cânula e dificuldade para girar a cânula que está sendo comprimida pelo útero contraído.

Antes de encerrar o procedimento, é importante certificar-se de que a quantidade e o aspecto do material aspirado são compatíveis com a IG. Também é importante avaliar a presença de vesículas (vilos hidrópicos) características de gestação molar.

Após a inspeção do material, retiram-se a cânula e a pinça de Pozzi do colo do útero, realiza-se a limpeza deste com gaze para avaliar sangramento residual – que deve ser mínimo – e retira-se o espéculo.

A paciente deve permanecer em sala de recuperação se tiver sido submetida à sedação até a

Tabela 13.1 – Cânula de aspiração manual intrauterina conforme idade gestacional (IG) por data da última menstruação

TAMANHO UTERINO POR SEMANAS DE IG	CÂNULA SUGERIDA (DIÂMETRO EM mm)
4-6	4-7
7-9	5-10
9-12	8-12
12-14	10-14

Fonte: World Health Organization.[55]

completa recuperação anestésica antes de receber alta. Em caso de bloqueio paracervical, a paciente pode ser liberada imediatamente.[6,55]

TÉCNICA DE CURETAGEM UTERINA

Procede-se à assepsia perineal e, após a sedação, à embrocação vaginal com clorexidina aquosa. Insere-se o espéculo para expor o colo, que deve ser apreendido com pinça de Pozzi na posição 12 horas. Verificam-se a histerometria e a dilatação cervical. Escolhe-se a cureta de maior calibre que passe pelo orifício cervical interno, a fim de reduzir o risco de perfuração.

> A cureta deve ser segurada apenas entre os dedos indicador e polegar, para evitar movimentos com força excessiva. Realizam-se movimentos lineares do fundo uterino em direção ao orifício cervical interno, primeiramente em parede anterior, prosseguindo para paredes laterais e parede posterior.

De modo similar ao que ocorre com a AMIU, o procedimento encerra-se quando não há mais saída de material, o sangue torna-se bolhoso e percebe-se a superfície áspera do endométrio sendo raspada. Sendo a quantidade de material compatível com o esvaziamento completo e o sangramento residual mínimo, retiram-se a pinça de Pozzi e o espéculo.

Após a curetagem, a paciente permanece em sala de recuperação pós-anestésica até a completa recuperação antes da alta.[6]

ANESTESIA PARA ASPIRAÇÃO MANUAL INTRAUTERINA

A tolerabilidade e a segurança da AMIU com bloqueio paracervical sem sedação da consciência foram demonstradas por um estudo inglês com 79% das pacientes com baixos escores de dor (escore ≤ 3 – escala de 0-10).[65]

Um estudo que comparou o uso de analgésicos opioides associados a benzodiazepínicos na sedação VO versus sedação IV evidenciou maiores escores de dor intraoperatória na sedação VO.[66]

Um estudo retrospectivo com 62.125 abortamentos cirúrgicos de primeiro e segundo trimestres em pacientes submetidas à sedação profunda com propofol (anestésico IV) evidenciou apenas um caso de necessidade de intubação endotraqueal e nenhum caso de aspiração pulmonar perioperatória e demonstrou a segurança dessa técnica de anestesia para pacientes ambulatoriais.[67]

COMPARAÇÃO ENTRE ASPIRAÇÃO MANUAL INTRAUTERINA E CURETAGEM

Um estudo que comparou custo e tempo de hospitalização em pacientes submetidas à AMIU e curetagem uterina para abortamento de primeiro trimestre mostrou custo médio três vezes maior para curetagem e média de duração de cuidado hospitalar de 4 horas para AMIU e de 20 horas para curetagem.[68]

Complicações do abortamento

> Segundo a OMS, as complicações do abortamento constituem a quarta maior causa de mortalidade materna no mundo, correspondendo a 7,9% dos casos de morte materna em um levantamento realizado em 115 países.[69]

A retenção de produtos da concepção após o manejo inicial de abortamento de forma expectante, medicamentosa ou cirúrgica deve ser suspeitada na presença de sangramento persistente associado à dor abdominal e no transoperatório quando o material aspirado não tem quantidade compatível com a IG. Nesses casos, pode-se optar por manejo expectante, medicamentoso ou cirúrgico, conforme as condições clínicas e o desejo da paciente.[55]

A ocorrência de hemorragia após o aborto pode ser decorrente de laceração de colo, retenção de produtos da concepção, coagulopatia e perfuração uterina, e o manejo corresponderá à gravidade do sangramento, com reposição volêmica, transfusão sanguínea, reposição de fatores de coagulação, sutura de laceração, reesvaziamento uterino, uso de uterotônicos (misoprostol, metilergometrina e ocitocina) e possibilidade de laparotomia exploradora.[55]

⚠️ **O abortamento inseguro** é definido como o procedimento para interrupção de gestação indesejada executado por pessoa inabilitada e/ou em ambiente sem as condições adequadas de assepsia e é responsável por 13% da mortalidade materna e por cerca de 5 milhões de internações hospitalares por complicações mundialmente. Um estudo multicêntrico da OMS com 314.623 abortamentos em 23 países, sem identificação de abortos provocados ou espontâneos, demonstrou prevalência de desfechos graves (mortes maternas e situações de risco de morte) de cerca de 10%, sendo superior em países com maior restrição legal ao aborto. Entre as pacientes com desfechos graves, as mulheres com idade inferior a 20 anos, sem parceiro e com IG acima de 14 semanas apresentaram maior risco de morte. O procedimento para esvaziamento uterino mais utilizado foi a curetagem uterina. As intervenções mais frequentes no grupo de desfechos graves foram transfusão de hemoderivados e uso de antimicrobianos. Comparando-se as que evoluíram para morte com aquelas com condições de risco de morte, o uso de antimicrobianos, a laparotomia e a histerectomia foram mais frequentes nas primeiras. Globalmente, a hemorragia pós-aborto foi a causa mais comum de desfecho grave, mas a infecção, associada ou não à hemorragia, foi a principal causa de morte.[70]

A incidência de infecção após abortamento cirúrgico é de 0,5%, e após abortamento com misoprostol vaginal, de 0,45%, conforme metanálises. O quadro clínico de infecção pós-aborto pode compreender dor anexial, febre, dor à palpação uterina, dor pélvica, sangramento excessivo ou persistente, massa anexial, secreção purulenta em canal endocervical e vagina e dor à mobilização do colo uterino. Dificilmente é possível realizar o diagnóstico diferencial entre endometrite e salpingite após o aborto, e o tratamento deve ser semelhante ao da doença inflamatória pélvica, uma vez que, em geral, a etiologia é polimicrobiana, e os agentes mais frequentemente isolados são clamídia e gonococo. O tratamento pode ser ambulatorial para casos leves, seguindo esquema recomendado pelo Centers for Disease Control and Prevention (CDC) e pelo Royal College of Obstetricians and Gynaecologists (RCOG) com ceftriaxona 250 mg IM em dose única associada à doxiciclina 100 mg de 12/12 horas, durante 14 dias (ou azitromicina 1 g semanal, durante 2 semanas) e metronidazol 500 mg de 12/12 horas, durante 14 dias. Para casos mais graves com indicação de internação, o CDC e o RCOG preconizam o uso parenteral de gentamicina e clindamicina associadas ou não ao metronidazol. Após a melhora clínica, ocorre a suspensão do antimicrobiano parenteral, e a terapia antimicrobiana deve ser continuada com doxiciclina e metronidazol VO, completando 14 dias de tratamento.[64]

O uso de 400 µg de misoprostol via vaginal 3 horas antes do procedimento reduz o risco de complicações da AMIU em abortamento de primeiro trimestre, como laceração de colo e esvaziamento uterino incompleto com necessidade de reesvaziamento. Não houve redução de perfuração uterina ou infecção pós-procedimento.[71]

Um estudo retrospectivo com 246 pacientes com gestação interrompida de primeiro trimestre ou abortamento incompleto de primeiro e segundo trimestres submetidas à AMIU, após o preparo de colo com misoprostol, evidenciou 3,26% de reesvaziamento uterino por retenção de produtos da concepção, 1,63% de infecção e nenhum caso de perfuração uterina ou sangramento grave com necessidade de transfusão.[72] Também foi encontrada uma baixa taxa de complicações (2%) com o uso de AMIU sem sedação em abortamento de primeiro trimestre.[65]

⚠️ A perfuração uterina ocorre devido à passagem de instrumento cirúrgico (histerômetro, pinça de preensão, cânula de AMIU, cureta) da cavidade endometrial para a cavidade peritoneal por transfixação do miométrio, e é mais comum em úteros em situação retrovertida. Essa complicação pode ser percebida durante o procedimento pela perda da resistência do fundo uterino à introdução do instrumento, que progride mais do que o esperado para o tamanho uterino correspondente à IG, e é identificada previamente pelo toque bimanual. Muitas vezes, a perfuração pode não ser identificada e tem resolução espontânea sem intervenção. Entretanto, quando há suspeita de perfuração, o procedimento deve ser interrompido, e a paciente, mantida em observação. A investigação complementar com laparoscopia está indicada quando a perfuração ocorre com cânula de aspiração ou cureta, devido à possibilidade de lesão de alças intestinais, vasos sanguíneos ou bexiga. Em caso de confirmação de lesão de estruturas pélvicas, a conversão para laparotomia pode ser necessária para correção.[6,55]

A ocorrência de sinequias uterinas, podendo levar à amenorreia (síndrome de Asherman) e à infertilidade, é uma complicação tardia rara relacionada com a curetagem uterina.[6]

Uso de imunoglobulina anti-RhO

A administração de imunoglobulina anti-RhO para profilaxia de aloimunização Rh em gestantes Rh-negativas é bem estabelecida para o término de gestação no terceiro trimestre, quando há maior volume de sangue fetal que pode ser exposto à circulação materna.[73] Entretanto, há controvérsias quanto às recomendações de uso em abortamento de primeiro e segundo trimestres.[74]

O RCOG atualizou, em 2020, as recomendações para o uso de imunoglobulina em abortamentos por meio das diretrizes do National Institute for Health and Care Excellence (NICE), que fornece as diretrizes do National Health Service (NHS) da Inglaterra. Conforme as evidências atuais da literatura, a recomendação do NICE é a administração de imunoglobulina anti-D para mulheres Rh-negativas com abortamento acima de 10 semanas de gestação e para aquelas submetidas a procedimento cirúrgico antes das 10 semanas de gestação.[75]

Considerando-se a gravidade do potencial risco de uma sensibilização com a ocorrência de doença hemolítica em gestação futura e a segurança de uso da imunoglobulina com poucos paraefeitos, o American College of Obstetricians and Gynecologists (ACOG) recomenda o seu uso nos abortamentos de mulheres Rh-negativas independentemente de manipulação uterina.[6,76]

A Federação Brasileira das Associações de Ginecologia e Obstetrícia (Febrasgo) recomenda o uso de imunoglobulina anti-Rh em todas as mulheres Rh-negativas com ameaça de abortamento ou abortamento, espontâneo ou induzido, com a dose-padrão de 300 μg, podendo-se utilizar a dose de 50 μg no primeiro trimestre.[77]

A Società Italiana di Ginecologia e Ostetricia (SIGO) também recomenda o uso da imunoglobulina em casos de abortamento de primeiro e segundo trimestres (nível de evidência 2C).[78]

A OMS recomenda que não seja administrada imunoglubulina anti-RhO em abortamentos de menos de 12 semanas, mesmo os de manejo cirúrgico, devido à baixa probabilidade de isoimunização nessas situações. Mantém-se a recomendação de uso da imunoglobulina para as perdas gestacionais acima de 12 semanas.[43]

A aloimunização Rh ocorre em 2% das gestações Rh-negativas com aborto espontâneo completo e pode chegar a 5% com aborto induzido. O ACOG preconiza o uso intramuscular, em até 72 horas do abortamento, de dose de 300 μg de imunoglobulina anti-RhO para todas as IGs, e pode-se usar microdose de 50 μg para IG ≤ 12 semanas. O uso dessa dose menor é indicado porque o volume de sangue total de um feto de 12 semanas é de cerca de 4,2 mL, e 50 μg de imunoglobulina são suficientes para neutralizar até 5 mL de sangue fetal.[6,76,78]

Ainda mais controversa é a indicação de uso de imunoglobulina em gestantes Rh-negativas com ameaça de abortamento. O RCOG e o ACOG recomendam que se deve utilizar imunoglobulina anti-RhO em casos de ameaça de abortamento acima de 12 semanas e, antes dessa IG, apenas se o sangramento for volumoso (grau de recomendação C).[18]

Anticoncepção pós-abortamento

Após abortamento não infectado de primeiro trimestre, anticoncepcionais hormonais combinados (orais, injetáveis, transdérmicos e anel vaginal), anticoncepcionais de progestógenos isolados (orais, injetáveis, implante subcutâneo, dispositivo intrauterino [DIU] hormonal), DIU de cobre e preservativo não apresentam restrição ao uso imediato (categoria 1 dos critérios de elegibilidade da OMS). Após abortamento não infectado de segundo trimestre, apenas o DIU hormonal e o DIU de cobre têm categoria 2 dos critérios de elegibilidade (os benefícios superam os riscos), e os demais métodos permanecem na categoria 1.[43]

Entretanto, nos casos de abortamento infectado de primeiro e segundo trimestres, os DIUs hormonal e de cobre apresentam contraindicação para uso imediato, com categoria 4 dos critérios de elegibilidade (os riscos superam os benefícios), e os demais métodos citados não apresentam restrição devido à infecção (categoria 1).[43]

REFERÊNCIAS

1. Brasil. Ministério da Saúde. Atenção humanizada ao abortamento: norma técnica. 2. ed. Brasília: MS; 2011.
2. Regan L, Rai R. Epidemiology and the medical causes of miscarriage. Baillieres Best Pract Res Clin Obstet Gynaecol. 2000;14(5):839-54.
3. Wyatt PR, Owolabi T, Meier C, Huang T. Age-specific risk of fetal loss observed in a second trimester serum screening population. Am J Obstet Gynecol. 2005;192(1):240-6.
4. Hardy K, Hardy PJ. 1(st) trimester miscarriage: four decades of study. Transl Pediatr. 2015;4(2):189-200.
5. Sapra KJ, Joseph KS, Galea S, Bates LM, Louis GM, Ananth CV. Signs and symptoms of early pregnancy loss. Reprod Sci. 2017;24(4):502-13.
6. Cunningham FG, Leveno KJ, Bloom SL, Dashe JS, Hoffman BL, Casey BM, et al. Williams obstetrics. 25th ed. New York: McGraw-Hill; 2018.
7. Huancahuari N. Emergencies in early pregnancy. Emerg Med Clin North Am. 2012;30(4):837-47.
8. Doubilet PM, Benson CB, Bourne T, Blaivas M; Society of Radiologists in Ultrasound Multispecialty Panel on Early First Trimester Diagnosis of Miscarriage and Exclusion of a Viable Intrauterine Pregnancy, Barnhart KT, et al. Diagnostic criteria for nonviable pregnancy early in the first trimester. N Engl J Med. 2013;369(15):1443-51.
9. Saraswat L, Bhattacharya S, Maheshwari A, Bhattacharya S. Maternal and perinatal outcome in women with threatened miscarriage in the first trimester: a systematic review. BJOG. 2010;117(3):245-57.
10. Tongsong T, Srisomboon J, Wanapirak C, Sirichotiyakul S, Pongsatha S, Polsrisuthikul T. Pregnancy outcome of threatened abortion with demonstrable fetal cardiac activity: a cohort study. J Obstet Gynaecol. 1995;21(4):331-5.
11. Hasan R, Baird DD, Herring AH, Olshan AF, Jonsson Funk ML, Hartmann KE. Association between first-trimester vaginal bleeding and miscarriage. Obstet Gynecol. 2009;114(4):860-7.
12. Condous G, Okaro E, Khalid A, Bourne T. Do we need to follow up complete miscarriages with serum human chorionic gonadotrophin levels? BJOG. 2005;112(6):827-9.
13. Stubblefield PG, Grimes DA. Septic abortion. N Engl J Med. 1994;331(5):310-4.
14. Morgan J, Roberts S. Maternal sepsis. Obstet Gynecol Clin North Am. 2013;40(1):69-87.
15. Tuuli MG, Norman SM, Odibo AO, Macones GA, Cahill AG. Perinatal outcomes in women with subchorionic hematoma: a systematic review and meta-analysis. Obstet Gynecol. 2011;117(5):1205-12.
16. Seeber BE. What serial hCG can tell you, and cannot tell you, about an early pregnancy. Fertil Steril. 2012;98(5):1074-7.
17. Giobbe M, Fazzio M, Boni T. Ruolo attuale del riposo a letto nella minaccia d'aborto [Current role of bed-rest in threarened abortion]. Minerva Ginecol. 2001;53(5):337-40.
18. Sotiriadis A, Papatheodorou S, Makrydimas G. Threatened miscarriage: evaluation and management. BMJ. 2004;329(7458):152-5.
19. Aleman A, Althabe F, Belizán J, Bergel E. Bed rest during pregnancy for preventing miscarriage. Cochrane Database Syst Rev. 2005;2005(2):CD003576.
20. Devaseelan P, Fogarty PP, Regan L. Human chorionic gonadotrophin for threatened miscarriage. Cochrane Database Syst Rev. 2010;(5):CD007422.
21. Wahabi HA, Fayed AA, Esmaeil SA, Bahkali KH. Progestogen for treating threatened miscarriage. Cochrane Database Syst Rev. 2018;8(8):CD005943.
22. Carp H. A systematic review of dydrogesterone for the treatment of threatened miscarriage. Gynecol Endocrinol. 2012;28(12):983-90.
23. Li L, Zhang Y, Tan H, Bai Y, Fang F, Faramand A, et al. Effect of progestogen for women with threatened miscarriage: a systematic review and meta-analysis. BJOG. 2020;127(9):1055-63.
24. Coomarasamy A, Devall AJ, Cheed V, Harb H, Middleton LJ, Gallos ID, et al. A randomized trial of progesterone in women with bleeding in early pregnancy. N Engl J Med. 2019;380(19):1815-24.
25. Nielsen S, Hahlin M. Expectant management of first-trimester spontaneous abortion. Lancet. 1995;345(8942):84-6.
26. Luise C, Jermy K, May C, Costello G, Collins WP, Bourne TH. Outcome of expectant management of spontaneous first trimester miscarriage: observational study. BMJ. 2002;324(7342):873-5.
27. Jauniaux E, Johns J, Burton GJ. The role of ultrasound imaging in diagnosing and investigating early pregnancy failure. Ultrasound Obstet Gynecol. 2005;25(6):613-24.
28. Ankum WM, Wieringa-De Waard M, Bindels PJ. Management of spontaneous miscarriage in the first trimester: an example of putting informed shared decision making into practice. BMJ. 2001;322(7298):1343-6.
29. Pauleta JR, Clode N, Graça LM. Expectant management of incomplete abortion in the first trimester. Int J Gynaecol Obstet. 2009;106(1):35-8.
30. Rafi J, Khalil H. Expectant management of miscarriage in view of NICE Guideline 154. J Pregnancy. 2014;2014:824527.
31. Musik T, Grimm J, Juhasz-Böss I, Bäz E. Treatment options after a diagnosis of early miscarriage: expectant, medical, and surgical. Dtsch Arztebl Int. 2021;118(46):789-94.

32. Ghosh J, Papadopoulou A, Devall AJ, Jeffery HC, Beeson LE, Do V, et al. Methods for managing miscarriage: a network meta-analysis. Cochrane Database Syst Rev. 2021;6(6):CD012602.

33. Trinder J, Brocklehurst P, Porter R, Read M, Vyas S, Smith L. Management of miscarriage: expectant, medical, or surgical? Results of randomised controlled trial (miscarriage treatment (MIST) trial). BMJ. 2006;332(7552):1235-40.

34. Bagratee JS, Khullar V, Regan L, Moodley J, Kagoro H. A randomized controlled trial comparing medical and expectant management of first trimester miscarriage. Hum Reprod. 2004;19(2):266-71.

35. Bique C, Ustá M, Debora B, Chong E, Westheimer E, Winikoff B. Comparison of misoprostol and manual vacuum aspiration for the treatment of incomplete abortion. Int J Gynaecol Obstet. 2007;98(3):222-6.

36. Lemmers M, Verschoor MA, Oude Rengerink K, Naaktgeboren C, Opmeer BC, Bossuyt PM, et al. MisoREST: surgical versus expectant management in women with an incomplete evacuation of the uterus after misoprostol treatment for miscarriage: a randomized controlled trial. Hum Reprod. 2016;31(11):2421-7.

37. Zhang J, Gilles JM, Barnhart K, Creinin MD, Westhoff C, Frederick MM, et al. A comparison of medical management with misoprostol and surgical management for early pregnancy failure. N Engl J Med. 2005;353(8):761-9.

38. Niinimäki M, Pouta A, Bloigu A, Gissler M, Hemminki E, Suhonen S, et al. Immediate complications after medical compared with surgical termination of pregnancy. Obstet Gynecol. 2009;114(4):795-804.

39. Rausch M, Lorch S, Chung K, Frederick M, Zhang J, Barnhart K. A cost-effectiveness analysis of surgical versus medical management of early pregnancy loss. Fertil Steril. 2012;97(2):355-60.

40. Low N, Mueller M, Van Vliet HA, Kapp N. Perioperative antibiotics to prevent infection after first-trimester abortion. Cochrane Database Syst Rev. 2012;2012(3):CD005217.

41. Titapant V, Cherdchoogieat P. Effectiveness of cefoxitin on preventing endometritis after uterine curettage for spontaneous incomplete abortion: a randomized controlled trial study. J Med Assoc Thai. 2012;95(11):1372-7.

42. Lissauer D, Wilson A, Hewitt CA, Middleton L, Bishop JRB, Daniels J, et al. A randomized trial of prophylactic antibiotics for miscarriage surgery. N Engl J Med. 2019;380(11):1012-21.

43. World Health Organization. Abortion care guideline [Internet]. Geneva: WHO; 2022 [capturado em 20 mar. 2022]. Disponível em: https://apps.who.int/iris/ handle/10665/349316.

44. May W, Gülmezoglu AM, Ba-Thike K. Antibiotics for incomplete abortion. Cochrane Database Syst Rev. 2007;(4):CD001779.

45. Fjerstad M, Trussell J, Sivin I, Lichtenberg ES, Cullins V. Rates of serious infection after changes in regimens for medical abortion. N Engl J Med. 2009;361(2):145-51.

46. Panke CL, Bonilha MM, Loreto MS, Savaris RF. Incidence of uterine post abortion infection at Hospital de Clínicas de Porto Alegre. Is prophylactic antibiotic necessary? Rev Col Bras Cir. 2014;41(2):100-5.

47. Matovina M, Husnjak K, Milutin N, Ciglar S, Grce M. Possible role of bacterial and viral infections in miscarriages. Fertil Steril. 2004;81(3):662-9.

48. Kulier R, Kapp N, Gülmezoglu AM, Hofmeyr GJ, Cheng L, Campana A. Medical methods for first trimester abortion. Cochrane Database Syst Rev. 2011;2011(11):CD002855.

49. Fong YF, Singh K, Prasad RN. A comparative study using two dose regimens (200 microg or 400 microg) of vaginal misoprostol for pre-operative cervical dilatation in first trimester nulliparae. Br J Obstet Gynaecol. 1998;105(4):413-7.

50. Hamoda H, Ashok PW, Flett GM, Templeton A. A randomized controlled comparison of sublingual and vaginal administration of misoprostol for cervical priming before first-trimester surgical abortion. Am J Obstet Gynecol. 2004;190(1):55-9.

51. Cakir L, Dilbaz B, Caliskan E, Dede FS, Dilbaz S, Haberal A. Comparison of oral and vaginal misoprostol for cervical ripening before manual vacuum aspiration of first trimester pregnancy under local anesthesia: a randomized placebo-controlled study. Contraception. 2005;71(5):337-42.

52. Borgatta L, Kapp N; Society of Family Planning. Clinical guidelines. Labor induction abortion in the second trimester. Contraception. 2011;84(1):4-18.

53. Strelow M, Maissiat J, Savaris MS, Silva DM, Savaris RF. Lower and extended dosage of misoprostol for cervical ripening in 1st trimester miscarriage (MISO200): a randomized clinical trial. Eur J Obstet Gynecol Reprod Biol. 2022;269:30-4.

54. Akoury HA, Hannah ME, Chitayat D, Thomas M, Winsor E, Ferris LE, et al. Randomized controlled trial of misoprostol for second-trimester pregnancy termination associated with fetal malformation. Am J Obstet Gynecol. 2004;190(3):755-62.

55. World Health Organization. Clinical practice handbook for safe abortion [Internet]. Geneva: WHO; 2014 [capturado em 21 mar. 2022]. Disponível em: https://apps.who.int/iris/bitstream/handle/10665/97415/9789241548717_eng.pdf#:~:text=The%20Clinical%20practice%20handbook%20for%20safe%20abortion%20careis,guidance%20for%20health%20systems%28World%20Health%20Organization%20%5BWHO%5D%202012%29.

56. Wong KS, Ngai CS, Yeo EL, Tang LC, Ho PC. A comparison of two regimens of intravaginal misoprostol for termination of second trimester pregnancy: a randomized comparative trial. Hum Reprod. 2000;15(3):709-12.

57. Goyal V. Uterine rupture in second-trimester misoprostol-induced abortion after cesarean delivery: a systematic review. Obstet Gynecol. 2009;113(5):1117-23.

58. Grossman D, Blanchard K, Blumenthal P. Complications after second trimester surgical and medical abortion. Reprod Health Matters. 2008;16(31 Suppl):173-82.

59. Rana A, Pradhan N, Gurung G, Singh M. Induced septic abortion: a major factor in maternal mortality and morbidity. J Obstet Gynaecol Res. 2004;30(1):3-8.

60. Sreelakshmi U, Thejaswini J, Bharathi T. The outcome of septic abortion: a tertiary care hospital experience. J Obstet Gynaecol India. 2014;64(4):265-9.

61. Lurie S, Rahamim E, Piper I, Golan A, Sadan O. Total and differential leukocyte counts percentiles in normal pregnancy. Eur J Obstet Gynecol Reprod Biol. 2008;136(1):16-9.

62. Livingston JC, Llata E, Rinehart E, Leidwanger C, Mabie B, Haddad B, et al. Gentamicin and clindamycin therapy in postpartum endometritis: the efficacy of daily dosing versus dosing every 8 hours. Am J Obstet Gynecol. 2003;188(1):149-52.

63. Savaris RF, de Moraes GS, Cristovam RA, Braun RD. Are antibiotics necessary after 48 hours of improvement in infected/septic abortions? A randomized controlled trial followed by a cohort study. Am J Obstet Gynecol. 2011;204(4):301.e1-5.

64. Russo JA, Achilles S, DePineres T, Gil L. Controversies in family planning: postabortal pelvic inflammatory disease. Contraception. 2013;87(4):497-503.

65. Pillai M, Welsh V, Sedgeman K, Gazet AC, Staddon J, Carter H. Introduction of a manual vacuum aspiration service: a model of service within a NHS Sexual Health Service. J Fam Plann Reprod Health Care. 2015;41(1):27-32.

66. Allen RH, Fitzmaurice G, Lifford KL, Lasic M, Goldberg AB. Oral compared with intravenous sedation for first-trimester surgical abortion: a randomized controlled trial. Obstet Gynecol. 2009;113(2 Pt 1):276-83.

67. Dean G, Jacobs AR, Goldstein RC, Gevirtz CM, Paul ME. The safety of deep sedation without intubation for abortion in the outpatient setting. J Clin Anesth. 2011;23(6):437-42.

68. Choobun T, Khanuengkitkong S, Pinjaroen S. A comparative study of cost of care and duration of management for first-trimester abortion with manual vacuum aspiration (MVA) and sharp curettage. Arch Gynecol Obstet. 2012;286(5):1161-4.

69. Say L, Chou D, Gemmill A, Tunçalp Ö, Moller AB, Daniels J, et al. Global causes of maternal death: a WHO systematic analysis. Lancet Glob Health. 2014;2(6):e323-33.

70. Dragoman M, Sheldon WR, Qureshi Z, Blum J, Winikoff B, Ganatra B, et al. Overview of abortion cases with severe maternal outcomes in the WHO Multicountry Survey on Maternal and Newborn Health: a descriptive analysis. BJOG. 2014;121 Suppl 1:25-31.

71. Meirik O, My Huong NT, Piaggio G, Bergel E, von Hertzen H; WHO Research Group on Postovulatory Methods of Fertility Regulation. Complications of first-trimester abortion by vacuum aspiration after cervical preparation with and without misoprostol: a multicentre randomised trial. Lancet. 2012;379(9828):1817-24.

72. Milingos DS, Mathur M, Smith NC, Ashok PW. Manual vacuum aspiration: a safe alternative for the surgical management of early pregnancy loss. BJOG. 2009;116(9):1268-71.

73. Bichler J, Schöndorfer G, Pabst G, Andresen I. Pharmacokinetics of anti-D IgG in pregnant RhD-negative women. BJOG. 2003;110(1):39-45.

74. Hannafin B, Lovecchio F, Blackburn P. Do Rh-negative women with first trimester spontaneous abortions need Rh immune globulin? Am J Emerg Med. 2006;24(4):487-9.

75. Schmidt-Hansen M, Lord J, Hawkins J, Cameron S, Pandey A, Hasler E, et al. Anti-D prophylaxis para rhesus D (RhD)-negativas mulheres que fazem um aborto de uma gravidez até 13+6 gestação de semanas: uma revisão sistemática e novas diretrizes de consenso NICE. BMJ Sex Reprod Health. 2020:bmjsrh-2019-200536.

76. Karanth L, Jaafar SH, Kanagasabai S, Nair NS, Barua A. Anti-D administration after spontaneous miscarriage for preventing Rhesus alloimmunisation. Cochrane Database Syst Rev. 2013;(3):CD009617.

77. Federação Brasileira das Associações de Ginecologia e Obstetrícia. Abortamento espontâneo: classificação, diagnóstico e conduta: protocolos FEBRASGO. São Paulo: FEBRASGO; 2021.

78. Bennardello F, Coluzzi S, Curciarello G, Todros T, Villa S; Italian Society of Transfusion Medicine and Immunohaematology (SIMTI) and Italian Society of Gynaecology and Obstetrics (SIGO) working group. Recommendations for the prevention and treatment of haemolytic disease of the foetus and newborn. Blood Transfus. 2015;13(1):109-34.

14

GEMELARIDADE*

JANETE VETTORAZZI
DANIELA VANESSA VETTORI
CHRYSTIANE DA SILVA MARC
EDIMÁRLEI GONSALES VALÉRIO
JOSÉ ANTÔNIO MAGALHÃES

A ocorrência de gêmeos se dá em cerca de 1 a 2% de todas as gestações, sendo dois terços dizigóticos (não idênticos) e um terço monozigóticos (idênticos).

A incidência de gestação múltipla vem aumentando no mundo nos últimos anos, principalmente em razão das técnicas de reprodução assistida e da idade materna avançada.[1]

A prevalência dos gêmeos dizigóticos é maior em afrodescendentes do que em brancos e asiáticos e aumenta conforme a idade materna e as técnicas de reprodução assistida. Em contrapartida, a prevalência dos gêmeos monozigóticos é similar entre os grupos étnicos e não varia com a idade da mãe, mas pode ser 2 a 3 vezes maior após fertilizações *in vitro*.

A gestação gemelar é sempre considerada uma gestação de alto risco e está associada à ocorrência de mais complicações (sobressaindo a alta taxa de prematuridade) e ao aumento da morbimortalidade materna, fetal e neonatal[2] (**Quadro 14.1**). Por isso, é fundamental o encaminhamento da paciente para pré-natal de alto risco, com profissionais acostumados com o manejo desse tipo de gestação e, preferencialmente, em centro de referência.

---

*Os coautores agradecem a José Geraldo Lopes Ramos pela contribuição dada à escrita deste capítulo na edição anterior.

Quadro 14.1 – Complicações maternas e fetais associadas à gemelaridade

Maternas
- Hiperêmese
- Diabetes melito gestacional
- Distúrbios hipertensivos da gravidez
- Anemia
- Hemorragia
- Parto cesáreo
- Depressão pós-parto

Fetais e neonatais
- Morte fetal
- Morte neonatal
- Nascimento pré-termo < 37 semanas
- Nascimento com < 32 semanas:
  - Hemorragia intraventricular
  - Leucomalácia periventricular
  - Paralisia cerebral

Fonte: Modificado de American College of Obstetricians and Gynecologists.[2]

Embriologia

A corionicidade, que se refere ao tipo de placentação, não reflete zigosidade, que denota o tipo de concepção.

Em gestações dizigóticas (originadas a partir da fecundação de dois ovócitos por dois espermatozoides), cada feto tem a sua própria placenta e saco amniótico, sendo sempre dicoriônicas (DCs) e diamnióticas (DAs).

Nas gestações monozigóticas (formadas a partir da divisão mitótica de um zigoto, que resulta da fertilização de um ovócito por um espermatozoide), pode haver uso comum da placenta (gêmeos monocoriônicos [MCs]), do saco amniótico (monoamnióticos [MAs]) ou até mesmo de órgãos fetais (gêmeos unidos ou siameses). O tipo de placentação depende do momento da divisão do zigoto após a fecundação[3] (Tabela 14.1), podendo resultar em gêmeos DCs (em torno de 25% dos monozigóticos) ou MCs.

⚠️ A definição da corionicidade é clinicamente importante, devido ao risco aumentado de complicações fetais e neonatais em gestações MCs em comparação com as DCs[4,5] (Tabela 14.2).

Diagnóstico

⚠️ O diagnóstico de gestação múltipla deve ser realizado por ultrassonografia (US) de primeiro trimestre (entre 7-13 semanas), bem como pela determinação da idade gestacional (IG), da corionicidade e da amnionicidade, conforme detalhado a seguir.

- **Datação da gestação** – Realizada pela medida do comprimento cabeça-nádega (CCN). Quando houver discordância, o maior dos dois CCNs deve ser utilizado, evitando-se, assim, o risco de estimar a IG por um feto com alteração precoce do crescimento.[4-6]

Tabela 14.1 – Placentação nas gestações monozigóticas

MOMENTO DA DIVISÃO DO ZIGOTO	TIPO DE PLACENTAÇÃO
Até 3 dias pós-fecundação	Dicoriônica e diamniótica (DCDA)
Entre 4-7 dias	Monocoriônica e diamniótica (MCDA)
Entre 8-12 dias	Monocoriônica e monoamniótica (MCMA)
Entre 13-16 dias	Gemelaridade imperfeita

Fonte: Modificada de Shetty e Smith.[3]

Tabela 14.2 – Principais complicações fetais na gemelaridade relacionadas com a corionicidade

COMPLICAÇÕES FETAIS	DC	MC
Aborto (11-23 semanas)	2%	10%
Óbito perinatal (> 23 semanas)	1,5%	3%
Nascimento pré-termo (< 32 semanas)	5%	10%
Óbito de um gêmeo (2º-3º trimestre)	2,5%	5%
Crescimento discordante	8%	20%
Anormalidades estruturais maiores	1%	4%

DC, dicoriônica; MC, monocoriônica.
Fonte: Modificada de Glinianaia e colaboradores;[4] Khalil e colaboradores.[5]

- **Corionicidade** – Deve ser determinada pelo número de massas placentárias, pelo sinal do lambda ou do T e/ou pela presença e espessura de membrana(s) amniótica(s). A identificação de sexos fetais diferentes ou de duas massas placentárias claramente separadas indica gemelaridade DC. No entanto, em 3% dos casos, uma placenta MC bilobada ou com um lobo succenturiado pode dar o falso aspecto de placenta separada.[3,7] Se apenas uma massa placentária for visualizada, a melhor característica para definir a corionicidade antes de 14 semanas é o sinal do lambda (projeção triangular de tecido coriônico central entre duas camadas de âmnio), sendo indicativo de gestação DC. O sinal do lambda desaparece em aproximadamente 7% das DCs no segundo trimestre.[8] O sinal do T (membrana divisória fina, com apenas duas camadas amnióticas) reflete gestação MCDA. Em gestação sem definição de corionicidade, com IG entre 20 e 35 semanas, a medida da espessura da membrana pode ser útil (aproximadamente 2,4 mm nas DCs e 1,4 mm nas MCs).[8] Não sendo possível determinar adequadamente a corionicidade por via abdominal ou transvaginal, deve-se solicitar uma segunda

opinião para outro especialista e, se persistir a dúvida, classificar como MC por segurança no acompanhamento.[2,4-6]
- **Amnionicidade** – Deve-se verificar com atenção a presença de membrana interamniótica e, na ausência desta, procurar enovelamento de cordões (quase onipresente nas gestações MCMAs).[4,5]

A identificação precisa de cada um dos fetos, para seguimento adequado, também é importante. Para isso, podem ser utilizados posicionamento intrauterino (lado direito ou esquerdo, superior ou inferior no abdome materno), sexo dos fetos, local de inserção dos cordões e localização da(s) placenta(s).[4,5]

Particularidade dos cuidados pré-natais na gemelaridade

A gestação gemelar aumenta o risco de complicações maternas, como hiperêmese, anemia, diabetes, hemorragia, descolamento prematuro de placenta, cesariana, depressão pós-parto, hipertensão e pré-eclâmpsia, entre outras. A prematuridade é a principal complicação da gestação múltipla, tendo implicação direta nas taxas de morbimortalidade neonatal.[2]

Em 2016, foi publicado um estudo realizado pela Organização Mundial da Saúde (OMS) utilizando dados de 29 países, comparando a morbidade materna entre gestação gemelar e gestação única (4.756 gestações gemelares e 30.811 gestações únicas). As gestações gemelares apresentaram aumento de risco de duas vezes para alterações potencialmente tratáveis (hemorragia, doença hipertensiva de qualquer tipo, anemia grave, doença hepática), de três vezes para disfunção de órgãos (disfunções renal, hepática, cardiovascular, respiratória e neurológica, coagulação intravascular disseminada, alteração uterina indicando histerectomia) e de quatro vezes para morte materna (0,4% de morte no grupo gemelar vs. 0,1% de morte nas gestações únicas). A taxa de cesariana eletiva foi duas vezes maior no grupo de gestação gemelar (25,1 vs. 12,0% nas gestações únicas).[9]

O American College of Obstetricians and Gynecologists (ACOG) e a Society for Maternal Fetal Medicine (SMFM) recomendam a utilização de doses baixas de ácido acetilsalicílico (AAS) (81-160 mg/dia) como profilaxia para pré-eclâmpsia nas gestantes de alto risco, a ser iniciada entre 12 e 28 semanas (preferencialmente, antes das 16 semanas) até o parto. As pacientes consideradas de alto risco são aquelas com história prévia de pré-eclâmpsia (especialmente com desfecho adverso), gestação múltipla, hipertensão crônica, diabetes melito tipos 1 e 2, doença renal crônica e doenças autoimunes (lúpus eritematoso sistêmico [LES], síndrome do anticorpo antifosfolipídico [SAAF]).[10]

Em razão dos riscos associados à gemelaridade, a rotina de pré-natal deve ser especializada, sistematizada e com consultas mais frequentes, tendo-se em vista o rastreio precoce das complicações maternas e fetais, com o intuito de buscar o melhor desfecho para a mãe e para os fetos, minimizando riscos e melhorando a qualidade do atendimento. Considerando-se a alta prevalência de nascimentos prematuros entre gemelares, é fundamental o rastreio constante de sinais e sintomas de trabalho de parto prematuro, buscando o melhor momento para prescrição de corticosteroide, a fim de acelerar a maturidade pulmonar fetal, além da coleta de exames para pesquisa de estreptococos do grupo B. Tendo-se em vista a alta taxa de prematuridade, o momento da coleta do *swab* deve ser em torno das 32 semanas ou antes, se houver sinais de trabalho de parto prematuro.[10] No **Quadro 14.2**, está sugerida uma rotina mínima de acompanhamento pré-natal nos gemelares.

Rastreamento de anomalias cromossômicas

No Brasil, devido à baixa disponibilidade de exames séricos (fração beta da gonadotrofina coriônica humana [β-hCG, *human chorionic gonadotropin*] e proteína plasmática A associada à

> **Quadro 14.2** – Rotina de avaliação pré-natal na gestação gemelar de acordo com a idade gestacional
>
> **1º trimestre**
> - Consultas mensais
> - Exames de rotina pré-natal
> - US (datação, corionicidade e rastreamento cromossômico)
>
> **2º trimestre**
> - Consultas mensais
> - Exames de rotina pré-natal
> - Atenção especial para o rastreamento e o diagnóstico precoce de pré-eclâmpsia, anemia, diabetes, parto pré-termo e RCF
> - US (morfológica, comprimento do colo e rotina conforme corionicidade)
> - Início do uso de AAS profilático e cálcio
>
> **3º trimestre**
> - Consultas quinzenais e semanais após 32 semanas
> - Exames de rotina pré-natal e coleta de *swab* para estreptococos do grupo B, preferencialmente antes das 36 semanas
> - Atenção especial para o diagnóstico precoce de pré-eclâmpsia, parto pré-termo, descolamento prematuro de placenta e RCF
> - US (acompanhamento do crescimento fetal e Doppler colorido conforme corionicidade)
>
> AAS, ácido acetilsalicílico; RCF, restrição de crescimento fetal; US, ultrassonografia.
> **Fonte:** Modificado de American College of Obstetricians and Gynecologists.[10]

gravidez [PAPP-A, *pregnancy-associated plasma protein A*]), o rastreamento das principais anomalias cromossômicas (trissomia dos cromossomos 21, 18 e 13) é geralmente realizado pela combinação de idade materna, história prévia e marcadores ultrassonográficos (translucência nucal, osso nasal, ducto venoso, regurgitação tricúspide, frequência cardíaca fetal). Esse rastreamento é feito com IG de 11 a 13^{+6} semanas (fetos com CCN de 45-84 mm), e o risco de trissomia nos MCs é calculado por gravidez, ou seja, baseado no risco médio de ambos os fetos (pois os gêmeos compartilham o mesmo cariótipo), ao passo que, na gestação DC, o risco é calculado por feto (pois cerca de 90% dos DCs são dizigóticos, portanto com diferentes cariótipos).

A triagem de ácido desoxirribonucleico (DNA, *deoxyribonucleic acid*) livre fetal no sangue materno pode ser realizada em gestações gemelares.[11] Em geral, o seu desempenho para rastreamento da trissomia do 21 nesse contexto é encorajador, mas o número total de casos afetados descritos é menor do que em gestações de feto único, tornando difícil determinar uma taxa de detecção acurada para as trissomias do 18 e do 13.[12]

Em gestações MCs, uma translucência nucal aumentada pode, também, representar um sinal precoce de desenvolvimento futuro de síndrome de transfusão feto-fetal (STFF).[13]

Rastreamento de anomalias estruturais

A taxa de anomalia congênita maior é de cerca de 1/25 nos DCs, 1/15 nos MCDAs e 1/6 nos MCMAs.[14] As alterações associadas à gemelaridade incluem principalmente defeitos do tubo neural e da parede abdominal anterior, fendas faciais e anomalias cerebrais, cardíacas e gastrintestinais. Por conseguinte, os gêmeos devem ser examinados na US à procura de anomalias morfológicas no primeiro trimestre (11-13^{+6} semanas) e, rotineiramente, no segundo trimestre (em torno de 20-22 semanas). Além disso, os MCs devem realizar ecocardiografia fetal.[4,5]

Prematuridade na gemelaridade

A prematuridade é o fator mais importante na determinação da morbimortalidade neonatal em gêmeos, pois 60% ou mais dos nascimentos ocorrem antes das 37 semanas, e 15%, antes das 32 semanas de gestação.[15] O desencadeamento das contrações na gemelaridade ainda é incerto e pode ocorrer por meio de vários mecanismos e múltiplas causas. As estratégias de prevenção devem ser múltiplas, incluindo a realização adequada do pré-natal, o rastreio contínuo de fatores de risco, aliados a medidas farmacológicas, conforme a avaliação individual de risco de cada gestante.

⚠ O método de rastreamento preferido para o risco de parto pré-termo nas gestações gemelares é a medida do comprimento do colo uterino, por via transvaginal, realizada na mesma visita da US morfológica de segundo trimestre (18-24 semanas). Quanto menor for a medida do comprimento cervical, maior será o risco de prematuridade. O ponto de corte mais utilizado para colo curto é ≤ 25 mm, porém a sensibilidade desse achado é baixa, e o ponto de corte não é consenso na literatura, visto que alguns autores sugerem o ponto de corte como 30 mm na gemelaridade.[4,5]

Na sequência, estão descritas as principais estratégias para prevenir o parto pré-termo em gestações gemelares e algumas controvérsias.

- A administração de progesterona vaginal a mulheres assintomáticas com colo curto (≤ 25 mm) **na US de segundo trimestre** pode reduzir o risco de parto pré-termo abaixo de 30 a 35 semanas gestacionais e de óbito e morbidade neonatal sem prejuízos no neurodesenvolvimento infantil. Os subgrupos de pacientes com colo de 10 a 20 mm ou que receberam progesterona vaginal 400 mg/dia aparentemente alcançaram maiores benefícios.[19,20] Não é indicado usar progesterona de forma universal para todas as gestações múltiplas, sobretudo em caso de colo uterino > 30 mm.[16,21-23]
- A cerclagem cervical profilática de rotina não se mostrou eficaz na redução da prematuridade no gemelar. Entretanto, pode ser benéfica para pacientes com história típica de insuficiência cervical ou com colo muito curto à US (< 15 mm).[24] Além disso, a cerclagem de emergência em gestações gemelares está associada à redução da prematuridade e da morbidade, podendo ser realizada (ver Cap. 16 – Prematuridade).[24-26]
- O pessário cervical não deve ser utilizado de forma rotineira na gemelaridade,[27-28] podendo ser avaliado o seu uso em subgrupos de altíssimo risco de prematuridade[29–31] (ver Cap. 16 – Prematuridade). Em gestantes assintomáticas com colo ≤ 25 mm, a taxa de parto pré-termo espontâneo < 34 semanas foi significativamente menor no grupo do pessário do que no grupo com manejo expectante.[32]
- A hospitalização preventiva ou o repouso no leito não são recomendados, em virtude de não reduzirem as taxas de prematuridade e, além disso, estarem associados ao aumento de risco de eventos tromboembólicos.[33]
- O uso profilático de tocolíticos não previne o parto pré-termo e não diminui a morbimortalidade neonatal. A tocólise só se justifica por até 48 horas e, no cenário de trabalho de parto pré-termo agudo, a fim de permitir a administração de corticosteroides e/ou a transferência para um centro com melhores condições de receber um recém-nascido prematuro. Como primeira opção, encontram-se os inibidores do canal de cálcio e, como alternativa, os anti-inflamatórios (se IG < 32 semanas) (ver Cap. 16 – Prematuridade). Não há benefício na manutenção em longo prazo dessas medicações, o que pode, inclusive, associar-se a riscos maternos, como edema pulmonar, alterações cardíacas e diabetes.[2]
- O corticosteroide deve ser administrado a gestantes com possibilidade de nascimento, não devendo ser prescrito de forma rotineira na ausência de contrações e modificações cervicais. O benefício máximo em termos de maturidade pulmonar fetal é obtido com a dose total de 24 mg de betametasona, não sendo recomendados uso rotineiro nem repetição de múltiplas doses (ver Cap. 16 – Prematuridade).[3]
- O sulfato de magnésio está recomendado para neuroproteção fetal em todos os nascimentos antes de 32 semanas. As doses são as mesmas utilizadas nas gestações únicas (ver Cap. 16 – Prematuridade).[2]

De forma resumida, o bom senso e a individualização dos casos devem prevalecer, especialmente nas gestações trigemelares e quadrigemelares, nas quais uma avaliação constante auxiliará os profissionais nas tomadas de decisão conforme as intercorrências materno-fetais. Tendo-se em vista as evidências publicadas até o momento, as principais recomendações das intervenções na gemelaridade estão resumidas na Tabela 14.3, destacando-se que o diagnóstico e o manejo do trabalho de parto pré-termo são semelhantes aos da gestação única, estando detalhados no Capítulo 16 – Prematuridade.

Seguimento ultrassonográfico

A monitorização ultrassonográfica de rotina nas gestações gemelares não complicadas varia conforme a corionicidade, sendo de 2/2 semanas, a partir das 16 semanas, nas MCs, e de 4/4 semanas, a partir da US morfológica do segundo trimestre, nas DCs (Tabela 14.4). O seguimento mais rigoroso nas MCs objetiva rastrear, oportunamente, a STFF, além de outras complicações, como sequência anemia-policitemia em gêmeos (TAPS, *twin anemia-polycythemia sequence*) e restrição de crescimento fetal (RCF) seletiva.[4,5]

Em cada avaliação ultrassonográfica, deve-se verificar, para ambos os fetos, biometria (documentar a diferença entre os pesos fetais estimados), volume de líquido amniótico (LA) e Doppler da artéria umbilical.

Nos gêmeos MCDAs, devem-se documentar, em todos os exames, o maior bolsão vertical de LA (para triagem de STFF, a partir das 16 semanas) e o pico de velocidade sistólica (PVS) da artéria cerebral média (ACM) (para rastrear TAPS, a partir das 20 semanas).

⚠ As gestações DCs ou MCs complicadas devem ser avaliadas com maior frequência, dependendo da sua gravidade e de condições concomitantes, como diabetes, RCF, pré-eclâmpsia, entre outras (ver capítulos específicos).

O diagnóstico de RCF seletiva é mais frequente na presença de inserção marginal ou velamentosa de cordão. Sendo assim, a US deve procurar visualizar a inserção dos cordões, preferencialmente em IG precoce.

Complicações das gestações gemelares

Nas gestações gemelares, a ocorrência de desfechos adversos maternos e fetais (como RCF, pré-eclâmpsia e prematuridade) é mais frequente do

Tabela 14.3 – Recomendações para a prevenção e o manejo da prematuridade na gemelaridade

INTERVENÇÕES	RECOMENDAÇÕES
Rastreamento do parto pré-termo	Medida de colo uterino entre 18-24 semanas
Hospitalização e repouso preventivos	Não recomendados
Progesterona vaginal	Não está indicada para todos os gemelares (pode haver benefício nas gestantes com colo < 25 mm)
Pessário cervical	Não está indicado para todos os gemelares
Cerclagem profilática	Não está indicada para todos os gemelares Pode ser indicada em caso de incompetência istmocervical ou colo < 15 mm
Cerclagem de emergência	Mostrou benefícios
Tocolíticos	Uso somente na fase aguda do parto pré-termo e antes de 34 semanas
Corticosteroide preventivo sem trabalho de parto prematuro	Não recomendado
Coleta de *swab* para estreptococos	Indicada antes das 36 semanas nas gestantes sem indicação de cesariana eletiva
Sulfato de magnésio	Indicado em todos os nascimentos antes de 32 semanas

Fonte: American College of Obstetricians and Gynecologists;[2] Berghella.[26]

Tabela 14.4 – Seguimento ultrassonográfico nas gestações gemelares não complicadas	
MONOCORIÔNICAS	**DICORIÔNICAS**
US morfológica de 1º trimestre (11-13^{+6} semanas)	US morfológica de 1º trimestre (11-13^{+6} semanas)
US obstétrica com Doppler 16 semanas	–
US obstétrica com Doppler 18 semanas	–
US morfológica de 2º trimestre (20-22 semanas) Medida TV do colo uterino	US morfológica de 2º trimestre (20-22 semanas) Medida TV do colo uterino
Ecocardiografia fetal (24-28 semanas)	–
US obstétrica com Doppler de 2/2 semanas de 16 semanas até 36-36^{+6} dias semanas	US obstétrica com Doppler de 4/4 semanas, desde a US morfológica realizada no segundo trimestre até a 38-38^{+6} dias de gestação

TV, transvaginal; US, ultrassonografia.
Fonte: Modificada de Glinianaia e colaboradores;[4] Khalil e colaboradores.[5]

que na gestação de feto único, sendo importante um pré-natal em centro de referência e a atenção para o diagnóstico precoce das principais complicações.

⭐ Em relação à corionicidade, DCs e MCs têm complicações que ocorrem por diferentes mecanismos fisiopatológicos. A gestação DC pode ser pensada como duas gestações únicas crescendo lado a lado no mesmo útero, praticamente sem interferência entre elas. A gestação MC, por sua vez, tem gêmeos que compartilham o mesmo território placentário (em diferentes frações) e que, além disso, têm conexões vasculares (anastomoses) placentárias entre as circulações fetais. As anastomoses arterioarteriais (AA) e venovenosas (VV) são superficiais na placenta e têm fluxo bidirecional, ao passo que as anastomoses arteriovenosas (AV) são profundas e têm fluxo unidirecional.[35] A maioria das gestações MCs cursa sem problemas, mas algumas desenvolvem complicações graves (como RCF seletiva, STFF e TAPS), cuja patogênese subjacente associa-se com tipo, número, tamanho e localização das diferentes anastomoses.[36]

ÓBITO DE UM GÊMEO

As consequências para o gêmeo sobrevivente dependem do momento (IG) do óbito e da corionicidade.

Momento do óbito do primeiro gêmeo:

- **Óbito no 1º trimestre** – A redução espontânea de um ou mais fetos, conhecida como *vanishing twin*, ocorre em 36% das gestações gemelares e em até 53% das trigemelares.[37] O óbito de um feto nesse período aumenta o risco de abortamento em 1 a 3 semanas nos MCs, mas não há evidência de sequela neurológica nos sobreviventes.[38]
- **Óbito no 2º ou 3º trimestre** – Aumenta o risco de parto pré-termo < 34 semanas (espontâneo e iatrogênico) tanto em MCs quanto em DCs (68 vs. 57%, respectivamente; p = 0,2).[39]

Corionicidade:

⭐ • Nos MCs, devido às anastomoses vasculares entre as circulações fetais, o óbito de um gêmeo pode levar ao óbito ou à hipovolemia/isquemia com dano neurológico do segundo gêmeo (**Tabela 14.5**), havendo evidência de dano já a partir dos primeiros 30 minutos após o evento.[40]

Deve-se monitorizar o feto sobrevivente com US com Doppler, a fim de procurar sinais de anemia (por meio do PVS da ACM). O seguimento deve ser realizado a cada 2 a 4 semanas, e a interrupção da gestação, entre 34 e 36 semanas, após a administração de corticosteroide.[4,5]

Com a morte do primeiro feto, o segundo tem maior risco de mortalidade pré-natal (espontânea) e perinatal (espontânea e iatrogênica, influenciada pela IG de nascimento) (Tabela 14.5).

Em geral, a coagulopatia não está associada aos casos da morte de um dos gemelares.[41,42] As provas de coagulação podem ser feitas logo após o diagnóstico de morte fetal e repetidas mensalmente, sendo rara a ocorrência de distúrbio hemorrágico materno nesses casos.

RESTRIÇÃO DE CRESCIMENTO FETAL

A taxa de RCF em gestações gemelares não complicadas é semelhante à de fetos únicos até cerca de 28 a 32 semanas, quando, então, a taxa de crescimento dos gêmeos diminui,[43] particularmente nos MCs.

O uso de tabelas de referência para o percentil de peso específicas para gêmeos é controverso, pois esse menor crescimento no terceiro trimestre, observado na maioria das gestações gemelares, pode ser causado por algum grau de insuficiência placentária, devendo, assim, ser observado de perto.

A medida de altura uterina não deve ser utilizada à procura de RCF em gestação gemelar MC ou DC.[6]

O conceito de RCF seletiva não é consenso na literatura. A definição mais aceita é peso fetal estimado (PFE) de um dos fetos < percentil 10 e discordância (≥ 20 ou ≥ 25%) entre os pesos fetais. No entanto, há evidência de que diferenças entre os pesos acima de 18% já se associam a aumento de risco de óbito perinatal e morbidade composta.[44]

Em 2019, foi publicado um consenso de especialistas (procedimento Delphi) para tentar uniformizar a definição de RCF na gestação gemelar (Tabela 14.6).

Tabela 14.5 – Principais complicações relacionadas com o óbito fetal de um dos gêmeos

CONSEQUÊNCIAS DO ÓBITO FETAL DO GÊMEO I	DCS	MCS	
Mortalidade pré-natal do 2º gêmeo[1,2]	2-4%	12-26%	p < 0,05
Mortalidade perinatal do 2º gêmeo[2]	21%	58%	p < 0,05
Lesões cerebrais neonatais no 2º gêmeo[3]	0%	67%	p < 0,05
Anormalidades neurológicas no 2º gêmeo[1]	1%	18%	p < 0,05

DCs, dicoriônicos; MCs, monocoriônicos.
Fonte: Adaptada de Ong e colaboradores;[39] Bajoria e colaboradores;[45] Adegbite e colaboradores.[46]

Tabela 14.6 – Definições de restrição de crescimento fetal na gemelaridade (procedimento Delphi)

DICORIÔNICA	MONOCORIÔNICA
Peso de 1 feto < percentil 3	Peso de 1 feto < percentil 3
Pelo menos 2 parâmetros menores	
• PFE < percentil 10	• PFE < percentil 10
–	• CA < percentil 10
• IP da artéria umbilical > percentil 95	• IP da artéria umbilical > percentil 95
• Diferença de peso ≥ 25%	• Diferença de peso ≥ 25%

CA, circunferência abdominal; IP, índice de pulsatilidade; PFE, peso fetal estimado.
Fonte: Modificada de Khalil e colaboradores.[47]

A fórmula para calcular a discordância entre os pesos é a seguinte:

(Peso do feto maior – peso do feto menor) × 100 / peso do feto maior

A RCF seletiva ocorre em torno de 8% dos casos nos gêmeos DCs e de 20% nos MCs, mas a conduta e o prognóstico variam de acordo com a corionicidade, conforme descrito a seguir.

RESTRIÇÃO DE CRESCIMENTO FETAL SELETIVA NOS DICORIÔNICOS

Pelo fato de 90% das gestações DCs serem dizigóticas, as disparidades no tamanho dos gêmeos provavelmente se justificam pelas diferenças na constituição genética dos fetos e de suas placentas.

O manejo é semelhante ao protocolo utilizado para RCF de feto único, levando-se em consideração a definição de RCF na gestação gemelar,[47] a classificação em RCF precoce e tardia,[48] a conduta baseada em estágios[49] e os resultados do estudo TRUFFLE[50,51] (Quadro 14.3). No entanto, em se tratando de gestação gemelar DC complicada por crescimento fetal discordante, antes de 26 semanas (ou menos, conforme limiar de viabilidade da neonatologia), quem direciona a conduta é o feto com crescimento normal (pois, com nascimento antes da viabilidade, nenhum recém-nascido sobreviverá), ao passo que, após 26 semanas, quem orienta o manejo é o feto restrito, pois, após a viabilidade, ambos os recém-nascidos passam a ter chance de sobreviver.

RESTRIÇÃO DE CRESCIMENTO FETAL SELETIVA NOS MONOCORIÔNICOS E DIAMNIÓTICOS

Nos MCs, que, por definição, são monozigóticos, as diferenças nos pesos ao nascimento não podem ser explicadas por fatores genéticos. O principal fator implicado na patogênese da diferença de crescimento entre os gêmeos é a divisão desigual da massa placentária única.

A evolução clínica depende da combinação dos efeitos da insuficiência placentária no gêmeo restrito com o padrão de anastomoses placentárias (que regula a transferência de sangue interfetal). As comunicações vasculares em MCs podem, paradoxalmente, ser benéficas para o feto menor, uma vez que a transfusão proveniente do feto maior pode compensar a insuficiência placentária, interferindo, assim, na história natural da RCF que ocorre nas gestações DCs e de feto único.

Conforme descrito por Gratacós e colaboradores,[52] a RCF seletiva nos MCs é classificada em três tipos (I, II e III), de acordo com o padrão diastólico final da artéria umbilical do feto menor, os quais possuem diferentes evoluções clínicas e desfechos (Tabela 14.7). Os três padrões de Doppler podem ser observados desde muito cedo na gestação (20 semanas) e geralmente permanecem inalterados até o nascimento.[52]

O tipo III (diástole umbilical com padrão cíclico/intermitente) associa-se com grandes diferenças de peso ao nascimento, anastomoses AA

Quadro 14.3 – Conduta baseada em estágios nas gestações dicoriônicas com restrição de crescimento fetal

Estágio 1: artéria umbilical sem diástole zero/reversa
- Se PIG: US Doppler de 15/15 dias até 38 semanas
- Se RCF: US Doppler 1×/semana até 37 semanas

Estágio 2: artéria umbilical com diástole ausente (sem diástole reversa)
- US Doppler diariamente
- Se US Doppler inalterada: cesariana com 34 semanas
- IG de 26-34 semanas: cesariana se DV com IP > 1,0

Estágio 3: artéria umbilical com diástole reversa
- US Doppler diariamente
- Se US Doppler inalterada: cesariana com 32 semanas
- IG de 26-32 semanas: cesariana se DV com IP > 1,0

Estágio 4: DV com 'a' zero ou reversa
- IG ≥ 26 semanas: cesariana
- IG < 26 semanas: US Doppler 1×/semana

DV, ducto venoso; IG, idade gestacional; IP, índice de pulsatilidade; PIG, pequeno para a idade gestacional; RCF, restrição de crescimento fetal; US, ultrassonografia.
Fonte: Modificada de Figueras e Gratacos;[49] Lees e colaboradores;[50] Bilardo e colaboradores.[51]

Tabela 14.7 – Classificação da restrição de crescimento fetal seletiva em gemelares monocoriônicos

	TIPO I	TIPO II	TIPO III
Diástole da artéria umbilical	Positiva	Ausente ou reversa persistente	Formas cíclicas ausente/reversa
Taxa de divisão do território placentário	1,8	2,6	4,4
Anastomoses	Grande número, bidirecional	Número e diâmetro menor ou semelhante ao tipo I	AA em maior número e maior diâmetro Transfusão massiva para o feto menor
Discordância de peso fetal	Menor que o esperado	Grave	Grave
Doppler evolutivo	Sem piora (umbilical com diástole)	Deterioração progressiva (alteração do DV)	Sem piora (DV normal)
Evolução clínica	Estável	Descompensa 70-90% < 30 semanas Latência maior entre o início das alterações da artéria umbilical e o nascimento	Imprevisível (acidentes hemorrágicos)
IG ao nascimento	35 semanas	30 semanas	32 semanas
Óbito fetal	3-4%	30-50%	15%
Dano neurológico no sobrevivente	0%	14%	20-38%

AA, arterioarteriais; DV, ducto venoso; IG, idade gestacional.
Fonte: Adaptada de Gratacós e colaboradores.[52]

de grande calibre e curta distância entre as inserções dos cordões na placenta. Esse padrão de fluxo deve ser ativamente procurado, localizando-se a insonação Doppler próximo da inserção placentária do cordão e utilizando-se baixa velocidade de varredura.

⭐ Não há estudos clínicos randomizados (ECRs) embasando o seguimento e o melhor momento de interrupção nas gestações MCs com RCF seletiva. Como os tipos II e III se apresentam com alteração da artéria umbilical (diástole zero ou reversa) desde o diagnóstico, a piora fetal e, portanto, a decisão do nascimento baseiam-se na velocimetria do ducto venoso (IG < 32 semanas) (Quadro 14.4). Exames de bem-estar fetal (cardiotocografia e perfil biofísico fetal) e velocidade de crescimento também podem ajudar no seguimento.

O tipo III é afetado por altas taxas de perda fetal não esperada mesmo com Doppler estável. Sendo assim, o seu manejo é arbitrário. A IG de diagnóstico mais o grau de discordância dos pesos fetais e a gravidade dos achados do Doppler podem ajudar na decisão, mas os pais devem ser informados sobre o curso clínico imprevisível dessa condição.

A terapia fetal (coagulação a *laser* dos vasos placentários) pode reduzir os riscos para o feto normal, à custa de piora significativa do prognóstico do menor (sobrevida em torno de 30% para o feto restrito e de 70% para o feto normal).[53,54] Tecnicamente, a coagulação dos vasos é mais difí-

> **Quadro 14.4 –** Opções terapêuticas na restrição de crescimento fetal seletiva em gemelares monocoriônicos
>
> **Tipo I**
> - Conduta expectante, Doppler 1×/semana ou de 15/15 dias se estável, nascimento com IG de 34-36 semanas
>
> **Tipo II e III**
> - IG < 26 semanas: Doppler 1×/semana com DV no feto restrito
>   - Se DV com 'a' zero ou reversa: *laser*
> - IG de 26-28 semanas: Doppler 1×/dia
>   - Se DV com 'a' zero ou reversa: nascimento
> - IG > 28 semanas: Doppler 1×/dia
>   - Se DV com IP > 1,0: nascimento
>   - Se Doppler estável: nascimento em torno das 32-34 semanas
>
> DV, ducto venoso; IG, idade gestacional; IP, índice de pulsatilidade.
> **Fonte:** Adaptado de Gratacós e colaboradores;[52] Peeva e colaboradores;[53] Valsky e colaboradores;[54] Khalil e colaboradores.[5]

cil na RCF seletiva do que na STFF, bem como na RCF seletiva tipo III (cordões de inserção próxima na placenta e anastomoses AA de grande calibre) comparada com o tipo II, sobretudo se a placenta tiver localização anterior.[53,54]

A oclusão do cordão do feto restrito é uma opção de terapia em outros países que não o Brasil, sendo a maneira mais definitiva de proteger o feto normal (taxas de sobrevida em torno de 90%) à custa da interrupção do fluxo para o feto restrito (óbito).[55]

ANORMALIDADES ESTRUTURAIS MAIORES

Em torno de 85% das complicações nas gestações gemelares (DCs e MCs) devem-se a anormalidades estruturais, que são mais comuns em somente um dos gêmeos.

As anomalias concordantes são raras em gêmeos dizigóticos e ocorrem em cerca de 18% nos monozigóticos, provavelmente devido a fatores como divisão assimétrica da massa celular, organogênese comprometida por desbalanço hemodinâmico precoce e presença de malformações próprias da monocorionicidade.

Para as anomalias letais e as que apresentam elevado risco de morte intrauterina, o tratamento conservador é o preferido nas gestações DCs. No entanto, nas MCs, motivaria uma intervenção mais precoce para proteger o gêmeo normal contra os efeitos da morte espontânea do afetado.

Em países em que é permitido, a conduta nos gemelares com fetos discordantes para malformação seria:

- Nos DCs: expectante ou interrupção seletiva (abaixo de 16 semanas).
- Nos MCs: expectante ou oclusão do cordão no terceiro trimestre.

Complicações exclusivas de gestações monocoriônicas

As gestações MCs contam com algumas complicações exclusivas, descritas no Quadro 14.5.

SÍNDROME DE TRANSFUSÃO FETO-FETAL

Refere-se à transfusão crônica com desequilíbrio volumétrico entre os fetos, em que o feto doador (hipovolêmico, anêmico, com diminuição da taxa de filtração glomerular, oligo/anúrico e com aumento do sistema renina-angiotensina) transfunde para o receptor (que fica hipervolêmico, pletórico, com aumento da taxa de filtração glomerular, poliúrico e com insuficiência cardíaca congestiva). A forma grave, com desenvolvimento de polidrâmnio, torna-se aparente entre 16 e 24 semanas.

Avaliações pós-natais (injeção de corante nos vasos) da placenta desses fetos evidenciam poucas anastomoses, porém mais anastomoses do

> **Quadro 14.5 –** Complicações exclusivas das gestações monocoriônicas
>
> - Síndrome de transfusão feto-fetal: 10-15%
> - Sequência anemia-policitemia: 5%; 13% pós--*laser* para STFF
> - Sequência de perfusão arterial reversa: 1%
> - Monocoriônicos/monoamnióticos: 5%
> - Gêmeos conjugados: 1%
>
> STFF, síndrome de transfusão feto-fetal.
> **Fonte:** Adaptada Glinianaia e colaboradores;[4] Khalil e colaboradores.[5]

tipo AV (profundas, fluxo unidirecional) e baixa prevalência de anastomoses do tipo AA (superficiais, fluxo bidirecional) para compensar o fluxo desviado.[35]

Quintero e colaboradores categorizaram a STFF em estágios (I ao V), conforme descrito no Quadro 14.6. No entanto, tal classificação não está necessariamente relacionada com a progressão da doença, além de não contemplar muitos dos casos vistos na prática clínica.[56]

O tratamento de primeira linha é a ablação com *laser* dos vasos placentários, indicada nos estágios II a IV e com IG de 16 a 26 semanas, ou, excepcionalmente, em casos selecionados do estágio I com polidrâmnio importante e encurtamento do colo uterino.[57-59]

A técnica cirúrgica inicial (ablação seletiva dos vasos placentários) evoluiu para a técnica de Solomon (coagulação a *laser* de todo o equador vascular), proporcionando a redução da ocorrência de TAPS pós-operatória e na recorrência de STFF.[60,61]

A amniodrenagem seriada é a opção de manejo em centros que não dispõem de coagulação a *laser* ou em casos com IG > 26 semanas.

Para mais detalhes sobre o manejo, ver Capítulo 8 – Tratamento cirúrgico em medicina fetal.

SEQUÊNCIA ANEMIA-POLICITEMIA EM GÊMEOS

A TAPS pode ocorrer de forma espontânea em 3 a 5% dos gêmeos MCs, ou em 2 a 16% dos casos após a cirurgia a *laser* para tratamento da STFF quando esta foi realizada de forma incompleta (deixando algumas pequenas anastomoses residuais).[62,63] A patogênese resulta da transfusão crônica de sangue do doador para o receptor, por meio de algumas minúsculas anastomoses AV (< 1 mm), o que, lentamente, leva à anemia no doador e à policitemia no receptor, mas sem o desbalanço hemodinâmico da sequência oligo-polidrâmnio (STFF).

O diagnóstico pré-natal é feito pela discordância no PVS da ACM entre os fetos:

- **Gêmeo doador** – Anêmico, PVS–ACM > 1,5 múltiplos da mediana (MoM, *multiples of the median*).
- **Gêmeo receptor** – Policitêmico, PVS–ACM < 1,0 MoM,[64] ou ΔPVS-ACM > 0,5.[65]

A classificação em estágios encontra-se descrita no Quadro 14.7.

O diagnóstico pós-natal baseia-se na grande diferença de hemoglobina entre gêmeos (> 8 g/dL) e pelo menos em um dos seguintes achados: razão de contagem de reticulócitos > 1,7 ou presença de anastomoses placentárias minúsculas.

A TAPS costuma ocorrer após as 26 semanas. Sendo assim, a diretriz de gestação gemelar da Sociedade Internacional de Ultrassom em Obstetrícia e Ginecologia (ISUOG) recomenda o rastreamento quinzenal de VPS da ACM a partir de 20 semanas de gestação, sobremaneira nos casos tratados com cirurgia a *laser* para STFF.[66] No entanto, uma série retrospectiva recente de

---

Quadro 14.6 – Classificação de Quintero para síndrome de transfusão feto-fetal

I. Diferença no tamanho das bexigas e dos bolsões de LA
 Doador: maior bolsão < 2 cm, bexiga pequena
 Receptor: maior bolsão > 8 cm (> 10 cm se ≥ 20 semanas), bexiga distendida
II. Doador: *stuck twin*; anidrâmnio, bexiga vazia
III. Estágio II + alterações no Doppler em qualquer feto (em geral, doador com alteração de artéria umbilical e receptor de ducto venoso)
IV. Hidropsia de um (em geral, o receptor) ou ambos os fetos
V. Morte

LA, líquido amniótico.
Fonte: Adaptado de Quintero e colaboradores.[56]

Quadro 14.7 – Classificação da sequência anemia-policitemia no pré-natal

- **Estágio I** – PVS–ACM > 1,5 MoM no doador e < 1,0 MoM no receptor – ΔPVS > 0,5
- **Estágio II** – PVS–ACM > 1,7 MoM no doador e < 0,8 MoM no receptor – ΔPVS > 0,7
- **Estágio III** – I ou II + umbilical diástole zero/reversa e/ou DV alterado no doador
- **Estágio IV** – hidropsia no doador
- **Estágio V** – óbito de um ou ambos os fetos

ACM, artéria cerebral média; DV, ducto venoso; MoM, múltiplos da mediana; PVS, pico de velocidade sistólica.
Fonte: Adaptado de Slaghekke e colaboradores;[64] Tollenaar e colaboradores.[65]

pacientes mostrou que a TAPS espontânea pode se desenvolver a qualquer momento da gravidez (de 15-35 semanas), sugerindo que, para melhorar a detecção precoce e, possivelmente, o resultado, a avaliação de rotina da ACM deva ser iniciada mais cedo do que o recomendado antes.[67]

A TAPS de surgimento pós-*laser* pode ser prevenida usando a técnica de Solomon quando do tratamento intrauterino da STFF.[60]

O manejo inclui conduta expectante, transfusão intrauterina de sangue, com ou sem exsanguinotransfusão, ou cirurgia a *laser* por fetoscopia. Comparando-se essas três opções de conduta, não houve diferença na sobrevida perinatal entre os grupos, mas o tratamento com *laser* mostrou menor incidência de síndrome do desconforto respiratório e complicações hematológicas pós-natais graves do que com conduta expectante e transfusão fetal (p < 0,01) e maior tempo até o nascimento.[68]

Se a TAPS progredir rapidamente para o estágio 2, ou em caso de TAPS estágio 3, e se a IG for menor que 28 semanas, o tratamento com *laser* deve ser considerado.[69] Para mais detalhes sobre o manejo, ver Capítulo 8 – Tratamento cirúrgico em medicina fetal.

As consequências da TAPS variam desde diferenças isoladas de hemoglobina entre os gêmeos até prejuízo no desenvolvimento neurológico e morte fetal/neonatal nos casos mais graves.

GÊMEOS MONOAMNIÓTICOS

A mortalidade perinatal associada às gestações MCMAs é alta, variando de 12 a 23%.[70,71] A grande maioria dessas perdas ocorre de maneira inesperada, entre 24 e 30 semanas, o que leva ao questionamento quanto ao tipo ideal de vigilância dessas gestações.[72]

Os gêmeos MCMAs têm um risco menor de desenvolver STFF em comparação com os MCDAs, em razão de os cordões umbilicais terem inserções próximas na placenta e da presença de anastomoses AAs (fluxo bidirecional) de grande calibre. No entanto, esse tipo de anastomose está relacionado com eventos transfusionais agudos imprevisíveis que podem levar à morte ou à morbidade grave de um ou de ambos os gêmeos.

⚠️ Sendo assim, o aconselhamento aos pais de gêmeos monoamnióticos deve enfatizar que um exame de vigilância fetal normal não descarta a possibilidade de um evento adverso agudo.

O entrelaçamento dos cordões umbilicais está presente em quase todos os monoamnióticos e não parece contribuir para a morbidade e a mortalidade pré-natais nessas gestações.[73]

O risco de morte fetal de um gêmeo MCMA excede o risco de uma complicação não respiratória pós-natal com IG de 32 semanas + 4 dias, justificando a interrupção eletiva nessa época da gestação. Acredita-se que, sendo a vigilância fetal rigorosa instituída após 26 a 28 semanas (em regime de internação ou ambulatorial) e o nascimento eletivo ocorrendo em torno das 33 semanas, o risco de morte intrauterina possa ser minimizado.[74] O manejo hospitalar parece estar associado à menor taxa de mortalidade em comparação com o regime de acompanhamento ambulatorial.[72] Além disso, uma grande proporção de gêmeos MCMAs nascerá antes do tempo programado, especialmente devido ao trabalho de parto espontâneo.

🔖 A conduta ideal nessas gestações permanece incerta. Os protocolos variam quanto ao manejo hospitalar ou ambulatorial e quanto à frequência de monitorização fetal (Quadro 14.8).

FETO ACÁRDICO OU SEQUÊNCIA DE PERFUSÃO ARTERIAL REVERSA

Na sequência de perfusão arterial reversa (TRAP, *twin reversed arterial perfusion*), um dos fetos é malformado (sem coração e cabeça desenvolvidos), aparecendo como uma massa acárdica perfundida pelo feto normal (gêmeo "bomba") através de anastomoses placentárias (a perfusão ocorre de forma retrógrada por meio de anastomoses AAs, geralmente por um sítio comum de inserção do cordão). O gêmeo "bomba" pode desenvolver um estado de insuficiência cardíaca de alto débito, evoluindo para morte fetal ou neonatal em torno de 50% dos casos.[75]

As indicações para tratamento intrauterino são crescimento (peso) acentuado do feto acár-

> **Quadro 14.8 –** Opções de manejo nas gestações gemelares monocoriônica e monoamniótica
>
> - IG ≥ 16 semanas: US 2/2 semanas (rotina nos MCs)
> - IG ≥ 24-26 semanas: US 2×/semana
> - IG ≥ 26-28 semanas
>   - "Menos rigorosa": ambulatorial: CTG + US 1×/semana até 34 semanas
>   - "Mais rigorosa": internada: CTG 3×/dia + US 2/2 dias até 32-34 semanas
>
> CTG, cardiotocografia; IG, idade gestacional; MCs, monocoriônicos; US, ultrassonografia.
> **Fonte:** Adaptado de Khalil e colaboradores;[66] D'Antonio e colaboradores;[72] Van Mieghem e colaboradores.[74]

dico (50% > do que o feto "bomba": 65% de óbito; 75% > do que o feto "bomba": 95% de óbito) e sinais de insuficiência cardíaca congestiva no feto "bomba". O tratamento consiste em técnicas invasivas, como coagulação dos vasos placentários, coagulação a *laser* do cordão (com ou sem coagulação bipolar) ou ligadura do cordão umbilical, que resultam em 80% de sobrevida do feto "bomba".[76] Para mais detalhes sobre o manejo, ver Capítulo 8 – Tratamento cirúrgico em medicina fetal.

GEMELARIDADE IMPERFEITA

Os gêmeos conjugados são sempre MCMAs. Existem várias formas de união entre os fetos, porém os tipos mais comuns são os toracópagos ou tóraco-onfalópagos (conexões entre tórax e abdome, podendo haver compartilhamento de fígado, coração e estruturas intestinais).

A ressonância magnética pode ajudar a definir melhor os órgãos envolvidos.

Interrupção da gestação

Na gravidez gemelar que apresenta alguma complicação, o seguimento e o nascimento devem ser individualizados conforme as condições maternas e fetais.

Nas gestações gemelares não complicadas, não há consenso quanto ao melhor momento para iniciar a vigilância antenatal e para interromper a gestação. As principais recomendações estão sumarizadas na Tabela 14.8.

A menos que haja contraindicação, um ciclo de corticosteroides antenatal deve ser administrado a todas as pacientes com IG entre 24 e 34 semanas com risco de nascimento dentro de 7 dias, independentemente do número de fetos. Além disso, se o nascimento pré-termo for antecipado para IG < 32 semanas, o sulfato de magnésio deve ser administrado independentemente do número de gêmeos.

VIA DE PARTO

Nas gestações diamnióticas não complicadas (DCs e MCs), a via de parto pode ser

Tabela 14.8 – Vigilância antenatal e momento da interrupção das gestações gemelares não complicadas

	US (SEGUIMENTO)	VIGILÂNCIA ANTENATAL (CTG, PBF)	NASCIMENTO
DC	4/4 semanas (após 20-22 semanas)	1×/sem ≥ 34-36 semanas[1]	38-38^{+6} semanas
MCDA	2/2 semanas (a partir das 16 semanas)	1×/semana ≥ 32 semanas[1]	36-36^{+6} semanas
MCMA	2/2 semanas (a partir das 16 semanas)	Considerar internação ≥ 26-28 semanas[4]	Cesariana 32-34 semanas

CTG, cardiotocografia; DC, dicoriônico; MCDA, monocoriônico e diamniótico; MCMA, monocoriônico e monoamniótico; PBF, perfil biofísico fetal; US, ultrassonografia.
Fonte: American College of Obstetricians;[2] Booker e colaboradores;[77] Burgess e colaboradores;[78] ACOG Committee.[79]

determinada pelo tipo de apresentação, pela IG e pela experiência do obstetra. Quando o primeiro feto é cefálico, independentemente da apresentação do segundo, pode-se considerar parto vaginal, desde que se tenha disponibilidade de obstetra com experiência em parto gemelar e versão interna, anestesiologista disponível e sala cirúrgica para realização de cesariana de urgência.[80] A história de uma cesariana prévia (transversa baixa) não deve contraindicar o trabalho de parto em gestação gemelar em condições de parto vaginal.

Em 80% dos casos, o parto do segundo gemelar ocorre em até 30 minutos após o nascimento do primeiro. O clampeamento do cordão não deve ser retardado nos MCs, devido ao risco de sangramento pelo cordão e de comprometimento do segundo gêmeo. Se a apresentação for anômala, se ocorrer bradicardia fetal persistente ou se o parto do segundo gêmeo não ocorrer em 30 minutos, a intervenção cirúrgica (instrumentação ou cesariana) deve ser considerada.[81] Desse modo, toda mulher com gestação gemelar que evolui para o parto deve ser informada de que, em alguns casos, pode ocorrer o nascimento combinado (o primeiro gêmeo via vaginal e o segundo por cesariana). Os fatores de risco mais associados à necessidade de cesariana intraparto em gestações gemelares são nuliparidade e apresentação não cefálica do segundo gêmeo.[82]

Deve-se ter vigilância reforçada com a paciente após o nascimento, uma vez que a gestação gemelar envolve maior risco de atonia uterina, hemorragia pós-parto e histerectomia puerperal.

Nas gestações monoamnióticas, o nascimento deve ser por cesariana, para evitar complicações do cordão umbilical do gêmeo não apresentado no momento da saída do primeiro feto.[83]

De forma geral, os principais fatores que influenciam o modo de parto em gêmeos são apresentação, PFE, IG, habilidade do cirurgião obstetra, cesariana prévia e corionicidade. Quando a apresentação é cefálica/cefálica, o parto vaginal dos dois gêmeos ocorre em apenas 53% dos casos, os outros 43% nascerão por cesariana e os demais casos serão por parto combinado (o primeiro por via vaginal e o segundo via cesariana). Alguns protocolos recomendam cesariana quando o PFE for inferior a 1.500 g, uma vez que, nesse grupo, há incidência de 11,3% de cesariana de urgência do segundo gemelar, levando ao aumento da morbidade materna e fetal.[81]

Desse modo, deve-se ter um planejamento adequado e uma rotina estruturada de atendimento do parto gemelar, que inclui protocolos que contemplam os principais cuidados com a mãe e com os recém-nascidos, envolvendo uma equipe multidisciplinar. Os princípios básicos do manejo intraparto estão resumidos no Quadro 14.9.

Gemelaridade múltipla

A ocorrência de gravidez múltipla (mais de dois fetos) vem aumentando nos últimos anos em razão do uso de indutores da ovulação e de técnicas de reprodução assistida. Em geral, todos os aspectos especiais e as complicações da gestação gemelar estão aumentados na gestação múltipla, sendo a prematuridade a principal preocupação, além do aumento significativo da morbidade e da mortalidade, especialmente neonatal nas gestações quádruplas e quíntuplas. A idade gestacional média de nascimento é de 31 e 33 semanas, respectivamente, nas gestações

---

Quadro 14.9 – Princípios do manejo intraparto em gestação gemelar

- Obstetra experiente para manejo cirúrgico do parto gemelar
- Obstetra habilitado para a possibilidade de versão interna e parto pélvico
- Disponibilidade de monitorização fetal e materna acurada
- Conjuntos duplicados de instrumental
- Infusão de ocitocina
- Disponibilidade de anestesiologista
- Equipe neonatal especializada em atendimento e reanimação
- Aparelho de ultrassonografia
- Disponibilidade de hemoderivados

Fonte: Adaptado de Fung.[84]

quádruplas e triplas, destacando-se o aumento dos riscos fetais e a incidência de paralisia cerebral. Na Tabela 14.9, estão descritas as principais complicações relacionadas com a gestação múltipla.[81,85]

Na gestação múltipla, o manejo gestacional variará conforme a corionicidade e amnionicidade e o número de fetos. Os dados de literatura são insuficientes sobre a definição da via de parto. Os casos devem ser individualizados, atentando-se para complicações e minimizando os riscos maternos e fetais. Entretanto, na ausência de evidências sobre a segurança do parto via baixa, na grande maioria dos casos, a opção é pela cesariana.

Tabela 14.9 – Complicações maternas e neonatais na gestação múltipla

COMPLICAÇÃO	TRIPLA (%)	QUÁDRUPLA/QUÍNTUPLA (%)
Prematuridade	84	97
RCF	65	73
Disfunção respiratória grave	7	39
Asfixia perinatal	12	39
Morte neonatal	14	24
Feto morto intrauterino	7	25

RCF, restrição de crescimento fetal.
Fonte: Adaptada de Chibber e colaboradores.[85]

REFERÊNCIAS

1. Committee Opinion No. 719: multifetal pregnancy reduction. Obstet Gynecol. 2017;130(3):e158-63.
2. American College of Obstetricians and Gynecologists. Committee on Practice Bulletins. Obstetrics, Society for Maternal-Fetal Medicine. Multifetal gestations: twin, triplet, and higher-order multifetal pregnancies: ACOG Practice Bulletin, Number 231. Obstet Gynecol. 2021;137(6):e145-62.
3. Shetty A, Smith AP. The sonographic diagnosis of chorionicity. Prenat Diagn. 2005;25(9):735-9.
4. Glinianaia SV, Obeysekera MA, Sturgiss S, Bell R. Stillbirth and neonatal mortality in monochorionic and dichorionic twins: a population-based study. Hum Reprod. 2011;26(9):2549-57.
5. Khalil A, Rodgers M, Baschat A, Bhide A, Gratacos E, Hecher K, et al. ISUOG Practice Guidelines: role of ultrasound in twin pregnancy. Ultrasound Obstet Gynecol. 2016;47(2):247-63.
6. National Institute for Health and Care Excellence. Multiple Pregnancy antenatal care for twin and triplet pregnancies [Internet]. London: NICE Clinical Guideline; 2019 [capturado em 15 set. 2019]. Disponível em: https://www.nice.org.uk/guidance/NG137.
7. Lopriore E, Sueters M, Middeldorp JM, Klumper F, Oepkes D, Vandenbussche FP. Twin pregnancies with two separate placental masses can still be monochorionic and have vascular anastomoses. Am J Obstet Gynecol. 2006;194(3):804-8.
8. Senat MV, Quarello E, Levaillant JM, Buonumano A, Boulvain M, Frydman R. Determining chorionicity in twin gestations: three-dimensional (3D) multiplanar sonographic measurement of intra-amniotic membrane thickness. Ultrasound Obstet Gynecol. 2006;28(5):665-9.
9. Santana DS, Cecatti JG, Surita FG, Silveira C, Costa ML, Souza JP, et al. Twin pregnancy and severe maternal outcomes: the World Health Organization Multicountry Survey on Maternal and Newborn Health. Obstet Gynecol. 2016;127(4):631-41.
10. ACOG Committee Opinion No. 743: Low-dose aspirin use during pregnancy. Obstet Gynecol. 2018;132(1):e44-e52.
11. American College of Obstetricians and Gynecologists' Committee on Practice Bulletins. Obstetrics; Committee on Genetics; Society for Maternal-Fetal Medicine. Screening for fetal chromosomal abnormalities: ACOG practice bulletin, Number 226. Obstet Gynecol. 2020;136(4):e48-e69.
12. Gil MM, Galeva S, Jani J, Konstantinidou L, Akolekar R, Plana MN, et al. Screening for trisomies by cfDNA testing of maternal blood in twin pregnancy: update of The Fetal Medicine Foundation results and meta-analysis. Ultrasound Obstet Gynecol. 2019;53(6):734-42.
13. Sebire NJ, D'Ercole C, Hughes K, Carvalho M, Nicolaides KH. Increased nuchal translucency thickness at 10-14 weeks of gestation as a predictor of severe twin-to-twin transfusion syndrome. Ultrasound Obstet Gynecol. 1997;10(2):86-9.
14. Lewi L, Jani J, Blickstein I, Huber A, Gucciardo L, Van Mieghem T, et al. The outcome of monochorionic diamniotic twin gestations in the era of invasive fetal therapy: a prospective cohort study. Am J Obstet Gynecol. 2008;199(5):514.e1-8.
15. Cunningham FG, Leveno KJ, Bloom SL, Dashe JS, Hoffman BL, Casey BM, et al. Obstetrícia de Williams. Porto Alegre: AMGH; 2021.
16. Fonseca EB, Damião R, Moreira DA. Preterm birth prevention. Best Pract Res Clin Obstet Gynaecol. 2020;69:40-9.
17. Rehal A, Benkő Z, Paco Matallana C, Syngelaki A, Janga D, et al. Early vaginal progesterone versus placebo in twin pregnancies for the prevention of spontaneous preterm birth: a randomized, double-blind trial. Am J Obstet Gynecol. 2021;224(1):86.e1-86.e19.
18. Dodd JM, Grivell RM, OBrien CM, Dowswell T, Deussen AR. Prenatal administration of progestogens for preventing spontaneous preterm birth in women with a multiple pregnancy. Cochrane Database Syst Rev. 2019;2019(11):CD012024.

19. Romero R, Conde-Agudelo A, El-Refaie W, Rode L, Brizot ML, Cetingoz E, et al. Vaginal progesterone decreases preterm birth and neonatal morbidity and mortality in women with a twin gestation and a short cervix: an updated meta-analysis of individual patient data. Ultrasound Obstet Gynecol. 2017;49(3):303-14.

20. Romero R, Conde-Agudelo A, Rehal A, Da Fonseca E, Brizot ML, Rode L, et al. Vaginal progesterone for the prevention of preterm birth and adverse perinatal outcomes in twin gestations with a short cervix: an updated individual patient data meta-analysis. Ultrasound Obstet Gynecol. 2022;59(2):263-6.

21. Fonseca EB, Celik E, Parra M, Singh M, Nicolaides KH; Fetal Medicine Foundation Second Trimester Screening Group. Progesterone and the risk of preterm birth among women with a short cervix. N Engl J Med. 2007;357(5):462-9.

22. Dodd JM, Jones L, Flenady V, Cincotta R, Crowther CA. Prenatal administration of progesterone for preventing preterm birth in women considered to be at risk of preterm birth. Cochrane Database Syst Rev. 2013;(7):CD004947.

23. Robinson JN, Norwitz ER. Preterm birth: risk factors, interventions for risk reduction, and maternal prognosis [Internet]. UpToDate. Waltham: UpToDate; 2021 [capturado em 8 ago. 2022]. Disponível em: https://www.uptodate.com/contents/preterm-birth-risk-factors-interventions-for-risk-reduction-and-maternal-prognosis/print#!.

24. Brown R, Gagnon R, Delisle MF. No. 373-Cervical insufficiency and cervical cerclage. J Obstet Gynaecol Can. 2019;41(2):233-47.

25. Rafael TJ, Berghella V, Alfirevic Z. Cervical stitch (cerclage) for preventing preterm birth in multiple pregnancy. Cochrane Database Syst Rev. 2014;(9):CD009166.

26. Berghella V. Cervical insufficiency [Internet]. UpToDate. Waltham: UpToDate; 2022 [capturado em 8 ago. 2022]. Disponível em: https://www.uptodate.com/contents/cervical-insufficiency/print#!.

27. Nicolaides KH, Syngelaki A, Poon LC, de Paco Matallana C, Plasencia W, Molina FS, et al. Cervical pessary placement for prevention of preterm birth in unselected twin pregnancies: a randomized controlled trial. Am J Obstet Gynecol. 2016;214(1):3.e1-9.

28. Liem S, Schuit E, Hegeman M, Bais J, de Boer K, Bloemenkamp K, et al. Cervical pessaries for prevention of preterm birth in women with a multiple pregnancy (ProTWIN): a multicentre, open-label randomised controlled trial. Lancet. 2013;382(9901):1341-9.

29. Shor S, Zimerman A, Maymon R, Kovo M, Wolf M, Wiener I, et al. Combined therapy with vaginal progesterone, Arabin cervical pessary and cervical cerclage to prevent preterm delivery in high-risk women. J Matern Fetal Neonatal Med. 2021;34(13):2154-8.

30. Ples L, Sima RM, Ricu A, Moga MA, Ionescu AC. The efficacy of cervical cerclage combined with a pessary for the prevention of spontaneous preterm birth. J Matern Fetal Neonatal Med. 2021;34(15):2535-9.

31. Wolnicki BG, von Wedel F, Mouzakiti N, Al Naimi A, Herzeg A, Bahlmann F, et al. Combined treatment of McDonald cerclage and Arabin-pessary: a chance in the prevention of spontaneous preterm birth? J Matern Fetal Neonatal Med. 2020;33(19):3249-57.

32. Goya M, de la Calle M, Pratcorona L, Merced C, Rodó C, Muñoz B, et al. Cervical pessary to prevent preterm birth in women with twin gestation and sonographic short cervix: a multicenter randomized controlled trial (PECEP-Twins). Am J Obstet Gynecol. 2016;214(2):145-52.

33. Crowther CA, Han S. Hospitalisation and bed rest for multiple pregnancy. Cochrane Database Syst Rev. 2010;2010(7):CD000110.

34. Murphy KE, Hannah ME, Willan AR, Hewson SA, Ohlsson A, Kelly EN, et al. Multiple courses of antenatal corticosteroids for preterm birth (MACS): a randomised controlled trial. Lancet. 2008;372(9656):2143-51.

35. Bajoria R, Wigglesworth J, Fisk NM. Angioarchitecture of monochorionic placentas in relation to the twin-twin transfusion syndrome. Am J Obstet Gynecol. 1995;172(3):856-63.

36. Zhao DP, de Villiers SF, Slaghekke F, Walther FJ, Middeldorp JM, Oepkes D, et al. Prevalence, size, number and localization of vascular anastomoses in monochorionic placentas. Placenta. 2013;34(7):589-93.

37. Dickey RP, Taylor SN, Lu PY, Sartor BM, Storment JM, Rye PH, et al. Spontaneous reduction of multiple pregnancy: incidence and effect on outcome. Am J Obstet Gynecol. 2002;186(1):77-83.

38. Malinowski W, Koktysz R, Stawerski P. The case of monochorionic twin gestation complicated by intrauterine demise of one fetus in the first trimester. Twin Res Hum Genet. 2005;8(3):262-6.

39. Ong SS, Zamora J, Khan KS, Kilby MD. Prognosis for the co-twin following single-twin death: a systematic review. BJOG. 2006;113(9):992-8.

40. Karageyim Karsidag AY, Kars B, Dansuk R, Api O, Unal O, Turan MC, et al. Brain damage to the survivor within 30 min of co-twin demise in monochorionic twins. Fetal Diagn Ther. 2005;20(2):91-5.

41. Petersen IR, Nyholm HC. Multiple pregnancies with single intrauterine demise. Description of twenty-eight pregnancies. Acta Obstet Gynecol Scand. 1999;78(3):202-6.

42. Juntao L, Jiaxin Y, Xuming B, Yu Z. Conservative management of twin pregnancy with single fetal death. Chin Med Sci J. 2000;15(2):103-6.

43. Alexander GR, Kogan M, Martin J, Papiernik E. What are the fetal growth patterns of singletons, twins, and triplets in the United States? Clin Obstet Gynecol. 1998;41(1):114-25.

44. Breathnach FM, McAuliffe FM, Geary M, Daly S, Higgins JR, Dornan J, et al. Definition of intertwin birth weight discordance. Obstet Gynecol. 2011;118(1):94-103.

45. Bajoria R, Wee LY, Anwar S, Ward S. Outcome of twin pregnancies complicated by single intrauterine death in relation to vascular anatomy of the monochorionic placenta. Hum Reprod. 1999;14(8):2124-30.

46. Adegbite AL, Castille S, Ward S, Bajoria R. Prevalence of cranial scan abnormalities in preterm twins in relation to chorionicity and discordant birth weight. Eur J Obstet Gynecol Reprod Biol. 2005;119(1):47-55.

47. Khalil A, Beune I, Hecher K, Wynia K, Ganzevoort W, Reed K, et al. Consensus definition and essential reporting parameters of selective fetal growth restriction in twin pregnancy: a Delphi procedure. Ultrasound Obstet Gynecol. 2019;53(1):47-54.

48. Gordijn SJ, Beune IM, Thilaganathan B, Papageorghiou A, Baschat AA, Baker PN, et al. Consensus definition of fetal growth restriction: a Delphi procedure. Ultrasound Obstet Gynecol. 2016;48(3):333-9.

49. Figueras F, Gratacos E. Stage-based approach to the management of fetal growth restriction. Prenat Diagn. 2014;34(7):655-9.

50. Lees CC, Marlow N, van Wassenaer-Leemhuis A, Arabin B, Bilardo CM, Brezinka C, et al. 2 year neurodevelopmental and intermediate perinatal outcomes in infants with very preterm fetal growth restriction (TRUFFLE): a randomised trial. Lancet. 2015;385(9983):2162-72.

51. Bilardo CM, Hecher K, Visser GHA, Papageorghiou AT, Marlow N, Thilaganathan B, et al. Severe fetal growth restriction at 26-32 weeks: key messages from the TRUFFLE study. Ultrasound Obstet Gynecol. 2017;50(3):285-90.

52. Gratacós E, Lewi L, Muñoz B, Acosta-Rojas R, Hernandez-Andrade E, Martinez JM, et al. A classification system for selective intrauterine growth restriction in monochorionic pregnancies according to umbilical artery Doppler flow in the smaller twin. Ultrasound Obstet Gynecol. 2007;30(1):28-34.

53. Peeva G, Bower S, Orosz L, Chaveeva P, Akolekar R, Nicolaides KH. Endoscopic placental laser coagulation in monochorionic diamniotic twins with type ii selective fetal growth restriction. Fetal Diagn Ther. 2015;38(2):86-93.

54. Valsky DV, Eixarch E, Martinez JM, Gratacós E. Selective intrauterine growth restriction in monochorionic diamniotic twin pregnancies. Prenat Diagn. 2010;30(8):719-26.

55. Parra-Cordero M, Bennasar M, Martínez JM, Eixarch E, Torres X, Gratacós E. Cord occlusion in monochorionic twins with early selective intrauterine growth restriction and abnormal umbilical artery doppler: a consecutive series of 90 cases. Fetal Diagn Ther. 2016;39(3):186-91.

56. Quintero RA, Morales WJ, Allen MH, Bornick PW, Johnson PK, Kruger M. Staging of twin-twin transfusion syndrome. J Perinatol. 1999;19(8 Pt 1):550-5.

57. Senat MV, Deprest J, Boulvain M, Paupe A, Winer N, Ville Y. Endoscopic laser surgery versus serial amnioreduction for severe twin-to-twin transfusion syndrome. N Engl J Med. 2004;351(2):136-44.

58. Stirnemann J, Slaghekke F, Khalek N, Winer N, Johnson A, Lewi L, et al. Intrauterine fetoscopic laser surgery versus expectant management in stage 1 twin-to-twin transfusion syndrome: an international randomized trial. Am J Obstet Gynecol. 2021;224(5):528.e1-528.e12.

59. Senat MV, Deprest J, Boulvain M, Paupe A, Winer N, Ville Y. Endoscopic laser surgery versus serial amnioreduction for severe twin-to-twin transfusion syndrome. N Engl J Med. 2004;351(2):136-44.

60. Slaghekke F, Lopriore E, Lewi L, Middeldorp JM, van Zwet EW, Weingertner AS, et al. Fetoscopic laser coagulation of the vascular equator versus selective coagulation for twin-to-twin transfusion syndrome: an open-label randomised controlled trial. Lancet. 2014;383(9935):2144-51.

61. Peralta CF, Molina FS, Gómez LF, Bennini JR, Gomes Neto O, Barini R. Endoscopic laser dichorionization of the placenta in the treatment of severe twin-twin transfusion syndrome. Fetal Diagn Ther. 2013;34(4):206-10.

62. Robyr R, Lewi L, Salomon LJ, Yamamoto M, Bernard JP, Deprest J, et al. Prevalence and management of late fetal complications following successful selective laser coagulation of chorionic plate anastomoses in twin-to-twin transfusion syndrome. Am J Obstet Gynecol. 2006;194(3):796-803.

63. Lopriore E, Middeldorp JM, Oepkes D, Klumper FJ, Walther FJ, Vandenbussche FP. Residual anastomoses after fetoscopic laser surgery in twin-to-twin transfusion syndrome: frequency, associated risks and outcome. Placenta. 2007;28(2-3):204-8.

64. Slaghekke F, Kist WJ, Oepkes D, Pasman SA, Middeldorp JM, Klumper FJ, et al. Twin anemia-polycythemia sequence: diagnostic criteria, classification, perinatal management and outcome. Fetal Diagn Ther. 2010;27(4):181-90.

65. Tollenaar LSA, Lopriore E, Middeldorp JM, Haak MC, Klumper FJ, Oepkes D, et al. Improved prediction of twin anemia-polycythemia sequence by delta middle cerebral artery peak systolic velocity: new antenatal classification system. Ultrasound Obstet Gynecol. 2019;53(6):788-93.

66. Khalil A, Rodgers M, Baschat A, Bhide A, Gratacos E, Hecher K, et al. ISUOG Practice Guidelines: role of ultrasound in twin pregnancy. Ultrasound Obstet Gynecol. 2016;47(2):247-63.

67. Tollenaar LSA, Slaghekke F, Lewi L, Colmant C, Lanna M, Weingertner AS, et al. Spontaneous twin anemia polycythemia sequence: diagnosis, management, and outcome in an international cohort of 249 cases. Am J Obstet Gynecol. 2021;224(2):213.e1-213.e11.

68. Slaghekke F, Favre R, Peeters SH, Middeldorp JM, Weingertner AS, van Zwet EW, et al. Laser surgery as a management option for twin anemia-polycythemia sequence. Ultrasound Obstet Gynecol. 2014;44(3):304-10.

69. Tollenaar LS, Slaghekke F, Middeldorp JM, Klumper FJ, Haak MC, Oepkes D, et al. Twin anemia polycythemia sequence: current views on pathogenesis, diagnostic criteria, perinatal management, and outcome. Twin Res Hum Genet. 2016;19(3):222-33.

70. Heyborne KD, Porreco RP, Garite TJ, Phair K, Abril D; Obstetrix/Pediatrix Research Study Group. Improved perinatal survival of monoamniotic twins with intensive inpatient monitoring. Am J Obstet Gynecol. 2005;192(1):96-101.

71. Roqué H, Gillen-Goldstein J, Funai E, Young BK, Lockwood CJ. Perinatal outcomes in monoamniotic gestations. J Matern Fetal Neonatal Med. 2003;13(6):414-21.

72. D'Antonio F, Odibo A, Berghella V, Khalil A, Hack K, Saccone G, et al. Perinatal mortality, timing of delivery and prenatal management of monoamniotic twin pregnancy: systematic review and meta-analysis. Ultrasound Obstet Gynecol. 2019;53(2):166-74.

73. Rossi AC, Prefumo F. Impact of cord entanglement on perinatal outcome of monoamniotic twins: a systematic review of the literature. Ultrasound Obstet Gynecol. 2013;41(2):131-5.

74. Van Mieghem T, De Heus R, Lewi L, Klaritsch P, Kollmann M, Baud D, et al. Prenatal management of monoamniotic twin pregnancies. Obstet Gynecol. 2014;124(3):498-506.

75. van Gemert MJ, Umur A, van den Wijngaard JP, VanBavel E, Vandenbussche FP, Nikkels PG. Increasing cardiac output and decreasing oxygenation sequence in pump twins of acardiac twin pregnancies. Phys Med Biol. 2005;50(3):N33-42.

76. Hecher K, Lewi L, Gratacos E, Huber A, Ville Y, Deprest J. Twin reversed arterial perfusion: fetoscopic laser coagulation of placental anastomoses or the umbilical cord. Ultrasound Obstet Gynecol. 2006;28(5):688-91.

77. Booker W, Fox NS, Gupta S, Carroll R, Saltzman DH, Klauser CK, et al. Antenatal surveillance in twin pregnancies using the biophysical profile. J Ultrasound Med. 2015;34(11):2071-5.

78. Burgess JL, Unal ER, Nietert PJ, Newman RB. Risk of late-preterm stillbirth and neonatal morbidity for monochorionic and dichorionic twins. Am J Obstet Gynecol. 2014;210(6):578.e1-9.

79. ACOG Committee. Medically Indicated Late-Preterm and Early-Term Deliveries. ACOG Committee Opinion number 818. Obstet Gynecol. 2021;137(2):e29-e33.
80. D'Alton ME. Delivery of the second twin: revisiting the age-old dilemma. Obstet Gynecol. 2010;115(2 Pt 1):221-2.
81. Posner GD, Dy J, Black AY, Jones GD. Trabalho de parto e parto de Oxorn e Foote. 6. ed. Porto Alegre: McGrawHill; 2014.
82. Ylilehto E, Palomäki O, Huhtala H, Uotila J. Risk factors of unsuccessful vaginal twin delivery. Acta Obstet Gynecol Scand. 2020;99(11):1504-10.
83. Baxi LV, Walsh CA. Monoamniotic twins in contemporary practice: a single-center study of perinatal outcomes. J Matern Fetal Neonatal Med. 2010;23(6):506-10.
84. Fung KFK. Gravidez múltipla. In: Posner GD, Dy J, Black AY, Jones G. Trabalho de parto e parto de Oxorn e Foote. 6. ed. Porto Alegre: AMGH; 2014. p. 475-501.
85. Chibber R, Fouda M, Shishtawy W, Al-Dossary M, Al-Hijji J, Amen A, et al. Maternal and neonatal outcome in triplet, quadruplet and quintuplet gestations following ART: a 11-year study. Arch Gynecol Obstet. 2013;288(4):759-67.

15

ALTERAÇÕES DO CRESCIMENTO FETAL

JOSÉ ANTÔNIO MAGALHÃES
ANA LÚCIA LETTI MÜLLER
ALESSANDRA FRITSCH
MARIA LÚCIA DA ROCHA OPPERMANN
ADRIANI OLIVEIRA GALÃO

As alterações do crescimento fetal durante a gestação estão associadas à maior morbimortalidade perinatal, sejam elas devidas ao crescimento insuficiente (crescimento intrauterino restrito) ou excessivo (macrossomia fetal). Neste capítulo, são discutidas as alterações que ocorrem nos extremos da curva de crescimento, o seu diagnóstico e a conduta nesses casos.

RESTRIÇÃO DE CRESCIMENTO FETAL

Definição e incidência

Restrição de crescimento fetal (RCF) é a situação do feto que não alcança o seu potencial de crescimento e desenvolvimento intrauterino. A sua origem pode ser fetal, placentária ou materna, com possível sobreposição de etiologias.

A definição de RCF mais utilizada é a do crescimento fetal abaixo do percentil 10 para a idade gestacional (IG). Entretanto, alguns fetos rotulados como pequenos para a idade gestacional (PIG) durante o acompanhamento pré-natal podem ser apenas constitucionalmente pequenos, representando um dos extremos na distribuição normal da curva de crescimento intrauterino e não apresentando os estigmas da restrição patológica.[1] Como o diagnóstico de RCF só é comprovado ao nascimento, os fetos constitucionalmente pequenos podem ser submetidos de forma inadvertida a protocolos de vigilância de alto risco e potencialmente expostos à prematuridade iatrogênica.

A RCF é identificada em 5 a 10% das gestações e está associada ao aumento do risco de morbidade e mortalidade neonatais e, em longo prazo, de doenças crônicas não transmissíveis, como déficit neurológico e cognitivo e doenças cardíacas, renais e endócrinas.[2]

Etiologia e fatores de risco

Os fatores mais frequentemente associados ao crescimento intrauterino restrito podem ser divididos em maternos, fetais e uteroplacentários (Quadro 15.1).[3,4]

A identificação dos fatores etiológicos envolvidos é muito importante, pois o manejo clínico e o prognóstico gestacional de cada caso são dependentes da etiologia. Os casos de RCF secundários a infecções virais precoces e causados por alterações genéticas têm prognóstico associado à natureza e à gravidade da doença de base. Por sua vez, os casos associados à insuficiência uteroplacentária em fetos estruturalmente

> **Quadro 15.1** – Fatores associados à restrição de crescimento fetal

Fatores maternos
- Idade – Extremos da vida reprodutiva; mulheres com idade > 35 anos têm risco três vezes maior
- Peso – Baixo peso materno ao nascimento, peso pré-gestacional < 54 kg e ganho de peso < 8 kg na gestação
- História prévia de RCF – Risco quatro vezes maior
- Primiparidade e multiparidade – Risco duas vezes maior
- Pequeno intervalo entre as gestações (inferior a 2 anos)
- Baixas condições socioeconômicas
- Baixa escolaridade
- Tabagismo (10 ou mais cigarros por dia) – Risco duas vezes maior
- Uso de álcool – Risco duas vezes maior
- Uso de drogas ilícitas – Risco três vezes maior
- Alta altitude – Associada à redução de oferta de oxigênio
- Teratógenos – Medicações como varfarina, anticonvulsivantes (ácido valproico), agentes antineoplásicos, antagonistas do ácido fólico e doses terapêuticas de radiação podem causar RCF associada a alterações dismórficas
- Técnicas de reprodução assistida – Maior prevalência de fetos PIG e alterações placentárias
- Doenças clínicas maternas:
  - Pré-eclâmpsia e hipertensão crônica
  - Diabetes melito pré-gestacional
  - Doença cardiopulmonar crônica
  - Lúpus eritematoso sistêmico e outras doenças autoimunes
  - Trombofilias e hemoglobinopatias
  - Doença renal crônica e infecção do trato urinário

Fatores fetais
- Anormalidades genéticas e cromossômicas (5-20% dos fetos restritos) – Aneuploidias, trissomia do 18, síndrome de Smith-Lemli-Opitz, entre outras (associadas à restrição precoce)
- Doenças fetais – Displasias, condrodistrofias, osteogênese imperfeita, defeitos de tubo neural, anomalias fetais estruturais
- Infecção intrauterina (5-10% dos fetos restritos) – Citomegalovírus, toxoplasma, parvovírus e listeria
- Gestações múltiplas (15-30% das gestações gemelares) – Síndrome de transfusão feto-fetal
- Fatores imunes
- Ordem de nascimento – Primogênitos de pacientes nos extremos de idade

Fatores uteroplacentários
- Anormalidades uterinas – Útero bicorno e septado
- Anormalidades placentárias – Placenta prévia, placenta bilobada, inserção velamentosa de cordão, corioangioma, artéria umbilical única e mosaico placentário

PIG, pequenos para a idade gestacional; RCF, restrição de crescimento fetal.

normais têm prognóstico dependente do diagnóstico e do manejo obstétrico tempestivos e cuidado neonatal adequado para redução de risco.[3]

RASTREAMENTO E DIAGNÓSTICO

RASTREAMENTO CLÍNICO

Medidas seriadas da altura uterina (AU), seguidas em curvas-padrão de crescimento, são utilizadas para o rastreamento da RCF (Figura 15.1) após 20 semanas de gestação.[5] A maior falha do rastreamento da RCF pela medida seriada da AU isolada é a inacurácia do exame em até 50% dos casos (por incorreção da medida ou por variação interexaminador).

⭐ Entretanto, não se deve diminuir a importância desse exame no pré-natal, principalmente no risco habitual, pois a medida da AU fora dos parâmetros esperados para a IG acende

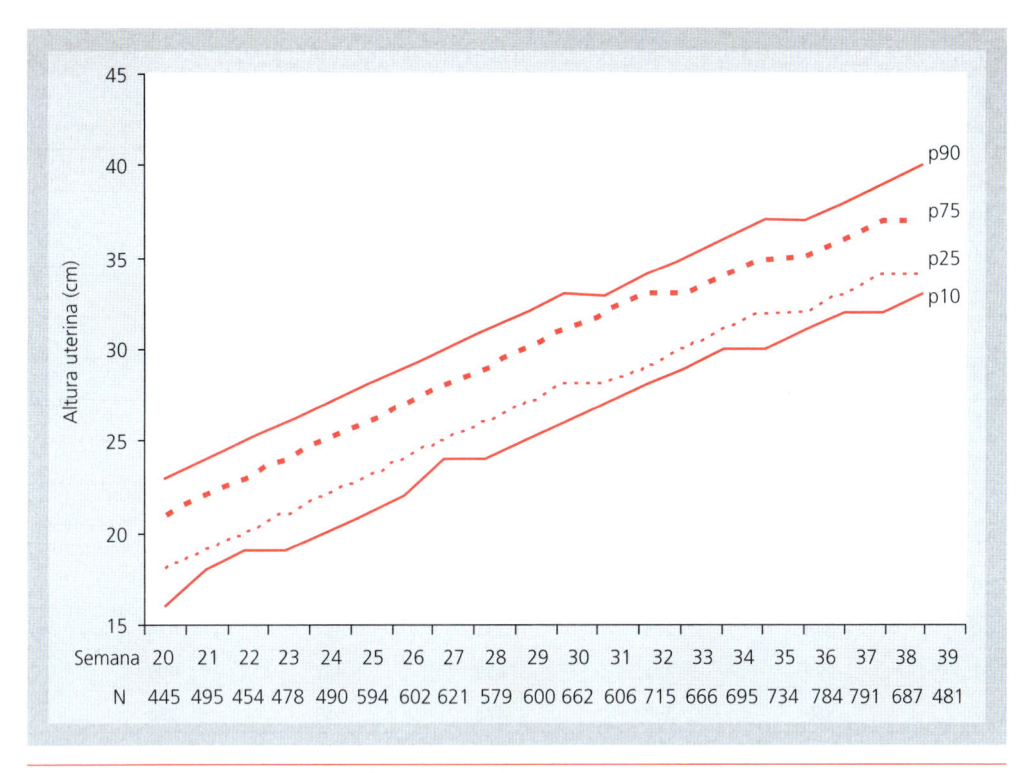

FIGURA 15.1 – Percentis 10, 25, 75 e 90 da distribuição das alturas uterinas a cada semana de gestação.
Fonte: Elaborada com base em Oppermann e colaboradores.[5]

um alerta e justifica a realização de exame ultrassonográfico complementar.[4]

RASTREAMENTO ULTRASSONOGRÁFICO

Atualmente, a ultrassonografia (US) obstétrica é considerada essencial na avaliação e no seguimento do crescimento fetal e do diagnóstico de RCF. Além de datar com precisão a IG, quando precoce, a US também oferece a vantagem de estimar o peso fetal, um dos parâmetros mais importantes no exame de um feto com suspeita de RCF.

> Quanto mais cedo for realizada a US na gestação, mais acurado será o cálculo da IG (erro de 3-5 dias até 12 semanas). Medidas fetais subsequentes podem ser usadas para acompanhar o crescimento fetal, porém não serão usadas para novo cálculo de datação. No último trimestre da gravidez, a US é menos confiável na estimativa da IG, devido às variações fisiológicas no crescimento fetal que ocorrem à medida que a gestação avança. Entre 20 e 30 semanas, o cálculo da IG tem erro de aproximadamente 2 semanas e aumenta para cerca de 3 semanas entre 30 e 40 semanas de gestação. Se somente uma única US puder ser realizada, é melhor que seja feita por volta da 18ª semana, quando a estimativa da IG e a avaliação da morfologia fetal podem ser combinadas.

As medidas da circunferência cefálica (CC), da circunferência abdominal (CA) e do comprimento do fêmur (CF) são usadas para estimar o peso fetal. A CA é o indicador mais relevante no rastreamento de RCF.[1,2,4] A fórmula de Hadlock com três medidas (CC, CA e CF) tradicionalmente é a mais usada para o cálculo do peso fetal, que pode ser analisado em uma tabela de referência de pesos, percentis e IG (**Tabela 15.1**). O peso fetal estimado (PFE) é utilizado para diagnóstico de RCF em mulheres com gestações de alto risco e de risco habitual. Em 95% das mulheres, o peso fetal estimado tem variação máxima de 20%; em 5% das mulheres, a variação pode ser

Tabela 15.1 – Distribuição do peso fetal estimado calculado pela fórmula de Hadlock

IG (SEMANAS)	PESO FETAL (GRAMAS) PERCENTIL				
	3	10	50	90	97
10	26	29	**35**	41	44
11	34	37	**45**	53	56
12	43	48	**58**	68	73
13	55	61	**73**	85	91
14	70	77	**93**	109	116
15	88	97	**117**	137	146
16	110	121	**146**	171	183
17	136	150	**181**	212	226
18	167	185	**223**	261	279
19	205	227	**273**	319	341
20	248	275	**331**	387	414
21	299	331	**399**	467	499
22	359	398	**478**	559	598
23	426	471	**568**	665	710
24	503	556	**670**	784	838
25	589	652	**785**	918	981
26	685	758	**913**	1.068	1.141
27	791	879	**1.055**	1.234	1.319
28	908	1.004	**1.210**	1.416	1.513
29	1.034	1.145	**1.379**	1.613	1.754
30	1.169	1.294	**1.559**	1.824	1.949
31	1.313	1.453	**1.751**	2.049	2.189
32	1.465	1.621	**1.953**	2.285	2.441
33	1.622	1.794	**2.162**	2.530	2.703
34	1.783	1.973	**2.377**	2.781	2.971
35	1.946	2.154	**2.595**	3.036	3.244
36	2.110	2.335	**2.813**	3.291	3.516
37	2.271	2.513	**3.028**	3.543	3.785
38	2.427	2.686	**3.236**	3.786	4.045
39	2.576	2.851	**3.435**	4.019	4.294
40	2.714	3.004	**3.619**	4.234	4.524

IG, idade gestacional.
Fonte: Adaptada de Hadlock e colaboradores.[6]

maior. O PFE utilizado no rastreamento da RCF permite práticas mais consistentes e resultados mais comparáveis, além da vantagem de ser a linguagem de uso comum entre obstetras, pediatras e pacientes.[6] Essas definições estão baseadas nas curvas de distribuição de peso e idade fetal padronizadas para determinada população, o que tem sido um assunto controvertido com a recomendação, pela Organização Mundial da Saúde (OMS), do uso da curva Intergrowth 21st, que integrou medidas de crescimento em várias populações no mundo.[7]

Alguns autores consideram a medida da CA o índice mais confiável para avaliar o tamanho fetal. Além disso, fetos que apresentam peso estimado normal e CA em percentil mais baixo têm maior risco de desenvolver restrição de crescimento. Em gestações de IG imprecisa, seja pela data da última menstruação (DUM) incerta, seja por US tardia, a avaliação do crescimento fetal fica prejudicada, exigindo exames ultrassonográficos seriados com intervalo de 2 a 3 semanas para melhorar a estimativa. A observação de crescimento fetal esperado para a IG praticamente exclui a possibilidade de RCF.[1]

DIAGNÓSTICO

O diagnóstico é realizado com base na discrepância entre as medidas ultrassonográficas fetais observadas e as esperadas para determinada IG. A definição mais empregada para PIG é de crescimento fetal inferior ao percentil 10. Tal medida, tomada de forma isolada, não distingue o feto pequeno constitucionalmente, que segue uma curva exponencial de crescimento sem aumento de risco de desfechos adversos, do feto pequeno restrito, que tem seu potencial de crescimento impedido e apresenta risco aumentado de morbidade e mortalidade perinatais. Essa distinção pode ser difícil durante o acompanhamento pré-natal e, para o correto diagnóstico, outros parâmetros devem ser avaliados, como fatores de risco para RCF, estatura e etnia dos pais, habilidade do feto em manter a curva de crescimento e sinais de insuficiência placentária, como diminuição da quantidade de líquido amniótico (LA) e achados anormais na US Doppler da gestação.[8]

Estudos recentes têm preconizado a distinção clínica entre os fetos com RCF de diagnóstico precoce daqueles de diagnóstico tardio, pelos diferentes fenótipos e pelas diferentes respostas adaptativas, além de graus diversos de deterioração fetal (Tabela 15.2). Os fetos diagnosticados tardiamente não apresentam a sequência clássica das alterações do Doppler que ocorrem na maioria dos fetos com diagnóstico precoce. A IG de corte para distinção entre fetos restritos precoces e tardios tem sido em torno de 32 a 34 semanas, na maioria das publicações atuais, mas o último consenso da International Society of Ultrasound in Obstetrics and Gynecology (ISUOG), em 2020, apontou 32 semanas como a IG que delimita a restrição precoce da tardia.[9,10]

Restrição de crescimento fetal e US Doppler

A US Doppler proporciona informações importantes dos leitos vasculares fetais, maternos e placentários nas gestações com RCF, assumindo o papel principal no diagnóstico e no manejo.[11,12] Está bem evidenciado em numerosos ensaios clínicos randomizados que a aplicação dessa técnica pode reduzir significativamente a mortalidade perinatal e as interrupções da gestação desnecessárias em fetos pré-termo com RCF.[13,14]

Além disso, a US Doppler é utilizada para diferenciar fetos com RCF patológica, que requerem acompanhamento intensivo, daqueles constitucionalmente pequenos, que podem ter manejo conservador. Também é um instrumento importante para diferenciar a RCF de causa placentária das outras etiologias, como aneuploidias e síndromes congênitas.[12]

O PFE abaixo do percentil 10 para a IG associado ao fluxo anormal na US Doppler da artéria umbilical (AUmb) é fortemente preditivo de fetos restritos, e é a melhor ferramenta para identificar RCF com alto potencial de desfecho adverso perinatal.[11,15]

Em uma coorte prospectiva de fetos restritos, evidenciou-se que as gestações com risco muito aumentado de eventos adversos perinatais

Tabela 15.2 – Características das restrições de crescimento fetal precoce e tardia		
RESTRIÇÃO DE CRESCIMENTO FETAL	PRECOCE	TARDIA
Incidência	1-2%	3-5%
Desafio	Manejo	Diagnóstico
IG diagnóstica	< 32 semanas	> 32 semanas
IG recomendada para o parto	< 37 semanas	> 37 semanas
Associação com PE	50%	10%
Insuficiência placentária	Grave	Leve
Maturidade fetal	Imaturo	Maduro
Hipoxemia fetal	Grave	Leve
Resposta cardiovascular fetal	Readaptação crônica	Óbito fetal próximo ao termo
Tolerância à hipóxia	Alta	Baixa
Morbimortalidade neonatal	Alta	Baixa
Morbidade em longo prazo	Sistêmica	Neurológica

IG, idade gestacional; PE, pré-eclâmpsia.
Fonte: Adaptada de Figueras e Gratacós.[10]

eram aquelas associadas a US Doppler anormal da AUmb e PFE abaixo do percentil 3, associado ou não a oligoidrâmnio. Fetos abaixo do percentil 3 são classificados como RCF grave.[16] Devido à importância da US Doppler no diagnóstico da RCF, é preciso entender o processo do crescimento fetal restrito e os mecanismos de adaptação em geral utilizados.

MECANISMOS ADAPTATIVOS FETAIS

As trocas circulatórias anormais na placenta, evidenciadas no feto com RCF, são causadas por crescimento e desenvolvimento placentários inadequados. O dano placentário é geralmente crônico, iniciando com uma placenta pequena que apresenta alguns infartos. Com a evolução da insuficiência placentária, ocorrem progressivos infartos, com formação e deposição de fibrina, podendo reduzir a área de trocas materno-fetais em 50% ou mais, porém a maioria dos fetos consegue compensar e estabilizar. Os mecanismos de adaptação crônica incluem diminuição do crescimento somático e redução do volume do fígado e da deposição de gordura.[12,16]

À medida que aumenta a resistência vascular placentária, há progressiva deterioração da onda de fluxo na AUmb, o que leva ao início da resposta circulatória sistêmica fetal quando a pressão parcial arterial de oxigênio (pO_2) cai para 60% do normal. O feto, em processo de adaptação à hipóxia progressiva, cria mecanismos compensatórios de redistribuição do fluxo sanguíneo, priorizando as áreas nobres do organismo, como cérebro e coração, em detrimento dos outros órgãos, como pulmões e rins, com redução do débito urinário e consequente diminuição do volume de LA. A redistribuição de fluxo sanguíneo gerada pela hipóxia estimula a vasodilatação cerebral, preservando a CC fetal, ao passo que a CA diminui progressivamente.[1,12] Persistindo as condições de deterioração fetal, os mecanismos de adaptação começam a falhar, o que compromete a função cardíaca fetal. Em resumo, o feto humano consegue adaptar-se aos efeitos da insuficiência placentária até o ponto em que as adaptações falham; então, a deterioração fetal é manifestada por modificações circulatórias que podem ser detectadas pela US Doppler.[12]

AVALIAÇÃO DA CIRCULAÇÃO FETAL

ARTÉRIA UMBILICAL

A US Doppler da AUmb, sobretudo em fetos prematuros, pode apresentar aumento da resistência, com consequente redução do fluxo diastólico final, que pode ser progressivo naqueles gravemente comprometidos, podendo chegar até a ausência total de fluxo diastólico, diástole ausente (diástole zero) ou mesmo fluxo diastólico retrógrado ou reverso (diástole reversa).[12]

O aumento da resistência vascular na AUmb está associado ao aumento progressivo da incidência de eventos adversos fetais, como morte ao nascimento, oligoidrâmnio, baixo peso ao nascer e cesariana de urgência por condição fetal não tranquilizadora. Além disso, pode se associar também a problemas neonatais, como acidose venosa umbilical, necessidade de ressuscitação cardiopulmonar, ventilação mecânica por tempo prolongado e longo tempo de internação em unidade de terapia intensiva (UTI) neonatal.[11,12]

ARTÉRIA CEREBRAL MÉDIA

Estudos mais atuais corroboram a ideia de que a US Doppler da AUmb deve ser utilizada em combinação com o índice cerebroplacentário, que é calculado dividindo-se o índice de pulsatilidade (IP) da artéria cerebral média (ACM) pelo IP da AUmb. Um baixo índice cerebroplacentário (menor do que 1) indica redistribuição do fluxo na circulação fetal, levando à vasodilatação cerebral, e correlaciona-se melhor com desfechos adversos fetais em fetos restritos do que a US Doppler isolada da AUmb.[17-19]

A US Doppler da ACM informa a existência de vasodilatação cerebral, que é um marcador de redistribuição do fluxo vascular. Ainda não há estudos de longo prazo que avaliem as consequências neurológicas das alterações do índice cerebroplacentário. A ACM é particularmente valorizada para predição de desfechos adversos em fetos com diagnóstico tardio de restrição de crescimento (com mais de 32 semanas), independentemente da US Doppler da AUmb, que pode até ser normal nesses casos. Índices anormais na ACM associam-se à condição fetal não tranquilizadora intraparto e à acidose neonatal.[17,19]

DUCTO VENOSO

A US Doppler venosa não é utilizada para diagnóstico de RCF, pois seus achados alterados são tardios, manifestados em fetos já bem comprometidos. Contudo, ela é muito efetiva em predizer complicações perinatais graves, manifestadas por mortalidade, acidose, asfixia neonatal e necessidade de UTI neonatal. A onda "A" (que se refere à sístole atrial), medida pela US Doppler do ducto venoso (DV), torna-se progressivamente menor com a piora da função cardíaca fetal. A onda "A" reversa ocorre em fetos com RCF grave e representa iminência de morte fetal. Pode estar associada a pulsações na veia umbilical, refletindo importantes acidose e hipoxemia fetais. O DV é muito usado para avaliar o momento da interrupção da gestação dos fetos muito prematuros.[12,13,20]

Manejo anteparto

As gestações com RCF devem ser manejadas em centro terciário, com o objetivo principal de reduzir a morbimortalidade perinatal. O risco de morte intrauterina nos fetos com peso abaixo do percentil 5 para a IG é de 2,5%.[21]

O controle dos fatores de risco pode ser o passo inicial no manejo da RCF, com especial atenção ao tabagismo e ao uso de drogas. Não há recomendação para repouso ou redução de atividades, e a hospitalização só deve ser indicada nas pacientes que necessitem de avaliação diária de bem-estar fetal ou de acompanhamento intensivo materno.[8,21]

Até o momento, não existem intervenções específicas para o tratamento da RCF baseadas em evidências científicas, incluindo hábitos alimentares e nutricionais, uso de oxigênio, expansores de volume plasmático e uso de medicamentos, como ácido acetilsalicílico, heparina e sildenafila. O uso de suplementos vitamínicos também não se mostrou efetivo.[4,13,20]

AVALIAÇÃO DA SAÚDE FETAL

O uso da US Doppler da AUmb em associação com a cardiotocografia (CTG) e com o perfil biofísico fetal (PBF) é considerado a primeira linha na estratégia de avaliação do prognóstico dos fetos com RCF. Atualmente, a melhora dos resultados perinatais deve-se ao uso dos métodos de avaliação de bem-estar fetal analisados em conjunto no contexto de cada caso[21,22] (ver Cap. 19 – Avaliação da saúde fetal).

Na maioria das vezes, a sequência de alteração nos parâmetros biofísicos fetais em casos de RCF obedece à seguinte ordem: US Doppler arterial → US Doppler venosa → CTG → padrão dos movimentos respiratórios fetais, dos movimentos corporais e, por último, do tônus, considerados marcadores agudos da vitalidade fetal. O mecanismo adaptativo de redistribuição do fluxo sanguíneo fetal secundário à hipoxemia provoca a diminuição progressiva do volume de LA, considerado o marcador crônico. A mortalidade perinatal aumenta com a redução da medida vertical do maior bolsão de LA, alterando-se significativamente quando o maior lago tem medida < 2 cm.[1,3,12]

As condutas sugeridas diante do diagnóstico de RCF, compilando as diversas diretrizes revisadas, incluem:[3,8,15,21,22]

- Monitoramento do crescimento e da US Doppler a cada 2 a 3 semanas se os índices da AUmb forem normais.
- Avaliação da US Doppler da ACM e realização de CTG, PBF e medida do maior bolsão de LA semanalmente ou com maior frequência, dependendo da gravidade da RCF, se os índices da AUmb forem anormais (IP ou índice de resistência [IR] aumentados > 2 desvios-padrão [DPs] da média). Deve-se considerar hospitalização.
- Hospitalização recomendada para índices da AUmb mostrando diástole zero/reversa para preparar o nascimento e realização de CTG, PBF e avaliação de LA diariamente.
- US Doppler venoso preferencialmente nas gestações com RCF em que se prevê nascimento antes de 32 semanas.

- Uso de corticosteroide antenatal – É a recomendação com melhor nível de evidência quando o nascimento é previsto para antes de 34 semanas. Cerca de 45% dos fetos cujas mães receberam corticosteroide antenatal apresentaram melhora significativa, mesmo que transitória, na US Doppler[4,9,23,24] (ver Cap. 16 – Prematuridade).
- Administração antenatal de sulfato de magnésio – É a recomendação para neuroproteção de fetos com nascimento previsto para antes de 33 semanas (ver Cap. 16 – Prematuridade).

Em 2014, Figueras e Gratacós[18] propuseram o manejo escalonado, conforme o estágio da RCF, na ausência de pré-eclâmpsia grave (PEG) (Tabela 15.3).

MOMENTO DA INTERRUPÇÃO DA GESTAÇÃO

De maneira geral, não existe consenso a respeito de quando se deve interromper a gestação nos fetos com RCF, e vários estudos vêm tentando identificar o melhor momento.

O estudo Growth Restriction Intervention Trial (GRIT) demonstrou que a interrupção imediata da gestação quando a US Doppler da AUmb estava alterada (diástole zero ou reversa) associava-se a menos mortes intrauterinas e a mais mortes neonatais, principalmente antes das 31 semanas, ao passo que o grupo com conduta conservadora até indicação pelo médico assistente mostrou aumento de morte intrauterina e menor índice de morte neonatal. O seguimento após 13 anos do nascimento não mostrou diferenças entre os grupos com relação ao desenvolvimento neuropsicomotor, comportamental ou cognitivo.[25]

O estudo Disproportionate Intrauterine Growth Intervention Trial At Term (DIGITAT) também não mostrou diferença nos desfechos perinatais entre o manejo expectante ou ativo na gestação a termo.[26,27] O estudo Trial of Umbilical and Fetal Flow in Europe (TRUFFLE), que incluiu a CTG e a US Doppler do DV no manejo, não evidenciou benefício neonatal imediato com adiamento da interrupção da gestação até a deterioração do fluxo no DV e somente benefício marginal no desenvolvimento neurológico aos 2 anos.[28]

> O momento da interrupção na RCF tardia é ainda mais controverso, em razão da ausência de evidência clara de que a indicação de nascimento baseada na redistribuição do fluxo cerebral à US Doppler seja benéfica em termos de desfecho neurológico em curto e longo prazos, bem como de qual seria a IG de escolha para interrupção nessa condição.[10]

Seravalli e Baschat propuseram o seguinte manejo, conforme a IG e as evidências disponíveis:[20]

- **< 26 semanas** – Sobrevida neonatal < 50%, com 80% de risco de complicações neonatais maiores nos sobreviventes. Os riscos diminuem gradativamente, em média 2% a cada dia de permanência intrauterina. A sobrevida aumenta com PFE a partir de 500 g. A principal indicação de interrupção da gestação nesse período é materna (como PEG). O limite de viabilidade perinatal institucional acordado entre as equipes de obstetrícia e neonatologia do Hospital de Clínicas de Porto Alegre (HCPA) é de 23 semanas (ver Cap. 30 – Perinatologia).
- **26 a 28 semanas** – Sobrevida > 50%. Anormalidades na US Doppler venosa não configuram indicação isolada de intervenção até 28 semanas. A deterioração do PBF com CTG < 6/10 é indicativa de interrupção da gestação. A morte intrauterina é uma possibilidade presente no manejo conservador de pré-termo extremo e exige uma franca discussão com os pais, considerando-se o impacto de uma cesariana corporal no futuro obstétrico materno e a possibilidade de não intervenção até alcançar as 28 semanas.
- **28 a 32 semanas** – Sobrevida > 70%. A diminuição de risco para cada dia de permanência intrauterina passa a ser de 1%. Na presença de diástole reversa na AUmb, deve-se considerar a realização da US Doppler venosa e a interrupção da gestação na presença de onda "A" reversa no DV. Antes das 30 semanas, o risco de complicações neurológicas e do desenvolvimento neuropsicomotor ainda é alto.
- **32 a 37 semanas** – A presença de diástole reversa indica interrupção a partir de 32 semanas, ao passo que a presença de diástole zero indica interrupção a partir de 34 semanas.

> Em 2016, Figueras e Gratacós propuseram um novo protocolo de manejo integrado da RCF (Figura 15.2).[10]

Manejo intraparto

> A individualização da via de parto é a conduta mais adequada. A cesariana sem tentativa de parto é a opção apropriada em casos de prematuridade extrema e alterações graves na US Doppler.[3,12]

A RCF geralmente é secundária à insuficiência placentária, e a condição fetal pode ser agravada durante o parto; assim, é necessário o monitoramento com CTG contínuo para detectar sinais precoces de condição fetal não tranquilizadora. Recomenda-se a coleta de sangue do cordão umbilical para medir o pH fetal. As complicações perinatais de asfixia e eliminação de mecônio são frequentes nos fetos mais comprometidos, exigindo pronto e eficiente atendimento neonatal.

O exame histopatológico da placenta pode auxiliar o diagnóstico da causa de base da RCF, bem como a necropsia na morte intrauterina.

Implicações perinatais e prognóstico

> A RCF ocasiona um espectro de complicações perinatais, incluindo morbidade e mortalidade fetais, prematuridade iatrogênica, fetos comprometidos durante o parto, necessidade de indução do parto e maior taxa de cesariana. Ocorrem muitas complicações ao nascimento, como asfixia perinatal, encefalopatia isquêmica neonatal, aspiração de mecônio, policitemia, hipoglicemia neonatal, hipotermia e outras complicações metabólicas (Figura 15.3).[4,29]

A RCF aumenta o risco de mortalidade perinatal, sendo responsável por aproximadamente

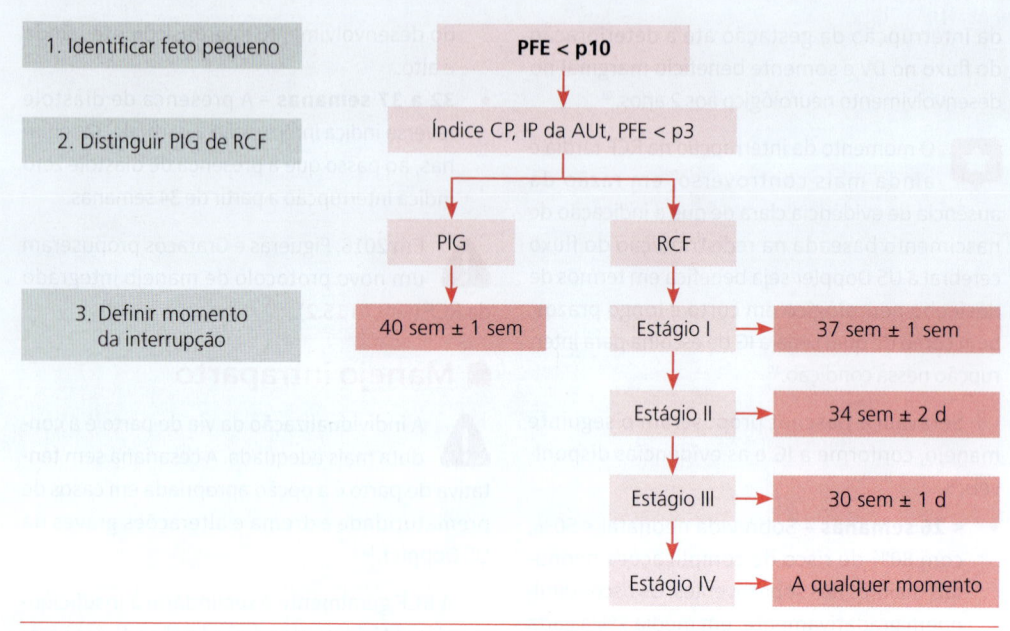

FIGURA 15.2 – Protocolo integrado do manejo da restrição de crescimento fetal.
AUt, artéria uterina; CP, cerebroplacentário; IP, índice de pulsatilidade; p, percentil; PFE, peso fetal estimado; PIG, pequeno para a idade gestacional; RCF, restrição de crescimento fetal.
Fonte: Adaptada de Figueras e Gratacós.[10]

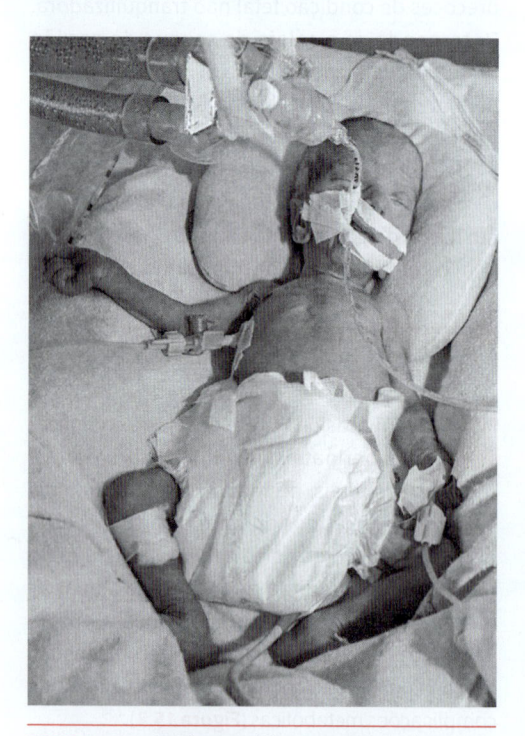

Fluxograma:
1. Identificar feto pequeno → PFE < p10
2. Distinguir PIG de RCF → Índice CP, IP da AUt, PFE < p3
3. Definir momento da interrupção:
- PIG → 40 sem ± 1 sem
- RCF Estágio I → 37 sem ± 1 sem
- RCF Estágio II → 34 sem ± 2 d
- RCF Estágio III → 30 sem ± 1 d
- RCF Estágio IV → A qualquer momento

FIGURA 15.3 – Recém-nascido com restrição de crescimento fetal internado em unidade de terapia intensiva neonatal.

26% dos natimortos. Esse risco neonatal é ainda maior em recém-nascidos (RNs) muito prematuros com RCF, com peso entre 501 e 1.550 g, pois são associados a maior risco de morte neonatal, enterocolite necrosante, trombocitopenia, instabilidade de temperatura corporal, falha renal e síndrome da angústia respiratória.

Com relação ao desenvolvimento neurológico dos RNs com RCF, os resultados dos estudos ainda são conflitantes. A principal dificuldade é determinar se as sequelas neurológicas são relacionadas com a RCF ou a prematuridade desses fetos.[3] Se ocorrer algum dano ainda na vida intrauterina ou como consequência do nascimento prematuro, os fetos com RCF têm alto risco de apresentar, ao longo de suas vidas, defeitos cognitivos menores, problemas escolares e algum atraso de desenvolvimento psicomotor. Estudos prospectivos bem-delineados seguem sendo necessários para auxiliar a expansão do conhecimento dos efeitos da RCF sobre o desenvolvimento neurológico na primeira infância.[29,30]

Evidências recentes sugerem que fetos que apresentam RCF ou baixo peso ao nascer compen-

Tabela 15.3 – Manejo da restrição de crescimento fetal de acordo com o estágio			
ESTÁGIO	PARÂMETROS DE AVALIAÇÃO DA VITALIDADE FETAL	INTERVALO DE AVALIAÇÃO	VIA E MOMENTO DE INTERRUPÇÃO
I – RCF grave ou insuficiência placentária leve	PFE < p3 IP da AUmb > p95 IP da ACM < p5 Índice cerebroplacentário < p5	Semanal	Indução do parto (na ausência de contraindicação) > 37 semanas
II – Insuficiência placentária grave	AUmb com diástole zero Fluxo reverso no IAo	2×/semana	Cesariana > 34 semanas
III – Acidose fetal – suspeita baixa	AUmb com diástole reversa IP do DV > p95	1-2 dias	Cesariana > 30-32 semanas
IV – Acidose fetal – suspeita alta	Fluxo reverso no DV CTG com variabilidade diminuída Desacelerações repetidas da FCF	12 h	Cesariana > 26 semanas

ACM, artéria cerebral média; AUmb, artéria umbilical; CTG, cardiotocografia; DV, ducto venoso; FCF, frequência cardíaca fetal; IAo, istmo aórtico; IP, índice de pulsatilidade; PFE, peso fetal estimado; RCF, restrição de crescimento fetal.
Fonte: Adaptada de Figueras e Gratacós.[18]

sam o ambiente hostil em que viveram desenvolvendo uma síndrome metabólica mais tarde em suas vidas, com aumento de risco para o desenvolvimento de hipertensão, dislipidemia, intolerância à glicose e cardiopatia isquêmica. Essa síndrome é descrita na literatura como "hipótese de Barker", sugerindo que a morbimortalidade na vida adulta é predeterminada a partir da vida fetal e neonatal.[31]

Para as gestações futuras, existe a recomendação de uso de ácido acetilsalicílico em baixa dose para pacientes com história prévia de RCF, iniciado entre 12 e 16 semanas e até 36 semanas.[3,21] Estudos prospectivos ainda não encontraram nenhuma associação significativa entre trombofilias hereditárias e maus desfechos da gestação, inclusive a RCF.[32]

CRESCIMENTO FETAL EXCESSIVO

Definição e incidência

O crescimento fetal excessivo diz respeito a duas situações: feto grande para a idade gestacional (GIG), definido como peso ao nascer > percentil 90 para a IG; ou macrossomia fetal, peso ao nascer > 4.000 ou 4.500 g, independentemente da IG.

Os fetos GIG e, principalmente, os macrossômicos têm aumento do risco de morbidade perinatal quando comparados com os RNs de peso adequado para IG (AIG), sobretudo os de termo ou pós-termo. Os desfechos adversos neonatais e maternos destacados em estudos de prevalência e seu impacto na saúde materna e perinatal estão descritos no Quadro 15.2.[33]

De acordo com o American College of Obstetricians and Gynecologists (ACOG), a morbidade e a mortalidade neonatais aumentam bruscamente acima de 4.500 g e mais ainda acima de 5.000 g. Estudos já demonstraram que o percentil 97 (2 DP acima da média) em gestações a termo aumenta em mais de duas vezes o risco de morte neonatal e Apgar de quinto minuto < 4, quando comparado com a referência (percentis entre 25-75).[33,34]

Analisando a primeira curva brasileira de peso de nascimento de base populacional (quase 8 milhões de RNs únicos entre 2003-2005), distribuída em percentis e estratificada por sexo, a referência para o percentil 90 com 40 semanas é 3.996 g

> **Quadro 15.2 –** Desfechos perinatais adversos associados à macrossomia fetal
>
> **Maternos**
> - Parto operatório
> - Corioamnionite
> - Cesariana de emergência
> - Hemorragia pós-parto
> - Laceração perineal de 3º e 4º graus
>
> **Neonatais**
> - Distocia de ombro
> - Tocotraumatismo: fraturas e lesão de plexo braquial
> - Acidemia e policitemia
> - Disfunção respiratória
> - Desfechos metabólicos adversos em longo prazo: obesidade, hiperglicemia, dislipidemia
>
> Fonte: American College of Obstetricians and Gynecologists.[33]

e 3.828 g para fetos masculinos e femininos, respectivamente, e para o percentil 97, 4.366 g e 4.168 g.[35]

A OMS, o National Institute of Child Health and Diseases (NICHD) e o International Fetal and Newborn Growth Consortium for the 21st Century recomendam o uso das mesmas curvas de crescimento fetal e de peso de nascimento em todas as nações do mundo, e não as curvas populacionais customizadas.[36-38]

As informações mais atuais acerca da incidência da macrossomia fetal no Brasil podem ser consultadas no site do Ministério da Saúde, onde são apresentados os dados do Datasus[39] (Tabela 15.4).

Fatores de risco e prevenção

Os principais fatores de risco maternos associados à macrossomia fetal incluem características constitucionais, hiperglicemia materna na gestação, diabetes melito prévio ou gestacional, obesidade pré-gestacional, ganho de peso excessivo na gravidez, dislipidemia, história prévia de bebê macrossômico e pós-datismo. Idade, paridade, altura e índice de massa corporal (IMC) prévios, etnia e sexo fetal masculino também estão envolvidos.[33]

Um estudo chinês com mulheres com sobrepeso ou com obesidade pré-gestacional mostrou risco menor de macrossomia naquelas com ganho de peso adequado em comparação com aquelas com ganho excessivo de peso (1,69 e 3,49 vs. 2,65 e 4,1, respectivamente; p < 0,001).[40] Em um estudo norte-americano, a prevalência de desfecho adverso obstétrico e perinatal aumentou com o IMC materno nas mulheres com e sem diabetes melito gestacional (DMG). A combinação sobrepeso/obesidade com DMG contribuiu com 23,3% dos bebês GIG, e o efeito parece ser aditivo. Entretanto, na ausência de sobrepeso/obesidade, o DMG contribui para uma pequena parcela de fetos GIG.[41]

> ⭐ Intervenções para redução do peso pré-gestacional e do ganho de peso na gestação, independentemente da glicemia, têm potencial de atingir mais mulheres em risco de crescimento fetal excessivo.[33,42]

Tabela 15.4 – Distribuição dos nascidos vivos no Brasil por região e por peso ao nascer no ano de 2019

REGIÃO	< 2.500 g	2.500–2.999 g	3.000–3.999 g	≥ 4.000 g	TOTAL (N)
Região Norte	7,76%	21,72%	64,65%	5,87%	313.152
Região Nordeste	8,19%	21,41%	64,35%	6,05%	805.129
Região Sudeste	9,33%	23,81%	62,52%	4,34%	1.102.967
Região Sul	8,85%	22,15%	63,92%	5,08%	386.087
Região Centro-Oeste	8,51%	23,54%	63,56%	4,39%	241.065

Fonte: Brasil.[39]

Os fatores nutricionais, mesmo na ausência de hiperglicemia, são modificáveis e passíveis de intervenções em saúde pública para redução da macrossomia e de fetos GIG, principalmente diante da taxa crescente de obesidade em mulheres em idade reprodutiva nos países em desenvolvimento (ver Cap. 42 – Obesidade e gestação).[41,42] Outras intervenções capazes de reduzir a incidência de macrossomia são:

- Prática de exercícios físicos antes e durante a gestação.
- Dieta de baixo índice glicêmico em gestantes com hiperglicemia.
- Cirurgia bariátrica pré-gestacional em mulheres com obesidade classe 2 ou 3.[33]

Na ausência de fatores de risco para macrossomia e, particularmente, na presença de anomalias estruturais no feto, o diagnóstico diferencial das seguintes condições deve ser considerado:[43]

- Síndrome de Pallister-Killian (mosaicismo por tetrassomia do cromossomo 12p) – Polidrâmnio, translucência nucal aumentada, micromelia, anormalidades faciais, hérnia diafragmática, cardiopatia.
- Síndrome de Beckwith-Wiedemann (mosaicismo por microdeleção 11p15) – Achados ultrassonográficos de macrossomia, polidrâmnio, onfalocele, macroglossia, rins hiperecogênicos, displasia pancreática cística.
- Síndrome de Sotos (microdeleção 5q35) – Macrocefalia, anomalias cerebrais.
- Síndrome de Perlman (autossômica recessiva de etiologia desconhecida) – Macrossomia, polidrâmnio, visceromegalias, rins hiperecogênicos, higroma cístico, agenesia de corpo caloso.
- Síndrome de Simpson-Golabi-Behmel (recessiva ligada ao X causada por mutação no gene GPC3) – Polidrâmnio, onfalocele, higroma cístico, hérnia diafragmática, rins císticos, malformação de Dandi-Walker.
- Síndrome de Costello (autossômica dominante com anomalias congênitas múltiplas, macrossomia e deficiência intelectual).
- Síndrome de Weaver – Macrossomia, macrocefalia, atraso no desenvolvimento, idade óssea avançada, fenotipicamente semelhante à síndrome de Sotos, exceto pelas anomalias cerebrais.
- Cutis marmorata telangiectásica congênita – Macrocefalia, malformação de Chiari, ventriculomegalia, polidactilia.

Diagnóstico

A US é o exame indicado para o diagnóstico de crescimento fetal excessivo pela estimativa de peso e pela medida da CA. No entanto, a sensibilidade não é alta, mesmo quando realizada em gestações únicas, a termo, em fetos cefálicos. Uma única US convencional entre 29 e 34 semanas tem baixo valor preditivo para o peso de nascimento, subestimando o peso final, provavelmente devido ao maior crescimento fetal na metade final do terceiro trimestre.

A gordura corporal compõe 14% do peso fetal, mas é responsável por 46% da variação de peso ao nascimento. Na ausência de padronização de medida de adiposidade fetal, o erro na estimativa de peso de nascimento em gestações com hiperglicemia pode alcançar 20 a 25%. A medida da CA fetal é o parâmetro isolado mais confiável para predição de macrossomia. O plano anatômico para a medida da CA deve incorporar o fígado, pois as anormalidades de crescimento estão refletidas nas alterações de volume hepático.[6]

O desenvolvimento da US tridimensional permitiu a medida volumétrica direta para compor a estimativa do peso fetal. A melhor predição é a que combina medidas de volume tridimensionais (braços, coxas e abdome) com as medidas bidimensionais (fórmula para PFE = −1.478,557 + 7,242 × volume da coxa + 13,309 × volume do braço + 852,998 × log10 do volume abdominal + 0,526 × diâmetro biparietal).[44] A ressonância magnética tem mostrado sensibilidade e especificidade altas para predição do peso ao nascer > 4.000 g e > percentil 90, embora com custo elevado e aplicação restrita.[45]

A medida seriada da AU é um preditor fraco da macrossomia, mas, eventualmente, é a única ferramenta disponível, mostrando sensibilidade de 20 a 70% e especificidade de mais de 90%.[46]

Os RNs macrossômicos de mães com diabetes caracteristicamente têm ombros e circunferência das extremidades maiores, menor razão cabeça/ombros e maior quantidade de gordura corporal quando comparados com os RNs de peso e comprimento similares de gestantes sem diabetes. As diferenças de composição corporal e distribuição de peso podem explicar a propensão à distocia de ombro encontrada na população com diabetes. A medida da CA > percentil 75 para IG em torno das 30 semanas tem sido usada como indicadora de mau controle metabólico e de risco para macrossomia em gestantes com diabetes (ver Cap. 39 – Diabetes melito e gestação).

Manejo

A conduta de interrupção eletiva nas gestações a termo antes das 39 semanas com suspeita de macrossomia, principalmente nas mulheres sem diabetes e com PFE entre 4.000 e 4.500 g, ainda não tem embasamento robusto em estudos clínicos, e as evidências são insuficientes quanto à redução de risco de distocia de ombro e tocotraumatismo.

> ⚠️ A cesariana eletiva pode ter benefício em PFE ≥ 5.000 g em gestantes sem hiperglicemia ou ≥ 4.500 g em mulheres com diabetes.

As gestantes devem ser aconselhadas sobre os riscos da tentativa de parto vaginal diante do achado de macrossomia. Uma revisão sistemática de quatro ensaios randomizados comparou indução eletiva do parto *versus* conduta expectante com os seguintes achados:

- A indução eletiva aumentou o parto vaginal espontâneo (risco relativo [RR] 1,14; intervalo de confiança [IC] 95%, 1,01-1,29) e reduziu o risco de distocia de ombro (RR 0,60; IC 95%, 0,37-0,98) e de fraturas (RR 0,20; IC 95%, 0,05-0,79).
- Não houve diferença nas taxas de lesão de plexo braquial, escore de Apgar < 7 no quinto minuto ou pH < 7,0 na gasometria de cordão, nem na incidência de cesariana (RR 0,91; IC 95%, 0,76-1,09).
- A diferença de peso de nascimento foi 178 g menor no grupo de indução, mas com grande heterogeneidade entre os estudos (I^2 = 89%).
- Para a prevenção de uma fratura, seria necessária a indução eletiva de 60 mulheres.

Em mulheres com cesariana prévia, a suspeita de macrossomia fetal, de forma isolada, não é contraindicação ao trabalho de parto, e outros fatores associam-se independentemente a taxas menores de parto vaginal, como a indução e a falha de progressão na tentativa de parto na gestação atual.[47]

> ⭐ A recorrência de distocia de ombro tem prevalências descritas entre 1,1 e 16,7%.

A pouca informação existente sugere que mulheres com lesão neonatal prévia de plexo braquial e com feto identificado como macrossômico na gestação atual estejam em maior risco de recorrência em um parto vaginal subsequente, de modo que é razoável que se ofereça uma cesariana eletiva a essas gestantes.

As demandas judiciais decorrentes de sequelas resultantes da distocia de ombro reforçam a necessidade de condutas padronizadas em protocolos institucionais. O Manual de Diretrizes Obstétricas elaborado pela Associação Médica Brasileira e pelo Conselho Federal de Medicina, disponível no *site* da Federação Brasileira de Ginecologia e Obstetrícia, indica cesariana em gestantes com fetos de peso estimado > 4.500 g. A Federação Internacional de Ginecologia e Obstetrícia (Figo) recomenda oferecer cesariana eletiva às gestantes com diabetes e peso fetal estimado acima de 4.000 g em US com 38 a 39 semanas.[48] Nesses casos, a cirurgia diminui a morbidade materna e fetal, principalmente em nulíparas.

REFERÊNCIAS

1. Manning FA. Crescimento intrauterino retardado: diagnóstico, prognóstico e conduta, com base em métodos ultrassonográficos. In: Fleischer AC, Manning FA. Ultrassonografia em obstetrícia e ginecologia: princípios e prática. 5. ed. Rio de Janeiro: Revinter; 2000. p. 518-35.

2. Cunningham FG, Leveno KJ, Bloom SL, Dashe JS, Hoffman BL, Casey BM, et al. Fetal-growth disorders In: Cunningham FG, Leveno KJ, Bloom SL, Dashe JS, Hoffman BL, Casey BM et al., editors. Williams Obstetrics. 25. ed. New York: McGraw Hill; 2018. p. 844-62.

3. Vayssière C, Sentilhes L, Ego A, Bernard C, Cambourieu D, Flamant C, et al. Fetal growth restriction and intrauterine growth restriction: guidelines for clinical practice from the French College of Gynaecologists and Obstetricians. Eur J Obstet Gynecol Reprod Biol. 2015;193:10-8.

4. Rizzo G, Arduini D. Intrauterine growth restriction: diagnosis and management. A review. Minerva Ginecol. 2009;61(5):411-20.

5. Oppermann MLR, Duncan BB, Mengue SS, Ramos JGL, Serruya SJ, Schmidt MI. Distribuição da altura uterina ao longo da gestação em uma coorte brasileira: comparação com a curva de referência do Centro Latino-Americano de Perinatologia. Rev Bras Ginecol Obstet. 2006;28(9):513-22.

6. Hadlock FP, Harrist RB, Martinez-Poyer J. In utero analysis of fetal growth: a sonographic weight standard. Radiology. 1991; 181(1):129-33.

7. Intergrowth-21st Network. Standards and tools [Internet]. Oxford; 2022[capturado em 1 mar. 2022]. Disponível em: https://intergrowth21.tghn.org/standards-tools/.

8. Martins JG, Biggio JR, Abuhamad A. Society for Maternal-Fetal Medicine Consult Series #52: diagnosis and management of fetal growth restriction: (Replaces clinical guideline number 3, April 2012). Am J Obstet Gynecol. 2020; 223(4): B2-B17.

9. Lees CC, Stampalija T, Baschat A, da Silva Costa F, Ferrazzi E, Figueras F, et al. ISUOG Practice Guidelines: diagnosis and management of small-for-gestational-age fetus and fetal growth restriction. Ultrasound Obstet Gynecol. 2020; 56(2): 298-312.

10. Figueras F, Gratacós E. An integrated approach to fetal growth restriction. Best Pract Res Clin Obstet Gynaecol. 2017;38:48-58.

11. Figueras F, Gratacós E. Stage-based approach to the management of fetal growth restriction. Prenatal Diagnosis. 2014;34(7):655-9.

12. Harman CR, Baschat AA. Arterial and venous Dopplers in IUGR. Clin Obstet Gynecol. 2003;46(4):931-46.

13. Chauhan SP, Gupta LM, Hendrix NW, Berghella V, American College of Obstetricians and Gynecologists. Intrauterine growth restriction: comparison of American College of Obstetricians and Gynecologists practice bulletin with other national guidelines. Am J Obstet Gynecol. 2009; 200(4):409.e1-6.

14. Alfirevic Z, Stampalija T, Dowswell T. Fetal and umbilical Doppler ultrasound in high-risk pregnancies. Cochrane Database Syst Rev. 2017;6:CD007529.

15. Berkley E, Chauhan SP, Abuhamad A. Doppler assessment of the fetus with intrauterine growth restriction. Am J Obstet Gynecol. 2012;206(4):300-8.

16. Unterscheider J, Daly S, Geary MP, Kennelly MM, McAuliffe FM, O'Donoghue K, et al. Optimizing the definition of intrauterine growth restriction: the multicenter prospective PORTO Study. Am J Obstet Gynecol. 2013; 208(4):290.e1-e6.

17. Baschat AA, Harman CR. Antenatal assessment of the growth restricted fetus. Curr Opin Obstet Gynecol. 2001; 13(2): 161-8.

18. Figueras F, Gratacós E. Update on the diagnosis and classification of fetal growth restriction and proposal of a stage-based management protocol. Fetal Diagn Ther. 2014;36(2):86-98.

19. Flood K, Unterscheider J, Daly S, Geary MP, Kennelly MM, McAuliffe FM, et al. The role of brain sparing in the prediction of adverse outcomes in intrauterine growth restriction: results of the multicenter PORTO Study. Am J Obstet Gynecol. 2014;211(3):288.e1-e5.

20. Seravalli V, Baschat AA. A uniform management approach to optimize outcome in fetal growth restriction. Obstet Gynecol Clin North Am. 2015;42(2):275-88.

21. American College of Obstetricians and Gynecologists. ACOG practice bulletin no. 227: fetal growth restriction. Obstet Gynecol. 2021;137(2):385-7.

22. Royal College of Obstetricians and Gynaecologists. The investigation and management of the small-for-gestational-age fetus: green-top guideline no. 31. 2nd ed. London: RCOG; 2014.

23. Bernstein IM, Horbar JD, Badger GJ, Ohlsson A, Golan A. Morbidity and mortality among very-low-birth-weight neonates with intrauterine growth restriction. The Vermont Oxford Network. Am J Obstet Gynecol. 2000;182(1 Pt 1):198-206.

24. Simchen MJ, Alkazaleh F, Adamson SL, Windrim R, Telford J, Beyene J, et al. The fetal cardiovascular response to antenatal steroids in severe early-onset intrauterine growth restriction. Am J Obstet Gynecol. 2004;190(2):296-304.

25. Walker D-M, Marlow N, Upstone L, Gross H, Hornbuckle J, Vail A, et al. The Growth Restriction Intervention Trial: long-term outcomes in a randomized trial of timing of delivery in fetal growth restriction. Am J Obst Gynecol. 2011;204(1):34.e1-e9.

26. Boers KE, Vijgen SMC, Bijlenga D, van der Post JAM, Bekedam DJ, Kwee A, et al. Induction versus expectant monitoring for intrauterine growth restriction at term: randomised equivalence trial (DIGITAT).BMJ. 2010;341:c7087.

27. Boers KE, van Wyk L, van der Post JAM, Kwee A, van Pampus MG, Spaanderdam MEA, et al. Neonatal morbidity after induction vs expectant monitoring in intrauterine growth restriction at term: a subanalysis of the DIGITAT RCT. Am J Obstet Gynecol. 2012;206(4):344.e1-e7.

28. Lees CC, Marlow N, van Wassenaer-Leemhuis A, Arabin B, Bilardo CM, Brezinka C, et al. 2 year neurodevelopmental and intermediate perinatal outcomes in infants with very preterm fetal growth restriction (TRUFFLE): a randomised trial. Lancet. 2015;385(9983):2162-72.

29. Baschat AA. Neurodevelopment after fetal growth restriction. Fetal Diagn Ther. 2014;36(2):136-42.

30. Tideman E, Marsál K, Ley D. Cognitive function in young adults following intrauterine growth restriction with abnormal fetal aortic blood flow. Ultrasound Obstet Gynecol. 2007;29(6):614-8.

31. Kanaka-Gantenbein C, Mastorakos G, Chrousos GP. Endocrine-related causes and consequences of intrauterine growth retardation. Ann New York Acad Scien. 2003;997:150-7.

32. Said JM, Higgins JR, Moses EK, Walker SP, Borg AJ, Monagle PT, et al. Inherited thrombophilia polymorphisms and pregnancy outcomes in nulliparous women. Obstet Gynecol. 2010;115(1):5-13.

33. American College of Obstetricians and Gynecologists. Macrosomia: ACOG Practice Bulletin, Number 216. Obstet Gynecol. 2020;135(1):e18-35.
34. Xu H, Simonet F, Luo Z-C. Optimal birth weight percentile cut-offs in defining small- or large-for-gestational-age. Acta Paediatr. 2010;99(4):550-5.
35. Pedreira CE, Pinto FA, Pereira SP, Costa ES. Birth weight patterns by gestational age in Brazil. An Acad Bras Cienc. 2011;83(2):619-25.
36. Stirnemann J, Villar J, Salomon LJ, Ohuma E, Ruyan P, Altman DG, et al. International estimated fetal weight standards of the INTERGROWTH-21st Project. Ultrasound Obstet Gynecol. 2017;49(4):478-86.
37. Kiserud T, Piaggio G, Carroli G, Widmer M, Carvalho J, Neerup Jensen L, et al. The World Health Organization fetal growth charts: a multinational longitudinal study of ultrasound biometric measurements and estimated fetal weight. PLoS Med. 2017;14(1):e1002220.
38. Grantz KL, Hediger ML, Liu D, Buck Louis GM. Fetal growth standards: the NICHD fetal growth study approach in context with INTERGROWTH-21st and the World Health Organization Multicentre Growth Reference Study. Am J Obstet Gynecol. 2018;218(2S):S641-55. e28.
39. Brasil. Ministério da Saúde. DataSus [Internet]. Brasília: Datasus; 2021[capturado em: 1 mar. 2022]. Disponível em: http://tabnet.datasus.gov.br/cgi/tabcgi.exe?sinasc/cnv/nvuf.def.
40. Li N, Liu E, Guo J, Pan L, Li B, Wang P, et al. Maternal prepregnancy body mass index and gestational weight gain on pregnancy outcomes. PLoS ONE. 2013;8(12):e82310.
41. Black MH, Sacks DA, Xiang AH, Lawrence JM. The relative contribution of prepregnancy overweight and obesity, gestational weight gain, and IADPSG-defined gestational diabetes melito to fetal overgrowth. Diabetes Care. 2013;36(1):56-62.
42. Agudelo-Espitia V, Parra-Sosa BE, Restrepo-Mesa SL. Factors associated with fetal macrosomia. Rev Saude Publica. 2019;53:100.
43. Vora N, Bianchi DW. Genetic considerations in the prenatal diagnosis of overgrowth syndromes. Prenat Diagn. 2009;29(10):923-9.
44. Schild RL, Fimmers R, Hansmann M. Fetal weight estimation by three-dimensional ultrasound. Ultrasound Obstet Gynecol. 2000;16(5):445-52.
45. Malin GL, Bugg GJ, Takwoingi Y, Thornton JG, Jones NW. Antenatal magnetic resonance imaging versus ultrasound for predicting neonatal macrosomia: a systematic review and meta-analysis. BJOG. 2016;123(1):77-88.
46. Weiner E, Mizrachi Y, Fainstein N, Elyashiv O, Mevorach-Zussman N, Bar J, et al. Comparison between three methods of fetal weight estimation during the active stage of labor performed by residents: a prospective cohort study. Fetal Diagnosis and Therapy. 2017;42(2):117-23.
47. Boulvain M, Irion O, Dowswell T, Thornton JG. Induction of labour at or near term for suspected fetal macrosomia. Cochrane Database Syst Rev. 2016;(5):CD000938.
48. Hod M, Kapur A, Sacks DA, Hadar E, Agarwal M, Di Renzo GC, et al. The International Federation of Gynecology and Obstetrics (FIGO) Initiative on gestational diabetes melito: A pragmatic guide for diagnosis, management, and care. Int J Gynaecol Obstet. 2015;131(Suppl 3):S173-211.

16

PREMATURIDADE*

JANETE VETTORAZZI
ANA LÚCIA LETTI MÜLLER
CRISTIANO CAETANO SALAZAR
EDIMÁRLEI GONSALES VALÉRIO
DANIELA VANESSA VETTORI

Conceitos e epidemiologia

O nascimento pré-termo é aquele que ocorre entre a 20ª e a 37ª semana de gestação. Pode ser classificado em prematuridade extrema (< 28 semanas), prematuridade grave ou moderada (28 a < 32 semanas) e prematuridade tardia (32 a < 37 semanas).[1,2] O nascimento pré-termo é uma das principais causas de mortalidade e morbidade neonatal e um dos motivos mais frequentes de hospitalização durante a gravidez, com elevado custo socioeconômico. Os bebês prematuros apresentam alto risco de complicações em curto e longo prazos relacionadas com os sistemas respiratório, gastrintestinal, neurológico e imune (Tabela 16.1). Os sobreviventes podem apresentar sequelas graves para toda a vida, e a prematuridade ainda representa a principal causa de morte entre crianças com idade inferior a 5 anos no mundo.[3]

Quanto menor for a idade gestacional de nascimento, maiores serão os riscos associados à prematuridade.[4] Cada semana de vida intrauterina representa uma diminuição significativa da morbimortalidade neonatal dos recém-nascidos prematuros, sendo fundamental todo esforço e atenção às múltiplas medidas de rastreamento, prevenção e tratamento. Mesmo a prematuridade tardia, que tem menor risco de mortalidade, associa-se à morbidade neonatal.[5]

Cerca de 70 a 80% dos casos de prematuridade se devem à ruptura de membranas pré-termo ou ao trabalho de parto pré-termo espontâneo, e os demais são nascimentos prematuros terapêuticos indicados para prevenir ou tratar alguma condição de morbimortalidade materna ou fetal; ou seja, devem-se a condições maternas e fetais nas quais há necessidade de nascimento antes do termo, como pré-eclâmpsia grave, descolamento de placenta, restrição de crescimento fetal (RCF), doenças da gemelaridade, entre outras.[1,4,6,7]

As taxas mundiais de prematuridade são crescentes, com prevalência variando entre 5 e 18% nos diferentes países e regiões, constituindo um universo de 12 a 18 milhões de prematuros a cada ano. Desses nascimentos, 10% ocorrem entre 28 e 32 semanas, e 5%, com menos de 28 semanas.[1,8,9] No Brasil, a taxa de prematuridade foi de 12,3% em um grande estudo multicêntrico.[10] Anualmente, morrem cerca de 1,1 milhão de crianças em razão de complicações advindas da prematuridade, e um número importante sobrevive com sequelas graves para toda a vida.[1,11]

A redução das taxas de nascimento pré-termo, sobretudo dos nascimentos prematuros extremos, é uma das metas prioritárias da saúde mundial, constando nas Metas do Milênio da Organização Mundial da Saúde (OMS).[1]

---
*Os coautores agradecem a José Geraldo Lopes Ramos e Sérgio H. Martins-Costa pelas contribuições dadas à escrita deste capítulo na edição anterior.

Tabela 16.1 – Principais complicações relacionadas com a prematuridade

SISTEMA	COMPLICAÇÕES EM CURTO PRAZO	COMPLICAÇÕES EM LONGO PRAZO
Pulmonar	Apneia da prematuridade Pneumotórax Displasia pulmonar Síndrome do desconforto respiratório	Displasia pulmonar Asma Bronquiolite
Gastrintestinal	Hiperbilirrubinemia Enterocolite necrosante Restrição do crescimento Intolerância alimentar	Intolerâncias e alergias alimentares Síndrome do intestino curto
Sistema nervoso central	Hemorragia intraventricular Leucomalácia Hidrocefalia Convulsão Meningite	Paralisia cerebral Atrasos no desenvolvimento neuropsicomotor Hidrocefalia Incapacidades motoras Problemas comportamentais Problemas com aprendizagem Quadros convulsivos
Cardiovascular/renal	Persistência do canal arterial Hipertensão pulmonar Distúrbios hidreletrolíticos	Hipertensão arterial Hipertensão pulmonar
Oftalmológico	Retinopatia da prematuridade	Descolamento de retina Cegueira, miopia, estrabismo
Hematológico	Anemia Transfusões	Anemia crônica
Endocrinológico	Hipoglicemia Deficiência de cortisol	Doenças metabólicas na vida adulta
Outros	Sepse Infecções Deficiência imune	Deficiência auditiva Quebra do vínculo mãe-filho Estresse familiar

Fonte: Adaptada de Gotsch e colaboradores.[12]

Fisiopatologia da prematuridade

O mecanismo que envolve o desencadeamento prematuro de contrações e modificações cervicais é complexo e multifatorial, podendo-se dizer que o parto pré-termo (PPT) é uma síndrome na qual estão envolvidos fatores como infecção genital, deficiência de progesterona, sobredistensão uterina, alterações cervicais e uterinas (congênitas ou após cirurgias ou procedimentos), alterações vasculares (isquemia uteroplacentária, hemorragia decidual), estresse materno e fetal, inflamação e alterações imunes, alterações de microbiota materna e outros fatores desconhecidos (**Figura 16.1**).[11,13] Sendo assim, o mecanismo do desencadeamento do parto prematuro é complexo e pode ser considerado uma síndrome da parturição pré-termo, levando a paciente a ter contrações uterinas intempestivas e modificações de colo.[11]

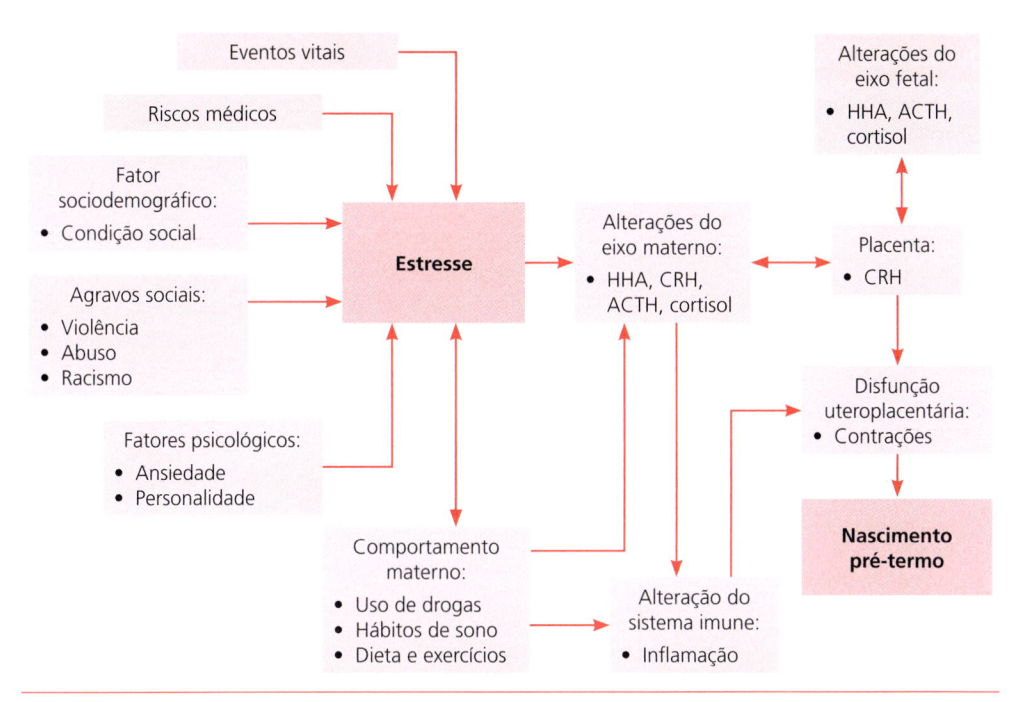

FIGURA 16.1 – Fisiopatologia do trabalho de parto pré-termo.
ACTH, hormônio adrenocorticotrófico (*adrenocorticotropic hormone*); CRH, hormônio liberador de corticotrofina (*corticotropin-releasing hormone*); HHA, hipotálamo-hipófise-suprarrenal.
Fonte: Modificada de Cha e Masho,[3] Azad e Mathews.[11]

Avaliação de risco e prevenção do nascimento pré-termo

FATORES DE RISCO

Os principais fatores de risco para prematuridade estão sumarizados no **Quadro 16.1**, que representa um compilado das principais referências atualizadas sobre o assunto.

⚠ O fator de risco mais importante para prematuridade é a história prévia de nascimento pré-termo espontâneo, com aumento de 4 a 6 vezes da chance de recorrência em gestação subsequente. O risco é maior na presença de gestação múltipla ou em gestante com história de prematuridade na família.[6,13] Na gestação seguinte a um nascimento pré-termo, o risco de prematuridade fica em torno de 57%.[14] A idade gestacional e o número de PPTs prévios correlacionam-se com uma maior chance de prematuridade, sendo que um nascimento anterior com menos de 28 semanas aumenta o risco em 35%, e dois nascimentos anteriores com menos de 32 semanas, em 70%. Em um estudo retrospectivo, foi demonstrado que as gestantes que tiveram dilatação cervical progressiva e indolor terminando em trabalho de parto pré-termo (TPP) têm um risco significativamente maior de recorrência.[15]

A realização de procedimentos cervicais (curetagem uterina, traquelectomia, conização) e a ocorrência de sangramento vaginal são fatores de risco independentes para o nascimento pré-termo. As malformações uterinas (útero bicorno, unicorno, didelfo, septo uterino) associam-se ao aumento de risco entre 30 e 60% de prematuridade, e a ressecção prévia do septo melhora a chance de nascimento a termo. Vários estudos associam estresse materno, depressão e ansiedade, bem como tabagismo, com nascimento pré-termo, sendo importante implementar medidas de apoio biopsicossocial ao longo do pré-natal.[13]

> **Quadro 16.1** – Fatores de risco para o nascimento pré-termo

Antecedentes obstétricos e ginecológicos	Gestação atual	Características demográficas, nutricionais e sociais

• TPP (um anterior): risco de 15-30% (4-6 vezes)
• TPP (cada evento): risco 1,5-2 vezes maior
• Rupreme
• Cirurgia de colo uterino:
  • Conização: RC 2,0
  • Curetagem com dilatação: RC 1,7
• História familiar de TPP: RC 20-30%
• Perda gestacional precoce/abortamento
• Anomalias uterinas/miomas: risco de 40%
• Intervalo gestacional < 18 meses: RC 1,6
• Nuliparidade
• Multiparidade > 5
	• Gravidez múltipla + antecedente de TPP: risco de 57%
	• Colo curto:
	  • ≤ 25 mm: RC 6,19
	  • ≤ 20 mm: RC 9,49
	  • ≤ 10 mm: RC 13,99
	• ISTs:
	  • Gonorreia: RC 5,31
	  • Clamídia: RC 0,95-2,2
	  • Ureaplasma: RC 1,0
	• Vaginose bacteriana: RC 7,55
	• Bacteriúria: RC 2,08
	• Fertilização assistida
	• Amniocentese
	• Cirurgia abdominal na gestação
	• Polidrâmnio
	• Infecção periodontal
		• Extremos de idade:
		• Idade > 35 anos: RC 1,4
		• Extremos de IMC:
		  • < 18,5: RC 1,3
		  • 30-35: RC 1,6
		  • 35-40: RC 3,0
		• Tabagismo, etilismo, uso de drogas
		• Deficiência nutricional (vitaminas e ácidos graxos)
		• Etnia afrodescendente
		• Baixo nível socioeconômico
		• Baixa escolaridade
		• Vítima de violência
		• Depressão
		• Poluentes ambientais

IMC, índice de massa corporal; ISTs, infecções sexualmente transmissíveis; RC, razão de chances; Rupreme, ruptura prematura de membranas; TPP, trabalho de parto pré-termo.
Fonte: Elaborado com base em Azad e Mathews,[11] Cobo e colaboradores,[13] Moliner-Sánchez e colaboradores,[16] Robinson e Norwitz.[17]

Em estudos recentes, os fatores relacionados com a infecção e, em especial, com a microbiota vaginal têm sido associados à ocorrência de contrações e ruptura de membranas.[13] A infecção subclínica intra-amniótica ocorre em cerca de 30% dos casos de TPP e 60% dos casos de ruptura pré-termo de membranas. Não há consenso sobre o rastreamento universal para vaginose bacteriana nas gestantes de risco habitual; para aquelas com alto risco de prematuridade, entretanto, deve-se considerar a avaliação e o tratamento da vaginose bacteriana antes das 22 semanas de gravidez.[18,19]

O método tradicional de rastreamento antenatal do TPP espontâneo baseia-se nas características maternas (como idade, etnia, tabagismo) e na história obstétrica.

⚠️ Uma alternativa para identificar gestantes de alto risco é por meio da avaliação ultrassonográfica do colo uterino entre 20 e 24 semanas (Figura 16.2). Dos elementos passíveis de avaliação (abertura do orifício cervical interno, afunilamento, *sliding* cervical, muco endocervical, *sludge*), o comprimento cervical é o parâmetro mais estudado e com melhor valor preditivo. O comprimento médio do colo uterino, tanto em gestações únicas como em múltiplas, é em torno de 35 mm; quanto menor for o comprimento do colo, maior será o risco de nascimento pré-termo, como descrito na Tabela 16.2.[20] Análises de custo-efetividade têm demons-

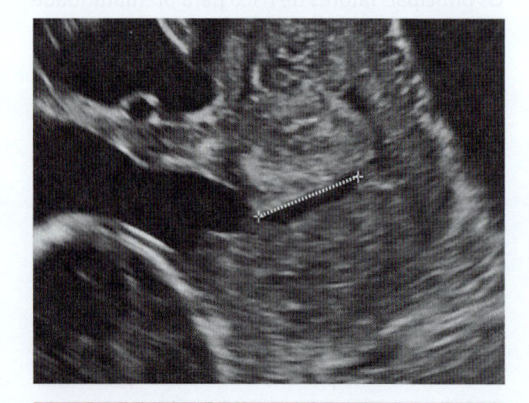

FIGURA 16.2 – Colo uterino com 17 mm em primigesta, medido com 22 semanas por ultrassonografia transvaginal.

Tabela 16.2 – Comprimento cervical entre 20 e 24 semanas e risco de parto antes de 32 semanas de gestação

COMPRIMENTO CERVICAL	GESTAÇÕES ÚNICAS		GESTAÇÕES MÚLTIPLAS	
	PREVALÊNCIA	RISCO DE TPP	PREVALÊNCIA	RISCO DE TPP
≤ 25 mm	10%	35%	16%	35%
≤ 20 mm	5%	48%	8%	49%
≤ 15 mm	1%	55%	5%	67%

TPP, trabalho de parto pré-termo.
Fonte: Fonseca e colaboradores.[29]

trado um benefício no rastreamento universal para prematuridade com a medida do colo uterino por ultrassonografia (US) transvaginal e o tratamento com progesterona nas gestantes com colo menor que 25 mm, independentemente da história de parto pré-termo.[20,21] Entretanto, a recomendação de rastreamento é motivo de discordância entre especialistas; apesar de a Federação Internacional de Ginecologia e Obstetrícia (Figo) recomendar o rastreamento, outras sociedades não o fazem.[20,22] No Brasil, faltam estudos de custo-efetividade, pois precisam ser ponderados fatores como o custo relativamente baixo da US e o custo socioeconômico elevado de um nascimento prematuro no país, bem como suas consequências biopsicossociais. É provável que o rastreamento universal apresente boa relação custo-efetividade, devendo ser avaliado em estudos multicêntricos brasileiros.

Em gestantes com colo curto, o *sludge* é um fator de risco independente para nascimento pré-termo.[23] A presença de *sludge* à US se associa a nascimento em idade gestacional significativamente menor.[24] No entanto, até o momento, não existe qualquer recomendação de avaliar a presença de *sludge* em gestações de risco habitual devido a dados não consensuais, embora essa avaliação deva ser considerada em gestantes com colo curto.

PREVENÇÃO DO TRABALHO DE PARTO PRÉ-TERMO

Tendo-se em vista que as causas do TPP são múltiplas, o seu desencadeamento pode ocorrer por vários mecanismos. Sendo assim, as estratégias de prevenção devem ser igualmente múltiplas, incluindo a realização adequada de cuidados pré-natais, o rastreio contínuo de fatores de risco, o tratamento de infecções e a cessação do tabagismo, entre outras.

Alguns estudos demonstraram que a suplementação de ômega-3 (> 500 mg/dia) associa-se à redução de 31 a 53% do risco de nascimento antes de 34 semanas.[25,26] Vários estudos estão em andamento para definir o perfil das mulheres que se beneficiariam da suplementação de ômega-3 durante a gestação, levando em consideração fatores dietéticos e de perfil de risco para prematuridade.[27,28]

Além disso, estratégias farmacológicas, cirúrgicas e mecânicas podem ser utilizadas em casos de alto risco para prematuridade, as quais são descritas a seguir.

PROGESTERONA

Nas mulheres com história de prematuridade espontânea em gestação anterior devido a trabalho de parto ou à ruptura prematura de membranas, está indicado o uso de progesterona via vaginal. A progesterona causa o relaxamento da musculatura lisa, além do seu efeito anti-inflamatório, reduzindo as modificações cervicais não desejáveis antes do termo. Inúmeros estudos têm demonstrado que, em gestante com história de PPT (espontâneo ou por bolsa rota), a progesterona diminui de forma significativa (aproximadamente em 50%) a recorrência da prematuridade, com consequente aumento de nascimentos em idade gestacional próxima ao ou no termo.[17,20,29,30]

⚠️ Vários estudos demonstraram a eficácia da progesterona (sobretudo pela via vaginal) na diminuição do TPP em gestantes assintomáticas com colo curto (avaliadas por US de segundo trimestre). Uma metanálise com 974 gestantes com colo ≤ 25 mm demonstrou redução de 38% do risco de nascimento antes de 33 semanas, bem como redução da incidência de internação em unidade de terapia intensiva (UTI) neonatal, síndrome da angústia respiratória do recém-nascido (SARRN) e morbimortalidade neonatal. Essa estratégia pode reduzir em torno de 50% a incidência de nascimentos prematuros extremos.[20,31]

💊 Nas mulheres com história de TPP ou com colo curto à US, está indicado o uso de progesterona na dose de 200 mg/dia por via vaginal, a partir de 14 semanas ou do diagnóstico de encurtamento cervical, estendendo-se até as 36 semanas de gravidez.

Nas gestações gemelares, não é indicado usar progesterona de forma universal, especialmente em caso de colo uterino > 30 mm.[17,20,29,30] Entretanto, para aquelas com gestação gemelar e colo curto ou história de TPP, a progesterona pode ser benéfica, embora haja controvérsias com relação a essa indicação.[20,32-34]

CERCLAGEM CERVICAL

A cerclagem é um procedimento cirúrgico com efetividade comprovada para pacientes selecionadas.

⭐ As indicações de cerclagem variam na literatura, mas podem ser sumarizadas em:
- Indicada pela história ou profilática – Para pacientes com diagnóstico prévio de insuficiência istmocervical, realizada geralmente em torno de 12 a 14 semanas.
- Indicada pela US – Para pacientes com encurtamento de colo (≤ 25 mm) identificado à US de segundo trimestre.
- Indicada pelo exame físico, de resgate ou emergência – Para pacientes com dilatação cervical identificável pelo exame físico.

Gestantes com história de insuficiência cervical são aquelas com um ou mais partos ou abortos de segundo trimestre relacionados com dilatação cervical indolor, com ou sem ruptura de membranas, sem descolamento placentário. Contudo, a cerclagem profilática não se mostrou benéfica para pacientes com perda/parto prévio, sendo indicada para aquelas com história de dois ou mais eventos típicos.[35,36]

A cerclagem indicada devido a um colo curto (≤ 25 mm) medido pela US não demonstra benefícios em pacientes nulíparas ou sem história de TPP prévio (mas talvez o subgrupo de pacientes com colo < 10 mm se beneficie).[35,37-40]

🩹 Em contrapartida, a cerclagem é indicada para gestantes com colo curto e história de PPT prévio, pois a intervenção se associa à redução do nascimento pré-termo e da morbimortalidade neonatal.[20,35,36,41] Para essas pacientes, sugere-se avaliar o colo uterino de forma periódica (de 2/2 semanas) entre 16 e 24 semanas.

🩹 Apesar de praticamente não haver estudos de alta qualidade, as metanálises de estudos observacionais associam a cerclagem de resgate ao aumento significativo da sobrevida neonatal. A cerclagem é indicada para pacientes com dilatação cervical de até 2 cm percebida pelo exame físico.[35,41] Excepcionalmente em algumas situações de dilatação cervical mais avançada, mesmo com herniação de membranas, pode-se realizar o procedimento em casos selecionados.

🩹 A cerclagem só deve ser realizada em pacientes que não estão em trabalho de parto (não têm contrações regulares), que estão com bolsa íntegra e que não têm suspeita de infecção. Em geral, a idade gestacional máxima em que se realiza uma cerclagem é o limite inferior da viabilidade fetal – normalmente indicado como 24 semanas, mas podendo variar conforme as condições de atendimento neonatal locais.[35,36,41] Costuma-se associar o uso de progesterona vaginal em gestantes que foram submetidas ao procedimento.

Com relação à realização de cerclagem em gestações múltiplas, não está indicada como rotina. Contudo, ela pode ser benéfica para pacientes com história típica de insuficiência cervical ou com colo muito curto à US (< 15 mm).[35] A cerclagem de emergência em gestações gemelares está associada à redução da prematuridade e da morbidade, podendo ser realizada.[42]

A cerclagem de rotina para pacientes com conização cervical ou malformação uterina não deve ser feita, pois aumenta o risco de TPP.[43] Entretanto, a conduta pode muitas vezes ser individualizada, realizando-se acompanhamento seriado (de 2/2 semanas entre 14-24 semanas) do comprimento cervical.[44,45]

PESSÁRIO CERVICAL

O pessário é um dispositivo confeccionado em silicone, em formato cilíndrico, que é inserido na vagina e posicionado de forma a englobar o colo uterino. A inserção é realizada ambulatorialmente, sem a necessidade de anestesia. Após a sua inserção, o pessário promove uma espécie de suporte para o útero, reajustando o ângulo formado entre o maior eixo do colo e a pelve materna. Com isso, ocorre melhor distribuição do peso do saco gestacional, redução da pressão da apresentação sobre o orifício cervical, alongamento do colo do útero, redução do risco de contato das membranas com a vagina e fechamento do orifício cervical.[46-49]

Há décadas, o pessário vem sendo proposto como alternativa no manejo da insuficiência cervical. Teoricamente, poderia ser uma estratégia não invasiva e benéfica nas situações em que a cerclagem não se mostra efetiva ou segura. Contudo, os estudos e as indicações são bastante controversos.

Uma revisão sistemática com metanálise de estudos randomizados concluiu que o pessário não foi efetivo para reduzir a incidência de TPP ou desfechos neonatais adversos em gestações únicas ou gemelares com colo ≤ 25 mm, nem em gestações gemelares não selecionadas. O estudo também concluiu que, em gestações únicas com colo curto em que já se está utilizando progesterona, não há benefício em acrescentar o pessário; todavia, não foi possível determinar se o pessário é tão eficaz quanto a progesterona para reduzir nascimentos pré-termo. O pessário foi considerado seguro, mas está associado a mais secreção vaginal. No entanto, a grande heterogeneidade entre os estudos, a qualidade apenas moderada da maioria deles e a variabilidade de retirada precoce do pessário nos estudos (de 0,5-51%) podem comprometer as conclusões obtidas na publicação.[50]

O pessário também foi proposto para outras indicações e cenários, para os quais ainda não há consenso: prevenção de TPP em anomalias uterinas, pós-conização, após um evento típico de insuficiência cervical, após a ablação de vasos placentários na síndrome de transfusão feto-fetal, gestação trigemelar e como adjuvante após a cerclagem.[51,52]

A associação de diferentes estratégias (farmacológicas, cirúrgicas, mecânicas ou hábitos de vida) na prevenção da prematuridade tem sido estudada e avaliada em diversos estudos. É importante estar atento a todos os fatores de risco relacionados com a prematuridade e fazer uma abordagem global da saúde da gestante, incluindo cuidados relacionados com os seus hábitos de vida e alimentares.

> Estudos recentes demonstraram que a associação de progesterona vaginal, pessário e cerclagem cervical pode ser promissora no subgrupo de gestantes de altíssimo risco para prematuridade (colo curto na gestação-índice associado à história de insuficiência cervical em gestação prévia).[51-53]

TERAPIA ANTIMICROBIANA

O uso de terapia antimicrobiana de rotina não é eficaz para prevenir o TPP. Entretanto, é fundamental o uso de antimicrobianos na presença de infecções estabelecidas (vaginose bacteriana, infecção do trato urinário, etc.).

> A terapia antimicrobiana reduz em torno de 76% a incidência de parto < 34 semanas em mulheres com presença de *sludge* e consideradas como de alto risco para nascimento pré-termo (colo curto, história de TPP, história de insuficiência cervical, malformações uterinas, conização).[54] Outros pesquisadores não encontraram benefício no tratamento de *sludge* como achado ocasional em gestações de baixo risco para prematuridade.[55] O melhor regime antimicrobiano não está estabelecido. Em pacientes

com *sludge* e indicação de cerclagem, deve-se considerar utilizar antimicrobiano antes da realização do procedimento.

Diagnóstico do trabalho de parto pré-termo

Os achados clínicos que definem um trabalho de parto verdadeiro, seja ele a termo ou pré-termo, são a associação de contrações uterinas regulares com modificações cervicais. Alguns sinais e sintomas prodrômicos podem estar presentes horas ou dias antes de os critérios diagnósticos de TPP serem encontrados, tais como contrações leves e irregulares, dor em baixo-ventre, sensação de pressão, e perda de tampão mucoso com ou sem raias de sangue.[56]

A presença de contrações uterinas não indica de maneira inequívoca o trabalho de parto; entretanto, esperar até que seja óbvio para começar a agir pode ser inadequado, uma vez que o êxito do tratamento está relacionado com a precocidade de seu início. Apenas 10% das mulheres com alguma clínica de TPP têm o parto nos 7 dias subsequentes; cerca de 30% têm resolução espontânea e 50% daquelas que foram hospitalizadas por TPP acabam tendo seu parto a termo.[57]

As modificações cervicais podem ser avaliadas tanto pelo exame vaginal quanto pela US. Em geral, o achado de uma dilatação cervical de 3 cm pelo exame digital em uma paciente sintomática indica um TPP verdadeiro. Todavia, dilatações inferiores e outros parâmetros cervicais avaliados pelo exame físico (apagamento, consistência, posição, etc.) não têm valor preditivo adequado para nascimento pré-termo.[58,59] O diagnóstico do TPP é menos claro em gestantes com contrações, mas com dilatação inferior a 3 cm. Nesses casos, o uso de exames complementares está indicado para definir o diagnóstico.

⭐ A medida do colo uterino entre as gestantes com sintomatologia de TPP pode ser útil na identificação dos casos com alto risco de nascimento nos 7 dias subsequentes.[57]

Em pacientes sintomáticas com dilatação cervical < 3 cm, o comprimento de colo uterino (medido por US transvaginal) < 20 mm (ou < 25 mm em gestações gemelares) está associado a mais de 25% de nascimento em 7 dias. Gestantes com colo ≥ 30 mm (ou ≥ 35 mm em gemelares), por sua vez, têm um risco menor que 5% de nascimento em 7 dias. Comprimentos cervicais intermediários – 20 a < 30 mm em gestações únicas, 25 a < 35 mm em gestações múltiplas – têm risco aumentado de nascimento pré-termo, mas a maioria não evolui; nesse subgrupo, um tesse bioquímico adicional pode ser bastante útil.[56]

Marcadores bioquímicos, como fibronectina, macroglobulina placentária α-1 e proteína ligadora do fator semelhante à insulina 1 fosforilada, coletados nas secreções cervicovaginais de pacientes sintomáticas, podem ser empregados na identificação dos casos de alto risco de nascimento em 7 dias. Eles são úteis principalmente nas suspeitas de TPP, mas sem um diagnóstico claro.[11,60,61] Esses testes apresentam bom desempenho quando negativos, uma vez que, em 87 a 98% das vezes, o parto não ocorre antes de 1 semana.[57,62-64]

Para auxiliar a decisão diagnóstica, é possível utilizar algoritmos ou calculadoras (como a QUiPP) que incluem vários parâmetros clínicos e laboratoriais, procurando determinar o risco de nascimento pré-termo breve.[65,66] O algoritmo QUiPP foi desenvolvido e validado no King's College do Reino Unido e procura determinar o risco individual de PPT em pacientes sintomáticas* e assintomáticas** com base na história, no comprimento cervical e, quando disponível, na presença de fibronectina em fluido vaginal.

Na **Figura 16.3**, estão sumarizados os passos sugeridos para o diagnóstico e as linhas gerais do manejo de pacientes com TPP.

Manejo do trabalho de parto pré-termo

A multifatoriedade da fisiopatologia, das causas e das consequências do TPP exige a associação de múltiplas estratégias terapêuticas. O obje-

---

*Disponível em https://quipp.org/symptomatic.html.
**Disponível em https://quipp.org/asymptomatic.html.

ROTINAS EM OBSTETRÍCIA | 263

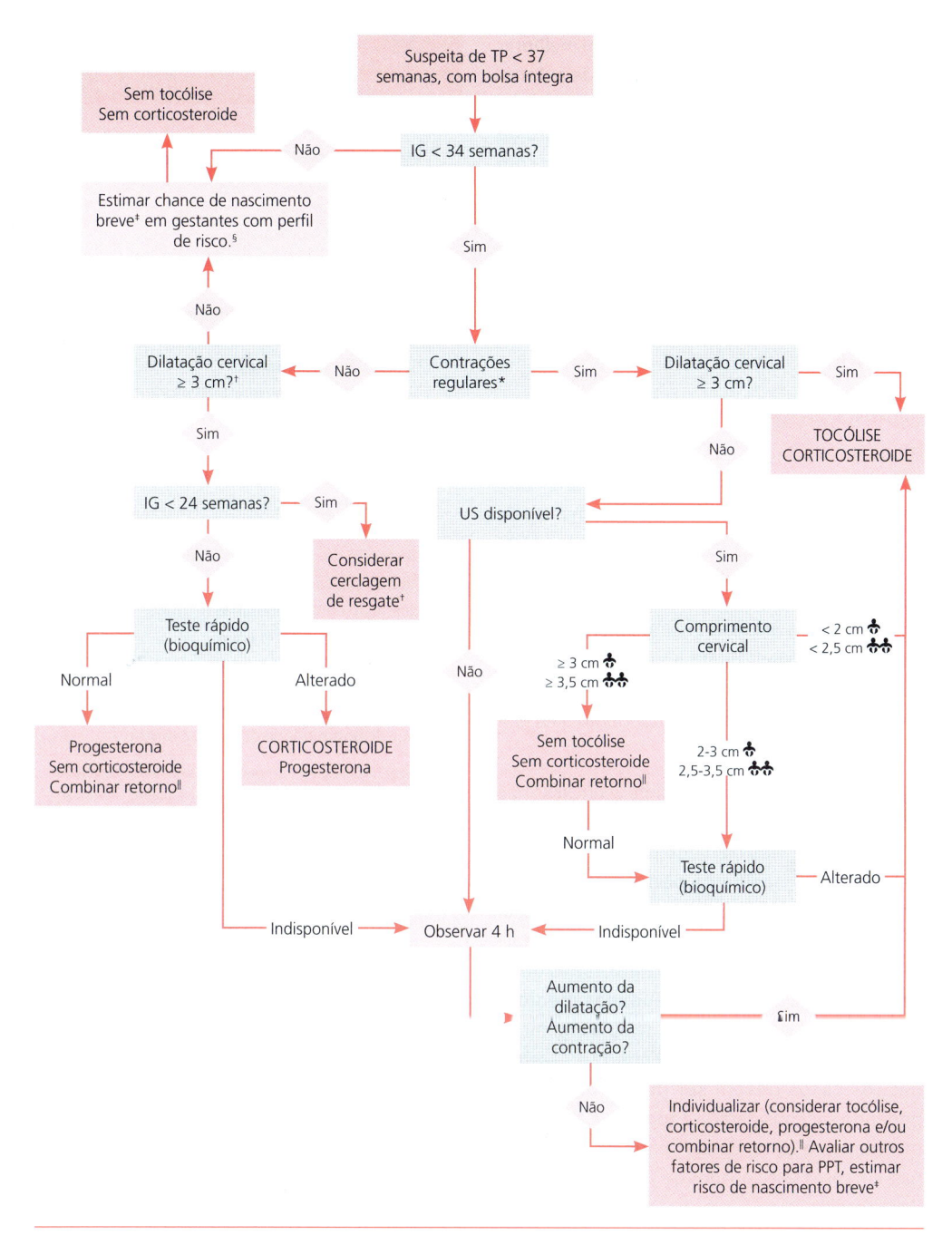

FIGURA 16.3 – Diagnóstico e manejo do trabalho de parto pré-termo.
*Contrações regulares: > 4 em 20 minutos ou > 8 em 60 minutos.
†Considerar cerclagem de resgate também em pacientes com colo modificado (1-2 cm) e gestação < 24 semanas.
‡Estimar chance de nascimento breve por meio de calculadoras de risco (QUiPP).
§Perfil de risco para prematuridade: história de TPP ou bolsa rota pré-termo, cirurgia cervical prévia, perda gestacional prévia (16-24 semanas), gestação múltipla.
||Reavaliação em 7 dias, ou antes, se modificação do quadro.
IG, idade gestacional; PPT, parto pré-termo; TP, trabalho de parto; TPP, trabalho de parto pré-termo; US, ultrassonografia.

tivo é realizar intervenções que possam melhorar os desfechos neonatais: corticosteroide antenatal, profilaxia para infecção do estreptococo do grupo B (EGB), neuroproteção com sulfato de magnésio e transferência para instituição com nível apropriado de cuidado neonatal.[56,67]

O manejo da prematuridade na gemelaridade é semelhante ao da gestação única (ver Cap. 14 – Gemelaridade).[68]

INIBIÇÃO DO TRABALHO DE PARTO PRÉ-TERMO

QUANDO REALIZAR TOCÓLISE

O benefício principal da tocólise é prolongar a gestação por tempo suficiente para que intervenções comprovadamente benéficas, como uso de corticosteroide para maturação pulmonar, terapia com sulfato de magnésio para neuroproteção do neonato e/ou transferência da paciente para um centro de referência, sejam concluídas. A tocólise também é muito importante nas situações em que é preciso transferir a gestante para locais com capacidade de atendimento a recém-nascidos prematuros.

⚠️ Antes de tudo, é importante verificar se não há contraindicações à inibição do TPP (Quadro 16.2). Não havendo contraindicação à detenção do trabalho de parto, em gestações entre 24 e 34 semanas completas, indica-se iniciar tocólise e medidas para redução da morbimortalidade do recém-nascido prematuro. Antes de 22 semanas, não estão recomendadas medidas como tocólise, corticosteroide, terapia antimicrobiana ou sulfato de magnésio. Entre 22 e 23 semanas, os casos devem ser individualizados, podendo ser considerada a tocólise e as demais medidas com 23 semanas.[69] Entre 34 e 36 semanas, em casos selecionados de TPP, pode-se considerar tocólise.

Pacientes que não preenchem todos os critérios diagnósticos para TPP, mas que apresentam contrações irregulares ou dilatação cervical < 3 cm e apagamento, podem ainda não estar efetivamente em trabalho de parto, e sim em fase prodrômica. Essas pacientes não devem ser subestima-

Quadro 16.2 – Contraindicações para inibição do trabalho de parto pré-termo

Absolutas
- Doença cardiovascular ou renal grave
- Hipertensão arterial não controlada
- Pré-eclâmpsia grave
- Diabetes não controlado
- Descolamento prematuro da placenta
- Infecção ovular
- Anormalidades fetais incompatíveis com a vida
- Morte fetal
- Gestação ≥ 36 semanas
- Condição fetal não tranquilizadora

Relativas
- Doença cardiovascular ou renal controlada
- Hipertensão arterial controlada
- Diabetes controlado
- Ruptura prematura de membranas*
- Restrição de crescimento fetal
- Aloimunização Rh
- Gestação com 34 semanas ou mais
- Infecção respiratória grave
- Sangramento materno com instabilidade hemodinâmica
- Contraindicação ao agente tocolítico (ver disponibilidade de outro agente)

*Considerar tocólise para transporte e/ou uso de corticosteroide.
Fonte: Modificado de Lockwood,[56] Practice Bulletin,[57] American College of Obstetricians and Gynecologists,[67] Cunningham e colaboradores.[69]

das, devendo ficar em observação por pelo menos 4 horas para avaliação materna e fetal e para calcular o risco de nascimento breve (ver Figura 16.3).

Os tocolíticos são efetivos em retardar o parto em 48 a 72 horas, mas não diminuem as taxas de nascimento pré-termo.[70,71] Após a inibição do TPP e a utilização do corticosteroide, recomenda-se manter o tocolítico por mais 24 a 48 horas. A manutenção do tocolítico por tempo maior não muda os desfechos fetais (hemorragia intraventricular, internação em UTI neonatal, enterocolite necrosante) e não aumenta o número de dias até o nascimento.[72]

As gestantes que não apresentam mais dinâmica uterina regular podem ser encaminhadas para controle ambulatorial; não se deve prescrever dose de manutenção de nifedipino ou de β-adrenérgicos. Em especial, o β-adrenérgico oral, além de ineficaz, aumenta o risco de complicações maternas graves, como edema pulmonar e miocardiopatia periparto.[73] Deve-se considerar o uso da progesterona para prevenção secundária do TPP, embora essa seja uma indicação controversa.

FARMACOLOGIA E ESCOLHA DOS TOCOLÍTICOS

A administração de agentes tocolíticos pode reduzir a força e a frequência das contrações uterinas. Em mulheres com TPP, uma metánalise de ensaios randomizados concluiu que esses agentes são mais eficazes do que placebo para retardar o trabalho de parto por 48 horas e por 7 dias, mas não para retardar o nascimento até 37 semanas.[74]

Para o tratamento adequado das pacientes com contrações uterinas prematuras, é necessário que o médico esteja familiarizado com a farmacologia dos principais agentes tocolíticos. Outro aspecto tem sido a observação de uma série de efeitos adversos com o uso desses medicamentos, especialmente com os β-adrenérgicos.[69,71] A escolha do agente tocolítico deve ser feita de forma cuidadosa, levando em consideração os efeitos colaterais, os custos, a eficácia e a experiência de cada profissional ou serviço. Os principais tocolíticos utilizados, bem como seus mecanismos de ação, efeitos adversos, contraindicações e cuidados, estão descritos na Tabela 16.3.

Em uma revisão sistemática envolvendo 3.550 mulheres, concluiu-se que o nifedipino, quando comparado com o placebo, aumenta o tempo de gestação em 48 horas; quando comparado com os β-miméticos, ele reduz de forma significativa vários desfechos, como intervalo em dias até o

Tabela 16.3 – Farmacologia dos tocolíticos

FÁRMACO	MECANISMO DE AÇÃO	CUIDADOS/ CONTRAINDICAÇÕES	EFEITOS COLATERAIS	OBSERVAÇÃO
Nifedipino	Bloqueio do canal lento de entrada de Ca^{++}	Avaliar resposta hipotensiva junto a outros anti-hipertensivos	Hipotensão, síncope, taquicardia, cefaleia, náuseas, edema periférico, rubor	Sem contraindicação ao uso simultâneo com sulfato de magnésio
Indometacina	Inibição da prostaglandina-sintetase	Não recomendado após as 32 semanas. Usar por período curto (até 72 h)	Irritação gástrica, cefaleia, náuseas, oligoidrâmnio, fechamento precoce do ducto arterioso fetal, disfunção plaquetária	Contraindicada em pacientes com púrpura trombocitopênica ou em uso de anticoagulantes
Terbutalina	Conversão do ATP em AMP cíclico, diminuindo o Ca^{++} livre intracelular	Evitar em paciente com diabetes e cardiopatias	Náuseas, vômitos, taquicardia, arritmia, hiperglicemia materna	O uso subcutâneo é uma boa opção antes do transporte de pacientes para centros terciários
Salbutamol	Conversão do ATP em AMP cíclico, diminuindo o Ca^{++} livre intracelular	Evitar em paciente com diabetes e cardiopatias, miotonias distróficas, glaucoma de ângulo fechado, anemia falciforme	Náuseas, vômitos, taquicardia, arritmia, hiperglicemia materna, hipoglicemia neonatal	Atenção a taquicardias graves. Uso cuidadoso em pacientes com hipertireoidismo e asma compensada. Sem benefício para uso oral em longo prazo

(Continua)

Tabela 16.3 – Farmacologia dos tocolíticos (*Continuação*)

FÁRMACO	MECANISMO DE AÇÃO	CUIDADOS/ CONTRAINDICAÇÕES	EFEITOS COLATERAIS	OBSERVAÇÃO
Sulfato de magnésio	Antagonista intracelular do Ca^{++}	Contraindicado na miastenia grave e na insuficiência cardíaca	Náuseas, vômitos, cefaleia, mal-estar, *rash* cutâneo, parada respiratória (rara)	Exige controle rigoroso de eliminação e efeitos colaterais
Atosibana	Antagonista por competição com o receptor da ocitocina das membranas das células miometriais e decídua/ membranas fetais	Boa tolerabilidade e poucos efeitos colaterais	Efeitos raros: náuseas, vômitos, cefaleia, dor torácica, artralgias	Alto custo Opção em paciente cardiopata grave

AMP, monofosfato de adenosina (*adenosine monophosphate*); ATP, trifosfato de adenosina (*adenosine triphosphate*).
Fonte: Elaborada com base em Lockwood,[56] Cunningham e colaboradores,[69] Vettorazzi e colaboradores.[77]

nascimento (4,4 dias; intervalo de confiança [IC] 95%, 0,25-8,52), prematuridade extrema (risco relativo [RR] 0,89; IC 95%, 0,48-0,86), enterocolite necrosante (RR 0,21; IC 95%, 0,05-0,96), hemorragia intraventricular (RR 0,53; IC 95%, 0,34-0,84) e internação em UTI neonatal (RR 0,74; IC 95%, 0,63-0,87).[75,76] Há poucas publicações comparando nifedipino e indometacina, sendo ambos considerados igualmente eficazes.

A indometacina tem sido considerada por muitos como o tocolítico de primeira linha apropriado para a gestante com TPP < 32 semanas ou TPP associado a polidrâmnio. Os efeitos da indometacina sobre os rins fetais podem ser benéficos para reduzir o polidrâmnio naqueles casos em que estiver presente. Não deve ser utilizada após as 32 semanas de gestação ou por mais de 72 horas, devido ao risco de constrição prematura do ducto arterioso.[56]

Em um estudo recente comparando a eficácia da atosibana e do nifedipino em mulheres com TPP, ambos usados por 48 horas, não houve diferença significativa na capacidade tocolítica.[72]

O nifedipino é o medicamento de primeira escolha para tratamento de TPP no Hospital de Clínicas de Porto Alegre (HCPA); ele tem baixo custo e baixa ocorrência de efeitos colaterais. Na indisponibilidade do nifedipino, utiliza-se e a indometacina para gestações abaixo de 32 semanas e a terbutalina para gestações a partir dessa idade gestacional.

A associação de tocolíticos com o objetivo de prolongar a gestação nos casos em que o primeiro medicamento não está sendo eficaz deve ser vista como conduta de exceção. Ao associar medicamentos, os paraefeitos podem aumentar sem necessariamente haver incremento da efetividade do tratamento.[75] Faltam estudos conclusivos sobre os riscos e benefícios das associações dos mais diversos tocolíticos, mas um ensaio clínico recente utilizando nifedipino e indometacina apontou a associação desses agentes como mais eficaz do que o seu uso em monoterapia.[78]

Na **Tabela 16.4**, estão descritas as doses e as vias de administração dos tocolíticos mais prescritos.

REPOUSO, HIDRATAÇÃO E OUTRAS MEDICAÇÕES

O estresse e a carga horária excessiva de trabalho, bem como o trabalho noturno, estão associados a TPP.[3] Na presença de TPP, pode ser recomendado o afastamento da atividade de trabalho, especialmente se esta for extenuante e a carga horária for superior a 6 horas por dia. Entretanto, não está indicado o repouso no leito. Além da ausência de

Tabela 16.4 – Prescrição de tocolíticos

FÁRMACO	ADMINISTRAÇÃO	OBSERVAÇÃO
Nifedipino	**Dose de ataque:** 20-30 mg VO Repetir 10-20 mg VO a cada 3-8 h até a inibição do TPP ou dose máxima de 180 mg/dia **Manutenção:** 20 mg VO de 6/6 h	Primeira opção no HCPA Baixo custo
Indometacina	**Dose de ataque:** 100 mg VR ou VO **Manutenção:** 100 mg VR de 24/24 h ou 25 mg VO de 6/6 h	Prescrever até 32 semanas Em casos de uso ≥ 48 h, realizar estudo de Dopplerfluxometria do ducto arterioso fetal Uso máximo por 72 h
Salbutamol	**Uso IV em bomba de infusão:** Diluir 5 ampolas (1 mL) de salbutamol (500 µg/mL) em 500 mL de soro glicosado a 5%. Iniciar com 0,5 mL/min e aumentar 0,5 mL a cada 20 min até cessarem as contrações ou a gestante ou o feto apresentar em taquicardia (120 e 160, respectivamente)	Uso cauteloso em razão dos efeitos colaterais (em casos de indisponibilidade ou contraindicações ao nifedipino)
Terbutalina	**Uso SC:** Dose de ataque: 0,25 mg (30/30 min) até 4 doses ou inibição do TPP Dose de manutenção: 0,25 mg de 4/4 h **Uso IV:** Diluição: 5 mg (10 ampolas) em 1.000 mL de soro glicosado a 5% (na solução 5 µg/mL). Dose: 2,5-5 µg/min e aumento de 2,5-5 µg/min 30/30 min, até inibição ou dose máxima de 25 µg/min. Após inibição, iniciar a redução lenta da medicação (redução de 2,5-5 µg/min de 4/4 h, até menor dose, na ausência de contrações)	Uso cauteloso em razão dos efeitos colaterais Opção em casos de indisponibilidade ou contraindicações ao nifedipino
Sulfato de magnésio ($MgSO_4$)	**Dose de ataque:** 4 g de $MgSO_4$ (8 mL de $MgSO_4$ $7H_2O$ a 50% diluído em 12 mL de água destilada) IV em 5-10 min **Manutençao:** 1 g/h em bomba de infusão (diluir 10 mL de $MgSO_4$ $7H_2O$ a 50% em 240 mL de soro fisiológico e infundir em bomba na velocidade de 50 mL/h	Pouco utilizado na tocólise Destaca-se na profilaxia das lesões neurológicas fetais da prematuridade até 32 semanas
Atosibana	**Dose de ataque:** 6,75 mg IV em bólus (0,9 mL da solução 7,5 mg/mL, IV lento em 1 minuto) **Fase 1:** 18 mg/h por 3 h (10 mL de solução 7,5 mg/mL diluídos em 100 mL de soro, em infusão contínua a 24 mL/h por 3 h). **Fase 2:** 6 mg/h por até 45 h (10 mL de solução 7,5 mg/mL diluídos em 100 mL de soro, em infusão contínua a 24 mL/h por até 45 h)	Medicação de alto custo, com eficácia igual à do nifedipino

HCPA, Hospital de Clínicas de Porto Alegre; IV, intravenoso; SC, subcutâneo; TPP, trabalho de parto pré-termo; VO, via oral; VR, via retal.
Fonte: Elaborada com base em Lockwood,[56] Cunningham e colaboradores,[69] Vettorazzi e colaboradores.[77]

benefício, o repouso durante a gestação pode levar ao aumento de eventos tromboembólicos, que podem culminar com morte materna. Na gestação, os eventos tromboembólicos são 10 vezes mais frequentes em relação à população de não grávidas, e esse risco é ainda maior naquelas acamadas[79] (ver Cap. 52 – Doença tromboembólica na gestação).

A hiper-hidratação das pacientes com TPP não está indicada e implica riscos maternos. O uso de escopolamina não está contraindicado, mas medicamentos compostos (piperidolato + hesperidina + ácido ascórbico) não têm nenhum efeito sobre a diminuição do risco de nascimento pré-termo, motivo pelo qual não devem ser prescritos.

MEDIDAS PARA REDUÇÃO DA MORBIMORTALIDADE DO NEONATO PREMATURO

CORTICOSTEROIDE

A principal contribuição médica para a diminuição da mortalidade perinatal nos últimos tempos tem sido o uso de corticosteroides para estimular o amadurecimento pulmonar fetal.

De acordo com revisões sistemáticas publicadas no sistema de dados Cochrane, seu uso contribuiu para diminuir a frequência e a gravidade dos casos de SARRN (RR 0,71), dos casos de hemorragias intraventriculares (RR 0,58), de morte neonatal (RR 0,78), morte perinatal (RR 0,85), enterocolite necrosante (RR 0,50), internação em UTI (RR 0,80), ventilação mecânica (RR 0,75) e infecções sistêmicas nas primeiras 48 horas de vida (RR 0,56), sem aumentar os índices de infecções maternas ou fetais.[80] Em gestantes com ruptura prematura de membranas com menos de 34 semanas de gestação, na ausência de corioamnionite, o uso de corticosteroide é recomendado, devido ao alto risco de hemorragia intraventricular nesses casos. Para pacientes em que o uso não foi o ideal (nascimento antes de 24 horas ou após 7 dias da administração do corticosteroide), embora não tenha havido diminuição significativa da SARRN, houve menos tempo de internação em UTI neonatal, menos tempo de uso de ventiladores, necessidade de menos pressão na ventilação mecânica e menor necessidade do uso de surfactantes.[81,82]

O corticosteroide deve ser administrado a gestantes com iminência de nascimento entre 23 e 34 semanas. Embora controverso, muitos especialistas indicam o uso de corticosteroide entre 34 e 37 semanas, pela possível redução da ocorrência de taquipneia transitória do recém-nascido e da internação em UTI neonatal.[83]

O benefício máximo em termos de maturidade pulmonar fetal é obtido com a dose total de 24 mg de betametasona (12 mg IM de 24/24 h, 2 doses), e o nascimento ocorre após 48 horas e antes de 7 dias da administração. A antecipação desse intervalo para 12 horas mostrou-se equivalente para a maturidade pulmonar; entretanto, um estudo demonstrou aumento significativo do risco de enterocolite necrosante com esse regime.[84] Não há evidências que apoiem o uso de doses repetidas de corticosteroide, devido à associação com diminuição do peso e da circunferência cefálica ao nascimento.[85] A OMS e o American College of Obstetricians and Gynecologists (ACOG) recomendam repetição de uma dose, caso ocorra um novo momento de risco iminente de nascimento prematuro, com intervalo superior a 7 dias da última administração.[1,86] Não há benefício em indicar o uso de corticosteroide de forma profilática na ausência de risco razoável de nascimento em até 7 dias, pois perde-se o efeito desejado após esse período. Não há estudos suficientes avaliando a eficácia do corticosteroide por outras vias ou com dose modificada de acordo com o peso materno e o número de fetos.

Uma alternativa à betametasona é o uso de dexametasona (6 mg IM a cada 12 h, total de 4 doses), embora com mais efeitos colaterais. O uso de corticosteroide é controverso na presença de infecção ovular ou infecção materna e é contraindicado quando a gestante apresenta úlcera péptica sangrante. Nas gestantes com diabetes, deve-se considerar o uso de insulina em bomba de infusão para melhor controle da glicemia (ver Cap. 39 – Diabetes melito e gestação).

PROFILAXIA DA INFECÇÃO POR ESTREPTOCOCO DO GRUPO B E TPP

Recém-nascidos pré-termo são particularmente vulneráveis à infecção pelo EGB. A presença de colonização por EGB no trato genital da gestante associa-se à ocorrência de sepse neonatal precoce: se a gestante for colonizada por EGB, 50% dos recém-nascidos de parto vaginal também serão colonizados e, destes, 1 a 2% desenvolverão sepse neonatal por EGB. Por isso, é indicado tratamento profilático intraparto nessas gestantes, a fim de reduzir as chances de contaminação do recém-nascido.[1,2,87] Segundo uma revisão de dados brasileiros, de 4 a 28% das mulheres apresentam colonização do trato geniturinário e gastrintestinal por EGB, com variação importante entre regiões e conforme a técnica de detecção.[88] Um estudo na região Sul detectou positividade para EGB de 14% com cultura, 51% com técnica de reação em cadeia da polimerase (PCR, *polymerase chain reaction*) em tempo real e 31% com teste rápido baseado em PCR.[89,90] Para os regimes de profilaxia da infecção por EGB, recomenda-se consultar o Capítulo 21 – Infecções pré-natais.

NEUROPROTEÇÃO

O uso de sulfato de magnésio ($MgSO_4$) está recomendado nos nascimentos pré-termo com menos de 32 semanas, com o objetivo de diminuir o risco de paralisia cerebral.[1,91,92] Várias metanálises e revisões sistemáticas demonstraram o benefício da administração de $MgSO_4$ para mulheres com PPT ≤ 32 semanas na redução do risco de lesão cerebral fetal (RR 0,71), morte neonatal (RR 0,85) e distúrbios motores até os 2 anos (RR 0,43).[91-95]

Na iminência de nascimento (trabalho de parto com ≥ 3-4 cm de dilatação, independentemente de bolsa rota) e idade gestacional < 32 semanas, deve-se iniciar o uso de $MgSO_4$ IV em bomba de infusão (dose de ataque de 4 g IV lenta, seguida de infusão contínua de 1 g/h). Caso o parto não aconteça, o sulfato pode ser mantido pelo período de 12 a 24 horas. Após esse período, o medicamento deve ser suspenso. Não há informações suficientes quanto à eficácia e à segurança de repetição de cursos de sulfato de magnésio (caso se consiga inibição efetiva do TPP e, posteriormente, ocorra uma nova situação de nascimento iminente).[96] O neonatologista deve estar ciente do uso da medicação, atentando para o maior risco de hipotonia e apneia neonatal.

Salienta-se que o $MgSO_4$ pode ter efeito tocolítico, mas não o substitui. Quando o nascimento pré-termo for planejado, idealmente, o uso deve iniciar 4 horas antes; no caso de partos ou cesarianas de emergência, sugere-se garantir pelo menos 30 minutos de infusão antes do nascimento, mas este não deve ser postergado para aguardar o uso de $MgSO_4$. Na ausência de pré-eclâmpsia, a medicação pode ser suspensa imediatamente após o parto.

ASSISTÊNCIA AO PARTO PRÉ-TERMO

No atendimento do parto pré-termo, a monitoração clínica deve ser contínua e atenta; isso não quer dizer que se deva sempre colocar um monitor cardíaco fetal contínuo. O que se deve ter em mente é a necessidade de realizar o diagnóstico de uma eventual condição fetal não tranquilizadora (cardiotocografias categorias II ou III) o mais precocemente possível, pois o feto pré-termo apresenta acidose com mais facilidade. Existe uma menor variabilidade batida a batida quanto menor for a idade gestacional, assim como uma linha de base mais alta. Algumas vezes, é mais comum encontrarem-se desacelerações variáveis do que acelerações. Essas diferenças refletem uma dominância simpática no controle da frequência cardíaca fetal no início da gestação.

Um ponto que deve ser sempre alertado é que, sendo o feto de tamanho menor, a dilatação completa pode acontecer antes de chegar aos 10 cm. Como a presença de um neonatologista experiente é fundamental para o atendimento de um recém-nascido pré-termo, a gestante pode ser encaminhada à sala de parto ainda com menos do que 10 cm de dilatação, principalmente para melhor controle da temperatura da sala ao nascimento. A analgesia preferencial é a neuroaxial, procurando-se evitar o uso de opioides, já que podem causar depressão respiratória neonatal.

A escolha da via de parto deve estar de acordo com a indicação obstétrica, e não com a prematuridade. As apresentações anômalas, inclusive as pélvicas, beneficiam-se de cesariana, devido ao risco de traumas associado às manobras do nascimento. A incisão uterina deve ser realizada de acordo com a presença ou não da formação do segmento inferior. Talvez uma das poucas indicações de incisão clássica uterina (longitudinal) seja no feto prematuro extremo, já que, se o segmento inferior não estiver formado, haverá dificuldades para a extração fetal. A presença de um obstetra experiente em campo cirúrgico é fundamental.

Nas cesarianas, sempre que possível, deve ser realizada histerotomia segmentar com abertura adequada antes de se iniciarem as manobras de extração do concepto. No caso de não haver segmento formado, é indicada a histerotomia longitudinal para diminuir a possibilidade de trauma ao recém-nascido (ver Cap. 27 – Cesariana). Sugere-se retirar o feto sem realizar amniotomia, minimizando o trauma ao nascimento. No parto vaginal, a saída do feto deve ser a menos traumática possível, com desprendimento suave e cuidadoso, uma vez que a saída intempestiva pode levar a uma maior incidência de hemorragias intraventriculares. O fórcipe deve ser evitado em neonatos de peso inferior a 1.500 g, e o vácuo-extrator é contraindicado em gestações < 34 semanas. Em fetos com boa vitalidade, a ligadura do cordão pode ser retardada por pelo menos 30 segundos em recém-nascidos prematuros com boa vitalidade, pois há evidência de redução de mortalidade.[97]

Todos os recém-nascidos prematuros devem ser protegidos das perdas de calor. Entre as medidas recomendadas, estão o envolvimento do recém-nascido em plástico imediatamente após o nascimento para aqueles com peso inferior a 1.500 g, adequação da temperatura da sala e prevenção da perda de calor até a chegada na UTI neonatal. O plástico deve ser esterilizado e disponibilizado na mesa de parto ou cesariana; assim que ocorrer o nascimento, o recém-nascido deve ser colocado dentro dele, deixando a cabeça livre. A temperatura da sala de nascimento deve estar entre 23 e 26 °C (ver Cap. 31 – Assistência ao recém-nascido na sala de parto).[1,98]

PROTOCOLO DE ATENDIMENTO DO TRABALHO DE PARTO PRÉ-TERMO

No Serviço de Ginecologia e Obstetrícia do HCPA, quando uma gestante com TPP chega ao centro obstétrico, é instituído o seguinte manejo:

1. Diagnóstico do TPP verdadeiro.
2. Coleta de exames (hemograma, exame comum de urina, urocultura, *swab* para EGB) e rastreamento de contraindicações para a detenção do parto.
3. Início das medicações para tocólise se idade gestacional < 34 semanas.
4. Administração de corticosteroide se idade gestacional < 34 semanas.
5. Administração de $MgSO_4$ se idade gestacional < 32 semanas e iminência de nascimento.
6. Início de profilaxia antimicrobiana para infecção por EGB se idade gestacional < 37 semanas e alta probabilidade de nascimento.
7. Promoção da assistência ao parto na inevitabilidade do nascimento do recém-nascido prematuro.

REFERÊNCIAS

1. World Health Organization. WHO Recommendations on Interventions to Improve Preterm Birth Outcomes. Geneva: WHO; 2015.
2. Practice Bulletin No. 160: premature rupture of membranes. Obstet Gynecol. 2016;127(1):e39-e51.
3. Cha S, Masho SW. Preterm birth and stressful life events. Negev: INTECH; 2013.
4. Azad K, Mathews J. Preventing newborn deaths due to prematurity. Best Pract Res Clin Obstet Gynaecol. 2016;36:131-44.
5. Martin JA, Hamilton BE, Osterman MJ, Curtin SC, Matthews TJ. Births: final data for 2013. Natl Vital Stat Rep. 2015;62(9):1-65.
6. Harrison MS, Goldenberg RL. Global burden of prematurity. Semin Fetal Neonatal Med. 2016;21(2):74-9.
7. Silveira MF, Santos IS, Barros AJD, Matijasevich A, Barros FC, Victora CG. Aumento da prematuridade no Brasil: revisão de estudos de base populacional. Rev Saude Publica. 2008;42(5):957-64.
8. Blencowe H, Cousens S, Oestergaard MZ, Chou D, Moller AB, Narwal R, et al. National, regional, and worldwide estimates of preterm birth rates in the year 2010 with time trends since 1990 for selected countries: a systematic analysis and implications. Lancet. 2012;379(9832):2162-72.
9. Mandy GT. Incidence and mortality of the preterm infant [Internet]. Waltham: UpToDate; 2021 [capturado em 8 ago. 2022]. Disponível em: https://www.studocu.com/pe/document/universidad-nacional-mayor-de-san-marcos/pediatria/incidence-and-mortality-of--the-preterm-infant-up-to-date/16396656.

10. Souza RT, Cecatti JG, Passini R Jr, Tedesco RP, Lajos GJ, Nomura ML, et al. The Burden of Provider-Initiated Preterm Birth and Associated Factors: Evidence from the Brazilian Multicenter Study on Preterm Birth (EMIP). PLoS One. 2016;11(2):e0148244.

11. Azad K, Mathews J. Preventing newborn deaths due to prematurity. Best Pract Res Clin Obstet Gynaecol. 2016;36:131-44.

12. Gotsch F, Gotsch F, Romero R, Erez O, Vaisbuch E, Kusanovic JP, et al. The preterm parturition syndrome and its implications for understanding the biology, risk assessment, diagnosis, treatment and prevention of preterm birth. J Matern Fetal Neonatal Med. 2009;22 Suppl 2:5-23.

13. Cobo T, Kacerovsky M, Jacobsson B. Risk factors for spontaneous preterm delivery. Int J Gynaecol Obstet. 2020;150(1):17-23.

14. Kazemier BM, Buijs PE, Mignini L, Limpens J, de Groot CJ, Mol BW, et al. Impact of obstetric history on the risk of spontaneous preterm birth in singleton and multiple pregnancies: a systematic review. BJOG. 2014;121(10):1197-208; discussion 1209.

15. Drassinower D, Običan SG, Siddiq Z, Heller D, Gyamfi-Bannerman C, Friedman AM. Does the clinical presentation of a prior preterm birth predict risk in a subsequent pregnancy? Am J Obstet Gynecol. 2015;213(5):686.e1-7.

16. Moliner-Sánchez CA, Iranzo-Cortés JE, Almerich-Silla JM, Bellot-Arcís C, Ortolá-Siscar JC, Montiel-Company JM, et al. Effect of per Capita Income on the Relationship between Periodontal Disease during Pregnancy and the Risk of Preterm Birth and Low Birth Weight Newborn. Systematic Review and Meta-Analysis. Int J Environ Res Public Health. 2020;17(21):8015.

17. Robinson JN, Norwitz ER. Preterm birth: risk factors, interventions for risk reduction, and maternal prognosis [Internet]. Waltham: UpToDate; 2021 [capturado em 8 ago. 2022]. Disponível em: https://www.uptodate.com/contents/preterm-birth-risk-factors-interventions-for-risk-reduction-and-maternal-prognosis/print#!.

18. Subtil D, Brabant G, Tilloy E, Devos P, Canis F, Fruchart A, et al. Early clindamycin for bacterial vaginosis in pregnancy (PREMEVA): a multicentre, double-blind, randomised controlled trial. Lancet. 2018;392(10160):2171-9.

19. Lamont RF, Nhan-Chang CL, Sobel JD, Workowski K, Conde-Agudelo A, Romero R. Treatment of abnormal vaginal flora in early pregnancy with clindamycin for the prevention of spontaneous preterm birth: a systematic review and metaanalysis. Am J Obstet Gynecol. 2011;205(3):177-90.

20. Fonseca EB, Damião R, Moreira DA. Preterm birth prevention. Best Pract Res Clin Obstet Gynaecol. 2020;69:40-9.

21. Conde-Agudelo A, Romero R. Vaginal progesterone to prevent preterm birth in pregnant women with a sonographic short cervix: clinical and public health implications. Am J Obstet Gynecol. 2016;214(2):235-42.

22. Bortoletoo TG, Borova-Pinheiro A, França MS, Pacagnella RC. Comprimento de colo uterino ao ultrassom transvaginal como preditor de risco do parto pré-termo espontâneo. Femina. 2020;48(7):432-8.

23. Tsunoda Y, Fukami T, Yoneyama K, Kawabata I, Takeshita T. The presence of amniotic fluid sludge in pregnant women with a short cervix: an independent risk factor for preterm delivery. J Matern Fetal Neonatal Med. 2020;33(6):920-3.

24. Yasuda S, Tanaka M, Kyozuka H, Suzuki S, Yamaguchi A, Nomura Y, et al. Association of amniotic fluid sludge with preterm labor and histologic chorioamnionitis in pregnant Japanese women with intact membranes: A retrospective study. J Obstet Gynaecol Res. 2020;46(1):87-92.

25. Middleton P, Gomersall JC, Gould JF, Shepherd E, Olsen SF, Makrides M. Omega-3 fatty acid addition during pregnancy. Cochrane Database Syst Rev. 2018;11(11):CD003402.

26. Berger R, Abele H, Bahlmann F, Bedei I, Doubek K, Felderhoff-Müser U, et al. Guideline of the DGGG, OEGGG and SGGG (S2k Level, AWMF Registry Number 015/025, February 2019) - Part 1 with Recommendations on the Epidemiology, Etiology, Prediction, Primary and Secondary Prevention of Preterm Birth. Geburtshilfe Frauenheilkd. 2019;79(8):800-12.

27. Zhou SJ, Best K, Gibson R, McPhee A, Yelland L, Quinlivan J, et al. Study protocol for a randomised controlled trial evaluating the effect of prenatal omega-3 LCPUFA supplementation to reduce the incidence of preterm birth: the ORIP trial. BMJ Open. 2017;7(9):e018360.

28. Best KP, Gomersall J, Makrides M. Prenatal nutritional strategies to reduce the risk of preterm birth. Ann Nutr Metab. 2020;76 Suppl 3:31-9.

29. Fonseca EB, Celik E, Parra M, Singh M, Nicolaides KH; Fetal Medicine Foundation Second Trimester Screening Group. Progesterone and the risk of preterm birth among women with a short cervix. N Engl J Med. 2007;357(5):462-9.

30. Dodd JM, Jones L, Flenady V, Cincotta R, Crowther CA. Prenatal administration of progesterone for preventing preterm birth in women considered to be at risk of preterm birth. Cochrane Database Syst Rev. 2013 ;(7):CD004947.

31. Romero R, Conde-Agudelo A, Da Fonseca E, O'Brien JM, Cetingoz E, Creasy GW, et al. Vaginal progesterone for preventing preterm birth and adverse perinatal outcomes in singleton gestations with a short cervix: a meta-analysis of individual patient data. Am J Obstet Gynecol. 2018;218(2):161-80.

32. Rehal A, Benkő Z, De Paco Matallana C, Syngelaki A, Janga D, Cicero S, et al. Early vaginal progesterone versus placebo in twin pregnancies for the prevention of spontaneous preterm birth: a randomized, double-blind trial. Am J Obstet Gynecol. 2021;224(1):86.e1-86.e19.

33. Dodd JM, Grivell RM, OBrien CM, Dowswell T, Deussen AR. Prenatal administration of progestogens for preventing spontaneous preterm birth in women with a multiple pregnancy. Cochrane Database Syst Rev. 2019;2019(11):CD012024.

34. Romero R, Conde-Agudelo A, El-Refaie W, Rode L, Brizot ML, Cetingoz E, et al. Vaginal progesterone decreases preterm birth and neonatal morbidity and mortality in women with a twin gestation and a short cervix: an updated meta-analysis of individual patient data. Ultrasound Obstet Gynecol. 2017;49(3):303-14.

35. Brown R, Gagnon R, Delisle MF. No. 373-Cervical insufficiency and cervical cerclage. J Obstet Gynaecol Can. 2019;41(2):233-47.

36. Berghella V. Cervical insufficiency [Internet]. Waltham: UpToDate; 2020 [capturado em 8 ago. 2022]. Disponível em: https://www.uptodate.com/contents/cervical-insufficiency/print#!.

37. ACOG Practice Bulletin No.142: cerclage for the management of cervical insufficiency. Obstet Gynecol. 2014;123(2 Pt 1):372-9.

38. Barinov SV, Artymuk NV, Novikova ON, Shamina IV, Tirskaya YI, Belinina AA, et al. Analysis of risk factors and predictors of pregnancy loss and strategies for the management of cervical insufficiency in pregnant women at a high risk of preterm birth. J Matern Fetal Neonatal Med. 2021;34(13):2071-9.

39. Gulersen M, Bornstein E, Domney A, Blitz MJ, Rafael TJ, Li X, et al. Cerclage in singleton gestations with an extremely short cervix (≤10 mm) and no history of spontaneous preterm birth. Am J Obstet Gynecol MFM. 2021;3(5):100430.

40. 40. Akhtar MA, Saravelos SH, Li TC, Jayaprakasan K; Royal College of Obstetricians and Gynaecologists. Reproductive Implications and Management of Congenital Uterine Anomalies: Scientific Impact Paper No. 62 November 2019. BJOG. 2020;127(5):e1-e13.

41. ACOG Practice Bulletin No.142: Cerclage for the management of cervical insufficiency. Obstet Gynecol. 2014;123(2 Pt 1):372-9.

42. Roman A, Zork N, Haeri S, Schoen CN, Saccone G, Colihan S, et al. Physical examination-indicated cerclage in twin pregnancy: a randomized controlled trial. Am J Obstet Gynecol. 2020;223(6):902.e1-902.e11.

43. Wang T, Jiang R, Yao Y, Huang X. Can prophylactic transvaginal cervical cerclage improve pregnancy outcome in patients receiving cervical conization? A meta-analysis. Ginekol Pol. 2021;92(10):704-13.

44. Kindinger LM, Kyrgiou M, MacIntyre DA, Cacciatore S, Yulia A, Cook J, et al. Preterm birth prevention post-conization: a model of cervical length screening with targeted cerclage. PLoS One. 2016;11(11):e0163793.

45. Souza E, Fava JL, Musiello RB, Camano L. Trabalho de parto prematuro: uso racional da tocólise. São Paulo: FEBRASGO; 2018.

46. Arabin B, Alfirevic Z. Cervical pessaries for prevention of spontaneous preterm birth: past, present and future. Ultrasound Obstet Gynecol. 2013;42(4):390-9.

47. Barinov SV, Shamina IV, Lazareva OV, Tirskaya YI, Ralko VV, Shkabarnya LL, et al. Comparative assessment of arabin pessary, cervical cerclage and medical management for preterm birth prevention in high-risk pregnancies. J Matern Fetal Neonatal Med. 2017;30(15):1841-6.

48. Goya M, Pratcorona L, Merced C, Rodó C, Valle L, Romero A, et al. Cervical pessary in pregnant women with a short cervix (PECEP): an open-label randomised controlled trial. Lancet. 2012;379(9828):1800-6.

49. Makrydimas G. Re: vaginal progesterone, cerclage or cervical pessary for preventing preterm birth in asymptomatic singleton pregnant women with history of preterm birth and a sonographic short cervix. Ultrasound Obstet Gynecol. 2013;41:146-51.

50. Conde-Agudelo A, Romero R, Nicolaides KH. Cervical pessary to prevent preterm birth in asymptomatic high-risk women: a systematic review and meta-analysis. Am J Obstet Gynecol. 2020;223(1):42-65.e2.

51. Shor S, Zimerman A, Maymon R, Kovo M, Wolf M, Wiener I, et al. Combined therapy with vaginal progesterone, Arabin cervical pessary and cervical cerclage to prevent preterm delivery in high-risk women. J Matern Fetal Neonatal Med. 2021;34(13):2154-8.

52. Ples L, Sima RM, Ricu A, Moga MA, Ionescu AC. The efficacy of cervical cerclage combined with a pessary for the prevention of spontaneous preterm birth. J Matern Fetal Neonatal Med. 2021;34(15):2535-9.

53. Wolnicki BG, von Wedel F, Mouzakiti N, Al Naimi A, Herzeg A, Bahlmann F, et al. Combined treatment of McDonald cerclage and Arabin-pessary: a chance in the prevention of spontaneous preterm birth? J Matern Fetal Neonatal Med. 2020;33(19):3249-57.

54. Hatanaka AR, Franca MS, Hamamoto TENK, Rolo LC, Mattar R, Moron AF. Antibiotic treatment for patients with amniotic fluid "sludge" to prevent spontaneous preterm birth: a historically controlled observational study. Acta Obstet Gynecol Scand. 2019;98(9):1157-63.

55. Cuff RD, Carter E, Taam R, Bruner E, Patwardhan S, Newman RB, et al. Effect of antibiotic treatment of amniotic fluid sludge. Am J Obstet Gynecol MFM. 2020;2(1):100073.

56. Lockwood C. Preterm labor: clinical findings, diagnostic evaluation, and initial treatment [Internet]. Waltham: UpToDate; 2021 [capturado em 8 ago. 2022]. Disponível em: https://www.uptodate.com/contents/preterm-labor-clinical-findings-diagnostic-evaluation-and-initial-treatment#!.

57. Practice Bulletin No. 159: Management of preterm labor. Obstet Gynecol. 2016;127(1):e29-e38.

58. Volumenie JL, Luton D, De Spirlet M, Sibony O, Blot P, Oury JF. Ultrasonographic cervical length measurement is not a better predictor of preterm delivery than digital examination in a population of patients with idiopathic preterm labor. Eur J Obstet Gynecol Reprod Biol. 2004;117(1):33-7.

59. Pinton A, Severac F, Meyer N, Akladios CY, Gaudineau A, Favre R, et al. A comparison of vaginal ultrasound and digital examination in predicting preterm delivery in women with threatened preterm labor: a cohort study. Acta Obstet Gynecol Scand. 2017;96(4):447-53.

60. Giles W, Bisits A, Knox M, Madsen G, Smith R. The effect of fetal fibronectin testing on admissions to a tertiary maternal-fetal medicine unit and cost savings. Am J Obstet Gynecol. 2000;182(2):439-42.

61. Díaz J, Chedraui P, Hidalgo L, Medina M. The clinical utility of fetal fibronectin in the prediction of pre-term birth in a low socio-economic setting hospital in Ecuador. J Matern Fetal Neonatal Med. 2009;22(2):89-93.

62. Sananès N, Langer B, Gaudineau A, Kutnahorsky R, Aissi G, Fritz G, et al. Prediction of spontaneous preterm delivery in singleton pregnancies: where are we and where are we going? A review of literature. J Obstet Gynaecol. 2014;34(6):457-61.

63. Berghella V, Palacio M, Ness A, Alfirevic Z, Nicolaides KH, Saccone G. Cervical length screening for prevention of preterm birth in singleton pregnancy with threatened preterm labor: systematic review and meta-analysis of randomized controlled trials using individual patient-level data. Ultrasound Obstet Gynecol. 2017;49(3):322-9.

64. Sentilhes L, Sénat MV, Ancel PY, Azria E, Benoist G, Blanc J, et al. Prevention of spontaneous preterm birth: Guidelines for clinical practice from the French College of Gynaecologists and Obstetricians (CNGOF). Eur J Obstet Gynecol Reprod Biol. 2017;210:217-24.

65. Carter J, Seed PT, Watson HA, David AL, Sandall J, Shennan AH, et al. Development and validation of predictive models for QUiPP App v.2: tool for predicting preterm birth in women with symptoms of threatened preterm labor. Ultrasound Obstet Gynecol. 2020;55(3):357-67.

66. Carlisle N, Watson HA, Seed PT, Carter J, Kuhrt K, Tribe RM, et al. Impact of a medical mobile phone app (QUiPP) for predicting preterm birth on the anxiety and decisional conflicts faced by women in threatened preterm labour. Midwifery. 2021;92:102864.

67. American College of Obstetricians and Gynecologists' Committee on Practice BulletinsObstetrics. Practice Bulletin No. 171: Management of Preterm Labor. Obstet Gynecol. 2016;128(4):e155-64.

68. Heus R, Mol BW, Erwich JJ, van Geijn HP, Gyselaers WJ, Hanssens M, et al. Adverse drug reactions to tocolytic treatment for preterm labour: prospective cohort study. BMJ. 2009;338:b744.

69. Cunningham FG, Leveno KJ, Bloom SL, Dashe JS, Hoffman BL, Casey BM, et al. Obstetrícia de Williams. Porto Alegre: AMGH; 2021.

70. Anotayanonth S, Subhedar NV, Garner P, Neilson JP, Harigopal S. Betamimetics for inhibiting preterm labour. Cochrane Database Syst Rev. 2004;(4):CD004352.

71. King JF, Flenady VJ, Papatsonis DN, Dekker GA, Carbonne B. Calcium channel blockers for inhibiting preterm labour. Cochrane Database Syst Rev. 2003;(1):CD002255.

72. van Vliet EOG, Nijman TAJ, Schuit E, Heida KY, Opmeer BC, Kok M, et al. Nifedipine versus atosiban for threatened preterm birth (APOSTEL III): a multicentre, randomised controlled trial. Lancet. 2016;387(10033):2117-24.

73. Whitworth M, Quenby S. Prophylactic oral betamimetics for preventing preterm labour in singleton pregnancies. Cochrane Database Syst Rev. 2008;2008(1):CD006395.

74. Haas DM, Imperiale TF, Kirkpatrick PR, Klein RW, Zollinger TW, Golichowski AM. Tocolytic therapy: a meta-analysis and decision analysis. Obstet Gynecol. 2009;113(3):585-94.

75. Vogel JP, Nardin JM, Dowswell T, West HM, Oladapo OT. Combination of tocolytic agents for inhibiting preterm labour. Cochrane Database Syst Rev. 2014;(7):CD006169.

76. Flenady V, Wojcieszek AM, Papatsonis DN, Stock OM, Murray L, Jardine LA, et al. Calcium channel blockers for inhibiting preterm labour and birth. Cochrane Database Syst Rev. 2014;2014(6):CD002255.

77. Vettorazzi J, Valério EG, Ramos JGL, Martins-Costa SH, Muller ALL. Prematuridade. In: Martins-Costa SH, Ramos JGL, Magalhães JA, Passos EP, Freitas F, organizadores. Rotinas em obstetrícia. 7. ed. Porto Alegre: Artmed; 2017.

78. Kashanian M, Shirvani S, Sheikhansari N, Javanmanesh F. A comparative study on the efficacy of nifedipine and indomethacin for prevention of preterm birth as monotherapy and combination therapy: a randomized clinical trial. J Matern Fetal Neonatal Med. 2020;33(19):3215-20.

79. Heit JA, Spencer FA, White RH. The epidemiology of venous thromboembolism. J Thromb Thrombolysis. 2016;41(1):3-14.

80. Roberts D, Brown J, Medley N, Dalziel SR. Antenatal corticosteroids for accelerating fetal lung maturation for women at risk of preterm birth. Cochrane Database Syst Rev. 2017;3(3):CD004454.

81. Crowley P. Antenatal corticosteroids--current thinking. BJOG. 2003;110 Suppl 20:77-8.

82. Murphy K, Palermo M, Shah P. I230 Antenatal corticosteroids for preterm birth. Int J Gynaecol Obstet. 2009;107(Supl 2):S57-S8.

83. Committee on Obstetric Practice. Committee Opinion No. 713: antenatal corticosteroid therapy for fetal maturation. Obstet Gynecol. 2017;130(2):e102-e9.

84. Khandelwal M, Chang E, Hansen C, Hunter K, Milcarek B. Betamethasone dosing interval: 12 or 24 hours apart? A randomized, noninferiority open trial. Am J Obstet Gynecol. 2012;206(3):201.e1-11.

85. Murphy KE, Hannah ME, Willan AR, Hewson SA, Ohlsson A, Kelly EN, et al. Multiple courses of antenatal corticosteroids for preterm birth (MACS): a randomised controlled trial. Lancet. 2008;372(9656):2143-51.

86. Crowther CA, McKinlay CJ, Middleton P, Harding JE. Repeat doses of prenatal corticosteroids for women at risk of preterm birth for improving neonatal health outcomes. Cochrane Database Syst Rev. 2011;(6):CD003935.

87. Verani JR, McGee L, Schrag SJ; Division of Bacterial Diseases, National Center for Immunization and Respiratory Diseases, Centers for Disease Control and Prevention (CDC). Prevention of perinatal group B streptococcal disease--revised guidelines from CDC, 2010. MMWR Recomm Rep. 2010;59(RR-10):1-36.

88. Nascimento CS, Dos Santos NFB, Ferreira RCC, Taddei CR. Streptococcus agalactiae in pregnant women in Brazil: prevalence, serotypes, and antibiotic resistance. Braz J Microbiol. 2019;50(4):943-52.

89. Vieira LL, Perez AV, Machado MM, Kayser ML, Vettori DV, Alegretti AP, et al. Group B Streptococcus detection in pregnant women: comparison of qPCR assay, culture, and the Xpert GBS rapid test. BMC Pregnancy Childbirth. 2019;19(1):532.

90. Buchan BW, Faron ML, Fuller D, Davis TE, Mayne D, Ledeboer NA. Multicenter clinical evaluation of the Xpert GBS LB assay for detection of group B Streptococcus in prenatal screening specimens. J Clin Microbiol. 2015;53(2):443-8.

91. Magee L, Sawchuck D, Synnes A, von Dadelszen P; Magnesium Sulphate for Fetal Neuroprotection Consensus Committee; Maternal Fetal Medicine Committee. SOGC Clinical Practice Guideline. Magnesium sulphate for fetal neuroprotection. J Obstet Gynaecol Can. 2011;33(5):516-29.

92. Committee Opinion No. 455: Magnesium sulfate before anticipated preterm birth for neuroprotection. Obstet Gynecol. 2010;115(3):669-71.

93. Conde-Agudelo A, Romero R. Antenatal magnesium sulfate for the prevention of cerebral palsy in preterm infants less than 34 weeks' gestation: a systematic review and metaanalysis. Am J Obstet Gynecol. 2009;200(6):595-609.

94. Doyle LW, Crowther CA, Middleton P, Marret S, Rouse D. Magnesium sulphate for women at risk of preterm birth for neuroprotection of the fetus. Cochrane Database Syst Rev. 2009;(1):CD004661.

95. Costantine MM, Weiner SJ; Eunice Kennedy Shriver National Institute of Child Health and Human Development (NICHD) Maternal-Fetal Medicine Units Network (MFMU). Effects of antenatal exposure to magnesium sulfate on neuroprotection and mortality in preterm infants: a meta-analysis. Obstet Gynecol. 2009;114(2 Pt 1):354-64.

96. Simhan HN, Himes KP. Neuroprotective effects of in utero exposure to magnesium sulfate [Internet]. Waltham: UpToDate; 2020 [capturado em 8 ago. 2022]. Disponível em: https://www.uptodate.com/contents/neuroprotective-effects-of-in-utero-exposure-to-magnesium-sulfate.

97. Rabe H, Gyte GM, Díaz-Rossello JL, Duley L. Effect of timing of umbilical cord clamping and other strategies to influence placental transfusion at preterm birth on maternal and infant outcomes. Cochrane Database Syst Rev. 2019;9(9):CD003248.

98. Guinsburg R, Almeida MFB. Reanimação do prematuro extremo em sala de parto: controvérsias. J Pediatr (Rio J). 2005(1 Supl 1):S3-S15.

17

RUPTURA PREMATURA DE MEMBRANAS OVULARES

EDIMÁRLEI GONSALES VALÉRIO
GABRIELLE SOARES BEHENCK
JANETE VETTORAZZI
DANIELA VANESSA VETTORI

Considerações gerais

A ruptura prematura de membranas ovulares (Rupreme) se refere à ruptura de membranas que acontece antes do início do trabalho de parto. Ela ocorre em 3% das gestações, sendo responsável por um terço dos nascimentos pré-termo.[1]

A patogênese da Rupreme ainda não é bem compreendida, mas sabe-se que eventos como inflamação, infecção, estresse mecânico ou sangramento podem desencadear uma cascata de alterações bioquímicas capazes de promover a degradação de colágeno e o enfraquecimento das proteínas presentes nas membranas ovulares.

RUPTURA PREMATURA DE MEMBRANAS PRÉ-TERMO

A Rupreme pré-termo se refere àquela que ocorre antes das 37 semanas de idade gestacional. Chama-se de tempo de latência o período entre a ruptura das membranas ovulares e o parto. Quanto mais cedo a ruptura ocorrer, maior será o tempo de latência. As principais complicações fetais observadas nesses casos são relacionadas com a prematuridade e incluem disfunção respiratória, sepse, hemorragia intraventricular, enterocolite necrosante e atraso no desenvolvimento neurológico.

RUPTURA PREMATURA DE MEMBRANAS PRÉ-TERMO NA PRÉ-VIABILIDADE

A Rupreme pré-viabilidade ocorre em menos de 1% das gestações e tem seu prognóstico relacionado com o momento em que ocorreu o evento e o tempo de latência. As principais complicações maternas incluem infecção ovular, endometrite, descolamento prematuro de placenta e retenção placentária. As complicações fetais são as relacionadas com a prematuridade, como risco de morte fetal, hipoplasia pulmonar e compressão de membros devido ao oligoidrâmnio por tempo prolongado.[2]

Fatores de risco

Embora, na maioria das vezes, não seja encontrado um fator causal, a Rupreme possui alguns fatores de risco conhecidos.

⭐ Uma história de Rupreme em gestações prévias é o principal fator de risco, estando associada ao risco de recorrência em torno de 10% dos casos,[3] ao passo que o risco de reincidência de um parto prematuro causado por Rupreme chega a 7%.[4] A infecção do trato genital inferior é outro fator de risco importante, já que a resposta imune aos microrganismos patológicos pode desencadear uma resposta inflamatória capaz de enfraquecer as membranas amnióticas, além de provocar a liberação de prostaglandinas que promovem contrações uterinas. O sangramento ocorrido no segundo ou terceiro trimestre promove a liberação de proteases, que enfraquecem as membranas amnióticas, aumentando a chance de Rupreme em 3 a 7 vezes.[5,6] Os fatores de risco para Rupreme estão citados no Quadro 17.1.

Diagnóstico

QUADRO CLÍNICO

O quadro clínico clássico se apresenta com uma perda de líquido claro por via vaginal em grande quantidade, embora algumas pacientes possam referir perda de líquido contínua ou intermitente em pequena quantidade ou apenas a sensação de umidade na vagina ou no períneo.

EXAME FÍSICO

O diagnóstico deve ser feito pelo exame físico com espéculo estéril.

A visualização de líquido refluindo pelo orifício cervical externo é a confirmação diagnóstica, não sendo necessário nenhum tipo de exame complementar.

Quadro 17.1 – Fatores de risco para ruptura prematura de membranas (Rupreme)

- História prévia de Rupreme
- Infecção do trato genital
- Sangramento de segundo ou terceiro trimestre
- Colo curto
- Baixo índice de massa corporal
- Tabagismo
- Uso de drogas ilícitas
- Polidrâmnio
- Trauma abdominal
- Gemelaridade
- Procedimentos envolvendo o útero (amniocentese, cirurgia fetal intrauterina, cerclagem)

Caso isso não seja observado, deve-se elevar a apresentação fetal por via suprapúbica, realizando, concomitantemente, pressão em direção craniocaudal no abdome materno, ou fazer manobra de Valsalva, pedindo à paciente para tossir. Ao exame especular, também se deve observar o apagamento e a dilatação do colo uterino, além de excluir prolapso de cordão.

O toque vaginal deve ser evitado, a fim de diminuir o risco de infecção. Se houver alguma indicação de realização desse exame, ele deve ser feito com luva estéril, e a sua repetição, deve ser evitada.

EXAMES COMPLEMENTARES

Em caso de dúvida diagnóstica, podem ser utilizados exames complementares para auxiliar a confirmação.

ULTRASSONOGRAFIA

Na maioria dos casos, as pacientes com Rupreme apresentarão oligoidrâmnio, definido por índice de líquido amniótico (ILA) ≤ 8 cm ou maior bolsão vertical (MBV) < 2 cm. Contudo, é importante lembrar de que existem outras situações que podem justificar o oligoidrâmnio encontrado (como restrição de crescimento fetal e malformações renais fetais) e que um ILA normal também não exclui o diagnóstico de Rupreme (p. ex., na Rupreme em uma gestante com polidrâmnio, o líquido diminuído ainda pode estar em volume normal).

TESTE DA NITRAZINA

A nitrazina é um corante que indica pH nas faixas entre 4,5 e 7,5. O líquido amniótico é alcalino (7,0-7,3), ao passo que o pH vaginal é ácido (3,8-4,2). Testes falso-negativos podem ocorrer em caso de perda intermitente de líquido amniótico, e falso-positivos podem ocorrer na presença de sangue ou sêmen.

TESTES LABORATORIAIS

Atualmente, existem diversos testes para diagnóstico de Rupreme disponíveis no mercado.

- **PAMG-1 (AmniSure®) –** Teste rápido (resultado em 5 min) que detecta a presença de α-microglobulina-1 placentária (PAMG-1), proteína liberada pelas células deciduais, no líquido vaginal. Apresenta sensibilidade entre 94 e 98% e especificidade entre 84 e 100%, não sendo afetado pela presença de sêmen ou sangue.[7-9] Esse teste não depende tanto do tempo de Rupreme quanto o do IGFBP-1 (se a perda de líquido amniótico tiver cessado há mais de 12 horas antes da coleta da amostra, a proteína IGFBP-1 poderá ter sido degradada por proteases da vagina, podendo o teste resultar em um falso-negativo).

- **IGFBP-1 (Actim PROM®)** – Teste rápido (resultado em 5 min) que detecta a proteína de ligação do fator de crescimento insulina-símile (IGFBP, *insulin-like growth factor-binding protein*), identificando a proteína placentária 12 (PP12), secretada pela decídua e pelas células placentárias. Apresenta sensibilidade de 95 a 100% e especificidade entre 93 e 98%,[9-11] não sendo afetado pela presença de sêmen, sangue, lubrificantes, infecções, entre outras substâncias. O resultado pode ser lido em 5 minutos (a leitura da fita não pode ser feita após 5 min). Estudos comparando os dois testes concluíram que o PAMG-1 tem maior acurácia do que o IGFBP-1.[12,13]

Manejo

O manejo da Rupreme é feito de acordo com a idade gestacional em que ocorre o evento, presença ou não de infecção e resultado da avaliação do bem-estar fetal. A abordagem inicial após o diagnóstico inclui:

- Descartar prolapso de cordão umbilical e descolamento prematuro da placenta.
- Determinar a idade gestacional e a apresentação fetal.
- Buscar sinais de infecção intrauterina.
- Realizar avaliação do bem-estar fetal.
- Coletar material para pesquisa de estreptococos do grupo B.

Qualquer evidência de infecção ovular ou alteração na avaliação do bem-estar fetal é indicação de interrupção da gestação.[2]

RUPTURA PREMATURA DE MEMBRANAS A TERMO

Quando a Rupreme ocorre a partir das 37 semanas de idade gestacional, é indicada a interrupção da gestação por meio de indução do trabalho de parto ou cesariana, de acordo com as suas indicações obstétricas. A profilaxia para estreptococos do grupo B deve ser instituída conforme o resultado do teste realizado no pré-natal.[14,15]

Para pacientes com Rupreme a termo, a indução do parto deve ser iniciada logo depois do evento. Quando comparada com o manejo expectante, a indução do trabalho de parto logo depois da Rupreme reduz as taxas de corioamnionite, endometrite e internação em unidade de terapia intensiva (UTI) neonatal, sem aumentar as taxas de cesariana ou parto instrumentado.[14]

Contudo, tendo-se em vista que 80 a 95% das pacientes entrarão em trabalho de parto espontâneo dentro de um período de 12 a 24 horas, não existe uma contraindicação absoluta ao manejo expectante por um certo período.[2] O manejo expectante, porém, só deve ser realizado se as condições maternas e fetais permitirem, e a paciente deve ser informada sobre os riscos de Rupreme prolongada.

Nas pacientes que não tiverem contraindicações, a indução do trabalho de parto pode ser realizada com ocitocina ou prostaglandinas. Existem poucos estudos recentes comparando as diferentes formas de indução em pacientes com Rupreme. Um ensaio clínico randomizado evidenciou um tempo menor entre o início da indução e o início do trabalho de parto nas pacientes nas quais se utilizou ocitocina, quando comparadas com aquelas que receberam prostaglandinas E2 por via vaginal. Nesse estudo, as taxas de cesariana e os desfechos neonatais foram similares.[16] O misoprostol por via oral (VO) também parece ser seguro e eficaz para a indução do trabalho de parto nesses casos, embora ainda não exista uma dosagem e frequência de administração bem estabelecidas.

No estudo de Padayachee e colaboradores, foram usadas doses de 20 a 200 μg de misoprostol com diferentes intervalos de administração.[17] O uso de métodos mecânicos não é indicado, devido ao risco de infecção.[18]

RUPTURA PREMATURA DE MEMBRANAS PRÉ-TERMO

Pacientes com Rupreme antes das 34 semanas devem ter manejo expectante caso não tenham contraindicações maternas ou fetais.[19] A interrupção da gestação é indicada em caso de infecção ovular, resultados não tranquilizadores de bem-estar fetal e descolamento da placenta.[2] A paciente deve ser internada e reavaliada periodicamente, a fim de detectar tais situações.

Poucos estudos foram feitos avaliando a segurança do manejo domiciliar de Rupreme. Eles não demonstraram diferença nos desfechos neonatais ou maternos, embora tenham sido ensaios clínicos pequenos e os resultados não tenham sido estatisticamente significativos.[20]

Caso a Rupreme ocorra antes de 23 a 24 semanas, sugere-se uma avaliação inicial seguida de acompanhamento domiciliar, com internação no momento da viabilidade fetal.[2] No manejo domiciliar, deve-se orientar afastamento da atividade laboral, abstinência sexual e procura imediata de serviço de saúde caso haja febre ou qualquer alteração do estado materno. Além disso, a gestante deve ser reavaliada de 7/7 dias. A viabilidade pode variar conforme o centro de UTI neonatal disponível, e os casos devem ser individualizados e discutidos longamente com as pacientes, aplicando-se termo de consentimento livre e esclarecido.

Tradicionalmente, entre 34 e 37 semanas de idade gestacional, costuma-se recomendar a indução do trabalho de parto. Belussi e colaboradores demonstraram que, em pacientes com idade gestacional de 36 semanas ou mais, a indução com ocitocina realizada com menos de 12 horas após a ruptura das membranas gerou menores taxas de corioamnionite, endometrite, sepse neonatal e internação em UTI neonatal em comparação com o manejo expectante. Quando a indução do trabalho de parto com ocitocina era realizada dentro de 6 horas após a ruptura das membranas, observou-se menor tempo de uso de antimicrobianos, maiores chances de parto dentro de 12 a 24 horas, menor ocorrência de traçados não tranquilizadores na monitorização anteparto e menor tempo de internação hospitalar.[21] Todavia, uma metanálise de 2018 que avaliou parto imediato *versus* manejo expectante não mostrou diferença com relação aos desfechos neonatais ou às taxas de endometrite. Em relação às complicações maternas, a hemorragia foi duas vezes maior no manejo expectante, assim como houve aumento de corioamnionite (1,3 vs. 6,4%,) e pequeno aumento das taxas de cesariana (22 vs. 18%). Ao optar pelo manejo expectante, devem-se realizar monitorização do bem-estar fetal e busca de sinais de infecção materna e hemorragia anteparto, preferencialmente em ambiente hospitalar.[21]

AVALIAÇÃO

Não existe consenso com relação à frequência e à forma de avaliação fetal, mas sugere-se a realização de cardiotocografia e perfil biofísico fetal seriados e ultrassonografias periódicas para avaliar o crescimento fetal.[2] A avaliação materna deve incluir aferição diária de temperatura corporal, frequência cardíaca, dinâmica uterina e sinais clínicos de infecção. O diagnóstico de infecção ovular requer um alto índice de suspeição, posto que os sintomas iniciais são inespecíficos. Leucogramas são inespecíficos na ausência de sinais clínicos de infecção e, além disso, podem mostrar leucocitose após a administração de corticosteroide,[22] não sendo, portanto, recomendada a sua avaliação seriada de rotina, assim como a dosagem de proteína C-reativa.

TERAPIA ANTIMICROBIANA

A administração de antimicrobianos de amplo espectro prolonga o tempo de latência e reduz infecções maternas e neonatais.[23,24] Não há consenso sobre o melhor regime, visto que vários mostraram benefícios. O American College of Obstetricians and Gynecologists (ACOG) sugere um curso de 7 dias de antimicrobiano com uma combinação de ampicilina e eritromicina IV por 48 horas, seguido de amoxicilina e eritromicina VO, durante 5 dias para todas as pacientes com Rupreme abaixo das 34 semanas.[23,24] A substituição de eritromicina por azitromicina também é possível, tendo-se em vista sua melhor tolerância gastrintestinal e melhor relação custo-benefício.[2] No Hospital de Clínicas de Porto Alegre (HCPA), utiliza-se o seguinte regime:

- Azitromicina 1 g VO em dose única, associada à:
  - Ampicilina 2 g IV (dose de ataque) e 1 g de 6/6 horas por 48 horas (dose de manutenção), seguida por:
    - Amoxicilina 500 mg VO de 8/8 horas, durante 5 dias.

Em pacientes alérgicas a penicilinas, mas com baixo risco para anafilaxia, um esquema possível é:

- Azitromicina 1 g VO em dose única, associada à:
  - Cefazolina 1 g IV de 8/8 horas por 48 horas, seguida por:
    - Cefalexina 500 mg VO de 6/6 horas, durante 5 dias.

Pacientes com história sugestiva de anafilaxia podem utilizar:

- Azitromicina 1 g VO em dose única, associada à:
  - Clindamicina 900 mg IV de 8/8 horas por 48 horas, associada à:
  - Gentamicina 5 mg/kg IV a cada 24 horas por 48 horas, seguida de:
    - Clindamicina 300 mg VO de 8/8 horas, durante 5 dias.

PESQUISA DE *STREPTOCOCCUS AGALACTIAE*

Pacientes com Rupreme devem fazer rastreamento para estreptococos do grupo B no momento da ruptura das membranas, caso ainda não tenha sido realizado durante o pré-natal. Naquelas com resultado positivo, deve ser realizada a profilaxia intraparto para prevenção de transmissão vertical independentemente de terem recebido terapia antimicrobiana prévia para o manejo conservador de Rupreme.[15,25] Além disso, todas as pacientes que não realizaram a pesquisa de estreptococos do grupo B e que têm idade gestacional menor que 37 semanas, mais de 18 horas desde a ruptura das membranas e apresentam febre intraparto ou história de gestação anterior com recém-nascido acometido por quadro de sepse neonatal devem receber a profilaxia.

A profilaxia é realizada com penicilina G cristalina, em dose de ataque de 5 milhões de unidades IV seguida de 2,5 milhões de 4/4 horas até o parto. O esquema de ampicilina 2 g IV na dose de ataque, seguida de 1 g de 4/4 horas até o parto, é uma alternativa aceitável.[26]

CORTICOSTEROIDES

O uso de um curso de corticosteroide é recomendado para gestantes entre 24 e 34 semanas que tenham risco de parto dentro de 7 dias.[27] Sabe-se que o corticosteroide antenatal tem a capacidade de reduzir as taxas de mortalidade neonatal, síndrome da angústia respiratória, hemorragia intraventricular e enterocolite necrosante.[28,29] Além disso, estudos recentes têm demonstrado o benefício do uso do corticosteroide nos casos de prematuridade tardia, entre 34 e 37 semanas, para redução da morbidade respiratória dos recém-nascidos. Nesses casos, é indicada uma única dose para as gestantes com risco de parto em mais de 24 horas ou menos de 7 dias e que não tenham recebido corticosteroide previamente.[30] A administração de uma dose de resgate é controversa e, se indicada, deve ser realizada ao menos 7 dias após a primeira dose.[2]

SULFATO DE MAGNÉSIO

O sulfato de magnésio está relacionado com a redução das taxas de paralisia cerebral. Ainda há controvérsias sobre o melhor regime de uso, variando em cada instituição. O esquema mais utilizado, também adotado no HCPA, é de uma dose de ataque de 4 g IV, administrada em 15 minutos, seguida de 1 g por hora, por, no máximo, 24 horas e, idealmente, um mínimo de 4 horas antes do parto. Definiu-se que todas as gestantes com menos de 32 semanas de idade gestacional que estão com risco de parto imediato devem ser consideradas candidatas para neuroproteção com sulfato de magnésio.[31]

PROGESTERONA VAGINAL

Após a Rupreme, o uso de progesterona via vaginal ou oral não é recomendado. Faltam evidências acerca dos seus benefícios e há risco teórico de infecção ao ser utilizada a via vaginal.[2]

TOCOLÍTICOS

O uso de tocolíticos ainda é controverso. Sabe-se que a sua administração é capaz de aumentar o tempo de latência, porém também faz crescer o risco de corioamnionite.[32] Eles podem ser considerados nos casos em que seja necessário tempo para o benefício do corticosteroide, em especial em idades gestacionais mais precoces ou na transferência da gestante para centros de referência com UTI neonatal disponível. Os tocolíticos não são recomendados entre 34 e 37 semanas de idade gestacional e estão contraindicados em casos de infecção ou descolamento prematuro da placenta.[2]

O fluxograma do manejo da Rupreme pode ser visto na Figura 17.1.

Considerações especiais

INFECÇÃO POR HERPES SIMPLES

A literatura sobre o assunto é escassa. O manejo expectante, quando indicado, deve ser mantido, e todas as pacientes com infecção ativa devem ser tratadas com aciclovir IV para reduzir a carga viral materna, embora ainda não tenha sido provado que essa medicação seja capaz de impedir a transmissão materno-fetal.[2]

A cesariana é indicada nos casos de infecção ativa ou sinais prodrômicos no momento da indicação de interrupção da gestação ou do início do trabalho de parto.[2] Deve ser oferecida a cesariana também para as pacientes com primoinfecção no terceiro trimestre, pela possibilidade de disseminação viral por tempo prolongado mesmo após a resolução das lesões[2,33] (ver Cap. 50 – Infecções sexualmente transmissíveis na gestação).

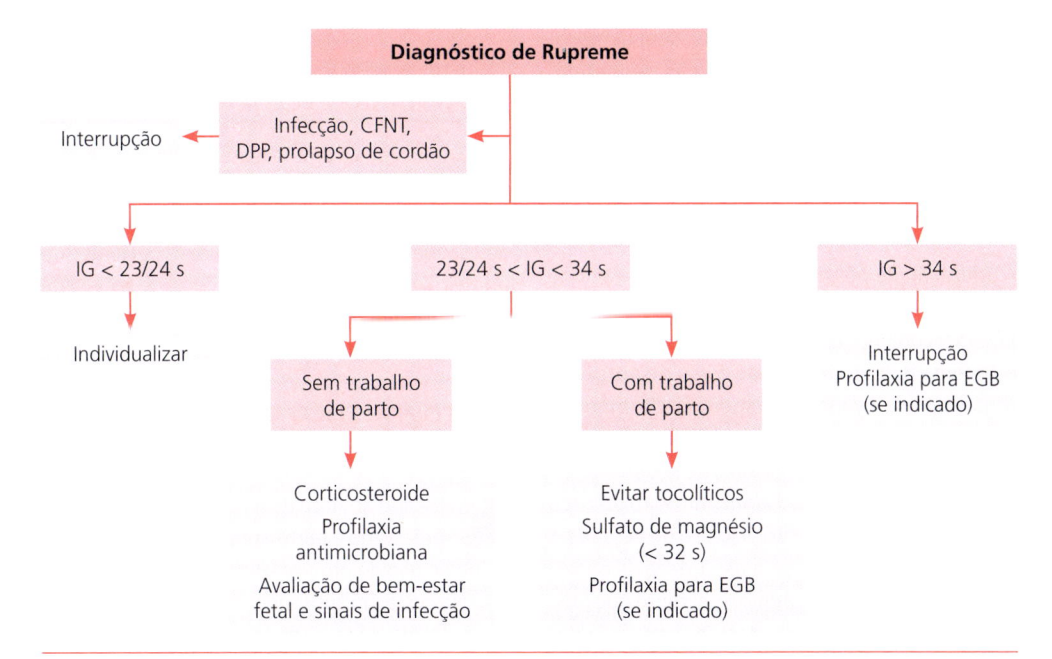

FIGURA 17.1 – Fluxograma do manejo da ruptura prematura de membranas ovulares.
CFNT, condição fetal não tranquilizadora; DPP, descolamento prematuro de membranas; EGB, estreptococo do grupo B; IG, idade gestacional; s, semanas.
Fonte: Adaptada de Magalhães e colaboradores.[34]

INFECÇÃO POR HIV

Existem poucos estudos que avaliam a Rupreme no contexto da paciente com infecção pelo vírus da imunodeficiência humana (HIV, *human immunodeficiency virus*). De forma geral, o manejo não deve ser alterado nesses casos, e a via de parto deve seguir as indicações obstétricas. Os dados sugerem que a duração do tempo de ruptura de membranas não se relaciona com a transmissão vertical em pacientes em uso correto de terapia antirretroviral, com carga viral indetectável e que receberam zidovudina anteparto[34,35] (ver Cap. 12 – Gestante vivendo com HIV/Aids).

CERCLAGEM

Não existe consenso quanto à remoção da cerclagem após a Rupreme. A remoção da cerclagem pode ser considerada, devido à preocupação quanto a um potencial quadro infeccioso materno, sem, porém, influenciar o período de latência e os desfechos neonatais.[36] Já segundo Vitner e colaboradores, a retenção da cerclagem se associou a maior período de latência e menores taxas de corioamnionite, sem demonstrar aumento das taxas de infecção neonatal.[37] Portanto, os casos podem ser individualizados, levando-se em consideração a idade gestacional e outros fatores de risco.

PESSÁRIO

A utilização de pessário cervical se correlaciona ao aumento significativo da secreção vaginal, que pode ser confundida com líquido amniótico, especialmente quando associado a uso de progesterona vaginal, levando à suspeita de Rupreme e dificuldade de diagnóstico. Os fatores para ocorrência de Rupreme são múltiplos e já descritos, e os estudos não demonstraram aumento do risco de Rupreme ou de infecção pelo uso de pessário.[38] Recomenda-se cautela para ter certeza de que se trata de um caso de Rupreme, e, sempre que possível, devem ser utilizados testes complementares de secreção vaginal (PAMG-1 ou IGFBP-1). Após a confirmação do diagnóstico de Rupreme, recomenda-se a retirada do pessário cervical. Em casos selecionados, prematuridade extrema e ausência de qualquer sinal e sintomas de infecção, a conduta pode ser individualizada.

LÍQUIDO AMNIÓTICO MECONIAL

A presença de líquido amniótico meconial não é indicação de qualquer intervenção obstétrica. Recomenda-se, porém, a monitorização contínua dos batimentos cardíacos fetais durante o trabalho de parto, para detectar sinais de sofrimento fetal agudo. Um tempo prolongado de exposição a líquido amniótico meconial não altera desfechos maternos, como hemorragia puerperal, retenção placentária ou reinternação hospitalar após a alta, quando comparado com líquido amniótico claro, porém apresenta relação com piores desfechos neonatais.[39,40]

AMNIOINFUSÃO

Refere-se à infusão de um fluido isotônico na cavidade amniótica. Não é recomendada em pacientes com Rupreme, devido à literatura limitada sobre o assunto.

RUPTURA PREMATURA DE MEMBRANAS APÓS A AMNIOCENTESE

A Rupreme após a amniocentese é uma complicação rara, mas possível. Nesse caso, porém, a evolução é mais favorável do que a da ruptura espontânea de membranas ovulares, com as pacientes do primeiro grupo tendo maiores taxas de sobrevida perinatal e momento do parto com idade gestacional mais avançada.[43]

Prognóstico em gestações futuras

Devido ao risco de recorrência de Rupreme pré-termo e parto prematuro, o ACOG recomenda o uso de progesterona em gestações futuras.[2] Na gestação subsequente, a progesterona via vaginal deve ser iniciada entre 12 e 14 semanas, e os demais riscos para prematuridade devem ser avaliados (ver Cap. 16 – Prematuridade).

REFERÊNCIAS

1. Menon R, Richardson LS. Preterm prelabor rupture of the membranes: A disease of the fetal membranes. Semin Perinatol. 2017;41(7):409-19.
2. Siegler Y, Weiner Z, Solt I. ACOG practice bulletin no. 217: prelabor rupture of membranes. Obstet Gynecol. 2020;136(5):1061.
3. Getahun D, Strickland D, Ananth CV, Fassett MJ, Sacks DA, Kirby RS, et al. Recurrence of preterm premature rupture of membranes in relation to interval between pregnancies. Am J Obstet Gynecol. 2010;202(6):570.e1-6.
4. Phillips C, Velji Z, Hanly C, Metcalfe A. Risk of recurrent spontaneous preterm birth: a systematic review and meta-analysis. BMJ Open. 2017;7(6):e015402.
5. Berkowitz GS, Blackmoreprince C, Lapinski RH, Savitz DA. Risk factors for preterm birth subtypes. Epidemiology. 1998;9(3):279-85.
6. Ekwo EE, Gosselink CA, Woolson R, Moawad A. Risks for premature rupture of amniotic membranes. Int J Epidemiol. 1993; 22(3): 495-503.
7. Seeds AE, Hellegers AE. Acid-base determinations in human amniotic fluid throughout pregnancy. Am J Obstet Gynecol. 1968;101(2):257-60.
8. Cousins LM, Smok DP, Lovett SM, Poeltler DM. AmniSure placental alpha microglobulin-1 rapid immunoassay versus standard diagnostic methods for detection of rupture of membranes. Am J Perinatol. 2005;22(6):317-20.
9. Marcellin L, Anselem O, Guibourdenche J, De la Calle A, Deput-Rampon C, Cabrol D, et al. [Comparison of two bedside tests performed on cervicovaginal fluid to diagnose premature rupture of membranes]. J Gynecol Obstet Biol Reprod. 2011;40(7):651-6.
10. Akercan F, Cirpan T, Kazandi M, Terek MC, Mgoyi L, Ozkinay E. The value of the insulin-like growth factor binding protein-1 in the cervical-vaginal secretion detected by immunochromatographic dipstick test in the prediction of delivery in women with clinically unconfirmed preterm premature rupture of membranes. Eur J Obstet Gynecol Reprod Biol. 2005;121(2):159-63.
11. Erdemoglu E, Mungan T. Significance of detecting insulin-like growth factor binding protein-1 in cervicovaginal secretions: comparison with nitrazine test and amniotic fluid volume assessment. Acta Obstet Gynecol Scand. 2004;83(7):622-6.
12. Ramsauer B, Vidaeff AC, Hosli I, Park JS, Strauss A, Khodjaeva Z, et al. The diagnosis of rupture of fetal membranes (ROM): a meta-analysis. J Perinat Med. 2013;41(3):233-40.
13. Liang D-K, Qi H-B, Luo X, Xiao X-Q, Jia X-Y. Comparative study of placental α-microglobulin-1, insulin-like growth factor binding protein-1 and nitrazine test to diagnose premature rupture of membranes: a randomized controlled trial. J Obstet Gynaecol Res. 2014;40(6):1555-60.
14. Middleton P, Shepherd E, Flenady V, McBain RD, Crowther CA. Planned early birth versus expectant management (waiting) for prelabour rupture of membranes at term (37 weeks or more). Cochrane Database Syst Rev. 2017;1:CD005302.
15. Committee Opinion No. 797: Prevention of group B streptococcal early-onset disease in newborns: correction. Obstet Gynecol. 2020;135(4):978-9.
16. Kunt C, Kanat-Pektas M, Gungor ANC, Kurt RK, Ozat M, Gulerman C, et al. Randomized trial of vaginal prostaglandin E2 versus oxytocin for labor induction in term premature rupture of membranes. Taiwan J Obstet Gynecol. 2010;49(1):57-61.
17. Padayachee L, Kale M, Mannerfeldt J, Metcalfe A. Oral misoprostol for induction of labour in term PROM: a systematic review. J Obstet Gynaecol Can. 2020;42(12):1525-31.e1.
18. Mackeen AD, Quinn ST, Movva VC, Berghella V, Ananth CV. Intracervical balloon catheter for labor induction after rupture of membranes: a systematic review and meta-analysis. Am J Obstet Gynecol. 2021;224(6):624-8.
19. Bond DM, Middleton P, Levett KM, van der Ham DP, Crowther CA, Buchanan SL, et al. Planned early birth versus expectant management for women with preterm prelabour rupture of membranes prior to 37 weeks' gestation for improving pregnancy outcome. Cochrane Database Syst Rev. 2017;3:CD004735.
20. Turnbull DA, Wilkinson C, Gerard K, Shanahan M, Ryan P, Griffith EC, et al. Clinical, psychosocial, and economic effects of antenatal day care for three medical complications of pregnancy: a randomised controlled trial of 395 women. Lancet. 2004;363(9415):1104-9.
21. Bellussi F, Livi A, Diglio J, Lenzi J, Magnani L, Pilu G. Timing of induction for term prelabor rupture of membranes and intravenous antibiotics. Am J Obstet Gynecol MFM. 2021;3(1):100245.
22. Quist-Nelson J, de Ruigh AA, Seidler AL, van der Ham DP, Willekes C, Berghella V, et al. Immediate delivery compared with expectant management in late preterm prelabor rupture of membranes: an individual participant data meta-analysis. Obstet Gynecol. 2018;131(2):269-79.
23. Tita ATN, Andrews WW. Diagnosis and management of clinical chorioamnionitis. Clin Perinatol. 2010;37(2):339-54.
24. Kenyon S, Boulvain M, Neilson JP. Antibiotics for preterm rupture of membranes. Cochrane Database Syst Rev. 2013;(12):CD001058.
25. Kenyon SL, Taylor DJ, Tarnow-Mordi W, ORACLE Collaborative Group. Broad-spectrum antibiotics for preterm, prelabour rupture of fetal membranes: the ORACLE I randomised trial. ORACLE Collaborative Group. Lancet. 2001;357(9261):979-88.
26. Committee on Practice Bulletins-Obstetrics. ACOG practice bulletin nº 199: use of prophylactic antibiotics in labor and delivery. Obstet Gynecol. 2018;132(3):e103-19.
27. Prevention of Group B Streptococcal Early-Onset Disease in Newborns: ACOG Committee Opinion Summary, Number 797. Obstet Gynecol. 2020;135(2):489-92.
28. Roberts D, Brown J, Medley N, Dalziel SR. Antenatal corticosteroids for accelerating fetal lung maturation for women at risk of preterm birth. Cochrane Database Syst Rev. 2017;3:CD004454.
29. McGoldrick E, Stewart F, Parker R, Dalziel SR. Antenatal corticosteroids for accelerating fetal lung maturation for women at risk of preterm birth. Cochrane Database Syst Rev. 2020;12:CD004454.
30. Vidaeff AC, Ramin SM. Antenatal corticosteroids after preterm premature rupture of membranes. Clin Obstet Gynecol. 2011; 54(2):337-43.
31. Gyamfi-Bannerman C, Thom EA. Antenatal betamethasone for women at risk for late preterm delivery. N Engl J Med. 2016; 375(5):486-7.
32. Committee opinion no 652: magnesium sulfate use in obstetrics. Obstet Gynecol. 2016;127(1):e52-3.
33. Ehsanipoor RM, Shrivastava VK, Lee RM, Chan K, Galyean AM, Garite TJ, et al. A randomized, double-masked trial of prophylactic

33. indomethacin tocolysis versus placebo in women with premature rupture of membranes. Am J Perinatol. 2011;28(6):473-8.
34. Magalhães JAA, Freitas FM, Passos EP, Ramos JGL, Costa SH de AM, organizadores. Rotinas em obstetrícia. 7. ed. Porto Alegre: Artmed; 2017.
35. Brown ZA, Wald A, Morrow RA, Selke S, Zeh J, Corey L. Effect of serologic status and cesarean delivery on transmission rates of herpes simplex virus from mother to infant. JAMA. 2003;289(2):203-9.
36. Cotter AM, Brookfield KF, Duthely LM, Gonzalez Quintero VH, Potter JE, O'Sullivan MJ. Duration of membrane rupture and risk of perinatal transmission of HIV-1 in the era of combination antiretroviral therapy. Am J Obstet Gynecol. 2012;207(6):482.e1-5.
37. ACOG Committee Opinion No. 751: Labor and Delivery Management of Women With Human Immunodeficiency Virus Infection. Obstet Gynecol. 2018;132(3):e131-7.
38. Wu J, Denoble AE, Kuller JA, Dotters-Katz SK. Management of Cerclage in Patients With Preterm Prelabor Rupture of Membranes. Obstet Gynecol Surv. 2021;76(11):681-91.
39. Vitner D, Melamed N, Elhadad D, Phang M, Ram M, Asztalos E, et al. Removal vs. retention of cervical cerclage in pregnancies complicated by preterm premature rupture of membranes: a retrospective study. Arch Gynecol Obstet. 2020;302(3):603-9.
40. Herkiloglu D, Ayvac H, Pekin O, Tarhan N, Karateke A, Sahin S. Pessary use in patients diagnosed with short cervix and cervical insufficiency. J Matern Fetal Neonatal Med. 2022;35(10):1834-40.
41. Attali E, Lavie M, Lavie I, Gomez R, Yogev Y, Gamzu R, et al. Prolonged exposure to meconium in cases of spontaneous premature rupture of membranes at term and pregnancy outcome. J Matern Fetal Neonatal Med. 2021;online ahead of print.
42. Wertheimer A, Shemer A, Hadar E, Berezowsky A, Wiznitzer A, Krispin E. The effect of meconium-stained amniotic fluid on perinatal outcome in pregnancies complicated by preterm premature rupture of membranes. Arch Gynecol Obstet. 2020;301(5):1181-7.
43. Borgida AF, Mills AA, Feldman DM, Rodis JF, Egan JF. Outcome of pregnancies complicated by ruptured membranes after genetic amniocentesis. Am J Obstet Gynecol. 2000;183(4):937-9.

18

DOENÇA HEMOLÍTICA PERINATAL

JOSÉ ANTÔNIO MAGALHÃES
DANIELA VANESSA VETTORI
MARCELA GODOY DIAS
SABRINA SORAIA SCHROEDER
JULIANA DE MORAES SOSTER

A doença hemolítica perinatal (DHPN) é a formação de anticorpos maternos contra antígenos de hemácias fetais, podendo levar à significativa hemólise e à anemia no feto ou no recém-nascido (RN).[1] Como consequência, há eritropoiese extramedular e liberação de hemácias imaturas (eritroblastos). Portanto, trata-se de uma importante causa de morbidade e mortalidade fetal e neonatal.

Estima-se que ocorra em torno de 9% de incompatibilidade materno-fetal do sistema Rh e ABO na gestação.[2] O Quadro 18.1 apresenta as principais características da DHPN.

> ⭐ A principal causa da DHPN é a incompatibilidade do grupo sanguíneo Rh-antígeno D (cerca de 95%), que é um dos 50 antígenos do grupo Rh. Entretanto, existem outros antígenos, associados de maneira menos frequente à DHPN, como os antígenos C, c, E, e (do sistema Rhesus), bem como outros grupos de antígenos de hemácias (ABO, Kell, Duffy, MNS, Kidd e Lutheran) (Tabela 18.1).[3]

Quando o resultado do laboratório aparecer como "D fraco (Du)", deve-se considerar Rh+, já quando mostrar "D parcial" e "DEL", considera-se Rh–.[6]

Quanto ao sistema ABO, em mães do grupo O com fetos do grupo A ou B, pode ocorrer ane-

Quadro 18.1 – Características da doença hemolítica perinatal

- Causada principalmente pela incompatibilidade do sistema Rh (antígeno D)
- Contato prévio materno com antígeno sem uso de profilaxia (imunoglobulina anti-Rh)
- Hemólise fetal e consequente anemia – em casos graves, pode haver hidropsia e até mesmo morte intrauterina
- Se o recém-nascido estiver comprometido, há necessidade de exsanguinotransfusão para evitar *kernicterus*

Tabela 18.1 – Anticorpos na doença hemolítica perinatal (DHPN)

SISTEMA SANGUÍNEO	PRINCIPAIS ANTICORPOS ENVOLVIDOS NA DHPN
Rhesus	D, C, c, E, e
ABO	Anti-A, -B, -A,B
Kell	L, K1, K2, K3, K4, K5, K6, K7, K10, k, Kp, Ku, Js, Ul
Duffy	Fy^a, FY^b, Fy3, Fy5
MNS	M, N, S, s, U, Ena, Mia, Mur, Vw
Kidd	Jk^a
Lutheran	Lu^a, U

Fonte: Adaptada de Moise e colaboradores[4] e Daniels e colaboradores.[5]

mia fetal de maneira relativamente frequente, mas sem repercussões clínicas maiores ou necessidade de intervenção durante a gestação, muitas vezes apresentando-se clinicamente apenas no pós-parto. Além disso, verifica-se que a aloimunização materna por antígeno Rh é menos comum quando há incompatibilidade do sistema ABO.[7] Presume-se que isso ocorra pela rápida fagocitose dessas células fetais no sangue materno, devido a hemaglutininas que se ligam ao antígeno ABO, não havendo tempo para a sensibilização pelo sistema Rh.

A prevalência de DHPN pelo sistema Kell vem aumentando mundialmente, em grande parte devido à diminuição da sensibilização pelo antígeno Rh (D) provocada pelo uso amplo de imunoprofilaxia.[8]

Há diversos outros sistemas antigênicos que podem causar doença hemolítica, porém são de ocorrência rara.

■ Quadro clínico

A história natural das gestações acometidas pela aloimunização anti-D é extremamente variável. Verifica-se história prévia de gestação sem uso de profilaxia ou, em casos mais raros, transfusão sanguínea prévia (atentar para as gestantes portadoras de hemoglobinopatias). A gravidade da doença hemolítica pode partir da ausência de sinais clínicos ao nascimento até a anasarca (Figura 18.1) ou de morte fetal intrauterina antes de 20 semanas de gestação.[9]

Na ausência de tratamento:

- Cerca de 45 a 50% dos conceptos apresentam discreta anemia com icterícia leve. A anemia pode agravar-se com alguns dias de vida, em razão da persistência de anticorpos anti-D na circulação fetal.
- Cerca de 25 a 30% apresentam certo grau de hepatoesplenomegalia, anemia moderada e icterícia precoce, aparecendo nas primeiras 24 horas de vida. Na ausência de exsanguinotransfusão, a hiperbilirrubinemia aumenta e pode provocar a impregnação dos núcleos da base (*kernicterus*), levando à morte ou a sequelas neurológicas graves (surdez, espasticidade, coreoatetose).
- Cerca de 20 a 25% apresentam anasarca (hidropsia fetal), insuficiência cardíaca e óbito, seja no útero, seja no período neonatal. No RN, a icterícia é precoce, havendo também hepatoesplenomegalia e focos extramedulares de hematopoiese. Metade desses fetos desenvolve anasarca entre 18 e 30 semanas de gestação.[10]

■ Fisiopatologia

A exposição materna ao antígeno pode acontecer por transfusão prévia com sangue não testado ou durante a gestação (sangra-

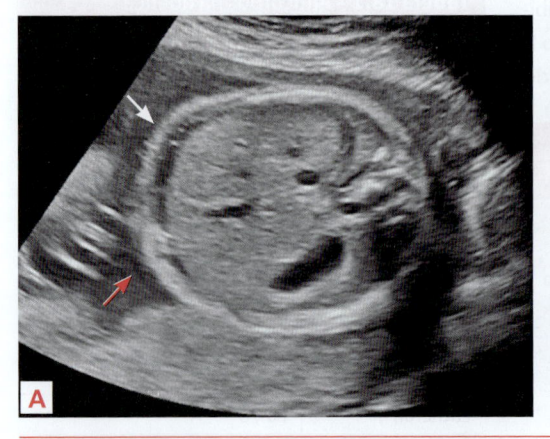

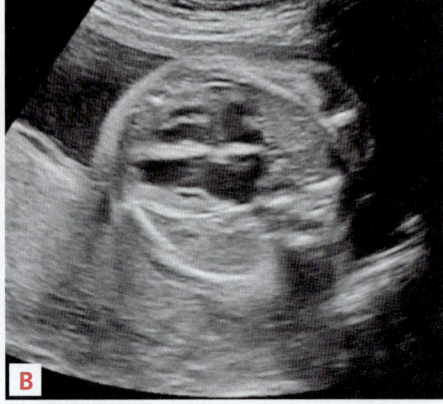

FIGURA 18.1 – Imagens de ultrassonografia fetal com ascite (**A**) e cardiomegalia (**B**) secundárias ao estado hiperdinâmico da anemia.

mento feto-materno) e/ou em partos anteriores de fetos Rh-positivos, momento no qual não se realizou profilaxia.

Outras situações menos frequentes associadas à aloimunização são aborto (1% no espontâneo, 20-25% no cirúrgico), procedimentos invasivos (2% em amniocentese, 50% em biópsia de vilo coriônico), trauma, versão externa, morte intrauterina e exposição materna a hemácias de sua mãe Rh-positiva ainda no útero ("efeito avó").[11,12] Apesar do desenvolvimento de profilaxia e da implementação do uso da imunoglobulina anti-Rh, a DHPN continua a ocorrer mundialmente.[13]

No que concerne ao sangramento feto-materno, volumes de apenas 0,1 mL de sangue fetal incompatível já são capazes de provocar resposta imune materna, que pode iniciar lentamente a produção de anticorpos e aparecer clinicamente de 5 a 15 semanas após a exposição. A resposta imune primária depende muito da quantidade de sangue à qual a mãe foi exposta e da titulação de anticorpos anti-Rh produzidos por ela, além de outros fatores pouco conhecidos. Estima-se que 17% das mães suscetíveis se imunizam, e que 10% das imunizações ocorrem no terceiro trimestre e 90% no parto. Todavia, um terço das mães são incapazes de produzir anticorpos anti-D mesmo depois de repetidos estímulos.[11,12]

Após a passagem transplacentária, os anticorpos maternos da classe IgG ligam-se aos sítios antigênicos das hemácias fetais, ativando o sistema reticuloendotelial (essencialmente os macrófagos) e causando hemólise. Esta, por sua vez, é responsável pela anemia e pela secreção de eritropoietina, havendo estímulo à eritropoiese, que acaba sendo realizada em locais extramedulares (fígado, baço, paredes intestinais, etc.), liberando, assim, hemácias imaturas nucleadas (eritroblastos) na circulação fetal.[13,14] Simultaneamente, a hemólise aumenta a taxa de bilirrubina indireta, que passa para o líquido materno e para a placenta.

A consequente anemia fetal tem como piores desfechos a hidropsia, a insuficiência cardíaca e a morte intrauterina (Figura 18.2).

Não há relação entre os níveis de anticorpos maternos e a gravidade do comprometimento fetal.[14]

Diagnóstico

O diagnóstico de DHPN é feito pelo rastreamento da tipagem sanguínea materna Rh-negativa com dosagem de anticorpos anti-D (teste de Coombs indireto) e por sinais fetais de comprometimento ao exame ultrassonográfico.

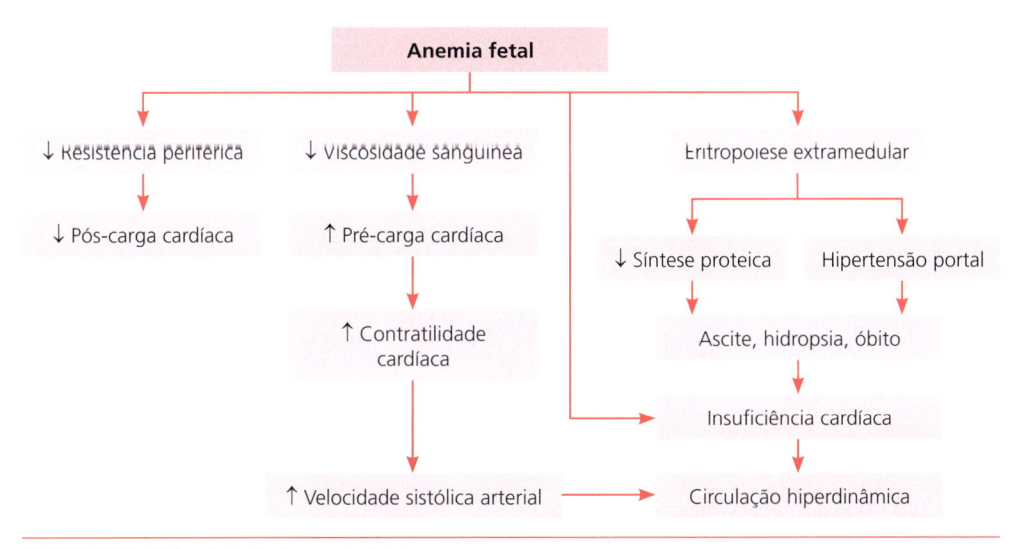

FIGURA 18.2 – Fisiopatologia da anemia fetal.
Fonte: Elaborada com base em Nicolaides e Rizzo[15] e Baiochi e Nardozza.[16]

Quando houver anasarca, o feto estará sempre gravemente anêmico (em geral, hemoglobina [Hb] < 4 g/dL ou > 6 g/dL abaixo do esperado para a idade gestacional [IG]).[17] A ascite fetal é o sinal ultrassonográfico mais sensível, e, na sua ausência, outros sinais de edema importante, como derrame pleural ou pericárdico, raramente estão presentes.[18] Contudo, o aumento desproporcional das medidas seriadas da circunferência abdominal fetal, secundário à hematopoiese, pode indicar descompensação iminente em um feto ainda não hidrópico.[19]

Quando a mãe for Rh-negativa, o pai biológico deve ter sua tipagem testada, e a titulação de anticorpos anti-Rh maternos (teste de Coombs indireto) deve ser realizada. Assim, serão identificadas as gestações em risco de desenvolver a doença.

A testagem do tipo sanguíneo e do fator Rh do feto já é possível durante a gestação, devido à pesquisa de ácido desoxirribonucleico (DNA, *deoxyribonucleic acid*) fetal na circulação periférica materna, sendo um procedimento não invasivo e tranquilizador nos casos de Rhs parentais discordantes.[20] Lo e colaboradores[21] foram os primeiros a relatar a presença do gene *RHD* no plasma de gestantes de fetos Rh-positivos. Posteriormente, estudos mostraram que o DNA fetal livre pode ser encontrado no sangue materno muito cedo (em cerca de 38 dias de gestação). A origem desse DNA é a apoptose de células do sinciciotrofoblasto, com meia-vida de poucos minutos, tornando-o mais atrativo para o diagnóstico pré-natal, pois não haverá DNA fetal residual de gestações anteriores.[22] Essa testagem é rotineira nos sistemas de saúde do Reino Unido e dos Estados Unidos (**Figura 18.3**).

Manejo

MANEJO DA PRIMEIRA GESTAÇÃO COMPLICADA POR ALOIMUNIZAÇÃO

A primeira gestação afetada por aloimunização Rh(D) em geral cursa com baixos títulos de anti-D no início e não evolui para anemia fetal grave, ou a paciente a desenvolve tardiamente (no fim do segundo trimestre ou no terceiro trimestre).[8]

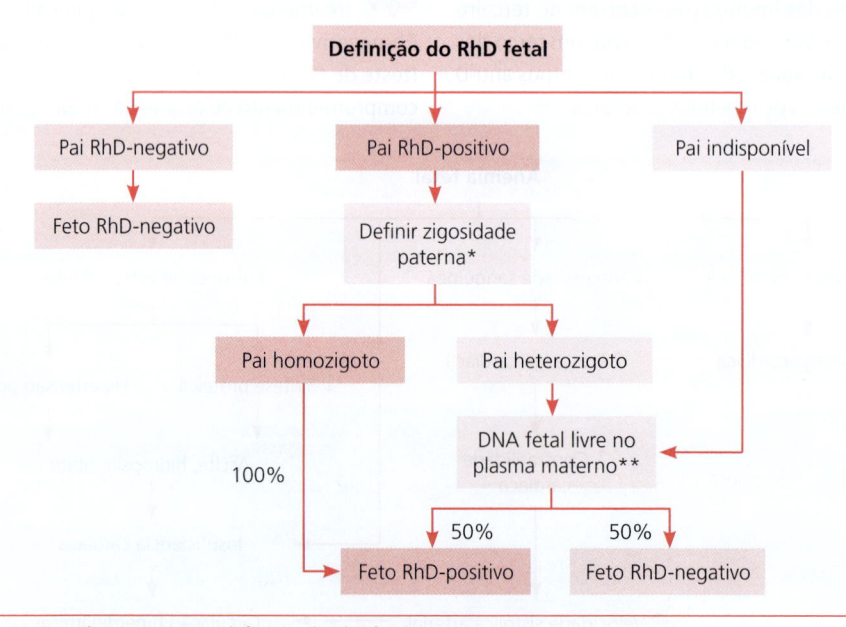

FIGURA 18.3 – Fluxograma para definição do RhD fetal.
*Para determinar zigosidade paterna: teste genético (PCR para identificar o número de genes RhD).[23]
**DNA fetal livre no plasma materno: sensibilidade de 99,1% para detectar RhD no primeiro e no segundo trimestres.[24]
DNA, ácido desoxirribonucleico; PCR, reação em cadeia da polimerase (*polymerase chain reaction*).

O manejo é realizado da seguinte maneira:

- Por meio da determinação do RhD fetal para identificar se o feto é de risco (RhD-positivo) ou não (RhD-negativo) para doença hemolítica. Se o pai for RhD-positivo heterozigoto, ele tem 50% de chance de ter um bebê RhD-negativo (ver **Figura 18.3**).[20]

- Nos fetos RhD-positivos, deve-se realizar o acompanhamento da titulação do Coombs indireto materno até que alcance um nível crítico (no Hospital de Clínicas de Porto Alegre [HCPA], o ponto de corte é Coombs indireto ≥ 1:16) (**Figura 18.4**). Trata-se de um teste de rastreamento, e não de um teste diagnóstico de anemia grave, sendo desnecessário medi-lo após atingir o nível crítico. Deve ser realizado sempre no mesmo laboratório, pois pode haver diferenças importantes entre laboratórios distintos.[7,20]

- Para avaliar se há anemia fetal, deve-se realizar ultrassonografia (US) obstétrica com Doppler para avaliar o pico de velocidade sistólica da artéria cerebral média (PVS-ACM), que é o método mais utilizado, não invasivo e com dados amplamente disponíveis.[25] Uma metanálise desse método de rastreamento para anemia fetal demonstrou ser o mais confiável quando sua sensibilidade e sua especificidade foram comparadas com as do "padrão-ouro" (dosagem de Hb fetal ou neonatal)[13] (**Figura 18.5**).

⚠ O PVS-ACM aumenta principalmente devido à diminuição da Hb fetal e conforme a IG (**Figura 18.6**).[25] Assim, os resultados do PVS-ACM (cm/s) devem ser convertidos em múltiplos da mediana (MoMs, *multiplex of the median*) e corrigidos para a IG (pode-se utilizar a calculadora encontrada em https://www.perinatology.com/calculators/MCA.htm). N a primeira gestação afetada, o PVS-ACM é realizado após as 20 semanas, visto que a chance de haver anemia grave antes disso é muito baixa.

Segundo Mari e colaboradores,[27] com PVS-ACM > 1,5 MoM, a sensibilidade é de 100%, e a especificidade, de 88% (intervalo de confiança [IC] de 95%, 86-100) para predição de anemia moderada (Hb fetal < 0,65 MoM) ou grave (Hb fetal < 0,55 MoM), com ou sem hidropsia fetal, com falso-positivo de 12%.

Se PVS-ACM ≤ 1,5 MoM (ausência de anemia moderada a grave), deve-se repetir o exame a cada 1 a 2 semanas,[27] avaliar o bem-estar fetal sistematicamente após 30 a 32 semanas[28] e, permanecendo estável, programar o nascimento em torno de 37 a 38 semanas de IG.[29]

⚠ Se PVS-ACM > 1,5 MoM, há chance alta de anemia fetal moderada a grave, mas a Hb e o hematócrito (Ht) fetais devem ser verificados, sendo realizada a transfusão intrauterina (TIU) somente se Hb < 2 desvios-padrão (DPs) da média para IG ou Ht < 30%. Se Hb/Ht não estiverem abaixo desses níveis, repete-se a cordocentese em

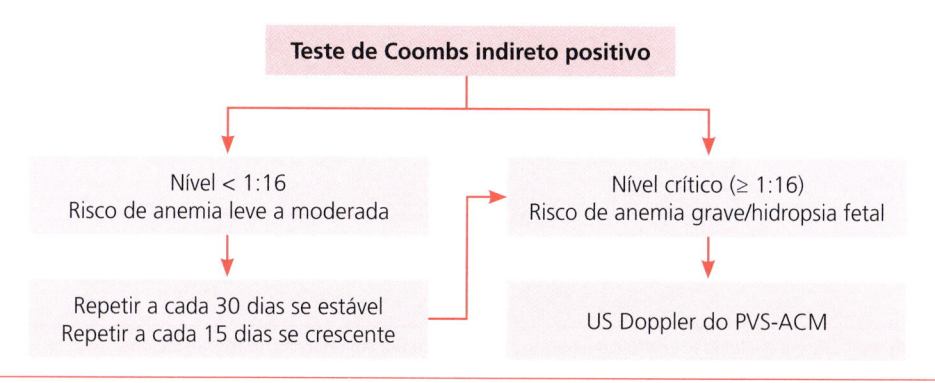

FIGURA 18.4 – Fluxograma para rastreamento de anemia fetal com teste de Coombs indireto.
PVS-ACM, pico de velocidade sistólica da artéria cerebral média.
Fonte: Adaptada de Hendrickson e Delaney.[22]

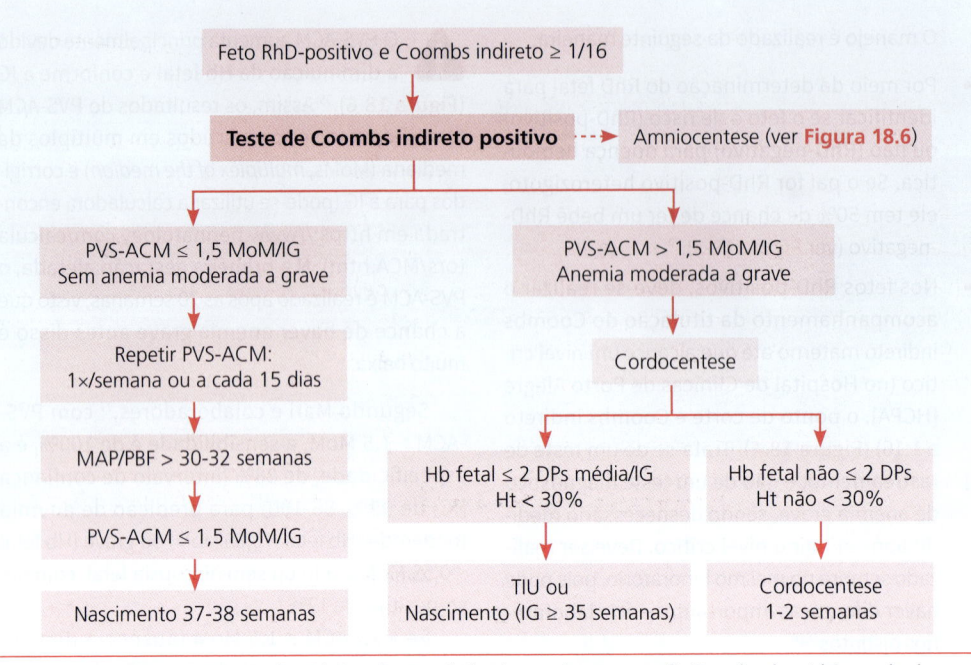

FIGURA 18.5 – Fluxograma para diagnóstico de anemia fetal com ultrassonografia Doppler da artéria cerebral média.

DPs, desvios-padrão; Hb, hemoglobina; Ht, hematócrito; IG, idade gestacional; MAP, monitorização anteparto; MoM, múltiplo da mediana; PBF, perfil biofísico fetal; PVS-ACM, pico de velocidade sistólica da artéria cerebral média; TIU, transfusão intrauterina.

Fonte: Elaborada com base em Picklesimer e colaboradores[25] e Mari e colaboradores.[26]

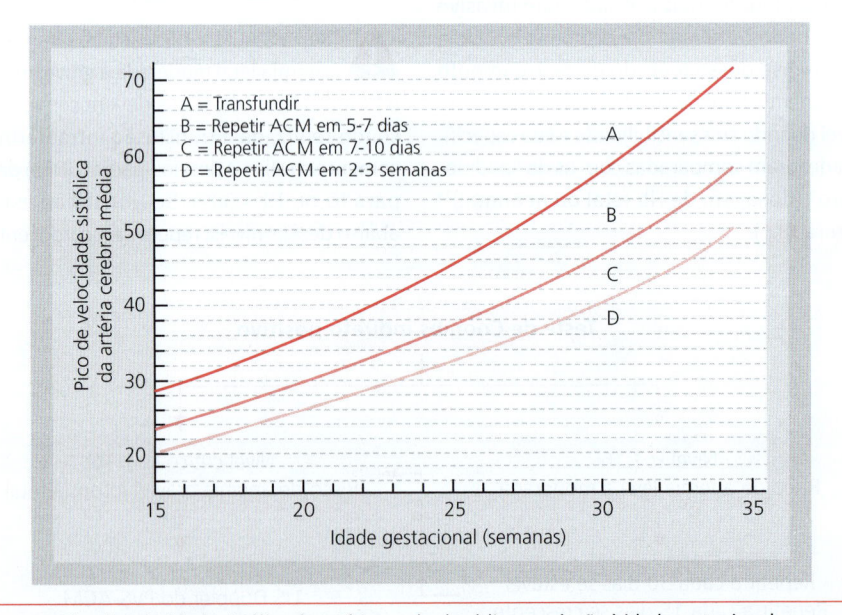

FIGURA 18.6 – Pico de velocidade sistólica da artéria cerebral média em relação à idade gestacional.
Fonte: Adaptada de Mari e colaboradores.[26]

1 a 2 semanas.[30] Se IG ≥ 35 semanas, a TIU oferece mais riscos do que a promoção do nascimento prematuro seguida de exsanguinotransfusão.[31]

O PVS-ACM reflete a circulação hiperdinâmica do feto anêmico, ou seja, o aumento da velocidade das hemácias do feto pela queda da viscosidade sanguínea causada pela anemia. Em fetos com transfusões anteriores, o sangue fetal contém células sanguíneas adultas que têm uma viscosidade menor que a fetal, logo podem apresentar PVS-ACM maiores que não refletem uma anemia verdadeira.[32-34]

Em 2019, uma revisão sistemática de estudos observacionais evidenciou que a acurácia do PVS-ACM para a predição de anemia moderada a grave em fetos não transfundidos é moderada (sensibilidade de 86%, especificidade de 71%), diminuindo ainda mais com o aumento do número de TIUs.[35]

Pode-se avaliar o grau de hemólise fetal e, assim, estimar indiretamente a gravidade da anemia também a partir dos níveis de bilirrubina do líquido amniótico coletado por amniocentese.[36,37] A forma mais correta de dosagem é a espectrofotometria, e a interpretação mais utilizada é a curva de Liley[38] (Figura 18.7), que divide os resultados em um gráfico de três zonas:

- **Zona 1** – Corresponde a pouca ou nenhuma hemólise (acometimento leve). A amniocentese deve ser repetida de 3/3 semanas, e a gestação poderá chegar ao termo. Um feto RhD-negativo também é uma possibilidade.
- **Zona 2** – Corresponde à zona intermediária (moderada a grave), devendo ser repetida a cada 1 a 2 semanas. Se permanecer nesse nível, pode-se aguardar a maturidade pulmonar fetal para o término da gestação.
- **Zona 3** – Indica a existência de hemólise grave (doença gravíssima) e risco de morte fetal intrauterina. Se houver maturidade pulmonar, a gestação deverá ser interrompida; caso contrário, torna-se necessária uma TIU.

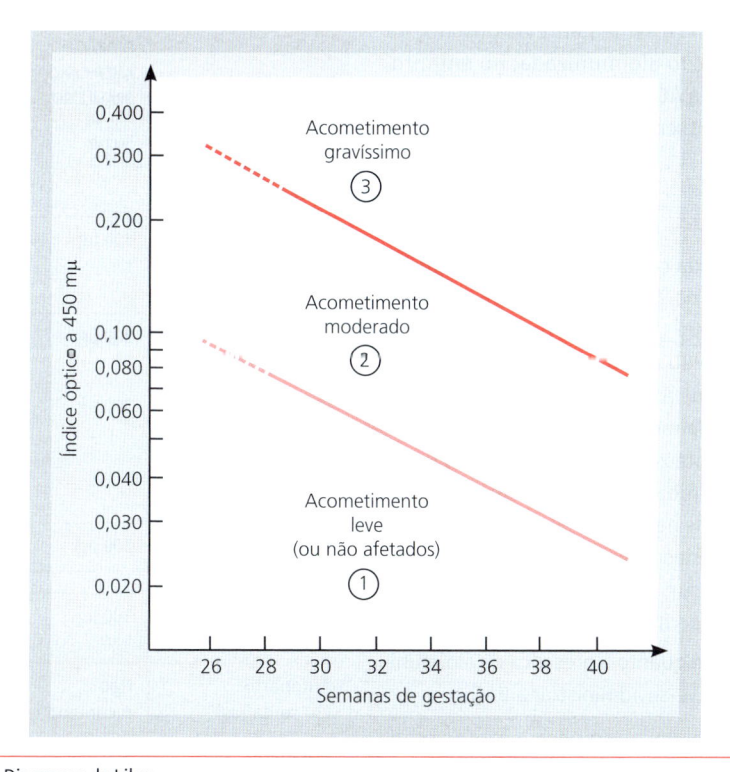

FIGURA 18.7 – Diagrama de Liley.
Fonte: Adaptada de Daffos e colaboradores.[38]

No entanto, por se tratar de um método invasivo, atualmente, a amniocentese é reservada para resultados duvidosos.

> O PVS-ACM é tão ou mais sensível e específico que a amniocentese na detecção de anemia fetal grave, além de não ser invasivo.[39]

MANEJO DA ALOIMUNIZAÇÃO NAS GESTAÇÕES SUBSEQUENTES

> Após uma primeira gestação comprometida, a doença hemolítica fetal é progressivamente mais grave e ocorre mais cedo nas gestações posteriores.

Os títulos maternos seriados não são úteis, pois não anunciam o início da anemia fetal. Se a titulação materna basal for muito alta (> 1:1.028) ou houver história prévia de anemia fetal ou hidropsia antes de 24 semanas de gestação, deve-se cogitar plasmaférese ou imunoglobulina intravenosa.[40]

Para os fetos RhD-positivos, o manejo com base no PVS-ACM é semelhante ao descrito na primeira gestação aloimunizada; no entanto, as avaliações da ACM devem iniciar mais cedo (a partir de 16-18 semanas) e ser mais frequentes (1×/semana).[29]

Profilaxia

> A profilaxia com imunoglobulina anti-Rh (na dose de 300 µg) em até 72 horas após o parto reduz para 1 a 2% o número de mulheres que desenvolverão aloimunização (i.e., cerca de 90% de proteção). A profilaxia no pós-parto deve ser aplicada idealmente nas primeiras 72 horas, mas é possível até 28 dias.[41] A dose de 300 µg de anti-D (1.500 unidades internacionais [UI] de anti-D) é capaz de neutralizar 30 mL de sangue ou 15 mL de hemácias fetais. A IgG anti-D (classe C da Food and Drug Administration [FDA]) não causa hemólise perinatal.[42]

> Na dúvida quanto à presença de aloimunização, deve-se administrar anti-D.

Existem, também, outros esquemas de profilaxia, considerando outras formas de exposição materna ao sangue fetal (aborto, trauma, hemorragia de terceiro trimestre, procedimento invasivo, etc.) (Tabela 18.2).

A imunoprofilaxia de rotina durante a gestação baseia-se em ensaios clínicos nos quais a administração de imunoglobulina com 28 semanas de gestação, em pacientes RhD-negativas, e novamente após o parto de RN RhD-positivo, diminuiu a incidência de aloimunização de 1 a 2% para 0,1%.[44]

> Caso não haja nenhuma profilaxia, em uma próxima gestação da paciente aloimunizada, existe possibilidade de 33% de o concepto não ser afetado, 14% de morte fetal, 24% de morte neonatal por *kernicterus* (impregnação dos núcleos da base por hiperbilirrubinemia com consequente retardo no desenvolvimento neuropsicomotor), hidropsia fetal ou outros problemas relacionados com a prematuridade. Os outros 29% serão afetados por grave hiperbilirrubinemia.[10]

Tabela 18.2 – Profilaxia com imunoglobulina anti-Rh

INDICAÇÃO	PADRÃO AMERICANO/ BRASILEIRO	PADRÃO BRITÂNICO
Interrupção da gestação até 12 semanas	50 µg	50 µg
Interrupção da gestação de 12-20 semanas	300 µg	50 µg
Morte fetal acima de 20 semanas	300 µg	100 µg
Procedimentos invasivos/trauma	300 µg	50 µg (< 20 semanas)
		100 µg (> 20 semanas)
Sangramento durante a gestação	300 µg	100 µg
Anteparto (28 semanas)	300 µg	100 µg
Anteparto (34 semanas)	Não recomendada	100 µg
Pós-parto	300 µg	100 µg

Fonte: Adaptada de Kumbel e colaboradores.[43]

Segundo dados da literatura, cerca de 50% dos fetos com hiperbilirrubinemia grave desenvolverão *kernicterus* na ausência de sepse, prematuridade ou outras complicações perinatais prevalentes em países em desenvolvimento, como o Brasil.[1]

Tratamento

TRANSFUSÃO INTRAUTERINA

Atualmente, a TIU é o procedimento de terapia fetal com melhores resultados. Estima-se que apenas 10% das gestações com aloimunização e acompanhadas por meio de US Doppler necessitarão de TIU; o restante manterá apenas monitorização do PVS-ACM até a maturidade fetal.[45]

Em fetos com PVS-ACM acima de 1,5 MoM ou com hidropsia, está indicada a cordocentese (coleta de sangue do cordão) para o diagnóstico definitivo de anemia fetal e, se confirmada, a realização de TIU prontamente (nível de evidência 1B).[29] O desafio é acompanhar o feto até a anemia moderada/grave para indicar TIU antes que haja evolução para hidropsia, que está associada a piores desfechos.

A avaliação do sangue fetal é o padrão-ouro para o diagnóstico de anemia fetal e permite, após a avaliação da Hb fetal, o cálculo do volume da transfusão (o qual pode ser estimado pela calculadora encontrada em www.perinatology.com ou pela fórmula descrita no Quadro 18.2). Fetos com Hb < 2 DPs do valor normal para IG ou Ht < 30% têm indicação de transfusão.[10,29]

Existem diversas fórmulas para o cálculo do volume de sangue a ser transfundido, e todas baseiam-se no Ht (variando de 75-80%) do sangue preparado para doação, no peso fetal estimado, no Ht fetal inicial e final desejado (que deverá ficar entre 40-50%) e na presença de hidropsia. Em fetos muito anêmicos, o Ht-alvo não pode ser quatro vezes maior que o inicial, pois o sistema circulatório fetal não conseguirá compensar esse aumento de volume e viscosidade sanguínea.[29,45]

Utiliza-se sangue tipo O fator Rh-negativo, doado há menos de 7 dias, irradiado, desleucocitado, negativo para citomegalovírus e preparado com Ht maior que em unidades para transfusões normais (Ht de 75-80%), no intuito de diminuir o volume de sangue recebido pelo feto. Realizam-se testes cruzados com sangue materno para reduzir o risco de sensibilização da gestante a novos antígenos.[29]

A punção para cordocentese é realizada, de preferência, no cordão umbilical próximo à placenta ou, como alternativa, na sua porção intra-hepática fetal. Idealmente, utiliza-se a mesma punção para a coleta de amostra de sangue fetal e para a transfusão a seguir. A punção da veia umbilical acarreta menos bradicardia fetal e sangramento local que a da artéria umbilical.[38]

A transfusão intraperitoneal fetal foi a primeira via de acesso utilizada, porém tem resultados piores do que a transfusão intravascular, principalmente em fetos hidrópicos, que têm menor absorção do sangue pelos vasos linfáticos subdiafragmáticos e pelo ducto torácico. Ela permanece como opção em casos de dificuldade de acesso aos vasos fetais e, em alguns centros, é usada com a transfusão intravascular para aumentar o intervalo entre os procedimentos, pois a via peritoneal tem absorção mais lenta e permite maior estabilidade do Ht fetal.[38,45]

A TIU é considerada um procedimento de baixo risco em centros de medicina fetal experientes, com taxas de sucesso de 90% e risco de perda fetal de 2%.[45,47]

Quadro 18.2 – Cálculo do volume a transfundir na TIU

$$V2 = \left[\frac{Ht\,f - Ht\,i}{Ht\,B}\right] \times PFE \times V1$$

V2: volume da transfusão (mL)

Ht f: hematócrito final (esperado)

Ht i: hematócrito inicial

Ht B: hematócrito da bolsa de sangue = doador

PFE: peso fetal estimado (kg)

V1: volume sanguíneo feto-placentário (150 mL/kg)

Fonte: Adaptado de Socol e colaboradores.[46]

⚠️ Entre as complicações da TIU, encontram-se bradicardia fetal, sangramento no local da punção, ruptura de membranas, trabalho de parto prematuro, infecção e morte fetal. A bradicardia fetal é uma complicação frequente e, normalmente, tem resolução espontânea. No entanto, no caso de bradicardia grave e sustentada, pode haver necessidade de cesariana de emergência. Portanto, deve-se realizar a monitorização dos batimentos cardíacos fetais durante todo o procedimento e por 1 a 2 horas após o seu término. Pode-se também realizar um curso de corticosteroide para maturação pulmonar 48 horas antes da TIU, pelo risco de interrupção emergencial da gestação.[48]

O acompanhamento após a primeira transfusão pode ser feito com PVS-ACM, mas são sugeridos valores corrigidos, devido às mudanças na circulação e na oxigenação dos tecidos ocasionadas pelas hemácias adultas recebidas pelo feto, sendo de 1,69 MoM o ponto de corte para anemia grave.[49] Após as TIUs subsequentes, o valor da US Doppler de ACM não é fidedigno de anemia, devendo ser utilizadas fórmulas de estimativa de queda de Ht fetal para programar as próximas transfusões ou a interrupção da gestação.[50]

IMUNOGLOBULINA E PLASMAFÉRESE

A imunoglobulina e a plasmaférese, individualmente ou associadas, têm espaço no tratamento de gestações com anemia fetal grave e de início muito precoce (< 20 semanas), nas quais a realização de TIU encontra muitas dificuldades técnicas (calibre dos vasos, risco de sobrecarga no sistema circulatório do feto), na tentativa de alcançar a IG viável e segura para a realização da transfusão.[45]

INTERRUPÇÃO DA GESTAÇÃO

Não existem estudos de alta qualidade avaliando o tempo ideal de interrupção nos casos de aloimunização. Segundo a opinião de especialistas, deve-se planejar o término da gestação entre 37 e 38 semanas,[29,48] e normalmente não são feitas TIUs após 34 a 35 semanas, quando os riscos da TIU superam os riscos do nascimento pré-termo.[29]

◾ Prognóstico fetal

Os RNs com hiperbilirrubinemia podem ser submetidos à fototerapia. Os mais graves devem ser submetidos à exsanguinotransfusão e podem receber imunoglobulina. O tratamento deve ser imediato. A icterícia associada ao leite materno costuma ser autolimitada, motivo pelo qual não se deve suspender a lactação.

Os bons resultados alcançados com o acompanhamento com US Doppler e TIU nas gestantes aloimunizadas suscitaram dúvidas sobre o desenvolvimento em longo prazo dessas crianças. O estudo Long-term follow up after intrauterine transfusions (LOTUS) encontrou incidência de 4,8% de atraso no desenvolvimento neurológico de 291 crianças submetidas à TIU, com média de seguimento de 8,2 anos. O principal fator de risco foi a hidropsia fetal, mas nascimento prematuro (< 32 semanas), baixos níveis de Hb e número aumentado de transfusões também parecem contribuir para o prejuízo no desenvolvimento neurológico, levando a crer que os desfechos desfavoráveis estão mais associados à gravidade da anemia em si do que ao procedimento de TIU.[47]

◾ Próximas gestações

☝ Pacientes com aloimunização Rh devem ser informadas acerca dos riscos e alertadas sobre o fato de que, a cada gestação subsequente de feto Rh-positivo, existe a chance de comprometimento mais grave em uma IG mais precoce. No entanto, há a possibilidade de acompanhamento e tratamento nas gestações futuras. Para casais com mau passado obstétrico, pode-se sugerir a fertilização *in vitro* com diagnóstico pré-implantacional (pai heterozigoto para fator Rh), barriga solidária (pai homozigoto para fator Rh) ou uso de sêmen doado.[48]

◾ Hidropsia fetal não imune

A hidropsia fetal pode ser causada por outras doenças que provocam anemia. A infecção por parvovírus é a causa mais prevalente após a aloimunização (27% dos casos), sendo a causa infecciosa mais comum, porém a anemia pode ocorrer também em casos raros de toxoplasmose, citomegalovirose, Coxsackie e sífilis gestacional.[29] Além disso, hemorragia feto-materna, corioangioma placentário e α-talassemia são outras doenças que podem levar o feto à anemia e à hidropsia.

Gestações gemelares monocoriônicas podem desencadear síndrome anemia-policitemia espontânea (risco de 3-5%) ou após o tratamento com *laser* para síndrome de transfusão feto-fetal (risco de 13%)[29] (ver também Cap. 14 – Gemelaridade).

O PVS-ACM também é o método de acompanhamento dos casos de anemia não imune, e a TIU também pode ser utilizada para tratamento em casos graves selecionados.

Aloimunização por anticorpos irregulares

Não há prevenção possível. A aloimunização por anticorpos irregulares mais comum ocorre com o sistema Kell. Esses anticorpos podem surgir após transfusões sanguíneas maternas e respondem por 2% dos casos de DHPN. Em torno de 10% da população é K+ e 0,2% é homozigota.[4,10]

Identificados os seus títulos, o seguimento gestacional deve ser realizado com exames ultrassonográficos com Doppler (PVS-ACM) frequentes para diagnóstico e manejo da anemia fetal.[10]

REFERÊNCIAS

1. Aitken SL, Tichy EM. Rh(O)D immune globulin products for prevention of alloimmunization during pregnancy. Am J Health Syst Pharm. 2015;72(4):267-76.

2. Ciancianulo MA, Ceccon MEJ, Vaz FAC. Prevalência de marcadores imuno-hematológicos em recém-nascidos ao nascimento e em suas respectivas mães e incidência de doença hemolí- tica numa maternidade de São Paulo. Rev Assoc Med Bras. 2003;49(1):45-53.

3. Moise KJ, Queenan J. Hemolytic disease of the fetus and newborn. In: Resnik R, Lockwood CJ, Moore TR, Greene MF, Copel JA, Silver RM, editors. Creasy and Resnik's maternal-fetal medicine: principles and practice. 8th ed. Philadelphia: Elsevier; 2019. p. 632-44.

4. Moise KJ Jr. Non-anti-D antibodies in red-cell alloimmunization. Eur J ObstetGynecolReprod Biol. 2000;92(1):75-81.

5. Daniels G, Poole J, de Silva M, Callaghan T, MacLennan S, Smith N. The clinical significance of blood group antibodies. Transfus Med. 2002;12(5):287-95.

6. Westhoff CM. Rh complexities: serology and DNA genotyping. Transfusion . 2007;47(1 Suppl):17S-22S.

7. Markham KB, Rossi KQ, Nagaraja HN, O'Shaughnessy RW. Hemolytic disease of the fetus and newborn due to multiple maternal antibodies. Am J Obstet Gynecol. 2015;213(1):68.e1-5.

8. Nandyal RR. Hemolytic disease of the newborn. J HematolThrombo Dis. 2015;3:203-5.

9. Daffos F, Forestier F, Capella-Pavlovsky M. Médecine et biologie du foetushumain. Maloine; 1988.

10. Moise KJ Jr, Argoti PS. Management and prevention of red cell alloimmunization in pregnancy: a systematic review. Obstet Gynecol. 2012;120(5):1132-9.

11. Berghella V. Maternal-fetal evidence based guidelines. 4th ed. Boca Raton: CRC; 2022.

12. Huchet J, Dallemagne S, Huchet C, Brossard Y, Larsen M, Parnet-Mathieu F. [Ante-partum administration of preventive treatment of Rh-D immunization in rhesus-negative women. Parallel evaluation of transplacental passage of fetal blood cells. Results of a multicenter study carried out in the Paris region]. J GynecolObstet Biol Reprod. 1987;16(1):101-11.

13. Pretlove SJ, Fox CE, Khan KS, Kilby MD. Noninvasive methods of detecting fetal anaemia: a systematic review and meta-analysis. BJOG. 2009;116(12):1558-67.

14. Fyfe TM, Ritchey MJ, Taruc C, Crompton D, Galliford B, Perrin R. Appropriate provision of anti-D prophylaxis to RhD negative pregnant women: a scoping review. BMC Pregnancy Childbirth. 2014;14:411.

15. Nicolaides KH, Rizzo G. Placental and fetal doppler. London: CRC; 2004.

16. Baiochi E, Nardozza LMM. Aloimunização. Rev Bras Ginecol Obstet. 2009;31(6):311-9.

17. Doppler studies in red blood cell isoimmunization. In: Nicolaides KH, Rizzo G. Placental and fetal doppler. London: CRC Press; 2004. p. 105-19.

18. Chervenak FA, Isaacson GC, Campbell S, editors. Ultrasound in obstetrics & gynecology. Voston, Toronto, London: Little, Brown and Company; 1993. 2 v.

19. Vintzileos AM, Campbell WA, Storlazzi E, Mirochnick MH, Escoto DT, Nochimson DJ. Fetal liver ultrasound measurements in isoimmunized pregnancies. Obstet Gynecol. 1986;68(2):162-7.

20. Geaghan SM. Diagnostic laboratory technologies for the fetus and neonate with isoimmunization. Semin Perinatol. 2011;35(3):148-54.

21. Lo YM, Hjelm NM, Fidler C, Sargent IL, Murphy MF, Chamberlain PF, et al. Prenatal diagnosis of fetal RhD status by molecular analysis of maternal plasma. N Engl J Med. 1998;339(24):1734-8.

22. Hendrickson JE, Delaney M. Hemolytic disease of the fetus and newborn: modern practice and future investigations. Transfus Med Rev. 2016;30(4):159-64.

23. Pirelli KJ, Pietz BC, Johnson ST, Pinder HL, Bellissimo DB. Molecular determination of RHD zygosity: predicting risk of hemolytic disease of the fetus and newborn related to anti-D. PrenatDiagn. 2010;30(12-13):1207-12.

24. Moise Jr KJ, Boring NH, O'Shaughnessy R, Simpson LL, Wolfe HM, Baxter JK, et al. Circulating cell-free fetal DNA for the detection of RHD status and sex using reflex fetal identifiers. Prenat Diagn. 2013;33(1):95-101.

25. Picklesimer AH, Oepkes D, Moise KJ Jr, Kush ML, Weiner CP, Harman CR, et al. Determinants of the middle cerebral artery peak systolic velocity in the human fetus. Am J ObstetGynecol. 2007;197(5):526.e1-4.

26. Mari G, Adrignolo A, Abuhamad AZ, Pirhonen J, Jones DC, Ludomirsky A, et al. Diagnosis of fetal anemia with Doppler ultrasound in the pregnancy complicated by maternal blood group immunization. Ultrasound Obstet Gynecol. 1995;5(6):400-5.

27. Mari G, Deter RL, Carpenter RL, Rahman F, Zimmerman R, Moise KJ, et al. Noninvasive diagnosis by doppler ultrasonography of fetal anemia due to maternal red-cell alloimmunization. N Engl J Med. 2000;342(1):9-14.

28. American College of Obstetricians and Gynecologists. Antepartum fetal surveillance: ACOG practice bulletin, number 229. Obstet Gynecol. 2021;137(6):e116-27.

29. Mari G, Norton ME, Stone J, Berghella V, Sciscione AC, Tate D, et al. Society for Maternal-Fetal Medicine (SMFM) clinical guideline #8: The fetus at risk for anemia–diagnosis and management. Am J Obstet Gynecol. 2015;212(6):697-710.

30. Moise KJJ. Management of rhesus alloimmunization in pregnancy. Obstet Gynecol. 2008;112(1):164–76.

31. Klumper FJ, van Kamp IL, Vandenbussche FP, Meerman RH, Oepkes D, Scherjon SA, et al. Benefits and risks of fetal red-cell transfusion after 32 weeks gestation. Eur J Obstet Gynecol Reprod Biol. 2000;92(1):91-6.

32. Kumar M, Umrawal T, Singh A. Middle cerebral artery Doppler reference centile charts for the prediction of fetal anemia in a population from India. Int J Gynaecol Obstet. 2017;139(3):307-11.

33. Tan KBL, Fook-Chong SMC, Lee SL, Tan LK. Foetal peak systolic velocity in the middle cerebral artery: an Asian reference range. Singapore Med J. 2009;50(6):584-6.

34. Tarzamni M-K, Nezami N, Gatreh-Samani F, Vahedinia S, Tarzamni M. Doppler waveform indices of fetal middle cerebral artery in normal 20 to 40 weeks pregnancies. Arch Iran Med. 2009;12(1):29-34.

35. Martinez-Portilla RJ, Lopez-Felix J, Hawkins-Villarreal A, Villafan-Bernal JR, Paz Y Miño F, Figueras F, et al. Performance of fetal middle cerebral artery peak systolic velocity for prediction of anemia in untransfused and transfused fetuses: systematic review and meta-analysis. Ultrasound Obstet Gynecol. 2019;54(6):722-31.

36. Liley AW. Liquor amnii analysis in the management of the pregnancy complicated by resus sensitization. Am J Obstet Gynecol. 1961;82:1359-70.

37. Queenan JT, Tomai TP, Ural SH, King JC. Deviation in amniotic fluid optical density at a wavelength of 450 nm in Rh-immunized pregnancies from 14 to 40 weeks' gestation: A proposal for clinical management. Am J Obstet Gynecol. 1993;168(5):1370-6.

38. Daffos F, Capella-Pavlovsky M, Forestier F. Fetal blood sampling via the umbilical cord using a needle guided by ultrasound. Report of 66 cases. Prenat Diagn. 1983;3(4):271-7.

39. Oepkes D, Seaward PG, Vandenbussche FPHA, Windrim R, Kingdom J, Beyene J, et al. Doppler ultrasonography versus amniocentesis to predict fetal anemia. N Engl J Med. 2006;355(2):156-64.

40. Schwartz J, Winters JL, Padmanabhan A, Balogun RA, Delaney M, Linenberger ML, et al. Guidelines on the use of therapeutic apheresis in clinical practice-evidence-based approach from the Writing Committee of the American Society for Apheresis: the sixth special issue. J Clin Apher. 2013;28(3):145-284.

41. Bowman JM. Controversies in Rh prophylaxis. Who needs Rh immune globulin and when should it be given? Am J Obstet Gynecol. 1985;151(3):289-94.

42. Maayan-Metzger A, Schwartz T, Sulkes J, Merlob P. Maternal anti-D prophylaxis during pregnancy does not cause neonatal haemolysis. Arch Dis Child Fetal Neonatal Ed. 2001;84(1):F60-2.

43. Kumpel BM. On the immunologic basis of Rh immune globulin (anti-D) prophylaxis. Transfusion. 2006;46(8):1271–5.

44. Sandler SG, Gottschall JL. Postpartum Rh immunoprophylaxis. Obstet Gynecol. 2012;120(6):1428-38.

45. Papantoniou N, Sifakis S, Antsaklis A. Therapeutic management of fetal anemia: review of standard practice and alternative treatment options. J Perinat Med. 2013;41(1):71-82.

46. Socol ML, MacGregor SN, Pielet BW, Tamura RK, Sabbagha RE. Percutaneous umbilical transfusion in severe rhesus isoimmunization: Resolution of fetal hydrops. Am J Obstet Gynecol. 1987;157(6):1369-75.

47. Lindenburg IT, Smits-Wintjens VE, van Klink JM, Verduin E, van Kamp IL, Walther FJ, et al. Long-term neurodevelopmental outcome after intrauterine transfusion for hemolytic disease of the fetus/newborn: the LOTUS study. Am J Obstet Gynecol. 2012;206(2):141.e1-8.

48. Fforde R. Green-top guideline no. 65: the management of women with red cell antibodies during pregnancy. Obstet Gynaecol. 2014;16(3):225.

49. Detti L, Oz U, Guney I, Ferguson JE, Bahado-Singh RO, Mari G, et al. Doppler ultrasound velocimetry for timing the second intrauterine transfusion in fetuses with anemia from red cell alloimmunization. Am J Obstet Gynecol. 2001;185(5):1048-51.

50. Nishie EN, Liao AW, Brizot M de L, Assunção RA, Zugaib M. Prediction of the rate of decline in fetal hemoglobin levels between first and second transfusions in red cell alloimmune disease. Prenat Diagn. 2012;32(12):1123-6.

19
AVALIAÇÃO DA SAÚDE FETAL

ANA LÚCIA LETTI MÜLLER
MARIA LÚCIA DA ROCHA OPPERMANN
MARIA TERESA PEDRAZZI CHAVES
JOSÉ ANTÔNIO MAGALHÃES
ADRIANI OLIVEIRA GALÃO

A avaliação da saúde fetal tem como objetivo principal a prevenção da morte intrauterina perinatal, especialmente nas gestações de risco, e da morbidade neonatal por acidemia ou hipoxemia. As técnicas de avaliação de bem-estar disponíveis podem, em alguns casos, identificar sinais de suspeita de comprometimento fetal, dando oportunidade para intervenção antes que a acidose metabólica do feto progrida para dano permanente ou morte. Alterações agudas no estado fetal, como descolamento prematuro da placenta (DPP), ruptura uterina ou acidente de cordão umbilical, em geral não são passíveis de predição.[1]

Nos últimos anos, observou-se uma redução dos casos de morte fetal, redução esta que pode ser decorrente do planejamento antecipado do manejo e da conduta nas situações de risco e da melhoria dos cuidados intensivos perinatais. Segundo os últimos dados levantados pela Organização Mundial da Saúde (OMS), 35% de todos os óbitos neonatais em 2017 foram causados por complicações associadas ao parto prematuro, 24% por eventos intraparto, como asfixia, 14% por sepse e infecções congênitas e 11% foram associados a anomalias congênitas.[2]

Os métodos avaliam a saúde fetal por meio do controle dos parâmetros biofísicos, como os movimentos fetais (MF) e a frequência cardíaca fetal (FCF), e da circulação fetoplacentária/uteroplacentária, e incluem a cardiotocografia (CTG), o perfil biofísico fetal (PBF), a avaliação do volume de líquido amniótico (LA), a análise computadorizada da FCF e do PBF, o estudo Doppler e a oximetria. Apesar da associação entre resultados anormais dos testes de avaliação fetal com acidemia ou hipoxemia, os testes não determinam a gravidade nem a duração do distúrbio. Não há evidência de superioridade de uma técnica sobre a outra em relação aos desfechos perinatais, exceto a Dopplerfluxometria da artéria umbilical em gestações complicadas por insuficiência placentária: restrição de crescimento fetal (RCF) ou doença hipertensiva (ver Cap. 15 – Alterações do crescimento fetal).[3]

Indicações de avaliação da saúde fetal

No Quadro 19.1, encontram-se as principais indicações de avaliação do bem-estar fetal antenatal e intraparto.[1,4-6]

A utilização dos métodos de avaliação durante a gestação e o trabalho de parto pode resultar inadvertidamente em aumento do uso de medicamentos, novos testes e antecipação do parto (indução, cesariana), em razão da alta taxa de resultados falso-positivos da maioria dos testes.[7] A idade gestacional, a história obstétrica materna,

Quadro 19.1 – Indicações para avaliação do bem-estar fetal

ANTENATAL	INTRAPARTO
Condições maternas prévias • Diabetes melito pré-gestacional • Hipertensão arterial • Lúpus eritematoso sistêmico • Doença renal crônica • Síndrome do anticorpo antifosfolipídeo • Hipertireoidismo • Hemoglobinopatias (anemia falciforme, talassemia maior, etc.) • Doença cardíaca cianótica • Abuso de substâncias (álcool, drogas) • Obesidade (IMC ≥ 40 kg/m^2) **Condições relacionadas com a gestação** • Diabetes gestacional em tratamento medicamentoso ou descompensado ou macrossomia fetal • Hipertensão gestacional ou pré-eclâmpsia • Colestase gestacional • Isoimunização • Gestação prolongada ≥ 41-42 semanas • Ruptura prematura de membranas • Oligoidrâmnio/polidrâmnio • Restrição de crescimento fetal • Percepção materna de redução na movimentação fetal nas semanas que antecedem o parto • Gestação múltipla (principalmente as monocoriônicas) • Hemorragia anteparto • Acidente ou trauma de qualquer natureza • Gestação por técnicas de reprodução assistida	**Condições materno-fetais prévias** • Cesariana prévia • Anomalia fetal conhecida compatível com a vida • Anormalidades no estudo Doppler da artéria umbilical • Idade materna ≥ 40 anos • Apresentação pélvica • Todas as condições relacionadas com a gestação que indicam avaliação anteparto **Condições relacionadas com o parto** • Indução do trabalho de parto com ocitocina/prostaglandinas • Uso de ocitocina para correção de dinâmica uterina • Ausculta de anormalidades na FCF • Analgesia obstétrica (antes e depois de bloqueio epidural, anestesia espinal ou bloqueio paracervical) • Sangramento vaginal anormal no trabalho de parto • Temperatura materna ≥ 37,8-38,0 ºC • Presença de líquido amniótico meconial ou sanguinolento • Ausência de líquido amniótico após a amniotomia • Trabalho de parto prolongado (primeiro e segundo períodos) • Trabalho de parto pré-termo • Presença de taquissistolia ou hipertonia uterina, com ou sem alterações da FCF
História prévia de morte perinatal inexplicada	

FCF, frequência cardíaca fetal; IMC, índice de massa corporal.

o *status* gestacional de baixo ou alto risco e a gravidade da condição materna e fetal devem ser considerados ao se determinar o momento apropriado para iniciar a avaliação fetal. Destacam-se, na sequência, alguns exemplos, considerando que indicações específicas se encontram nos capítulos relacionados:[3,7,8]

- **Redução da movimentação fetal** – Avaliação com CTG e PBF no momento da queixa, a partir do terceiro trimestre.
- **Gravidez prolongada** – Avaliação com CTG e medida de LA, entre 41 e 42 semanas.
- **História prévia de morte fetal** – Avaliação com CTG e PBF, iniciada 2 semanas antes da idade gestacional em que ocorreu o evento.

A prática obstétrica implica controle da saúde materna e da saúde fetal, mas os métodos e técnicas disponíveis de avaliação do bem-estar fetal apresentam baixa acurácia. O obstetra tem a tarefa de cuidar de forma simultânea de dois ou mais pacientes, um dos quais pode ser avaliado diretamente – a mãe –, e o(s) outro(s) – o(s) feto(s) –, somente por meios indiretos, na sua maioria introduzidos na prática clínica antes de demonstrada a efetividade em estudos com metodologia robusta.

Métodos de avaliação da saúde fetal

CONTROLE DOS MOVIMENTOS FETAIS (MOBILOGRAMA)

A ausência ou diminuição dos MFs pode ser uma manifestação fetal de hipoxemia e é uma queixa frequente nas consultas em emergência obstétrica. O controle diário dos MFs é indicado nas gestações de alto risco. Embora recomendada pelo Ministério da Saúde, a monitorização dos MFs em todas as gestações não tem suporte científico.[9] Um grande estudo randomizado estratificado em *clusters* de 33 hospitais comparou um pacote de cuidados hospitalares diante da queixa de redução de MF em 227.860 gestações no período de intervenção contra 157.692 gestações no período-controle, não tendo evidenciado redução do risco de morte intrauterina no período de intervenção.[10] Contudo, a associação da redução de MF a desfechos adversos em gestações de risco pode levar à avaliação com outros métodos e ao rastreamento de sinais clínicos de RCF e de doenças agudas ou crônicas na gestação.

De maneira geral, a paciente é orientada a contar 10 MFs distintos no período de 2 horas em repouso com observação atenta ou em 12 horas de atividade normal. Outros protocolos sugerem que a contagem seja feita por 1 hora 3×/semana.[4]

CARDIOTOCOGRAFIA

A CTG é o registro eletrônico simultâneo da FCF e da atividade fetal e uterina. Ela possibilita a avaliação da integridade dos mecanismos neurológicos centrais de controle da frequência cardíaca e dos movimentos do feto.[9] O raciocínio subjacente ao emprego da CTG na avaliação fetal é de que o ritmo da FCF estaria intimamente ligado ao estado ácido-básico do feto, porém o uso clínico da CTG não se mostrou confiável na predição do pH neonatal, tampouco reduziu a frequência de desfechos adversos neonatais. Ao contrário, seu uso aumentou a taxa de parto operatório e de cesariana por condição fetal não tranquilizadora, levando à situação denominada "paradoxo obstétrico".[11] Os traçados podem refletir estados fetais fisiológicos (sono-vigília), oxigenação ou uso de medicamentos.

Existem muitas críticas ao uso de CTG, considerando a alta taxa de falso-positivos na predição de desfechos neonatais adversos, possivelmente pela baixa especificidade do teste e pela baixa prevalência de acidemia fetal nas gestações em geral. Entretanto, a taxa de falso-negativos é muito pequena, caracterizando-o mais como teste de rastreamento, e não de diagnóstico. Um traçado normal assegura estado fetal de baixo risco para acidemia/hipoxemia, ao passo que um traçado anormal precisa ser interpretado no contexto do quadro clínico e não define isoladamente o *status* ácido-básico fetal, sinalizando a necessidade de avaliação adicional.

PARÂMETROS DA CARDIOTOCOGRAFIA

Os parâmetros e as características da CTG foram normatizados pelo National Institute of Child Health and Human Development (NICHD) e são descritos a seguir.[12-14]

A interpretação da CTG anteparto é necessariamente, diferentemente da interpretação da CTG intraparto, pelo contexto de estresse fetal durante o trabalho de parto.

Linha de base

A linha de base da CTG é definida como a FCF média mantida por, pelo menos, 2 minutos em qualquer período de 10 minutos, e normalmente varia entre 110 e 160 batimentos por minuto (bpm). A FCF é influenciada pela atividade e pelos movimentos respiratórios fetais, pela homeostasia materna e pelo estado de oxigenação. Os fatores reguladores incluem:

- Mecanismos cardíacos intrínsecos e de condução.
- Inervação autonômica simpática e influência parassimpática, que aumenta com a evolução da gravidez, promovendo a diminuição gradual da FCF.
- Ação de catecolaminas e de medicamentos.

Taquicardia

A taquicardia é definida como a linha de base da FCF superior a 160 bpm (**Figura 19.1**). Pode estar associada a:

- **Condições maternas** – Hipertermia, infecções, medicações, hipertireoidismo ou elevação das catecolaminas por ansiedade.
- **Condições fetais** – Anemia, arritmia ou hipoxemia/acidemia incipientes. A primeira resposta fetal à hipóxia pode ser a taquicardia simpática reativa à vasoconstrição ou por depressão parassimpática; embora não seja a manifestação mais frequente, deve ser considerada nos casos em que não há variabilidade da linha de base. O estímulo fetal e a atividade motora intensa podem ocasionar períodos prolongados de acelerações da FCF, que podem se assemelhar à taquicardia, sem associação com doenças.

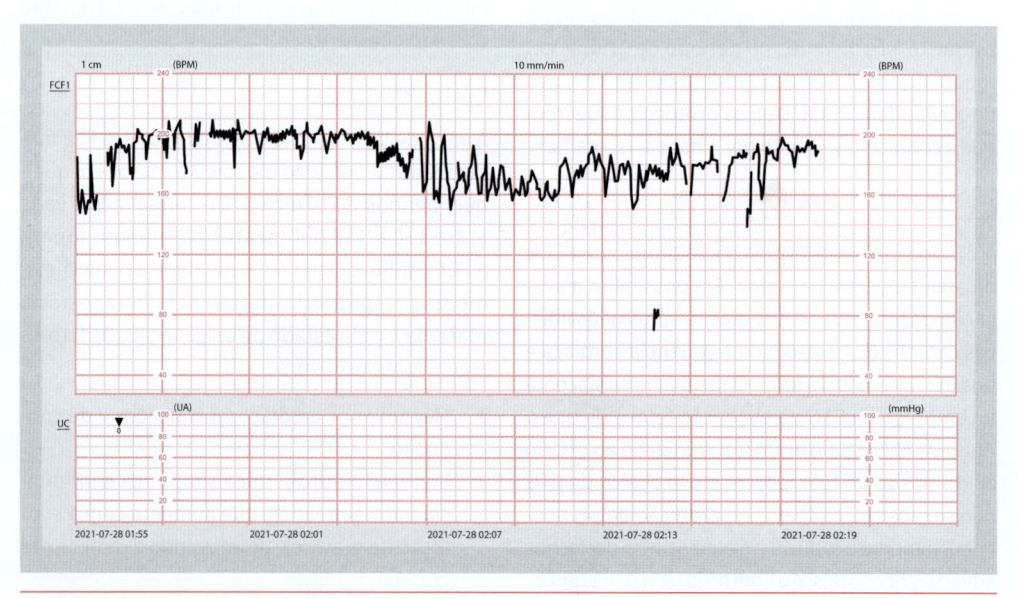

Bradicardia

A bradicardia é a linha de base da FCF inferior a 110 bpm, classificada como grave quando abaixo de 100 bpm (**Figura 19.2**). Pode estar associada ao uso materno de medicação β-bloqueadora, hipotermia, hipoglicemia, hipotireoidismo, anestésicos locais usados em bloqueios epidurais e paracervicais, bloqueio cardíaco fetal ou acidemia, que é a causa mais importante.

Variabilidade da linha de base

A variabilidade é o resultado da atividade integrada entre os sistemas simpático e parassimpático e reflete a oxigenação do sistema nervoso central (SNC), podendo, quando ausente ou silente, predizer acidemia fetal e os efeitos da hipóxia. À medida que a gestação progride, a variabilidade da linha de base aumenta, devido à influência da maturação do sistema parassimpático. A variabilidade é classificada em:

- **Ausente** – Quando a amplitude não é detectada.
- **Mínima ou silente** – Quando a amplitude é menor do que 5 bpm.
- **Reduzida** – Quando a amplitude está entre 6 e 10 bpm.
- **Normal** – Quando a amplitude está entre 11 e 25 bpm.
- **Aumentada** – Quando a amplitude é maior do que 25 bpm.

Um feto em boas condições pode apresentar, temporariamente, diminuição da variabilidade da

FIGURA 19.1 – Taquicardia.

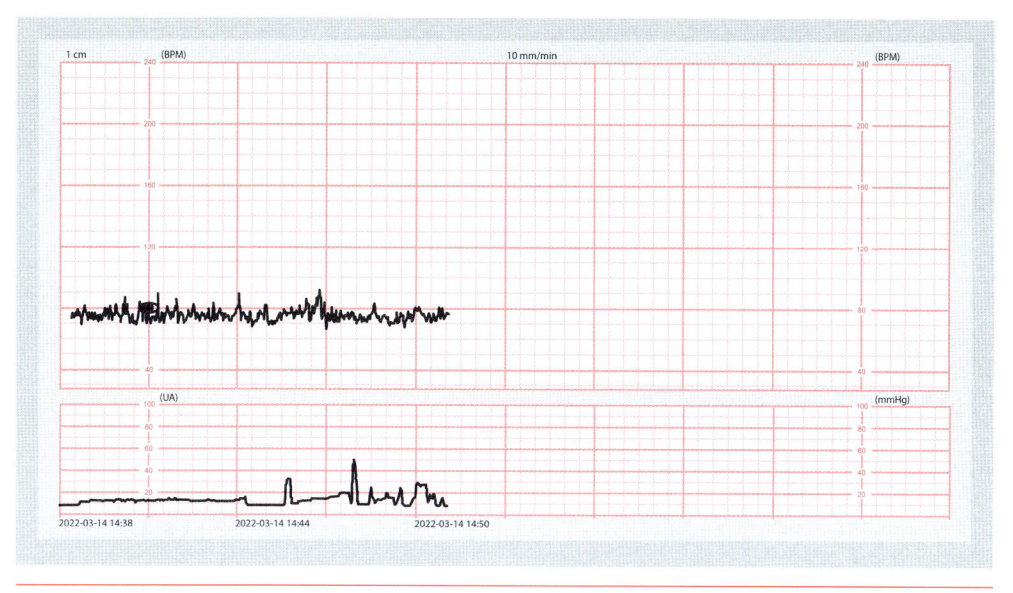

FIGURA 19.2 – Bradicardia.

linha de base, como acontece durante o sono profundo. Variabilidade reduzida persistente pode indicar queda do pH fetal.

⭐ Quando associada a outras condições anormais, como taquicardia, bradicardia ou desacelerações repetidas, a variabilidade da linha de base é o sinal mais importante de comprometimento da condição fetal, principalmente a variabilidade mínima ou ausente (Figura 19.3). Alguns medicamentos, como opioides, sedativos, anestésicos locais e bloqueadores neuromusculares podem alterar diretamente a variabilidade. Já atropina, propranolol e sulfato de magnésio podem diminuir a variabilidade. A variabilidade também pode ser causada por arritmias fetais, como taquicardia atrial e bloqueio atrioventricular total. A hipóxia e a acidose fetais são as causas mais graves de redução da variabilidade da linha de base que, no entanto, é fisiológica na gestação pré-termo precoce, por imaturidade do sistema parassimpático.

Já a variabilidade aumentada é pouco frequente e não tem associação direta com comprometimento fetal. As causas principais são intensa atividade motora e algumas arritmias cardíacas fetais (Figura 19.4).

Alterações periódicas da frequência cardíaca fetal

Acelerações transitórias

As acelerações transitórias (AT) são aumentos abruptos da FCF com amplitude de pelo menos 15 batimentos e duração de pelo menos 15 segundos. Elas levam menos de 2 minutos para retornar à linha de base. Antes de 32 semanas, um aumento de 10 batimentos com duração de 10 segundos também é classificado como AT.[13]

A AT prolongada é aquela com mais de 2 minutos e menos de 10 minutos de duração. Se a aceleração persistir por mais de 10 minutos, é considerada uma modificação da linha de base. A AT está frequentemente associada à movimentação fetal e a estímulos externos, e sua presença indica boa vitalidade; já a sua ausência pode representar ciclo de sono fetal, depressão do SNC ou uso de barbitúricos (Figura 19.5).

Desaceleração intraparto precoce

As desacelerações intraparto precoces (DIP I) são desacelerações bruscas da FCF em resposta à pressão intracraniana/cerebral fetal ocasionada pela compressão da apresentação cefálica fetal durante a contração uterina e nos esforços expulsi-

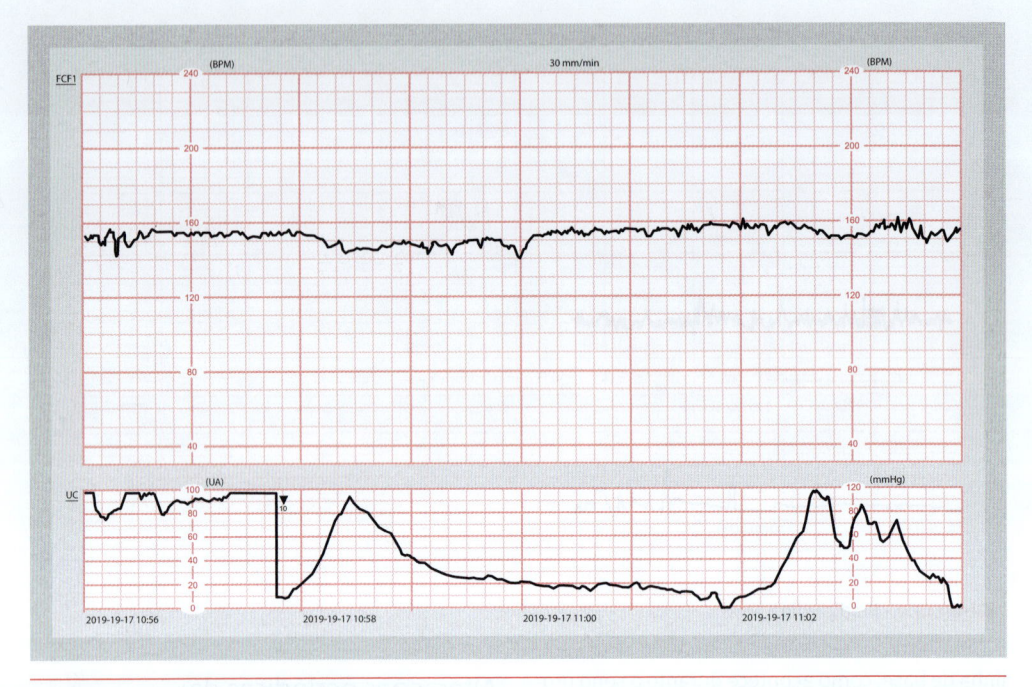

FIGURA 19.3 – Variabilidade mínima ou ausente.

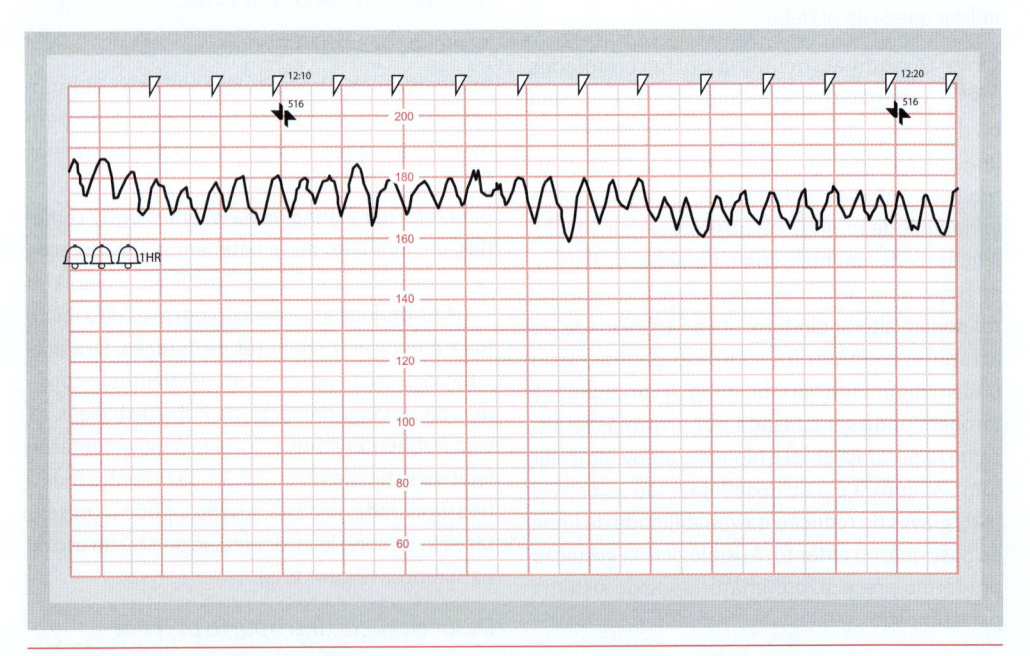

FIGURA 19.4 – Variabilidade aumentada.

vos. O nadir da desaceleração coincide com o ápice da contração e costuma apresentar formato de V (Figura 19.6). A DIP I não está associada à interrupção da oxigenação fetal, acidemia ou injúria neurológica hipóxico-isquêmica.

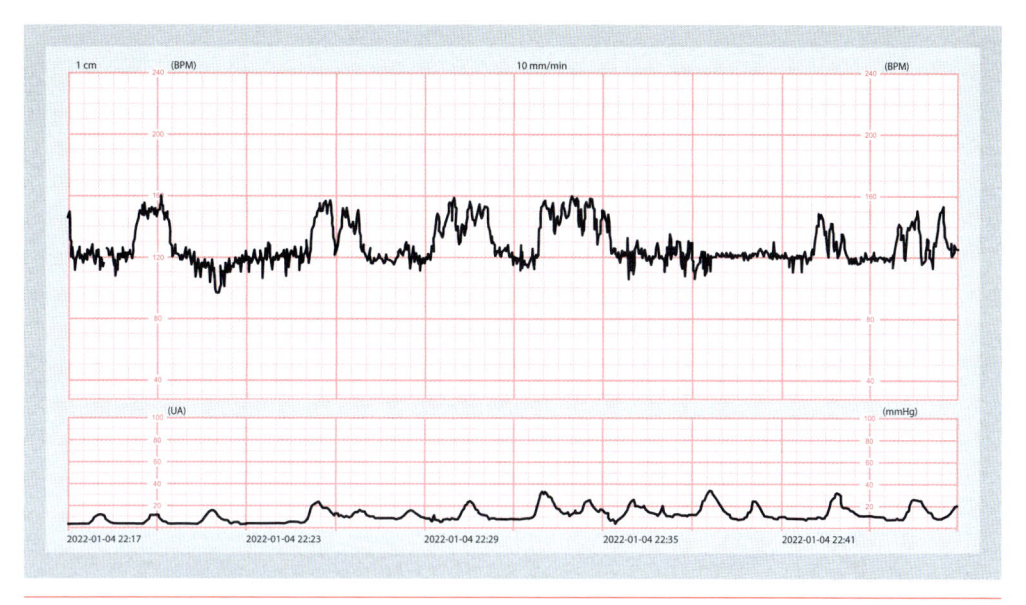

FIGURA 19.5 – Acelerações transitórias.

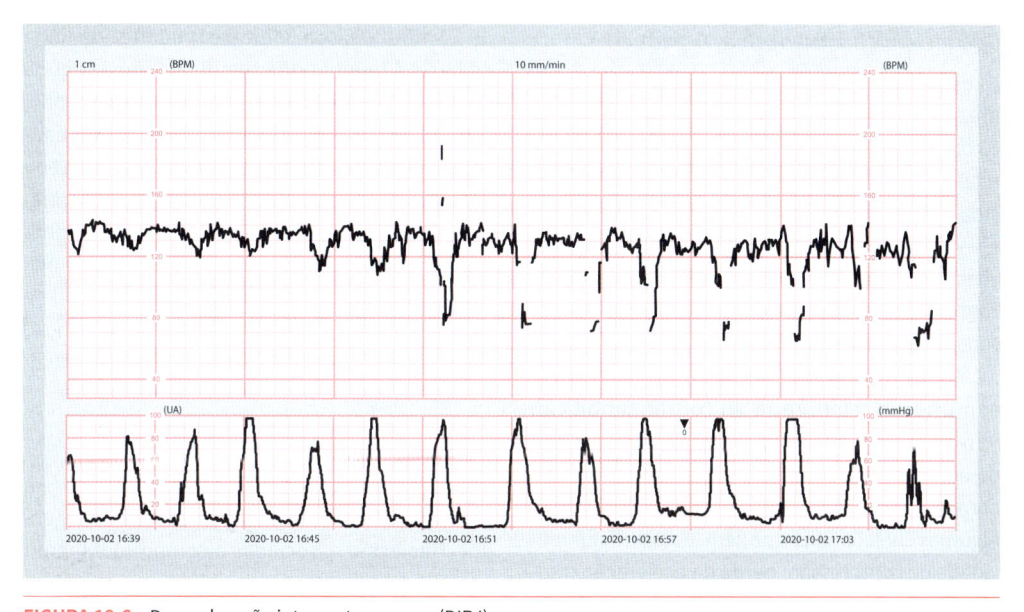

FIGURA 19.6 – Desaceleração intraparto precoce (DIP I).

Desaceleração intraparto tardia

As desacelerações intraparto tardias (DIP II) são desacelerações graduais da FCF com amplitude negativa, não inferior a 15 bpm, com duração maior do que 15 segundos e menor do que 3 minutos, que se iniciam depois do ápice da contração e têm seu nadir no intervalo entre 24 e 90 segundos. São o resultado da redução do fluxo sanguíneo placentário, que ocorre durante a contração uterina em fetos com baixa reserva de oxigênio, e, quando persistentes, podem sugerir insuficiência placentária, estando potencialmente associadas a desfechos cerebrais hipóxico-isquêmicos. As DIP II apresentam formato de U (Figura 19.7).

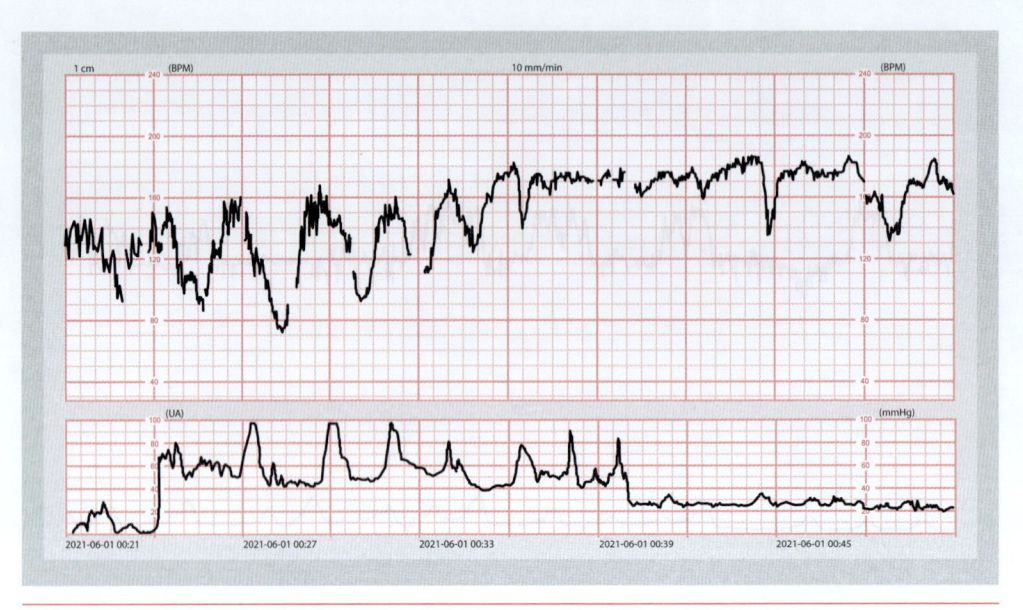

FIGURA 19.7 – Desaceleração intraparto tardia (DIP II).

Desaceleração intraparto variável

As desacelerações intraparto variáveis (DIP III ou umbilicais) têm amplitude negativa mínima de 15 bpm, com duração maior do que 15 segundos e menor do que 2 minutos. A forma depende da descida e da recuperação e da incidência no tempo em relação à contração uterina. As desacelerações podem aparecer antes, durante ou depois da contração e, às vezes, independentemente da presença de contrações.

As DIP III são causadas, provavelmente, pela compressão temporária do cordão umbilical. As repercussões fetais dependem da intensidade e da duração da compressão e da reserva fetal. Não correspondem consistentemente à hipóxia fetal. Algumas características podem indicar maior gravidade da compressão: perda da aceleração transitória inicial, recuperação lenta ou não recuperação da linha de base, perda da variabilidade durante e após a desaceleração, persistência e duração maior do que 60 segundos e desacelerações geminadas (Figura 19.8).[14,15]

Desaceleração intraparto prolongada

A desaceleração intraparto prolongada é definida como a queda da FCF de pelo menos 15 batimentos por 2 minutos ou mais. Se a queda durar mais de 10 minutos, considera-se mudança da linha de base. A queda pode significar hipóxia aguda devido à compressão ou a prolapso de cordão, DPP ou ruptura uterina. Pode também ser causada por eventos reversíveis, como analgesia epidural, toque vaginal ou taquissistolia uterina. Medidas simples podem reverter o quadro, como mudança de decúbito, parada da infusão de ocitocina e hidratação materna. A administração de oxigênio por máscara facial, exceto por indicação materna, é um procedimento controverso atualmente (Figura 19.9).

Espicas

São quedas bruscas da FCF, de mais de 15 bpm (em geral, 60-90 bpm), que duram menos de 15 segundos. Não estão associadas a comprometimento fetal, e sua causa é desconhecida (Figura 19.10).

Padrão sinusoidal

Variação visível em formato de onda na linha de base da FCF, com frequência de 3 a 5 ciclos por minuto, que persistem por 20 minutos ou mais. Esse traçado reflete anemia grave do feto.

⭐ O padrão sinusoidal é encontrado com mais frequência em fetos Rh-sensibilizados graves, sendo necessária uma intervenção urgente

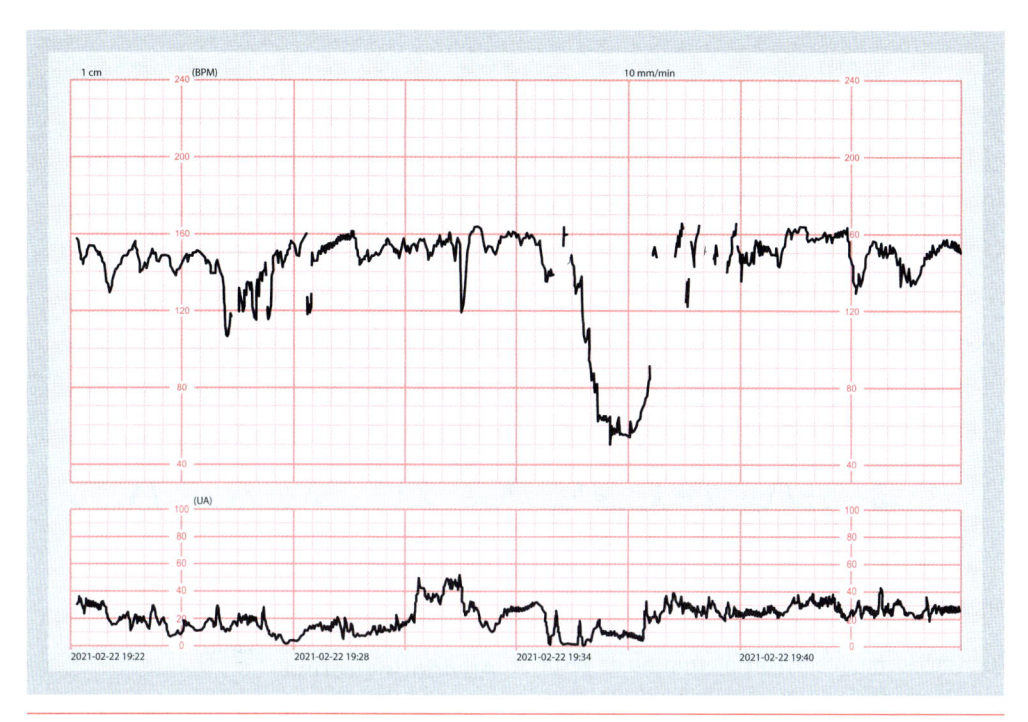

FIGURA 19.8 – Desaceleração intraparto variável (DIP III).

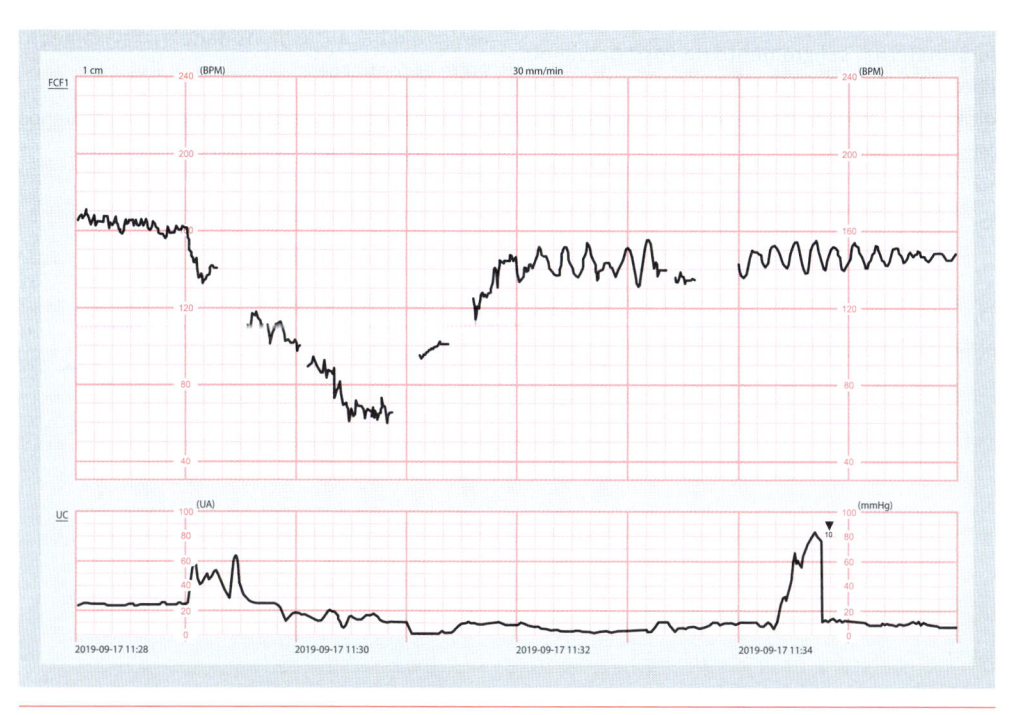

FIGURA 19.9 – Desaceleração intraparto prolongada.

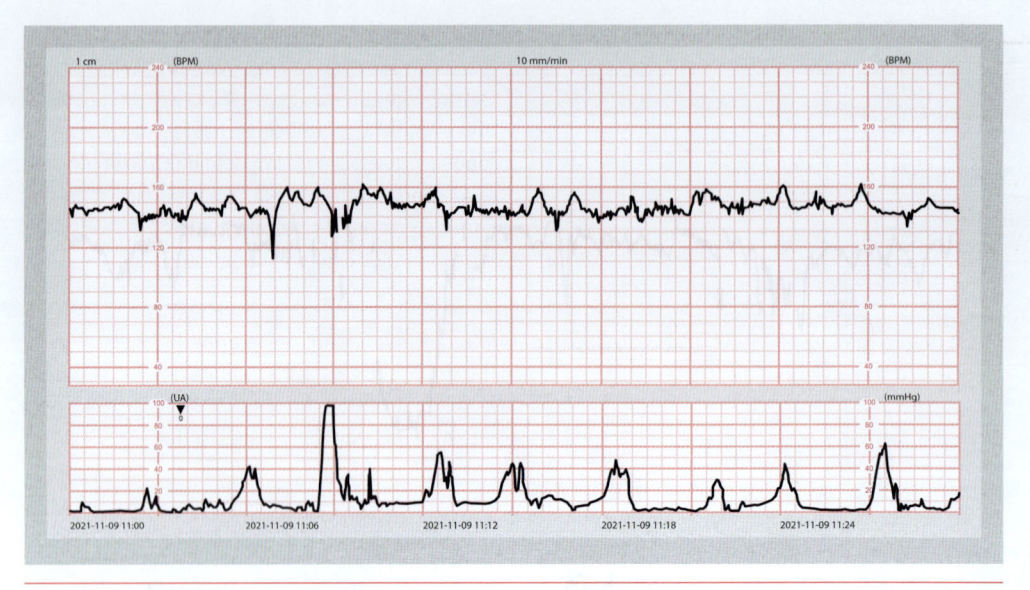

FIGURA 19.10 – Espicas.

(transfusão intrauterina ou interrupção da gestação). Na ausência de incompatibilidade Rh, deve-se considerar a possibilidade de outras causas de anemia, como infecções, insuficiência cardíaca fetal, hemoglobinopatias (talassemias), transfusão feto-materna, sangramento de *vasa* prévia ou decorrente de DPP oculto (Figura 19.11). Essa condição pode refletir também doenças neurológicas fetais preexistentes.

Atividade uterina

É quantificada em número de contrações uterinas em uma janela de 10 minutos em um período de avaliação de 30 minutos. São igualmente importantes a duração, a intensidade e o relaxamento entre as contrações.

- **Atividade uterina normal** – Cinco ou menos contrações em 10 minutos.

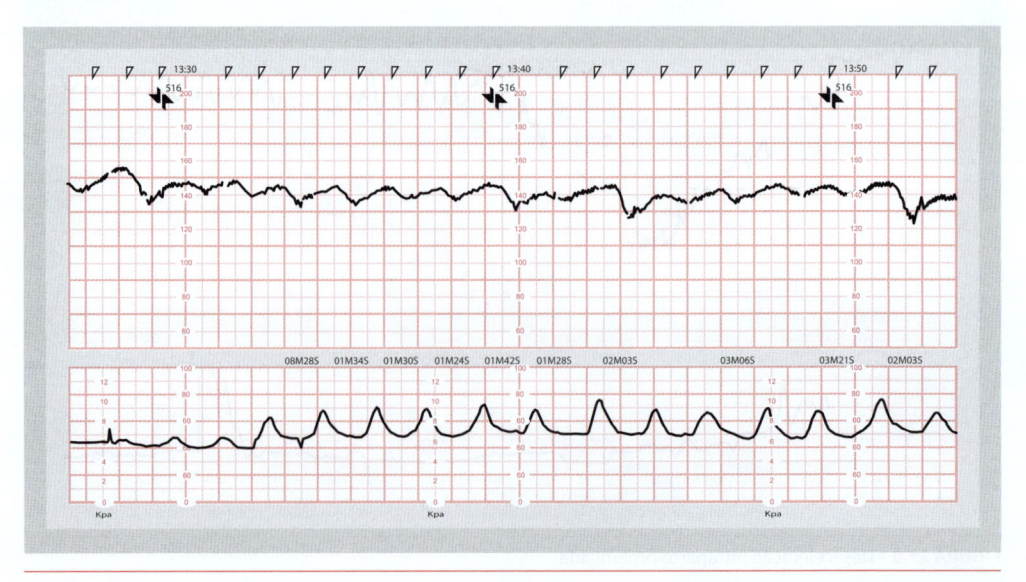

FIGURA 19.11 – Padrão sinusoidal.

- **Taquissistolia** – Mais de cinco contrações em 10 minutos.

CLASSIFICAÇÃO DA CARDIOTOCOGRAFIA

Cardiotocografia anteparto de repouso, basal ou sem estresse

Também chamada de monitorização anteparto (MAP), é realizada com a colocação do transdutor de ultrassom no abdome materno, no local correspondente ao dorso ou ao ombro anterior do feto, e do transdutor de tônus no fundo uterino para detectar a atividade uterina. A movimentação fetal é assinalada ou informada pela gestante. A paciente fica em decúbito lateral esquerdo ou em posição de semi-Fowler (sentada, com a cabeça elevada a 30° e os joelhos flexionados). O resultado do traçado é categorizado como reativo ou não reativo.[1]

REATIVO = 2 ou mais AT em 20 minutos (Figura 19.12).

NÃO REATIVO = ausência de AT por mais de 40 minutos (Figura 19.13).

A CTG de repouso tem alta taxa de falso-positivos, acima de 50%, e exige aplicação de testes confirmatórios. A taxa de falso-negativos é inferior a 10%.[7] Em fetos pré-termo normais, a CTG é frequentemente não reativa (> 50% entre 24-28 semanas e em torno de 15% entre 28-32 semanas). Apesar da ausência de estudos de alta qualidade na avaliação do impacto da CTG na mortalidade perinatal, o teste já está integrado à prática clínica nos países desenvolvidos e dificilmente será objeto de estudo randomizado.[1]

As recomendações do Ministério da Saúde e da Federação Internacional de Ginecologia e Obstetrícia (Figo) para a conduta de acordo com os resultados obtidos em uma CTG de repouso e para os traçados de CTG intraparto podem ser vistas adiante, na Tabela 19.1.[9,16]

Em casos de CTG não reativa, a sequência de avaliação deve ser individualizada de acordo com o contexto associado (doenças e idades gestacional e materna). As recomendações gerais são:[14]

- Prolongar o tempo de observação.
- Realizar estímulo externo. A resposta fetal a estímulos externos tem contribuído para a compreensão do desenvolvimento da capacidade sensorial fetal, sendo utilizada na avaliação do bem-estar, que pode ser feita por:
  - Administração de glicose – Em geral, ocorre o aumento da atividade respiratória fetal,

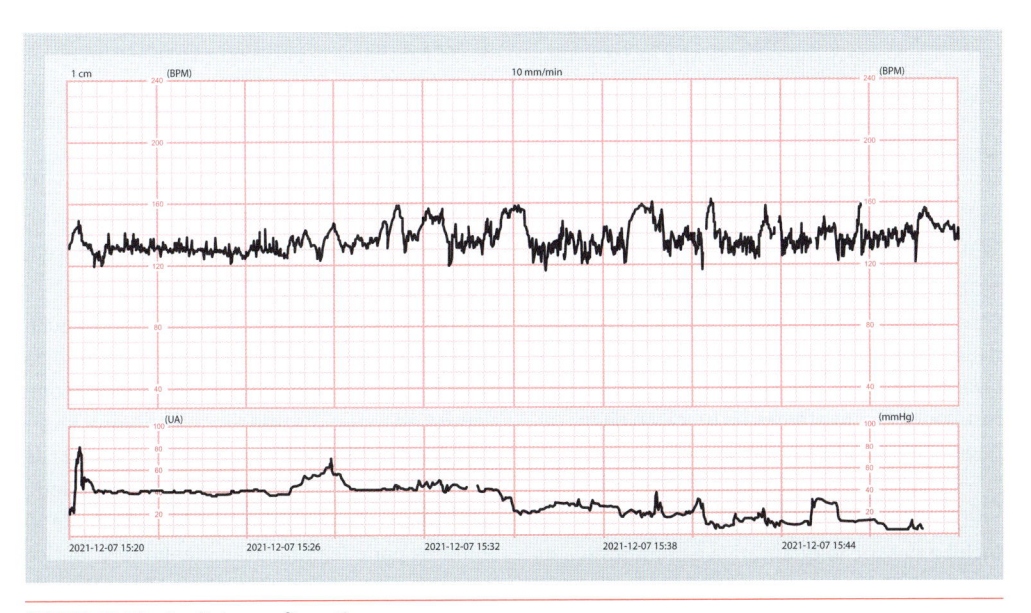

FIGURA 19.12 – Cardiotocografia reativa.

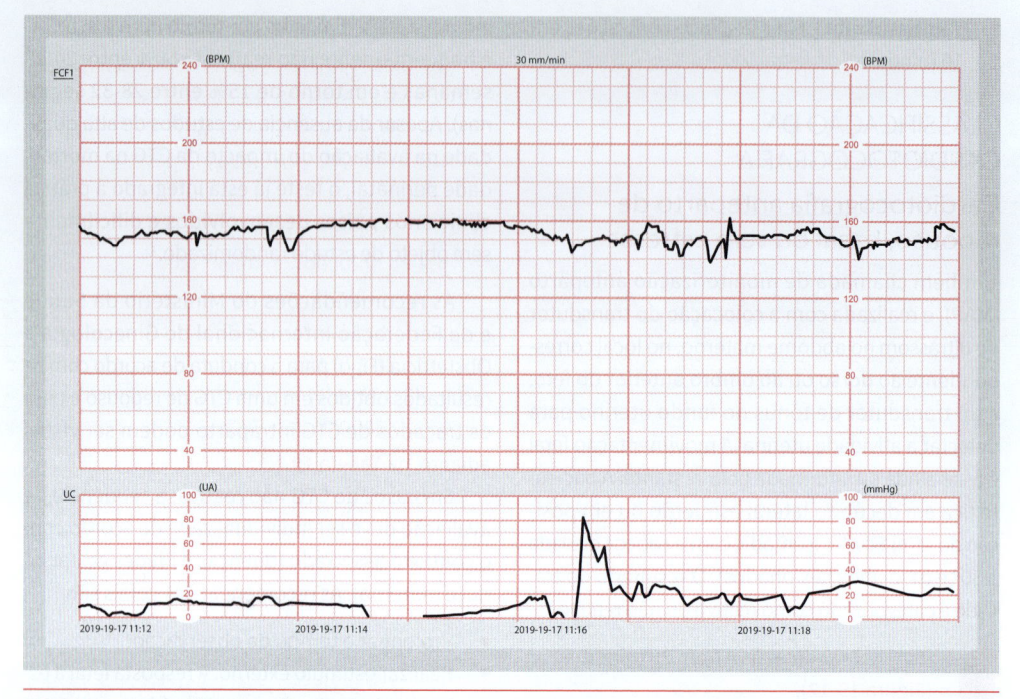

FIGURA 19.13 – Cardiotocografia não reativa.

com efeito variável sobre a MF e nenhum efeito nas ATs.
- Estímulo manual – Efeito incerto.
- Estímulo vibroacústico – Provoca aumento da frequência e da amplitude dos batimentos cardíacos fetais de duração variável, aumento do número de AT e de MF e diminuição dos movimentos respiratórios.

- Realizar PBF.
- Realizar Dopplervelocimetria arterial, quando aplicável.

Cardiotocografia de estresse

A CTG de estresse consiste na indução de contrações uterinas com ocitocina, também chamada de teste de Pose. Vem sendo pouco utilizada em razão da introdução de outros métodos e por seus resultados inconsistentes na predição de morbidade e mortalidade perinatais.[17]

Cardiotocografia intraparto

Inclui a descrição qualitativa e quantitativa de registro da linha de base, variabilidade, presença/ausência de AT, desacelerações, padrão sinusoidal e suas associações com a atividade uterina. Em 2008, o NICHD introduziu um sistema de classificação dos traçados em três categorias e as respectivas condutas recomendadas, descritas a seguir.[13]

Categoria I
- FCF da linha de base entre 110 e 160 bpm.
- Variabilidade entre 6 e 25 bpm.
- Ausência de desacelerações tardias ou variáveis.
- Desacelerações precoces presentes ou ausentes.
- Acelerações transitórias presentes ou ausentes.

O traçado de Categoria I é preditivo de equilíbrio ácido-básico normal do feto no momento da observação. A evolução do parto deve ser monitorada de maneira rotineira, e nenhuma intervenção é necessária. Em casos de necessidade de monitorização contínua, considera-se adequado interromper um traçado de Categoria I por até 30 minutos para deambulação, banho terapêutico e mudança de posição. Em condições de risco de acidemia fetal intraparto, recomenda-se revisar a

CTG a cada 15 minutos no primeiro período, e de 5/5 minutos no segundo período do trabalho de parto (**Figura 19.14**).[12]

Categoria III

⚠️ Ausência de variabilidade e uma das condições a seguir:
- Desacelerações tardias recorrentes, pelo menos 50% das contrações em um período de aproximadamente 20 minutos.
- Desacelerações variáveis recorrentes.
- Bradicardia.
- Padrão sinusoidal.

A Categoria III está associada a risco de *status* ácido-básico anormal no momento da observação, bem como a risco de acidemia fetal e suas piores consequências: asfixia e encefalopatia neonatais (**Figura 19.15**).

A Categoria III requer intervenção imediata; algumas medidas, chamadas de ressuscitadoras, podem reverter as alterações:[18]

1. Suspensão da estimulação uterina. Parada da ocitocina ou lavagem vaginal para retirada do misoprostol, com o objetivo de reduzir a taquissistolia.
2. Mudança de decúbito materno.
3. Exame vaginal para excluir presença de prolapso de cordão e verificar a dilatação, com estimulação do escalpo fetal. A presença de AT após estímulo do escalpo reduz a probabilidade de acidose para menos de 10%.
4. Hidratação intravenosa (IV) com solução salina ou solução de Ringer com lactato 500 a 1.000 mL IV rápido.
5. Administração materna de oxigênio (8-10 L/min por máscara). Não há evidências que sustentem o benefício e há possibilidade teórica de dano dessa intervenção.[19]
6. Correção da hipotensão secundária ao bloqueio de neuroeixo.
7. Infusão salina intra-amniótica (intervenção controversa na literatura).
8. Administração de agente β-mimético para relaxamento uterino imediato de emergência (terbutalina 0,25 mg SC).
9. A ausência de resposta às medidas de ressuscitação intrauterina indica parto imediato pela via mais rápida (parto operatório ou cesariana), porque essa categoria de traçado associa-se fortemente a comprometimento fetal.

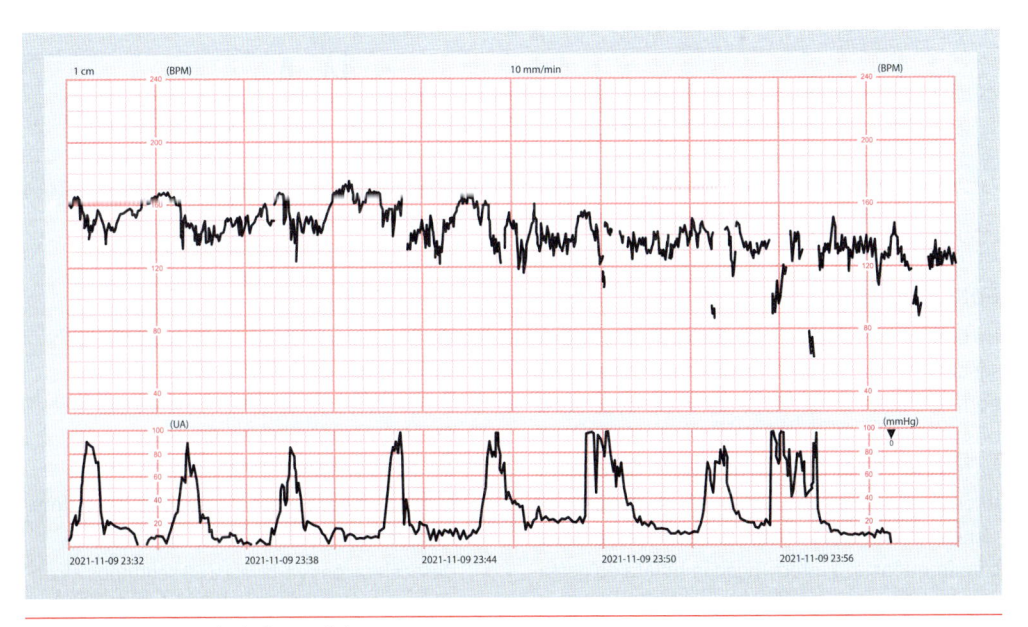

FIGURA 19.14 – Traçado de Categoria I.

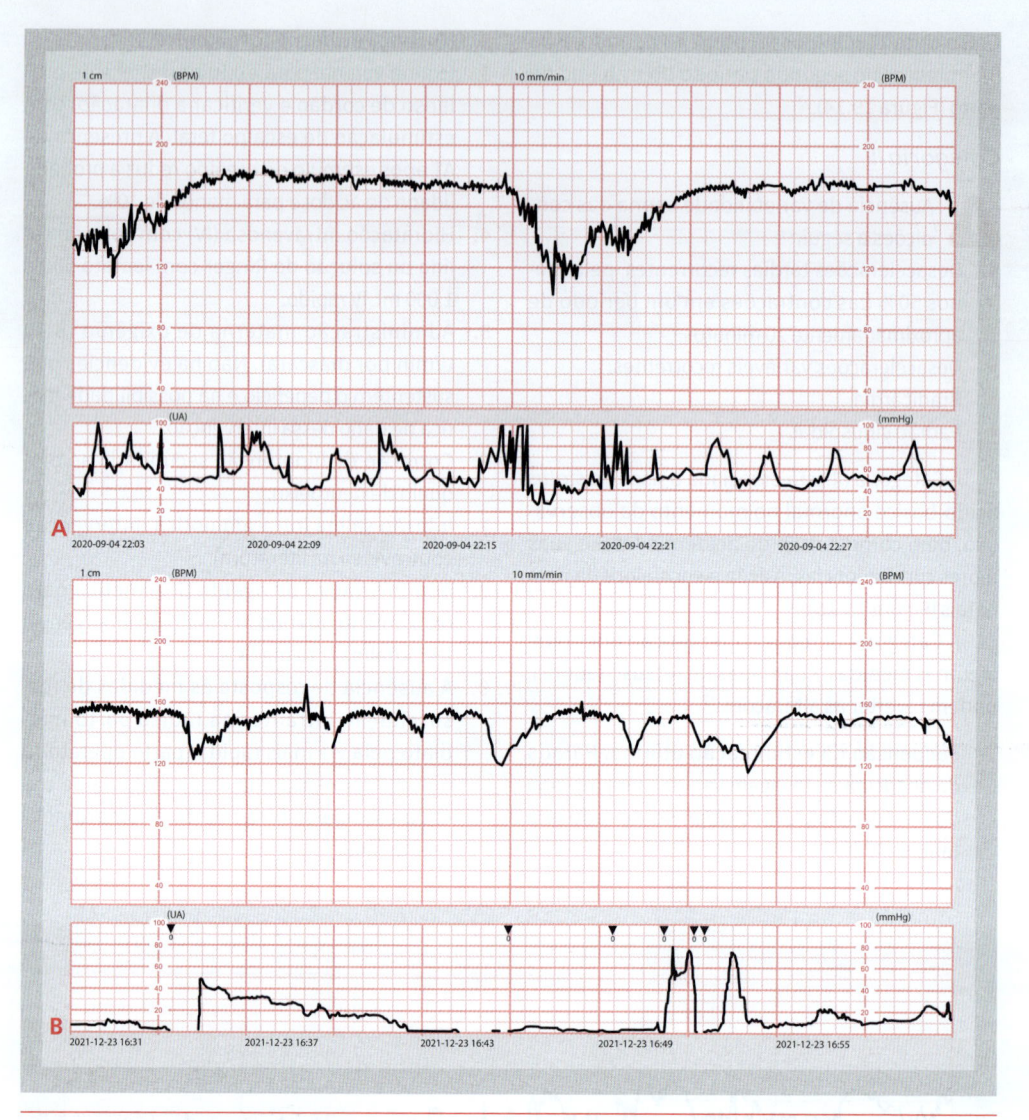

FIGURA 19.15 – Traçados de Categoria III.

Categoria II

Na Categoria II, estão os traçados que não podem ser classificados como Categoria I nem como Categoria III. Nessa categoria, estão incluídos muitos dos traçados que são observados na prática diária (**Figura 19.16**). Embora não sejam bons preditores de alterações do equilíbrio ácido-básico, eles requerem avaliação contínua e complementar e, com frequência, a interrupção imediata da gestação. Incluídos nessa categoria, estão os seguintes traçados:

- Taquicardia.
- Bradicardia com variabilidade preservada.
- Variabilidade mínima isolada.
- Variabilidade ausente não acompanhada de desacelerações recorrentes.
- Variabilidade aumentada.
- Ausência de acelerações transitórias à estimulação fetal.
- Desacelerações variáveis ≥ 60 segundos alcançando o nadir ≥ 60 bpm abaixo da linha de base ou queda da FCF ≤ 60 bpm (*sixties criteria*).

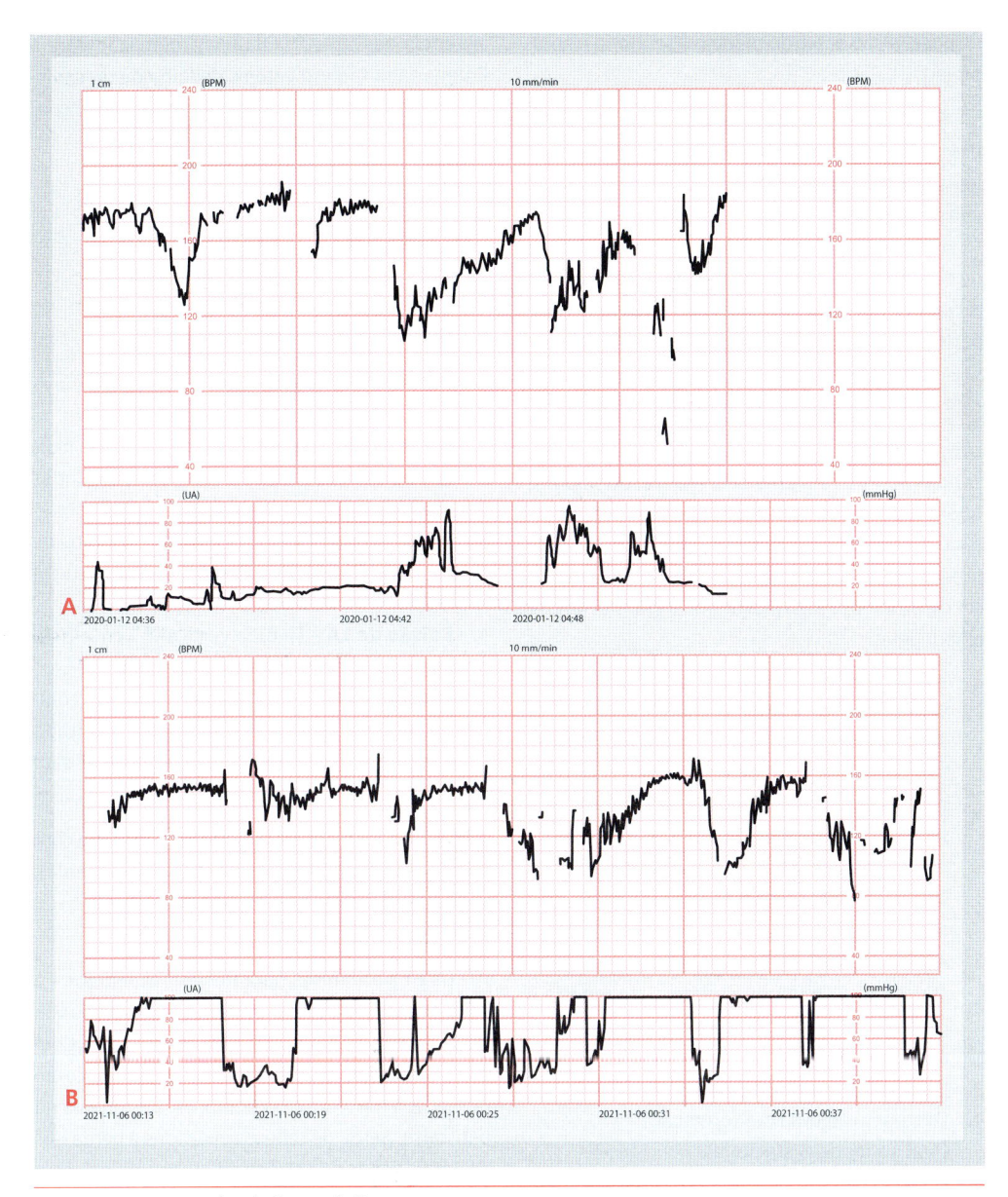

FIGURA 19.16 – Traçados de Categoria II.

- Desacelerações prolongadas (≥ 2 min e < 10 min de duração).
- Desacelerações tardias recorrentes com variabilidade normal.
- Desacelerações variáveis com características patológicas (retorno lento à linha de base, ombros posteriores na recuperação, geminismo).

⭐ Traçados com variabilidade persistentemente reduzida ou ausente, sem acelerações e sem desacelerações significativas podem representar, em algumas situações, dano ao SNC preexistente, associado ou não à acidemia atual. A ausência de desacelerações significativas sugere que não está ocorrendo lesão fetal no momento, apesar de já poder ter ocorrido, e um curto período de observação antes do manejo operatório é apropriado.

Segundo Vintzileos e Smulian, qualquer padrão de desaceleração que cause taquicardia compensatória deveria ser incluído na lista de desacelerações clinicamente significativas.[20]

Na **Tabela 19.1**, foram sumarizados os critérios de classificação e interpretação da CTG e o manejo recomendado nas situações de repouso e intraparto.[9,16]

Os traçados de Categorias II e III podem estar relacionados com uma série de condições não associadas à hipoxemia fetal: ciclo de sono profundo fetal, registro inadvertido da frequência cardíaca materna, hipertermia materna, arritmia cardíaca fetal ou dano neurológico fetal preexistente. O contexto clínico de cada caso deve ser considerado, e as questões a seguir devem ser respondidas:

1. Existe risco gestacional aumentado? A insuficiência placentária de qualquer origem e as doenças maternas de base podem reduzir a reserva fetal e predispor à acidemia. As emergências obstétricas (DPP, ruptura uterina, prolapso de cordão) são eventos-sentinela imprevisíveis, e mesmo a mais rápida resposta pode ser insuficiente para impedir maus desfechos, morte ou encefalopatia e suas sequelas.[15,21]
2. A gestante está em uso de algum fármaco ou substância? Opioides, sulfato de magnésio e β-bloqueadores podem ocasionar traçados suspeitos.
3. Qual é a cor e o volume do LA?
4. O feto tem alguma malformação?
5. Qual é a idade gestacional?
6. Qual é o período do trabalho de parto e a sua progressão?

As medidas ressuscitadoras devem ser iniciadas e avaliadas subsequentemente para determinar a intervenção e sua urgência. Clark e colaboradores, em 2013, sugeriram um algoritmo para o manejo da Categoria II (**Figura 19.17**), aplicado a cada 30 minutos enquanto as medidas são feitas.[22] Traçados de Categoria II que se tornam Categoria I não necessitam de intervenção. A persistência na Categoria II ou a progressão para a Categoria III são indicativas de falha de mecanismos compensatórios fetais em manter a oxigenação adequada, o que ocasiona acidemia.[15]

PERFIL BIOFÍSICO FETAL

O PBF consiste em uma CTG sem estresse combinada com cinco parâmetros analisados em tempo real pela ultrassonografia (US) em, no máximo, 30 minutos de observação:[22]

1. **Movimentos fetais (MF)** – Três ou mais movimentos corporais/de membros.
2. **Movimentos respiratórios (MR)** – Um ou mais episódios de MR fetais rítmicos de 30 segundos ou mais.
3. **Tônus fetal (TF)** – Um ou mais episódios de extensão/flexão de extremidades, abertura/fechamento de mão.
4. **Bolsão de LA** – Medida vertical > 2 cm e pelo menos 1 cm no diâmetro transverso.
5. **Traçado de CTG** – Pode ser omitido sem comprometer a validade do teste se o resultado dos demais parâmetros for normal (PBF sem CTG).

Cada um dos parâmetros é pontuado com um escore de 2 (presente) ou 0 (ausente), sendo normal o escore final de 8 (PBF sem CTG) ou 10 (PBF com CTG).

Os três primeiros parâmetros são agudos – a hipoxemia aguda sustentada leva à perda dos MR, do TF e da reatividade e variabilidade da FCF. Com a observação, outros sinais foram incluídos, como perda dos movimentos oculares, alterações na peristalse, perda de reflexos evocados e perda dos MF totais. Essas alterações refletem uma resposta adaptativa à hipóxia, com redistribuição reflexa do fluxo cardíaco para órgãos preferenciais (cérebro, coração e rins).

O parâmetro crônico é o volume de LA – a hipoxemia sustentada leva a alterações no volume amniótico e na textura da placenta. Sendo a urina o maior contribuinte do LA após a metade da gestação, a redução de volume amniótico na presença de membranas íntegras e de trato geniturinário anatômico e funcionalmente normal evidencia função

Tabela 19.1 – Critérios de classificação e interpretação da cardiotocografia e manejo recomendado: em repouso (MS) e intraparto (Figo)

PARÂMETRO	PADRÃO NORMAL EM REPOUSO	PADRÃO NORMAL INTRAPARTO	PADRÃO SUSPEITO EM REPOUSO	PADRÃO SUSPEITO INTRAPARTO	PADRÃO PATOLÓGICO EM REPOUSO	PADRÃO PATOLÓGICO INTRAPARTO
FC basal	110-160 bpm	110-160 bpm	100-110 bpm > 160 bpm por menos de 30 min Elevação da linha de base	Perda de uma das características de normalidade sem características patológicas	Bradicardia < 100 bpm Taquicardia > 160 bpm por mais de 30 min Linha de base errática	Bradicardia < 100 bpm
Variabilidade	6-25 bpm ≤ 5 bpm por menos de 40 min	5-25 bpm	≤ 5 bpm por 40-80 min	Perda de uma das características normais sem características patológicas	≤ 5 bpm (ausente ou mínima) por > 80 min ≥ 25 bpm (aumentada) por > 10 min Padrão sinusoidal	Variabilidade ausente, mínima (silente), reduzida ou aumentada Padrão sinusoidal
Desacelerações	Ausência ou desaceleração variável ocasional < 30 s	Sem desacelerações repetitivas,* ou desacelerações do tipo I associadas à variabilidade normal	Desaceleração variável 30-60 s	Perda de uma das características normais sem características patológicas	Desacelerações variáveis > 60 s Desacelerações tardias	Desacelerações tardias repetitivas* ou prolongadas, durando mais de 30 min ou menos de 20 min se associadas à variabilidade reduzida, ou desaceleração prolongada > 5 min

(Continua)

Tabela 19.1 – Critérios de classificação e interpretação da cardiotocografia e manejo recomendado: em repouso (MS) e intraparto (FIGO) *(Continuação)*

PARÂMETRO	PADRÃO NORMAL EM REPOUSO	PADRÃO NORMAL INTRAPARTO	PADRÃO SUSPEITO EM REPOUSO	PADRÃO SUSPEITO INTRAPARTO	PADRÃO PATOLÓGICO EM REPOUSO	PADRÃO PATOLÓGICO INTRAPARTO
Acelerações	≥ 2 acelerações ≥ 15 bpm com duração de 15 s por < 40 min ou, na sua ausência, presença de resposta adequada a estímulo após 20 min	Feto sem hipóxia/acidose[†]	≤ 2 acelerações ≥ 15 bpm com duração de 15 s por 40-80 min	Acelerações < 10 bpm com duração < 10 s	≤ 2 acelerações ≥ 15 bpm com duração de 15 s por >80 min	Ausentes
Interpretação	Feto sem hipóxia/acidose[†]	Feto sem hipóxia/acidose[†]	Feto com baixa probabilidade de hipóxia/acidose	Feto com baixa probabilidade de hipóxia/acidose	Feto com alta probabilidade de hipóxia/acidose	Feto com alta probabilidade de hipóxia/acidose
Conduta	Não há necessidade de avaliação adicional, dependendo do quadro clínico	Não há necessidade de intervenção adicional	Avaliação adicional necessária (CTG de estresse, PBF, Doppler ou repetição do teste em 12 h	Identificar e corrigir as causas reversíveis	Avaliação adicional urgente (PBF/estudo Doppler) ou parto, dependendo do quadro clínico	Se não houver resposta à correção de possíveis causas reversíveis, proceder ao nascimento imediato

bpm, batimentos por minuto; CTG, cardiotocografia; FC, frequência cardíaca; PBF, perfil biofísico fetal.
*Desacelerações repetitivas são as que ocorrem em mais de 50% das contrações.
[†]A presença de acelerações reassegura estado ácido-básico normal, mas sua ausência intraparto tem significado incerto.
Fonte: Adaptada de Brasil;[9] Ayres-de-Campos e colaboradores.[16]

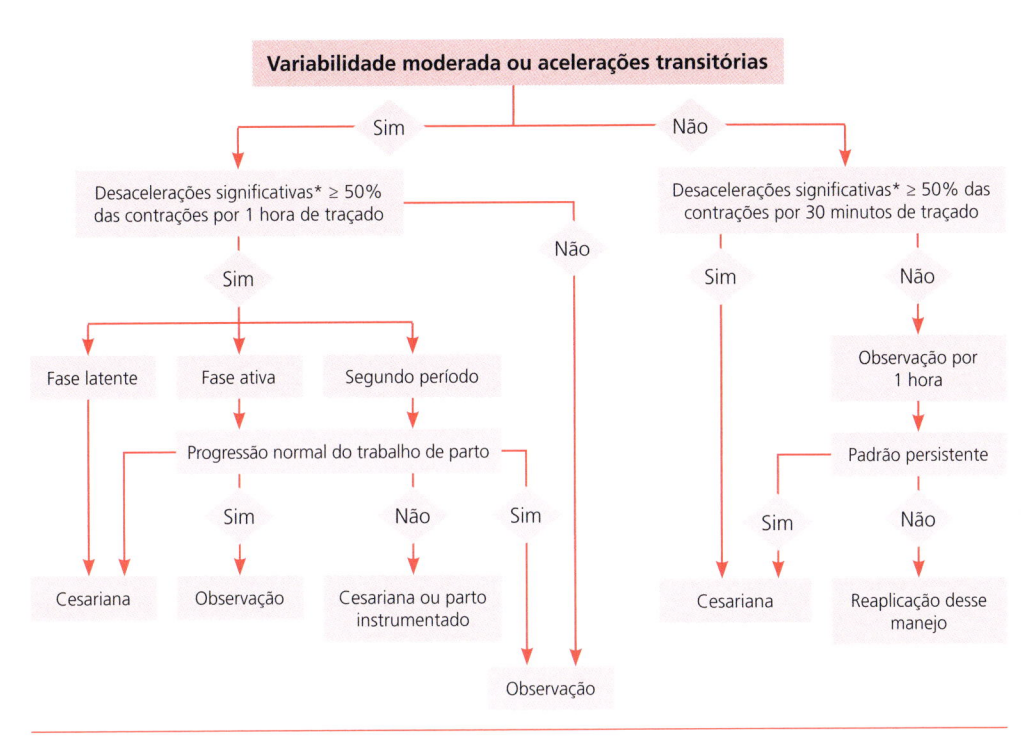

FIGURA 19.17 – Manejo do traçado de cardiotocografia de Categoria II.
*Desacelerações significativas: desacelerações variáveis ≥ 60 segundos alcançando nadir ≥ 60 bpm abaixo da linha de base ou FCF ≤ 60 bpm; desaceleração tardia de qualquer profundidade; desaceleração prolongada; desacelerações variáveis com características patológicas (retorno lento à linha de base, ombros posteriores na recuperação).
bpm, batimentos por minuto; FCF, frequência cardíaca fetal.
Fonte: Adaptada de Clark e colaboradores.[15]

renal alterada e comprometimento fetal. O uso do maior bolsão reduziu a necessidade de intervenção desnecessária por diminuição de LA sem causa aparente.[23]

A avaliação com PBF, como qualquer um dos testes de vitalidade fetal, deve iniciar a partir do momento em que os resultados possam influenciar o manejo clínico, a partir da viabilidade fetal.[24] A frequência de testagem depende das condições maternas e fetais específicas.

O PBF, como todos os testes de avaliação de bem-estar fetal, é um teste de alto valor preditivo negativo – o resultado normal assegura bom estado fetal –, mas tem baixo valor preditivo positivo – o resultado anormal deve ser avaliado no contexto da idade gestacional e da condição materna e fetal que determinaram a realização do teste, minimizando interrupções da gestação desnecessárias baseadas em um único teste falso-positivo. Na maioria das vezes, um PBF com escore ≤ 4 indica interrupção da gestação (Tabela 19.2).[1]

Alguns fatores podem afetar o resultado do PBF:

- Uso de corticosteroide antenatal. Ocorre diminuição transitória da variabilidade da FCF e redução dos MRs e MFs.[25]
- Uso de medicamentos sedativos (opioides), bloqueadores neuromusculares.
- Infecção intra-amniótica subclínica. Indicação controversa, baixa sensibilidade para detectar infecção (ver Cap. 17 – Ruptura prematura de membranas ovulares).
- Alimentação materna. Dados inconsistentes; a administração de alimentos após um resultado duvidoso não parece melhorar o escore.[26]

O valor preditivo negativo do PBF é ≥ 99%, mas o seu valor preditivo positivo é de 40 a 60%.

Tabela 19.2 – Interpretação e manejo clínico sugerido do perfil biofísico fetal (sem cardiotocografia)*

ESCORE	INTERPRETAÇÃO	MANEJO
8/8	Exame normal	Sem indicação de intervenção
6/8 (LA normal)	Exame alterado	Associar testes complementares e considerar o contexto clínico (IG e condição materna e fetal) e repetir em 6-24 h; se, na repetição, ≤ 6: considerar interrupção
6/8 (bolsão LA < 2 cm)	Possível asfixia fetal	Associar testes complementares e considerar o contexto clínico (IG e condição materna e fetal) e repetir em 6-24 h; se, na repetição, ≤ 6: considerar interrupção
≤ 4/8	Asfixia fetal provável	Considerar parto

*Considerar traçados não reativos (no PBF com CTG) e ausência de LA como sinais de mau prognóstico.
CTG, cardiotocografia; IG, idade gestacional; LA, líquido amniótico; PBF, perfil biofísico fetal.

PERFIL BIOFÍSICO MODIFICADO

O PBF modificado vem sendo usado com maior frequência que o tradicional, descrito por Manning. Ele incorpora a CTG de repouso, como marcador agudo de oxigenação, e a medida de LA, como marcador da oxigenação em prazo mais longo, menos agudo. Um resultado anormal é CTG não reativa ou ausência de um lago vertical de LA ≥ 2 cm, ou ambos.[27]

ANÁLISE DO VOLUME DE LÍQUIDO AMNIÓTICO

O LA protege e sustenta o feto durante a gestação. Tanto a diminuição (oligoidrâmnio) quanto o aumento (polidrâmnio) são anormais. O oligoidrâmnio está associado a pré-eclâmpsia, ruptura prematura de membranas, RCF, gestação pós-termo, doença renal fetal ou anormalidades placentárias e fetais. Já o polidrâmnio está associado a diabetes gestacional, doença cardíaca materna, síndrome da transfusão feto-fetal ou malformações fetais, mas em 50 a 60% é idiopático, e não há estudos que avaliem o impacto da intervenção após o seu diagnóstico.[7]

O LA pode ser avaliado por meio dos seguintes métodos:

1. Lago vertical maior do que 2 cm (normal).[24,28]
2. Índice de líquido amniótico (ILA) – Descrito por Phelan e colaboradores, constitui-se na soma dos maiores lagos verticais encontrados em cada um dos quatro quadrantes do útero, isentos de cordão umbilical ou partes fetais, expressa em cm. É considerado muito baixo quando for ≤ 5 cm, baixo entre 5,1 e 8 cm, normal entre 8,1 e 18 cm e aumentado quando > 18 cm.

⭐ O oligoidrâmnio pode levar muitos obstetras a interrupções desnecessárias de gestações a termo na tentativa de prevenir resultados adversos. A avaliação fetal com a utilização do ILA, em vez do lago de LA de 2 cm, tem demonstrado aumentar o número de intervenções sem impacto no desfecho perinatal; estudos já confirmaram essa afirmação.[23] Em razão da alta variabilidade de medidas sequenciais e de diferentes métodos de medida do LA, o bolsão máximo vertical de 2 cm é o parâmetro mais confiável, pelo fato de reduzir o número de intervenções desnecessárias.[29]

Considerando-se a importância do LA no bem-estar fetal, a amnioinfusão vinha sendo utilizada para diluir mecônio espesso, corrigir o padrão alterado de alguns traçados de CTG e para profilaxia/tratamento do oligoidrâmnio causado por ruptura de membranas por ocasião da indução do trabalho de parto. As evidências são escassas para recomendar seu uso de forma ampla, mas, em casos especiais, pode ser considerada (p. ex., quando uma cesariana imediata está contraindicada).

OUTRAS TÉCNICAS DE AVALIAÇÃO FETAL INTRAPARTO

Algumas técnicas têm sido testadas para avaliar o bem-estar fetal durante o trabalho de parto, tais como:

- Análise do eletrocardiograma (ECG) fetal (segmento ST).
- Interpretação computadorizada do traçado de CTG.
- Análise curta da variabilidade.
- Oximetria de pulso fetal.
- Uso de cateteres para medida da pressão intrauterina.

Nenhum estudo de boa qualidade metodológica demonstrou superioridade dessas técnicas em relação às empregadas habitualmente, e nenhuma é recomendada na rotina da avaliação fetal por instituições normativas. Em pacientes obesas, nas quais existe dificuldade de avaliar a intensidade, a frequência e a duração das contrações uterinas, o uso dos cateteres pode fornecer informações mais precisas acerca da atividade uterina.[14]

Estudos em andamento estão avaliando a aplicação de CTG com o uso de ECG como transdutor cardíaco fetal e da eletromiografia como transdutor de contrações uterinas; eles poderão ser uma alternativa ao oxímetro de escalpo fetal e ao cateter de pressão intrauterina.[30]

DOPPLERVELOCIMETRIA EM OBSTETRÍCIA

A Dopplervelocimetria permite avaliar a circulação materna e fetal, usando essa informação no manejo daquelas pacientes de alto risco para o desenvolvimento de complicações relacionadas com a insuficiência placentária, como na RCF e na pré-eclâmpsia. A Dopplervelocimetria avalia a hemodinâmica materna e fetal de forma não invasiva por meio do estudo de artérias uterinas, artéria umbilical (AUmb), artéria cerebral média (ACM), índice cérebro-placentário (ICP), ducto venoso (DV) e Doppler do istmo aórtico (IAo).[31]

Nas pacientes de alto risco para comprometimento hemodinâmico fetal, como na pré-eclâmpsia e na RCF, entre outras doenças, a sequência de deterioração pode ser assim descrita:

- A primeira anormalidade identificada pelo Doppler é o aumento contínuo da resistência vascular no sítio placentário, o que causa diminuição do fluxo diastólico final nas artérias umbilicais.
- Com o aumento da resistência vascular, os próximos passos na cascata de eventos são ausência do fluxo diastólico (diástole zero) e inversão da velocidade do fluxo diastólico (diástole reversa) nas artérias umbilicais.
- Acompanhando o processo de insuficiência placentária, surgem os fenômenos adaptativos. Em condições de hipóxia e de redução do fluxo sanguíneo na veia umbilical, ocorre uma vasodilatação ativa do DV e uma maior proporção de fluxo sanguíneo é preferencialmente direcionada da veia umbilical para o ducto, garantindo maior quantidade de sangue oxigenado para o encéfalo e as coronárias. A redistribuição do fluxo arterial e a hipoperfusão esplâncnica, com consequente redução do tamanho do fígado devido ao consumo de glicogênio e à menor deposição de gordura corporal, resultam em diminuição da circunferência abdominal fetal. Esse processo pode ser detectado ao exame do Doppler da ACM, que passa a exibir índices de pulsatilidade (IPs) reduzidos.
- A sequência a partir daí inclui IAo com fluxo reverso, alteração do DV, que vai desde aumento dos IPs até onda A ausente ou retrógrada e pulsatilidade na veia umbilical (descompensação cardíaca fetal).[31,32]

A onda Doppler é formada pelo somatório das velocidades de cada uma das hemácias contidas em um determinado segmento de um vaso durante o ciclo cardíaco (sístole e diástole). Quanto menor for a velocidade do fluxo durante a diástole, maior será a resistência periférica do território vascular examinado, e vice-versa.

> Os principais índices usados na descrição da onda Dopplervelocimétrica (**Figura 19.18**) são estes:[33,34]

- **Índice de pulsatilidade (IP)** – Sístole (S) – diástole (D)/velocidade média (Vm). É hoje o mais recomendado na prática clínica. Mostra uma correlação linear com a resistência vascular, sendo o único índice que engloba o conceito da Vm, o que permite a sua utilização nos vasos com fluxo diastólico zero e reverso.
- **Índice de resistência (IR)** – S – D/S. Por muitos anos, foi o índice mais utilizado, por hábito e facilidade de interpretação, uma vez que os resultados obtidos variam, em geral (se o fluxo diastólico for positivo), entre 0 e 1.
- **Relação S/D ou relação A/B** – S/D. Foi o primeiro índice utilizado, por sua simplicidade, nos estudos iniciais sobre Doppler.

Os aparelhos de US podem medir simultaneamente vários índices utilizados para avaliação da saúde fetal.

VASOS AVALIADOS NO DOPPLER OBSTÉTRICO[33,34]

Artérias uterinas

O Doppler das artérias uterinas maternas reflete o impacto da placentação na circulação materna. Com a invasão placentária, as artérias maternas sofrem grandes modificações. Elas perdem a camada muscular da íntima e perdem totalmente o tônus vascular e sua capacidade de responsividade aos estímulos de vasoconstrição, passando a se comportar como veias. Essa modificação é fisiológica e necessária, pois, com a perda do tônus vascular, a resistência diminui, resultando em um ininterrupto fluxo sanguíneo rico em nutrientes para o leito placentário, permitindo nutrição e oxigenação do feto e da placenta.

> A adequada invasão trofoblástica do leito placentário resulta na ausência de incisura protodiastólica das artérias uterinas e em um bom fluxo diastólico.

As pacientes de alto risco clínico para desenvolver insuficiência placentária que mantêm impedância elevada no segundo trimestre de gestação no Doppler das artérias uterinas têm risco aumentado de desenvolver complicações relacionadas com a insuficiência placentária, em especial pré-eclâmpsia e/ou RCF.[36] No Doppler, as ondas de alta impedância apresentam, além de índices elevados, picos sistólicos agudos, baixo

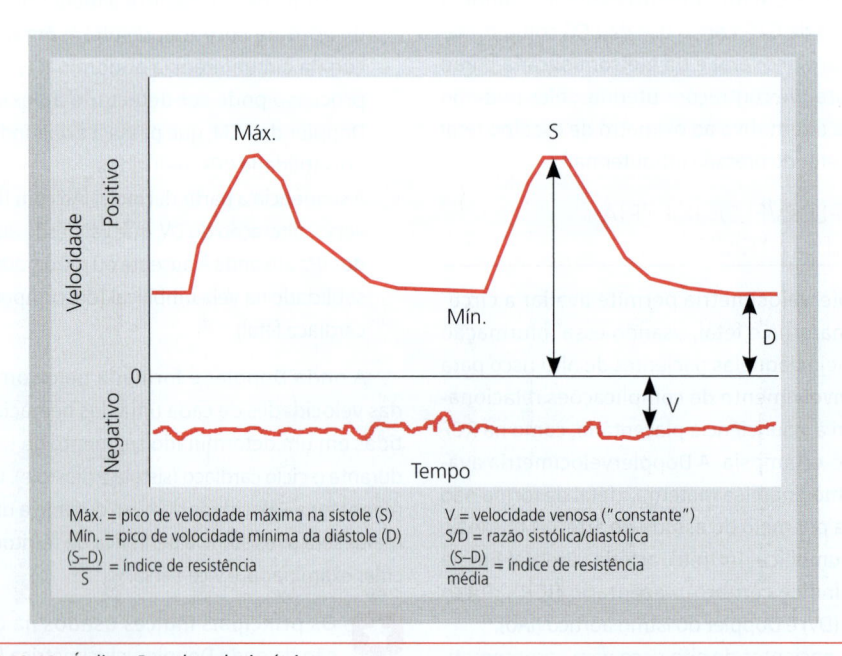

FIGURA 19.18 – Índices Dopplervelocimétricos.
Fonte: Harman.[35]

fluxo diastólico e presença de incisura protodiastólica (Figura 19.19). Em gestantes com baixo risco clínico, já foi demonstrado que a manutenção da impedância aumentada nas artérias uterinas não resultou em sinal preditivo para RCF e/ou pré-eclâmpsia. Deve ser considerado que as evidências atuais ainda não demonstraram o benefício desse rastreamento.[37]

Artérias umbilicais

No início do primeiro trimestre, a resistência nas AUmbs ainda pode ser alta, e o fluxo diastólico, baixo. Com a evolução da gestação a partir da multiplicação dos pequenos vasos da placenta, há um aumento do fluxo sanguíneo, e a resistência cai, resultando em aumento do fluxo diastólico. No terceiro trimestre, a maturação do sistema vascular nas vilosidades terciárias é completa, a resistência é baixa e o fluxo diastólico é máximo. O padrão de mudanças nas AUmbs é muito similar às mudanças que ocorrem nas artérias uterinas, porém a fisiologia difere: enquanto nas artérias uterinas há aumento do fluxo diastólico por perda da integridade vascular, nas AUmbs isso ocorre pela multiplicação dos pequenos vasos placentários.

Existem diferenças significativas de impedância ao longo de todo o cordão umbilical. Assim, por convenção, deve ser insonada a porção média do cordão. As AUmbs levam o sangue do feto em direção à placenta, onde ocorre a sua oxigenação e o posterior retorno pela veia umbilical.

⭐ As AUmbs refletem o impacto da placentação na circulação fetal. O Doppler das AUmbs constitui, portanto, um teste indireto da função placentária.[32]

O aumento da impedância causado pela obliteração das arteríolas do sistema vilositário terciário, achado presente na hipertensão e nas doenças restritivas, é detectado pelo Doppler como redução do componente de fluxo diastólico. Em consequência, tem-se a elevação dos IPs nas AUmbs, e, com a evolução do processo, o fluxo pode tornar-se ausente ou reverso (diástole zero ou reversa). Na presença de diástole zero, provavelmente 70 a 80% das vilosidades, já estão comprometidas. Os diferentes padrões de velocidade de fluxo na AUmb podem ser visualizados na Figura 19.20.

⚠️ As alterações no Doppler da AUmb podem ser vistas semanas antes de o feto apresentar sinais de comprometimento, podendo preceder em dias ou horas as alterações na CTG. Nesses casos, deve-se proceder à monitorização intensiva do feto, utilizando-se os demais parâmetros da Dopplervelocimetria obstétrica. O Doppler da AUmb é a única medida que oferece informação quanto ao diagnóstico e ao prognóstico para o manejo da RCF.

O uso dos IPs da AUmb em gestações de alto risco melhora o desfecho perinatal e reduz em 29% a mortalidade perinatal. Há associação entre diástole reversa e desfecho perinatal adverso (sensibilidade e especificidade de cerca de 60%), independentemente da prematuridade (ver Cap. 15 – Alterações do crescimento fetal).

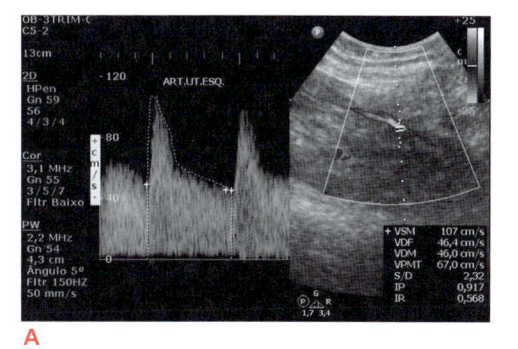

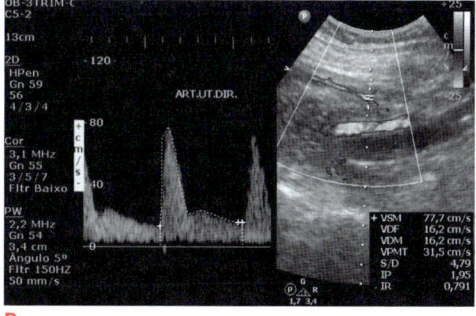

FIGURA 19.19 – Artérias uterinas no segundo trimestre de gestação. (A) Fluxo normal. (B) Fluxo alterado: pico sistólico agudo, incisura protodiastólica e fluxo reduzido na diástole.

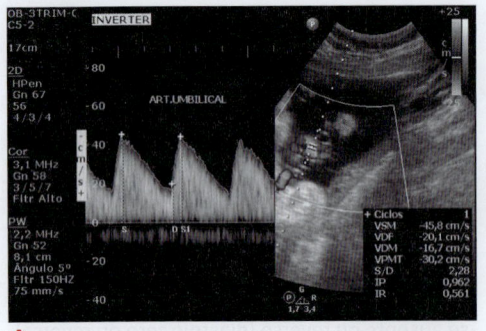

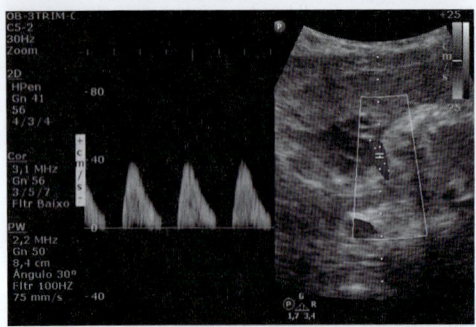

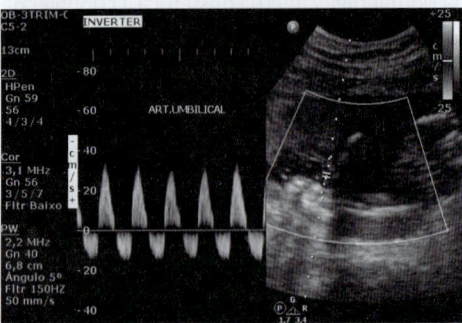

FIGURA 19.20 – Dopplervelocimetria da artéria umbilical.**(A)** Artéria umbilical normal. **(B)** Artéria umbilical com diástole zero. **(C)** Artéria umbilical com diástole reversa.

Artéria cerebral média

A ACM pode ser visualizada em uma imagem axial transversa da cabeça fetal em plano ligeiramente mais caudal do que o utilizado para medir o diâmetro biparietal. Nesse nível, a ACM é observada como um importante ramo lateral do polígono de Willis, seguindo seu trajeto anterior e lateralmente, em direção à borda lateral das órbitas, devendo ser insonada na sua porção proximal. Há um fluxo anterógrado contínuo em todas as artérias cerebrais durante a gestação. Em condições normais, os IPs nessa artéria se mantêm elevados durante toda a vida fetal.

Na presença de hipóxia, o feto responde com grandes alterações circulatórias, destacando-se a redistribuição do débito cardíaco em favor do encéfalo, do miocárdio e das glândulas suprarrenais em detrimento das vísceras, o que leva à diminuição da perfusão renal, resultando em oligúria e oligoidrâmnio. A menor perfusão do sistema musculoesquelético, do fígado e do trato gastrintestinal acentua a RCF. Há uma relação direta entre o nível de hipoxemia e o índice de impedância na ACM (**Figura 19.21**) (ver Cap. 15 – Alterações do crescimento fetal).

O Doppler da ACM pode ser preditor de desfechos adversos nos fetos com restrição de crescimento de início tardio, independentemente da AUmb, que muitas vezes está normal.

O ICP ou relação cerebroplacentária (RCP) é a razão entre o IP da ACM e o IP da AUmb e pode refletir o efeito da redistribuição do fluxo em resposta à hipoxemia fetal. Em consenso Delphi, foram estabelecidos o ICP abaixo do percentil 5 e o IP da AUmb acima do percentil 95 como critérios de anormalidade em situações de RCF, pois o ICP mostrou-se mais sensível para a hipóxia fetal e mais fortemente associado a desfecho perinatal adverso do que os dois componentes individualmente.[38,39]

O valor da RCP é mais importante no seguimento dos casos suspeitos de RCF tardia (após 32 semanas), nos quais poderia dar informações adicionais sobre a deterioração do estado fetal. A RCP não deve ser realizada em gestações sem RCF. Nos casos de RCF tardia, a história natural é menos previsível, levando-se em consideração que os Doppler da AUmb e do DV costumam ser normais, havendo um risco de descompensação e morte súbita intrauterina. A maioria das sociedades aceita esses conceitos. Nas gestações a termo com fetos pequenos para a idade gestacional, pode-se encontrar até 20% com disfunção placentária e redução do IP da ACM. O ICP pode aumentar os índices de cesarianas desnecessárias por suposta condição fetal não tranquilizadora, com

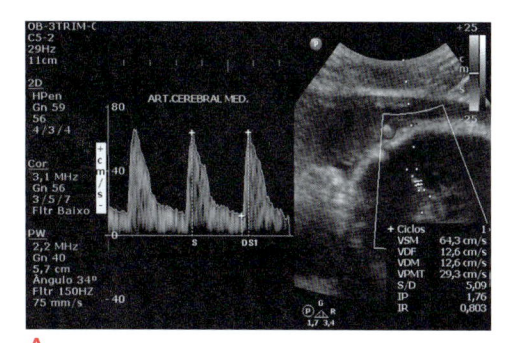

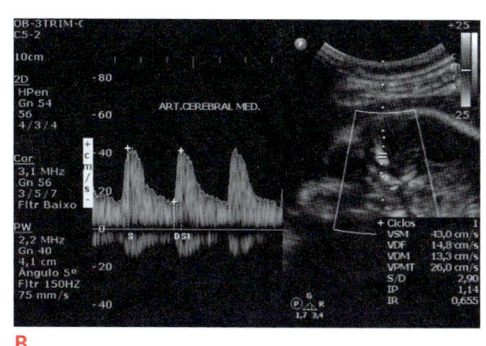

FIGURA 19.21 – Dopplervelocimetria da artéria cerebral média. (**A**) Artéria cerebral média normal. (**B**) Artéria cerebral média alterada.

complicações neonatais do nascimento pré-termo tardio iatrogênico. Se o IP da AUmb for normal, ele pode ser usado como preditor de risco perinatal. No seguimento, deve ser repetido 2 vezes por semana. É um dado adicional na informação de agravamento do caso (ver Cap. 15 – Alterações do crescimento fetal).[40]

Ducto venoso

Enquanto o Doppler arterial avalia a função placentária e o seu impacto na circulação regional fetal, o Doppler venoso é essencial para a compreensão completa da condição fetal, quantificando o comprometimento cardiovascular fetal. É altamente eficaz na predição do comprometimento fetal grave, relacionando-se com mortalidade perinatal, acidemia fetal, asfixia ao nascimento e necessidade de cuidados em unidade de terapia intensiva (UTI) neonatal.

O DV é uma veia pequena de entrada estreita que liga a veia umbilical à veia cava inferior e direciona o sangue oxigenado que retorna da placenta para o átrio esquerdo através do forame oval, assegurando o suprimento de sangue oxigenado para o encéfalo e o coração. Em condições normais, cerca de 20% do retorno venoso umbilical entra no ducto. Ao estudo Doppler colorido, a velocidade relativamente alta do fluxo sanguíneo no DV torna-o facilmente distinguível dos vasos adjacentes.

Em condições normais, a onda de velocidade de fluxo no ducto exibe um fluxo anterógrado contínuo durante todo o ciclo cardíaco. A onda bifásica típica consiste em dois picos de velocidade: o primeiro corresponde à sístole ventricular (onda S), e o segundo, à diástole ventricular (onda D). Esses dois picos de velocidade são seguidos por uma redução da velocidade durante a sístole atrial (onda A).

Em condições de hipóxia, uma maior proporção do fluxo sanguíneo é preferencialmente direcionada da veia umbilical para o ducto, observando-se uma grande redução da onda A, fluxo ausente ou até invertido durante a contração atrial, enquanto a elevada velocidade sistólica permanece inalterada. A onda A torna-se cada vez mais profunda à medida que piora a função cardíaca. A onda A retrógrada significa descompensação cardíaca e é um estado pré-terminal (**Figura 19.22**).

⚠️ O DV alterado é o parâmetro mais consistente para predição de risco em curto prazo de morte fetal nos fetos com restrição de crescimento precoce.[41] Uma onda A retrógrada durante a contração atrial está associada à mortalidade perinatal independentemente da idade gestacional e é suficiente para recomendar interrupção da gestação.

Em 50% dos casos, o DV anormal precede a perda da variabilidade na CTG, ao passo que, em 90% dos casos, está anormal 48 a 72 horas antes do PBF. Com base nas evidências disponíveis, não se sabe qual é o melhor momento de interrupção da gestação – isto é, tão logo haja elevação dos IPs no DV ou até que seja visualizada onda A ausente ou retrógrada. O que se sabe é que, quanto mais

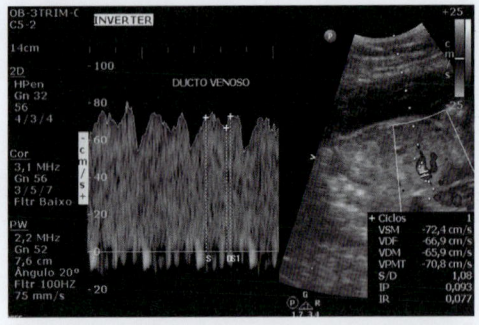

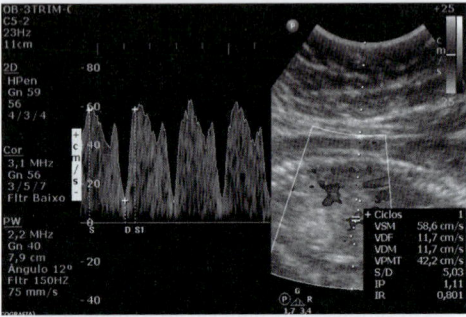

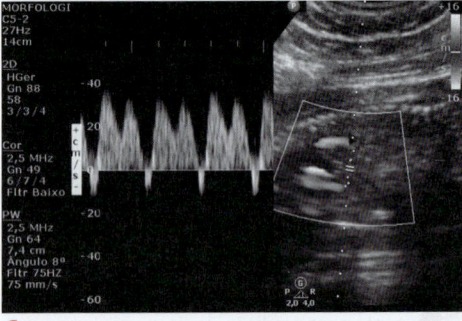

FIGURA 19.22 – Doppler venoso. (**A**) Ducto venoso normal. (**B**) Ducto venoso com índice de pulsatilidade aumentado. (**C**) Ducto venoso com onda A retrógrada.

graves forem as anormalidades no DV, maior será o risco fetal.[41] Essa difícil decisão deve ser particularizada caso a caso, conforme peso fetal e condições de UTI neonatal da maternidade onde será realizada a interrupção da gestação.

Veia umbilical

Pulsações na veia umbilical correspondem à descompensação cardíaca fetal. São raras e frequentemente associadas à acidose fetal e à hipoxemia.

A interrupção da gestação deve ser indicada. Sem outra anormalidade no Doppler, as pulsações na veia umbilical sugerem situações como compressão aguda do cordão ou nó verdadeiro após transfusão intrauterina.[42]

Istmo aórtico

O Doppler do IAo reflete equilíbrio entre impedância no cérebro e no sistema vascular sistêmico. Um fluxo diastólico reverso no IAo é sinal adicional de avançada deterioração na sequência artéria uterina→ACM. Além disso, apresenta forte associação com desfecho perinatal adverso e déficit neurológico na infância. Estudos longitudinais mostraram que o fluxo reverso no IAo precede em uma semana as anormalidades no DV, por isso não é um bom preditor de risco imediato de morte intrauterina. Nos fetos com restrição de crescimento precoce e com DV com onda A anterógrada, um fluxo reverso no IAo indica alto risco de complicações neurológicas neonatais tardias, tais como hemorragia intraventricular e leucomalácia periventricular.[41]

⭐ Os estados comportamentais fetais (movimentos corporais e respiratórios intensos) podem alterar o fluxo nos vasos fetais, por isso a Dopplervelocimetria tanto arterial como venosa fetal deve ser realizada com o feto em estado quiescente, para evitar resultados equivocados.

TABELAS DE REFERÊNCIA PARA AVALIAÇÃO DOPPLER

A US Doppler é usada em várias situações: no acompanhamento das doenças hipertensivas, nas RCFs precoce e tardia, nas gestações com diabetes melito tipo 1 ou com vasculopatia associada, na aloimunização Rh, nas gestações gemelares, entre outras. O Doppler das artérias uterinas pode ser usado como preditor de pré-eclâmpsia. Atualmente, estão disponíveis, em *sites* confiáveis e em aplicativos, tabelas para serem utilizadas no dia a dia obstétrico, de forma a auxiliar a avaliação fetal com o uso do Doppler nas gestações de alto risco. Estão reproduzidas neste livro as tabelas mais utilizadas (**Tabelas 19.3** a **19.7**).[43-45]

Tabela 19.3 – Índices de pulsatilidade em artérias uterinas

IDADE GESTACIONAL	ARTÉRIAS UTERINAS – ÍNDICES DE PULSATILIDADE (IP)		
	p5	p50	p95
11	1,18	1,79	2,70
12	1,11	1,68	2,53
13	1,05	1,58	2,38
14	0,99	1,49	2,24
15	0,94	1,41	2,11
16	0,89	1,33	1,99
17	0,85	1,27	1,88
18	0,81	1,20	1,79
19	0,78	1,15	1,70
20	0,74	1,10	1,61
21	0,71	1,05	1,54
22	0,69	1,00	1,47
23	0,66	0,96	1,41
24	0,64	0,93	1,35
25	0,62	0,89	1,30
26	0,60	0,86	1,25
27	0,58	0,84	1,21
28	0,56	0,81	1,17
29	0,55	0,79	1,13
30	0,54	0,77	1,10
31	0,52	0,75	1,06
32	0,51	0,73	1,04
33	0,50	0,71	1,01
34	0,50	0,70	0,99
35	0,49	0,69	0,97
36	0,48	0,68	0,95
37	0,48	0,67	0,94
38	0,47	0,66	0,92
39	0,47	0,65	0,91
40	0,47	0,65	0,90
41	0,47	0,65	0,89

(Continua)

Fonte: Gómez e colaboradores.[43]

Tabela 19.4 – Índices de pulsatilidade em artérias umbilicais

IDADE GESTACIONAL	ARTÉRIA UMBILICAL – ÍNDICES DE PULSATILIDADE (IP)		
	p5	p50	p95
20	0,96	1,22	1,55
21	0,94	1,20	1,53
22	0,92	1,18	1,50
23	0,91	1,15	1,47
24	0,89	1,13	1,45
25	0,87	1,11	1,42
26	0,85	1,09	1,39
27	0,84	1,07	1,37
28	0,82	1,05	1,35
29	0,80	1,03	1,32
30	0,78	1,01	1,30
31	0,76	0,99	1,27
32	0,74	0,96	1,25
33	0,72	0,94	1,23
34	0,71	0,92	1,21
35	0,69	0,90	1,18
36	0,67	0,88	1,16
37	0,65	0,86	1,14
38	0,63	0,84	1,12
39	0,61	0,82	1,10
40	0,59	0,80	1,07
41	0,57	0,78	1,05

Fonte: Ciobanu e colaboradores.[44]

Tabela 19.5 – Índices de pulsatilidade em artéria cerebral média

IDADE GESTACIONAL	ARTÉRIA CEREBRAL MÉDIA – ÍNDICES DE PULSATILIDADE (IP)		
	p5	p50	p95
21	1,21	1,54	1,96
22	1,26	1,59	2,01
23	1,31	1,65	2,07
24	1,36	1,70	2,14
25	1,40	1,76	2,20
26	1,44	1,80	2,25
27	1,48	1,85	2,31
28	1,50	1,88	2,36
29	1,52	1,91	2,39
30	1,53	1,92	2,42
31	1,52	1,93	2,44
32	1,50	1,91	2,44
33	1,47	1,89	2,43
34	1,43	1,85	2,39
35	1,37	1,79	2,34
36	1,30	1,72	2,27
37	1,22	1,63	2,18
38	1,13	1,53	2,08
39	1,03	1,42	1,96

Fonte: Fetal Medicine Foundation.[43]

Tabela 19.6 – Índices de pulsatilidade no ducto venoso

IDADE GESTACIONAL	DUCTO VENOSO – ÍNDICES DE PULSATILIDADE (IP)		
	p5	p50	p95
21	0,32	0,57	0,83
22	0,32	0,57	0,83
23	0,32	0,57	0,83
24	0,32	0,57	0,83
25	0,32	0,57	0,83
26	0,31	0,57	0,82
27	0,31	0,56	0,82
28	0,31	0,56	0,81
29	0,30	0,55	0,81

(Continua)

Tabela 19.6 – Índices de pulsatilidade no ducto venoso *(Continuação)*

IDADE GESTACIONAL	DUCTO VENOSO – ÍNDICES DE PULSATILIDADE (IP)		
	p5	p50	p95
30	0,29	0,54	0,80
31	0,28	0,53	0,79
32	0,28	0,53	0,78
33	0,27	0,52	0,77
34	0,26	0,51	0,76
35	0,25	0,50	0,75
36	0,24	0,49	0,74
37	0,23	0,48	0,73
38	0,22	0,46	0,72
39	0,21	0,45	0,71

Fonte: Kessler e colaboradores.[45]

Tabela 19.7 – Relação ou índice cerebroplacentário

IDADE GESTACIONAL	ÍNDICE CÉREBRO-PLACENTÁRIO (ICP)		
	p5	p50	p95
21	0,93	1,29	1,78
22	1,00	1,37	1,88
23	1,06	1,45	1,98
24	1,12	1,53	2,08
25	1,18	1,60	2,18
26	1,24	1,68	2,28
27	1,29	1,75	2,34
28	1,34	1,82	2,47
29	1,37	1,87	2,56
30	1,41	1,92	2,63
31	1,42	1,96	2,70
32	1,44	1,99	2,75
33	1,43	2,00	2,79
34	1,42	1,99	2,81
35	1,39	1,98	2,81
36	1,35	1,94	2,79
37	1,30	1,89	2,76
38	1,24	1,83	2,70
39	1,17	1,75	2,61

Fonte: Ciobanu e colaboradores.[44]

REFERÊNCIAS

1. American College of Obstetricians and Gynecologists' Committee on Practice BulletinsObstetrics. Antepartum fetal surveillance: ACOG Practice Bulletin, number 229. Obstet Gynecol. 2021;137(6):e116-e127.

2. Hug L, Alexander M, You D, Alkema L, UN Inter-agency Group for Child Mortality Estimation. National, regional, and global levels and trends in neonatal mortality between 1990 and 2017, with scenario-based projections to 2030: a systematic analysis. Lancet Glob Health 2019;7(6):e71020. Erratum in: Lancet Glob Health. 2019;7(9):e1179.

3. Liston R, Sawchuck D, Young D. No. 197a-Fetal Health Surveillance: Antepartum Consensus Guideline. J Obstet Gynaecol Can. 2018; 40(4):e251-e71.

4. Baker LS, Beaves MC, Wallace EM. Assessing fetal wellbeing: a practical guide. Melbourne: The Royal Australian and New Zealand College of Obstetricians and Gynaecologists; 2017.

5. American College of Obstetricians and Gynecologists' Committee on Obstetric Practice, Society for Maternal-Fetal Medicine. Indications for outpatient antenatal fetal surveillance: ACOG Committee opinion, number 828. Obstet Gynecol. 2021;137(6):e177-e97.

6. National Institute for Health and Care Excellence. Intrapartum care for healthy women and babies: clinical guideline [Internet]. London: NICE; 2017 [capturado em 18 ago. 2022]. Disponível em: https://www.nice.org.uk/guidance/cg190.

7. Haws RA, Yakoob MY, Soomro T, Menezes EV, Darmstadt GL, Bhutta ZA. Reducing stillbirths: screening and monitoring during pregnancy and labour. BMC Pregnancy Childbirth. 2009;9 Suppl 1(Suppl 1):S5.

8. Liston R, Sawchuck D, Young D; Society of Obstetrics and Gynaecologists of Canada; British Columbia Perinatal Health Program. Fetal health surveillance: antepartum and intrapartum consensus guideline. J Obstet Gynaecol Can. 2007;29(9 Suppl 4):S3-56. Erratum in: J Obstet Gynaecol Can. 2007;29(11):909.

9. Brasil. Ministério da Saúde. Manual de gestação de alto risco. Brasília: MS; 2022.

10. Norman JE, Heazell AEP, Rodriguez A, Weir CJ, Stock SJE, Calderwood CJ, et al. Awareness of fetal movements and care package to reduce fetal mortality (AFFIRM): a stepped wedge, cluster-randomised trial. Lancet. 2018;392(10158):1629-38.

11. Dalayla J, Shrem G. Solving the obstetrical paradox: the FETAL Technique-A Step toward Noninvasive Evaluation of Fetal pH. J Pregnancy. 2020;2020:7801039.

12. American College of Obstetricians and Gynecologists. Practice bulletin no. 116: Management of intrapartum fetal heart rate tracings. Obstet Gynecol. 2010;116(5):1232-40.

13. Macones GA, Hankins GD, Spong CY, Hauth J, Moore T. The 2008 National Institute of Child Health and Human Development workshop report on electronic fetal monitoring: update on definitions, interpretation, and research guidelines. J Obstet Gynecol Neonatal Nurs. 2008;37(5):510-5.

14. Royal Australian and New Zealand College of Obstetricians and Gynaecologists. Clinical guideline for intrapartum fetal surveillance. 4th ed. Melbourne: RANZCOG; 2019.

15. Clark SL, Nageotte MP, Garite TJ, Freeman RK, Miller DA, Simpson KR, et al. Intrapartum management of category II fetal heart rate tracings: towards standardization of care. Am J Obstet Gynecol. 2013;209(2):89-97.

16. Ayres-de-Campos D, Spong CY, Chandraharan E; FIGO Intrapartum Fetal Monitoring Expert Consensus Panel. FIGO consensus guidelines on intrapartum fetal monitoring: Cardiotocography. Int J Gynaecol Obstet. 2015;131(1):13-24.

17. Melo ASO, Souza ASR, Amorim MMR. Avaliação biofísica complementar da vida fetal. Femina. 2011;39(6):303-12.

18. Skupski DW, Rosenberg CR, Eglinton GS. Intrapartum fetal stimulation tests: a meta-analysis. Obstet Gynecol. 2002;99(1):129-34.

19. Qian G, Xu X, Chen L, Xia S, Wang A, Chuai Y, et al. The effect of maternal low flow oxygen administration during the second stage of labour on umbilical cord artery pH: a randomised controlled trial. BJOG. 2017;124(4):678-85.

20. Vintzileos AM, Smulian JC. Decelerations, tachycardia, and decreased variability: have we overlooked the significance of longitudinal fetal heart rate changes for detecting intrapartum fetal hypoxia? Am J Obstet Gynecol. 2016;215(3):261-4.

21. Clark SL, Nageotte MP, Garite TJ, Freeman RK, Miller DA, Simpson KR, et al. Intrapartum management of category II fetal heart rate tracings: towards standardization of care. Am J Obstet Gynecol. 2013;209(2):89-97.

22. Manning FA, Platt LD, Sipos L. Antepartum fetal evaluation: development of a fetal biophysical profile. Am J Obstet Gynecol. 1980;136(6):787-95.

23. Lalor JG, Fawole B, Alfirevic Z, Devane D. Biophysical profile for fetal assessment in high risk pregnancies. Cochrane Database Syst Rev. 2008;2008(1):CD000038.

24. Manning FA. Biophysical profile test for antepartum fetal assessment. UpToDate. Waltham: UpToDate; 2021 [capturado em 18 ago. 2022]. Disponível em: https://www.uptodate.com/contents/biophysical-profile-test-for-antepartum-fetal-assessment/contributors.

25. Rotmensch S, Lev S, Kovo M, Efrat Z, Zahavi Z, Lev N, et al. Effect of betamethasone administration on fetal heart rate tracing: a blinded longitudinal study. Fetal Diagn Ther. 2005;20(5):371-6.

26. Tug N, Ayvaci H, Tarhan N, Ozmisirci E, Eren S, Karateke A. Effects of short-term maternal fasting in the third trimester of pregnancy on fetal biophysical profile and Doppler indices scores. Arch Gynecol Obstet. 2011;283(3):461-7.

27. Signore C, Spong C, Berghella V. Overview of antepartum fetal assessment [Internet]. UpToDate. Waltham: UpToDate; 2021 [capturado em 18 ago. 2022]. Disponível em: https://www.uptodate.com/contents/overview-of-antepartum-fetal-assessment/print#!.

28. Oyelese Y, Chavez M, Vintzileos AM. Assessment of fetal well-being: Fetal heart rate monitoring and the fetal biophysical profile. London: CRC; 2021.

29. Nabhan AF, Abdelmoula YA. Amniotic fluid index versus single deepest vertical pocket as a screening test for preventing adverse pregnancy outcome. Cochrane Database Syst Rev. 2008; 2008(3):CD006593.

30. Euliano TY, Darmanjian S, Nguyen MT, Busowski JD, Euliano N, Gregg AR. Monitoring fetal heart rate during labor: a comparison of three methods. J Pregnancy. 2017;2017:8529816.

31. Maulik D. Doppler ultrasound of the umbilical artery for fetal surveillance [Internet]. UpToDate. Waltham: UpToDate; 2021 [capturado em 18 ago. 2022]. Disponível em: https://www.uptodate.com/contents/doppler-ultrasound-of-the-umbilical-artery-for-fetal-surveillance-in-singleton-pregnancies#!.

32. Maulik D, Mundy D, Heitmann E, Maulik D. Evidence-based approach to umbilical artery Doppler fetal surveillance in high-risk pregnancies: an update. Clin Obstet Gynecol. 2010;53(4):869-78.

33. Bhide A, Acharya G, Baschat A, Bilardo CM, Brezinka C, Cafici D, et al. ISUOG Practice Guidelines (updated): use of Doppler velocimetry in obstetrics. Ultrasound Obstet Gynecol. 2021;58(2):331-9.

34. Fleischer AC. Doppler ultrasound in gynecology and obstetrics. J Women's Imaging. 2004;6:140.

35. Harman C. Doppler ultrasound. In: Fleischer AC, Manning FA, Jeanty P, Romero R, editors. Sonography in obstetrics and gynecology: principles and practice. 5th ed. Stanford: Appleton e Lange; c1996.

36. García B, Llurba E, Valle L, Gómez-Roig MD, Juan M, Pérez-Matos C, et al. Do knowledge of uterine artery resistance in the second trimester and targeted surveillance improve maternal and perinatal outcome? UTOPIA study: a randomized controlled trial. Ultrasound Obstet Gynecol. 2016;47(6):680-9.

37. Stampalija T, Gyte GM, Alfirevic Z. Utero-placental Doppler ultrasound for improving pregnancy outcome. Cochrane Database Syst Rev. 2010;2010(9):CD008363.

38. Lees CC, Stampalija T, Baschat A, da Silva Costa F, Ferrazzi E, Figueras F, et al. ISUOG practice guidelines: diagnosis and management of small-for-gestational-age fetus and fetal growth restriction. Ultrasound Obstet Gynecol. 2020;56(2):298-312.

39. Dall'Asta A, Kumar S. Prelabor and intrapartum Doppler ultrasound to predict fetal compromise. Am J Obstet Gynecol MFM. 2021;3(6S):100479.

40. Melamed N, Baschat A, Yinon Y, Athanasiadis A, Mecacci F, Figueras F, et al. FIGO (international Federation of Gynecology and obstetrics) initiative on fetal growth: best practice advice for screening, diagnosis, and management of fetal growth restriction. Int J Gynaecol Obstet. 2021;152 Suppl 1(Suppl 1):3-57.

41. Nicolaides KH, Rizzo G, Hecher K. Doppler studies in fetal hypoxemic hypoxia. Placental and fetal Doppler. London: Parthenon; 2000.

42. Baschat AA, Harman CR. Discordance of arterial and venous flow velocity waveforms in severe placenta-based fetal growth restriction. Ultrasound Obstet Gynecol. 2011;37(3):369-70.

43. Gómez O, Figueras F, Fernández S, Bennasar M, Martínez JM, Puerto B, et al. Reference ranges for uterine artery mean pulsatility index at 11-41 weeks of gestation. Ultrasound Obstet Gynecol. 2008;32(2):128-32.

44. Ciobanu A, Wright A, Syngelaki A, Wright D, Akolekar R, Nicolaides KH. Fetal Medicine Foundation reference ranges for umbilical artery and middle cerebral artery pulsatility index and cerebroplacental ratio. Ultrasound Obstet Gynecol. 2019;53(4):465-72.

45. Kessler J, Rasmussen S, Hanson M, Kiserud T. Longitudinal reference ranges for ductus venosus flow velocities and waveform indices. Ultrasound Obstet Gynecol. 2006;28(7):890-8.

20

HEMORRAGIA DE SEGUNDO E TERCEIRO TRIMESTRES DA GESTAÇÃO

JOSÉ GERALDO LOPES RAMOS
ANA LÚCIA LETTI MÜLLER
JÉSSICA ENDERLE DE MOURA
EDIMÁRLEI GONSALES VALÉRIO
SÉRGIO H. MARTINS-COSTA

A hemorragia obstétrica é uma das principais causas de morbimortalidade materna, sendo fundamental a avaliação do risco hemorrágico gestacional para a prevenção do sangramento periparto e sua consequente redução. Pacientes que apresentam episódios de hemorragia no segundo e terceiro trimestres da gestação fazem parte do grupo de alto risco de hemorragia puerperal e merecem toda a atenção, pois estão mais sujeitas à hemotransfusão, e às terapias cirúrgicas de urgência e suas complicações perinatais[1] (ver Cap. 33 – Hemorragia puerperal).

Visando a reduzir as complicações decorrentes da hemorragia anteparto, o obstetra deve se concentrar no diagnóstico acurado da causa e na estabilização hemodinâmica. O risco relativo (RR) de morbimortalidade por hemorragia e complicações cardiovasculares em gestantes com hemorragia de segundo e terceiro trimestres após o diagnóstico de descolamento de placenta é 1,76 vezes maior (intervalo de confiança [IC] 95%, 1,24-2,50).[2]

Definição, incidência e etiologia

As hemorragias no segundo e terceiro trimestres, também conhecidas como "anteparto", são os sangramentos de origem obstétrica que ocorrem após a 20ª semana de idade gestacional (IG) e antes do parto e que incidem em 4 a 5% das gestações.

As principais causas de hemorragia anteparto são decorrentes de placenta prévia (PP) e descolamento prematuro de placenta (DPP). Outras causas de sangramento são mais raras (Quadro 20.1).[2-4] A etiologia exata muitas vezes não pode ser determinada, sendo, na sua maioria, atribuída ao sangramento de separação ou ao descolamento da borda placentária junto às membranas, principalmente no período que antecede o trabalho de parto.

Muco sanguinolento (*bloody show*) é o termo usado para descrever a pequena quantidade de sangue com secreção de muco que pode preceder o início do trabalho de parto em até 72 horas. Por vezes, esse sangramento pode confundir – dependendo da quantidade de sangue – e entrar no diagnóstico diferencial de um descolamento ou placenta prévia.

Toda gestante com diagnóstico de sangramento vaginal no segundo e terceiro trimestres da gestação deve ser submetida a um minucioso exame clínico (especular com inspeção) para descartar qualquer lesão nessa região como causa

> **Quadro 20.1** – Etiologia do sangramento no terceiro trimestre
>
> **Causas obstétricas**
> - Descolamento prematuro da placenta
> - Placenta prévia
> - Ruptura uterina
> - *Vasa* prévia
> - Inserção velamentosa de cordão
> - Separação da borda da placenta
> - Distúrbios da coagulação ocasionados por:
>   - Síndrome HELLP
>   - Doença hepática gordurosa aguda da gestação
>   - Embolia amniótica
> - Modificações plásticas do colo uterino
>
> **Causas não obstétricas**
> - Doenças cervicais
>   - Erosão/ectopia
>   - Cervicite
>   - Pólipos
>   - Displasia/carcinoma
> - Doenças hematológicas
> - Doenças vaginais
>   - Laceração/trauma
>   - Vaginites
>   - Varizes
>
> HELLP, hemólise, enzimas hepáticas aumentadas e plaquetopenia (*hemolysis, elevated liver enzymes, and low platelets*).

do sangramento. O toque vaginal deve ser evitado enquanto não for excluída a presença de uma PP oclusiva, devido ao risco de sangramento de grande quantidade provocado pela exploração digital transcervical. Ele só deve ser feito nas situações em que não for possível realizar uma ultrassonografia (US) para avaliar o sítio placentário e quando a paciente se encontrar em trabalho de parto. Nesses casos, o toque vaginal deverá ser feito por profissional experiente, de modo cuidadoso, em ambiente cirúrgico com possibilidade de se realizar uma cesariana de emergência.[5]

Placenta prévia

A PP é a implantação anormal da placenta no segmento inferior do útero, interpondo-se entre o feto e o canal vaginal. Tem uma prevalência de 4 por 1.000.[3,6] O diagnóstico ultrassonográfico entre 10 e 20 semanas é de 1 a 6%, diminuindo para 0,1 a 0,4% no terceiro trimestre, com resolução aproximada de 90% dos casos, decorrente do crescimento uterino, da formação do segmento uterino inferior pela incorporação do colo uterino ao corpo e da migração placentária em direção ao fundo uterino mais vascularizado com uma implantação adequada.[7,8]

Uma das hipóteses na patogênese da PP é a vascularização deficiente da decídua. Os fatores de risco mais comumente associados à PP podem ser agrupados pelo mecanismo patogênico envolvido (**Tabela 20.1**).[9] Um dos fatores mais importantes no determinismo da PP é a vascularização deficiente da decídua. O endométrio mostra-se muitas vezes alterado pelos processos inflamatórios e atróficos.[3]

CLASSIFICAÇÃO

O termo "placenta prévia" descreve globalmente a placenta que está implantada no segmento uterino inferior, sobre ou nas proximidades do orifício cervical interno (OCI). Como essas relações anatômicas costumam se alterar ao longo da gravidez e do trabalho de parto, a terminologia para placenta prévia evoluiu e, a partir do Fetal Imagins Workshop, patrocinado pelo National Institutes of Health (NIH), a seguinte classificação foi recomendada (**Figura 20.1**):

- Placenta prévia – O orifício interno está coberto parcial ou totalmente pela placenta. Na classificação anterior, esses casos eram subdivididos em placenta prévia parcial ou total.
- Placenta com implantação baixa – Implantação no segmento uterino inferior, de forma que a borda da placenta não cobre o OCI, mas se mantém até 2 cm de distância do OCI. Placenta prévia marginal era o termo anteriormente utilizado.[10]

DIAGNÓSTICO

O quadro clínico da PP, na maioria das vezes, é típico. O principal sintoma é a hemorragia, com características peculiares: de segundo e terceiro trimestres, sem causa aparente, indolor, reincidente, progressiva, com início e ces-

Tabela 20.1 – Fatores de risco para ocorrência de placenta prévia	
MECANISMO PATOGÊNICO	FATOR DE RISCO
Dano endometrial	• Cesariana prévia: RC de 2,2 com uma cesariana prévia e de 22,4 com três prévias • História prévia de PP: recorrência de 4-8% • Multiparidade: 0,2% em nulíparas e 5% em multíparas • Idade: 0,03% entre 20-29 anos e 0,25% acima de 40 anos • Procedimentos cirúrgicos prévios: curetagens pós-aborto, curagem placentária, biópsias endometriais, miomectomias • História prévia de endometrite
Baixa nutrição/oxigenação placentária com necessidade de amplitude de superfície	• Tabagismo • Uso de cocaína • Moradia em grandes altitudes • Gestação múltipla: risco de 2,8% em gestação única e de 3,9% em gestação gemelar • Isoimunização Rh
Outras associações, sem relação etiológica definida	• Tratamento de infertilidade • Fetos do sexo masculino • Etnia asiática

PP, placenta prévia; RC, razão de chances.

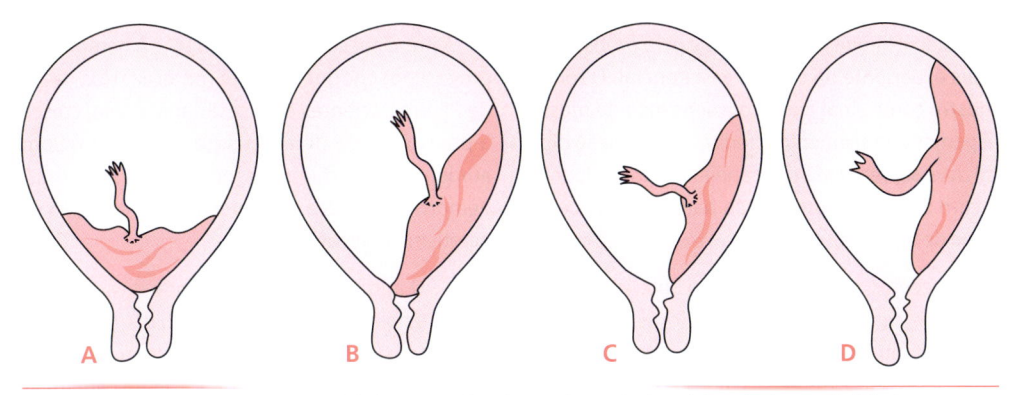

FIGURA 20.1 – Tipos de placentação. (A) Placenta prévia (antes chamada de prévia oclusiva total); (B) placenta prévia (antes chamada de prévia parcial); (C) placenta com implantação baixa (antes chamada de marginal – contato íntimo com o orifício cervical interno); (D) placenta com implantação baixa (antes chamada de baixa – no segmento inferior com proximidade mínima de 2 cm).

sar súbitos em 90% dos casos. Nos 10% restantes, a apresentação de contrações, dor e sangramento pode dificultar o diagnóstico diferencial, pois a dor inicial pode ocorrer devido ao descolamento de placenta concomitante.[8,9]

Em 3,5% dos casos com 28 semanas, 11,7% até 32 e 16,1% até 34 semanas, ocorre trabalho de parto espontâneo. Além disso, em gestantes com PP:[11,12]

- Aproximadamente um terço tem o primeiro sangramento antes das 30 semanas e apresenta maior risco de parto pré-termo.
- Cerca de um terço tem seu primeiro sangramento entre 30 e 36 semanas.
- A maioria do terço restante sangra após 36 semanas.
- Em 10 a 20% dos casos, o sangramento é acompanhado de contrações.

- Aproximadamente 10% chegam ao termo sem sangramento.
- O achado de apresentação fetal anômala não é incomum, a situação transversa é 25 a 35 vezes mais frequente, e a apresentação pélvica tem incidência 2 a 3 vezes maior.
- Existe uma associação com acretismo placentário em até 10% dos casos.

Em geral, o útero não está contraído e se apresenta elástico. Não há sinais de comprometimento fetal, a não ser que haja complicações, como choque hipovolêmico, descolamento placentário ou acidente com o cordão umbilical. Se a apresentação for cefálica, em geral estará anormalmente alta e móvel. Ao exame especular, o colo está congesto e entreaberto, na maioria dos casos com sangue vivo dentro do canal.

⚠️ O toque vaginal, assim como a amnioscopia, deve ser evitado, pois há risco de provocar ou aumentar o sangramento. O toque vaginal pode dar o diagnóstico final, mas só deve ser realizado na iminência do parto e pelo profissional mais experiente da equipe assistencial. O toque mostra como sinal clássico a sensação de massa esponjosa no segmento inferior. A exploração digital deve ser realizada de maneira muito cuidadosa e com a paciente preparada para ir a uma cesariana de urgência.[5]

Placentas prévias de inserção anterior tendem a sangrar mais do que as posteriores ou laterais prévias, tanto anteparto quanto na cesariana.[13]

⭐ A confirmação diagnóstica é feita por US, preferencialmente transvaginal (o probe fica afastado 2-3 cm do colo uterino). A taxa de resultado falso-positivo no diagnóstico de PP com US por via abdominal é superior a 25%. A distância que a borda da placenta está do OCI deve ser relatada. Em um estudo retrospectivo, 91% das placentas a menos de 1 cm do OCI com 32 semanas não migraram para mais de 2 cm após as 35 semanas, ao passo que apenas 12% daquelas com menos de 1 cm não migraram para mais de 2 cm com 35 semanas.[14] A US via translabial (transperineal) é uma ótima técnica alternativa. Vem se observando que muitos ultrassonografistas têm realizado o diagnóstico de placentação baixa muito precocemente na gestação, sobretudo em gestantes sem cesariana prévia. A possibilidade de migração da placenta para cima no útero é muito provável até as 28 semanas de gestação.[15]

⭐ O exame de US com Dopplerfluxometria colorida é importante para avaliar a presença de acretismo placentário, inserção velamentosa de cordão e *vasa* prévia. Tais complicações estão frequentemente associadas à PP. Quanto ao maior risco de crescimento fetal intrauterino restrito na PP, ainda há controvérsias na literatura.[12]

A ressonância magnética não deve ser solicitada para diagnóstico de PP; trata-se de um método reservado para avaliar o grau de acretismo placentário quando este está presente ao exame por US. A probabilidade de acretismo aumenta com o número de cesarianas anteriores associadas à PP (4,1% com uma cesariana prévia e 13,3% com duas ou mais).[16]

A principal complicação da PP é a hemorragia grave, com choque e morte materna. Nos casos de PP em pacientes com cesariana prévia, cresce a possibilidade de acretismo placentário com aumento de morbidade e mortalidade maternas, hemorragia maciça e histerectomia (ver Cap. 53 – Acretismo placentário).

⚠️ O aumento da possibilidade de acretismo está associado ao aumento do número de cesarianas prévias. A mortalidade materna foi descrita nesses casos como podendo alcançar cifras de até 7%.[17,18] Em revisões sistemáticas, 22% das gestantes com cesariana por PP tiveram hemorragia puerperal (IC 95%, 15,8-28,7), com risco 3,8 vezes maior de hemotransfusão (IC 95%, 2,5-5,7) do que nas demais cesarianas.[11,19]

Outras complicações associadas à placentação baixa são o DPP, a restrição de crescimento fetal (RCF) e a placentite. Há aumento da prematuridade, da ruptura prematura de membranas e da hemorragia fetal, com incremento na morbidade e na mortalidade perinatais. A taxa de mortalidade perinatal pode chegar a 15 ou 20% (10 vezes maior do que em gestações normais) e depende da IG do primeiro sangramento, da prematuridade e do volume de sangramento. A morbidade tem diminuído com o manejo hospitalar conservador.[20]

CONDUTA

O manejo da paciente com PP depende da quantidade de sangramento, da IG, do tipo de placentação, da apresentação fetal e da presença ou não de trabalho de parto. É possível adotar uma conduta expectante ou ativa.[8,14]

Na presença de sangramento intenso, que leve a risco materno e/ou fetal, a interrupção da gestação é mandatória, independentemente da IG. A condição fetal não tranquilizadora, após a viabilidade fetal, também é indicação de interrupção, assim como gestações acima de 36 semanas.

Em gestações com menos de 36 semanas, deve-se hospitalizar a paciente, instituir uma via parenteral com infusão de líquidos e manter repouso no leito até que a hemorragia seja estabilizada.

A inibição do trabalho de parto pré-termo nos casos de PP é uma conduta controversa, mas, em alguns casos selecionados, é possível ganhar algumas semanas importantes com a tocólise.

Após a parada das contrações, pode-se iniciar a progesterona VO (200 mg/dia) para tentar diminuir a sua reincidência. A corticoterapia materna antenatal deve ser realizada para acelerar a maturidade pulmonar fetal se a IG for menor que 34 semanas (ver Cap. 16 – Prematuridade).

Na conduta ativa, indica-se a interrupção da gravidez a partir de 36 ou 37 semanas. Se houver dúvida quanto à IG, poderão ser realizados exames de maturidade pulmonar antes da interrupção.

A cesariana é a via de escolha na PP. A incisão pode ser segmentar transversa, mesmo nas placentações anteriores. Se houver cesariana prévia, deve-se antes descartar a possibilidade de acretismo. Caso ocorra suspeita de acretismo, devem ser tomadas as medidas para diminuir a possibilidade de sangramento durante a cesariana (ver Cap. 53 – Acretismo placentário). Para a anestesia, na maioria dos casos, estando a gestante hemodinamicamente estável e sem coagulopatia, pode-se optar por bloqueio epidural ou subdural. Havendo instabilidade hemodinâmica e/ou coagulopatia, a melhor opção é a anestesia geral. O parto vaginal poderá ser escolhido nas placentações laterais e/ou marginais. Se for escolhida a via vaginal, as membranas deverão ser rompidas precocemente (método de Puzos), pois o tamponamento do bordo placentário pela apresentação reduz o sangramento à medida que o parto evolui e aumenta a atividade uterina nessa situação. A monitorização fetal intraparto deve ser contínua, e a ocitocina pode ser utilizada nas indicações habituais.

O misoprostol não deve ser utilizado para a indução do trabalho de parto.

Assim, o manejo de uma gestante com quadro de hemorragia da segunda metade da gravidez deve incluir, primeiramente, a verificação da origem do sangramento, a verificação da vitalidade fetal e a avaliação dos sinais e sintomas hemodinâmicos maternos (presença de taquicardia materna e hipotensão).

Sempre é importante estar atento ao fato de que uma PP pode evoluir para DPP e choque hemorrágico sem aviso prévio.

A sequência de passos no manejo da PP é a seguinte:

1. Avaliação do abdome materno – Sensibilidade e contratilidade do fundo uterino e estimativa de tamanho e situação fetal. O toque vaginal só será realizado em algumas situações de trabalho de parto, em ambiente cirúrgico e por profissional experiente.
2. Avaliação dos sinais vitais maternos – Obtenção de acesso venoso, reposição de volume, sondagem vesical de demora e solicitação de reserva de hemoderivados.
3. Solicitação de exames laboratoriais – Hemograma, tipagem sanguínea, provas de coagulação e Coombs indireto nos casos de gestantes Rh-negativo.

4. Monitorização fetal contínua durante a avaliação inicial e em caso de recidiva de sangramento.
5. Busca do diagnóstico causal – Verificação da existência de US prévia ou da possibilidade de realização do exame com urgência.
6. Tocólise – Na hipótese de sangramento pequeno e estabilidade materna e fetal, pode-se iniciar uma tocólise para diminuir a contratilidade uterina e amainar o sangramento. Para a inibição do trabalho de parto pré-termo, precisa-se levar em consideração que fármacos de primeira escolha (nifedipino e β-adrenérgicos) promovem uma vasodilatação periférica e produzem uma "síndrome de roubo". Eles estão contraindicados na presença de sangramento profuso com repercussão hemodinâmica.
7. Administração de imunoglobulina anti-Rh em caso de sangramento nas gestantes Rh-negativo.
8. Restrição a relações sexuais e atividade física nos casos em que a paciente tem alta para conduta ambulatorial após a estabilização do quadro.
9. Quando não for indicada antes por complicações, interrupção por cesariana entre 36 e 37 semanas – Como a hemorragia durante a cesariana e o pós-parto é mais frequente, deve-se:
    a. Avaliar o uso de ácido tranexâmico precocemente (de preferência na primeira hora), uma vez que ele reduz o risco de histerectomia, transfusão e outras morbidades maternas em torno de 30%, se usado nas 3 primeiras horas.[21]
    b. Avaliar a necessidade de uso de misoprostol, metilergometrina, suturas hemostáticas e balão intrauterino.
    c. Considerar a necessidade de realização de ligadura de artérias uterinas e ovarianas e de histerectomia no sangramento não controlado com as medidas supracitadas (ver Cap. 33 – Hemorragia puerperal).
    d. Em caso de acretismo placentário, conduzir manejo diferenciado (ver Cap. 53 – Acretismo placentário).

Embora a doença PP esteja resolvida com a retirada da placenta, um novo conceito tem sido acrescentado a essa situação clínica: vem sendo descrito que o risco cardiovascular dessas pacientes está aumentado, pois a PP associada à hemorragia obstétrica que requer transfusão tem sido relacionada com doenças cardiovasculares maternas no futuro.[22] O risco de hemorragia pós-parto também aumenta devido às alterações de contratilidade uterina do segmento afetado.

Descolamento prematuro da placenta

O DPP é a separação da placenta normalmente implantada que ocorre antes do parto. A sua incidência é observada entre 0,2 e 1% das gestações,[23] apresentando impacto significativo sobre a morbidade materna (hipovolemia, anemia, coagulopatia, hemotransfusão, cesariana de emergência, histerectomia e morte) e a morbidade perinatal (prematuridade, baixo peso ao nascer e sofrimento fetal).[4,8]

⭐ Os fatores de risco mais comumente associados ao DPP estão listados na Tabela 20.2, bem como os mecanismos associados a alguns desses fatores.[24,25]

DIAGNÓSTICO

O diagnóstico baseia-se na sintomatologia. Sendo uma entidade que pode se apresentar sob várias formas de gravidade, o diagnóstico também pode ter graus variados de dificuldade.

Na Tabela 20.3, encontra-se a classificação do DPP de acordo com os sinais e sintomas.

⭐ Na grande maioria das vezes, o quadro clínico manifesta-se por dor abdominal de intensidade variável, sangramento vaginal, dor lombar, contrações uterinas prematuras, hipertonia uterina e padrão cardíaco fetal não reativo. A dor abdominal é o sintoma mais frequente e mais precoce, estando presente em mais da metade dos casos de DPP.[26]

⭐ Diferentemente da PP, a US tem baixa sensibilidade para diagnosticar o DPP, mas a visualização de um hematoma retroplacentário tem alto valor preditivo positivo.[8] Dessa maneira, uma US "negativa" em uma paciente com clínica

Tabela 20.2 – Fatores de risco para a ocorrência de descolamento prematuro da placenta

FATOR DE RISCO	MECANISMOS E COMENTÁRIOS	RR
DPP anterior	• Fator mais fortemente relacionado • Tendência à repetição, sobretudo em casos mais graves	8,0-12,0
HAS, pré-eclâmpsia e eclâmpsia	• Uso de anti-hipertensivos não reduz o risco • Alteração vascular placentária crônica, com risco de evolução para ruptura e sangramento	4,5-5,5
Tabagismo	• Efeitos vasoconstritores levam à hipoperfusão placentária, com consequente isquemia, necrose, ruptura vascular e sangramento	1,4-2,5
Uso de cocaína e *crack*	• Risco secundário à HAS por eles causada	5,0-10,0
Anomalias uterinas	• Miomas, útero bicorno, sinequias e cesariana prévia/dano endometrial prévio seriam as principais alterações de risco • Por implantação placentária defeituosa e consequente alteração na decídua	2,6
Trauma abdominal (agressão, acidente automobilístico)	• Devido à ação direta ou indireta pelo movimento uterino rápido de aceleração-desaceleração e ao consequente estiramento do miométrio, com perda de adesão placentária	13
Cordão umbilical curto	• Brevidade absoluta ou relativa por circulares do cordão	1,0
Rupreme	• Por descompressão uterina pela diminuição súbita do LA; risco aumentado em casos de polidrâmnio associado • Por infecção: a corioamnionite tem um papel importante na integridade da decídua, duplicando o risco de DPP e sendo maior nas gestações a termo	1,8-5,1
Trombofilias	• Fator V de Leiden e heterozigose de protrombina	1,8-2,2
Outros fatores	Relacionados com um processo de isquemia placentária crônica: • Multiparidade • Desnutrição • Asma • Hipotireoidismo (anticorpo antitireoperoxidase elevado) • Malformações congênitas • Sangramento de primeiro trimestre • RCF/PIG	

DPP, descolamento prematuro de placenta; HAS, hipertensão arterial sistêmica; LA, líquido amniótico; PIG, pequeno para a idade gestacional; RCF, restrição de crescimento fetal; RR, risco relativo; Rupreme, ruptura prematura de membranas.

de DPP não exclui o diagnóstico. O diagnóstico clínico tem maior relevância no DPP e é variável de acordo com o grau de descolamento. Em casos leves e em IGs mais precoces, pode haver reabsorção do coágulo formado, com reaproximação da placa basal à parede uterina e evolução da gestação sem outros incidentes até o parto a termo. É considerado um achado ultrassonográfico casual somente nas pacientes sem fatores de risco significativos para DPP.

Em alguns casos, o DPP pode ser considerado crônico, com sangramento intermitente, e podem surgir sinais de insuficiência placentária, tais como oligoidrâmnio e RCF.

⚠ Na evolução clínica mais frequente do DPP, a hemorragia externa ocorre em 80% dos casos, e sinais de hemorragia oculta sem apresentar exteriorização estão presentes nos outros 20%. Quando oculta, a hemorragia pode invadir a cavidade amniótica (hemoâmnio) e infiltrar o útero

Tabela 20.3 – Classificação do descolamento prematuro da placenta			
GRAU	SINAIS E SINTOMAS	COMPROMETIMENTO MATERNO	COMPROMETIMENTO FETAL
0 (leve)	• Assintomático • Achado casual na US anteparto ou identificação de pequeno hematoma retroplacentário pós-parto	Não	Não
1 (leve)	• Sangramento vaginal discreto • Possibilidade de sensibilidade dolorosa uterina aumentada	Não	Não
2 (moderado)	• Sangramento vaginal visível ou não • Hipertonia e hipersensibilidade uterina dolorosa	Possível	Condição fetal não tranquilizadora
3 (grave) 3A: sem coagulopatia 3B: com coagulopatia	• Sangramento vaginal visível ou não • Útero lenhoso • Dor abdominal intensa	Choque	Óbito fetal

US, ultrassonografia.

(útero de Couvelaire – **Figura 20.2A**) e/ou exteriorizar-se pela vagina. São vistos coágulos que deprimem a superfície placentária, formando a conhecida "cratera" retroplacentária (cratera de Nubiola – **Figura 20.2B**). O útero de Couvelaire está associado frequentemente à atonia e à hemorragia puerperal com coagulopatia.[27]

COMPLICAÇÕES

A hipovolemia materna depende do volume de sangramento (oculto + visualizado) e se manifesta pelos sinais habituais de taquicardia, taquipneia e sudorese. A vasoconstrição decorrente provoca queda do débito urinário e palidez cutânea (ver Tabela 34.6 do Cap. 33 – Hemorragia puerperal). Nos casos mais graves de DPP, pode haver coagulopatia de consumo associada (coagulação intravascular disseminada [CIVD], caracterizada por tempo de tromboplastina parcial ativada [TTPa] e tempo de protrombina [TP] prolongados, fibrinogênio abaixo de 150 mg/dL e contagem de plaquetas abaixo de 100.000 μL), devido à liberação de tromboplastina na circulação materna.[28,29]

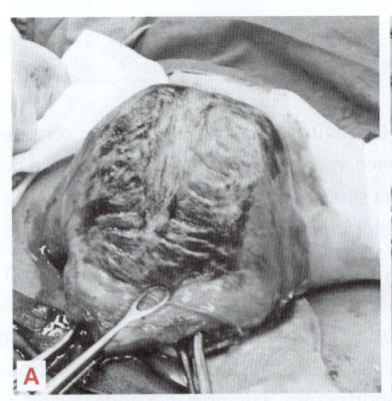

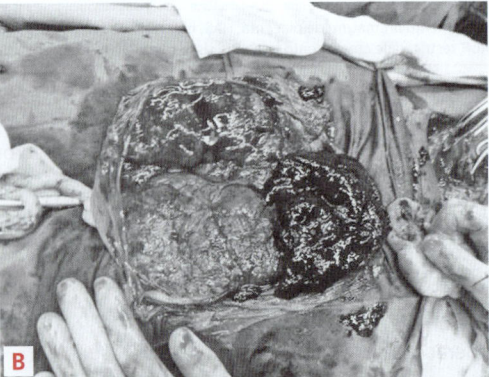

FIGURA 20.2 – **(A)** Útero de Couvelaire. **(B)** Hematoma retroplacentário, formando a cratera de Nubiola.

O comprometimento da microcirculação com hipóxia tecidual e distúrbio metabólico provoca as complicações que se seguem ao DPP:

- Insuficiência hepática.
- Alterações renais (necrose cortical bilateral e necrose tubular, com consequente insuficiência renal aguda, cujo prognóstico depende do tempo de duração do descolamento e da intensidade das alterações hemodinâmicas).
- Síndrome de pulmão de choque (oximetria de pulso, com pressão parcial de oxigênio [PO_2] decrescente, pressão parcial de dióxido de carbono [PCO_2] elevada e edema pulmonar sugerido pelo exame de raio X com opacificação pulmonar).
- Hemorragia intracraniana.
- Hemorragia puerperal.
- Alterações hipofisárias (necrose hipofisária com quadro de pan-hipofisarismo [síndrome de Sheehan]).

Em cerca de 20% dos casos de DPP com coagulopatia, o útero fica hipotônico e resistente à ocitocina. Isso costuma ocorrer nos casos de fibrinólise grave.

O trabalho de parto, quando se instala, em geral evolui de forma rápida, independentemente da IG. As contrações uterinas podem ser intensas mesmo diante de um colo uterino aparentemente desfavorável. Quando surge a hipertonia franca, não se percebe mais o intervalo entre as contrações ("tetania uterina"). No feto vivo, a ausculta pode mostrar taquicardia inicial e irregularidades da frequência cardíaca fetal (FCF), e, à cardiotocografia, percebem-se diminuição da variabilidade da linha de base, ausência de acelerações transitórias e, muitas vezes, desacelerações do tipo II e bradicardia. Em 58,4% dos casos, tem-se um traçado cardiotocográfico anormal ou com padrão não tranquilizador e, mais tardiamente, padrão sinusoidal (ver Cap. 19 – Avaliação da saúde fetal). Com uma extensão da área do descolamento maior do que 50%, a coagulopatia e a morte fetal são mais frequentes.[29]

CONDUTA

O diagnóstico e a conduta precoce são as únicas formas de minimizar o impacto que o DPP causa nos índices de morbidade e mortalidade materna e perinatal. A sequência inicial de passos para o manejo é a mesma utilizada para os casos de PP já descrita e pode ser acompanhada na Tabela 20.4.

Os demais passos (muitas vezes executados de forma concomitante de acordo com a gravidade) consistem em:[30-32]

1. Avaliação do abdome materno.
2. Avaliação dos sinais vitais e obtenção de acesso venoso calibroso para reposição volêmica no intuito de evitar o choque (no DPP grave, há uma tendência a se subestimar a hemorragia e a necessidade de repor hemocomponentes).
3. Sondagem vesical de demora para controle de volume perdido *versus* infundido.
4. Solicitação de reserva de hemocomponentes e exames laboratoriais, que poderão incluir função renal e gasometria arterial de acordo com

Tabela 20.4 – Características e condutas sugeridas no diagnóstico diferencial da hemorragia de segundo e terceiro trimestres da gravidez: placenta prévia *versus* descolamento prematuro da placenta

CARACTERÍSTICA	PLACENTA PRÉVIA	DESCOLAMENTO PREMATURO DA PLACENTA
Tipo de sangramento	Início e cessar súbitos Reincidente, progressivo	Hemorragia externa > 80% das vezes Abrupto
Sintomas: 1. **Dor abdominal** 2. **Contrações**	1. Ausente 2. Às vezes presentes	1. Presente, intensidade variável 2. Geralmente presentes, às vezes com hipertonia

(Continua)

Tabela 20.4 – Características e condutas sugeridas no diagnóstico diferencial da hemorragia de segundo e terceiro trimestres da gravidez: placenta prévia *versus* descolamento prematuro da placenta *(Continuação)*

CARACTERÍSTICA	PLACENTA PRÉVIA	DESCOLAMENTO PREMATURO DA PLACENTA
Sinais vitais maternos	Taquicardia, taquipneia e demais sinais de hipovolemia dependente da quantidade de sangramento	Taquicardia, taquipneia, sudorese, palidez cutânea, redução de débito urinário e agitação consequentes à hipovolemia, que pode não corresponder à quantidade de sangramento visualizado
Avaliação fetal	Normal	Padrão cardíaco fetal suspeito, não reativo ou sinusoidal
Fatores clínicos associados (mais frequentes)	Dano endometrial prévio, baixa nutrição/oxigenação placentária	Trauma, hipertensão, tabagismo, uso de drogas, Rupreme
Ultrassonografia	Confirma o diagnóstico	Baixa sensibilidade, mas a presença de um hematoma retroplacentário faz o diagnóstico
Conduta	1. Conservadora: sangramento controlado, mãe e feto estáveis, IG < 36 semanas* 2. Cesariana: sangramento aumentado, IG > 36-37 semanas (possibilidade da via de parto vaginal em alguns casos de placenta marginal ou baixa)	1. Feto vivo e viável: cesariana 2. Feto vivo e trabalho de parto adiantado: amniotomia e monitorização fetal contínua 3. Feto morto: avaliar risco materno e coagulação periodicamente, repor volemia e indução do trabalho de parto, se não houver contraindicação absoluta ou instabilidade hemodinâmica materna

IG, idade gestacional; Rupreme, ruptura prematura de membranas.
*Uso de corticosteroide para maturidade pulmonar fetal antes da realização da cesariana.

a gravidade do quadro (o teste de Kleihauer-Betke é um exame referido na literatura que identifica, por meio da citometria de fluxo, a presença de células sanguíneas fetais na circulação materna; é pouco utilizado em nosso meio, pois tem sensibilidade de somente 4%).[33]

5. Monitorização fetal contínua, pois o feto está em risco de desenvolver hipóxia e acidose.

6. Na urgência, principalmente no pré-operatório de cesariana, realização do teste do coágulo (teste de Weiner ou de Lee-White), simples e rápido, que consiste em colocar de 5 a 10 mL de sangue da paciente em um tubo de ensaio sem anticoagulante, segurar o tubo, envolvendo-o com a mão, e invertê-lo a cada 30 segundos, por 5 minutos. A incapacidade de formar um coágulo estável sugere hipofibrinogenemia grave (< 150 mg/dL).

7. O tratamento do DPP e de suas complicações depende do esvaziamento do útero gravídico:
   - **Feto vivo** – Com trabalho de parto bem adiantado, segue-se à amniotomia, podendo-se aguardar o parto por via baixa se este ocorrer rapidamente, sempre sob vigilância contínua e monitorização da FCF. A amniotomia, além de abreviar o parto, diminui o risco de passagem de tromboplastina para a circulação materna.

   Na maioria dos casos suspeitos de DPP com feto vivo e viável, a cesariana é o melhor procedimento, estando associada a uma diminuição significativa da mortalidade neonatal (razão de chances [RC] 0,10; IC 95%, 0,05-0,20; p = 0,0001).[29]
   - **Feto morto** – A morbidade materna está aumentada na presença de óbito fetal.

Devem-se repor a volemia e os fatores de coagulação, restaurar o equilíbrio metabólico e aguardar o parto vaginal em 4 a 6 horas. Quando ocorre o óbito fetal, significa que existe uma grande área de DPP ou que o óbito ocorreu há mais tempo, com maior risco de complicações. A amniotomia e o uso de ocitocina estão indicados para abreviar o trabalho de parto.

- **Instabilidade hemodinâmica materna** – Se o parto não é iminente, mesmo na presença de morte fetal, pode ser necessária a cesariana para controle rápido do sangramento e estabilização hemodinâmica.

8. Em casos assintomáticos, cujos únicos indícios de DPP são os achados ultrassonográficos ou em casos de grau 1 pré-termo, pode-se induzir a maturidade fetal com o uso de corticosteroides (ver Cap. 16 – Prematuridade), com avaliação rigorosa da vitalidade fetal.

Ruptura uterina

É a separação completa de todas as camadas uterinas, com a saída de parte ou de todo o feto da cavidade uterina. A ruptura pode ocorrer antes ou durante o trabalho de parto (**Figuras 20.3A** e **B**).

⚠️ Após uma cesariana prévia, na tentativa de parto espontâneo, estima-se risco de ruptura uterina de 0,7% e, em caso de indução com ocitocina, de 2,2%.[34] Outros estimam que os riscos em tentativa de parto vaginal em mulheres com cesariana prévia são de 1 ruptura uterina para cada 100 tentativas de parto vaginal e de 1 morte neonatal ou recém-nascido com dano neurológico grave para cada 10 casos de ruptura uterina (1 desfecho gravíssimo para cada 1.000 tentativas), ao passo que, para cada 1.000 cesarianas eletivas, ocorrerá 1 caso de ruptura do útero antes do parto (**Figuras 20.4A** e **B**).[34,35] Com o aumento da incidência de cesarianas ao longo das últimas décadas, essa situação, por vezes catastrófica, vem se tornando mais frequente.[36]

⚠️ Embora uma grande parte das rupturas ocorra no local das cicatrizes uterinas prévias, podem ocorrer casos de rupturas espontâneas. Os fatores de risco são os seguintes:[37,38]

- Trabalho de parto após cesariana.
- Incisões uterinas prévias não habituais (clássica, T invertido ou J).
- Ressecções prévias de grandes miomas e cirurgias fúndicas.
- Ruptura uterina prévia (completa ou incompleta).
- Uso de misoprostol ou ocitocina em pacientes com cirurgias uterinas anteriores – O uso do misoprostol em pacientes com cicatriz uterina prévia está contraindicado, sendo aceitável apenas no caso de morte fetal no primeiro e início do segundo trimestre da gestação. A oci-

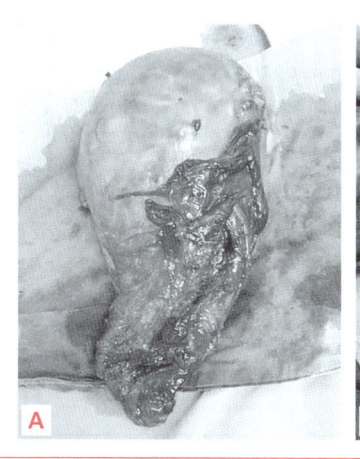

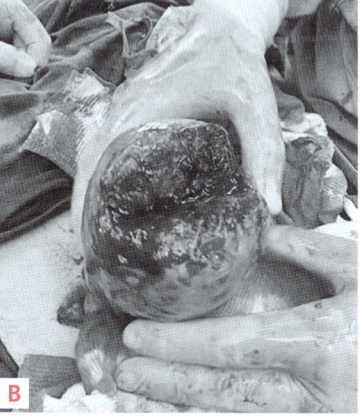

FIGURA 20.3 – (**A**) Ruptura uterina identificada pós-parto vaginal induzido com ocitocina em paciente sem cesariana prévia. (**B**) Ruptura espontânea antes do trabalho de parto sem cesariana prévia.

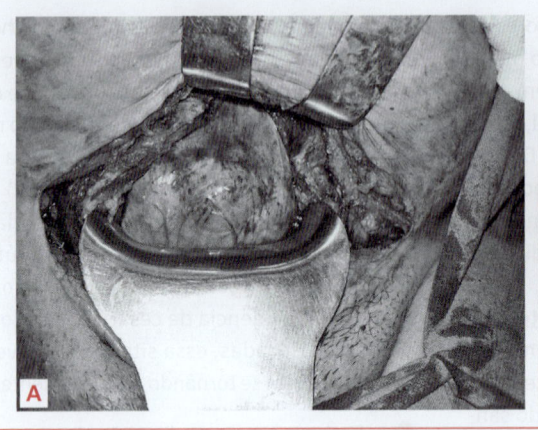

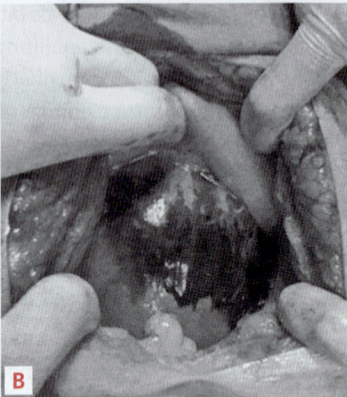

FIGURA 20.4 – **(A)** Ruptura uterina identificada na cesariana em paciente com parto cesáreo prévio após a tentativa de parto vaginal. **(B)** Ruptura uterina identificada na cesariana eletiva em paciente com cesariana prévia sem trabalho de parto.

tocina para indução ou correção de dinâmica em pacientes com uma cesariana segmentar prévia é considerada uma opção segura. Recomenda-se um limite máximo de 20 mUI/min, com controle para evitar hiperestimulação e limite de 3 horas para falha de progressão da fase ativa.[34,37,38]

- Multiparidade.
- Idade materna avançada (> 35 anos).
- Sobredistensão uterina.
- Desproporção feto-pélvica.
- Versão cefálica interna em segundo gemelar.
- Intervalo pequeno entre gestações (< 2 anos).
- Acretismo placentário.

DIAGNÓSTICO

Os sinais de iminência de ruptura uterina são importantes e facilitam o diagnóstico precoce da ruptura. São eles:

- Contrações excessivamente dolorosas, taquissistolia e hipersistolia.
- Palidez, sudorese, agitação.
- Distensão segmentar – Sinal de Bandl (anel fibromuscular transversal no segmento inferior [útero em ampulheta]) e sinal de Frommel (ligamentos redondos retesados e hipercontraídos).

> Para o diagnóstico, é necessário haver uma suspeita, pois os sinais e sintomas podem ser obscuros. Após a ruptura, pode ocorrer taquicardia reflexa ao sangramento e hipotensão. Nos casos de ruptura completa, ocorre parada do trabalho de parto e palpação de partes fetais livres no abdome, além de subida da apresentação fetal ou a não identificação dela ao toque (sinal de Recasens). O sangramento varia de quase inexistente até perda volumosa com morte fetal. Na monitorização fetal de pacientes com cesariana prévia em trabalho de parto, há uma taxa significativamente maior de bradicardia fetal quando ocorre ruptura. Uma cardiotocografia categoria II/III ou bradicardia persistente na ausculta clínica (condição fetal não tranquilizadora) podem ser o único sinal de ruptura. A identificação de líquido livre na cavidade abdominal pela US focada em mais de três recessos (FASO, *Focused Assessment with Sonography for Obstetrics*) pode ser utilizada para corroborar a hipótese diagnóstica aos moldes dos protocolos de emergência e terapia intensiva.[39] Uma nova cesariana deve ser sempre considerada em pacientes com cicatriz uterina prévia e falha de progressão do trabalho de parto. Além disso, pode-se perceber uma crepitação no abdome pela passagem do ar que entrou por via vaginal (sinal de Clarke).[40,41]

CONDUTA

> O tratamento é a laparotomia imediata com cesariana diante de suspeita diagnóstica.

A demora na retirada do feto está associada ao aumento da mortalidade perinatal. A morbidade materna dependerá do grau de hemorragia e do pronto tratamento do choque. Havendo síncope no pós-parto imediato, deve-se suspeitar de ruptura uterina, especialmente em casos de hemorragia atribuída à atonia uterina que não responde aos medicamentos habituais para a contração uterina.

Vasa prévia e inserção velamentosa de cordão

Vasa prévia é a condição em que os vasos de inserção velamentosa transitam no segmento inferior, adiante da apresentação fetal, principalmente associada à inserção placentária baixa (Figura 20.5). A vasa prévia é rara: ocorre em cerca de 1 em cada 2 mil nascimentos, podendo ser observada em 15% das gestações gemelares monocoriônicas.[42]

A vasa prévia tem alta taxa de mortalidade fetal (33-100%), pois o sangramento é eminentemente fetal, não materno. O acidente agudo em geral ocorre durante a ruptura das membranas ou na amniotomia em pacientes nas quais não se suspeita da localização do vaso velamentoso, com choque fetal ocorrendo rapidamente, lesão esta predisposta pela falta da geleia de Wharton, que circunda os vasos do cordão umbilical. Também pode se manifestar com bradicardia fetal quando os vasos são comprimidos pela apresentação do feto. O diagnóstico é realizado eventualmente pelo toque digital dos vasos junto à bolsa amniótica e pela visualização à amnioscopia. Embora o uso da

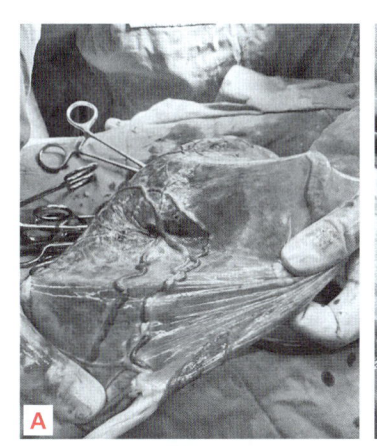

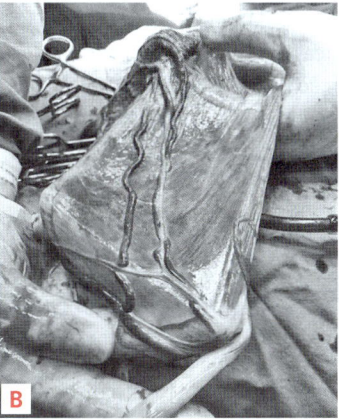

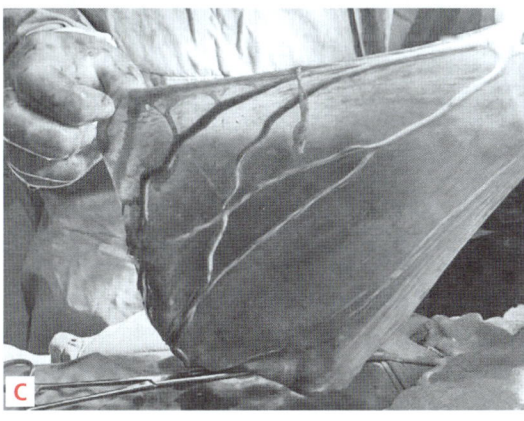

FIGURA 20.5 – Inserção velamentosa do cordão com *vasa* prévia.
Fonte: Imagem gentilmente cedida pelo Dr. Jean Carlos de Matos.

US com Doppler colorido transvaginal tenha melhorado a capacidade de reconhecimento dessa condição durante o período pré-natal, o diagnóstico passa despercebido na grande maioria das vezes. O exame será feito se vasos aberrantes sobre o orifício cervical interno forem visualizados a partir do segundo trimestre. A US transvaginal no início do segundo trimestre deve ser feita em pacientes com placenta marginal ou lateral baixa ou com placentas bilobadas e succenturiadas, gestação múltipla, gravidez por fertilização *in vitro* e inserção baixa do cordão como método de rastreio para essa doença.[42,43]

A US Doppler transabdominal também pode identificar a inserção velamentosa em um exame cuidadoso (**Figura 20.6**).

⭐ O diagnóstico diferencial entre *vasa* prévia e vasos do cordão procidente é feito seguindo-se o trajeto até a inserção placentária de maneira periódica (o cordão procidente muda de posição, a inserção não é próxima, e o calibre dos vasos do cordão é maior). Outros diagnósticos diferenciais incluem separação da membrana corioamniótica e banda amniótica. Isso possibilita a profilaxia do acidente agudo mediante a realização de cesariana a seu tempo. O risco de retenção placentária pós-nascimento é aumentado.

Há consenso entre as sociedades quanto à recomendação de internação hospitalar no terceiro trimestre para observação, em torno das 30 semanas. Durante a internação, a administração de corticosteroide para amadurecimento pulmonar do feto entre 28 e 32 semanas de gestação devido ao risco de parto pré-termo é recomendada. Quanto ao momento de interrupção, não há consenso em relação à IG ideal, mas as principais sociedades internacionais recomendam a interrupção via alta entre 34 e 37 semanas, pois a taxa de sobrevida chega a 97% quando a interrupção é realizada em torno das 35 semanas. Não há benefício, e sim acréscimo de risco, após as 37 semanas.[43]

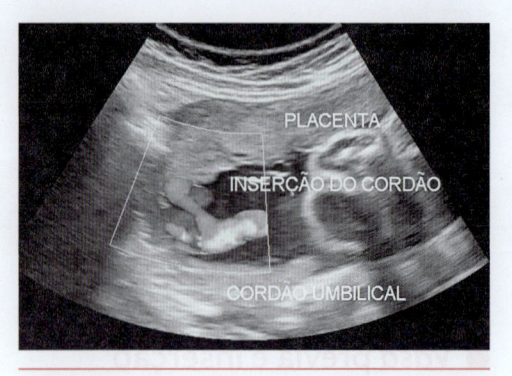

FIGURA 20.6 – Imagem ultrassonográfica da inserção velamentosa.
Fonte: Imagem gentilmente cedida pela Dra. Marcela Godoy Dias.

Considerações finais

A **Figura 20.7** traz um fluxograma que apresenta a sequência de decisões para o manejo dos casos de gestante de terceiro trimestre com sangramento vaginal. Reconhecendo rapidamente as situações de risco hemorrágico obstétrico, contribui-se de forma efetiva para a redução da taxa de mortalidade materna causada por essas doenças.

ROTINAS EM OBSTETRÍCIA | 339

Gestante do terceiro trimestre com sangramento vaginal

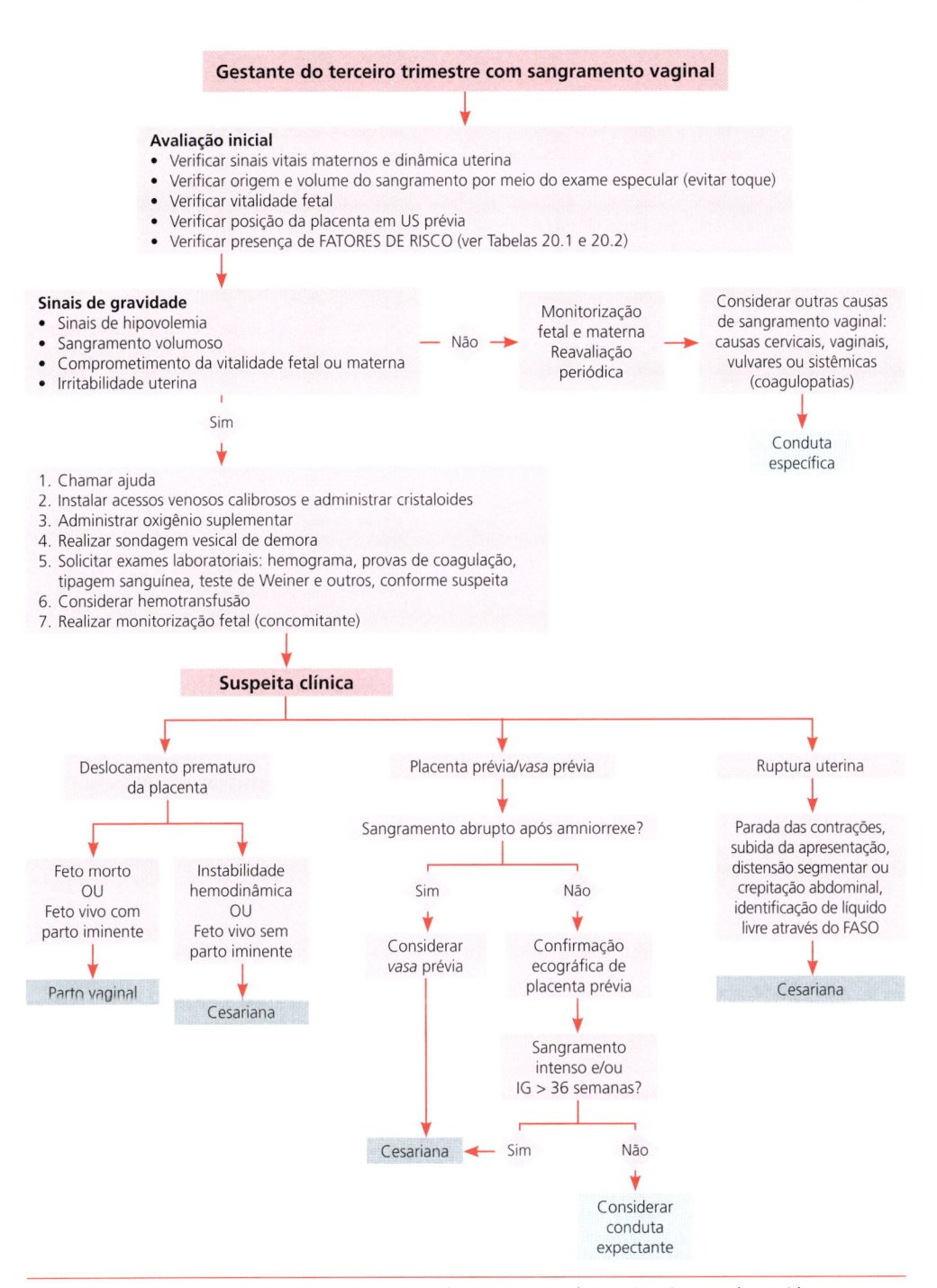

Avaliação inicial
- Verificar sinais vitais maternos e dinâmica uterina
- Verificar origem e volume do sangramento por meio do exame especular (evitar toque)
- Verificar vitalidade fetal
- Verificar posição da placenta em US prévia
- Verificar presença de FATORES DE RISCO (ver Tabelas 20.1 e 20.2)

Sinais de gravidade
- Sinais de hipovolemia
- Sangramento volumoso
- Comprometimento da vitalidade fetal ou materna
- Irritabilidade uterina

→ Não → Monitorização fetal e materna / Reavaliação periódica → Considerar outras causas de sangramento vaginal: causas cervicais, vaginais, vulvares ou sistêmicas (coagulopatias) → Conduta específica

Sim ↓

1. Chamar ajuda
2. Instalar acessos venosos calibrosos e administrar cristaloides
3. Administrar oxigênio suplementar
4. Realizar sondagem vesical de demora
5. Solicitar exames laboratoriais: hemograma, provas de coagulação, tipagem sanguínea, teste de Weiner e outros, conforme suspeita
6. Considerar hemotransfusão
7. Realizar monitorização fetal (concomitante)

Suspeita clínica

- **Deslocamento prematuro da placenta**
  - Feto morto OU Feto vivo com parto iminente → Parto vaginal
  - Instabilidade hemodinâmica OU Feto vivo sem parto iminente → Cesariana

- **Placenta prévia/vasa prévia**
  - Sangramento abrupto após amniorrexe?
    - Sim → Considerar vasa prévia → Cesariana
    - Não → Confirmação ecográfica de placenta prévia → Sangramento intenso e/ou IG > 36 semanas?
      - Sim → Cesariana
      - Não → Considerar conduta expectante

- **Ruptura uterina**
  - Parada das contrações, subida da apresentação, distensão segmentar ou crepitação abdominal, identificação de líquido livre através do FASO → Cesariana

FIGURA 20.7 – Fluxograma de decisões para o manejo do sangramento do terceiro trimestre da gravidez.
FASO, *Focused Assessment with Sonography for Obstetrics*; IG, idade gestacional; US, ultrassonografia.

REFERÊNCIAS

1. Clark SL, Belfort MA, Dildy GA, Herbst MA, Meyers JA, Hankins GD. Maternal death in the 21st century: causes, prevention, and relationship to cesarean delivery. Am J Obstet Gynecol. 2008;199(1):36.e1-5; discussion 91-2. e7-11.

2. Ananth CV, Patrick HS, Ananth S, Zhang Y, Kostis WJ, Schuster M. Maternal cardiovascular and cerebrovascular health after placental abruption: a systematic review and meta-analysis (CHAP-SR). Am J Epidemiol. 2021;190(12):2718-29.

3. Faiz AS, Ananth CV. Etiology and risk factors for placenta previa: an overview and meta-analysis of observational studies. J Matern Fetal Neonatal Med. 2003;13(3):175-90.

4. Tikkanen M. Placental abruption: epidemiology, risk factors and consequences. Acta Obstet Gynecol Scand. 2011;90(2):140-9.

5. Royal College of Obstetricians and Gynaecologists. Antepartum haemorrhage: green-top guideline no. 63 [Internet]. London: RCOG; 2011 [capturado em 18 dez. 2021]. Disponível em: http://www.rcog.org.uk/en/guidelines-research-services/guidelines/gtg63/.

6. Cresswell JA, Ronsmans C, Calvert C, Filippi V. Prevalence of placenta praevia by world region: a systematic review and meta-analysis. Trop Med Int Health. 2013;18(6):712-24.

7. Oyelese Y, Canterino JC. Placenta previa and placenta accreta. In: Sheiner E, editor. Bleeding during pregnancy: a comprehensive guide. New York: Springer; 2011. p. 135-50.

8. Brasil. Ministério da Saúde. Secretaria de Atenção à Saúde. Departamento de Ações Programáticas Estratégicas. Gestação de alto risco: manual técnico. 5. ed. Brasília: MS; 2012.

9. Lockwood CJ, Russo-Stieglitz K. Placenta previa: epidemiology, clinical features, diagnosis, morbidity and mortality [Internet]. Waltham: UpToDate; 2021 [capturado em 18 dez. 2021]. Disponível em: https://www.uptodate.com/contents/placenta-previa-epidemiology-clinical-features-diagnosis-morbidity-and-mortality

10. Cunningham FG, Leveno KJ, Bloom SL, Dashe JS, Hoffman BL, Casey BM, et al., organizadores. Obstetrícia de Williams. 25. ed. Porto Alegre: McGraw Hill; 2021.

11. Fan D, Wu S, Liu L, Xia Q, Wang W, Guo X, et al. Prevalence of antepartum hemorrhage in women with placenta previa: a systematic review and meta-analysis. Sci Rep. 2017;7:40320.

12. Zlatnik MG, Cheng YW, Norton ME, Thiet M-P, Caughey AB. Placenta previa and the risk of preterm delivery. J Matern Fetal Neonatal Med. 2007;20(10):719-23.

13. Jing L, Wei G, Mengfan S, Yanyan H. Effect of site of placentation on pregnancy outcomes in patients with placenta previa. PLoS One. 2018;13(7):e0200252.

14. Alouini S, Megier P, Fauconnier A, Huchon C, Fievet A, Ramos A, et al. Diagnosis and management of placenta previa and low placental implantation. J Matern Fetal Neonatal Med. 2020;33(19):3221-6.

15. Happe SK, Rac MWF, Moschos E, Wells CE, Dashe JS, McIntire DD, et al. Prospective First-Trimester Ultrasound Imaging of Low Implantation and Placenta Accreta Spectrum. J Ultrasound Med. 2020;39(10):1907-15.

16. Jauniaux E, Bhide A. Prenatal ultrasound diagnosis and outcome of placenta previa accreta after cesarean delivery: a systematic review and meta-analysis. Am J Obstet Gynecol. 2017;217(1):27-36.

17. Janssen MK, Ralston SJ. Maternal morbidity associated with multiple repeat cesarean deliveries. In: Liu C, Hochman M, Rindos N, Shainker SA, editors. 50 studies every obstetrician-gynecologist should know. New York: Oxford; 2021. p. 103-7.

18. Grobman WA, Gersnoviez R, Landon MB, Spong CY, Leveno KJ, Rouse DJ, et al. Pregnancy outcomes for women with placenta previa in relation to the number of prior cesarean deliveries. Obstet Gynecol. 2007;110(6):1249-55.

19. Gibbins KJ, Einerson BD, Varner MW, Silver RM. Placenta previa and maternal hemorrhagic morbidity. J Matern Fetal Neonatal Med. 2018;31(4):494-9.

20. Weiner E, Miremberg H, Grinstein E, Mizrachi Y, Schreiber L, Bar J, et al. The effect of placenta previa on fetal growth and pregnancy outcome, in correlation with placental pathology. J Perinatol. 2016;36(12):1073-8.

21. The Lancet. WOMAN: reducing maternal deaths with tranexamic acid. Lancet. 2017;389(10084):2081.

22. Ukah UV, Platt RW, Potter BJ, Paradis G, Dayan N, He S, et al. Obstetric haemorrhage and risk of cardiovascular disease after three decades: a population-based cohort study. BJOG. 2020;127(12):1489-97.

23. Ananth CV, Keyes KM, Hamilton A, Gissler M, Wu C, Liu S, et al. An international contrast of rates of placental abruption: an age-period-cohort analysis. PLoS One. 2015;10(5):e0125246.

24. Ananth CV, Kinzler WL. Placental abruption: pathophysiology, clinical features, diagnosis, and consequences [Internet]. Waltham: UpToDate; 2022 [capturado em 18 jul. 2022]. Disponível em: https://www.uptodate.com/contents/acute-placental-abruption-pathophysiology-clinical-features-diagnosis-and-consequences

25. Jenabi E, Ebrahimzadeh Zagami S. The association between uterine leiomyoma and placenta abruption: a meta-analysis. J Matern Fetal Neonatal Med. 2017;30(22):2742-6.

26. Kasai M, Aoki S, Ogawa M, Kurasawa K, Takahashi T, Hirahara F. Prediction of perinatal outcomes based on primary symptoms in women with placental abruption. J Obstet Gynaecol Res. 2015;41(6):850-6.

27. Valério EG, Müller ALL, Bianchi MS, Silveira RA. Descolamento prematuro de placenta – útero de couvelaire. Clin Biomed Res. 2013;33(2):184–5.

28. Witlin AG, Sibai BM. Perinatal and maternal outcome following abruptio placentae. Hypertens Pregnancy. 2001;20(2):195-203.

29. Ananth CV, Lavery JA, Vintzileos AM, Skupski DW, Varner M, Saade G, et al. Severe placental abruption: clinical definition and associations with maternal complications. Am J Obstet Gynecol. 2016;214(2):272.e1-e9.

30. Safer care Victoria. Antepartum haemorrhage: assessment and management [Internet]. Melbourne: Safercare; 2020 [capturado em 10 fev. 2022]. Disponível em: https://www.bettersafercare.vic.gov.au/clinical-guidance/maternity/antepartum-haemorrhage-assessment-and-management

31. Original Working Party, Ling N, Mathews A. Antepartum haemorrhage: guideline for management [Internet]. London: NHS; 2021 [capturado em 10 fev. 2022]. Disponível em: https://secure.library.leicestershospitals.nhs.uk

32. American College of Obstetricians and Gynecologists. Quantitative blood loss in obstetric hemorrhage: ACOG committee opinion, Number 794. Obstet Gynecol. 2019;134(6):e150-6.

33. Atkinson AL, Santolaya-Forgas J, Matta P, Canterino J, Oyelese Y. The sensitivity of the Kleihauer-Betke test for placental abruption. J Obstet Gynaecol. 2015;35(2):139-41. 3

34. Zhang H, Liu H, Luo S, Gu W. Oxytocin use in trial of labor after cesarean and its relationship with risk of uterine rupture in women with one previous cesarean section: a meta-analysis of observational studies. BMC Pregnancy Childbirth. 2021;21(1):11.

35. Cunningham FG, Bangdiwala SI, Brown SS, Dean TM, Frederiksen M, Rowland Hogue CJ, et al. NIH consensus development conference draft statement on vaginal birth after cesarean: new insights. NIH Consens State Sci Statements. 2010;27(3):1-42.

36. Al-Zirqi I, Stray-Pedersen B, Forsén L, Daltveit A-K, Vangen S. Uterine rupture: trends over 40 years. BJOG. 2016;123(5):780-7.

37. Craver Pryor E, Mertz HL, Beaver BW, Koontz G, Martinez-Borges A, Smith JG, et al. Intrapartum predictors of uterine rupture. Am J Perinatol. 2007;24(5):317-21.

38. Ofir K, Sheiner E, Levy A, Katz M, Mazor M. Uterine rupture: risk factors and pregnancy outcome. Am J Obstet Gynecol. 2003; 189(4):1042-6.

39. Oba T, Hasegawa J, Arakaki T, Takita H, Nakamura M, Sekizawa A. Reference values of focused assessment with sonography for obstetrics (FASO) in low-risk population. J Matern Fetal Neonatal Med. 2016;29(21):3449-53.

40. American College of Obstetricians and Gynecologists. ACOG Practice Bulletin No. 205: vaginal birth after cesarean delivery. Obstet Gynecol. 2019;133(2):e110-27.

41. Sentilhes L, Vayssière C, Beucher G, Deneux-Tharaux C, Deruelle P, Diemunsch P, et al. Delivery for women with a previous cesarean: guidelines for clinical practice from the French College of Gynecologists and Obstetricians (CNGOF). Eur J Obstet Gynecol Reprod Biol. 2013;170(1):25-32.

42. Pavalagantharajah S, Villani LA, D'Souza R. Vasa previa and associated risk factors: a systematic review and meta-analysis. Am J Obstet Gynecol MFM. 2020;2(3):100117.

43. Tsakiridis I, Mamopoulos A, Athanasiadis A, Dagklis T. Diagnosis and management of vasa previa: a comparison of 4 national guidelines. Obstet Gynecol Surv. 2019;74(7):436-42.

21

INFECÇÕES PRÉ-NATAIS*

SÉRGIO H. MARTINS-COSTA
ALÍSSIA CARDOSO
LAURA DOS SANTOS CESA
JOSÉ GERALDO LOPES RAMOS

As infecções adquiridas durante o período gestacional são importantes causas de morbimortalidade fetal e neonatal. Neste capítulo, são abordadas algumas das mais comuns no período pré-natal: toxoplasmose, rubéola, citomegalovirose, infecção herpética, varicela, hepatites, infecção por parvovírus, infecção por estreptococo do grupo B (EGB), infecção pelo vírus zika e doença de Chagas. Outras infecções são abordadas em capítulos específicos, como infecção pelo vírus da imunodeficiência humana (HIV, human immunodeficiency virus) (Cap. 12 – Gestante vivendo com HIV/Aids) e sífilis e outras infecções sexualmente transmissíveis (ISTs) (Cap. 49 – Infecções sexualmente transmissíveis na gestação). Essas infecções costumam ser agrupadas sob o acrônimo STORCH (sífilis, toxoplasmose, outras [zika, parvovírus, varicela], rubéola, citomegalovirose e herpes), por apresentarem consequências semelhantes no recém-nascido, especialmente crescimento intrauterino anormal.

A necessidade de rastreamento dessas infecções varia entre países ou entre diferentes regiões em um mesmo país, de acordo com a sua incidência. Muitas vezes, a suspeita clínica será feita a partir da identificação de fetos com restrição de crescimento. O diagnóstico diferencial deverá ser feito com outras doenças não infecciosas, como distúrbios genéticos, erros inatos do metabolismo ou incompatibilidade Rh (ver Cap. 7 – Rastreamento e diagnóstico em medicina fetal).

Toxoplasmose

A toxoplasmose é uma doença causada pelo agente *Toxoplasma gondii*, protozoário intracelular obrigatório que apresenta ciclo evolutivo com três formas principais, sendo todas elas dotadas de competência para provocar infecção: taquizoítos, que ocorrem na fase aguda ou na reagudização e são capazes de atravessar a placenta e infectar o feto; bradizoítos, que se encontram nos tecidos de humanos e animais infectados; e esporozoítos, que se encontram dentro dos oocistos, formados no intestino dos felinos, seu hospedeiro definitivo. O oocisto é a forma de resistência do parasita, podendo ficar infectante por períodos superiores a 1 ano no solo ou em fontes de água.

As principais vias de transmissão são a oral, com ingestão de carnes cruas ou malcozidas, frutas, verduras e água contaminadas, e a congênita, por via transplacentária. A transmissão também pode ocorrer no transplante de órgãos.

Cerca de um terço da população mundial é infectada por esse parasita. Entretanto, por ser assintomática na maioria das vezes, a prevalência não é bem conhecida. No Brasil, a prevalência de infecção congênita tem mostrado taxas entre 3 e 20 casos por 10 mil nascidos vivos, variando conforme a região, o delineamento do estudo e o método sorológico utilizado.[1,2]

---

*Os coautores agradecem a Beatriz Vailati pela contribuição dada à escrita deste capítulo na edição anterior.

Em um estudo realizado com pacientes do ambulatório de pré-natal do Hospital de Clínicas de Porto Alegre (HCPA), foi encontrada soropositividade para imunoglobulina G (IgG) em 54,3% das gestantes.[3] Uma coorte prospectiva de 10.468 gestantes que realizaram pré-natal no Hospital Presidente Vargas, em Porto Alegre, de 1998 a 2003, apresentou prevalência da infecção de 61,1%.[4] Varella e colaboradores, estudando 41.112 gestantes no Hospital Nossa Senhora da Conceição, em Porto Alegre, em 2009, encontraram uma prevalência de infecção aguda de 4,8/1.000 gestantes.[5] A prevalência de toxoplasmose congênita foi de 0,9/1.000 nascidos vivos, com uma taxa de transmissão materna de toxoplasmose congênita de 18,5%. No Maranhão, foram encontradas taxas de 77 e 22,1% de sororreatividade e suscetibilidade para IgG, respectivamente. Estudos mostraram que essa proporção chega a 82,9% no Pará, 64,9% na Bahia e 56,6% no Paraná.[6,7]

QUADRO CLÍNICO

Na maioria dos casos, a infecção aguda é assintomática em pacientes imunocompetentes. As imunidades humoral e celular restringem a ação patogênica do parasita, que assume a forma cística, caracterizando a forma crônica da infecção. Quando os sintomas ocorrem, costumam ser inespecíficos, como fadiga, febre, cefaleia, mal-estar, mialgia e linfadenopatia. No entanto, a primoinfecção pelo *T. gondii* na gestação pode levar ao acometimento fetal, provocando abortamento, prematuridade e infecção congênita com ou sem malformações. Raras vezes, em situações de imunocomprometimento, mulheres previamente soropositivas para a doença podem agudizá-la e transmiti-la ao feto. No caso de gestantes com HIV, ver Capítulo 12 – Gestante vivendo com HIV/Aids.

Cerca de 80% dos recém-nascidos infectados não apresentam sinais clínicos evidentes ao nascimento, e os efeitos da doença podem levar meses ou anos para se manifestarem. A tríade clássica de sinais sugestivos de toxoplasmose congênita inclui coriorretinite, hidrocefalia e calcificações intracranianas. Outras manifestações congênitas incluem anemia, trombocitopenia, pneumonia, icterícia e deficiência intelectual.

O risco de transmissão fetal cresce quanto mais tardia for a infecção durante a gestação. A transmissão é rara em idade gestacional precoce, aumentando conforme o tempo de gestação: aproximadamente 15% com idade gestacional de 13 semanas, 44% com 26 semanas e 71% com 36 semanas. Entretanto, a exposição à infecção no primeiro trimestre leva à maior gravidade da doença, ao passo que, no terceiro trimestre, é na maioria das vezes assintomática.[8,9]

DIAGNÓSTICO

Em países desenvolvidos, em que a prevalência da doença é baixa, o rastreio universal de rotina não é recomendado. Entretanto, no Brasil, devido à presença de cepas mais virulentas do *T. gondii*, à alta prevalência da infecção e à exposição a fatores de risco, como hábitos alimentares e falta de saneamento básico, o Ministério da Saúde recomenda rastreamento pré-natal trimestral em todas as pacientes suscetíveis, como estratégia para controlar a toxoplasmose congênita.[10]

A pesquisa sorológica de anticorpos das classes imunoglobulina G (IgG) e imunoglobulina M (IgM) específicas para toxoplasmose é a chave para o diagnóstico, devendo ser solicitada na primeira consulta de pré-natal.

No HCPA, o método utilizado é o imunoensaio de micropartículas por quimioluminescência, cujos valores de referência estão listados na **Tabela 21.1**.

Se ambos os testes IgG e IgM são não reagentes, significa que não há infecção, e o exame deve ser repetido trimestralmente. A presença de IgG reagente e IgM não reagente durante o primeiro ou segundo trimestre indica infecção crônica, com contaminação prévia à gestação. Esse mesmo resultado no terceiro trimestre, sem exames prévios, pode significar infecção que ocorreu no início da gestação, já tendo ocorrido o decréscimo dos níveis de IgM.

A presença de IgM reagente, com ou sem valores crescentes de IgG, sugere infecção recente

Tabela 21.1 – Valores de referência para IgG e IgM

	IgG (CONCENTRAÇÃO)	IgM (ÍNDICE)
Não reagente	< 1,6 UI/mL	< 0,50
Indeterminado	1,6-2,9 UI/mL	0,50-0,59
Reagente	≥ 3,0 UI/mL	≥ 0,60

IgG, imunoglobulina G; IgM, imunoglobulina M; UI, unidades internacionais.

e requer investigação adicional. Anticorpos IgM podem ser falso-negativos ou, ainda, identificar infecção passada/crônica, visto que eles podem persistir positivos por mais de um ano. Em gestantes com resultados de IgG e IgM positivos ao final do primeiro trimestre, a probabilidade de a infecção ter ocorrido após a concepção é de 1 a 3%. A Figura 21.1 traz um fluxograma para investigação na gestação.

Para a datação adequada da fase aguda, diante de um teste IgM reagente, pode-se solicitar um novo teste em 3 a 4 semanas ou, ainda, utilizar outros marcadores, como imunoglobulinas A (IgA) e E (IgE) específicas e o teste de avidez para IgG. A presença de IgA e IgE sugere infecção recente, visto que são detectadas por menor tempo após a infecção aguda.

O teste de avidez avalia a força de interação entre o antígeno e o anticorpo, aumentando conforme o tempo de ocorrência da infecção materna. A alta avidez para IgG (superior a 30%) é, portanto, um marcador de infecção crônica (mais que 4 meses), mas a baixa avidez (inferior a 15%) não significa infecção aguda, visto que pode persistir por anos em algumas mulheres. É importante ressaltar que, se realizado o exame a partir da 16ª

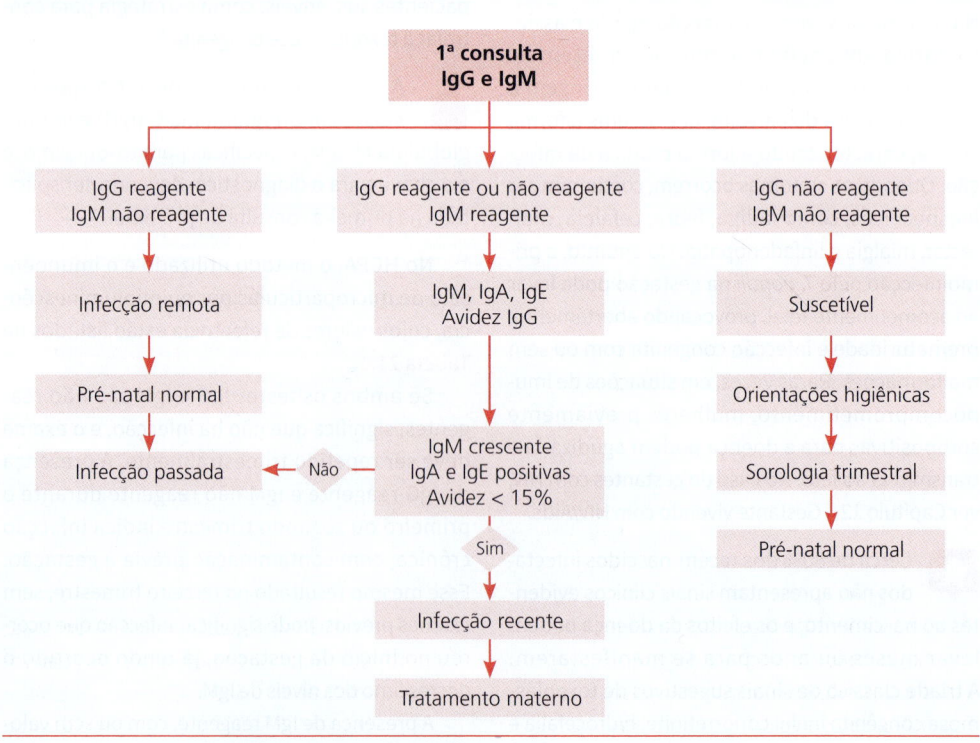

FIGURA 21.1 – Fluxograma para investigação de toxoplasmose.

semana da gestação, não pode ser descartada a infecção durante o período gestacional.

⚠️ Em casos de infecção materna aguda confirmada ou com alta suspeição de infecção adquirida durante a gestação, a contaminação fetal deve ser investigada. A ultrassonografia obstétrica pode ser usada para detecção de manifestações de infecção fetal, bem como para prognóstico. Achados sugestivos de toxoplasmose congênita incluem ventriculomegalia uni ou bilateral, ascite, calcificações hepáticas e intracranianas, hepatoesplenomegalia e restrição de crescimento fetal (RCF).

Na ausência de achados, devem-se realizar exames seriados durante toda a gestação. A amniocentese para detecção do ácido desoxirribonucleico (DNA, *deoxyribonucleic acid*) por reação em cadeia da polimerase (PCR, *polymerase chain reaction*) no líquido amniótico pode ser realizada a partir das 18 semanas de gestação e após 4 semanas da data estimada da infecção. Na presença de doença aguda após 32 semanas de gestação, não é recomendado procedimento invasivo, pela elevada taxa de transmissão vertical nesse período e pelo curto intervalo de tempo, devendo-se iniciar o tratamento.

TRATAMENTO

O uso da terapia antimicrobiana na gestação tem como objetivo reduzir a toxoplasmose congênita, sendo o início recomendado assim que feito o diagnóstico de infecção materna. Uma metanálise evidenciou que o tratamento iniciado em menos de três semanas após a soroconversão reduz a transmissão vertical quando comparado com o tratamento iniciado com mais de 8 semanas após a soroconversão.[11]

💊 A recomendação atual indica o início do tratamento materno com espiramicina, na dose de 3 g ao dia. Esse fármaco, por ser um macrolídeo, não ultrapassa a placenta de maneira adequada e não trata um feto já infectado, sendo usado com o objetivo de reduzir o risco de transmissão materno-fetal. Nos casos em que não é confirmada infecção fetal, recomenda-se manter a terapêutica materna com espiramicina até o final da gestação, mantendo acompanhamento ultrassonográfico mensal. Deve-se considerar a prescrição de espiramicina até o resultado definitivo dos exames em caso de IgM reagente na primeira consulta e suspendê-la quando considerar a infecção remota.

💊 Caso a infecção fetal seja comprovada, deve-se iniciar o tratamento com pirimetamina (50 mg/dia), sulfadiazina (3 g/dia) e ácido folínico (15 mg/dia) para reduzir a gravidade da infecção congênita, sendo esse esquema mantido até o parto. A pirimetamina é um antagonista do ácido fólico, por isso seu uso no primeiro trimestre da gestação deve ser evitado. A associação do ácido folínico ao esquema de tratamento auxilia a prevenção de mielotoxicidade, sendo recomendado acompanhamento com hemograma quinzenal.[12]

Nos casos de soroconversão após a 32ª semana de gestação, quadro clínico com confirmação sorológica, alterações na ultrassonografia ou quando não for comprovada a ausência de comprometimento fetal com procedimento invasivo (amniocentese), deve-se iniciar o tratamento com os três fármacos.[13]

Com o desabastecimento da sulfadiazina na rede pública, em 2010, o Ministério da Saúde divulgou uma nota técnica com opções terapêuticas (Tabela 21.2) para o tratamento da toxoplasmose aguda materna e/ou fetal.[14]

Rubéola

⭐ A rubéola é uma infecção viral exantematosa, transmitida pela inalação de partículas contaminadas, com raras complicações quando acomete adultos fora do período gestacional. Entretanto, a infecção na gestação pode causar malformações congênitas no feto. A incidência real é desconhecida, uma vez que 25 a 50% dos quadros são subclínicos.

Em 2001 e 2002, aderindo ao Plano Acelerado de Controle da Rubéola nas Américas da Organização Pan-Americana da Saúde/Organização Mundial da Saúde (OPAS/OMS), a Fundação Nacional de Saúde (Funasa) realizou uma grande campa-

Tabela 21.2 – Opções terapêuticas em substituição aos fármacos de primeira escolha no tratamento de toxoplasmose aguda materna e/ou fetal

FÁRMACOS/ESQUEMAS 1ª ESCOLHA	FÁRMACOS/ESQUEMAS 2ª ESCOLHA	FÁRMACOS/ESQUEMAS 3ª ESCOLHA	FÁRMACOS/ESQUEMAS 4ª ESCOLHA
Espiramicina 500 mg Dose: 2 cps de 8/8 h	Outros medicamentos não foram estudados para 1º trimestre	Não disponível	Não disponível
Sulfadiazina 500 mg Dose: 2 cps de 8/8 h + pirimetamina 25 mg Dose: 2 cps/dia + ácido folínico 15 mg Dose: 1 cp/dia	Fansidar (sulfadoxina 500 mg + pirimetamina 25 mg) + ácido folínico Dose: 2 cps 1×/semana	Sulfametoxazol 400 mg + trimetoprima 80 mg Dose: 2 cps de 12/12 h + espiramicina 500 mg Dose: 2 cps de 8/8 h	Azitromicina Dose: 250 mg/dia + pirimetamina 25 mg Dose: 50 mg 1×/dia + ácido folínico

cps, comprimidos.
Fonte: Brasil.[14]

nha de vacinação contra a rubéola em mulheres com idade entre 17 e 39 anos. Houve uma redução de 99% dos casos notificados (32.835 em 1997 e 331 em 2002) e de 88,23% dos casos de síndrome da rubéola congênita notificados (19 em 1997 e 2 em 2002). Em 2005, houve um surto de rubéola no Estado do Rio Grande do Sul, com 44 casos confirmados. Em 2009, o Ministério da Saúde promoveu a campanha de vacinação "Brasil livre da Rubéola", imunizando mais de 70 milhões de pessoas. No Rio Grande do Sul, a cobertura foi de 90,5%, sendo que, na capital, Porto Alegre, foi de 96,96%. Diante dos esforços realizados para controlar essa doença, o Brasil recebeu um certificado internacional pela OMS da eliminação da rubéola e da síndrome da rubéola congênita (SRC) em 2015.[15] No Rio Grande do Sul, o último caso confirmado de rubéola ocorreu em 2008.

QUADRO CLÍNICO

Os sintomas da doença costumam ocorrer 14 a 21 dias após a inoculação do vírus, sendo, em geral, leves e autolimitados. O quadro clínico típico é o *rash* maculopapular pruriginoso, que se inicia no tórax e se alastra para as extremidades, durando cerca de três dias. Podem estar associados sintomas como febrícula, artralgia, conjuntivite, coriza, dor de garganta, tosse, cefaleia e mal-estar. Linfadenopatia, principalmente suboccipital, pós-auricular e cervical, antecede o *rash* em alguns dias. Raras complicações incluem artrite crônica, trombocitopenia, encefalite, miocardite, pericardite, hepatite, anemia hemolítica e síndrome hemolítico-urêmica.

INFECÇÃO FETAL

A infecção pela rubéola na gestação tem efeitos graves no desenvolvimento do feto, podendo ocasionar abortamento, morte fetal e RCF. O percentual de acometimento fetal será maior e mais grave quanto mais precoce a rubéola ocorrer na gestação. Quando a infecção ocorre após as 20 semanas de gestação, o risco de SRC é muito baixo, ao passo que, quando ocorre no terceiro trimestre, a RCF pode ser a única sequela.

A maioria dos neonatos são assintomáticos ao nascimento, mas desenvolvem os sintomas ao longo dos anos. As manifestações da SRC incluem RCF, meningoencefalite, microcefalia, deficiência intelectual, surdez, catarata, retinopatia, pneumonia intersticial, defeitos cardíacos, hepatoesplenomegalia, icterícia, hepatite, lesões ósseas, petéquias, púrpura, adenopatia, anemia hemolítica e trombocitopenia. Aproximadamente 50% das crianças infectadas durante os primeiros 2 meses de gestação terão doença cardíaca congênita.

DIAGNÓSTICO

O método ideal para o diagnóstico de rubéola é a pesquisa de anticorpos específicos, já que o diagnóstico clínico frequentemente é confundido com outras doenças virais. A história de infecção passada não é confiável. A presença de IgM específica para rubéola confirma o diagnóstico, mas somente na fase aguda (está presente até 30 dias após a infecção). Com IgM negativa, o diagnóstico fica ancorado nos níveis de IgG; se houver um aumento de quatro vezes no título em um intervalo de 2 semanas, trata-se de um quadro agudo da doença. A pesquisa no feto pode ser feita por meio da biópsia de vilo coriônico, amniocentese (PCR, da 12ª a 14ª semana) e cordocentese (IgM fetal e PCR, a partir da 16ª semana). Não há recomendação de rastreamento rotineiro da rubéola na gestação.

PREVENÇÃO

A vacinação com vírus atenuado é a melhor forma de prevenir a doença e está indicada para crianças e mulheres não grávidas. Recomenda-se intervalo de 28 dias após a vacinação para que ocorra a gestação. Nenhuma vacina de vírus atenuado deve ser administrada durante os primeiros 3 meses após a concepção, em razão dos riscos teóricos de transmissão fetal. Não há relato de casos de SRC relacionados com a vacinação, embora haja um pequeno risco teórico (0-2%).

MANEJO

O uso da imunoglobulina para gestantes com infecção aguda é controverso, pois não há evidências de que trará benefícios ao feto. Em países onde o aborto eugênico é permitido, é oferecida às gestantes a interrupção da gestação, especialmente na gestação inferior a 16 semanas.

Citomegalovirose

O citomegalovírus (CMV) é um herpes-vírus que pode permanecer latente no hospedeiro após a infecção primária e ser reativado periodicamente. É um vírus com baixa infectividade, mas com alta disseminação, devido ao período prolongado de excreção viral pelas pessoas infectadas. A soropositividade entre adultos é alta, chegando a 45 a 100%, dependendo da região, da etnia e dos fatores socioeconômicos. A transmissão ocorre por via respiratória e contato com secreções infectadas (urina, saliva, sêmen, secreção cervical, leite materno).

QUADRO CLÍNICO

A infecção pelo CMV é geralmente assintomática em gestantes imunocompetentes. A infecção primária pelo vírus pode causar febre baixa e outros sintomas inespecíficos, como faringite, mialgia, artralgia, cefaleia, fadiga e linfadenopatia. Reinfecções e recorrências também costumam ser assintomáticas. O período de incubação é, em média, de 4 a 12 semanas.

INFECÇÃO FETAL

A infecção congênita ocorre por disseminação hematogênica para a placenta e, em seguida, para o feto. A transmissão pode ocorrer durante a primoinfecção ou durante as recorrências, sendo o risco fetal maior na infecção primária (30-40%) e de 1% na reinfecção.[16] No início da gestação, a citomegalovirose está relacionada com o abortamento espontâneo.

A incidência anual de infecção pelo CMV é de 0,7% de todos os nascidos vivos. Entre 10 e 15% dos recém-nascidos infectados apresentam sintomas ao nascimento, e 50% destes apresentarão sequelas permanentes. Os sintomas mais comuns relacionados são trombocitopenia, hepatite, coriorretinite, surdez neurossensorial, RCF e deficiência mental. Além disso, 10% dos recém-nascidos assintomáticos desenvolverão surdez na infância e aproximadamente 5% destes terão outros problemas cognitivos relacionados.[17]

DIAGNÓSTICO

O rastreio de rotina no pré-natal não é recomendado. Em pacientes com suspeita clínica, o diagnóstico é realizado por sorologia, sendo a soroconversão o padrão-ouro, porém nem sempre é possível, visto que a maioria das gestantes não apresenta sorologia prévia. O diagnóstico também pode ser realizado com a presença de IgM positiva e baixa avidez para IgG. A presença de somente IgM positiva não é suficiente, visto que menos de 10 a 30% das mulheres IgM-positivas terão infecção primária. A sensibilidade de IgM positiva, associada à baixa avidez para IgG, chega a 92%.

Uma vez confirmada a infecção aguda materna, deve-se investigar infecção fetal por meio de cultura e PCR obtidas por amniocentese. A sensibilidade da PCR no líquido amniótico varia de 70 a 100%, sendo maior após 21 semanas de gestação e após 6 semanas de infecção materna.

Achados ultrassonográficos, como calcificações periventriculares, ventriculomegalia, microcefalia, RCF, hepatoesplenomegalia, calcificações hepáticas, hipoplasia cerebelar, ascite, derrame pleural e hidropsia podem ser sugestivos, mas não fazem diagnóstico definitivo.

TRATAMENTO

Não há indicação de tratamento para a citomegalovirose durante a gestação, visto que não há redução da infecção fetal. A recomendação para tratamento restringe-se à doença materna grave, complicada por imunodepressão. Nesses casos, faz-se uso de antivirais, como ganciclovir.[18]

Um ensaio clínico randomizado evidenciou que o uso do valaciclovir na dose de 8 g/dia em gestantes com infecção primária no período periconcepcional ou no primeiro trimestre está associado à redução da transmissão vertical documentada por PCR no líquido amniótico.[19] No entanto, os resultados são limitados, sendo necessários mais estudos para comprovação.

O uso da imunoglobulina hiperimune tem sido estudado, porém ainda não se mostrou eficaz na prevenção de infecções sintomáticas.[20]

A prevenção de infecção primária em gestantes soronegativas é difícil, pois o vírus é endêmico, e a maioria das pessoas infectadas é assintomática. Ainda não existe vacina contra o vírus. Modificações comportamentais, como não compartilhar alimentos e utensílios, lavar as mãos após a troca de fraldas e contato com saliva de crianças, são eficazes para a redução da transmissão.

A supressão da amamentação não é recomendada. Não há evidências de que a transmissão pós-natal possa ter efeitos adversos em longo prazo. No entanto, se a mãe adquirir a infecção ao longo da amamentação, está recomendada a sua suspensão.

Infecção herpética

Essa infecção é causada por dois tipos de herpes-vírus simples e suas múltiplas cepas: herpes simples 1 (HSV-1) e 2 (HSV-2). A infecção por esses vírus é extremamente comum em mulheres em idade fértil, com prevalência estimada de 59,3% do HSV-1 e 21,1% do HSV-2 em gestantes.[21]

Os vírus HSV-1 e 2 são transmitidos via contato com mucosa e pele não íntegras, migrando para as terminações nervosas, onde permanecem latentes.

QUADRO CLÍNICO

As manifestações clínicas da infecção herpética variam conforme o tipo de infecção, se primária ou recorrência. A infecção primária pode ser assintomática na maioria das vezes, mas pode apresentar-se com quadro de dor intensa no local, úlceras, disúria, linfadenopatia e sintomas sistêmicos, como febre, prostração, cefaleia e mialgia. O período médio de incubação é de 4 dias (variando de 2-12 dias). Os episódios de recorrência são comuns e, em geral, menos graves e com menor duração que a infecção primária. A fase prodrômica é típica e manifesta-se com sensação de queimação, prurido e parestesia, seguindo o aparecimento de vesículas que ulceram e coalescem.

INFECÇÃO FETAL

A infecção primária materna pelo herpes-vírus simples está associada a 30 a 50% de risco de infecção fetal, ao passo que o risco nas recorrências é de cerca de 1%. A transmissão para o feto é mais comum no período periparto (85%) e pós-parto (10%), ao passo que a transmissão transplacentária é mais rara (5%). A doença neonatal é rara: 1/5.000 a 1/20.000 crianças desenvolvem infecção clínica. Quando a infecção fetal ocorre no início da gestação, é geralmente fatal, resultando em abortamento. Quando é mais tardia, está associada a aumento da mortalidade fetal, RCF, trabalho de parto pré-termo e malformações, sendo as mais frequentes lesões cutâneas (aplasia cutânea, cicatrizes, lesões ativas), neurológicas (microcefalia e calcificações intracranianas) e oculares (coriorretinite, microftalmia). Os sintomas maternos não se relacionam proporcionalmente à extensão da doença neonatal: 50 a 75% das mulheres cujos filhos apresentam herpes neonatal eram assintomáticas.

DIAGNÓSTICO

A suspeita clínica é fundamentada no quadro clínico (lesões típicas e recorrentes). O diagnóstico deve ser confirmado, sempre que possível, por meio de cultura viral ou PCR das lesões. Embora o vírus cresça facilmente em culturas teciduais, a sensibilidade desse método fica em torno de 80% na infecção primária e 35% nas recorrências. A detecção de IgM específica ou o aumento em quatro vezes na titulação da IgG (intervalo de 2-3 semanas) também auxiliam o diagnóstico.

TRATAMENTO

O objetivo principal durante a gestação é evitar a primoinfecção e as recorrências, prevenindo a transmissão perinatal do vírus. A maioria dos episódios não exige intervenção. Nos casos sintomáticos, recomenda-se o uso de aciclovir (400 mg VO 3×/dia, durante 7-10 dias) na primoinfecção. Uma alternativa ao uso de aciclovir é o valaciclovir, que tem a vantagem de alcançar níveis séricos mais altos e com maior intervalo entre as doses (1 g VO 2×/dia, durante 5 dias). O uso de terapia supressiva com aciclovir (400 mg 3×/dia) a partir das 36 semanas é indicado para pacientes com história de lesão herpética durante a gestação, a fim de prevenir recorrência da doença em pacientes a termo, além de reduzir a transmissão viral em pacientes assintomáticas e as taxas de cesariana por lesão herpética ativa.[22] Em pacientes com lesões genitais ativas ou sintomas prodrômicos, é recomendada a realização de parto cesáreo. Em pacientes sem essas lesões, o parto vaginal não deve ser desaconselhado. Entretanto, em pacientes com primeiro episódio no terceiro trimestre, a cesariana deve ser oferecida, devido à possibilidade de eliminação viral.[23] A indicação de cesariana profilática não é recomendada para gestantes com lesões herpéticas ativas não genitais (p. ex., oral), sendo necessário realizar profilaxia de contato dessas lesões com o recém-nascido.

Pacientes com ruptura prematura de membranas (Rupreme) e lesões ativas devem ser submetidas à cesariana. Em pacientes com Rupreme pré-termo e lesões ativas, deve-se considerar o risco da prematuridade *versus* o de transmissão e infecção fetal, com avaliação individual de cada caso.

Varicela

A varicela é causada pelo vírus varicela-zóster, da família herpes-vírus, altamente contagioso e disseminado pela inalação de partículas ou por contato com lesões infectantes. É uma doença típica da infância, cuja incidência reduziu de forma significativa desde 2013, quando a vacina tetraviral foi incluída no calendário vacinal brasileiro. O período de incubação é de 15 dias, sendo a transmissão iniciada dois dias antes do aparecimento do *rash* até a completa resolução das lesões. Na gestação, tal infecção está associada à alta morbimortalidade materna e fetal.

QUADRO CLÍNICO

Os sintomas iniciam-se como um quadro gripal (febre, mal-estar), seguido por um *rash* cutâneo pruriginoso, com evolução rápida das máculas e pápulas para vesículas e crostas.

A ocorrência na gestação é estimada em 7/10.000 gestantes. Enquanto na infância essa doença é geralmente leve e autolimitada, na gestação, ela pode cursar com pneumonia grave (20%), o que leva a uma taxa de mortalidade acima de 40%.

INFECÇÃO FETAL

A morbimortalidade fetal está relacionada com o desenvolvimento da síndrome da varicela congênita, a qual é caracterizada por membros hipotróficos, microcefalia, hidrocefalia, catarata, RCF e deficiência intelectual. O risco de desenvolvimento da síndrome varia de 0,4 a 2% se a infecção materna ocorrer durante as 20 primeiras semanas de gestação. Os recém-nascidos infectados que não apresentam malformações ao nascimento em geral desenvolvem herpes-zóster no primeiro ano de vida.

> A contaminação periparto tem uma taxa de transmissão de 25%. A infecção neonatal costuma ser grave, sobretudo se houver prematuridade associada, e o tratamento deve ser instituído prontamente.

DIAGNÓSTICO

O diagnóstico é clínico. Quando há dúvidas, ele pode ser confirmado com a detecção do DNA viral por PCR das lesões de pele. A presença de IgM específica, na fase aguda, também auxilia a confirmação da doença.

> Quando realizado o diagnóstico de infecção materna, deve-se proceder à investigação fetal, que pode ser feita por meio da pesquisa de PCR no líquido amniótico ou sangue fetal por amniocentese ou cordocentese. A pesquisa de alterações ultrassonográficas no feto também pode auxiliar o diagnóstico.

TRATAMENTO

> O uso do aciclovir (800 mg 5×/dia, durante 7 dias) é efetivo na redução da duração e da gravidade da doença materna, mas nenhum tratamento mostrou-se efetivo na redução da incidência da transmissão vertical.

Recomenda-se o uso de imunoglobulina específica para todas as gestantes não imunes à varicela e que foram expostas pela primeira vez durante a gestação.[23]

■ Hepatite

> A hepatite viral é uma doença de distribuição mundial e com alta morbidade, constituindo um importante problema de saúde pública.

É a principal causa de icterícia na gestante, além de poder apresentar-se de forma subclínica, inaparente, levando à subestimativa de sua ocorrência. Em virtude do alto potencial de morbidade da doença para a mãe e para o feto, seu diagnóstico e o reconhecimento do estado de portadora na gestante têm muita importância para a proteção adequada do recém-nascido.

Atualmente, são reconhecidos sete tipos de hepatites virais: A, B, C, D, E, F e G (Quadro 21.1).

A hepatite aguda pode ocorrer com os cinco tipos de vírus da hepatite, mas a infecção pelo vírus da hepatite E (HEV) apresenta maior risco às gestantes, com aumento das taxas de mortalidade materna e fetal. Os vírus da hepatite B (HBV), da hepatite C (HCV) e da hepatite D (HDV) estão associados a infecções crônicas e afetam 325 milhões de pessoas no mundo, sendo responsáveis por 96% da mortalidade por hepatite viral.[24]

QUADRO CLÍNICO

O quadro clínico da hepatite viral varia de assintomático, com alterações laboratoriais isoladas, à doença fulminante com coma hepático e morte. A gestação não favorece o aparecimento da infecção hepática e não agrava o curso da doença em pacientes previamente hígidas.

Os sintomas são inespecíficos e muitos se confundem com queixas comuns e próprias da gestação: fadiga, mal-estar, inapetência, náuseas e vômitos. Na fase inicial da doença aguda, podem

Quadro 21.1 – Tipos de hepatites virais

- **Vírus da hepatite A –** Hepatite infecciosa; hepatite de curta duração
- **Vírus da hepatite B –** Hepatite sérica; hepatite de longa duração
- **Vírus da hepatite C –** Hepatite não A e não B; transmitida parenteralmente
- **Vírus da hepatite D –** Agente delta (hepatite delta)
- **Vírus da hepatite E –** Hepatite não A e não B; de transmissão orofecal
- **Vírus da hepatite F –** Associado a casos fulminantes não A e não B
- **Vírus da hepatite G (agentes GB) –** Hepatite não A e não B transmitida parenteralmente

ocorrer alguns sintomas como coriza, tosse, fotofobia, cefaleia e mialgias. O início dos sintomas costuma ser insidioso, exceto na hepatite A. Com o surgimento da icterícia, os sintomas tendem a reduzir, e o prurido pode aparecer. O exame físico é pouco expressivo, exceto se o fígado for palpável facilmente abaixo do rebordo costal. Como ele costuma ser deslocado cranial e posteriormente pelo útero gravídico, sempre que for possível palpá-lo, deve-se pensar em algum processo hepático patológico.

A principal alteração bioquímica é o aumento das transaminases hepáticas, que podem variar de 500 a 5.000 unidades internacionais por litro (UI/L) e não sofrem interferência significativa do estado gravídico. O aumento dos níveis séricos das bilirrubinas e da fosfatase alcalina, se isolado, deve ser visto com cautela, pois as primeiras estão elevadas em aproximadamente 10% nas gestantes hígidas, e a última é produzida pela placenta.

O diagnóstico diferencial deve ser feito com icterícia colestática, colelitíase, síndrome HELLP (hemólise, enzimas hepáticas aumentadas e plaquetopenia), doença hepática gordurosa aguda da gestação e farmacotoxicidade.

Não há efeito teratogênico de qualquer tipo de hepatite viral.

DIAGNÓSTICO

Os vários tipos de hepatite produzem manifestações clínicas semelhantes, não sendo possível o diagnóstico com base somente em parâmetros clínicos. Os testes sorológicos específicos para a determinação do tipo viral fazem o diagnóstico da doença (Tabela 21.3).

TIPOS DE HEPATITE E GESTAÇÃO

HEPATITE A

É uma infecção endêmica no Brasil com maior prevalência em populações de baixo nível socioeconômico. A transmissão ocorre via fecal-oral, contato com pacientes infectados e por água e comida contaminadas. O vírus pode ser detectado

Tabela 21.3 – Testes diagnósticos para os principais vírus da hepatite

VÍRUS	ANTICORPOS	SIGNIFICADO
HAV	Anti-HAV IgM	Infecção aguda/recente
	Anti-HAV IgG	Imunidade
HBV	HbsAg	Portador/infectividade
	HbeAg	Alta infectividade
	Anti-HBe	Pouca infectividade
	Anti-HBc	Convalescença parcial
	Anti-HBs	Recuperação/Imunidade
HCV	Anti-HCV	Infecção atual ou prévia
	↑ enzimas hepáticas	Infecção ativa
HDV	HDVAg	Infecção aguda/crônica
	Anti-HDV IgM	Doença aguda
	Anti-HDV IgG	Infecção prévia ou em atividade
HEV	PCR (em investigação)	Infecção prévia ou em atividade
HGV	PCR (em investigação)	Em investigação

Ag, antígeno; anti-HAV IgG, anticorpo IgG contra o vírus da hepatite A; anti-HAV IgM, anticorpo IgM contra o vírus da hepatite A; anti-HBc, anticorpo total contra o *core* (núcleo) do vírus da hepatite B; anti-HBe, anticorpo total contra o antígeno E da hepatite B; anti-HBs, anticorpo contra o antígeno de superfície da hepatite B; anti-HDV IgG, anticorpo IgG contra o vírus da hepatite D; anti-HDV IgM, anticorpo IgM contra o vírus da hepatite D; HAV, vírus da hepatite A; HbeAg, antígeno E do vírus da hepatite B; HbsAg, antígeno de superfície do vírus da hepatite B; HBV, vírus da hepatite B; HCV, vírus da hepatite C; HDV, vírus da hepatite D; HEV, vírus da hepatite E; HGV, vírus da hepatite G; PCR, reação em cadeia da polimerase.

no sangue e nas fezes de 10 a 12 dias após a infecção inicial. A hepatite fulminante ocorre em 0,01% dos casos. A transmissão vertical é rara, e aproximadamente 10% das crianças infectadas são sintomáticas. Não existe tratamento específico, apenas de suporte (hidratação e antieméticos, se necessário). Até 2 semanas após a exposição, está indicado o uso de imunoglobulina (0,02 mL/kg por via intramuscular). A infecção durante a gravidez não parece causar morbidade. A amamentação não está contraindicada.

HEPATITE B

O vírus geralmente é transmitido pela inoculação de sangue infectado e está presente na saliva, na secreção vaginal e no sêmen, podendo também ser transmitido nas relações sexuais. Uma vez portadora crônica do vírus (5-10% dos casos), o risco de desenvolver cirrose e hepatoma chega a 25 a 40%. Os testes diagnósticos da hepatite B estão listados na Tabela 21.4.

Sinais e sintomas variam desde ausentes a inespecíficos, e as pacientes podem manifestar náuseas, vômitos, diarreia, colúria, icterícia, febre, cefaleia, perda de peso e dor abdominal. Raras vezes, há evolução para a forma fulminante.

Todas as gestantes devem ser rastreadas rotineiramente para antígeno de superfície do vírus da hepatite B (HbsAg) no pré-natal. Nas não rastreadas, está indicada a testagem logo que possível após a internação durante o trabalho de parto. A vacinação está indicada para todas as gestantes e não gestantes HbsAg-negativas, em três doses. Gestantes que já realizaram essa vacina anteriormente não precisam repeti-la. Está indicado o uso de imunoglobulina hiperimune em gestantes soronegativas que relatem história de acidente com material contaminado, relações sexuais com parceiro em fase aguda ou em vítimas de violência sexual (0,06 mL/kg IM em dose única, nos primeiros 14 dias após a exposição).

Nas gestantes portadoras do vírus HBV, é primordial determinar o grau de lesão hepática que a infecção causou até o momento. Isso irá determinar se o início do tratamento precisa ser breve ou pode ser adiado. A dosagem da carga viral (HBV DNA quantitativo) é necessária para determinar a necessidade de tratamento da gestante no último trimestre, como forma de profilaxia da transmissão vertical (grau de evidência A).

Todos os recém-nascidos de mães com hepatite B devem receber imunização com imunoglobulina e vacina logo após o nascimento (ou antes de completar 24 horas de vida), pois isso evita a transmissão vertical e a infecção pós-natal em 90% dos casos. A amamentação não está contraindicada, a não ser em caso de fissura mamilar com presença de sangue.

HEPATITE C

A transmissão é semelhante à da hepatite B. Causa menos doença aguda do que a B, mas a mortalidade é maior. Cerca de 80% das gestantes desenvolvem hepatite crônica, e 20 a 35%, cirrose.

O rastreio universal não é recomendado, podendo ser realizado apenas em gestantes com

Tabela 21.4 – Testes diagnósticos da hepatite B

HbsAg	HbeAg	ANTI-HBe	HBV DNA	ANTI-HBc IgM	ANTI-HBs	SIGNIFICADO
+	+	-	+	+	-	Infecção aguda/alta infectividade
-	-	-	-	-	+	Pós-vacinal
-	-	-	-	-	-	Anti-HBc IgG positivo: infecção prévia
+	-	+	-	-	-	Baixa infectividade
+	+	-	+	-	-	Alta infectividade

Anti-HBe, anticorpo total contra o antígeno E da hepatite B; anti-HBc IgG, anticorpo IgG contra o vírus da hepatite B; anti-HBs, anticorpo total contra o antígeno de superfície da hepatite B; DNA, ácido desoxirribonucleico; HbeAg, antígeno E do vírus da hepatite B; HbsAg, antígeno de superfície do vírus da hepatite B; HBV, vírus da hepatite B.

algum fator de risco, como história de transfusão de sangue ou hemoderivados, usuárias de drogas intravenosas (IV), coinfectadas com hepatite B ou HIV, transplantadas ou participantes de programas de fertilização com doadores anônimos. O exame de escolha é o anti-HCV, pela técnica de ensaio imunoabsorvente ligado à enzima (ELISA, *enzyme-linked immunosorbent assay*). Gestantes expostas a material contaminado devem receber imunoglobulina sérica.

A transmissão intrauterina do HCV é 50% mais alta do que a do HBV (estima-se que a transmissão materno-fetal ocorra em 85% das gestações complicadas pelo HCV).[25] É presumível que grande parte dessas crianças desenvolvam hepatopatia crônica. Perdas fetais e neonatais estão relacionadas com a ocorrência de hepatite fulminante e morte materna (70% de perdas). A hepatite não complicada do terceiro trimestre aumenta em 2 a 3 vezes a incidência de prematuridade. O uso de interferon na gestante não é recomendado. Em pacientes com diagnóstico prévio de HCV, é aconselhável adiar a gravidez até 6 meses após o término do tratamento com antiviral.

A transmissão do vírus pelo leite materno nunca foi demonstrada; portanto, as mães com sorologias positivas devem amamentar normalmente, tomando cuidado para evitar fissuras nos mamilos. Se houver fissuras com sangramento, recomenda-se suspender a amamentação até a cicatrização delas.

HEPATITE E

Apresenta a maior mortalidade na gestação entre todos os tipos de hepatites virais, devido ao potencial de causar insuficiência hepática fulminante. A mortalidade aumenta com o avanço da gestação: no primeiro trimestre, é de 1,5%; no segundo trimestre, 8,5%; no terceiro trimestre, 21%. A doença é transmitida por água contaminada e geralmente está associada a grandes surtos epidêmicos. Do ponto de vista clínico e epidemiológico, a maior complicação da hepatite materna é a transmissão viral para o feto. Gestantes com icterícia e hepatite causadas pelo HEV apresentam piores desfechos obstétricos quando comparadas com as gestantes com outros tipos de hepatite. Não há dados até o momento sobre a transmissão do HEV por meio da amamentação.

TRATAMENTO

O manejo da paciente com hepatite é similar para grávidas ou não grávidas. Na maioria das vezes, não há indicação de hospitalização, e a gestante pode permanecer em casa, em repouso e com alimentação e ingesta líquida normais.[26]

A hospitalização é indicada nos casos de desidratação ou sugestivos de hepatite fulminante. Essa complicação extrema da hepatite viral tem melhor prognóstico se reconhecida no início e se o manejo for feito em uma unidade de terapia intensiva. A mortalidade materna chega a 80 a 90%, e o diagnóstico diferencial com doença hepática gordurosa aguda da gestação e síndrome HELLP deve ser feito. Nesses casos, a interrupção da gestação não piora o prognóstico materno e melhora a chance de sobrevida do feto. Sepse, insuficiências renal e pulmonar, edema cerebral e coagulação intravascular disseminada são as complicações mais frequentes.[27]

Parvovírus

O parvovírus B19 é um vírus DNA, de infecção comum na infância. Cerca de 30 a 60% dos adultos apresentam anticorpos para esse vírus. A transmissão ocorre por via respiratória, com período de incubação de 5 a 10 dias. A incidência da infecção aguda na gestação é de cerca de 1 a 2%.[28]

QUADRO CLÍNICO

Aproximadamente 20 a 30% dos adultos infectados são assintomáticos. Quando presente, o sintoma mais frequente é um *rash* eritematoso em face. Febrícula e artralgia também podem estar presentes. O aparecimento de exantema coincide com o surgimento de anticorpos IgM contra o parvovírus B19. Os sintomas são autolimitados, com resolução em torno de 7 a 10 dias.

INFECÇÃO FETAL

A taxa de transmissão para o feto é de 17 a 33%. A infecção pelo parvovírus B19 durante a gestação pode ocasionar morte fetal. O vírus também pode acometer as hemácias e o miocárdio fetal, causando anemia grave, miocardiopatia e dano hepático, levando ao quadro clássico de hidropsia fetal. A infecção pelo parvovírus B19 é a causa mais importante de hidropsia fetal não imune (HFNI). A hidropsia ocorre em cerca de 10% das gestações em que a infecção por parvovírus acontece nas primeiras 20 semanas de gestação. Fetos não hidrópicos não tendem a apresentar sequelas tardias.

DIAGNÓSTICO

O diagnóstico de infecção materna pode ser realizado pela detecção de IgG e IgM específicas no sangue materno, com sensibilidade em torno de 70 a 80%. A IgM específica pode ser detectada em 3 a 5 dias após o início dos sintomas, indicando infecção aguda. As pacientes com IgG positiva para parvovírus B19 são, geralmente, consideradas imunes, mas é possível a recorrência da infecção. No feto, o diagnóstico é realizado por pesquisa de PCR no líquido amniótico por amniocentese, e o achado ultrassonográfico de hidropsia fetal pode sugerir o diagnóstico. Em geral, a pesquisa de infecção fetal é indicada quando o feto apresenta sinais sugestivos de anemia e é realizada no momento do procedimento para transfusão intrauterina.

MANEJO

A taxa de transmissão vertical pode chegar a 33%. Não existe tratamento específico para infecção por parvovírus. Na suspeita de infecção fetal, deve-se ter atenção para o surgimento de complicações, como ascite, acidente vascular encefálico (AVE) fetal e pericárdico ou edema em escalpo fetal. O Doppler da artéria cerebral média (ACM) é utilizado na avaliação de anemia fetal, visto que esta pode ser detectada antes do surgimento da hidropsia. Uma vez feito o diagnóstico de infecção materna, recomenda-se realizar ultrassonografia e Doppler de ACM de 2/2 semanas. Caso se identifique hidropsia ou anemia fetal moderada/grave (detectada pelo aumento maior que 1,5 múltiplo da mediana [MoM, *multiple of median*] do pico de velocidade sistólica da ACM), recomenda-se cordocentese.[29]

Visto que o período de incubação para infecção congênita é maior que nos adultos, o rastreio ultrassonográfico deve ser mantido por aproximadamente 10 semanas após a exposição materna ao vírus.

Estreptococo do grupo B (EGB)

O estreptococo do grupo B (*Streptococcus agalactiae*) é um coco gram-positivo que frequentemente coloniza os tratos genital e gastrintestinal de humanos, podendo ser transmitido ao feto durante o parto, com repercussão importante na morbimortalidade neonatal. No Brasil, a frequência de colonização de gestantes pelo EGB varia de 14,1 a 27,6%.[30] A positividade pode variar conforme o teste utilizado no rastreamento, utilizando-se a técnica de detecção por PCR. Em um estudo recente entre mulheres do sistema público de Porto Alegre, a frequência de positividade foi de 51%.

QUADRO CLÍNICO

A infecção materna é geralmente assintomática, porém pode apresentar-se com infecção urinária, bacteriúria assintomática, pielonefrite, corioamnionite, endometrite e até mesmo quadros mais graves, como bacteriemia, meningite, endocardite, abscesso abdominal e fascite necrosante.

INFECÇÃO FETAL

Das gestantes colonizadas, 50% dos neonatos serão contaminados no parto vaginal, dos quais 1 a 2% desenvolvem sepse grave, pneumonia e meningite. A sepse neonatal por EGB pode ser precoce (até 1 semana de vida) ou tardia (entre 7-89 dias de vida). Fatores de risco associados à sepse neonatal precoce por EGB são febre intraparto (temperatura axilar > 38 ºC), filho anterior infectado por EGB, idade materna < 20 anos, etnia negra, pré-natal inadequado, bacteriúria por EGB, parto pré-termo e Rupreme há > 18 horas.[31]

DIAGNÓSTICO

A recomendação atual sobre rastreio de EGB é controversa:[32] alguns protocolos recomendam o rastreamento universal do EGB durante o pré-natal, com a coleta do material vaginal e anal sendo feita com *swab* entre a 36ª e a 37ª semana;[33] outros recomendam o rastreamento somente em grupos de risco para sepse neonatal, como nos casos de nascimento pré-termo e/ou Rupreme.[34] Gestantes que apresentarem bacteriúria (≥ 10^4 unidades formadoras de colônias/mililitro [UFC/mL]) ou mulheres que tiveram filho infectado por EGB na gestação anterior são consideradas colonizadas, não necessitando de nova pesquisa pelo *swab*. O valor preditivo negativo das culturas por EGB realizadas em até 5 semanas antes do parto é de 95 a 98%, reduzindo após esse período (**Figura 21.2**).

MANEJO

O tratamento de gestantes colonizadas pelo EGB é reservado ao período intraparto. Não há indicação de tratamento durante o pré-natal, visto que não erradica o agente patogênico, não reduzindo o risco da transmissão vertical. Do mesmo modo, gestantes com cesariana eletiva (fora do trabalho de parto), mesmo tendo EGB identificado no trato genital, não necessitam de terapia antimicrobiana. A colonização por EGB também não contraindica o parto vaginal, sendo a cesariana reservada para pacientes com indicação obstétrica.

A terapia antimicrobiana intraparto é realizada por via intravenosa, a fim de atingir níveis séricos maternos e fetais adequados, e está indicada nas seguintes situações:

- Cultura vaginal ou retal positiva para EGB.
- História de recém-nascido anterior infectado por EGB.
- Bacteriúria por EGB durante a gestação.
- Ausência de cultura conhecida no pré-natal e um dos seguintes:
  - febre intraparto (temperatura axilar ≥ 38 °C); ou
  - trabalho de parto pré-termo (< 37 semanas); ou
  - bolsa rota por tempo prolongado (≥ 18 horas).

O tratamento de escolha para profilaxia intraparto é com penicilina G na dose inicial

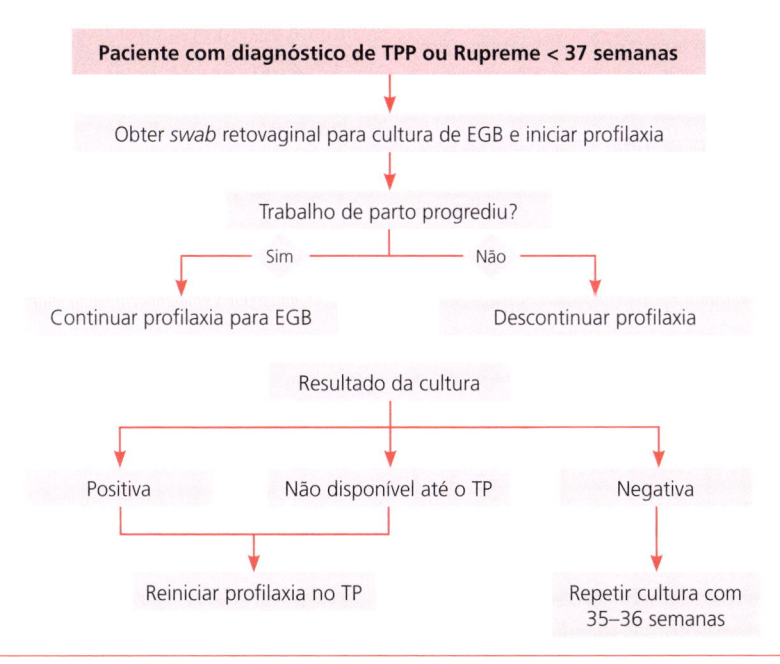

FIGURA 21.2 – Algoritmo para profilaxia intraparto no parto pré-termo com infecção por EGB.
EGB, estreptococo do grupo B; Rupreme, ruptura prematura de membranas; TP, trabalho de parto; TPP, trabalho de parto pré-termo.
Fonte: Modificada de Management of Genital Herpes in Pregnancy.[23]

de 5 milhões UI IV, seguida de 2,5 milhões UI de 4/4 horas até o parto. Esquemas alternativos são ampicilina na dose inicial de 2 g IV, seguida de 1 g IV de 4/4 horas, ou cefazolina 2 g IV na dose inicial, seguida de 1 g de 8/8 horas até o parto. Gestantes alérgicas à penicilina podem receber profilaxia com clindamicina.

As gestantes com urocultura positiva para EGB, mesmo assintomáticas, devem ser tratadas durante o pré-natal com terapia antimicrobiana oral (p. ex., ampicilina), visto que o tratamento pode reduzir o risco de pielonefrite materna (risco relativo [RR] 0,24; número necessário para tratar [NNT] 6-9), parto prematuro (RR 0,34; NNT 7-49) e nascimento de recém-nascido com baixo peso (RR 0,64; NNT 13-102). No momento do parto, essas gestantes devem receber profilaxia por via IV.

Esforços têm sido realizados no sentido de desenvolver uma vacina eficaz e um teste rápido para uso intraparto.

Vírus zika

O vírus zika causa uma infecção exantematosa que, quando acomete gestantes, pode provocar infecção fetal com tropismo pelo sistema nervoso central, levando a lesões cerebrais graves e microcefalia. Foi descrito pela primeira vez em 1947 por ter sido encontrado em macacos da Floresta Zika, em Uganda. Em 1954, foram descritos os primeiros casos em humanos. No Brasil, os primeiros casos foram descritos em 2015, no Rio Grande do Norte e na Bahia.

O vírus é transmitido pelo mosquito *Aedes aegypti*, mesmo transmissor da dengue e da febre *chikungunya*, que, após picar alguém contaminado, pode transmitir o vírus para pessoas que não tenham anticorpos. A transmissão de pessoa para pessoa foi descrita por via sexual nos Estados Unidos em julho de 2016.[35] O mosquito transmissor raramente sobrevive em temperaturas abaixo de 16 °C, sendo, portanto, geralmente uma infecção de áreas tropicais e subtropicais.

Os principais sintomas da infecção pelo Zika são febre baixa, entre 37,8 e 38,5 °C, artralgia, mialgia, cefaleia retro-ocular, conjuntivite sem secreção e exantema com prurido, podendo afetar rosto, tronco e membros inferiores. Mais raramente, pode ocorrer dor abdominal, diarreia, constipação, fotofobia e úlceras pequenas na mucosa oral.

O ácido ribonucleico (RNA, *ribonucleic acid*) do Zika pode ser detectado no sangue e na urina por períodos de até 2 semanas após a contaminação. O Centers for Disease Control and Prevention (CDC) recomenda, para diagnóstico, o teste de PCR em tempo real (rT-PCR) até 2 semanas após o início dos sintomas.

O manejo é apenas sintomático, não havendo ainda tratamento específico para o zika.

⚠️ As principais complicações descritas são a microcefalia adquirida por transmissão vertical e a síndrome de Guillain-Barré.

INFECÇÃO CONGÊNITA PELO VÍRUS ZIKA NO BRASIL

Em 2015, foi relatada uma epidemia de microcefalia congênita associada à infecção pelo vírus zika nas gestantes no Brasil.

A infecção congênita pelo vírus zika como uma nova doença teratogênica foi descrita pela primeira vez no Brasil por França e colaboradores em 2016.[36] Esses autores revisaram 1.501 nascidos vivos com suspeita de infecção congênita e microcefalia. Dos 1.501 casos suspeitos de microcefalia por zika, 76 foram confirmados de maneira definitiva, 54 foram classificados como altamente prováveis, 181 como moderadamente prováveis e 291 como de alguma maneira prováveis de infecção congênita por zika. A mortalidade na primeira semana de vida foi de 14:1.000.[36]

As seguintes recomendações para diagnóstico pré-natal devem ser seguidas:

1. Gestantes sintomáticas vistas em menos de 2 semanas após o início dos sintomas devem fazer rT-PCR em sangue e urina.
2. Gestantes vistas de 2 a 12 semanas após o início dos sintomas devem ser testadas para anticorpo IgM para zika e dengue.
3. Gestantes assintomáticas residentes em áreas com transmissão ativa de zika, que são vistas em menos de 2 semanas após possível exposição, devem ser testadas com rT-PCR; se o teste

for negativo, no seguimento em 2 a 12 semanas após a exposição, devem ser testadas para anticorpo IgM para zika.
4. Mulheres assintomáticas que não residem em área de transmissão ativa de zika e que são vistas de 2 a 12 semanas após possível exposição devem primeiro ser testadas para anticorpo IgM para zika. Em caso de IgM positiva ou duvidosa, deve ser solicitado rT-PCR.
5. No pré-natal de gestantes assintomáticas, mas com risco de exposição ao zika, deve ser solicitado anticorpo IgM para zika durante o primeiro e o segundo trimestres, com rT-PCR imediato em caso de IgM positiva ou duvidosa.

Se os testes laboratoriais sugerirem infecção pelo vírus zika na gestante, deve ser considerada a realização de ultrassonografias a cada 3 a 4 semanas para avaliar a anatomia e o crescimento do feto. Microcefalia, calcificações cerebrais e anormalidades cerebrais e oftalmológicas sugerem infecção pelo vírus zika no feto. Ainda não se conhecem a sensibilidade e a especificidade do PCR no líquido amniótico.

Recém-nascidos de mães com suspeita de infecção pelo vírus zika devem ser testados com rT-PCR para zika e anticorpo IgM para zika e dengue em sangue de cordão umbilical.

A transmissão de vírus zika pela amamentação ainda não foi relatada, embora o vírus já tenha sido detectado no leite de puérperas contaminadas. A OMS, o CDC, o American College of Obstetricians and Gynecologists (ACOG) e outras instituições recomendam que as mulheres continuem amamentando, uma vez que os benefícios da amamentação superam o risco potencial de transmissão do vírus pelo leite.

PREVENÇÃO DA INFECÇÃO PELO VÍRUS ZIKA EM GESTANTES

Na prevenção da infecção de gestantes pelo zika, devem ser adotadas as medidas gerais contra a presença do mosquito transmissor, tais como:

- Evitar viagens para áreas com transmissão do zika vírus.
- Retirar recipientes que contenham água parada.
- Recobrir adequadamente locais de armazenamento de água.
- Usar telas em portas e janelas e mosquiteiros.
- Usar vestimentas que cubram a maior parte do corpo.
- Utilizar repelentes de uso tópico contra o mosquito. A Agência Nacional de Vigilância Sanitária (Anvisa) recomenda de maneira clara que não há qualquer impedimento para utilização de repelentes em gestantes. Os repelentes devem ser aplicados nas áreas expostas do corpo e por cima da roupa, e a reaplicação deve ser realizada de acordo com a indicação de cada fabricante.
- Utilizar medidas de proteção (preservativo ou abstinência) durante a gestação para proteger contra a transmissão sexual se o parceiro (feminino ou masculino) mora ou viajou para áreas de risco para contaminação pelo zika vírus.

Doença de chagas

A doença de Chagas é uma das doenças negligenciadas em todo o Brasil, uma vez que raramente é rastreada nas áreas endêmicas. A infecção é causada pelo *Trypanosoma cruzi* por meio do vetor *Triatoma infestans*. Apenas dois estados brasileiros, Mato Grosso do Sul e Goiás, realizam rastreamento nas gestantes.

A transmissão materno-fetal é uma das principais vias de transmissão em países onde o vetor é controlado. Nas infecções STORCH, o impacto é maior no feto, ao passo que a forma grave da doença de Chagas pode ter grande impacto também na mãe. A doença de Chagas deverá entrar no diagnóstico diferencial da RCF em mulheres que vivem ou viajaram para áreas endêmicas.

O diagnóstico é realizado pela presença direta ou indireta do parasita no sangue ou pela presença de anticorpos no sangue.

O tratamento é eficaz para a diminuição da transmissão vertical.[37]

REFERÊNCIAS

1. Figueiró-Filho EA, Lopes AHA, Senefonte FRA, Souza Junior VGS, Botelho CA, Figueiredo MS, et al. Toxoplasmose aguda: estudo da frequência, taxa de transmissão vertical e relação entre os testes diagnósticos materno-fetais em gestantes em estado da Região Centro-Oeste do Brasil. Rev Bras Ginecol Obstet. 2005;27(8):442-9.

2. Neto EC, Amorim F, Lago EG. Estimation of the regional distribution of congenital toxoplasmosis in Brazil from the results of neonatal screening. Scientia Med. 2010;20(1):64-70.

3. Neves JM, Nascimento LB, Ramos JGL, Martins-Costa, SH. Toxoplasmose na gestação. Rev Bras Ginecol Obstet. 1994;16(6):197-202.

4. Reis MM, Tessaro MM, d'Azevedo PA. Perfil sorológico para toxoplasmose em gestantes de um hospital público de Porto Alegre. Rev Bras Ginecol Obstet. 2006;28(3):158-64.

5. Varella IS, Canti IC, Santos BR, Coppini AZ, Argondizzo LC, Tonin C, et al. Prevalence of acute toxoplasmosis infection among 41,112 pregnant women and the mother-to-child transmission rate in a public hospital in South Brazil. Mem Inst Oswaldo Cruz. 2009;104(2):383-8.

6. Souza AE, Souza DC, Gomez JG, Matos CS. Ocorrência de anticorpos antitoxoplasma em pacientes atendidos no Laboratório Celso Mats - Santarém, PA. Rev Bras Anal Clin. 2002;34(1):51-2.

7. Mandai ON, Lopes FMR, Mitsuka-Breganó R. Prevalência de anticorpos IgG e igM anti-Toxoplasma gondii em gestantes atendidas nas unidades básicas de saúde do município de Londrina - Paraná, no período de 2003 e 2004. Rev Bras Anal Clin. 2007;39(4):247-9.

8. Bartholo BBGR, Monteiro DLM, Rodrigues NCP, Trajano AJB, de Jesus NR, Cardoso FFO, et al. Treatment of acute toxoplasmosis in pregnancy: influence in the mother-to-child transmission. J Obstet Gynaecol Can. 2020;42(12):1505-10.

9. Peyron F, L'ollivier C, Mandelbrot L, Wallon M, Piarroux R, Kieffer F, et al. Maternal and congenital toxoplasmosis: diagnosis and treatment recommendations of a french Multidisciplinary Working Group. Pathogens. 2019;8(1):24.

10. Brasil. Ministério da Saúde. Protocolo de notificação e investigação: toxoplasmose gestacional e congênita. Brasília: MS; 2018.

11. SYROCOT (Systematic Review on Congenital Toxoplasmosis) study group, Thiébaut R, Leproust S, Chêne G, Gilbert R. Effectiveness of prenatal treatment for congenital toxoplasmosis: a meta-analysis of individual patients' data. Lancet. 2007;369(9556):115-22.

12. Valentini P, Buonsenso D, Barone G, Serranti D, Calzedda R, Ceccarelli M, et al. Spiramycin/cotrimoxazole versus pyrimethamine/sulfonamide and spiramycin alone for the treatment of toxoplasmosis in pregnancy. J Perinatol. 2015;35(2):90-4.

13. Federação Brasileira das Associações de Ginecologia e Obstetrícia. Toxoplasmose e gravidez: protocolo nº 23. São Paulo: FEBRASGO; 2021.

14. Brasil. Ministério da Saúde. Nota técnica nº 446, 2020. CGAFME/DAF/SCTIE/MS (0017626629). Brasília: MS; 2020.

15. Organização Pan-Americana da Saúde; Organização Mundial da Saúde. Certificado de eliminação da rubéola para o Brasil. Brasília: OMS; 2015.

16. Bialas KM, Swamy GK, Permar SR. Perinatal cytomegalovirus and varicella zoster virus infections: epidemiology, prevention, and treatment. Clin Perinatol. 2015;42(1):61-75, viii.

17. Feldman DM, Keller R, Borgida AF. Toxoplasmosis, parvovirus, and cytomegalovirus in pregnancy. Clin Lab Med. 2016;36(2):407-19.

18. Johnson J, Anderson B. Screening, prevention, and treatment of congenital cytomegalovirus. Obstet Gynecol Clin North Am. 2014;41(4):593-9.

19. Shahar-Nissan K, Pardo J, Peled O, Krause I, Bilavsky E, Wiznitzer A, et al. Valaciclovir to prevent vertical transmission of cytomegalovirus after maternal primary infection during pregnancy: a randomised, double-blind, placebo-controlled trial. Lancet. 2020;396(10253):779-85.

20. Hughes BL, Clifton RG, Rouse DJ, Saade GR, Dinsmoor MJ, Reddy UM, et al. A Trial of hyperimmune globulin to prevent congenital cytomegalovirus infection. N Engl J Med. 2021;385(5):436-44.

21. Patton ME, Bernstein K, Liu G, Zaidi A, Markowitz LE. Seroprevalence of herpes simplex virus types 1 and 2 among pregnant women and sexually active, nonpregnant women in the United States. Clin Infect Dis. 2018;67(10):1535-42.

22. Hollier LM, Wendel GD. Third trimester antiviral prophylaxis for preventing maternal genital herpes simplex virus (HSV) recurrences and neonatal infection. Cochrane Database Syst Rev. 2008;(1):CD004946.

23. Management of Genital Herpes in Pregnancy: ACOG Practice Bulletin, Number 220. Obstet Gynecol. 2020;135(5):e193-202.

24. Brasil. Ministério da Saúde. Protocolo clínico e diretrizes terapêuticas para prevenção da transmissão vertical de HIV, sífilis e hepatites virais. 2. ed. Brasília: MS; 2019.

25. Eriksen NL. Perinatal consequences of hepatitis C. Clin Obstet Gynecol. 1999;42(1):121-33; quiz 174-5.

26. Rac MW, Sheffield JS. Prevention and management of viral hepatitis in pregnancy. Obstet Gynecol Clin North Am. 2014;41(4):573-92.

27. Pessoa MG, Moraes A. Hepatites virais na gravidez: protocolo n. 62. São Paulo: FEBRASGO; 2018.

28. Koch WC, Adler SP. Human parvovirus B19 infections in women of childbearing age and within families. Pediatr Infect Dis J. 1989;8(2):83-7.

29. Federação Brasileira das Associações de Ginecologia e Obstetrícia. Infecção pelo parvovírus B19 e gravidez: protocolo nº 20. São Paulo: FEBRASGO; 2020.

30. Brasil. Colonização materna por estreptococo do grupo B. In: Brasil. Ministério da Saúde. Manual de gestação de alto risco. Brasília: MS; 2022. p. 405.

31. Ahmadzia HK, Heine RP. Diagnosis and management of group B streptococcus in pregnancy. Obstet Gynecol Clin North Am. 2014;41(4):629-47.

32. Filkins L, Hauser JR, Robinson-Dunn B, Tibbetts R, Boyanton BL, Revell P. American Society for Microbiology Provides 2020 Guidelines for detection and identification of group B streptococcus. J Clin Microbiol. 2020;59(1):e01230-20.

33. ACOG Committee Opinion No. 485: Prevention of early-onset group B streptococcal disease in newborns. Obstet Gynecol. 2011;117(4):1019-27.

34. Verani JR, McGee L, Schrag SJ; Division of Bacterial Diseases, National Center for Immunization and Respiratory Diseases, Centers for Disease Control and Prevention (CDC). Prevention of

perinatal group B streptococcal disease--revised guidelines from CDC, 2010. MMWR Recomm Rep. 2010;59(RR-10):1-36.

35. Barclay L. CDC Updates Zika guindance for pregnancy, prevention. New York: Medscape; 2016.

36. França GV, Schuler-Faccini L, Oliveira WK, Henriques CM, Carmo EH, Pedi VD, et al. Congenital Zika virus syndrome in Brazil: a case series of the first 1501 livebirths with complete investigation. Lancet. 2016;388(10047):891-7.

37. Llenas-García J, Wikman-Jorgensen P, Gil-Anguita C, Ramos--Sesma V, Torrús-Tendero D, Martínez-Goñi R, et al. Chagas disease screening in pregnant Latin American women: adherence to a systematic screening protocol in a non-endemic country. PLoS Negl Trop Dis. 2021;15(3):e0009281.

22

INFECÇÃO INTRA-AMNIÓTICA*

EDIMÁRLEI GONSALES VALÉRIO
ALINE FROTA
JANETE VETTORAZZI
ANA LÚCIA LETTI MÜLLER
DANIELA VANESSA VETTORI

■ Considerações gerais

A infecção intra-amniótica (IIA), também conhecida como infecção ovular, caracteriza-se por ser uma doença que cursa com um quadro de inflamação aguda, acometendo líquido e membranas amnióticas, feto e placenta. É considerada o resultado da invasão microbiana da cavidade amniótica, o que pode desencadear respostas inflamatórias sistêmicas e locais, fetais e maternas.[1]

Visando à uniformidade dos critérios diagnósticos e da nomenclatura das condições patológicas, em consenso local nos Estados Unidos, em 2016, a respeito do manejo de pacientes e neonatos com diagnóstico materno de corioamnionite clínica, sugeriu-se que o termo "corioamnionite clínica" fosse abandonado. Isso ocorreu devido à correlação errática entre corioamnionite histológica e corioamnionite clínica. O termo "corioamnionite" seria reservado apenas para o diagnóstico histológico.[2,3]

Mesmo com a expressão clínica da doença, a detecção desses microrganismos se faz presente somente em cerca de 61% das pacientes a termo e em 34% das pacientes pré-termo.[4] Em razão da heterogeneidade de apresentação dessa afecção, tanto clínica quanto histológica, surgiu, como resultado de um *workshop* em 2015, adaptado pelo American College of Obstetricians and Gynecologists (ACOG), o termo Triplo I, no intuito de se determinar a presença de inflamação intrauterina, infecção intrauterina ou ambas – o termo é pouco utilizado, mas seus critérios diagnósticos se mantêm presentes (Tabela 22.1).[5]

A IIA é a causa mais comum das infecções periparto e ocorre em cerca de 4% de todos os nascimentos.[1] A sua incidência varia conforme a idade gestacional no momento de sua ocorrência, chegando a atingir cerca de 40 a 70% das gestações com parto pré-termo, ocorridos seja após o trabalho de parto, seja após a ruptura prematura de membranas (Rupreme).[4]

Em gestações a termo, a IIA ocorre como complicação em cerca de 1 a 4% dos casos.[6] Em geral, ela é polimicrobiana, e a ascensão dos microrganismos presentes em trato genital inferior (microbiota vaginal ou entérica) é a via mais frequente de invasão. A contaminação via transplacentária, menos frequente, ocorre quando há passagem de microrganismos provenientes da circulação materna para o líquido amniótico. Nesse contexto, particularmente, é incomum o isolamento de mais de um agente patogênico.

---

*Os coautores agradecem a José Geraldo Lopes Ramos e Sérgio H. Martins-Costa pelas contribuições dadas à escrita deste capítulo na edição anterior.

Tabela 22.1 – Critérios diagnósticos utilizados para classificação do Triplo I (inflamação/infecção intrauterina)

TERMINOLOGIA	CRITÉRIOS
Febre materna isolada	Temperatura materna oral ≥ 39 ºC ou pelo menos duas medidas entre 38-38,9 ºC em um intervalo de 30 min
Suspeita de Triplo I	Febre sem outro foco identificado, associada a um dos achados a seguir: • FCF basal alta, acima de 160 bpm por 10 min ou mais, excluindo-se acelerações, desacelerações ou variabilidade expressiva • Leucocitose materna acima de 15.000 cél/mm^3 na ausência do uso de corticosteroide • Presença de secreção purulenta fluindo pelo orifício cervical
Confirmação de Triplo I	Todas as alterações listadas anteriormente associadas a um achado laboratorial que comprove a infecção: • Estudo do líquido amniótico com positividade para bactérias no exame de Gram, glicose diminuída (≤ 14 mg/dL), contagem aumentada de leucócitos (≥ 30 cél/mm^3) ou cultura positiva* • Evidência histopatológica de infecção, inflamação ou ambas em placenta, membranas fetais ou cordão umbilical (funisite)†

*Em amostra de líquido amniótico coletada por amniocentese.
†Em amostras obtidas de tecidos após o nascimento.
bpm, batimentos por minuto; FCF, frequência cardiaca fetal.

Independentemente da idade gestacional, o *Mycoplasma hominis* e o *Ureaplasma urealyticum* são os germes isolados com mais frequência, mesmo na ausência de outros organismos.[7,8] Esses germes são altamente prevalentes na microbiota habitual do trato genital feminino, o que traz dúvidas sobre a sua presença como colonizadores ou contaminantes. Contudo, crescem as evidências que suportam a ideia de que tais germes agem como patogênicos nos casos de IIA, visto o tamanho da resposta inflamatória desencadeada e sua repercussão clínica no binômio mãe-feto.[8] Outros germes costumam estar associados, incluindo anaeróbios como *Gardnerella vaginalis*, bacilos gram-negativos entéricos e *Streptococcus agalactiae*/estreptococo β-hemolítico do grupo B (EGB), sendo estes mais comuns nos casos de IIA pré-termo quando comparados com os casos de IIA a termo.[7]

⚠ Os recém-nascidos de mães com diagnóstico de IIA clínica também têm risco maior para desfechos desfavoráveis, como baixos índices de Apgar no quinto minuto, convulsões neonatais, sepse neonatal, displasia broncopulmonar, hemorragia intraventricular, leucomalácia periventricular, uso de ventilação mecânica, internação em unidade de terapia intensiva neonatal (UTIN), óbito neonatal e morbidade infecciosa de longa duração.[5]

Fatores de risco

O muco cervical, a integridade das membranas e a placenta são barreiras naturais para a ascensão de microrganismos à cavidade amniótica; contudo, essas barreiras podem ser perdidas em algum momento. Os fatores de risco mais frequentemente associados à IIA estão listados no **Quadro 22.1**.[9] Vale salientar que a amniotomia não é um fator de risco para a IIA.

Diagnóstico

AVALIAÇÃO CLÍNICA

★ A IIA clínica é identificada pela presença de febre materna (temperatura ≥ 37,8 ºC) associada a pelo menos uma das condições a seguir:[6]

- Leucocitose materna (> 15.000 cél/mm^3).

> **Quadro 22.1 – Fatores de risco associados à ocorrência de infecção intra-amniótica**
>
> - Rupreme por tempo prolongado (> 18-24 h entre a ruptura e o nascimento)
> - Trabalho de parto prolongado
> - Múltiplos toques vaginais
> - Trabalho de parto pré-termo
> - Líquido amniótico meconial
> - Presença de agentes patogênicos no trato genital inferior
> - Nuliparidade
> - Tabagismo
> - Uso de álcool
> - Monitorização fetal interna ou uso de cateter para o controle da pressão intrauterina
> - Infecção intra-amniótica prévia
>
> Rupreme, ruptura prematura de membranas.

- Taquicardia materna (> 100 batimentos por minuto [bpm]).
- Taquicardia fetal (> 160 bpm).
- Hipertonia e sensibilidade uterina aumentada.
- Bacteriemia.
- Líquido amniótico purulento e fétido.

A IIA pode ocorrer também de forma subclínica, caracterizada pela ausência dos critérios supracitados, manifestando-se muitas vezes somente pelo trabalho de parto ou pela Rupreme pré-termo.

Além da avaliação clínica materna, podem ser encontradas alterações na avaliação de bem-estar fetal que contribuem para o seu diagnóstico. Em relação à monitorização da frequência cardíaca fetal (FCF), são mais frequentes:

- Taquicardia fetal.
- Ausência de acelerações transitórias na cardiotocografia.
- Presença de desacelerações variáveis e tardias.
- Variabilidade persistentemente reduzida.

Tais alterações são mais frequentes em pacientes com IIA, porém nenhum padrão específico de cardiotocografia está significativamente associado ao aumento do risco de desfechos adversos, tanto neonatais como infantis.[10]

DIAGNÓSTICO DIFERENCIAL

A maior parte dos achados clínicos em uma IIA são inespecíficos. Portanto, faz-se necessária a abordagem dos possíveis diagnósticos diferenciais, sendo que os principais encontram-se descritos na Tabela 22.2.[1,6]

Tabela 22.2 – Diagnóstico diferencial da infecção intra-amniótica

ACHADO CLÍNICO	CAUSAS PROVÁVEIS	OBSERVAÇÃO
Febre intraparto Taquicardia materna	• Analgesia epidural • Uso de prostaglandinas (misoprostol)	Principalmente em situações de trabalho de parto prolongado
Hipertonia e sensibilidade uterina aumentada	• Descolamento prematuro da placenta	Em geral, sem febre e com algum grau de sangramento vaginal associado
Taquicardia fetal	• Descolamento prematuro da placenta • Ruptura uterina	Relacionada com a atividade uterina dolorosa sem febre
Hemograma infeccioso (presença de leucocitose, desvio à esquerda, neutrofilia, linfopenia)	Outros focos infecciosos: infecção urinária, pielonefrite, infecção por vírus *influenza*, apendicite, pneumonia e Covid-19	Essas infecções também podem apresentar taquicardia materna e fetal, febre e dor abdominal; apresentam outros achados clínicos, respiratórios, gastrintestinais ou urinários

Avaliação complementar

EXAMES LABORATORIAIS

Faz-se necessária a coleta de exames capazes de excluir a possibilidade de outros focos infecciosos, como o exame qualitativo de urina e a urocultura, além do hemograma, para confirmação diagnóstica.

A proteína C-reativa em sangue materno não faz parte da avaliação laboratorial de rotina, uma vez que sua elevação não se mostrou útil no diagnóstico precoce da IIA nem como preditor de sepse neonatal.[11]

ULTRASSONOGRAFIA

A presença de *sludge* (lodo) no líquido amniótico refere-se à presença ultrassonográfica de agregados ecogênicos flutuantes de detritos, localizados dentro da cavidade amniótica, próxima ao orifício cervical interno de mulheres com membranas intactas. Embora o significado clínico da presença de *sludge* não esteja claro, essa imagem pode ser associada ao aumento da morbidade obstétrica, infecciosa e neonatal, à corioamnionite e ao risco aumentado de parto pré-termo (principalmente se associado a colo uterino curto) (ver Cap. 16 – Prematuridade).

Considerando-se que a manifestação da infecção no feto envolve uma síndrome de resposta inflamatória (FIRS, *fetal inflammatory response syndrome*), estudos sugerem que, nos casos de IIA subclínica, existe uma correlação entre a presença de infecção e as alterações encontradas no Doppler cardíaco e de artéria umbilical de fetos de mães com Rupreme pré-termo. Esse é um dado promissor no que se refere ao melhor momento de interrupção da gestação diante de um feto possivelmente acometido.[12,13] Outros estudos também demonstraram a possibilidade de avaliar o feto sob risco de FIRS utilizando modalidades ultrassonográficas avançadas para estudo da função cardíaca e da análise de outros órgãos, como o timo, os rins, as suprarrenais e o baço, identificando, assim, alterações naqueles já comprometidos, cujo nascimento antecipado seria uma opção (**Figura 22.1**).[14]

Quanto ao perfil biofísico fetal (PBF), embora a IIA em pacientes com Rupreme em trabalho de parto pré-termo possa estar relacionada com um baixo escore nesse exame, mesmo na ausência de hipoxemia fetal, muitos outros estudos demons-

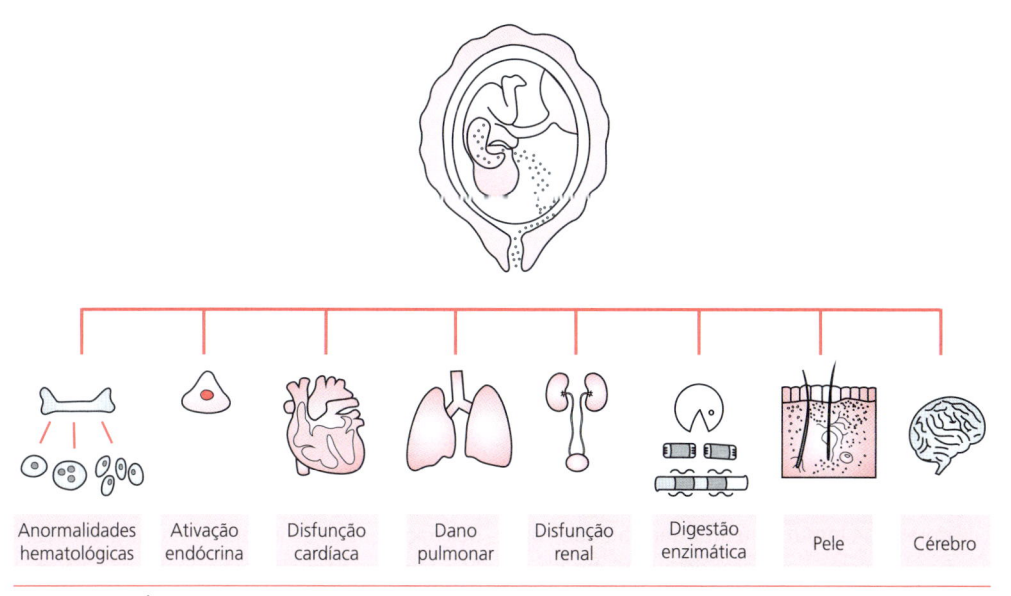

FIGURA 22.1 – Órgãos afetados pela síndrome de resposta inflamatória fetal.
Fonte: Elaborada com base em Jung e colaboradores.[12]

traram que esse escore baixo é um resultado pouco sensível para a detecção dos quadros subclínicos.[15-17]

⚠ Quando se avaliou a utilidade de métodos ultrassonográficos no manejo de gestações com Rupreme antes do trabalho de parto, todos os parâmetros (PBF, oligoidrâmnio e avaliação por Doppler) tiveram um desempenho ruim na predição da IIA. O melhor valor preditivo positivo do PBF foi um escore < 6 (sensibilidade de 86,7%).[18]

ANÁLISE DO LÍQUIDO AMNIÓTICO

⚠ A amniocentese é um procedimento invasivo no qual se faz a coleta de líquido amniótico por punção transabdominal, estando relacionada com alguns riscos, mesmo quando tecnicamente bem aplicada, tais como ruptura da bolsa amniótica, desencadeamento do trabalho de parto e contaminação da cavidade uterina por germes ali antes não existentes. Dessa forma, seu uso rotineiro para o diagnóstico de IIA não é recomendado. Entretanto, em casos particulares de incerteza diagnóstica, seja pela ausência de sinais clínicos típicos, seja pela presença de alguma outra doença sobreposta, a avaliação do líquido amniótico pode ser útil para a sua confirmação ou exclusão.

Os seguintes exames podem ser realizados no líquido amniótico para contribuir com o diagnóstico da IIA:

- **Exame cultural bacteriológico** – É o teste "padrão-ouro", o mais específico para a documentação dessa doença, porém de uso limitado na prática clínica, principalmente em razão do tempo longo para a obtenção do resultado.
- **Exames bacterioscópicos** – Como o exame de Gram, são testes pouco sensíveis; podem ser mais úteis quando utilizados em associação com os demais parâmetros.
- **Dosagem de glicose** – Níveis de glicose inferiores a 14 mg/dL têm uma sensibilidade de 87%, e, quando menores do que 10 mg/dL, a sensibilidade sobe para 100% para diagnóstico de IIA.[19]
- **Contagem de leucócitos** – A presença de 30 leucócitos por mm³ no líquido amniótico apresenta uma associação com culturas positivas.[20]
- **Dosagem de interleucina 6 (IL-6)** – Exame de difícil realização ou indisponível em diversos centros. A elevação, em secreção cervicovaginal e/ou líquido amniótico, parece representar um maior fator prognóstico de desfechos adversos do que uma cultura positiva isolada, que pode representar apenas colonização.[21]

Tratamento

⚠ Gestantes com diagnóstico confirmado ou presumido de IIA devem ser submetidas prontamente à terapia antimicrobiana e à interrupção da gestação, independentemente da idade gestacional.[22]

✂ A IIA, por si só, não é indicação de cesariana, e, a menos que haja contraindicação, a indução e a tentativa de parto vaginal devem ser consideradas; trata-se da opção mais segura, devendo a cesariana ser reservada para as indicações obstétricas.

⚠ Em gestantes com IIA recebendo terapia antimicrobiana, não se tem evidência de pior desfecho materno-fetal relacionado com a duração do trabalho de parto. Portanto, a cesariana não deve ser realizada no intuito de abreviar o tempo até o nascimento. Além disso, a sua realização aumenta o risco de infecção de ferida cirúrgica, endometrite e trombose venosa.[23]

Durante o trabalho de parto, padrões anormais de cardiotocografia na monitorização fetal são significativamente mais frequentes nas pacientes com IIA clínica do que entre as pacientes sem esse diagnóstico. A maioria das organizações profissionais e científicas recomenda o uso de monitorização eletrônica contínua da FCF durante o trabalho de parto em pacientes com IIA clínica.[24,25] Tal recomendação baseia-se na opinião de especialistas e na experiência médico-legal. Em geral, o manejo dos traçados da FCF intraparto em pacientes com IIA não difere daquele em pacientes sem IIA, mas vale ressaltar que a taquicardia fetal isolada é um preditor de hipoxemia ou acidemia fetal.

TERAPIA ANTIMICROBIANA

A terapia antimicrobiana intraparto reduziu significativamente a ocorrência de pneumonia neonatal e/ou sepse, da permanência hospitalar neonatal, do tempo de hospitalização materno e do tempo de manutenção da febre materna.[26,27] Idealmente, ela deve ser de amplo espectro e iniciada o mais cedo possível, alcançando níveis terapêuticos no feto e na cavidade amniótica em 30 a 60 minutos após o início da infusão.

O esquema terapêutico de preferência é a ampicilina associada a um aminoglicosídeo, pois esse protocolo cobre a maior parte dos agentes infecciosos capazes de provocar IIA e apresenta níveis terapêuticos no feto.

Na Tabela 22.3, estão descritos o esquema de terapia antimicrobiana recomendado para o tratamento da IIA, bem como esquemas alternativos e complementares.[28,29]

A duração ideal da terapia com antimicrobianos no pós-parto não está definida, porém comumente se estende o uso para todas as pacientes até que estejam assintomáticas e afebris por pelo menos 24 horas, idealmente 48 horas. Essa extensão é mais importante naquelas que foram submetidas à cesariana.[30]

Nos casos de IIA associada a EGB positivo, segue-se o protocolo de tratamento habitual para IIA.

SULFATO DE MAGNÉSIO PARA NEUROPROTEÇÃO FETAL

Evidências atuais demonstram que o uso do sulfato de magnésio em mulheres com risco de parto pré-termo reduz de forma significativa o risco de paralisia cerebral no recém-nascido, em cerca de 32%.[31,32] Recentemente, em um estudo no qual foram avaliados os efeitos da administração do sulfato de magnésio sobre o risco de paralisia cerebral neonatal entre mulheres com e sem IIA clí-

Tabela 22.3 – Antimicrobianos indicados no tratamento da infecção intra-amniótica e seus esquemas

ESQUEMA	MEDICAMENTO, DOSE E VIA DE ADMINISTRAÇÃO
Padrão	**Ampicilina** 2 g de 6/6 h IV
	+
	Gentamicina* 5 mg/kg IV em dose única diária
	OU
	1,5 mg/kg IV de 8/8 h
	OU
	Amicacina[†] 15 a 20 mg/kg IV em dose única diária
	ou 7,5 mg/kg IV de 12/12 h
	ou 5 mg/kg IV de 8/8 h
Alternativo I	**Ampicilina-sulbactam** 3 g IV de 6/6 h
Alternativo II	**Cefoxitina** 2 g IV de 8/8 h
Alternativo III	**Piperacilina-tazobactam** 3,375 g IV de 6/6 h ou 4,5 g IV de 8/8 h
Associação em caso de cesariana	**Clindamicina** 900 mg IV de 8/8 h
	OU
	Metronidazol[‡] 500 mg IV ou VO 1×/dia
	OU
	Azitromicina 500 mg IV 1×/dia

(Continua)

Tabela 22.3 – Antimicrobianos indicados no tratamento da infecção intra-amniótica e seus esquemas *(Continuação)*

ESQUEMA	MEDICAMENTO, DOSE E VIA DE ADMINISTRAÇÃO
Alternativo em caso de alergia à penicilina/aos β-lactâmicos I[ǁ]	**Vancomicina**[§] 15 a 20 mg/kg IV de 8/8 ou de 12/12 h + **Gentamicina*** 5 mg/kg IV ou IM 1×/dia
Alternativo em caso de alergia à penicilina/aos β-lactâmicos II	**Clindamicina** 900 mg IV de 8/8 h + **Gentamicina*** 5 mg/kg IV ou IM 1×/dia

*A dose única diária da gentamicina se mostrou igualmente efetiva, mais conveniente e segura para uso intraparto e pós-parto quando comparada com a dose fracionada.
[†]Não exceder 1,5 g/dia.
[‡]A clindamicina é preferível ao metronidazol em razão da amamentação.
[§]A vancomicina é preferível devido à alta resistência do EGB à clindamicina nas diretrizes internacionais; no Brasil, essa resistência é variável conforme a população, estando abaixo de 5% na maioria dos estudos, o que mantém a clindamicina como melhor opção.
[ǁ]Nas mulheres com história de baixo risco de anafilaxia, pode ser utilizado o esquema alternativo com cefalosporina.
EGB, estreptococo β-hemolítico do grupo B; IM, intramuscular; IV, intravenosa; VO, via oral.

nica, evidenciou-se redução em ambos os grupos, porém de forma significativa apenas no grupo sem IIA, permanecendo incerto seu papel nesses casos.[33] Entretanto, com as evidências de que o sulfato de magnésio atravessa facilmente a placenta e atinge altas concentrações séricas cerca de 1 hora após o início da administração e permanece elevado por 24 horas no neonato, mantém-se a indicação para sua administração no manejo de todos os casos de risco para nascimento pré-termo (ver Cap. 16 – Prematuridade).[34-37]

> O parto não deve ser adiado para administrar o curso completo de sulfato de magnésio pré-natal para neuroproteção fetal.

CORTICOSTEROIDE ANTENATAL

O uso do corticosteroide antenatal é consensual quando o risco de nascimento pré-termo existe dentro de 7 dias, por diminuir de forma significativa a morbidade neonatal.[38] Todavia, entre mulheres com IIA, seu uso faz-se controverso, em razão da possibilidade, teórica, de exacerbar infecções sistêmicas, ativar infecções latentes na mãe e aumentar o risco de infecção neonatal.

Em uma revisão da Cochrane, o uso de corticosteroide antenatal para mulheres com Rupreme pré-termo diminuiu significativamente o risco de morte neonatal, sem evidência de efeito sobre o risco de corioamnionite, endometrite ou sepse puerperal.[31] Mais de 90% das pacientes com IIA clínica evoluem para parto dentro de 12 horas após o diagnóstico; a maioria recebe apenas uma dose do corticosteroide. Ainda assim, há evidências em estudos observacionais de que mesmo o curso incompleto da medicação pode reduzir a ocorrência de morte e/ou outros desfechos neonatais, comparados com bebês não expostos ao corticosteroide.[39,40] A administração do corticosteroide antenatal reduz o risco de morte neonatal de bebês nascidos em menos de 24 horas após a aplicação da primeira dose (ver Cap. 16 – Prematuridade).[41]

> O nascimento não deve ser adiado para completar o curso do corticosteroide.

A Figura 22.2 traz o fluxograma do manejo da IIA.[42]

Complicações e prognóstico

A IIA está correlacionada com graves complicações maternas, fetais e neonatais, descritas no Quadro 22.2.[26,43]

Diagnóstico de infecção intra-amniótica

< 23 semanas
- Antimicrobianos
- Antitérmicos

23-24 semanas
- Antimicrobianos
- Antitérmicos
- Considerar uso de corticosteroide e MgSO$_4$

24-34 semanas
- Antimicrobianos
- Antitérmicos
- Corticosteroide
- MgSO$_4$ (até 32 semanas)

> 34 semanas
- Antimicrobianos
- Antitérmicos

→ Nascimento

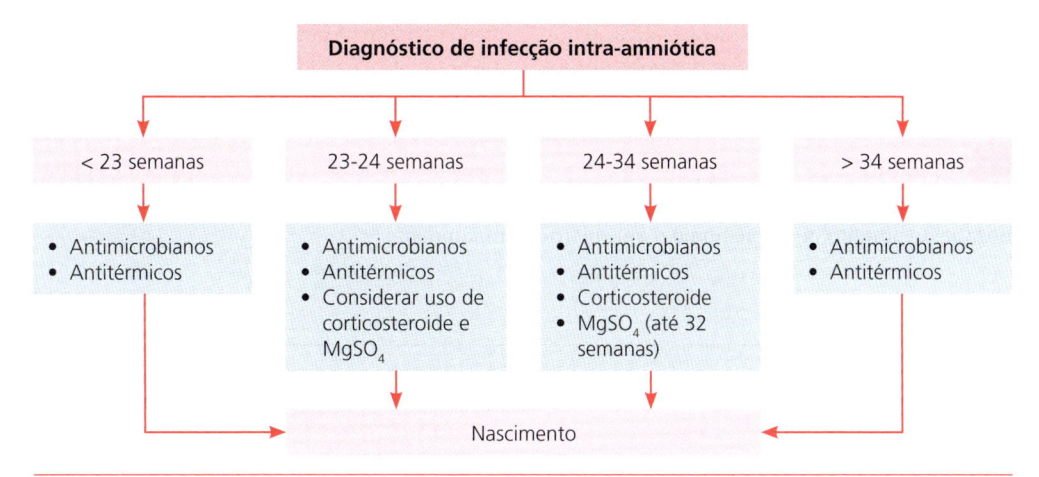

FIGURA 22.2 – Fluxograma de abordagem para o manejo da infecção intra-amniótica.
MgSO$_4$, sulfato de magnésio.

Quadro 22.2 – Complicações da infecção intra-amniótica

Maternas
- Progressão anormal do TP
- TP prolongado
- Cesariana por falha de indução
- Cesariana por CFNT
- Choque séptico
- Hemorragia pós-parto
- Endometrite
- Abscesso pélvico
- Infecção de FC
- Tromboflebite pélvica séptica

Fetais
- CFNT durante o TP
- Acidemia
- Hipoxemia
- FIRS

Neonatais
- Morte
- Asfixia
- Desconforto respiratório
- Sepse de início precoce
- Choque séptico
- Pneumonia
- Meningite
- Hemorragia intra-ventricular
- Paralisia cerebral

CFNT, condição fetal não tranquilizadora; FC, ferida cirúrgica; FIRS, síndrome de resposta inflamatória fetal; TP, trabalho de parto.

A piora da contratilidade uterina associada ao quadro infeccioso e inflamatório pode ocasionar um incremento da necessidade de uso de ocitocina, o que também leva ao aumento do risco de complicações, como ruptura uterina e atonia.[44] Tendo-se em vista que ocorre uma frequência aumentada de hemorragia pós-parto devido à atonia uterina, é muito importante estar preparado para o manejo de tal complicação, devendo as intervenções que demonstraram prevenir e tratar a hemorragia pós-parto estar prontamente disponíveis tanto nas salas de parto quanto nas salas de cirurgia (ver Cap. 33 – Hemorragia puerperal).[45]

Recém-nascidos de mães com IIA pré-termo apresentam um risco ainda maior de desfechos adversos precoces, quando comparados com os fetos a termo, respectivamente: morte (25 vs. 6%), sepse neonatal (28 vs. 6%), pneumonia (20 vs. 3%), hemorragia intraventricular (24 vs. 8%) e desconforto respiratório (62 vs. 35%). As sequelas em longo prazo são decorrentes tanto da infecção quanto da idade gestacional ao nascimento.[45,46]

Medidas preventivas da infecção intra-amniótica

De forma preventiva, as gestantes em trabalho de parto com pesquisa cervical positiva para EGB devem começar a profilaxia da infecção neonatal no início da fase ativa, já que isso leva à redução significativa das taxas de IIA e endometrite puerperal.

Recomenda-se dose inicial de penicilina de 5 milhões de UI IV seguida de 2,5 a 3 milhões de UI de 4/4 horas até o parto. Em caso de desabastecimento, a ampicilina é o antimicrobiano utilizado na dose de 2 g IV, seguida de 1 g de 4/4 horas até o nascimento. Nas pacientes sabidamente alérgicas aos antimicrobianos preconizados, utiliza-se a clindamicina 900 mg IV de 8/8 horas ou a vancomicina 2 g IV em dose de ataque, seguida de 1 g de 12/12 horas (ver Cap. 16 – Prematuridade).[29,47]

REFERÊNCIAS

1. Woodd SL, Montoya A, Barreix M, Pi L, Calvert C, Rehman AM, et al. Incidence of maternal peripartum infection: a systematic review and meta-analysis. PLoS Med 2019;16:e1002984.
2. Palmsten K, Nelson KK, Laurent LC, Park S, Chambers CD, Parast MM. Subclinical and clinical chorioamnionitis, fetal vasculitis, and risk for preterm birth: a cohort study. Placenta. 2018;67:54-60.
3. Menon R, Taylor RN, Fortunato SJ. Chorioamnionitis-a complex pathophysiologic syndrome. Placenta. 2010;31:113-20.
4. Yoon BH, Romero R, Moon JB, Shim SS, Kim M, Kim G, et al. Clinical significance of intra-amniotic inflammation in patients with preterm labor and intact membranes. Am J Obstet Gynecol. 2001;185(5):1130-6.
5. Higgins RD, Saade G, Polin RA, Grobman WA, Buhimschi IA, Watterberg K, et al. Evaluation and management of women and newborns with a maternal diagnosis of chorioamnionitis: summary of a workshop. Obstet Gynecol. 2016;127(3):426-36.
6. Tita ATN, Andrews WW. Diagnosis and management of clinical chorioamnionitis. Clin Perinatol. 2010;37(2):339-54.
7. Romero R, Miranda J, Kusanovic JP, Chaiworapongsa T, Chaemsaithong P, Martinez A, et al. Clinical chorioamnionitis at term I: microbiology of the amniotic cavity using cultivation and molecular techniques. J Perinat Med. 2015;43(1):19-36.
8. Sweeney EL, Dando SJ, Kallapur SG, Knox CL. The human ureaplasma species as causative agents of chorioamnionitis. Clin Microbiol Rev. 2017;30(1):349-79.
9. Cohen-Cline HN, Kahn TR, Hutter CM. A population-based study of the risk of repeat clinical chorioamnionitis in Washington State, 1989-2008. Am J Obstet Gynecol. 2012;207(6):473.e1-7.
10. Galli L, Dall'Asta A, Whelehan V, Archer A, Chandraharan E. Intrapartum cardiotocography patterns observed in suspected clinical and subclinical chorioamnionitis in term fetuses. J Obstet Gynaecol Res. 2019;45(12):2343-50.
11. van de Laar R, van der Ham DP, Oei SG, Willekes C, Weiner CP, Mol BWJ. Accuracy of C-reactive protein determination in predicting chorioamnionitis and neonatal infection in pregnant women with premature rupture of membranes: a systematic review. Eur J Obstet Gynecol Reprod Biol. 2009;147(2):124-9.
12. Jung E, Romero R, Yeo L, Diaz-Primera R, Marin-Concha J, Para R, et al. The fetal inflammatory response syndrome: the origins of a concept, pathophysiology, diagnosis, and obstetrical implications. Semin Fetal Neonatal Med. 2020;25(4):101146.
13. Letti Müller AL, Barrios PDM, Kliemann LM, Valério EG, Gasnier R, Magalhães JADA. Tei index to assess fetal cardiac performance in fetuses at risk for fetal inflammatory response syndrome. Ultrasound Obstet Gynecol. 2010;36(1):26-31.
14. Mastrolia SA, Erez O, Loverro G, Di Naro E, Weintraub AY, Tirosh D, et al. Ultrasonographic approach to diagnosis of fetal inflammatory response syndrome: a tool for at-risk fetuses? Am J Obstet Gynecol. 2016;215(1):9-20.
15. Vintzileos AM. Antepartum surveillance in preterm rupture of membranes. J Perinat Med. 1996;24(4): 319-26.
16. Lewis DF, Adair CD, Weeks JW, Barrilleaux PS, Edwards MS, Garite TJ. A randomized clinical trial of daily nonstress testing versus biophysical profile in the management of preterm premature rupture of membranes. Am J Obstet Gynecol. 1999;181(6):1495-9.
17. Ghidini A, Salafia CM, Kirn V, Doria V, Spong CY. Biophysical profile in predicting acute ascending infection in preterm rupture of membranes before 32 weeks. Obstet Gynecol. 2000;96(2):201-6.
18. Aviram A, Quaglietta P, Warshafsky C, Zaltz A, Weiner E, Melamed N, et al. Utility of ultrasound assessment in management of pregnancies with preterm prelabor rupture of membranes. Ultrasound Obstet Gynecol. 2020;55(6):806-14.
19. Lisonkova S, Sabr Y, Joseph KS. Diagnosis of subclinical amniotic fluid infection prior to rescue cerclage using gram stain and glucose tests: an individual patient meta-analysis. J Obstet Gynaecol Can. 2014;36(2):116-22.
20. Jacobsson B, Holst R-M, Wennerholm U-B, Andersson B, Lilja H, Hagberg H. Monocyte chemotactic protein-1 in cervical and amniotic fluid: relationship to microbial invasion of the amniotic cavity, intra-amniotic inflammation, and preterm delivery. Am J Obstet Gynecol. 2003;189(4):1161-7.
21. Chaemsaithong P, Romero R, Korzeniewski SJ, Martinez-Varea A, Dong Z, Yoon BH, et al. A point of care test for interleukin-6 in amniotic fluid in preterm prelabor rupture of membranes: a step toward the early treatment of acute intra-amniotic inflammation/infection. J Matern Fetal Neonatal Med. 2016;29(3):360-7.
22. Conde-Agudelo A, Romero R, Jung EJ, Garcia Sánchez ÁJ. Management of clinical chorioamnionitis: an evidence-based approach. Am J Obstet Gynecol. 2020;223(6):848-69.
23. Venkatesh KK, Glover AV, Vladutiu CJ, Stamilio DM. Association of chorioamnionitis and its duration with adverse maternal outcomes by mode of delivery: a cohort study. BJOG. 2019;126(6):719-27.
24. American College of Obstetricians and Gynecologists. ACOG practice bulletin No. 106: Intrapartum fetal heart rate monitoring: nomenclature, interpretation, and general management principles. Obstet Gynecol. 2009;114(1):192-202.
25. Ayres-de-Campos D, Spong CY, Chandraharan E, FIGO Intrapartum Fetal Monitoring Expert Consensus Panel. FIGO consensus guidelines on intrapartum fetal monitoring: Cardiotocography. Int J Gynaecol Obstet. 2015;131(1):13-24.

26. Chapman E, Reveiz L, Illanes E, Bonfill Cosp X. Antibiotic regimens for management of intra-amniotic infection. Cochrane Database Syst Rev. 2014;(12):CD010976.
27. Kenyon S, Boulvain M, Neilson JP. Antibiotics for preterm rupture of membranes. Cochrane Database Syst Rev. 2013;(12):CD001058.
28. American College of Obstetricians and Gynecologists. Committee Opinion No. 712 summary: intrapartum management of intraamniotic infection. Obstet Gynecol. 2017;130(2):490-2.
29. do Nascimento CS, Dos Santos NFB, Ferreira RCC, Taddei CR. Streptococcus agalactiae in pregnant women in Brazil: prevalence, serotypes, and antibiotic resistance. Braz J Microbiol. 2019;50(4):943-52.
30. Black LP, Hinson L, Duff P. Limited course of antibiotic treatment for chorioamnionitis. Obstet Gynecol. 2012;119(6):1102-5.
31. McGoldrick E, Stewart F, Parker R, Dalziel SR. Antenatal corticosteroids for accelerating fetal lung maturation for women at risk of preterm birth. Cochrane Database of Syst Rev. 2020;(12):CD004454.
32. Crowther CA, Middleton PF, Voysey M, Askie L, Duley L, Pryde PG, et al. Assessing the neuroprotective benefits for babies of antenatal magnesium sulphate: an individual participant data meta-analysis. PLoS Med. 2017;14:e1002398.
33. Edwards JM, Edwards LE, Swamy GK, Grotegut CA. Magnesium sulfate for neuroprotection in the setting of chorioamnionitis. J Matern Fetal Neonatal Med. 2018;31(9):1156-60.
34. Brookfield KF, Su F, Elkomy MH, Drover DR, Lyell DJ, Carvalho B. Pharmacokinetics and placental transfer of magnesium sulfate in pregnant women. Am J Obstet Gynecol. 2016;214(6):737.e1-9.
35. Rouse DJ, Hirtz DG, Thom E, Varner MW, Spong CY, Mercer BM, et al. A randomized, controlled trial of magnesium sulfate for the prevention of cerebral palsy. N Engl J Med. 2008;359(9):895-905.
36. Crowther CA, Hiller JE, Doyle LW, Haslam RR, Australasian Collaborative Trial of Magnesium Sulphate (ACTOMg SO4) Collaborative Group. Effect of magnesium sulfate given for neuroprotection before preterm birth: a randomized controlled trial. JAMA. 2003;290(20):2669-76.
37. Marret S, Marpeau L, Zupan-Simunek V, Eurin D, Lévêque C, Hellot M-F, et al. Magnesium sulphate given before very-preterm birth to protect infant brain: the randomised controlled PREMAG trial. BJOG. 2007;114(3):310-8.
38. American College of Obstetricians and Gynecologists. Committee Opinion No. 713: antenatal corticosteroid therapy for fetal maturation. Obstet Gynecol. 2017;130(2):e102-9.
39. Norberg H, Kowalski J, Maršál K, Norman M. Timing of antenatal corticosteroid administration and survival in extremely preterm infants: a national population-based cohort study. BJOG. 2017;124(10):1567-74.
40. Travers CP, Carlo WA, McDonald SA, Das A, Bell EF, Ambalavanan N, et al. Mortality and pulmonary outcomes of extremely preterm infants exposed to antenatal corticosteroids. Am J Obstet Gynecol. 2018;218(1):130.e1-13.
41. Norman J, Shennan A, Jacobsson B, Stock SJ, FIGO Working Group for Preterm Birth. FIGO good practice recommendations on the use of prenatal corticosteroids to improve outcomes and minimize harm in babies born preterm. Int J Gynaecol Obstet. 2021;155(1):26-30.
42. Cunningham FG, Leveno KJ, Bloom SL, Dashe JS, Hoffman BL, Casey BM, et al., organizadores. Obstetricia de Williams. 25. ed. Porto Alegre:AMGH; 2021.
43. Ryan ES, Varvoutis M, Kuller JA, Dotters-Katz S. Intrapartum and Postpartum Management of Intra-amniotic Infection. Obstet Gynecol Surv. 2021;76(2):114-21.
44. Mark SP, Croughan-Minihane MS, Kilpatrick SJ. Chorioamnionitis and uterine function. Obstet Gynecol. 2000;95(6 Pt 1):909-12.
45. Zackler A, Flood P, Dajao R, Maramara L, Goetzl L. Suspected chorioamnionitis and myometrial contractility: mechanisms for increased risk of cesarean delivery and postpartum hemorrhage. Reprod Sci. 2019;26(2): 178-83.
46. Ramsey PS, Lieman JM, Brumfield CG, Carlo W. Chorioamnionitis increases neonatal morbidity in pregnancies complicated by preterm premature rupture of membranes. Am J Obstet Gynecol. 2005;192(4):1162-6.
47. Verani JR, McGee L, Schrag SJ, Division of Bacterial Diseases, National Center for Immunization and Respiratory Diseases, Centers for Disease Control and Prevention (CDC). Prevention of perinatal group B streptococcal disease-revised guidelines from CDC, 2010. MMWR Recomm Rep. 2010;59(RR-10):1-36.

PARTE 3

PRINCÍPIOS OBSTÉTRICOS E PERINATAIS

23

ASSISTÊNCIA AO PARTO

SÉRGIO H. MARTINS-COSTA
SABRINA SORAIA SCHROEDER
GISLAINE KROLOW CASANOVA
MARTINA AMÁLIA JORGE DOS REIS
JOSÉ GERALDO LOPES RAMOS

A parturição de um novo ser humano representa a essência da transmissão e da continuidade da vida entre as gerações. O parto pode ser tanto um processo naturalmente fisiológico como profundamente complexo e disfuncional. Por isso, é essencial fornecer tudo o que for necessário para garantir que a mãe e o recém-nascido (RN) recebam os cuidados mais seguros e humanizados possíveis. Em 2015, ocorreram 303 mil mortes maternas ao redor do mundo, a maioria destas em decorrência de causas preveníveis ligadas ao processo do nascimento.[1] Portanto, o trabalho de parto (TP), o parto e o puerpério são períodos nos quais a atenção médica e de enfermagem qualificada pode ser decisiva para o bom desfecho da gestação. Nesse contexto, os partos ocorridos dentro dos hospitais, quando comparados com os partos ocorridos em outros locais (domicílios, casas de parto e centros de partos normais), embora estejam acompanhados de mais intervenções, têm significativamente menos morbimortalidade perinatal.[2-4]

Conceito

Trabalho de parto é o período que vai desde o início das contrações uterinas regulares, associadas ao apagamento e à dilatação cervical, até o nascimento do concepto e a expulsão da placenta. O reconhecimento do início do TP nem sempre é simples, pois, muitas vezes, o seu diagnóstico só é confirmado retrospectivamente.

A internação de uma parturiente para acompanhamento do TP deve ser feita com base no grau de dilatação e na presença de contrações uterinas regulares e frequentes. Quando a gestante chega ao centro obstétrico com colo apagado, dilatação cervical de 4 cm ou mais e contrações uterinas com frequência de pelo menos duas a cada 10 minutos, presume-se que tenha alcançado a fase ativa do TP. Esse método presuntivo de identificar o TP traz muitas incertezas durante os períodos iniciais.

As pacientes com fatores de risco gestacionais (p. ex., restrição de crescimento fetal [RCF], pós-datismo, doença hipertensiva, diabetes melito gestacional, etc.) devem ser internadas mesmo na fase latente, devido ao risco de insuficiência placentar e comprometimento fetal.

Em contrapartida, nas gestantes de risco habitual, a internação na fase ativa do TP deve ser preferida. Uma internação precoce dessas pacientes para cuidado intra-hospitalar está associada a TP mais longo, maior uso de ocitocina, maior taxa de cesariana e menores taxas de satisfação com a assistência recebida. Podem ocorrer situações em que a paciente é avaliada como fase latente e apresenta a seguir uma fase ativa precipitada.

Normalmente, nesses casos, não há prejuízo para pacientes de risco habitual.

Fases clínicas do parto

As fases clínicas do TP são divididas em quatro, denominadas períodos clínicos do parto:

1. Primeiro período (ou de dilatação).
2. Segundo período (ou de expulsão).
3. Terceiro período (dequitação ou secundamento).
4. Quarto período (ou primeira hora pós-parto).

PRIMEIRO PERÍODO (DE DILATAÇÃO)

É o intervalo desde o início do TP até a dilatação completa. Esse período compreende as fases latente e ativa do TP. A fase latente apresenta duração variável e caracteriza-se pela dilatação lenta do colo até em torno de 4 cm (velocidade de dilatação menor do que 1 cm/h) e por padrão contrátil irregular. Segundo Friedman,[5] que avaliou a progressão do TP em mais de 10 mil mulheres, a fase ativa caracteriza-se pela dilatação rápida (velocidade de dilatação ≥ 1 cm/h) dos 4 aos 10 cm e por padrão contrátil regular e doloroso, sendo subdividida em três fases: aceleração, aceleração máxima e desaceleração da dilatação. Os seus principais distúrbios são os de demora (progressão da dilatação ou da descida < 1,2 cm/h) e os de parada (parada da progressão da dilatação por pelo menos 2 h ou da descida por pelo menos 1 h).

Um estudo mais recente evidenciou uma velocidade de dilatação normal mais lenta nas curvas de TP, demonstrando que mais de 50% das mulheres que tiveram parto vaginal não dilataram em velocidade > 1 cm/h até atingir 6 cm de dilatação.[6] Assim, tanto em nulíparas quanto em multíparas, uma progressão mais lenta do que 1 cm/h na fase ativa até os 6 cm de dilatação não deve necessariamente ser interpretada como disfuncional. Para fins de internação hospitalar, define-se o início da fase ativa aos 4 cm de dilatação acompanhada de contrações uterinas regulares.

SEGUNDO PERÍODO (DE EXPULSÃO)

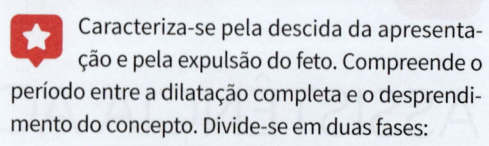

Caracteriza-se pela descida da apresentação e pela expulsão do feto. Compreende o período entre a dilatação completa e o desprendimento do concepto. Divide-se em duas fases:

1. Fase inicial ou passiva, com dilatação total do colo do útero, mas sem sensação de puxo, e polo cefálico alto na pelve.
2. Fase ativa, com dilatação total do colo do útero, cabeça fetal visível e presença de puxos ou esforços maternos ativos.

TERCEIRO PERÍODO (DEQUITAÇÃO OU SECUNDAMENTO)

É o período entre a expulsão do feto e a saída da placenta e das membranas ovulares. Tem relação temporal inversa com a quantidade de perda sanguínea materna.

QUARTO PERÍODO (PRIMEIRA HORA PÓS-PARTO)

É a primeira hora após a expulsão da placenta, em que há grande risco de complicações hemorrágicas.

Internação ou emergência obstétrica

Em 2004, o Ministério da Saúde lançou a Política Nacional de Humanização (PNH),[7] incentivando a utilização de programas de acolhimento com classificação de risco nos setores de emergência. Esse tipo de programa auxilia a qualificação do trabalho realizado nas emergências obstétricas, proporcionando a redução do tempo de espera das pacientes, organizando o fluxo de atendimento e facilitando uma atuação rápida da equipe nos casos mais urgentes.

As diretrizes do acolhimento devem ser adaptadas às emergências obstétricas e às realidades locais de cada maternidade. A partir de 2007, o Hospital de Clínicas de Porto Alegre (HCPA) adotou o sistema de classificação de risco na emergência obstétrica, que, após testado, demonstrou resultados satisfatórios, com melhora na eficiência e priorização de atendimento para os casos mais graves. Essa classificação tem sido continuamente adaptada e atualizada, conforme as necessidades identificadas.[8]

⚠️ De acordo com os sinais e os sintomas apresentados pela paciente na chegada, será feita a classificação em cinco categorias de prioridade no atendimento:

1. **Vermelha** – Categoria de emergência (atendimento imediato).
2. **Cor de laranja** – Atendimento assim que possível ou tempo de espera máximo de 15 minutos.
3. **Amarela** – Atendimento assim que possível ou tempo de espera máximo de 30 minutos.
4. **Verde** – Categoria de urgência menor (atendimento assim que possível, tempo de espera máximo de 2 h).
5. **Azul** – Categoria sem urgência.

Durante a consulta de internação, deve-se buscar, além do diagnóstico de TP, a identificação de eventuais situações de risco materno e perinatal (Quadro 23.1). São realizados anamnese,

---

Quadro 23.1 – Sequência do exame físico obstétrico na internação de paciente em trabalho de parto

- Sinais vitais (medir a PA com a paciente sentada)
- Medida da altura uterina
- Palpação do abdome (manobras de Leopold)
- Ausculta dos BCFs (antes, durante e após uma contração)
- Avaliação da contratilidade uterina (frequência e intensidade em 10 min)
- Inspeção da vulva (perda de LA, sangue, mecônio, secreções)
- Exame especular (se suspeita de Rupreme, placenta prévia, sangramento, etc.)
- Toque vaginal bimanual (deve ser evitado nas situações listadas nas indicações de exame especular)

BCFs, batimentos cardíacos fetais; LA, líquido amniótico; PA, pressão arterial; Rupreme, ruptura prematura de membranas ovulares.

---

avaliação dos dados da carteira de pré-natal e exame físico geral e obstétrico. Na anamnese, também deve ser dada atenção a informações como idade da gestante, paridade, cirurgias prévias, características das gestações e dos partos anteriores, uso de álcool, cigarro ou outras drogas e história de doenças prévias e seus tratamentos. Na história familiar, é importante a identificação de casos de pré-eclâmpsia (sobretudo de mãe e irmãs) e de diabetes melito. O cálculo da idade gestacional (IG) é um ponto crucial da internação obstétrica e deve ser feito com o máximo cuidado. Estima-se a IG com base na data da última menstruação (DUM), na data de percepção dos primeiros movimentos fetais (17ª semana na multigesta e 20ª semana na primigesta), na avaliação da medida da altura uterina e em exames ultrassonográficos do feto, que terão maior precisão quanto mais precocemente tiverem sido realizados. Deve-se ter em mente que o cálculo da IG com base na DUM só tem valor para mulheres com ciclos menstruais regulares, sem uso de contraceptivos hormonais nos meses que antecederam a provável concepção.

Na anamnese, o médico deve escutar a paciente com esmero e dar atenção às suas expectativas, crenças e medos. Embora seja um momento de rotina para o médico, deve-se lembrar de que, para a parturiente e sua família, esse é um momento muito especial, frequentemente carregado de ansiedades, preconceitos e fantasias. Se a gestante trouxer um plano de parto, escrito ou não, este deve ser discutido com respeito e consideração. Nesse momento, o médico deve indicar para a parturiente e seu companheiro o que pode ou não ser feito em relação às suas demandas, sempre à luz da humanização do atendimento e da segurança assistencial, que deve ser a prioridade da atenção médica no parto.

Uma história de perdas de secreções líquidas e sangue pela vagina deve ser valorizada e pesquisada. Sangramentos podem estar associados à placentação anômala, ao descolamento da placenta ou às microlesões provocadas pelo processo de dilatação do colo do útero. A eliminação de muco com raias de sangue (tampão mucoso) é comum na fase latente do parto. Também pode ocorrer perda involuntária de urina pela pressão da apresentação fetal sobre a bexiga. A perda de líquido amniótico (LA) é comum durante o TP. Portanto, quando ocorrer perda de LA associada às contrações uterinas, o diagnóstico de TP pode ser firmado, independentemente do grau de dilatação cervical encontrado.

No exame físico, além do exame obstétrico completo, deve-se prestar atenção especial aos sinais vitais (pressão arterial, frequências cardíaca e respiratória, temperatura axilar e estado das mucosas), à ausculta cardíaca e pulmonar e à presença ou não de veias varicosas na vulva e nos membros inferiores ou de eventuais lesões de pele. Devem-se realizar a inspeção e a palpação das mamas. A palpação uterina deve buscar identificar o tamanho e o número de fetos, além da situação, da apresentação e da lateralidade do(s) concepto(s). Para isso, utilizam-se as manobras de Leopold. Mede-se e anota-se a altura do útero (medida em centímetros entre o bordo superior da sínfise púbica e o fundo do útero). A avaliação da contratilidade uterina deve ser feita com a mão do examinador espalmada na altura do fundo uterino, durante um período de 10 minutos, registrando-se sua frequência e intensidade (fraca, média ou forte). Uma dinâmica uterina irregular e, com frequência, inferior a três contrações a cada 10 minutos deve levantar a suspeita de fase latente ou falso TP (**Tabela 23.1**).

A ausculta da frequência cardíaca fetal (FCF) deve ser realizada obrigatoriamente durante o exame. O local de melhor audição dos batimentos cardíacos fetais (BCFs) é o que corresponde à localização do ombro anterior do feto. Pode-se usar estetoscópio de Pinard ou sonar Doppler. Em todos os casos, a ausculta deve ser feita antes, durante e após uma contração uterina, na busca de eventuais alterações da FCF.

No exame dos órgãos genitais externos e internos, a presença de lesões e/ou secreções deve ser registrada e caracterizada. Sempre que houver história de perdas líquidas ou sangramento pela vagina, deve-se fazer exame especular antes do toque vaginal. Havendo saída de LA, deve-se caracterizá-la quanto à presença ou não de mecônio.

O toque vaginal deve avaliar, além do grau de dilatação (em centímetros) e do apagamento do colo do útero (em percentuais), o estado das membranas, o tipo e a altura da apresentação fetal, a variedade de posição e as características do trajeto pélvico (acessibilidade do promontório, diâmetro bi-isquiático e ângulo subpúbico). Deve-se evitar o toque vaginal na presença de ruptura da bolsa, a não ser que a paciente esteja em franco TP. Na presença de sangramento, é necessário descartar a placentação baixa.

Após o exame, a paciente e seus familiares devem receber sempre informações claras sobre toda a avaliação realizada e a conduta a ser

Tabela 23.1 – Critérios para diferenciar entre trabalho de parto verdadeiro e falso

PARÂMETROS	VERDADEIRO	FALSO
Contrações	Regulares	Irregulares
Intervalos	Gradativamente decrescentes	Irregulares
Duração	Aumento gradativo	Irregular
Intensidade	Aumento gradativo	Irregular
Alterações cervicais	Dilatação e apagamento progressivo	Sem alterações
Descida da apresentação	Progressiva	Sem alteração
Localização da dor	Costas e abdome	Apenas no abdome
Efeitos da sedação	As contrações não cessam	As contrações cessam

adotada. O médico deve certificar-se de que suas orientações foram bem entendidas e fazer o registro escrito da avaliação, da conduta e das recomendações dadas.

UTILIZAÇÃO DA ULTRASSONOGRAFIA NA INTERNAÇÃO OBSTÉTRICA

Em algumas circunstâncias, durante o TP, a ultrassonografia (US) pode complementar a avaliação clínica, esclarecendo um diagnóstico duvidoso, principalmente nas pacientes obesas. Ela poderá ser útil no momento da internação hospitalar, na suspeita de apresentações incomuns, de gemelaridade, de aumento ou diminuição do volume de LA, no diagnóstico da posição da placenta no último trimestre entre placenta prévia (PP) e descolamento prematuro de placenta (DPP), assim como na avaliação da vitalidade fetal.

DIAGNÓSTICO DE TRABALHO DE PARTO

Na maioria das parturientes, a internação hospitalar deve ser indicada na fase ativa do TP, ou seja, quando houver contratilidade uterina regular a cada 3 a 5 minutos e dilatação cervical igual ou maior do que 4 cm, com colo fino e apagado (Quadro 23.2). Quando persistirem dúvidas quanto ao estabelecimento ou não da fase ativa, pode-se realizar a reavaliação da paciente em torno de duas horas. Se houver progressão da dilatação após esse período, o diagnóstico de TP será confirmado. Em geral, a falha de progressão em um colo uterino com menos de 3 cm de dilataçao exclui a fase ativa do TP.

PROCEDIMENTOS DE ROTINA NA INTERNAÇÃO DE PARTURIENTE

O registro rotineiro dos sinais vitais maternos é um parâmetro importante para o controle contínuo da saúde materna e fetal. Durante a internação das parturientes, é obrigatório registrar o peso, a pressão arterial, a temperatura corporal e a frequência cardíaca materna e fetal. Não existe benefício que justifique a realização rotineira de enema e tricotomia perineal (Figura 23.1).

No Brasil, por determinação do Ministério da Saúde, a parturiente internada em TP deve ser submetida a teste rápido para vírus da imunodeficiência humana (HIV, *human immunodeficiency virus*), sífilis e pesquisa de antígeno de hepatite, mesmo que tenha realizado o teste no último trimestre de gestação. As sorologias para toxoplasmose e hepatite B devem ser solicitadas para as pacientes suscetíveis. No HCPA, além desses exames subsidiários rotineiros, realiza-se rastreamento universal para cocaína e maconha em teste urinário, que será útil para diagnóstico diferencial se o neonato apresentar sintomas que possam estar relacionados com a síndrome de abstinência; nessa instituição, nos primeiros quatro meses de implantação da testagem universal para essas drogas, 6,14% das pacientes apresentaram pelo menos um dos testes positivos.

Acompanhamento do primeiro período do parto

O acompanhamento da parturiente no primeiro período do TP consiste basicamente na monitoração clínica da progressão do TP e na vigilância da saúde fetal. Durante esse período, é importante fornecer à parturiente suporte emocional adequado, visto que, com frequência, o TP é acompanhado de angústia, medo e dor, muitas vezes alicerçados em fantasias de morte e de destruição dos órgãos genitais (Figura 23.2).

Mediante o esclarecimento dos mecanismos, das etapas e dos fenômenos da parturição, pode-se fornecer à grávida maior segurança e confiança. O apoio continuado dado às parturientes pela equipe assistencial diminui a necessidade de medicações analgésicas, as taxas de parto operatório e de cesarianas e os escores de Apgar < 7 no quinto minuto.[9]

Em 7 de abril de 2005, passou a vigorar no Brasil a Lei nº 11.108, que garante à parturiente o

> **Quadro 23.2** – Achados clínicos sugestivos de início da fase ativa
>
> - Dilatação cervical ≥ 4 cm e colo apagado
> - Dinâmica uterina ≥ 2 contrações/10 min

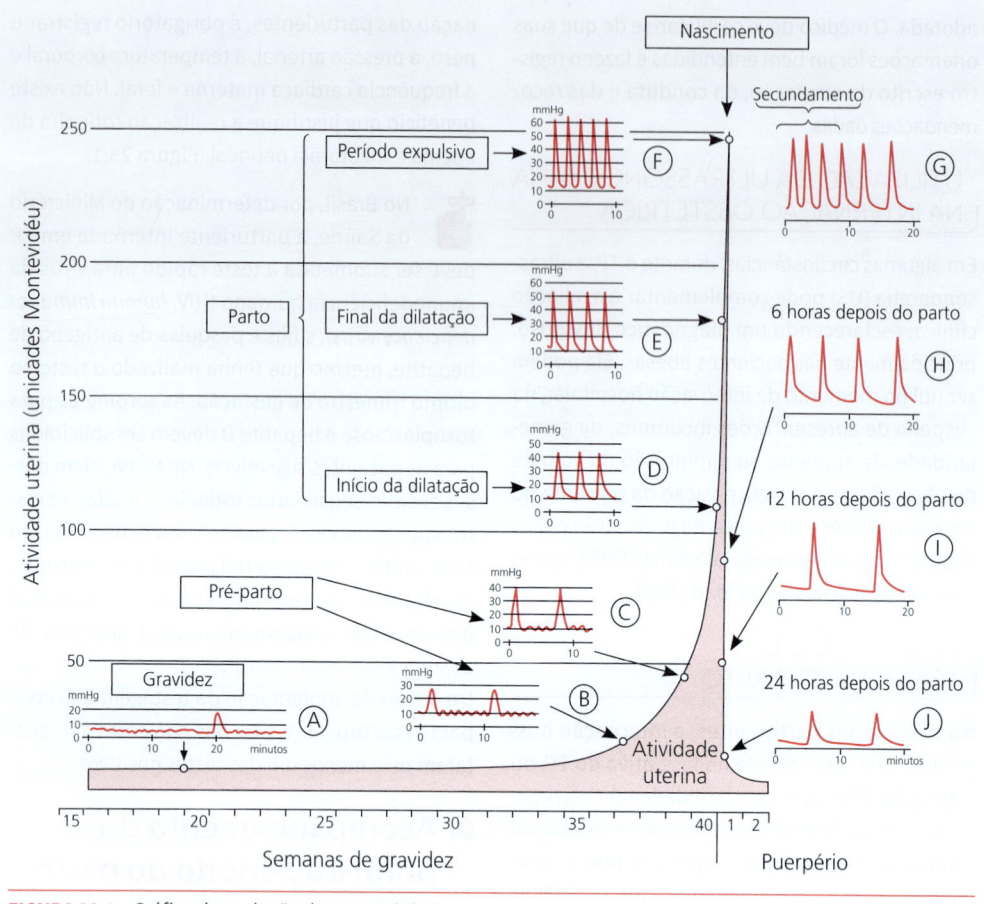

FIGURA 23.1 – Gráfico de evolução da contratilidade uterina.
Fonte: Elaborada com base em Caldeyro-Barcia e Poseiro;[10] Rezende e Montenegro.[11]

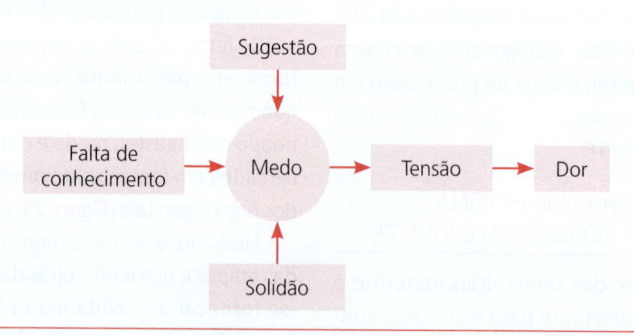

FIGURA 23.2 – Mecanismo de exacerbação da dor no trabalho de parto.

direito de ter a presença de um acompanhante de sua escolha durante todo o período de trabalho de parto, parto e pós-parto imediato. Além do estímulo à presença do acompanhante junto à parturiente, o uso de métodos não farmacológicos para alívio da dor pode auxiliar o TP, promovendo maior satisfação e bem-estar devido à sensação de domínio da dor e do estresse do TP.[12]

A utilização de atividades distrativas ou relaxantes, a movimentação, o uso de aparelhos de fisioterapia, massagens, compressas frias ou quentes e hidroterapia parecem retardar a necessidade de uso de métodos farmacológicos e aumentar o grau de satisfação da parturiente.[13,14] Hipnose, yoga e acupuntura têm demonstrado alguma eficácia na redução da dor e na percepção mais satisfatória do parto,[15] embora sejam necessários mais estudos para validar o uso destas técnicas durante o TP.[14] Os opioides apresentam facilidade de administração e baixo custo, proporcionando algum alívio da dor e moderada satisfação.[16] A analgesia neuroaxial, que exige a presença de equipe anestésica, é a terapia mais eficaz no controle da dor durante o TP. A solicitação materna, na ausência de contraindicações, deve ser indicação suficiente para a sua utilização.[13,17,18] As indicações de analgesia durante o TP podem ser revistas no Capítulo 29 – Analgesia e anestesia em obstetrícia.

AVALIAÇÃO NO PRIMEIRO PERÍODO

Durante o primeiro período do parto, os sinais vitais maternos devem ser avaliados de 1/1 hora. A presença de hipertermia e taquicardia em pacientes com ruptura prematura de membranas (Rupreme) é sugestiva de infecção ovular (para mais detalhes sobre esse diagnóstico, ver Cap. 22 – Infecção intra-amniótica). A analgesia epidural também pode causar hipertermia com repercussão negativa no neonato.[19] Pacientes com evolução eutócica do TP não necessitam permanecer em jejum. A administração de líquidos claros, por via oral, tem sido estimulada por ser benéfica e por evitar a desidratação. A desidratação atrapalha a contratilidade muscular e pode aumentar a duração do TP.[20] Entretanto, nas pacientes com maior risco de aspiração de conteúdo gástrico (p. ex., gestantes com obesidade, diabetes ou com potencial de via aérea de acesso mais difícil que a habitual) ou com maior chance de necessitar de cesariana, é prudente manter restrição a qualquer ingestão por via oral.

Em gestantes de risco habitual, deve-se estimular que adotem a posição ou o comportamento mais confortável, seja deambulação ou repouso no leito. Caso a paciente prefira guardar repouso ao leito, deve-se evitar o decúbito dorsal, que pode provocar compressão aortocava pelo útero gravídico, induzindo hipotensão arterial e bradicardia fetal (síndrome da hipotensão supina).

⚠ Não é uma boa prática a utilização rotineira de cateterização venosa e infusão de líquidos. Havendo necessidade de infusão intravenosa, deve-se ter o cuidado de não administrar grandes volumes de soro glicosado, principalmente muito próximo ao momento do parto, para evitar estimulação indevida do pâncreas fetal, com consequente hiperinsulinemia e hipoglicemia neonatal. O uso rotineiro de ocitocina também deve ser evitado, pelo risco de hiperestimulação uterina.

AVALIAÇÃO FETAL NO PRIMEIRO PERÍODO

A avaliação do feto deve ser feita pela ausculta intermitente do ritmo cardíaco fetal (pelo menos a cada 30 minutos). A ausculta dos BCFs deve ser realizada com estetoscópio de Pinard ou com sonar Doppler antes, durante e logo após as contrações (20 segundos antes e até 20 segundos após o término da contração), com o objetivo de detectar alterações do ritmo cardíaco associadas às contrações. O aparecimento de desacelerações suspeitas (desacelerações tardias, desacelerações variáveis recorrentes) ou bradicardia persistente (FCF abaixo de 100 batimentos por minuto durante tempo ≥ 3 minutos) na ausculta clínica deve ser seguido de avaliação por cardiotocografia (CTG) intraparto.

CARDIOTOCOGRAFIA FETAL INTRAPARTO

A CTG intraparto tem indicação sempre que existirem fatores de risco maternos ou fetais, como hipertensão arterial sistêmica, RCF, líquido amniótico meconial, Rupreme, diabetes melito, aloimunização, oligoidrâmnio (maior bolsão < 2 cm), cesariana prévia, ou quando forem detectadas alterações na ausculta clínica dos BCFs. Embora a monitorização fetal possa estar associada a uma redução de morte fetal intraparto (algo de difícil comprovação, uma vez que o óbito fetal intraparto é um desfecho raro), não há evidência que comprove benefício para a prevenção de sequelas neurológicas no período pós-natal,[21] pois 95% das causas de paralisia cerebral são por motivos anteparto e não associados à hipóxia aguda no momento no nascimento.[22]

O uso rotineiro da CTG em parturientes de risco habitual é controverso, devido ao número excessivamente alto de resultados falso-positivos da monitorização eletrônica fetal com risco de indicações inadequadas de cesariana em fetos com traçados não reativos.[20,23] Thacker e colaboradores,[24] em uma metanálise que incluiu 13 ensaios clínicos randomizados (ECRs) e controlados com 18.561 parturientes e 18.695 RNs, avaliaram os riscos e benefícios do uso rotineiro da monitorização eletrônica fetal *versus* ausculta clínica intermitente. Houve diminuição estatisticamente significativa de convulsões neonatais no grupo da monitorização eletrônica contínua (risco relativo [RR] 0,5; intervalo de confiança [IC] 95%, 0,32-0,82) sem diferenças nos índices de Apgar, internação em unidade de terapia intensiva (UTI) neonatal, mortalidade perinatal ou paralisia cerebral dos RNs. No grupo monitorizado, houve aumento das taxas de cesariana (RR 1,41; IC 95%, 1,23-1,61) e de partos operatórios (RR 1,20; IC 95%, 1,11-1,30).

Para pacientes de alto risco, por outro lado, parece haver benefício na utilização de monitorização contínua no TP. Gestantes com cesariana prévia, pré-eclâmpsia, diabetes melito ou RCF, por exemplo, devem ser monitorizadas de forma contínua, sempre que possível, durante o TP.[25] Febre intraparto, sepse, suspeita de infecção ovular e pacientes com picos hipertensivos, sangramento vaginal significativo ou mecônio são situações nas quais também há benefício da monitorização fetal com CTG intraparto.[14]

Existem vários critérios para a classificação dos traçados de CTG. No HCPA, utiliza-se a classificação em três categorias sugeridas pelo American College of Obstetricians and Gynecologists (ACOG),[25] que são apresentadas nos **Quadros 23.3** a **23.5**. Especificidades sobre traçados de CTG são abordadas no Capítulo 19 – Avaliação da saúde fetal.

Quadro 23.3 – Traçado de cardiotocografia de categoria I

- Linha de base entre 110-160 bpm
- Variabilidade batida a batida moderada
- Ausência de desacelerações tardias ou variáveis
- Desacelerações precoces podem ou não estar presentes
- Acelerações transitórias podem ou não estar presentes

bpm, batimentos por minuto.

Quadro 23.4 – Traçado de cardiotocografia de categoria II

Linha de base
- Bradicardia sem variabilidade ausente
- Taquicardia

Variabilidade batida a batida
- Mínima
- Ausente, mas sem desacelerações recorrentes
- Aumentada

Acelerações transitórias
- Ausência de acelerações transitórias após a estimulação fetal

Desacelerações periódicas ou episódicas
- Desacelerações variáveis recorrentes com variabilidade mínima ou ausente
- Desacelerações prolongadas se > 2 e < 10 min
- Desacelerações tardias com variabilidade moderada
- Desacelerações variáveis com retorno lento à linha de base e rebote ou "ombro" posterior

Quadro 23.5 – Traçado de cardiotocografia de categoria III

Variabilidade da linha de base ausente em qualquer um dos seguintes fatores:
- Desacelerações tardias recorrentes
- Desacelerações variáveis recorrentes
- Bradicardia
- Padrão sinusoidal

AVALIAÇÃO DA PROGRESSÃO DO TRABALHO DE PARTO

PARTOGRAMA

O partograma é um gráfico de acompanhamento da evolução clínica do TP com base no trabalho pioneiro de Friedman, que, analisando graficamente a evolução clínica de mais de 10 mil partos, estabeleceu as características de normalidade e de disfunção do TP. Ele mostrou que a curva da dilatação cervical tem aspecto sigmoide e divide-se em duas fases bastante distintas: a fase latente e a fase ativa.[5] O seu uso clínico foi proposto pela primeira vez por Philpott e Castle,[26] no Zimbábue, que estabeleceram o sistema de duas linhas, denominadas linha de alerta e linha de ação (paralela à primeira e distanciada daquela em 4 horas), possibilitando, dessa forma, evidenciar claramente a evolução anormal do TP. Mais tarde, foram realizadas algumas modificações, como o partograma da Organização Mundial da Saúde (OMS), que compreende todo o primeiro período do parto (fase latente e fase ativa), e o modificado, também da OMS, que considera apenas a fase ativa. Atualmente, este último é considerado o partograma de escolha, sendo seu uso recomendado em todo serviço em que se realiza treinamento de profissionais em obstetrícia. Assim, é possível acompanhar a evolução do TP, proporcionando a observação e a identificação precoces da progressão lenta (distúrbio de demora) ou da não evolução (distúrbio de parada) do TP.

Um ECR que incluiu mais de 35 mil mulheres em TP demonstrou que a utilização do partograma da OMS reduziu a taxa de cesariana, o TP prolongado acima de 18 horas, as taxas de sepse puerperal e o uso de ocitocina.[14] Entretanto, um estudo de coorte que avaliou 9.995 nascimentos, buscando correlacionar evolução da dilatação cervical medida pelo partograma e desfechos neonatais, constatou que o partograma, isoladamente, não é um bom preditor para eventos fetais e neonatais adversos graves.[27] Assim, a função primordial do partograma é a identificação do TP disfuncional. O diagnóstico da causa da disfunção (distúrbio contrátil ou desproporção) é clínico e só pode ser firmado após a realização do exame físico (**Figuras 23.3** a **23.5**).

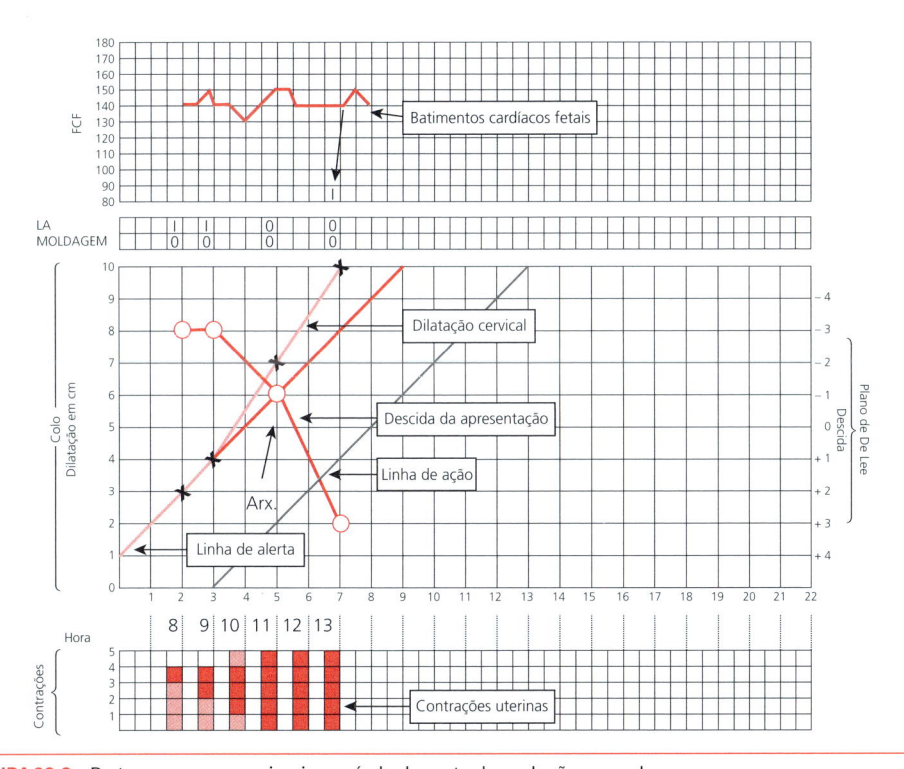

FIGURA 23.3 – Partograma com o primeiro período do parto de evolução normal.
FCF, frequência cardíaca fetal; LA, líquido amniótico.

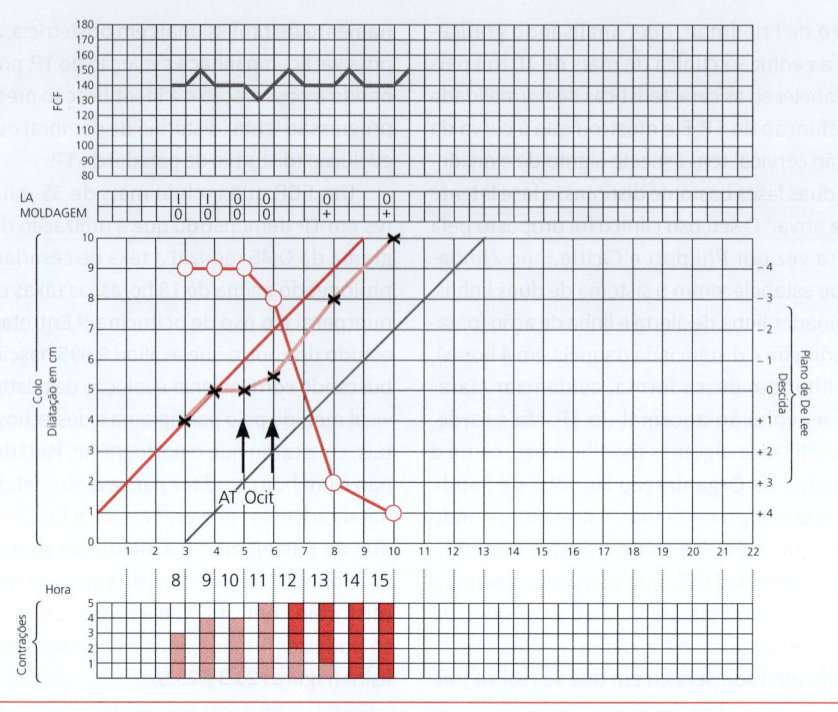

FIGURA 23.4 – Correção da dinâmica com amniotomia e ocitocina no primeiro período do parto.
AT, amniotomia; FCF, frequência cardíaca fetal; LA, líquido amniótico; Ocit, ocitocina.

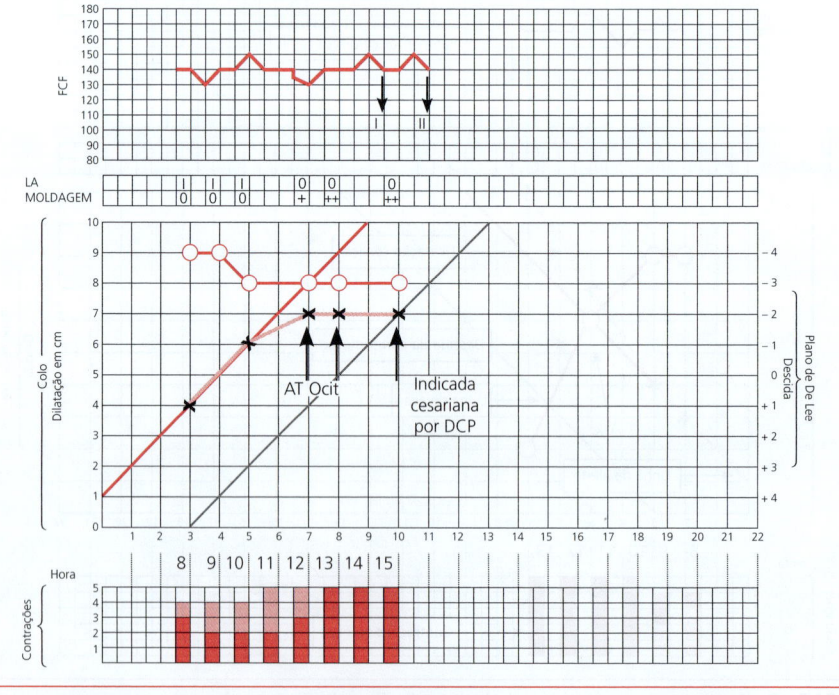

FIGURA 23.5 – Partograma sugestivo de desproporção cefalopélvica.
AT, amniotomia; DCP, desproporção cefalopélvica; FCF, frequência cardíaca fetal; LA, líquido amniótico; Ocit, ocitocina.

Estando a parturiente em fase ativa do TP, inicia-se o registro no gráfico do partograma com um "X", marcando a dilatação cervical sobre a linha de alerta, o ponto convergente da dilatação e a hora correspondente ao exame e determinando o ponto "zero". A altura da apresentação é representada com um círculo, cujas referências são os planos de De Lee (Figura 23.6), marcados na margem direita do gráfico. A Figura 23.7 mostra a variedade de posições da apresentação cefálica.

A avaliação da dilatação e da descida da apresentação deve ser realizada a cada 2 a 4 horas, a dinâmica uterina, a cada hora, e os BCFs, a cada 30 minutos, quando não houver fatores de risco que justifiquem controles mais frequentes.

Um progresso satisfatório no primeiro período é medido principalmente pela dilatação do colo do útero, tendo menos importância a altura da apresentação fetal. Se, na primeira avaliação, 2 a 4 horas após a inclusão no partograma, a evolução da dilatação cervical for inferior a 2 cm em 4 horas, deve-se fazer uma cuidadosa avaliação do trajeto pélvico e das características da contratilidade uterina em busca das possíveis causas de disfunção.[14]

A correção de um TP lento, afastada a desproporção cefalopélvica (DCP), pode ser realizada por meio da amniotomia ou da infusão de ocitocina. As duas intervenções não devem ser iniciadas no mesmo momento, pois pode haver hiperestimulação do parto. Realizada a primeira intervenção, um novo toque vaginal deve ser realizado entre 1 ou 2 horas,[14,28] e, se o TP continuar disfuncional, deve-se verificar se há ou não sinais de DCP (bossa serossanguínea + edema de colo) (Quadro 23.6)[29] ou condição fetal não tranquilizadora (CTG de categoria II ou III). Afastadas essas duas condições, pode-se iniciar com infusão de ocitocina ou realizar a amniotomia, dependendo de qual foi a intervenção escolhida primeiro.

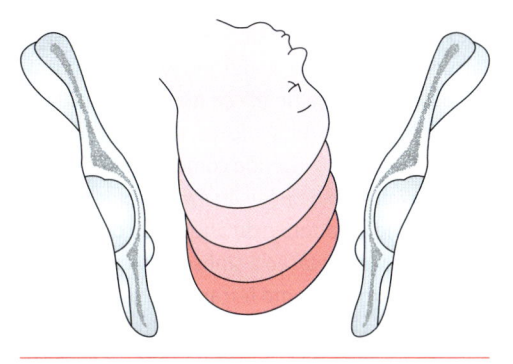

FIGURA 23.6 – Altura da apresentação fetal (planos de De Lee – plano zero na linha entre as espinhas isquiáticas).

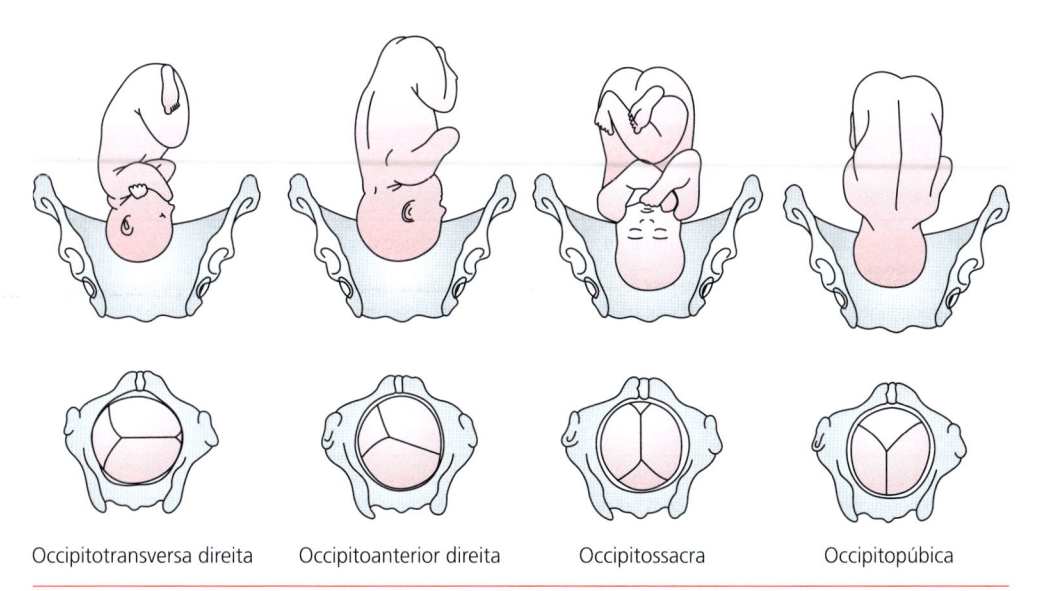

Occipitotransversa direita   Occipitoanterior direita   Occipitossacra   Occipitopúbica

FIGURA 23.7 – Variedades de posição da apresentação cefálica.

> **Quadro 23.6 –** Sinais clínicos de desproporção cefalopélvica
>
> - Dinâmica uterina ≥ 4/10 min
> - Bolsa rota
> - Bossa serossanguínea
> - Edema de colo
> - Parada de progressão

A ocitocina pode ser infundida por gotejamento gravitacional ou bomba de infusão (Quadro 23.7). Deve-se ter cuidado para não utilizar doses que levem à hiperestimulação e ao risco de comprometimento fetal. Durante o uso da ocitocina, as contrações uterinas devem ser avaliadas constantemente, e o uso deverá ser descontinuado se houver hiperestimulação do TP, evidenciada pela ocorrência de taquissistolia (mais de 5 contrações em 10 minutos). Quando a infusão de ocitocina é descontinuada, a sua concentração plasmática cai rapidamente, pelo fato de sua meia-vida média ser de cerca de 5 minutos. Após a correção do progresso lento do TP, a infusão de ocitocina não deve ser aumentada outra vez.

Se o diagnóstico de DCP ou a condição fetal não tranquilizadora forem evidenciados, a indicação de cesariana é mandatória, com o objetivo de evitar desfechos graves maternos e/ou fetais.

Em 2014, o ACOG elaborou um consenso para prevenção segura da primeira cesariana, incluindo recomendações para manejo adequado do TP disfuncional (Tabela 23.2).

USO DA ULTRASSONOGRAFIA DURANTE O TRABALHO DE PARTO

O exame de toque vaginal é um método subjetivo de avaliação e algumas vezes complicado por presença de bossa no feto, obesidade materna, entre outros fatores. O uso da US nesses casos tem sido inserido como método auxiliar para a avaliação de posição e variedades fetais, assim como da altura e do ângulo de descida da cabeça fetal em relação à sínfise púbica materna. A US tem surgido como ferramenta adicional na avaliação da evolução do TP, probabilidade de sucesso do parto no segundo período, verificação correta de variedade de posição na aplicação de fórcipe e nas decisões para definir o momento e a via de parto.[30]

A posição da cabeça fetal pode ser avaliada pelo exame transabdominal: com o transdutor

> **Quadro 23.7 –** Correção da hipossistolia uterina com ocitocina
>
> - Diluir 5 UI de ocitocina em 500 mL de solução fisiológica a 0,9%
> - Iniciar infusão de 12 mL/h
> - Aumentar a velocidade da infusão em 12 mL de 20/20 min
>
> UI, unidades internacionais.

Tabela 23.2 – Recomendações para prevenção segura da primeira cesariana no primeiro período

PRIMEIRO PERÍODO	GRAU DE RECOMENDAÇÃO
Fase latente prolongada (> 20 h em nulípara e > 14 h em multípara) não deve ser indicação de cesariana	1B
Velocidade lenta, mas progressiva, da dilatação não deve ser, por si só, motivo de indicação de cesariana	1B
Velocidade da dilatação < 1 cm/h antes de 6 cm pode ser considerada normal para a maioria das mulheres; assim, antes de atingir 6 cm de dilatação, é aceitável a não intervenção	1B
Indicação de cesariana por ausência de progressão no 1º período deve ser reservada para mulheres com dilatação ≥ 6 cm, com bolsa rota, com falha de progresso após 4 h de atividade uterina adequada, ou pelo menos 6 h de administração de ocitocina com atividade uterina inadequada e ausência de modificação cervical	1B

Fonte: Adaptada de American College of Obstetricians and Gynecologists e colaboradores.[23]

colocado acima da sínfise púbica, a visualização da coluna fetal evidencia uma variedade occipitoanterior, a presença das órbitas fetais confirma uma variedade occipitoposterior e um eco do corpo caloso na linha média identifica uma variedade transversa.

O exame ultrassonográfico translabial, que define com mais precisão a altura da apresentação e mede o ângulo de progressão, parece identificar melhor as parturientes que terão sucesso no parto vaginal, instrumentado ou não, e aquelas que necessitarão de uma cesariana intraparto. Nas medidas dos ângulos formados entre a cabeça fetal e o púbis materno para avaliar a proporcionalidade fetopélvica, três parâmetros têm sido utilizados: ângulo de progressão, direção da cabeça fetal e distância progredida.[26,31,32] Em um estudo observacional, em um centro na Noruega e outro em Londres, com 150 nulíparas com primeiro período prolongado, em torno de 93% das pacientes com distância cabeça-períneo (HPD, *head progression distance*) ≤ 40 mm e 89% das parturientes com ângulo de progressão (AoP, *angle of progression*) > 110° evoluíram para parto normal. Uma análise estatística mostrou que HPD ≤ 40 mm (razão de chances [RC] 4,92; IC 95%, 1,54-15,80), AoP ≥ 110° (RC 3,11; IC 95%, 1,01-9,56), nas variedades de posição não posteriores (RC 3,36; IC 95%, 1,24-9,12) e início de TP espontâneo (RC 4,44; IC 95%, 1,42-13,89) são bons preditores de parto vaginal, mas ainda faltam estudos randomizados com maior amostragem para avaliar a melhora nos desfechos maternos e fetais e recomendar a US rotineira no TP.[33,34]

CESARIANA INDICADA NO TRABALHO DE PARTO

A cesariana indicada durante o TP tem morbimortalidade aumentada em relação à cesariana eletiva, principalmente devido à infecção puerperal (ver Cap. 27 – Cesariana). As indicações mais comuns de cesariana no TP são a DCP e a condição fetal não tranquilizadora. Por esse motivo, os hospitais devem ter protocolos institucionais definidos para regular o fluxo de procedimentos a serem realizados, visando sempre a diminuir os riscos maternos e fetais. Nos casos de cesariana indicada com dilatação completa e com a apresentação fetal profundamente encravada na pelve, há grande risco de lacerações do trajeto, com sangramento aumentado e de difícil controle. Nesses casos, deve-se optar por técnicas alternativas para a retirada do bebê, como a técnica de "empurrar" com a paciente na posição de Whitmore, ou técnicas de "puxar", como a extração pélvica reversa ou técnica de Patwardam (ver Cap. 27 – Cesariana).[35-37]

TRABALHO DE PARTO COM CESARIANA PRÉVIA

Gestantes com cesariana prévia podem optar por realizar cesariana eletiva de repetição ou submeter-se ao TP. A decisão quanto à opção por uma tentativa de parto vaginal ou pela repetição da cesariana deve ser feita com a paciente, discutindo os riscos e os benefícios de cada caso em particular. Deve-se informar às pacientes que o parto normal é uma opção segura e tem as menores complicações maternas e fetais. A taxa global de sucesso do parto após uma cesariana prévia é de 75%. De acordo com o motivo da realização da cesariana anterior, pode-se alcançar taxas de sucesso de 85 a 90%, como em pacientes com parto vaginal prévio e cesariana anterior indicada por apresentação fetal não cefálica, e de 64% em casos de DCP prévia e de 73% em casos de condição fetal não tranquilizadora prévia. As mulheres devem ser informadas também de que a repetição da cesariana confere, a cada gestação adicional, riscos relacionados com o número crescente de cesarianas, entre eles placenta prévia, acretismo placentário, necessidade de histerectomia, hemotransfusão, lesão vesical, lesão intestinal e óbito materno.[38]

Para auxílio no aconselhamento de pacientes e médicos na decisão de escolher entre as vias de parto após cesariana anterior, pode-se utilizar um modelo de cálculo sobre taxas de sucesso de parto, obtido após o acompanhamento de 7.660 mulheres com tentativa de parto após cesariana (incisão transversa baixa, gestação única, feto cefálico).[39] Essa calculadora pode ser acessada no site Maternal-Fetal Medicine Units Network.* Não há um ponto discriminatório para a decisão, mas é sugerido que mulheres com chance de 60 a 70% têm morbidade igual ou menor em uma tentativa de parto do que em uma cesariana eletiva repetida. Entretanto, pacientes com chance menor do que 60% têm maior risco de morbidade.[40]

O comitê de prática obstétrica do ACOG[39,41] selecionou os seguintes critérios para identificar as potenciais candidatas ao TP após cesariana prévia:

- Sem contraindicações tradicionais ao TP ou ao parto vaginal.
- Uma única incisão uterina transversa baixa sem outras cicatrizes uterinas.
- Pelve materna adequada ao exame clínico.
- Sem história de ruptura uterina.
- Médico obstetra disponível acompanhando a fase ativa de TP para indicar cesariana de emergência, caso necessário.
- Médico anestesiologista preparado para cesariana de emergência, caso necessário.

A seguinte lista de verificação de segurança deve ser utilizada para pacientes candidatas à tentativa de parto após cesariana prévia:

- A paciente foi aconselhada sobre riscos, benefícios e chances de sucesso e alternativas ao plano de tentativa de parto após cesariana?
- A paciente foi informada sobre as facilidades para a realização de cesariana de urgência e a disponibilidade de equipe composta de obstetra, pediatra e anestesiologista?
- Após discussão de riscos e chances de sucesso entre paciente e equipe, conclui-se que a paciente é boa candidata à tentativa de parto após cesariana?
- A paciente assinou termo de consentimento livre e esclarecido sobre tentativa de parto após cesariana e cesariana de urgência?

*Disponível em https://mfmunetwork.bsc.gwu.edu/web/mfmunetwork/vaginal-birth-after-cesarean-calculator. Acesso em 23 set. 2022.

O uso de ocitocina e a analgesia durante o TP não estão contraindicados em pacientes com cesariana prévia. Entretanto, há evidências consistentes mostrando que o TP induzido em mulheres com cesariana prévia têm maior risco de ruptura uterina do que o TP de início espontâneo nessas gestantes.[39,41] Em números absolutos, esses riscos são de 1% na indução com ocitocina e de 0,4% com TP espontâneo e são menores nas pacientes com parto vaginal prévio, além da cesariana anterior. Nas pacientes com cesariana prévia, a evolução do primeiro período do parto deve ser eutócica, obedecendo a todos os critérios de normalidade do partograma, e a presença de qualquer disfunção deve merecer atenção redobrada, no intuito de surpreender precocemente qualquer sinal de TP obstruído. Deve-se ter em mente que a presença de desacelerações variáveis e prolongadas na CTG pode ser o primeiro sinal de ruptura uterina. A tríade clássica – dor, sangramento vaginal e CTG anormal – está presente em menos de 10% dos casos de ruptura.

Os sinais clínicos associados à ruptura uterina são:

- CTG anormal.
- Dor abdominal forte, persistente no intervalo entre as contrações.
- Desconforto súbito na cicatriz.
- Sangramento vaginal importante.
- Hematúria.
- Parada de atividade uterina previamente eficiente.
- Taquicardia, hipotensão, síncope e choque maternos.
- Subida da apresentação fetal.
- Ausência de BCFs em local onde foram previamente auscultados.

⚠️ Há dois tipos de contraindicações para TP com cesariana prévia:
1. **Absolutas** – Incisão uterina corporal "clássica" prévia ou em formato de T invertido; cicatriz corporal por miomectomia intramural ou correção cirúrgica de malformação uterina; ruptura uterina prévia; impossibilidade ou dificuldade de realização de

cesariana de emergência; mais do que duas cesarianas prévias.
2. **Relativas ou controversas** – Duas cesarianas segmentares prévias; gestação gemelar; macrossomia (peso fetal estimado > 4.500 g ou 4.000 g em gestante com diabetes); idade materna > 40 anos; cesariana prévia há menos de 12 meses.

Assistência ao segundo período do parto

Ao completar a dilatação cervical, iniciam-se os esforços expulsivos ou puxos. O conhecimento preciso do mecanismo do parto é uma condição necessária para o atendimento adequado dessa etapa da parturição. O período expulsivo compreende a fase passiva (dilatação completa sem esforços maternos expulsivos, cabeça fetal alta na pelve) e a fase ativa (presença de esforços expulsivos maternos). Nesse momento, deve-se realizar um toque vaginal para avaliar a altura e a variedade da apresentação.

Não há consenso sobre a melhor frequência para a realização do toque vaginal. De forma geral, ele deve ser realizado a cada 1 ou 2 horas no segundo estágio, quando a parturiente sente o desejo de empurrar, na rotura das membranas e se ocorrerem anormalidades da FCF.[12] A vitalidade do concepto deve ser rastreada conforme a presença de fatores de risco, auscultando-se os BCFs de 5/5 minutos (sem fatores de risco) ou a cada 5 minutos (na presença de fatores de risco) imediatamente antes, durante e após as contrações uterinas, pois nessa fase pode haver compressão funicular e, consequentemente, diminuição da perfusão fetal.

As variedades occipitoposteriores estão associadas a períodos expulsivos mais prolongados e à maior necessidade de parto instrumentado. Nas parturientes que estão em uso de analgesia epidural, os esforços expulsivos não acontecem espontaneamente, pois são desencadeados por estímulos dolorosos. Em nulíparas com analgesia epidural, orientar puxos no início do segundo estágio associou-se com redução das taxas de corioamnionite (RR 0,7; IC 95%, 0,6-0,9), hemorragia pós-parto (RR 0,6; IC 95%, 0,3-0,9) e menor risco de acidose neonatal (RR 0,7 IC 95%, 0,6-0,9). Não foi observada diferença, comparando os grupos "aguardar puxos" *versus* "orientar puxos", quanto às taxas de parto vaginal espontâneo.[42,43]

Uma revisão da Cochrane não encontrou diferenças em desfechos maternos e fetais nos estudos que avaliaram diferentes tipos (espontâneo/dirigido-Valsalva) e momentos de puxos (no momento da dilatação completa/vontade materna).[44] Assim, de forma geral e para pacientes sem analgesia epidural, com feto reativo e apresentação alta, deve-se aguardar até que a paciente sinta necessidade de fazer força. Mulheres nulíparas com analgesia epidural devem ser orientadas sobre o possível benefício dos puxos orientados.

A posição mais utilizada para a assistência ao segundo e ao terceiro períodos do parto é a de Laborie Duncan, com decúbito dorsal, mesa de parto com posição verticalizada ao máximo e flexão e abdução máximas das pernas e das coxas. Essa posição amplia o estreito inferior e expõe suficientemente o períneo e a fenda vulvar, favorecendo as manobras de episiotomia e a instrumentalização do parto, quando necessárias. Parturientes com insuficiência cardíaca devem permanecer em decúbito lateral (posição de Sims), a fim de evitar a compressão dos grandes vasos abdominais pelo útero aumentado.

O efeito de diferentes posições durante a segunda fase do TP foi avaliado por meio de uma revisão sistemática de 19 ECRs envolvendo 5.764 mulheres. O uso de qualquer posição vertical (sentada, semissentada, de cócoras) ou lateral, quando comparada com a posição supina, o decúbito dorsal horizontal ou a litotomia, associou-se com redução média de 4,29 minutos na duração do segundo período do TP. Houve a redução de partos instrumentados, episiotomias e padrões anormais da FCF. Por outro lado, observou-se aumento das lacerações de segundo grau e da perda sanguínea estimada superior a 500 mL.[45] Outra revisão da Cochrane demonstrou que, em mulheres com analgesia epidural, a adoção de posições horizontalizadas no segundo período do parto associou-se à pequena redução das taxas de cesariana, sem aumentar o número de partos instrumentalizados, além de mais satisfação com sua experiência de parto.[46] Esses resultados devem ser interpretados com cautela, visto que a qualidade dos estudos é questionável.[45] Assim, mulheres em TP devem ser estimuladas a adotarem uma posição confortável, de sua preferência, e orientadas sobre possíveis mudanças de posição caso manobras de assistência ao parto sejam necessárias.[13]

Após a escolha da posição mais adequada, deve-se fazer a assepsia das mãos e dos antebraços e colocar avental e luvas esterilizadas. Faz-se, a seguir, a assepsia da região perineal e das coxas da paciente, com a colocação dos campos esterilizados. Nas pacientes que não receberam analgesia epidural ou subdural, pode-se fazer bloqueio bilateral dos nervos pudendos, com infiltração de 2 a 3 mL de anestésico local sem vasoconstritor, em um ponto imediatamente abaixo e atrás das espinhas isquiáticas. Se a episiotomia estiver indicada, completa-se a anestesia do períneo com infiltração ampla em "leque" da região escolhida para a intervenção, incluindo-se a metade posterior da vulva, a fáscia, os músculos levantadores do ânus e a cunha perineal.

Pode-se dar à paciente orientação adequada para o aproveitamento máximo das contrações expulsivas (manobra de Valsalva), já que se originam de músculos estriados do abdome que estão, em parte, submetidos à vontade da paciente, o que lhe permitirá intensificar os esforços expulsivos. Nessa situação, é importante evitar que várias pessoas falem simultaneamente com a parturiente, já que isso, na maioria dos casos, em vez de auxiliar, aumenta a sua inquietude e angústia.

A tentativa de auxílio ao desprendimento da cabeça fetal mediante pressão manual no fundo uterino (manobra de Kristeller) não deve ser utilizada rotineiramente, uma vez que não é efetiva para auxiliar o desprendimento da cabeça fetal. Api e colaboradores[47] randomizaram 197 parturientes em parto a termo, comparando o tempo de expulsão e os efeitos da manobra de Kristeller. Não houve encurtamento do tempo de período expulsivo com a manobra. Também não foram encontradas diferenças nas taxas de Apgar < 7.[47] Nesse estudo, os autores constataram que não existem evidências fortes de que a manobra cause malefícios, assim como não há evidências que estabeleçam benefícios da sua utilização rotineira na assistência do TP.

⚠ No momento do desprendimento da cabeça, deve-se tentar evitar a deflexão súbita da apresentação, que pode provocar lacerações de terceiro e quarto graus, utilizando-se a técnica de duas mãos, que diminui em 40 a 70% o risco de ruptura obstétrica do esfíncter anal (**Figura 23.8**). A parturiente é orientada a evitar o uso da prensa abdominal durante a deflexão do polo cefálico, e o occipito, nas apresentações anteriores, é contido com a mão esquerda do parteiro, enquanto os dedos indicador e polegar da mão direita exercem pressão nos músculos levantadores do ânus no períneo à esquerda e à direita em direção à linha média, para aliviar a tensão sobre os músculos do esfíncter anal. Na Noruega, a utilização dessa técnica em 31.709 partos sem episiotomia reduziu em 50% – de 4% (591:14.787) para 1,9% (316:16.922) – a ocorrência de ruptura obstétrica do esfíncter anal.[48]

Na ocorrência de circular frouxa de cordão umbilical, esta deverá ser desfeita deslizando o cordão sobre a cabeça fetal. Se a circular estiver apertada, o cordão deverá ser seccionado entre

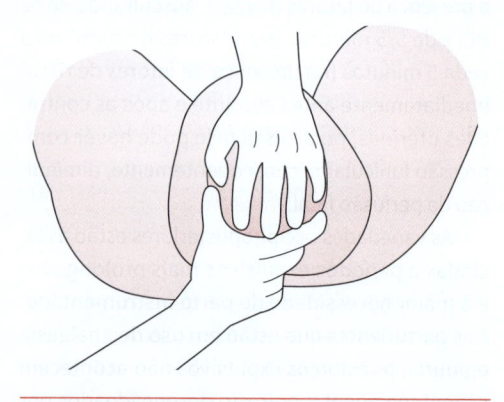

FIGURA 23.8 – Técnica de duas mãos para proteção perineal no parto sem episiotomia.
Fonte: Elaborada com base em Laine e colaboradores.[48]

duas pinças. Após a saída da cabeça, se não houver desprendimento espontâneo dos ombros fetais, deve-se segurar a cabeça com ambas as mãos e tracionar delicadamente para baixo para o desprendimento do ombro anterior; em seguida, uma leve tração para cima desprenderá o ombro posterior. Se não for possível liberar o ombro anterior, a situação é de uma distocia de ombro, sendo necessário o início de manobras específicas: a primeira manobra, de McRoberts, consiste em flexão e abdução máximas dos membros inferiores maternos, enquanto um auxiliar exerce pressão suprapúbica contra o ombro impactado, manobra que costuma ser bastante efetiva. No caso de falha, seguem-se as manobras para distocia de ombro (ver Cap. 24 – Distocia de ombro).

Imediatamente após a liberação dos ombros, deve-se aplicar 10 unidades internacionais (UI) de ocitocina intramuscular em dose única, com o intuito de diminuir a perda sanguínea puerperal e prevenir a hemorragia por atonia uterina.[49]

O clampeamento tardio do cordão umbilical (1-3 minutos após o nascimento) nos fetos que nascem vigorosos é uma boa prática e melhora os níveis de hemoglobina no RN. Os RNs em bom estado (Apgar > 7 no 1º minuto) devem ser colocados sobre o ventre materno para contato pele a pele. Já com o RN sobre o ventre materno, é realizado o primeiro atendimento, secando-o e envolvendo-o em um campo de tecido seco, para evitar a perda excessiva de calor. Nesse momento, já é estimulada e iniciada a amamentação. A OMS recomenda que o aleitamento materno seja iniciado na primeira hora de vida, pois associa-se a um maior período de amamentação, à melhor interação mãe-bebê e ao menor risco de hemorragia materna. Em algumas situações, por exemplo, quando a mãe for portadora de HIV, o cordão umbilical deve ser imediatamente pinçado para diminuir o risco de transfusão materno-fetal, e o aleitamento materno, evitado.

Se, ao nascimento, o RN é de termo, está respirando ou chorando e com tônus muscular em flexão, independentemente do aspecto do LA, ele apresenta boa vitalidade e deve continuar junto de sua mãe depois do clampeamento do cordão umbilical. Nesse período, para manter a temperatura corporal em normotermia (entre 36,5-37,5 ºC), deve-se garantir temperatura ambiente de sala de parto entre 23 e 26 ºC, secar o corpo e o polo cefálico do RN com compressas aquecidas e deixá-lo em contato pele a pele com a mãe. A amamentação na primeira hora pós-parto assegura que o RN receba o colostro, rico em fatores protetores. Diante da resposta "não" a qualquer uma das três perguntas iniciais – gestação a termo; respiração ou choro presente; tônus muscular em flexão –, o RN deve ser conduzido à mesa de reanimação e atendido por médico neonatologista.

DURAÇÃO DO SEGUNDO PERÍODO DO PARTO

A duração média do segundo período do parto em primíparas é de cerca de 60 minutos.[13] Durante o segundo período, na ausência de progressão de descida fetal por 60 minutos, devem ser cuidadosamente avaliadas as possíveis causas para falha de progressão, entre elas os sinais de DCP. Falhas de descida e de rotação da apresentação fetal podem estar relacionadas com posições fetais posteriores, posições fetais anômalas ou hipocontratilidade uterina. Se for verificada hipocontratilidade uterina, deve-se iniciar infusão de ocitocina, ou aumentar a velocidade de infusão. A presença de traçado de CTG anormal (desacelerações tardias, desacelerações variáveis recorrentes, variabilidade ausente) é sempre indicativa de parto operatório (parto vaginal assistido por fórcipe ou vácuo, ou cesariana, na dependência da evolução do segundo período).

O estudo de Wormerveer[50] examinou coorte de 148 RNs, utilizando a determinação do pH da artéria umbilical e um escore neurológico na segunda semana de vida para avaliar a repercussão do tempo do segundo período do parto sobre os RNs. Os períodos expulsivos variaram de menos de 60 minutos (66% das nulíparas) a 159 minutos. Nenhuma correlação foi encontrada entre o tempo de expulsão e o estado dos RNs.[41]

Em 1995, Monticoglou e colaboradores[51] publicaram um estudo de 6.759 partos de RNs em apresentação cefálica de gestações a termo pesando mais de 2.500 g. Em 11% dos casos, o período expulsivo durou mais de 3 horas. Não foi possível encontrar correlação entre a duração do segundo período do parto e os baixos escores de Apgar no quinto minuto, convulsões neonatais ou internação em UTI neonatal.[51]

Em 2019, Zipori e colaboradores publicaram os resultados de uma coorte histórica entre 2014 e 2017 na qual comparam os resultados de acrescentar mais uma hora para definir falha na expulsão, seguindo as recomendações do ACOG.[52] No período I, foram observados os resultados de 9.300 parturientes nas quais a falha no período expulsivo era considerada após 3 horas em nulíparas com analgesia e após 2 horas nas sem analgesia; e 2 horas nas multíparas com analgesia e 1 hora nas sem analgesia; no período II, com 10.531 parturientes, foi acrescentada mais uma hora de espera para cada grupo de parturientes. O acréscimo de uma hora diminuiu a taxa de cesariana primária de 23,3 para 15,7%, mas aumentou a taxa de parto operatório (17,7 para 19,2%), distocia de ombro, laceração do esfincter anal e pH < 7,0 nos neonatos.[52]

Laughon e colaboradores estudaram os desfechos do segundo período prolongado, definido como > 3 horas (nulíparas com analgesia epidural), > 2 horas (nulíparas sem analgesia epidural), > 2 horas (multíparas com analgesia epidural) e > 1 hora (multíparas com analgesia epidural) em coorte retrospectiva. O segundo período prolongado foi associado ao aumento do risco de corioamnionite, lacerações de segundo e terceiro graus e sepse em nulíparas.[47,53]

No HCPA, considera-se que, se as condições clínicas da parturiente e do feto forem satisfatórias e houver sinais de progressão da descida da apresentação, não existirá necessidade de abreviar um período expulsivo que esteja durando menos de 2 horas em uma nulípara sem analgesia epidural (ou menos de 3 horas em nulípara com analgesia epidural), ou menos de 1 hora em uma multípara sem analgesia epidural (ou menos de 2 horas em multípara com analgesia epidural).[13]

A Tabela 23.3 traz as recomendações para a prevenção segura da primeira cesariana no segundo período.

EPISIOTOMIA

A episiotomia deve ser considerada uma cirurgia do assoalho pélvico que tem por objetivo encurtar o período expulsivo e facilitar o desprendimento do feto. Ela pode ser utilizada nos partos instrumentados e quando identificada condição fetal não tranquilizadora no final do segundo período. Nos partos instrumentados, a episiotomia diminui o risco de ruptura obstétrica do esfincter anal e suas possíveis sequelas, como incontinência fecal. Como todo procedimento cirúrgico, só deve ser feita com indicação precisa, claramente descrita e justificada no prontuário médico. O Quadro 23.8 apresenta as indicações para episiotomia.

Tabela 23.3 – Recomendações para prevenção segura da primeira cesariana no segundo período

SEGUNDO PERÍODO	GRAU DE RECOMENDAÇÃO
Não há um tempo máximo bem estabelecido para o 2º período no qual as mulheres devem ser submetidas a um parto operatório	1B
Antes de diagnosticar parada de progressão no 2º período, se as condições maternas e fetais permitirem, é aceitável aguardar até 2 horas de puxos em multíparas e até 3 horas em nulíparas	1B
Parto vaginal operatório deve ser realizado por médico qualificado e bem treinado e é uma alternativa segura à cesariana	1B
Rotação manual da cabeça fetal é uma intervenção aceitável a ser considerada antes da indicação de parto vaginal operatório ou cesariana	1B

Fonte: Adaptada de American College of Obstetricians and Gynecologists e colaboradores.[29]

> **Quadro 23.8** – Indicações de episiotomia
>
> - Corpo perineal menor do que 3 cm (relativa)
> - Condição fetal não tranquilizadora
> - Macrossomia fetal
> - Distocia de ombro
> - Variedades posteriores da apresentação (relativa)
> - Parto instrumentado (relativa)
> - Apresentação pélvica
> - Doenças maternas que impeçam puxos vigorosos*
>
> *Miocardiopatia; pneumopatia.

Jiang e colaboradores[54] avaliaram a prática da episiotomia por meio de uma metanálise de 12 ECRs, concluindo que há indícios claros para recomendar prática restritiva, em vez de rotineira. O uso restritivo da episiotomia mostrou menor risco de morbidade relevante, incluindo laceração perineal posterior, necessidade de sutura de lacerações perineais ou complicações da cicatrização em intervalo de 7 dias.[51,53] Além disso, não foi identificada qualquer diferença em relação à incidência de traumatismos vaginais graves, dor, dispareunia ou incontinência urinária.[54,55]

Em estudos mais recentes, os dados sobre o efeito protetor da episiotomia sobre lesão anal são conflitantes, fato que talvez possa ser explicado pela diferença de técnicas na sua realização. Episiotomias medianas não devem ser realizadas, pois aumentam o risco de lesão perineal de terceiro e quarto graus. Por outro lado, a técnica mediolateral reduz as taxas de lesão esfincteriana, que são ainda menores nas episiotomias realizadas com ângulo de incisão de 60° – que, no pós-parto, resultam em ângulos > 45° (a mudança de angulação da incisão no pós-parto ocorre pela redução da distensão dos tecidos perineais que ocorreu durante a saída da cabeça fetal). Em um estudo de coorte com 214.256 pacientes, Jangö e colaboradores[56] encontraram efeito protetor da episiotomia apenas em partos instrumentados com vácuo-extrator (número necessário para tratar [NNT] 23; IC 95%, 19,8-27,5). Um estudo mais recente na Holanda, que avaliou uma coorte de 170.690 parturientes (primíparas e multíparas) com partos a vácuo e a fórcipe, demonstrou que a episiotomia mediolateral reduz em 10 a 20 vezes a taxa de lesão esfincteriana nos partos instrumentados.[57]

Em casos de condição fetal não tranquilizadora, quando há suspeita de asfixia fetal intraparto, a episiotomia pode ser essencial para, ao encurtar o tempo de nascimento, proteger o RN das sequelas decorrentes desse quadro – cujas mais graves são encefalopatia hipóxico-isquêmica, paralisia cerebral e morte.

Não há consenso sobre a taxa ideal de episiotomia em determinada população. Em um estudo retrospectivo com 154.175 primíparas e 234.236 multíparas, Räisänen e colaboradores[52,55] identificaram relação inversa entre taxa de episiotomia e ruptura obstétrica do esfíncter anal. Do mesmo modo, Laine e colaboradores[48] mostraram que uma diminuição de 25% (de 32 para 24%) na taxa de episiotomia na Finlândia entre 2004 e 2010 resultou em aumento de 43% (de 0,7 para 1%) na taxa de lacerações perineais de terceiro e quarto graus no mesmo período. Portanto, embora a episiotomia não deva ser utilizada como rotina em todos os partos, é provável que taxas muito baixas, menores do que 20%, devam ser evitadas, pois podem resultar em mais danos do que em benefícios. No HCPA, as taxas de episiotomia vêm diminuindo ao longo dos últimos anos, após ter sido adotada a recomendação de uso restritivo (Figura 23.9).

> Em resumo, a episiotomia é um procedimento cirúrgico que não deve ser realizado indiscriminadamente e de forma universal; a sua indicação seletiva é a conduta adequada, individualizando-se caso a caso. Deixar de realizar esse procedimento quando há indicação inequívoca (certos casos de condição fetal não tranquilizadora, iminência identificável de laceração perineal grave de terceiro ou quarto grau) pode causar danos graves e, muitas vezes, irreversíveis à mãe ou ao feto.

MEDIDA DE GASOMETRIA DO SANGUE DO CORDÃO UMBILICAL

Assim como nas cesarianas indicadas durante o TP, em todos os partos vaginais, logo após

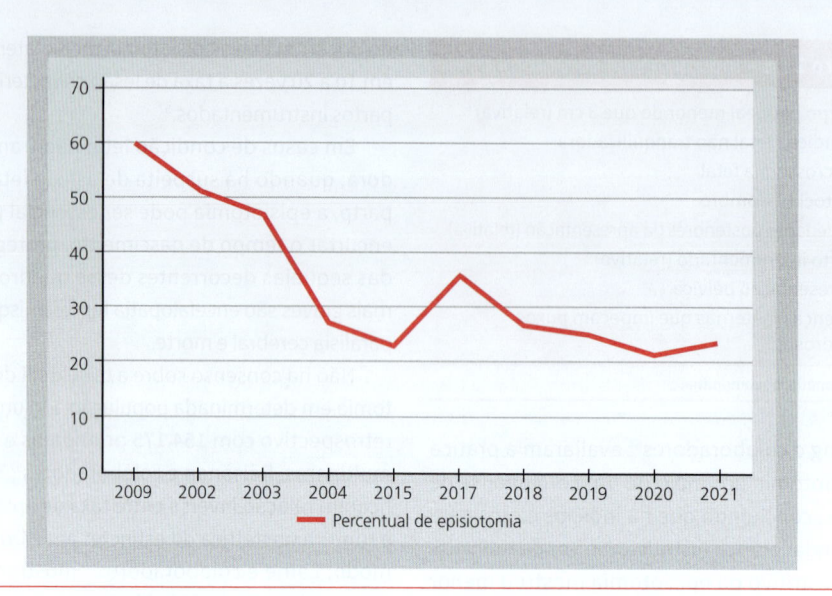

FIGURA 23.9 – Variação da taxa de episiotomia no Hospital de Clínicas de Porto Alegre de 2009 a 2021.

o clampeamento do cordão umbilical, deve-se coletar sangue do cordão umbilical, de preferência da artéria (sangue venoso), para gasometria (pH e excesso de base) (**Figura 23.10**). A medida é um atestado da oxigenação fetal imediatamente antes do nascimento e é fundamental para o diagnóstico diferencial nos neonatos deprimidos. Deve-se utilizar uma seringa própria para gasometria arterial ou "lavar" uma seringa comum com heparina, retirar todo o ar e coletar pelo menos 2 mL de sangue. O material deve ser enviado para processamento no laboratório 30 a 60 minutos após o nascimento. Os gases conservavam-se estáveis no cordão umbilical, em bom estado para análise, por até 30 minutos.

Dados de literatura sugerem que um pH de sangue de cordão alterado, porém acima de 7, é fracamente relacionado com desfechos desfavoráveis no período pós-natal. Além disso, a maioria dos neonatos com alterações neurológicas apresentaram pH de gasometria de cordão normal ao nascimento, sem evidência de acidemia. Portanto, a avaliação desse exame deve ser sempre contextualizada.[58] A maior utilidade da gasometria de cordão é certificar a ausência de acidemia em neonatos deprimidos ao nascimento, facilitando o diagnóstico diferencial com outras causas de comprometimento neonatal, como sepse.

Assistência ao terceiro período do parto

Logo após a expulsão do feto, começa o terceiro período do parto, ou secundamento, caracterizado por descolamento, descida e desprendimento da placenta e das membranas. Há relação direta entre o tempo de duração do período de dequitação da placenta e a quantidade de perda sanguínea. Não há um critério universalmente aceito para a duração normal desse período. A duração média é de 5 a 6 minutos, sendo que 90% das pla-

FIGURA 23.10 – Técnica de coleta de sangue da artéria umbilical para gasometria.

centas são expulsas dentro dos primeiros 15 minutos, e 97%, dentro dos primeiros 30 minutos após o nascimento. Partos prematuros são associados a uma maior duração do terceiro período, se comparados com partos de termo. Quanto maior for o tempo de secundamento, maior será o volume da perda sanguínea pós-parto.

Denomina-se manejo ativo do terceiro período do parto a administração de ocitocina intramuscular (10 UI) logo após o desprendimento do ombro do RN, combinada com a tração controlada do cordão umbilical associada à contrapressão no corpo uterino logo acima da sínfise púbica, feitos após o clampeamento do cordão (Quadro 23.9). Revisões sistemáticas de estudos randomizados multicêntricos compararam o manejo ativo com a conduta expectante, concluindo que o manejo ativo é superior ao expectante, devido à menor perda sanguínea e à menor incidência de complicações, como hemorragia pós-parto, anemia e necessidade de transfusões sanguíneas.[59] Portanto, essa conduta deve ser instituída em todos os partos e cesarianas, respeitando-se eventuais contraindicações ao uso da ocitocina.

Ainda hoje, muitas mortes maternas resultam de complicações no terceiro período do parto, em particular de hemorragia pós-parto. No Brasil, entre 1996 e 2018, ocorreram 2.624 mortes maternas por hemorragia, sendo a hemorragia puerperal a causa líder de morte materna por sangramento.[60]

Não existem evidências suficientes que justifiquem o uso do misoprostol profilático, em vez dos uterotônicos injetáveis convencionais (ocitocina, metilergometrina), no manejo ativo do terceiro período do parto. Além disso, a ocitocina tem menor índice de efeitos adversos.[61]

Quadro 23.9 – Manejo ativo do terceiro período

1. Ocitocina 10 UI IM imediatamente após o nascimento
2. Massagem uterina
3. Tração controlada do cordão umbilical

IM, intramuscular; UI, unidades internacionais.

Após a dequitação, deve ser realizado toque retal para certificar-se de que não ocorreu lesão anal e intestinal. Repete-se a assepsia do períneo, trocam-se os campos esterilizados e as luvas e inicia-se a revisão do trajeto pélvico, que é obrigatória nos casos de uso de fórcipe, fetos macrossômicos, sangramento aumentado e expulsão distócica ou abrupta, mas opcional no restante dos casos.

Havendo necessidade de episiorrafia, a mucosa vaginal pode ser suturada de maneira contínua até a carúncula himenal, procedendo-se à sutura dos planos muscular e subcutâneo concomitantemente para facilitar o fechamento e evitar a permanência de vasos sangrantes (principal causa de hematomas de episiotomia). Desde a carúncula até a junção escamomucosa, a sutura é realizada com pontos separados, principalmente com fios de ácido poliglicólico. Terminada a episiorrafia, repete-se o toque retal, e o tônus uterino e os sinais vitais maternos são conferidos.

RUPTURA OCULTA DO ESFINCTER ANAL DURANTE O PARTO

O exame dos músculos do esfincter anal deve ser feito minuciosamente, palpando-se todo o esfincter com os dedos indicador e polegar, para identificar lesões ocultas a olho nu. Andrew e colaboradores[61] realizaram reexame do esfincter com US endoanal após o parto de 254 primíparas (Figura 23.11). O reexame aumentou de 11 para 24,5% a taxa de diagnóstico de lesão esfincteriana. Um percentual de 87% das lesões não diagnosticadas ocorreram em partos atendidos por *midwives* (obstetrizes) e 28% em partos atendidos por equipe médica.[62]

Assistência ao quarto período do parto

A primeira hora após a saída da placenta é considerada o quarto período do parto. Nesse período, a paciente deve ser encaminhada para um local onde seja possível manter observação atenta por enfermeiros, de preferência em uma sala específica de recuperação pós-parto, pois há risco significativo de complicações hemorrágicas. Nesse local, além dos sinais vitais, deve-se observar o grau de contratura uterina (formação do globo de segurança de Pinard) e a presença ou não de hemorragia. A causa mais frequente de hemorragia pós-parto é a hipotonia uterina (ver Cap. 33 – Hemorragia puerperal). Logo após ser examinado pelo pediatra, o RN, estando em bom estado, deve retornar à companhia materna, permanecendo com a mãe na sala de recuperação e, após, no alojamento conjunto até a alta hospitalar.

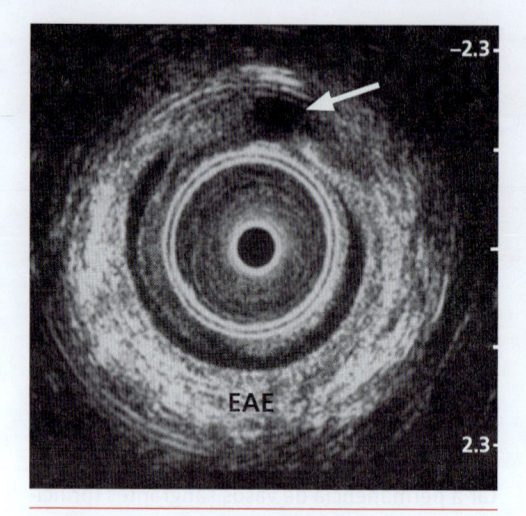

FIGURA 23.11 – Ultrassonografia endoanal demonstrando lesão (*seta*) no esfíncter anal externo (EAE).
Fonte: Andrews e colaboradores.[62]

REFERÊNCIAS

1. Bongaarts J. WHO, UNICEF, UNFPA, World Bank Group, and United Nations population division trends in maternaerdrel mortality: 1990 to 2015 Geneva: World Health Organization, 2015. Popul Dev Rev. 2016;42(4):726.
2. Evers AC, Brouwers HA, Hukkelhoven CW, Nikkels PG, Boon J, van Egmond-Linden A, et al. Perinatal mortality and severe morbidity in low and high risk term pregnancies in the Netherlands: prospective cohort study. BMJ. 2010;341:c5639.
3. Snowden JM, Tilden EL, Snyder J, Quigley B, Caughey AB, Cheng YW. Planned Out-of-Hospital Birth and Birth Outcomes. N Engl J Med. 2015;373(27):2642-53.
4. Brasil. Ministério da Saúde. Nota técnica nº 2, de 2021 - CGCICI/DAPES/SAPS/MS. Brasília: CGCICI; 2021.
5. Friedman EA. Labor: clinical evaluation and management. 2nd ed. New York: Appleton-Century-Crofts and Fleschner; 1978.
6. Zhang J, Landy HJ, Ware Branch D, Burkman R, Haberman S, Gregory KD, et al. Contemporary patterns of spontaneous labor with normal neonatal outcomes. Obstet Gynecol. 2010;116(5):1281-7.
7. Brasil. Ministério da Saúde. Política Nacional de humanização: a humanização como eixo norteador das práticas de atenção e gestão em todas as instâncias do SUS. Brasília: MS; 2004.
8. Salazar FM. Reduzindo as distâncias: o acolhimento com classificação de risco adaptado à emergência obstétrica [monografia de especialização]. Porto Alegre: Universidade Federal do Rio Grande do Sul; 2008.
9. Hodnett ED. Caregiver support for women during childbirth. Cochrane Database Syst Rev. 2002;(1):CD000199.
10. Caldeyro-Barcia R, Poseiro JJ. Physiology of the uterine contraction. Clin Obstet Gynecol. 1960;3(2)386-410.
11. Rezende J, Montenegro CAB. Obstetrícia. 7. ed. Rio de Janeiro: Guanabara Koogan; 1995.
12. World Health Organization. WHO Recommendations on intrapartum care for a positive childbirth experience. Geneva: WHO; 2018.
13. Federação Brasileira das Associações de Ginecologia e Obstetrícia. Assistência ao parto da gestante de risco obstétrico habitual. Protocolo nº 94. São Paulo: FEBRASGO; 2021.
14. National Institute for Health and Care Excellence. Surveillance of intrapartum care for healthy women and babies. London: NICE; 2019.
15. Smith CA, Levett KM, Collins CT, Crowther CA. Relaxation techniques for pain management in labour. Cochrane Database Syst Rev. 2011;(12):CD009514.
16. Ullman R, Smith LA, Burns E, Mori R, Dowswell T. Parenteral opioids for maternal pain relief in labour. Cochrane Database Syst Rev. 2010;(9):CD007396.
17. American College of Obstetricians and Gynecologists' Committee on Practice BulletinsObstetrics. ACOG Practice Bulletin No. 209: Obstetric Analgesia and Anesthesia. Obstet Gynecol. 2019;133(3):e208-e25.
18. Anim-Somuah M, Smyth RM, Cyna AM, Cuthbert A. Epidural versus non-epidural or no analgesia for pain management in labour. Cochrane Database Syst Rev. 2018;5(5):CD000331.
19. Greenwell EA, Wyshak G, Ringer SA, Johnson LC, Rivkin MJ, Lieberman E. Intrapartum temperature elevation, epidural use, and adverse outcome in term infants. Pediatrics. 2012;129(2):e447-54.
20. Dawood F, Dowswell T, Quenby S. Intravenous fluids for reducing the duration of labour in low risk nulliparous women. Cochrane Database Syst Rev. 2013;(6):CD007715.
21. Goodlin RC. Intrapartum electronic fetal heart rate monitoring versus intermittent auscultation: a meta-analysis. Obstet Gynecol. 1995;85(4):643; author reply 6434.

22. Alfirevic Z, Devane D, Gyte GM, Cuthbert A. Continuous cardiotocography (CTG) as a form of electronic fetal monitoring (EFM) for fetal assessment during labour. Cochrane Database Syst Rev. 2017;2(2):CD006066.

23. Leveno KJ, Cunningham FG, Nelson S, Roark M, Williams ML, Guzick D, et al. A prospective comparison of selective and universal electronic fetal monitoring in 34,995 pregnancies. N Engl J Med. 1986;315(10):6159.

24. Thacker SB, Stroup D, Chang M. Continuous electronic heart rate monitoring for fetal assessment during labor. Cochrane Database Syst Rev. 2001;(2):CD000063.

25. ACOG Practice Bulletin No. 106: Intrapartum fetal heart rate monitoring: nomenclature, interpretation, and general management principles. Obstet Gynecol. 2009;114(1):192-202.

26. Philpott RH, Castle WM. Cervicographs in the management of labour in primigravidae. I. The alert line for detecting abnormal labour. J Obstet Gynaecol Br Commonw. 1972;79(7):592-8.

27. Souza JP, Oladapo OT, Gülmezoglu AM. Authors' reply re: Cervical dilatation over time is a poor predictor of severe adverse birth outcomes: a diagnostic accuracy study. BJOG. 2018;125(10):1342-3.

28. Federação Brasileira das Associações de Ginecologia e Obstetrícia. Assistência aos quatro períodos do trabalho de parto. In: Diretriz Nacional de Assistência ao Parto Normal. São Paulo: Febrasgo; 2016.

29. American College of Obstetricians and Gynecologists (College); Society for Maternal-Fetal Medicine, Caughey AB, Cahill AG, Guise JM, Rouse DJ. Safe prevention of the primary cesarean delivery. Am J Obstet Gynecol. 2014;210(3):179-93.

30. Ghi T, Eggebø T, Lees C, Kalache K, Rozenberg P, Youssef A, et al. ISUOG Practice Guidelines: intrapartum ultrasound. Ultrasound Obstet Gynecol. 2018;52(1):128-39.

31. Tutschek B, Braun T, Chantraine F, Henrich W. A study of progress of labour using intrapartum translabial ultrasound, assessing head station, direction, and angle of descent. BJOG. 2011;118(1):62-9.

32. Hinkson L, Araujo Júnior E, Moron AF. Ultrasound during the second stage of labour: is it effective to reduce the caesarean section rates? Rev Bras Ginecol Obstet. 2015;37(6):249-51.

33. Tutschek B, Torkildsen EA, Eggebø TM. Comparison between ultrasound parameters and clinical examination to assess fetal head station in labor. Ultrasound Obstet Gynecol. 2013;41(4):425-9.

34. Eggebø TM, Hassan WA, Salvesen KÅ, Lindtjørn E, Lees CC. Sonographic prediction of vaginal delivery in prolonged labor: a two-center study. Ultrasound Obstet Gynecol. 2014;43(2):195-201.

35. Barbieri RL. Difficult fetal extraction at cesarean delivery: what should you do? OBG Manag. 2012;24(1):8-12

36. Saha PK, Gulati R, Goel P, Tandon R, Huria A. Second stage caesarean section: evaluation of patwardhan technique. J Clin Diagn Res. 2014;8(1):93-5.

37. Jeve YB, Navti OB, Konje JC. Comparison of techniques used to deliver a deeply impacted fetal head at full dilation: a systematic review and meta-analysis. BJOG. 2016;123(3):337-45.

38. Royal College of Obstetricians and Gynaecologists. Birth after previous caesarean birth (Green-top Guideline No. 45). London: RCOG; 2015.

39. Grobman WA, Lai Y, Landon MB, Spong CY, Leveno KJ, Rouse DJ, et al. Development of a nomogram for prediction of vaginal birth after cesarean delivery. Obstet Gynecol. 2007;109(4):806-12.

40. American College of Obstetricians and Gynecologists. ACOG Practice bulletin no. 115: Vaginal birth after previous cesarean delivery. Obstet Gynecol. 2010;116(2 Pt 1):450-63.

41. ACOG Patient Safety Checklist Number 9: Trial of labor after previous cesarean delivery (intrapartum admission). Obstet Gynecol. 2012;120(5):1256-7.

42. Cahill AG, Srinivas SK, Tita ATN, Caughey AB, Richter HE, Gregory WT, et al. Effect of Immediate vs Delayed Pushing on Rates of Spontaneous Vaginal Delivery Among Nulliparous Women Receiving Neuraxial Analgesia: A Randomized Clinical Trial. JAMA. 2018;320(14):144454.

43. ACOG Committee Opinion No. 766: approaches to limit intervention during labor and birth. Obstet Gynecol. 2019;133(2):e164-e73.

44. Lemos A, Amorim MM, Dornelas de Andrade A, de Souza AI, Cabral Filho JE, Correia JB. Pushing/bearing down methods for the second stage of labour. Cochrane Database Syst Rev. 2015;(10):CD009124.

45. Brasil. Ministério da Saúde. Diretriz nacional de assistência ao parto normal. Brasília: MS; 2016.

46. Walker KF, Kibuka M, Thornton JG, Jones NW. Maternal position in the second stage of labour for women with epidural anaesthesia. Cochrane Database Syst Rev. 2018;11:CD008070.

47. Api O, Balcin ME, Ugurel V, Api M, Turan C, Unal O. The effect of uterine fundal pressure on the duration of the second stage of labor: a randomized controlled trial. Acta Obstet Gynecol Scand. 2009;88(3):320-4.

48. Laine K, Rotvold W, Staff AC. Are obstetric anal sphincter ruptures preventable? Large and consistent rupture rate variations between the Nordic countries and between delivery units in Norway. Acta Obstet Gynecol Scand. 2013;92(1):94-100.

49. Prendiville WJ, Elbourne D, McDonald S. Active versus expectant management in the third stage of labour. Cochrane Database Syst Rev. 2000;(3):CD000007.

50. van Alten D, Eskes M, Treffers PE. Midwifery in The Netherlands. The Wormerveer study; selection, mode of delivery, perinatal mortality and infant morbidity. Br J Obstet Gynaecol. 1989;96(6):656-62.

51. Menticoglou SM, Manning F, Harman C, Morrison I. Perinatal outcome in relation to second-stage duration. Am J Obstet Gynecol. 1995;173(3 Pt 1):90612.

52. Zipori Y, Grunwald O, Ginsberg Y, Beloosesky R, Weiner Z. The impact of extending the second stage of labor to prevent primary cesarean delivery on maternal and neonatal outcomes. Obstet Anesthes Dig. 2019;39(4):206-7.

53. Laughon SK, Berghella V, Reddy UM, Sundaram R, Lu Z, Hoffman MK. Neonatal and maternal outcomes with prolonged second stage of labor. Obstet Gynecol. 2014;124(1):57-67.

54. Jiang H, Qian X, Carroli G, Garner P. Selective versus routine use of episiotomy for vaginal birth. Cochrane Database Syst Rev. 2017;2(2):CD000081.

55. Räisänen S, Vehviläinen-Julkunen K, Gissler M, Heinonen S. Hospital-based lateral episiotomy and obstetric anal sphincter injury rates: a retrospective population-based register study. Am J Obstet Gynecol. 2012;206(4):347.e1-6.

56. Jangö H, Langhoff-Roos J, Rosthøj S, Sakse A. Modifiable risk factors of obstetric anal sphincter injury in primiparous women: a population-based cohort study. Am J Obstet Gynecol. 2014;210(1):59.e16.

57. van Bavel J, Hukkelhoven CWPM, Vries C, Papatsonis DNM, Vogel J, Roovers J-PWR, et al. The effectiveness of mediolateral episiotomy

in preventing obstetric anal sphincter injuries during operative vaginal delivery: a ten-year analysis of a national registry. Int Urogynecol J. 2018;29(3):407-13.

58. Yeh P, Emary K, Impey L. The relationship between umbilical cord arterial pH and serious adverse neonatal outcome: analysis of 51,519 consecutive validated samples. BJOG. 2012;119(7):824-31.

59. Begley CM, Gyte GML, Devane D, McGuire W, Weeks A. Active versus expectant management for women in the third stage of labour. Cochrane Database Syst Rev. 2011;(11):CD007412.

60. Ministério da Saúde. Mortalidade materna no Brasil. Boletim Epidemiológico [Internet]. 2020;51 (20):21-7 [capturado em 24 ago. 2022]. Disponível em: https://portaldeboaspraticas.iff.fiocruz.br/atencao-mulher/mortalidade-materna-no-brasil-boletim-epidemiologico-n-o-20-ms-maio-2020/.

61. Gülmezoglu AM, Forna F, Villar J, Hofmeyr GJ. Prostaglandins for prevention of postpartum haemorrhage. Cochrane Database Syst Rev. 2002;(3):CD000494.

62. Andrews V, Sultan AH, Thakar R, Jones PW. Occult anal sphincter injuries-myth or reality? BJOG. 2006;113(2):195-200.

24

DISTOCIA DE OMBRO

ALBERTO MANTOVANI ABECHE
LINA RIGODANZO MARINS

A distocia de ombro é uma emergência obstétrica, um evento imprevisível que pode gerar dano importante à parturiente e ao neonato. Ocorre geralmente por impactação do ombro anterior na sínfise púbica, porém também pode ocorrer com a impactação do ombro posterior em relação ao promontório sacral, o que é menos frequente. A sua ocorrência pode estar associada: à macrossomia fetal e ao aumento de resistência à progressão vaginal do feto pelo canal de parto; ao aumento do diâmetro torácico em relação ao diâmetro biparietal, presente em fetos de mães diabéticas; ou, ainda, à inexistência de rotação de tronco no mecanismo de parto devido a parto taquitócico/precipitado.

Durante a assistência ao parto, constata-se a distocia de ombro quando, após a exteriorização do polo cefálico, não ocorre o desprendimento dos ombros, nem espontaneamente, nem com a manobra habitual de leve tração para baixo do polo cefálico, havendo a necessidade de medidas adicionais para o desprendimento dos ombros. Outro critério utilizado para o diagnóstico de distocia de ombros é o intervalo igual ou superior a 60 segundos entre o desprendimento do polo cefálico e o desprendimento dos ombros. Esse é um marco objetivo para o diagnóstico de distocia de ombro. A presença do "sinal da tartaruga", retração do polo cefálico em relação ao períneo materno após o seu desprendimento, é um sinal sugestivo de distocia de ombro, embora não seja patognomônico.

A incidência da distocia de ombro é variável na literatura, devido à inconsistência de definição diagnóstica, mas estima-se que ocorra em 0,3 a 2% dos partos. A sistematização de seu manejo é essencial para a melhoria dos desfechos perinatais e deve ser amplamente implementada e aplicada nas maternidades, por meio de um protocolo de atendimento e treinamento periódico de seus profissionais.[1]

Fisiopatologia

No mecanismo normal de parto, o diâmetro biacromial do feto (distância entre os ombros fetais) entra no canal de parto de forma ligeiramente oblíqua em relação ao diâmetro anteroposterior da pelve. Essa movimentação favorece o descenso ao longo da pelve, de modo que o desprendimento dos ombros é facilitado. Em relação ao diâmetro anteroposterior da pelve, o diâmetro oblíquo é algo mais amplo, e o ombro anterior encontra menor oposição da sínfise púbica no seu desprendimento.[2]

Se o diâmetro biacromial permanece em posição diretamente anteroposterior em relação à pelve materna, não acompanhando a rotação cefálica, favorece-se a impactação do ombro anterior na sínfise púbica ou mesmo do ombro posterior na concavidade do sacro, conforme visualizado na Figura 24.1. Essa condição constitui a principal base fisiopatológica da distocia de ombro.

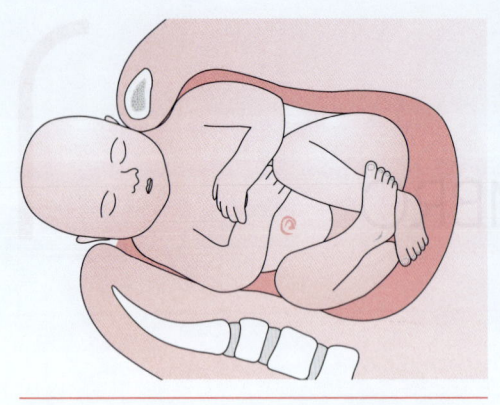

FIGURA 24.1 – A dificuldade mais comum implicada no mecanismo da distocia de ombro: ombros no diâmetro anteroposterior e obstáculo apresentado pela sínfise púbica.

Fatores de risco

Diversos estudos apontam para o baixo valor preditivo de fatores de risco pré-natais e intraparto na distocia de ombro. Contudo, mantém-se a importância do conhecimento de tais fatores para a compreensão do que mais frequentemente ocorre e para alertar a equipe de atendimento para a possibilidade dessa condição.

Maior peso fetal e diabetes materno têm sido associados à distocia de ombro, mas a maioria dos casos ocorre em pacientes não diabéticas, de adequado peso fetal. O período prolongado associou-se à maior taxa de distocia em um estudo multicêntrico com mais de 100 mil mulheres nos Estados Unidos. Outros fatores de risco conhecidos, como obesidade materna, multiparidade, uso de ocitocina intraparto, fórcipe e vácuo-extrator, são maus preditores de risco. A recorrência de distocia de ombros após a história prévia (distocia em parto anterior) parece ser um fator importante, com uma taxa de cerca de 10%.[1]

Manejo

A distocia de ombro é frequentemente algo não esperado pelo obstetra, gerando ansiedade e a necessidade de resolução em um curto espaço de tempo. É fundamental o treinamento adequado de toda a equipe obstétrica diante dessa situação para que o manejo seja metódico, com aplicações de técnicas apropriadas em ordem adequada, contando com auxiliares familiarizados com o fluxograma de atendimento e a execução das manobras.[3]

A sistematização do atendimento e a comunicação entre os profissionais e a paciente são essenciais. Deve-se sempre solicitar ajuda para melhor manejo conjunto dessa emergência obstétrica, comunicando o caso à equipe (equipe obstétrica, de enfermagem e anestesiologia). Deve-se, ainda, registrar o horário em que o diagnóstico foi feito. Constatada a distocia, a paciente não deve ser orientada a fazer esforços expulsivos até o início das manobras.

Nenhum estudo com desenho randomizado foi elaborado comparando manobras, mas há consenso em empregar inicialmente as de menor potencial de dano materno-fetal. Todas as manobras podem ser repetidas, com critério e cuidado, caso não se obtenha sucesso inicial.

É importante também que se faça uma descrição detalhada em prontuário dos eventos envolvidos na distocia de ombros. Isso inclui a avaliação de fatores de risco, como rastreamento de diabetes feito em pré-natal, recomendações e tratamentos realizados, adesão ao tratamento e estimativa ultrassonográfica de peso fetal. A descrição precisa das circunstâncias envolvidas no evento é de extrema importância: horários, manobras utilizadas e sua ordem, dados de nascimento (Apgar, gasometria arterial) e puerpério imediato.[4]

O fluxograma de manejo da distocia de ombro está sumarizado na Figura 24.2, que ilustra a importância da utilização das manobras de McRoberts e pressão suprapúbica como manobras iniciais de manejo. Essas manobras estão ilustradas nas Figuras 24.3 e 24.4.

A manobra de McRoberts é realizada com a ajuda de dois assistentes. Cada um dos assistentes segura uma das pernas da paciente, deixando-as bem flexionadas na direção do abdome materno. Isso provoca uma rotação cranial da sínfise púbica, favorecendo o desprendimento do ombro anterior, e um achatamento da

ROTINAS EM OBSTETRÍCIA | 399

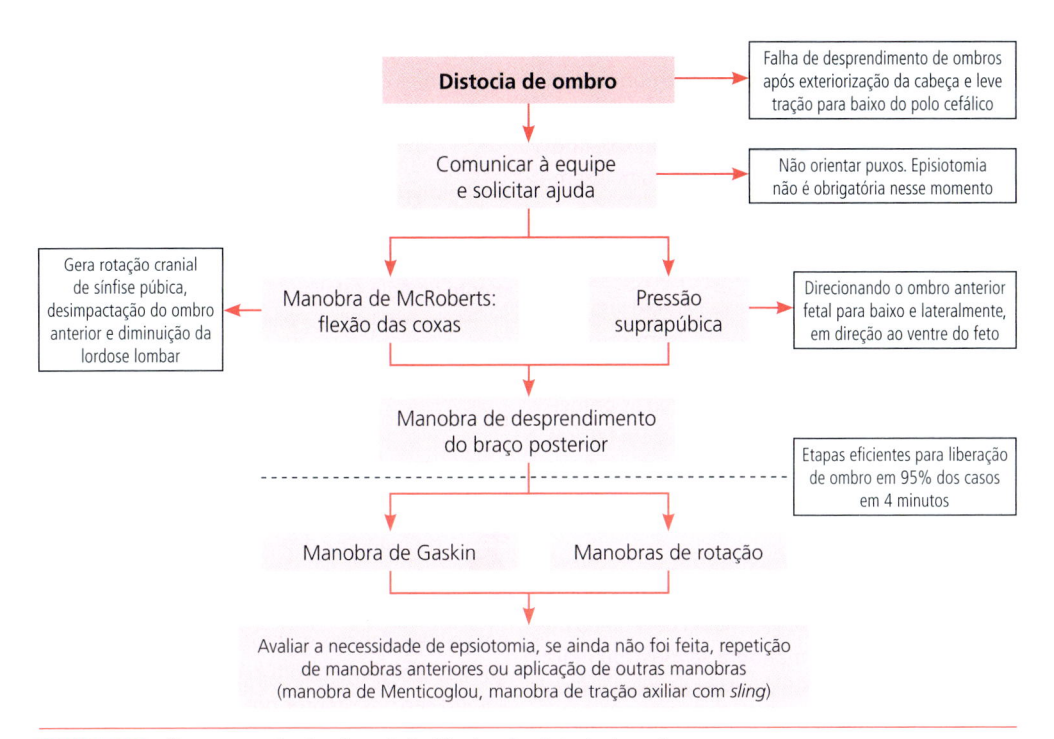

FIGURA 24.2 – Fluxograma de atendimento institucional a distocia de ombro.

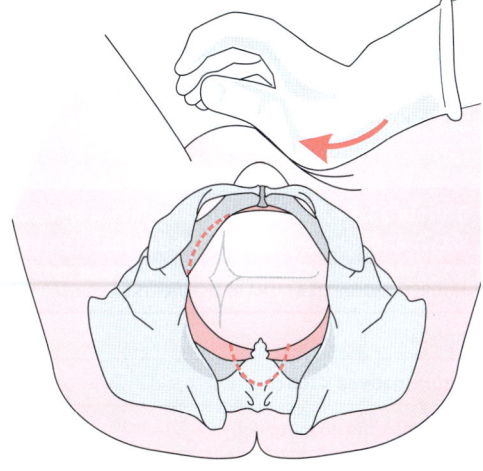

FIGURA 24.4 – Manobra de pressão suprapúbica.

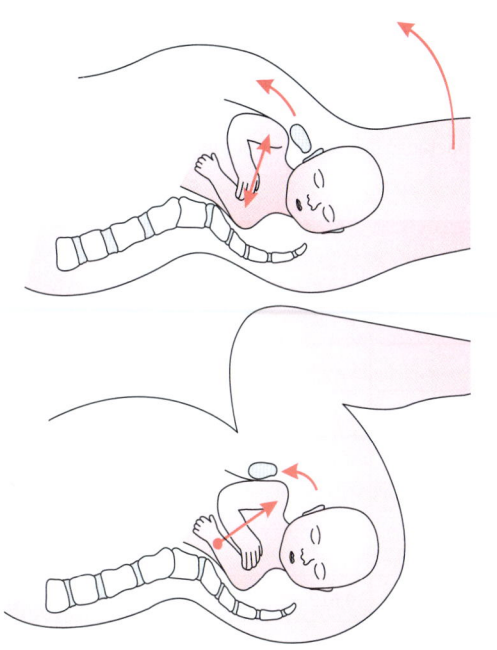

FIGURA 24.3 – Efeitos da manobra de McRoberts na pelve materna.
Fonte: Adaptada de Desai, Henderson e Mallon.[6]

lordose sacral, que também favorece o desprendimento dos ombros.[5]

A pressão suprapúbica pode ser utilizada conjuntamente, para que se obtenha abaixamento e rotação do ombro anterior, favorecendo a sua liberação. Ela será realizada por um assistente, que aplicará pressão acima da sínfise púbica com as mãos espalmadas ou com o punho, direcionando o ombro anterior do feto para baixo e lateralmente, em direção ao ventre fetal, como exemplificado na **Figura 24.4**.[4]

Essas são as duas manobras primárias, aquelas que serão utilizadas no início para a resolução da distocia de ombro. Elas são relativamente fáceis de usar e não envolvem a manipulação direta do feto. A sua efetividade e segurança justificam a eleição dessas manobras como as primeiras a serem aplicadas. Contudo, existem fatores preditores para falha das manobras de McRoberts e pressão suprapúbica, os quais estão descritos na **Tabela 24.1**.

⚠ Na eventualidade de falha das manobras iniciais, sugere-se a manobra de retirada do braço posterior. Essa manobra se mostrou mais efetiva e com menor probabilidade de lesão esfincteriana ou fetal quando comparada com as manobras de rotação. A manobra é exemplificada na **Figura 24.5**. A manobra de retirada do braço posterior é realizada introduzindo-se a mão que se encontra no lado da face do feto até alcançar o braço posterior. A mão fetal deve ser tracionada delicadamente, passando pelo ventre e pela face fetal. Após a retirada do braço, obtém-se a transformação do diâmetro biacromial em axiloacromial, de menores dimensões, que favorece em muito o desprendimento dos ombros.

Associando as manobras iniciais à liberação de ombro posterior, alcança-se uma taxa de resolução de 95% dos casos de distocia de ombro em um tempo de até 4 minutos após o desprendimento do polo cefálico.[8]

Na persistência de impactação do ombro fetal, outras medidas podem ser adotadas. Nas parturientes sem procedimento anestésico, a manobra de Gaskin pode ser efetiva. Ela também é muito útil para um parto precipitado ainda no leito do pré-parto, no qual se constate a distocia de ombro.

💡 Na manobra de Gaskin, a paciente é posicionada em quatro apoios, apoiada nas mãos e nos joelhos. Nessa posição, há mais espaço para a liberação dos ombros, em especial daquele que está em contato com a região sacral materna. A liberação dos ombros pode ser obtida por uma tração cuidadosa para baixo desse ombro, ou, alternativamente, por uma cuidadosa tração para cima do ombro que estava em contato com a sínfise púbica materna (**Figura 24.6**).[5]

Manobras de rotação incluem as manobras de Rubin e do parafuso e têm como objetivo a desimpactação dos ombros por meio da sua rotação com

Tabela 24.1 – Análise multivariada de regressão logística de fatores associados à falha das manobras de McRoberts e à pressão suprapúbica na distocia de ombro

FATORES ASSOCIADOS À FALHA DE MCROBERTS E À PRESSÃO SUPRAPÚBICA	P	RC (IC 95%)
Paridade	0,641	0,80 (0,32-2,03)
Altura materna < 150 cm	0,146	0,31 (0,07-1,50)
Peso materno no parto (kg)	0,619	1,03 (0,93-1,13)
IMC materno no parto	0,279	0,85 (0,63-1,14)
Parto instrumentado	< 0,001	4,88 (2,05-11,60)
Duração do segundo período do parto	0,619	1,00 (0,98-1,11)
Peso do RN ao nascimento	0,828	1,00 (1,00-1,001)

IC 95%, intervalo de confiança de 95%; IMC, índice de massa corporal; P, valor de p; RC, razão de chances; RN, recém-nascido.
Fonte: Elaborada com base em Lok, Cheng e Leung.[7]

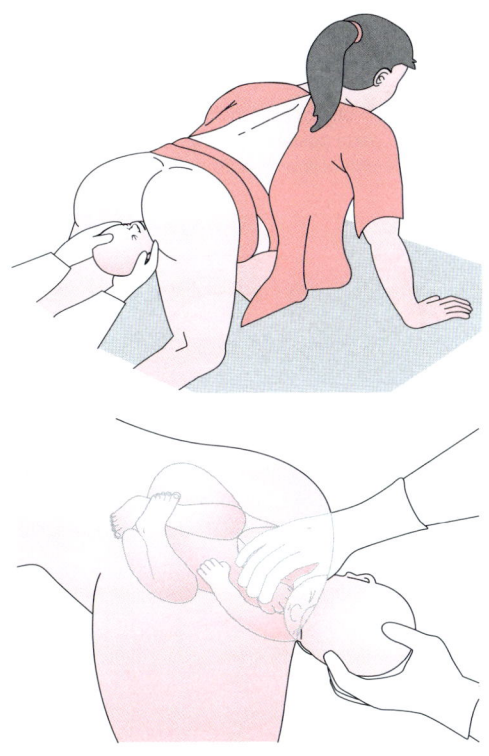

FIGURA 24.6 – Manobra de Gaskin para a resolução da distocia de ombro.

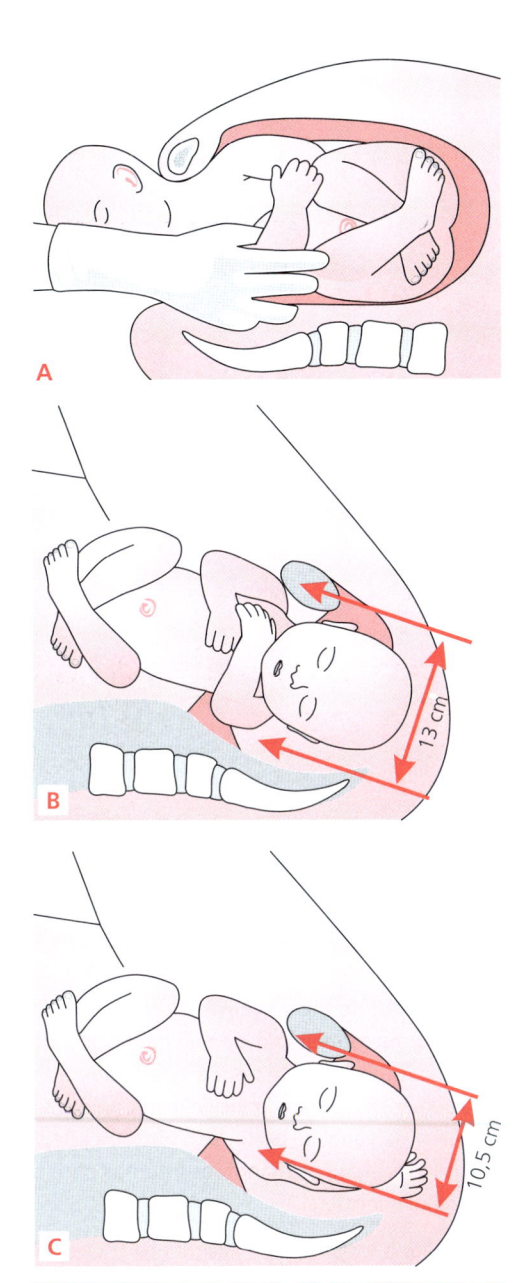

FIGURA 24.5 – Efeito da liberação do ombro posterior na resolução da distocia de ombro.
Fonte: Elaborada com base em Poggi, Spong e Allen.[8]

OUTRAS MANOBRAS

Recentemente, novas manobras foram descritas para a resolução da distocia de ombro. Os resultados iniciais têm sido promissores, porém ainda são necessárias mais pesquisas e experiência a respeito delas. Cogita-se seu uso pelo obstetra no caso de insucesso nas manobras recomendadas no fluxograma, quando ele se sente apto a realizá-las. As novas manobras são as de Menticoglou e da tração da axila posterior com *sling*.

A manobra de Menticoglou é auxiliar para a liberação de ombro posterior. O obstetra coloca seus dedos médios na axila posterior fetal, com o objetivo de tracionar o ombro posterior e facilitar a sua liberação (Figura 24.8).[9]

A tração da axila posterior com *sling* (PAST, *posterior axilla sling traction*) é outra manobra auxiliar na liberação de ombro posterior. É feita mediante a realização do posicionamento de uma alça (*sling*) na axila fetal para tração, utilizando

diferentes pontos de apoio. A rotação dos ombros favorece a desimpactação e o posicionamento dos ombros fetais no diâmetro oblíquo da bacia, que apresenta maior amplitude. Essas manobras estão exemplificadas na Figura 24.7.

Manobra de Rubin

Rotar o ombro posterior, pressionando a sua parte posterior para a frente, a fim de provocar a rotação dos ombros

Parafuso

Rotar o ombro posterior, pressionando a sua parte anterior para trás, até liberar o ombro anterior

FIGURA 24.7 – Manobras de rotação para distocia de ombro.

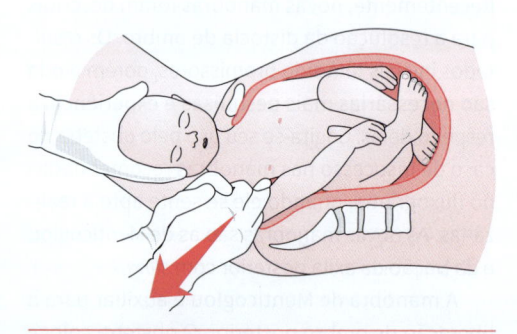

FIGURA 24.8 – Manobra de Menticoglou.
Fonte: Elaborada com base em Gilstrop e Hoffman.[4]

A episiotomia não deve ser executada de forma rotineira no manejo da distocia de ombros. A sua realização pode ser considerada para aumentar o acesso (principalmente na região posterior do canal de parto) se o obstetra julgar que isso facilitará as manobras internas para o desprendimento fetal.[4]

TÉCNICAS DE ÚLTIMO RECURSO

- **Fratura intencional da clavícula fetal** – A técnica consiste em utilizar os dedos para alcançar a clavícula anterior fetal e fraturá-la, para reduzir o diâmetro biacromial. Complicações incluem pneumotórax e lesões vascular e nervosa. Apesar das lesões associadas, a sua morbidade é menor do que a das manobras citadas a seguir.

cateter urinário ou tubo de sucção. O *sling* é passado pela axila fetal e orienta a tração e a liberação do ombro posterior fetal. Ele também pode ser usado eventualmente para manobras de rotação (**Figura 24.9**).[10]

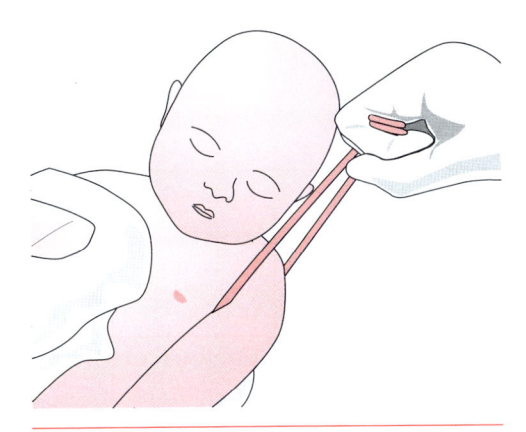

FIGURA 24.9 – Manobra de tração da axila posterior com *sling* (PAST).
Fonte: Elaborada com base em Cluver e Hofmeyr.[10]

- **Manobra de Zavanelli** – Fundamenta-se no mecanismo reverso do desprendimento e da rotação externa do polo cefálico, cogitado nas situações nas quais todas as outras manobras falharam. Consiste na reintrodução do polo cefálico na vagina para a realização de cesariana. É uma técnica descrita para casos de dificuldades extremas, insuperáveis, e muito raramente encontrará indicação.
- **Auxílio abdominal** – Histerotomia com rotação de ombro anterior fetal e consequente parto vaginal.
- **Sinfisiotomia** – Consiste na secção cirúrgica da cartilagem da sínfise púbica. É o último procedimento que pode ser usado em situações de risco materno-fetal elevado. Consiste na separação dos ramos pubianos e é raramente utilizada. A sua efetividade é comprovada na extração de cabeça derradeira em apresentações pélvicas.

Há, também, manobras de desenvolvimento recente que ainda estão sendo avaliadas quanto à sua eficácia e segurança, como a manobra de Shrug, na qual o obstetra apreende o ombro posterior com o indicador e o polegar em pinça até a axila fetal, rotando o ombro e a cabeça em 180° para a liberação dos ombros.[11]

Essas manobras são citadas apenas para conhecimento geral, pois, no manejo da distocia de ombro, é preciso ater-se a seguir – atenta e cuidadosamente – o fluxograma de medidas e manobras proposto em cada instituição.

Repercussões maternas e lesões associadas

A distocia de ombro tem sido associada à hemorragia puerperal em 11% dos casos e a lacerações perineais de maior grau e gravidade em 3,8%. A incidência dessas complicações se deve à presença da distocia em si, e não das manobras utilizadas para a sua resolução. Já lesões como separação de sínfise púbica e neuropatia cutânea lateral estão associadas à hiperflexão intempestiva dos membros inferiores maternos.

As lesões obstétricas de esfíncter anal (OASIs, *obstetric anal sphincter injuries*) ocorrem mais frequentemente quando são necessárias várias manobras de extração fetal, sobretudo após uma tentativa de aplicação de quatro técnicas diferentes. Manobras "heroicas", como Zavanelli ou sinfisiotomia, foram associadas a maior morbidade, como ruptura uterina, lesões uretral e vesical e lacerações cérvico-vaginais.[12]

O emprego inicial de manobras como McRoberts e pressão suprapúbica se justifica ainda pela sua baixa morbidade e baixa probabilidade de causar lesões maternas ou fetais, como observado na Tabela 24.2.

Repercussões neonatais e lesões fetais associadas

Lesões de plexo braquial e fraturas de úmero e clavícula são as complicações mais relatadas. Contudo, a maioria das distocias de ombro são resolvidas sem lesão neonatal e, se presentes, não representarão lesão em longo prazo. Em um estudo multicêntrico de 2.018 casos de distocia de ombro, observaram-se 60 casos de paralisia de Erb, 4 casos de paralisia de Klumpke, 41 casos de fraturas de úmero e clavícula e 6 casos de encefalopatia hipóxico-isquêmica, com taxa total de dano neonatal de 5,2%. As lesões mais encontradas e suas incidências são apresentadas na Tabela 24.3.

Lesões de plexo braquial são frequentemente observadas na presença de distocia de ombro e

Tabela 24.2 – Risco de laceração perineal de terceiro ou quarto grau de acordo com as manobras empregadas para a resolução da distocia de ombro

MANOBRA	PACIENTES COM LACERAÇÃO DE 3º OU 4º GRAU (%)	PACIENTES SEM LESÃO DE 3º OU 4º GRAU (%)	RAZÃO DE CHANCES	INTERVALO DE CONFIANÇA DE 95%	VALOR DE P
Pressão suprapúbica	15	85	1,41	0,770-2,612	0,262
Manobra de Wood	27,3	72,7	3,096	1,554-6,169	0,001
Wood reverso	40	60	4,848	1,647-14,277	0,004
Liberação de ombro posterior	21,4	78,6	2,222	1,117-4,421	0,023

Obs.: A manobra de McRoberts foi aplicada em todos os casos de distocia de ombro.
Fonte: Adaptada de Gauthaman e colaboradores.[13]

Tabela 24.3 – Lesões relacionadas com a distocia de ombro e suas incidências

LESÕES	INCIDÊNCIA (%)
Paralisia temporária de plexo braquial	3-16,8
Fratura clavicular	1,7-9,5
Fratura de úmero	0,1-4,2
Lesão permanente de plexo braquial	0,5-1,6
Encefalopatia hipóxico-isquêmica	0,3
Óbito	0-0,35

possuem ampla variabilidade nos seus registros na literatura. A maioria dos estudos relata incidência de 10 a 20% desse tipo de lesão nesses partos, com recuperação completa em 80% dos casos. Diferentes locais de lesão do plexo braquial causam sintomas e prognósticos distintos (**Figura 24.10**).

⚠️ A paralisia de Erb envolve lesão em raízes nervosas de C5 a C6. Os sintomas incluem perda de sensibilidade com paralisia/atrofia do deltoide, bíceps e músculo braquial. A posição do membro superior é característica, com o braço pendendo ao lado do corpo e rotado medialmente, e o antebraço estendido e pronado. Há impossibilidade de abdução, flexão e supinação de antebraço (**Figura 24.11**). Em geral, a lesão se dá quando há insistência na tração lateral da cabeça para a liberação do ombro anterior.

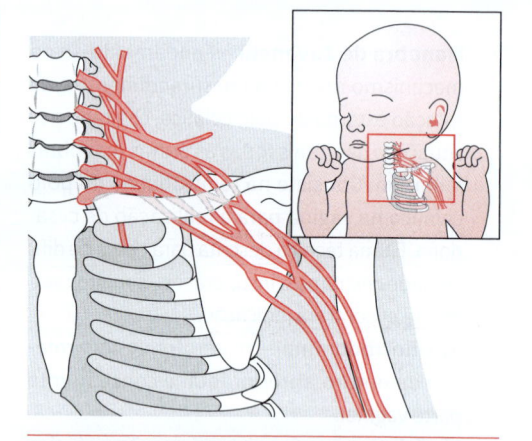

FIGURA 24.10 – Plexo braquial no seu trajeto desde a medula espinal, transitando pelo pescoço, passando sob a clavícula e pela axila até o braço. Fornece funções nervosas aos músculos do braço e da mão.
Fonte: Elaborada com base em SickKids staff.[14]

Logo após o parto, percebe-se que o braço afetado apresenta menor mobilidade e observa-se assimetria dos reflexos.[15]

A paralisia de Klumpke abrange lesões de C8 e T1. Os músculos afetados são fundamentalmente os intrínsecos da mão (interósseo, tenar e hipotenar) e os flexores do punho e dos dedos (flexor do carpo, ulnar e a parte ulnar do flexor profundo dos dedos). A apresentação clássica da paralisia de Klumpke inclui antebraço em posição supina, mão em garra, punho estendido e dedos fletidos. Pode ser acompanhada da síndrome de Horner, com miose no olho afetado.

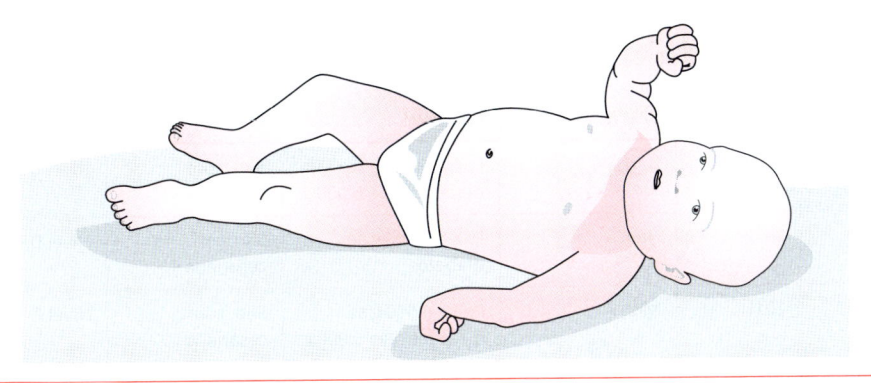

FIGURA 24.11 – Paralisia tipo Erb-Duchenne.
Fonte: Elaborada com base em Teixeira.[16]

Outras lesões mais raras incluem síndrome de Horner, paralisia diafragmática, lesões de nervos faciais, lesão espiral do rádio e paresia de nervo laríngeo.

Contudo, é importante salientar que nem toda lesão de plexo braquial ocorre devido à distocia de ombro, e a lesão é multifatorial por natureza. Muitos casos são constatados em partos vaginais eutócicos, e a lesão de plexo também é encontrada em crianças nascidas em cesarianas, nas quais não houve dificuldades na extração do feto.

Além de lesões por dano mecânico, lesões associadas a dano hipóxico-isquêmico podem estar presentes. Encefalopatia neonatal pode estar presente em casos com necessidade de mais manobras para resolução e com maior tempo até o desprendimento. A morte fetal nesses casos é um desfecho raro, possivelmente associada a diversos outros fatores confundidores ante e intraparto.[15]

▐ Prevenção

A indução de parto para a prevenção de distocia de ombro em paciente de alto risco não demonstrou benefício, e alguns estudos inclusive demonstram aumento da taxa de cesarianas. A decisão de induzir o parto em casos de diabetes ou suspeita de macrossomia fetal a fim de reduzir a ocorrência de distocia foi analisada em estudos retrospectivos, com resultados inconsistentes. Alguns estudos sugerem aumento associado de risco de cesariana.

O American College of Obstetricians and Gynecologists (ACOG) não recomenda a indução de parto apenas por suspeita de macrossomia fetal.

⚠ Não se recomenda cesariana eletiva, visto que a maior parte dos fetos macrossômicos que nascem de parto normal não evolui com distocia de ombros. No entanto, a cesariana pode ser recomendada em fetos macrossômicos com peso fetal estimado acima de 4.500 a 5.000 g, conforme protocolo institucional.

Marcadores ultrassonográficos podem ser utilizados para esse fim, como representado na Tabela 24.4.

▐ Considerações finais

- A distocia de ombro é uma emergência obstétrica, e seu manejo exige amplo conhecimento da fisiologia do parto e das manobras utilizadas para a resolução dessa intercorrência tão importante e não previsível.
- Fluxogramas de atendimento são fundamentais para orientar e padronizar o manejo, bem como para reduzir desfechos não favoráveis. A equipe obstétrica, por essas razões, necessita ter conhecimento claro desse fluxograma.
- O treinamento teórico e prático, realizado periodicamente, é imprescindível para que a equipe esteja preparada para uma situação que envolve estresse e necessidade de medidas precisas e eficientes em um curto espaço de tempo.[18]

Tabela 24.4 – Recomendações de instituições normativas para a redução de distocia de ombro

REFERÊNCIAS	ANO DE PUBLICAÇÃO	DISTOCIA DE OMBRO É PREVISÍVEL?	PFE PARA INDICAR CESARIANA	DISTOCIA DE OMBRO É PREVENÍVEL?	NÍVEL DE RECOMENDAÇÃO
ACOG	2002	Não	PFE > 4.500 g se diabetes ou > 5.000 g	Sim, com cesariana	Nível C
RCOG	2012	Não	PFE > 4.500 g se diabetes	Sim, com cesariana	Nível D
CNGOF	2016	Não	PFE > 4.500 g se diabetes ou > 5.000 g	Sim, com cesariana	Nível C

PFE, peso fetal estimado.
Fonte: Adaptada de Doty e colaboradores.[17]

Documentação e *checklist* no atendimento da distocia de ombro

Um dos aspectos fundamentais na assistência ao parto em que ocorre a distocia de ombro é a atenção à documentação cuidadosa de todas as informações relevantes, descrevendo os diagnósticos feitos, as medidas tomadas e seus respectivos horários. Os trabalhos recentes nessa área enfatizam que a documentação adequada é um parâmetro da qualidade da assistência obstétrica e permite a revisão cuidadosa de todos os casos e o aprimoramento do atendimento dessa importante intercorrência.

Dados fundamentais a registrar incluem o seguinte:

1. Nome da paciente.
2. Antecedentes obstétricos.
3. Idade gestacional.
4. Data do atendimento do parto.
5. Informações anteriores ao parto: diabetes na gravidez, uso de insulina ou outro tratamento, peso fetal estimado, distocia ou macrossomia em gravidez anterior.
6. Trabalho de parto desencadeado espontaneamente ou induzido, indicações.
7. Início da fase ativa do trabalho de parto.
8. Necessidade de correção de dinâmica, amniotomia, analgesia.
9. Dilatação completa – horário.
10. Instrumentação ou não; descrição da instrumentação, da sua indicação e do horário.
11. Horário da exteriorização da cabeça do feto.
12. Horário em que a distocia de ombro foi constatada.
13. Solicitação de ajuda da equipe obstétrica.
14. Sequência de manobras utilizadas para o desprendimento dos ombros e respectivos horários.
15. Descrição da episiotomia, caso tenha sido feita, e seu horário.
16. Horário de nascimento e dados neonatais: peso, escore de Apgar, gasometria arterial, presença de anormalidades neonatais (evidência de paralisia do plexo braquial, paralisia facial ou fratura).
17. Dequitação da placenta.
18. Descrição de repercussões maternas: lacerações de trajeto, sutura de episiotomia e lacerações, atonia uterina, sangramento pós-parto.

REFERÊNCIAS

1. Bothou A, Apostolidi DM, Tsikouras P, Iatrakis G, Sarel-la A, Iatrakis D, et al. Overview of techniques to manage shoulder dystocia during vaginal birth. Eur J Midwifery. 2021;5(October):1-6.

2. Allen RH. On the mechanical aspects of shoulder dystocia and birth injury. Clin Obstet Gynecol. 2007;50(3):607-23.

3. Dahlberg J, Nelson M, Dahlgren MA, Blomberg M. Ten years of simulation-based shoulder dystocia training- impact on obstetric outcome, clinical management, staff confidence, and the pedagogical practice - a time series study. BMC Pregnancy Childbirth. 2018;18(1):1-8.

4. Gilstrop M, Hoffman MK. An Update on the acute management of shoulder dystocia. Clin Obstet Gynecol. 2016;59(4):813-9.

5. American College of Obstetricians and Gynecologists. Practice bulletin nº 178: shoulder dystocia. Obstet Gynecol. 2017;129(5):e123-33.

6. Browne R, Byrne M, Mulryan N, Scully A, Morris M, Kinsella A, et al. Labour and delivery complications at birth and later mania. An Irish case register study. Br J Psychiatry. 2000;176:369-72.

7. Lok ZLZ, Cheng YKY, Leung TY. Predictive factors for the success of McRoberts' manoeuvre and suprapubic pressure in relieving shoulder dystocia: a cross-sectional study. BMC Pregnancy Childbirth. 2016;16(1):1-7.

8. Poggi SH, Spong CY, Allen RH. Prioritizing posterior arm delivery during severe shoulder dystocia. Obstet Gynecol. 2003;101(5 Pt 2):1068-72.

9. Menticoglou S. Shoulder dystocia: Incidence, mechanisms, and management strategies. Int J Womens Health. 2018;10:723-32.

10. Cluver CA, Hofmeyr GJ. Posterior axilla sling traction for shoulder dystocia: Case review and a new method of shoulder rotation with the sling. Am J Obstet Gynecol. 2015;212(6):784.e1-7.

11. Sancetta R, Khanzada H, Leante R. Shoulder shrug maneuver to facilitate delivery during shoulder dystocia. Obstet Gynecol. 2019;133(6):1178-81.

12. Hill DA, Lense J, Roepcke F. Shoulder dystocia: managing an obstetric emergency. Am Fam Physician. 2020;102(2):84-90.

13. Gauthaman N, Walters S, Tribe IA, Goldsmith L, Doumouchtsis SK. Shoulder dystocia and associated manoeuvres as risk factors for perineal trauma. Int Urogynecol J. 2016;27(4):571-7.

14. SickKids Staff. Brachial plexus birth injury [Internet]. Toronto: AboutKidsHealth; 2020[capturado em 02 jan. 2022]. Disponível em: https://www.aboutkidshealth.ca/Article?contentid=849&language=English.

15. O'Berry P, Brown M, Phillips L, Evans SH. Obstetrical brachial plexus palsy. Curr Probl Pediatr Adolesc Health Care. 2017;47(7):151-5.

16. Teixeira L. Paralisia braquial obstétrica [Internet]. São Paulo; 2011 [capturado em 04 jan. 2022]. Disponível em: http://www.luzimar-teixeira.com.br/wp-content/uploads/2011/03/tapoio-paralisia-do--plexo-braquial-1.pdf.

17. Doty MS, Al-Hafez L, Chauhan SP. Sonographic examination of the fetus vis-à-vis shoulder dystocia: a vexing promise. Clin Obstet Gynecol. 2016;59(4):795-802.

18. Olson DN, Logan L, Gibson KS. Evaluation of multidisciplinary shoulder dystocia simulation training on knowledge, performance, and documentation. Am J Obstet Gynecol MFM. 2021;3(5):100401.

25

INDUÇÃO DO TRABALHO DE PARTO

MARIA LÚCIA DA ROCHA OPPERMANN
EDIMÁRLEI GONSALES VALÉRIO
TERESINHA ZANELLA
JAQUELINE NEVES LUBIANCA

A indução do trabalho de parto é a estimulação artificial da dinâmica uterina antes do início espontâneo do trabalho de parto, com o objetivo de atingir o parto vaginal. Está indicada nas situações em que os riscos maternos e/ou fetais da evolução da gestação superam os benefícios, na ausência de contraindicações ao parto vaginal. Nos últimos 20 anos, observou-se um aumento de três vezes nas induções de parto. Estima-se que, mundialmente, 20 a 30% dos partos sejam induzidos.

A indução do parto é definida como eletiva na ausência de indicação médica. As induções eletivas não podem ser realizadas antes de 39 semanas completas, para evitar prematuridade tardia iatrogênica, conforme a Resolução 2.284 do Conselho Federal de Medicina, de 22 de outubro de 2020.[1]

A indução do parto pode aumentar o risco de hemorragia materna no pós-parto, endometrite e histerectomia, em comparação com o trabalho de parto espontâneo, e a cesariana de urgência durante a indução de parto é o fator de risco mais importante. O parto induzido pode ser menos eficiente, mais longo e mais doloroso do que o parto espontâneo, e as peculiaridades da indução precisam ser informadas e adequadamente explicadas às gestantes candidatas à indução; tais informações incluem:

- As razões para a indução do parto no caso específico da paciente, os riscos e benefícios comparados com os riscos do prolongamento da gestação e as alternativas existentes em caso de recusa da indução.
- Quando, onde e como será o processo.
- Os métodos que serão empregados.
- Garantia de suporte contínuo por acompanhante de sua escolha.
- Os métodos de analgesia disponíveis.
- As alternativas em caso de falha da indução.

Somente após esclarecidos todos esses aspectos e as eventuais dúvidas é que a gestante dará seu consentimento expresso em documento específico, lido com o médico assistente ou plantonista.

Condições para a indução do parto

Todas as contraindicações ao parto por via vaginal são contraindicações à indução do parto:
- Cirurgia prévia no corpo uterino (miomectomia ou cesariana clássica corporal).
- Histerotomia transversa baixa prévia (duas ou mais).

- Infecção herpética ativa.
- Placenta prévia ou *vasa* prévia.
- Prolapso de cordão ou apresentação com cordão umbilical prévio.
- Situação fetal transversa.
- Carcinoma invasivo de colo uterino.
- Tumor volumoso prévio à apresentação fetal.
- Papilomatose cérvico-vaginal extensa .
- Suspeita de condições de baixa reserva fetal (individualizar situação).

⚠ Mulheres com uma cesariana prévia (incisão transversa baixa) não têm contraindicação ao trabalho de parto e ao parto vaginal; portanto, também não têm contraindicação à indução do parto. Contudo, elas podem apresentar aumento do risco de morbidade materna e fetal. A indução do parto nessa situação exige monitorização eletrônica fetal contínua e um limiar baixo para intervenção na ausência de progressão do trabalho de parto ou na suspeita de condição fetal não tranquilizadora.

⚠ Mulheres com duas cesarianas prévias, ambas incisões transversas baixas, cuja indicação não foi associada ao trabalho de parto e na presença de grande desejo de parto vaginal, podem ser, excepcionalmente, avaliadas de forma individualizada para parto vaginal, se cumpridas as exigências de segurança, como trabalho de parto em centro terciário com disponibilidade imediata de toda a equipe médica – obstetra, anestesiologista e neonatologista – para cesariana de emergência.[2] Um estudo mostrou que bebês nascidos em até 18 minutos depois da decisão de cesariana por suspeita de ruptura uterina tiveram pH de cordão umbilical ou Apgar de 5º minuto > 7. O tempo entre a decisão da cesariana e o nascimento foi o maior preditor de desfecho adverso.[2]

Partos vaginais prévios e idade gestacional acima de 34 semanas (pelo aumento progressivo dos receptores de ocitocina até 34 semanas) aumentam a chance de sucesso da indução.

Avaliação da condição fetal

Testes de bem-estar fetal são realizados antes da indução, de acordo com a indicação obstétrica: cardiotocografia, perfil biofísico fetal, ultrassonografia obstétrica e, eventualmente, Dopplervelocimetria e, mais raramente, amniocentese para determinação de maturidade pulmonar fetal.

Preditores

Apesar da crença em contrário, a indução do parto em gestação a termo não aumenta os índices de cesariana. Na verdade, ela pode reduzi-los, independentemente da condição do colo uterino – resultado consistentemente encontrado em revisões sistemáticas de ensaios randomizados que compararam as taxas de cesariana em mulheres com parto induzido com as de mulheres de mesma idade gestacional com manejo expectante.

A condição do colo uterino é considerada como o preditor de sucesso isolado mais importante. O amadurecimento do colo é um processo crítico para o desfecho da indução do parto. A remodelação ou amadurecimento do colo pode ser quantificada por meio de várias técnicas, porém o **escore de Bishop** é a técnica mais utilizada e de maior consistência: avalia dilatação, apagamento, consistência e posição do colo do útero, além da altura da apresentação, pontuando de 0 a 3 cada parâmetro. A dilatação cervical é o elemento mais importante desse escore (Tabela 25.1).

⭐ Um escore de Bishop > 6 indica colo uterino favorável, sem necessidade de amadurecimento prévio ao uso de ocitocina para a indução. Um escore de Bishop ≤ 3 a 4 define colo uterino não favorável, apontando a necessidade de amadurecimento do colo antes da indução com ocitocina. O escore de Bishop = 5 é intermediário, e o emprego de técnicas de amadurecimento do colo pode ser benéfico. A medida do comprimento do colo por ultrassonografia transvaginal e a dosagem de fibronectina vaginal não mostraram vantagem na predição de resposta à indução do parto.

TÉCNICAS DE AMADURECIMENTO CERVICAL

No trabalho de parto espontâneo, o apagamento e a remodelação do colo uterino ocorrem antes do

Tabela 25.1 – Escore de Bishop				
	PONTUAÇÃO			
PARÂMETRO	0	1	2	3
Dilatação (cm)	0	1-2	3-4	5-6
Apagamento (%)	0-30	40-50	60-70	80
Apresentação (plano De Lee)	−3	−2	−1/0	+1/+2
Consistência do colo	Endurecido	Médio	Amolecido	
Posição do colo	Posterior ou anterior	Centrado	Centrado	

início das contrações miometriais. Na indução do trabalho de parto, imita-se o fenômeno fisiológico provocando o amadurecimento do colo antes da indução propriamente dita, nas condições de colo desfavorável (escore de Bishop ≤ 4 ou < 6, dependendo do autor), para aumentar os índices de sucesso da indução (parto vaginal).

Os métodos são divididos em duas categorias gerais: mecânicos e farmacológicos. Os métodos mecânicos são os mais antigos e incluem os dilatadores higroscópicos, os dilatadores osmóticos, os balões e a sonda de Foley intracervical. O mecanismo de ação dos métodos mecânicos é, provavelmente, por ação direta no colo uterino, com liberação de prostaglandinas endógenas. A inserção de balão cervical (sonda de Foley) é uma das técnicas mais utilizadas.

MÉTODOS MECÂNICOS

Descolamento digital de membranas

O descolamento digital de membranas age, pelo menos parcialmente, promovendo a liberação intracervical da fosfolipase A2 e da prostaglandina PGF2-α decidual ou da PGE2 cervical, estimulantes da atividade uterina. A técnica consiste na inserção do dedo do examinador pelo canal cervical, ultrapassando o orifício cervical interno (OCI), o mais alto possível, e realizando a rotação circunferencial para descolar as membranas do segmento uterino inferior. Na presença de orifício cervical interno ou externo fechado, o canal cervical ou a parte externa do colo uterino podem ser massageados com movimentos circulares.

O descolamento de membranas pode aumentar a taxa de trabalho de parto espontâneo em 48 horas, evitando a indução formal. Uma revisão sistemática mostrou que seriam necessárias oito manobras de descolamento de membranas para evitar uma indução formal.[3] Outra revisão sistemática mostrou que o descolamento de membranas, isoladamente, desencadeou o trabalho de parto em 72% dos casos quando comparado com 60% nas pacientes sem intervenção.[4]

Sonda de Foley

⭐ A utilização da sonda de Foley tem vantagens potenciais quando comparada com os métodos farmacológicos: baixo custo, facilidade de conservação (ao contrário de medicamentos, que podem apresentar instabilidade em temperatura ambiente), reversibilidade, menor risco de taquissistolia e alterações da frequência cardíaca fetal, menor risco de efeitos colaterais sistêmicos, além da possibilidade de uso ambulatorial. Como desvantagens, há risco potencial de descolamento da placenta nas situações de implantação baixa, desconforto materno durante a inserção da sonda e necessidade frequente de administrar ocitocina para indução do parto subsequentemente. O possível aumento do risco de infecção materna ou neonatal pela inserção de corpo estranho no colo uterino não foi evidenciado.[3,5]

O procedimento exige técnica asséptica; a inserção pode ser sob visualização direta, com colocação de espéculo, ou por palpação. Mesmo cérvices pouco dilatadas permitem a passagem da sonda. A sonda de Foley nº 16 ou 18 deve ser introduzida no canal cervical com o auxílio de pinça até ultrapassar o OCI, alcançando o espaço extra-amniótico. É possível usar uma sonda uretral dentro da sonda de Foley para facilitar a introdução, sendo retirada depois do estabelecimento da sonda de Foley acima do OCI. O balonete da sonda de Foley será inflado com 30 a 80 mL de soro fisiológico (conforme a capacidade do balonete). A sonda será tracionada contra o OCI, para confirmar a sua posição acima dele, e será fixada na face interna da coxa. A sonda permanecerá *in situ* até a expulsão espontânea ou até 24 horas, quando será retirada e iniciada a infusão de ocitocina (Figura 25.1).

Sondas com balonetes de maior volume parecem mais efetivas em relação ao tempo para amadurecimento do colo, apesar da ausência de impacto nas taxas de cesariana, morbidade materna e desfechos neonatais. Não há vantagem em utilizar peso para manter a sonda sob tração contínua: apesar de diminuir o tempo até a expulsão da sonda, tal procedimento não reduziu o tempo até o parto.[6]

A retirada da sonda em 12 horas, quando comparada com a retirada em 24 horas, aumentou a proporção de partos vaginais em 24 horas, sem aumentar a taxa de cesariana, e mostrou a mesma eficácia da prostaglandina vaginal (PGE2).[7,8]

Um pequeno ensaio clínico randomizado comparou a indução do parto em gestação a termo: sonda domiciliar *versus* sonda intra-hospitalar em gestantes de risco habitual. Os autores concluíram que as gestantes em ambiente domiciliar ficaram menos satisfeitas e mais ansiosas do que as gestantes em ambiente hospitalar. Nas demais dimensões avaliadas, não houve diferença, apontando a viabilidade do uso domiciliar.[9]

Em uma análise secundária de estudo clínico randomizado, a administração de ocitocina concomitante à inserção da sonda de Foley reduziu o tempo de indução até o parto em gestantes a termo com escore de Bishop ≤ 3 em comparação com o uso sequencial da ocitocina após a expulsão ou a retirada da sonda de Foley, particularmente em pacientes multíparas.[9,10]

Balões cervicais

Existem dois tipos de balões cervicais: simples e duplo – este especificamente desenhado para uso no preparo cervical, com dois balonetes que serão posicionados acima e abaixo do OCI.

Um estudo randomizado evidenciou aumento da pontuação no escore de Bishop com o cateter de balão duplo, quando comparado com a sonda de Foley em multíparas, além de redução do tempo até o parto em nulíparas e multíparas, com menor taxa de cesariana nas nulíparas.[11]

Outro estudo randomizado comparou o uso de sonda de Foley com um dispositivo artesanal, sonda de Foley de balão duplo e balão de Cook, encontrando progresso similar nos escores de Bishop nos três grupos. Também as taxas de parto vaginal em 24 e 48 horas, as taxas de cesarianas e o tempo até a dilatação completa foram semelhantes entre os grupos. Apesar de não atingir significância, a necessidade de ocitocina foi menor no grupo da sonda de Foley artesanal de balão duplo (~15 vs. ~30 vs. 27% para Foley de balão duplo, Foley usual e balão de Cook, respectivamente). O grupo com sonda de Foley original teve o maior escore de dor durante o amadurecimento cervical e a menor satisfação geral entre os três grupos.[12]

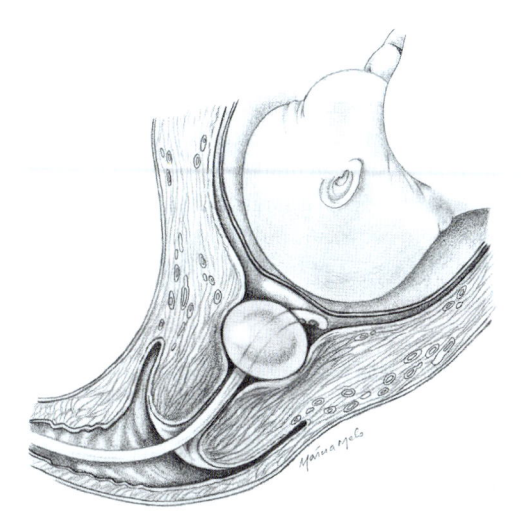

FIGURA 25.1 – Sonda de Foley posicionada no espaço intra-amniótico para amadurecimento cervical.
Fonte: Ilustração gentilmente cedida pela Dra. Márcia Melo.

Ainda, outro ensaio clínico randomizado evidenciou que a remoção de cateter de balão único em 6 *versus* 12 horas resultou em tempo menor até o parto, sem aumento da taxa de cesariana.[13]

Amniotomia

A ruptura intencional das membranas, isoladamente, não é recomendada para indução do parto. Contudo, quando associada a outros métodos, como a ocitocina, aumenta o sucesso da indução. Os riscos potenciais de infecção intrauterina aumentam quando a amniotomia é realizada antes do início do trabalho de parto.

MÉTODOS FARMACOLÓGICOS

Misoprostol

O misoprostol, análogo sintético da PGE1, tem uso e armazenamento simples, pode ser estocado à temperatura ambiente, possui elevada eficácia em promover contratilidade uterina com poucos efeitos adversos sistêmicos, além de ser de baixo custo. Em 2001, a Agência Nacional de Vigilância Sanitária (Anvisa) licenciou o misoprostol para uso obstétrico exclusivamente hospitalar, na apresentação de comprimidos de 25 µg e 200 µg.

⚠️ O emprego de prostaglandinas é contraindicado em pacientes com cesariana ou cirurgias uterinas transmiometriais prévias e quando alcançadas duas ou mais contrações eficazes em 10 minutos, durante o amadurecimento do colo.

O misoprostol pode ser utilizado para amadurecimento cervical e indução do parto por via vaginal (VV), sublingual (SL), bucal (BUC) ou oral (VO). A via SL tem rápida absorção e pico de concentração em 30 minutos, similar à VO, mas com duração maior (3 h vs. 2 h, respectivamente), em razão do metabolismo de primeira passagem hepática. Não há consenso quanto à melhor via de administração oral – bucal ou sublingual –, assim como em relação aos intervalos entre as doses, ao número máximo de doses ou à administração do comprimido, se triturado ou íntegro, para amadurecimento do colo (Tabela 25.2).

A VV tem o menor pico de concentração, e a SL tem absorção mais rápida, com picos de concentração maiores do que a VV ou a VO, o que se traduz em mais efeitos gastrintestinais e pirexia. Não são conhecidas interações farmacológicas com o misoprostol. Não há diferença clínica de ação entre o misoprostol vaginal inserido seco e o umedecido com água, solução fisiológica ou ácido acético.

Associar amniotomia precoce ao uso de misoprostol reduz o tempo até o parto.

Misoprostol: evidências sobre as vias de administração e doses

Uma revisão sistemática de 280 ensaios randomizados (48.068 mulheres) para aferir a efetividade e a segurança das prostaglandinas (misoprostol e PGE2) na indução do parto mostrou que o misoprostol vaginal (50 µg) alcançou o maior índice de parto vaginal em 24 horas e foi a melhor prostaglandina para a indução do parto. Já o misoprostol oral em solução titulada teve o menor índice de cesarianas e foi a administração mais segura. O número necessário de mulheres a serem trata-

Tabela 25.2 – Vias de administração e tempo de ação

MEDICAMENTO	VIA	INÍCIO DE AÇÃO (min)	PICO DE AÇÃO (min)	DURAÇÃO (h)
Ocitocina	IV	Imediato	30	1
	IM	3-7	30	2-3
Misoprostol	VO/BUC	7-11	30	2-3
	VV/VR	15-20	60	4

BUC, via bucal (bochecha); IM, intramuscular; IV, intravenosa; VO, via oral; VR, via retal; VV, via vaginal.

das com misoprostol para evitar uma cesariana foi de 18 com a solução oral de misoprostol e de 28 com o misoprostol vaginal (< 50 μg). O uso de solução oral titulada é muito trabalhoso na prática clínica.[14]

O IMPROVE Trial comparou a eficácia e a segurança do misoprostol vaginal e bucal em mulheres com gestação a termo submetidas à indução do parto: o misoprostol vaginal levou à maior taxa de partos vaginais, reduziu o tempo até o parto em oito horas e apresentou a menor taxa de cesarianas por condição fetal não tranquilizadora, superando o desempenho do misoprostol bucal no amadurecimento cervical.[15]

Uma revisão sistemática que comparou o uso vaginal de misoprostol 25 μg vs. 50 μg constatou que o misoprostol na dose de 25 μg teve menor incidência de taquissistolia, cesariana por condição fetal não tranquilizadora, internação em UTI neonatal e eliminação de mecônio. Já o misoprostol na dose de 50 μg mostrou maior taxa de nascimento com dose única e de parto em 24 horas, além de menor uso de ocitocina.[16]

Um estudo randomizado que comparou o uso do misoprostol oral titulado de hora em hora com o misoprostol comprimido oral de 2/2 horas não mostrou diferença na eficácia e segurança na indução do parto.[17]

Com base nas evidências apresentadas, o protocolo do Hospital de Clínicas de Porto Alegre (HCPA) para uso de misoprostol no amadurecimento cervical é de 25 μg VV a cada 3 a 6 horas (ou 50 μg de 6/6 horas).

A administração da ocitocina, quando indicada, deve observar o intervalo de 4 horas após a aplicação do misoprostol.

ASSOCIAÇÃO DOS MÉTODOS MECÂNICO E FARMACOLÓGICO

Uma revisão sistemática da Cochrane avaliou o misoprostol oral em baixa dose versus via vaginal versus sonda de Foley, constatando que o misoprostol oral teve taxa de parto similar à do misoprostol vaginal, porém com menos nascimentos nas primeiras 24 horas e menos episódios de hiperestimulação e alterações da frequência cardíaca fetal, além de menor taxa de cesariana. O misoprostol oral teve menor taxa de cesariana e índices similares de hiperestimulação uterina quando comparado com a sonda de Foley.[18]

Em um estudo já citado, o uso de métodos associados (Foley + misoprostol ou Foley + ocitocina) reduziu em 4 a 5 horas o tempo até o parto, sem diferença nos índices de cesariana ou de morbidade neonatal em comparação com os métodos usados isoladamente.[14]

Um ensaio clínico randomizado (BEGIN Trial) demonstrou que o misoprostol vaginal foi superior ao misoprostol bucal associado à sonda de Foley para indução do parto. Além disso, a administração vaginal reduziu em duas vezes o tempo até o parto quando comparada com a administração bucal de misoprostol, sem diferença na incidência de cesariana. Os autores concluíram que o misoprostol vaginal deve ser a via preferida para indução do parto combinada, farmacológica e mecânica.[15,19]

Um estudo observacional aninhado ao SWEPIS Trial concluiu que a indução do parto em gestantes de risco habitual, entre 41 e 42 semanas, com misoprostol oral versus cateter cervical não mostrou desfechos diferentes de segurança, proporção de partos vaginais ou de experiência de parto entre os grupos, exceto pela menor frequência de parto vaginal em 24 horas no grupo do misoprostol oral.[20]

A Organização Mundial da Saúde (OMS) considera o misoprostol oral (não titulado) na dose de 20 a 25 μg de 2/2 horas como uma opção mais eficaz e segura que o misoprostol vaginal na indução do parto, podendo ser o método de escolha em mulheres com risco de infecção, como na ruptura de membranas.

O Centers for Disease Control and Prevention (CDC) registra que a colonização materna por estreptococos do grupo B não deve alterar os procedimentos obstétricos habituais empregados para amadurecimento cervical, indução do parto ou monitorização fetal interna.

A Tabela 25.3 resume os achados na literatura sobre os métodos e técnicas de amadurecimento cervical.

Tabela 25.3 – Comparação dos métodos de amadurecimento cervical

MÉTODO	AUTORES E ANO DA PUBLICAÇÃO	CONCLUSÕES
Misoprostol *versus* dinoprostona *versus* balão	Chen e colaboradores (2016)[21]	Sem diferença quando são comparados todos os fatores
Balão *versus* misoprostol	Ten Elkelder e colaboradores (2016)[22]	Sem diferença nos desfechos
Foley *versus* misoprostol	Cochane (2019)[23] Mcmaster e colaboradores (2015)[7]	Foley mostrou menos taquissistolia e efeitos sistêmicos. Sem diferença em infecção materna ou fetal
Misoprostol e balão *versus* misoprostol isolado	Ornat e colaboradores (2019)[24]	O uso combinado reduz o tempo de internação e internação em UTI neonatal
Misoprostol VO associado ou não à sonda de Foley	Adhikari e colaboradores (2020)[25]	A associação não reduz a taxa de parto vaginal e aumenta a corioamnionite clínica
Balão com misoprostol *versus* balão com ocitocina	Fitzpatrick e colaboradores (2012)[26]	Ambas as associações reduziram o tempo até o parto, sem diferença na taxa de cesariana e de desfechos adversos materno-fetais
Foley com misoprostol *versus* Foley com ocitocina	Orr e colaboradores (2020)[27]	Desfechos similares no tempo até o parto
Foley com misoprostol bucal *versus* vaginal	Gomez e colaboradores (2021)[19]	Via vaginal com maior taxa de sucesso e menor tempo de indução. Sem diferença na taxa de cesariana

UTI, unidade de terapia intensiva; VO, via oral.

OCITOCINA

A ocitocina, hormônio hipotalâmico liberado pela neuro-hipófise de maneira pulsátil, é um potente uterotônico. Ela induz a produção de ácido araquidônico pela decídua, que se transforma em PGF2-α, potencializadora do efeito contrátil da ocitocina. A ocitocina é o único agente liberado pela Food and Drug Administration (FDA) dos Estados Unidos para a indução do trabalho de parto com feto vivo e para a correção de dinâmica uterina na parada de fase ativa e trabalho de parto disfuncional (ver Cap. 23 – Assistência ao parto).

O miométrio responde à ocitocina exógena a partir das 20 semanas de gestação, com aumento gradativo, até as 34 semanas, do número de receptores no miométrio e da decídua. As contrações uterinas durante o trabalho de parto espontâneo não se associam a alterações na concentração plasmática de ocitocina.

A ocitocina é administrada por via parenteral com meia-vida estimada em 3 a 6 minutos e alcança concentração estável em 40 minutos após o início da infusão ou da alteração de dose. A infusão em bomba intravenosa (IV) contínua permite o controle mais acurado da dose.

A **Tabela 25.4** mostra a concentração de ocitocina (mUI/min) em diferentes volumes de vazão da bomba (mL/h) – solução de 5 unidades internacionais (UI) de ocitocina em 500 mL de cloreto de sódio (NaCl) a 0,9%.

O melhor regime de administração de ocitocina (**Tabela 25.5**) é um tema controverso: nenhum protocolo mostrou-se superior em eficácia e segurança. Uma revisão sistemática que comparou regimes de baixa e alta dose de ocitocina encontrou redução do tempo de indução até o parto e aumento da incidência de taquissistolia no regime de alta dose, sem diferença na taxa de cesariana ou de complicações maternas e perinatais.

Tabela 25.4 – Concentração de ocitocina em bomba de infusão contínua

VAZÃO (mL/h)	CONCENTRAÇÃO (mUI/min)
12	2
24	4
36	6
48	8
60	10
72	12
84	14
96	16
108	18
120	20
132	22
144	24
156	26
168	28
180	30

A dose de ocitocina é progressivamente aumentada até que contrações fortes ocorram a cada 2 a 3 minutos ou o trabalho de parto evolua normalmente, podendo, então, ser mantida ou descontinuada até o parto. Não há consenso sobre a suspensão da infusão de ocitocina após atingida a fase ativa do trabalho de parto. A suspensão da ocitocina praticamente não alterou a taxa de cesarianas na maioria dos estudos randomizados, mas reduziu a incidência de taquissistolia e alterações na cardiotocografia, além de prolongar o tempo na fase ativa e no segundo período do parto.[29,30]

A *checklist* do protocolo de segurança para indução do parto com ocitocina, com ausculta dos batimentos cardiofetais e avaliação da dinâmica uterina a cada 30 minutos, não reduziu os índices de cesariana ou de desfechos neonatais adversos específicos (internação em UTI neonatal, dificuldade respiratória, sepse), mas diminuiu o número de recém-nascidos com algum/qualquer desfecho adverso.[31]

Taquissistolia é o excesso de contrações uterinas provocadas por uterotônicos – prostaglandina ou ocitocina. O ACOG define taquissistolia como > 5 contrações em 10 minutos durante 30 minutos, associadas ou não à presença de alterações na frequência cardíaca fetal. Hipertônus é a contração uterina sustentada por dois ou mais minutos, com ou sem alterações da frequência cardíaca fetal.

O manejo da taquissistolia é a redução ou suspensão da infusão de ocitocina, com rápido relaxamento uterino pela curta meia-vida do fármaco. A persistência de taquissistolia com alteração da frequência cardíaca fetal exige medidas de ressuscitação intrauterina: mudança para decúbito lateral esquerdo, hidratação e, eventualmente, administração de tocolíticos. É prudente reduzir temporariamente a dose de ocitocina quando da ruptura de membranas, amniorrexe ou amniotomia.

Os riscos associados à infusão de ocitocina incluem intoxicação hídrica (efeito antidiurético por semelhança à vasopressina e à

Tabela 25.5 – Regimes de administração de ocitocina

REGIME DE ADMINISTRAÇÃO	DOSE INICIAL (mUI/min)	GRADUAÇÃO DO AUMENTO (mUI/min)	INTERVALO PARA AUMENTO DE DOSES (min)
Dose baixa	0,5-1	1	30-40
Dose baixa (alternativa)	1-2	2	15-30
Dose alta	6	6	15-40
Dose alta (alternativa)	4	4	15

hiponatremia), hipotensão (relaxamento do músculo liso vascular), hiperestimulação uterina, com ou sem alteração da frequência cardíaca fetal, ruptura uterina, descolamento da placenta e, possivelmente, hiperbilirrubinemia neonatal. O uso prolongado também tem sido associado à hipotonia uterina pós-parto. A administração IV em bólus rápido pode resultar em hipotensão grave, hipoperfusão coronariana e parada cardíaca, efeitos ainda mais pronunciados em pacientes sob anestesia. Intoxicação hídrica e hiponatremia podem ser evitadas com a infusão criteriosa de líquidos e eletrólitos.

A duração da fase latente do trabalho de parto é maior no parto induzido: um estudo de coorte com 5.388 mulheres com 2.021 partos espontâneos, 1.720 corrigidos com ocitocina e 1.647 induzidos mostrou que a mediana de tempo para progredir 1 cm na dilatação cervical na fase latente foi significativamente maior no parto induzido em relação ao parto espontâneo, mas a mediana de tempo para progredir 1 cm na fase ativa do trabalho de parto (≥ 6 cm) foi similar em ambos (**Figura 25.2**).[32]

Uma revisão sistemática mostrou que o uso de ocitocina associado à amniotomia precoce, após o amadurecimento cervical, reduz o tempo até o parto em 5 horas sem aumentar as taxas de cesariana.[33]

Não há consenso na definição de falha de indução, mas a maioria dos autores entende que seja não alcançar a fase ativa do trabalho de parto (6 cm com dinâmica uterina regular de 2-3 contrações/10 min) após 12 a 24 horas de administração de ocitocina e ruptura de membranas, excluído o período de amadurecimento cervical.

Indução do parto em situações especiais

CESARIANA PRÉVIA

A indução do parto em mulheres com cesariana prévia deve ser avaliada individual-

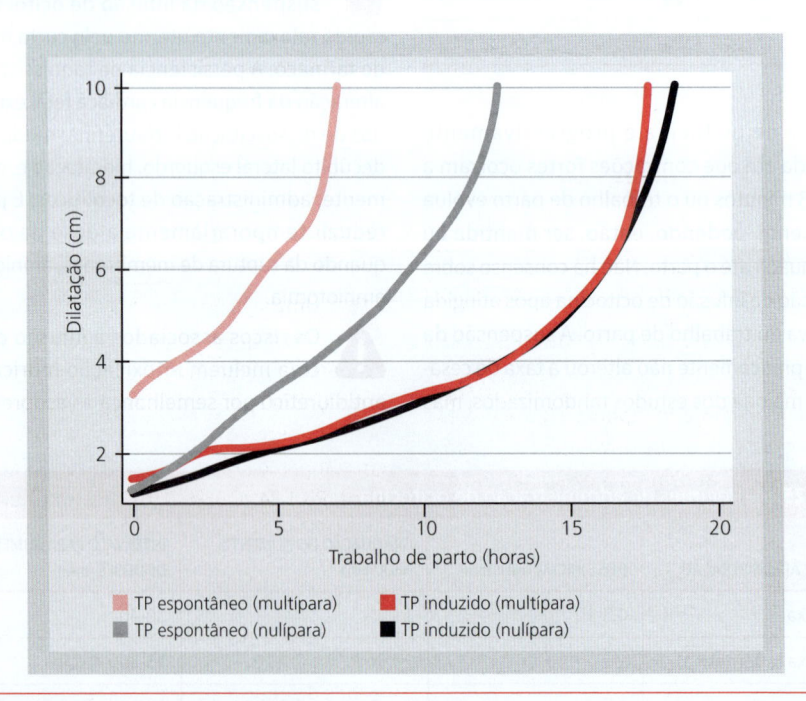

FIGURA 25.2 – Curvas de trabalho de parto estratificadas por paridade e tipo de trabalho de parto (TP): induzido *versus* espontâneo.
Fonte: Adaptada de Harper e colaboradores.[34]

mente. Em mulheres com uma cesariana prévia, gestação a termo e colo desfavorável que desejam parto vaginal, a sonda de Foley é considerada segura para o amadurecimento do colo uterino. As prostaglandinas são desaconselhadas nessa situação, seja para amadurecimento, seja para indução do parto, devido ao aumento potencial do risco de ruptura uterina.

As candidatas de menor risco de ruptura uterina são as mulheres com parto vaginal prévio e, principalmente, as mulheres com parto vaginal após a cesariana. A presença de colo favorável também aumenta as chances de sucesso.

Em contrapartida, mais de uma cesariana, intervalo intergestacional curto, cesariana pré-termo, indução do parto e correção de dinâmica mostraram-se fatores associados a maior risco de ruptura uterina em alguns estudos. A obesidade aumenta o risco de falha de indução, assim como de ruptura uterina. Há vários métodos para predição do índice de sucesso de parto vaginal após cesariana por meio da análise de dados das candidatas disponíveis *on-line*.

A histerorrafia em camada única foi comparada com a sutura dupla em estudo de Hesselman, não havendo diferença nos desfechos. Uma revisão sistemática de Roberge também não encontrou diferença, mas enfatiza os vieses de estudos observacionais sem poder estatístico, que não permitem uma recomendação definitiva.

Doses de ocitocina acima de 20 mUI/minuto aumentam o risco de ruptura uterina.

A avaliação do risco de ruptura uterina pela determinação ultrassonográfica da espessura do segmento uterino inferior apontou 2,3 mm como o melhor preditor de ruptura uterina (3,33 vs. 0,92; p = 0,02),[35,36] apesar da inexistência de evidência clínica de melhor desfecho.

Uma revisão sistemática que incluiu 48.457 mulheres em trabalho de parto espontâneo após cesariana prévia mostrou taxa de parto vaginal de 74,3%, com taxa de ruptura uterina em trabalho de parto espontâneo de 0,7%. A taxa de parto vaginal e ruptura uterina no grupo de trabalho de parto induzido foi de 60,7 e 2,2%, respectivamente. O achado mais importante foi a diferença na incidência de ruptura uterina com o uso da ocitocina (1,4%) comparado com o não uso (0,5%) (p = 0,0002).[37]

No protocolo de indução do parto do HCPA (**Figura 25.3**), sonda de Foley, ocitocina e amniotomia são os métodos empregados nas candidatas à indução do parto vaginal com cesariana prévia, após devidamente informadas e esclarecidas sobre os riscos e os benefícios da intervenção e com consentimento expresso.

O controle intraparto é similar ao das mulheres sem cicatriz uterina, exceto pelo fato de que a monitorização eletrônica fetal deve ser contínua, para identificar precocemente sinais de suspeita ou iminência de ruptura uterina, o que exige cuidado especial no manejo da ocitocina.

IDADE MATERNA AVANÇADA

Gestantes com idade ≥ 35 anos devem, preferencialmente, finalizar a gestação entre 39 e 40 semanas, devido à maior morbimortalidade materna e perinatal nesse grupo. Uma revisão sistemática de indução do parto em gestantes ≥ 39 semanas e idade ≥ 35 anos não evidenciou impacto nas taxas de cesariana, parto vaginal instrumentado ou hemorragia pós-parto.[38]

RUPTURA PREMATURA DE MEMBRANAS

Uma revisão sistemática mostrou que o uso de cateter intracervical para indução do parto em gestação a termo ou próxima do termo, com ruptura prematura de membranas, quase duplicou o risco de infecção intra-amniótica em comparação com o uso de métodos farmacológicos (RR 1,84; IC 95%, 0,91-3,73), sem atingir significância, que só se evidenciou na comparação entre o grupo com ocitocina isolada *versus* cateter cervical (RR 2,9%; IC 95%, 1,17-8,70), em que o grupo com cateter teve taxa de infecção ovular 3,2 vezes maior. Não houve diferença nos demais desfechos de endometrite e infecção neonatal. Esses achados sugerem que o uso da ocitocina isolada

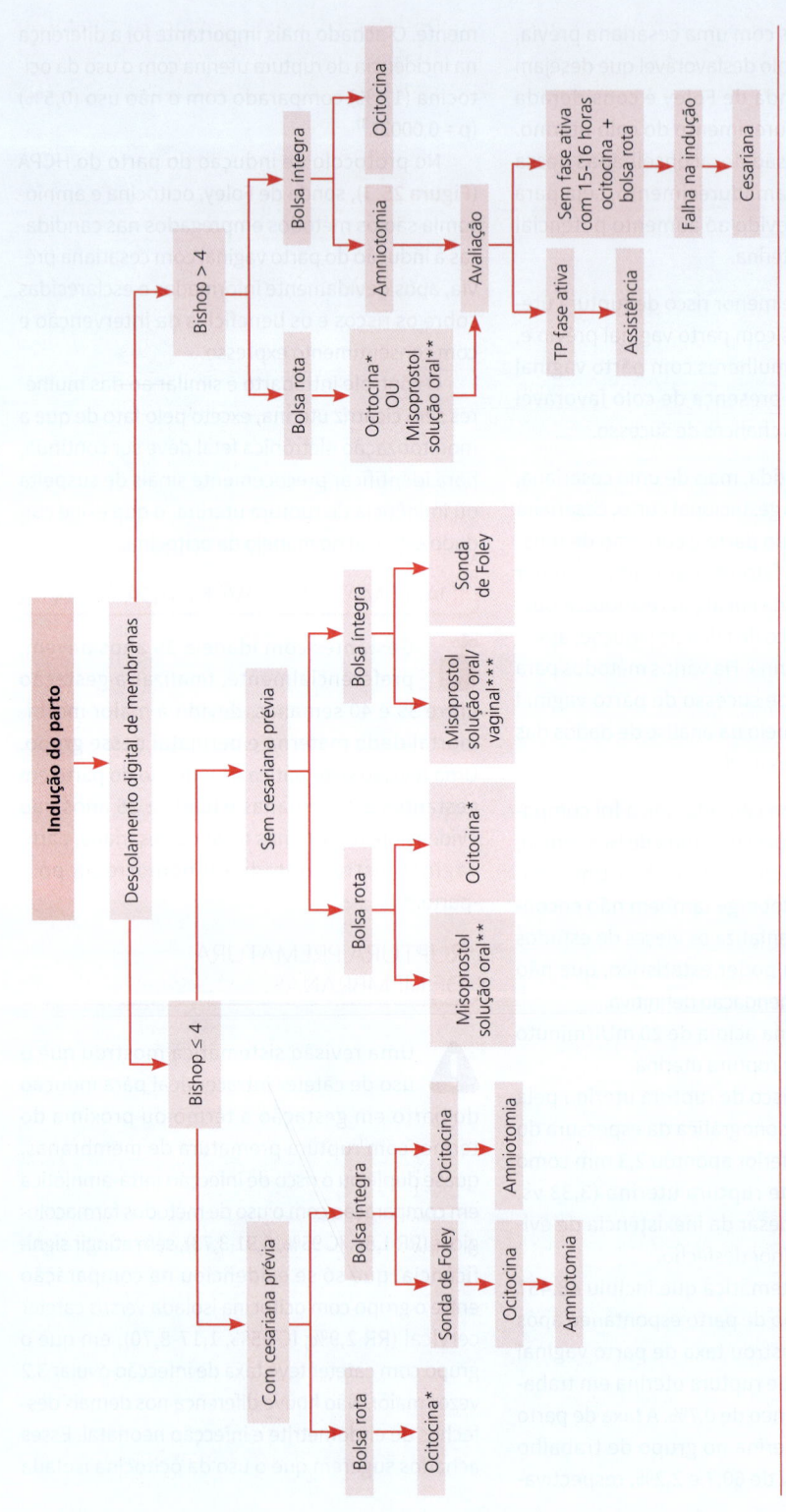

FIGURA 25.3 – Fluxograma do protocolo de indução do parto utilizado no Hospital de Clínicas de Porto Alegre.
TP, trabalho de parto.

*Regime de ocitocina em baixa dose; 2 mUI/min com incremento de 2 mUI/min cada 20 a 30 min. Dose máxima: 40 mUI/min.

**Misoprostol solução oral titulada: diluir 1 comprimido de misoprostol 200 µg em 50 mL de água (4 µg/mL). Administrar (20 µg) 5 mL de h/h até alcançar dinâmica uterina de TP. Na ausência de TP após 4ª administração, aumentar a dose para (40 µg) 10 mL de h/h por, no máximo, 4 doses. Em caso de má resposta após 8 h, aumentar a dose para (60 µg) 15 mL de h/h até ocorrerem contrações uterinas. Suspender a medicação assim que as contrações uterinas estiverem adequadas. Se as contrações uterinas voltarem a se tornar inadequadas, reiniciar a solução (10 µg) 2,5 mL/h, com incrementos até (20 µg) 5 mL e (40 µg) 10 mL/h. A dose cumulativa máxima é de 1.600 µg ou 36 h. Em caso de falha, não entrar em fase ativa após 36 h de misoprostol ou após atingir a dose máxima. Misoprostol oral – 25 µg de 2/2 h.

***Misoprostol vaginal: inserir 1 comprimido vaginal de misoprostol 25 µg de 6/6 h.

acarreta menor risco de infecção intra-amniótica na ruptura prematura de membranas.[39]

Outra revisão sistemática que avaliou o misoprostol oral na indução do parto com ruptura prematura de membranas a termo não encontrou resposta sobre melhor dosagem ou intervalo de uso.[40]

Indução eletiva do parto às 39 semanas

Ainda controversa, a indução eletiva do parto ao completar 39 semanas mostra evidências, a partir de ensaios clínicos randomizados e metanálises, de reduzir as taxas de cesarianas e de desfechos adversos maternos, fetais e perinatais (internação em unidade de terapia intensiva [UTI] neonatal, disfunção respiratória, morte) quando comparada com o manejo expectante.

O ARRIVE Trial, estudo multicêntrico americano conduzido pelo National Institute of Child Health and Human Development Maternal-Fetal Medicine Units Network, avaliou os desfechos maternos e perinatais da indução do parto planejada entre 39+0 e 39+4 semanas de gestação *versus* manejo expectante em mais de 6.100 nulíparas de risco habitual e encontrou o seguinte:[41]

- Desfecho composto de morte perinatal ou complicações neonatais graves similares: 4,3 vs. 5,4% (risco relativo [RR] 0,80; intervalo de confiança de 95% [IC 95%], 0,64-1,0).
- Redução significativa da taxa de cesariana no grupo de indução: 18,6 vs. 22,2% (RR 0,84. IC 95%, 0,76-0,93); para prevenir uma cesariana, seriam necessárias 28 induções eletivas do parto em nulíparas às 39 semanas.
- Redução do risco de suporte ventilatório neonatal: 3,0 vs. 4,2% (RR 0,71 IC 95%, 0,55-0,93].
- Aumento da duração média de permanência no centro obstétrico: 20 horas vs. 14 horas.

Com base nos achados desse estudo, o American College of Obstetricians and Gynecologists (ACOG) e a Society for Maternal-Fetal Medicine (SMFM) emitiram uma posição favorável ao oferecimento de indução eletiva do parto em nulíparas de risco habitual ≥ 39 semanas.[42,43]

A indução eletiva com 39 semanas também diminui a incidência de morte intrauterina e nascimento de feto macrossômico, além de reduzir o tempo de internação hospitalar e permitir o controle do momento do parto em pacientes com partos rápidos ou moradia distante. Entretanto, a duração do trabalho de parto é maior.[44-48]

REFERÊNCIAS

1. Brasil. Conselho Federal de Medicina. Resolução CFM nº 2.284 de 22 de outubro de 2020. Dispõe que é ético o médico atender à vontade da gestante de realizar parto cesariano, garantidas a autonomia do médico e da paciente e a segurança do binômio materno-fetal, e revoga a Resolução CFM nº 2.144/2016, publicada no DOU de 22 de junho de 2016, Seção I, p. 138. Diário Oficial da União. 2021;96(Seção 1):143.

2. Brasil. Ministério da Saúde. Diretrizes de atenção à gestante: a operação cesariana. Brasília: CONITEC; 2016.

3. Gelber S, Sciscione A. Mechanical methods of cervical ripening and labor induction. Clin Obstet Gynecol. 2006;49(3):642-57.

4. Finucane EM, Murphy DJ, Biesty LM, Gyte GML, Cotter AM, Ryan EM, et al. Membrane sweeping for induction of labour. Cochrane Database Syst Rev. 2020;2(2):CD000451.

5. Salim R, Zafran N, Nachum Z, Garmi G, Kraiem N, Shalev E. Single-balloon compared with double-balloon catheters for induction of labor: a randomized controlled trial. Obstet Gynecol. 2011;118(1):79-86.

6. Gibson KS, Mercer BM, Louis JM. Inner thigh taping vs traction for cervical ripening with a foley catheter: a randomized controlled trial. Am J Obstet Gynecol. 2013;209(3):272.e1-7.

7. McMaster K, Sanchez-Ramos L, Kaunitz AM. Evaluation of a transcervical foley catheter as a source of infection: a systematic review and meta-analysis. Obstet Gynecol. 2015;126(3):539-51.

8. World Health Organization. The selection and use of essential medicines: report of the who expert committee, 2015 (including the 19th WHO model list of essential medicines and the 5th who model list of essential medicines for children). Geneva: WHO; 2015.

9. Haavisto H, Polo-Kantola P, Anttila E, Kolari T, Ojala E, Rinne K. Experiences of induction of labor with a catheter – a prospective randomized controlled trial comparing the outpatient and inpatient setting. Acta Obstet Gynecol Scand. 2021;100(3):410-17.

10. Gagnon J, Corlin T, Berghella V, Hoffman MK, Sciscione A, Marie PS, et al. Intracervical foley catheter with and without oxytocin for labor induction with bishop score ≤3: a secondary analysis. Am J Obstet Gynecol MFM. 2021;3(4):100350

11. Solt I, Wolf MF, Ben-Haroush S, Kaminskyi S, Ophir E, Bornstein J. Foley catheter versus cervical double balloon for labor induction:

a prospective randomized study. J Matern Fetal Neonatal Med. 2021;34(7):1034-41.

12. Obut M, Balsak D, Sarsmaz K, Tolunay HE, Varlı EN, Şahin D, et al. Double foley catheter for labor induction: an alternative method. Int J Gynaecol Obstet. 2021;155(3):496-504.

13. Lassey SC, Haber HR, Kanbergs A, Robinson JN, Little SE. Six versus twelve hours of single-balloon catheter placement with oxytocin administration for labor induction: a randomized controlled trial. Am J Obstet Gynecol. 2021;224(6):611.e1-8.

14. Levine LD, Sammel MD, Parry S, Williams CT, Elovitz MA, Srinivas SK. 5: foley or misoprostol for the management of induction (The 'FOR MOMI' Trial): a four-arm randomized clinical trial. Am J Obstet Gynecol. 2016;214(1 Suppl):S4.

15. Haas DM, Daggy J, Flannery KM, Dorr ML, Bonsack C, Bhamidipalli SS, et al. A comparison of vaginal versus buccal misoprostol for cervical ripening in women for labor induction at term (the IMPROVE trial): a triple-masked randomized controlled trial. Am J Obstet Gynecol. 2019;221(3):259. e1-16.

16. McMaster K, Sanchez-Ramos L, Kaunitz AM. Balancing the efficacy and safety of misoprostol: a meta-analysis comparing 25 versus 50 micrograms of intravaginal misoprostol for the induction of labour. BJOG. 2015;122(4):468-76.

17. Aduloju OP, Ipinnimo OM, Aduloju T. Oral misoprostol for induction of labor at term: a randomized controlled trial of hourly titrated and 2 hourly static oral misoprostol solution. J Matern Fetal Neonatal Med. 2021;34(4):493-99.

18. Kerr RS, Kumar N, Williams MJ, Cuthbert A, Aflaifel N, Haas DM, et al. low-dose oral misoprostol for induction of labour. Cochrane Database Syst Rev. 2021;(6):CD014484.

19. Gomez HB, Hoffman MK, Caplan R, Ruhstaller K, Young MHH, Sciscione AC. Buccal vs vaginal misoprostol combined with foley catheter for cervical ripening at term (the BEGIN trial): a randomized controlled trial. Am J Obstet Gynecol. 2021;224(5):524.e1-8.

20. Alkmark M, Carlsson Y, Wendel SB, Elden H, Fadl H, Jonsson M, et al. Efficacy and safety of oral misoprostol vs transvaginal balloon catheter for labor induction: an observational study within the SWEdish Postterm Induction Study (SWEPIS). Acta Obstet Gynecol Scand. 2021;100(8):1463-77.

21. Chen W, Xue J, Peprah MK, Wen SW, Walker M, Gao Y, et al. A systematic review and network meta-analysis comparing the use of Foley catheters, misoprostol, and dinoprostone for cervical ripening in the induction of labour. BJOG. 2016;123(3):346-54.

22. Ten Eikelder ML, Mast K, van der Velden A, Bloemenkamp KW, Mol BW. Induction of labor using a foley catheter or misoprostol: a systematic review and meta-analysis. Obstet Gynecol Surv. 2016;71(10):620-30.

23. de Vaan MD, Ten Eikelder ML, Jozwiak M, Palmer KR, Davies-Tuck M, Bloemenkamp KW, et al. Mechanical methods for induction of labour. Cochrane Database Syst Rev. 2019;10(10):CD001233.

24. Ornat L, Alonso-Ventura V, Bueno-Notivol J, Chedraui P, Pérez-López FR; Health Outcomes and Systematic Analyses (HOUSSAY) Research Group. Misoprostol combined with cervical single or double balloon catheters versus misoprostol alone for labor induction of singleton pregnancies: a meta-analysis of randomized trials. J Matern Fetal Neonatal Med. 2020;33(20):3453-68.

25. Adhikari EH, Nelson DB, McIntire DD, Leveno KJ. Foley bulb added to an oral misoprostol induction protocol: a cluster randomized trial. Obstet Gynecol. 2020;136(5):953-61.

26. Fitzpatrick CB, Grotegut CA, Bishop TS, Canzoneri BJ, Heine RP, Swamy GK. Cervical ripening with foley balloon plus fixed versus incremental low-dose oxytocin: a randomized controlled trial. J Matern Fetal Neonatal Med. 2012;25(7):1006-10.

27. Orr L, Reisinger-Kindle K, Roy A, Levine L, Connolly K, Visintainer P, et al. Combination of Foley and prostaglandins versus Foley and oxytocin for cervical ripening: a network meta-analysis. Am J Obstet Gynecol. 2020;223(5):743.e1-17.

28. Belfort CS, Saade M, Hankins G, Mikker G, Frye D, et al. Implementation of a conservative checklist based protocol for oxytocin administration: matrernal and newborn outcomes. Am J Obstet Gynecol. 2007;197(5):480.e1-5.

29. Continued versus discontinued oxytocin stimulation in the active phase of labour (CONDISOX): double blind randomised controlled trial. BMJ. 2021;373:n1242.

30. Boie S, Glavind J, Uldbjerg N, Steer PJ, Bor P, CONDISOX trial group. Continued versus discontinued oxytocin stimulation in the active phase of labour (CONDISOX): double blind randomised controlled trial. BMJ. 2021;373:n716.

31. American College of Obstetricians and Gynecologists. ACOG practice bulletin no. 106: intrapartum fetal heart rate monitoring: nomenclature, interpretation, and general management principles. Obstet Gynecol. 2009;114(1):192-202.

32. Jozwiak M, Dodd JM. Methods of term labour induction for women with a previous caesarean section. Cochrane Database Syst Rev. 2013;(3):CD009792.

33. De Vivo V, Carbone L, Saccone G, Magoga G, De Vivo G, Locci M, et al. Early amniotomy after cervical ripening for induction of labor: a systematic review and meta-analysis of randomized controlled trials. Am J Obstet Gynecol. 2020;222(4):320-9.

34. Harper LM, Caughey AB, Odibo AO, Roehl KA, Zhao Q, Cahill AG. Normal progress of induced labor. Obstet Gynecol. 2012;119(6):1113-8.

35. Kok N, Wiersma IC, Opmeer BC, de Graaf IM, Mol BW, Pajkrt E. Sonographic measurement of lower uterine segment thickness to predict uterine rupture during a trial of labor in women with previous Cesarean section: a meta-analysis. Ultrasound Obstet Gynecol. 2013;42(2):132-9.

36. Jastrow N, Demers S, Chaillet N, Girard M, Gauthier RJ, Pasquier JC, et al. Lower uterine segment thickness to prevent uterine rupture and adverse perinatal outcomes: a multicenter prospective study. Am J Obstet Gynecol. 2016;215(5):604.e1-6.

37. Zhang H, Liu H, Luo S, Gu W. Oxytocin use in trial of labor after cesarean and its relationship with risk of uterine rupture in women with one previous cesarean section: a meta-analysis of observational studies. BMC Pregnancy Childbirth. 2021;21(1):11.

38. Fonseca MJ, Santos F, Afreixo V, Silva IS, Almeida MC. Does induction of labor at term increase the risk of cesarean section in advanced maternal age? a systematic review and meta-analysis. Eur J Obstet Gynecol Reprod Biol. 2020;253:213-9.

39. Mackeen AD, Quinn ST, Movva VC, Berghella V, Ananth CV. Intracervical balloon catheter for labor induction after rupture of membranes: a systematic review and meta-analysis. Am J Obstet Gynecol. 2021;224(6):624-8.

40. Padayachee L, Kale M, Mannerfeldt J, Metcalfe A. Oral misoprostol for induction of labour in term PROM: a systematic review. J Obstet Gynaecol Can. 2020;42(12):1525-31.e1.

41. Grobman WA, Rice MM, Reddy UM, Tita ATN, Silver RM, Mallett G, et al. Labor induction versus expectant management in low-risk nulliparous women. N Engl J Med. 2018;379(6):513-523.

42. Society of Maternal-Fetal (SMFM) Publications Committee. SMFM statement on elective induction of labor in low-risk nulliparous women at term: the ARRIVE trial. Am J Obstet Gynecol. 2019;221(1):B2-4.

43. Committee on Obstetric Practice. Clinical guidance for integration of the findings of the ARRIVE trial: labor induction versus expectant management in low-risk nulliparous women [Internet]. Washington: ACOG Clinical; 2018 [capturado em 2 jan. 2022]. Disponível em: https://www.acog.org/en/clinical/clinical-guidance/practice-advisory/articles/2018/08/clinical-guidance-for-integration-of-the-findings-of-the-arrive-trial

44. Voutsos L. Prophylactic induction. Am J Obstet Gynecol. 2020;222(3):290.

45. Tita ATN, Doherty L, Grobman WA, Reddy UM, Silver RM, Mallett G, et al. Maternal and perinatal outcomes of expectant management of full¬term, low¬risk, nulliparous patients. Obstet Gynecol. 2021;137(2):250-57.

46. Saccone G, Corte LD, Maruotti GM, Quist¬Nelson J, Raffone A, De Vivo V, et al. Induction of labor at full¬term in pregnant women with uncomplicated singleton pregnancy: a systematic review and meta¬analysis of randomized trials. Acta Obstet Gynecol Scand. 2019;98(8):958-66.

47. Sotiriadis A, Petousis S, Thilaganathan B, Figueras F, Martins WP, Odibo AO, et al. Maternal and perinatal outcomes after elective induction of labor at 39 weeks in uncomplicated singleton pregnancy: a meta¬analysis. Ultrasound Obstet Gynecol. 2019;53(1):26-35.

48. Middleton P, Shepherd E, Morris J, Crowther CA, Gomersall JC. Induction of labour at or beyond 37 weeks' gestation. Cochrane Database Syst Rev. 2020;(7):CD004945.

26

APRESENTAÇÃO PÉLVICA*

FERNANDO FREITAS
SÉRGIO H. MARTINS-COSTA
ALÍSSIA CARDOSO
JOSÉ GERALDO LOPES RAMOS

A apresentação pélvica ocorre quando o feto entra com as nádegas ou os membros inferiores na pelve materna, apresentando-os ao canal de parto.[1]

A prevalência de fetos com apresentação pélvica é inversamente proporcional à idade gestacional, reduzindo à medida que se aproxima do termo, já que a versão espontânea para a apresentação cefálica é frequente. O formato piriforme do útero favorece o posicionamento do feto na cavidade uterina e explica a predominância das apresentações cefálicas nos fetos a termo, tentando acomodar o polo pélvico, mais volumoso e móvel, no fundo uterino, que é mais amplo. Nos prematuros, a frequência da apresentação pélvica aumenta, pois, nesse período, o polo cefálico é maior.

Aproximadamente 30% dos fetos com menos de 28 semanas são pélvicos, porcentagem esta que se reduz para 16% com 32 semanas de gestação e para 3 a 4% em fetos a termo. A versão espontânea pode ocorrer em qualquer momento da gestação; após 36 semanas, a versão cefálica ocorre em até 25% dos fetos em apresentação pélvica. Em algumas circunstâncias, o feto não realiza essa versão natural.

Em gestações gemelares, a incidência de apresentação pélvica no primeiro gemelar é de 25%, e no segundo, de cerca de 50%.[2]

*Os coautores agradecem a João Sabino Cunha Filho pela contribuição dada à escrita deste capítulo na edição anterior.

▌ Etiologia

Na maioria das gestações, a apresentação pélvica tem ocorrência esporádica. No entanto, tanto fatores que impedem a locação da cabeça na porção inferior do útero quanto fatores que impedem a versão espontânea podem explicar a persistência desse tipo de apresentação.

Fatores que podem predispor à apresentação pélvica incluem prematuridade, multiparidade (devido ao relaxamento da musculatura uterina), malformações e tumores uterinos (útero septado, útero bicorno, miomatose uterina), pelve contraída, malformações fetais congênitas (especialmente hidrocefalia e anencefalia), gemelaridade, brevidade de cordão, inserção anômala da placenta, alterações da quantidade de líquido amniótico (polidrâmnio e oligoidrâmnio), crescimento intrauterino restrito e alteração neurológica fetal intrauterina. A ocorrência de apresentação pélvica na gravidez anterior também é um fator predisponente, sendo esta sete vezes mais comum em pacientes com história prévia de parto pélvico.

Mais recentemente, a apresentação pélvica tem sido relacionada com níveis séricos maternos elevados de tireotrofina (TSH) e diminuídos de tiroxina (T_4) livre.[3,4]

▌ Classificação

A apresentação pélvica pode ser classificada como *completa*, quando o feto apresenta coxas e pernas fletidas; ou *incompleta*, que pode compreender o modo de nádegas, o modo de joelhos ou o modo de pés. A apresentação pélvica incompleta, modo de nádegas, é a modalidade mais frequente (60-65%). A posição com maior incidência é a esquerda; entre as variedades, predominam as anteriores (Figura 26.1).

Diagnóstico

O diagnóstico de fetos em apresentação pélvica pode ser realizado com exame físico e exames de imagem.

Na palpação abdominal de gestantes, as manobras de Leopold fornecem dados para o diagnóstico da situação e da apresentação fetal. O polo cefálico, duro e com "rechaço" localizado no fundo uterino, e a nádega, percebida como uma formação irregular e redutível no estreito superior da pelve materna, sugerem fortemente apresentação pélvica. A identificação do melhor foco de ausculta (ombro do feto) nos quadrantes superiores do abdome materno, acima da cicatriz umbilical, também sugere o diagnóstico.

Durante o trabalho de parto, quando há dilatação do colo do útero, pode-se realizar o diagnóstico a partir do toque vaginal. Nas apresentações pélvicas incompletas, pode-se palpar o sacro, as tuberosidades isquiáticas, o sulco interglúteo e o ânus e até mesmo a genitália externa. Nessas pacientes, a linha de orientação é o sulco interglúteo, e o ponto de referência mais acurado para o diagnóstico de apresentação pélvica é o sacro fetal. Indica-se a variedade de posição pela letra S (SEA, SEP, SET, SDA, SDP, SDT, SP, SS) conforme o posicionamento do sacro, se voltado para a esquerda, para a direita, para cima ou para baixo (Figura 26.2).

Nas apresentações pélvicas completas, tocam-se os pés, junto à nádega. O toque de apenas um pé não autoriza o diagnóstico de apresentação pélvica, pois isso pode ser encontrado nas situações transversas com dorso superior ou mesmo em uma apresentação cefálica com procidência de um membro inferior.

A ultrassonografia deve ser utilizada na suspeita clínica de apresentação pélvica para a sua confirmação e para o rastreamento das causas mais frequentes de apresentações anômalas, como malformações fetais, localização da placenta, volume de líquido amniótico, bem como para a estimativa do peso fetal, do volume e da altitude da cabeça no final da gestação, parâmetros essenciais para a escolha da via de parto.[6]

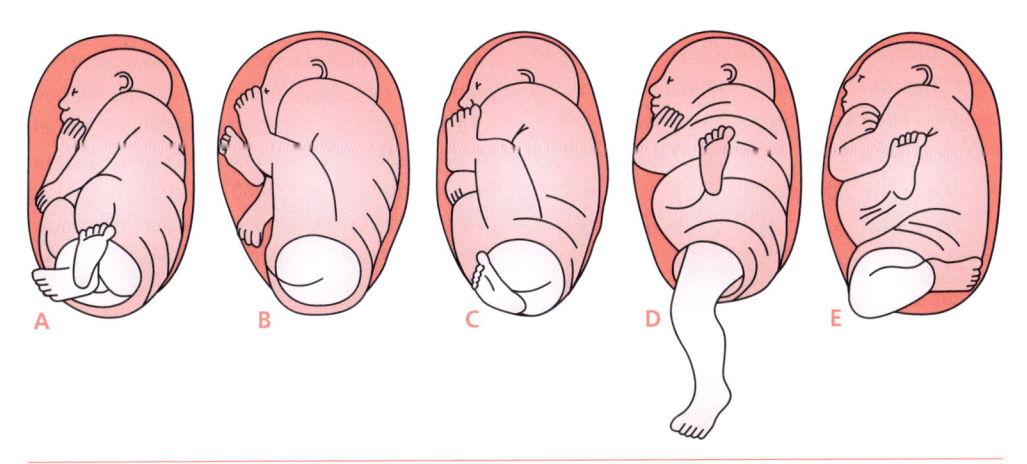

FIGURA 26.1 – Modalidades de apresentação pélvica. Tipos fundamentais: (A) apresentação pélvica completa; (B) apresentação pélvica incompleta (modo de nádegas). Tipos mistos: (C) apresentação pélvica completa (outra forma); (D) apresentação pélvica incompleta (modo de pés); e (E) apresentação pélvica incompleta (modo de joelhos).
Fonte: Elaborada com base em Modificada de Wilson.[5]

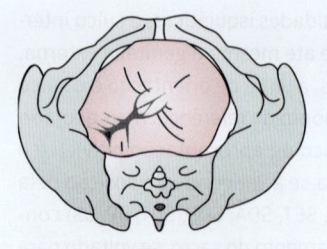

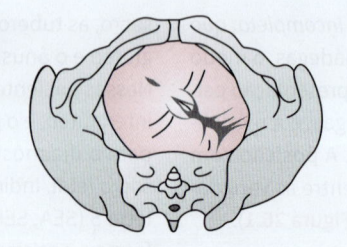

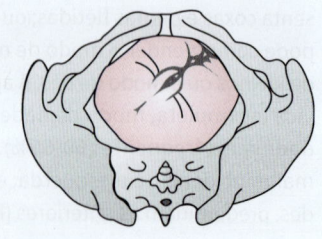

FIGURA 26.2 – Exemplos de posições em apresentações de nádegas.

> ⚠ Apesar das características clínicas, cerca de 21 a 33% das portadoras de feto em apresentação pélvica têm sua condição diagnosticada somente no trabalho de parto, o que acrescenta riscos maternos e fetais significativos.

Escolha da via de parto

Nos últimos 40 anos, ocorreu uma mudança significativa de opinião dos obstetras a respeito da melhor via de parto na apresentação pélvica. Na prática obstétrica contemporânea, a vasta maioria dos fetos em apresentação pélvica nasce por parto cesáreo, sendo essa indicação responsável por até 15% das cesarianas. Acredita-se que, evitando-se o parto vaginal, evita-se também a morbidade e a mortalidade associadas à apresentação pélvica.[7,8] Além disso, o treinamento inadequado dos obstetras na condução desse tipo de parto desencoraja o procedimento.

> ★ Classicamente, a cesariana está indicada nas apresentações pélvicas associadas aos seguintes fatores complicadores:

- Vício pélvico.
- Peso fetal < 2.000 g ou > 3.500 g.
- Prematuridade (idade gestacional entre 26-34 semanas).
- Ruptura prematura de membranas.
- Malformações fetais.
- Hiperextensão da cabeça fetal.
- Trabalho de parto disfuncional.
- Apresentação pélvica incompleta (modo de pés ou de joelhos).
- Primiparidade (exceto as pacientes que apresentam condições ideais para parto transvaginal).

Nas situações em que esses critérios não são preenchidos, a melhor via de parto não é um consenso, devendo-se levar em consideração o desejo materno, a experiência do obstetra e os recursos do local de nascimento.

Hannah e colaboradores[9] realizaram, em 2000, um ensaio clínico randomizado e multicêntrico com o objetivo de comparar a morbimortalidade materna e neonatal entre fetos com apresentação pélvica que nasceram por parto vaginal e aqueles nascidos por cesariana. Foram randomizadas 2.088 mulheres de 121 centros em 26 países. Os autores relataram, como principais resultados, uma menor incidência de mortalidade peri e neonatal e de morbidade neonatal no grupo de mulheres após a cesariana (1,6 vs. 5,0%; risco relativo [RR] 0,33; intervalo de confiança [IC] 95%, 0,19-0,56; $p < 0,0001$). Não houve diferença entre os grupos em termos de morbimortalidade materna: 3,9% para cesariana e 3,2% para parto vaginal. Os autores concluíram que a cesariana planejada é melhor do que o parto vaginal para feto a termo com apresentação pélvica, principalmente em países onde a mortalidade perinatal é inferior a 20 por 1.000 nascidos vivos. Uma das críticas a esse estudo é a difícil uniformização de prática e conduta médica. Uma segunda análise e outros estudos observacionais confirmaram esses achados.[10,11]

Nesse estudo, analisando os casos de morte neonatal, 13 para o grupo de parto vaginal e três para o de cesariana, é possível reavaliar os resultados, pois dois fetos faleceram antes da randomização, um feto faleceu após ter apresentado um quadro de diarreia e vômitos (grupo de parto vaginal), um feto tinha várias malformações (grupo de parto vaginal) e um feto faleceu dormindo (grupo de parto vaginal). Excluindo-se esses cinco casos, a prevalência de morte neonatal para o grupo de cesariana foi de 2:1.038 (0,20%) e de 8:1.034 (0,77%) para parto vaginal, uma diferença estatisticamente não significativa (p > 0,05). Outros pontos discutíveis do estudo são quanto às diferenças de morbimortalidade neonatal entre os países estudados, ao peso dos fetos superior a 4.000 g, à taxa de infecção pós-cesariana (que foi muito baixa) e ao peso materno, não tendo sido apresentado controle quanto ao índice de massa corporal.[12]

Além do estudo de Hannah e colaboradores,[9] há outros dois estudos randomizados que compararam parto com cesariana eletiva na apresentação pélvica. Uma revisão sistemática recente, que inclui esses três estudos (total de 2.396 pacientes), concluiu que a cesariana eletiva reduz a morbimortalidade perinatal (RR 0,29; IC 95%, 0,10-0,86).[13] Esse mesmo estudo mostrou um modesto aumento da morbidade materna em curto prazo nas pacientes submetidas à cesariana (RR 1,29; IC 95%, 1,03-1,61). Após 2 anos de seguimento, não houve diferenças entre os grupos quanto à morte e ao desenvolvimento neurológico das crianças, bem como em relação aos desfechos maternos. Todos os três estudos apresentam limitações quanto a delineamento, randomização e impossibilidade de cegamento. Os autores dessa revisão concluem que os benefícios da cesariana eletiva devem ser contrabalanceados com a preferência da parturiente e os riscos para gestações futuras, devendo a decisão da via de parto ser individualizada.

O estudo PREMODA,[14] estudo observacional prospectivo com mais de 8 mil gestantes a termo, que comparou 5.579 cesarianas planejadas com 2.526 partos vaginais planejados, encontrou desfechos perinatais semelhantes em pacientes com cesariana eletiva e parto vaginal, concluindo que, em casos selecionados, o parto vaginal pode ser realizado com segurança. Nesse estudo, é demonstrado que o parto vaginal na apresentação pélvica ainda continua como uma prática comum na França e na Bélgica.

Atualmente, a recomendação do American College of Obstetricians and Gynecologists (ACOG) é de que a decisão da via de parto depende da experiência do obstetra.[15] Além disso, a versão cefálica externa deve ser oferecida sempre que possível, e a paciente deve ser informada quanto aos riscos.[16]

Não há estudos acerca da melhor via de parto em pacientes internadas em trabalho de parto com nascimento iminente. Nessas situações, o acompanhamento do trabalho de parto e o parto vaginal parecem ser possibilidades razoáveis.

Existem poucos estudos sobre o parto vaginal de apresentações pélvicas em partos pré-termo, e os resultados também são conflitantes. Na maioria dos casos, a cesariana eletiva é a via de escolha, visto que a circunferência cefálica é maior que a abdominal em fetos longe do termo. Uma revisão sistemática de sete estudos observacionais e 3.557 gestantes concluiu que a cesariana eletiva apresenta menor mortalidade neonatal quando comparada com o parto vaginal em fetos pré-termo (RR 0,63; IC 95%, 0,48-0,81).[17] Esses mesmos autores conduziram, posteriormente, um estudo de coorte com 8.356 pacientes, e mais uma vez concluíram que a cesariana está associada à redução da morbimortalidade perinatal em fetos pré-termo (razão de chances [RC] 0,37; IC 95%, 0,20-0,68).[18] Outro estudo retrospectivo não encontrou diferenças entre mortalidade e morbidade grave em relação à via de parto.[19] A Society of Obstetricians and Gynaecologists of Canada (SOGC) considera razoável a indicação de parto vaginal em fetos que pesam mais de 2.500 g.[20]

De qualquer maneira, a paciente deverá sempre ser informada dos riscos potenciais de morbidade e mortalidade do parto na apresentação pélvica.

Assistência ao parto pélvico

Como a maioria dos nascimentos vem ocorrendo por cesariana, os obstetras de hoje estão apresentando menor experiência na realização do parto vaginal de fetos com apresentação pélvica, o que exige uma revisão teórica mais aprofundada, visto que sempre é possível se deparar com a necessidade de realização de um parto pélvico na emergência. Além disso, a extração do feto em apresentação pélvica em uma cesariana deve ser realizada com os mesmos conceitos utilizados no parto transpélvico.

Existem diferenças fundamentais no parto pélvico em relação ao de vértice. Em um parto cefálico, a apresentação ao desprender-se é seguida pelo desprendimento do restante do corpo, em geral sem dificuldades. Ao contrário do cefálico, em que há moldagem da cabeça, no parto pélvico, não há tempo para isso, além de as partes fetais expulsas apresentarem volumes progressivamente maiores. A saída da pelve até a altura do cordão umbilical pode causar a sua compressão, motivo pelo qual, após a passagem da nádega fetal pelo introito, o abdome, o tórax, os braços e a cabeça devem ser expulsos prontamente.

⚠️ O parto pélvico processa-se em três segmentos, com dificuldades crescentes à medida que progride. De acordo com sua sequência, são eles: desprendimento do polo pélvico, desprendimento dos ombros e desprendimento da cabeça. O maior problema no parto vaginal é a possibilidade de o corpo do feto passar por um colo uterino incompletamente dilatado, levando à não passagem da cabeça. Por essa razão, é imperativo evitar a tração prematura dos pés ou do corpo fetal. A regra cardinal do parto pélvico é evitar manipular o feto até que a expulsão tenha ocorrido até o nível do umbigo.

Apesar de o partograma ter sido idealizado para as apresentações cefálicas, deve-se utilizá-lo para o controle da evolução normal, não havendo contraindicação de correção de dinâmica nos partos disfuncionais. Uma resposta inadequada quanto à dilatação e à descida da apresentação é indicação de cesariana.

⭐ Para que a paciente possa ser submetida ao parto transpélvico, é preciso garantir que os critérios descritos a seguir estejam presentes:
- Modo de nádegas ou completo (o modo de pés ou a modalidade composta contraindicam o parto transpélvico).
- Peso fetal entre 2.500 e 3.500 g.
- Idade gestacional > 36 semanas.
- Cabeça fetal fletida.
- Pelve materna adequada.
- Trabalho de parto eutócico com boa proporção feto-pélvica.
- Ausência de malformações (como hidrocefalia, meningomielocele, etc.).
- Dilatação completa.
- Obstetra experiente com auxiliar treinado.
- Disponibilidade de anestesia/analgesia.
- Acompanhamento de neonatologista.

Pacientes com fetos portadores de malformações incompatíveis com a vida ou gestação com feto morto podem sempre ser submetidas ao parto pélvico via vaginal independentemente dos critérios anteriores.

🎁 Várias medidas devem ser tomadas para a assistência a um parto transpélvico:
- Presença de obstetra experiente e treinado para a execução dos procedimentos e das manobras que se fizerem necessários e prevenção e/ou resolução de distocias que possam ocorrer.
- Presença de auxiliar preparado para ajudar nas manobras, além de neonatologista, equipe de enfermagem e anestesiologista.
- Acesso venoso para pronta administração de medicações, infusão de ocitocina, indução anestésica de emergência, etc. (a infusão de ocitocina no período expulsivo é recomendada).
- Bloqueio dos pudendos com anestesia (geralmente suficiente), a fim de manter o reflexo expulsivo e a paciente alerta para ajudar no período expulsivo.
- Analgesia epidural no período de dilatação para assegurar o não uso, pela gestante, da prensa abdominal antes da dilatação completa, para promover o relaxamento perineal e para facilitar o emprego de manobras assistenciais do parto dos ombros e a liberação da cabeça derradeira.
- Manutenção das membranas íntegras até o período expulsivo (se ocorrer amniorrexe, o exame de toque deve ser imediatamente realizado para afastar prolapso de cordão).

- Monitorização dos batimentos cardíacos fetais por cardiotocografia ou sonar.
  - Episiotomia ampla, médio-lateral, para atenuar os traumas craniencefálicos, diminuir a compressão funicular e facilitar o desprendimento das espáduas e da cabeça derradeira.
  - Presença, na mesa de intrumentos, de fórcipe de Piper.

O parto pélvico via vaginal pode ocorrer de três maneiras:

1. **Parto pélvico espontâneo** – Quando o feto é expelido de forma completamente espontânea, sem qualquer manipulação.
2. **Extração parcial** – Há desprendimento espontâneo do feto até a cintura, mas o restante do corpo é extraído pelo obstetra.
3. **Extração total ou grande extração** – O feto é extraído pelo médico.

⚠ A paciente deve ser instruída a não fazer força até a dilatação completa para evitar a passagem da pelve fetal, que é macia e menor, por um colo não completamente dilatado, com consequente dificuldade posterior no desprendimento dos ombros e da cabeça.

O parto é mais fácil e a morbimortalidade perinatal é menor quando se permite o desprendimento espontâneo das nádegas. É recomendado que o esforço expulsivo, quando do início da exteriorização da nádega, seja contido caso a contração esteja no final. Uma nova contração poderá, em razão da sua duração, expulsar a nádega, o tronco e a cabeça sem exigir maiores intervenções.

⚠ A assistência ativa ao parto pélvico começa com a liberação das nádegas. Deve-se evitar qualquer tração; a espera atenta é a melhor conduta. Uma tração inadvertida pode ocasionar elevação dos membros superiores e deflexão da cabeça.

Quanto às manobras para auxiliar o período expulsivo, são mais favoráveis as que envolvem menos manipulação, já que o risco de lesões será menor. Tais manobras devem ser tentadas, em ordem apropriada para dificuldades crescentes, à medida que as manobras anteriores não se mostrarem exitosas.

MANOBRA DE BRACHT

A manobra idealizada por Bracht, em 1935, visa a realizar o parto dos ombros e da cabeça. Uma vez desprendidas as nádegas com o bitrocanteriano no diâmetro anteroposterior do estreito inferior, há uma rotação espontânea de 90°, ficando o dorso fetal dirigido para cima, principalmente nas apresentações pélvicas incompletas, em que os membros ficam junto ao abdome fetal. As nádegas sobem em direção à sínfise púbica, e, uma vez desprendida parte do tronco, quando a parturiente está em posição supina, o feto tende a "cair" por ação da gravidade. Nesse momento, o obstetra deve, antes de qualquer manobra, fazer uma alça no cordão umbilical para evitar a sua compressão.

A manobra de Bracht objetiva continuar o movimento de rotação do dorso fetal em torno da sínfise púbica antes da ação da gravidade. Após o desprendimento das nádegas e de parte do tronco, o médico coloca os polegares ao longo das coxas e os quatro dedos restantes das mãos sobre a nádega correspondente e, sem exercer nenhuma tração, eleva o tronco fetal em direção ao ventre materno (**Figuras 26.3A** e **B**).

Os braços devem desprender-se espontaneamente com os ombros atravessando o estreito inferior da bacia no diâmetro transverso. A seguir, durante o desprendimento da cabeça, o auxiliar pode exercer uma leve pressão suprapúbica, quando, com o movimento do tronco fetal em direção ao hipogástrio materno, há liberação do mento, da boca e das demais partes da face e o polo cefálico do nascituro.

MANOBRA DE ROJAS

Foi descrita por Rojas em 1925 para a liberação de braços estendidos, ou na falha da manobra de Bracht para liberação dos ombros e da cabeça. O feto será apreendido pela cintura pélvica e rodado no sentido do seu dorso, ficando o biacromial no diâmetro anteroposterior do estreito inferior.

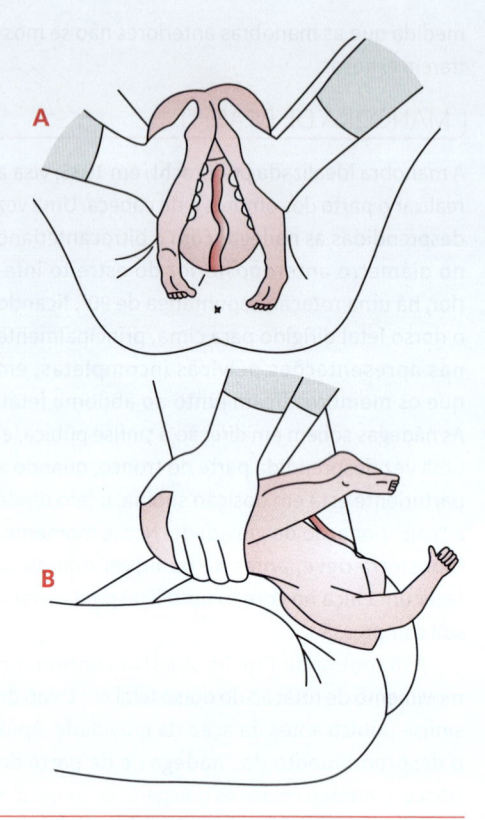

FIGURA 26.3 – Manobra de Bracht. Após o desprendimento das nádegas e de parte do tronco (**A**), colocam-se os polegares ao longo das coxas e os dedos restantes das mãos sobre a nádega correspondente e, sem exercer nenhuma tração, eleva-se o tronco fetal em direção ao ventre materno (**B**).
Fonte: Elaborada com base em Lorca.[21]

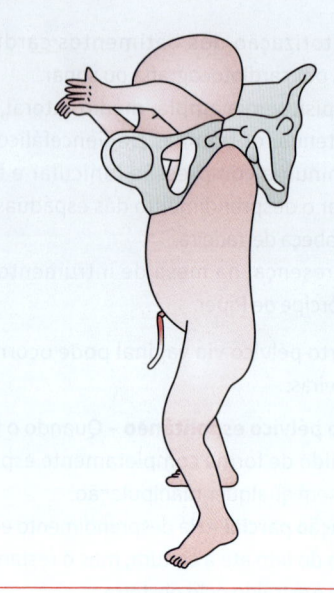

FIGURA 26.4 – Manobra de Rojas. Dorso à esquerda. Deflexão dos braços; o anterior entre a cabeça e o arco anterior da bacia; o posterior em relação com a metade esquerda da cabeça.

Faz-se tração axial constante e efetua-se a rotação, de 180°, do tronco fetal da direita para a esquerda, e vice-versa, havendo transformação do ombro posterior em anterior até que o anterior fique sob o púbis e permita a introdução do dedo indicador na dobra do cotovelo e, por leve tração, a liberação do membro. Segue-se, pela manobra de rotação, a transformação do membro posterior em anterior e, em ato contínuo, a sua liberação (**Figuras 26.4** a **26.10**).

MANOBRA DE DEVENTER-MÜLLER

É uma manobra menos utilizada para a liberação dos membros superiores. O feto é segurado pela pelve e roda-se o tronco, deixando-se o biacro-

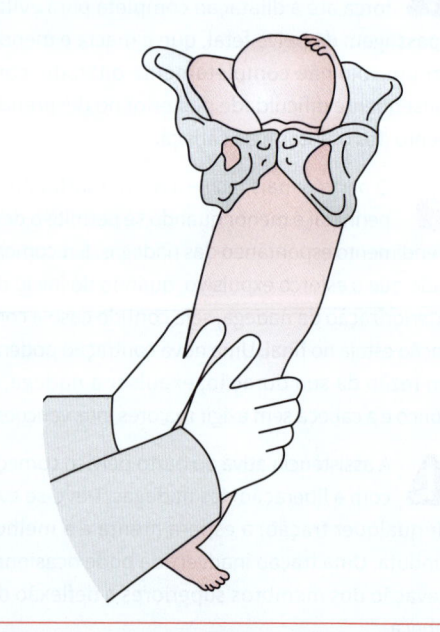

FIGURA 26.5 – Manobra de Rojas. Preensão do polo pélvico. Imprime-se ao tronco fetal um movimento de translação e de rotação para a direita, de modo que o dorso passe da esquerda para a região do púbis, e depois para a direita. O braço posterior desloca-se para a frente, e, ao toque, reconhece-se
o ângulo inferior da omoplata.

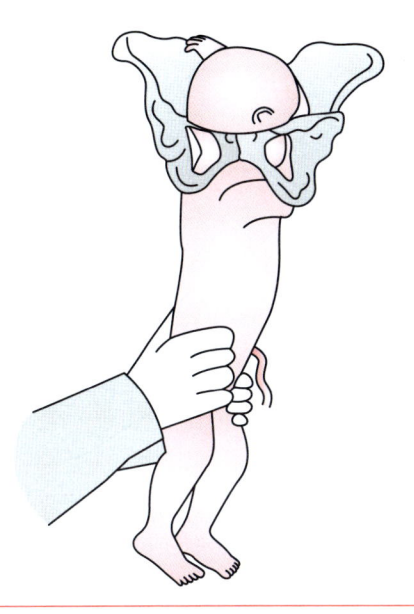

FIGURA 26.6 – Manobra de Rojas. O braço posterior está transformado em anterior e exibe-se sob a arcada púbica, graças à tração contínua e à rotação para trás e para a direita do tronco.

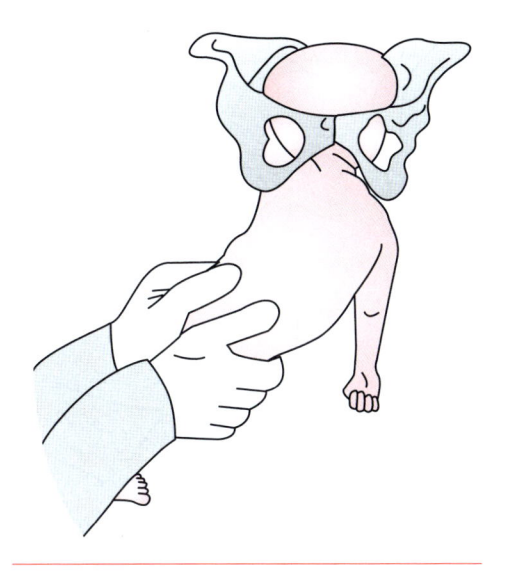

FIGURA 26.8 – Manobra de Rojas. Desprendido o braço anterior, executa-se um movimento idêntico de translação e rotação do corpo fetal, agora em sentido inverso, isto é, da direita para a esquerda. Desse modo, transforma-se o braço posterior em anterior, e o dorso fica voltado para a esquerda. Essa transformação rotativa deve ser ajudada por trações constantes.

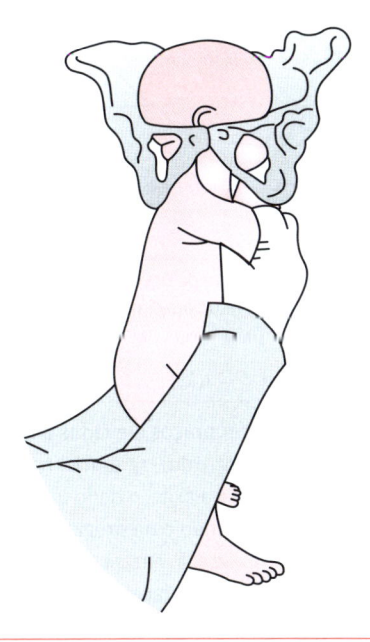

FIGURA 26.7 – Manobra de Rojas. Desprendimento do braço pelo indicador que vai à procura da dobra do cotovelo para a liberação do braço anterior, que se facilita por trações para baixo.

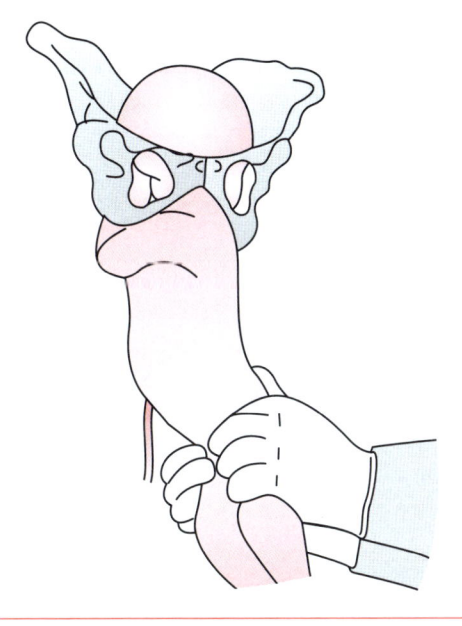

FIGURA 26.9 – Manobra de Rojas. Terminada a rotação, o braço posterior fica anterior com o coto desprendido sob a arcada púbica.

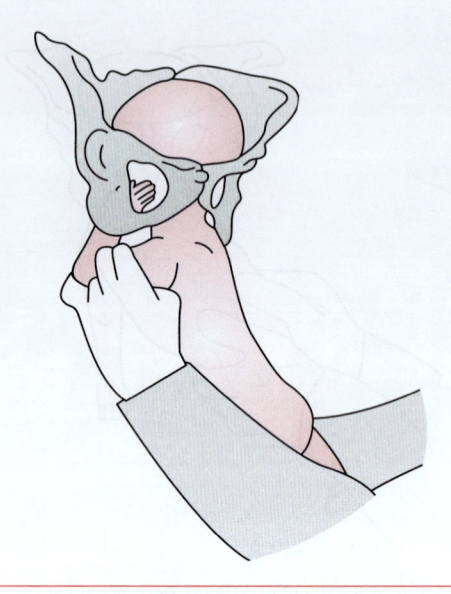

FIGURA 26.10 – Manobra de Rojas. Por trações para baixo associadas à rotação e à translação, solta-se o braço anterior ou, então, ultima-se o desprendimento das espáduas por depressão digital da flexura do cotovelo.

mial no diâmetro anteroposterior da pelve; efetua-se a tração para baixo até a cintura escapular e, com um movimento de oscilação, procede-se à liberação do membro anterior. Segue-se o movimento de tração e oscilação para cima e liberação do braço posterior (Figuras 26.11 a 26.13).

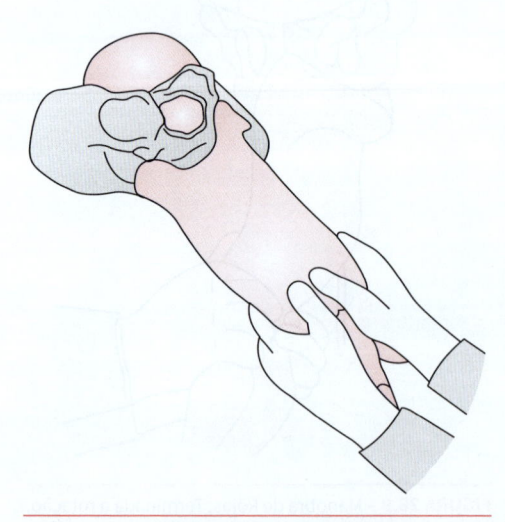

FIGURA 26.11 – Manobra de Deventer-Müller. Primeiro tempo: anteroposteriorização do biacromial.

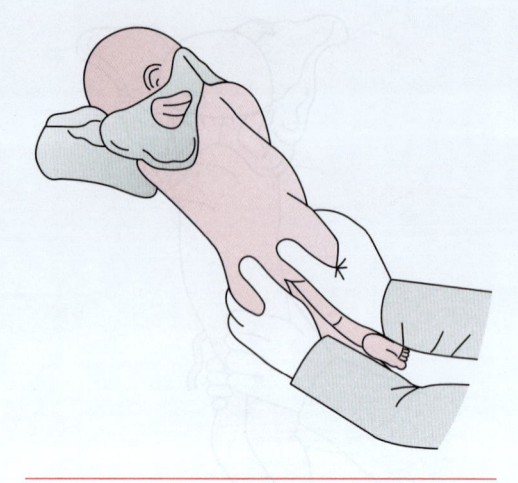

FIGURA 26.12 – Manobra de Deventer-Müller. Segundo tempo: oscilação do feto para baixo.

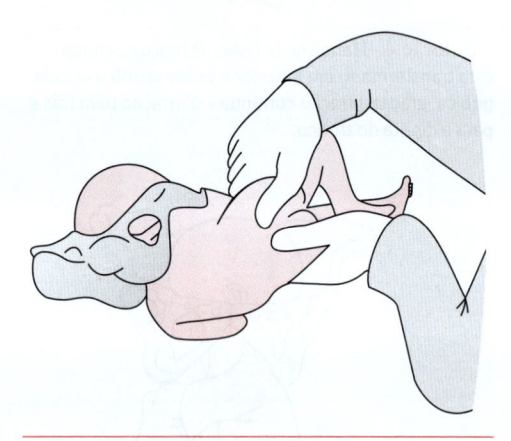

FIGURA 26.13 – Manobra de Deventer-Müller. Terceiro tempo: oscilação do feto para cima.

MANOBRA DE PAJOT

É usada para liberar braços elevados à frente ou atrás da cabeça. Introduz-se a mão na vagina, coloca-se o polegar na axila, o dedo indicador ao longo do úmero e o médio na prega do cotovelo, onde a tração é exercida. Faz-se, dessa forma, o membro deslizar sobre a face do feto, como se o feto enxugasse o rosto, ocorrendo a sua liberação por abaixamento. Após sustentar o feto pelos pés, elevando-o, executa-se um procedimento semelhante para a liberação do braço posterior (Figuras 26.14 a 26.17).

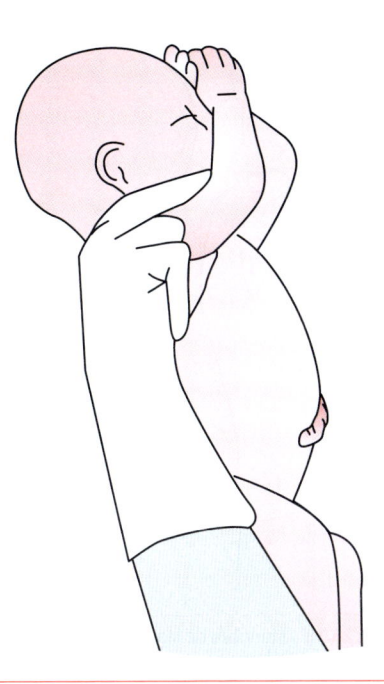

FIGURA 26.14 – Manobra de Pajot. Aplicado o polegar na axila e apoiados o indicador ao longo do úmero e o médio na prega do cotovelo onde a tração é exercida, desliza-se o membro sobre a face do feto e seu plano ventral.
Fonte: Elaborada com base em Rezende.[22]

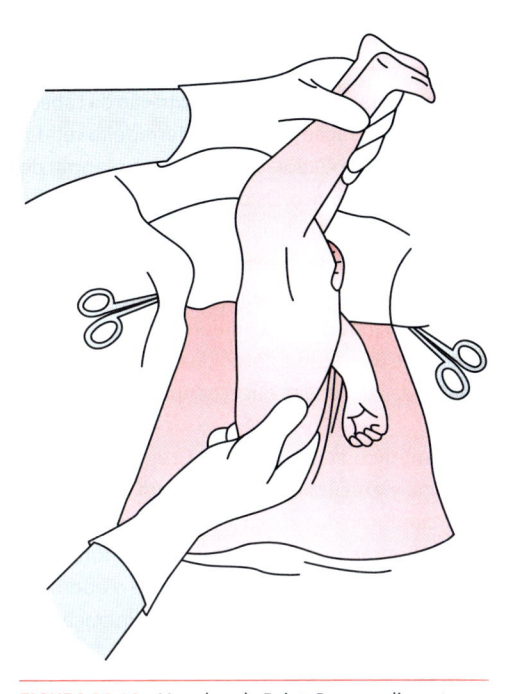

FIGURA 26.16 – Manobra de Pajot. Desprendimento do braço posterior (em seguimento ao representado na Figura 26.15). Elevado o concepto com a mão que, pela face palmar, lhe corresponde ao dorso, a oposta desvencilha, com a manobra de Pajot, o braço posterior. O pormenor expõe o tempo imediato, quando o membro acaba de deslizar pela face anterior do segmento córmico.
Fonte: Elaborada com base em Rezende.[22]

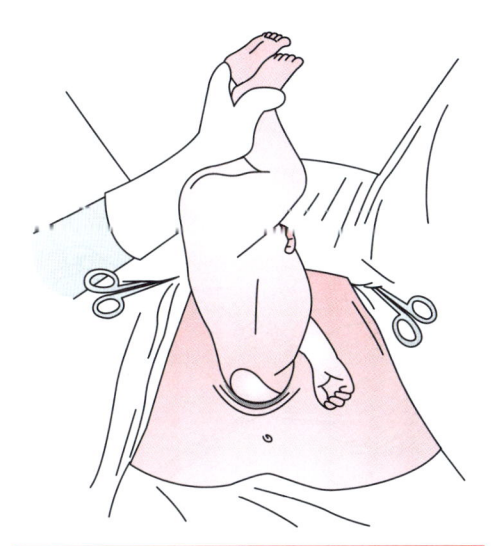

FIGURA 26.15 – Manobra de Pajot. Desprendimento do braço posterior. Liberado o anterior, sustenta-se o concepto pelos pés, com uma das mãos, que o levanta e aproxima do abdome materno.
Fonte: Elaborada com base em Rezende.[22]

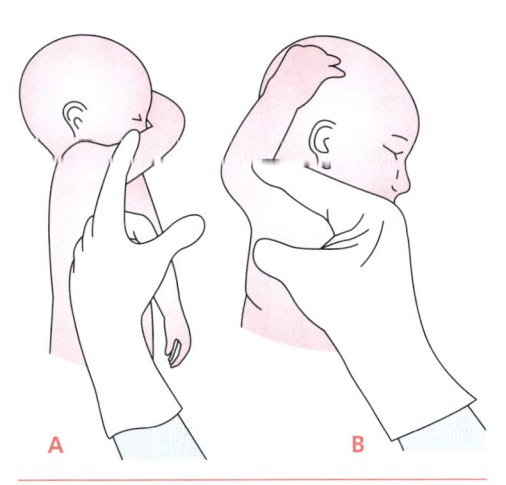

FIGURA 26.17 – Formas incorretas de desprendimento do braço: (**A**) possível fratura de úmero; (**B**) frequente traumatismo articular.

MANOBRA DE MAURICEAU

Essa manobra é utilizada para a extração da cabeça fetal ou a liberação de cabeça derradeira retida. O corpo do feto é apoiado sobre a face ventral do antebraço do médico. Os dedos indicador e médio são introduzidos na boca do feto, sobre a língua. Os dedos indicador e médio da mão oposta são colocados na fúrcula da região cervical do feto. Segue-se o movimento conjunto de flexão (dedos da boca) e de tração e flexão da cabeça (dedos da fúrcula) de tal maneira que o occipital fique subpúbico.

O médico se aproxima da região perineal materna e executa com as mãos um movimento de circundução da cabeça fetal em torno do púbis para a liberação do polo cefálico. Simultaneamente, o auxiliar fará pressão sobre o abdome, na entrada da pelve, para auxiliar a liberação da cabeça fetal (Figuras 26.18 e 26.19).

Caso a manobra de Mauriceau não tenha sucesso, pode-se utilizar o fórcipe de Piper (Figura 26.20). Quando o fórcipe de Piper é utilizado, as

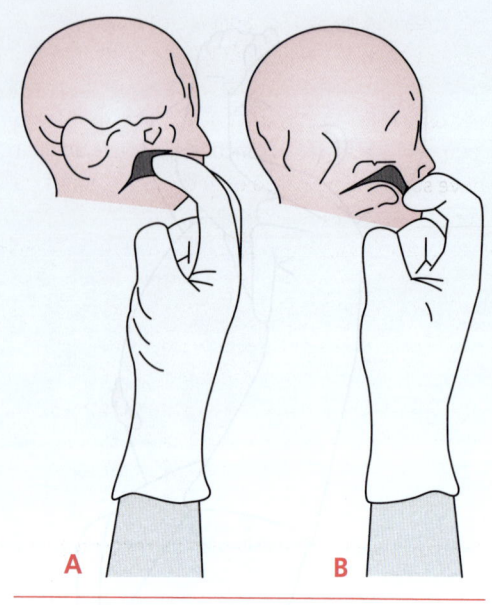

FIGURA 26.19 – Manobra de Mauriceau: (**A**) forma correta; (**B**) forma incorreta.

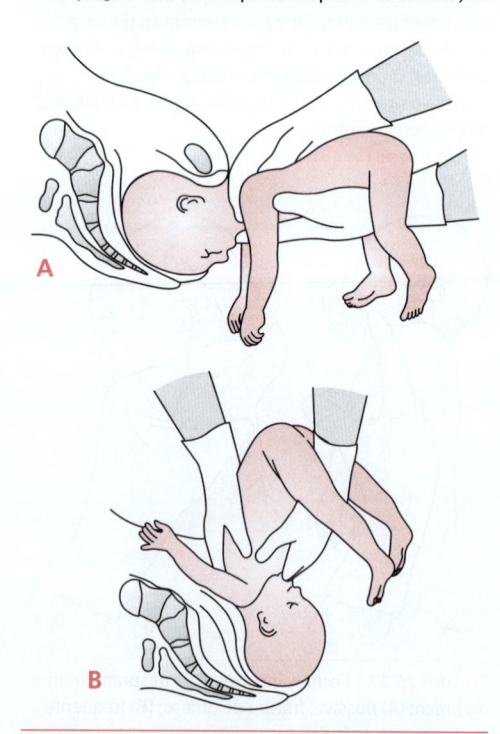

FIGURA 26.18 – Manobra de Mauriceau: (**A**) primeiro tempo; (**B**) segundo tempo.

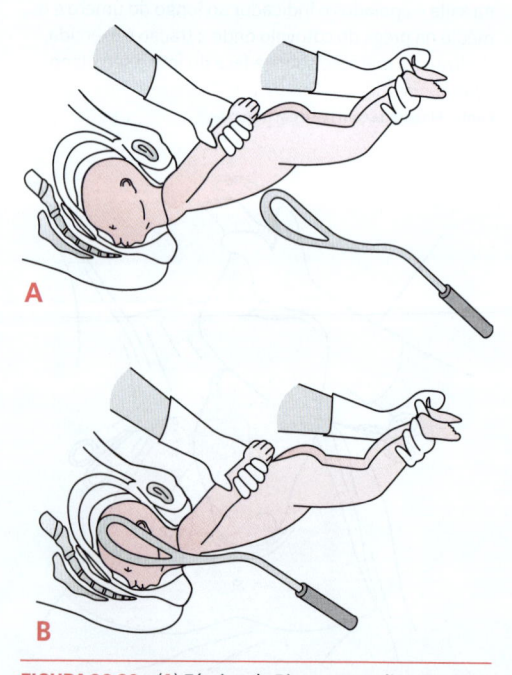

FIGURA 26.20 – (**A**) Fórcipe de Piper para aplicação em cabeça derradeira. (**B**) Enquanto o auxiliar suspende o corpo do feto, o obstetra aplica as colheres e faz a tração do feto. A cabeça é retirada por uma tração suave para baixo e uma leve elevação dos cabos para simular uma flexão cefálica.

colheres não devem ser aplicadas na cabeça derradeira até que o polo cefálico esteja insinuado. Isso se consegue trazendo-o para dentro da pelve, por uma pressão manual suprapúbica associada a uma leve tração no tronco do feto. Um auxiliar deve suspender o corpo do feto com as mãos ou com o auxílio de uma compressa durante a aplicação das colheres e da tração do feto. O fórcipe de Piper tem uma curvatura para baixo nos cabos e não possui curvatura pélvica. Tal formato permite a aplicação direta da curvatura cefálica. A colher a ser aplicada no lado esquerdo materno é mantida pela mão esquerda do parteiro, enquanto a mão direita desliza entre a parede lateral esquerda da vagina para direcionar, aplicar e acomodar a curvatura cefálica do fórcipe ao redor do osso parietal. O mesmo processo se faz no lado direito. A cabeça é retirada por uma tração suave para baixo e uma leve elevação dos cabos para simular uma flexão cefálica.

APRISIONAMENTO DA CABEÇA DERRADEIRA

Poucas situações são tão produtoras de ansiedade no obstetra como o aprisionamento da cabeça após o desprendimento do tronco em um parto pélvico. Tal situação é mais frequente em fetos prematuros e em partos malconduzidos ou que chegaram ao hospital em expulsão. Nesses casos, é possível utilizar anestésicos halogenados que promovem o relaxamento do colo uterino ou realizar as incisões de Dürhsen, que são incisões no colo uterino (às 2, 6 e 10 horas), utilizando-se tesoura reta. Como última solução, poderá se proceder com a manobra de Zavanelli, que consiste em reposicionar o feto intrauterino, seguido de uma cesariana.[23]

Versão cefálica externa

A versão cefálica externa é amplamente utilizada nos Estados Unidos e em países europeus, sendo sempre oferecida às pacientes nos países desenvolvidos. Para tentar diminuir tanto a taxa de cesarianas, com risco materno, quanto a de partos vaginais em apresentação pélvica, com maior morbidade materno-fetal, tem sido proposta a conversão das apresentações pélvicas em cefálicas mediante versão externa. Esse procedimento consiste na transformação da apresentação pélvica em cefálica mediante uma suave manipulação no abdome materno (**Figura 26.21**).

O ACOG[15] recomenda a versão cefálica externa para todas as pacientes com feto em apresentação não cefálica que desejam tentar parto vaginal e não apresentam contraindicações ao procedimento, referindo uma taxa de sucesso que varia de 35 a 86%. É realizada preferentemente com 37 semanas de gestação, visto que 80% das versões

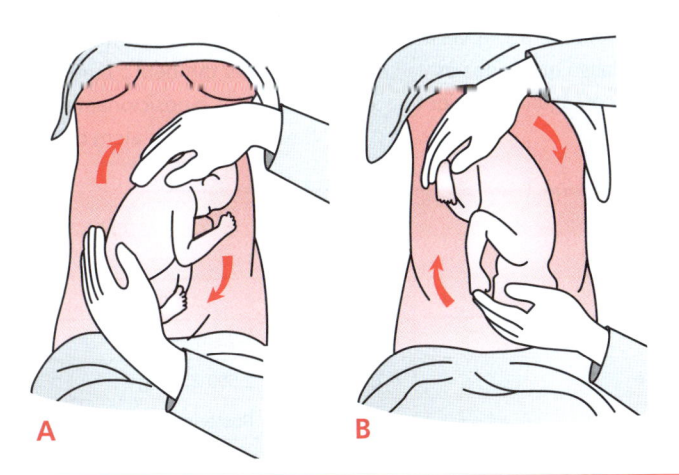

FIGURA 26.21 – Versão cefálica externa: transformação da apresentação pélvica (**A**) em cefálica (**B**) mediante suave manipulação no abdome materno.

espontâneas já ocorreram até essa idade gestacional, a partir da qual são observados índices menores de reversões. Além disso, na possibilidade de ocorrerem acidentes durante a versão, o feto já apresenta maturidade pulmonar, o que permitirá a imediata interrupção da gestação.

A versão cefálica externa deve ser realizada em ambiente hospitalar, com condições de efetuar-se cesariana caso ocorra alguma complicação. O uso de anestesia geral está contraindicado, pois, além de contribuir para o aumento da mortalidade perinatal, com a paciente desperta, pode-se interromper o procedimento ao menor sinal de dor.

Em metanálise publicada em 2009, Kok e colaboradores[24] demonstraram que placentação posterior (RC 1,9; IC 95%, 1,5-2,4), apresentação pélvica completa (RC 2,3; IC 95%, 1,9-2,8) e índice de líquido amniótico maior que 10 cm (RC 1,8; IC 95%, 1,5-2,1) estão relacionados com maior sucesso da versão cefálica externa. Outros estudos também correlacionaram índice de líquido amniótico com maiores taxas de sucesso da versão externa.[25] Outros fatores, tais como nuliparidade, placenta anterior ou lateral e feto com dorso posterior, estão relacionados com menor sucesso da versão.

Em 1993, Newman e colaboradores[26] propuseram um modelo de avaliação quanto ao sucesso da versão externa utilizando um sistema de escore semelhante ao índice de Bishop. Quanto maior for esse escore, maior será a possibilidade de êxito na versão. Com escore inferior a 3, as versões não tiveram sucesso, ao passo que todas as versões foram exitosas com escore igual ou maior que 9 (Tabela 26.1).

Esse sistema de avaliação talvez seja útil para definir quais pacientes poderão ser mais beneficiadas com a versão ou para identificar aquelas com baixa chance de sucesso, em que não se justificariam os riscos inerentes ao procedimento.

São contraindicações **absolutas** para a versão cefálica externa:[27]
- Bolsa rota.
- Anomalia uterina ou tumor prévio.
- Placenta prévia.
- Descolamento prematuro da placenta (DPP).
- Malformação fetal grave.
- Cardiotocografia não reativa.
- Hiperextensão da cabeça fetal.
- Gemelaridade.
- Condição fetal não tranquilizadora.

As contraindicações **relativas** para a versão cefálica externa incluem:
- Crescimento intrauterino restrito.
- Obesidade materna.
- Doenças intercorrentes: hipertensão arterial, diabetes, entre outras.
- Oligoidrâmnio.
- Cesariana prévia.

O manejo da paciente candidata à versão inicia-se por uma avaliação do bem-estar fetal mediante cardiotocografia e perfil biofísico fetal. Isso excluirá pacientes cujos fetos apresentem sinais de insuficiência placentária ou sofrimento fetal. O exame ultrassonográfico pode confirmar também o número de fetos, a apresentação fetal, o posicionamento do dorso, o grau de flexão da cabeça, além de afastar malformações

Tabela 26.1 – Sistema de escore proposto para avaliação do sucesso da versão cefálica externa			
ESCORE	0	1	2
Paridade	0	1	> 2
Dilatação	> 3 cm	1-2 cm	0 cm
Peso fetal estimado	< 2.500 g	2.500-3.000 g	> 3.500 g
Placenta	Anterior	Posterior	Lateral/fúndica
Altura da apresentação (De Lee)	> –1	–2	< –3

Fonte: Modificada de Newman.[28]

fetais grosseiras. Além disso, ele ajudará na localização placentária, assim como na estimativa de peso fetal e de quantidade de líquido amniótico.

Depois disso, inicia-se a tocólise, que deve ser mantida por, no mínimo, 15 minutos antes da realização da versão ou até se conseguir um relaxamento uterino adequado, usando-se um β-adrenérgico, salbutamol ou terbutalina, pois o medicamento poderá ser suspenso a qualquer momento, se necessário. A paciente é posicionada em Trendelenburg ou em decúbito lateral com o dorso fetal para cima. O obstetra coloca-se junto à paciente, no lado correspondente ao dorso fetal.

A versão propriamente dita pode ser realizada em três tempos:

1. **Elevação das nádegas** – Segura-se o polo pélvico com ambas as mãos na região hipogástrica, elevando-o e deslocando-o para a fossa ilíaca correspondente ao dorso fetal.
2. **Evolução** – Enquanto uma das mãos mantém as nádegas elevadas, a outra segura a cabeça fetal, acentuando a sua flexão. Uma das mãos procura descer a cabeça, mantendo sempre a sua flexão, enquanto a outra desloca as nádegas na direção oposta, alcançando o fundo uterino. A ação de ambas as mãos deve ser simultânea.
3. **Fixação** – Após completada a versão, fixa-se o polo cefálico no estreito superior, segurando-o por alguns minutos. Simultaneamente, coloca-se a paciente em posição de Trendelenburg invertida para auxiliar a fixação.

A maioria das versões é facilmente realizada, não demandando mais do que 5 minutos para sua execução. Ao final do procedimento, a avaliação do bem-estar fetal é repetida. Pode-se aguardar que a paciente entre em trabalho de parto de forma espontânea. Nossa preferência é pela indução imediata após uma versão bem-sucedida, devido à possibilidade de o feto retornar à posição anterior ou de apresentar eventos adversos fora do hospital.

No caso de tentativa de versão sem sucesso, deve-se realizar a avaliação de bem-estar fetal e, se não houver contraindicações, a decisão da via de parto dependerá da experiência do obstetra, sendo o parto vaginal uma opção razoável em alguns casos e com o consentimento da paciente.[15]

Em pacientes com sangue Rh-negativo, está indicada a administração de imunoglobulina anti-Rh após o procedimento. Zhang e colaboradores[28] concluíram que a versão é um método seguro, reduzindo substancialmente a taxa de cesariana nas apresentações pélvicas, bem como o risco relacionado com o parto pélvico, e evitando cesarianas nas próximas gestações. Em uma extensa revisão entre 1980 e 1991, esses autores encontraram 65% de sucesso nas versões, com redução da taxa de cesariana de 83 para 37%.

A versão cefálica externa, no entanto, não é um procedimento totalmente destituído de riscos. Kok e colaboradores,[29] em uma metanálise de 2008, estimaram o risco de complicações decorrentes da versão cefálica externa em torno de 6,1% (IC 95%, 4,7-7,8), incluindo morte fetal, DPP, cesariana de emergência, prolapso de cordão, sangramento vaginal, ruptura de membranas, cardiotocografia não reativa e aloimunização. Esses autores estimaram o risco de complicações graves (morte fetal e DPP) em torno de 0,24% (IC 95%, 0,17-0,34) e o risco de cesariana de emergência em torno de 0,35% (IC 95%, 0,26-0,47). Não há correlação dos riscos com o sucesso ou não da versão cefálica externa.[30]

No entanto, se praticada com delicadeza e dentro das normas técnicas, os riscos podem ser minimizados, não contraindicando a sua tentativa. Os estudos randomizados e as metanálises desses estudos demonstram que esse procedimento é seguro e uma das poucas intervenções capazes de reduzir a crescente taxa de cesarianas.

Complicações da apresentação pélvica

Tanto a mãe quanto o feto estão sujeitos a maior chance de complicações quando se compara a apresentação pélvica com a cefálica. Os riscos incluem morbidade e mortalidade perinatal, dificuldades na extração do feto, prolapso de cordão, placenta prévia, anomalias congênitas e maior incidência de cesariana. A prematuridade e as malformações congênitas, importantes contribuintes para a mortalidade perinatal, embora associadas à apresentação pélvica, são causa dela, e não sua consequência. Isso explica por que a mortalidade perinatal é mais elevada nos fetos pélvicos do que nos cefálicos, mesmo que os primeiros nasçam por cesariana (**Figura 26.22**).[31]

A incidência de prolapso de cordão é significativamente aumentada em fetos com apresentação pélvica. Em fetos cefálicos, tal situação ocorre em 0,4% dos partos; em fetos em apresentação pélvica completa, a incidência é de 4 a 6%; e nas apresentações pélvicas com modo de pés, o prolapso de cordão ocorre em 15 a 18% das vezes.

A apresentação pélvica também pode ser um preditor de um feto neurologicamente anormal já na vida intrauterina. Em uma análise de 57 mil gestações, Schutte e colaboradores[32] concluíram que "é possível que a apresentação pélvica não seja uma coincidência, mas uma consequência de um feto já de menor qualidade, e que nenhuma intervenção médica possa reduzir as taxas de morbimortalidade a níveis semelhantes aos dos fetos cefálicos". Outros autores, posteriormente, confirmaram a associação entre paralisia cerebral e apresentação pélvica, a despeito da via de parto, demonstrando uma dificuldade própria do feto em colocar-se em uma posição mais adequada para o parto.

O feto em apresentação pélvica também está sujeito a maior chance de um parto difícil. Isso pode ocorrer devido ao não reconhecimento da apresentação anômala antes do início do trabalho de parto, à ocorrência de um parto pélvico distócico e especialmente à situação – antes discutida – conhecida como "aprisionamento da cabeça derradeira".

Em relação aos riscos maternos, eles estão associados à cesariana, eletiva ou de emergência, mais frequente nesses casos, e às manobras realizadas em um parto difícil.

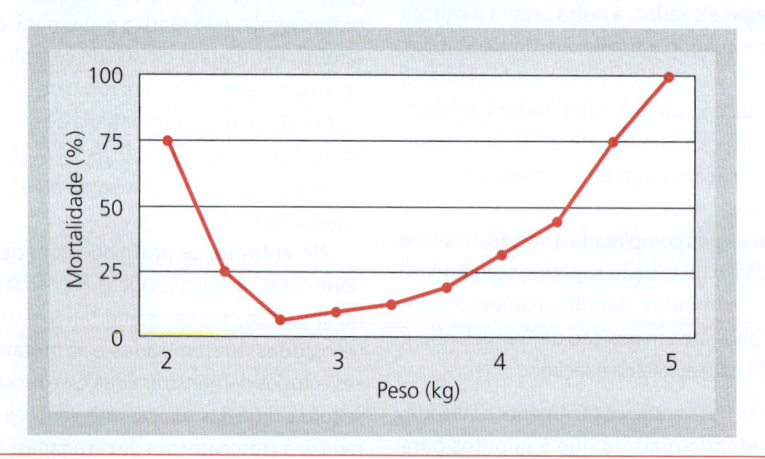

FIGURA 26.22 – Mortalidade no parto vaginal na apresentação pélvica em relação ao peso fetal.
Fonte: Adaptada de Myers-Couch.[31]

REFERÊNCIAS

1. Cunningham FG, Leveno KL, Bloom SL, Spong CY, Dashe JS, Barbara L, et al. Williams Obstetrics. 42nd ed. New York: McGraw-Hill; 2014.
2. Collea JV, Rabin SC, Weghorst GR, Quilligan EJ. The randomized management of term frank breech presentation: vaginal delivery vs. cesarean section. Am J Obstet Gynecol. 1978;131(2):186-95.
3. Vissenberg R, Vrijkotte TGM, van der Post JAM, Fliers E, Goddijn M, Bisschop PH. Abnormal thyroid function parameters in the second trimester of pregnancy are associated with breech presentation at term: a nested cohort study. Eur J Obstet Gynecol Reprod Biol. 2016;199:169-74.
4. Monen L, Pop VJ, Hasaart TH, Wijnen H, Oei SG, Kuppens SM. Increased maternal TSH and decreased maternal FT4 are associated with a higher operative delivery rate in low-risk pregnancies: a prospective cohort study. BMC Pregnancy Childbirth. 2015;15:267.
5. Wilson JR. Atlas of obstetric technic. St. Louis: Mosby; 1961.
6. Seffah JD, Armah JO. Antenatal ultrasonography for breech delivery. Int J Gynaecol Obstet. 2000; 68(1):7-12.

7. Gilbert W, Hicks S, Boe N, Danielsen B. Vaginal versus cesarean delivery for breech presentation in California: a population-based study. Obstet Gynecol. 2003;102(5 Pt 1):911-7.
8. Krebs L, Langhoff-Roos J. Elective cesarean delivery for term breech. Obstet Gynecol. 2003;101(4):690-6.
9. Hannah ME, Hannah WJ, Hewson SA, Hodnett ED, Saigal S, Willan AR. Planned caesarean section versus planned vaginal birth for breech presentation at term: a randomised multicentre trial. Lancet. 2000;356(9239):1375-83.
10. Rietberg C, Elferink-Stinkens P, Brand R, Van Loon A, Van Hemel O, Visser G. Term breech presentation in The Netherlands from 1995 to 1999: mortality and morbidity in relation to the mode of delivery of 33.824 infants. BJOG. 2003;110(6):604-9.
11. Su M, McLeod L, Ross S, Willan A, Hannah WJ, Hutton E, et al. Factors associated with adverse perinatal outcome in term breech trial. Am J Obstet Gynecol. 2003;189(3):740-5.
12. Cunha-Filho JS, Passos EP. Term breech trial. Lancet 2001;357(9251):227.
13. Hofmeyr GJ, Hannah M, Lawrie TA. Planned caesarean section for term breech delivery. Cochrane Database Syst Rev. 2015;7:CD000166.
14. Goffinet F, Carayol M, Foidart JM, Alexander S, Uzan S, Subtil D, et al. Is planned vaginal delivery for breech presentation at term still an option? Results of an observational prospective survey in France and Belgium. Am J Obstet Gynecol. 2006;194(4):1002.
15. American College of Obstetricians and Gynecologists. Practice bulletin no. 161: external cephalic version. Obstet Gynecol. 2016;127(2):e54-61.
16. American College of Obstetricians and Gynecologists. ACOG Committee Opinion No. 340. Mode of term singleton breech delivery. Obstet Gynecol. 2006;108(1):235-7. Reaffirmed 2014.
17. Bergenhenegouwen LA, Meertens LJ, Schaaf J, Nijhuis JG, Mol BW, Kok M, et al. Vaginal delivery versus caesarean section in preterm breech delivery: a systematic review. Eur J Obstet Gynecol Reprod Biol. 2014;172:1-6.
18. Bergenhenegouwen L, Vlemmix F, Ensing S, Schaaf J, van der Post J, Abu-Hanna A, et al. Preterm breech presentation: a comparison of intended vaginal and intended cesarean delivery. Obstet Gynecol. 2015;126(6):1223-30.
19. Kayem G. Labor duration: from normality to dystocia. Gynecol Obstet Fertil. 2015;43(4):319-23.
20. Kotaska A, Menticoglou S, Gagnon R, Farine D, Basso M, Bos H, et al. SOGC clinical practice guideline: vaginal delivery of breech presentation: no. 226, June 2009. Int J Gynaecol Obstet. 2009;107(2):169-76.
21. Lorca C. Operaciones obstétricas. Madrid: Científico-Médica; 1948.
22. Rezende J. Obstetrícia. 8. ed. Rio de Janeiro: Guanabara Koogan; 1998.
23. Sandberg EC. The Zavanelli maneuver extended: progression of a revolutionary concept. Am J Obstet Gynecol. 1988;158(6 Pt 1):1347-53.
24. Kok M, Cnossen J, Gravendeel L, Van Der Post JA, Mol BW. Ultrasound factors to predict the outcome of external cephalic version: a meta-analysis. Ultrasound Obstet Gynecol. 2009;33(1):76-84.
25. Boucher M, Bujod E, Marquette G, Vezina Y. The relationship between amniotic fluid index and successful external cephalic version: a 14-year experience. Am J Obstet Gynecol. 2003;189(3):751-4.
26. Newman RB, Peacock BS, Van Dorsten JP, Hunt HH. Predicting success of external cephalic version. Am J Obstet Gynecol. 1993;169(2 Pt 1):245-9.
27. Sela HY, Fiegenberg T, Ben-Meir A, Elchalal U, Ezra Y. Safety and efficacy of external cephalic version for women with a previous cesarean delivery. Eur J Obstet Gynecol Reprod Biol. 2009;142(2):111-4.
28. Zhang J, Bowes WA Jr, Fortney JA. Efficacy of external cephalic version: a review. Obstet Gynecol. 1993;82(2):306-12.
29. Kok M, Cnossen J, Gravendeel L, van der Post J, Opmeer B, Mol BW. Clinical factors to predict the outcome of external cephalic version: a meta-analysis. Am J Obstet Gynecol. 2008;199(6):630.e1-7.
30. Grootscholten K, Kok M, Oei SG, Mol BW, van der Post JA. External cephalic version-related risks: a meta-analysis. Obstet Gynecol. 2008;112(5):1143-51.
31. Myers-Couch, PR. Operative Obstetrics. London: Bailliére Tindall; 1982.
32. Schutte MF, Treffers PE, Kloosterman GJ, Soepatmi S. Management of premature rupture of membranes: the risk of vaginal examination to the infant. Am J Obstet Gynecol. 1983;146(4):395-400.

27

CESARIANA

SÉRGIO H. MARTINS-COSTA
JOSÉ GERALDO LOPES RAMOS
CRISTIANO CAETANO SALAZAR
CRISTINA LUCE GLITZ

A cesariana, definida como o nascimento do feto mediante incisão na parede abdominal e uterina, é uma das cirurgias abdominais mais comumente realizadas em mulheres no mundo todo.

⚠ Não há dúvida sobre o valor da cesariana para salvar vidas e prevenir sequelas neonatais outrora comuns, principalmente advindas dos partos distócicos. No entanto, o aumento da incidência da cesariana, além do limite de seus benefícios, incrementa a morbidade e o custo financeiro para o sistema, podendo transformar a solução em problema.

■ Epidemiologia

As estimativas globais (Tabela 27.1) indicam uma grande variação no índice de cesarianas (IC), partindo de 3,6% na Oceania (Micronésia, Polinésia e Melanésia) a 42,8% na América (América Latina e Caribe). O Brasil, com IC de 55,7%, está entre os cinco países com a maior taxa de cesariana no mundo: República Dominicana (58,1%), Chipre (55,3%), Egito (51,8%) e Turquia (50,8%).[1]

Mesmo havendo grandes diferenças entre os ICs de diferentes países, é fato que as taxas aumentaram significativamente em todos os con-

Tabela 27.1 – Índice de cesarianas em diferentes regiões do mundo (2018) e aumento da variação percentual entre 1990 e 2018

REGIÃO/SUB-REGIÃO	ÍNDICE DE CESARIANAS ESTIMADO (%)	INTERVALO DE CONFIANÇA DE 95%	VARIAÇÃO DO IC DE 1990-2018 (%)
África	9,2	5,2-13,2	7,5
África do Norte	32,0	5,9-58,2	31,5
África subsaariana	5,0	3,5-6,6	3,6
Ásia	23,1	19,9-26,3	24,5
Ásia Central	12,5	19,9-26,3	9,9
Leste da Ásia	33,7	27,3-40,1	44,9
Sudeste da Ásia	15,9	9,6-22,3	15,8
Sul da Ásia	19,0	13,7-24,3	16,4
Oeste da Ásia	31,7	22,7-40,6	34,7

(Continua)

Tabela 27.1 – Índice de cesarianas em diferentes regiões do mundo (2018) e aumento da variação percentual entre 1990 e 2018 *(Continuação)*

REGIÃO/SUB-REGIÃO	ÍNDICE DE CESARIANAS ESTIMADO (%)	INTERVALO DE CONFIANÇA DE 95%	VARIAÇÃO DO IC DE 1990-2018 (%)
Europa	25,7	23,4-28,0	18,9
Europa Oriental	25,0	18,7-31,3	23,9
Norte da Europa	25,3	21,5-29,1	14,0
Sul da Europa	30,1	27,5-32,7	20,7
Europa Ocidental	24,2	18,3-30,2	13,0
América	39,3	34,6-44,0	20,3
América Latina e Caribe	42,8	37,6-48,0	24,9
América do Norte	31,6	20,5-42,8	9,5
Oceania	21,4	6,6-36,3	15,8
Austrália e Nova Zelândia	33,5	1,9-65,1	17,5
Micronésia, Polinésia e Melanésia	3,6	0,7-6,6	*
Total no mundo	21,1	18,8-23,3	19,4
Países mais desenvolvidos	27,2	25,2-29,2	15,1
Países moderadamente desenvolvidos	24,2	20,9-27,5	22,9
Países menos desenvolvidos	8,2	5,2-11,1	8,6

IC, índice de cesarianas.
*A variação na Micronésia, Polinésia e Melanésia não é apresentada em razão da existência de poucos dados.
Fonte: Betran e colaboradores.[1]

tinentes nas últimas décadas. Entre 1999 e 2018, foram observados aumentos de 7,5% (África) a 24,5% (Ásia). Segundo Betran e colaboradores, os países moderadamente desenvolvidos tiveram aumento de quase 23% no IC; os países mais desenvolvidos e os menos desenvolvidos tiveram aumento de 15,1 e 8,6%, respectivamente.[1] Observa-se, ainda, uma grande iniquidade entre países e em áreas de um mesmo país: em muitos países moderadamente e menos desenvolvidos, os ICs são muito baixos nas regiões rurais e em populações vulneráveis, ao mesmo tempo que aumentam rapidamente em áreas urbanas. Há falta de acesso em algumas regiões do mundo e intervenção exagerada em outras.[2]

Esse aumento das taxas de cesariana não é respaldado pelas evidências científicas. Uma revisão sistemática e uma análise ecológica foram base para a declaração mais recente da Organização Mundial da Saúde (OMS), apontando que um IC populacional maior que 10% não está associado à redução da mortalidade materna e neonatal. Entretanto, outros desfechos relevantes, como natimortalidade, morbidade perinatal e materna, desfechos pediátricos e bem-estar psicológico ou social, não puderam ser determinados.[3]

Considerando que as características individuais das mulheres e da gestação podem influenciar de maneira independente a taxa de cesariana (p. ex., paridade, cesariana prévia, apresentação fetal, modo de início do trabalho de parto, entre outras características), a OMS desenvolveu uma ferramenta para gerar uma referência adaptada às características da população obstétrica, baseada na Classificação de Robson.[4] Essa ferramenta foi desenvolvida e validada com mais de 10 milhões de nascimentos em 43 países (incluindo o Brasil). A aplicação desse modelo aos dados da Pesquisa Nascer no Brasil possibilitou a identificação de uma taxa que poderia ser considerada como de referência para a população brasileira, situando-se entre 25 e 30%.[5] Pode-se dizer que taxas adequadas de cesariana, dependendo da população estudada, não devem ser muito inferiores a 20% nem muito superiores a 30%.[6]

Muitos elementos têm contribuído para o aumento do IC, incluindo o aperfeiçoamento das técnicas anestésicas, a redução dos riscos e das complicações pós-operatórias, os fatores nutricionais e demográficos, a percepção de segurança do procedimento por parte das pacientes e dos profissionais de saúde, a prática obstétrica defensiva, as mudanças nos sistemas e nas organizações de saúde, questões relacionadas com a remuneração dos profissionais e das instituições, bem como as próprias demandas das mulheres e suas famílias.[1,7-12]

Entre os vários fatores que interferem no IC (Quadro 27.1), o sistema de atendimento ao parto tem forte impacto: no Brasil, a proporção de cesarianas pelo Sistema Único de Saúde (SUS), no qual prepondera o atendimento pelo sistema de plantão médico, é de 40%, ao passo que, no setor de saúde suplementar, em que prepondera o atendimento privado, chega a 85%.[12] Nos últimos anos, houve um esforço da Agência Nacional de Saúde Suplementar (ANS) e de outras instituições de saúde para incentivar a adoção de práticas que reduzam o percentual de cesarianas desnecessárias – como o projeto Parto Adequado.[13] Iniciativas como essa começam a indicar uma mudança no setor: entre 2015 e 2020, a proporção em relação ao total de cesarianas caiu de 84,6 para 82,7%.[14] Uma revisão sistemática recente apontou as intervenções antenatais e intraparto que se mostraram efetivas em reduzir o IC em longo prazo (Quadro 27.1 e Tabela 27.2).[15]

Efeitos da cesariana sobre a saúde materna e neonatal

DESFECHOS DE CURTO PRAZO

Apesar de os riscos maternos e neonatais das cesarianas serem hoje muito inferiores aos de décadas

---

Quadro 27.1 – Fatores associados ao aumento e à redução do índice de cesarianas

Fatores associados ao aumento do índice de cesarianas
- Nível de instrução mais elevado
- Cesariana prévia
- Condução menos frequente de partos pélvicos
- Cardiotocografia intraparto de rotina em gestações de baixo risco
- Menor treinamento em partos instrumentalizados
- Demandas judiciais frequentes
- Atendimento pela saúde suplementar

Fatores associados à redução do índice de cesarianas
- Internação da paciente em fase ativa do trabalho de parto
- Suporte emocional à gestante ao longo do trabalho de parto
- Uso racional de tecnologias para avaliação fetal
- Atendimento ao parto por equipe de plantão
- Programas institucionais para redução do índice de cesarianas
- Incentivos financeiros ao acompanhamento do trabalho de parto
- Atendimento pelo Sistema Único de Saúde (SUS)

Fonte: Elaborado com base em Chaillet e colaboradores;[8] Accetta e colaboradores;[9] Sabol e colaboradores;[10] Hirshberg e Srinivas;[11] Brasil;[12,13] Instituto de Estudos de Saúde Suplementar;[14] National Collaborating Centre for Women's and Children Health.[16]

---

passadas, ainda existem morbidade e mortalidade significativas. As melhores evidências científicas são aquelas oriundas dos estudos que analisam os desfechos relacionados com o plano de nascimento por cesariana em comparação com o plano de nascimento por parto vaginal, e não com o modo de nascimento em si, visto que há morbidade e mortalidade maiores naquelas pacientes que fazem cesariana durante o trabalho de parto e nas cesarianas indicadas por enfermidades maternas e fetais. Poucos estudos analisaram os desfechos do modo de parto utilizando esse delineamento.

Com relação aos efeitos sobre a gestante, as cesarianas eletivas estão associadas à redução dos seguintes desfechos: dor perineal e abdominal durante o nascimento, dor no terceiro dia de puer-

Tabela 27.2 – Intervenções que reduzem ou aumentam o índice de cesarianas

INTERVENÇÕES	RR OU RC PARA CESARIANA
INTERVENÇÕES QUE REDUZEM O IC	
Métodos farmacológicos, mecânicos ou complementares para indução do parto versus placebo ou não tratamento	0,62 (0,47-0,8) a 0,85 (0,69-0,98)
Suporte contínuo um a um no trabalho de parto versus cuidado usual	0,75 (0,64-0,88)
Versão cefálica externa a termo	
Realizar versus não realizar	0,57 (0,40-0,82)
Intervenções para facilitar versão cefálica externa versus placebo ou não tratamento	0,77 (0,67-0,88) a 0,85 (0,75-0,97)
Oximetria de pulso com/sem cardiotocografia versus cardiotocografia somente	0,44 (0,24-0,81)
Indução do parto em gestantes a termo ou pós-termo (gravidez de baixo risco) versus conduta expectante	
Todas as mulheres	0,89 (0,81-0,97)
Com colo desfavorável à indução	0,88 (0,80-0,98)
Com 41 semanas	0,74 (0,58-0,96)
Partograma no manejo do trabalho de parto: utilização versus não utilização	0,38 (0,24-0,91)
Correção precoce de dinâmica com amniotomia e ocitocina versus manejo conservador no trabalho de parto espontâneo	0,87 (0,77-0,99)
Terapias alternativas e complementares, com ou sem intervenções farmacológicas e não farmacológicas: utilização versus não utilização	
Hipnose	0,46 (0,30-0,72)
Acupuntura ou acupressão	0,24 (0,11-0,54)
INTERVENÇÕES QUE AUMENTAM O IC	
Ocitocina endovenosa para preparo cervical ou indução do parto versus placebo/manejo expectante	1,17 (1,01-1,35)
Cardiotocografia contínua versus ausculta intermitente no trabalho de parto	1,63 (1,29-1,33)
Pelvimetria em mulheres com gestação única, sem cesárea prévia: realizar versus não realizar	1,34 (1,19-1,52)

IC, insuficiência cardíaca; RR, risco relativo, RC, razão de chances.
Fonte: Adaptada de Smith e colaboradores.[15]

pério, lacerações vaginais, hemorragia pós-parto precoce e choque obstétrico. Já as cesarianas eletivas se associam ao aumento da duração da internação hospitalar, da incidência de histerectomia puerperal e de parada cardiorrespiratória (PCR). Não se encontra diferença significativa entre cesarianas eletivas e partos vaginais com relação a dor perineal e abdominal no puerpério tardio, lacerações cervicais, vesicais ou ureterais, tromboembolia pulmonar e trauma intraoperatório. Entretanto, os estudos são conflitantes com relação a trombose venosa profunda, necessidade de transfusão sanguínea, infecção puerperal e complicações anestésicas.[15,16]

⚠ As cesarianas de emergência, por sua vez, associam-se sempre a desfechos piores do que as cesarianas eletivas. Por exemplo, há relatos de aumento de cerca de quatro vezes na necessidade de transfusão, cinco vezes na morbidade febril, duas vezes na infecção cirúrgica e um terço na morbidade e mortalidade maternas nas cesarianas de emergência em relação às eletivas.[17,18]

No que diz respeito aos efeitos sobre o recém-nascido, o plano de nascimento por cesariana associa-se ao aumento da internação neonatal em unidade de terapia intensiva. Não se observam diferenças entre os modos de nascimento com relação à encefalopatia hipóxico-isquêmica e à hemorragia intracraniana (ver Cap. 32 – Parto, encefalopatia neonatal e paralisia cerebral no recém-nascido). A morbidade neonatal respiratória se associa à cesariana eletiva na dependência da idade gestacional, não havendo diferença no risco quando a cesariana for realizada após 39 semanas completas. Os estudos são conflitantes com relação aos benefícios da cesariana sobre a mortalidade neonatal e ao escore de Apgar inferior a 7 no quinto minuto.[15,16] A cesariana de emergência também se associa a piores desfechos neonatais: aumento em 70% na mortalidade neonatal e 2,5 vezes na internação do recém-nascido.[18]

DESFECHOS MATERNOS DE MÉDIO E LONGO PRAZOS

Somente 15% das mulheres que se submetem à cesariana apresentam incontinência urinária logo após o procedimento, ao passo que, no parto transpélvico, essa taxa sobe para 21%, o que sugere efeitos da gestação e da via de parto sobre o assoalho pélvico.[19,20] Apesar de o nascimento por cesariana ser associado a uma menor incidência de defeitos do assoalho pélvico logo após o nascimento, estudos de seguimento não mostraram evidências consistentes de que a cesariana eletiva previne a ocorrência de incontinência urinária ou fecal.[21,22] Hanna e colaboradores não encontraram diferença significativa na taxa de incontinência urinária em 2 anos nas mulheres que haviam participado de um ensaio clínico randomizado sobre cesariana eletiva versus parto vaginal na apresentação pélvica.[23]

Mulheres que tiveram um ou mais partos por cesariana podem sofrer repercussões importantes para gestações e fertilidade futuras. É notório o aumento da incidência de placenta prévia, acretismo placentário e ruptura uterina em gestações subsequentes a cesarianas.[24] A **Tabela 27.3** descreve os principais desfechos obstétricos adversos nas gestações subsequentes de acordo com uma coorte retrospectiva com mais de 36 mil nascimentos.[25]

■ Indicações

⭐ As quatro indicações mais comuns de cesariana são cesariana prévia, distocia ou falha de progressão do trabalho de parto, apresentação pélvica e condição fetal não tranquilizadora, havendo marcadas variações entre diferentes países e entre instituições dentro de um mesmo país.[18]

A maioria das indicações de cesariana é relativa. Ao optar por uma cesariana, deve-se considerar o balanço entre riscos e benefícios para a mãe e para o concepto.[26] Evidências de boa qualidade

Tabela 27.3 – Desfechos obstétricos adversos em gestações subsequentes, comparando cesariana versus parto vaginal

DESFECHOS	RC	IC 95%
Placenta prévia	1,66	1,3-2,11
Hemorragia anteparto	1,23	1,08-1,41
Placenta acreta	18,79	2,28-864,6
Necessidade de cesariana de emergência	9,37	8,98-9,76
Ruptura uterina	84,42	14,64-∞
Morte fetal intrauterina não explicada	2,34	1,26-4,37

IC 95%, intervalo de confiança com 95% de significância; RC, razão de chances.
Fonte: Adaptada de Kennare e colaboradores.[25]

sugerem que a cesariana representa a melhor via de parto nos seguintes casos: placenta prévia, descolamento prematuro da placenta (DPP), apresentação pélvica e situação transversa. Em contrapartida, não há evidências de boa qualidade apontando que essa seja a melhor via de nascimento na maioria das condições médicas, na maior parte das anomalias fetais e nos casos de gestação gemelar ou de cesariana anterior, embora sejam frequentes indicações de cesariana.[15,26,27]

O **Quadro 27.2** relaciona as indicações absolutas e relativas de cesariana conforme as diretrizes do Ministério da Saúde.[12,28]

A seguir, são apresentadas algumas considerações pertinentes a determinadas indicações de cesariana.

DESPROPORÇÃO CEFALOPÉLVICA

O diagnóstico de desproporção cefalopélvica (DCP) só pode ser realizado durante a fase ativa do trabalho de parto. Suspeita-se de DCP quando há parada da dilatação cervical por um período superior a 2 horas, em geral após a paciente ter alcançado pelo menos 6 cm de dilatação, já estando corrigidas as distocias de contração, ou quando há ausência de descida da apresentação na dilatação completa, edema de colo uterino ou bossa serossanguinolenta (ver Cap. 23 – Assistência ao parto).[26,27,29]

CESARIANA E CICATRIZ UTERINA PRÉVIAS

Os riscos de uma tentativa de parto vaginal em mulheres com cesariana prévia não são desprezíveis. A incidência de ruptura uterina após uma cesariana prévia é de cerca de 0,7% e, após duas cesarianas prévias, de cerca de 1,6%, com aumento do risco à medida que aumenta o número de cesarianas anteriores.[30] Apesar de ser um evento raro, a ruptura uterina associa-se com maior ocorrência de histerectomia puerperal (14-33%), morte materna (0,21%), morte neonatal (5%) e dano neurológico neonatal grave (6-8%).[31]

Para aconselhamento das pacientes e dos médicos na decisão entre as vias de parto em paciente com uma cesariana anterior, pode-se utilizar um modelo de cálculo sobre taxas de sucesso de parto vaginal, obtido após o acompanhamento de 7.660 mulheres com tentativa de parto após cesariana (incisão transversa baixa, gestação única, feto cefálico).*[32] Não há um ponto discriminatório para decisão, mas é sugerido que mulheres com chance de sucesso para parto vaginal inferior a 60% optem por uma cesariana eletiva.

De maneira geral, o parto vaginal não é recomendado em mulheres com três ou mais cesarianas prévias, exceto em situação de óbito fetal. Pacientes com uma ou duas cesarianas prévias podem ser candidatas à tentativa de trabalho de parto, após serem discutidos com a gestante os riscos e benefícios.[28,31] Mulheres com cicatriz uterina longitudinal na cesariana anterior, com cicatriz fúndica ou em T invertido e mulheres previamente submetidas à miomectomia envolvendo

---

Quadro 27.2 – Indicações absolutas e relativas de cesariana

Absolutas
- Desproporção cefalopélvica
- Cicatriz uterina prévia corporal
- Situação fetal transversa
- Herpes genital ativo
- Prolapso de cordão
- Placenta prévia oclusiva total
- Morte materna com feto vivo

Relativas
- Condição fetal não tranquilizadora
- Gestante HIV-positiva (com carga viral alta ou desconhecida, ou sem uso de antirretrovirais)
- DPP (dependendo do estágio do parto)
- Apresentação pélvica
- Gravidez gemelar (dependendo da relação entre os fetos)
- Cesariana(s) prévia(s)
- Macrossomia fetal
- Colo uterino desfavorável à indução do parto
- Psicopatia ou partofobia

DPP, descolamento prematuro da placenta; HIV, vírus da imunodeficiência humana.
Fonte: Adaptado de Brasil.[12,28]

---

*Uma calculadora está disponível em http://www.bsc.gwu.edu/mfmu/vagbirth.html.

o miométrio (intramural) têm indicação de cesariana eletiva.[31,33]

Há publicações propondo a avaliação ultrassonográfica da espessura da cicatriz uterina para determinar o risco de ruptura em uma tentativa de parto vaginal. Não existe determinação adequada desses pontos de corte, nem a recomendação de realizar essa avaliação de forma sistemática.[12,34,35]

APRESENTAÇÃO FETAL ANÔMALA

Atualmente, a quase totalidade dos fetos em apresentação pélvica nasce por via abdominal. Estudos retrospectivos e prospectivos sugerem que fetos em apresentação pélvica se beneficiam da cesariana eletiva, em vez do parto vaginal (ver Cap. 26 – Apresentação pélvica). Em um estudo multicêntrico randomizado de 2.088 mulheres, a decisão pela via alta mostrou menor incidência de mortalidade perinatal e morbidade neonatal grave, sem diferença entre os grupos em relação à mortalidade materna e à morbidade materna grave.[36] Seguindo a mesma linha dessas conclusões, o estudo observacional de Villar e colaboradores, na América Latina, demonstrou um aumento da mortalidade fetal com o nascimento por via vaginal de 3,7 vezes, quando comparado com a cesariana eletiva, e de 5 vezes, quando comparado com a cesariana de emergência.[18]

Fetos em situação transversa persistente ao termo, quando não há domínio da técnica de versão externa, devem ser submetidos à cesariana fora do trabalho de parto. Altos índices de morbidade fetal são evidenciados quando a gestação de um feto em situação transversa evolui para o trabalho de parto.

Na apresentação cefálica defletida de segundo grau ou de fronte, os diâmetros de insinuação fetal ultrapassam os diâmetros do estreito superior da maioria das bacias femininas, podendo ocasionar parto obstruído. Apesar de uma parcela desses casos evoluir para a variedade de face no decorrer do trabalho de parto, essa evolução é rara, sendo recomendada cesariana para a variedade de posição de fronte quando esta é persistente após a dilatação total. Da mesma forma, na apresentação cefálica defletida de terceiro grau ou de face, quando o mento está posterior em relação à pelve materna, os fenômenos plásticos da cabeça fetal estão prejudicados, não havendo progressão do polo cefálico; assim, a cesariana está indicada.[37]

PROLAPSO DE CORDÃO

Na maioria das vezes, a cesariana urgente é obrigatória em casos de prolapso de cordão. Em alguns casos, em que a apresentação fetal está baixa, o colo uterino está completamente dilatado e é possível o nascimento imediato, a via vaginal pode ser escolhida.[38]

CESARIANA PERIMORTEM

Nos casos dramáticos em que ocorre PCR em uma gestante com feto com idade gestacional acima de 20 semanas, deve-se realizar a cesariana de emergência para retirar o feto antes do quinto minuto após o diagnóstico da parada (ver Cap. 57 – Trauma e gestação). Essa medida aumenta a chance da sobrevida materna, já que a retirada do feto aumenta em 20 a 25% o débito cardíaco da mãe, além de retirar um concepto vivo com seu potencial neurológico preservado.[39] Se a PCR não é revertida até o quarto minuto em uma gestante com 20 a 24 semanas ou mais de idade gestacional, deve-se proceder à cesariana imediatamente, a fim de que ocorra o nascimento até o quinto minuto. Nesses casos, utiliza-se instrumental mínimo, a assepsia é dispensável, e a laparotomia deve ser mediana infraumbilical.

Em uma gestante com PCR, não é recomendado aferir a presença de batimentos cardiofetais antes de decidir pela realização da cesariana, pois o objetivo principal é restaurar o débito cardíaco materno. Em gestações com menos de 20 semanas, a cesariana não costuma ser indicada, pois o útero não faz compressão significativa sobre a veia cava, nem o feto tem chance de viabilidade extrauterina. A verificação de uma altura uterina de 3 ou 4 cm acima da cicatriz umbilical é o suficiente para demandar o deslocamento lateral do útero durante as manobras de ressuscitação e para preparar equipe/material para a realização da cesariana no tempo apropriado. Questiona-se hoje se é adequado aguardar o quarto minuto para iniciar a cesariana em pacientes com PCR não responsiva, propondo-se a intervenção mais precoce.[40,41]

CONDIÇÃO FETAL NÃO TRANQUILIZADORA

Se, durante a avaliação de um feto não reativo, a probabilidade de comprometimento fetal agudo for grande (cardiotocografia categoria III), há consenso de que o nascimento pela via mais rápida é necessário; nesses casos, quase sempre a cesariana será a melhor escolha (ver Cap. 19 – Avaliação da saúde fetal).

DESCOLAMENTO PREMATURO DA PLACENTA

A morbidade e a mortalidade fetais estão intimamente associadas ao intervalo entre o diagnóstico de DPP e o nascimento do feto. Assim, recomenda-se a realização de cesariana na maioria dos casos, com exceção daqueles em que o nascimento por via baixa é mais rápido. É fundamental avaliar a presença de coagulação intravascular disseminada (por exames laboratoriais e/ou pelo teste do coágulo), manter a estabilidade hemodinâmica com infusão de cristaloides e solicitar hemocomponentes (plasma fresco) para a transfusão, conforme a necessidade (ver Capítulo 33 – Hemorragia puerperal). Quando, em situação de emergência, não for possível realizar nenhum teste que avalie a coagulabilidade sanguínea, ou quando já se tem o diagnóstico de coagulopatia, é prudente realizar a cesariana pela técnica mais hemostática (laparotomia longitudinal) e deixar dreno para vigilância de sangramento intracavitário.

Nos casos em que já se identificou morte fetal intrauterina, não havendo coagulopatia ou instabilidade hemodinâmica materna, é possível aguardar a evacuação uterina por via baixa, que deve ocorrer preferencialmente em um período de 4 horas.[42]

MACROSSOMIA FETAL

O American College of Obstetricians and Gynecologists (ACOG)[43] recomenda que a cesariana seja considerada como método de prevenção de distocia de ombro em fetos com peso estimado acima de 5.000 g em gestantes não diabéticas ou acima de 4.500 g em gestantes diabéticas. A porcentagem de distocia de ombro para recém-nascidos que pesam entre 4.000 e 4.250 g é de 5,2%, subindo para 9,1% para aqueles entre 4.250 e 4.500 g, e para 14,3% para aqueles com peso entre 4.500 e 4.750 g.[44] Filhos de mães diabéticas apresentam risco especial, já que mais frequentemente são macrossômicos e apresentam razão circunferência torácica/cefálica e razão diâmetro biacromial/biparietal maiores. A grande dificuldade em indicar uma cesariana por suposta macrossomia fetal está na significativa margem de erro da estimativa ultrassonográfica do peso fetal, que, na gestação a termo, pode alcançar até 15%.[45]

MALFORMAÇÕES CONGÊNITAS

Fetos com meningomielocele, hidrocefalia com macrocrania, defeitos de parede anterior com fígado extracorpóreo, teratomas sacrococcígeos, hidropsia ou trombocitopenia aloimune beneficiam-se do nascimento por cesariana. Fetos com hidrocefalia sem macrocrania, defeitos de parede anterior sem exteriorização hepática ou displasias ósseas (ver Capítulo 7 – Rastreamento e diagnóstico em medicina fetal) provavelmente não se beneficiam da cesariana. Em vários desses casos, a decisão por cesariana é influenciada pela necessidade de planejamento do horário e do local de nascimento, a fim de se dispor de uma equipe de cirurgia pediátrica para pronto atendimento do feto.

PREMATURIDADE

A necessidade de interrupção pré-termo de gestações de alto risco é acompanhada seguidamente de fetos em apresentações anômalas e/ou de colo uterino sem condições para a indução do parto vaginal, aumentando a prevalência da cesariana nessas gestações. Entretanto, nos fetos prematuros com apresentação cefálica em trabalho de parto, não há evidência que mostre melhor desfecho neonatal com a realização de cesariana.[46]

CESARIANA A PEDIDO

É definida como a cesariana primária realizada em uma mulher a partir de sua solicitação, sem que existam indicações médicas ou obstétricas. A cesariana a pedido tem contribuído de forma significativa para o aumento global do IC. Estima-se que de 1 a 18% de todas as cesarianas no mundo sejam realizadas apenas por solicitação materna.[47]

Antes algo considerado inadmissível, a realização de uma cesariana unicamente devido ao desejo da gestante hoje é aceitável, devido à maior relevância que se tem emprestado ao princípio bioético de autonomia das pacientes e ao acesso à informação dos riscos e dos benefícios do procedimento. Nesses casos, é dever do médico informar à gestante os eventuais riscos, em especial os riscos relacionados com a ruptura uterina e o acretismo placentário em futuras gestações. A maioria das diretrizes sobre esse tema determinam que a discussão sobre cesariana a pedido seja feita ainda no período pré-natal, com discussão exaustiva dos riscos e benefícios, antes de iniciado o trabalho de parto.

Os benefícios potenciais de uma cesariana eletiva a pedido são prevenção dos tocotraumatismos, redução da hemorragia pós-parto grave (com necessidade de transfusão), possível redução de defeitos do assoalho pélvico (como lacerações do esfíncter anal), redução dos riscos associados à cesariana de emergência e menos risco de processo judicial contra o obstetra nos casos em que o feto nasce deprimido (possível alegação de causa intraparto para o dano).

⚠️ Já a cesariana sem justificativa médica, em relação ao parto normal, apresenta os seguintes riscos ou desvantagens: período de recuperação mais longo, morbidade materna três vezes maior (incluindo maior risco de PCR pós-cirurgia, hematoma de incisão, histerectomia, infecção puerperal e complicações anestésicas), risco elevado de ruptura uterina, histerectomia e inserção anormal de placenta em gestações futuras, além de risco aumentado de problemas respiratórios neonatais (síndrome da angústia respiratória e taquipneia transitória do recém-nascido).[28,47] As complicações respiratórias neonatais, que podem ocorrer em qualquer idade gestacional, chegam a uma incidência de 35,5:1.000 nascimentos por cesariana sem trabalho de parto, taxa alta se for comparada com os 12,2:1.000 nascimentos por cesariana intraparto e os 5,3:1.000 nascimentos por parto vaginal.[48,49]

Diretrizes nacionais e internacionais determinam que, se for planejada, a cesariana a pedido não seja realizada antes de 39 semanas completas, não seja motivada pela eventual indisponibilidade de manejo eficaz da dor no parto e seja desencorajada para mulheres que desejam ter outras gestações.[16,24] O Conselho Federal de Medicina (CFM),[50] de acordo com a diretriz da Comissão Nacional de Incorporação de Tecnologias no SUS,[12] publicou, no Diário Oficial da União, em 22 de outubro de 2020, as seguintes normativas:

> Art. 1º É direito da gestante, nas situações eletivas, optar pela realização de cesariana, garantida por sua autonomia, desde que tenha recebido todas as informações de forma pormenorizada sobre o parto vaginal e o cesariano, seus respectivos benefícios e riscos.
> Parágrafo único. A decisão deve ser registrada em termo de consentimento livre e esclarecido, elaborado em linguagem de fácil compreensão, respeitando as características socioculturais da gestante.
> Art. 2º Para garantir a segurança do feto, a cesariana a pedido da gestante, nas situações de risco habitual, somente poderá ser realizada a partir de 39 semanas completas de gestação (273 dias), devendo haver o registro em prontuário.
> Art. 3º É ético o médico realizar a cesariana a pedido, e se houver discordância entre a decisão médica e a vontade da gestante, o médico poderá alegar o seu direito de autonomia profissional e, nesses casos, encaminhar a gestante a outro profissional.

⭐ Portanto, como a indicação de procedimentos médicos deve ser pautada pela relação riscos/benefícios, reitera-se que, em gestantes jovens, que têm grande probabilidade de gestações futuras, a cesariana eletiva deve ser fortemente desaconselhada. Por outro lado, nas mulheres com prole já constituída, sem perspectivas de futuras gestações, a opção por uma cesariana eletiva pode ser medicamente aceita. Uma vez acordado entre médico e paciente o plano de uma cesariana eletiva no termo, com ou sem indicação médica, esta deve ser feita idealmente com data marcada, entre 39 semanas e 39 semanas e 6 dias. Desse modo, está-se evitando o pequeno risco de intercorrências imprevistas em uma mulher que abdicou da tentativa de parto por via vaginal.

Técnica da cesariana

A técnica da cesariana evoluiu ao longo dos séculos, no intuito de minimizar os riscos para a mulher, reduzindo sangramento, infecções, dor, morbidade de curto e longo prazos e mortalidade. Embora seja um procedimento clássico, praticamente todos os passos utilizados na técnica são objeto de estudo, levando a modificações frequentes no processo habitual.[51,52]

TÉCNICAS PADRONIZADAS

Há diferentes técnicas padronizadas de cesariana, sendo as mais conhecidas a de Pfannenstiel-Kerr (mais tradicional e popular) e a de Misgav-Ladach (Tabela 27.4).[53] Esta última é baseada nos princípios de Joel-Cohen, com separação romba/divulsão dos tecidos ao longo dos planos, uso mínimo de dissecção cortante e não fechamento do peritônio. Em termos práticos, entre as duas, a técnica escolhida ou utilizada pelo obstetra é baseada principalmente na sua preferência e experiência individual.[53,54]

Em gestantes com obesidade, especialmente obesidade grau III (IMC ≥ 40), pode haver grande dificuldade técnica, especialmente durante a abertura da parede abdominal. Os dados são insuficientes para concluir qual incisão de parede seria melhor nessas pacientes, mas é preciso ter em mente que os pontos anatômicos de referência podem estar deslocados: em mulheres com grande obesidade e abdome em avental, a cicatriz umbilical está deslocada caudalmente da sua posição usual e pode estar bem mais abaixo do segmento uterino inferior. A sínfise púbica e as espinhas isquiáticas são referências estáveis e independem do grau de obesidade. Várias técnicas têm sido descritas, incluindo incisão vertical ou transversal supraumbilical ou infraumbilical,

Tabela 27.4 – Descrição das técnicas de cesariana de Pfannenstiel-Kerr e Misgav-Ladach

	TÉCNICA DE PFANNENSTIEL-KERR	**TÉCNICA DE MISGAV-LADACH**
Abertura	Incisa-se a pele 2-3 cm acima da sínfise púbica, em uma extensão de 8-12 cm, levemente curva (em forma de "sorriso"). Continua-se a incisão do tecido celular subcutâneo até a aponeurose do músculo reto abdominal, a qual é incisada transversalmente. Colocam-se duas pinças com garras (Kocher) para segurar as bordas da aponeurose, as quais são elevadas, e procede-se à dissecção romba e instrumental do músculo reto abdominal, do umbigo à sínfise púbica. O músculo reto é separado ao longo da rafe mediana, expondo a fáscia transversa e o peritônio parietal. Este é seccionado verticalmente. O peritônio visceral junto ao útero é apreendido acima da margem da bexiga e incisado com tesoura de Metzenbaum, seguindo-se o rebaixamento vesical. O segmento uterino é incisado com bisturi aproximadamente 2 cm acima da dobra vesicouterina, até que as membranas protruam. A incisão é estendida lateralmente com tesoura curva.	Incisa-se a pele transversalmente 3-4 cm acima da sínfise púbica, em uma extensão de 15-17 cm. O tecido subcutâneo é afastado da linha média. Realiza-se uma pequena incisão na aponeurose dos músculos retos abdominais. Abre-se a aponeurose ao longo de suas fibras, e separam-se os músculos retos por tração craniocaudal. O peritônio parietal é aberto digitalmente no espaço intermuscular e esticado na direção craniocaudal. O segmento uterino é incisado com bisturi aproximadamente 2 cm acima da dobra vesicouterina, até que as membranas protruam. Os dois dedos indicadores são inseridos para ampliar a abertura lateralmente.

(Continua)

Tabela 27.4 – Descrição das técnicas de cesariana de Pfannenstiel-Kerr e Misgav-Ladach
(Continuação)

	TÉCNICA DE PFANNENSTIEL-KERR	TÉCNICA DE MISGAV-LADACH
Dequitação	A placenta é removida manualmente.	A placenta é removida por tração controlada de cordão.
Histerorrafia	O útero não é exteriorizado. A incisão é reparada em duas camadas contínuas com ou sem o cruzamento dos fios.	O útero não é exteriorizado. A incisão é reparada em duas camadas contínuas com ou sem o cruzamento dos fios.
Fechamento	Os peritônios parietal e visceral são fechados com sutura contínua. Os músculos retos abdominais são aproximados com 3-4 pontos separados. A aponeurose é fechada com sutura contínua, cruzando os fios. O tecido subcutâneo é fechado com pontos separados. A pele pode ser fechada com pontos intradérmicos.	Os peritônios visceral e parietal não são fechados, e os músculos não são aproximados. A fáscia é fechada com sutura contínua sem cruzar os fios. A pele é fechada com suturas separadas, geralmente 3 pontos, e as margens entre os pontos são aproximadas com pinça Allis por 5 minutos.

Fonte: Vitale e colaboradores.[53]

além da tradicional incisão de Pfannenstiel, com ou sem a suspensão do panículo adiposo abdominal (**Figura 27.1**). O uso de incisões verticais na parede parece estar associado à maior utilização de histerotomias longitudinais e menor incidência de escores de APGAR < 7 no 5º minuto.[55]

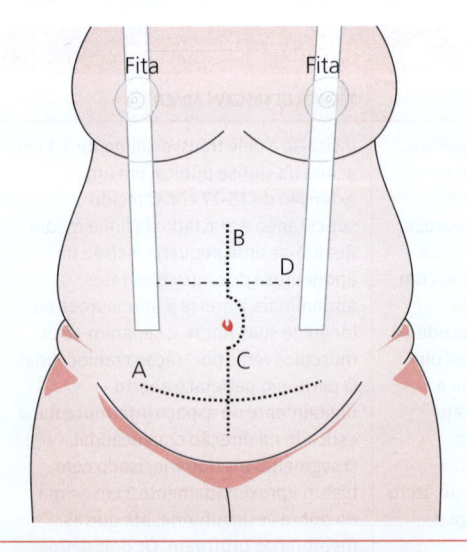

FIGURA 27.1 – Incisões abdominais e disposição de fita adesiva para suspensão do panículo adiposo na cesariana de paciente com obesidade. (**A**) Incisão de Pfannenstiel. (**B**) Incisão vertical supraumbilical. (**C**) Incisão vertical infraumbilical. (**D**) Incisão transversa supraumbilical.

PARTICULARIDADES DAS TÉCNICAS

ASPECTOS PRÉ-OPERATÓRIOS

No Hospital de Clínicas de Porto Alegre (HCPA), são feitas as seguintes recomendações pré-operatórias:

- Banho antisséptico pré-operatório com gliconato de clorexidina a 4% em sabão líquido na noite anterior, nas cesarianas eletivas (pacientes com índice de massa corporal [IMC] ≥ 35 kg/m² e ruptura prematura de membranas ovulares [Rupreme] pré-termo com conduta conservadora).
- Remoção dos pelos pubianos com tesoura, caso necessário (não está estabelecido se há vantagem em realizar a raspagem dos pelos com lâmina ou se é suficiente a tonsura desses pelos).
- Embrocação vaginal com iodo-povidine ou gliconato de clorexidina em pacientes com cesariana indicada durante o trabalho de parto ou Rupreme, o que reduz significativamente a incidência de endometrite.[56]
- A sondagem vesical não precisa ser realizada rotineiramente, mas deve ser considerada em pacientes com procedimentos abdominais prévios ou quando são utilizados opioides na anestesia regional.

- Degermação da pele antes da incisão da cesariana com solução alcoólica de clorexidina.
- Assepsia das mãos com álcool gel preparado, sendo mais efetiva que a escovação convencional.

PROFILAXIA ANTIMICROBIANA

A profilaxia antimicrobiana é recomendada para todas as cesarianas, eletivas ou de emergência, a menos que a paciente já esteja recebendo algum regime antimicrobiano com cobertura adequada (p. ex., tratamento de corioamnionite). Com isso, obtém-se redução de até 60% na incidência de endometrite e de 25% na de infecção de ferida cirúrgica.[57] A administração do antimicrobiano antes do procedimento, em comparação com a administração após o clampeamento do cordão, associa-se a uma redução acima de 40% na incidência de infecção.[58]

No HCPA, utilizam-se 2 g de cefazolina IV em dose única, até 60 minutos antes da cesariana. Usa-se cefazolina 3 g para pacientes com IMC ≥ 35 kg/m^2 ou ≥ 120 kg. Em casos de alergia a betalactâmicos, utiliza-se clindamicina 600 a 900 mg + gentamicina 5 mg/kg.

Nos casos de alto risco de infecção puerperal (Quadro 27.3), acrescenta-se azitromicina 500 mg IV (em solução de 250 mL de soro fisiológico a 2 mg/mL, para infusão em 1 h).

MEDIDAS INTRAOPERATÓRIAS E PÓS-OPERATÓRIAS

- Evitar a remoção manual da placenta, possibilitando então menor incidência de endometrite e menor perda sanguínea.[59]
- Individualizar a decisão de exteriorizar ou não o útero para a histerorrafia, pois não existem diferenças significativas para tal.[60,61]
- Trocar as luvas para a histerorrafia nas cesarianas de urgência, intraparto.
- Realizar o fechamento cuidadoso do subcutâneo quando a espessura dele for > 2 cm, devido ao menor risco de deiscência da sutura.[62]
- Fazer o fechamento da pele com sutura intradérmica.
- Proceder a remoção precoce pós-operatória da sondagem vesical quando houver (< 4-6 horas).
- Autorizar a liberação precoce da dieta (6-8 horas), quando associada a menor tempo para retorno dos ruídos hidroaéreos e menor tempo de internação hospitalar, pois não há diferenças no índice de ocorrências de náuseas, vômitos, íleo adinâmico e tempo para eliminação de flatos.[63,64]

HISTEROTOMIA

A abertura do útero deve ser segmentar baixa arciforme, com concavidade superior, pois é a que menos se associa à ruptura uterina em gestações subsequentes. A incisão longitudinal se associa a uma maior chance de ruptura uterina, especialmente se for segmento-corporal ou corporal (histerotomia clássica), uma contraindicação absoluta a um trabalho de parto subsequente. Entretanto, há situações em que a incisão uterina vertical é mais adequada, como em casos de segmento uterino não formado em gestações muito pré-termo, grandes miomas no segmento anterior, aderências firmes da bexiga, placenta prévia ou acreta no segmento. A extensão lateral da histerotomia de forma romba se associa à menor perda

---

Quadro 27.3 – Indicação de profilaxia adicional com azitromicina nas cesarianas

- Cesariana de emergência (CFNT, DCP, DPP, ruptura uterina, prolapso de cordão, etc.)
- Segundo período de parto prolongado antes da cesariana/dilatação completa > 1 h
- BR > 18 h (sem ter recebido profilaxia para estreptococos durante o trabalho de parto)
- IMC ≥ 40 kg/m^2

BR, bolsa rota; CFNT, condição fetal não tranquilizadora; DCP, desproporção cefalopélvica; DPP, descolamento prematuro da placenta; IMC, índice de massa corporal.

sanguínea, menor necessidade de transfusão e menor extensão inadvertida.[65,66] Comparando a extensão romba em sentido lateral com craniocaudal, a primeira se associa-se significativamente a uma maior frequência de extensão inadvertida e maior perda sanguínea.[67]

EXTRAÇÃO FETAL

A extração das apresentações pélvicas está descrita no Capítulo 26 – Apresentação pélvica. Nas apresentações cefálicas, o obstetra em geral insere sua mão dominante através da histerotomia, colocando-a ao redor do topo do polo cefálico. Gentilmente, ele eleva e flete a apresentação, a fim de trazer o occipito para a abertura uterina e guiá-lo através da incisão, auxiliado por uma pressão fúndica modesta realizada pela outra mão ou pelo assistente (Figura 27.2).[68]

⚠ A extração de um feto com polo cefálico impactado na pelve (cesariana indicada no período expulsivo) pode se associar a complicações como hemorragia, hospitalização prolongada, trauma vesical, extensão inadvertida da histerotomia e hematoma de ligamento largo, além de hipóxia e trauma fetal.

🎁 A retirada do feto em pélvico reverso ("técnica de puxar" – Figura 27.3), ou por extração abdominovaginal ("técnica de empurrar"), está associada a menos riscos maternos e fetais, quando comparada com a técnica-padrão de luxação da cabeça pelo abdome.[69]

Optando-se pela extração abdominovaginal, a mão do auxiliar que empurrar a cabeça por via vaginal deve evitar pressão uni ou bidigital sobre o polo cefálico do feto, para evitar lesões no escalpo, e usar os dedos afastados com a mão quase espalmada. O anestesiologista deve administrar 0,25 ou 0,5 mg de nitroglicerina IV em bólus na hora do procedimento, com o intuito de relaxar o útero.[70,71] Outra opção é realizar a técnica de Patwardhan (Figura 27.3B), em que se retira primeiramente o ombro anterior, depois o posterior e, então, se traciona o feto pelo tórax, enquanto o auxiliar pressiona o fundo do útero para exteriorização da pelve e dos membros infe-

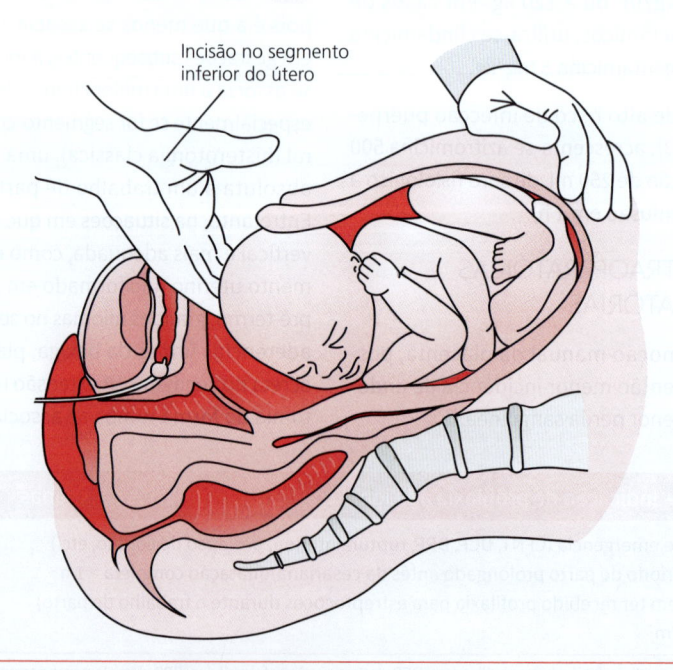

FIGURA 27.2 – Técnica para extração do feto com polo cefálico.
Fonte: Elaborada com base em Cunningham e colaboradores.[73]

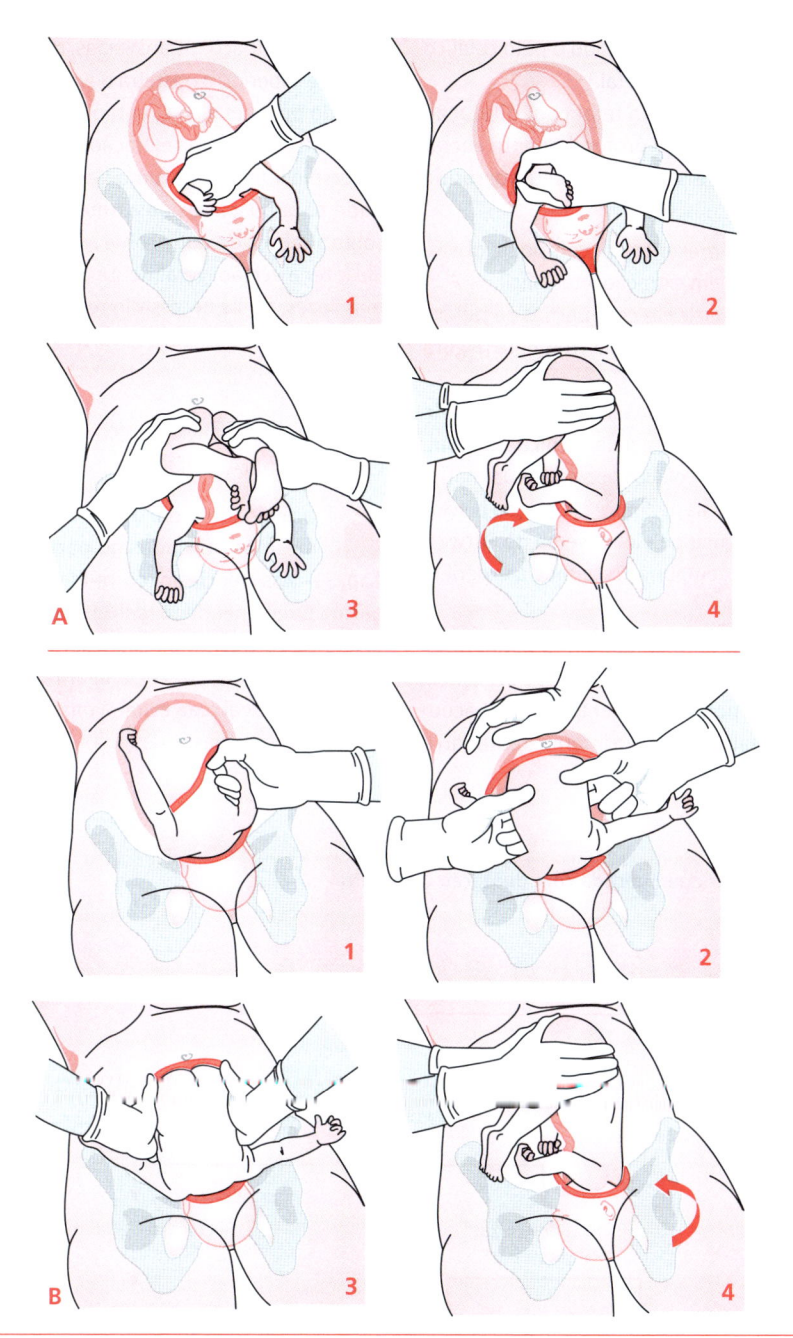

FIGURA 27.3 – Técnicas de extração pélvica para fetos com polo cefálico impactado na pelve. (**A**) Técnica pélvica reversa direta (dorso fetal posterior): **1.** extração de ambos os braços fetais; **2.** apreensão de um pé fetal, e extração da perna; **3.** extração do corpo fetal, tracionando por ambas as pernas; **4.** retirada da cabeça fetal, puxando e girando o copo fetal. (**B**) Técnica pélvica reversa de Patwardhan (dorso fetal, anterior ou lateral): **1.** extração de ambos os braços fetais; **2.** suspensão do tronco/quadril do feto com ambas as mãos, com o auxíliar pressionando o fundo uterino; **3.** extração do tronco fetal, por tração; **4.** extração da cabeça fetal, puxando e girando o corpo do feto.
Fonte: Elaborada com base em Lenz e colaboradores.[69]

riores; por último, é exteriorizado o polo cefálico por tração suave do corpo fetal.⁷²

Nos casos de extração fetal com dilatação completa e polo cefálico profundamente encravado na pelve, deve-se seguir a seguinte rotina (Figura 27.4):

1. Contar com a presença em campo de obstetra experiente em extração fetal difícil.
2. Posicionar a paciente com pernas semifletidas e abduzidas (posição de Whitmore [Figura 27.5]).⁶⁹
3. Evitar, sempre que possível, a tentativa de desencravar a cabeça pela técnica habitual, "luxando" o polo cefálico por via abdominal.
4. Optar por técnicas de "puxar" (extração pélvica reversa direta ou pélvica reversa de Patwardham), ou de "empurrar", segundo a experiência do cirurgião.

⚠ Quando o polo cefálico não está encaixado, a extração também pode ser difícil. Nessa situação, pode-se utilizar fórcipe ou vácuo-extrator, ou realizar a versão interna, retirando o feto por extração podálica.⁷⁴

⚠ Nas situações transversas, quando o dorso é superior, o obstetra deve ficar no mesmo lado do polo cefálico e, então, buscar os pés do feto para realizar uma extração podálica. Quando o dorso é inferior, costuma haver maior dificuldade para buscar os pés; uma mão é aplicada sobre a cabeça e a outra sobre as nádegas, e tenta-se fazer a versão, geralmente para pélvico. Algumas vezes, faz-se necessário realizar uma incisão uterina clássica ou em T invertido para extrair o feto.⁷⁵,⁷⁶

CUIDADOS COM O RECÉM-NASCIDO

🎁 Os cuidados com o recém-nascido são os mesmos utilizados no parto vaginal (ver Cap. 31 – Assistência ao recém-nascido na sala de parto). É recomendado realizar o clampeamento tardio do cordão umbilical. Quando a anestesia utilizada for geral, deve-se ligar rapidamente o cordão umbilical para evitar a passagem de anestésico ao recém-nascido.

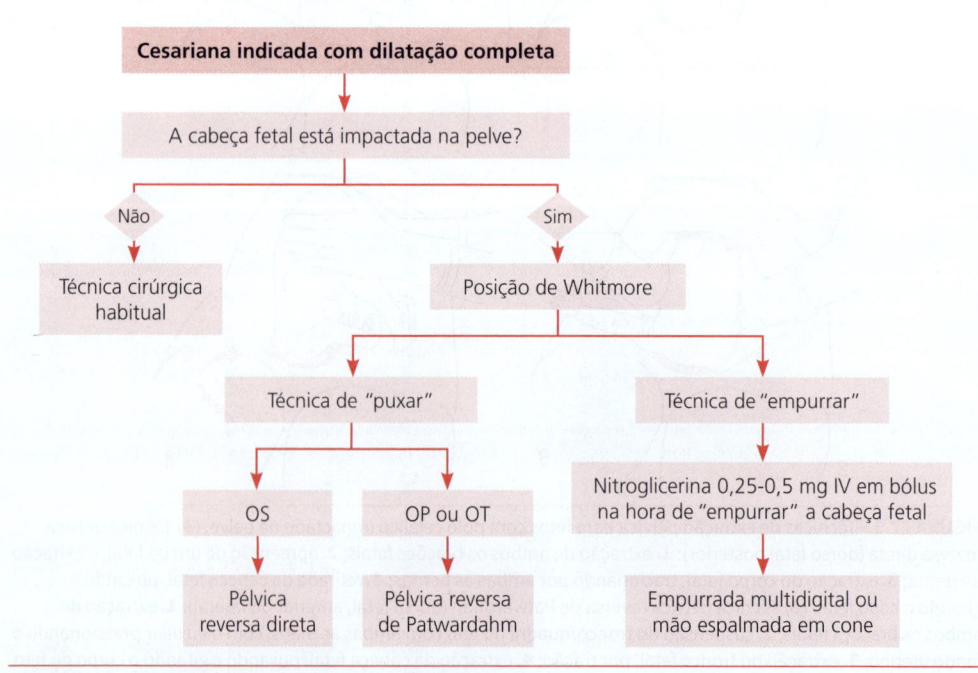

FIGURA 27.4 – Fluxograma de decisão para extração fetal em casos de cabeça impactada na pelve.
OS, occipito-sacra; OP, occito-púbica; OT, occito-transversa.

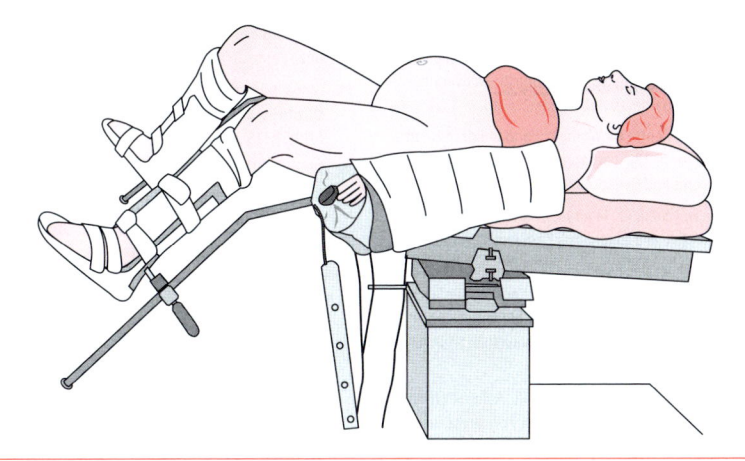

FIGURA 27.5 – Posição de Whitmore.
Fonte: Elaborada com base em Kotdawala e Pandya.[77]

HISTERORRAFIA

Embora os estudos tenham mostrado que o fechamento do útero em dupla camada associa-se a uma incidência de ruptura uterina 2 a 4 vezes menor em um futuro trabalho de parto, duas revisões sistemáticas não conseguiram demonstrar diferença nos desfechos de ruptura uterina ao comparar histerorrafia em uma camada com histerorrafia em duas camadas. Os estudos comparando sutura contínua com pontos cruzados em uma camada versus em duas camadas foram favoráveis à última técnica. Todavia, os estudos comparando sutura contínua sem cruzar os pontos não encontraram diferença entre uma ou duas camadas.[66,78]

FECHAMENTO DO PERITÔNIO

Os folhetos visceral e parietal do peritônio não precisam ser suturados rotineiramente, o que diminui a morbidade febril e a necessidade de analgésicos no pós-operatório.[79]

REFERÊNCIAS

1. Betran AP, Ye J, Moller A-B, Souza JP, Zhang J. Trends and projections of caesarean section rates: global and regional estimates. BMJ Global Health. 2021;6:e005671.
2. Visser GHA, Ayres-de-Campos D, Barnea ER, de Bernis L, Di Renzo GC, Vidarte MFE, et al. FIGO position paper: how to stop the caesarean section epidemic. Lancet. 2018;392(10155):1286-7.
3. Betran AP, Torloni MR, Zhang JJ, Gülmezoglu AM, Aleem HA, Althabe F, et al. WHO statement on caesarean section rates. BJOG. 2016;123(5):667-70.
4. Rudey EL, Leal M do C, Rego G. Cesarean section rates in Brazil: Trend analysis using the Robson classification system. Medicine (Baltimore). 2020;99(17):e19880.
5. Cecatti JG. Crenças e crendices sobre as atuais intervenções durante o trabalho de parto e parto no Brasil. Cad Saude Publica. 2014;30(Suppl 1):S33-5.
6. Souza JP, Betran AP, Dumont A, de Mucio B, Gibbs Pickens CM, Deneux-Tharaux C, et al. A global reference for caesarean section rates (C-Model): a multicountry cross-sectional study. BJOG. 2016;123(3):427-36.
7. Todman D. A history of caesarean section: from ancient world to the modern era. Aust N Z J Obstet Gynaecol. 2007;47(5):357-61.
8. Chaillet N, Dumont A. Evidence-based strategies for reducing cesarean section rates: a meta-analysis. Birth. 2007;34(1):53-64.
9. Accetta SG, Salazar CC, Vettorazzi J, Capp E, Oppermann MLR, Ramos FR. Cesariana primária em nulíparas – fatores de risco em hospital público universitário. Clin Biomed Res. 2013; 33(3/4):41009.
10. Sabol B, Denman MA, Guise J-M. Vaginal birth after cesarean: an effective method to reduce cesarean. Clin Obstet Gynecol. 2015;58(2):309-19.
11. Hirshberg A, Srinivas SK. Role of operative vaginal deliveries in prevention of cesarean deliveries. Clin Obstet Gynecol. 2015;58(2):256-62.
12. Brasil. Ministério da Saúde. Diretrizes de atenção à gestante: a operação cesariana. Brasília: CONITEC; 2016.
13. Brasil. Ministério da Saúde. Cartilha nova organização do cuidado ao parto e nascimento para melhores resultados de saúde: Projeto Parto Adequado - fase 1. Brasília: MS; 2016.
14. Instituto de Estudos de Saúde Suplementar. Número de cesarianas cai na saúde suplementar[Internet]. São Paulo: IESS; 2021[capturado em 2 jan. 2022]. Disponível em: https://iess.org.br/publicacao/blog/numero-de-cesarianas-cai-na-saude-suplementar.

15. Smith V, Gallagher L, Carroll M, Hannon K, Begley C. Antenatal and intrapartum interventions for reducing caesarean section, promoting vaginal birth, and reducing fear of childbirth: an overview of systematic reviews. PLoS One. 2019;14(10):e0224313.
16. National Collaborating Centre for Women´s and Children Health. NICE clinical guidelines nº 132: caesarean section. London: Royal College of Obstetricians and Gynaecologists; 2011.
17. Thakur V, Chiheriya H, Thakur AK, Mourya S. Study of maternal and fetal outcome in elective and emergency caesarean section. Int J Med Res Rev. 2015;3(11):1300-5.
18. Villar J, Valladares E, Wojdyla D, Zavaleta N, Carroli G, Velazco A, et al. Caesarean delivery rates and pregnancy outcomes: the 2005 WHO global survey on maternal and perinatal health in Latin America. Lancet. 2006;367(9525):1819-29.
19. Tähtinen RM, Cartwright R, Tsui JF, Aaltonen RL, Aoki Y, Cárdenas JL, et al. Long-term impact of mode of delivery on stress urinary incontinence and urgency urinary incontinence: a systematic review and meta-analysis. Eur Urol. 2016;70(1):148-58.
20. Rortveit G, Daltveit AK, Hannestad YS, Hunskaar S, Norwegian EPINCONT Study. Urinary incontinence after vaginal delivery or cesarean section. N Engl J Med. 2003;348(10):900-7.
21. Hallock JL, Handa VL. The epidemiology of pelvic floor disorders and childbirth: an update. Obstet Gynecol Clin North Am. 2016;43(1):1-13.
22. Nelson RL, Furner SE, Westercamp M, Farquhar C. Cesarean delivery for the prevention of anal incontinence. Cochrane Database Syst Rev. 2010;(2):CD006756.
23. Hannah ME, Whyte H, Hannah WJ, Hewson S, Amankwah K, Cheng M, et al. Maternal outcomes at 2 years after planned cesarean section versus planned vaginal birth for breech presentation at term: the international randomized Term Breech Trial. Am J Obstet Gynecol. 2004;191(3):917-27.
24. American College of Obstetricians and Gynecologists. ACOG Committee Opinion No. 386 November 2007: cesarean delivery on maternal request. Obstet Gynecol. 2007;110:1209-12. 1.
25. Kennare R, Tucker G, Heard A, Chan A. Risks of adverse outcomes in the next birth after a first cesarean delivery. Obstet Gynecol. 2007;109(2 Pt 1):270-6.
26. Amorim MMR, Souza ASR, Porto AMF. Indicações de cesariana baseadas em evidências: parte I. Femina. 2010;38(8):415-22.
27. Martins-Costa SH, Hammes LS, Ramos JG, Arkader J, Corrêa MD, Camano L. Cesariana – indicações: projeto diretrizes. São Paulo: Febrasgo/AMB/CFM; 2002.
28. Brasil. Ministério da Saúde. Cadernos de atenção básica: atenção ao pré-natal. Brasília: MS; 2012.
29. American College of Obstetricians and Gynecologists, Society for Maternal-Fetal Medicine, Caughey AB, Cahill AG, Guise J-M, Rouse DJ. Safe prevention of the primary cesarean delivery. Am J Obstet Gynecol. 2014;210(3):179-93.
30. Tahseen S, Griffiths M. Vaginal birth after two caesarean sections (VBAC-2)-a systematic review with meta-analysis of success rate and adverse outcomes of VBAC-2 versus VBAC-1 and repeat (third) caesarean sections. BJOG. 2010;117(1):5-19.
31. Wells E, Cunningham FG. Choosing the route of delivery after cesarean birth. Waltham: UpToDate; 2016.
32. Grobman WA, Lai Y, Landon MB, Spong CY, Leveno KJ, Rouse DJ, et al. Development of a nomogram for prediction of vaginal birth after cesarean delivery. Obstet Gynecol. 2007;109(4):806-12.
33. Royal College of Obstetricians and Gynecologists. Birth after previous cesarean birth. Londo: RCOG; 2015.
34. Tanos V, Toney ZA. Uterine scar rupture - Prediction, prevention, diagnosis, and management. Best Pract Res Clin Obstet Gynaecol. 2019;59:115-31.
35. Sarwar I, Akram F, Khan A, Malik S, Islam A, Khan K. Validity of transabdominal ultrasound scan in the prediction of uterine scar thickness. J Ayub Med Coll Abbottabad. 2020;32(1):68-72.
36. Hannah ME, Hannah WJ, Hewson SA, Hodnett ED, Saigal S, Willan AR. Planned caesarean section versus planned vaginal birth for breech presentation at term: a randomised multicentre trial. Term Breech Trial Collaborative Group. Lancet. 2000;356(9239):1375-83.
37. Haddad SEMT, Cececatti JG. Estratégias dirigidas aos profissionais para a redução das cesáreas desnecessárias no Brasil. Rev Bras Ginecol Obstet. 2011;33(5):252-62.
38. Penn Z, Ghaem-Maghami S. Indications for caesarean section. Best Pract Res Clin Obstet Gynaecol. 2001;15(1):1-15.
39. Farinelli CK, Hameed AB. Cardiopulmonary resuscitation in pregnancy. Cardiol Clin. 2012;30(3):453-61.
40. Benson MD, Padovano A, Bourjeily G, Zhou Y. Maternal collapse: challenging the four-minute rule. EBioMedicine. 2016;6:253-7.
41. Rose CH, Faksh A, Traynor KD, Cabrera D, Arendt KW, Brost BC. Challenging the 4- to 5-minute rule: from perimortem cesarean to resuscitative hysterotomy. Am J Obstet Gynecol. 2015;213(5):653-6, 653.e1.
42. Negrini R. Síndromes hemorrágicas do segundo trimestre. Urgências e emergências obstétricas e saúde da mulher. Brasília: BNDES; Hospital Israelita Albert Einstein; 2016.
43. American College of Obstetricians and Gynecologists. ACOG practice bulletin clinical management guidelines for obstetrician-gynecologists. Number 40, November 2002. Obstet Gynecol. 2002;100(5 Pt 1):1045-50.
44. Bérard J, Dufour P, Vinatier D, Subtil D, Vanderstichèle S, Monnier JC, et al. Fetal macrosomia: risk factors and outcome. A study of the outcome concerning 100 cases >4500 g. Eur J Obstet Gynecol Reprod Biol. 1998;77(1):51-9.
45. Ricci AG, Brizot M de L, Liao AW, Nomura RMY, Zugaib M. Acurácia da estimativa ultrassonográfica do peso fetal e influência de fatores maternos e fetais. Rev Bras Ginecol Obstet. 2011;33(9):240-5.
46. Barzilay E, Gadot Y, Koren G. Safety of vaginal delivery in very low birthweight vertex singletons: a meta-analysis. J Matern Fetal Neonatal Med. 2016;29(22):3724-9.
47. Norwitz ER. Cesarean delivery on maternal request [Internet]. Waltham: UpToDate; 2016 [capturado em 2 jan. 2022]. Disponível em: https://www.uptodate.com/contents/cesarean-birth-on-maternal-request.
48. Morrison JJ, Rennie JM, Milton PJ. Neonatal respiratory morbidity and mode of delivery at term: influence of timing of elective caesarean section. Br J Obstet Gynaecol. 1995;102(2):101-6.
49. Hansen AK, Wisborg K, Uldbjerg N, Henriksen TB. Elective caesarean section and respiratory morbidity in the term and near-term neonate. Acta Obstet Gynecol Scand. 2007;86(4):389-94.
50. Brasil. Conselho Federal de Medicina. Resolução CFM nº 2.284 de 22 de outubro de 2020. Dispõe que é ético o médico atender à vontade da gestante de realizar parto cesariano, garantidas a autonomia do médico e da paciente e a segurança do binômio materno-fetal, e revoga a Resolução CFM nº 2.144/2016, publicada no DOU

de 22 de junho de 2016, Seção I, p. 138. Diário Oficial da União. 2021;96(Seção 1):143.

51. Dahlke JD, Mendez-Figueroa H, Maggio L, Hauspurg AK, Sperling JD, Chauhan SP, et al. Prevention and management of postpartum hemorrhage: a comparison of 4 national guidelines. Am J Obstet Gynecol. 2015;213(1):76.e1-76.e10.

52. Strand EA, Dickison SM. Evidence-based cesarean delivery guidelines [Internet]. Cranbury: Contemporary OB/GYN; 2019 [capturado em 02 jan. 2022]. Disponível em: https://www.contemporaryobgyn.net/view/evidence-based-cesarean-delivery-guidelines.

53. Vitale SG, Marilli I, Cignini P, Padula F, D'Emidio L, Mangiafico L, et al. Comparison between modified Misgav-Ladach and Pfannenstiel-Kerr techniques for cesarean section: review of literature. J Prenat Med. 2014;8(3-4):36-41.

54. Mathai M, Hofmeyr GJ, Mathai NE. Abdominal surgical incisions for caesarean section. Cochrane Database Syst Rev. 2013;(5):CD004453.

55. Sutton AL, Sanders LB, Subramaniam A, Jauk VC, Edwards RK. Abdominal incision selection for cesarean delivery of women with class III obesity. Am J Perinatol. 2016;33(6):547-51.

56. Haas DM, Morgan S, Contreras K. Vaginal preparation with antiseptic solution before cesarean section for preventing postoperative infections. Cochrane Database Syst Rev. 2014;(12):CD007892.

57. American College of Obstetricians and Gynecologists. ACOG practice bulletin no. 120: use of prophylactic antibiotics in labor and delivery. Obstet Gynecol. 2011;117(6):1472-83.

58. Mackeen AD, Packard RE, Ota E, Berghella V, Baxter JK. Timing of intravenous prophylactic antibiotics for preventing postpartum infectious morbidity in women undergoing cesarean delivery. Cochrane Database Syst Rev. 2014;(12):CD009516.

59. Anorlu RI, Maholwana B, Hofmeyr GJ. Methods of delivering the placenta at caesarean section. Cochrane Database Syst Rev. 2008;(3):CD004737.

60. Dahlke JD, Mendez-Figueroa H, Rouse DJ, Berghella V, Baxter JK, Chauhan SP. Evidence-based surgery for cesarean delivery: an updated systematic review. Am J Obstet Gynecol. 2013;209(4):294-306.

61. Zaphiratos V, George RB, Boyd JC, Habib AS. Uterine exteriorization compared with in situ repair for Cesarean delivery: a systematic review and meta-analysis. Can J Anaesth. 2015;62(11):1209-20.

62. Chelmow D, Rodriguez EJ, Sabatini MM. Suture closure of subcutaneous fat and wound disruption after cesarean delivery: a meta-analysis. Obstet Gynecol. 2004;103(5 Pt 1):974-80.

63. Mangesi L, Hofmeyr GJ. Early compared with delayed oral fluids and food after caesarean section. Cochrane Database Syst Rev. 2002;(3):CD003516.

64. Orji EO, Olabode TO, Kuti O, Ogunniyi SO. A randomised controlled trial of early initiation of oral feeding after cesarean section. J Matern Fetal Neonatal Med. 2009;22(1):65-71.

65. Magann EF, Chauhan SP, Bufkin L, Field K, Roberts WE, Martin JN. Intra-operative haemorrhage by blunt versus sharp expansion of the uterine incision at caesarean delivery: a randomised clinical trial. BJOG. 2002;109(4):448-52.

66. Dodd JM, Anderson ER, Gates S, Grivell RM. Surgical techniques for uterine incision and uterine closure at the time of caesarean section. Cochrane Database Syst Rev. 2014;(7):CD004732.

67. Cromi A, Ghezzi F, Di Naro E, Siesto G, Loverro G, Bolis P. Blunt expansion of the low transverse uterine incision at cesarean delivery: a randomized comparison of 2 techniques. Am J Obstet Gynecol. 2008;199(3):292.e1-6.

68. Berghella V. Cesarean birth: surgical technique [Internet]. Waltham: UpToDate; 2022 [capturado em 2 jan. 2022]. Disponível em: https://www.uptodate.com/contents/cesarean-birth-surgical-technique.

69. Lenz F, Kimmich N, Zimmermann R, Kreft M. Maternal and neonatal outcome of reverse breech extraction of an impacted fetal head during caesarean section in advanced stage of labour: a retrospective cohort study. BMC Pregnancy and Childbirth. 2019;19(1):98.

70. Barbieri RL. Difficult fetal extraction at cesarean delivery: What should you do? OBG Manag. 2012;24(1):8-12.

71. David M, Nierhaus M, Schauß B, Vetter K. Prophylaktische intravenöse Nitroglycerinapplikation bei der Sectio caesarea zur Erleichterung der Entwicklung von Kindern zwischen 500 und 1500 g - gibt es negative Effekte für das Neugeborene? Z Geburtshilfe Neonatol. 2001;205(4):137-42.

72. Saha PK, Gulati R, Goel P, Tandon R, Huria A. Second stage caesarean section: evaluation of patwardhan technique. J Clin Diagn Res. 2014;8(1):93-5.

73. Cunningham FG, Leveno KJ, Bloom SL, Hauth JC, Rouse DJ, Spong CY. Cesariana e histerectomia periparto. In: Cunningham FG, Leveno KJ, Bloom SL, Dashe JS, Hoffman BL, Casey BM, et al., organizadores. Obstetrícia de Williams. 25. ed. Porto alegre: AMGH; 2021. p. 566-90.

74. Greenberg J, Lassey S. Cesarean birth: management of the deeply impacted head and the floating head[Internet]. Waltham: UpToDate; 2022 [capturado em 2 jan. 2022]. Disponível em: https://www.uptodate.com/contents/cesarean-birth-management-of--the-deeply-impacted-head-and-the-floating-head.

75. Abnormal labor. In: Cunningham FG, Leveno KJ, Bloom SL, Hauth JC, Rouse DJ, Spong CY. Williams Obstetrics. 23rd ed. New York: McGraw-Hill; 2010. p. 464-89.

76. Strauss RA, Herrera CA. Transverse fetal lie[Internet]. Waltham: UpToDate; 2022 [capturado em 2 jan. 2022]. Disponível em: https://www.uptodate.com/contents/transverse-fetal-lie.

77. Kotdawala PJ, Pandya MJ. Difficulty in the delivery of a baby during LSCS. In: Gandhi A, Malhotra N, Malhotra J, Gupta N, Bora NM, editors. Principles of critical care in obstetrics. Cham: Springer; 2016. v.1, p. 355-68.

78. Roberge S, Chaillet N, Boutin A, Moore L, Jastrow N, Brassard N, et al. Single- versus double-layer closure of the hysterotomy incision during cesarean delivery and risk of uterine rupture. Int J Gynaecol Obstet. 2011;115(1):5-10.

79. Bamigboye AA, Hofmeyr GJ. Closure versus non-closure of the peritoneum at caesarean section: short- and long-term outcomes. Cochrane Database Syst Rev. 2014;(8):1-79.

28

PARTO VAGINAL INSTRUMENTADO*

SÉRGIO H. MARTINS-COSTA
JOSÉ GERALDO LOPES RAMOS
ANA SELMA BERTELLI PICOLOTO
TERESINHA ZANELLA
JÚLIA STEINSTRASSER KOWACS

O parto vaginal instrumentado (também denominado parto vaginal operatório – PVO) é aquele no qual o obstetra usa instrumentos (fórcipe, vácuo-extrator ou dispositivo de Odón) para auxiliar o nascimento por via vaginal. A decisão sobre a utilização do parto vaginal instrumentado deve levar em consideração o impacto materno e fetal do uso desses instrumentos contra as alternativas de manter a conduta expectante ou optar pela cesariana.

Prevalência

A prevalência do parto vaginal instrumentado varia em diferentes regiões, girando em torno de 1 a 23% dos partos vaginais. Nos Estados Unidos, em 2014, 3,2% dos partos foram instrumentados, sendo 0,57% com uso de fórcipe e 2,64% com uso de vácuo-extrator.[1] No Hospital de Clínicas de Porto Alegre (HCPA), entre os anos de 2004 e 2021, a taxa média de partos instrumentados foi de 3,04%, com uma variação entre 1,86% (em 2010) e 5,05% (em 2020). Em razão da indisponibilidade de vácuo-extrator e do dispositivo de Odón, todos os partos instrumentados do HCPA foram realizados com fórcipe.

---

*Os coautores agradecem a Fernando Freitas pela contribuição dada à escrita deste capítulo na edição anterior.

Segurança no parto vaginal instrumentado

Para a execução de um PVO qualificado, são necessárias habilidades técnicas e sensibilidade por parte do obstetra, assim como conhecimentos teóricos, reavaliação constante da situação, habilidades motoras finas que respondam ao *feedback* tátil, comunicação simultânea com a equipe assistencial e com a paciente e seu acompanhante.[2] Todo esse aprendizado demanda tempo. Também é importante considerar que o ensino na prática é dificultado porque o PVO é indicado principalmente em situações de urgência ou emergência, além do fato de o número de professores capacitados para o uso do fórcipe estar em declínio. Tais fatores podem ajudar a explicar por que muitos residentes não se sentem competentes na execução do fórcipe.[3]

Os métodos tradicionais de ensino de procedimentos cirúrgicos são, em geral, restritos à observação direta do procedimento e à imitação, mas métodos alternativos para treinamento do PVO devem ser considerados.

Uma revisão sistemática em 2019 avaliou o treinamento de simulação para PVO entre residentes de obstetrícia e ginecologia. Oito estudos foram incluídos na análise, mas apenas dois estudaram também desfechos maternos e neonatais.[4] Em um deles, foi encontrada uma redução de 22% nas taxas de laceração perineal de terceiro e quarto graus entre as pacientes assistidas por residentes que completaram o treinamento de simulação para fórcipe, quando comparadas com pacientes atendidas por residentes que não o fizeram; ajustando para fatores de risco maternos e de parto conhecidos para laceração perineal, a magnitude da redução aumentou para 26%.[5] O segundo estudo incluído nessa revisão foi um estudo de caso-controle que analisou treinamento de PVO com ambas as modalidades – fórcipe e vácuo –, no qual foi observada diminuição das taxas de internações em unidade de terapia intensiva (UTI) neonatal e de lesões faciais e de couro cabeludo em recém-nascidos. Com relação a desfechos maternos, não foram encontradas diferenças em lacerações de esfíncter anal, mas houve diminuição significativa de lacerações cervicais, vaginais altas e na região labial.[6] Apesar de encontrarem limitações metodológicas nos estudos avaliados, os autores dessa revisão concluíram que o treinamento por meio da simulação do PVO oferece uma ferramenta promissora para aumentar a habilidade do residente (havendo associação com melhorias no conhecimento, no desempenho técnico e no conforto com o procedimento), bem como para melhorar os desfechos maternos e neonatais.

Devido à necessidade de oferecer um treinamento estruturado de habilidades para o PVO, está em estudo o curso de treinamento de simulação de parto cirúrgico, conhecido como ROBuST (RCOG Operative Birth Simulation Training) course). O curso tem duração de um dia e consiste em curtas palestras e simulações com demonstrações e atividades práticas para aplicação de fórcipe e vácuo-extrator com a utilização de manequins (pelve e bebê).[2] Uma avaliação rigorosa do impacto de tal curso está em andamento em quatro centros na Inglaterra – o estudo STROBE (Simulation TRaining for Operative vaginal Birth Evaluation).[7]

Indicações

A decisão de realizar um parto vaginal instrumentado é tomada durante o período expulsivo, após a ponderação de riscos e benefícios de se aguardar mais tempo pelo nascimento espontâneo ou de se indicar uma cesariana de urgência. Fatores de risco pré-operatórios não predizem com acurácia se o procedimento terminará com sucesso ou não.[8]

As indicações de parto instrumentado devem se situar em uma ou mais das seguintes situações: 1) período expulsivo prolongado; 2) suspeita de comprometimento fetal (condição fetal não tranquilizadora); e 3) encurtamento do segundo período do parto para benefício materno (Quadro 28.1).

PERÍODO EXPULSIVO PROLONGADO

Aguardar mais do que 2 horas de período expulsivo ativo (com puxos) em primíparas, com e sem analgesia, ou mais do que uma hora em multíparas, com ou sem analgesia, pode aumentar consideravelmente os riscos de distocia e acidemia neonatal.[9]

Recomendações do Royal College of Obstetricians and Gynaecologists (RCOG),[10] do American College of Obstetricians and Gynecologists (ACOG)[11] e da Society for Maternal-Fetal Medicine

Quadro 28.1 – Possíveis indicações para uso de vácuo-extrator ou fórcipe

- Complicações maternas que contraindiquem a manobra de Valsalva (p. ex., distúrbios cardiovasculares, pulmonares ou neurológicos, descolamento de retina)
- Dificuldade ou impossibilidade de utilização adequada da prensa abdominal (p. ex., distúrbios neurológicos ou musculares, eclâmpsia, hérnias abdominais)
- Condição fetal não tranquilizadora (p. ex., bradicardia persistente, descolamento prematuro da placenta)
- Prolapso de cordão umbilical (indicação exclusiva para fórcipe)
- Falha da progressão da descida e/ou da rotação da apresentação
- Período expulsivo prolongado
- Exaustão materna
- Cabeça derradeira no parto pélvico

(SMFM)[12] estendem esse tempo em gestantes sob analgesia do neuroeixo para até 3 horas em nulíparas e 2 horas em multíparas, computando, nesse período, a fase passiva e a fase ativa do segundo período do parto, desde que asseguradas as boas condições da gestante e do feto, e que se evidencie progressão na descida da apresentação. Todos os limites de tempo são definidos para fetos em bom estado. Pode-se optar pela utilização do parto vaginal instrumentado antes de alcançar tais limites de tempo quando houver exaustão materna e se estiverem presentes condições seguras para aplicação de fórcipe ou vácuo-extrator.

SUSPEITA DE COMPROMETIMENTO FETAL

O parto instrumentado está indicado em caso de suspeita de comprometimento fetal (p. ex., condição fetal não tranquilizadora ou descolamento prematuro da placenta [DPP]) e desde que haja condições para sua realização com segurança; caso contrário, deve ser indicada uma cesariana.

DOENÇAS MATERNAS

O uso do fórcipe está indicado quando as manobras de Valsava do período expulsivo estiverem contraindicadas ou nos casos em que devem ser minimizadas (p. ex., doenças cardíacas, neurológicas ou pulmonares).

■ Contraindicações

O parto instrumentado está contraindicado quando o obstetra acredita que o risco para a parturiente ou para o feto é inaceitável. O **Quadro 28.2** exemplifica algumas dessas situações, mas não todas.

■ Pré-requisitos

Além da experiência do obstetra na utilização do instrumento escolhido, os seguintes pré-requisitos devem ser atendidos para a realização de um parto vaginal instrumentado:
- Dilatação completa.
- Membranas amnióticas rotas.
- Ausência de impedimento de tecidos moles ou duros no trajeto.

Quadro 28.2 – Contraindicações para uso de vácuo-extrator ou fórcipe

- Distúrbios desmineralizantes fetais conhecidos (p. ex., osteogênese imperfeita)
- Distúrbios hemorrágicos fetais (p. ex., hemofilia, trombocitopenia fetal)
- Altura do polo cefálico acima do plano das espinhas isquiáticas
- Posição fetal desconhecida
- Apresentações anômalas (p. ex., face ou fronte com mento posterior)
- Suspeita de desproporção cefalopélvica
- Prematuridade: contraindicação relativa; o vácuo-extrator não deve ser utilizado antes da 34ª semana de gestação, devido ao aumento do risco de hemorragia intraventricular
- Macrossomia fetal em gestante diabética (aumento do risco de distocia de ombro)

- Volume (cabeça fetal) e espaço (pelve) compatíveis (ausência de desproporção cefalopélvica).
- Apresentação no plano +2 de De Lee ou abaixo deste.
- Diagnóstico correto da variedade de posição: se a variedade de posição fetal não puder ser determinada com acurácia pelo exame clínico, uma avaliação ultrassonográfica pode ser utilizada para determinar a variedade de posição correta, identificando-se as estruturas intracranianas fetais, incluindo cerebelo, órbitas e sulco da linha média.[13]
- Presença de profissional capacitado.
- Presença de equipe capacitada para ressuscitação neonatal.
- Ausência de coagulopatia ou distúrbio de desmineralização fetais.
- Consentimento da paciente com o procedimento, registrado em prontuário médico.
- Possibilidade de realização de cesariana imediata, se necessário.
- Segurança de que todos os pré-requisitos foram preenchidos.

O uso da ultrassonografia (US) transabdominal e translabial durante o trabalho de parto pode auxiliar o diagnóstico da variedade de apresentação e a avaliação da probabilidade de sucesso do parto transvaginal no segundo período. A posição da cabeça fetal pode ser avaliada pelo exame transabdominal: acima da sínfise púbica, a visualização anterior das órbitas fetais confirma uma variedade occipitoposterior; um eco do corpo caloso na linha média identifica uma variedade transversa; o exame ultrassonográfico translabial no segundo período, definindo com mais precisão a altura da apresentação e medindo o ângulo de progressão, parece identificar melhor as parturientes que terão sucesso com o parto vaginal, instrumentado ou não, e aquelas que necessitarão de uma cesariana intraparto.[14]

Classificação

A classificação para partos vaginais assistidos (fórcipe e vácuo-extrator) leva em consideração os dois principais fatores de risco para o binômio materno-fetal: a altura da apresentação e o grau de rotação.[15]

1. **Fórcipe ou vácuo-extrator de alívio**
   - O couro cabeludo é visível no introito vaginal sem a separação dos lábios.
   - O crânio fetal ocupa o assoalho pélvico.
   - A cabeça fetal está no períneo.
   - A sutura sagital está no diâmetro anteroposterior ou nas variedades de posição oblíquas – occipitoanterior (direita ou esquerda) e occipitoposterior (direita ou esquerda).
   - A rotação não excede 45°.
2. **Fórcipe ou vácuo-extrator baixo**
   - O ponto mais baixo da cabeça fetal está no plano ≥ +2 de De Lee, mas não no assoalho pélvico.
   - Pode ser classificado em sem rotação ou com rotação:
     - Sem rotação: rotação ≤ 45° da esquerda ou direita anterior para occipitopúbica, ou da esquerda ou direita posterior para occipitossacra.
     - Com rotação: rotação > 45°.
3. **Fórcipe ou vácuo-extrator médio**
   - A cabeça fetal encontra-se acima do plano +2 de De Lee, porém insinuada.

A classificação relativa a "fórcipe ou vácuo-extrator alto" foi eliminada, uma vez que esses instrumentos não são mais utilizados na obstetrícia moderna.

Preparo da paciente

ANALGESIA

Embora não seja imprescindível, o uso de analgesia obstétrica (bloqueio anestésico epidural ou subdural) deve ser incentivado durante o uso do fórcipe, pois diminui o desconforto materno. O bloqueio do plexo do nervo pudendo é de qualidade inferior ao bloqueio espinal, porém é uma opção a ser considerada, principalmente nos casos de urgência. Cabe ressaltar que a analgesia espinal não aumenta o risco de parto vaginal instrumentado.[16]

PROFILAXIA ANTIMICROBIANA

⭐ A profilaxia antimicrobiana está indicada em todos os partos vaginais instrumentados, pois comprovadamente reduz a taxa de infecções superficiais e profundas de episiotomia, deiscência de sutura, infecções maternas graves, dor perineal e consultas após a alta devido a complicações perineais. A profilaxia antimicrobiana não está associada à redução das taxas de endometrite, à diminuição do tempo de internação ou à redução das readmissões hospitalares.[17]

💊 A Organização Mundial da Saúde (OMS) sugere a prescrição de amoxicilina 1 g e ácido clavulânico 200 mg, a serem aplicados durante o procedimento ou no máximo até 6 horas após o parto.[18]

💊 No HCPA, a profilaxia é feita com cefazolina 2 g IV. Para as pacientes com índice de massa corporal (IMC) ≥ 35 kg/m² ou ≥ 120 kg, a dose de cefazolina é de 3 g. Se a paciente for alérgica a β-lactâmicos, está indicada a associação de clindamicina (600-900 mg) com gentamicina (5 mg/kg). Se a perda sanguínea estimada for maior do que 1.500 mL, deve ser administrada uma segunda dose de cefazolina.

EPISIOTOMIA

Embora alguns estudos mais antigos que compararam a episiotomia mediolateral de rotina com a episiotomia seletiva nos partos operatórios não tenham demonstrado haver diferenças significativas em relação à lesão do esfíncter anal, trauma neonatal ou incontinência urinária ou fecal,[19] estudos mais recentes têm demonstrado que a episiotomia mediolateral reduz a incidência de lacerações com acometimento de esfíncter anal.[20] Van Bavel e colaboradores avaliaram uma coorte de 170.690 parturientes (primíparas e multíparas) com partos a vácuo e a fórcipe e demonstraram que a episiotomia mediolateral reduz em 10 a 20 vezes a taxa de lesão esfincteriana nos partos instrumentados.[21]

A episiotomia mediana está associada à ruptura do esfíncter anal e não deve ser indicada.[15] No HCPA, a episiotomia mediolateral é feita rotineiramente nos partos intrumentados.

Escolha do instrumento

A escolha do instrumento a ser utilizado deve ser baseada nos seguintes fatores:
- Variedade de posição da apresentação fetal.
- Nível de treinamento com o instrumento.
- Disponibilidade do instrumento.
- Avaliação dos riscos e benefícios associados a cada instrumento para cada paciente.
- Grau de analgesia materna.

Como regra, considera-se o vácuo-extrator mais seguro para a mãe (associado a menos traumatismos maternos), ao passo que o fórcipe é considerado mais seguro para o feto (associado à menor incidência de céfalo-hematoma e hemorragia retiniana). O vácuo é de mais fácil aplicação, pois necessita de menos analgesia materna e determina menos força sobre a cabeça fetal. O fórcipe, entretanto, pode ser utilizado em fetos prematuros (< 34 semanas), na cabeça derradeira do parto pélvico com feto único ou no segundo gemelar, em fetos com suspeita de coagulopatia ou trombocitopenia, em pacientes com contraindicação para manobra de Valsalva, em partos sob anestesia geral, em casos de prolapso de cordão e em variedades de posições que necessitem de algum grau de rotação dirigida.

Na escolha entre o fórcipe de Simpson (com curvatura pélvica e articulação fixa) e o de Kielland (sem curvatura pélvica e com articulação deslizante), uma boa opção (embora não obrigatória) é reservar o primeiro para as aplicações diretas (occipitopúbicas ou occipitossacras), que não necessitarão de rotação, e o segundo para as demais.

Fórcipe obstétrico

O primeiro fórcipe foi projetado no final do século XVI. Desde então, modificações sucessivas foram tentadas, dando origem a diversos tipos de fórcipe. Há descrição de cerca de 700 tipos, mas, na atualidade, há três mais usados: de Simpson e de Kielland, para as apresentações de vértice, e de Piper, para a cabeça derradeira nas apresentações pélvicas (Figura 28.1).

O fórcipe é constituído por dois ramos articuláveis, e cada ramo tem quatro componentes: o cabo, a articulação, a haste e a colher.

O instrumento foi projetado com uma ou duas curvaturas: uma para acomodar a cabeça fetal

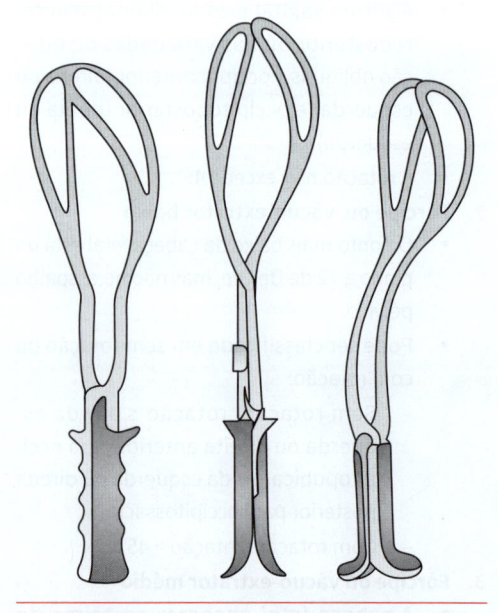

FIGURA 28.1 – Da esquerda para a direita: fórcipe de Simpson, fórcipe de Kielland e fórcipe de Piper.

e a outra para coincidir com a curvatura pélvica (Figura 28.2). O fórcipe de Kielland não tem curvatura pélvica.

PEGA IDEAL

A pega ideal é a biparietomalomentoniana. As colheres estarão simetricamente dispostas a cada lado da cabeça fetal, apreendendo os parietais e os malares, e a ponta atingirá a altura das mandíbulas, ocupando o espaço entre o pavilhão auricular e a fossa orbitária, conforme pode ser visto na Figura 28.3.

São critérios para o diagnóstico da pega ideal:

- A pequena fontanela (lambda ou fontanela posterior) deverá estar à distância de um dedo transverso do plano das hastes.
- A sutura sagital estará perpendicular ao plano das hastes, em toda a sua extensão.
- Ao tentar introduzir um dedo entre o fórcipe e a cabeça fetal, não se deverá ter acesso às fenestras.

TÉCNICA DE APLICAÇÃO

- Posição de litotomia, em que a nádega deve ultrapassar ligeiramente o bordo da mesa ginecológica.
- Analgesia epidural ou pelo bloqueio bilateral dos nervos pudendos.
- Bexiga vazia (sondagem vesical).
- Episiotomia.
- Apresentação do fórcipe (o fórcipe é colocado à frente do períneo, imitando a posição que irá ocupar quando aplicado na pelve).
- Aplicação do fórcipe escolhido.
- Confirmação da boa pega.
- Tração (rotação, se necessário) e extração.

A tração deve ser perpendicular aos planos pélvicos e de acordo com a altura da cabeça (Figura 28.4).

Recomenda-se, no fórcipe médio, a manobra de Pajot. Com a mão direita, segura-se o cabo e a articulação, e a mão esquerda é colocada sobre as hastes para que a força de tração seja exercida no eixo da pelve (Figura 28.5).

Uma boa técnica para se efetuar a tração consiste em sobrepor uma das mãos à outra quando ocorre a aplicação do fórcipe baixo ou de alívio,

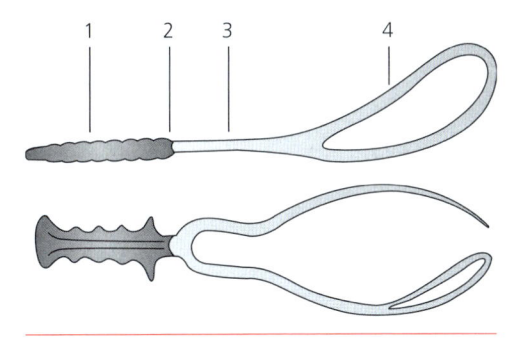

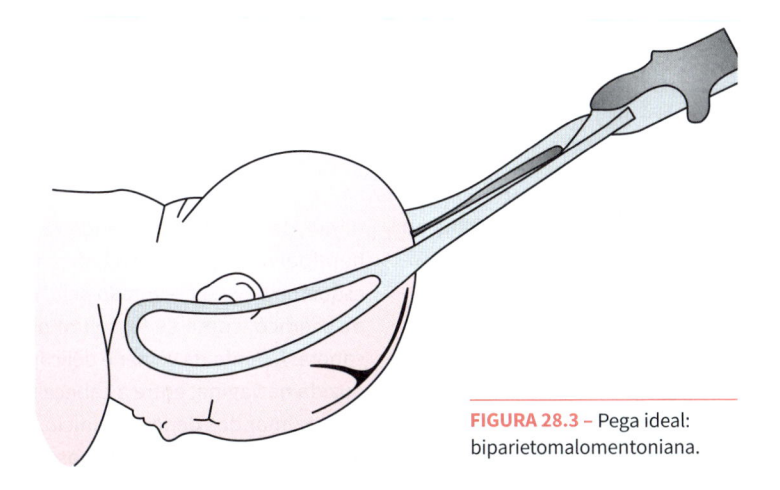

FIGURA 28.2 – Cabo (1), articulação (2), haste (3) e colher (4). Parte superior: curvatura pélvica; parte inferior: curvatura cefálica.

FIGURA 28.3 – Pega ideal: biparietomalomentoniana.

FIGURA 28.4 – Direção a imprimir as trações, que devem ser perpendiculares ao plano pélvico e de acordo com a altura da cabeça.

FIGURA 28.5 – Manobra de Pajot, recomendada na tração das cabeças médias.

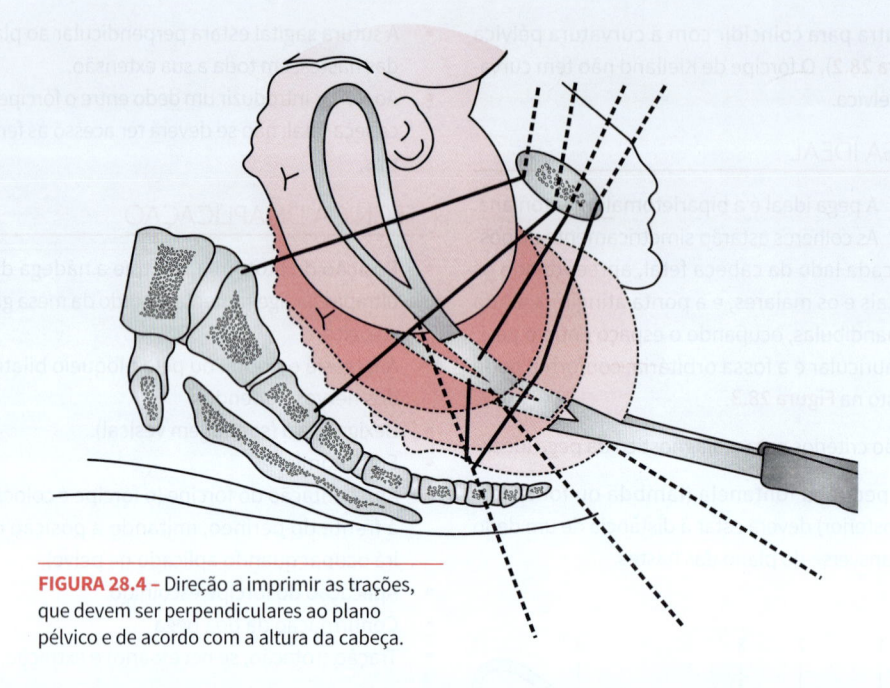

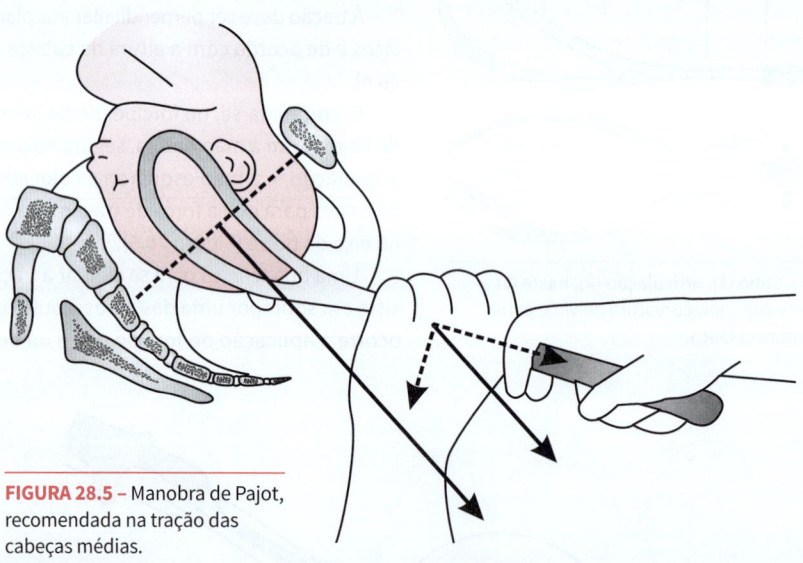

uma vez que, nesses planos, a força se efetua no eixo da pelve (Figura 28.6).

POSIÇÕES DIRETAS

OCCIPITOPÚBICAS

Nas posições occipitopúbicas (OP), o ramo esquerdo será o primeiro a ser introduzido. A mão direita servirá de guia, sendo colocada entre a hemipelve esquerda e a cabeça fetal. O ramo esquerdo deve ser segurado pela mão homônima do médico, como se fosse um punhal ou uma caneta. A ponta da colher é delicadamente introduzida na vagina, entre a cabeça fetal e a superfície palmar dos dedos. No início, o cabo é segurado quase verticalmente, mas, à medida que a

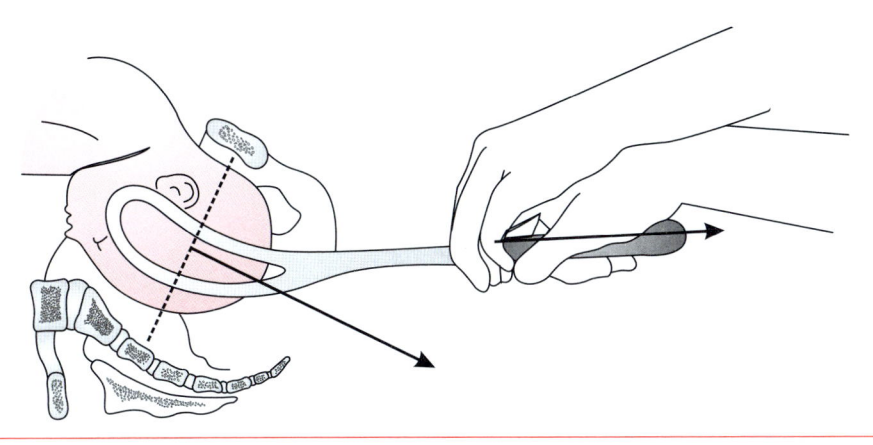

FIGURA 28.6 – Técnica correta de sobreposição das mãos para fórcipe do estreito inferior e baixo.

colher se adapta à cabeça fetal, é abaixado a uma posição próxima à horizontal. Repete-se a mesma técnica de introdução com a colher direita, tendo a mão esquerda como guia (**Figuras 28.7** e **28.8**). Articulam-se os ramos e procede-se à extração com o obstetra sentado. A força de tração deve ser leve ou moderada durante a contração uterina e sempre, se possível, com a ajuda materna.

À medida que a apresentação progride, a força de tração deve ser diminuída para permitir a deflexão espontânea, uma vez que a deflexão instrumental em tempo incorreto é responsável pela maioria dos prolongamentos de episiotomia e das lesões perineais. O fórcipe na deflexão da cabeça fetal deve ser um orientador expectante pronto a efetuar pequenas correções. A desarticulação e a retirada das colheres em tempo hábil da expulsão também são boas condutas.

OCCIPITOSSACRAS

Nas posições occipitossacras (OS), a pega biparietomalomentoniana costuma ser de obtenção mais difícil, devido a certo grau de deflexão da cabeça. A fontanela bregmática pode ser facilmente identificada, mas pode-se confundi-la com a fontanela lambdoide. Procura-se, na posição OS, realizar a

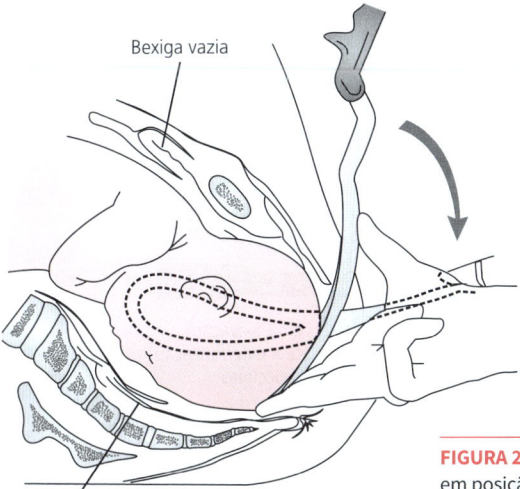

FIGURA 28.7 – Aplicação do fórcipe de Simpson em posição occipitopúbica.
Fonte: Elaborada com base em Cunningham e colaboradores.[22]

FIGURA 28.8 – Extração do fórcipe de Simpson em posição occipitopúbica.
Fonte: Elaborada com base em Cunningham e colaboradores.[22]

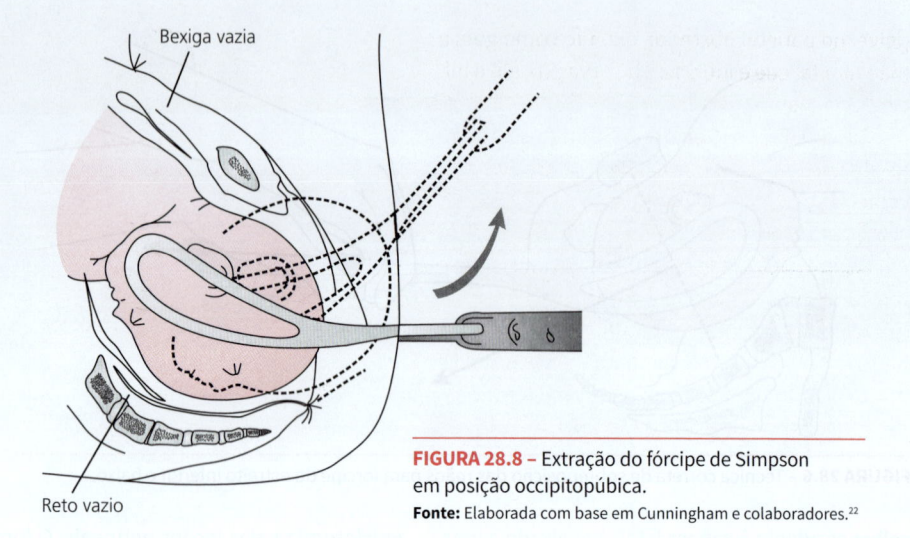

pega biparietomalomentoniana, e a introdução das colheres não é diferente da aplicação na posição OP. Dependendo da altura da apresentação, deve-se inicialmente efetuar:

1. Tração para baixo até o preenchimento do assoalho pélvico e a distensão do períneo.
2. Tração horizontal até que a base do nariz esteja sobre o púbis.
3. Levantamento lento dos cabos até o afloramento do occipital, seguido de movimento lento para baixo com liberação do nariz, da face e do queixo (Figura 28.9).

POSIÇÕES OBLÍQUAS

Nas posições oblíquas, o primeiro ramo a ser introduzido deve ser o que ficará em contato com o parietal posterior, ou seja, com o quadrante posterior da pelve.

OCCIPITOANTERIOR ESQUERDA

Na posição occipitoanterior esquerda (OAE), o fórcipe é colocado na frente do períneo, imitando a posição que ocupará quando inserido na pelve. Segura-se o ramo esquerdo, introduzindo-o na

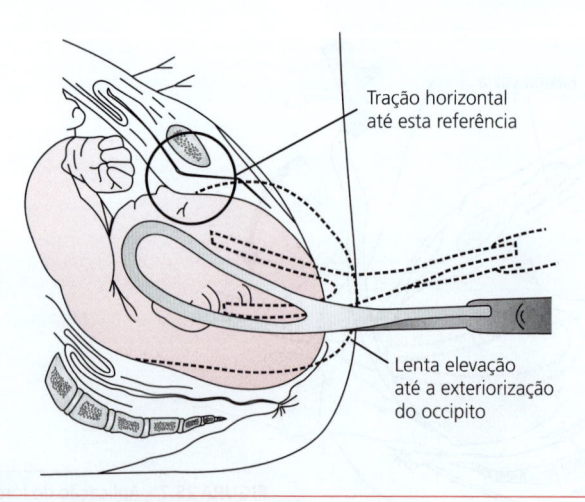

FIGURA 28.9 – Tração e extração em posição occipitossacra.
Fonte: Elaborada com base em Cunningham e colaboradores.[22]

pelve, no parietal posterior, usando como guia a mão direita, que é introduzida na vagina até o início da palma.

O ramo direito será locado usando-se a espiral de Lachapelle (Figura 28.10). Introduz-se a colher de cima para baixo até que ela seja preenchida pela cabeça fetal. Segue-se um movimento em espiral tríplice de abaixamento, translação e torção, fazendo a colher alocar-se no parietal anterior. Quando esse ramo não ficar bem posicionado, e para evitar a pegada oblíqua ou frontomastóidea, utilizam-se pequenas correções com o dedo indicador, como se fosse a manobra errante ou deslizante do fórcipe de Kielland nas posições transversas.

Após a articulação do fórcipe e a confirmação da boa pega, procede-se à tração e à rotação, que são realizadas classicamente com um movimento de grande arco executado nos cabos (Figura 28.11).

Nas posições anteriores, devido à tração e à descida da cabeça, há grande facilidade de rotação, que pode ser efetuada por um pequeno movimento de chave dos cabos sem dano materno e fetal (Figura 28.12).

OCCIPITOANTERIOR DIREITA

Na posição occipitoanterior direita (OAD), a aplicação é idêntica à da OAE, mas o primeiro ramo

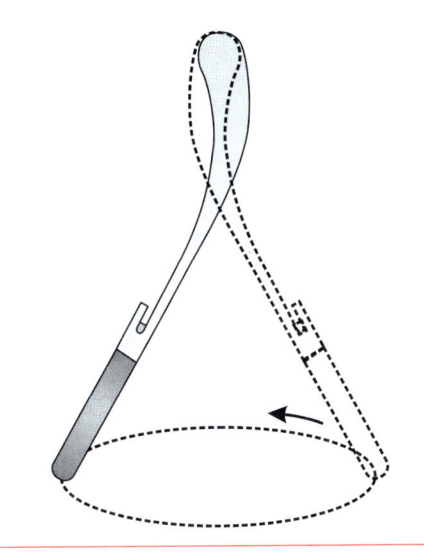

FIGURA 28.11 – A melhor maneira de executar a rotação da cabeça fetal com o fórcipe: circundação segundo o eixo das colheres e a atuação da força sobre os cabos, em movimento amplo. A base do cone corresponde à extremidade manual do instrumento.

introduzido deverá ser o direito. Nesses casos, ao articular os ramos, é preciso descruzá-los.

OBLÍQUAS POSTERIORES

Nas posições oblíquas posteriores, a rotação manual deve ser tentada. Na posição occipitoposterior esquerda (OPE), com a mão direita apreen-

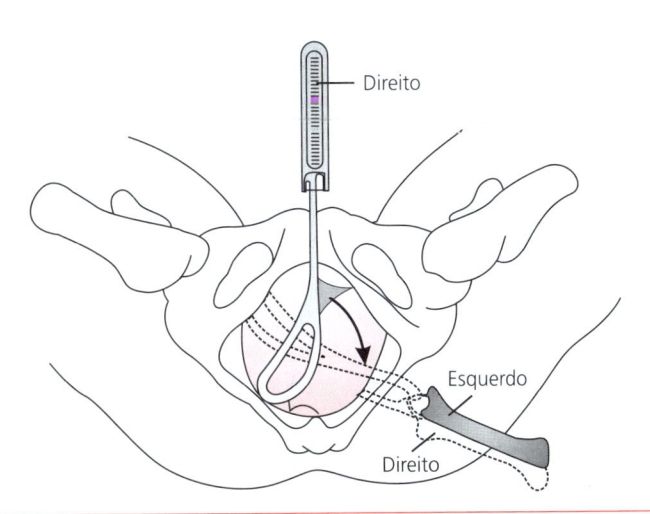

FIGURA 28.10 – Aplicação em posição occipitoanterior esquerda. Locado o esquerdo posterior, o segundo ramo anterior direito é levado a fazer a espiral de Lachapelle.

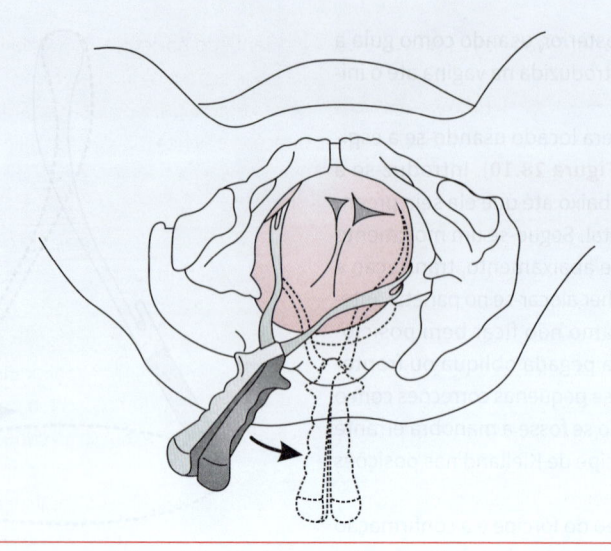

FIGURA 28.12 – Aplicação em posição occipitoanterior esquerda e rotação para occipitopúbica.

dendo o polo cefálico, com os quatro dedos sobre o parietal posterior e com o polegar no anterior, tenta-se o giro para OAE (Figura 28.13).

Na posição occipitoposterior direita (OPD), usa-se a mão esquerda, tentando a rotação para OAD. Terminada a rotação, mantém-se a mão que a executou na vagina, liberando apenas o polegar, pois a mão será utilizada como guia para a colocação do fórcipe.

Uma boa possibilidade prática é a de utilizar, nas posições posteriores e nas transversas, a rotação digital. Durante a contração uterina e o esforço expulsivo materno, coloca-se o dedo médio ou indicador no bordo saliente do parietal anterior que forma a pequena fontanela e efetua-se a rotação (Figura 28.14).

Na aplicação de fórcipe na posição OPE, a primeira colher a ser aplicada é a da direita, a do

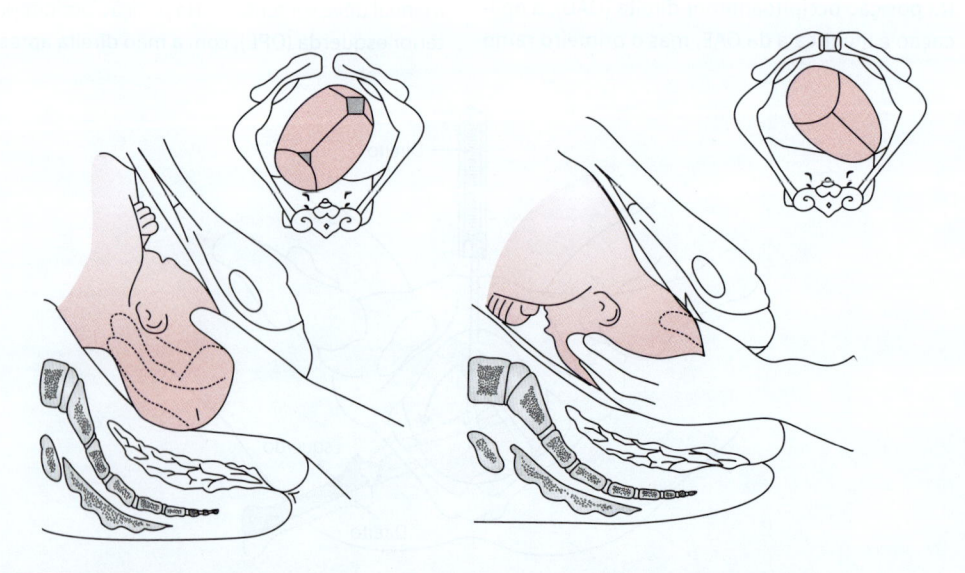

FIGURA 28.13 – Rotação manual de posição occipitoposterior esquerda para occipitoanterior esquerda.
Fonte: Elaborada com base em Cunningham e colaboradores.[22]

parietal posterior. A orientação deve ser invertida para a posição OPD.

Quando a cabeça está bem fletida (com acesso só à pequena fontanela), a rotação anterior pode ser obtida seguindo-se as normas descritas para tração e rotação. No entanto, se houver algum grau de deflexão (acesso às duas fontanelas) ou dificuldade de rotação instrumental, como frequentemente ocorre nas pelves antropoides, deve-se efetuar a rotação e a expulsão na posição OS.

Com o fórcipe de Simpson, devido à curvatura pélvica, deve-se rodar a cabeça com movimento de grande arco até a posição anterior, retirar as colheres e aplicá-las novamente, constituindo a dupla pegada de Scanzoni.

O fórcipe de Kielland é o mais indicado para as posições oblíquas posteriores, devido à quase inexistência de curvatura pélvica, o que facilita a rotação em movimento de chave em fechadura.

POSIÇÕES TRANSVERSAS

Nas posições occipitotransversas (OT), deve-se tentar a rotação manual ou digital da cabeça. A rotação digital (manobra de Freitas) pode ser efetuada colocando-se o dedo indicador no bordo saliente do parietal anterior da fontanela. Durante a contração e o puxo materno, executa-se a rotação digital para a posição anterior, na qual, se necessário, fica mais fácil a aplicação do fórcipe.

A rotação manual pode ser utilizada isoladamente ou em conjunto com instrumentos, com ausência ou mínimo risco para o binômio materno-fetal. Quando tal rotação não é obtida e a utilização do fórcipe é indicada, usa-se o fórcipe de Kielland, que, por não possuir curvatura pélvica, é o de escolha para rotação. Ele tem um encaixe deslizante, o que favorece a pega nos pequenos assinclitismos, e, em cada cabo, há uma pequena saliência que indica a direção do occipital.

Há dois métodos de aplicação da colher anterior. O primeiro consiste na introdução da colher com a curvatura cefálica voltada para cima, que, após ter penetrado na cavidade uterina, é virada 180° para se adaptar à curvatura cefálica da cabeça (**Figura 28.15**). Essa manobra está praticamente abandonada, pelo risco de comprometer o segmento inferior do útero.

A segunda possibilidade – e a mais utilizada – é o método migratório ou deslizante. A colher anterior é introduzida na lateral da pelve sobre

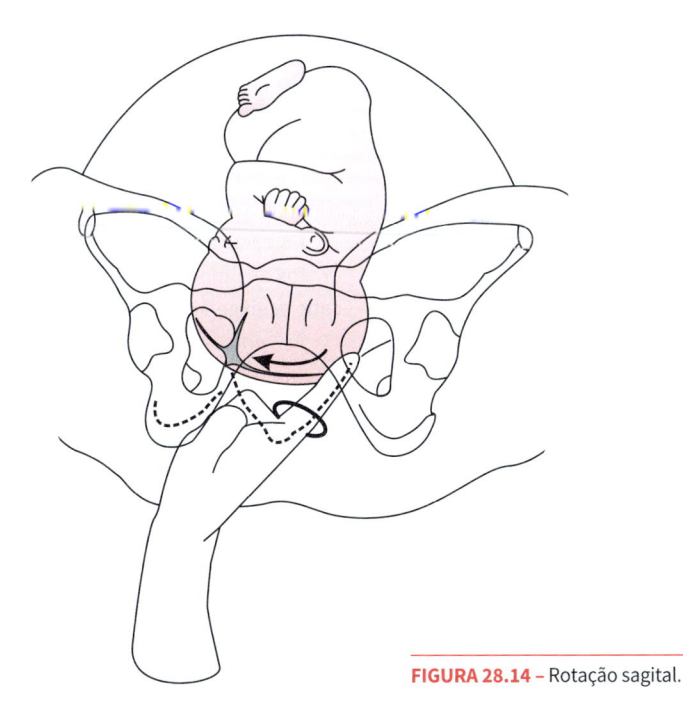

FIGURA 28.14 – Rotação sagital.

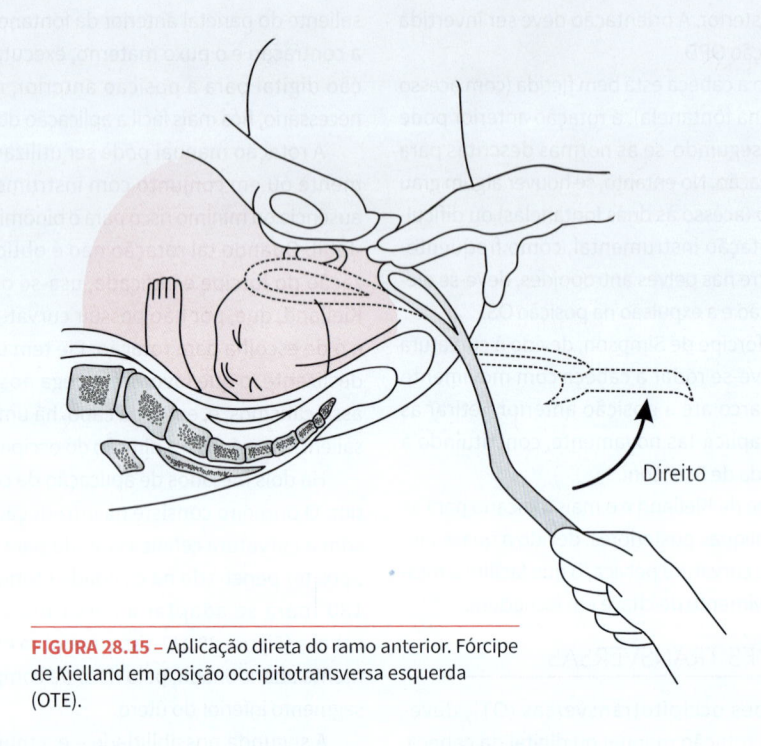

FIGURA 28.15 – Aplicação direta do ramo anterior. Fórcipe de Kielland em posição occipitotransversa esquerda (OTE).

o bregma ou a face e, por varredura, até o parietal sob a sínfise púbica. O cabo da colher é segurado próximo da nádega materna oposta durante toda a manobra (**Figura 28.16A-C**). Pode-se também introduzir a colher e fazer a sua migração pelo movimento em espiral de Lachapelle descrito anteriormente (**Figura 28.16D**). O ramo posterior é introduzido diretamente. A mão-guia introduzida na fúrcula orienta o movimento curvilíneo do fórcipe de cima para baixo. Efetua-se a tração e a rotação em movimento de chave (**Figura 28.16E-F**).

◼ Vácuo-extrator

⭐ Embora tenha havido um arrefecimento do uso do vácuo-extrator no Brasil durante as últimas décadas do século passado, ele deve ser visto como um instrumento mais evoluído do que o fórcipe. Desde 1992, o número de partos assistidos com vácuo-extrator ultrapassou o número de partos assistidos com fórcipe nos Estados Unidos. Em 2014, a utilização do vácuo-extrator nos Estados Unidos superou a utilização do fórcipe em uma proporção de quase 5:1.[1]

Apesar do esforço para empregar o vácuo-extrator no Brasil, ele ainda permanece como um instrumento de pouco uso.

O vácuo-extrator exerce menor força sobre a cabeça fetal, requer menos anestesia e provoca menor risco de laceração da vagina e do colo do útero. Pode, ainda, reduzir a incidência de lacerações e rotura de esfíncter anal, se comparado com o fórcipe.[23]

Os vácuo-extratores são dispositivos compostos de uma cúpula (ventosa), uma haste, um cabo e um gerador de vácuo.

As ventosas podem ser macias (de silicone) (**Figura 28.17**) ou rígidas (de plástico ou metal) (**Figura 28.18**). As ventosas de metal não são mais utilizadas, pelo risco de lesões no couro cabeludo do feto. As macias são mais propensas à falha, mas estão menos associadas àquelas lesões. As ventosas rígidas estão indicadas em apresentações transversas, occipitossacras e occipitoanteriores difíceis, por sua melhor capacidade de adesão. As ventosas macias estão indicadas nas apresentações occipitoanteriores não complicadas.

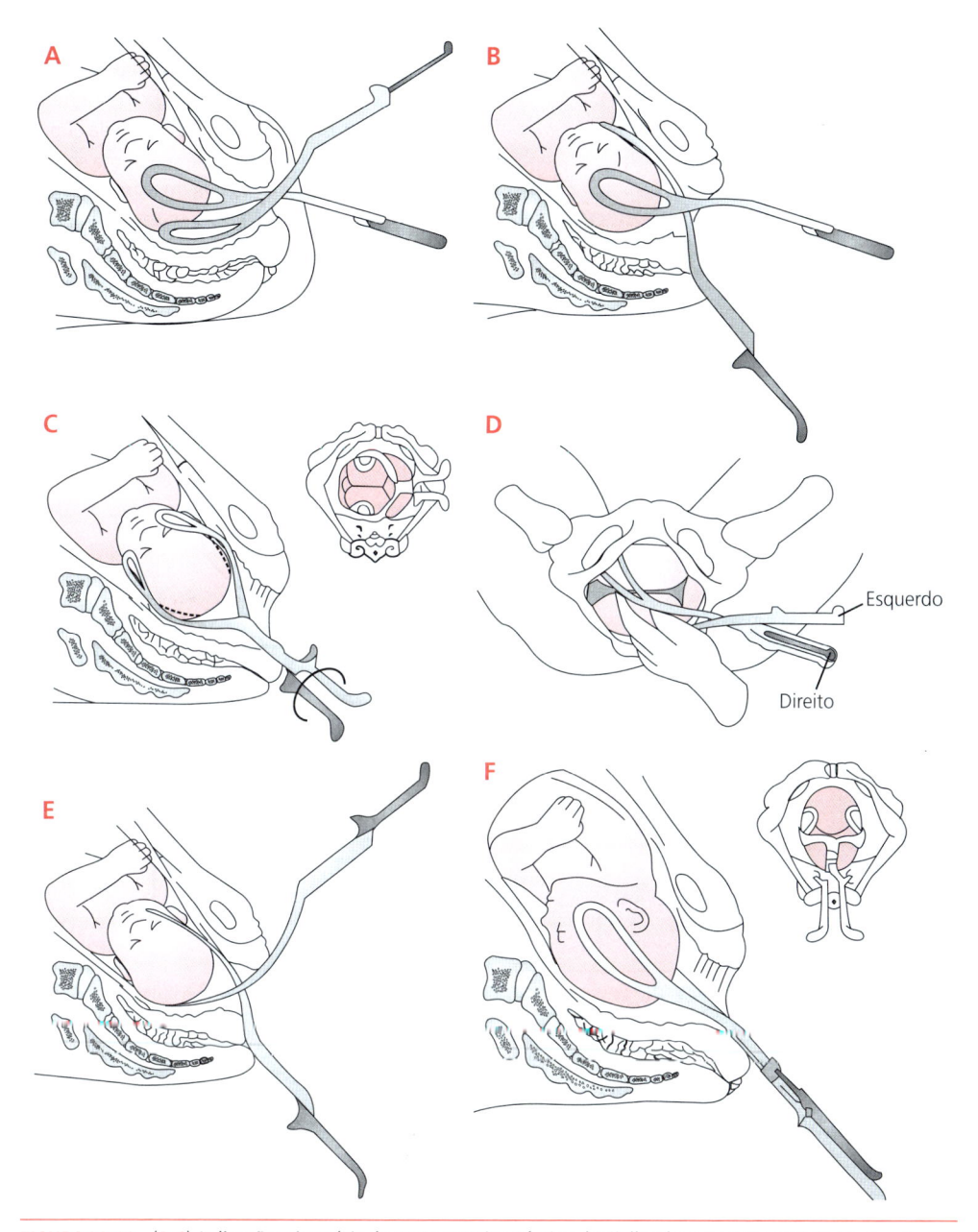

FIGURA 28.16 – (**A-C**) Aplicação migratória do ramo anterior. Fórcipe de Kielland em posição occipitotransversa esquerda. (**D-F**) Posição occipitotransversa esquerda. Migração da colher direita, pela espiral de Lachapelle, auxiliando o volteio com o dedo indicador da mão-guia.

Não há diferença significativa entre elas em relação a lesões maternas, céfalo-hematoma, icterícia, necessidade de fototerapia e hemorragia retiniana ou intracraniana.[24]

Além do material da ventosa, o formato também pode variar. As ventosas de silicone são mais comumente em formato de sino, ao passo que as rígidas tendem a ter formato de cogumelo.

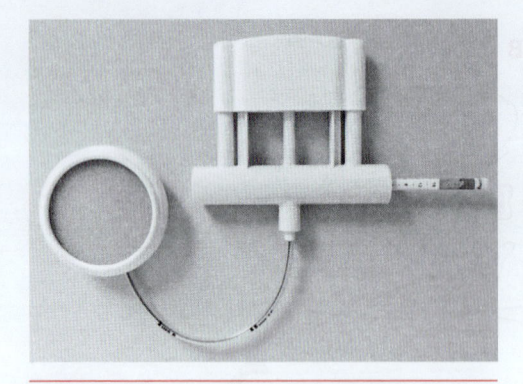

FIGURA 28.17 – Vácuo-extrator com cúpula de material macio.

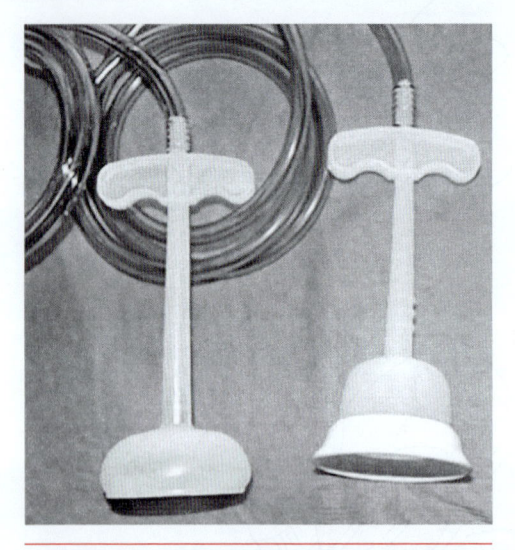

FIGURA 28.18 – Diferentes formatos de cúpula plástica (ambas rígidas): cogumelo e sino, respectivamente.

A haste que conecta ao cabo pode ser rígida ou flexível, o que pode facilitar seu uso principalmente nas apresentações posteriores.

APLICAÇÃO DO VÁCUO-EXTRATOR

PONTO DE FLEXÃO

A colocação correta da cúpula é o fator mais importante na determinação do sucesso do uso do vácuo-extrator, e a identificação do ponto de flexão na cabeça fetal é fundamental para que isso ocorra. Quando o diâmetro mentovertical aponta para baixo, a cabeça fetal está em completa flexão. O ponto de flexão situa-se sobre a linha da sutura sagital, a cerca de 6 cm da fontanela anterior e a 3 cm da fontanela posterior (**Figura 28.19**). Portanto, a cúpula deve ser aplicada 3 cm à frente da fontanela posterior, ficando o centro da cúpula sobreposto ao ponto de flexão e sua borda sobre a fontanela posterior (**Figuras 28.20 e 28.21**). Nessa situação, as condições para a tração correta e a exteriorização fetal são maximizadas. A seguinte técnica auxilia a identificação do ponto de flexão:

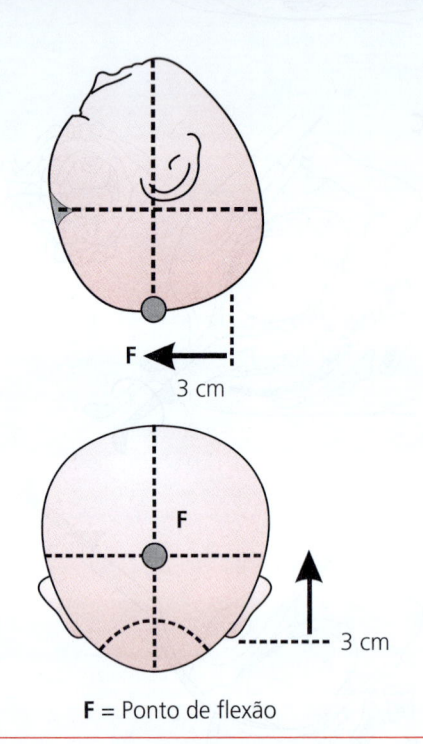

F = Ponto de flexão

FIGURA 28.19 – Ponto de flexão na cabeça fetal.

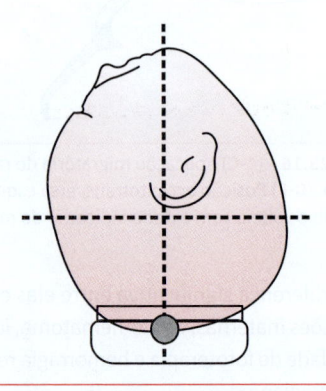

FIGURA 28.20 – Localização da ventosa.

FIGURA 28.21 – Localizando o ponto de flexão.

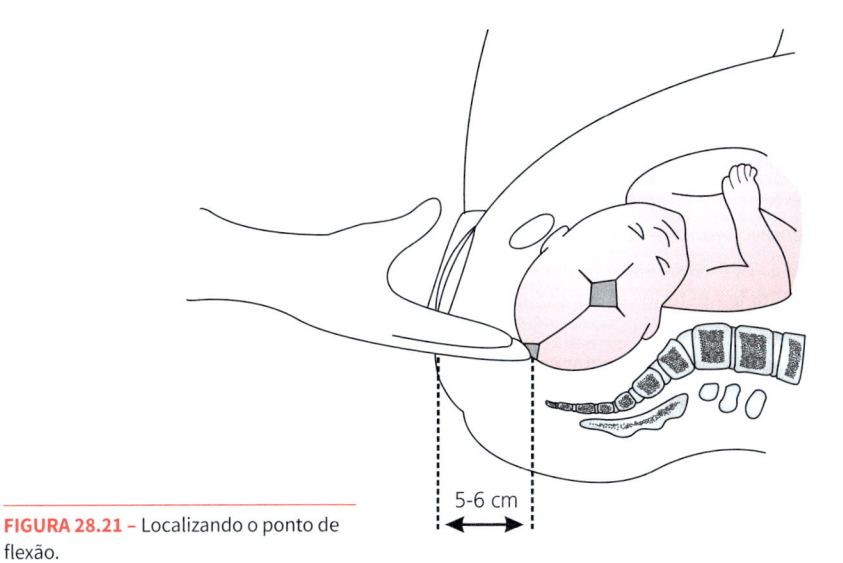

- Usar o dedo médio para identificar a fontanela posterior, movendo-o para a frente ao longo da sutura sagital por aproximadamente 3 cm.
- Com o dedo no ponto de flexão e a superfície da palma da mão em direção superior, a parte posterior do dedo deve fazer contato com a fúrcula vaginal, sendo essa a distância e a direção que devem ser obtidas para a extração (Figura 28.22).

TÉCNICA DE APLICAÇÃO

1. Revisar as condições de aplicabilidade.
2. Esvaziar a bexiga (sondagem vesical, se necessário).
3. Verificar as conexões e testar o vácuo no aparelho.
4. Avaliar a variedade de posição, palpando a linha da sutura sagital e as fontanelas.

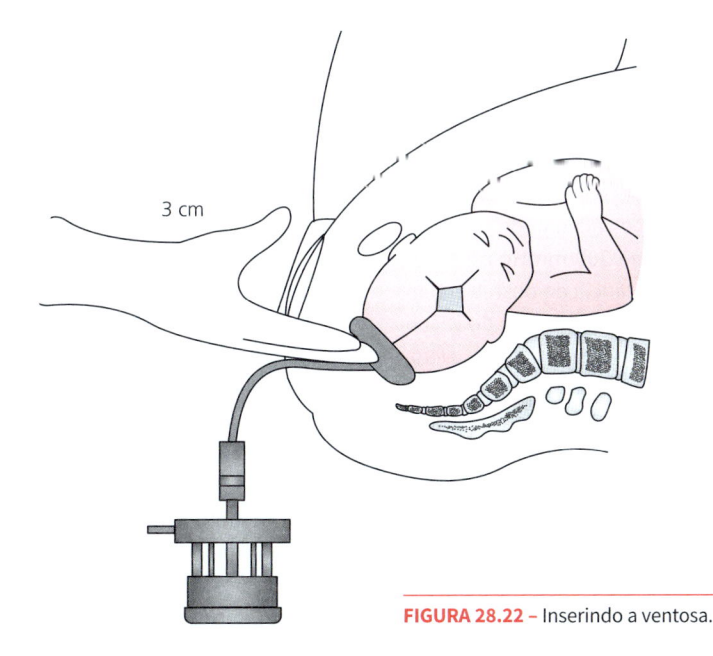

FIGURA 28.22 – Inserindo a ventosa.

5. Identificar a fontanela posterior (occipital – menor e em forma de Y).
6. Aplicar a cúpula de maior tamanho que se adapte bem, com o centro dela sobre o ponto de flexão (os bordos da cúpula devem estar a cerca de 3 cm da fontanela anterior e sobre a fontanela posterior). A fontanela anterior é o ponto de referência para checagem da aplicação, já que a fontanela posterior está parcialmente bloqueada pela cúpula.
7. Verificar a aplicação da cúpula. Assegurar-se de que não haja tecido mole materno dentro do bordo da campânula (colo uterino ou mucosa vaginal).
8. Com a bomba, criar um vácuo de pressão negativa de 0,2 kg/cm² (200 mmHg) e verificar novamente a posição da cúpula.
9. Aumentar o vácuo para 0,8 kg/cm² (500-600 mmHg) e verificar mais uma vez a aplicação.
10. Simultaneamente a cada contração uterina, aplicar uma tração suave na linha perpendicular ao plano da campânula (iniciar no começo da contração e do puxo materno). Com a mão que não está tracionando, palpar a cabeça fetal ao lado da campânula para avaliar possíveis deslizamentos e a descida da apresentação fetal.
11. A primeira tração ajuda a encontrar a direção adequada para puxar. A tração deve ser perpendicular ao vácuo-extrator e na linha do eixo da pelve. Se a cabeça fetal estiver assinclítica (lateralizada) ou não estiver bem flexionada, a tração deve dirigir-se para uma linha que procure corrigir a inclinação ou a deflexão.
12. Entre as contrações, o vácuo pode ser diminuído para menos de 200 mmHg ou mantido, segundo a preferência do obstetra. Não há evidência de que a manutenção do vácuo entre as contrações seja prejudicial para o feto. Uma rápida aplicação de pressão máxima de sucção de 600 mmHg é aceitável, embora uma pressão acima de 450 mmHg raramente seja necessária. A tração deve auxiliar as forças expulsivas maternas, mas não pode ser a força principal para vencer as resistências à descida.
13. Não tracionar no intervalo das contrações e dos puxos.
14. No intervalo entre as contrações, verificar os batimentos cardíacos fetais e a aplicação da cúpula.
15. Pode ser necessária a realização de uma episiotomia para a aplicação adequada. Caso não seja necessária, postergar a avaliação de sua necessidade até que a cabeça fetal esteja distendendo o períneo e que este esteja interferindo no eixo de tração.
16. Nunca utilizar o vácuo-extrator para girar ativamente a cabeça fetal. A rotação ocorrerá de forma espontânea durante a tração. Havendo progresso na descida, admite-se até 2 ou 3 trações em um período de 15 a 30 minutos.
17. Não persistir se não houver descida da apresentação durante as contrações.

Assim como para a aplicação do fórcipe, a anestesia neuroaxial ou por bloqueio do nervo pudendo é recomendada, mas não obrigatória. A episiotomia mediolateral está recomendada, também com o objetivo de reduzir lesões do esfíncter anal.[25] A maioria dos estudos que avalia indicação de profilaxia antimicrobiana não diferencia parto instrumentado por fórcipe de instrumentado por vácuo-extrator.[26]

TAXA DE SUCESSO

Tentativas de parto instrumentado com fórcipe ou vácuo-extrator falham em cerca de 18% das vezes.[27] Uma aplicação de fórcipe sem sucesso em geral é seguida de uma cesariana de emergência, ao passo que uma aplicação de vácuo-extrator sem sucesso pode ser seguida por uma tentativa de uso de fórcipe.

Dispositivo de Odón

O dispositivo de Odón é um instrumento desenvolvido para auxiliar o parto vaginal (Figura 28.23). Ele foi idealizado pelo mecânico de carros argentino Jorge Odón[28] e testado em estudos pela OMS.[29] É de baixo custo, fabricado com material de polietileno e que infla como uma bolsa, envolvendo a cabeça fetal (Figuras 28.24 a 28.28). Estudos mostraram, entretanto, que as taxas de sucesso com o uso do dispositivo são inferiores às alcançadas com fórcipe e vácuo-extrator. O uso do dispositivo de Odón não acarreta riscos maternos nem fetais significativos. Ainda são necessários estudos mais robustos para a validação do seu uso.[30]

◼ Morbidade do parto vaginal instrumentado

MORBIDADE MATERNA

Embora também possam ocorrer em partos vaginais espontâneos, algumas complicações maternas são mais frequentes em partos instrumentados (Quadro 28.3).

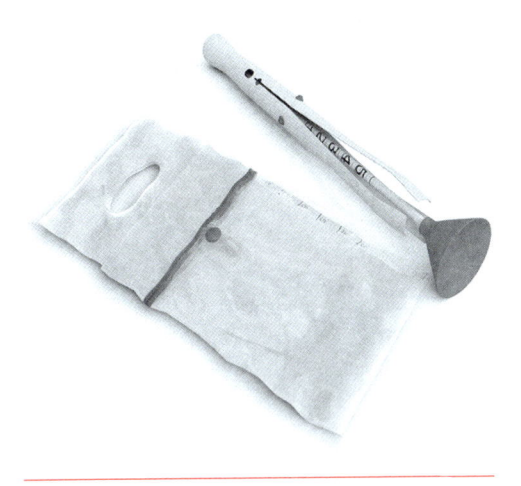

FIGURA 28.23 – Dispositivo de Odón.
Fonte: Carvalho.[31]

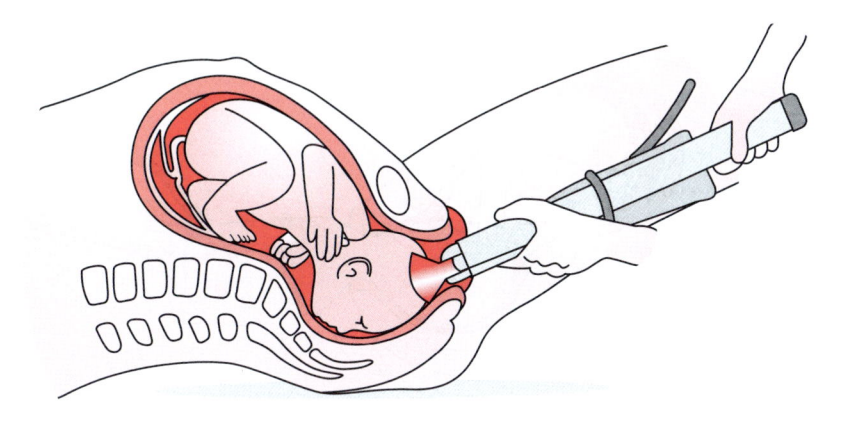

FIGURA 28.24 – O inseretor é aplicado na cabeça fetal. Uma cúpula de polietileno macia garante uma adaptação perfeita na cabeça fetal e previne lesões.

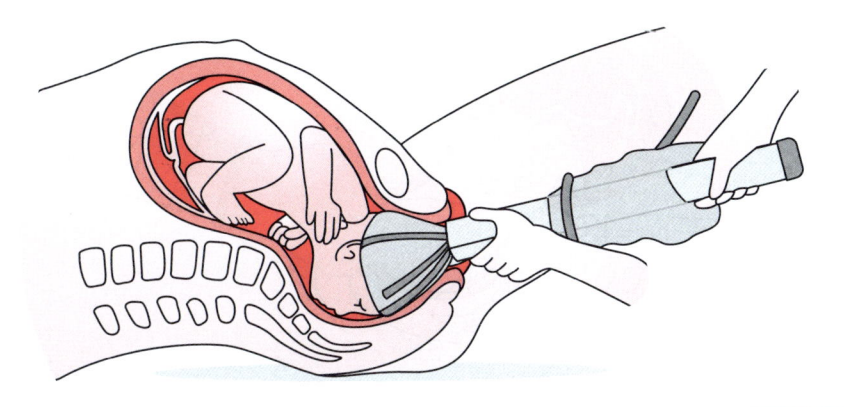

FIGURA 28.25 – O posicionamento correto ocorre quando as duas superfícies do "filme" de polietileno dobrado deslizam ao longo do canal de parto e ao redor da cabeça fetal.

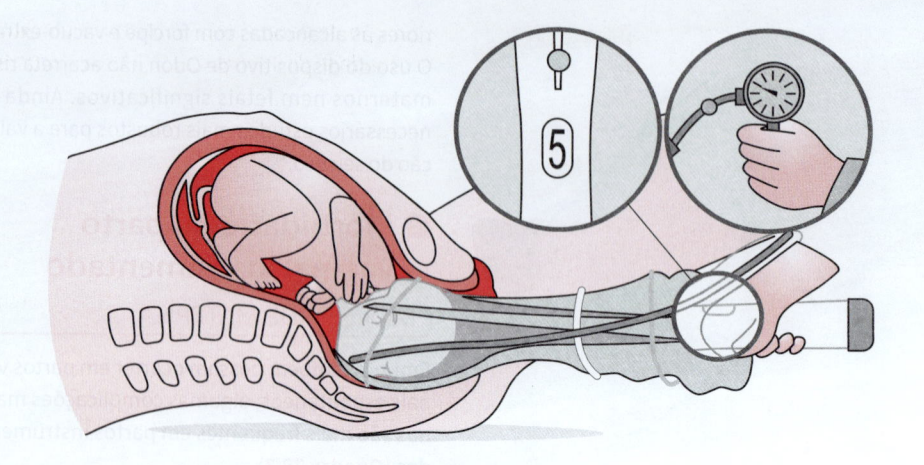

FIGURA 28.26 – Quando o dispositivo de Odón está corretamente posicionado, um marcador no cabo de inserção aparece no visor. Uma quantidade mínima e autolimitada de ar é bombeada para dentro da câmara de ar na superfície interna.

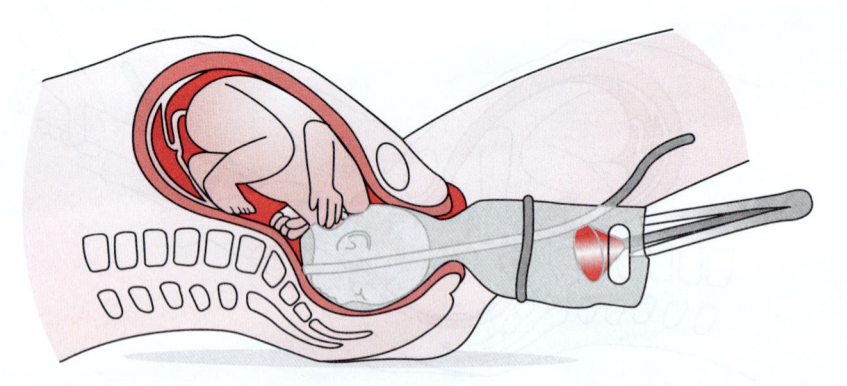

FIGURA 28.27 – Completada a pega em torno da cabeça do feto, de modo a fixar a superfície interna e permitir a tração, o insertor é removido.

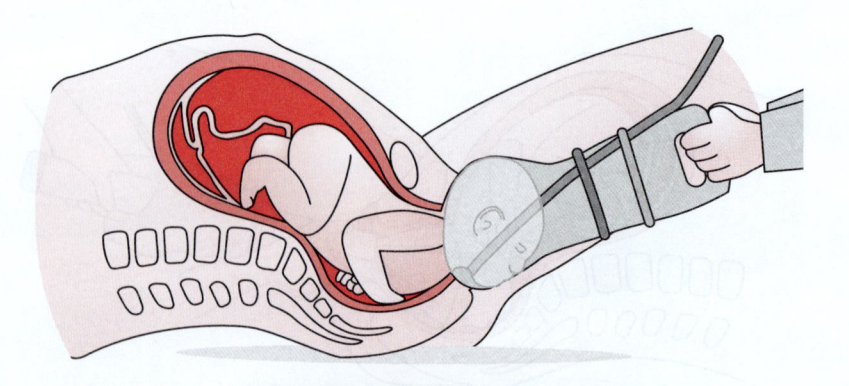

FIGURA 28.28 – A liberação da cabeça é facilitada pelo efeito de deslizamento das duas superfícies do filme dobrado. A lubrificação das superfícies facilita ainda mais o processo de extração. Se necessário, pode ser aplicada uma tração de até 19 kg (o que é equivalente à força aplicada com o vácuo-extrator de metal).

> **Quadro 28.3 –** Morbidade materna do parto vaginal instrumentado
>
> - Lacerações cervicais
> - Lacerações vaginais graves
> - Lesões do assoalho pélvico de 3º e 4º graus
> - Lacerações de bexiga
> - Fístulas vesicovaginais ou retovaginais
> - Hematomas vaginais
> - Prolongamento da episiotomia
> - Aumento da perda sanguínea e da necessidade de transfusão sanguínea
> - Incontinência fecal
> - Retenção ou incontinência urinária*
> - Distopias genitais*
>
> *Não está claro se a ocorrência das distopias genitais e da incontinência urinária se deve ao uso do instrumento ou às distocias que levaram à necessidade de instrumentar o parto.

⚠ O risco de trauma materno aumenta nas posições fetais posteriores. O maior risco da morbidade do fórcipe está associado à rotação superior a 45° e à altura da apresentação (fórcipe médio). Fórcipes de alívio e baixo, com rotação inferior a 45°, podem ser utilizados com segurança para mãe e feto.[32]

A paridade e, especialmente, o parto vaginal são fatores de risco para incontinência urinária e prolapsos vaginais. Muitos estudos não confirmam aumento do risco do parto operatório em comparação com o parto vaginal isoladamente.[33] Lacerações de terceiro e quarto graus são mais frequentes e mais extensas com o fórcipe em comparação com o vácuo-extrator. Incontinência urinária, incontinência fecal e dor perineal estão associadas a ambos os tipos de parto instrumentado, sem diferença significativa entre eles,[34] não sendo possível definir se tal associação se deve ao uso da instrumentação do parto ou às condições obstétricas que geraram a necessidade de sua utilização. Ainda assim, em curto prazo, o parto vaginal instrumentado possui menor morbidade materna do que uma cesariana de urgência indicada no período expulsivo.

MORBIDADE FETAL

A morbidade fetal atribuída ao parto vaginal instrumentado pode, na verdade, ser resultado do trabalho de parto anormal (distocia), levando à necessidade de intervenção, e não da intervenção em si.

⚠ A complicação fetal mais grave do parto vaginal instrumentado é a hemorragia intracraniana. Towner e colaboradores,[35] em um estudo com 583.340 nascimentos, demonstraram que o risco de hemorragia intracraniana associada ao vácuo-extrator foi semelhante ao do fórcipe e ao da cesariana durante o trabalho de parto, porém mais elevado do que nos partos espontâneos ou na cesariana realizada fora do trabalho de parto (Quadro 28.4).

Algumas complicações, como céfalo-hematoma, hemorragia retiniana, distocia de ombro e lesão de plexo braquial, são mais comuns com o vácuo-extrator. Lesões oculares externas e paralisia do nervo facial são mais frequentes com o fórcipe.[36] A incidência de complicações neonatais graves com vácuo-extrator é de aproximadamente 5%.[15]

No que diz respeito à acidose fetal (pH do sangue de cordão umbilical < 7,2) e ao escore de Apgar no 5º minuto < 7, não há diferença significativa entre fórcipe e vácuo-extrator.[36]

DESFECHOS RELACIONADOS COM O NEURODESENVOLVIMENTO

Dois ensaios clínicos randomizados comparando desempenho neurológico de neonatos nascidos com auxílio de fórcipe e de vácuo-extrator não mostraram diferenças entre os instrumentos, mas não os compararam com partos espontâneos ou

> **Quadro 28.4 –** Morbidade fetal do parto vaginal instrumentado
>
> - Hemorragia intracraniana
> - Céfalo-hematoma
> - Hemorragia subgaleal
> - Hemorragia retiniana
> - Fratura de crânio
> - Paralisias do nervo facial ou braquial
> - Hiperbilirrubinemia
> - Marcas e lacerações faciais e do couro cabeludo
> - Sequela neurológica tardia

cesarianas.[37,38] Em um estudo de coorte, Bahl e colaboradores[39] compararam os desfechos de neurodesenvolvimento aos 5 anos de crianças nascidas por partos instrumentados com sucesso, partos instrumentados sem sucesso e cesarianas indicadas no segundo período do parto. As morbidades relacionadas com o neurodesenvolvimento foram baixas, e não houve diferença entre os grupos.[39] Outro estudo de seguimento comparou o desempenho na idade escolar entre partos operatórios e partos espontâneos em mais de 3 mil crianças aos 5 anos e não encontrou diferença nos testes cognitivos.[40]

Um estudo de coorte realizou seguimento de mais de 18 mil crianças e comparou os desfechos educacionais no período escolar nas crianças nascidas por parto instrumentado, cesariana primária e parto vaginal espontâneo (não operatório). Não foi encontrada diferença estatisticamente significativa entre os grupos.[41] Em uma coorte com 126.032 indivíduos com 16 anos, nascidos com idade gestacional igual ou superior a 34 semanas, em apresentação cefálica e sem anomalias congênitas, Ahlberg e colaboradores[42] identificaram, após a correção para confundidores maiores, que aqueles nascidos com auxílio do vácuo-extrator tiveram desempenho levemente menor em testes de escores matemáticos do que crianças nascidas por via vaginal sem auxílio de instrumentos. Em comparação com a cesariana indicada intraparto, não houve diferença entre os escores.[42]

Quando suspender o procedimento já iniciado

A tentativa de parto vaginal instrumentado deve ser suspensa nos seguintes casos: dificuldade de aplicar o instrumento; descida que não ocorre facilmente com a tração; feto que não é exteriorizado depois de um breve período. Alguns *experts* sugerem não ultrapassar 15 a 20 minutos ou três trações/puxos.

Um estudo de coorte mostrou que 82% dos partos instrumentados completados com sucesso ocorreram com, no máximo, três trações, e que tracionar mais de três vezes estava associado a 45% de trauma fetal.[43] Por outro lado, se mesmo após três trações/puxos o parto for iminente, é correto e menos mórbido completar o parto instrumentado do que indicar uma cesariana com o polo cefálico no períneo.

A situação clínica mais relacionada com falha no parto vaginal instrumentado é a associação de macrossomia fetal e variedade occipitoposterior da apresentação.[44] Obesidade materna (IMC > 30 kg/m^2), apresentações fetais em planos mais altos, moldagem excessiva da cabeça fetal, nuliparidade materna e segundo período de parto prolongado são outros fatores associados à falha no parto vaginal instrumentado. Deve-se atentar que, nessas situações, existe a possibilidade de distocia de ombro (ver Cap. 24 – Distocia de ombro).

Ao utilizar o vácuo-extrator, o médico deverá desistir do procedimento quando houver até três desprendimentos da cúpula, se não houver progresso da descida em três trações consecutivas e/ou após 30 minutos. Sugere-se que o uso do vácuo-extrator não dure mais de 20 minutos no total. Entre 11 e 20 minutos de aplicação, o número de lesões fetais é muito maior do que com menos de 10 minutos.[45]

Se ocorrer falha na tentativa do parto vaginal instrumentado, indica-se a cesariana, uma vez que o uso subsequente dos diferentes instrumentos aumenta significativamente o potencial de lesões materno-fetais.[15]

A taxa de falha é maior nos partos instrumentados por vácuo-extrator.

REFERÊNCIAS

1. Hamilton BE, Martin JA, Osterman MJ, Curtin SC, Matthews TJ. Births: final data for 2014. Natl Vital Stat Rep. 2015;64(12):1-64.
2. Hotton E, O'Brien S, Draycott TJ. Skills training for operative vaginal birth. Best Pract Res Clin Obstet Gynaecol. 2019;56:11-22.
3. Ennen CS, Satin AJ. Reducing averse obstetric outcomes through safety sciences [Internet]. UpToDate. Waltham: UpToDate; 2021 [capturado em 8 ago. 2022]. Disponível em: https://medilib.ir/uptodate/show/4463.

4. Bligard KH, Lipsey KL, Young OM. Simulation training for operative vaginal delivery among obstetrics and gynecology residents: a systematic review. Obstet Gynecol. 2019;134 Suppl 1:16S-21S.

5. Gossett DR, Gilchrist-Scott D, Wayne DB, Gerber SE. Simulation training for forceps-assisted vaginal delivery and rates of maternal perineal trauma. Obstet Gynecol. 2016;128(3):429-35.

6. Cheong YC, Abdullahi H, Lashen H, Fairlie FM. Can formal education and training improve the outcome of instrumental delivery? Eur J Obstet Gynecol Reprod Biol. 2004;113(2):139-44.

7. O'Brien S, Lenguerrand E, Jordan S, Cornthwaite K, Burden C, Timlin L, et al. Simulation TRaining for Operative vaginal Birth Evaluation: study protocol for an observational stepped-wedge interrupted time-series study (STROBE). BMC Pregnancy Childbirth. 2019;19(1):109.

8. Palatnik A, Grobman WA, Hellendag MG, Janetos TM, Gossett DR, Miller ES. Predictors of failed operative vaginal delivery in a contemporary obstetric cohort. Obstet Gynecol. 2016;127(3):501-6.

9. Zipori Y, Grunwald O, Ginsberg Y, Beloosesky R, Weiner Z. The impact of extending the second stage of labor to prevent primary cesarean delivery on maternal and neonatal outcomes. Am J Obstet Gynecol. 2019;220(2):191.e1-191.e7.

10. Murphy DJ, Strachan BK, Bahl R; Royal College of Obstetricians and Gynaecologists. Assisted vaginal birth: green-top guideline no. 26. BJOG. 2020;127(9):e70-e112.

11. Operative Vaginal Birth: ACOG Practice Bulletin, Number 219. Obstet Gynecol. 2020;135(4):e149-e59.

12. Obstetric care consensus no. 1: safe prevention of the primary cesarean delivery. Obstet Gynecol. 2014;123(3):693-711.

13. Ramphul M, Ooi PV, Burke G, Kennelly MM, Said SA, Montgomery AA, et al. Instrumental delivery and ultrasound: a multicentre randomised controlled trial of ultrasound assessment of the fetal head position versus standard care as an approach to prevent morbidity at instrumental delivery. BJOG. 2014;121(8):1029-38.

14. Hinkson L, Araujo Júnior E, Moron AF. Ultrasound during the second stage of labour: is it effective to reduce the caesarean section rates? Rev Bras Ginecol Obstet. 2015;37(6):249-51.

15. ACOG Practice Bulletin No. 154 Summary: operative vaginal delivery. Obstet Gynecol. 2015;126(5):1118-9.

16. Nikpoor P, Bain E. Analgesia for forceps delivery. Cochrane Database Syst Rev. 2013;9:CD008878.

17. Liabsuetrakul T, Choobun T, Peeyananjarassri K, Islam QM. Antibiotic prophylaxis for operative vaginal delivery. Cochrane Database Syst Rev. 2017;8(8):CD004455.

18. World Health Organization. Recommendation on routine antibiotic prophylaxis for women undergoing operative vaginal birth. Geneva: WHO; 2021.

19. Murphy DJ, Macleod M, Bahl R, Goyder K, Howarth L, Strachan B. A randomised controlled trial of routine versus restrictive use of episiotomy at operative vaginal delivery: a multicentre pilot study. BJOG. 2008;115(13):1695-702; discussion 1702-3.

20. Sultan AH, Thakar R, Ismail KM, Kalis V, Laine K, Räisänen SH, et al. The role of mediolateral episiotomy during operative vaginal delivery. Eur J Obstet Gynecol Reprod Biol. 2019;240:192-6.

21. van Bavel J, Hukkelhoven CWPM, de Vries C, Papatsonis DNM, de Vogel J, Roovers JWR, et al. The effectiveness of mediolateral episiotomy in preventing obstetric anal sphincter injuries during operative vaginal delivery: a ten-year analysis of a national registry. Int Urogynecol J. 2018;29(3):407-13.

22. Cunningham FG, Leveno KJ, Bloom SL, Hauth JC, Rouse DJ, Spong CY. Williams obstetrics. 23th ed. New York: McGraw-Hill; 2012.

23. Johanson RB, Heycock E, Carter J, Sultan AH, Walklate K, Jones PW. Maternal and child health after assisted vaginal delivery: five-year follow up of a randomised controlled study comparing forceps and ventouse. Br J Obstet Gynaecol. 1999;106(6):544-9.

24. Johanson R, Menon V. WITHDRAWN: Soft versus rigid vacuum extractor cups for assisted vaginal delivery. Cochrane Database Syst Rev. 2010;(11):CD000446.

25. Lund NS, Persson LK, Jangö H, Gommesen D, Westergaard HB. Episiotomy in vacuum-assisted delivery affects the risk of obstetric anal sphincter injury: a systematic review and meta-analysis. Eur J Obstet Gynecol Reprod Biol. 2016;207:193-9.

26. Knight M, Chiocchia V, Partlett C, Rivero-Arias O, Hua X, Hinshaw K, et al. Prophylactic antibiotics in the prevention of infection after operative vaginal delivery (ANODE): a multicentre randomised controlled trial. Lancet. 2019;393(10189):2395-403. Erratum in: Lancet. 2019;393(10189):2394.

27. Osterman MJ, Martin JA, Menacker F. Expanded health data from the new birth certificate, 2006. Natl Vital Stat Rep. 2009;58(5):1-24.

28. McNeil Jr DG. Car mechanic dreams up a tool to ease births. The New York Times [Internet]. 2013 November 13 [capturado em 13 ago. 2016]. Disponível em: http://www.nytimes.com/2013/11/14/health/new-tool-to-ease-difficult-births-a-plastic-bag.html?_r=0.

29. World Health Organization. Human reproduction programm. Sexual and reproductive health. New, low-cost instrument for assisted vaginal delivery [Internet]. Geneva: WHO; c2016 [capturado em 13 ago 2016]. Disponível em: http://www.who.int/reproductivehealth/topics/maternal_perinatal/odon_device/en/.

30. Hotton EJ, Lenguerrand E, Alvarez M, O'Brien S, Draycott TJ, Crofts JF, et al. Outcomes of the novel Odon Device in indicated operative vaginal birth. Am J Obstet Gynecol. 2021;224(6):607.e1-607.e17.

31. Carvalho V. Mecânico inventa aparelho que diminui riscos na hora do parto e pode salvar vidas. Hypeness: inovação e criatividade para todos [Internet]. Hypeness; [2014] [capturado em 9 set. 2021]. Disponível em: http://www.hypeness.com.br/2014/08/aparelho-inventado-por-mecanico-diminui-drasticamente-os-riscos-na-hora-do-parto/.

32. Hankins GD, Rowe TF. Operative vaginal delivery--year 2000. Am J Obstet Gynecol. 1996;175(2):275-82.

33. Gartland D, MacArthur C, Woolhouse H, McDonald E, Brown SJ. Frequency, severity and risk factors for urinary and faecal incontinence at 4 years postpartum: a prospective cohort. BJOG. 2016;123(7):1203-11.

34. Verma GL, Spalding JJ, Wilkinson MD, Hofmeyr GJ, Vannevel V, O'Mahony F. Instruments for assisted vaginal birth. Cochrane Database Syst Rev. 2021;9(9):CD005455.

35. Towner D, Castro MA, Eby-Wilkens E, Gilbert WM. Effect of mode of delivery in nulliparous women on neonatal intracranial injury. N Engl J Med. 1999;341(23):1709-14.

36. Verma GL, Spalding JJ, Wilkinson MD, Hofmeyr GJ, Vannevel V, O'Mahony F. Instruments for assisted vaginal birth. Cochrane Database Syst Rev. 2021;9(9):CD005455.

37. Carmody F, Grant A, Mutch L, Vacca A, Chalmers I. Follow up of babies delivered in a randomized controlled comparison of vacuum extraction and forceps delivery. Acta Obstet Gynecol Scand. 1986;65(7):763-6.

38. Johanson RB, Heycock E, Carter J, Sultan AH, Walklate K, Jones PW. Maternal and child health after assisted vaginal delivery:

five-year follow up of a randomised controlled study comparing forceps and ventouse. Br J Obstet Gynaecol. 1999;106(6):544-9.

39. Bahl R, Patel RR, Swingler R, Ellis M, Murphy DJ. Neurodevelopmental outcome at 5 years after operative delivery in the second stage of labor: a cohort study. Am J Obstet Gynecol. 2007;197(2):147.e1-6.

40. Wesley BD, van den Berg BJ, Reece EA. The effect of forceps delivery on cognitive development. Am J Obstet Gynecol. 1993;169(5):1091-5.

41. Ayala NK, Schlichting LE, Kole MB, Clark MA, Vivier PM, Viner-Brown SI, et al. Operative vaginal delivery and third grade educational outcomes. Am J Obstet Gynecol MFM. 2020;2(4):100221.

42. Ahlberg M, Ekéus C, Hjern A. Birth by vacuum extraction delivery and school performance at 16 years of age. Am J Obstet Gynecol. 2014;210(4):361.e1-361.e8.

43. Murphy DJ, Liebling RE, Patel R, Verity L, Swingler R. Cohort study of operative delivery in the second stage of labour and standard of obstetric care. BJOG. 2003;110(6):610-5.

44. Gopalani S, Bennett K, Critchlow C. Factors predictive of failed operative vaginal delivery. Am J Obstet Gynecol. 2004;191(3):896-902.

45. Teng FY, Sayre JW. Vacuum extraction: does duration predict scalp injury? Obstet Gynecol. 1997; 89(2):281-5.

ANALGESIA E ANESTESIA EM OBSTETRÍCIA

GILBERTO BRAULIO
LUCIANA CADORE STEFANI
WALESKA SCHNEIDER VIEIRA

Neste capítulo, são abordadas as rotinas de anestesia e analgesia mais utilizadas nas pacientes obstétricas, levando-se em consideração as alterações fisiológicas e anatômicas que ocorrem na mulher durante a gravidez e a necessidade de proporcionar assistência segura para o binômio mãe-feto.

Alterações fisiológicas da gestação

A gravidez, o trabalho de parto e o nascimento provocam profundas alterações na fisiologia e na resposta à anestesia. A gravidez tem sido descrita como um estado fisiológico no qual muitos parâmetros fisiológicos estão alterados.

SISTEMA CIRCULATÓRIO

Durante a gravidez, muitas das mudanças que ocorrem no sistema circulatório são para melhor prover o feto e preparar a mãe para o nascimento.

A elevação do diafragma causa desvio do eixo cardíaco para a esquerda e pode simular, na radiografia de tórax, aumento cardíaco. No ecocardiograma, pode-se notar, em algumas pacientes, derrame pericárdico assintomático, assim como sopros sistólicos de grau I ou II, causados pelo aumento do fluxo sanguíneo e pela dilatação do anel tricúspide. O eletrocardiograma pode mostrar aumento de arritmias benignas. Essas mudanças fisiológicas devem ser diferenciadas daquelas que indicam doença cardíaca, como murmúrio sistólico maior que grau III, qualquer murmúrio diastólico, arritmias graves e grande alargamento cardíaco observados na radiografia de tórax.[1]

O volume sanguíneo materno aumenta muito durante a gravidez. O volume plasmático aumenta de 40 a 70 mL/kg, e o volume de hemácias aumenta de 25 a 30 mL/kg. O aumento do volume sanguíneo materno inicia-se no primeiro trimestre, tem sua taxa máxima no segundo trimestre e continua aumentando em um ritmo mais lento no terceiro trimestre. Como resultado, o débito cardíaco eleva-se em 30 a 50% no primeiro trimestre, devido, principalmente, ao aumento do volume sistólico e ao leve aumento da frequência cardíaca (FC).[2] As cifras são bem menores durante o segundo trimestre, chegando a ocorrer diminuição do débito nos últimos três meses de gestação.

⭐ Durante o trabalho de parto, o débito cardíaco aumenta 15% com as contrações uterinas na fase latente, 30% na fase ativa e 45% no período expulsivo em comparação com os valores pré-parto. Cada contração uterina aumenta o débito cardíaco em 10 a 25%. O maior aumento ocorre imediatamente após o nascimento, quando o débito cardíaco está, em média, 80% acima dos valores pré-parto. Isso ocorre pela autotransfusão e pelo aumento do retorno venoso associado à involução do útero. Essa grande flutuação do débito cardíaco ocasiona maior risco pós-parto para pacientes cardiopatas, sobretudo aquelas com estenoses valvares ou hipertensão pulmonar.[3]

A parturiente é suscetível à hipotensão arterial em razão da menor resistência vascular periférica.

Apesar do aumento do débito cardíaco, a pressão sanguínea materna não aumenta durante uma gravidez normal. Isso se deve a uma diminuição de 21 e 34% nas resistências sistêmica e vascular pulmonares, respectivamente, além de ao aumento da complacência aórtica.

COMPRESSÃO AORTOCAVA

A compressão aortocava é a situação em que o útero gravídico comprime a veia cava inferior e a aorta quando em decúbito supino, provocando hipotensão e sinais de hipovolemia. Pode ocorrer em 15% das gestantes a termo e está associada a sudorese, náuseas, vômitos e confusão mental. A conduta para evitar essa situação é o posicionamento correto da parturiente, isto é, a lateralização da mesa cirúrgica para o lado esquerdo, o deslocamento manual do útero para a esquerda ou a colocação de um coxim sob o quadril direito.

O resultado da compressão da veia cava inferior é a redução do retorno venoso ao coração direito, com queda do débito cardíaco e hipotensão arterial. Como resposta compensatória, ocorre a vasoconstrição simpática, a qual é abolida na anestesia neuroaxial ou geral. Dessa forma, na paciente anestesiada, há exacerbação do impacto da hipotensão na posição supina.[1,3] A compressão da aorta abdominal inferior reduz a pressão nas extremidades inferiores, que pode não ser diagnosticada pela aferição em membros superiores. Por isso, mesmo na ausência de sintomas, os fluxos sanguíneos uterino e placentário podem estar reduzidos, e o deslocamento do útero é sempre indicado (Figura 29.1A e B).

SISTEMA RESPIRATÓRIO

Apesar das múltiplas alterações anatômicas e fisiológicas do sistema respiratório na gestação, o impacto na função pulmonar é relativamente pequeno.[1]

VIA AÉREA SUPERIOR

O ingurgitamento capilar da mucosa do trato respiratório causa edema e friabilidade tecidual de orofaringe, laringe e traqueia. A manipulação desses órgãos "sensíveis" pode resultar em sangramento e agravamento do edema, dificultando a intubação traqueal. Por isso, manipulações como aspiração e colocação de cânulas orofaríngeas devem ser evitadas. Quando a intubação orotraqueal se faz necessária, um tubo com balonete de 6 a 7 mm é recomendado. O grande aumento das mamas pode interferir na laringoscopia, sendo necessária a uti-

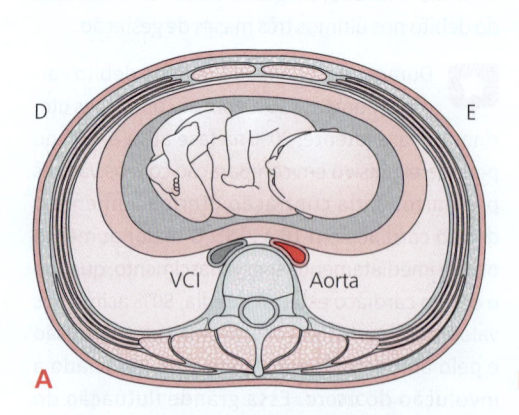

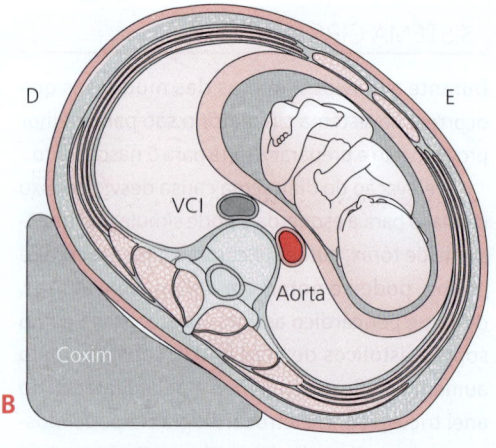

FIGURA 29.1 – Compressão da veia cava inferior e da aorta pelo útero gravídico (**A**) e efeito do deslocamento para a esquerda com coxim colocado sob o quadril direito (**B**).
D, direita; E, esquerda; VCI, veia cava inferior.

lização de laringoscópios de cabo curto. O edema de via aérea é maior nas pacientes com pré-eclâmpsia, obesidade, infecção do trato respiratório e após trabalho de parto com muito esforço de expulsão.[1,3]

> ⭐ A equipe médica deve estar preparada para situações de risco que comprometam a segurança da paciente, como a intubação difícil, tornando-se necessária uma ação conjunta de todos os envolvidos nos cuidados no centro obstétrico: anestesiologistas, obstetras e equipe de enfermagem. A organização de protocolos, a disponibilização de equipamentos e materiais para intubação difícil e o treinamento continuado são necessários.

VOLUMES PULMONARES

A capacidade residual funcional (CRF) diminui cerca de 15 a 20% no final da gestação devido à elevação do diafragma. Com a progressão do estado gestacional, o padrão respiratório passa do abdominal para o torácico, com tendência à taquipneia. O resultado dessas modificações é o aumento da pressão parcial arterial de oxigênio (PaO_2) e a diminuição da pressão parcial arterial de dióxido de carbono ($PaCO_2$).[1,2] Curtos períodos de apneia, como os que ocorrem durante as manobras de intubação traqueal, podem produzir significativa queda na PO_2 e saturação da hemoglobina devido à redução da CRF e ao aumento do volume-minuto. O consumo de oxigênio eleva-se com o aumento da ventilação, com a atividade uterina e com os esforços maternos durante o período expulsivo. Quanto ao uso de agentes inalatórios, observa-se rápida indução e redução da concentração alveolar mínima (CAM). Deve-se considerar que a manipulação da via aérea se associa a maior risco de hipoxemia pela CRF diminuída (baixa reserva de oxigênio), aumento do consumo de oxigênio e tendência à rápida obstrução da via aérea.[2,3]

SISTEMA GASTRINTESTINAL

Na gestante, há aumento do refluxo gastresofágico (30-50%) e maior tendência ao vômito e à regurgitação, devido à redução do tônus do esfíncter esofagiano inferior, ao aumento da secreção de ácidos e de gastrina e aos altos níveis de estrogênio e progesterona. No entanto, o esvaziamento permanece inalterado, mesmo em pacientes obesas.[4] A analgesia de parto não tem impacto no esvaziamento gástrico, sendo permitida a ingestão de líquidos claros em quantidades moderadas durante o trabalho de parto não complicado, segundo recomendação da American Society of Anesthesiologists (ASA). No entanto, em pacientes de maior risco (obesidade mórbida, diabetes, dificuldade de via aérea), essa prática não deve ser utilizada.[5] O fluxo sanguíneo e a função hepática sofrem pouca alteração.[2,3]

SISTEMA URINÁRIO

O fluxo sanguíneo renal e a filtração glomerular aumentam rapidamente durante o primeiro trimestre da gestação, retornando ao normal de forma lenta e progressiva durante o terceiro trimestre. Há redução da depuração da creatinina endógena, da ureia e da creatinina sérica. Nas pacientes com alteração de creatinina ou com pré-eclâmpsia grave, deve-se ter atenção especial com relação ao uso de anti-inflamatórios após o parto.

SISTEMA NERVOSO CENTRAL

Durante a gestação, há maior sensibilidade aos anestésicos inalatórios. O aumento de progesterona parece estar associado, visto que a atividade elétrica cerebral é similar nas mulheres submetidas à anestesia com sevoflurano, gestantes ou não.[6] Quando a anestesia regional é realizada, observa-se que menores doses de anestésicos locais são necessárias para se atingir níveis adequados de anestesia. Isso ocorre pela redução do espaço epidural e do volume de líquido cerebrospinal, além de mudanças bioquímicas.[3]

Fisiopatologia da dor e do trabalho de parto

A dor do trabalho de parto é complexa, subjetiva, multidimensional, com componentes afetivos e sensoriais que explicam muitas diferenças individuais. As bases anatômicas e os processos envolvidos devem ser profundamente conhecidos para que as opções terapêuticas sejam mais bem aplicadas. Algumas pacientes apresentam maior sensibilidade à dor do trabalho de parto. Fatores genéticos parecem estar implicados, além de outros preditores de maior dor, que devem ser investigados precocemente, como os seguintes:

- **Depressão e ansiedade** impactam desfechos após cirurgias, afetam a intensidade da dor e estão implicadas em risco de adição a analgésicos.[7,8]
- **Catastrofismo** (sentimento não fundamentado de que as coisas são piores do que realmente são) tem sido associado à dor do trabalho de parto e à necessidade de analgesia.[9]
- **Mulheres usuárias de opioides, cocaína e anfetaminas** durante a gestação requerem mais analgesia durante o parto do que as não usuárias.[10]
- **Presença de síndromes dolorosas crônicas preexistentes** (enxaqueca, fibromialgia) – Pacientes com dor crônica têm sistemas inibitórios (que modulam a dor) reduzidos, são mais sensíveis a estímulos agudos e devem ser mantidas com seu regime terapêutico, além das estratégias escolhidas para o tratamento da dor do parto.

BASES ANATÔMICAS

No **primeiro período** do trabalho de parto, as dores são causadas pelas contrações uterinas associadas à dilatação do colo. Os estímulos viscerais gerados na primeira fase do parto são transmitidos por fibras simpáticas e entram na medula espinal nos segmentos T10 a T12 e L1. A dor dessa fase é intensa, porém difusa e mal localizada.

Durante o **segundo período**, à medida que a apresentação fetal distende o segmento inferior do útero, as fibras aferentes que inervam a vagina e o períneo causam dor somática (bem localizada). Os estímulos nociceptivos gerados durante esse estágio são transmitidos por fibras A δ e C que passam para a medula espinal via nervo pudendo até o gânglio das raízes dorsais no nível de S2 a S4.

A dor durante esse estágio do trabalho de parto é causada por distensão e isquemia tecidual da vagina, do períneo e da musculatura pélvica, além de tração de estruturas vizinhas, como anexos, peritônio parietal, bexiga, uretra e reto. A compressão do plexo lombossacral também pode desencadear estímulos dolorosos durante a contração e a distensão uterinas. Portanto, na **fase final do trabalho de parto**, as fibras que inervam as estruturas pélvicas transmitem impulsos de origem visceral e somática que penetram a medula espinal nos segmentos T10 a S4.[1-4]

A **Figura 29.2** apresenta as vias de transmissão da dor durante o trabalho de parto.

FASES DO PROCESSAMENTO DA DOR

A compreensão de que a dor depende de vários processos neurofisiológicos é fundamental para a sua adequada avaliação e manejo (**Quadro 29.1**).[12]

EFEITOS DELETÉRIOS DA DOR DO PARTO

A dor desencadeada pelo conjunto de fatores descritos anteriormente provoca alterações fisiológicas significativas.

Em primeiro lugar, há hiperatividade simpática, liberação de catecolaminas endógenas, hipertensão arterial e aumento do débito cardíaco e da resistência vascular periférica com redução da perfusão placentária. Há aumento da concentração de adrenalina plasmática, que é reduzida pela analgesia neuroaxial.[13] Por esse motivo, a analgesia epidural bem conduzida pode converter um trabalho de parto disfuncional ao padrão normal.[2]

Além disso, a dor intermitente das contrações leva a períodos de hiperventilação (a frequência respiratória aumenta 5-20 vezes), resultando em intensa alcalose respiratória. Essa excessiva hiperventilação materna produz acentuada queda na PCO_2, vasoconstrição uterina e menor liberação de oxigênio para o feto. Períodos compensatórios de hipoventilação nos intervalos das contrações podem resultar em hipoxemia materna e até mesmo fetal.[12] O trabalho de parto é um estado hipermetabólico com aumento do consumo de oxigênio.

⭐ Em geral, as alterações cardiorrespiratórias são bem toleradas em parturientes saudáveis com perfusão uteroplacentária normal. No

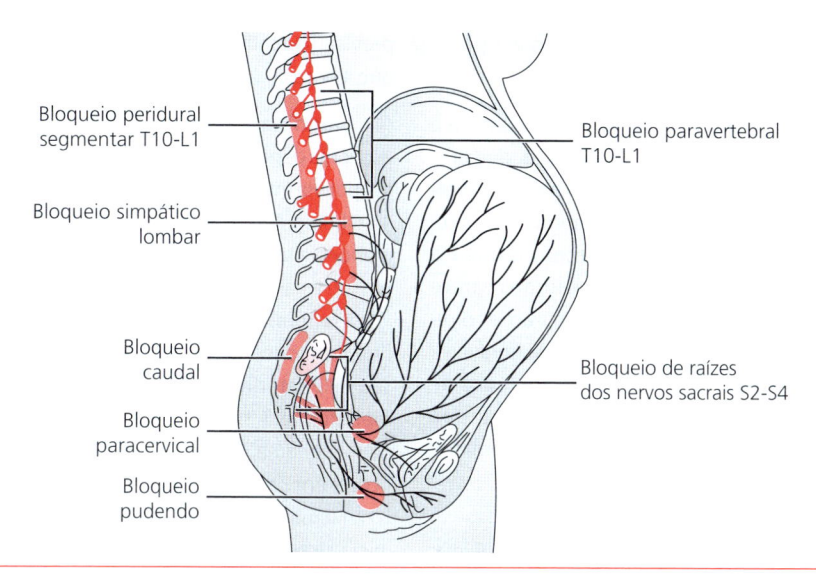

FIGURA 29.2 – Vias de transmissão da dor durante o trabalho de parto.
Fonte: Elaborada com base em Eltzsching e colaboradores.[11]

Quadro 29.1 – Processos envolvidos na nocicepção

- **Transdução** – Nociceptores viscerais são ativados pela distensão e são responsáveis pela dor na primeira fase do trabalho de parto. Na segunda fase, são ativados os aferentes somáticos do colo uterino, da vagina e do períneo. Os mecanismos aferentes periféricos são canais iônicos ativados pela distensão e pela isquemia durante as contrações. Além disso, há sensibilização periférica, que leva à amplificação do sinal doloroso.
- **Transmissão** – Etapa em que ocorre a transmissão dos estímulos por axônios até a medula. A alta efetividade da analgesia regional neuroaxial relaciona-se ao bloqueio dos canais de sódio dos axônios aferentes, que atenuam o estímulo nociceptivo antes de entrar na medula espinal.
- **Modulação** – Processo de sensibilização central no nível medular quando estímulos prolongados e intensos produzem amplificação do sinal doloroso. A ativação de receptores NMDA é um dos mecanismos envolvidos.
- **Percepção** – Múltiplos sítios supraespinais recebem aferência ascendente da dor do parto. Podem ocorrer reflexos cardiorrespiratórios, assim como a ativação de projeções descendentes que reduzem ou amplificam a dor no nível espinal. A modulação cortical é responsável pela variabilidade individual da percepção da dor e pela relativa eficácia da psicoprofilaxia na redução da dor.

NMDA, N-metil-D-aspartato.

---

entanto, quando há comprometimento materno ou fetal, especialmente nas portadoras de cardiopatias graves, tais alterações podem levar à descompensação.[12]

A analgesia do parto, seja pelo conforto que oferece à gestante, seja pela atenuação ou supressão das alterações metabólicas descritas, resulta em grande benefício materno-fetal.

■ Analgesia obstétrica

A indicação da analgesia baseia-se na intensidade da dor, devendo ser individualizada. Deve-se observar se a parturiente se encontra na fase ativa do trabalho de parto, isto é, com dilatação do colo e contrações a intervalos regulares.

MÉTODOS DE ANALGESIA PARA O PARTO VAGINAL

Existem muitos fármacos e técnicas que proporcionam alívio da dor no trabalho de parto e no parto. Ao planejar a analgesia, os seguintes fatores devem ser considerados: eficácia, contraindicações, efeitos colaterais sobre a mãe e sobre o feto e interferência na progressão do trabalho de parto.

MÉTODOS NÃO FARMACOLÓGICOS

Existem métodos não farmacológicos, como hipnose, psicoprofilaxia, massagem, acupuntura e neuroestimulação elétrica transcutânea, que produzem resultados parciais e exigem preparo antenatal para mostrarem eficácia. Embora essas técnicas não farmacológicas pareçam reduzir a percepção da dor, a maioria dos estudos carece de metodologia científica para comparações diretas com os métodos farmacológicos disponíveis.[3] Uma recente revisão sistemática de estudos de qualidade discutível mostrou que a acupuntura teve um efeito analgésico fugaz (cerca de 30 min).[14]

ANALGESIA SISTÊMICA

As vantagens da analgesia sistêmica incluem facilidade de administração e aceitação pelas pacientes. No entanto, fármacos, doses, intervalos e métodos de administração devem ser cuidadosamente selecionados, devido ao risco de depressão ventilatória materna ou neonatal.

Opioides

Os opioides são os agentes mais empregados por via sistêmica. Eles apresentam vários efeitos adversos materno-fetais, entre eles depressão respiratória, prurido, náuseas e vômitos. Administrados antes do início da fase ativa, os opioides podem retardar o trabalho de parto. A probabilidade de depressão respiratória neonatal no nascimento depende da dose e do tempo decorrido entre a administração do opioide e o nascimento.

A **meperidina** ainda é o opioide mais usado em obstetrícia. Entretanto, estudos têm mostrado que os escores de dor maternos permanecem altos após a sua administração. Doses venosas produzem analgesia por 2 a 4 horas, mas, no feto, a duração é maior (13-23 h). O metabólito ativo, a normoperidina, é potencialmente neurotóxico e pode acumular com a administração de doses repetidas. Quando usada a via intramuscular (IM), os efeitos no neonato ocorrem entre 1 e 4 horas após a administração. A depressão neurocomportamental pode persistir por 1 a 2 dias de vida.[2] Em geral, a meperidina é um agente usado no início do trabalho de parto, quando a previsão do tempo para o nascimento é maior do que 4 horas.

A **morfina** tem o pico do efeito analgésico em 1 a 2 horas depois de administrada IM e em 20 minutos por via intravenosa (IV). A duração de ação é de 4 a 6 horas. Após o surgimento da meperidina, com menor efeito depressor respiratório fetal, a morfina passou a não ser mais usada durante o parto.[2,3]

A **fentanila**, opioide sintético derivado da morfina, tem duração muito curta e produz depressão respiratória grave quando comparada com a meperidina. A sua potência é 750 a 1.000 vezes a da meperidina. O pico de ação na administração IV ocorre em 3 a 5 minutos, com duração de ação de 30 a 60 minutos. Quando aplicada IM, a analgesia inicia-se em 7 a 8 minutos e dura entre 30 minutos e 1 a 2 horas. Para ser utilizada, a fentanila exige disponibilidade de suporte ventilatório.

A **remifentanila** é um opioide de ação ultracurta e com rápido início de ação. É uma alternativa para analgesia na contraindicação de bloqueios neuroaxiais. Precisa ser administrada em bomba de infusão. Tem a vantagem de ser metabolizada por esterases plasmáticas, o que confere menor transferência fetal. Além disso, parece oferecer maior eficácia quando comparada com outros opioides.[15] Pode ocorrer sonolência e depressão ventilatória, exigindo monitorização contínua com oximetria de pulso e vigilância dos sinais vitais e da dor a cada 20 minutos com controle contínuo por profissional habilitado. A infusão varia de 0,025 a 0,1 µg/kg/min.[16]

A **nalbufina**, com cada vez mais adeptos para uso em analgesia de parto, apresenta um "efeito-teto", isto é, após determinada dose, a depressão respiratória não aumenta, mas a analgesia continua proporcional à dose.[2]

ANALGESIA CONTROLADA PELA PACIENTE

A analgesia controlada pela paciente (PCA, *patient-controlled analgesia*) é uma moderna técnica disponível para administração de fármacos analgésicos durante o parto. O método tem sido empregado com sucesso em analgesia pós-operatória. O analgésico é injetado por via IV ou através do espaço epidural por uma bomba de infusão disparada pela própria paciente quando há intensificação da dor. As bombas são microprocessadas e programadas para liberar doses predeterminadas a intervalos programados, durante os quais o mecanismo de disparo fica bloqueado, evitando sobredose e reduzindo riscos de depressão respiratória.

ANALGESIA INALATÓRIA

Na analgesia inalatória, os agentes são administrados em concentrações subanestésicas para aliviar a dor sem interferir na consciência ou nos reflexos protetores da laringe. A mistura de 50% de óxido nitroso (N_2O) e oxigênio sem a administração de opioides é uma combinação comum na Europa e parece ser segura quando não combinada com opioides.[17] Normalmente, essa concentração traz alívio para a dor do primeiro estágio, mas é insuficiente para o segundo estágio, necessitando de complementação com anestésico local. Essa prática não é comum no Brasil, mas há situações em que a anestesia geral se faz necessária no parto vaginal, sendo os agentes mais indicados o isoflurano ou o sevoflurano. A intubação endotraqueal é obrigatória, e devem ser tomadas todas as precauções para impedir a aspiração gástrica.

ANALGESIA REGIONAL

A analgesia regional possibilita um excelente tratamento para a dor do trabalho de parto e do período expulsivo sem os efeitos adversos dos fármacos de uso sistêmico. As técnicas regionais em obstetrícia incluem bloqueio neuroaxial (raquianestesia, epidural), bloqueio paracervical e bloqueio de pudendo.[2] O preparo e os pré-requisitos para a realização de analgesia regional neuroaxial estão descritos no Quadro 29.2.

Quadro 29.2 – Preparo para analgesia neuroaxial

- **História e exame físico** – Na avaliação pré-anestésica, obtém-se a história de saúde da mãe e da gestação; realiza-se exame físico focado; discutem-se riscos, benefícios e alternativas; e obtém-se o consentimento. Fazem parte da avaliação específica o exame da via aérea, a medida da pressão arterial e os exames da coluna vertebral e da rede venosa superficial.
- **Consentimento** – O procedimento deve ser consentido; o anestesiologista deve explicar os riscos e os benefícios à parturiente ou ao seu responsável, em caso de menores de idade.
- **Exames complementares** – Em gestantes saudáveis, exames complementares não são necessários. Individualizam-se situações clínicas de risco, como diabetes gestacional e hipertensão associada à gestação. Neste último caso, é recomendável a contagem de plaquetas, pois a coagulopatia interfere na decisão de anestesia regional. Tipagem sanguínea e provas de compatibilidade devem ser solicitadas conforme protocolos institucionais e se forem previstas complicações hemorrágicas (como possibilidade de placenta acreta em pacientes com placenta prévia e com cesariana anterior).[5]
- **Jejum** – A ingestão de pequenos volumes de líquidos claros (água, suco de frutas sem polpa, bebidas carbonatadas, chá e café preto) durante o trabalho de parto não aumenta o risco de vômito e aspiração e proporciona conforto e satisfação à mãe. Entretanto, pacientes com risco para aspiração (obesidade, diabetes, via aérea difícil) ou com maior probabilidade de parto cirúrgico devem ter restrição à via oral. São necessárias no mínimo 8 horas de jejum para alimentos sólidos gordurosos em pacientes candidatas à cesariana. Alimentos sólidos não são permitidos em pacientes em trabalho de parto.[5]
- **Checagem de equipamentos e fármacos** – Equipamentos de ressuscitação cardiorrespiratória e fármacos de urgência devem estar disponíveis para manejar complicações secundárias à analgesia regional espinal ou epidural.
- **Monitorização materna** – A monitorização rotineira da circulação e da respiração (pressão arterial e oximetria de pulso) da mãe deve ser realizada.
- **Monitorização fetal** – A frequência cardíaca fetal deve ser monitorizada antes e depois da realização de analgesia neuroaxial por profissional qualificado.
- **Acesso venoso** – A canulação de veia calibrosa é pré-requisito para a analgesia regional.
- **Técnica asséptica** – A analgesia neuroaxial deve obedecer a técnicas assépticas para sua realização.

Fonte: American Society of Anesthesiologists[5] e Toledano e Leffert.[18]

⭐ As técnicas regionais têm as seguintes **vantagens** sobre as técnicas sistêmicas:[2,18,19]

- Produzem qualidade superior de analgesia e menor necessidade de medicamentos adicionais para o controle da dor.
- Aliviam os efeitos adversos cardiocirculatórios, respiratórios e de liberação de catecolaminas provocados pela dor na mãe e no feto, podendo melhorar a perfusão uteroplacentária.
- Preservam a consciência, permitindo a participação da paciente no nascimento de seu bebê.
- Não interferem com reflexos protetores faríngeos, reduzindo o risco de aspiração pulmonar.
- Podem ser realizadas de modo contínuo durante todo o trabalho de parto quando se opta pela passagem de cateter epidural, o qual pode ser usado para eventual cesariana.
- Reduzem a incidência de depressão pós-parto e de dor pós-parto persistente.

Devido a considerações éticas e dificuldades metodológicas, há poucos estudos bem delineados sobre os efeitos da analgesia de parto na progressão do trabalho de parto e em sua técnica. Uma revisão sistemática com metanálise[20] comparou analgesia epidural *versus* outras técnicas e mostrou maior qualidade de analgesia no grupo epidural. No entanto, houve maior incidência de parto instrumentado (risco relativo [RR] 1,42; intervalo de confiança [IC] 95%, 1,28-1,57) e aumento da duração do segundo período do trabalho de parto (13,66 min; IC 95%, 6,67-20,66), sem diferença na taxa de cesariana ou no índice de Apgar. O **Quadro 29.3** descreve as principais complicações associadas à analgesia e à anestesia regionais no neuroeixo.

Quadro 29.3 – Complicações da analgesia e da anestesia neuroaxial

- **Hipotensão** – Com frequência, associada à anestesia neuroaxial; a pressão arterial deve ser monitorizada a cada 2-3 min após a realização da anestesia. Deslocamento uterino, infusão de líquidos e vasopressores podem ser usados para atenuar essa complicação. Objetiva-se manter a pressão em níveis próximos dos basais.
- **Raquianestesia total** – Complicação rara associada à injeção subaracnóidea de dose excessiva de anestésico local. Pode resultar de administração não intencional do anestésico destinado ao espaço epidural no espaço subaracnóideo, por punção acidental de dura-máter ou migração do cateter. Na anestesia epidural após tentativas de raquianestesia com múltiplas punções do espaço subaracnóideo, pode ocorrer absorção do anestésico pelos múltiplos pertuitos feitos no espaço subaracnóideo.
  Há rápida ascensão do bloqueio sensitivo e motor, progressão para dispneia, dificuldade de fonação e deglutição. Ocorre hipotensão profunda que leva à hipoperfusão de tronco e cérebro, causando perda de consciência. O manejo consiste em rápido controle da via aérea, oxigenação, intubação traqueal e controle hemodinâmico com líquidos e vasopressores, além de deslocamento uterino. O quadro é autolimitado, e o manejo respiratório e hemodinâmico adequados evitam sequelas.
- **Toxicidade sistêmica por anestésicos locais** – Ocorre após injeção intravascular não intencional de anestésico local. Manifesta-se como toxicidade cardiovascular e de sistema nervoso central durante a anestesia epidural (as doses na raquianestesia são muito pequenas para causar toxicidade). Podem ocorrer convulsões, que devem ser manejadas com benzodiazepínicos. Diretrizes atuais recomendam a administração de emulsão lipídica a 20% (1,5 mL/kg em 1 min, seguido de 0,25 mL/kg/min até estabilidade hemodinâmica). Na eventualidade de parada cardiorrespiratória, deve-se seguir o algoritmo ACLS.[2,21]
- **Cefaleia pós-punção de dura-máter** – Possui característica postural, piorando com a posição ereta. Pode cursar com sintomas neurológicos, náuseas, vômitos e intensa incapacitação. Tem incidência aumentada na gestante devido à idade, ao sexo (maior incidência no sexo feminino) e a particularidades como redução da pressão do espaço epidural após o parto, aumentando o risco de extravasamento de líquido cerebrospinal através do pertuito na dura-máter, além da redução abrupta dos níveis de estrogênio, que pode exacerbar o componente vascular das cefaleias. A incidência é relacionada com o diâmetro da agulha, podendo chegar a 70% após punção acidental da dura-máter com agulha de epidural 16, e a menos de 1% com as agulhas finas 25-27 para raquianestesia. O tratamento conservador é indicado inicialmente e inclui repouso, hidratação e analgésicos simples. Cafeína 300 mg por VO pode ser usada. Pode ser necessário *blood-patch*, um tampão sanguíneo de sangue autólogo no espaço epidural em casos de cefaleia grave que não respondam ao tratamento conservador.[2,3]

(Continua)

> **Quadro 29.3 –** Complicações da analgesia e da anestesia neuroaxial *(Continuação)*
>
> - **Lesão neurológica –** Complicação rara que pode ocorrer por diferentes razões:[2,3]
>   - Lesão mecânica da agulha ou do cateter em raízes, nervos ou medula. O bloqueio nunca é continuado na presença de parestesias ou qualquer sinal suspeito no momento da sua realização
>   - Toxicidade direta do anestésico local (rara com os novos anestésicos)
>   - Lesão compressiva, como infecção (abscesso) ou hematoma epidural, podendo causar clínica de compressão medular (dor lombar, sinais neurológicos progressivos)
>   - Lesão neurológica periférica pós-parto por instrumentação, posição de litotomia ou compressão da cabeça fetal, mesmo na ausência de anestesia neuroaxial

ACLS, Advanced Cardiovascular Life Support; VO, via oral.

USO DA ULTRASSONOGRAFIA E ABORDAGEM DO NEUROEIXO

A localização de um nível intervertebral específico pode não ser acurada em muitos pacientes, mesmo na ausência de anormalidades anatômicas, o que pode resultar na punção do neuroeixo um ou dois níveis na coluna vertebral acima do pretendido. Essa imprecisão já foi implicada em casos de lesão do cone medular após raquianestesia.[22] A dificuldade de identificar o nível correto na coluna vertebral é exagerada em pacientes com obesidade (situação cada vez mais comum), edema, deformidade espinal subjacente ou cirurgia prévia na área. Os pontos anatômicos de referência na superfície isoladamente não permitem previsão segura quanto à facilidade ou à dificuldade de punção no neuroeixo. Portanto, são comuns as dificuldades técnicas previstas e imprevistas, que levam a várias tentativas de colocação da agulha no bloqueio do neuroeixo.

Recentemente, a ultrassonografia (US) da coluna vertebral surgiu como um método útil para superar muitas dessas deficiências da abordagem guiada por pontos anatômicos. A imagem por US oferece várias vantagens para orientar a colocação da agulha durante os bloqueios de neuroeixo. Trata-se de uma técnica não invasiva, segura, simples de usar, podendo ser executada rapidamente no local de atendimento, fornecendo imagens em tempo real e isenta de efeitos adversos significativos. Portanto, é de particular utilidade no delineamento da anatomia espinal anormal ou variante.[23] Atualmente, a US é usada com mais frequência como ferramenta pré-procedimento, mas também pode ser empregada para orientação da agulha em tempo real. Durante o escaneamento pré-procedimento, pode-se identificar com acurácia a linha média, marcar um determinado espaço intervertebral lombar, prever a profundidade do espaço epidural e identificar pacientes nos quais o bloqueio pode ser difícil (Figura 29.3).[24-26] Quando

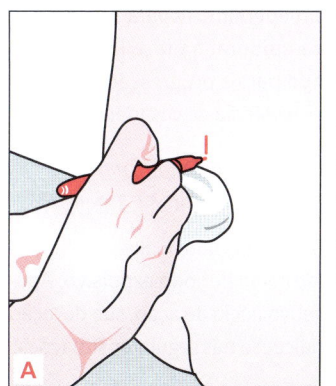

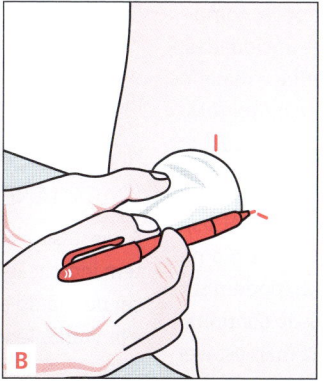

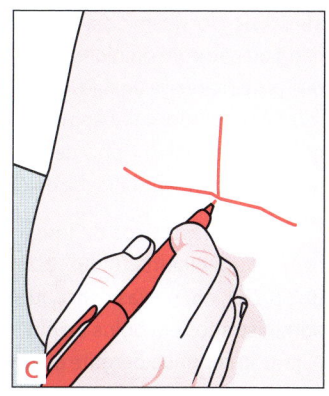

FIGURA 29.3 – Abordagem do neuroeixo com o uso de ultrassonografia pré-procedimento.

realizada por profissional experiente, o uso de US para inserção da agulha epidural reduz o número de tentativas de punção, melhora a taxa de sucesso do acesso epidural na primeira tentativa, reduz a necessidade de punção em vários níveis e aumenta o conforto da paciente durante o procedimento.[26] No entanto, apesar das vantagens, a integração da US na prática clínica para bloqueio do neuroeixo ainda é incipiente.

Contraindicações à analgesia regional devem ser observadas:[2,3,7]
- Coagulopatia.
- Instabilidade hemodinâmica acentuada.
- Hipovolemia não corrigida.
- Infecção no local de punção ou sepse.
- Recusa da paciente.
- Aumento da pressão intracraniana.

ANESTESIA EPIDURAL – BLOQUEIO EPIDURAL

O bloqueio epidural é o método de anestesia mais difundido para o parto vaginal. Esse método produz analgesia de alta qualidade, com a vantagem de que ela pode ser mantida por longos períodos, de forma contínua, atendendo todo o trabalho de parto e, inclusive, a cesariana, quando necessária. A técnica envolve a inserção de agulha de Tuohy (de ponta curva) entre os processos espinhosos vertebrais L1 a L4, até o espaço epidural (não devendo ultrapassar a dura-máter). Nesse espaço, é inserido o cateter epidural através da agulha, que é retirada. A paciente pode estar sentada ou deitada em posição lateral. Para analgesia, usa-se anestésico local em baixa concentração, combinado ou não com opioides em doses fracionadas, que proporcionam analgesia segmentar e mínimo relaxamento muscular sem bloqueio motor (bloqueio diferencial de fibras nervosas de fino calibre que conduzem sensibilidade dolorosa).

Os anestésicos de longa duração (ALDs), bupivacaína (0,065-0,2%) e ropivacaína (0,1-0,2%), em baixas concentrações, podem ser administrados em bólus ou em infusão contínua. A infusão contínua permite analgesia mais estável e constante com menor dose total de anestésico local (AL) durante todo o primeiro estágio. A adição de opioides aos ALDs injetados no espaço epidural permite maior qualidade e duração de analgesia com menor dose total de anestésicos e redução do bloqueio motor. Na fase de expulsão fetal, quando há necessidade de relaxamento e analgesia do períneo (dermátomos sacrais), emprega-se uma nova dose em bólus, com maior concentração de AL. Quando a analgesia contínua for mantida por longos períodos, essa dose de resgate pode não ser necessária.[2]

A epinefrina, normalmente usada em associação com os ALs para prolongar os seus efeitos, não deve ser incluída nos bloqueios para analgesia do trabalho de parto. Esse simpaticomimético, mesmo em dose mínima, pode diminuir a contratilidade uterina e retardar o trabalho de parto.

A execução da analgesia epidural requer boa dinâmica uterina e ausência de desproporção cefalopélvica. Em outras palavras, o trabalho de parto deve estar bem estabelecido antes que se proceda às medidas analgésicas. Apesar de estudos mostrarem aumento do tempo de progressão no segundo período do parto,[20] muitos fatores, além da analgesia, podem interferir na evolução do parto, como conduta individual do obstetra e fatores associados à instituição e à adoção de rotinas para a manutenção ativa do parto. Wang e colaboradores[27] randomizaram 12.793 pacientes nulíparas e compararam analgesia epidural na fase latente (menos de 1 cm de dilatação) e após 4 cm de dilatação. O grupo sem epidural recebeu meperidina IV para a dor até os 4 cm. A analgesia epidural na fase latente não aumentou o tempo para a progressão do trabalho de parto ou a incidência de cesariana.[27]

BLOQUEIO SUBARACNÓIDEO (RAQUIANESTESIA) EM DOSE ÚNICA

A anestesia espinal isolada para analgesia de parto tem indicação restrita ao período expulsivo. Apesar do rápido e efetivo início de ação, sua duração é limitada. Tem indicação nas seguintes situações:

- Pacientes multíparas com rápida progressão do trabalho de parto, nas quais há benefício

com rápido início da analgesia subaracnóidea, sem a necessidade de extensão do bloqueio com analgesia epidural.
- Situações em que a inserção do cateter epidural é muito difícil, como anormalidades anatômicas ou cirurgia prévia de coluna.

O bloqueio subaracnóideo (BSA) pode ser realizado somente com anestésico local hiperbárico (bupivacaína 1-2,5 mg) ou isobárico, com opioide lipofílico (fentanila 15-25 µg ou sufentanila 3-5 µg, ou associação de ambos). No caso de doses maiores ou quando a anestesia é realizada com a paciente em decúbito lateral, o nível anestésico pode subir até a 10ª raiz torácica (T10). Nessa situação, o anestesiologista deve estar atento para o aparecimento de hipotensão arterial, muitas vezes grave, pela vasodilatação secundária ao bloqueio do sistema nervoso simpático, associada à compressão da aorta pelo útero gravídico. A conduta imediata consiste em hiperidratação e, se necessário, emprego de fármacos vasopressores.

ANALGESIA COMBINADA – ESPINAL E EPIDURAL

A analgesia combinada é a técnica mais utilizada atualmente, pois permite o alívio efetivo da dor com menor dose anestésica, mesmo em fases avançadas do trabalho de parto. A grande vantagem dessa técnica é o rápido início de ação analgésica após injeção subaracnóidea aliada à flexibilidade de um cateter no espaço epidural, que proporciona analgesia de longa duração para um eventual parto prolongado ou mesmo quando há necessidade de conversão para anestesia cirúrgica para cesariana.

Utiliza-se um único bólus de opioide, acrescido ou não de AL, injetado no espaço subaracnóideo, seguido da colocação de cateter no espaço epidural. Na raquianestesia, o opioide produz rápido e intenso alívio da dor, sem bloqueio motor. Ao contrário dos ALs por via epidural, os opioides espinais não interferem na mobilidade e na motricidade, permitindo a deambulação da parturiente, o que deve ser incentivado. A técnica combinada confere alto grau de satisfação às gestantes.

As agulhas espinal e epidural podem ser inseridas em espaços diferentes, ou pode-se usar a técnica de agulha dentro de agulha (*kit* especial) no mesmo interespaço. Nessa técnica, a agulha epidural é inserida no espaço epidural, e uma agulha espinal longa é inserida em seu interior.

BLOQUEIO PARACERVICAL

O bloqueio paracervical é uma técnica analgésica de uso pouco frequente e indicada para tratar a dor do primeiro período do parto, originada no colo e no corpo uterino (dilatação e contração). O anestésico é injetado com agulha longa 2 ou 4 pontos ao lado do colo do útero, no fórnice vaginal. Podem ocorrer complicações como absorção sistêmica de anestésicos locais, por ser um local altamente vascularizado, e injeção acidental ou trauma fetal. Essa técnica associa-se à maior incidência de bradicardia fetal, atribuída à vasoconstrição das artérias uterinas e às altas concentrações de AL no sangue do feto.[3]

BLOQUEIO DOS NERVOS PUDENDOS

Os nervos pudendos têm origem nas raízes sacrais de S2, S3 e S4 e levam fibras de sensibilidade do períneo e do terço distal da vagina. O seu bloqueio analgésico promove analgesia perineal, útil para o segundo período do parto, especialmente para aplicação de fórcipe na fase final do período expulsivo. O bloqueio é obtido com a infiltração de cerca de 10 mL de AL na intersecção da espinha isquiática com o ligamento sacroespinhal, em geral por via transvaginal, porém tem alto índice de falhas. Complicações incluem injeção intravascular, hematoma isquiorretal ou vaginal e, raramente, injeção fetal de anestésico local.[3,20]

Anestesia para cesariana

Antes de procedimentos cirúrgicos (p. ex., cesariana, ligadura tubária pós-parto), deve ser considerada a administração de pró-cinéticos, como a metoclopramida (10 mg), 5-10 minutos antes da intervenção, e um inibidor de secreção gástrica, como a ranitidina (50 mg), 30 minutos antes do procedimento.

Em situação eletiva, é possível combinar ranitidina 150 mg VO com antecedência de 12 horas, e 50 mg IV 30 minutos antes do procedimento.

As técnicas regionais neuroaxiais são preferíveis, pois, além de propiciarem excelente qualidade de anestesia, geram menor transferência de fármacos para o feto e possibilitam a participação da mãe. Além disso, a anestesia geral é menos segura, devido à necessidade de manipulação da via aérea e ao risco de aspiração pulmonar de conteúdo gástrico.

ANESTESIA NEUROAXIAL

A anestesia para cesariana difere da analgesia, pois são necessários bloqueios sensitivo e motor densos, alcançados com altas concentrações de ALs.[28] A **raquianestesia**, de mais simples execução, apresenta a vantagem de usar uma mínima quantidade de AL, evitando o risco da absorção maciça e suas consequências materno-fetais. O nível de bloqueio precisa atingir T4, devendo-se tomar as medidas descritas para evitar a hipotensão causada pelo extenso bloqueio simpático.

O anestésico de eleição é a bupivacaína hiperbárica a 0,5% sem epinefrina associada à morfina (0,1-0,2 mg) para garantir analgesia pós-operatória prolongada. O uso associado de fentanila (10-25 µg) produz maior grau de bloqueio e analgesia pós-operatória de menor duração, mas com pouco ou nenhum risco de depressão respiratória materna. Pode-se fazer, ainda, a associação dos dois opioides com a bupivacaína, melhorando a qualidade do bloqueio.

A **anestesia epidural** para cesariana é utilizada, em geral, quando há progressão da analgesia de parto com cateter já previamente colocado. Há necessidade de maior volume de AL, e a instalação do bloqueio é lenta, ao contrário do que ocorre com a raquianestesia. Como vantagens, podem-se citar a ausência de cefaleia pós-punção de dura-máter, a instalação gradativa do bloqueio simpático e da hipotensão e a possibilidade de empregar técnica contínua com cateter para procedimentos prolongados. O início lento do bloqueio pode ser benéfico em pacientes com hipovolemia relativa ou doenças valvares (estenose aórtica), pois a estabilidade hemodinâmica é mais facilmente mantida.[28]

Os anestésicos locais mais empregados são a ropivacaína (0,5-1%), a bupivacaína (0,5%) ou a lidocaína (2%), associadas à epinefrina em concentração de 1:200.000, e a fentanila (50-100 µg) e/ou a morfina (1 mg).

A **hipotensão arterial** durante a anestesia neuroaxial para cesariana deve-se ao bloqueio simpático e pode ter efeitos deletérios para o feto e a mãe. Entre eles, destacam-se diminuição do fluxo sanguíneo uteroplacentário, comprometimento da oxigenação fetal, acidose fetal e sintomas de diminuição do débito cardíaco materno, como náuseas, vômitos e alteração de consciência. Devido à instalação mais rápida do bloqueio, a pressão cai mais rapidamente na raquianestesia. A validade de efetuar expansão volêmica prévia à realização da raquianestesia é questionada, já que alguns estudos mostraram pequena ou nenhuma redução na incidência de hipotensão arterial materna ou no consumo de vasopressores. Mais estudos são necessários para definir a melhor solução (coloide ou cristaloide), o melhor momento (antes ou durante a realização do bloqueio) e o volume ideal. Gelatina e dextranas devem ser usadas com cautela, devido aos efeitos adversos, como anafilaxia, e o hidroxietilamido a 6% deve ser evitado na presença de lesão renal, problemas de coagulação e sepse.[5,29]

O uso de vasopressores deve ser precoce no manejo da hipotensão. A **Tabela 29.1** apresenta as opções de vasopressores usados em obstetrícia.

ANESTESIA GERAL

A anestesia geral é a técnica indicada em situações de emergência obstétrica, quando há contraindicação aos bloqueios ou quando há falha da anestesia regional. Independentemente da indicação, os princípios são comuns e incluem manutenção da estabilidade hemodinâmica e respiratória para mãe e feto e tempo mínimo entre a indução da anestesia e o nascimento, para evitar efeitos neonatais indesejados.

O preparo pré-anestésico inclui avaliação da via aérea, obtenção de veia calibrosa

Tabela 29.1 – Vasopressores utilizados em obstetrícia			
FÁRMACO	**MECANISMO DE AÇÃO**	**VANTAGEM**	**DESVANTAGEM**
Metaraminol, 0,25-0,5 mg IV	• Agonistas receptores α e β • Ação direta e indireta em ambos	• Não tem efeito adverso no estado ácido-básico do feto quando comparado com a efedrina	• Taquifilaxia • Bradicardia reflexa
Efedrina, 5-15 mg IV	• Agonistas receptores α e β • Ação direta e indireta em ambos	• Não necessita de múltiplas diluições • Não causa bradicardia	• Taquifilaxia • Maiores efeitos adversos no estado ácido-básico do feto quando comparada com a fenilefrina
Fenilefrina, 25-100 mg IV em bólus	• Agonista receptor $α_1$ seletivo em doses clínicas	• Início de ação imediata, curta duração de ação • Ideal em infusão contínua • Não há efeito no estado ácido-básico quando comparada com a efedrina	• Taquifilaxia • Bradicardia reflexa • Diminuição do débito cardíaco materno

IV, intravenosa.
Fonte: Elaborada com base em Flood e Rollins[3] e American Society of Anesthesiologists.[5]

(16-18 Gauge), sondagem vesical de demora e administração de fármacos para reduzir o risco de aspiração pulmonar, como antiácido não particulado (citrato de sódio), metoclopramida (10 mg IV) e ranitidina (50 mg IV). Deve-se realizar o deslocamento uterino para a esquerda com o uso de coxins abaixo do quadril direito.

⚠ Com o intuito de evitar a depressão do neonato, é importante a escolha de fármacos venosos ou inalatórios menos depressores. O início do procedimento anestésico só é permitido após assepsia da pele da paciente e com a equipe cirúrgica pronta para a cirurgia imediatamente após a perda da consciência.

A indução da anestesia envolve pré-oxigenação (8 respirações forçadas com oxigênio a 100% ou 3-5 minutos de ventilação espontânea com a máscara adaptada à face), indução venosa em sequência rápida e manobra de Sellick (pressão cricoide) para evitar aspiração. A ventilação sob máscara deve ser evitada.[28] Entre os agentes indicados para indução, o propofol é o mais utilizado, proporcionando perda da consciência em 45 segundos. Outras opções são etomidato, cetamina ou tiopental, além da succinilcolina para o relaxamento muscular. Após a confirmação da intubação pela capnografia, a manutenção é realizada com agentes halogenados combinados ou não com óxido nitroso. Opioides como fentanila ou remifentanila podem ser usados. Os fármacos utilizados devem ser informados à equipe de neonatologia presente para o atendimento do recém-nascido.

Vários estudos procuraram determinar a diferença nas condições fetais após cesariana sob anestesia geral e regional. Sempre que foram tomadas medidas para encurtar o tempo decorrido entre o início da anestesia geral e a retirada do feto (máximo de 10 minutos), não houve diferença significativa entre as duas técnicas.

Condutas anestésicas nas doenças hemorrágicas da gestação

A hemorragia periparto constitui a principal causa de mortalidade materna. As principais situações em que a hemorragia é o grande fator de risco para o binômio materno-fetal incluem placenta prévia (PP), descolamento prematuro de placenta (DPP), atonia e ruptura uterina. A hipovolemia, que constitui o denominador comum de todas essas doenças, pode ser aguda ou insidiosa e de grande gravidade, levando ao choque hipovolêmico. Em certos casos, é de difícil avaliação, uma vez que as perdas nem sempre são aparentes, como no caso de DPP e ruptura uterina (ver Cap. 33 – Hemorragia puerperal).

As considerações indispensáveis nesses casos são as seguintes:

- Avaliação criteriosa das perdas sanguíneas com métodos clínicos e laboratoriais.
- Canulação de veias calibrosas, nos casos suspeitos, antes de qualquer procedimento.
- Reposição sanguínea adequada.
- Avaliação e correção de coagulopatias associadas ao quadro hemorrágico.
- Na analgesia de parto, se forem realizadas técnicas condutivas, elas devem empregar doses mínimas de anestésicos locais, de modo a reduzir o bloqueio simpático e a queda da resistência vascular periférica.

⚠ • Na hemorragia grave, com grande alteração volêmica, a anestesia condutiva está contraindicada; nessa situação, dá-se preferência à anestesia geral.

A **PP** é a implantação anormal da placenta no segmento inferior do útero, produzindo sangramento vaginal indolor. Nos casos mais graves, a placenta obstrui a descida da apresentação fetal, podendo ocorrer hemorragia à medida que o colo se dilata. A perda sanguínea pode ser súbita, desencadeada inclusive pelo simples exame de toque vaginal, obrigando o anestesiologista a estar preparado para induzir anestesia geral se for preciso (cesariana de emergência). Nos casos de sangramento mínimo, em que é possível monitorar a evolução do parto, a anestesia epidural contínua é uma boa opção. Quando se tem um diagnóstico precoce de placentação anormal do tipo PP ou mesmo **placenta acreta** – situações que podem provocar sangramento intenso –, pode-se recorrer à cateterização prévia das artérias ilíacas externas por via femoral com introdução de cateteres dotados de um balão (ver Cap. 53 – Acretismo placentário). Durante a cesariana, se o sangramento se tornar incontrolável, utiliza-se o recurso de inflar o balão e cauterizar todos os vasos, retirar a placenta e/ou realizar histerectomia.

⭐ O **DPP** ocorre em cerca de 1% das gestações. O quadro caracteriza-se por sangramento vaginal acompanhado de dor. Com frequência, torna-se difícil avaliar a quantidade de sangue perdido, porque se forma um hematoma atrás da porção descolada da placenta. Quando esse hematoma atinge grandes proporções, pode associar-se à síndrome de coagulação intravascular disseminada (CIVD), em razão do grande consumo de fatores de coagulação no local de sua formação. Essas pacientes apresentam provas anormais de coagulação e trombocitopenia. A insuficiência renal aguda pode ser um fator complicador, devido à presença de fibrina e mioglobina nos glomérulos. Nessas situações, só é admissível a execução de anestesia regional quando o descolamento for considerado pequeno, quando não houver sinais de hipovolemia e quando as provas de coagulação forem normais. Se houver um quadro grave, com condição fetal não tranquilizadora, a cesariana será emergencial e deverá ser realizada sob anestesia geral com transfusão sanguínea concomitante.

⚠ A **ruptura uterina** constitui uma situação catastrófica que põe em risco imediato a vida da mãe e do feto. Alguns fatores são considerados predisponentes: cirurgias prévias no útero, principalmente com incisões verticais, parto difícil e prolongado, história de manipulação uterina e cesarianas prévias. Os sinais e sintomas são dor abdominal intensa, irritabilidade uterina e sofrimento do feto. Há indicação imediata de cesariana sob anestesia geral, e muitas vezes são necessárias manobras de ressuscitação materna e fetal. Considerando-se o crescimento no número de pacientes com cesariana prévia que se submetem a parto vaginal, há a preocupação de que os primeiros sintomas da ruptura possam ser mascarados pela analgesia epidural. Atualmente, com a contínua monitoração do trabalho de parto, da contratilidade uterina e do bem-estar fetal, é possível submeter essas pacientes à analgesia epidural ou combinada com baixas doses de anestésicos. À menor suspeita de ruptura uterina, essa mesma técnica anestésica pode ser estendida para realizar a cesariana de emergência.

As alterações hemorrágicas do pós-parto que merecem atenção são as lacerações cervicovaginais e a placenta retida. As lacerações cervicais e vaginais são tratadas com a mesma técnica regional que estava sendo utilizada no trabalho de parto. Nos partos sem analgesia, o bloqueio subaracnóideo em sela é uma excelente opção para reparar as lacerações. A retenção de placenta, que ocorre em 1% dos partos vaginais, demanda remoção manual sob anestesia regional. Nos casos graves, em que o relaxamento uterino é imprescindível, deve-se administrar anestesia geral com agentes voláteis.

Condutas anestésicas nas doenças hipertensivas da gestação

ANESTESIA E PRÉ-ECLÂMPSIA/ECLÂMPSIA

A pré-eclâmpsia é uma síndrome caracterizada pelo surgimento de hipertensão após a 20ª semana de gestação, acompanhada de significativa proteinúria, disfunções orgânicas maternas e/ou disfunção uteroplacentária. A eclâmpsia corresponde a uma forma grave de pré-eclâmpsia em que estão presentes convulsões não atribuíveis a outras causas.

A síndrome HELLP (caracterizada pela presença de hemólise, enzimas hepáticas aumentadas e plaquetopenia – **h**emolysis, **e**levated **l**iver enzymes, **l**ow **p**latelet count) também é uma apresentação grave de pré-eclâmpsia com hemólise, enzimas hepáticas aumentadas e plaquetopenia[2-4] (ver Cap. 38 – Doença hipertensiva na gestação e Cap. 54 – Eclâmpsia, síndrome HELLP e esteatose hepática aguda da gestação).

⭐ Exames laboratoriais, como hemograma, contagem de plaquetas, transaminase glutâmico-oxalacética (TGO, ou AST) ou transaminase glutâmico-pirúvica (TGP, ou ALT) e creatinina, são úteis para o planejamento anestésico. A contagem de plaquetas acima de 100.000/mm^3 é considerada suficiente para uma administração segura de anestesia regional; entre 50.000 e 100.000/mm^3, deve-se pesar a relação risco-benefício do bloqueio; e, abaixo de 50.000/mm^3, os bloqueios neuroaxiais estão contraindicados. Atualmente, vários autores têm favorecido tanto a anestesia epidural quanto a raquianestesia na paciente pré-eclâmptica. O anesthesiologista deve estar preparado para as quedas abruptas dos níveis tensionais, muitas vezes seguidas de bradicardia, e para a hipertensão reflexa aos vasoconstritores.

Entre as vantagens da anestesia regional na paciente pré-eclâmptica, destaca-se a redução da concentração de catecolaminas circulantes durante o parto, permitindo melhor controle da pressão sanguínea. Esse efeito melhora o fluxo de sangue no espaço interviloso, desde que se evite hipotensão. Além disso, em comparação com a anestesia geral, a epidural possibilita melhor controle das pressões arteriais pulmonar e sistêmica durante a cesariana. A paciente pré-eclâmptica pode ter edema faringolaríngeo grave, fazendo da intubação traqueal um procedimento difícil e até mesmo impossível. Nesse caso, a anestesia regional também tem a vantagem de permitir que sejam evitadas a laringoscopia e a intubação.

A hidratação da paciente pré-eclâmptica deve ser feita com extremo cuidado. A reposição do déficit de volume pode exigir uma grande quantidade de soluções cristaloides, levando ao risco de edemas cerebral e pulmonar, que aparecem sobremaneira no período pós-parto. A pressão oncótica do plasma, inicialmente baixa, tende a reduzir-se ainda mais, ao mesmo tempo que o volume intravascular e a pressão venosa central (PVC) se elevam.

O manejo dessas pacientes exige a maximização da perfusão dos órgãos, a otimização do fluxo sanguíneo placentário e a prevenção das complicações. O sulfato de magnésio, comumente usado para prevenir convulsões eclâmpticas, reduz a excitabilidade da membrana muscular e potencializa a ação dos relaxantes musculares despolarizantes e não despolarizantes, sendo um vasodilatador leve.

⚠️ Deve-se ter cuidado quando for indicada uma cesariana imediatamente após a utilização de sulfato de magnésio IV em bólus (dose de ataque), pois a hipotensão da raquianestesia pode ser mais pronunciada logo após o uso do sulfato.

A anestesia geral nas pacientes pré-eclâmpticas graves pode ser extremamente arriscada, devido à hipertensão reflexa e à intubação traqueal difícil ou mesmo impossível.[2,3]

Diabetes melito

Durante a segunda metade da gestação, pode ocorrer hiperglicemia materna em razão dos efeitos anti-insulínicos dos hormônios placentários, da progesterona e do cortisol. A paciente diabética apresenta aumento da resistência à insulina e tendência à cetogênese durante o jejum, com aumento do desequilíbrio metabólico, e está mais propensa à hiperglicemia e à cetose. A morbidade e a mortalidade materno-fetais podem aumentar na presença de diabetes. Há maior risco de trauma durante o nascimento, de necessidade de cesariana, de infecção em ferida cirúrgica e de endometrite.

O manejo anestésico deve otimizar o fluxo sanguíneo uteroplacentário. É desejável manter a glicemia entre 70 e 120 mg/dL. O bloqueio epidural é capaz de proporcionar uma excelente analgesia a essas pacientes sem comprometer o bem-estar fetal. A hidratação materna deve ser feita com soluções salinas isentas de glicose. Pode ocorrer uma maior latência do bloqueio nos casos de pacientes metabolicamente descompensadas.

Doenças cardíacas

A escolha da técnica anestésica na gestante cardiopata deverá levar em consideração a cardiopatia de base, a evolução durante a gestação, o estado clínico atual, a idade gestacional e os exames complementares disponíveis. O manejo perioperatório dessas gestantes deve ser discutido de forma multidisciplinar, para que seja determinado o melhor momento de interrupção da gestação, a via de parto e o tipo de monitoração e técnica anestésica a serem empregados. As gestantes e seus familiares devem estar cientes da doença e do seu prognóstico, bem como dos riscos para a mãe e para o feto, além da possibilidade de recuperação em unidade de terapia intensiva. Há necessidade de conhecer particularidades do tratamento dessas pacientes com respeito ao uso de anticoagulantes e fármacos cardiovasculares, como digitálicos, diuréticos, β-bloqueadores e bloqueadores dos canais de cálcio. A posologia desses fármacos deve ser mantida no período do parto.

Durante o trabalho de parto, costumam ocorrer alterações hemodinâmicas, que devem ser monitorizadas e evitadas. A PVC aumenta após a expulsão fetal, o que obriga que seja realizada uma monitoração cuidadosa durante os primeiros dias do puerpério.

Cerca de 90% das cardiopatias encontradas na gestação são de origem reumática, sendo a estenose e a insuficiência mitral as lesões mais representativas. O coração comprometido tolera muito mal as exigências impostas pelo trabalho de parto antes descritas. Às alterações hemodinâmicas associam-se à perda sanguínea e aos fármacos usados durante o parto, podendo levar rapidamente à descompensação cardiovascular. A Tabela 29.2 lista os objetivos hemodinâmicos de acordo com as lesões valvares na gestante.

CARDIOPATIAS CONGÊNITAS

As pacientes portadoras de cardiopatias congênitas toleram mal a gestação. Muito frequentemente, há *shunt* da direita para a esquerda (tetralogia de Fallot, síndrome de Eisenmenger e hipertensão pulmonar). Qualquer alteração hemodinâmica que aumente o grau de *shunt* da direita para a esquerda exacerbará a cianose. Devem-se evitar quedas na resistência vascular sistêmica e no retorno venoso. A anestesia regional não é bem aceita, e a administração sistêmica de opioides em pequenas doses parece ser a melhor opção para a analgesia de parto. Em caso de cesariana, a anestesia geral é a melhor indicação, para a maioria dos casos.

Tabela 29.2 – Objetivos hemodinâmicos de acordo com as lesões valvares na gestante

LESÃO	OBJETIVOS
Estenose aórtica	• Manter ritmo sinusal • Manter FC • Evitar redução da RVS • Manter retorno venoso
Insuficiência aórtica	• Evitar bradicardia: manter FC levemente elevada • Evitar aumento da RVS
Estenose mitral	• Manter ritmo sinusal • Manter RVS • Evitar taquicardia e hipervolemia
Insuficiência mitral	• Manter ritmo sinusal • Evitar aumento da RVS • Evitar aumento do retorno venoso

FC, frequência cardíaca; RVS, resistência vascular sistêmica.
Fonte: Braveman e colaboradores.[2]

Condição fetal não tranquilizadora

O diagnóstico de condição fetal não tranquilizadora constitui risco para a mãe e para o feto e risco médico-legal para a equipe cirúrgico-anestésica. Nos casos de emergência, aconselha-se considerar o bem-estar materno e fetal. Embora haja situações em que a anestesia geral seja preferível, deve ser considerada a relação risco-benefício na aplicação dessa técnica nas pacientes com maior potencial para complicações.

Pacientes que apresentam condições fetais crônicas podem ser tratadas com anestesia geral ou regional. Por outro lado, a anestesia geral é preferida sempre que a condição fetal for aguda e não houver tempo hábil para a realização da anestesia regional (DPP, bradicardia fetal prolongada, ruptura uterina, prolapso de cordão).

O bloqueio simpático pós-raquianestesia é de instalação mais rápida que na epidural. Antes de realizar o BSA em situação de condição fetal não tranquilizadora, as seguintes questões devem ser levantadas:

- Essa condição fetal pode ou não ser decorrente de descolamento da placenta com hipovolemia não diagnosticada?
- O bloqueio pretendido pode ser efetuado rapidamente sem retardar a cirurgia?
- A hipotensão grave poderá ser evitada?
- Em caso de hipotensão grave, o cirurgião terá habilidade para retirar rapidamente o feto?

Uma vez resolvidas essas questões, o BSA será uma excelente técnica para muitos casos de cesarianas urgentes.

Atualmente, recomenda-se a inserção precoce de cateter epidural em situações de risco obstétrico (gestação gemelar, pré-eclâmpsia) ou anestésico (via aérea difícil antecipada ou obesidade mórbida), para reduzir a necessidade de anestesia geral caso a interrupção de emergência seja necessária.[5]

Anestesia para procedimentos materno-fetais

EXIT

O procedimento de tratamento externo ao útero intraparto (EXIT, *ex utero intrapartum treatment*) é uma técnica incomum implementada para aumentar a sobrevida fetal no parto de fetos com obstruções congênitas da via aérea, que levem a risco de vida, tais como cistos linguais, teratomas, displasia esquelética, micrognatia, higromas císticos, bócio tireoidiano e neuroblastomas.[5,6]

O EXIT é conduzido durante uma cesariana eletiva. O feto é parcialmente exteriorizado pela incisão uterina, com cuidadosa manutenção da circulação uteroplacentária, permitindo a intervenção diagnóstica ou terapêutica para proteção das vias aéreas por meio de laringoscopia direta, fibrobroncoscopia, traqueostomia ou intervenção cirúrgica (Figura 29.4).[31]

Como pré-requisitos para o sucesso do procedimento, são necessários bom relaxamento uterino e manutenção do volume intrauterino e, principalmente, da circulação uteroplacentária. Anestésicos inalatórios em altas doses e/ou nitro-

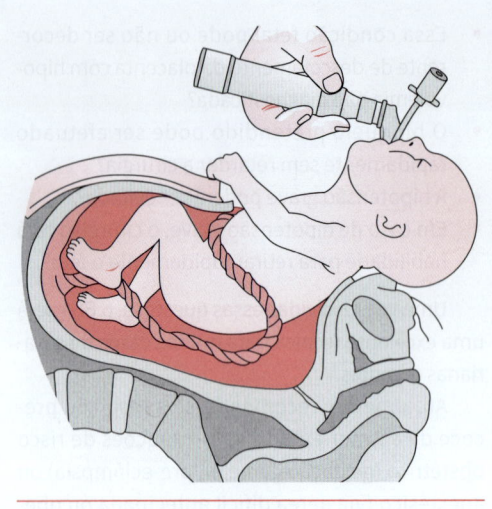

FIGURA 29.4 – Procedimento EXIT.

glicerina intravenosa podem ser usados para essa finalidade.

O procedimento EXIT necessita, portanto, de equipe multidisciplinar: anestesiologistas, obstetras, neonatologista e otorrinolaringologista pediátrico e/ou cirurgião pediátrico, além da equipe de enfermagem, posicionados conforme indicado na Figura 29.5.

A técnica anestésica pode ser feita de várias maneiras, desde que alcance o relaxamento uterino adequado antes do nascimento e que a circulação uteroplacentária seja mantida até a obtenção de via aérea segura no feto. Além disso, deve haver adequada contração uterina para prevenir atonia uterina e hemorragia pós-parto maciça após a retirada do neonato.[32,33]

A avaliação pré-operatória multidisciplinar e uma adequada comunicação entre todas as equipes envolvidas são fatores decisivos para o sucesso do procedimento.

CIRURGIAS MATERNO-FETAIS ABERTAS

No Hospital de Clínicas de Porto Alegre (HCPA), a cirurgia aberta mais realizada é a correção intrauterina de meningomielocele (MMC). A idade gestacional em que se costuma fazer a correção de MMC é entre 20 e 26 semanas (Figura 29.6).

Essas cirurgias são realizadas sob anestesia geral. O uso de anestesia no neuroeixo para analgesia pós-operatória pode ser considerado, lembrando que a infusão de anestésicos locais pode mascarar contrações uterinas de possível trabalho de parto pré-termo no pós-operatório. A tromboprofilaxia deve ser realizada de forma mecânica e farmacológica.[34]

Toda a equipe multidisciplinar deve estar presente já na indução anestésica. O ideal é que seja

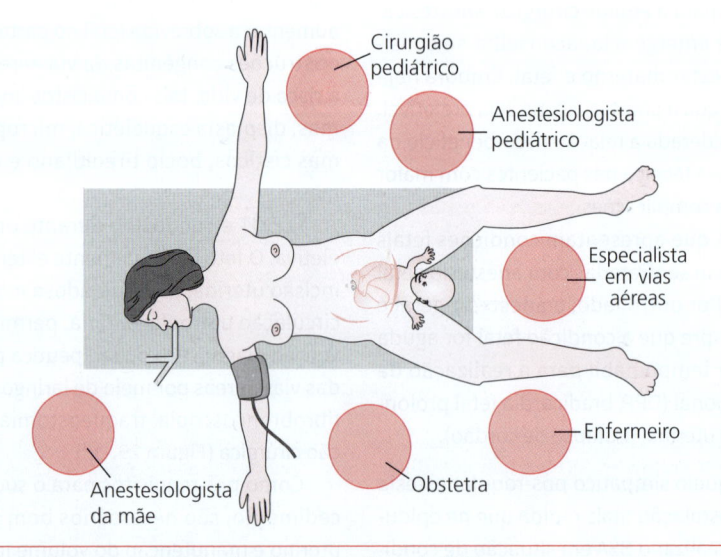

FIGURA 29.5 – Posicionamento da equipe durante o procedimento EXIT.
Fonte: Elaborada com base em Zadra e colaboradores.[30]

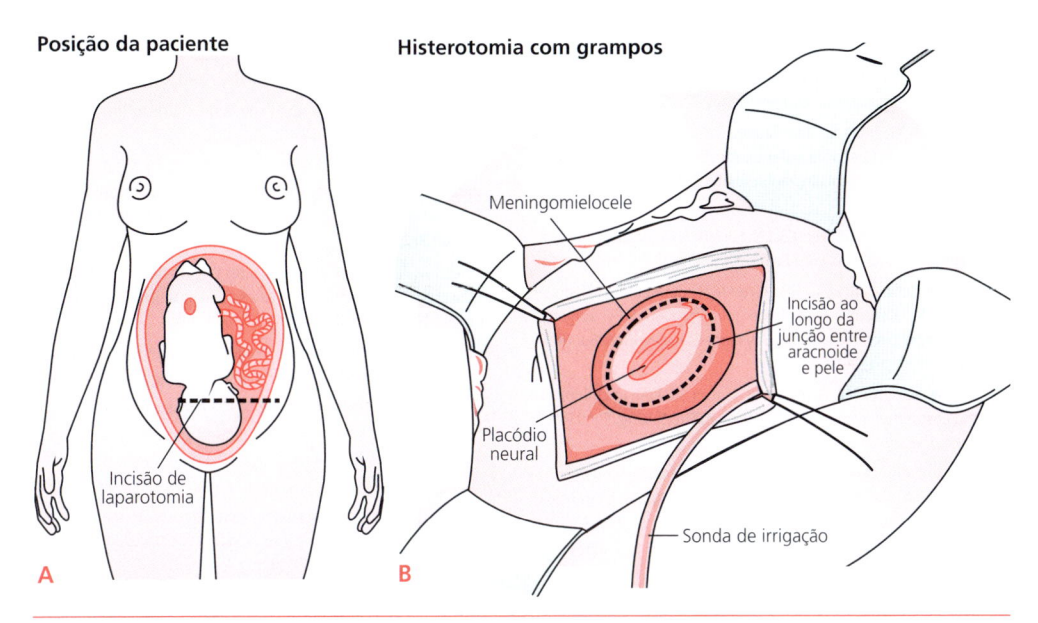

FIGURA 29.6 – Abordagem para correção intrauterina de meningomielocele.
Fonte: Elaborada com base em Adzick e colaboradores.[35]

empregada a sequência rápida: após a profilaxia antimicrobiana realiza-se a canulação venosa com, pelo menos, um abocath de grosso calibre e cateter arterial para medida de pressão invasiva.

O uso de analgésicos (fentanila e remifentanila) deve ser iniciado antes da incisão cirúrgica. É importante lembrar de que, após a indução anestésica, a paciente deve ficar 20 a 30 minutos sem estímulo, pois, nesse período, os cirurgiões irão examinar com US o posicionamento do feto e decidir a abordagem cirúrgica.[F]

Mantém-se o sevoflurano em doses ≥ 1 a 1,5 CAM para garantir relaxamento muscular profundo, desde a exposição uterina até o retorno do útero para a cavidade abdominal. O adequado monitoramento do relaxamento muscular é essencial, e a reversão total do bloqueio deve ser realizada ao final do procedimento. Além dos anestésicos inalatórios para o relaxamento uterino, pode-se utilizar nitroglicerina em infusão contínua e em bólus, no transoperatório, e terbutalina em infusão contínua no final do procedimento, ao cessar a infusão de nitroglicerina.

A hipotensão materna deve ser evitada, e o uso de vasoconstritores em bólus e/ou em infusão contínua pode ser necessário. A paciente deve seguir para recuperação em unidade de terapia intensiva, mantendo-se a monitorização fetal e da dinâmica uterina.

A cirurgia antenatal foi associada a risco aumentado de parto pré-termo e deiscência da incisão uterina durante o parto.[36]

REFERÊNCIAS

1. Gaiser R. Physiologic changes of pregnancy. In: Chestnut DH, Wong CA, Tsen LC, Kee WDN, Beilin Y, Mhyre J. Chestnut's obstetric anesthesia: principles and practice. 5th ed. Philadelphia: Elsevier; c2014. cap. 2, p. 15-38.
2. Braveman FR, Scavone BM, Blessing ME, Wong C. Obstetrical anesthesia. In: Barash P, Cullen B, Stoelting R, Cahalan M, Stock C, Ortega R. Clinical anesthesia. 7th ed. Philadelphia: Wolters Kluwer Health; c2013. cap. 40, p. 1144-77.
3. Flood P, Rollins M. Anesthesia for obstetrics. In: Miller RD. Miller's anesthesia. Philadelphia: Elsevier; c2015. cap. 77, p. 2704-34.
4. Wong CA, McCarthy RJ, Fitzgerald PC, Raikoff K, Avram MJ. Gastric emptying of water in obese pregnant women at term. Anesth Analg. 2007;105(3):751-5.
5. American Society of Anesthesiologists. Practice guidelines for obstetric anesthesia: an updated report by the American Society

of Anesthesiologists Task Force on Obstetric Anesthesia and the Society for Obstetric Anesthesia and Perinatology. Anesthesiology. 2016;124(2):270-300. Carvalho JC: Ultrasound-facilitated epidurals and spinals in obstetrics. Anesthesiol Clin 2008;26:145–158.

6. Ueyama H, Hagihira S, Takashina M, Nakae A, Mashimo T. Pregnancy does not enhance volatile anesthetic sensitivity on the brain: an electroencephalographic analysis study. Anesthesiology. 2010;113(3):577-84.

7. Lang AJ, Sorrell JT, Rodgers CS, Lebeck MM. Anxiety sensitivity as a predictor of labor pain. Eur J Pain. 2006;10(3):263-70.

8. Zieger M, Schwarz R, König HH, Härter M, Riedel-Heller SG. Depression and anxiety in patients undergoing herniated disc surgery: relevant but underresearched - a systematic review. Cent Eur Neurosurg. 2010;71(1):26-34.

9. Flink IK, Mroczek MZ, Sullivan MJ, Linton SJ. Pain in childbirth and postpartum recovery: the role of catastrophizing. Eur J Pain. 2009;13(3):312-6.

10. Ludlow J, Christmas T, Paech MJ, Orr B. Drug abuse and dependency during pregnancy: anaesthetic issues. Anaesth Intensive Care. 2007;35(6):881-93.

11. Eltzschig HK, Lieberman ES, Camann WR. Regional anesthesia and analgesia for labor and delivery. N Engl J Med. 2003;348(4):319-32.

12. Pan P, Eisenach JC. The pain of childbirth and its effect on the mother and the fetus. In: Chestnut DH, Wong CA, Tsen LC, Kee WDN, Beilin Y, Mhyre J. Chestnut's obstetric anesthesia: principles and practice. 5th ed. Philadelphia: Elsevier; c2014. cap. 20, p. 410-26.

13. Shnider SM, Abboud TK, Artal R, Henriksen EH, Stefani SJ, Levinson G. Maternal catecholamines decrease during labor after lumbar epidural anesthesia. Am J Obstet Gynecol. 1983;147(1):13-5.

14. Cho SH, Lee H, Ernst E. Acupuncture for pain relief in labour: a systematic review and meta-analysis. BJOG. 2010;117(8):907-20.

15. Jones L, Othman M, Dowswell T, Alfirevic Z, Gates S, Newburn M, et al. Pain management for women in labour: an overview of systematic reviews. Cochrane Database Syst Rev. 2012;(3):CD009234.

16. Balki M, Kasodekar S, Dhumne S, Bernstein P, Carvalho JC. Remifentanil patient-controlled analgesia for labour: optimizing drug delivery regimens. Can J Anaesth. 2007;54(8):626-33.

17. Yentis MY, Cohen SE. Inhalational analgesia and anesthesia for labor and vaginal delivery. In: Hughes SC, Levinson G, Rosen M, Shnider SM. Shnider and Levinson's anesthesia for obstetrics. 4th ed. Philadelphia: Lippincott Williams & Wilkins; c2002. p. 189-97.

18. Toledano R, Leffert L. Neuraxial analgesia for labor and delivery (including instrumented delivery)[Internet]. Waltham: UpToDate; 2022 [capturado em 3 jun. 2022]. Disponível em: https://www.uptodate.com/contents/neuraxial-analgesia-for-labor-and-delivery-including-instrumented-delivery.

19. Costa Martins CE. Analgesia para o trabalho de parto. In: Cangiani LM, Slullitel A, Potério GMB, Pires OC, Posso IP, Nogueira CS, et al, editores. Tratado de anestesiologia SAESP. 7. ed. São Paulo: Atheneu; 2011. cap. 149, p. 2283-2304.

20. Anim-Somuah M, Smyth RM, Jones L. Epidural versus non-epidural or no analgesia in labour. Cochrane Database Syst Rev. 2011;(12):CD000331.

21. Neal JM, Bernards CM, Butterworth JF 4th, Di Gregorio G, Drasner K, Hejtmanek MR, et al. ASRA practice advisory on local anesthetic systemic toxicity. Reg Anesth Pain Med. 2010;35(2):152-61.

22. Reynolds F. Damage to the conus medullaris following spinal anaesthesia. Anaesthesia 2001;56(3):238-47.

23. Schlotterbeck H, Schaeffer R, Dow WA, Touret Y, Bailey S, Diemunsch P. Ultrasonographic control of the puncture level for lumbar neuraxial block in obstetric anaesthesia. Br J Anaesth. 2008;100(2):230-4.

24. Weed JT, Taenzer AH, Finkel KJ, Sites BD. Evaluation of pre-procedure ultrasound examination as a screening tool for difficult spinal anaesthesia. Anaesthesia. 2011;66(10):925-30.

25. Locks G de F, Almeida MCS de, Pereira AA. Use of the ultrasound to determine the level of lumbar puncture in pregnant women. Rev Bras Anestesiol. 2010;60(1):13-9.

26. 26. Carvalho JCA. Ultrasound-facilitated epidurals and spinals in obstetrics. Anesthesiol Clin. 2008;26(1):145-58, vii-viii.

27. Wang F, Shen X, Guo X, Peng Y, Gu X, Labor Analgesia Examining Group. Epidural analgesia in the latent phase of labor and the risk of cesarean delivery: a five-year randomized controlled trial. Anesthesiology. 2009;111(4):871-80.

28. Nixon H, Leffert L. Anesthesia for cesarean delivery [Internet]. Waltham: UpToDate; 2022 [capturado em 3 jun. 2022]. Disponível em: https://www.uptodate.com/contents/anesthesia-for-cesarean-delivery.

29. Mercier FJ. 6% Hydroxyethyl starch (130/0.4) vs Ringer's lactate preloading before spinal anaesthesia for Caesarean delivery. Br J Anaesth. 2015;115(2):328-9.

30. Zadra N, Giusti F, Midrio P. Ex utero intrapartum surgery (EXIT): indications and anaesthetic management. Best Pract Res Clin Anaesthesiol. 2004;18(2):259-71.

31. Tran KM, Smiley R, Schwartz AJ. Anesthesia for fetal surgery: miles to go before we sleep. Anesthesiology. 2013;118(4):772-4.

32. Lee H, Ryu JW, Kim DY, Lee GY. Anesthetic management of the ex utero intrapartum treatment (EXIT) procedure -A case report-. Korean J Anesthesiol. 2010;59(Suppl):S154-7.

33. Bence CM, Wagner AJ. Ex utero intrapartum treatment (EXIT) procedures. Semin Pediatr Surg. 2019;28(4):150820.

34. Chatterjee D, Arendt KW, Moldenhauer JS, Olutoye OA, Parikh JM, Tran KM, et al. Anesthesia for maternal-fetal interventions: a consensus statement from the American Society of Anesthesiologists Committees on Obstetric and Pediatric Anesthesiology and the North American Fetal Therapy Network. Anesth Analg. 2021;132(4):1164-73.

35. Adzick NS, Thom EA, Spong CY, Brock JW, Burrows PK, Johnson MP, et al. A randomized trial of prenatal versus postnatal repair of myelomeningocele. N Engl J Med. 2011;364(11):993-1004.

36. Sanz Cortes M, Chmait RH, Lapa DA, Belfort MA, Carreras E, Miller JL, et al. Experience of 300 cases of prenatal fetoscopic open spina bifida repair: report of the International Fetoscopic Neural Tube Defect Repair Consortium. Am J Obstet Gynecol. 2021;225(6):678.e1-11.

30

PERINATOLOGIA

RITA DE CASSIA SILVEIRA
ANDRÉA LÚCIA CORSO

A perinatologia é a área de atuação que se concentra no intervalo de tempo crítico que começa um pouco antes e termina logo depois do nascimento, envolvendo a equipe de assistência à mãe, ao binômio mãe-feto e ao bebê. Nesse período, é preciso vigiar e identificar diversas condições, tanto da mãe como do feto, bem como realizar o atendimento ao neonato de risco não habitual. Quando não há qualidade no atendimento pela equipe, corre-se o risco de afetar o parto ou inclusive a saúde e a vida da mãe e do neonato.

Tendo como objetivo a busca pela qualidade assistencial, o presente capítulo está subdividido em sete tópicos com uma abordagem prática da atenção perinatal desenvolvida pelo neonatologista:

1. Importância da atuação conjunta das equipes obstétrica e neonatal para melhorar desfechos.
2. Considerações éticas e cuidado paliativo em atendimento na sala de parto.
3. Limites de viabilidade fetal de acordo com as estatísticas vitais do prematuro extremo e de extremo baixo peso ao nascer.
4. Estruturação do nascimento em fetos prematuros.
5. Clampeamento de cordão.
6. Contato pele a pele e amamentação na primeira hora de vida.
7. Cuidados gerais logo após o nascimento e na unidade de internação obstétrica.

A estruturação da sala de parto, com detalhes da reanimação neonatal, é abordada no Capítulo 31 – Assistência ao recém-nascido na sala de parto.

■ Importância da atuação conjunta das equipes obstétrica e neonatal para melhorar desfechos

O cuidado à gestação, ao parto e ao recém-nascido requer a articulação entre os diferentes pontos de atenção, seja entre unidades de saúde, seja entre setores de uma mesma maternidade. Garantir práticas clínicas baseadas nas melhores evidências na integralidade e no compartilhamento de experiências e informações é um desafio cotidiano para a qualidade do cuidado e a melhoria dos resultados maternos e neonatais.

São ações estratégicas para melhorar desfechos:

- Atendimento centrado nas necessidades das mulheres e de suas famílias.
- Planejamento da necessidade de assistência obstétrica e neonatal a partir da demanda local, com distribuição geográfica adequada.
- Vinculação entre o pré-natal e a maternidade de referência.
- Articulação da atenção primária com unidades responsáveis pelo pré-natal de risco e com as maternidades de referência.
- Acesso ao transporte hospitalar seguro.
- Ambiência que favoreça a fisiologia do parto.
- Esforços permanentes para a garantia de práticas clínicas baseadas em evidências.

- Ampliação dos espaços de discussão entre os pontos de atenção – consultas de pré-natal, maternidades, atenção primária, regulação, gestão, etc.
- Serviços de atenção às mulheres vítimas de violência sexual.
- Monitoramento dos indicadores da atenção ao parto e nascimento e ao recém-nascido.

É fundamental conhecer o perfil das pacientes e dos recém-nascidos que são internados nas unidades neonatais para planejar, definir estratégias e ajustar condutas buscando o aprimoramento. Por fim, a capacidade de monitorar o desempenho, embora desafiadora na área da saúde, é essencial para melhorar a qualidade do atendimento.[1]

As equipes multiprofissionais envolvidas nos cuidados precisam conhecer os processos e seus resultados como um todo, e não apenas de forma fragmentada. Nos últimos anos, vem sendo possível observar uma grande organização das unidades neonatais em termos de melhorias de suas estruturas e cuidado prestado, assim como o estabelecimento de redes colaborativas integradas por várias unidades neonatais, com foco na melhoria do resultado neonatal. As unidades integrantes da rede se agregam em torno de uma base de dados padronizados, que, a partir da inserção dos resultados de cada unidade, gera em determinados períodos os resultados médios dos indicadores definidos. Cada unidade monitora e analisa os seus resultados assistenciais a partir da média do resultado de todos, identificando oportunidades de melhoria e aprimoramento. Tal estratégia está muito bem estabelecida em vários países, sendo exemplos a Rede Vermont Oxford, integrada por unidades neonatais de vários países, e a Rede Canadense de Cuidado Neonatal.[1]

Considerações éticas e cuidado paliativo em atendimento na sala de parto

As questões éticas relativas às orientações para não iniciar a reanimação neonatal e/ou interromper as manobras são controversas e dependem do contexto nacional, social, cultural e religioso no qual os conceitos de moral e ética são discutidos.[2]

Um aspecto ético controverso refere-se à decisão de não iniciar a reanimação na sala de parto. Para o recém-nascido ≥ 34 semanas, essa questão só se coloca diante de malformações congênitas letais ou potencialmente letais. Nesses casos, é necessário ter a comprovação diagnóstica antenatal e considerar a vontade dos pais e os avanços terapêuticos existentes para decidir quanto à conduta em sala de parto. A possibilidade de reanimação deve ser discutida de preferência antes do parto, mas a decisão final, diante das incertezas supramencionadas, é feita no momento do nascimento.[2]

O cuidado paliativo é uma abordagem multidisciplinar centrada na família, em que é oferecido suporte emocional, sociocultural e espiritual para os pais que têm uma gestação com uma condição fetal que limita a vida, incluindo imaturidade extrema, anomalias congênitas ou outras alterações que sejam refratárias aos melhores tratamentos disponíveis. Quando tal situação é diagnosticada, os pais têm a possibilidade de participar na elaboração dos planos, bem como de discutir preocupações e esperanças. São abordados os cuidados que serão oferecidos, e as famílias podem expressar como querem passar os últimos dias e horas com seus filhos. O plano de parto deve ser elaborado e documentado em prontuário, ficando disponível para que todos os cuidadores possam acessá-lo e respeitá-lo.[3]

Na maioria das situações de cuidado paliativo na sala de parto, a ênfase deve ser colocada em evitar procedimentos dolorosos ou intervenções farmacológicas, evitar exposição ao frio e, principalmente, estabelecer um momento de intimidade física e emocional para proporcionar uma morte pacífica e sem sofrimento.[4]

Garten e colaboradores avaliaram todos os pacientes que foram a óbito e receberam cuidado paliativo em sala de parto em um período de 10 anos. Os recém-nascidos pré-termo no limite de viabilidade com idade gestacional entre 22 e 23 semanas constituíram o grupo atendido em maior número (totalizando 3/4 de todos os pacientes); os demais atendidos apresentavam condições crônicas complexas, principalmente doença cardiovascular, neuromuscular ou genética. Somente 1,7% desses pacientes receberam analgesia ou sedação durante o atendimento. A justificativa para não analgesia nesse grupo de pacientes foi a de que os recém-nascidos em sala de parto que recebem cuidado paliativo em geral nascem respirando inadequadamente ou apneicos, devido à imaturidade ou a outras razões, havendo ainda a situação de hipoxemia e hipercapnia, um sedativo "natural". Além disso, ocorre a liberação em grandes quantidades do hormônio arginina-vasopressina ao nascimento, que atua via receptor de vasopressina como um potente analgésico endógeno e tem sido implicado na analgesia perinatal.[4]

O cuidado paliativo ao neonato com malformações e/ou síndromes genéticas de prognóstico desfavorável é algo complexo e pouco estabelecido na maioria dos centros perinatais de alto risco. No mundo como um todo, cerca de 8 milhões de recém-nascidos nascem anualmente com alguma anomalia congênita, e em torno de 3 milhões vão a óbito antes dos 5 anos. Nos países de média e baixa renda, a proporção de óbitos durante os primeiros 28 dias de vida é de 1 em cada 5 neonatos.[5]

As trissomias do 13 e do 18 são as mais descritas, especialmente pela associação com prematuridade, o que agrava a sua condição clínica. É fundamental entender as expectativas da família. O adequado acompanhamento pré-natal com uma equipe multiprofissional permite organizar a assistência em sala de parto.

De acordo com uma grande coorte multicêntrica da rede americana de pesquisas neonatais, o momento do diagnóstico da trissomia foi o maior determinante do plano de cuidado, com elevada mortalidade precoce quando associada à prematuridade e ao muito baixo peso ao nascimento. Quando o diagnóstico foi confirmado no período pré-natal, houve menor taxa de reanimação na sala de parto do que no período pós-natal.

O cuidado intensivo completo foi planejado para 11% dos fetos-neonatos com trissomia do 18 confirmada após o nascimento, mas para nenhum cuja trissomia do 18 foi confirmada antes do nascimento, após conversa com a família.[6]

É difícil prever quanto tempo uma criança com essas síndromes, potencialmente letais, pode viver. Existem raros relatos de bebês com trissomia do 18 que sobreviveram até a infância. Por essa razão, a decisão do investimento na reanimação na sala de parto deve ser individualizada, respeitando-se o contexto sociocultural da família, com suporte de toda a equipe multiprofissional. No Hospital de Clínicas de Porto Alegre (HCPA), não há um plano definitivo de cuidados paliativos para essas situações. Há aconselhamento e suporte multiprofissional, prevendo uma decisão individualizada e compartilhada.

◼ Limites de viabilidade fetal de acordo com as estatísticas vitais do prematuro extremo e de extremo baixo peso ao nascer

A questão do limite de viabilidade é determinada pelo nível de atendimento disponível e pela complexidade de suporte tecnológico de cada unidade de terapia intensiva (UTI) neonatal. Com frequência, existe uma disparidade entre a perspectiva materna e a perspectiva combinada materno-neonatal. É importante lembrar de que o paciente da perinatologia não é único: são dois ou eventualmente até mais, nas gestações múltiplas, o que traz maior complexidade ao aconselhamento e à tomada de decisão perinatal. Em primeiro lugar, não há consenso sobre os benefícios da reanimação efetiva em sala de parto de pacientes individuais com idade gestacional entre 22 e 24 semanas, fase esta descrita como periviabilidade.

Assim, no que concerne à periviabilidade, uma das controvérsias mais importantes refere-se à decisão de não iniciar a reanimação na sala de parto. Uma revisão sistemática de 65 estudos publicados entre 2000 e 2017, provenientes de países desenvolvidos, incluindo Alemanha, Austrália, Áustria, Bélgica, Canadá, Coreia do Sul, Espanha, Estados Unidos, França, Holanda, Itália, Japão, Noruega, Portugal, Reino Unido, Singapura, Suécia, Suíça e Taiwan, levando em consideração todos os nascidos vivos, e não apenas os internados em unidade neonatal, mostrou que, por volta das 24 semanas de idade gestacional, 50% dos recém-nascidos sobrevivem à alta hospitalar.[7]

No Brasil, dados oficiais indicam que, em 2019, nasceram 14.474 recém-nascidos prematuros com 22 a 27 semanas de idade gestacional, dos quais 6.969 (48%) sobreviveram ao período neonatal. Nos 20 hospitais universitários públicos que compõem a Rede Brasileira de Pesquisas Neonatais, a análise de sobrevida hospitalar dos 4.644 recém-nascidos com idade gestacional de 23 a 27 semanas, nascidos nos próprios hospitais em 2011 a 2019, com peso de 400 a 1.499 g e sem malformações, observa-se que mais de 50% de sobrevida hospitalar ocorre com 26 semanas de gestação. Dados disponíveis em países desenvolvidos indicam que, em geral, recém-nascidos com menos de 22 semanas de gestação são muito imaturos para sobreviver com a tecnologia atual. A oferta de cuidados para esse grupo de neonatos, que não sejam os de conforto, não parece ser razoável. Tais pacientes precisam ser recepcionados por uma equipe apta a fornecer conforto ao concepto e apoio à mãe, ao pai e à família. Já os recém-nascidos com 25 semanas ou mais de idade gestacional apresentam taxas significativas de sobrevida e, em grande proporção, sem sequelas graves, sendo justificada a máxima intervenção nesse grupo em termos de reanimação na sala de parto.[7]

⚠ A dificuldade quanto à decisão de iniciar a reanimação e a sua extensão concentra-se naqueles que nascem entre 22 e 24 semanas de idade gestacional. Nesse intervalo, a incerteza do resultado é a regra, e não a exceção, motivo pelo qual esse período é referido como "zona cinzenta", pois a sobrevida e o prognóstico são incertos e há dúvida sobre qual é a melhor conduta a ser adotada e sobre o grau de investimento e intervenção a ser feito.[7]

⚠ O maior desafio na prática assistencial é o fato de a idade gestacional não ser conhecida de maneira precisa em uma parcela significativa dos casos. Técnicas usadas para determinar a idade gestacional podem variar em 1 a 2 semanas, e pálpebras fundidas estão presentes em cerca de 20% dos nascidos vivos com idade gestacional entre 24 e 27 semanas, dificultando a tomada de decisões na sala de parto. O peso do concepto também deve ser considerado com cautela, pois a acurácia da ultrassonografia (US) pré-natal apresenta variabilidade, podendo haver erro da estimativa do peso fetal em 10 a 15% para mais ou para menos.[7]

Uma pesquisa dos centros do National Institute of Child Health and Human Development (NICHD) avaliou 205 prematuros nascidos de 2008 a 2015 com peso inferior a 400 g, dos quais quase a metade (49,3%) recebeu investimento ao nascimento, mas apenas 26 dos 205 sobreviveram à alta da neonatologia. No seguimento realizado aos 18 a 26 meses de vida, a grande maioria dos sobreviventes apresentou atraso grave do neurodesenvolvimento, de forma que o estudo concluiu que os bebês nascidos com peso inferior a 400 g apresentam alto risco de mortalidade e morbidade significativa. Embora 21% dos bebês tenham sobrevivido 18 a 26 meses com tratamento ativo, o atraso do neurodesenvolvimento foi comum entre os sobreviventes.[8]

Outros fatores, além da idade gestacional e do peso ao nascer, influenciam o risco de morte de prematuros extremos e precisam ser levados em consideração na tomada de decisão quanto ao início ou não das manobras de reanimação, como presença de corioamnionite, desnutrição intrauterina, gemelaridade e uso do corticosteroide antenatal, entre outros.[7]

🎁 A decisão quanto a iniciar a reanimação em prematuros extremos deve ser individualizada, e, sempre que possível, compartilhada com os pais. Os desejos da família precisam ser ouvidos, de preferência antes do nascimento, pela equipe multiprofissional que atende a gestante, o que inclui a conversa do pediatra com a família. Cada instituição deve elaborar, em discussões de suas equipes multiprofissionais, protocolos relativos à abordagem perinatal do binômio mãe-concepto cuja gestação está evoluindo para um parto prematuro extremo, pois o modo como cada instituição trata a questão afeta diretamente a sobrevida do recém-nascido.[7]

No Serviço de Neonatologia do HCPA, desenvolveu-se um Protocolo Assistencial de Atendimento de Prematuridade para os menores de 24 semanas de idade gestacional, o qual foi submetido e aceito pelas Câmaras Técnicas de Ginecologia e Obstetrícia e Pediatria do Conselho Regional de Medicina do Estado do Rio Grande do Sul (Cremers) e destina-se ao atendimento de gestações no limite da viabilidade – entre 20 e 24 semanas de gestação – com sinais, iminentes ou não, de nascimento nesse período. Todos os planos de atendimento devem ser acordados entre a equipe de Perinatologia (obstetras e neonatologistas), discutidos com os pais e registrados em prontuário, mesmo que não seja um nascimento iminente. Sempre se deve registrar também o grau de compreensão dos pais sobre as informações oferecidas, a fim de garantir que a comunicação foi efetiva.[9]

Cada UTI deve monitorar sua taxa de mortalidade de acordo com a idade gestacional e com os dados obtidos e subsidiar a comunicação cuidadosa de resultados potenciais aos pacientes de modo que eles possam participar da tomada de decisões informadas. É importante ajudar a resolver em que medida as perspectivas maternas devem pesar nas decisões de tratamento neonatal para prematuros extremos, cujas chances de sobrevida são baixas e cujos riscos de sequelas ao longo da vida são elevados.[10]

Uma análise prévia definiu que uma UTI de porte 3 pode apresentar ressuscitação de uma gestação de 23 semanas de forma custo-efetiva na combinação das perspectivas materna e neonatal, uma vez que os cuidados intensivos oferecidos para bebês com 23 semanas de gestação podem ser efetivos.

O fluxograma de atendimento para os recém-nascidos menores de 24 semanas no HCPA é apresentado na Figura 30.1.[9]

Estruturação do nascimento para fetos pré-termo

A sobrevida de recém-nascidos prematuros, definidos como aqueles nascidos com idade gestacional < 37 semanas, reflete a estrutura e a qualidade do cuidado antenatal, da assistência ao trabalho de parto e parto e do atendimento neonatal. Dados globais de 2014 estimam que 10,6% dos nascimentos de nascidos vivos ocorrem antes da 37ª semana de gestação, correspondendo a 14.840.000 prematuros. O Brasil é o 9º país do mundo em número absoluto de prematuros, com 339.239 nascimentos em 2014. Tal número correspondeu a 11,2% dos nascidos vivos no Brasil e a 2,3% dos prematuros no mundo. Dados de 2019 mostraram que, no Brasil, nasceram 2.849.146 crianças, das quais 315.831 apresentaram idade gestacional < 37 semanas, sendo 43.233 entre 22 e 31 semanas e 40.453 com peso ao nascer < 1.500 g.[7]

O preparo para atender o recém-nascido prematuro na sala de parto consiste na realização de anamnese materna cuidadosa, na disponibilização do material para o atendimento e da equipe especializada e treinada em reanimação neonatal.[7]

A necessidade de reanimação em conceptos com idade gestacional < 34 semanas deve ser sempre uma preocupação, independentemente das outras condições do binômio mãe-feto que desencadearam o parto prematuro ou a necessidade de interrupção da gestação. Entretanto, tais condições, expostas no Quadro 30.1, devem ser cuidadosamente pesquisadas, pois chamam a atenção para a possibilidade de que técnicas de reanimação avançada sejam necessárias.

Todo o material necessário para a reanimação deve ser preparado, testado e estar disponível em local de fácil acesso antes do nascimento. Esse material é destinado à avaliação

```
TPP
  │
  ▼
IG < 24 semanas? ──Não──▶ Cuidados de rotina
  │                      Atendimento obstétrico
  Sim                    e neonatal habitual
  ▼                      aos nascimentos
Nascimento               prematuros
iminente?                > 24 semanas
```

Ramo "Não" de Nascimento iminente?:
- Individualização do caso
- Discussão com a **equipe de perinatologia** (CO e Neo)
- Registro da paciente no portal
- Conversa e esclarecimento com os pais[2]
- Registro em prontuário do plano de atendimento acordado entre equipe médica e pais
- Acompanhamento psicológico

Ramo "Não" de Datação confiável?:
- **Obstetrícia:** protocolo de parto pré-termo
- **Neonatologia:** no CO para verificar as condições materno-fetais. Se possível, conversar com os pais[2]. Ao nascer, avaliar a viabilidade[3]

Ramo 22 semanas a 22 semanas + 6 dias:
- **Obstetrícia:** sem investimento antenatal e via de parto vaginal
- **Neonatologia:** se possível, antes do nascimento, conversar com os pais[2] e orientar sobre riscos e prognósticos. Verificar as condições materno-fetais

Ramo ≥ 23 semanas:
- **Obstetrícia:** protocolo de parto pré-termo e via de parto de decisão obstétrica

Ramo < 22 semanas:
- **Obstetrícia:** sem investimento antenatal e via de parto vaginal

Viável?[3] ──Não──▶ **Cuidados paliativos**
Neonatologia: se feto vivo, atendimento no CO. Oferecer cuidados paliativos,[4] junto à mãe, se houver concordância desta, com privacidade e apoio

Viável? Sim ──▶ Cuidados de rotina
Neonatologia: reanimação neonatal com o objetivo de transferência para UTI Neo

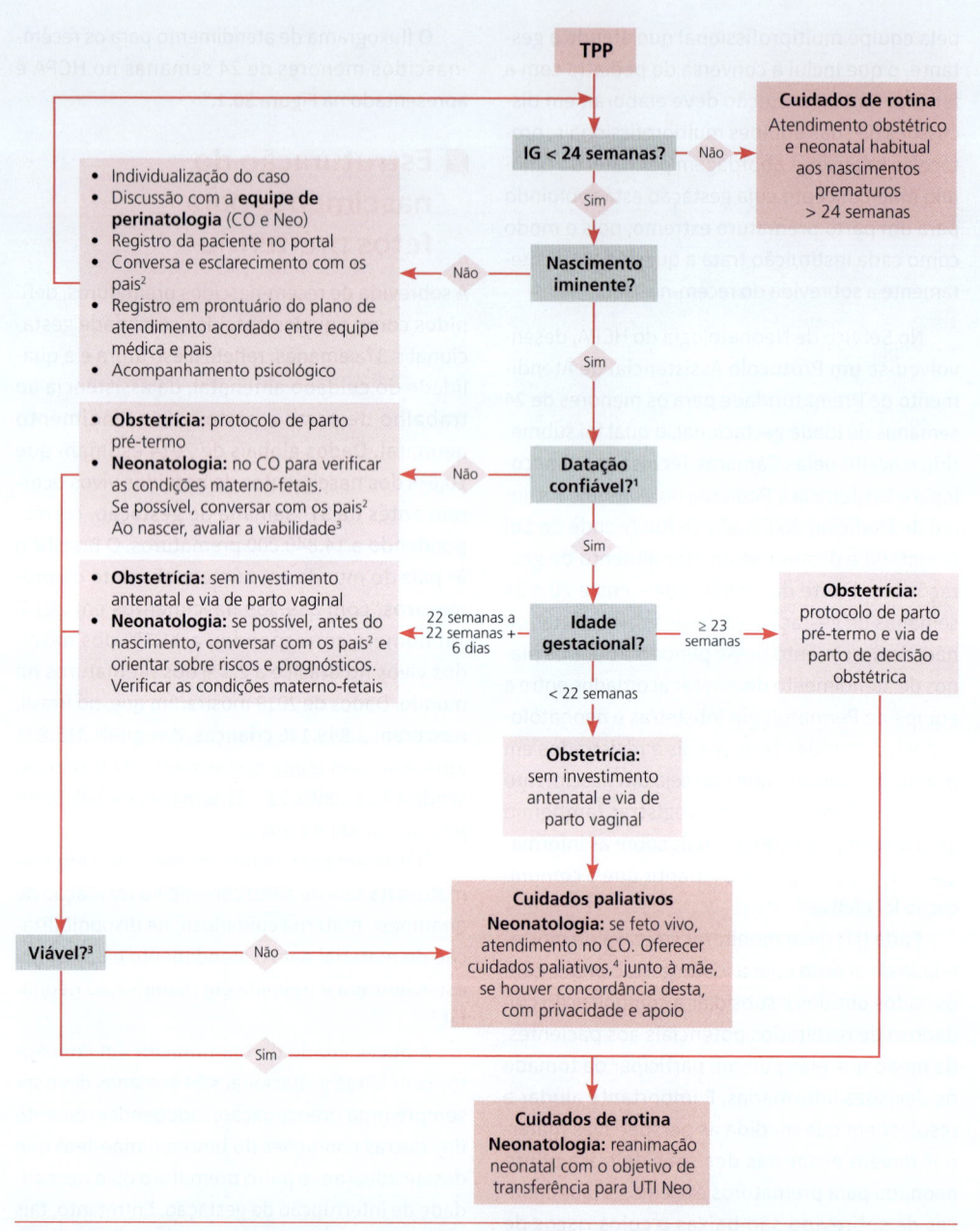

FIGURA 30.1 – Fluxograma de atendimento para recém-nascidos menores de 24 semanas no Hospital de Clínicas de Porto Alegre.

[1]A datação é considerada confiável se a US foi feita até 15 semanas de gestação ou se houver presença de DUM confiável como segunda opção.
[2]A opção de cuidado dos pais é soberana.
[3]Avaliação da viabilidade:
  • A – Ballard viável se ≥ 23 semanas.
  • B – Exame físico.
  • C – Peso ao nascimento: somente se ainda permanecer dúvida, considerar viável se ≥ 400 g.
[4]Cuidados paliativos: calor e oxigênio inalatório. Não oferecer investimento fútil.

CO, centro obstétrico; DUM, data da última menstruação; IG, idade gestacional; Neo, neonatologia; TPP, trabalho de parto prematuro; US, ultrassonografia; UTI, unidade de terapia intensiva.

Quadro 30.1 – Entidades maternas, fetais e placentárias associadas a dificuldades na transição pós-natal do recém-nascido prematuro

Problemas pré-natais
- Assistência pré-natal ausente
- Idade materna < 16 anos ou > 35 anos
- Hipertensão na gestação
- Diabetes
- Doenças maternas
- Óbito fetal ou neonatal prévio
- Aloimunização ou anemia fetal
- Hidropsia fetal
- Infecção materna
- Polidrâmnio ou oligoidrâmnio
- Amniorrexe prematura
- Gestação múltipla
- Restrição de crescimento fetal
- Malformação fetal
- Uso de álcool, tabaco ou drogas
- Diminuição da atividade fetal

Problemas no trabalho de parto e parto
- Trabalho de parto prematuro
- Rotura de membranas superior a 18 horas
- Corioamnionite
- Trabalho de parto superior a 24 horas
- Período expulsivo superior a 2 horas
- Bradicardia fetal
- Anestesia geral
- Descolamento prematuro da placenta
- Placenta prévia
- Prolapso ou rotura de cordão
- Nó verdadeiro de cordão
- Hipertonia uterina
- Uso de opioides 4 horas antes do parto
- Sangramento intraparto significativo
- Uso de fórcipe ou extração a vácuo
- Parto taquitócico

do paciente, manutenção da temperatura, aspiração de vias aéreas, ventilação e administração de medicações. Logo após o nascimento, a equipe deve estar voltada aos cuidados com o recém-nascido prematuro, sem perder tempo ou dispersar a atenção com a busca e/ou o ajuste do material. É essencial verificar de modo sistemático e padronizado todo material que pode ser necessário antes de cada nascimento.

O nascimento prematuro é sempre de alto risco, devendo ocorrer, de preferência, em hospitais terciários, em salas de parto com estrutura física e recursos tecnológicos adequados para o atendimento do paciente, de acordo com as evidências científicas disponíveis.[7]

Considerando-se a frequência com que os recém-nascidos prematuros precisam de algum procedimento de reanimação e a rapidez com que tais manobras devem ser iniciadas, é fundamental, em todo parto prematuro, a presença de 2 a 3 profissionais de saúde. Desse grupo de profissionais, pelo menos um pediatra, de preferência um neonatologista, apto a intubar e indicar massagem cardíaca e medicações, precisa estar presente na sala de parto. A única responsabilidade desses profissionais deve ser o atendimento ao recém-nascido prematuro. No caso de nascimento de múltiplos, é importante dispor de material e equipe próprios para cada criança. A Sociedade Brasileira de Pediatria recomenda a presença do pediatra em todo nascimento.[7]

Vale lembrar de que tem sido atribuída importância crescente ao trabalho em equipe e ao desempenho comportamental dos membros dessa equipe no cuidado ao recém-nascido que precisa de ajuda para fazer a transição cardiorrespiratória ao nascer. Nesse contexto, a primeira ação da equipe assinalada para o cuidado do concepto é realizar o *briefing*, que inclui realizar a anamnese materna, preparar o material para uso imediato na sala de parto e dividir as funções de cada membro da equipe que atuará na reanimação neonatal, deixando claro a quem caberá o papel de liderança dos procedimentos de reanimação. A atuação coordenada da equipe, com uma comunicação efetiva entre seus membros, confere qualidade ao atendimento e segurança ao paciente.[7]

Para a recepção do recém-nascido prematuro, devem-se utilizar as precauções-padrão, que compreendem a lavagem/higienização correta das mãos e o uso de luvas, aventais, máscaras ou proteção facial para evitar o contato do profissional com material biológico do paciente. Eventualmente, o profissional que recepciona o recém-nascido prematuro precisa se posicionar junto ao campo cirúrgico. Nessa situação, esse profissional precisa se paramentar com avental e luvas estéreis.[7]

A temperatura corporal do recém-nascido à internação na unidade neonatal é um forte preditor de morbidade e mortalidade em todas as idades gestacionais, sendo considerada um indicador da qualidade do atendimento. Recomenda-se que a temperatura axilar do recém-nascido seja mantida entre 36,5 e 37,5 °C (normotermia), desde o nascimento até a entrada no alojamento conjunto ou na unidade neonatal.[7]

Clampeamento de cordão umbilical

A conduta relativa ao momento do clampeamento do cordão umbilical na assistência é determinada pela idade gestacional e pela condição do neonato no nascimento, devido ao consenso do benefício do clampeamento oportuno do cordão umbilical. A conduta de acordo com a idade gestacional de 34 semanas, conforme determinação das Diretrizes do International Liaison Committee on Resuscitation (ILCOR) e do grupo de reanimação neonatal da Sociedade Brasileira de Pediatria (SBP), é abordada a seguir.

CLAMPEAMENTO DO CORDÃO UMBILICAL NO RECÉM-NASCIDO ≤ 34 SEMANAS

Logo após a extração completa do produto conceptual, avalia-se se o recém-nascido prematuro começou a respirar ou chorar e se está ativo. Se a resposta a essas perguntas for afirmativa, indica-se aguardar mais de 30 segundos antes de clampear o cordão umbilical. O neonato pode ser posicionado no abdome ou no tórax materno durante esse período, tomando-se o cuidado de secar rapidamente e envolver a região das fontanelas e o corpo em campo estéril aquecido para evitar hipotermia.[7]

O clampeamento de cordão em recém-nascido prematuro com boa vitalidade ao nascer após 30 segundos se baseia no possível benefício em termos de sobrevida à alta hospitalar, maior estabilidade cardiovascular nas primeiras 24 horas após o nascimento, com menor uso de inotrópicos, e melhora dos parâmetros hematológicos na primeira semana de vida, em comparação com o clampeamento imediato do cordão umbilical. Uma metanálise de vários ensaios clínicos randomizados não mostrou diferenças entre o clampeamento tardio e o imediato quanto à frequência de hemorragia peri-intraventricular grave, displasia broncopulmonar, enterocolite necrosante e distúrbios do neurodesenvolvimento.[7]

Recentemente, foi publicado um estudo com análise *post hoc* de um ensaio clínico randomizado encerrado prematuramente de ordenha do cordão umbilical *versus* clampeamento tardio do cordão umbilical entre bebês prematuros nascidos com menos de 32 semanas de gestação, em que não houve diferença estatisticamente significativa na taxa de um desfecho composto de morte ou hemorragia intraventricular grave, mas houve uma taxa estatisticamente significativa maior de hemorragia intraventricular grave no grupo de ordenha do cordão umbilical (8% na ordenha vs. 3% no clampeamento tardio do cordão umbilical), o que levou ao término antecipado do estudo, com 474 neonatos (88%) completando o estudo, com média de idade gestacional de 28 semanas.[11] Esse dado reforça a recomendação atual por preferir clampeamento tardio sempre que possível, mesmo para os prematuros.

CLAMPEAMENTO DO CORDÃO UMBILICAL NO RECÉM-NASCIDO ≥ 34 SEMANAS

Logo após a extração completa do concepto da cavidade uterina, avalia-se se o recém-nascido ≥ 34 semanas começou a respirar ou chorar e se o tônus muscular está em flexão. Se a resposta a ambas as perguntas for afirmativa, indica-se o clampeamento tardio do cordão, independentemente do aspecto do líquido amniótico.[2]

O clampeamento tardio do cordão tem definição variável na literatura, com um mínimo de 60 segundos até alguns minutos após cessar a pulsação do cordão umbilical. Estudos com recém-nascidos com idade gestacional ≥ 34 semanas indicam que o clampeamento tardio do cordão, quando comparado com o clampeamento imediato, é benéfico com relação à concentração de hemoglobina nas primeiras 24 horas após o nascimento e à concentração de ferritina nos primeiros 3 a 6 meses, embora possa elevar a frequência de policitemia, o que implica a necessidade de cuidado quanto ao aparecimento e ao acompanhamento de icterícia nos primeiros dias de vida.[2]

Com base na revisão sistemática da literatura e nas diretrizes da Organização Mundial da Saúde (OMS), recomenda-se, no recém-nascido ≥ 34 semanas com respiração adequada e tônus muscular em flexão ao nascimento, clampear o cordão umbilical em 1 a 3 minutos depois da sua extração completa da cavidade uterina. O neonato pode ser posicionado no abdome ou no tórax materno, evitando a perda da temperatura corporal enquanto se aguarda o clampeamento.[2]

Se a circulação placentária não estiver intacta (descolamento prematuro de placenta, placenta prévia ou rotura ou prolapso ou nó verdadeiro de cordão) ou se o recém-nascido ≥ 34 semanas não iniciar a respiração ou não mostrar tônus muscular em flexão, recomenda-se o clampeamento imediato do cordão. Em neonatos que não iniciam a respiração ao nascer, o clampeamento tardio do cordão pode retardar o início da ventilação com pressão positiva, com maior chance de internação em unidade de cuidados intermediários/intensivos ou morte no primeiro dia de vida. Assim, não existem evidências do benefício do clampeamento tardio nessas situações.[2]

Contato pele a pele na primeira hora de vida e amamentação em sala de parto

Pacientes < 34 semanas de idade gestacional devem ser conduzidos à mesa de reanimação após o clampeamento do cordão, indicando-se os passos iniciais da estabilização/reanimação.[7] Já no recém-nascido a termo com boa vitalidade ao nascer, é fundamental proporcionar o contato pele a pele com a mãe de imediato, quando em condições clínicas para tal.[2]

Uma revisão sistemática de 38 ensaios clínicos com 3.472 mulheres e recém-nascidos de 32 países concluiu que o contato pele a pele ao nascimento promove o aleitamento materno. Recém-nascidos de mães que realizam contato pele a pele, quando comparados com aqueles sem esse contato, recebem aleitamento materno em maior frequência por 1 a 4 meses após o parto, e a primeira mamada tem maior probabilidade de ser bem-sucedida. De acordo com o passo 4 da Iniciativa Hospital Amigo da Criança, o contato pele a pele do recém-nascido com a mãe deve ser realizado imediatamente após o nascimento durante pelo menos 1 hora, e as mães devem ser auxiliadas a iniciar a amamentação nos primeiros 30 minutos após o nascimento. Adicionalmente, a OMS recomenda que a amamentação seja iniciada na primeira hora de vida, pois se associa a maior duração da amamentação, melhor interação mãe-bebê e menor risco de hemorragia materna.[2]

O HCPA participa desde o lançamento, em 2017, pelo Ministério da Saúde, do Projeto de Aprimoramento e Inovação no Cuidado e Ensino em Obstetrícia e Neonatologia (Apice ON) e mantém ativamente o monitoramento dos indicadores, entre os quais se encontra o contato pele a pele e a amamentação na primeira hora. Com isso, busca-se, na atenção obstétrica e neonatal, um modelo de atenção baseado em tecnologias apropriadas para o parto e o nascimento com práticas e atitudes humanizadas que resultem em melhores desfechos para a mãe e seu bebê.[12]

Cuidados gerais logo após o nascimento e na unidade de internação obstétrica

Na primeira prescrição, há medidas preventivas e de monitorização imediata à saúde do recém-nascido: a vitamina K deve ser administrada para prevenção da doença hemorrágica do neonato.[13]

A aplicação da vacina contra hepatite B na dose de 0,5 mL IM, independentemente da condição materna com relação a anticorpos contra hepatite B, é recomendada para todo recém-nascido com peso de nascimento superior a 2.000 g. Alguns estudos mostram que a aplicação dessa vacina logo ao nascimento, em prematuros com peso inferior a 2.000 g, pode levar a menor taxa de soroconversão e, portanto, níveis de anticorpos protetores menores; já neonatos com peso ao nascer maior do que 2.000 g, independentemente da prematuridade, respondem de forma semelhante àqueles nascidos com peso e idade gestacional adequados.[14] No caso de a mãe ser positiva para antígeno de superfície do vírus da hepatite B (HbsAg), a imunoglobulina deverá ser administrada o mais precocemente possível, junto à vacina.

O uso de colírio de nitrato de prata a 1% (método de Credé) na prevenção da oftalmia gonocócica foi a medicação de eleição até recentemente; entretanto, devido a dificuldades na manipulação, no armazenamento e no manejo do produto, ao maior risco de conjuntivite química, ao aparecimento de Chlamydia trachomatis, muito prevalente em gestantes, e ao fato de esta não ser prevenida pelos sais de prata, há outras opções de colírio preferíveis na prevenção da oftalmia neonatal em caso de parto vaginal. O Ministério da Saúde recomenda povidona a 2,5% (colírio), considerando sua menor toxicidade em relação ao nitrato de prata a 1%; ou pomada de eritromicina a 0,5% e, como alternativa, tetraciclina a 1% para realização da profilaxia da oftalmia neonatal. A utilização de nitrato de prata a 1% deve ser reservada apenas para os casos em que não se dispõe de eritromicina ou tetraciclina.[13]

Não há dados suficientes acerca da magnitude da conjuntivite neonatal no Brasil, especialmente no que se refere ao seu perfil etiológico. Existe certa confusão diagnóstica com a conjuntivite química. Além disso, pelo fato de não ser uma doença de notificação compulsória, os casos são subnotificados, até porque nem todos surgem na maternidade, em especial a infecção por C. trachomatis, que pode levar de 5 a 14 dias para se manifestar clinicamente no neonato.[15]

São exames de rastreamento do neonato antes da alta: reflexo do olho vermelho (teste do olhinho), saturação diferencial (teste do coraçãozinho), emissão otoacústica (teste da orelhinha) e rastreamento universal (teste do pezinho), este último somente em razão de alguma condição materna, em que o neonato não foi internado, mas ficou acompanhando sua mãe até o quinto dia de vida.[13]

Todos os recém-nascidos com algum fator de risco para hipoglicemia, mesmo que hipoglicemia transitória (prematuro; pequeno para a idade gestacional [PIG] ou grande para a idade gestacional [GIG]; diabetes melito gestacional [DMG] materno; uso materno de β-bloqueadores) devem ter os níveis de glicemia capilar monitorizados precocemente: nos PIG, com 1, 2, 4, 6, 8, 12, 24, 48 e 72 horas de vida; e nos GIG ou DMG, com 30 minutos, 1, 2, 4, 6, 8, 12 e 24 horas de vida. Aqueles neonatos cuja glicemia capilar com coleta adequada resulta inferior a 40 mg/dL e estão assintomáticos devem ser colocados no seio materno juntamente a 0,5 mL/kg de dextrose em gel a 40%, que deve ser aplicada com dedo enluvado e massagem delicada na mucosa oral (bochechas).[16]

Algum grau de icterícia em 60% dos neonatos a termo e 80% dos prematuros na primeira semana de vida, como manifestação clínica da hiperbilirrubinemia, é observado quando o nível ultrapassa 5 mg/dL no sangue, refletindo uma adaptação, considerada fisiológica, do metabolismo da bilirrubina no período de transição fetal para a vida neonatal, na maioria dos casos. Entretanto, para haver certeza de que não se trata de algo patológico, é necessário monitoramento clínico e, em certos casos, laboratorial, ou, alternativamente, o uso de bilirrubinômetro transcutâneo, na tentativa de evitar coletas de sangue.

A hiperbilirrubinemia indireta é denominada fisiológica nos recém-nascidos a termo quando a manifestação clínica ocorre após 24 horas de vida, atingindo concentração de bilirrubina sérica em torno de 12 mg/dL de bilirrubina total, entre o terceiro e o quarto dias de vida, não havendo necessidade de fototerapia. Nos prematuros tardios, pode haver necessidade de monitorização mais prolongada, postergando a alta do binômio mãe-bebê, uma vez que, na presença de fatores de risco epidemiológicos e/ou clínico-laboratoriais para hiperbilirrubinemia significativa, deve-se ponderar o risco e o benefício da alta hospitalar, tendo como principal objetivo evitar o retorno ao hospital e o risco de neurotoxicidade decorrente da progressão da icterícia.[17,18]

REFERÊNCIAS

1. Fundação Oswaldo Cruz. Instituto Nacional de Saúde da Mulher, da Criança e Adolescente Fernandes Figueira. Portal de boas práticas em saúde da mulher, da criança e do adolescente [Internet]. Rio de Janeiro: Fiocruz; 2021 [capturado em 12 dez. 2021]. Disponível em: https://portaldeboaspraticas.iff.fiocruz.br/.

2. Sociedade Brasileira de Pediatria. Reanimação do recém-nascido ≥ 34 semanas em sala de parto [Internet]. São Paulo: SBP; 2021 [capturado em 12 dez. 2021]. Disponível em: www.sbp.com.br/reanimacao.

3. Wool C, Catlin A. Perinatal bereavement and palliative care offered throughout the healthcare system. Ann Palliat Med. 2019;8(Suppl 1):S22-9.

4. Garten L, Glöckner S, Siedentopf J-P, Bührer C. Primary palliative care in the delivery room: patients' and medical personnel's perspectives. J Perinatol 2015;35(12):1000-5.

5. Organização Pan-Americana de Saúde. Nascidos com defeitos congênitos: histórias de crianças, pais e profissionais de saúde que prestam cuidados ao longo da vida. Brasília: OPAS; 2020.

6. Boghossian NS, Hansen NI, Bell EF, Stoll BJ, Murray JC, Carey JC, et al. Eunice Kennedy Shriver National Institute of Child Health and Human Development Neonatal Research Network. Mortality and morbidity of VLBW infants with trisomy 13 or trisomy 18. Pediatrics. 2014;133(2):226-35.

7. Sociedade Brasileira de Pediatria. Reanimação do Prematuro < 34 semanas em sala de parto [Internet]. São Paulo: SBP; 2021 [capturado em 12 dez. 2021]. Disponível em: www.sbp.com.br/reanimacao.

8. Brumbaugh JE, Hansen NI, Bell EF, Sridhar A, Carlo WA, Hintz SR, et al. National Institute of Child Health and Human Development Neonatal Research Network. Outcomes of Extremely Preterm Infants with Birth Weight Less Than 400 g. JAMA Pediatr. 2019;173(5):434-45.

9. Hospital de Clínicas de Porto Alegre. Protocolo assistencial de atendimento de prematuridade antes das 24 semanas - PROT-0033 – protocolos assistenciais. Porto Alegre: HCPA; 2022. Documento de acesso restrito.

10. Partridge JC, Robertson KR, Rogers EE, Landman GO, Allen AJ, Caughey AB. Resuscitation of neonates at 23 weeks' gestational age: a cost-effectiveness analysis. J Matern Fetal Neonatal Med. 2015;28(2):121-30.

11. Katheria A, Reister F, Essers J, Mendler M, Hummler H, Subramaniam A, et al. Association of umbilical cord milking vs delayed umbilical cord clamping with death or severe intraventricular hemorrhage among preterm infants. JAMA. 2019;322(19):1877-86.

12. Universidade Federal de Minas Gerais. O projeto [Internet]. Rio de Janeiro: ApiceOn; 2018 [capturado em 12 dez. 2021]. Disponível em: http://portaldeboaspraticas.iff.fiocruz.br/apice/o-projeto/.

13. Brasil. Ministério da Saúde. Diretrizes nacionais de assistência ao parto normal. Brasília: MS; 2017.

14. Sociedade Brasileira de Pediatria. Documentos científicos imunizações [Internet]. São Paulo: SBP; 2022 [capturado em 19 maio 2022]. Disponível em: www.sbp.com.br/fileadmin/user_upload/20947d-GPA.

15. Brasil. Ministério da Saúde. Diretrizes de atenção à saúde ocular na infância: detecção e intervenção precoce para prevenção de deficiências visuais. Brasília: Ministério da Saúde, 2013.

16. Dani C, Corsini I. Guidelines for management of neonatal hypoglycemia: are they actually applicable? JAMA Pediatr. 2020;174(7):638-9.

17. Olusanya BO, Kaplan M, Hansen TWR. Neonatal hyperbilirubinaemia: a global perspective. Lancet Child Adolesc Health. 2018;2(8):610-20.

18. Bhutani VK, Wong RJ, Stevenson DK. Hyperbilirubinemia in preterm neonates. Clin Perinatol. 2016;43(2):215-32.

31

ASSISTÊNCIA AO RECÉM-NASCIDO NA SALA DE PARTO

SÍLVIA RAQUEL MILMAN MAGDALENO
RENATO SOIBELMANN PROCIANOY

O nascimento de um bebê representa a mais dramática transição fisiológica da vida humana. A forma como ocorre essa transição e o atendimento recebido nos primeiros minutos de vida e, principalmente, no primeiro minuto (*golden minute*, ou "minuto de ouro") pode determinar a diferença entre um desenvolvimento normal ou a presença de sequelas neurológicas, ou até mesmo entre a vida e a morte.

No Brasil, segundo dados de 2019 do Departamento de Informática do Sistema Único de Saúde (Datasus), o número de nascidos vivos foi 2.849.146, tendo ocorrido 35.293 óbitos infantis em menores de 1 ano, dos quais 18.402 óbitos foram nos primeiros 6 dias de vida, correspondendo a 52% dos óbitos de menores de 1 ano.[1] A mortalidade neonatal precoce associada à asfixia perinatal em recém-nascidos (RNs) de baixo risco é elevada em nosso meio, correspondendo a 3.613 óbitos (i.e., 20% dos óbitos nos primeiros 6 dias de vida), o que representa 10 óbitos/dia na faixa de 0 a 6 dias de vida por asfixia perinatal.

As intervenções para reduzir a morbimortalidade neonatal associada à asfixia perinatal incluem o seguinte:

- Melhora da saúde materna (medidas de prevenção primária), reconhecimento das situações de risco no pré-natal, profissionais capacitados para o atendimento ao parto e reconhecimento das complicações obstétricas.
- Reanimação neonatal imediata.
- Tratamento das complicações da asfixia.

É de extrema importância a qualificação do atendimento ao RN, com ênfase na força de trabalho, para que ocorra uma reanimação adequada (i.e., apoio especializado para uma transição bem-sucedida ao nascer), com redução da mortalidade neonatal precoce.[2]

Ao nascimento, cerca de 1 em cada 10 RNs necessita de ventilação com pressão positiva (VPP) para iniciar a respiração efetiva; 1 a 2 em cada 100 precisam de intubação traqueal; 1 a 3 em cada 1.000 necessitam de reanimação avançada, com intubação acompanhada de massagem cardíaca (MC) e/ou medicações, desde que esteja sendo ventilado adequadamente.[3] Quanto menor for a idade gestacional ou o peso ao nascimento, maior será a necessidade de procedimentos de reanimação.[4] Estima-se que, no Brasil, a cada ano, cerca de 500 mil crianças necessitem de ajuda para iniciar e manter a respiração ao nascer. Quanto maior for a demora para iniciar a reanimação, mais difícil ela se tornará, aumentando o risco de lesão cerebral.[5]

◼ Preparo à assistência: *briefing*

É necessária a antecipação da necessidade de reanimação, por meio da realização da anamnese materna, com base nos problemas citados no Quadro 31.1. Quanto ao preparo para o atendimento do RN na sala de parto, é importante a verificação de todo o material dos equipamentos necessários (conforme citados no Quadro 31.2) para o atendimento, além da presença de uma equipe especializada, treinada em reanimação neonatal.

⚠️ Todo o material necessário à reanimação deve ser preparado, testado e estar disponível antes de cada nascimento, em local acessível, e, após o nascimento, a equipe deve estar voltada exclusivamente aos cuidados do RN. Em todos os partos, é necessária a presença de pelo menos um profissional de saúde capaz de realizar os passos iniciais e a VPP com máscara facial. Quando houver fatores de risco perinatais, podem ser necessários 2 a 3 profissionais capacitados em reanimação neonatal, dos quais pelo menos um médico, de preferência pediatra, deve estar apto a intubar e indicar MC e medicações.

👉 Antes do nascimento, a equipe deve definir quem será o líder e quais serão as funções dos demais membros da equipe. A atuação coordenada da equipe, com uma comunicação efetiva entre seus membros, confere qualidade ao atendimento e segurança ao paciente. A Sociedade Brasileira de Pediatria recomenda a presença do médico pediatra em todos os nascimentos.[6,7]

Tem sido atribuída uma importância crescente ao trabalho em equipe e ao desempenho de seus membros na reanimação neonatal. A primeira ação da equipe que irá atender o RN é realizar o *briefing*, que inclui anamnese da mãe e preparo do ambiente e do material para uso imediato na sala de parto e divisão das funções de cada membro da equipe, deixando claro quem será o líder nos procedimentos de reanimação.

⭐ O *briefing* consiste em uma rápida reunião entre os membros da equipe para planejar o atendimento neonatal, antes do nascimento, com a divisão de tarefas e responsabilidades de cada membro da equipe e a escolha do líder. Com isso, ocorrerá uma atuação coordenada e uma comunicação efetiva, proporcionando um atendimento com qualidade e segurança ao RN.

Com relação à comunicação entre as equipes, especialmente entre as de obstetrícia e neo-

---

Quadro 31.1 – Condições associadas à necessidade de reanimação ao nascimento

Problemas pré-natais
- Assistência pré-natal ausente
- Restrição de crescimento fetal
- Malformação fetal
- Uso de medicações
- Uso de álcool, tabaco e drogas
- Idade < 16 anos ou > 35 anos
- Hipertensão na gestação
- Diabetes
- Aloimunização ou anemia fetal
- Infecção materna
- Outras doenças maternas
- Polidrâmnio ou oligoidrâmnio
- Amniorrexe prematura
- Gestação múltipla
- Óbito fetal ou neonatal anterior
- Sangramento no 2º ou 3º trimestre
- Diminuição da atividade fetal
- Hidropsia fetal

Problemas no trabalho de parto/parto
- Trabalho de parto prematuro
- Parto cesárea
- Uso de fórcipe ou extração a vácuo
- Parto taquitócico
- Trabalho de parto > 24 h
- Ruptura de membranas > 18 h
- Corioamnionite
- Bradicardia fetal
- Anestesia geral
- Descolamento prematuro da placenta
- Líquido amniótico meconial
- Placenta prévia
- Prolapso ou ruptura de cordão
- Nó verdadeiro de cordão
- Uso de opioides < 4 h antes do parto
- Padrão anormal de frequência cardíaca fetal
- Hipertonia uterina
- Sangramento intraparto importante

> **Quadro 31.2** – Material necessário para reanimação em sala de parto
>
> - **Sala de parto com temperatura ambiente de 23-25 °C** – Berço de reanimação; fonte de oxigênio umidificado com fluxômetro e fonte de ar comprimido; *blender* para mistura oxigênio/ar; aspirador a vácuo com manômetro e mangueira de látex; relógio de parede com ponteiro de segundos.
> - **Material para manutenção da temperatura** – Fonte de calor radiante; termômetro ambiente digital; campo cirúrgico e compressas de algodão estéreis; saco de polietileno de 30 x 50 cm para prematuro; touca de lã ou algodão; colchão térmico químico de 25 x 40 cm para prematuro < 1.000 g; termômetro clínico digital.
> - **Material para avaliação** – Estetoscópio neonatal; oxímetro de pulso com sensor neonatal; monitor cardíaco de três vias com eletrodos; bandagem elástica para fixar o sensor do oxímetro e os eletrodos.
> - **Material para aspiração** – Sondas traqueais e gástricas nº 6 e 8; conexões de látex ou silicone para ligar a sonda ao aspirador; dispositivo para aspiração de mecônio; seringas de 10 mL.
> - **Material para ventilação e oxigenação** – Balão autoinflável com válvula de segurança com limite de 30-40 cmH_2O e/ou manômetro e reservatório de oxigênio; ventilador mecânico manual com peça T com circuito completo; *blender* para mistura oxigênio/ar; máscaras redondas com coxim para RN a termo, prematuro e prematuro extremo; máscara laríngea nº 1.
> - **Material para intubação traqueal** – Laringoscópio infantil com lâmina reta nº 00, 0 e 1; cânulas traqueais sem balonete, duas de cada tamanho nº 2,5/3,0/3,5/4,0 mm; fita adesiva para fixação da cânula e algodão com SF; duas pilhas e uma lâmpada sobressalentes para o laringoscópio; detector colorimétrico de dióxido de carbono expirado.
> - **Medicações** – Epinefrina diluída a 1 mg/10 mL em SF – seringas identificadas com 1 mL (aplicação IV) ou 5 mL (aplicação traqueal); expansor de volume (SF) em duas seringas de 20 mL; seringas e agulhas.
> - **Material para cateterismo umbilical** – Campo estéril, cadarço de algodão e gaze; pinça Kelly reta e cabo de bisturi com lâmina nº 21; porta-agulha e fio agulhado mononáilon 4,0; cateter umbilical 3,5 F e 5,0 F de PVC ou poliuretano de lúmen único; torneira de três vias e seringa de 10 mL; SF para preencher todo o cateter antes de sua inserção.
> - **Outros materiais** – Luvas e óculos de proteção individual; gazes esterilizadas; álcool e solução antisséptica; tesoura de ponta romba; clampe de cordão umbilical.
>
> IV, intravenosa; PVC, polivinil cloreto; RN, recém-nascido; SF, soro fisiológico.

natologia do Hospital de Clínicas de Porto Alegre (HCPA), tem sido desenvolvida uma experiência interessante, denominada Huddle, que consiste em uma rápida reunião entre médicos(as) obstetras e enfermeiros(as) do centro obstétrico e médico(a) neonatologista, médico(a)-residente de plantão e enfermeiro(a) da unidade de terapia intensiva (UTI) neonatal, no início dos turnos de trabalho (manhã, tarde e noite). Nesse Huddle, são passados os casos, com as informações relevantes das gestantes internadas no centro obstétrico (i.e., se estão com dinâmica e qual é a impressão em relação à previsão do parto, se este será vaginal ou se há indicação de cesariana). Também são informados os casos das gestantes com testes positivos para Covid-19. Discute-se com a equipe da neonatologia sobre disponibilidade de vagas na unidade de neonatologia para RNs de alto e baixo risco, para que possa ser feito um planejamento em relação às prioridades de interrupção das gestações de risco. Da mesma forma, com a comunicação entre as equipes, é possível um planejamento prévio dos profissionais que irão atender o RN ao nascimento no centro obstétrico, bem como uma prévia organização do leito para a recepção do RN na UTI neonatal.

A conversa prévia da equipe com a parturiente e seus familiares é muito importante para estabelecer um vínculo de respeito e confiança, facilitando a comunicação sobre as condições do bebê após o nascimento.

Sempre é importante lembrar de utilizar as precauções-padrão para o atendimento do RN, quais sejam: lavagem/higienização correta das mãos, uso de luvas, aventais, máscaras, gorros e óculos ou proteção facial, para evitar o contato do profissional com o material biológico do paciente.[8] Se houver suspeita de infecção materna por SARS-CoV-2, devem ser seguidas as orientações específicas para assistência ao RN na sala de parto de mãe com suspeita ou confirmação de Covid-19.

Clampeamento do cordão umbilical no recém-nascido com idade gestacional igual ou superior a 34 semanas

Os estudos definem clampeamento precoce do cordão como aquele feito até 60 segundos após a extração completa do concepto. Quanto ao clampeamento tardio, a definição é variável na literatura, com um mínimo de 60 segundos até alguns minutos após cessar a pulsação do cordão umbilical. O clampeamento tardio é benéfico com relação à hemoglobina nas primeiras 24 horas de vida e aos índices hematológicos até os 3 a 6 meses de vida, embora possa aumentar a frequência de policitemia e a necessidade de fototerapia por hiperbilirrubinemia na primeira semana de vida.[9]

De acordo com esses estudos e com as diretrizes da Organização Mundial da Saúde (OMS), recomenda-se, no RN ≥ 34 semanas saudável e com boa vitalidade ao nascimento, clampear o cordão umbilical no mínimo 60 segundos após a sua extração completa da cavidade uterina. O RN pode ser posicionado sobre o tórax ou abdome materno durante esse período, prevenindo a perda de calor.[10]

Nos casos de descolamento de placenta, placenta prévia, ruptura, prolapso ou nó de cordão ou se o RN ≥ 34 semanas não inicia a respiração ou não mostra tônus muscular em flexão, é recomendado o clampeamento imediato do cordão, levando o RN à mesa de reanimação. Sugere-se fazer estímulo tátil delicado no dorso, no máximo duas vezes, para auxiliar o início da respiração, antes do clampeamento imediato do cordão.[11,12]

Não há evidências do benefício do clampeamento tardio nessas situações. Também não existem evidências da segurança e eficácia da ordenha do cordão em comparação com o clampeamento precoce ou tardio do cordão no RN a termo. Da mesma forma, a realização de procedimentos de reanimação com o cordão intacto ainda está restrita à pesquisa.[11,12]

Recém-nascido com idade gestacional igual ou superior a 34 semanas com boa vitalidade ao nascimento

Se um RN ≥ 34 semanas, respirando ou chorando e com tônus muscular em flexão, independentemente do aspecto do líquido amniótico, apresentar boa vitalidade ao nascimento, deve continuar junto de sua mãe após o clampeamento do cordão. Nesse período, deve-se prover calor, manter as vias aéreas pérvias e avaliar a sua vitalidade.

É importante conservar a temperatura ambiente na sala de parto entre 23 e 25 °C e manter a temperatura corporal do RN entre 36,5 e 37,5 °C (normotermia),[13] secar o corpo e a cabeça do RN com compressas aquecidas e deixá-lo em contato pele a pele com a mãe, coberto com tecido de algodão seco e aquecido. Além disso, devem-se manter as vias aéreas pérvias, com leve extensão do pescoço, avaliar a frequência cardíaca (FC) com estetoscópio no precórdio, o tônus muscular e a respiração/choro do RN, assim como proporcionar que esse RN seja amamentado na primeira hora pós-parto.

Passos iniciais da reanimação do recém-nascido a partir de 34 semanas de idade gestacional

Se o RN não é ≥ 34 semanas, não está respirando ou chorando ou não apresenta tônus muscular em flexão, deve ser levado à mesa de reanimação, ser envolto em campos aquecidos e receber os passos iniciais na seguinte sequência: prover calor, colocando o RN em berço de calor radiante, em decúbito dorsal com a cabeça voltada para o profissional de saúde; posicionar a cabeça em leve extensão; aspirar primeiro a boca e depois as narinas (se necessário); com sonda traqueal nº

8-10 (conectada ao aspirador a vácuo com pressão máxima de 100 mmHg); e secar o corpo e a cabeça, desprezando os campos úmidos. Tais passos devem ser realizados em 30 segundos. Em todas as idades gestacionais, a temperatura corporal do RN é um forte preditor de morbimortalidade, sendo considerado um indicador da qualidade do atendimento. A temperatura axilar do RN deve ser mantida entre 36,5 e 37,5 °C (normotermia). Deve-se evitar a hipertermia (> 37,5 °C), que pode agravar a lesão cerebral em pacientes asfixiados.

> É importante lembrar de manter a temperatura ambiente entre 23 e 25 °C.[6,7]

Avaliação do recém-nascido com idade gestacional igual ou superior a 34 semanas

Após os passos iniciais, deve-se avaliar simultaneamente a respiração e a FC e observar a presença de choro, a expansão torácica e se os movimentos respiratórios são regulares e suficientes para manter a FC > 100 batimentos por minuto (bpm).

> A FC é o principal determinante da decisão de indicar as manobras de reanimação.

Os métodos para sua avaliação incluem a palpação do cordão umbilical, a ausculta do precórdio com estetoscópio e a detecção do sinal de pulso pela oximetria e da atividade elétrica do coração pelo monitor cardíaco. Os dois primeiros métodos subestimam a FC, podendo levar ao aumento desnecessário de intervenções na sala de parto. Já a oximetria demora de 1 a 2 minutos para detectar a FC. Estudos recentes sugerem que o monitor cardíaco com três eletrodos (um em cada braço e o outro na face anterior da coxa) permite a detecção acurada, rápida e contínua da FC, parecendo ser o mais indicado para uso na reanimação em sala de parto. Ritmos anômalos no traçado do eletrocardiograma (ECG) não devem ser valorizados na sala de parto.[14-16]

Após os passos iniciais, deve-se avaliar a FC por meio da ausculta do precórdio com estetoscópio durante 6 segundos e multiplicar o valor por 10, sendo adequada a FC > 100 bpm. No RN em que a avaliação mostrou respiração rítmica e regular e FC > 100 bpm, deve-se deixá-lo em contato pele a pele com a mãe, coberto com tecido seco e aquecido. É essencial observar, de forma continuada, a atividade, o tônus muscular e a respiração/choro.

Já se a FC for < 100 bpm ou o RN não apresentar movimentos respiratórios regulares ou apresentar apneia, enquanto um profissional de saúde inicia a VPP, o outro coloca os eletrodos do monitor cardíaco e o sensor do oxímetro no pulso radial direito do RN (saturação de oxigênio [$SatO_2$] pré-ductal), para depois conectá-lo ao cabo do oxímetro, obtendo, assim, um sinal mais rápido. A leitura confiável da $SatO_2$ demora 1 a 2 minutos após a colocação do sensor, desde que haja débito cardíaco e perfusão periférica suficientes.[17]

O boletim de Apgar é determinado no primeiro e quinto minutos após a extração completa do concepto do corpo da mãe, mas não deve ser utilizado para indicar procedimentos na reanimação neonatal. Ele permite avaliar a resposta do paciente às manobras realizadas e a sua eficácia. Se o Apgar for < 7 no quinto minuto de vida, recomenda-se realizá-lo de 5/5 minutos e ampliá-lo até 20 minutos de vida (**Figura 31.1**).[18]

Líquido amniótico meconial

A vigência de líquido amniótico meconial (LAM) pode aumentar o risco de necessidade de reanimação, o que exige a presença de um médico apto a realizar a intubação traqueal no momento do nascimento.

> Independentemente da viscosidade do LAM, a aspiração das vias aéreas ao desprendimento do polo cefálico do concepto não deve ser realizada.[19]

Se o RN é ≥ 34 semanas, está respirando ou chorando e tem tônus muscular em flexão, considera-se que ele apresenta boa vitalidade e deve continuar junto à mãe após o clampeamento do cordão. Se o RN com LAM não é ≥ 34 semanas, apresenta tônus flácido ou não iniciou movimentos respiratórios regulares, ele deve ser levado à mesa de reanimação, onde serão realiza-

Idade gestacional: _____

SINAL	0	1	2	1 min	5 min	10 min	15 min	20 min
Frequência cardíaca	Ausente	< 100 bpm	> 100 bpm					
Respiração	Ausente	Irregular	Regular					
Tônus muscular	Flacidez total	Alguma flexão	Movimentos ativos					
Irritabilidade reflexa	Ausente	Alguma reação	Caretas e/ou espirros					
Cor	Cianose/palidez	Corpo róseo Extremidades cianóticas	Corpo e extremidades róseos					
			TOTAL					
Comentários:		Reanimação						
		Minutos		1	5	10	15	20
		O₂ suplementar						
		VPP com máscara						
		VPP com cânula						
		CPAP nasal						
		Massagem cardíaca						
		Epinefrina (adrenalina)/expansor						

FIGURA 31.1 – Boletim de Apgar ampliado.
bpm, batimentos por minuto; CPAP, pressão positiva contínua nas vias aéreas (*continuous positive airway pressure*); VPP, ventilação com pressão positiva.
Fonte: American Academy of Pediatrics Committee on Fetus and Newborn.[18]

dos os passos iniciais, incluindo a aspiração do líquido meconial da boca e das narinas com sonda traqueal nº 10. A seguir, se a avaliação mostrar que o RN está com respiração espontânea regular e FC > 100 bpm, sempre que possível, deve-se deixá-lo em contato pele a pele com a mãe, coberto com tecido seco e aquecido e observar a atividade, o tônus muscular e a respiração/choro.

No RN com LAM de qualquer viscosidade levado à mesa de reanimação para os passos iniciais que apresenta apneia, respiração irregular e/ou FC < 100 bpm, é fundamental iniciar a VPP com máscara facial e ar ambiente nos primeiros 60 segundos de vida (*golden minute*). Conforme as evidências revisadas para as recomendações do International Liaison Committee on Resuscitation (ILCOR) 2019-2021, a incidência de síndrome de aspiração de mecônio (SAM) e a mortalidade neonatal foram similares entre os grupos de neonatos randomizados para aspiração traqueal ser seguida de VPP ou para VPP com aspiração traqueal.[20] Portanto, não há evidências para indicar, de modo rotineiro, a aspiração traqueal sob visualização direta no RN não vigoroso com LAM.

No RN com LAM que apresenta apneia, respiração irregular e/ou FC < 100 bpm, é fundamental iniciar a VPP com máscara facial e ar ambiente nos primeiros 60 segundos de vida. Se, após 30 segundos de VPP efetiva, o RN não melhora e há forte suspeita de obstrução de vias aéreas, pode-se indicar a retirada do mecônio residual da hipofaringe e da traqueia sob visualização direta. A aspiração traqueal é feita com cânula endotraqueal (CET) conectada a um dispositivo para aspiração de mecônio e o aspirador a vácuo, com pressão máxima de 100 mmHg, aspirando o excesso de mecônio uma única vez.[21]

🎗 Assim, enfatiza-se a necessidade do início rápido de VPP em todo RN que não apresenta respiração regular ou que está bradicárdico no primeiro minuto de vida.

■ Ventilação com pressão positiva

⭐ O ponto crítico para o sucesso da reanimação neonatal é a ventilação adequada, que faz os pulmões se inflarem e haver dilatação da vasculatura pulmonar e hematose adequada. Após os cuidados para manter a normotermia e a permeabilidade das vias aéreas do RN, a presença de apneia, respiração irregular e/ou FC < 100 bpm indica a necessidade de VPP, que precisa ser iniciada nos primeiros 60 segundos de vida (golden minute).

🎗 A ventilação pulmonar é o procedimento mais importante e efetivo na reanimação do RN na sala de parto.[22]

OXIGÊNIO SUPLEMENTAR

No RN ≥ 34 semanas, deve-se iniciar a VPP com ar ambiente (O_2 a 21%) e usar a oximetria de pulso para monitorizar a oferta criteriosa e racional de O_2 suplementar. O processo de transição normal para alcançar uma $SatO_2$ > 90% demora 5 minutos ou mais em RNs saudáveis em ar ambiente.[23] A **Tabela 31.1** traz os valores normais de $SatO_2$ pré-ductal, segundo a idade pós-natal em minutos. Se o RN não melhora ou não atinge os valores desejáveis de $SatO_2$ com VPP em ar ambiente, é preciso sempre corrigir a técnica da ventilação antes de oferecer O_2 suplementar.

A necessidade de O_2 suplementar é pouco frequente em RNs ≥ 34 semanas se a VPP é feita com técnica adequada. Quando ele é necessário, utiliza-se a mistura O_2/ar, ajustando a concentração de O_2 por meio de um *blender*, para atingir a $SatO_2$ adequada. É necessário um período de 30 segundos para haver equilíbrio da concentração de O_2 oferecida por toda a área pulmonar do RN. Assim, deve-se aumentar a concentração de O_2 para 40 → 60 → 80 → 100% a cada 30 segundos sucessivamente, se necessário.[24] É importante lembrar de que o uso de altas concentrações de O_2 está associado ao atraso para iniciar a respiração espontânea e à maior mortalidade neonatal.[25] Portanto, deve-se reduzir a concentração de O_2 o mais rápido possível pela oximetria de pulso.[26]

EQUIPAMENTOS PARA A VENTILAÇÃO

O equipamento ideal para a ventilação do RN deveria possibilitar o controle confiável da pressão inspiratória positiva (PIP) e seu tempo de administração e prover pressão positiva ao final da expiração (PEEP, *positive end-expiratory pressure*). Os equipamentos mais utilizados em sala de parto são o balão autoinflável e o ventilador mecânico manual (VMM) com peça em T.

O balão autoinflável é de baixo custo e não necessita de fonte de gás comprimido para funcionar, devendo estar presente e pronto para uso em todos os nascimentos. O objetivo é alcançar e manter FC > 100 bpm. A VPP é feita com frequência de 40 a 60 movimentos por minuto, conforme a regra prática "aperta/solta/solta", iniciando com PIP de 20 cmH$_2$O e ajustando se necessário. A PIP é limitada a 30 a 40 cmH$_2$O pela válvula de escape, para evitar o barotrauma, e pode ser monitorizada pelo manômetro, quando disponível. O balão não pode fornecer uma PIP constante e não fornece PEEP confiável, mesmo que tenha válvula de PEEP. Ele fornece concentração de O_2 de 21% (quando não está conectado ao oxigênio e ao reservatório) ou de 90 a 100% (conectado à

Tabela 31.1 – Valores de $SatO_2$ pré-ductal desejável, segundo a idade pós-natal

MINUTOS DE VIDA	$SatO_2$ PRÉ-DUCTAL
Até 5	70-80%
5-10	80-90%
> 10	85-95%

$SatO_2$, saturação de oxigênio.

fonte de O$_2$ a 5 L/minuto e ao reservatório). Sem o reservatório, fornece concentrações variáveis de O$_2$, dependendo da pressão exercida, do tempo e da frequência das compressões, do fluxo de O$_2$ e do fabricante do balão. A capacidade do balão autoinflável neonatal é de 240 a 750 mL.[27]

O VMM com peça em T é controlado a fluxo e limitado à pressão e tem sido usado de forma crescente na reanimação neonatal. Ele necessita de uma fonte de gás comprimido, e a concentração de O$_2$ pode ser titulada quando o aparelho está ligado ao *blender*, conectado com as fontes de O$_2$ e ar comprimido. Para seu uso, deve-se deixar o fluxo gasoso em 5 a 15 L/minuto, limitar a pressão do circuito em 30 a 40 cmH$_2$O, programar a PIP em torno de 20 a 25 cmH$_2$O e ajustar a PEEP ao redor de 5 cmH$_2$O, com frequência de 40 a 60 movimentos por minuto, conforme a regra prática "aperta/solta/solta" (em relação à oclusão do orifício da peça em T). O VMM com peça em T permite oferecer PIP e PEEP constantes, ajustáveis conforme a resposta do RN, e possibilita a aplicação de pressão positiva contínua nas vias aéreas (CPAP, *continuous positive airway pressure*), nos pacientes com respiração espontânea. Estudos mostraram que, se os recursos permitirem, é sugerido, para VPP do RN ≥ 34 semanas, o uso preferencial do VMM com peça em T sobre o uso do balão autoinflável (com ou sem válvula de PEEP), mas recomendam que o balão autoinflável esteja presente na sala de parto em caso de falha no uso do VMM com peça em T.[28]

Em relação à interface entre o equipamento e o paciente, é possível usar a máscara facial, a máscara laríngea ou a cânula traqueal. A máscara facial deve ser de material transparente ou semitransparente, redonda ou anatômica, com borda acolchoada e possuir um espaço morto < 5 mL. Está disponível em três tamanhos: para o RN a termo, para o prematuro (RNPT) e para o RNPT extremo, sendo que o tamanho adequado deve cobrir a ponta do queixo, a boca e o nariz. As bordas da máscara devem ser envolvidas com os dedos indicador e polegar, formando a letra C; os dedos médio, anular e mínimo formam a letra E. O selo entre face e máscara é básico para o sucesso da ventilação e fica mais adequado quando a máscara é aplicada no sentido do queixo para o nariz.[29]

Durante a VPP, é necessário observar a adaptação da máscara à face, a permeabilidade das vias aéreas e a expansibilidade pulmonar. É preciso monitorizar a FC, a respiração e a SatO$_2$. O indicador mais importante de que a VPP está sendo efetiva é o aumento da FC e, após, o estabelecimento da respiração espontânea. De cada 10 RNs que recebem VPP com máscara ao nascimento, nove melhoram e não precisam de outros procedimentos de reanimação. Quando o RN não melhora com VPP em ar ambiente, recomenda-se verificar e corrigir a técnica de ventilação antes de oferecer O$_2$ suplementar; se for utilizá-lo, deve-se titular a oferta de acordo com a SatO$_2$. A verificação contínua da técnica da VPP com ênfase no ajuste da máscara à face, permeabilidade de vias aéreas e pressão adequada é crítica para o sucesso da reanimação.

Recomenda-se, durante períodos prolongados de ventilação com máscara, a inserção de sonda orogástrica, para diminuir a distensão gástrica.

Em relação à insuflação sustentada, não existem evidências para seu uso na prática clínica em sala de parto, fora de protocolos de pesquisa.[6,7] Estudos clínicos não demonstraram benefícios quanto à redução de síndrome de escape de ar, displasia broncopulmonar (DBP) ou mortalidade neonatal, além de possível potencialização da lesão por asfixia.[30,31]

Se, apesar das ações corretivas, a VPP com máscara facial não for efetiva, ou seja, a FC permanecer < 100 bpm e/ou o movimento torácico não for visível, deve-se considerar o uso de máscara laríngea como interface para a VPP em RN ≥ 34 semanas e com peso ≥ 2.000 g. Essa decisão depende da disponibilidade do material e da capacitação do profissional para a inserção da máscara laríngea. Ao iniciar a VPP, o movimento do tórax deve ser visível, e a entrada de ar, simétrica nos dois pulmões. É importante lembrar de que é possível ouvir sons como choro e gemidos.

Já as CETs devem ter diâmetro uniforme, sem balonete, com linha radiopaca e marcador de prega vocal. Em neonatos com idade gestacional (IG) entre 34 e 38 semanas ou peso de 2.000 a

3.000 g, indica-se a cânula de diâmetro interno de 3,5 mm, e para os > 38 semanas ou > 3.000 g, a cânula de 3,5 a 4 mm. Sempre deve estar disponível também uma cânula de diâmetro superior e outra inferior àquela escolhida.

VENTILAÇÃO COM PRESSÃO POSITIVA POR MEIO DE CÂNULA TRAQUEAL

As indicações em sala de parto incluem ventilação com máscara facial ou laríngea inefetiva (a FC permanece < 100 bpm); ventilação com máscara facial prolongada (o paciente não retoma a respiração espontânea); e a aplicação de MC, além de pacientes com hérnia diafragmática que necessitem de VPP.

Entre as complicações da intubação traqueal, podem estar presentes hipoxemia, apneia, bradicardia, pneumotórax, laceração de tecidos moles, perfuração de traqueia ou esôfago, além do risco de infecção. Cada tentativa de intubação deve durar, no máximo, 30 segundos. Em caso de insucesso, deve-se ventilar com máscara até a estabilização do paciente e, após, realizar uma nova tentativa.[6,7,22]

A ponta distal da cânula deve estar localizada no terço médio da traqueia. Recomenda-se usar a IG, conforme a Tabela 31.2, para calcular o comprimento da cânula a ser inserida na traqueia, considerando a distância entre a ponta da cânula e a marca, em centímetros, a ser fixada no lábio superior.[32,33] Se a IG for desconhecida, pode-se usar a regra prática "peso estimado (kg) + 6" para calcular esse comprimento, correspondendo à marca em cm na altura do lábio superior.[33]

Quando a intubação não é possível, a máscara laríngea é uma alternativa para manter vias aéreas pérvias e assegurar a ventilação em RN ≥ 34 semanas e peso > 2.000 g. Entretanto, as salas de parto em geral não dispõem da máscara laríngea.[22]

É importante prevenir contaminação com adequada higiene das mãos, uso de luvas estéreis, limpeza das peças do laringoscópio com água e sabão após cada uso, além da utilização de cânula, sonda e fio-guia estéreis. Se houver suspeita de infecção materna por SARS-CoV-2, devem-se seguir as orientações específicas.

Tabela 31.2 – Comprimento da cânula a ser inserida na traqueia

IDADE GESTACIONAL (SEMANAS)	MARCA NO LÁBIO SUPERIOR (CENTÍMETROS)
23-24	5,5
25-26	6,0
27-29	6,5
30-32	7,0
33-34	7,5
35-37	8,0
38-40	8,5
> 40	9,0

O melhor indicador de que a cânula está na traqueia é o aumento da FC. Costuma-se confirmar a posição da cânula pela inspeção do tórax, ausculta das regiões axilares e gástrica e observação da FC. A demora pode ser de 30 a 60 segundos antes de concluir que a cânula está malposicionada. O método ideal para confirmar a posição da cânula é o colorimétrico, mediante detecção de dióxido de carbono (CO_2) exalado.[34] Entretanto, quando o débito cardíaco está comprometido e o fluxo pulmonar é baixo, o resultado pode ser um falso-negativo.

Após a intubação, inicia-se a ventilação com balão autoinflável ou com VMM com peça em T com os mesmos parâmetros de fluxo, frequência e pressão descritos na ventilação com máscara.

O uso de O_2 suplementar depende da indicação da intubação. Quando ela foi indicada por ventilação com máscara facial inadequada, é possível iniciar a VPP com ar ambiente e, após 30 segundos, monitorizar a $SatO_2$. Se o O_2 for necessário, utiliza-se a mistura O_2/ar, ajustando a concentração de O_2 por meio de um *blender*, para atingir a $SatO_2$ adequada. Deve-se aumentar a concentração de O_2 para 40 → 60 → 80 → 100% a cada 30 segundos sucessivamente, se necessário, e reduzir o mais rápido possível conforme a oximetria de pulso.[23]

Após 30 segundos de VPP com CET, avalia-se FC, respiração e $SatO_2$. Se o RN apresenta FC > 100 bpm **E** movimentos respiratórios regulares **E** saturação adequada, a ventilação é suspensa, e o RN, extubado. Modifica-se a oferta de O_2 suplementar conforme a $SatO_2$.

Se, após 30 segundos de VPP por cânula traqueal, o RN mantém FC < 100 bpm **OU** não tem respiração espontânea **OU** a $SatO_2$ permanece abaixo dos valores desejáveis, corrige-se o que for necessário e aumenta-se o O_2 até 60 a 100%. Se a FC está < 60 bpm, indica-se MC.

Massagem cardíaca

A MC só está indicada se, após 30 segundos de VPP com técnica adequada por CET e uso de O_2 de 60 a 100%, a FC estiver < 60 bpm.

A compressão cardíaca é realizada no terço inferior do esterno, com a técnica dos dois polegares sobrepostos, o que gera maior pico de pressão sistólica e pressão de pulso, ao passo que os polegares justapostos aumentam a chance de lesão dos pulmões e do fígado.[35] O restante das mãos circunda o tórax, dando suporte ao dorso. O profissional de saúde que vai executar a MC se posiciona atrás da cabeça do RN, e aquele que ventila se desloca para um dos lados. Esse posicionamento facilita a abordagem do cordão umbilical, caso o cateterismo venoso seja necessário. A profundidade da compressão deve englobar um terço do diâmetro anteroposterior do tórax. É importante permitir a reexpansão plena do tórax após a compressão, para que haja enchimento das câmaras ventriculares e das coronárias, mas os dedos não devem ser retirados do terço inferior do tórax. As complicações da MC incluem fratura de costelas, com pneumotórax e hemotórax e laceração do fígado.[35]

A ventilação e a MC são realizadas de forma sincrônica, com uma relação de três movimentos de MC para um movimento de ventilação, com uma frequência de 120 eventos/minuto (90 movimentos de MC e 30 ventilações, mantendo o ritmo "1 e 2 e 3 e ventila").[36,37]

É importante oferecer O_2 a 100% ao RN que está recebendo VPP e MC, devido aos efeitos deletérios da hipóxia profunda e persistente no RN asfixiado e à dificuldade de ajustar a concentração de O_2, pois a oximetria não consegue detectar um sinal confiável em pacientes bradicárdicos.

Aplica-se a MC coordenada à VPP por 60 segundos, antes de reavaliar a FC, pois este é o tempo mínimo para que a MC efetiva possa restabelecer a pressão de perfusão coronariana. O monitor cardíaco é útil para avaliar a FC de forma contínua e instantânea, sem interromper a ventilação e a massagem.

A melhora é considerada quando, após VPP e MC por 60 segundos, o RN apresenta FC > 60 bpm. Nesse momento, interrompe-se a MC. Se o paciente apresenta respirações espontâneas regulares e a FC atinge valores > 100 bpm, a ventilação pode ser suspensa. Em geral, quando o RN recebeu MC na sala de parto, é prudente transportá-lo intubado à UTI neonatal, sendo a extubação realizada conforme a avaliação do paciente na UTI.

Considera-se falha do procedimento se, após 60 segundos de VPP com cânula traqueal e O_2 a 100% e MC, o RN mantém FC < 60 bpm. Se, após a correção da técnica da VPP e a massagem, não há melhora, considera-se o cateterismo venoso umbilical de urgência e o uso de epinefrina.

Medicações

Quando a FC permanece < 60 bpm, a despeito da realização de ventilação efetiva por cânula traqueal com O_2 a 100% e da MC adequada, o uso de epinefrina (adrenalina), expansor de volume ou ambos está indicado. Por outro lado, na reanimação do RN na sala de parto, não são recomendados atropina, naloxona, bicarbonato de sódio, albumina e vasopressores.[38]

A via preferencial para a infusão de medicações na sala de parto é a intravenosa (IV), sendo a veia umbilical a mais indicada, por seu acesso fácil e rápido. O cateter deve ser introduzido na veia umbilical e progredir apenas 1 a 2 cm após o ânulo, mantendo-o periférico, evitando sua localização em nível hepático. Ao manipular o cateter, é preciso cuidado para que não ocorra embolia aérea. Quanto à via traqueal, ela só pode ser utilizada para a epinefrina e uma única vez, sabendo-se que a absorção é lenta e imprevisível.[38,39]

Quando o cateterismo venoso umbilical não é possível, sugere-se o uso da via intraóssea, sendo necessário material adequado e presença de profissional capacitado a realizar esse procedimento, considerando-se o risco de graves complicações, como fraturas ósseas, isquemia de membro, osteomielite, extravasamento de fluidos, síndrome compartimental e amputação.

A epinefrina aumenta a pressão de perfusão coronariana, principalmente por vasoconstrição periférica. Enquanto o cateterismo venoso umbilical está sendo realizado, pode-se administrar uma única dose de epinefrina (0,05-0,10 mg/kg) por via traqueal, mas, se não houver aumento da FC, é necessário administrar epinefrina IV, na dose de 0,01 a 0,03 mg/kg. Deve-se lembrar de que doses elevadas (> 0,1 mg/kg) não devem ser empregadas no período neonatal, pois podem levar à hipertensão arterial grave, diminuição da função miocárdica e piora do quadro neurológico. Em nosso meio, a epinefrina disponível apresenta-se na diluição 1:1.000, sendo obrigatório prepará-la na diluição 1:10.000 em soro fisiológico (SF) (1 mL de epinefrina + 9 mL de SF). Se não há reversão da bradicardia, a epinefrina pode ser repetida a cada 3 a 5 minutos, na dose de 0,03 mg/kg.[6,7]

O expansor de volume pode ser necessário para reanimar o RN com hipovolemia quando não há resposta às outras medidas de reanimação e/ou se há perda sanguínea ou sinais de choque hipovolêmico (palidez, má perfusão, pulsos débeis). Utiliza-se como expansor de volume o SF, na dose de 10 mL/kg, em 5 a 10 minutos, podendo ser repetido a critério clínico. Se não houver resposta, deve-se verificar a posição da cânula, o uso de O_2 a 100%, a técnica da ventilação e da massagem e a permeabilidade da via de acesso vascular.

Se o RN permanecer com FC < 60 bpm e/ou saturação baixa persistente, deve-se considerar malformação de vias aéreas, problemas pulmonares, hérnia diafragmática, pneumotórax e cardiopatias congênitas.

A cada mil nascimentos, apenas 1 a 3 RNs vão necessitar de procedimentos avançados de reanimação (intubação, MC, medicações), quando a VPP for realizada de forma rápida e efetiva.

Aspectos éticos

As orientações quanto a interromper ou não iniciar as manobras de reanimação são controversas e dependem do contexto social, cultural, religioso e nacional do local onde ocorrer o nascimento.

Com relação à interrupção da reanimação em sala de parto, a presença de assistolia (Apgar 0) aos 10 minutos de vida é um forte preditor de morbimortalidade em todas as IGs.[40] A falha no retorno da circulação espontânea após 10 a 20 minutos de reanimação avançada está associada a elevado risco de óbito e à presença de sequelas moderadas ou graves no desenvolvimento neurológico dos sobreviventes. No entanto, não há evidências de que qualquer duração específica da reanimação possa predizer essas sequelas ou mesmo o óbito. Se o RN necessita de reanimação avançada de modo continuado, sugere-se a discussão sobre a interrupção dos procedimentos entre a equipe e a família; o tempo razoável para essa discussão é de cerca de 20 minutos depois do nascimento.[40,41]

Outro aspecto ético controverso é quanto à decisão de não iniciar a reanimação na sala de parto. Para o RN ≥ 34 semanas, essa questão só se aplica diante de malformações congênitas letais ou potencialmente letais, sendo necessária a comprovação diagnóstica antenatal, a vontade dos pais e os avanços terapêuticos existentes para decidir quanto à conduta na sala de parto. A reanimação deve ser discutida antes do parto, mas a decisão final ocorre no momento do nascimento. É importante destacar que, se não houver certeza quanto à decisão de não reanimar o RN, todos os procedimentos recomendados na reanimação neonatal devem ser realizados.[22]

Qualquer decisão tomada na sala de parto deve ser registrada de modo fidedigno no prontuário médico materno e/ou do RN.

Um em cada 10 neonatos precisa de auxílio para fazer a transição da vida intra para a extrauterina. A ventilação pulmonar é o procedimento mais importante e efetivo na reanimação em sala de parto e, quando necessária, deve ser iniciada nos primeiros 60 segundos de vida (*golden minute*). O risco de morte ou morbidade aumenta em 16% a cada 30 segundos de demora em iniciar a VPP até o sexto minuto após o nascimento, de modo independente do peso ao nascimento, da IG ou de complicações na gravidez ou no parto.[22]

Particularidades da assistência ao recém-nascido prematuro com idade gestacional inferior a 34 semanas em sala de parto

A maioria dos RNPTs precisa de ajuda para iniciar a transição cardiorrespiratória da vida intrauterina para a extrauterina.

A necessidade de VPP e de manobras avançadas de reanimação na sala de parto é frequente, principalmente nos RNs de muito baixo peso. Segundo dados de 2019 do Datasus, no Brasil, nasceram vivos 40.453 bebês < 1.500 g, correspondendo a 1,4% dos nascidos vivos, sendo que 60 em cada 100 RNs < 1.500 g (em torno de 24.000/ano) necessitaram de VPP ao nascimento e 6 em cada 100 RNs < 1.500 g (em torno de 2.400/ano) necessitaram de reanimação avançada, com VPP acompanhada de MC e/ou medicações na sala de parto.[47]

O RNPT tem mais necessidade de VPP e de manobras avançadas de reanimação na sala de parto devido à sua imaturidade anatômica e funcional: maior propensão à perda de calor (pele fina e pouco queratinizada, grande superfície corporal, perda de calor pela fontanela). Há imaturidade dos pulmões, falta de surfactante e imaturidade central do controle respiratório. Existe uma maior tendência à fragilidade capilar e à hipovolemia, bem como uma maior suscetibilidade às infecções.[43]

É importante que seja realizada uma anamnese materna detalhada, destacando problemas pré-natais, do trabalho de parto e do parto, para que a equipe possa estar mais bem preparada para o atendimento do RNPT. Da mesma forma, todo o material necessário para assistir o RNPT deve ser preparado, testado e estar disponível em local de fácil acesso antes de cada nascimento.

No atendimento do RNPT, é fundamental a presença de 2 a 3 profissionais de saúde, cuja única responsabilidade seja com o RN, sendo pelo menos um deles pediatra, apto a intubar e indicar MC e medicações. No caso de nascimentos múltiplos, deve haver uma equipe e uma mesa de reanimação com o equipamento completo para cada RN. Além disso, deve haver uma atuação coordenada da equipe, com a escolha de um líder e a definição das funções de cada membro.[6,7]

Quanto ao clampeamento do cordão umbilical no RN < 34 semanas, se o RNPT apresenta boa vitalidade ao nascimento (i.e., está respirando/chorando E está ativo), deve-se clampear 30 a 60 segundos após o nascimento, posicionando o RN no tórax/abdome materno durante esse período e prevenindo a perda de calor, cobrindo-o com campos estéreis aquecidos. Após o clampeamento do cordão, o RN deve ser levado à mesa de reanimação. O clampeamento > 30 segundos em RNPT com boa vitalidade ao nascimento diminui a frequência de hemorragia intracraniana, enterocolite necrosante e transfusões sanguíneas, embora aumente a bilirrubinemia e o uso de fototerapia.[44] Também é descrito possível benefício em relação à sobrevida na alta hospitalar, maior estabilidade cardiovascular ao nascimento e melhora dos parâmetros hematológicos na primeira semana de vida.[45,46]

Entretanto, se o RNPT não nasce com boa vitalidade (não está respirando/chorando OU não está com bom tônus) ou, ainda, se ocorreu descolamento prematuro da placenta, placenta prévia ou nó de cordão, sugere-se fazer o estímulo tátil delicado no dorso, no máximo duas vezes, para ajudar a iniciar a respiração, antes do clampeamento imediato do cordão e levar o RNPT diretamente à mesa de reanimação. Nesse caso, o clampeamento > 30 a 60 segundos não traz benefícios e retarda o início da VPP, com mais chance de necessidade de cuidados intensivos e de óbito no primeiro dia de vida. A realização de procedimentos de reanimação com o cordão intacto está restrita ao ambiente de pesquisa.[11,44-46]

Com relação à ordenha de cordão, no RNPT < 34 semanas e com boa vitalidade ao nascimento, é preferível aguardar 30 segundos ou mais antes de clampear o cordão a realizar a ordenha. Quando o RNPT < 34 semanas não está respirando ou se apresenta hipotônico ao nascimento, recomenda-se o clampeamento imediato do cordão, não existindo evidências de benefícios e da segurança da ordenha do cordão.[45,46]

É muito importante manter a normotermia (temperatura axilar entre 36,5-37,5 ºC).[11] Para isso, deve-se: preaquecer a sala de parto e a de reanimação, mantendo uma temperatura ambiente entre 23 e 25 °C; posicionar o RN sob fonte de calor radiante, sem secar; e introduzir o corpo, exceto a face, no saco plástico, que só será retirado após estabilização térmica na UTI neonatal. Deve-se colocar touca dupla: cobre-se o couro cabeludo com plástico e, por cima, touca de lã ou algodão.[47,48] Em caso de RN < 1.000 g, pode-se usar colchão térmico. É importante evitar hipertermia (> 37,5 °C), que pode agravar a lesão cerebral em RNs asfixiados.

Enquanto um profissional coloca o RN no saco plástico, o outro coloca o sensor do oxímetro no pulso radial ou na palma da mão direita, para, após, conectá-lo ao cabo do oxímetro.[17,49] Ao mesmo tempo, devem-se manter as vias aéreas pérvias, posicionando a cabeça em leve extensão e com coxim sob os ombros. Se necessário, aspira-se primeiro a boca e depois as narinas, com sonda traqueal nº 6. Após os passos iniciais, é necessário avaliar simultaneamente FC (ausculta com estetoscópio), respiração (pela inspeção do tórax) e $SatO_2$ (lembrando que, nos primeiros 30 segundos, ainda não há leitura). A leitura confiável da $SatO_2$ no oxímetro demora 1 a 2 minutos (ver Tabela 31.1), desde que haja débito cardíaco e perfusão adequados.[49]

A FC é o principal sinal para a decisão quanto à indicação de manobras de reanimação, devendo-se determiná-la de forma rápida e confiável. Em caso de FC > 100 bpm, respiração rítmica e regular, $SatO_2$ adequada ou não mensurada, o RNPT deve ser levado para a UTI neonatal em incubadora de transporte, com cuidados de RN de alto risco. Se, por outro lado, o paciente iniciar com desconforto respiratório ou $SatO_2$ baixa, deve-se iniciar CPAP nasal com máscara. Instala-se fluxo de 5 a 15 L/minuto, pressão expiratória de 4 a 6 cmH_2O e O_2 a 30%, ajustando a concentração de O_2 conforme a $SatO_2$.[6,7,50]

Se, após os passos iniciais, o RN apresentar FC < 100 bpm **OU** apneia **OU** respiração irregular, ainda dentro do primeiro minuto, um profissional inicia a VPP, enquanto o outro coloca os três eletrodos do monitor cardíaco. No RN < 34 semanas, deve-se dar preferência para a máscara redonda, aplicando-a no sentido do queixo para o nariz, sendo o ajuste entre face e máscara crítico para o sucesso da ventilação.

> A ventilação pulmonar é o procedimento mais importante e efetivo na reanimação do RN em sala de parto.[50]

As pesquisas ainda não concluíram qual é a concentração ideal de O_2 durante a VPP. A hipóxia está associada a lesões em todos os sistemas, falência de múltiplos órgãos e morte. Já a hiperóxia gera radicais livres, com oxidação enzimática e inibição da síntese proteica e de ácido desoxirribonucleico (DNA, *deoxyribonucleic acid*), causando lesão tecidual difusa. Dessa forma, o ar ambiente pode não ser suficiente, mas o O_2 a 100% pode ser deletério para o RNPT. Inicia-se, então, com O_2 a 30%, aumentando ou reduzindo a concentração de O_2 conforme a $SatO_2$ registrada pelo oxímetro de pulso, lembrando que, para isso, é obrigatória a presença de *blender* na sala de parto de atendimento do RNPT.[25]

Para a VPP do RNPT, deve ser utilizado o VMM com peça em T, em que a concentração de O_2 pode ser aferida (quando há *blender*), e a PIP e a PEEP são ajustáveis e constantes. Ele permite a aplicação de CPAP nos RNs com ventilação espontânea. O balão autoinflável sempre deve estar disponível na sala de parto, e, no caso do RNPT, dá-se a preferência ao balão com volume de 240 mL. Utiliza-se a máscara de tamanho para o RNPT ou para o RNPT extremo, conforme o caso. Entretanto, o VMM com peça em T é o equipamento de primeira escolha para a VPP no RN <

34 semanas. O seu uso na reanimação ao nascimento está associado à redução de mortalidade hospitalar, DBP e hemorragia intracraniana.[28]

Se, após 30 segundos de VPP por máscara e O_2 a 30%, o RNPT melhora (FC > 100 bpm **E** respiração regular **E** $SatO_2$ 70-80%), deve-se ajustar o O_2 e suspender a VPP. Se apresentar desconforto respiratório **OU** necessitar de O_2 suplementar, coloca-se CPAP nasal. Entretanto, se o RNPT não melhora (FC < 100 bpm **OU** respiração irregular **OU** $SatO_2$ < 70%), é necessário revisar a técnica da VPP; se correta e $SatO_2$ < 70%, deve-se aumentar o O_2 para 40%; se, após 30 segundos, $SatO_2$ baixa, aumentar para 60%; se necessário, indicar novo aumento.

Não há indicação de insuflação sustentada na ventilação inicial do RN < 34 semanas, já que essa manobra está associada à maior mortalidade nas primeiras 48 horas de vida.[51]

Se o RNPT não melhora, inicia-se a VPP com balão e CET. As indicações da intubação traqueal são as mesmas que para o RN > 34 semanas. Ensaios clínicos com RNPTs extremos e práticas perinatais, como corticosteroide antenatal e uso de CPAP na sala de parto, mostram haver redução de DBP e óbito quando o surfactante foi aplicado de forma seletiva nos RNs que necessitaram de intubação traqueal nas primeiras horas de vida. Portanto, não há indicação de intubação em sala de parto para administrar surfactante profilático.[49] Quando a intubação traqueal do RNPT < 34 semanas for necessária, deverá ser feita em, no máximo, 30 segundos e pelo pediatra mais experiente. A Tabela 31.3 mostra o material para intubação segundo a IG e o peso ao nascimento.

⚠️ Não se deve utilizar cânula traqueal de diâmetro interno de 2 mm.

Com relação a posição da cânula traqueal (ver Tabela 31.2), complicações da intubação, prevenção de contaminação e ventilação com VMM com peça em T, as orientações são as mesmas preconizadas para os RNs > 34 semanas, porém lembrando que as complicações decorrentes da intubação traqueal são maiores nos RNPTs.

Se, após 30 segundos de VPP com cânula traqueal, o RNPT melhora (FC > 100 bpm **E** respiração regular **E** $SatO_2$ adequada), deve-se extubar e, se possível, considerar CPAP e ajustar a oferta de O_2. Se, por outro lado, o RNPT não melhora (FC < 100 bpm **OU** respiração irregular **OU** $SatO_2$ baixa/não detectável), deve-se revisar a posição da CET, a técnica da VPP e, se necessário, aumentar O_2 a cada 30 segundos em 20%, até 60 a 100%.

Se, após 30 segundos de VPP efetiva com CET e O_2 a 100%, FC < 60 bpm, está indicada MC coordenada com VPP, 120 eventos/minuto: 90 compressões e 30 ventilações (3 compressões/1 ventilação), com os dois polegares sobrepostos no terço inferior do esterno, com compressão do terço do diâmetro anteroposterior do tórax. Deve-se ter extremo cuidado com a fragilidade do RNPT. É preciso reavaliar após 60 segundos de massagem coordenada à ventilação, pois esse é o tempo mínimo para que a MC efetiva possa restabelecer a pressão de perfusão coronariana.[52]

Tabela 31.3 – Material para intubação: cânula traqueal, sonda de aspiração e lâmina de laringoscópio

IDADE GESTACIONAL (SEMANAS)	PESO ESTIMADO (GRAMAS)	CÂNULA TRAQUEAL (mm)	SONDA TRAQUEAL (F)	LÂMINA RETA (N°)
< 28	< 1.000	2,5	6	00
28-34	1.000-2.000	3,0	6 ou 8	0
34-38	2.000-3.000	3,5	8	1
> 38	> 3.000	3,5 ou 4,0	8	1

Se, após 60 segundos de VPP com CET e O_2 a 100% e MC, FC > 60 bpm, deve-se interromper a MC, manter a VPP até FC > 100 bpm **E** respiração regular. Se, ao contrário, o RNPT permanece com FC < 60 bpm, deve-se revisar o O_2, a posição da CET e a técnica da VPP e da MC; se estiver tudo certo, deve-se realizar cateterismo venoso umbilical e administrar epinefrina IV. Enquanto o cateterismo venoso umbilical está sendo realizado, pode-se administrar uma única dose de epinefrina (0,05-0,1 mg/kg) por via traqueal, mas, se não houver aumento da FC, deve-se administrar epinefrina IV, na dose de 0,01 a 0,03 mg/kg, que pode ser repetida a cada 3 a 5 minutos na dose de 0,03 mg/kg.[38,39]

O expansor de volume pode ser necessário para reanimar o RNPT com hipovolemia quando não há resposta às outras medidas de reanimação e/ou se há perda sanguínea ou sinais de choque hipovolêmico. Utiliza-se como expansor de volume o SF, na dose de 10 mL/kg, em 5 a 10 minutos (a expansão mais rápida está associada à hemorragia intracraniana), podendo ser repetido a critério clínico. Se não houver resposta, verifica-se a posição da cânula, o uso de O_2 a 100%, a técnica da ventilação e da MC e a permeabilidade da via de acesso vascular. Deve-se considerar pneumotórax, malformações cardíacas e pulmonares.

⚠️ A necessidade de MC e/ou medicações é um indicativo de pior prognóstico quanto à mortalidade e ao desenvolvimento neurológico do RNPT.[53]

Com relação ao transporte da sala de parto à UTI neonatal, qualquer que seja a distância, é imprescindível manter a temperatura corporal adequada e as vias aéreas pérvias e garantir o suporte respiratório e o acesso vascular, se necessário.[54]

Aspectos éticos na assistência ao recém--nascido prematuro na sala de parto

Não existe consenso em relação aos limites de viabilidade, e a reanimação de RN < 22 semanas não parece ser razoável na maioria dos países desenvolvidos, pois eles são muito imaturos para sobreviver com a tecnologia atual. Esses RNs precisam ser atendidos por uma equipe capaz de lhes dar conforto, bem como apoio aos pais. Os RNs ≥ 25 semanas apresentam taxas significativas de sobrevida sem sequelas graves, justificando uma intervenção máxima na reanimação em sala de parto. A dificuldade de decisão se concentra nos RNs entre 22 e 24 semanas de gestação (a chamada "zona cinzenta"), pois a sobrevida e o prognóstico são incertos, de modo que a decisão de iniciar a reanimação deve ser individualizada e compartilhada com os pais.[53]

Estudos com RNs < 29 semanas que receberam VPP + MC e/ou medicações na sala de parto mostraram que eles apresentaram pior prognóstico quanto à morbimortalidade neonatal e ao desenvolvimento neurológico até 18 e 24 meses de vida.[53]

Mais de 80% dos RNPTs entre 23 e 30 semanas, com peso ao nascimento < 1.000 g e Apgar 0 a 1 no quinto minuto morrem ou sobrevivem com sequelas graves aos 18 a 22 meses de vida.[50]

A decisão quanto a interromper as manobras de reanimação deve ser individualizada, considerando o desejo da família, se houver tempo para uma conversa, prévia ao nascimento, com os pais.[50]

Os minutos antes, durante e após o nascimento determinarão a vida e a morte dos RNPTs e, para os que sobrevivem, a qualidade de vida futura.

REFERÊNCIAS

1. Brasil. Ministério da Saúde. Estatísticas vitais [Internet]. Brasília: Datasus; 2017 [capturado em 20 ago. 2019]. Disponível em: https://datasus.saude.gov.br/estatisticas-vitais/.

2. Lawn JE, Lee AC, Kinney M, Sibley L, Carlo WA, Paul VK, et al. Two million intrapartum-related stillbirths and neonatal deaths: where, why, and what can be done? Int J Gynaecol Obstet. 2009;107(Suppl 1):S5-18, S19.

3. Ersdal HL, Mduma E, Svensen E, Perlman JM. Early initiation of basic resuscitation interventions including face mask ventilation may reduce birth asphyxia related mortality in low-income countries: a prospective descriptive observational study. Resuscitation. 2012;83(7):869-73.

4. Almeida MF, Guinsburg R, Martinez FE, Procianoy RS, Leone CR, Marba ST, et al. Perinatal factors associated with early deaths of preterm infants born in Brazilian Network on Neonatal Research centers. J Pediatr (Rio J). 2008;84(4):300-7.

5. Almeida MF, Guinsburg R, da Costa JO, Anchieta LM, Freire LM, Campos D Jr. Non-urgent caesarean delivery increases the need for ventilation at birth in term newborn infants. Arch Dis Child Fetal Neonatal Ed. 2010;95(5):F326-30.

6. Wyckoff MH, Aziz K, Escobedo MB, Kapadia VS, Kattwinkel J, Perlman JM, et al. Part 13: neonatal resuscitation: 2015 American Heart Association guidelines update for cardiopulmonary resuscitation and emergency cardiovascular care. Circulation. 2015;132(18 Suppl 2):S543-60.

7. Wyllie J, Bruinenberg J, Roehr CC, Rüdiger M, Trevisanuto D, Urlesberger B. European Resuscitation Council guidelines for resuscitation 2015: section 7. Resuscitation and support of transition of babies at birth. Resuscitation. 2015;95:249-63.

8. Brasil. Ministério da Saúde. Pediatria: prevenção e controle de infecção hospitalar. Brasília: Agência Nacional de Vigilância Sanitária; 2006.

9. McDonald SJ, Middleton P, Dowswell T, Morris PS. Effect of timing of umbilical cord clamping of term infants on maternal and neonatal outcomes. Evid Based Child Health. 2014;9(2):303-97.

10. World Health Organization. E-Library of evidence for nutrition actions (eLENA): optimal timing of cord clamping for the prevention of iron deficiency anaemia in infants [Internet]. Geneva: WHO; 2015 [capturado em 3 nov. 2015]. Disponível em: http://www.who.int/elena/titles/full_recommendations/cord_clamping/en/.

11. Perlman JM, Wyllie J, Kattwinkel J, Wyckoff MH, Aziz K, Guinsburg R, et al. Part 7: neonatal resuscitation: 2015 International consensus on cardiopulmonary resuscitation and emergency cardiovascular care science with treatment recommendations. Circulation. 2015;132(16 Suppl 1):S204-41.

12. Gomersall J, Berber S, Middleton P, McDonald SJ, Niermeyer S, El-Naggar W, et al. Umbilical cord management at term and late preterm birth: a meta-analysis. Pediatrics. 2021;147(3):e2020015404.

13. World Health Organization. Thermal protection of the newborn: a practical guide [Internet]. Geneve: WHO; 1997 [capturado em 5 nov. 2015]. Disponível em: http://www.who.int/reproductivehealth/publications/maternal_perinatal_health/MSM_97_2/en/.

14. Katheria A, Rich W, Finer N. Electrocardiogram provides a continuous heart rate faster than oximetry during neonatal resuscitation. Pediatrics. 2012;130(5):e1177-81.

15. Mizumoto H, Tomotaki S, Shibata H, Ueda K, Akashi R, Uchio H, et al. Electrocardiogram shows reliable heart rates much earlier than pulse oximetry during neonatal resuscitation. Pediatr Int. 2012;54(2):205-7.

16. van Vonderen JJ, Hooper SB, Kroese JK, Roest AA, Narayen IC, van Zwet EW, et al. Pulse oximetry measures a lower heart rate at birth compared with electrocardiography. J Pediatr. 2015;166(1):49-53.

17. Dawson JA, Morley CJ. Monitoring oxygen saturation and heart rate in the early neonatal period. Semin Fetal Neonatal Med. 2010;15(4):203-7.

18. American Academy of Pediatrics Committee on Fetus and Newborn; American College of Obstetricians and Gynecologists Committee on Obstetric Practice. The Apgar Score. Pediatrics. 2015;136(4):819-22.

19. Nangia S, Pal MM, Saili A, Gupta U. Effect of intrapartum oropharyngeal (IP-OP) suction on meconium aspiration syndrome (MAS) in developing country: A RCT. Resuscitation. 2015;97:83-7.

20. Chettri S, Adhisivam B, Bhat BV. Endotracheal suction for nonvigorous neonates born through meconium stained amniotic fluid: a randomized controlled Trial. J Pediatr. 2015;166(5):1208-13.e1.

21. Trevisanuto D, Strand ML, Kawakami MD, Fabres J, Szyld E, Nation K, et al. Tracheal suctioning of meconium at birth for non-vigorous infants: a systematic review and meta-analysis. Resuscitation. 2020;149:117-26.

22. Sociedade Brasileira de Pediatria. Diretrizes 2022 da Sociedade Brasileira de Pediatria da reanimação do recém-nascido ≥34 semanas em sala de parto [Internet]. Rio de Janeiro: SBP; 2022 [capturado em 20 ago. 2022]. https://www.sbp.com.br/fileadmin/user_upload/sbp/2022/junho/06/DiretrizesSBP-Reanimacao-RNigualMaior34semanas-MAIO2022a.pdf.

23. Dawson JA, Kamlin CO, Vento M, Wong C, Cole TJ, Donath SM, et al. Defining the reference range for oxygen saturation for infants after birth. Pediatrics. 2010;125(6):e1340-7.

24. Follett G, Cheung PY, Pichler G, Aziz K, Schmölzer GM. Time needed to achieve changes in oxygen concentration at the T-Piece resuscitator during respiratory support in preterm infants in the delivery room. Paediatr Child Health. 2015;20(2):e10-2.

25. Welsford M, Nishiyama C, Shortt C, Weiner G, Roehr CC, Isayama T, et al. Initial oxygen use for preterm newborn resuscitation: a systematic review with meta-analysis. Pediatrics. 2019;143(1):e20181828.

26. Dawson JA, Vento M, Finer NN, Rich W, Saugstad OD, Morley CJ, et al. Managing oxygen therapy during delivery room stabilization of preterm infants. J Pediatr. 2012;160(1):158-61.

27. Szyld E, Aguilar A, Musante GA, Vain N, Prudent L, Fabres J, et al. Comparison of devices for newborn ventilation in the delivery room. J Pediatr. 2014;165(2):234-9.e3.

28. Trevisanuto D, Roehr CC, Davis PG, Schmölzer G, Wyckoff MH, Liley HG, et al. ILCOR neonatal life support task force. Melboune: International Liaison Committee on Resuscitation; 2021.

29. Wilson EV, O'Shea JE, Thio M, Dawson JA, Boland R, Davis PG. A comparison of different mask holds for positive pressure ventilation in a neonatal manikin. Arch Dis Child Fetal Neonatal Ed. 2014;99(2):F169-71.

30. Sobotka KS, Hooper SB, Crossley KJ, Ong T, Schmölzer GM, Barton SK, et al. Single sustained inflation followed by ventilation

leads to rapid cardiorespiratory recovery but causes cerebral vascular leakage in asphyxiated near-term lambs. PLoS One. 2016;11(1):e0146574. Erratum in: PLoS One. 2016;11(5):e0156193.

31. Lista G, Boni L, Scopesi F, Mosca F, Trevisanuto D, Messner H, et al. Sustained lung inflation at birth for preterm infants: a randomized clinical trial. Pediatrics. 2015;135(2):e457-64.

32. Kempley ST, Moreiras JW, Petrone FL. Endotracheal tube length for neonatal intubation. Resuscitation. 2008;77(3):369-73.

33. Tochen ML. Orotracheal intubation in the newborn infant: a method for determining depth of tube insertion. J Pediatr. 1979;95(6):1050-1.

34. Hawkes GA, Kelleher J, Ryan CA, Dempsey EM. A review of carbon dioxide monitoring in preterm newborns in the delivery room. Resuscitation. 2014;85(10):1315-9.

35. Lee SH, Cho YC, Ryu S, Lee JW, Kim SW, Yoo IS, et al. A comparison of the area of chest compression by the superimposed-thumb and the alongside-thumb techniques for infant cardiopulmonary resuscitation. Resuscitation. 2011;82(9):1214-7.

36. Hemway RJ, Christman C, Perlman J. The 3:1 is superior to a 15:2 ratio in a newborn manikin model in terms of quality of chest compressions and number of ventilations. Arch Dis Child Fetal Neonatal Ed. 2013;98(1):F42-5.

37. Solevåg AL, Cheung PY, O'Reilly M, Schmölzer GM. A review of approaches to optimise chest compressions in the resuscitation of asphyxiated newborns. Arch Dis Child Fetal Neonatal Ed. 2016;101(3):F272-6.

38. Kapadia VS, Wyckoff MH. Drugs during delivery room resuscitation--what, when and why? Semin Fetal Neonatal Med. 2013;18(6):357-61.

39. Barber CA, Wyckoff MH. Use and efficacy of endotracheal versus intravenous epinephrine during neonatal cardiopulmonary resuscitation in the delivery room. Pediatrics. 2006;118(3):1028-34.

40. Wilkinson DJ, Stenson B. Don't stop now? How long should resuscitation continue at birth in the absence of a detectable heartbeat? Arch Dis Child Fetal Neonatal Ed. 2015;100(6):F476-8.

41. Foglia EE, Weiner G, de Almeida MFB, Wyllie J, Wyckoff MH, Rabi Y, et al. Duration of resuscitation at birth, mortality, and neurodevelopment: a systematic review. Pediatrics. 2020;146(3):e20201449.

42. Guinsburg R, de Almeida MFB, de Castro JS, Gonçalves-Ferri WA, Marques PF, Caldas JPS, et al. T-piece versus self-inflating bag ventilation in preterm neonates at birth. Arch Dis Child Fetal Neonatal Ed. 2018;103(1):F49-F55.

43. Hillman NH, Kallapur SG, Jobe AH. Physiology of transition from intrauterine to extrauterine life. Clin Perinatol. 2012;39(4):769-83.

44. Rabe H, Diaz-Rossello JL, Duley L, Dowswell T. Effect of timing of umbilical cord clamping and other strategies to influence placental transfusion at preterm birth on maternal and infant outcomes. Cochrane Database Syst Rev. 2012;(8):CD003248.

45. Costa-Nobre DT, Davis PG, Soll R, Niermeyer S, El-Naggar W, de Almeida MF, et al. Preterm umbilical cord management. Vancouver: International Liaison Committee on Resuscitation; Neonatal Life Support Task Force; 2021.

46. Wyckoff MH, Singletary EM, Soar J, Olasveengen TM, Greif R, Liley HG, et al. 2021 International Consensus on Cardiopulmonary Resuscitation and Emergency Cardiovascular Care Science With Treatment Recommendations: summary from the basic life support; advanced life support; neonatal life support; education, implementation, and teams; first aid task forces; and the COVID-19 working group. Circulation. 2022;145(9):e645-e721.

47. Pinheiro JM, Furdon SA, Boynton S, Dugan R, Reu-Donlon C, Jensen S. Decreasing hypothermia during delivery room stabilization of preterm neonates. Pediatrics. 2014;133(1):e218-26.

48. Russo A, McCready M, Torres L, Theuriere C, Venturini S, Spaight M, et al. Reducing hypothermia in preterm infants following delivery. Pediatrics. 2014;133(4):e1055-62.

49. Louis D, Sundaram V, Kumar P. Pulse oximeter sensor application during neonatal resuscitation: a randomized controlled trial. Pediatrics. 2014;133(3):476-82.

50. Sociedade Brasileira de Pediatria. Reanimação do recém-nascido <34 semanas em sala de parto. In: Diretrizes da reanimação neonatal 2016. São Paulo: SBP; 2016.

51. Kapadia VS, Urlesberger B, Soraisham A, Liley HG, Schmölzer GM, Rabi Y, et al. Sustained lung inflations during neonatal resuscitation at birth: a meta-analysis. Pediatrics. 2021;147(1):e2020021204.

52. Kapadia V, Wyckoff MH. Chest compressions for bradycardia or asystole in neonates. Clin Perinatol. 2012;39(4):833-42.

53. Wyckoff MH, Salhab WA, Heyne RJ, Kendrick DE, Stoll BJ, Laptook AR, et al. Outcome of extremely low birth weight infants who received delivery room cardiopulmonary resuscitation. J Pediatr. 2012;160(2):239-44.e2.

54. Marba ST, Guinsburg R, Almeida MFB, Nader PJ, Vieira AL, Ramos JR, et al. Transporte do recém-nascido de alto risco: diretrizes da Sociedade Brasileira de Pediatria. São Paulo: SBP; 2011.

32

PARTO, ENCEFALOPATIA NEONATAL E PARALISIA CEREBRAL NO RECÉM-NASCIDO*

LINA RIGODANZO MARINS
SÉRGIO H. MARTINS-COSTA
RAQUEL CAMARA RIVERO
RITA DE CASSIA SILVEIRA

A crença de que o trabalho de parto e o parto difíceis são causa frequente de dano neurológico, em especial de paralisia cerebral no recém-nascido, tem se perpetuado ao longo dos anos. A primeira vez que se associou o modo de nascimento com paralisia cerebral foi em 1862, quando o ortopedista inglês William John Little sugeriu que suas causas mais frequentes eram a prematuridade, a asfixia perinatal e o trauma de parto.[1] Naquela época, a cesariana era um procedimento raro, quase sempre fatal para a mulher, e, nos trabalhos de parto prolongados, os partos difíceis eram frequentemente acompanhados de extrações fetais cruentas.

Com base na hipótese de Little, era de esperar que o progresso da obstetrícia e da neonatologia – como a utilização dos testes de avaliação da saúde fetal anteparto, o desenvolvimento das unidades de terapia intensiva neonatais (UTINeo) e o aumento exponencial das taxas de cesariana visto nos dias atuais – provocasse um decréscimo substancial na frequência de nascimentos de crianças com sequelas neurológicas. Entretanto, não é o que se tem notado (Figura 32.1). Em 1986, em uma análise multivariada, Nelson e Ellemberg relataram que "apesar do otimismo inicial de que a paralisia cerebral iria provavelmente desaparecer com o advento das melhorias obstétricas e dos cuidados neonatais, não tem havido uma redução consistente na sua frequência nas últimas duas décadas".[2] De lá para cá, vários estudos vêm atestando que os eventos periparto têm muito menos importância na gênese das paralisias cerebrais dos recém-nascidos do que se acreditava.[3]

Hoje se sabe que a origem do dano neurológico pode ser multifatorial. Diferentes tipos de lesões podem gerar apresentações patológicas distintas, com prognósticos diversos.[4] Neste capítulo, revisamos a fisiologia fetal, a origem e o diagnóstico de dano neurológico neonatal e a sua possível relação com a assistência obstétrica. Tratamento e prognóstico fetal são abordados ao final.

Fisiologia fetal

O trabalho de parto está associado ao decréscimo da oxigenação fetal, porém danos resultantes de hipóxia, como a encefalopatia ao nascimento, são infrequentes.[5] Isso ocorre devido a diversos meca-

---
*Os coautores agradecem a Marcelo Marsillac Matias pela contribuição dada à escrita deste capítulo na edição anterior.

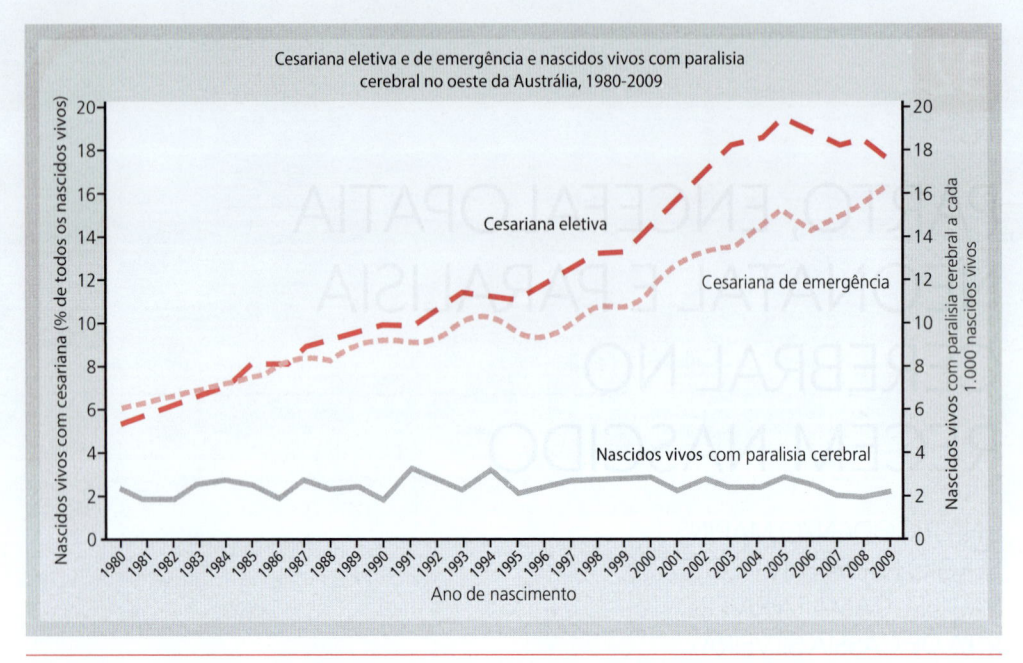

FIGURA 32.1 – Porcentagem de neonatos com paralisia cerebral entre 1980 e 2009 comparada com o aumento das taxas de cesarianas de emergência e eletiva.
Fonte: Adaptada de Nelson e Blair.[3]

nismos de proteção intrínsecos aos fetos. A hemoglobina fetal possui capacidade maior de ligação e maior facilidade de liberação do oxigênio aos tecidos. Os *shunts* vasculares oferecem transporte preferencial para garantir suprimento adequado a órgãos mais nobres, além de o feto possuir maior capacidade de limitar processos celulares que consomem oxigênio.

Do ponto de vista cardiovascular, a reação fetal inicial à hipoxemia inclui taquicardia, bradicardia, aumento da pressão arterial e aumento do fluxo sanguíneo cerebral. A bradicardia reduz o fluxo coronariano, aumentando a extração de oxigênio pelo miocárdio, de modo a manter o débito cardíaco a despeito da frequência contrátil menor. Simultaneamente, ocorre redistribuição do fluxo vascular, com redução do aporte aos rins, à musculatura estriada e ao intestino e aumento de aporte cardíaco, cerebral e suprarrenal. Tais reações envolvem mecanismos neurais, endócrinos e locais, inclusive celulares.

Quando ocorre lesão neuronal, mecanismos hipóxicos, inflamatórios e oxidativos têm diferentes vias de destruição celular (Figura 32.2). Todos contribuem para a aceleração de morte celular e apoptose, com diferentes repercussões. O dano hipóxico-isquêmico leva a acúmulo de radicais livres de oxigênio, dano mitocondrial, acúmulo de glutamato extracelular e ativação de receptores, o que gera uma cascata deletéria de eventos resultantes em morte neuronal.[6] Contudo, diferentes áreas cerebrais são suscetíveis ao dano de formas distintas. A heterogeneidade do acometimento se dá de acordo com o estágio de desenvolvimento fetal, com consequências e apresentações clínicas imprevisíveis.[7]

Vários fatores devem ser considerados para a tentativa de se explicar o dano neuronal. Por exemplo, pré-oligodendrócitos e células progenitoras de oligodendrócitos são mais suscetíveis a dano hipóxico do que células mais maduras. Além do tipo celular, o momento do insulto é importante, conforme demonstrado pela existência de células que facilitam conexões entre tálamo e córtex visual que aparecem transitoriamente ao longo do desenvolvimento fetal e, portanto, têm uma

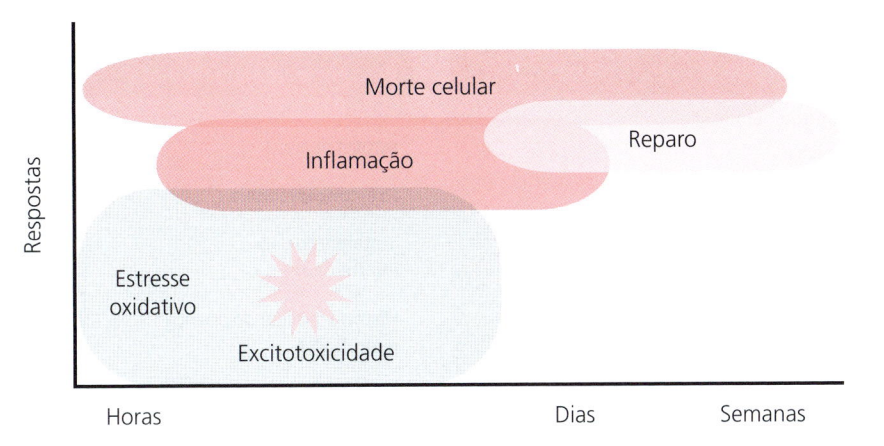

FIGURA 32.2 – Mecanismos de lesão cerebral no neonato a termo. O estresse oxidativo e a excitotoxicidade, por meio da sinalização intracelular a jusante, produzem tanto inflamação quanto reparo. A morte celular começa imediatamente e continua por um período de dias a semanas. O fenótipo de morte celular muda de uma morfologia necrótica precoce para uma doença que lembra apoptose. Essa evolução é chamada de *continuum* necrose-apoptose.
Fonte: Elaborada com base em Kruszewski.[9]

janela de tempo para serem afetadas. No feto a termo, as áreas mais acometidas tendem a ser os núcleos basais e o córtex dos sulcos centrais.[8]

> Os recém-nascidos prematuros são particularmente vulneráveis à lesão cerebral e, consequente, à paralisia cerebral. A imaturidade cerebral, o estresse oxidativo, a ativação da micróglia e variações na pressão de perfusão cerebral tornam o cérebro do prematuro muito vulnerável, aumentando desfechos como hemorragia cerebral, leucomalácia periventricular e lesão da substância branca cerebral, com níveis elevados de mediadores inflamatórios precocemente em prematuros com sepse precoce e o desenvolvimento posterior de leucomalácia.[10] Essas lesões estão diretamente associadas à paralisia cerebral em níveis variados, desde déficit motor, como diplegia espástica, até alterações cognitivas na infância precoce.[11]

Além dos danos estruturais relacionados com a prematuridade, a sobreposição de infecções é particularmente danosa em prematuros. Uma metanálise de 19 estudos encontrou associação significativa de corioamnionite materna clínica com paralisia cerebral e leucomalácia periventricular cística em prematuros.[12] A corioamnionite (clínica e histológica combinadas) está presente em 40 a 70% dos nascimentos prematuros e em 1 a 13% dos nascimentos a termo.[13]

Encefalopatia neonatal e paralisia cerebral

> A encefalopatia neonatal é uma síndrome heterogênea diagnosticada clinicamente. É caracterizada por disfunção neurológica precoce em crianças que nasceram com idade gestacional em torno de 35 semanas de gestação ou mais. As suas manifestações clínicas incluem redução do nível de consciência, convulsões, muitas vezes acompanhadas de depressão ventilatória, e diminuição de tônus e reflexos.[5] O dano futuro permanente é diverso, com diferentes contribuintes para o seu estabelecimento ou resolução (Quadro 32.1). A sua incidência é estimada em 3/1.000 nascidos vivos, podendo, em gestações de alto risco, atingir 8/1.000 nascidos vivos.[5]

> Os achados clínicos da encefalopatia são inespecíficos, de modo que, para distinguir de outras causas de lesão cerebral, é importante obter a história perinatal. O diagnóstico deve incluir avaliação ampla de fatores contribuintes para encefalopatia, abrangendo comorbidades maternas, antecedentes obstétricos, fatores de risco intraparto e avaliação placentária.[5]

Quadro 32.1 – Encefalopatia neonatal: diagnóstico, avaliação e tratamento

Encefalopatia neonatal

Diagnóstico

IG ≥ 35 semanas +
- Alteração neurológica nos primeiros dias
- Alteração do nível de consciência
- Distúrbio respiratório e da deglutição
- Ausência de reflexos
- Convulsões
- Alteração do tônus e da postura

Avaliação
- Gasometria do cordão umbilical
- Histologia placentária: trombose, lesão vascular, infecção/inflamação
- Hemograma, função renal, coagulograma, hemocultura, lactato
- Punção lombar em caso de suspeita de infecção
- US cerebral em caso de suspeita de hidrocefalia ou hemorragia
- EEG no 1º dia
- RM de encéfalo do 4º-7º dia de vida

Tratamento
- Manter hipotermia terapêutica < 6 h de vida
- Manter ventilação adequada
- Manter perfusão (evitar hipotensão)
- Manter euglicemia
- Tratar convulsões com fenobarbital, levetiracetam, lorazepam, fenitoína
- Se ocorrer hipertensão pulmonar persistente: utilizar óxido nítrico, ventilação em alta frequência ou ECMO

ECMO, oxigenação por membrana extracorpórea (*extracorporeal membrane oxygenation*); EEG, eletroencefalograma; IG, idade gestacional; RM, ressonância magnética; US, ultrassonografia.

Tabela 32.1 – Fatores de risco para encefalopatia neonatal

FATORES DE RISCO	RAZÃO DE CHANCES (IC 95%)
Pré-concepcionais	
Tratamento para infertilidade	4,43 (1,12-17,60)
História familiar de doença neurológica	2,73 (1,16-6,41)
História familiar de convulsões	2,55 (1,31-4,04)
Perinatais	
Crescimento intrauterino restrito (< percentil 3 para IG)	38,23 (9,44-154,79)
Crescimento intrauterino restrito (percentil entre 3-9 para IG)	4,37 (1,43-13,38)
Doença tireoidiana materna	9,7 (1,97-47,91)
Pré-eclâmpsia grave	6,3 (2,25-17,62)
Hemorragia anteparto moderada a grave	3,57 (1,30-13,38)
Doença viral	2,97 (1,52-5,80)
Anormalidades placentárias	2,07 (1,15-3,73)
Intraparto	
Evento-sentinela	4,44 (1,30-15,22)
Apresentação occipitoposterior	4,29 (1,79-10,54)
Hipertermia intraparto	3,86 (1,44-10,12)
Parto instrumentado	2,34 (1,16-4,70)
Cesariana de emergência	2,17 (1,01-4,64)

IC, intervalo de confiança; IG, idade gestacional.
Fonte: Adaptada de Badawi e colaboradores,[15] Martinez-Biarge e colaboradores.[16]

A **Tabela 32.1** resume os principais fatores de risco para encefalopatia neonatal.

Alguns achados de neuroimagem sugerem etiologia hipóxico-isquêmica e incluem lesão em tálamo e putâmen, região parassagital do córtex cerebral e substância branca subcortical, conforme demonstrado na **Figura 32.3**.[14] Outros achados afastam etiologia hipóxica como causa de encefalopatia, tais como infarto arterial focal, infarto venoso, hemorragia intraparenquimatosa ou intraventricular isolada, *kernicterus* e padrões de lesão metabólica. A presença de encefalomalácia sugere dano crônico, e malformações congênitas podem esclarecer alterações de neurodesenvolvimento.

⭐ A paralisia cerebral é um dos fenótipos finais da encefalopatia neonatal. Seu dano

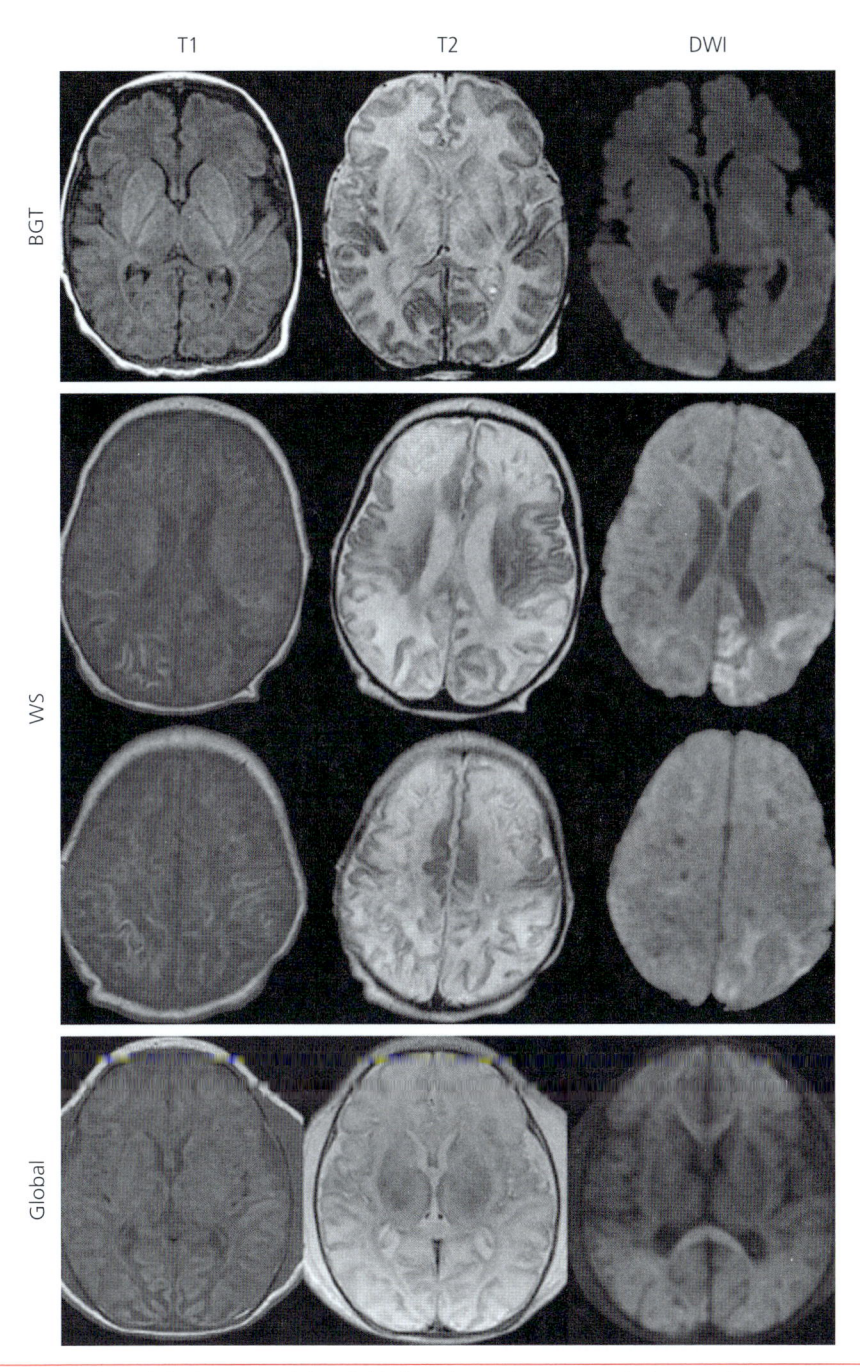

FIGURA 32.3 – Padrões de lesão por encefalopatia hipóxico-isquêmica na ressonância magnética. Imagens ponderadas em T1, T2 e difusão (DWI) mostram lesão predominante no tálamo e nos núcleos da base (BGT, *basal ganglia, thalamus*), padrão de lesão em necrose laminar cortical e lesão de substância branca (WS, *white substance*) subcortical e padrão de acometimento global.
Fonte: Martinez-Biarge e colaboradores.[16]

é permanente, de início precoce, não progressivo ou degenerativo. Ela descreve um grupo de condições que incluem inabilidade motora (espasticidade, discinesia, ataxia, hipotonia ou mista). A sua prevalência é de 2 a 2,5/1.000 nascidos vivos, e tem se mantido estável pelos últimos 40 anos, apesar de todos os grandes avanços da medicina perinatal.[3]

Embora o risco de paralisia cerebral aumente progressivamente com a redução da idade gestacional ao nascimento, sendo a prematuridade o principal fator associado, 60% dos recém-nascidos acometidos por paralisia cerebral são oriundos de nascimentos próximos ao termo.[5] Tipos de paralisia cerebral e prováveis etiologias são abordados na Quadro 32.2.

O Quadro 32.3 lista os fatores de risco para paralisia cerebral.[4]

Quadro 32.3 – Fatores de risco para paralisia cerebral

- Prematuridade
- Anomalia congênita associada
- Alterações genéticas
- Infecção congênita
- Alterações inflamatórias ou trombofílicas (acidente vascular encefálico neonatal)
- Crescimento intrauterino restrito
- Gemelaridade, especialmente em monozigotos
- Fertilização *in vitro*
- Circular apertada de cordão umbilical
- Distocia de ombro
- Alterações placentárias: corioamnionite, funisite, vilite
- Erros inatos do metabolismo
- Sexo masculino

▪ Parto e encefalopatia neonatal

Em 1998, o estudo de caso-controle Western Australia demonstrou que muitos casos de encefalopatia neonatal não resultam em paralisia cerebral e que a incidência de encefalopatia neonatal atribuível a eventos intraparto, na ausência de qualquer outra anormalidade pré-concepcional ou anteparto, é estimada em aproximadamente 1,6 por 10.000 crianças.[17] Do mesmo modo, tem

Quadro 32.2 – Tipos e causas de paralisia cerebral

Espástica: aumento do tônus, síndrome do primeiro neurônio e contratura dos músculos afetados

Diplegia
- 13-25% das PCs
- Associada à leucomalácia periventricular
- Prematuridade
- Afeta mais os membros inferiores

Hemiplegia
- 21-40% das PCs
- Associada à malformação de SNC e a AVE neonatal
- RNs a termo com peso adequado para a IG
- Um lado do corpo afetado; normalmente acomete mais os membros superiores

Quadriplegia
- 20-43% das PCs
- Infecção congênita, disgenesia cerebral, eventos peri e pós-natais
- Mais comum em RNs a termo
- Todos os membros são afetados
- Associada a convulsões e dificuldades respiratória e de deglutição

Discinética: movimentos involuntários; contraturas não são comuns; diferentes graus de prejuízo cognitivo e disartria
- 12-14% das PCs
- Relacionada com hipóxia grave perinatal com dano a tálamo, núcleos da base, hipocampo e cerebelo
- Pode ser gerada por hiperbilirrubinemia (*kernicterus*)
- RNs a termo
- Coreoatetose, distonia

Atáxica: movimentos descoordenados; a ataxia aumenta com o tempo; a fala é arrastada e lenta
- 4-13% das PCs
- Relacionada com eventos pré-natais
- Desordens genéticas: hipoplasia cerebelar, síndrome de Joubert
- RNs a termo
- Hipotonia e descoordenação de movimentos
- Atraso nos marcos motores e de linguagem

AVE, acidente vascular encefálico; IG, idade gestacional; PC, paralisia cerebral; RNs, recém-nascidos; SNC, sistema nervoso central.

sido demonstrado que as causas de encefalopatia neonatal são heterogêneas, com diversos fatores desencadeantes, tanto pré-concepcionais como antenatais.[5]

⭐ Particularmente em relação ao período intraparto, Hankins e Speer observaram que não há evidência de hipóxia intraparto em mais de 70% dos casos de encefalopatia neonatal e que a hipóxia intraparto isolada é responsável por apenas 4% dos casos de encefalopatia grave dos recém-nascidos.[18]

Além disso, a hipóxia intraparto pode estar sobreposta a fatores de risco pré-concepcionais ou anteparto com dano preexistente em 25% dos casos (Figura 32.4). Em outro estudo, demonstrou-se que a asfixia intraparto foi a causa possível de dano cerebral em somente 8% dos casos de crianças com paralisia cerebral espástica.[19]

Portanto, com o objetivo de esclarecer melhor a origem e a causa do dano neuronal, criou-se um consenso internacional para determinar evento hipóxico que seja a provável causa de paralisia cerebral. O consenso é composto de nove critérios, elaborados em conjunto pelo American College of Obstetricians and Gynecologists (ACOG) e pela força-tarefa da Academia Americana de Pediatria (AAP) especializada em paralisia cerebral (Quadro 32.4).

Marcadores neonatais correlacionados à encefalopatia neonatal

⭐ Sinais não específicos correlacionados a dano fetal incluem presença de mecônio espesso, cardiotocografia com padrão não tranquilizador e baixos escores de Apgar. Contudo, é importante pontuar as limitações da monitorização cardíaca fetal e sua incapacidade em reduzir ou prever paralisia cerebral, assim como as limitações clínicas do escore de Apgar.[6]

A cardiotocografia não deve ser utilizada para diagnóstico de momento do insulto fetal e não prediz reversibilidade de dano. A revisão da Cochrane incluindo mais de 33 mil nascimentos, apresentada na Tabela 32.2, evidencia desfechos maternos e neonatais comparando monitorização contínua da frequência cardíaca fetal com ausculta clínica intermitente. Parturientes submetidas à monitorização fetal contínua, quando comparadas com aquelas submetidas à ausculta intermitente do feto, apresentaram mais cesariana e mais parto operatório, sem nenhuma diferença em mortalidade perinatal, índices de paralisia cerebral ou índices de Apgar < 5 no quinto minuto. Também foi observada diminuição em 50% das convulsões neonatais no grupo

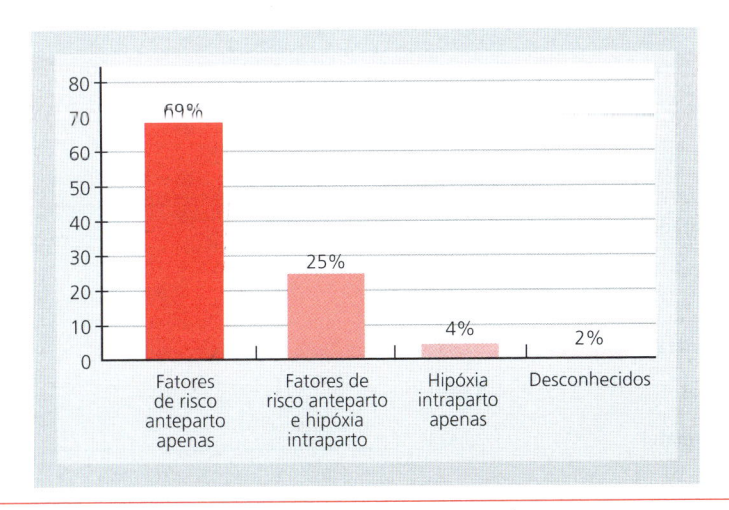

FIGURA 32.4 – Distribuição dos fatores de risco para encefalopatia neonatal.
Fonte: Elaborada com base em Badawi e colaboradores.[17]

> **Quadro 32.4** – Consenso internacional para determinar que evento agudo hipóxico grave é a provável causa de paralisia cerebral
>
> **Hipóxia ao nascimento determinada por:**
> 1. Acidose ao nascimento: pH < 7 e EB ≤ 12
> 2. Encefalopatia moderada a grave precoce
> 3. Paralisia cerebral espástica quadriplégica ou discinética
> 4. Exclusão de outras causas: coagulopatias, causas genéticas, infecções, febre intraparto, hemorragia anteparto, prematuridade, restrição de crescimento fetal, circular apertada de cordão umbilical, gemelaridade
>
> **Cinco critérios para determinar o momento do insulto (a maioria deve estar presente para ser considerada periparto):**
> 1. Evento-sentinela que gere hipóxia aguda: prolapso de cordão umbilical, ruptura uterina, hemorragia
> 2. Bradicardia sustentada após evento
> 3. Apgar < 4 após 5º minuto
> 4. Sinais de falência multissistêmica no neonato
> 5. Edema ou hemorragia em imagem do SNC em até 5 dias do nascimento
>
> EB, excesso de bases; SNC, sistema nervoso central.
> **Fonte:** Adaptada de MacLennan.[20]

incidência de paralisia cerebral quando comparados com os controles.[21] Portanto, não há evidência alguma de que a monitorização eletrônica fetal reduza o índice de encefalopatia neonatal, paralisia cerebral e morte fetal.

Apgar, presença de mecônio ou outros indicadores clínicos de encefalopatia neonatal são marcadores inespecíficos que podem estar relacionados com insulto crônico ou diversas outras doenças. Tendo-se em vista que, por exemplo, determinados elementos do índice de Apgar são parcialmente dependentes da maturidade fisiológica do recém-nascido, é possível que um recém-nascido prematuro saudável receba uma pontuação baixa apenas em razão de sua imaturidade. Recém-nascidos prematuros apresentam escores de Apgar baixos sem desenvolver acidemia. A idade gestacional influencia o escore de Apgar, havendo uma correlação significativa entre a idade gestacional e os escores de Apgar no primeiro e no quinto minuto de vida, ou seja, quanto mais prematuro for o recém-nascido, maior será a probabilidade de apresentar escores de Apgar baixos com pH arterial de sangue de cordão umbilical dentro de uma faixa de normalidade.[6]

monitorado continuamente, embora, no seguimento de 4 anos desses recém-nascidos que tiveram convulsões, não tenha havido diferença de incidência de paralisia cerebral quando comparados com os controles.

Dessa forma, não devem ser utilizados para definir presença de evento hipóxico intraparto ou a sua causalidade com dano neurológico fetal.[4]

Tabela 32.2 – Desfechos maternos e neonatais, comparando monitorização contínua da frequência cardíaca fetal com ausculta clínica intermitente

DESFECHOS	ENSAIOS CLÍNICOS	N	RR	RR (IC 95%)
Parto instrumentado	9	18.515		1,16 (1,01-1,32)
Cesariana por CTG anormal	11	33.379		2,37 (1,88-3,00)
Convulsões neonatais	9	32.386		0,50 (0,31-0,80)
Paralisia cerebral	2	13.252		1,74 (0,97-3,11)
Mortalidade perinatal	11	35.513		0,85 (0,59-1,23)

CTG, cardiotocografia; IC, intervalo de confiança; RR, risco relativo.
Fonte: Adaptada de Alfirevic e colaboradores.[21]

Papel da gasometria de cordão umbilical

Uma condição necessária para o estabelecimento de causalidade é a presença de acidemia em gasometria de cordão umbilical. Trata-se do método mais objetivo de avaliação e com associação com encefalopatia, convulsões, hemorragia intraventricular, atraso de desenvolvimento neuropsicomotor e óbito fetal.[6] Piores desfechos são observados principalmente quando o valor de ponto de corte utilizado para o pH é menor que 7.[22] Em uma metanálise de 2010 com 481.753 neonatos, um pH baixo ao nascimento conferiu 17 vezes maior chance de óbito neonatal, o que justifica a sua aplicação como uma importante medida para desfecho neonatal.[6] Os piores desfechos correlacionam-se à redução progressiva do valor de pH encontrado.[23]

Disfunção respiratória precoce com necessidade de internação em UTINeo também se associou com pH < 7,10, sendo a gasometria um instrumento de identificação precoce de neonatos de alto risco para necessidade de suporte ventilatório.[24]

Além do diagnóstico de asfixia, a acidemia vista na gasometria é critério para instituição de protocolo de hipotermia terapêutica, importante ferramenta para neuroproteção fetal, redução de mortalidade e morbidade.[25] Também o prognóstico de acometimento neurológico se mostra diferente: causas exclusivamente intraparto geram encefalopatia com maior plasticidade e recuperação funcional em seguimento de 12 meses.[26] Já quando o pH < 7 está associado a presença de mecônio, baixo peso ao nascimento, enovelamento de cordão umbilical ou descolamento prematuro de placenta, o risco de encefalopatia neonatal, convulsões, hemorragia intraventricular ou óbito neonatal aumenta consideravelmente.[23]

Uma revisão sistemática que incluiu 51 estudos correlacionando mortalidade neonatal, encefalopatia neonatal e paralisia cerebral concluiu que há uma relação direta entre acidemia fetal com morbidade e mortalidade. Para recém-nascidos com pH < 7,00, a razão de chances para morbidade é de 7,2 a 12,5 (intervalo de confiança [IC] 95%, 6,1-26,5). Para paralisia cerebral, os resultados são menos significativos (Tabela 32.3).

A coleta universal de gasometria de cordão umbilical é adotada no Hospital de Clínicas de Porto Alegre (HCPA) por ser importante em diagnóstico de causalidade, por ser importante no diagnóstico de causalidade e um indicador de prognóstico fetal, além de auxiliar o estabelecimento de medidas terapêuticas neonatais.

Em uma coorte sueca com 155.235 nascimentos, a coleta de gasometria de todos os recém-nascidos reduziu o risco de perda das amostras nos partos de alto risco para asfixia neonatal. A ausência da medida da gasometria nos casos de coleta seletiva dificultou decisões terapêuticas e prejudicou o diagnóstico da gravidade do acometimento dos pacientes.[27]

Papel da monitorização cardíaca fetal

Como frisado antes, a cardiotocografia não é um bom marcador isolado de acidemia fetal. Con-

Tabela 32.3 – Relação entre acidemia fetal, morbimortalidade perinatal e paralisia cerebral

	MORTALIDADE PERINATAL (RC)	MORBIDADE PERINATAL (RC)	PARALISIA CEREBRAL (RC)
pH < 7,00	6,1 (0,90-41,6)	12,5 (6,1-25,6)	–
pH < 7,10	7,1 (3,3-15,3)	2,4 (1,3-4,2)	–
pH < 7,20	4,3 (2,2-8,7)	2,2 (1,3-3,7)	2,3 (1,3-4,2)*

*Sete estudos, 1.117 casos e controles com faixa de pH de 7,00-7,20.
RC, razão de chances.
Fonte: Adaptada de Malin e colaboradores.[28]

tudo, constitui uma importante ferramenta auxiliar no manejo obstétrico. O seu papel é ilustrado a seguir.

> ⚠ Uma monitorização categoria I ou II com escores de Apgar ≥ 7 no quinto minuto ou pH normal de cordão exclui evento hipóxico-isquêmico intraparto causal.

> ⭐ Há uma distinção que precisa ser feita entre a paciente que previamente apresentava alterações do traçado cardiotocográfico e aquela que desenvolveu um traçado anormal durante o trabalho de parto. Um traçado com categoria III inicial ou categoria II inicial por pelo menos 1 hora é consistente com um feto previamente comprometido, e a cesariana pode não trazer benefício nessa situação. Ao contrário, um traçado categoria I inicial que se converte para uma categoria III, ou a presença de taquicardia com desacelerações recorrentes e variabilidade persistentemente diminuída, sugere evento hipóxico-isquêmico agudo intraparto.

A relação entre alterações dos padrões de monitorização eletrônica fetal e acidose é conhecida desde o século passado. Em 1987, já se descrevia a associação entre bradicardia e taquicardia com acidose fetal.[21]

Em 2007, foi realizado um estudo de caso-controle com 107 neonatos sem anormalidades anatômicas ou cromossômicas que nasceram com pH < 7 e excesso de base > –12 mmol/L, sendo 13 com encefalopatia hipóxico-isquêmica e 107 controles normais com pH > 7,0, pareados por idade gestacional e modo de nascimento. Nos 60 minutos que antecederam o nascimento, os autores verificaram que a bradicardia, a ausência de acelerações transitórias e a redução de variabilidade, mas não as desacelerações variáveis, estavam associadas à encefalopatia neonatal. Entretanto, a despeito desses achados, eles descobriram que, mesmo em associação, o valor preditivo da bradicardia e da ausência de acelerações e redução da variabilidade para encefalopatia hipóxico-isquêmica era baixo, com sensibilidade de 7,7% e valor preditivo positivo de 50%.[29] A conclusão é de que, embora os padrões de alteração da monitorização cardíaca fetal apresentem relação com acidemia, a definição de padrões específicos para essa associação ainda é inconsistente. Apesar dessas dificuldades, há consenso entre os pesquisadores com relação ao fato de que, em fetos com variabilidade moderada ou acelerações da frequência cardíaca fetal intraparto, pode-se excluir a presença de graus perigosos de acidemia hipóxico-isquêmica.

▌ Papel da genética

A suscetibilidade genética, associada às características de determinado insulto fetal, estão ligadas à integridade neuronal funcional e estrutural. A hipóxia pode contribuir para o problema em um feto previamente acometido por uma desordem genética. Por exemplo, um estudo demonstrou que 23% das crianças com síndrome de Prader-Willi tinham apresentado sinais de "asfixia intraparto".[30] Do mesmo modo, são mais frequentes as "intercorrências intraparto" de crianças com malformação de desenvolvimento cortical quando comparadas com crianças com epilepsia idiopática.[31] Um único pleomorfismo do nucleotídeo em genes envolvidos em inflamação e coagulação pode estar associado à paralisia cerebral, fato confirmado por mais de 20 estudos.[32]

> ⭐ As alterações próprias do insulto hipóxico-isquêmico podem ser muito similares a algumas causadas por desordens genéticas. O diagnóstico preciso desses casos é muito importante, não apenas para estabelecer a etiologia, mas também para propiciar aconselhamento sobre os riscos futuros de recorrência em condições específicas. O fato de uma alteração genética ser confundida facilmente com asfixia intraparto é compreensível, visto que muitas alterações genéticas se manifestam nos primeiros dias ou semanas de vida, em especial os erros inatos do metabolismo.

Com a melhoria do diagnóstico e o teste de desordens genéticas, vários genes têm sido associados à paralisia cerebral. A observação de maior risco de paralisia cerebral em famílias e relações com consanguinidade favorece a hipótese de contribuição genética na doença. Em um estudo com 1.345 crianças com paralisia cerebral, 33% apresentaram variações patogênicas envolvendo mais de 200 genes diferentes. Os genes mais frequentemente envolvidos foram *CTNNB1* (n = 18), *KIF1A* (n = 8), *COL4A1* (n = 7), *GNAO1* (n = 7), *KCNQ2* (n = 7) e *STXBP1* (n = 7). O diagnóstico ficava mais claro quando a testagem parental era realizada. Entre os trios (pai, mãe e recém-nascido) positivos para mutações genéticas, 72% apresentaram variante *de novo*, 20% foram herdadas de forma autossômica recessiva, 5%, de forma autossômica dominante, e 3%, ligada ao X.[33]

Papel da histologia placentária

Sabe-se que uma função placentária adequada é vital para o desenvolvimento e a sobrevivência do feto, de modo que qualquer inadequação do suprimento de substrato ou de oxigênio pode ocasionar lesões neurológicas no recém-nascido. A análise histológica placentária pode fornecer informações sobre o ambiente intrauterino e sobre as respostas fetais a situações patológicas. O estudo da placenta pode esclarecer a patogênese de alguns maus desfechos, tanto de acontecimentos agudos quanto crônicos, e pode orientar o diagnóstico e o tratamento de recém-nascidos doentes, além de poder auxiliar a determinação do prognóstico de novas gestações.[34] Aparentemente, a placenta ainda pode participar da formação e do desenvolvimento cerebral fetal nas etapas do organogênese.[35]

Recém-nascidos com baixo escore de Apgar e sem acidemia fetal podem ter diagnóstico mais preciso após estudo histológico placentário. Wong e Maclennan, em 2011, avaliaram as placentas de gestações com mau desfecho neonatal, e a maioria mostrava achados patológicos.[22] Os achados mais frequentes incluíram corioamnionite, funisite e deciduíte, sem repercussão clínica materna.

A corioamnionite aguda, diagnosticada no exame anatomopatológico pela presença de neutrófilos nas membranas amnióticas, pode ser clínica (associada a sinais e sintomas maternos) ou histológica (sem sinais e sintomas). Em geral, é a resposta inflamatória materna contra microrganismos que atingem as membranas ou o líquido amniótico, ou ambos, vindos do trato genital inferior, da corrente sanguínea materna ou das vísceras maternas adjacentes. A sua identificação não significa necessariamente infecção microbiana, já que pode ocorrer presença de neutrófilos nas membranas amnióticas em ambiente estéril. Nesses casos, a corioamnionite aguda é sinônimo de "inflamação intra-amniótica estéril", sendo desencadeada por mecanismos de alarme decorrentes de estresse e morte celular.[34] Também foi demonstrada a associação entre corioamnionite e paralisia cerebral, leucomalácia periventricular e hemorragia periventricular.[23]

Outro achado relacionado com a inflamação é a vilite crônica, que consiste na infiltração das vilosidades por linfócitos T de origem materna. Quando não é identificado o agente etiológico, é denominada vilite crônica de etiologia desconhecida (VUE, *villitis of unknown etiology*). A VUE está associada a crescimento intrauterino restrito, prematuridade, pré-eclâmpsia e morte fetal. Recém-nascidos com placentas apresentando VUE têm risco de morte e desenvolvimento neurológico anormal.

Além de achados relacionados com infecção e inflamação, é possível observar trombose vascular fetal e arteriopatias na histologia placentária de recém-nascidos com desfecho neurológico desfavorável (Quadro 32.5). Esses resultados se repetem em outros estudos, sendo crescente a importância da análise histológica placentária nos casos de recém-nascidos deprimidos ao nascimento.

Quando a acidemia está presente, com pH < 7 na gasometria de cordão umbilical, achados como edema viloso difuso, aumento de nós sinciciais e alterações de desenvolvimento viloso já foram observadas em gestações de baixo risco. O edema pode refletir estase venosa decorrente de alterações na frequência cardíaca fetal intraparto, ao passo que os nós sinciciais e as alterações vilosas refletem achados de hipóxia crônica. Esse quadro de isquemia crônica pode não ter ocasionado repercussão durante a gestação, mas pode gerar menor capacidade de enfrentamento ao parto nesses fetos.[6]

> **Quadro 32.5 – Alterações placentárias relacionadas com desfecho neonatal desfavorável**
>
> **ACHADOS VASCULARES**
>
> - **Vasculopatia decidual** – Anormalidades de artérias espiraladas na decídua materna.
> - **Trombos intervilosos** – Áreas bem circunscritas de coágulos dentro do espaço interviloso decorrentes de ruptura de pequenos vasos relacionadas com a má perfusão, ocorrendo em aproximadamente 30% das placentas normais.
> - **Hematoma retroplacentário** – Áreas de coágulos formados dentro da decídua entre a base da placenta e o miométrio, podendo ser assintomáticos ou associados a descolamento de placenta e à hipóxia fetal grave.
> - **Infarto placentário** – Área de redução de fluxo placentário que resulta em necrose isquêmica. Normal em até 5% do disco placentário. Sua presença determina quatro vezes mais risco de quadriplegia nos quadros de paralisia cerebral.
> - **Deposição de fibrina intervilositária** – Excesso de material fibrinoide ao redor do vilo coriônico, ocluindo o espaço interviloso. O comprometimento > 30% constitui infarto do assoalho materno e está relacionado com mau desfecho obstétrico.
> - **Trombose vascular fetal** – Alterações relacionadas com a má perfusão fetal. Causada por estase, hiperglicemia, hiperviscosidade, vasculite e alterações de enovelamento de cordão umbilical. Alterações estão ligadas à asfixia e à paralisia cerebral.
>
> **ALTERAÇÕES DE CORDÃO UMBILICAL**
>
> - **Circulares de cordão umbilical** – Presentes em até 37% das gestantes a termo. Aumento de alterações da frequência cardíaca fetal, eliminação de mecônio, Apgar do 5º minuto < 7 e necessidade de assistência ventilatória. Entretanto, não há referência aos diagnósticos de encefalopatia neonatal nem de paralisia cerebral com circulares de cordão umbilical.
> - **Inserção velamentosa e *vasa* prévia** – Associada a prematuridade e risco de exsanguinação de recém-nascidos com morte fetal. Em caso de sobreviventes, a chance de encefalopatia neonatal é maior.
> - **Enovelamento de cordão umbilical** – Tanto o hiperenovelamento (> 3 voltas por 10 cm) como o hipoenovelamento (< 2 voltas por 10 cm) do cordão umbilical estão associados a aumento de prematuridade, morte fetal súbita, corioamnionite, anormalidades cromossômicas ou estruturais e baixos índices de Apgar e pH.
> - **Artéria umbilical única** – Pode ser consequência de atresia de uma das artérias; ocorre em 1/200 gestações e em 5% das gemelares. Associada a alterações cromossômicas e pior desfecho neurológico. Aumento de até 60% nas disfunções neurológicas nesse grupo de recém-nascidos.
> - **Cistos de cordão umbilical** – Ocorrem em 1/130-200 gestações e representam uma remanescência do ducto alantoide. Estão associados a úraco patente, onfalocele, divertículo de Meckel e anormalidades cardíacas. O risco de aneuploidia é elevado, mas não há associação descrita com encefalopatia neonatal nem paralisia cerebral.
> - **Nós de cordão umbilical** – Não há evidências de que nós de cordão estejam associados à morbidade fetal em longo prazo, mas estão relacionados com diminuição do Apgar no 1º minuto e morte fetal.
> - **Estenose de cordão umbilical** – Relacionada com óbito fetal.

Na análise de 125 casos levados à Justiça por alegação de negligência obstétrica em recém-nascidos com encefalopatia hipóxico-isquêmica, paralisia cerebral ou outro dano neurológico importante e idade gestacional acima de 36 semanas ao nascimento, comparados com controles, a análise histológica placentária foi importante. Quatro achados patológicos foram os mais importantes: vasculopatia trombótica fetal, VUE com vasculopatia fetal obliterativa, corioamnionite com vasculite fetal grave e necrose vascular associada a mecônio. Cinquenta e um por cento dos casos apresentaram esses achados, comparados com 10% do grupo-controle. Entre os recém-nascidos com paralisia cerebral, diagnóstico patológico placentário foi encontrado em 52% dos casos.[24] Os achados da placenta não tiveram relação com escore de Apgar ou gasometria de cordão umbilical, demonstrando que a causa provável do dano neurológico nesses casos não teve relação com eventos intraparto ou dano hipóxico-isquêmico.[22]

Tratamento da encefalopatia neonatal

O tratamento de recém-nascidos com suspeita de encefalopatia consiste em atendimento adequado na sala de parto com reanimação neonatal efetiva e rápida (ver Cap. 31 – Assistência ao recém-nascido na sala de parto). No período pós-natal, devem seguir cuidados com ventilação, perfusão, distúrbios metabólicos, distúrbios hidreletrolíticos e o controle das crises convulsivas.

A gravidade da encefalopatia neonatal é avaliada pelo escore clínico de Sarnat (Tabela 32.4). Casos moderados a graves preenchem critério para medidas adicionais de cuidado. A encefalopatia hipóxico-isquêmica representa a principal causa de crises convulsivas em recém-nascidos (40-60% da etiologia de crises em recém-nascidos a termo).

Atualmente, a estratégia neuroprotetora neonatal mais empregada é a hipotermia terapêutica corporal total ou seletiva da cabeça.[25] A temperatura de resfriamento deve ser entre 33 e 34 °C; temperaturas inferiores a 32 °C são menos neuroprotetoras, e abaixo de 30 °C foram observados efeitos adversos sistêmicos graves. De modo geral, a hipotermia terapêutica deve ter início dentro das primeiras 6 horas após o nascimento – a conhecida janela terapêutica da agressão hipóxico-isquêmica.[10] Contudo, novos estudos sugerem que a hipotermia terapêutica pode ser iniciada entre 6 e 24 horas após o insulto cerebral desde

Tabela 32.4 – Escore clínico de Sarnat

CATEGORIA	NORMAL	EHI LEVE	EHI MODERADA	EHI GRAVE
Nível de consciência	0 – Alerta/responsivo a estímulos externos	1 – Hiperalerta ao mínimo estímulo	2 – Letárgico	3 – Estupor ou coma
Atividade espontânea	0 – Normal/muda de posição	1 – Normal ou diminuída	2 – Diminuída	3 – Sem atividade
Postura	0 – Predominantemente em flexão quando quieto	1 – Leve flexão das articulações distais	2 – Flexão distal ou extensão completa	3 – Descerebração
Tônus	0 – Tônus em flexão forte em todas as extremidades	1 – Normal ou levemente aumentado	2a = Hipotonia (focal ou geral) 2b = Hipertonia	3a = Flacidez 3b = Rígido
REFLEXOS PRIMITIVOS				
Sucção	0 – Forte	1 – Fraca ou incompleta	2 – Fraca/incompleta com e/ou com mordida	3 – Ausente
Moro	0 – Completo	1 – Limítrofe para completo	2 – Incompleto	3 – Ausente
SISTEMA NERVOSO AUTÔNOMO				
Pupilas	0 – Fotorreagentes	1 – Midriáticas	2 – Mióticas	3 – Variáveis/não reativas à luz
Frequência cardíaca	0 – 100-160 bpm	1 – Taquicardia	2 – Bradicardia	3 – Variável
Respiração	0 – Regular	1 – Hiperventilação	2 – Respiração periódica	3 – Apneia ou necessidade de ventilação

bpm, batimentos por minuto; EHI, encefalopatia hipóxico-isquêmica.

que uma pesquisa multicêntrica randomizada e controlada mostrou que bebês submetidos à hipotermia iniciada após 6 horas de vida em até 24 horas, em comparação com bebês não submetidos ao resfriamento, apresentaram 76% de chance de alguma redução da mortalidade e melhora de sequelas aos 18 e 22 meses. Na prática atual, encontram-se recém-nascidos que receberam hipotermia terapêutica com início após 6 horas com resultado promissor.[26]

O recém-nascido candidato à hipotermia terapêutica deve ter, a princípio, o diagnóstico de encefalopatia neonatal, ser a termo ou próximo do termo (idade gestacional ≥ 36 semanas) com peso de nascimento maior que 1.800 g, sem malformações congênitas maiores ou síndromes genéticas (Quadro 32.6). A hipotermia induzida é segura e benéfica em reduzir mortalidade e atraso do neurodesenvolvimento avaliado pela escala Bayley no seguimento aos 18 meses de vida quando realizada seguindo o protocolo recomendado.[27]

Prognóstico de encefalopatia neonatal

O prognóstico da encefalopatia neonatal é variável e depende da gravidade do evento hipóxico-isquêmico e da causa subjacente, apesar de muitas vezes não ser possível o estabelecimento de uma etiologia definida. Aproximadamente 23% das crianças que tiveram encefalopatia neonatal apresentam atraso no desenvolvimento e têm 1,5 a 2,5 vezes mais déficits em áreas específicas, como locomotora, social, auditiva e da fala. O prognóstico varia com a gravidade da afecção e com a presença de convulsões. Além disso, há mais testes de quociente de inteligência (QI) < 80 aos 8 anos em recém-nascidos submetidos à reanimação e com diagnóstico de encefalopatia neonatal após as 36 semanas de gestação.[36] São observados, também, piores resultados no aprendizado, linguagem e memória, aumento dos casos de autismo, entre outros achados.[37] Estudiosos australianos estimaram que, após 5 anos de seguimento, 13% das crianças com encefalopatia neonatal apresentaram paralisia cerebral.[15] É provável que tenha havido uma superestimação do efeito da asfixia nesses relatos, o que tem sido comprovado por estudos de ressonância magnética do encéfalo. Apesar de surdez, cegueira e epilepsia estarem associadas à encefalopatia neonatal, tais eventos não são específicos e decorrem de diversas outras causas. Desse modo, na maioria das vezes, torna-se impossível estabelecer uma conclusão definitiva sobre se um determinado caso de encefalopatia neonatal tem apenas associação ou relação causal com o parto.[38]

⚠ Achados neonatais associados a mau prognóstico futuro são dependentes do momento em que ocorreram as manifestações clínicas. Quanto mais tarde se inicia a respiração espontânea do recém-nascido e quanto mais precocemente surgem as crises convulsivas, maior é a probabilidade de desenvolvimento de sequelas neurológicas futuras.[39]

Achados de neuroimagem preditores de mau prognóstico incluem dano bilateral ao tálamo e aos núcleos da base nas primeiras semanas pós-parto. Lesões distais em territórios vasculares corticais foram associadas a déficits cognitivos, motores e de linguagem em longo prazo, mesmo em pacientes sem diagnóstico de paralisia cerebral. Essas lesões não estão associadas necessariamente a piores desfechos em curto prazo.[40]

Quadro 32.6 – Indicações de hipotermia terapêutica

- Idade gestacional ≥ 36 semanas com < 6 horas de vida

e

- Encefalopatia moderada a grave clinicamente

E qualquer dos seguintes:

- Acidose metabólica por gasometria de cordão umbilical ou amostra sanguínea com < 1 hora de vida com pH < 7 ou EB > –16
- Apgar no 10º minuto ≤ 5
- Ressuscitação cardiorrespiratória iniciada ao nascimento e mantida por mais de 10 minutos

REFERÊNCIAS

1. Little WJ. On the influence of abnormal parturition, difficult labours, premature birth, and asphyxia neonatorum, on the mental and physical condition of the child, especially in relation to deformities. Clin Orthop Relat Res. 1966;46:7-22.

2. Nelson KB, Ellenberg JH. Antecedents of cerebral palsy. Multivariate analysis of risk. N Engl J Med. 1986;315(2):81-6.

3. Nelson KB, Blair E. Prenatal factors in singletons with cerebral palsy born at or near term. N Engl J Med. 2015;373(10):946-53.

4. MacLennan AH, Thompson SC, Gecz J. Cerebral palsy: causes, pathways, and the role of genetic variants. Am J Obstet Gynecol. 2015;213(6):779-88.

5. American College of Obstetricians and Gynecologists. Neonatal encephalopathy and neurologic outcome. Postgrad Obstet Gynecol. 2014;34(18):6.

6. Locci E, Bazzano G, Demontis R, Chighine A, Fanos V, d'Aloja E. Exploring perinatal asphyxia by metabolomics. Metabolites. 2020;10(4):141.

7. Hossain MA. Hypoxic-ischemic injury in neonatal brain: involvement of a novel neuronal molecule in neuronal cell death and potential target for neuroprotection. Int J Dev Neurosci. 2008;26(1):93-101.

8. Massaro AN. MRI for neurodevelopmental prognostication in the high-risk term infant. Semin Perinatol. 2015;39(2):159-67.

9. Kruszewski SP. Neonatal brain injury. N Engl J Med. 2005;352(8):839; author reply 839.

10. Procianoy RS, Silveira RC. Association between high cytokine levels with white matter injury in preterm infants with sepsis. Pediatr Crit Care Med. 2012;13(2):183-7.

11. Pavlova MA, Krägeloh-Mann I. Limitations on the developing preterm brain: impact of periventricular white matter lesions on brain connectivity and cognition. Brain. 2013;136(Pt 4):998-1011.

12. Wu YW, Colford JM Jr. Chorioamnionitis as a risk factor for cerebral palsy: a meta-analysis. JAMA. 2000;284(11):1417-24.

13. Yoon BH, Romero R, Moon JB, Shim SS, Kim M, Kim G, et al. Clinical significance of intra-amniotic inflammation in patients with preterm labor and intact membranes. Am J Obstet Gynecol. 2001;185(5):1130-6.

14. Martinez-Biarge M, Bregant T, Wusthoff CJ, Chew AT, Diez-Sebastian J, Rutherford MA, et al. White matter and cortical injury in hypoxic-ischemic encephalopathy: antecedent factors and 2-year outcome. J Pediatr. 2012;161(5):799-807.

15. Badawi N, Kurinczuk JJ, Keogh JM, Alessandri LM, O'Sullivan F, Burton PR, et al. Antepartum risk factors for newborn encephalopathy: the Western Australian case-control study. BMJ. 1998;317(7172):1549-53.

16. Martinez-Biarge M, Diez-Sebastian J, Wusthoff CJ, Mercuri E, Cowan FM. Antepartum and intrapartum factors preceding neonatal hypoxic-ischemic encephalopathy. Pediatrics. 2013 Oct;132(4):e952-9.

17. Badawi N, Kurinczuk JJ, Keogh JM, Alessandri LM, O'Sullivan F, Burton PR, et al. Intrapartum risk factors for newborn encephalopathy: the Western Australian case-control study. BMJ. 1998;317(7172):1554-8.

18. Hankins GD, Speer M. Defining the pathogenesis and pathophysiology of neonatal encephalopathy and cerebral palsy. Obstet Gynecol. 2003;102(3):628-36.

19. Stanley FJ, Blair E, Hockey A, Petterson B, Watson L. Spastic quadriplegia in Western Australia: a genetic epidemiological study. I: case population and perinatal risk factors. Dev Med Child Neurol. 1993;35(3):191-201.

20. MacLennan A. A template for defining a causal relationship between acute intrapartum events and cerebral palsy: international consensus statement. International Cerebral Palsy Task Force. Aust N Z J Obstet Gynaecol. 2000;40(1):13-21.

21. Alfirevic Z, Devane D, Gyte GM. Continuous cardiotocography (CTG) as a form of electronic fetal monitoring (EFM) for fetal assessment during labour. Cochrane Database Syst Rev. 2013;(5):CD006066.

22. Wong L, MacLennan AH. Gathering the evidence: cord gases and placental histology for births with low Apgar scores. Aust N Z J Obstet Gynaecol. 2011;51(1):17-21.

23. Holcroft CJ, Askin FB, Patra A, Allen MC, Blakemore KJ, Graham EM. Are histopathologic chorioamnionitis and funisitis associated with metabolic acidosis in the preterm fetus? Am J Obstet Gynecol. 2004;191(6):2010-5.

24. Avagliano L, Locatelli A, Danti L, Felis S, Mecacci F, Bulfamante GP. Placental histology in clinically unexpected severe fetal acidemia at term. Early Hum Dev. 2015;91(5):339-43.

25. Silveira RC, Procianoy RS. Hypothermia therapy for newborns with hypoxic ischemic encephalopathy. J Pediatr (Rio J). 2015;91(6 Suppl 1):S78-83.

26. Laptook AR, Shankaran S, Tyson JE, Munoz B, Bell EF, Goldberg RN, et al. Effect of therapeutic hypothermia initiated after 6 hours of age on death or disability among newborns with hypoxic-ischemic encephalopathy: a randomized clinical Trial. JAMA. 2017;318(16):1550-60. Erratum in: JAMA. 2018;319(10):1051.

27. Procianoy RS, Corso AL, Schoenardie BO, de Oliveira GPF, Longo MG, Silveira RC. Outcome and Feasibility after 7 Years of Therapeutic Hypothermia in Southern Brazil. Am J Perinatol. 2020;37(9):955-61.

28. Malin GL, Morris RK, Khan KS. Strength of association between umbilical cord pH and perinatal and long term outcomes: systematic review and meta-analysis. BMJ. 2010;340:c1471.

29. Larma JD, Silva AM, Holcroft CJ, Thompson RE, Donohue PK, Graham EM. Intrapartum electronic fetal heart rate monitoring and the identification of metabolic acidosis and hypoxic-ischemic encephalopathy. Am J Obstet Gynecol. 2007;197(3):301.e1-8.

30. Wharton RH, Bresnan MJ. Neonatal respiratory depression and delay in diagnosis in Prader-Willi syndrome. Dev Med Child Neurol. 1989;31(2):231-6.

31. Montenegro MA, Cendes F, Saito H, Serra JG, Lopes CF, Piovesana AM, et al. Intrapartum complications associated with malformations of cortical development. J Child Neurol. 2005;20(8):675-8.

32. O'Callaghan ME, MacLennan AH, Gibson CS, McMichael GL, Haan EA, Broadbent JL, et al. Epidemiologic associations with cerebral palsy. Obstet Gynecol. 2011;118(3):576-82.

33. Moreno-De-Luca A, Millan F, Pesacreta DR, Elloumi HZ, Oetjens MT, Teigen C, et al. Molecular Diagnostic Yield of Exome Sequencing in Patients With Cerebral Palsy. JAMA. 2021;325(5):467-75.

34. Redline RW. Severe fetal placental vascular lesions in term infants with neurologic impairment. Am J Obstet Gynecol. 2005;192(2):452-7.

35. Bonnin A, Levitt P. Placental source for 5-HT that tunes fetal brain development. Neuropsychopharmacology. 2012;37(1):299-300.

36. Odd DE, Lewis G, Whitelaw A, Gunnell D. Resuscitation at birth and cognition at 8 years of age: a cohort study. Lancet. 2009; 373(9675):1615-22.

37. Badawi N, Felix JF, Kurinczuk JJ, Dixon G, Watson L, Keogh JM, et al. Cerebral palsy following term newborn encephalopathy: a population-based study. Dev Med Child Neurol. 2005;47(5):293-8.

38. Glass HC, Hong KJ, Rogers EE, Jeremy RJ, Bonifacio SL, Sullivan JE, et al. Risk factors for epilepsy in children with neonatal encephalopathy. Pediatr Res. 2011;70(5):535-40.

39. Shevell MI, Majnemer A, Miller SP. Neonatal neurologic prognostication: the asphyxiated term newborn. Pediatr Neurol. 1999;21(5):776-84.

40. Perez A, Ritter S, Brotschi B, Werner H, Caflisch J, Martin E, et al. Long-term neurodevelopmental outcome with hypoxic-ischemic encephalopathy. J Pediatr. 2013;163(2):454-9.

… 33

HEMORRAGIA PUERPERAL*

EDIMÁRLEI GONSALES VALÉRIO
CRISTIANO CAETANO SALAZAR
ANA LÚCIA LETTI MÜLLER
TERESINHA ZANELLA
MARIA LÚCIA DA ROCHA OPPERMANN

A hemorragia puerperal ou pós-parto (HPP) é uma das catástrofes obstétricas e a principal causa de morbimortalidade materna em todo o mundo.[1] Em países de baixa e média renda, são encontrados os maiores índices de morte materna, que pode ser evitada por medidas de complexidade variável. No Brasil, a HPP é a segunda causa de morte materna, tendo sido responsável por 12% dos óbitos maternos no último levantamento epidemiológico.[2]

Definição e incidência

O American College of Obstetricians and Gynecologists (ACOG) modificou a definição de HPP para sangramento cumulativo ≥ 1.000 mL (independentemente da via de parto) ou sangramento associado a sinais ou sintomas de hipovolemia dentro das primeiras 24 horas após o nascimento. Entretanto, considera-se anormal sangramento maior que 500 mL após parto vaginal, merecendo aumento da vigilância.[3]

A incidência de HPP, estimada entre 3 e 8% de todos os nascimentos, aumentou em países desenvolvidos.[4,5] Essa tendência tem sido associada à melhora dos sistemas de coleta de dados, mas, possivelmente, também a mudanças nas características das gestantes: idade mais avançada, obesidade e número de cesarianas prévias.[6]

Fatores de risco

A literatura aponta diversos fatores que se associam a uma maior incidência de HPP. A Tabela 33.1 descreve os principais fatores de risco associados à hemorragia puerperal grave.[7,8]

Outros fatores associados à HPP são:

- Plaquetopenia ou hipofibrinogenemia.
- Placentação anômala.
- Sobredistensão uterina.
- Multiparidade.
- Uso de tocolíticos.
- Trabalho de parto prolongado.
- Episiotomia.
- Tempo prolongado do terceiro período/placenta retida/curetagem uterina pós-parto.
- Descolamento prematuro de placenta/infiltração hematomiometrial (útero de Couvelaire).
- Cesarianas prévia e atual.
- Embolia amniótica.
- Analgesia obstétrica condutiva.

Infelizmente, estima-se que em até 40% dos casos de HPP não são identificados fatores de risco. Essa é uma das maiores razões

---

*Os coautores agradecem a Sérgio H. Martins-Costa e José Geraldo Lopes Ramos pelas contribuições dadas à escrita deste capítulo na edição anterior.

Tabela 33.1 – Fatores de risco associados à hemorragia puerperal

FATOR DE RISCO	RISCO AJUSTADO (IC 95%)
História prévia de hemorragia puerperal grave	8,97 (5,25-15,33)
Uso de anticoagulantes	4,79 (2,72-8,41)
Anemia (Hb ≤ 9,0 g/dL)	4,27 (2,79-6,54)
Pré-eclâmpsia grave/ síndrome HELLP	3,03 (1,74-5,27)
Leiomiomas	2,71 (1,69-4,35)
Gestação múltipla	2,11 (1,39-3,22)
Tipo de parto: Parto instrumentado Cesariana eletiva Cesariana no trabalho de parto	1,50 (1,17-1,93) 1,66 (1,22-2,24) 1,95 (1,53-2,47)
Reprodução assistida FIV/ICSI	1,88 (1,33-2,65)
Febre intraparto (> 38 °C)	1,88 (1,28-2,75)
Indução do trabalho de parto	1,69 (1,39-2,05)
Correção de dinâmica	1,59 (1,32-1,91)
Macrossomia fetal > 4.500 g	1,46 (1,01-2,12)

FIV, fertilização *in vitro*; Hb, hemoglobina; HELLP, hemólise, enzimas hepáticas aumentadas e plaquetopenia (*hemolysis, elevated liver enzymes and low platelets*); IC, intervalo de confiança; ICSI, injeção intracitoplasmática de espermatozoides (*intracytoplasmic sperm injection*).
Fonte: Adaptada de Nyfløt e colaboradores.[7]

para a realização dos partos – mesmo os de risco habitual – em ambiente hospitalar, o que historicamente causou uma enorme redução da mortalidade materna.[8]

Quadro clínico/diagnóstico

Para avaliar ou quantificar a perda sanguínea, pode-se utilizar:

- Estimativa visual.
- Pesagem de compressas e campos.
- Dispositivos coletores.
- Parâmetros clínicos.

A estimativa visual da perda sanguínea é subjetiva e, em geral, subestima as perdas volumosas. A Tabela 33.2 sugere alguns parâmetros para quantificação. A presença de outros líquidos (amniótico, urina, soro) pode falsear a pesagem.[9]

⚠ As alterações hemodinâmicas ocorrem após perda de 20 a 30% da volemia. A evidência clínica de choque, mesmo leve, já deve desencadear ações para controle e manejo por parte da equipe assistente.

⭐ O índice de choque (IC = frequência cardíaca/pressão arterial sistólica) é um parâmetro facilmente calculado e que fornece informações importantes sobre o prognóstico. O cálculo desse índice sinaliza quando o banco de sangue precisa ser acionado, ou quando há necessidade de transferência para outra instituição com maior capacidade de atendimento:

- IC ≥ 0,9 é indicativo de perda sanguínea significativa.
- IC ≥ 1 sinaliza a necessidade de abordagem rápida e vigorosa e a possibilidade de hemotransfusão.
- IC ≥ 1,7 é preditor de internação em unidade de terapia intensiva (UTI), procedi-

Tabela 33.2 – Estimativa visual da perda sanguínea

PARÂMETRO	QUANTIDADE ESTIMADA (EM mL)
Compressa manchada em 50%	25-50
Compressa manchada em 100%	75
Compressa pingando	100
Poça de 50 cm de diâmetro	500
Poça de 75 cm de diâmetro	1.000
Poça de 100 cm de diâmetro	1.500
Cama com poça de sangue no lençol	Provavelmente < 1.000
Hemorragia vaginal fluindo para o chão	Provavelmente > 1.000

Fonte: Organização Pan-Americana de Saúde.[9]

mentos cirúrgicos invasivos e transfusão de quatro ou mais unidades de concentrado de hemácias e outros hemoderivados.[1,5]

Prevenção

ESTRATIFICAÇÃO DE RISCO

A maioria dos quadros de HPP ocorre em pacientes sem fatores de risco. Com exceção do risco determinado pela placentação anômala, apenas uma pequena proporção de mulheres com fatores de risco evoluirá para hemorragia.

Os fatores de risco precisam ser identificados no momento da internação da gestante (fatores anteparto), mas, a estes, somam-se fatores intra e pós-parto. A avaliação contínua do risco permite a aplicação de medidas de cuidado que se traduzem em redução de desfechos maternos desfavoráveis (Tabela 33.3).

PREVENÇÃO DA HEMORRAGIA PÓS-PARTO

A melhor estratégia de prevenção é o manejo ativo do terceiro período do parto (Tabela 33.4).

A prevenção farmacológica com ocitocina é a medida mais eficaz na profilaxia da HPP. O esquema de 10 unidades internacionais (UI) de ocitocina, via intramuscular (IM), proposto pela Federação Internacional de Ginecologia e Obstetrícia (Figo), é o mais utilizado atualmente.[1] Alerta-se para o fato de que as pacientes com trabalho de parto prolongado ou submetidas à indução com altas doses de ocitocina são as menos responsivas à ocitocina.

Tabela 33.3 – Estratificação dos fatores de risco hemorrágico e ações recomendadas

FATORES	BAIXO RISCO	MÉDIO RISCO	ALTO RISCO
Pré-natais	• Ausência de cicatriz uterina • Gravidez única • ≤ 3 partos vaginais prévios • Ausência de distúrbios da coagulação • Sem história de hemorragia puerperal	• Cesariana anterior ou cicatriz uterina • Sobredistensão uterina (gestação gemelar, polidrâmnio, macrossomia, grandes miomas) • ≥ 4 partos vaginais prévios • Corioamnionite • História de hemorragia puerperal • IMC > 35 kg/m^2 • Pré-eclâmpsia • Politransfusão prévia • Hemoglobinopatias	• Placenta prévia ou inserção baixa ou acretismo • Sangramento ativo importante e/ou instabilidade hemodinâmica na internação • Descolamento prematuro da placenta • Hemoglobina ≤ 8 com outros fatores de risco • Plaquetas < 100.000 • Coagulopatias • Múltiplos fatores de risco • Sepse
Intraparto		• Mais de 6 horas de ocitocina • Uso de sulfato de magnésio • Segundo estágio do parto prolongado • Parto vaginal assistido • Cesariana de emergência	• Retenção placentária
Ação	• Identificação visível do grau de risco	• Identificação + acesso venoso + solicitação de PCT e hemograma	• Identificação + acesso venoso + solicitação de PCT e hemograma + reserva de hemocomponentes

(Continua)

Tabela 33.3 – Estratificação dos fatores de risco hemorrágico e ações recomendadas (Continuação)

FATORES	BAIXO RISCO	MÉDIO RISCO	ALTO RISCO
Geral	• Realizar manejo ativo do terceiro período do parto • Observar rigorosamente por 1-2 horas em local adequado – manter pacientes de médio e alto risco em sala de recuperação • Estimular presença do acompanhante para ajudar a detectar sinais de alerta		

IMC, índice de massa corporal; PCT, painel de compatibilidade transfusional.

Tabela 33.4 – Manejo ativo do terceiro período do parto

MEDIDAS DE PREVENÇÃO	CARACTERÍSTICAS
Uso universal da ocitocina após o parto	Injetar 10 UI de ocitocina, via IM, logo após o nascimento, em todos os partos (vaginais e cesarianas) Opção de profilaxia IV: "regra dos três" • 3 UI de ocitocina IV, lentamente, em no mínimo 30 segundos, de 3/3 minutos – 3 doses (= 9 UI) • Dose de manutenção: 20 UI de ocitocina em 500 mL de NaCl a 0,9% a 125 mL/h (= 5 UI/h) por 4 horas, em bomba de infusão contínua
Clampeamento oportuno do cordão umbilical	Realizar o clampeamento do cordão umbilical após intervalo de 1-3 minutos, na ausência de contraindicações
Tração controlada do cordão umbilical	Associar a tração controlada de cordão à manobra de Brandt-Andrews (tracionar o cordão com uma mão e, gentilmente, aplicar pressão suprapúbica com a outra mão, para estabilização uterina)
Massagem uterina bimanual após a dequitação	Realizar vigilância da manutenção da contratilidade uterina no pós-parto imediato

IM, intramuscular; IV, intravenosa; UI, unidades internacionais.

Manejo

O objetivo principal na HPP é garantir o controle do sangramento e a recuperação do choque em até 60 minutos – a chamada "hora de ouro", em que a sobrevida é inversamente proporcional ao tempo de recuperação do choque.

PROTOCOLO DE AÇÃO E COORDENAÇÃO DE EQUIPE

É fundamental que os profissionais envolvidos no atendimento à HPP estejam devidamente coordenados e treinados para agir prontamente diante a desse quadro de emergência. No Hospital de Clínicas de Porto Alegre (HCPA), foi instituído o Protocolo de Alerta Vermelho: conjunto de ações integradas, realizadas simultaneamente pela equipe multiprofissional envolvida no cuidado da parturiente, organizadas de forma sistemática e disparadas após o reconhecimento de situação de gravidade (anormalidades nos sinais vitais e/ou sangramento não responsivo às medidas iniciais):

- A equipe médica e de enfermagem é mobilizada e reorganizada para garantir o maior número de profissionais envolvidos diretamente no evento.
- São alocados para agir no Alerta Vermelho, no mínimo, dois técnicos de enfermagem, um enfermeiro, três obstetras, um anestesiologista e, algumas vezes, o intensivista (Figuras 33.1 e 33.2).

Fluxograma: Profilaxia e manejo inicial da hemorragia puerperal

Gestante → Prever risco de sangramento

Parto normal

Profilaxia (logo após o nascimento):
- Tração controlada do cordão
- **Ocitocina** 10 UI IM

Revisão cervical obrigatória em: fórcipe, fetos macrossômicos, sangramento aumentado, redução digital do colo

Aguardar resposta em 5-10 minutos

Cesariana

Profilaxia (logo após o nascimento):
- Dequitação por massagem + tração do cordão
- **Ocitocina** 10-15 UI IV na 1ª hora; bólus 3 UI IV em 30-60 s + 20 UI em 500 mL de SF a 125 mL/h (40 gts/min)

Não utilizar soro com ocitocina para infusão rápida de volume
Objetivo: infundir 10 UI ocitocina na 1ª hora

Se hipotonia: novo bólus de 3 UI IV lento. Aguardar resposta em 3 minutos. Se a hipotonia persistir, novo bólus de 3 UI IV lento (máx. 9 UI totais em bólus)

Sangramento aumentado ou útero amolecido?

- **Não** → Sala de recuperação

Manutenção com ocitocina 5 UI/h por 4 horas (20 UI em SF 500 mL a 125 mL/h ou 40 UI em 1.000 mL a 125 mL/h) em todas as cesarianas e em partos selecionados
Considerar acrescentar misoprostol 400 μg via bucal em 2 h e 400 μg via retal em 6 h em casos selecionados

- **Sim** →
  - Avaliar choque e iniciar manejo
  - Ocitocina IV 20 UI + RL ou SF 500 mL a 250 mL/h (80 gts/min)
  - RL ou SF 500-1.000 mL por acesso IV independente
  - Massagem uterina bimanual
  - Aguardar resposta em 5-10 minutos

Sangramento aumentado?

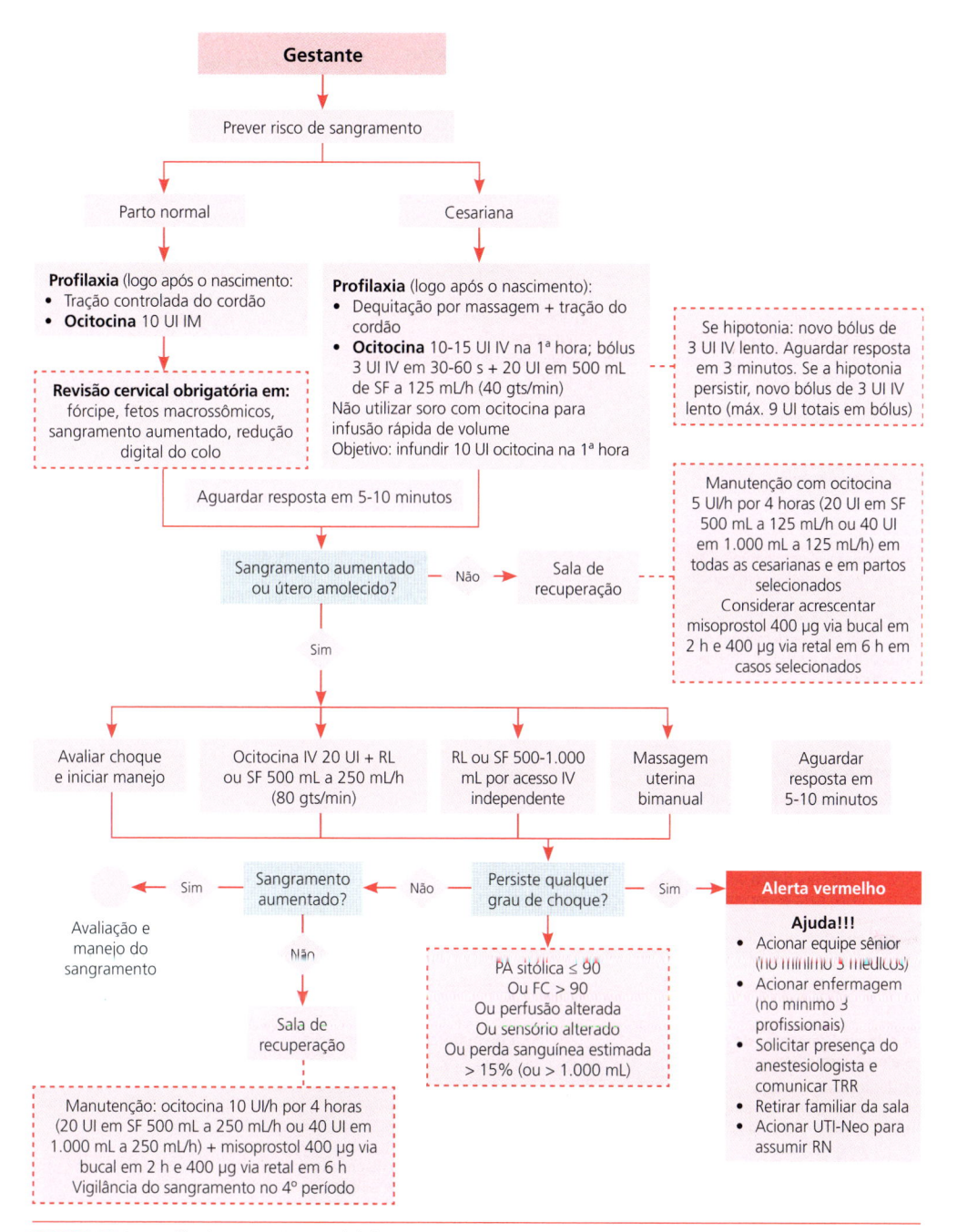

- **Sim** → Avaliação e manejo do sangramento
- **Não** → Persiste qualquer grau de choque?
  - PA sistólica ≤ 90
  - Ou FC > 90
  - Ou perfusão alterada
  - Ou sensório alterado
  - Ou perda sanguínea estimada > 15% (ou > 1.000 mL)
  - **Não** → Sala de recuperação
  - **Sim** → **Alerta vermelho**

Alerta vermelho — Ajuda!!!
- Acionar equipe sênior (no mínimo 3 médicos)
- Acionar enfermagem (no mínimo 3 profissionais)
- Solicitar presença do anestesiologista e comunicar TRR
- Retirar familiar da sala
- Acionar UTI-Neo para assumir RN

Manutenção: ocitocina 10 UI/h por 4 horas (20 UI em SF 500 mL a 250 mL/h ou 40 UI em 1.000 mL a 250 mL/h) + misoprostol 400 μg via bucal em 2 h e 400 μg via retal em 6 h
Vigilância do sangramento no 4º período

FIGURA 33.1 – Profilaxia e manejo inicial da hemorragia puerperal.
TRR, time de resposta rápida; FC, frequência cardíaca; IM, intramuscular; IV, intravenosa; PA, pressão arterial; RL, solução de Ringer com lactato; RN, recém-nascido; SF, soro fisiológico; UI, unidades internacionais; UTI-Neo, unidade de terapia intensiva neonatal.

- São comunicados o banco de sangue e o laboratório, para que deem prioridade máxima às demandas do evento grave.
- Um dos profissionais (médico ou enfermeiro), munido de uma *checklist*, assume a coordenação das ações, garantindo que todas as ações

Ações da enfermagem
Mínimo de 1 enfermeiro e 2 técnicos

- Monitorização (SpO$_2$, ECG, PNI)
- Oxigênio: 10-15 L/min por máscara de Venturi
- Acionamento do banco de sangue
- Amostra de sangue (coleta e encaminhamento)
- Disponibilização de *kit* de medicamentos de urgência – alerta vermelho, materiais anestésicos e obstétricos, frascos para coletas de exames e material para sondagem vesical
- Acionamento do laboratório
- Se anestesiologista ainda indisponível, obtenção de dois acessos venosos calibrosos
- Aquecimento ativo (manta térmica)
- Coleta de exames

⬇

- Responsável por comunicação contínua e efetiva com banco de sangue
- Registro das ações e horários
- Auxílio ativo às demandas médicas
- Solicitação e recebimento de materiais
- Auxílio na coleta e no encaminhamento de exames

Ações dos obstetras
Mínimo de 1 professor/contratado e 2 residentes

- Monitorização por equipe sênior para atendimento
- Solicitação da presença do anestesiologista, acionamento do TRR
- Restrição do atendimento a emergências na triagem
- Solicitação de 2 UI CHAD e 2 UI PFC
- Estimativa e informação ao anestesiologista sobre o sangramento
- Manutenção da massagem uterina
- Conferência da solicitação e coleta de exames

⬇

- Coordenação com os anestesiologistas quanto à administração de medicações
- Registro das ações e dos horários
- Avaliação e tratamento do sangramento (ver **Figura 33.3**)
- Manejo invasivo da hemorragia, se necessário (ver **Figura 33.4**)

Ações dos anestesiologistas
Mínimo de 1 contratado

- Obtenção de dois acessos venosos calibrosos (um para volume e outro para ocitocina)
- Avaliação e obtenção de linha arterial
- Infusão de volume
- Solicitação de *kit* de medicamentos de urgência – alerta vermelho e materiais anestésicos
- Coleta de exames

⬇

- Manejo da via aérea e IOT com ventilação controlada
- Avaliação de acesso central
- Manejo do choque
- Estimativa de perda sanguínea a cada 15-30 minutos
- Exames laboratoriais a cada 30-60 minutos para guiar a reposição de homocomponentes
- Monitorização de eletrólitos (bicarbonato, potássio e cálcio)

Coletas e exames

- **Coletar sangue (20 mL ou mais):**
  - Distribuir em 1 azul (com citrato de sódio), 2 vermelhos (sem aditivos), 2 roxos (com EDTA), 1 cinza (com fluoreto de sódio)
  - Enviar para laboratório: 1 azul, 1 vermelho, 1 roxo, 1 cinza
  - Enviar para banco de sangue: 1 roxo
  - Frasco para deixar em sala (teste de coágulo): 1 vermelho

- **Exames:**
  - Solicitar lote de exames hemorragia obstétrica-CO (alerta vermelho) – emergência (Ht, Hb, fibrinogênio, TP, TTPA, creatinina, lactato)
  - **Teste do coágulo:** frasco vermelho, verificar formação de coágulo firme em 7-10 minutos

Kit de medicamentos de urgência – alerta vermelho:

- Ocitocina (10 amp)
- Metilergometrina (4 amp)
- Ácido tranexâmico (4 amp)
- Efedrina (2 amp)
- Norepinefrina (noradrenalina) (4 amp)
- Gluconato de cálcio (2 amp)
- Bicarbonato (10 amp)
- Fibrinogênio sintético (2 amp)

Kit de materiais para anestesia:

- Seringas de 5-20 mL
- Agulhas vermelhas
- Seringas de gasometria
- Cateteres intravenosos periféricos (calibre 14-22)
- Cateter arterial e transdutor descartável para sistema de monitorização de pressão arterial
- Pressurizadores de sangue
- Cateter de duplo lúmen
- Material de via aérea

FIGURA 33.2 – Alerta vermelho: ações iniciais e manejo imediato da hemorragia puerperal. A "hora de ouro" consiste em controlar a fonte de hemorragia em, no máximo, 30 a 60 minutos, iniciando-se medidas simultâneas, escalonadas conforme a gravidade do quadro, bem como em definir coordenação e aplicação do *checklist* (pessoa fora de campo).

CHAD, concentrado de hemácias adulto; ECG, eletrocardiografia; EDTA, ácido etilenodiamino tetra-acético; TRR, time de resposta rápida; Hb, hemoglobina; Ht, hematócrito; IOT, intubação orotraqueal; PFC, plasma fresco congelado; PNI, pressão não invasiva; SpO$_2$, saturação periférica de oxigênio; TP, tempo de protrombina; TTPa, tempo de tromboplastina parcial ativada; UI, unidades internacionais.

programadas sejam executadas no tempo apropriado.

AÇÕES INICIAIS

1. Monitorizar: pressão arterial, frequência cardíaca, saturação de oxigênio, eletrocardiograma.
2. Calcular IC, determinar a gravidade (grau do choque).
3. Obter dois acessos venosos calibrosos (um para volume, outro para ocitocina e demais medicações).
4. Fornecer oxigênio, 10 a 15 L/minuto, por máscara de Venturi.
5. Manter massagem uterina bimanual.
6. Realizar sondagem vesical de demora.
7. Aquecer paciente (manta térmica) e elevar membros inferiores.
8. Acionar banco de sangue.
9. Coletar amostra de sangue para tipagem sanguínea/prova cruzada, hematócrito, hemoglobina, creatinina, fibrinogênio, tempo de protrombina, tempo de tromboplastina parcial ativada e outros exames necessários e para o teste do coágulo de Weiner. Encaminhar aos setores pertinentes (banco de sangue e laboratório).
10. Disponibilizar medicamentos de urgência, materiais anestésicos e obstétricos (idealmente, a unidade deve ter montada uma caixa identificada ou *kit* exclusivo que possa ser facilmente acessado no caso de HPP).

TRATAMENTO DA CAUSA BÁSICA

Além de estimar a gravidade do quadro, é essencial procurar definir a etiologia hemorrágica (Figura 33.3). As principais causas de HPP podem ser agrupadas mnemonicamente sob o acrônimo "4T":[9]

- Tônus (atonia uterina em 70% das HPPs).
- Tecido (retenção placentária em 19% das HPPs).
- Trajeto (lacerações, rotura ou inversão uterina em 10% das HPPs).
- Trombina (coagulopatias em 1% dos casos).

Cada etiologia exige tratamento específico, como uterotônicos (atonia), curetagem uterina (restos ovulares), suturas (lacerações de trajeto), manobra de reposicionamento uterino (inversão uterina), laparotomia para reparo ou histerectomia (rotura uterina) e transfusão de hemocomponentes (coagulopatias).

TRATAMENTO MEDICAMENTOSO

Os medicamentos na HPP objetivam principalmente o tratamento da atonia, a causa mais frequente (Figura 33.3).

Atualmente, sugere-se iniciar a ocitocina e o ácido tranexâmico ao mesmo tempo, já no início do quadro.[1,9] Diante de resposta inadequada à ocitocina, a infusão sequencial de outros uterotônicos é necessária, e o intervalo de tempo para a tomada de decisão não deve ser superior a 15 minutos, uma vez que são medicamentos de ação rápida.

OCITOCINA

A ocitocina é a principal medicação recomendada pela Organização Mundial da Saúde (OMS) para prevenção e tratamento da atonia uterina (Tabela 33.5).[10,11]

A disponibilidade dos receptores de ocitocina no miométrio sofre redução (*down-regulation*) pelo tempo de exposição ao fármaco, o que deve ser considerado após induções longas, pois a resposta contrátil provavelmente será menor. A dose necessária para atingir contração uterina eficaz em 90% dos casos é de 0,35 UI em cesarianas eletivas e de 2,99 UI em cesarianas após o trabalho de parto.[12]

A intensidade da contração uterina não é proporcional à dose do medicamento, mas os eventos adversos são dose-dependentes e relacionados com a velocidade de infusão. Por exemplo, doses em bólus precisam ser administradas em 1,5 a 3 UI por minuto ou mais lentamente. Os eventos adversos maternos podem ser:[12,13]

- Leves – Náuseas, vômitos e cefaleia.
- Graves – Dispneia, hipotensão, arritmia cardíaca, dor torácica/isquemia cardíaca e intoxicação hídrica.

Tônus
Tratamento da atonia

- Manter massagem uterina (por 20 min)
- Manter ocitocina IV 20 UI + RL ou SF 500 mL (ou concentração equivalente), a 125-250 mL/h em bomba de infusão
- Objetivo: evitar administrar mais de 15 UI na 1ª hora
- Ácido tranexâmico 1 g IV em 10 minutos (4 ampolas de 250 mg/mL, 2 mL/minuto)
- Metilergometrina 0,2 mg IM ou IV
- Misoprostol 800 μg VB ou 800-1.000 μg VR

Embora as medicações sejam apresentadas sequencialmente, elas podem ser administradas de modo simultâneo, até que se resolva o sangramento

Ácido tranexâmico: fazer mais uma dose de 1 g se persistência de ou novo sangramento em 30 minutos-24 horas
Metilergometrina: repetir dose em 20 minutos. Depois, repetir de 4/4 horas (até 5 ampolas)
Contraindicações: hipertensão, fenômeno de Raynaud, antirretrovirais

Tecido
Retirada de tecido placentário

Restos placentários
- Revisão da cavidade
- Curetagem uterina

Retenção placentária
- Possível aguardar > 30-45 minutos se não houver sangramento
- Extração manual de placenta + curetagem
- Na ausência de plano de clivagem, não insistir: pensar em acretismo

Acretismo placentário
- Avaliar histerectomia com placenta *in situ* ou conduta conservadora

Trajeto
Revisão do canal do parto

- Episiorrafia/ histerorrafia
- Revisar colo uterino e vagina
- Suturar lacerações
- Drenar, realizar hemostasia ou tamponar hematomas
- Inversão uterina: realizar manobra de Taxe imediatamente
- Sangramento tecidual, trauma: ácido tranexâmico

Trombina
Avaliar coagulopatia

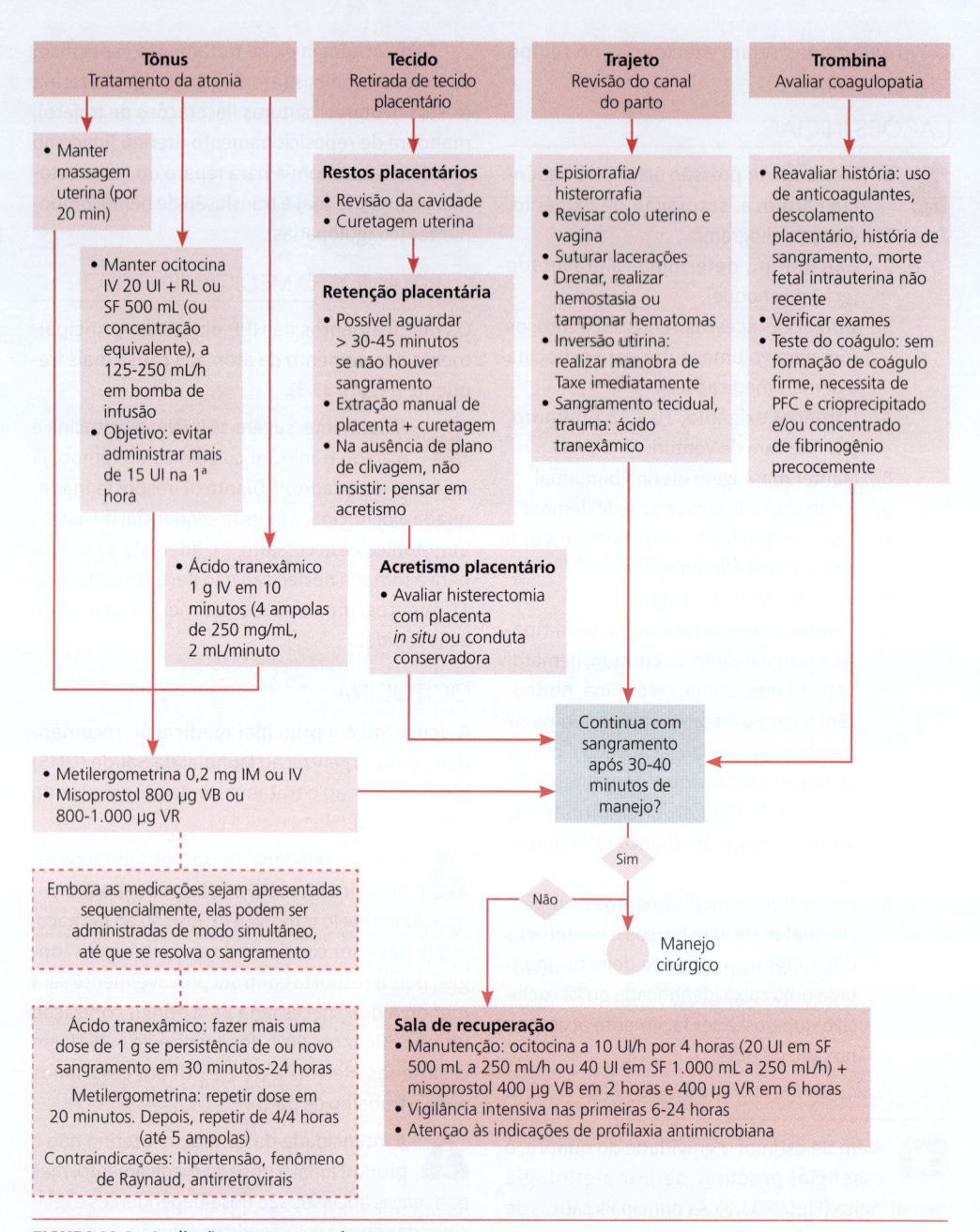

- Reavaliar história: uso de anticoagulantes, descolamento placentário, história de sangramento, morte fetal intrauterina não recente
- Verificar exames
- Teste do coágulo: sem formação de coágulo firme, necessita de PFC e crioprecipitado e/ou concentrado de fibrinogênio precocemente

Continua com sangramento após 30-40 minutos de manejo?

Sim → Manejo cirúrgico
Não →

Sala de recuperação
- Manutenção: ocitocina a 10 UI/h por 4 horas (20 UI em SF 500 mL a 250 mL/h ou 40 UI em SF 1.000 mL a 250 mL/h) + misoprostol 400 μg VB em 2 horas e 400 μg VR em 6 horas
- Vigilância intensiva nas primeiras 6-24 horas
- Atenção às indicações de profilaxia antimicrobiana

FIGURA 33.3 – Avaliação e tratamento do sangramento.
IM, intramuscular; IV, intravenosa; PFC, plasma fresco congelado; RL, solução de Ringer com lactato; SF, soro fisiológico; UI, unidades internacionais; VB, via bucal; VR, via retal.

Não há evidência, embasada em estudos clínicos, para determinar o protocolo mais efetivo na prevenção e no tratamento da hemorragia puerperal, tampouco há uniformidade entre as diretrizes internacionais. Diferentes protocolos de administração de ocitocina em bólus nas mais diversas doses, associados ou não à infusão contínua em concentrações variadas, foram propos-

Tabela 33.5 – Farmacodinâmica dos uterotônicos

MEDICAMENTO	VIA	INÍCIO DE AÇÃO (MIN)	PICO DE AÇÃO (MIN)	DURAÇÃO (H)	MEIA-VIDA DE ELIMINAÇÃO (MIN)
Ocitocina	IV	Imediato	30	1	3-20
	IM	3-7	30	2-3	3-20
Misoprostol	VO/VB	7-11	30	2-3	20-40
	VV/VR	15-20	60	4	20-40
Metilergometrina	IV	Imediato	2-3	1	30
	IM	2-5	20-40	3	60-180

IM, intramuscular; IV, intravenosa; VB, via bucal; VO, via oral; VR, via retal; VV, via vaginal.

tos, sem evidência clara de superioridade de um regime sobre outro.[13]

Os consensos e diretrizes atuais recomendam doses de 2,5 a 10 UI de ocitocina na primeira hora para prevenção e/ou tratamento da atonia uterina, mas há várias publicações avaliando doses maiores.[9,13]

O protocolo atual do HCPA determina as seguintes doses e vias de ocitocina, conforme indicação:

1. Prevenção da atonia uterina no parto normal – 10 UI IM em dose única logo após o desprendimento do ombro fetal.
2. Prevenção da atonia uterina na cesariana – 3 UI IV em bólus + 500 mL de solução cristaloide com 20 UI de ocitocina infundidas a 5 UI/hora (125 mL/h ou 40 gotas/min), logo após o nascimento. Repetir bólus de 3 UI caso a resposta contrátil não seja adequada em 3 minutos (até duas doses adicionais, totalizando 9 UI e configurando a "regra dos três").[9] Devem-se evitar doses maiores que 10 a 15 UI na primeira hora.
3. Tratamento da atonia uterina tanto no parto quanto na cesariana – Manter a infusão de 500 mL de solução cristaloide com 20 UI de ocitocina a 5 UI/hora (125 mL/h ou 40 gotas/min), podendo alcançar até 10 UI/hora (250 mL/h ou 80 gotas/min), enquanto outros uterotônicos são administrados.

⚠ É essencial que o acesso venoso para infusão de ocitocina seja independente do acesso para infusão de volume, sobretudo no tratamento da atonia, pois a administração de ocitocina em "soro a correr" não permite determinar com segurança a dose administrada. Preferencialmente, a ocitocina deve ser administrada em bomba de infusão.

ÁCIDO TRANEXÂMICO

O efeito da administração precoce do ácido tranexâmico, agente antifibrinolítico, em comparação com o placebo nos índices de mortalidade materna e histerectomia, foi avaliado no estudo WOMAN, ensaio randomizado controlado, multicêntrico e internacional de 20.060 mulheres com HPP.[14] O grupo tratado com ácido tranexâmico teve redução na morte como resultado do sangramento (risco relativo [RR] 0,81; p < 0,05) e redução ainda maior (RR 0,69; p < 0,05) quando administrado dentro das primeiras 3 horas após o nascimento, quando comparado com o grupo placebo. Esse efeito foi observado em áreas de poucos recursos e alta mortalidade, sendo questionado se teria o mesmo efeito em outros cenários. É importante ressaltar que a administração de ácido tranexâmico não foi associada a risco aumentado de tromboembolia venosa.[5]

O ácido tranexâmico deve ser iniciado imediatamente quando do diagnóstico de HPP: cada período de 15 minutos de atraso na administração da primeira dose reduz em 10% o seu efeito hemostático. Não se recomenda seu uso um horas após o início da HPP.

💊 A dose habitual de ácido tranexâmico é de 1 g IV (4 ampolas de 250 mg/5 mL) infundido lentamente em 10 minutos (diluído ou não), iniciado no momento do diagnóstico da HPP, independentemente da causa. A dose pode ser repetida uma vez entre 30 minutos e 24 horas, se necessário.[1]

METILERGOMETRINA

A metilergometrina, uma das medicações de segunda linha para manejo da HPP, é um derivado semissintético do *ergot* que produz contração sustentada do útero, sem causar vasoconstrição sistêmica significativa na maioria dos casos. O efeito colateral negativo mais comum é a hipertensão, devido à vasoconstrição. Isso pode estar associado a dores de cabeça e até mesmo a convulsões. Outras reações adversas raras incluem náuseas, vômitos, bradicardia, taquicardia, hipotensão, dispneia, tromboflebite, tontura e diarreia. O uso é contraindicado em pacientes hipertensas ou com pré-eclâmpsia e em pacientes com doença vascular periférica (como fenômeno de Raynaud). A metilergometrina também deve ser evitada em pacientes usando inibidores da protease e da transcriptase reversa, como várias medicações usadas no tratamento da infecção pelo vírus da imunodeficiência humana (HIV, *human immunodeficiency virus*), macrolídeos e antifúngicos imidazólicos, em razão do aumento do risco de toxicidade pelo *ergot*.[15]

💊 A dose sugerida da metilergometrina é de 0,2 mg IM, que pode ser repetida em 20 minutos. Em sangramentos maiores ou continuados, pode-se repetir a administração de 4/4 horas, em mais 3 doses (máximo de 1 mg em 24 h).[16]

MISOPROSTOL

O misoprostol, análogo da prostaglandina E1, tem um papel importante no controle da atonia uterina. Considerado um agente de segunda linha para tratamento de atonia, é utilizado quando outras medicações não estão disponíveis ou não surtiram efeito. A facilidade de administração e armazenamento (não exige refrigeração), o perfil modesto de efeitos colaterais, suas poucas contraindicações e a eficácia comprovada fazem dele uma opção útil, especialmente em locais de poucos recursos ou sem capacidade para administração parenteral de medicamentos. Há uma ampla variedade de doses e vias de administração, com picos e duração de ação dependentes da via empregada (Tabela 33.5). A via sublingual (SL) tem rápida absorção e pico de concentração em 30 minutos, o mesmo da via oral (VO), mas de maior duração (SL 3 h vs. VO 2 h) em razão do metabolismo de primeira passagem hepática.[1,10]

💊 O protocolo do HCPA propõe a administração de 800 µg (4 comprimidos de 200 µg) via bucal (VB) para tratamento da HPP. Deve-se considerar administrar misoprostol para manutenção do tônus uterino após, sucesso do manejo agudo da atonia: 400 µg VB em 2 horas, seguido de 400 µg via retal (VR) em 6 horas.

TRATAMENTO INVASIVO NÃO CIRÚRGICO

💊 Algumas técnicas conservadoras são empregadas concomitantemente ao manejo medicamentoso, ou na falha do controle da HPP (Figura 33.4).

COMPRESSÃO UTERINA BIMANUAL

💊 As compressões uterinas devem ser iniciadas imediatamente no diagnóstico de atonia uterina, enquanto se aguarda a administração e o início da ação dos uterotônicos. São descritas diferentes manobras, como de Hamilton (na qual uma das mãos pressiona o útero pela vagina, enquanto a outra pressiona o útero pela parede abdominal) e a de Chantrapitak (em que ambas as mãos procuram pressionar o útero através da parede abdominal) (Figura 33.5). É importante que a bexiga seja esvaziada, para aumentar a efetividade.[17]

TAMPONAMENTO UTERINO COM BALÃO

O tamponamento uterino com balão é utilizado para o controle temporário ou definitivo do san-

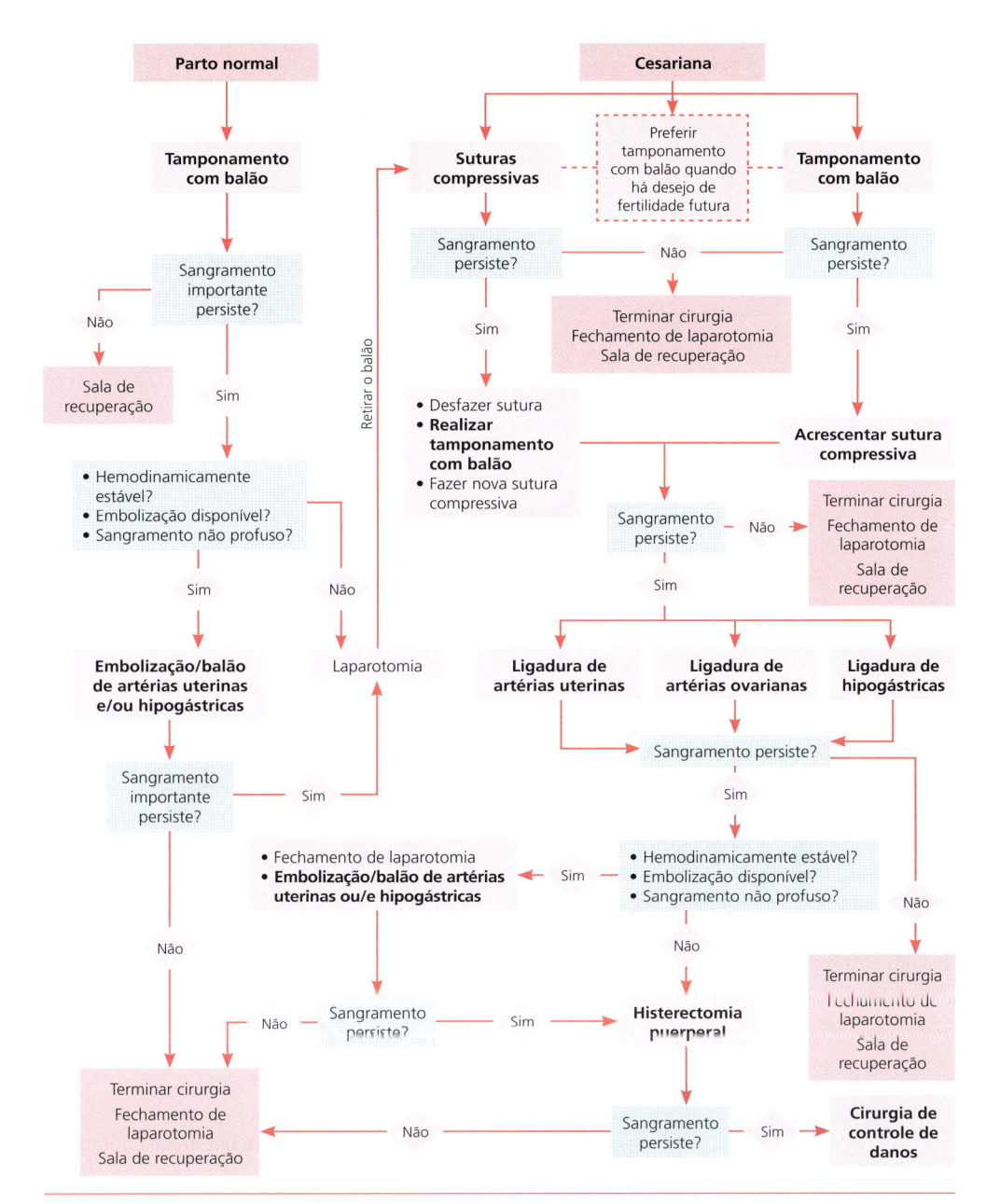

FIGURA 33.4 – Manejo invasivo da hemorragia.

gramento por atonia uterina, quando os uterotônicos falharam em controlar a HPP. Ele pode ser usado para evitar a recorrência de inversão uterina e para controlar o sangramento de sítio placentário (placenta prévia e/ou acretismo leve). Entretanto, há risco potencial de o balão precipitar perfurações nos casos de adelgaçamento da parede uterina.

Prefere-se o uso de balões industrializados (Bakri, B-Cath) que permitem medir a drenagem sanguínea, estimar a efetividade do controle da hemorragia e evitar a situação de hemorragia

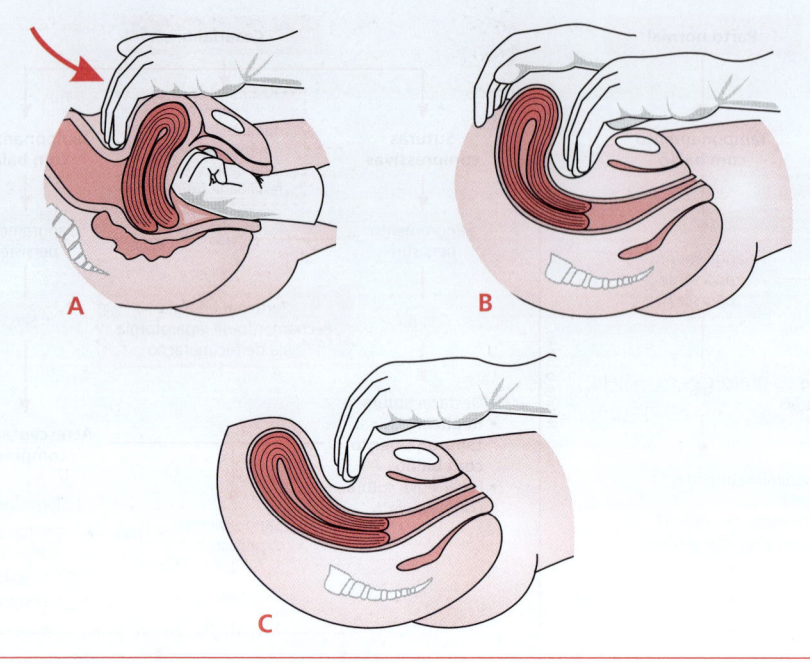

FIGURA 33.5 – Manobras de compressão uterina bimanual.

oculta, o que o uso do *condom* para a hemostasia não possibilita avaliar. Na ausência deles, é possível confeccioná-los artesanalmente com o uso de sondas (de Foley ou nasogástrica) e de *condom* masculino, dedo de luva ou outro dispositivo de látex (balões de Baskett, El Hennawy, El Menia) (**Figuras 33.6** e **33.7**). Também é possível empregar balões hemostáticos normalmente utilizados em outras cirurgias, como o de Sengstaken-Blakemore.[18] Em um estudo randomizado, o uso de balão de Bakri foi tão eficaz quanto o *condom*

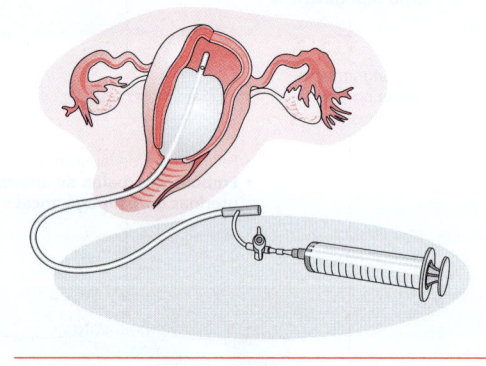

FIGURA 33.7 – Balão de Bakri para tamponamento uterino.

no controle da hemorragia puerperal por tamponamento uterino.[19]

Na hemorragia pós-parto vaginal, insere-se o balão através do colo uterino; na cesariana, insere-se através da histerotomia (começando pela extremidade distal, que deve ultrapassar o orifício cervical interno e ser apreendida pelo auxiliar na vagina). A inserção por via vaginal logo após a histerorrafia permite confirmar a insuflação uterina, prevenindo perfuração acidental do balão durante a rafia uterina. É necessário o tampona-

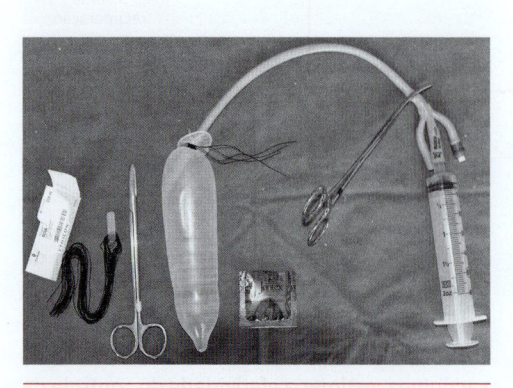

FIGURA 33.6 – Balão artesanal com *condom* para tamponamento uterino.

mento vaginal para prevenir a expulsão do balão quando o colo uterino estiver dilatado. Preenche-se o balão com 300 a 500 mL de soro fisiológico. Durante a permanência do balão, preconiza-se a administração de cefazolina 1 g de 8/8 horas. O balão deve ser retirado em até 12 a 24 horas (após 12 h, aumenta o risco de endometrite), esvaziando-o lentamente (cerca de 20-50 mL a cada hora). O esvaziamento do balão deve ser iniciado com equipe completa e preparada para o atendimento de intercorrências, pois, em caso de desestabilização da paciente e/ou drenagem superior a 50 mL/h, o balão não deverá ser recolocado, havendo necessidade de se considerar outra intervenção.

TRAJE ANTICHOQUE

O traje antichoque não pneumático (TANP) é utilizado para pacientes com HPP que necessitam de transferência para centros de maior complexidade ou enquanto se agilizam outras intervenções, como transfusão, embolização e procedimentos cirúrgicos. É constituído de seis segmentos: três para os membros inferiores, um para a pelve e dois segmentos para o abdome (Figura 33.8). Ele possibilita o acesso aos vasos sanguíneos nos membros superiores e às regiões abdominal e perineal, permitindo que procedimentos terapêuticos sejam realizados.[19,20]

O TANP deve ser colocado sequencialmente, iniciando-se pelo segmento 1 (membros inferiores) até o 6. Uma vez que os segmentos estejam bem fechados em torno da parte inferior do corpo da paciente, o TANP reduz o fluxo sanguíneo para essas partes, dirigindo-o aos órgãos vitais na porção superior do corpo.[21]

A retirada segue a mesma sequência, do segmento 1 para o 6, aguardando 15 minutos entre a liberação de cada segmento, para conferir a estabilidade hemodinâmica. Pode ser mantido por mais de 48 horas, devendo ser retirado mediante as seguintes condições:

- Sangramento menor do que 50 mL/h por 2 horas.
- Pressão arterial sistólica (PAS) > 90 mmHg.
- Hemoglobina > 7 g/dL ou hematócrito de 20%.
- Local adequado para tratamento definitivo.

TRATAMENTO CIRÚRGICO

Há situações em que a única opção para controlar o foco sangrante é a abordagem cirúrgica (ver Figura 33.4).

SUTURAS COMPRESSIVAS

As suturas compressivas procuram controlar a atonia promovendo a compressão entre as paredes de diferentes segmentos do útero. A sutura mais conhecida e utilizada é a de B-Lynch (Figura 33.9). A sutura de Cho (múltiplas suturas quadrangulares) é preferível nos casos de acretismo leve com preservação do útero (comprime a parede anterior

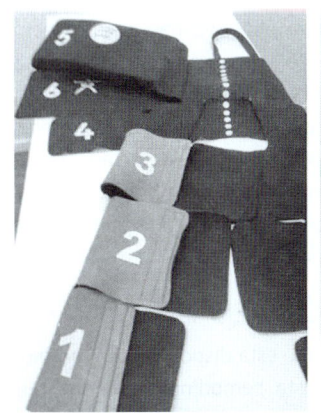

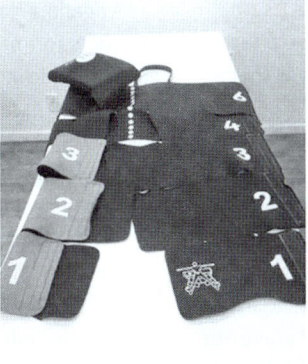

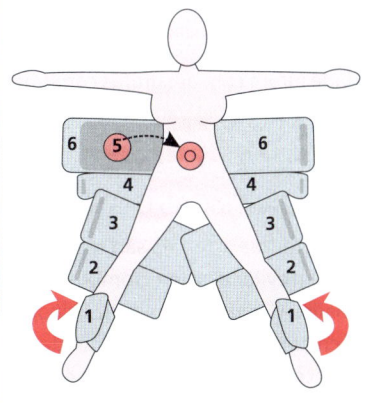

FIGURA 33.8 – Traje antichoque não pneumático usado em pacientes com hemorragia.

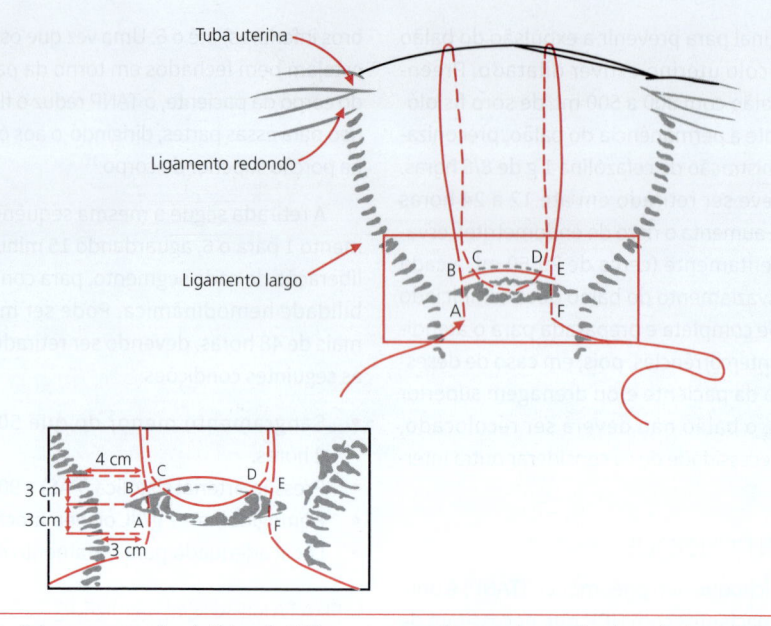

FIGURA 33.9 – Sutura compressiva de B-Lynch. Utiliza-se uma agulha grande com fio absorvível nº 1 ou 2 para entrar na cavidade uterina em A e sair da cavidade em B. Faz-se uma alça (tipo "suspensório"), com o fio de sutura passando pelo fundo do útero, e entra-se novamente na cavidade uterina pela parede posterior em C (na mesma altura de B). A sutura deve ser tracionada firmemente nesse ponto. A saída da cavidade uterina é feita pela parede posterior em D, fazendo-se outra vez uma alça pelo fundo uterino, retornando para a porção anterior do útero, para, então, entrar novamente na cavidade no ponto E, tornando a sair da cavidade em F. As pontas livres do fio em A e F são amarradas de maneira segura para comprimir o útero. Para a realização de sutura de B-Lynch modificada, seguem-se os mesmos passos, mas já com a incisão uterina fechada.

com a posterior). Outras suturas utilizadas são as de Hayman (na forma de "suspensório" simples), Pereira (múltiplas suturas transversais e longitudinais não penetrantes), Ouabha (quatro suturas transversais), Hackethal (múltiplas suturas transversais em "U"), e de Matsubara-Yano (duas suturas verticais penetrantes como "suspensório", duas suturas transversais penetrantes) (**Figura 33.10**).[22]

O retorno à menstruação normal e à fertilidade futura com as suturas compressivas chega a 90 e 85%, respectivamente.[23]

LIGADURA DAS ARTÉRIAS HIPOGÁSTRICAS OU UTERINAS

As ligaduras arteriais são técnicas que também podem evitar a histerectomia, preservando a fertilidade. A ligadura das artérias hipogástricas é uma técnica efetiva no tratamento da HPP grave que parece não afetar negativamente a restauração das menstruações e a fertilidade futura (cerca de 85% de ocorrência de gestação depois do procedimento).[23] Entretanto, ela exige um alto grau de treinamento do cirurgião. As complicações potenciais da ligadura das artérias hipogástricas são hematoma, lesão ureteral, laceração da veia ilíaca, ligadura acidental da artéria ilíaca externa e claudicação intermitente por isquemia do músculo glúteo.

A ligadura das artérias uterinas, que proveem 90% do suprimento sanguíneo do útero, é uma alternativa de intervenção relativamente simples, com menos risco de ligadura dos vasos e ureteres (**Figura 33.11**). Pode ou não ser associada à ligadura do ligamento útero-ovariano (artérias ovarianas) e parece não comprometer a fertilidade e os desfechos obstétricos futuros.[8,23]

EMBOLIZAÇÃO ARTERIAL

Em cenários em que está disponível um radiologista intervencionista, hemodinamicista ou cirurgião vascular com treinamento na técnica, é possível realizar a oclusão do fluxo sanguíneo arterial

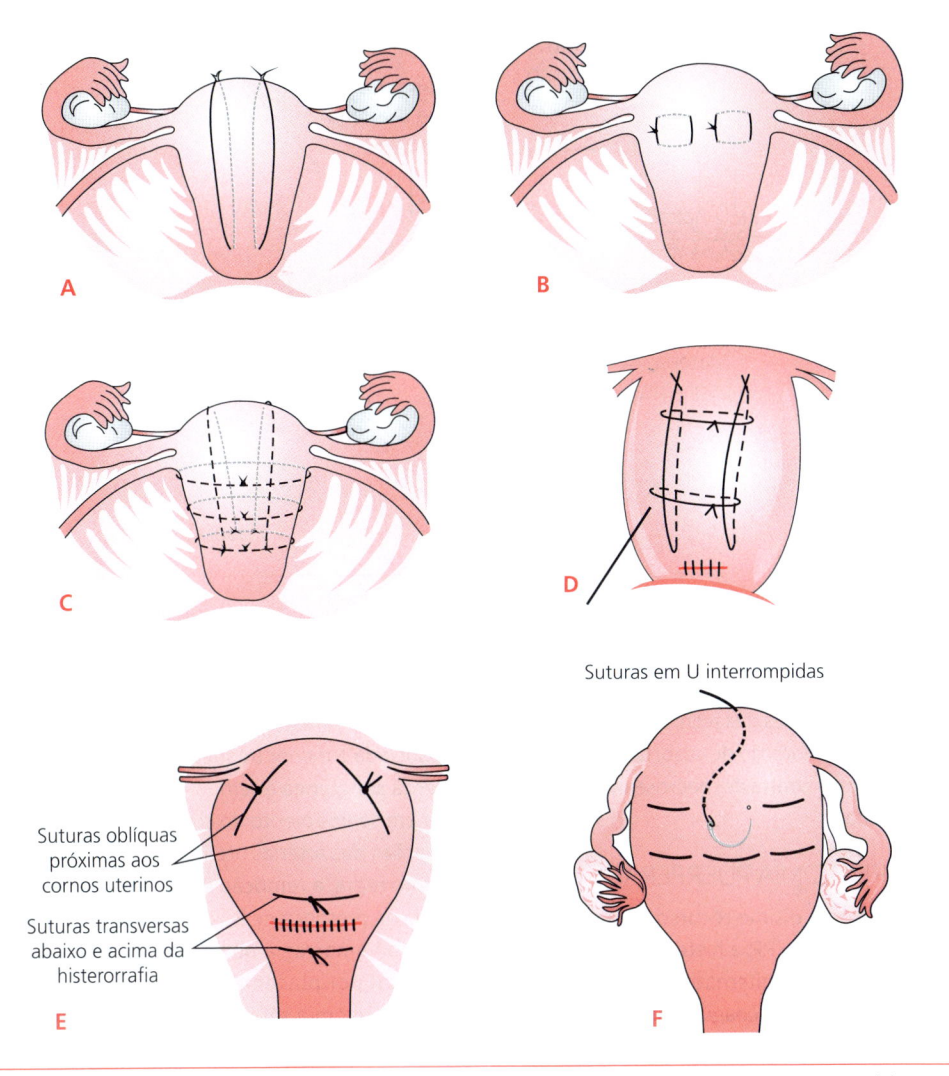

FIGURA 33.10 – Outros tipos de suturas compressivas utilizadas em pacientes com hemorragia puerperal. **(A)** Sutura de Hayman. **(B)** Sutura de Cho. **(C)** Sutura de Pereira. **(D)** Sutura de Matsubara-Yano. **(E)** Sutura de Ouabha. **(F)** Sutura de Hackethal.

com a utilização de balões (oclusão intermitente das artérias hipogástricas, ilíacas comuns ou da aorta). Insere-se um cateter em cada artéria femoral, que progride até as artérias de escolha. O tempo de procedimento é de aproximadamente 30 a 60 minutos, sendo necessário controle radiológico. Entretanto, a ocorrência de instabilidade hemodinâmica impede a transferência da paciente de sala cirúrgica para sala equipada para embolização arterial, o que limita a utilização do método.[21] A cateterização arterial pode ser realizada profilaticamente antes de cesariana planejada em casos de suspeita de placenta morbidamente aderida (menor risco de perda sanguínea e coagulopatia).

A cateterização arterial seletiva para embolização (em geral, das artérias uterinas) pode também ser adotada. Estudos de embolização arterial seletiva têm sucesso muito variado (36-98%), pois diferentes materiais utilizados para embolização, vasos arteriais e intervenções associadas à embolização podem interferir no resultado.[24] As menstruações retornam normalmente em menos de

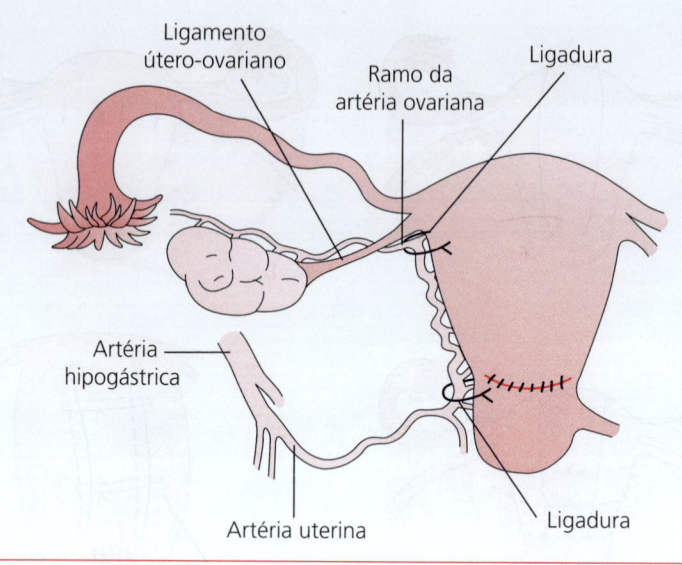

FIGURA 33.11 – Ligadura da artéria uterina.

6 meses (91%), e gestações futuras são possíveis (75%).[23]

As complicações das técnicas de oclusão arterial incluem perfuração de vaso, hematoma, infecção, alergia ao contraste, necrose uterina e trombose arterial.[21]

HISTERECTOMIA PUERPERAL

Utilizada como último recurso para controle do sangramento na HPP, a histerectomia puerperal por vezes é a única alternativa eficaz em casos de atonia grave ou com coagulopatia de difícil reversão. Da mesma forma, pacientes com HPP grave por placenta acreta, increta ou percreta ou por extensa ruptura uterina não devem ter a histerectomia postergada (ver Cap. 53 – Acretismo placentário).

A histerectomia de emergência está associada a altas taxas de morbimortalidade materna, tendo a placentação anormal como maior causa. As principais morbidades incluem febre (26%), coagulação intravascular disseminada (CIVD) (22%), infecção (16%), lesão de trato urinário (13%) e problemas pulmonares (11%).[25] A técnica total, preferida, ou subtotal depende da condição clínica e cirúrgica.[26] Apesar de a morbidade materna não ser significativamente diferente, os desfechos adversos maternos tendem a ser menores na histerectomia subtotal (16%) do que na histerectomia total (30%), em particular lesões do trato urinário.[27] A histerectomia subtotal, apesar de associada a menor frequência de danos viscerais, perda sanguínea e tempo cirúrgico, pode resultar em sangramento do coto cervical pelas ramificações das artérias uterinas para o colo uterino. Como regra, a remoção do colo uterino é necessária na presença de lesão cervical que contribua para a hemorragia ou nas invasões de estroma cervical por placenta morbidamente aderida. A histerectomia subtotal é efetiva para controlar com sucesso hemorragias por atonia,[26] mas a histerectomia total é melhor para sangramentos do segmento inferior do útero ou do colo do útero.[8]

CIRURGIA PARA CONTROLE DE DANOS

A cirurgia para controle de danos é uma estratégia de tratamento para pacientes críticos, na qual se reduz o tempo cirúrgico, sacrificando o reparo definitivo e imediato das lesões.[9] A decisão é por realizar hemostasia rápida e temporária para permitir a restauração volêmica, a correção dos distúrbios de coagulação e/ou o tratamento da disfunção dos órgãos. Nas pacientes com evidência clínica de coagulopatia após a histerectomia, tem sido proposto realizar o empacotamento pélvico com compressas sobre os múltiplos sítios de sangramento e com incisão da laparotomia recoberta (preferencialmente) com curativos a vácuo. O tratamento definitivo é realizado após a estabilização da paciente, em geral entre 2 e 5 dias da abordagem inicial.

MANEJO DE VOLEMIA E HEMOCOMPONENTES

⭐ As estratégias atuais de tratamento do choque hemorrágico têm como objetivo o controle rápido do sangramento, a restauração da perfusão tecidual e a abordagem precoce da coagulopatia. É fundamental que o protocolo institucional contemple a ressuscitação volêmica e a transfusão de hemocomponentes na HPP (Figura 33.12).[9,28]

RESSUSCITAÇÃO VOLÊMICA

Preconiza-se, atualmente, a infusão racional de líquidos. Deve-se avaliar a paciente a cada 250 a 500 mL de infusão de cristaloides (soro fisiológico ou solução de Ringer com lactato) para aferir a resposta hemodinâmica e a melhor conduta a cada momento. Os líquidos devem ser aquecidos para evitar hipotermia (temperaturas abaixo de 35 °C reduzem a perfusão tecidual de oxigênio, favorecendo a acidose e agravando a coagulopatia). Tem-se evitado o uso de soluções coloides. A infusão rápida e excessiva de cristaloides pode elevar a pressão arterial antes do controle cirúrgico do foco hemorrágico, aumentando paradoxalmente o sangramento (destruição de coágulos formados), favorecendo a hipotermia (líquidos não aquecidos) e diluindo os fatores de coagulação, o que aumenta o risco de coagulopatia dilucional. Pacientes hemodinamicamente instáveis após a infusão de 1.500 mL de cristaloides, sobretudo em vigência de sangramento ativo, devem ser avaliadas para hemotransfusão imediata.

🩸 Após a infusão de 2.000 mL de cristaloides, a ressuscitação deve continuar com hemocomponentes. O IC também pode estimar o risco de hemotransfusão (IC ≥ 1) ou mesmo transfusão maciça (IC ≥ 1,4), sinalizando precocemente à equipe para que atue nesse sentido.

TRANSFUSÃO DE HEMOCOMPONENTES E MANEJO DA COAGULOPATIA

🩸 A decisão transfusional inicial deve ser baseada no estado clínico da paciente. A avaliação do grau de choque de acordo com os parâmetros clínicos pode ser vista na Tabela 33.6. Pacientes com instabilidade hemodinâmica são candidatas à hemotransfusão imediata, assim como aquelas que já receberam 1.500 mL de cristaloides e não apresentaram resposta adequada (rápida e sustentada) à infusão destes[1,9] (ver Cap. 41 – Hemoterapia e gestação).

No choque leve (ou IC ≤ 1), a hemotransfusão em geral não é necessária e, caso ocorra, deve ser realizada com sangue compatível. Pacientes hemodinamicamente instáveis com perdas importantes devem receber transfusão emergencial de dois concentrados de hemácias; se a prova cruzada não estiver disponível, deve ser transfundido sangue O negativo.

🩸 Diante de choque grave (IC > 1,7), deve-se iniciar o protocolo de transfusão maciça (PTM).[15]

Os protocolos transfusionais atuais são variados e baseados nos estudos em trauma. As recomendações do Suporte de Vida Avançado no Trauma (ATLS, Advanced Trauma Life Support) recomendam iniciar o PTM após o uso de 2 L de solução cristaloide e transfusão de sangue O negativo ou tipo-específico, sendo em geral utilizadas proporções iguais de concentrado de hemácias, plasma fresco congelado, crioprecipitado e plaquetas. O PTM deve ser exequível e adaptado à realidade de cada instituição, mas garantindo a liberação imediata dos hemocomponentes; as proporções dos hemocomponentes a administrar e os alvos transfusionais devem estar contemplados nos protocolos.[9,29]

🩸 A evolução para hipofibrinogenemia é mais precoce na HPP, um aspecto importante a ser considerado na ressuscitação hemostática. Níveis de fibrinogênio abaixo de 200 mg/dL têm valor preditivo positivo de 100% para HPP grave.

Manejo da volemia e do choque

Avaliação do choque		Considerar o parâmetro mais grave			
Grau de choque		Compensado	Leve	Moderado	Grave
PAS (mmHg)		> 90	80-90	70-79	< 70
Pulso (bpm)		60-90	91-100	101-120	> 120
Perfusão		Normal	Palidez, pele fria	Palidez, pele fria e sudorese	Palidez, pele fria, sudorese e enchimento capilar > 3 segundos
Sensório		Normal	Normal e/ou agitada	Agitada	Letárgica ou inconsciente
Perda de volume (para mulher 50-70 kg)	em %	10-15%	16-25%	26-35%	> 35%
	em mL	500-1.000	1.000-1.500	1.500-2.000	> 2.000

Calcular índice de choque: se (FC ÷ PAS) > 0,9, há alto risco de necessidade de transfusão maciça

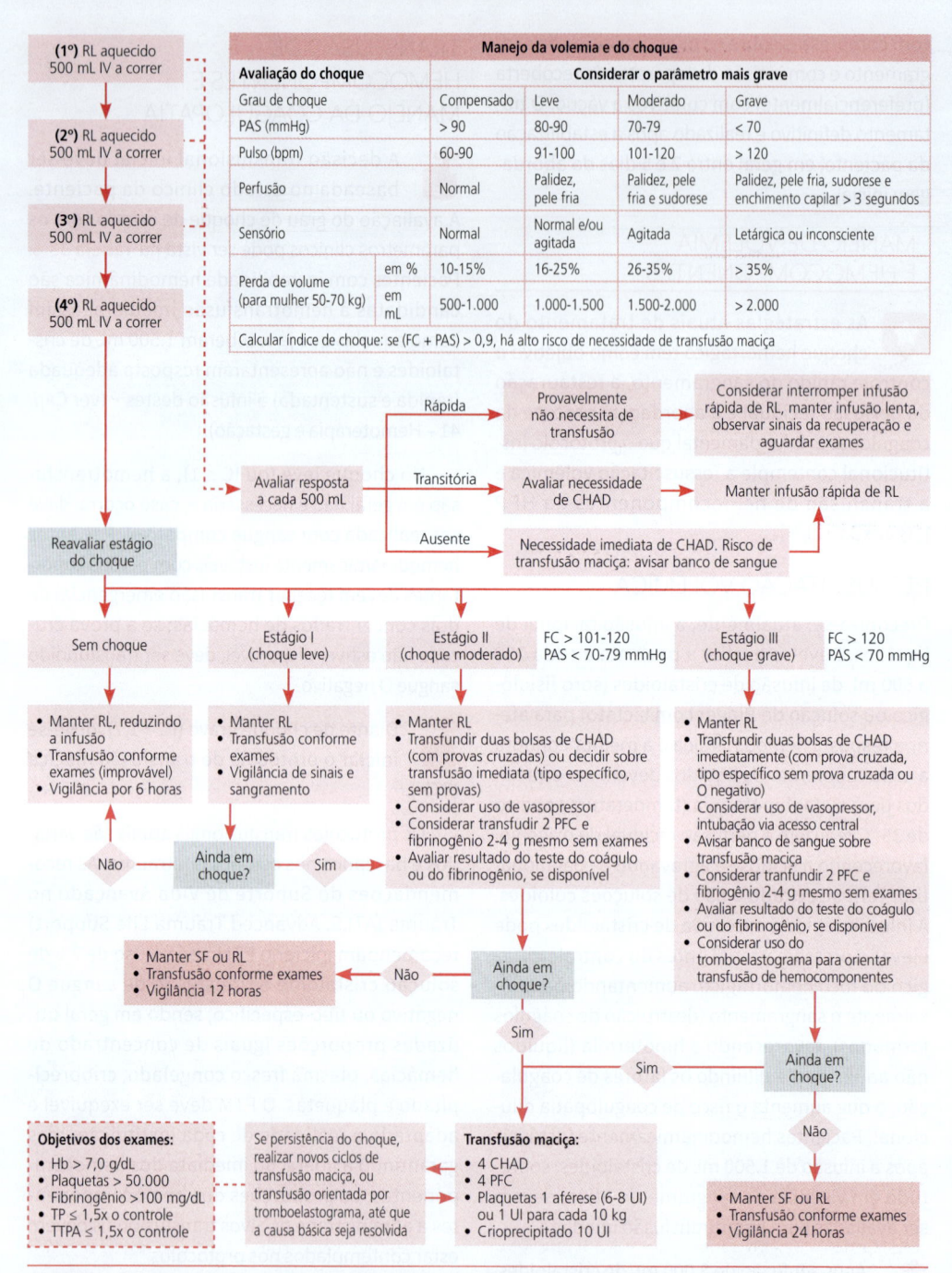

Fluxo de infusão:
- (1º) RL aquecido 500 mL IV a correr
- (2º) RL aquecido 500 mL IV a correr
- (3º) RL aquecido 500 mL IV a correr
- (4º) RL aquecido 500 mL IV a correr

Avaliar resposta a cada 500 mL:
- Rápida → Provavelmente não necessita de transfusão → Considerar interromper infusão rápida de RL, manter infusão lenta, observar sinais da recuperação e aguardar exames
- Transitória → Avaliar necessidade de CHAD → Manter infusão rápida de RL
- Ausente → Necessidade imediata de CHAD. Risco de transfusão maciça: avisar banco de sangue

Reavaliar estágio do choque:

Sem choque:
- Manter RL, reduzindo a infusão
- Transfusão conforme exames (improvável)
- Vigilância por 6 horas

Estágio I (choque leve):
- Manter RL
- Transfusão conforme exames
- Vigilância de sinais e sangramento

Estágio II (choque moderado) — FC > 101-120; PAS < 70-79 mmHg:
- Manter RL
- Transfundir duas bolsas de CHAD (com provas cruzadas) ou decidir sobre transfusão imediata (tipo específico, sem provas)
- Considerar uso de vasopressor
- Considerar transfudir 2 PFC e fibrinogênio 2-4 g mesmo sem exames
- Avaliar resultado do teste do coágulo ou do fibrinogênio, se disponível

Estágio III (choque grave) — FC > 120; PAS < 70 mmHg:
- Manter RL
- Transfundir duas bolsas de CHAD imediatamente (com prova cruzada, tipo específico sem prova cruzada ou O negativo)
- Considerar uso de vasopressor, intubação via acesso central
- Avisar banco de sangue sobre transfusão maciça
- Considerar tranfundir 2 PFC e fibrinogênio 2-4 g mesmo sem exames
- Avaliar resultado do teste do coágulo ou do fibrinogênio, se disponível
- Considerar uso do tromboelastograma para orientar transfusão de hemocomponentes

Ainda em choque?
- Não → Manter SF ou RL; Transfusão conforme exames; Vigilância 12 horas
- Sim → Ainda em choque? → Sim → Transfusão maciça

Ainda em choque? (Estágio III)
- Não → Manter SF ou RL; Transfusão conforme exames; Vigilância 24 horas

Objetivos dos exames:
- Hb > 7,0 g/dL
- Plaquetas > 50.000
- Fibrinogênio >100 mg/dL
- TP ≤ 1,5x o controle
- TTPA ≤ 1,5x o controle

Se persistência do choque, realizar novos ciclos de transfusão maciça, ou transfusão orientada por tromboelastograma, até que a causa básica seja resolvida

Transfusão maciça:
- 4 CHAD
- 4 PFC
- Plaquetas 1 aférese (6-8 UI) ou 1 UI para cada 10 kg
- Crioprecipitado 10 UI

FIGURA 33.12 – Protocolo para ressuscitação volêmica e transfusão de hemocomponentes na hemorragia puerperal.

bpm, batimentos por minuto; CHAD, concentrado de hemácias adulto; FC, frequência cardíaca; Hb, hemoglobina; IV, intravenosa; PAS, pressão arterial sistólica; RL, solução de Ringer com lactato; SF, soro fisiológico; TP, tempo de protrombina; TTPa, tempo de tromboplastina parcial ativada; UI, unidades internacionais.

Tabela 33.6 – Avaliação do grau de choque

PARÂMETROS	GRAU DE CHOQUE			
	COMPENSADO	LEVE	MODERADO	GRAVE
Sensório	Normal	Normal e/ou agitada	Agitada	Letárgica ou inconsciente
Perfusão	Normal	Pele fria, palidez	Pele fria, palidez, sudorese	Pele fria, palidez, sudorese e retardo do enchimento capilar
Pulso (bpm)	60-90	91-100	101–120	> 120
PAS (mmHg)	> 90	80-90	70–79	< 70
Perda estimada de volume em mL (para mulheres de 50-70 kg)	500-1.000	1.000-1.500	1.500-2.000	> 2.000

bpm, batimentos por minuto; PAS, pressão arterial sistólica.
Fonte: American College of Surgeons.[29]

Sendo assim, a abordagem intensiva da hipofibrinogenemia é essencial. O concentrado de fibrinogênio tem sido utilizado em muitas situações de HPP grave. Entretanto, a efetividade dessa conduta, nesse cenário específico, ainda é objeto de estudo.[1,5] É importante lembrar de que o crioprecipitado tem maior concentração de fibrinogênio do que o plasma fresco congelado.

Os diferentes hemocomponentes e seu emprego estão sumarizados na Tabela 33.7.

EXAMES LABORATORIAIS

Os sinais clínicos são os critérios mais importantes para a definição da necessidade de transfusão de hemocomponentes, já que os exames laboratoriais em geral não refletem fidedignamente a perda sanguínea aguda de uma puérpera. Contudo, alguns exames laboratoriais auxiliam esse manejo. Não existe consenso sobre os exames a serem solicitados nem sobre a sua periodicidade, mas hemograma, coagulograma, fibrinogênio, eletrólitos, lactato e gasometria são altamente recomendados. Os alvos laboratoriais almejados com a terapia transfusional são os seguintes:[30]

- Hemoglobina > 7 a 8 g/dL.
- Hematócrito de 21 a 24%.
- Plaquetas > 50.000 (ou > 100.000 se sangramento ativo).
- Protrombina < 1,5 vez o controle.
- Tempo de tromboplastina parcial ativada (TTPa) < 1,5 a 1,7 vez o controle.
- Fibrinogênio > 200 mg/dL.

Os exames também podem identificar hiperpotassemia (secundária à concentração de potássio no sangue transfundido), hipocalcemia (o cálcio é quelado pelo citrato presente no plasma fresco congelado), hipofibrinogenemia precoce e os distúrbios ácido-básicos relacionados com a HPP. Níveis de cálcio ionizado < 1 mmol/L (valores de referência 1-1,3 mmol/L) impedem a coagulação, estando recomendada a reposição empírica de 1 a 2 g de gluconato de cálcio ao longo de 2 a 3 minutos a cada quatro concentrados de hemácias transfundidos.[31]

A tromboelastografia e a tromboelastometria são exames para avaliação da capacidade hemostática à beira do leito e podem ser úteis na orientação de transfusão de gestantes com hemorragia maciça. Os fatores limitantes para seu uso são o alto custo, a pouca disponibilidade e a falta de padronização dos resultados para gestantes e puérperas.[9]

Tabela 33.7 – Propriedades dos hemocomponentes

COMPONENTE	CONCENTRAÇÃO OU VOLUME	INDICAÇÃO	OBSERVAÇÕES
Concentrado de hemácias	250-300 mL/unidade	Aumentar oxigenação tecidual Repor níveis hematimétricos (especialmente se Hb < 7)	Uma unidade eleva o Hb em 1-1,5 g/dL e o Ht em 3%
Plasma fresco congelado	180-200 mL/unidade	Sangramentos com INR > 1,5 ou TP > 1,5 vez o valor normal Reposição de fatores de coagulação Reversão de anticoagulação por antagonistas de vitamina K Transfusão maciça	Rico em fatores de coagulação: V VII VIII IX XI Fibrinogênio Antitrombina III
Concentrado de plaquetas	50 mL/unidade 1 *pool* de plaquetas = 5 unidades (± 250 mL) 1 aférese de plaquetas = 6-8 unidades (± 350 mL)	Sem procedimentos invasivos: • Plaquetas < 20.000/mm³ com sangramento • Plaquetas < 20.000/mm³ sem sangramento com fatores de risco Com procedimentos invasivos: • Plaquetas < 50.000/mm³ sem sangramento • Plaquetas < 80.000/mm³ com sangramento • Plaquetas < 80.000/mm³ em cirurgias de grande porte • Plaquetas < 100.000/mm³ em neurocirurgia • Transfusão maciça	Uma unidade aumenta a contagem de plaquetas em 5.000-10.000/mm³
Crioprecipitado	10-20 mL/unidade	Fibrinogênio < 200 mg/dL Transfusão maciça	Uma unidade aumenta o fibrinogênio em 10 mg/dL Dose adulto: 7-10 unidades
Concentrado de fibrinogênio	20 mg/mL (ampolas de 1 ou 2 g reconstituídas em 50 ou 100 mL)	Fibrinogênio < 100 mg/dL	Dose habitual: 70 mg/kg ou 2 g
Complexo protrombínico	25 UI/mL (ampolas de 500 ou 1.000 UI reconstituídas em 20 ou 40 mL)	Reversão de anticoagulação por antagonistas de vitamina K Pacientes com defeitos específicos da coagulação	Fatores de coagulação: II e VII IX e X Proteína C e proteína S

Hb, hemoglobina; Ht, hematócrito; INR, índice normalizado internacional; TP, tempo de protrombina; UI, unidades internacionais.
Fonte: Elaborada com base em Organização Pan-Americana de Saúde[9] e Brandão.[28]

LACERAÇÕES DE TRAJETO

O tratamento consiste na sutura das lesões com fios absorvíveis e tamponamento do trajeto, que poderá ser removido em 3 a 6 horas, em casos de lacerações múltiplas ou muito extensas em que a sutura não seja suficiente. A profilaxia das complicações do sangramento por lesão de trajeto é feita pela revisão sistemática do trajeto após o parto.[20] Em casos de laceração de terceiro e quarto graus, existe a indicação de profilaxia antimicrobiana (ver Cap. 23 – Assistência ao parto).

RUPTURA UTERINA

Em casos de ruptura do útero detectada ao exame digital da cavidade uterina, o tratamento deve ser cirúrgico, que pode ser a simples rafia da lesão até a histerectomia parcial ou total. Hematomas de ligamento largo não são raros e devem ser drenados, mas não devem ser manipulados quando se estendem ao retroperitônio.

INVERSÃO UTERINA

Acomete com mais frequência pacientes multíparas, pacientes com acretismo placentário ou com tração excessiva do cordão associada à compressão do fundo uterino. Pode ocorrer choque hipovolêmico e/ou neurogênico devido à grande perda sanguínea e à dor intensa. O tratamento consiste em realizar a manobra de Taxe (desinversão manual do útero para a sua posição normal) sob anestesia e com profilaxia antimicrobiana. Em casos mais graves, pode-se usar um balão intraútero para a manutenção do útero nessa posição ou, em necessidade extrema, realizar laparotomia e tração cirúrgica do corpo uterino pelo fundo com pinças (procedimento de Huntington). Após o reposicionamento uterino, devem-se associar ocitócicos e, nos casos de grandes perdas sanguíneas, proceder à transfusão sanguínea.

HEMATOMA PERINEAL

A instalação de um hematoma perineal geralmente é rápida e pode atingir grandes proporções, estando associada a distocia do período expulsivo, partos em occipito-posterior, fórcipe e episiotomia. Pode ocorrer hematoma espontâneo em parto vaginal, mesmo sem laceração do trajeto pélvico. Deve-se drená-lo assim que identificado, tentando localizar e ligar o vaso sangrante. Quando ocorre muita dissecção dos tecidos pelo hematoma, pode-se utilizar tamponamento após a drenagem. Em alguns casos, quando o hematoma é pequeno e encontra-se estável, a conduta conservadora é suficiente.

RETENÇÃO PLACENTÁRIA E PLACENTAÇÃO ANÔMALA

A placenta é considerada retida quando a dequitação excede 30 minutos, embora, em casos de hemorragia intensa, a extração manual possa ser indicada em períodos mais breves. Após analgesia e profilaxia antimicrobiana, procede-se à curagem (extração manual da placenta) e à curetagem uterina. O diagnóstico de dequitação incompleta pode ser realizado pelo exame cuidadoso da porção dequitada com constatação de ausência parcial ou total de um ou mais cotilédones. A placenta morbidamente aderida (acreta, increta ou percreta) muitas vezes terá indicação de histerectomia (ver Cap. 53 – Acretismo placentário).

HEMORRAGIA PUERPERAL TARDIA

Tem essa denominação quando ocorre no período de 24 horas a 12 semanas pós-parto. A hemorragia puerperal tardia não deve ser confundida com os lóquios fisiológicos ou o retorno da menstruação. Como etiologia, são mais frequentes os restos placentários, a infecção puerperal e os hematomas. No caso de permanência de restos placentários, isso impediria a involução uterina fisiológica, levando à hemorragia. As placentas succenturiadas (que apresentam um ou mais lóbulos extras) facilmente explicam a permanência de restos placentários por retenção do lobo acessório, os quais podem não ser suspeitados, já que ficam retidos. Nesses casos, assim como naqueles de infecção puerperal, será encontrado, ao exame físico, útero subinvoluído e colo ainda dilatado. A avaliação ultrassonográfica é controversa, já que a presença de coágulos intrauterinos pode ser confundida com restos ovulares. O tratamento é a realização de curetagem uterina. O material obtido deve ser enviado para exame anatomopatológico (AP). É importante lembrar de que, em um puerpério fisiológico, espera-se encontrar restos deciduais no AP, o que não significa retenção de restos ovulares.

Outra causa de hemorragia tardia no puerpério é a infecção uterina na sua forma hemorrágica. O diagnóstico e o tratamento de infecção puerperal podem ser vistos no Capítulo 35 – Puerpério patológico.

Os hematomas puerperais, localizados no trajeto, são identificados pelo exame físico. Nos grandes hematomas, impõe-se a abordagem cirúrgica para ligar o vaso sangrante e realizar a sua drenagem.

Recuperação e monitoramento

É importante considerar que o tratamento da paciente com HPP não se encerra com a estabilização dos sinais vitais e o controle do sangramento. Nas mulheres que foram transfundidas, a tromboprofilaxia deve ser instituída pelo risco aumentado de tromboembolia. Inicialmente de forma mecânica (compressão pneumática, meias compressivas) e 12 a 24 horas após o controle do sangramento, deve-se adicionar profilaxia farmacológica, desde que as provas de coagulação estejam próximas ou dentro dos limites normais.

É essencial atentar para o manejo adequado do estresse desencadeado pela HPP, tanto para a paciente, em razão da possibilidade de desenvolvimento de quadro de transtorno de estresse pós-traumático,[32] quanto para a sua família e a própria equipe assistencial. O *debriefing* promove um momento de reflexão conjunta e permite que os participantes da equipe aprendam com o atendimento realizado, independentemente do resultado.

Documentar a ocorrência e o manejo da HPP cuidadosamente no prontuário e inserir a HPP na nota de alta da paciente, pela possibilidade de recorrência em gestação futura, são formas de aumentar a segurança da paciente e a qualidade da assistência.[33]

REFERÊNCIAS

1. Federação Brasileiras das Sociedades de Ginecologia e Obstetrícia. Hemorragia pós-parto: prevenção, diagnóstico e manejo não cirúrgico. São Paulo: FEBRASGO; 2020.
2. Brasil. Ministério da Saúde. Boletim epidemiológico 29: mortalidade proporcional por grupos de causas em mulheres no Brasil em 2010 e 2019. Brasília: MS; 2021.
3. American College of Obstetricians and Gynecologists. Committee on practice bulletins-obstetrics. practice bulletin no. 183: postpartum hemorrhage. Obstet Gynecol. 2017;130(4):e168-86.
4. Mehrabadi A, Hutcheon JA, Lee L, Kramer MS, Liston RM, Joseph KS. Epidemiological investigation of a temporal increase in atonic postpartum haemorrhage: a population-based retrospective cohort study. BJOG. 2013;120(7):853-62.
5. Henriquez DDCA, Bloemenkamp KWM, van der Bom JG. Management of postpartum hemorrhage: how to improve maternal outcomes? J Thromb Haemost. 2018;16(8):1523-34.
6. Kamara M, Henderson JJ, Doherty DA, Dickinson JE, Pennell CE. The risk of placenta accreta following primary elective caesarean delivery: a case-control study. BJOG. 2013;120(7):879-86.
7. Nyfløt LT, Sandven I, Stray-Pedersen B, Pettersen S, Al-Zirqi I, Rosenberg M, et al. Risk factors for severe postpartum hemorrhage: a case-control study. BMC Pregnancy Childbirth. 2017;17(1):17.
8. Ramanathan G, Arulkumaran S. Postpartum hemorrhage. J Obstet Gynaecol Can. 2006;28(11):967-73.
9. Organização Pan-Americana da Saúde. Recomendações assistenciais para prevenção, diagnóstico e tratamento da hemorragia obstétrica. Brasília: OPAS; 2018.
10. World Health Organization. WHO recommendations uterotonics for the prevention of postpartum haemorrhage. Geneva: WHO; 2018.
11. Berghella V. Management of the third stage of labor: Prophylactic drug therapy to minimize hemorrhage [Internet]. Waltham: UpToDate; 2021[capturado em 12 dez. 2021]. Disponível em: https://www.uptodate.com/contents/management-of-the-third-stage-of--labor-prophylactic-drug-therapy-to-minimize-hemorrhage.
12. Dyer RA, Butwick AJ, Carvalho B. Oxytocin for labour and caesarean delivery: implications for the anaesthesiologist. Curr Opin Anaesthesiol. 2011;24(3):255-61.
13. Phung LC, Farrington EK, Connolly M, Wilson AN, Carvalho B, Homer CSE, et al. Intravenous oxytocin dosing regimens for postpartum hemorrhage prevention following cesarean delivery: a systematic review and meta-analysis. Am J Obstet Gynecol. 2021;225(3):250.e1-38.
14. Shakur H, Roberts I, Fawole B, Chaudhri R, El-Sheikh M, Akintan A, et al. Effect of early tranexamic acid administration on mortality, hysterectomy, and other morbidities in women with post-partum haemorrhage (WOMAN): an international, randomised, double--blind, placebo-controlled trial. Lancet. 2017;389(10084):2105-16.

15. Vallera C, Choi LO, Cha CM, Hong RW. Uterotonic medications: oxytocin, methylergonovine, carboprost, misoprostol. Anesthesiol Clin. 2017;35(2):207-19.
16. Methergine (methylergonovine) dosing, indications, interactions, adverse effects, and more [Internet]. Atlanta: Medscape; 2019 [capturado em 15 dez. 2021]. Disponível em: https://reference.medscape.com/drug/methergine-methylergonovine-343129
17. Federação Brasileiras das Sociedades de Ginecologia e Obstetrícia. Hemorragia pós-parto. São Paulo: FEBRASGO; 2021.
18. Alves ALG, Silva LB, Melo VH. Uso de balões intrauterinos em pacientes com hemorragia pós-parto. Femina. 2004;42(4):193-201.
19. Darwish AM, Abdallah MM, Shaaban OM, Ali MK, Khalaf M, Sabra AMA. Bakri balloon versus condom-loaded Foley's catheter for treatment of atonic postpartum hemorrhage secondary to vaginal delivery: a randomized controlled trial. J Matern Fetal Neonatal Med. 2018;31(6):747-53.
20. Martins-Costa S, Ramos JGL, Valério EG, Müller ALL. Hemorragia puerperal. In: Martins-Costa SH, Ramos JGL, Magalhães JA, Passos EP, Freitas F. Rotinas em obstetrícia. 7. ed. Porto Alegre: Artmed; 2017. p. 509-30.
21. Figo Safe Motherhood and Newborn Health Committee, International Federation of Gynecology and Obstetrics. Non-pneumatic anti-shock garment to stabilize women with hypovolemic shock secondary to obstetric hemorrhage. Int J Gynaecol Obstet. 2015;128(3):194-5.
22. Matsubara S, Yano H, Ohkuchi A, Kuwata T, Usui R, Suzuki M. Uterine compression sutures for postpartum hemorrhage: an overview. Acta Obstet Gynecol Scand. 2013;92(4):378-85.
23. 23. Doumouchtsis SK, Nikolopoulos K, Talaulikar V, Krishna A, Arulkumaran S. Menstrual and fertility outcomes following the surgical management of postpartum haemorrhage: a systematic review. BJOG. 2014;121(4):382-8.
24. Likis FE, Sathe NA, Morgans AK, Hartmann KE, Young JL, Carlson-Bremer D, et al. Management of Postpartum Hemorrhage. Rockville: Agency for Healthcare Research and Quality (US); 2015.
25. Rossi AC, Lee RH, Chmait RH. Emergency postpartum hysterectomy for uncontrolled postpartum bleeding: a systematic review. Obstet Gynecol. 2010;115(3):637-44.
26. Bulbul M, Karacor T, Peker N, Nacar MC, Okutucu G. The effect of surgical procedure on surgical outcomes in patients undergoing emergency peripartum hysterectomy: a retrospective multicenter study. J Matern Fetal Neonatal Med. 2021;1-7.
27. D'Arpe S, Franceschetti S, Corosu R, Palaia I, Di Donato V, Perniola G, et al. Emergency peripartum hysterectomy in a tertiary teaching hospital: a 14-year review. Arch Gynecol Obstet. 2015; 291(4):841-7.
28. Brandão PF, Macedo PHAP, Ramos FS. Choque hemorrágico e trauma: breve revisão e recomendações para manejo do sangramento e da coagulopatia. Rev Med Minas Gerais. 2017;27(Supl 4):S25-33.
29. American College of Surgeons. Advanced trauma life support (ATLS®): the ninth edition. J Trauma Acute Care Surg. 2013; 74(5):1363-6.
30. de Lloyd L, Bovington R, Kaye A, Collis RE, Rayment R, Sanders J, et al. Standard haemostatic tests following major obstetric haemorrhage. Int J Obstet Anesth. 2011;20(2):135-41.
31. Elmer J, Wilcox SR, Raja AS. Massive transfusion in traumatic shock. J Emerg Med. 2013;44(4):829-38.
32. Beck CT. Postpartum onset of panic disorder: A metaphor analysis. Arch Psychiatr Nurs. 2021;35(4):369-74.
33. Pacheco LD, Saade GR, Gei AF, Hankins GDV. Cutting-edge advances in the medical management of obstetrical hemorrhage. Am J Obstet Gynecol. 2011;205(6):526-32.

34

PUERPÉRIO NORMAL

ADRIANI OLIVEIRA GALÃO
ALINE POLANCZYK
GISLAINE KROLOW CASANOVA
JOELMIR JOSÉ CHIESA
ANA SELMA BERTELLI PICOLOTO

O puerpério é o período que se inicia logo após o parto vaginal ou a cesariana e estende-se até 6 semanas. É o período no qual ocorre o retorno dos órgãos reprodutivos ao estado pré-gravídico.[1]

■ Modificações anatômicas e fisiológicas

ÚTERO

O útero diminui consideravelmente de volume logo após o nascimento do feto, sofrendo redução de cerca de 1.000 g no pós-parto imediato para 500 g ao final da primeira semana de puerpério, 200 g no final da segunda semana e 100 g em 30 dias após o parto.

> Durante a involução, o útero tem formato globoso, consistência lenhosa e é palpado entre a sínfise púbica e a cicatriz umbilical.[2]

O colo uterino, que estava totalmente dilatado e pregueado no momento do parto, perde esse aspecto em 12 horas, permite a passagem de um dedo ao exame vaginal 2 dias após e apresenta-se fechado já em 1 semana. O orifício externo, com forma inicialmente circular, aparece como fenda transversal no pós-parto.[3]

LÓQUIOS

Os lóquios são a eliminação do conteúdo uterino que ocorre após o parto. São constituídos pela decídua externa remanescente, que sofre necrose e é eliminada. A decídua interna permanece intacta para mais tarde promover a regeneração do endométrio.

- **Lochia rubra** – Sangue vivo que é eliminado nos primeiros dias após o parto.
- **Lochia serosa** – Depois de 3 a 4 dias de pós-parto, a eliminação fica descorada.
- **Lochia alba** – Ao redor do 10° dia após o parto, a eliminação fica esbranquiçada.

> É importante a correta avaliação dos lóquios, pois – quando abundantes ou fétidos e, principalmente, se associados à subinvolução uterina – sugerem retenção placentária ou infecção endometrial.[4]

VAGINA E VULVA

Essas estruturas involuem no puerpério imediato, quando ocorre uma rápida cicatrização.

Se houver pequenas lacerações no momento do nascimento, estas cicatrizarão em 4 ou 5 dias. A mucosa vulvovaginal perde as camadas externas e permanece atrofiada, permitindo a visualização dos vasos das camadas profundas, o que determina uma coloração avermelhada. Essa situação perdura até que ocorra a proliferação tecidual, com o retorno dos níveis estrogênicos.[4]

SISTEMA CARDIOVASCULAR

Imediatamente após o parto, o débito cardíaco e o volume plasmático estão aumentados, em torno de 10%, pela descompressão aortocava, com aumento significativo da resistência vascular periférica, pela eliminação da circulação placentária (shunt arteriovenoso). Essa situação retorna ao estado pré-gravídico em 2 semanas. Após o parto, há redução gradativa do peso materno, também à custa da eliminação hídrica, retida na gestação. A pressão venosa aumentada nos membros inferiores retorna ao normal com a involução uterina, assim como reduzem as varizes vulvares, as hemorroidas e as varizes e o edema em membros inferiores.[5]

TRATO URINÁRIO

Durante o puerpério, podem ocorrer sintomas de superdistensão e sensação de esvaziamento incompleto da bexiga, com a presença de resíduo miccional. Esse quadro pode ser devido a aumento da capacidade vesical e menor sensibilidade ao aumento da pressão intravesical.

OVULAÇÃO

O retorno da ovulação pode ser bastante variado, mas, em geral, na paciente que não amamenta, ocorre em torno de 6 a 8 semanas após o parto. Os ciclos menstruais nesse período são geralmente anovulatórios. No entanto, a ovulação pode ser o primeiro fenômeno do retorno da fertilidade, motivo pelo qual não se deve esperar o retorno da menstruação para iniciar a anticoncepção. A ovulação é menos frequente nas pacientes que amamentam, mas pode ocorrer e resultar em nova gestação.[6]

MAMAS

O ato de amamentar traz benefícios imediatos e tardios à saúde da mulher e representa a intervenção mais eficaz para a redução da morbidade e mortalidade infantis.

Inicialmente, os seios começam a segregar o colostro, que, em comparação com o leite maduro, contém mais minerais e proteínas, porém menos açúcar e gordura. O colostro persiste por cerca de 5 dias, com a conversão gradual para o leite maduro durante as quatro semanas seguintes. Os anticorpos são demonstráveis no colostro, e seu conteúdo de imunoglobulina A (IgA) pode oferecer proteção ao recém-nascido contra agentes patogênicos entéricos. Outros fatores de resistência do hospedeiro que são encontrados no colostro e no leite incluem complemento, macrófagos, linfócitos, lactoferrina, lactoperoxidase e lisozimas. O leite humano é uma suspensão de gordura e proteína em uma solução de hidrato de carbono-mineral.

A prolactina é essencial para a lactação. Apesar de a prolactina plasmática cair após o parto para níveis mais baixos do que durante a gravidez, cada ato de sucção provoca o aumento dos seus níveis. A neuro-hipófise secreta ocitocina de forma pulsátil, que estimula a expressão do leite da mama pela contração das células mioepiteliais. A descida do leite pode ser provocada até mesmo pelo choro do bebê e pode ser inibida pelo medo ou estresse.[7]

O valor nutricional do leite materno, a proteção imune e a constituição da microbiota intestinal reduzem a ocorrência de diarreia e infecções. O aleitamento materno reduz o risco de doenças na vida adulta, como diabetes, hipertensão arterial e obesidade, além de estar associado a melhor desempenho em testes cognitivos e de inteligência.[8]

O ato de amamentar apresenta benefícios imediatos para a saúde da mulher, em virtude de estimular a contratilidade uterina e reduzir o estresse pós-parto, pelo efeito hormonal da ocitocina e da prolactina. Também fortalece o vínculo entre mãe e filho, reduzindo as taxas de negligência e abandono infantil.[9,10]

O aleitamento materno promove também benefícios diretos de ordem econômica, quando considerados os custos com fórmulas substitutas do leite humano, e indiretos, nos gastos com saúde de crianças mais vulneráveis a infecções e alergias.[11,12]

Apesar de todas as evidências favoráveis, a taxa de amamentação exclusiva até os 6 meses de vida, no Brasil, oscila entre 38 e 41%, de acordo com dados referentes ao período entre 2006 e 2008.[13,14] Em razão desses números, a

Organização Mundial da Saúde (OMS) estabeleceu como meta a ser alcançada até 2025 50% de amamentação exclusiva até os 6 meses de vida.[11]

Como medidas promotoras de incentivo ao aleitamento materno, recomendam-se ações e orientações durante o pré-natal, o parto, o puerpério e, especialmente, na alta hospitalar.

PESO MATERNO

A perda de peso após o parto é aguardada pela maioria das mulheres. O ideal é que a mulher seja considerada, do ponto de vista do índice de massa corporal (IMC), eutrófica no período reprodutivo e no início da gestação. Após esse período, ela deve iniciar um ganho de peso moderado e, após um ano do parto, retornar ao peso e IMC que tinha anteriormente à gestação.[15] O ganho excessivo de peso materno tem sido correlacionado com efeitos negativos e a ocorrência de diabetes gestacional, pré-eclâmpsia, eclâmpsia e complicações no parto,[16] assim como fator preditivo para o aumento da obesidade e síndrome metabólica.[17,18]

Para as crianças, observou-se maior risco de peso elevado ao nascimento e de sobrepeso e obesidade na infância.[19]

A lactação também tem efeito protetor na retenção de peso pós-parto e deve ser constantemente incentivada.[18]

Considera-se adequada uma perda de peso entre 0,5 e 1,0 kg e de 2 kg, respectivamente, para mulheres com IMC adequado e sobrepeso, depois do primeiro mês do pós-parto.[20]

Aleitamento materno

EXAME CLÍNICO DAS MAMAS

O exame físico pode evidenciar assimetria, hipoplasia, mamilos de diferentes tipos e elasticidade areolar, possibilitando correções que facilitem o aleitamento.[21] Mulheres que realizaram mamoplastias redutoras podem apresentar menor produção e dificuldade na extração do leite. Nos casos de prótese mamária, deve-se avaliar o tempo decorrido do procedimento, o volume, a localização da incisão e o grau de compressão mamária. Conhecer as características cirúrgicas e a sua associação com as variáveis relacionadas com o aleitamento materno auxilia a esclarecer a população feminina que deseja realizar mamoplastia e, posteriormente, amamentar.

TÉCNICA DE ALEITAMENTO

A pega e o posicionamento adequados definem o sucesso do aleitamento materno e previnem complicações como o ingurgitamento e traumas mamilares.

CONTATO PELE A PELE

O contato precoce do recém-nascido e sua mãe na sala de parto fortalece as chances de sucesso do aleitamento materno. Na primeira hora de vida, atualmente chamada de "hora de ouro", o recém-nascido está mais alerta, e seus reflexos levam à procura do peito materno, melhorando a capacidade de sucção e pega adequada.[14,22,23] Quanto maior for o intervalo entre o parto e a primeira sucção, menor será a produção de prolactina.[24]

ADOÇÃO DE ALOJAMENTO CONJUNTO

Define o contato permanente do recém-nascido e da mãe, com todos os cuidados e procedimentos sendo realizados na presença desta. O alojamento conjunto (AC) tornou-se obrigatório em todas as maternidades do Sistema Único de Saúde (SUS) em 1983 e, a partir de 1990, de acordo com o Estatuto da Criança e do Adolescente (ECA), em todos os hospitais do Brasil.[25]

MONITORAÇÃO DAS PRIMEIRAS MAMADAS

O aleitamento materno deve ocorrer sob livre demanda. As primeiras mamadas devem ser monitoradas e assistidas. Se forem necessários complementos, deverão ser oferecidos pela técnica de translactação ou com copinho, seguindo a orientação da OMS.[26] No **Quadro 34.1**, estão os pontos-chave para posicionamento e pega adequados. A **Figura 34.1** traz uma imagem da pega correta.

Quadro 34.1 – Pontos-chave para posicionamento e pega adequados na amamentação

Pontos-chave do posicionamento adequado
1. Face do bebê de frente para a mama, com o nariz na altura do mamilo
2. Corpo do bebê próximo ao da mãe
3. Bebê com a cabeça e o tronco alinhados (pescoço não torcido)
4. Bebê bem apoiado

Pontos-chave da pega adequada
1. Mais aréola visível acima da boca do bebê do que abaixo
2. Boca bem aberta
3. Lábio inferior virado para fora
4. Queixo tocando a mama

Fonte: Brasil.[27]

PREVENÇÃO DE COMPLICAÇÕES MAMÁRIAS

⚠ Má técnica de amamentação, mamadas infrequentes e em horários preestabelecidos e introdução de chupetas são fatores que podem predispor a complicações da lactação. As complicações e os processos infecciosos maternos que podem interferir na amamentação ou até mesmo na sua suspensão são tratados no Capítulo 35 – Puerpério patológico.

- **Ingurgitamento mamário** – Congestão e/ou aumento da vascularização mamária, com acúmulo de leite e edema, levando à distensão excessiva e, algumas vezes, a febre e desconforto. Em geral, ocorre entre a 2ª e a 3ª semana pós-parto. Os mamilos ficam tensos, o que dificulta ainda mais a pega. Como prevenção, realiza-se esvaziamento, analgesia e técnica de amamentação adequada.
- **Rachaduras e fissuras** – Ocorrem nos primeiros dias de aleitamento e constituem a principal causa de desmame. A erosão da derme está relacionada com a má pega e a preensão incorreta do mamilo, podendo predispor à mastite. Recomenda-se corrigir a pega, retirar um pouco de leite para desencadear o reflexo da ejeção e passar leite materno nos mamilos e expô-los ao ar. Deve-se iniciar a amamentação pelo mamilo menos traumatizado. Nos casos de erosões importantes, deve-se interromper temporariamente a amamentação e oferecer leite ordenhado no copinho até a cicatrização. Cremes hidratantes à base de lanolina anídrica podem favorecer a cicatrização.[28,29] O uso do *laser* para tratamento da dor e promoção da cicatrização tem demonstrado resultados promissores, embora sejam necessárias evidências científicas mais robustas para indicar seu uso rotineiro.

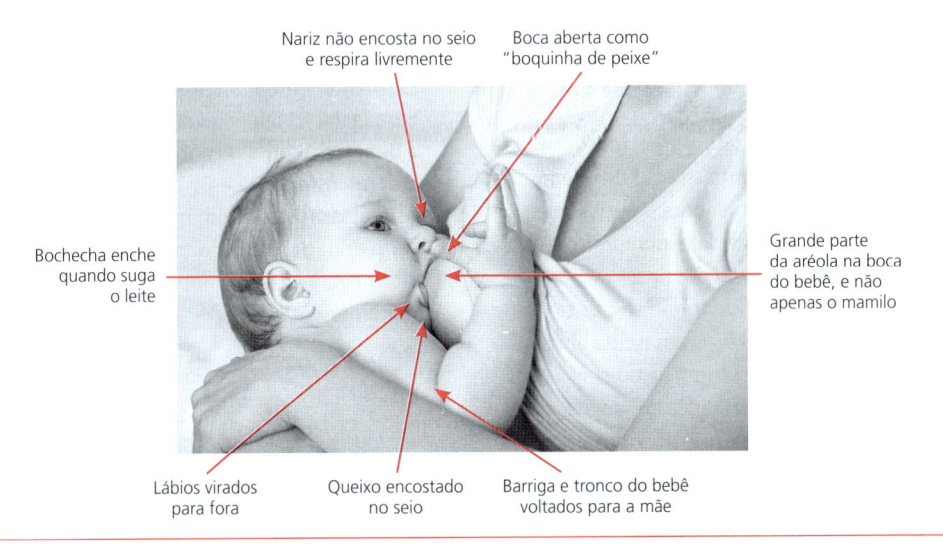

FIGURA 34.1 – Imagem ilustrativa da pega correta.
Fonte: Shutterstock.

CONDIÇÕES QUE DEVEM SER INDIVIDUALIZADAS NO ALEITAMENTO MATERNO

PROCESSOS INFECCIOSOS MATERNOS

- **Infecção pelo vírus da imunodeficiência humana (HIV,** *human immunodeficiency virus*) – No Brasil, é contraindicação absoluta para aleitamento materno, sendo necessário bloqueio do aleitamento (ausência do estímulo de sucção, enfaixamento ou compressão não traumática das mamas e administração de cabergolina 1 mg em dose única, se necessário).
- **Infecção pelo vírus linfotrópico da célula T humana (HTLV,** *human T-lymphotropic virus*) – São vírus linfotrópicos de células humanas T1 e T2, denominados HTLV-1 e HTLV-2, vírus da família dos retrovírus, a mesma do HIV. O vírus tipo 1 causa principalmente uma modalidade rara de leucemia, mielite e infecção ocular que pode levar à cegueira. O tipo 2 não está associado à doença. Podem ser transmitidos por sangue, agulhas contaminadas, relações sexuais e aleitamento materno.
- **Hepatite A** – Recomenda-se a administração de imunoglobulina anti-HAV na dose de 0,02 mL/kg para o recém-nascido, caso o parto ocorra na fase aguda da doença, pois a hepatite A tem transmissão oral-fecal e pode ser transmitida no leite. A amamentação pode ser retomada a seguir.
- **Hepatite B** – O aleitamento materno está liberado após a administração de imunoterapia passiva específica para o vírus B nas primeiras 12 horas de vida e imunoterapia ativa com a primeira dose da vacina.
- **Hepatite C** – Não há aumento das taxas de transmissão para o recém-nascido em aleitamento materno. Contudo, na presença de fissura mamilar com presença de sangue, a amamentação deve ser interrompida naquela mama até a cicatrização completa.
- **Sarampo** – Recomenda-se isolamento materno após 72 horas do *rash* cutâneo. O recém-nascido deve receber imunoglobulina específica, e o aleitamento deve iniciar em seguida. Se os sintomas surgirem durante o aleitamento, este não deve ser interrompido.
- **Herpes simples** – Na presença de vesículas nas mamas, o leite deve ser ordenhado e oferecido em copinho, até que as lesões estejam cicatrizadas.
- **Varicela** – Quando for adquirida no período entre os últimos 5 dias de gestação e os 2 primeiros de puerpério, o recém-nascido deve ser separado da mãe e receber imunoglobulina contra a varicela. O aleitamento materno deve ser restabelecido quando não existirem lesões contaminantes nas mamas. Se a doença iniciar fora do período descrito, a separação não será necessária.
- **Tuberculose pulmonar** – Na forma ativa, o contato oferece risco de contágio. Portanto, orienta-se ordenha do leite materno, que é livre de bacilos, e oferta em copinho. O contato direto é permitido no mínimo 2 semanas após o início do tratamento, com baciloscopia negativa. O uso de máscara é recomendado, e o recém-nascido deve receber isoniazida durante 3 meses.
- **Covid-19** – Até o momento, a taxa de transmissão vertical do SARS-CoV-2 está estimada entre 2 e 3%. A OMS e o Ministério da Saúde do Brasil recomendam manter mãe e recém-nascido em sistema de alojamento conjunto, isolados das demais puérperas. Recomenda-se aleitamento materno exclusivo, com máscara facial e higiene rigorosa das mãos antes e depois do contato com o recém-nascido.[30]
- **Outras infecções** – Gripe comum, dengue, toxoplasmose aguda, malária, infecção do trato urinário, sífilis, gonorreia e infecção pelo citomegalovírus não impedem o aleitamento materno.

MEDICAMENTOS E SUBSTÂNCIAS QUE PODEM INDICAR NECESSIDADE DE INTERRUPÇÃO DO ALEITAMENTO MATERNO

⚠️ Fármacos antineoplásicos, citotóxicos e quimioterápicos contraindicam o aleitamento materno.

Contrastes com radioisótopos, como tecnécio, gálio e iodo, contraindicam temporariamente a amamentação. Entre 15 horas e 2 semanas, o aleitamento pode ser restabelecido, dependendo do radioisótopo.

A amamentação é contraindicada em mães que estejam ativamente utilizando fenciclidina, cocaína ou *Cannabis*. Mães com história de abuso de drogas devem receber aconselhamento e ser monitoradas para episódios de reincidência enquanto amamentam.

O álcool pode mascarar a resposta da prolactina à amamentação e pode afetar o desenvolvimento motor da criança.

Apesar de o tabagismo materno não ser uma contraindicação absoluta para a amamentação, deve ser fortemente desencorajado, pois está associado a risco aumentado de síndrome da morte súbita do lactente e alergia respiratória infantil.

Muitos dos medicamentos terapêuticos usados pela mãe, mas não todos, são compatíveis com a amamentação. Os medicamentos devem ser revistos caso a caso quanto a potenciais contraindicações (ver Cap. 9 – Substâncias teratogênicas).

CONDIÇÕES CLÍNICAS ESPECÍFICAS QUE INTERFEREM NO ALEITAMENTO MATERNO

A galactosemia é um erro inato do metabolismo que é contraindicação absoluta à amamentação. Os lactentes com essa doença são incapazes de utilizar a galactose, um componente do leite humano. O acúmulo de galactose leva a consequências adversas, incluindo insuficiência de crescimento, disfunção hepática, catarata e deficiência intelectual.

A fenilcetonúria pode ser compatível com a amamentação parcial, mas os níveis sanguíneos infantis de fenilalanina e outros metabólitos devem ser monitorizados, e a amamentação deve ser ajustada para manter níveis seguros. A anquiloglossia, também conhecida como "língua presa", é um achado relativamente comum em recém-nascidos, e a maioria deles é capaz de mamar sem dificuldade.

Com relação a mamilos invertidos, em geral não interferem na amamentação, porque os recém-nascidos costumam ser capazes de fazer uma boa pega.

Pós-parto imediato

Também chamado de quarto período do parto ou recuperação, é um importante período de vigilância da paciente, devido ao risco de complicações. É preciso observar os sinais vitais frequentemente. Algumas pacientes apresentam calafrios logo após o parto, que podem ser causados pela diminuição da massa corporal e por um reajuste dos sensores térmicos, motivo pelo qual devem ser mantidas aquecidas e sob observação. Normalmente, esse quadro é autolimitado e não tem repercussão clínica.[31]

Deve-se observar o sangramento vaginal e realizar palpação uterina para identificar quadros de hemorragia por hipotonia uterina, lacerações de colo ou vagina, ruptura uterina ou persistência de restos placentários. O útero deve estar com bom tônus (globo de segurança de Pinard) e, se não estiver adequadamente contraído, deve ser massageado.

Sempre que for constatado sangramento vaginal aumentado, deve-se realizar a revisão do tônus uterino e do trajeto do parto e, se necessário, procedimentos para controle efetivo do sangramento[26] (ver Cap. 35 – Puerpério patológico).[32]

Cuidados no alojamento conjunto

CONTROLE DOS SINAIS VITAIS

A temperatura corporal, a pressão arterial, a frequência cardíaca e a frequência respiratória devem ser aferidas, no mínimo, 2x/dia na paciente sem comorbidades conhecidas. Essas medidas serão feitas mais frequentemente, dependendo da doença de base das pacientes.

As puérperas poderão apresentar elevação de temperatura, como no início de uma infecção ou de um quadro de ingurgitamento mamário. Quando a paciente apresentar aumento de temperatura axilar, a temperatura bucal ou retal deve ser medida para confirmação e tratamento adequado.[33]

PALPAÇÃO UTERINA

O útero deve ser rotineiramente palpado para verificar sinais de subinvolução, redução da consistência e mobilidade e aumento de dor, cogitando-se endometrite, sobretudo quando associada à hipertermia.[33]

Essa palpação pode ser difícil em mulheres obesas e com miomas uterinos, porém a ultrassonografia pode ser utilizada na avaliação da dinâmica puerperal normal e anormal, por se tratar de uma técnica não invasiva, de baixo custo e com boa aceitação pelas pacientes. Conforme uma revisão sistemática de 2021 que incluiu 3.106 mulheres (55% multíparas e 82% com partos vaginais) submetidas a ultrassonografia transabdominal e/ou transvaginal desde o primeiro dia pós-parto até um máximo de 6 semanas pós-parto, o limite superior do normal (percentil 95) para a espessura endometrial foi de 25 mm em 7 dias após o parto e continuou a diminuir (18 mm em 14 dias, 12 mm em 4 semanas e 9 mm em 6 semanas) de maneira semelhante para todas as mulheres, independentemente da paridade ou do tipo de parto. Todas as outras medidas uterinas também diminuíram de modo gradual durante o puerpério para todas as mulheres, independentemente da paridade ou do tipo de parto. Esses limites superiores da normalidade para o endométrio pós-parto e medidas uterinas em gestações não complicadas fornecem orientação clínica para a avaliação ultrassonográfica de mulheres com pós-parto complicado.[34,35]

LÓQUIOS

Devem ser examinados rotineiramente quanto a quantidade, cor e alterações do odor. A presença de lóquios fétidos, de coloração achocolatada, associados à hipertermia sugere provável quadro de infecção puerperal.

CÓLICAS

Após o parto, ocorrem contrações uterinas fisiológicas, que são mais intensas durante a amamentação e podem ser medicadas se causarem muito desconforto.

MEMBROS INFERIORES

Devem ser diariamente examinados, buscando-se detectar edema ou dores, sobretudo se unilaterais, que sugerem comprometimento venoso, como flebotromboses ou tromboflebites.

A deambulação precoce deve ser sempre estimulada, pois favorece a função vesical e o bom funcionamento intestinal, reduzindo o risco de trombose venosa profunda e embolia pulmonar.[34]

Pacientes de risco para eventos tromboembólicos (com idade superior a 35 anos, síndrome do anticorpo antifosfolipídico, parto operatório, multiparidade, obesidade importante, valvas cardíacas mecânicas e história prévia de tromboembolia) são candidatas à tromboprofilaxia farmacológica.[36] Ver Capítulo 52 – Doença tromboembólica na gestação.

EPISIORRAFIA

Caso seja executada, é preciso analgesia adequada para evitar ou reduzir a dor, sintoma que deverá diminuir a cada dia. Pode-se aplicar gelo local nas primeiras horas, para reduzir a dor e o edema. Não necessita de curativo, e indica-se às pacientes que façam a higienização com água corrente e sabonete após as eliminações.

Ao exame das episiorrafias, é preciso descartar hematomas, infecções e deiscências. Caso se constate hematoma, ele precisa ser avaliado quanto à necessidade de drenagem; se necessária, esta deve ser feita sob anestesia regional ou geral.[37]

EXAMES LABORATORIAIS

O número de leucócitos, em especial devido aos granulócitos neutrófilos, aumenta consideravelmente durante a gestação normal, de 5 a 7.000/mm^3 para médias entre 8.000 e 16.000/mm^3, sobretudo no segundo e terceiro trimestres, por motivos não bem esclarecidos. Durante o parto e o puerpério imediato, esses valores podem atingir até 20 a 30.000/mm^3, à custa principalmente dos granulócitos neutrófilos, normalizando-se em torno do sexto dia de puerpério.[4,13] Assim, a função e o número absoluto dos leucócitos parecem contribuir com a leucocitose normal da gestação. Não há desvio para a esquerda.[38]

Nas puérperas Rh-negativas, não sensibilizadas, torna-se obrigatória a verificação da tipagem sanguínea do recém-nascido e Coombs direto para a prescrição da imunoglobulina.[39]

MANEJO DA DOR

A dor é uma queixa bastante frequente no puerpério, independentemente da via de parto. Quando não tratada de maneira adequada, pode comprometer de forma significativa a capacidade da mulher de cuidar de si mesma e de seu bebê, além de aumentar o risco de depressão pós-parto e desenvolvimento de dor crônica.

O American College of Obstetricians and Gynecologists (ACOG) lançou recomendações para o tratamento da dor no pós-parto, levando em consideração as particularidades desse período e o impacto na amamentação. O documento reforça a importância da utilização de métodos não farmacológicos e da abordagem farmacológica multimodal para a otimização da analgesia, seguindo os degraus da terapia antálgica e individualizando o tratamento de acordo com as queixas e a resposta da paciente.[40]

A mastalgia devido ao ingurgitamento mamário pode ser aliviada com o uso de compressas frias e o esvaziamento mamário, seja por ordenha ou aumento da frequência das mamadas. No caso de fissuras no complexo areolo-papilar, a aplicação do próprio leite materno nas lesões parece melhorar a cicatrização dessas lesões se comparado ao placebo. Pode ser necessária a associação de analgésicos comuns (paracetamol) ou anti-inflamatórios não esteroides (AINEs [ibuprofeno ou cetorolaco]). O leite materno parece melhorar a cicatrização dessas lesões em um estudo clínico randomizado controlado recente. Pode ser necessária a associação de analgésicos comuns (paracetamol) ou anti-inflamatórios não esteroides (AINEs – ibuprofeno, cetorolaco).

Compressas de gelo por 10 a 20 minutos durante 24 a 72 horas são eficazes para reduzir a dor e o edema perineais pós-parto vaginal com ou sem laceração quando comparadas com placebo. A associação com analgésicos comuns ou AINEs, se necessário, também se mostrou benéfica. Os opioides em geral não são necessários e devem ser utilizados apenas no caso de insucesso de outros métodos – a constipação, efeito colateral comum, pode piorar ainda mais a dor perineal. Há pouca evidência em relação ao uso de anestésicos locais, embora estes sejam frequentemente prescritos.

Na cesariana, o maior benefício analgésico se dá pela administração de opioides em neuroeixo. No entanto, a maioria das mulheres necessita de analgesia adicional pela diminuição dos efeitos dos opioides ao longo das primeiras 24 horas de pós-operatório. O uso de analgésicos comuns e AINEs isolados ou associados se mostrou eficaz. O incremento da dose de AINE, além de não ter benefício analgésico, aumenta o risco de efeitos colaterais, como dispepsia, úlcera e sangramento digestivo, e pode estar associado à elevação da pressão arterial.

Pode ser necessário associar também opioides caso o controle da dor não seja adequado no pós-operatório, sendo a primeira escolha os opioides fracos por via oral (tramadol, codeína). Opioides parenterais não necessariamente garantem uma analgesia melhor e devem ser reservados para os casos de dor persistente e em que a via oral não seja bem tolerada, pelo menor tempo possível.

Em relação à amamentação, os AINEs são excretados em baixas concentrações no leite materno, sendo considerados opções seguras. Os opioides, de maneira geral, têm propriedades farmacocinéticas que facilitam a sua transferência para o leite materno, sobretudo se administrados por via oral ou parenteral. O seu uso deve ser preferencialmente restrito aos primeiros dias pós-parto ou cesariana, enquanto a lactação ainda não está tão bem estabelecida, mantendo-se a vigilância da mãe e do bebê.

Independentemente do tipo de opioide prescrito, é necessário orientar a paciente e os familiares sobre o risco de depressão respiratória na mulher e no lactente, bem como em relação aos sinais de intoxicação pelo fármaco (a mulher pode mostrar-se sonolenta, "grogue", e o lactente pode ter dificuldade de aceitar a dieta). Se a mãe apresentar sinais de intoxicação, o bebê deve ser necessariamente avaliado.[40]

QUESTÕES EMOCIONAIS

O puerpério é um período de grandes adaptações e suscetível a alterações também emocionais, como exacerbações ou surgimento de transtornos psiquiátricos, como o *blues* e a depressão puerperal. É importante estar atento a essas questões e fazer um diagnóstico precoce (ver Cap. 35 – Puerpério patológico).

◼ Orientações na alta hospitalar

CONTRACEPÇÃO NO PUERPÉRIO E RETORNO ÀS RELAÇÕES SEXUAIS

O planejamento familiar no puerpério é de fundamental importância, pois oferece à mulher/ao casal a oportunidade de decidir sobre o número de filhos e o intervalo entre eles.

O aleitamento exclusivo até o sexto mês pós-parto é desejável e deve ser incentivado. Além de todos os benefícios materno-fetais conhecidos da amamentação, o ato de amamentar fortalece o vínculo mãe-bebê e traz benefícios emocionais e psicológicos para ambos, além de reduzir as taxas de negligência e abandono infantil.[41]

Com relação ao retorno às relações sexuais, não há momento definido como ideal. A orientação é de que, após 2 semanas de puerpério normal e adequada cicatrização e desejo do casal, elas possam ser reiniciadas. Todavia, às vezes, acontece a evitação desse retorno por inúmeros fatores, que podem até trazer turbulências ao relacionamento.[42]

É necessário orientar a paciente e seu companheiro sobre o fato de que, no período de puerpério, de grandes ajustes hormonais, pode haver diminuição do desejo sexual feminino, assim como atrofia vaginal e/ou diminuição da lubrificação, que podem levar à dispareunia. Conversar sobre o assunto com o casal pode tranquilizar e minimizar muitos desconfortos no relacionamento. A chegada do bebê traz consigo mudanças de papéis sociais que envolvem preocupações de educação, financeiras e ajustes com outros filhos, se houver. Tudo isso pode influenciar diretamente a vida de relacionamento do casal.[42]

Pode haver também outros fatores estressores associados, como alterações de humor, fadiga, privação do sono, atividades físicas aumentadas associadas ao nascimento e à amamentação e, por vezes, uma necessidade de readaptação imediata ao trabalho.

Para que o retorno à vida sexual ocorra de modo seguro, é preciso discutir todos os métodos de anticoncepção disponíveis nesse período para que o medo de uma nova gestação não seja mais um fator impeditivo.

Quanto à contracepção no puerpério, é de extrema importância que a paciente (idealmente, o casal) saia do hospital completamente orientada.[43,44]

O método lactação-amenorreia (LAM) durante o período de amamentação exclusiva se baseia na concentração aumentada da prolactina (hormônio envolvido na biossíntese do leite), que causa a diminuição dos hormônios folículo-estimulante (FSH, *follicle-stimulating hormone*) e luteinizante (LH, *luteinizing hormone*). Se a nutriz está em amenorreia, em amamentação exclusiva e estiver no período de 6 meses após o parto, a eficácia contraceptiva pode chegar a 98%, mas se as menstruações estiverem presentes, o índice de falha é de 27,2 gravidezes em 100 mulheres/ano.[39]

Os métodos de barreira (*condom* masculino, feminino, diafragma e espermicida) não têm impacto sobre o aleitamento, mas apresentam maior índice de falha, em torno de 3 a 10 gestações em 100 mulheres/ano.[39]

Os métodos hormonais orais, como a minipílula (progestógeno isolado, noretisterona 350 µg/dia, levonorgestrel 30 µg/dia e linestrol 500 µg/dia), têm índice de falha entre 1 e 4 gestações em 100 mulheres/ano; a progesterona de última geração (desogestrel 75 µg/dia) tem índice de Pearl de 0,14. Se possível, o método escolhido deve ser iniciado 6 semanas após o nascimento.[39]

Nesse período, pode-se utilizar contracepção injetável à base de progestógeno (acetato de medroxiprogesterona 150 mg a cada 90 dias), com índice de falha de 0,2 a 0,5 gestações em 100 mulheres/ano. Nas pacientes usuárias desse método, alerta-se sobre a ingestão adequada de cálcio ou até mesmo sua suplementação, uma vez que existe uma discreta perda de massa óssea com o uso contínuo prolongado.[39]

Outras opções são os dispositivos intrauterinos (DIUs) de cobre ou endoceptivo de levonorgestrel, que podem ser inseridos imediatamente após a dequitação placentária ou 4 a 8 semanas depois do parto. Índices de falha variam de 0,3 a 0,8 gestações em 100 mulheres/ano nos DIUs não hormonais e de 0 a 0,3 gestações em 100 mulheres/ano nos DIUs hormonais.[39]

Os índices de expulsão completa variam de acordo com o momento da colocação e são apresentados no Quadro 34.2.

As taxas de expulsão completa do DIU também variaram de acordo com o tipo de parto: 14,8% (intervalo de confiança [IC] 95%, 4,8-43,1) para partos vaginais e 3,8% (0,0-21,1) para cesarianas. Entre as colocações vaginais no pós-parto imediato, a taxa de expulsão para DIUs de levonorgestrel foi de 27,4% (variação, 18,8-45,2) e 12,4% (4,8-43,1) para DIUs de cobre. Em comparação com a inserção de intervalo, colocações pós-parto imediatas e precoces (internação e ambulatório combinadas) foram associadas a maior risco de expulsão completa (razão de risco ajustada, 8,33; IC 95%, 4,32-16,08 e razão de risco ajustada, 5,27; IC 95%, 2,56-10,85, respectivamente). Entre as colocações no pós-parto imediato, o risco de expulsão foi maior para colocação após o parto vaginal em comparação com partos cesáreos (razão de risco ajustada, 4,57; IC 95%, 3,49-5,99). Entre as colocações imediatas no momento do parto vaginal, os DIUs de levonorgestrel foram associados a maior risco de expulsão em comparação com os DIUs de cobre (razão de risco ajustada, 1,90; IC 95%, 1,36-2,65).[45]

A compreensão do risco de expulsão do DIU em cada período permitirá que as mulheres façam uma escolha informada sobre quando iniciar o uso de tal dispositivo no período pós-parto com base em seus próprios objetivos e preferências.[45]

Ainda no período do puerpério, 6 semanas após o nascimento, e sem qualquer interferência na qualidade ou quantidade de leite materno, poderiam ser utilizados os implantes hormonais com etonogestrel 68 mg inseridos na região subdérmica da face interna do braço com duração de ação de 3 anos.[46,47]

Os métodos cirúrgicos são métodos contraceptivos definitivos – esterilização – que podem ser realizados na mulher por meio da ligadura das tubas uterinas (laqueadura ou ligadura tubária) e no homem por meio da ligadura dos canais deferentes (vasectomia). Em virtude de serem métodos contraceptivos de caráter definitivo, deve-se levar em consideração a possibilidade de arrependimento da mulher ou do homem e o pouco acesso das pessoas às técnicas de reversão da cirurgia. Se o casal optar por anticoncepção definitiva, deve ser exaustivamente informado de todos os métodos e encaminhado para sua efetivação, com método adequado e seguro enquanto aguarda sua realização.

No Brasil, a esterilização cirúrgica está regulamentada por meio da Lei nº 9.263, que trata do planejamento familiar, a qual estabelece no seu artigo 10 os critérios e as condições obrigatórias para a sua execução.[48] De acordo com a referida Lei, somente é permitida a esterilização voluntária nas seguintes situações:

I. em homens ou mulheres com capacidade civil plena e maiores de 25 anos de idade ou, pelo menos, com dois filhos vivos, desde que observado o prazo mínimo de 60 dias entre a manifestação da vontade e o ato cirúrgico, período no qual será propiciado à pessoa interessada acesso a serviço de regulação da

---

Quadro 34.2 – Índices de expulsão do dispositivo intrauterino de acordo com o momento de inserção

- Imediato (< 10 min): 10,2%
- Internação precoce (> 10 min e < 72 h): 13,2%
- Ambulatório precoce (72 h a < 4 semanas): 0%
- Intervalo de tempo ≥ 4 semanas: 1,8%

Fonte: Adaptado de Averbach e colaboradores.[45]

fecundidade, incluindo aconselhamento por equipe multidisciplinar, visando desencorajar a esterilização precoce;

II. risco à vida ou à saúde da mulher ou do futuro concepto, testemunhado em relatório e assinado por dois médicos.[48]

A legislação federal impõe, como condição para a realização da esterilização cirúrgica, o registro da expressa manifestação da vontade em documento escrito e firmado, após a informação a respeito dos riscos da cirurgia, dos possíveis efeitos colaterais, das dificuldades de sua reversão e das opções de contracepção reversíveis existentes.

A legislação federal estabelece, ainda, que em vigência de sociedade conjugal, a esterilização depende do consentimento expresso de ambos os cônjuges.

Além do recém-exposto, a legislação federal não permite a esterilização cirúrgica feminina durante os períodos de parto ou aborto ou até o 42º dia do pós-parto ou aborto, exceto nos casos de comprovada necessidade, por cesarianas sucessivas anteriores.[48] Essa restrição visa à redução da incidência de cesariana para procedimento de laqueadura, levando-se em consideração que o parto cesáreo, sem indicação clínica, constitui-se em risco inaceitável à saúde da mulher e do recém-nascido. Além disso, esses momentos são marcados por fragilidade emocional, em que a angústia de uma eventual gravidez não programada pode influir na decisão da mulher. Ademais, há sempre o risco de que uma doença fetal, não detectada no momento do parto, possa trazer arrependimento posterior à decisão tomada.[49]

ATIVIDADES FÍSICAS NO PUERPÉRIO

Em uma revisão da literatura sobre o assunto,[20] foram discutidas as mudanças metabólicas que acompanham o exercício físico e seus aspectos positivos durante a lactação. A aptidão cardiovascular, a concentração plasmática de lipoproteína de alta densidade (HDL, *high-density lipoprotein*) e o decréscimo da resposta insulínica à refeição são alguns dos efeitos benéficos apontados sobre a prática da atividade física no período pós-parto, que parece não afetar o aleitamento.

Portanto, é importante a prática regular de atividades físicas nesse período, tanto que as mulheres possam retornar ao peso pré-gravídico como para que haja menor retenção do peso ganho durante a gestação.[20]

Um problema enfrentado por gestantes e puérperas é a flexibilização ligamentar, devido à influência dos hormônios progesterona e relaxina. Os seus efeitos podem persistir até 5 meses pós-parto, manifestando-se na forma de desconfortos e dor difusa e localizada, especialmente nas articulações sacroilíaca e na sínfise púbica.

O assoalho pélvico é uma rede de músculos sob a pelve, constituindo-se em uma estrutura importante no suporte uretral e no mecanismo da continência urinária. Os exercícios direcionados para reeducação do assoalho pélvico após o parto são importantes, no caso de ocorrer perda involuntária de urina. Os músculos abdominais são distendidos em torno do útero e não voltam ao normal de imediato após o parto. O abdome é formado por quatro camadas de músculos: reto, transverso, oblíquo interno e oblíquo externo, que são mais fracos. Após o parto, as vísceras voltam à sua posição normal e ocorre a descompressão do estômago. Durante a gestação, a parede abdominal é distendida, a tal ponto que os músculos retos abdominais se separam na linha média, provocando a diástase dos retos abdominais, o que deixa a parede abdominal formada apenas por pele, tecido subcutâneo, fáscia e peritônio. Essa separação dos músculos costuma provocar dor nas costas pelos músculos frontais. Para minimizar essa condição, é de vital importância aplicar o programa de exercícios o mais cedo possível. De qualquer forma, exercícios físicos são muito importantes e benéficos para o corpo, deixando-o mais saudável, melhorando a saúde física e mental, promovendo qualidade de vida e estimulando a autoestima.

A rotina de exercícios no pós-parto deve retornar gradualmente, em uma fase em que a prática seja segura, a depender do tipo de parto (vaginal ou cesáreo) e da presença de complicações cirúrgicas. Orienta-se o retorno aos exercícios físicos em torno de 6 semanas após a cesariana e em torno de 4 semanas após o parto vaginal. Aconselha-se que a progressão seja mais lenta se houver desconforto ou na presença de outros fatores, como anemia e infecção de ferida cirúrgica. As pacientes que já praticavam exercícios físicos devem reduzir a intensidade nos primeiros meses e aumentá-la de forma gradual.[50]

REFERÊNCIAS

1. ACOG Committee Opinion No. 736: Optimizing Postpartum Care. Obstet Gynecol. 2018;131(5):e140-e50.
2. Negishi H, Kishida T, Yamada H, Hirayama E, Mikuni M, Fujimoto S. Changes in uterine size after vaginal delivery and cesarean section determined by vaginal sonography in the puerperium. Arch Gynecol Obstet. 1999;263(1-2):13-6.
3. McLaren HC. The involution of the cervix. Br Med J. 1952;1(4754): 347-52.
4. Sherman D, Lurie S, Frenkel E, Kurzweil Y, Bukovsky I, Arieli S. Characteristics of normal lochia. Am J Perinatol. 1999;16(8):399-402.
5. Kazma JM, van den Anker J, Allegaert K, Dallmann A, Ahmadzia HK. Anatomical and physiological alterations of pregnancy. J Pharmacokinet Pharmacodyn. 2020;47(4):271-85.
6. Jackson E, Glasier A. Return of ovulation and menses in postpartum nonlactating women: a systematic review. Obstet Gynecol. 2011;117(3):657-62.
7. Breastfeeding and the use of human milk. American Academy of Pediatrics. Work Group on Breastfeeding. Pediatrics. 1997;100(6):1035-9.
8. Brasil. Ministério da Saúde. Bases para discussão da Política Nacional de Promoção, Proteção e Apoio ao Aleitamento Materno. Brasília: MS; 2017.
9. Federação Brasileira das Associações de Ginecologia e Obstetrícia. Manual de aleitamento materno: orientações. São Paulo: FEBRASGO; 2018.
10. Dyson L, McCormick F, Renfrew MJ. Interventions for promoting the initiation of breastfeeding. Cochrane Database Syst Rev. 2005;2(2):CD001688.
11. Victora CG, Horta BL, Loret de Mola C, Quevedo L, Pinheiro RT, Gigante DP, et al. Association between breastfeeding and intelligence, educational attainment, and income at 30 years of age: a prospective birth cohort study from Brazil. Lancet Glob Health. 2015;3(4):e199-205.
12. Rollins NC, Bhandari N, Hajeebhoy N, Horton S, Lutter CK, Martines JC, et al. Why invest, and what it will take to improve breastfeeding practices? Lancet. 2016;387(10017):491-504.
13. Brasil. Ministério da Saúde. PNDS 2006: dimensões do processo reprodutivo e da saúde da criança. Brasília: MS; 2009.
14. Venancio SI, Saldiva SR, Monteiro CA. Tendência secular da amamentação no Brasil [Secular trends in breastfeeding in Brazil]. Rev Saude Publica. 2013;47(6):1205-8.
15. Leonard SA, Rasmussen KM, King JC, Abrams B. Trajectories of maternal weight from before pregnancy through postpartum and associations with childhood obesity. Am J Clin Nutr. 2017;106(5):1295-301.
16. Restall A, Taylor RS, Thompson JM, Flower D, Dekker GA, Kenny LC, et al. Risk factors for excessive gestational weight gain in a healthy, nulliparous cohort. J Obes. 2014;2014:148391.
17. Ha AVV, Zhao Y, Pham NM, Nguyen CL, Nguyen PTH, Chu TK, et al. Postpartum weight retention in relation to gestational weight gain and pre-pregnancy body mass index: a prospective cohort study in Vietnam. Obes Res Clin Pract. 2019;13(2):143-9.
18. Falivene MA, Orden AB. Fatores do comportamento materno que influenciam a retenção de peso pós-parto: implicações clínico-metabólicas. Rev Bras Saúde Mater Infant. 2017;17(2):251-9.
19. Lau EY, Liu J, Archer E, McDonald SM, Liu J. Maternal weight gain in pregnancy and risk of obesity among offspring: a systematic review. J Obes. 2014;2014:524939.
20. Castro MBT, Kac G, Sichieri R. Nutritional and socio-demographic determinants of post-partum weight change: a literature review. Rev Bras Saude Mater Infant. 2009;9(2):125-37.
21. Courbiere B, Carcopino X. Gynecologie obstetrique. La référence gynécologie obstétrique. Paris: Vernazobes-Grego; 2014.
22. Brasil. Ministério da Saúde. Programa Nacional de Incentivo ao Aleitamento Materno. Normas básicas para alojamento conjunto. Brasília: MS; 1993.
23. Brasil. Ministério da Saúde. Portaria 371, de 7 de maio de 2014. Brasília: MS; 2014.
24. Trop I, Dugas A, David J, El Khoury M, Boileau JF, Larouche N, et al. Breast abscesses: evidence-based algorithms for diagnosis, management, and follow-up. Radiographics. 2011;31(6):1683-99.
25. Fundo das Nações Unidas para a Infância. Iniciativa Hospital Amigo da Criança: revista, atualizada e ampliada para o cuidado integrado, módulo 3. Promovendo e incentivando a amamentação em um Hospital Amigo da Criança. Brasília: Ministério da Saúde; 2009.
26. Howe-Heyman A, Lutenbacher M. The Baby-Friendly Hospital initiative as an intervention to improve breastfeeding rates: a review of the literature. J Midwifery Womens Health. 2016;61(1):77-102.
27. Brasil. Ministério da Saúde. Dificuldades no aleitamento materno. Brasília: MS; 2011.
28. Moran VH, Morgan H, Rothnie K, MacLennan G, Stewart F, Thomson G, et al. Incentives to promote breastfeeding: a systematic review. Pediatrics. 2015;135(3):e687-702.
29. Mariani Neto C, de Albuquerque RS, de Souza SC, Giesta RO, Fernandes APS, Mondin B. Comparative study of the use of HPA lanolin and breast milk for treating pain associated with nipple trauma. Rev Bras Ginecol Obstet. 2018;40(11):664-72.
30. Mariani Neto C. Nótula complementar sobre COVID-19 e aleitamento materno. Femina. 2020;48(3):158.
31. Benson MD, Haney E, Dinsmoor M, Beaumont JL. Shaking rigors in parturients. J Reprod Med. 2008;53(9):685-90.
32. Montgomery E, Alexander J. Assessing postnatal uterine involution: a review and a challenge. Midwifery. 1994;10(2):73-6.
33. Finlayson K, Crossland N, Bonet M, Downe S. What matters to women in the postnatal period: A meta-synthesis of qualitative studies. PLoS One. 2020;15(4):e0231415.
34. Copplestone JA, Pavord S, Hunt BJ; Obstetric Haematology Group of the British Society for Haematology. Anticoagulation in pregnancy: a survey of current practice. Br J Haematol. 2004;124(1):124-5.

35. Ucci MA, Di Mascio D, Bellussi F, Berghella V. Ultrasound evaluation of the uterus in the uncomplicated postpartum period: a systematic review. Am J Obstet Gynecol MFM. 2021;3(3):100318.

36. Goland S, Elkayam U. Anticoagulation in pregnancy. Cardiol Clin. 2012;30(3):395-405.

37. Carroli G, Mignini L. Episiotomy for vaginal birth. Cochrane Database Syst Rev. 2009;(1):CD000081.

38. Cunningham FG, Leveno KJ, Dashe JS, Hoffman BL, Spong CY, Casey BM. Williams obstetrics. 26th ed. New York: McGraw Hill; 2022.

39. Maternidade Escola Universidade Federal do Rio de Janeiro. Contracepção no puerpério [Internet]. Rio de Janeiro: UFRJ; 2018 [capturado em 19 ago. 2022]. Disponível em: http://www.me.ufrj.br/images/pdfs/protocolos/obstetricia/contracepcao_no_puerperio.pdf.

40. 40. American College of Obstetricians and Gynecologists' Committee on Clinical Consensus Obstetrics. Pharmacologic stepwise multimodal approach for postpartum pain management: ACOG clinical consensus n. 1. Obstet Gynecol. 2021;138(3):507-17.

41. Federação Brasileira das Associações de Ginecologia e Obstetrícia. Aleitamento materno. São Paulo: FEBRASGO; 2021.

42. Minig L, Trimble EL, Sarsotti C, Sebastiani MM, Spong CY. Building the evidence base for postoperative and postpartum advice. Obstet Gynecol. 2009;114(4):892-900.

43. Federação Brasileira das Associações de Ginecologia e Obstetrícia. Manual de anticoncepção. São Paulo: FEBRASGO; 2015.

44. Federação Brasileira das Associações de Ginecologia e Obstetrícia. Manual de critérios médicos de elegibilidade da OMS para uso de métodos anticoncepcionais. Rio de Janeiro: FEBRASGO; 2010.

45. Averbach SH, Ermias Y, Jeng G, Curtis KM, Whiteman MK, Berry-Bibee E, et al. Expulsion of intrauterine devices after postpartum placement by timing of placement, delivery type, and intrauterine device type: a systematic review and meta-analysis. Am J Obstet Gynecol. 2020;223(2):177-88.

46. Lopez LM, Hiller JE, Grimes DA. Postpartum education for contraception: a systematic review. Obstet Gynecol Surv. 2010;65(5):325-31.

47. Kennedy KI, Visness CM. Contraceptive efficacy of lactational amenorrhoea. Lancet. 1992;339(8787):227-30.

48. Brasil. Presidência da República. Lei n. 9.263, de 12 de janeiro de 1996. Brasil: Casa Civil; 1996.

49. Brasil. Ministério da Saúde. Saúde sexual e saúde reprodutiva. Brasília: MS; 2013.

50. Campos MDSB, Buglia S, Colombo CSSS, Buchler RDD, Brito ASX, Mizzaci CC, et al. Position statement on exercise during pregnancy and the post-partum period: 2021. Arq Bras Cardiol. 2021;117(1):160-80.

35

PUERPÉRIO PATOLÓGICO

ANA SELMA BERTELLI PICOLOTO
GISLAINE KROLOW CASANOVA
JOELMIR JOSÉ CHIESA
PAULA NUNES MERELLO
ADRIANI OLIVEIRA GALÃO

Complicações potencialmente graves podem ocorrer no puerpério, e, entre elas, a infecção pélvica continua sendo a causa mais importante de morbidade e mortalidade maternas. Outras infecções incluem mastite e abscessos mamários. Além disso, algumas intercorrências podem estar presentes desde a gestação, como, por exemplo, as doenças tromboembólicas (ver Cap. 52 – Doença tromboembólica na gestação) e a tireoidite (ver Cap. 47 – Tireoide e gestação). Este capítulo aborda as principais intercorrências do puerpério, bem como a sua abordagem.

Infecção puerperal

O termo infecção puerperal descreve qualquer infecção bacteriana do trato genital após o nascimento. Com a hemorragia obstétrica e a pré-eclâmpsia, a infecção puerperal formou a tríade de doenças responsáveis pela maioria dos óbitos maternos até meados do século XX. Felizmente, com o advento e a efetividade crescente da terapia antimicrobiana, a morbimortalidade materna secundária à infecção diminuiu de forma drástica.[1]

A febre costuma ser o principal sinal clínico de infecção puerperal. A United States Joint Commission on Maternal Welfare define como morbidade febril do puerpério a presença de uma temperatura oral ≥ 38 °C entre o 2º e o 10º dias de puerpério. As primeiras 24 horas podem ser excluídas dessa definição, pois febrículas nesse período são comuns e costumam resolver-se de forma espontânea, especialmente após um parto normal.[2]

O diagnóstico diferencial da febre puerperal inclui diversas doenças, tais como infecções de sítio cirúrgico, endometrite puerperal, mastite, outras infecções sistêmicas (trato urinário, respiratória, diarreia por *Clostridium difficile*, Covid-19, entre outras), tromboflebite pélvica séptica e febre associada ao uso de medicamentos.

ENDOMETRITE PUERPERAL

Endometrite puerperal é a infecção do trato genital superior, incluindo endométrio, miométrio e tecidos parametriais.[1]

Em geral, é polimicrobiana, sendo causada por bactérias ascendentes do trato genital inferior, como cocos gram-positivos aeróbios (estreptococos dos grupos A e B, enterococos e *Staphylococcus aureus*), cocos gram-positivos anaeróbios (peptococos e peptoestreptococos), bacilos gram-negativos aeróbios (*Escherichia coli, Klebsiella pneumoniae* e espécies de *Proteus*), bacilos anaeróbios gram-negativos (espécies de *Bacteroides* e *Prevotella*) e cocobacilos anaeróbios gram-variáveis (*Gardnerella vaginalis*). A *Chlamydia trachomatis* está associada à endometrite de início tardio, em geral após o sétimo dia de puerpério.[1,3]

A cesariana é o principal fator de risco, sobretudo se ocorrer após o início do trabalho de parto. Uma revisão sistemática realizada para avaliar a eficácia da profilaxia antimicrobiana na prevenção de infecção puerperal demonstrou risco de desenvolvimento de endometrite de 7% quando a cesariana foi realizada durante o trabalho de parto e de 1,5% quando foi feita eletivamente.[4] A taxa de endometrite após um parto vaginal varia de 0,2 a 2%.[5] Outras condições associadas são ruptura prematura das membranas ovulares (> 18 horas), monitorização fetal interna, tempo operatório prolongado, múltiplos exames cervicais, corioamnionite, remoção manual da placenta, parto vaginal instrumentado, baixo nível socioeconômico e presença de vaginose bacteriana.[6,7]

A febre é o principal sinal clínico, e a sua intensidade costuma estar associada à gravidade da doença.[1] Outros sinais que costumam estar presentes são hipersensibilidade uterina, dor na linha média e em hipogástrio e taquicardia materna. O útero pode estar subinvoluído e hipotônico, o que também pode levar ao sangramento excessivo. Também é possível observar lóquios fétidos ou purulentos e sintomas sistêmicos, como cefaleia, calafrios e inapetência.[1,3] Casos mais graves podem evoluir rapidamente para sepse e suas complicações.[8]

Caso estejam presentes dois ou mais dos critérios – febre ≥ 38 °C em qualquer ocasião, dor pélvica ou sensibilidade uterina, drenagem uterina de secreção purulenta, subinvolução uterina ou colo uterino aberto –, está indicado o tratamento.[9]

O manejo inicial da endometrite puerperal depende da gravidade da doença. Casos leves podem se beneficiar com terapia antimicrobiana via oral (VO), porém, na doença moderada a grave, o tratamento deve incluir hospitalização com terapia antimicrobiana intravenosa (IV) de amplo espectro. A combinação empírica de clindamicina (2.700 mg/dia divididos em 3 ou 4 doses diárias) associada à gentamicina (5 mg/kg/dia em dose única diária) permanece a terapia mais efetiva para o tratamento de endometrite pós-parto, com taxa de cura de 90 a 97%.[9] A ampicilina pode ser adicionada ao esquema de tratamento se houver suspeita de colonização por enterococos, na falta de resposta clínica após 48 horas de tratamento e em pacientes sépticas.[1,9]

Uma alternativa bastante eficaz é o uso de penicilinas com espectro estendido. A ampicilina-sulbactam (3 g IV de 6/6 horas) ou a piperacilina-tazobactam apresentam eficácia semelhante, porém com custo elevado. Cefalosporinas (como a cefoxitina) também podem ser utilizadas. Pacientes com reações alérgicas à penicilina do tipo 1 ou suspeita de infecção por *S. aureus* devem ter a vancomicina adicionada ao esquema terapêutico.[1,9] O metronidazol apresenta boa atividade contra a maioria dos anaeróbios e pode ser uma alternativa à clindamicina, porém deve-se levar em consideração a segurança de seu uso durante o período de amamentação.[10]

A melhora clínica costuma ocorrer em 48 a 72 horas após o início da terapia antimicrobiana adequada, com resposta em 90% das mulheres.

Febre persistente após esse período pode significar resistência bacteriana aos antimicrobianos em uso. Caso permaneça o quadro febril mesmo após a troca do esquema antimicrobiano, devem-se investigar condições de infecção pélvica refratária, como abscesso pélvico, retenção de restos placentários e tromboflebite pélvica séptica.

- **Abscesso pélvico** – Deve ser suspeitado em casos de massa palpável na pelve. Exames de imagem, como a ultrassonografia, podem auxiliar o diagnóstico. Abscessos que não regridam com a terapia antimicrobiana, ou que sejam volumosos, ou, ainda, quando houver suspeita de rotura, devem ser drenados cirurgicamente. A drenagem percutânea, guiada por imagem, pode ser uma alternativa em pacientes hemodinamicamente estáveis, com abscessos acessíveis por essa via.
- **Retenção de restos placentários** – Exames de imagem são inespecíficos para o diagnóstico dessa condição, uma vez que os achados podem se sobrepor àqueles esperados para o período puerperal fisiológico (aumento do volume uterino, coágulos e/ou gás intracavitá-

rios). Deve-se proceder ao esvaziamento cuidadoso da cavidade por técnica de curetagem.[1]
- **Tromboflebite pélvica séptica** – Deve ser suspeitada quando tiverem sido descartadas as demais complicações. O exame físico revela sensibilidade aumentada à palpação do fundo de saco e da região pélvica. Raramente, pode-se verificar a presença de um cordão palpável em região pélvica (achado altamente sugestivo dessa condição). A tomografia computadorizada com contraste ou a ressonância magnética apresentam-se como auxiliares no diagnóstico, embora não se possa excluí-lo em caso de resultado negativo. Em virtude de se tratar de um processo infeccioso associado a dano endotelial e estado de hipercoagulabilidade, alguns autores sugerem, além do uso de antimicrobianos, a anticoagulação. Podem ser utilizadas a heparina não fracionada (em bólus inicial de 5.000 unidades internacionais [UI], seguido de infusão contínua de 16 a 18 UI/kg de peso corporal, com vistas a atingir um tempo de tromboplastina parcial ativada/índice normalizado internacional [TTPa/INR] de duas vezes o basal) ou a heparina de baixo peso molecular (p. ex., enoxaparina) na dose de 1 mg/kg de peso a cada 12 horas. A anticoagulação deve ser mantida por 48 horas após a resolução do quadro febril, ou por até 6 semanas, naqueles casos com trombose extensa, documentada por exames de imagem.[11]

A alta hospitalar deve ser programada após a paciente apresentar melhora clínico-laboratorial e permanecer de 24 a 48 horas afebril. Nenhum antimicrobiano adicional será necessário para uso domiciliar.[1,7]

INFECÇÃO INCISIONAL DE PAREDE ABDOMINAL PÓS-CESARIANA

As infecções de parede abdominal se manifestam clinicamente entre o 4º e o 7º dias após o parto e costumam ser uma causa comum de febre persistente em mulheres tratadas para endometrite.[1] Apresentam fatores de risco semelhantes aos descritos para endometrite, sendo possível adicionar aqui obesidade, diabetes, anemia, transfusão de hemoderivados, terapia anticoagulante e hematoma subcutâneo. Cesarianas de urgência ou realizadas durante o trabalho de parto são consideradas como o principal fator de risco para desenvolvimento de infecção de parede abdominal.[12]

Quadros clínicos que se apresentam precocemente (nas primeiras 24-48 h) costumam ser ocasionados pelos estreptococos do grupo A ou B, estando associados à febre alta e à celulite. Infecções tardias em geral estão associadas ao *Staphylococcus epidermidis* ou *aureus*, *E. coli*, *Proteus mirabilis*, ou microbiota cervicovaginal.[12]

Mesmo com o uso de profilaxia cirúrgica na cesariana, as taxas de infecção de parede são altas, variando de 2 a 10%, dependendo da presença de fatores de risco.[1,13]

O Centers for Disease Control and Prevention (CDC) classifica as infecções de sítio cirúrgico conforme a profundidade das lesões:[14]

- **Incisional superficial** – Atinge pele e tecido celular subcutâneo.
- **Incisional profunda** – Atinge tecidos moles profundos, como a fáscia, e camadas musculares.
- **Órgão/cavidade** – Atinge órgão ou cavidade que foi manipulada durante a cirurgia.

Infecções incisionais superficiais manifestadas clinicamente apenas por celulite (sem área de flutuação) podem ser tratadas com antimicrobianos por VO com cobertura para germes da pele sem necessidade de exploração da ferida cirúrgica.[15] Nas infecções extensas, ou com manifestações sistêmicas, estão indicadas a internação hospitalar e a terapia antimicrobiana IV.

Infecções incisionais profundas devem ser exploradas cirurgicamente com objetivo de irrigar, debridar tecidos sem vitalidade e drenar possíveis abscessos, mantendo curativo e a ferida aberta com fechamento por segunda intenção. Se ocorreu acometimento da fáscia muscular, o debridamento deve ser realizado em sala cirúrgica. O uso de antimicrobianos deve ser determinado pela extensão da infecção e pela presença de sinais sistêmicos e comorbidades associadas.

Nessa situação, opta-se inicialmente por antimicrobiano de amplo espectro com cobertura para microbiota cutânea e aquela esperada para o local da cirurgia. O tratamento definitivo será orientado pela resposta clínica e pelos resultados de exames bacteriológicos coletados da ferida cirúrgica.[16]

⚠ A fascite necrosante é uma condição rara, ocorrendo em menos de 0,1% dos procedimentos obstétricos, porém é ameaçadora à vida da paciente. Pode ocorrer tanto secundária a cirurgias abdominais quanto perineais (episiotomia ou lacerações de trajeto). Está francamente associada à morbidade materna, como obesidade, hipertensão e diabetes. Na suspeita clínica, deve-se proceder a um imediato e vigoroso debridamento cirúrgico associado ao uso de terapia antimicrobiana de amplo espectro, uma vez que a evolução costuma ser rápida e potencialmente fatal.[1,17]

INFECÇÃO DE EPISIOTOMIA

Com a redução do uso rotineiro da episiotomia na prática obstétrica, complicações como deiscência e infecção tornaram-se uma condição clínica rara. Os sintomas mais comuns são dor local, secreção purulenta e febre, que costumam ocorrer entre o 6º e o 8º dias do procedimento.[18] Quando associadas a lacerações de terceiro e quarto graus, a morbidade materna aumenta.[1,19]

📌 Ao se diagnosticar uma infecção de episiotomia, o manejo deve ser realizado como aquele aplicado a outros sítios cirúrgicos infectados. Na presença de celulite apenas, sem drenagem de secreção purulenta, deve-se prescrever terapia antimicrobiana de amplo espectro e manter observação. Na presença de abscessos, é mandatória a exploração cirúrgica, realizando remoção das suturas, drenagem e debridamento do material necrótico, se houver.[1]

A deiscência da sutura associada à infecção deve ser manejada com limpeza local associada ao uso de antimicrobianos IV. Quando houver cura da infecção, definida pela ausência de febre e celulite e presença de tecido de granulação saudável, pode-se promover o reparo da deiscência. O fechamento secundário deve ser realizado em ambiente cirúrgico com assepsia rigorosa e anestesia adequada (regional ou geral). A técnica cirúrgica é a mesma utilizada para o fechamento da episiotomia primária.[1]

Alguns estudos mostraram que o reparo precoce da deiscência trouxe menor morbidade materna com redução da dor durante o período de recuperação e da dispareunia, quando comparado com a intervenção tardia realizada com 2 a 3 meses de intervalo.[20] No entanto, essa estratégia teve algumas desvantagens, como o aumento do tempo de hospitalização logo após o parto, com potencial prejuízo à amamentação, a eliminação da chance de fechamento por segunda intenção e a possibilidade de falha terapêutica com necessidade de novos procedimentos.[18,21]

Doenças mamárias

MASTITE LACTACIONAL

A mastite lactacional é uma condição inflamatória da mama que pode ser acompanhada ou não por infecção, caracterizando-se por dor, vermelhidão e edema na mama. Costuma acometer entre 2 e 10% das puérperas, mas a sua incidência pode chegar a 33% das lactantes, dependendo da população avaliada.[22] Inicialmente, desenvolve-se o ingurgitamento mamário, causado pela drenagem insuficiente ou ruim do leite materno, associado a trauma do mamilo e, consequentemente, edema ou compressão de um ou mais ductos lactíferos. Se o ingurgitamento mamário não é corrigido de forma adequada e os sintomas persistem por 12 a 24 horas, desenvolve-se a mastite lactacional infecciosa – condição em que há a presença de bactérias no leite materno. Na mastite lactacional infecciosa, os sintomas de dor mamária, vermelhidão e edema nas mamas manifestam-se acompanhados por quadro sistêmico, incluindo mal-estar e febre (temperatura bucal ≥ 38,3 °C). Mialgia e "sensação gripal" podem estar presentes.[23]

⚠ Mais comum dentro dos primeiros 3 meses de amamentação, a mastite lactacional relaciona-se, na maior parte das vezes, com dificuldades no aleitamento materno. Condições que favoreçam o ingurgitamento mamário ou a estase do leite materno, predispondo ao desenvolvimento de mastite, incluem: obstrução parcial de ducto lactífero e estase de leite no sistema de ductos lactíferos; excesso de produção de leite; mamadas pouco frequentes; escoriações ou rachaduras no mamilo; inadequações do desmame (desmame muito rápido); doença da mãe ou do bebê; estresse materno ou fadiga; desnutrição materna; história prévia de mastite; e uso de bombas para sucção de leite.

A partir da estase do leite e da presença de um local de entrada de microrganismos (lesão de mamilo), ocorre o crescimento de bactérias no leite estagnado, resultando na mastite lactacional infecciosa. Se ela não for adequadamente tratada, pode ocorrer a formação de abscesso.[22]

O microrganismo mais associado à mastite lactacional é o *S. aureus*. Agentes patogênicos menos frequentes incluem *Streptococcus pyogenes* (grupo A ou B), *E. coli*, *Bacteroides*, *Corynebacterium* e estafilococo coagulase-negativo. Entre mulheres que foram hospitalizadas por mastite, o agente patogênico mais comumente associado foi *S. aureus* meticilina-resistente.[24] A internação hospitalar por mastite não é comum – em uma coorte com 136.459 nascimentos, 127 mulheres foram hospitalizadas por mastite (incidência de 9 por 10.000 partos).[25]

O diagnóstico de mastite é clínico, não sendo necessária a realização de exames laboratoriais. Rotineiramente, não há indicação de exames culturais, exceto em casos graves, que não respondem ao tratamento empírico e exigem hospitalização da paciente; para esses casos, deve ser considerada a solicitação de cultura do leite (para identificação do microrganismo causador) e hemocultura materna. Exames de imagem deverão ser solicitados somente nos casos não responsivos à terapia antimicrobiana após 48 a 72 horas. A ultrassonografia é o método mais efetivo para diferenciação entre mastite isoladamente ou mastite com abscesso.

O diagnóstico diferencial deve ser considerado quando a apresentação clínica se mostrar diversa ou não houver resposta satisfatória ao tratamento-padrão. São condições que entram no diagnóstico diferencial: ingurgitamento grave, abscesso mamário, obstrução de ducto lactífero, galactocele e câncer de mama inflamatório.[26]

O tratamento é baseado em:
- **Medidas de suporte para redução de dor, edema e vermelhidão** – Esvaziamento adequado das mamas (drenagem do leite), uso de anti-inflamatórios não esteroides (AINEs), suspensão das mamas e compressas frias.
- **Antimicrobianos** – Cefalexina (500 mg VO 4×/dia, durante 7 dias). Alternativas são a dicloxacilina (500 mg VO 4×/dia) e a clindamicina (450 mg VO 3×/dia). Na presença de fatores de risco para infecção por *S. aureus* meticilina-resistente (hospitalização recente, residência em albergues ou institucionalização, hemodiálise, infecção pelo vírus da imunodeficiência humana [HIV, *human immunodeficiency virus*), uso de drogas injetáveis, uso prévio de antimicrobiano), deve-se preferir sulfametoxazol-trimetoprima (SMX-TMP) (800 mg + 160 mg VO 2×/dia) ou clindamicina.[27] O SMX-TMP deve ser evitado no primeiro mês de amamentação, devendo ser utilizado com cautela em mulheres que amamentam bebês prematuros, com icterícia ou comorbidades, ou bebês com deficiência de glicose-6-fosfato-desidrogenase.[28] O tempo de tratamento com antimicrobiano tem sido discutido. O curso de 7 dias com antimicrobiano é adequado para mulheres com resposta rápida e completa ao tratamento. Um tempo maior de tratamento, de 10 a 14 dias, é indicado para diminuir o risco de recidiva.[29]

Na presença de abscesso mamário (quadro clínico de mastite associado à área bem delimitada de flutuação, pele brilhante e descamativa), deve ser realizada a drenagem do abscesso em ambiente cirúrgico, sob anestesia, associando medidas de suporte e uso de antimicrobiano. A presença de mastite ou abscesso não adequadamente tratados pode levar à sepse materna.

O adequado esvaziamento das mamas, a manutenção do aleitamento (que deve ser estimulada tanto em casos de mastite quanto de abscesso mamário) e o suporte emocional e técnico para ajuste da amamentação são fundamentais para o sucesso do tratamento e a prevenção de recidivas.[30]

Depressão perinatal

A depressão perinatal constitui-se por episódios depressivos maiores ou menores que ocorrem durante a gestação ou nos primeiros 12 meses após o parto. É uma das complicações mais comuns durante a gestação e o pós-parto, afetando 1 em cada 7 mulheres.[30,31] No Brasil, amostras de base populacional e populações de unidades hospitalares terciárias demonstraram prevalência aproximada de 20%.[32] Depressão perinatal e outros transtornos de humor, como doença bipolar e transtornos de ansiedade, apresentam efeitos devastadores sobre a mulher, seus filhos e famílias – o suicídio materno pode exceder a hipertensão e a hemorragia como causa de morte materna.[33] O termo depressão perinatal tem sido mais utilizado do que o termo "depressão pós-parto", visando a aumentar os índices de diagnóstico e diminuir o estigma da condição.

Há uma janela de vulnerabilidade da mulher para sinais e sintomas depressivos dentro dos primeiros 6 meses pós-parto.[34] Sintomas como modificações do sono, do apetite e da libido são comuns no puerpério, podendo ser atribuídos ao puerpério fisiológico e tornando mais difícil o diagnóstico da mulher que sofre de depressão. Assim, é importante que o médico obstetra e a equipe envolvida no cuidado obstétrico abertamente questionem a paciente sobre como está seu humor e apresentem escuta atenta e empática. Pode ser útil perguntar para a mulher se ela percebe pensamentos intrusivos ou assustadores, e se consegue dormir enquanto o bebê dorme. Além disso, deve ser pesquisada a presença de fatores de risco para depressão perinatal (**Quadro 35.1**).[35] Mulheres com depressão ou transtornos de ansiedade diagnosticados, história prévia à gestação de transtornos do humor ou que apresentem fatores de risco para depressão perinatal devem ser especialmente avaliadas.

Estudos apontam que a prevalência do diagnóstico de depressão perinatal é baixa em serviços de ginecologia e obstetrícia: 60 a 80% das mulheres com depressão não são diagnosticadas.[34] Há uma série de entraves apontados, tais como a "falta de tempo", o estigma relacionado com as doenças psiquiátricas na gravidez e no pós-parto e o treinamento inadequado ou insuficiente dos profissionais envolvidos. A utilização de um instrumento validado para rastrear depressão perinatal é recomendada[35,36] e demonstrou não somente aumentar as chances de diagnóstico e adequado encaminhamento da mulher com depressão perinatal como também diminuir o risco absoluto da prevalência da depressão durante o seguimento dessas mulheres.[35]

Quadro 35.1 – Fatores de risco para depressão perinatal

Depressão durante a gestação
- Ansiedade materna
- Estresse
- História de depressão
- Pouco suporte social
- Gestação não planejada/esperada
- Violência doméstica
- Baixa renda
- Baixa escolaridade
- Tabagismo
- Ser solteira
- Relacionamento difícil/ruim com o companheiro

Depressão pós-parto
- Depressão durante a gestação
- Ansiedade durante a gestação
- Eventos de vida estressores durante a gestação ou no período do pós-parto recente
- Experiência de parto traumática
- Nascimento pré-termo e/ou internação de RN em UTI neonatal
- Baixo nível de suporte social
- História prévia de depressão
- Problemas com a amamentação

RN, recém-nascido; UTI, unidade de terapia intensiva.
Fonte: Extraído e adaptado de ACOG Committee Opinion.[36]

A Escala de Depressão Pós-Parto de Edimburgo (EPDS, Edinburgh Postnatal Depression Scale) (Quadro 35.2) é o instrumento mais utilizado e recomendado[34,35] para rastreamento, não definindo diagnóstico ou gravidade da doença. Consiste em 10 questões de autorresposta, que

Quadro 35.2 – Escala de Depressão Pós-Parto de Edimburgo

Você teve um bebê há pouco tempo e gostaríamos de saber como está se sentindo nos **últimos sete dias**, e não apenas hoje. Assinale uma alternativa para cada pergunta:

1. **Eu tenho sido capaz de rir e achar graça das coisas**
   a. Como eu sempre fiz
   b. Não tanto quanto antes
   c. Sem dúvida, menos que antes
   d. De jeito nenhum
2. **Eu sinto prazer quando penso no que está por acontecer em meu dia a dia**
   a. Como sempre senti
   b. Talvez, menos que antes
   c. Com certeza menos
   d. De jeito nenhum
3. **Eu tenho me culpado sem necessidade quando as coisas saem erradas**
   a. Sim, na maioria das vezes
   b. Sim, algumas vezes
   c. Não muitas vezes
   d. Não, nenhuma vez
4. **Eu tenho me sentido ansiosa ou preocupada sem uma boa razão**
   a. Não, de maneira alguma
   b. Pouquíssimas vezes
   c. Sim, algumas vezes
   d. Sim, muitas vezes
5. **Eu tenho me sentido assustada ou em pânico sem um bom motivo**
   a. Sim, muitas vezes
   b. Sim, algumas vezes
   c. Não muitas vezes
   d. Não, nenhuma vez
6. **Eu tenho me sentido triste ou arrasada**
   a. Sim, na maioria das vezes
   b. Sim, muitas vezes
   c. Não muitas vezes
   d. Não, de jeito nenhum
7. **Eu tenho me sentido esmagada pelas tarefas e pelos acontecimentos do meu dia a dia**
   a. Sim. Na maioria das vezes, eu não consigo lidar bem com eles
   b. Sim. Algumas vezes, não consigo lidar bem como antes
   c. Não. Na maioria das vezes, consigo lidar bem com eles
   d. Não. Eu consigo lidar com eles tão bem quanto antes
8. **Eu tenho me sentido tão infeliz que tenho tido dificuldade de dormir**
   a. Sim, na maioria das vezes
   b. Sim, algumas vezes
   c. Não muitas vezes
   d. Não, nenhuma vez
9. **Eu tenho me sentido tão infeliz que tenho chorado**
   a. Sim, quase todo o tempo
   b. Sim, muitas vezes
   c. De vez em quando
   d. Não, nenhuma vez
10. **A ideia de fazer mal a mim mesma passou por minha cabeça**
    a. Sim, muitas vezes, ultimamente
    b. Algumas vezes, nos últimos dias
    c. Pouquíssimas vezes, ultimamente
    d. Nenhuma vez

Pontuação:
Questões 1, 2 e 4: A = 0; B = 1; C = 2; D = 3
Questões 3, 5 a 10: A = 3; B = 2; C = 1; D = 0
Pontuação 12 ou mais identifica a maioria das mulheres com depressão pós-parto.
Mulheres com sintomas depressivos sem ideação suicida ou comprometimento funcional importante (ou com pontuação entre 5 e 9 na escala) devem ser reavaliadas dentro de um mês.

Fonte: Adaptado de Federação Brasileira das Associações de Ginecologia e Obstetrícia.[35]

levam cerca de 5 minutos para serem respondidas. A EPDS inclui sintomas de ansiedade, mas exclui sintomas constitucionais da depressão, tais como distúrbios do sono, que podem ser comuns no puerpério. É uma escala que contempla sintomas cognitivos e afetivos e que foi desenvolvida especificamente para evitar a identificação excessiva de depressão perinatal. No Brasil, o melhor ponto de corte para rastreamento foi escore igual ou maior que 10.[37]

BLUES PUERPERAL

Blues pós-parto (*blues* da maternidade ou *baby blues*) refere-se a uma condição transitória caracterizada por diversos sintomas depressivos leves, como tristeza, choro fácil, irritabilidade, ansiedade, insônia, exaustão, diminuição da concentração, bem como labilidade de humor, que pode incluir euforia.[38] Os sintomas geralmente se desenvolvem dentro de 2 a 3 dias pós-parto e têm um caráter autolimitado, resolvendo-se dentro de duas semanas pós-parto. O *blues* puerperal não é uma condição patológica.

Sintomas como disforia, insônia, fadiga e diminuição da concentração manifestam-se tanto no *blues* puerperal quanto na depressão maior. No entanto, o diagnóstico de depressão maior exige a presença de pelo menos cinco sintomas entre os indicados pelo *Manual diagnóstico e estatístico de transtornos mentais* (DSM-5)[39] e duração dos sintomas acima de 2 semanas após o parto.

CRITÉRIOS DIAGNÓSTICOS PARA DEPRESSÃO PERINATAL

Os critérios para diagnóstico de depressão perinatal são os mesmos utilizados para diagnóstico fora desse período. Considera-se depressão unipolar leve a moderada a presença de pelo menos 5 a 6 sintomas depressivos entre os descritos pelo DSM-5. O diagnóstico de depressão grave ocorre na presença de 7 a 9 sintomas depressivos entre os descritos pelos critérios do DSM-5. De modo alternativo, alguns estudos sugerem que a EPDS pode auxiliar o diagnóstico (e não somente o rastreamento) de depressão perinatal. Pontuações médias de 11 indicam depressão leve, 15 a 19[40] indicam depressão moderada e 20 ou mais apontam depressão grave.[39]

Entre os critérios diagnósticos para depressão unipolar em adultos (DSM-5), citam-se: humor deprimido na maior parte dos dias; acentuada perda de interesse ou prazer em todas ou quase todas as atividades do dia, na maior parte dos dias; perda ou ganho significativo de peso sem estar fazendo dieta, ou perda do apetite; insônia ou hipersonia quase todos os dias; agitação ou retardo psicomotor quase todos os dias; fadiga ou perda de energia quase todos os dias; sentimentos de inutilidade ou culpa excessiva quase todos os dias; capacidade diminuída para pensar ou se concentrar quase todos os dias; pensamentos recorrentes de morte (não somente medo de morrer); e ideação suicida com ou sem um plano específico. Esses sintomas devem estar presentes na maior parte dos dias, mantidos por pelo menos 2 semanas, e com uma mudança clara em relação ao padrão anterior do indivíduo. Os sintomas devem causar sofrimento clinicamente significativo ou causar prejuízo no funcionamento social ou em outras áreas importantes da vida do indivíduo. Além disso, não podem ser atribuíveis a uso de substâncias ou a outras condições clínicas.

TRATAMENTO DA DEPRESSÃO PERINATAL

O obstetra deve ser capaz de diagnosticar depressão perinatal, fazer o encaminhamento da paciente para acompanhamento com psiquiatra e/ou iniciar tratamento medicamentoso, quando indicado. Mulheres com diagnóstico de transtornos de ansiedade e depressão perinatal devem ser avaliadas e acompanhadas, tendo benefício com intervenções com comprovada eficácia científica, psicoterapia e intervenções psicossociais.[41] A terapia farmacológica poderá ser empregada.

Pacientes com história de mania ou transtorno bipolar devem ser referenciadas ao psiquiatra antes do início do tratamento medicamentoso, visto que o início de antidepressivos nessas mulheres pode precipitar um quadro de mania ou psicose. O puerpério é um período de altíssimo risco para desenvolvimento de transtorno bipolar, e a alta suspeição do obstetra é recomendada. O diagnóstico incorreto de depressão na vigência de um episódio de transtorno bipolar pode levar a um tratamento inefetivo, induzir um episódio maníaco psicótico e aumentar o risco de suicídio.[34]

A referência ao médico psiquiatra é a conduta que demonstrou melhores desfechos para pacientes com rastreamento positivo ou com diagnóstico de depressão perinatal oriundas de serviços de ginecologia e obstetrícia.[34,42]

A amamentação é compatível (aceitável) durante o uso de antidepressivos desde que a dose infantil relativa (DIR) seja inferior a 10%. Podem ser empregados, com riscos mínimos, sertralina, paroxetina, fluoxetina, citalopram e escitalopram (Tabela 35.1). Um menor número de estudos avalia a mirtazapina e a venlafaxina. A venlafaxina apresenta um perfil menos compatível, devido à DIR entre 5 e 13%. A nortriptilina não é a primeira escolha como antidepressivo, mas apresenta um perfil compatível com a amamentação e riscos mínimos relatados na literatura.[34,43]

■ Cefaleia pós-punção dural

A cefaleia pós-punção (CPP) é uma complicação que ocorre após a anestesia do neuroeixo, originando-se da perfuração da dura-máter, seja ela acidental, durante inserção de cateter epidural, seja ela programada, na anestesia espinal (raquianestesia). Acredita-se que essa cefaleia esteja relacionada com o extravasamento de líquido cerebrospinal (LCS), com consequente redução da pressão intracraniana, levando à vasodilatação venosa cerebral compensatória e ao estiramento de estruturas intracranianas, como nervos sensoriais.

A incidência em analgesias de parto pode variar de 50 a 80% quando há punção da dura-máter com agulha epidural. Entretanto, a incidência

Tabela 35.1 – Principais antidepressivos e amamentação			
MEDICAÇÃO	DOSE INICIAL	AMAMENTAÇÃO	RISCOS
Sertralina	50 mg/dia Máx. 200 mg/dia	Compatível	Raramente, distúrbios do sono e/ou sucção
Paroxetina	20-25 mg/dia Máx. 60 mg/dia	Compatível	Mínimos Choro constante, insônia, letargia, baixo ganho de peso
Fluoxetina	20 mg/dia Máx. 80 mg/dia	Compatível	Mínimos Choro, insônia, vômitos, diarreia
Citalopram	20 mg/dia Máx. 40 mg/dia	Compatível	Mínimos Sonolência, dificuldade de sucção e perda de peso
Escitalopram	10 mg/dia Máx. 20 mg/dia	Compatível	Mínimos
Venlafaxina	37,5-75 mg/dia Máx. 225 mg/dia	Menos compatível	Pequenos Poucos estudos
Mirtazapina	15 mg/dia Máx. 45 mg/dia	Compatível	Poucos estudos
Nortriptilina	10-25 mg/dia Máx. 150 mg	Compatível	Mínimos Não é a primeira escolha

Fonte: Adaptada de Federação Brasileira das Associações de Ginecologia e Obstetrícia;[35] Davanzo e colaboradores.[44]

desse tipo de acidente é baixa, ocorrendo em 0,15 a 1,5% dos casos.[44,45] Após a anestesia espinal, a incidência de cefaleia varia entre 1,5 e 11,2%.[46]

Uma metanálise de Choi e colaboradores[47] realizada com pacientes obstétricas estimou um risco de punção acidental durante inserção de cateter epidural de 1,5%, com cerca de metade dos casos evoluindo para cefaleia propriamente dita.

⭐ As mulheres têm risco de 2 a 3 vezes maior para o desenvolvimento de cefaleia quando comparadas com os homens. As gestantes são mais propensas a apresentarem sintomas, sobretudo as multíparas, possivelmente devido a uma resposta vasodilatadora à hipotensão liquórica mais acentuada pelo alto nível de estrogênio circulante.[47] Além disso, durante o trabalho de parto e os esforços expulsivos, ocorre o aumento da pressão intracraniana, que pode levar a um extravasamento ainda maior de LCS.[48] Pacientes jovens também apresentam mais risco, possivelmente por terem a dura-máter mais elástica, favorecendo o surgimento de orifícios. Ter história prévia de CPP ou de cefaleias crônicas primárias pode ser fator de risco.[45] Com relação ao índice de massa corporal (IMC), a literatura é inconclusiva, e alguns estudos demonstraram aumento do risco de cefaleia em pacientes com IMC inferior a 31,5. Fatores de risco relacionados com o procedimento também são citados (uso de agulhas cortantes, maior calibre da agulha, orientação do bisel), assim como um grande número de tentativas de punção (**Quadro 35.3**).[49]

QUADRO CLÍNICO E DIAGNÓSTICO

Segundo a Classificação Internacional de Cefaleias,[50,51] o diagnóstico é clínico e o quadro típico cursa com cefaleia frontal ou occipital com início em até 5 dias após o procedimento neuroaxial e que piora ao se levantar ou se sentar e melhora com o decúbito (**Quadro 35.4**). Quanto mais intensa for a dor, mais comum será a presença de sintomas associados, como náuseas, rigidez de nuca, dor nas costas, alterações visuais (diplopia, borramento visual e fotofobia), vertigem, tontura e alterações auditivas (perda de audição e zumbido). Pacientes com história de migrânea podem apresentar cefaleia de padrão semelhante às crises anteriores, acrescida do componente postural. Aproximadamente 90% das pacientes apresentam sintomas em até 72 horas, podendo chegar a 7 dias, e a dor costuma ser mais intensa se iniciada nas primeiras 24 horas. Sem tratamento, a maioria dos casos tende à resolução espontânea em cerca de 1 semana.

Exames de imagem não devem ser solicitados como rotina, a não ser para exclusão de diagnósticos alternativos. As alterações sugestivas de CPP podem incluir ventrículos pequenos, seios venosos ingurgitados, coleções de fluido no espaço subdural, hipófise aumentada e incremento de intensi-

---

Quadro 35.3 – Fatores de risco para cefaleia pós-punção dural

Fatores de risco associados ao paciente
- Sexo feminino
- Gestação
  - Multíparas
  - Parto vaginal
- História de cefaleia
- Idade entre 18-50 anos
- IMC ≤ 31,5

Fatores de risco associados ao procedimento
- Agulhas cortantes
- Maior calibre da agulha
- Orientação do bisel perpendicular às fibras da dura-máter
- Grande número de tentativas de punção

IMC, índice de massa corporal.

Quadro 35.4 – Critérios diagnósticos para cefaleia pós-punção

1. Cefaleia:
   - Piora após 15 minutos na posição sentada ou em pé
   - Melhora após 15 minutos na posição deitada.
   - Podem estar presentes pelo menos um dos seguintes: rigidez de nuca, zumbido, hipoacusia ou fotofobia
2. Procedimento com punção de dura-máter
3. Cefaleia que se desenvolve em até 5 dias após o procedimento
4. Não mais bem explicado por outro diagnóstico

Fonte: Adaptado de Headache Classification Committee of the International Headache Society.[51]

dade meníngea difusa. A punção lombar diagnóstica deve ser evitada, devido ao risco de piorar o quadro. Entretanto, os achados costumam ser de pressão de abertura reduzida ou sem drenagem de líquido e aumento de proteína e linfócitos.

Na presença de sinais focais, cefaleia refratária ao tratamento habitual ou achados clássicos de cefaleia grave, como dor que acorda do sono, mudança da característica da dor e alteração de nível de consciência, está indicada a investigação adicional por um neurologista.[45] Outros diagnósticos diferenciais incluem uma complicação grave da punção de dura-máter, a hemorragia subdural e outras doenças do período puerperal, como pré-eclâmpsia e síndrome da encefalopatia posterior reversível (PRES, *posterior reversible encephalopathy syndrome*). Além disso, em puérperas, a cefaleia primária pós-parto é comum, com incidência média de 39% na primeira semana.

No Hospital de Clínicas de Porto Alegre, juntamente ao Serviço de Anestesiologia (Sampe), foi criado um fluxograma para diagnóstico e manejo de pacientes com suspeita de CPP, conforme mostra a Figura 35.1.

TRATAMENTO

O tratamento da cefaleia depende da sua gravidade.

Para casos de cefaleia moderada, em que a paciente consegue tolerar ficar em pé e manter cuidados com o bebê, é indicado o repouso relativo no leito, somado a medicações analgésicas, como paracetamol, AINEs e antieméticos. O uso de cafeína 300 mg VO a cada 12 horas é recomendado, uma vez que estudos demonstraram a redução significativa da cefaleia, além de reduzir a necessidade de outras intervenções complementares.[51] A sua ação se dá pela capacidade de causar vasoconstrição cerebral e aumentar a produção liquórica. Hidratação por VO ou IV também são encorajadas para tal fim (ver Cap. 29 – Analgesia e anestesia em obstetrícia).

O *blood patch* é considerado o tratamento definitivo, com taxas de sucesso entre 35 e 75%.[48,51] Está indicado em casos de cefaleia incapacitante ou refratária às medidas conservadoras.

O procedimento consiste na inserção de sangue autólogo no espaço epidural, como forma de tamponamento do orifício gerado na dura-máter. O alívio da dor costuma ser imediato e permanente. Após, é indicado o repouso no leito por cerca de 1 a 2 horas e que não haja retirada imediata de todas as medicações analgésicas, como forma de evitar o efeito-rebote. A complicação mais comum é a dor lombar, que geralmente se resolve nas primeiras 48 horas após o procedimento. As contraindicações ao procedimento são as mesmas para a realização da anestesia epidural, como coagulopatias, anticoagulação, infecção sistêmica ou infecção no sítio da punção.

Um procedimento alternativo inclui o bloqueio esfenopalatino, que consiste no uso tópico de anestésico local por via intranasal. O mecanismo de ação ainda não é conhecido, mas envolve o bloqueio de fibras nervosas simpáticas, parassimpáticas e sensoriais. É um tratamento não invasivo, de baixo custo e baixo risco, que pode ser realizado em departamento de emergência, ou até mesmo no leito da paciente. Estudos demonstraram que gera alívio da dor da mesma forma que o *blood patch*. Ainda faltam estudos para determinar se sua ação é duradoura. No entanto, constitui uma alternativa importante na tentativa de evitar procedimentos mais invasivos, bem como para os casos em que o *blood patch* está contraindicado.[45,48]

Até o momento, não há nenhuma medida comprovadamente eficaz na redução da incidência de CPP. Estudos não demonstraram benefício do repouso absoluto no leito ou de qualquer medicação analgésica. Alguns centros, quando há relato de punção inadvertida, utilizam o *blood patch* profilático, realizado imediatamente antes da retirada do cateter epidural ao fim da anestesia, embora ainda com resultados conflitantes na literatura. Além disso, alguns indicam que, quando a punção acidental ocorre, o cateter epidural seja inserido no espaço intratecal. Entretanto, existem evidências de que ele possa aumentar a chance de falha na analgesia de parto, além de não reduzir a chance de cefaleia quando comparado com a reintrodução do cateter epidural em outro local.[45]

CPP de dura-máter em pacientes obstétricas

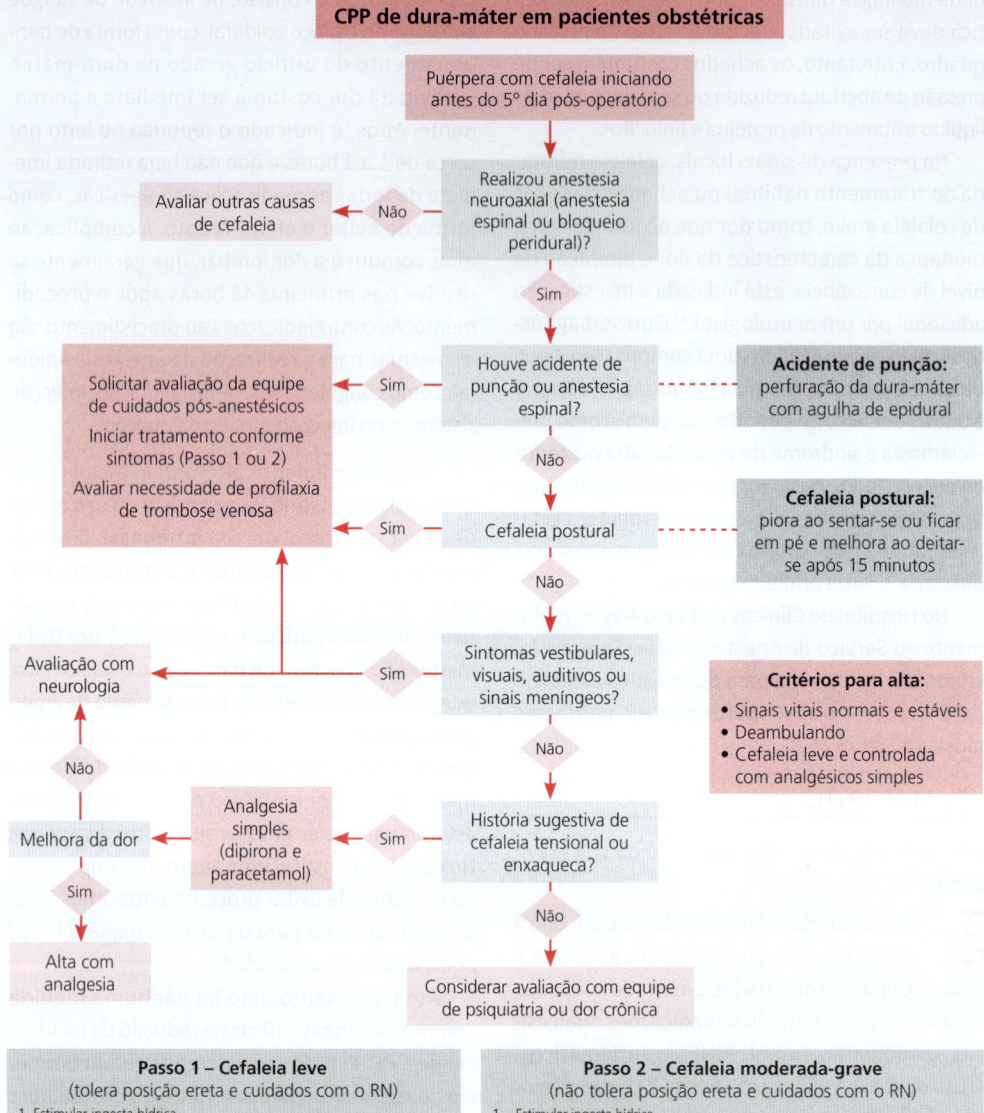

```
Puérpera com cefaleia iniciando
antes do 5° dia pós-operatório
          │
          ▼
    Realizou anestesia
    neuroaxial (anestesia      Não → Avaliar outras causas
    espinal ou bloqueio              de cefaleia
    peridural)?
          │ Sim
          ▼
    Houve acidente de          Sim → Acidente de punção:
    punção ou anestesia              perfuração da dura-máter
    espinal?                         com agulha de epidural
          │ Não
          ▼
    Cefaleia postural          Sim → Cefaleia postural:
                                     piora ao sentar-se ou ficar
                                     em pé e melhora ao deitar-
                                     se após 15 minutos
          │ Não
          ▼
    Sintomas vestibulares,     Sim → Avaliação com neurologia
    visuais, auditivos ou
    sinais meníngeos?
          │ Não
          ▼
    História sugestiva de      Sim → Analgesia simples
    cefaleia tensional ou            (dipirona e paracetamol)
    enxaqueca?                       → Melhora da dor?
          │ Não                         Sim → Alta com analgesia
          ▼                             Não → Avaliação com neurologia
    Considerar avaliação com equipe
    de psiquiatria ou dor crônica
```

Caixa (após "acidente de punção" Sim / "cefaleia postural" Sim):
- Solicitar avaliação da equipe de cuidados pós-anestésicos
- Iniciar tratamento conforme sintomas (Passo 1 ou 2)
- Avaliar necessidade de profilaxia de trombose venosa

Critérios para alta:
- Sinais vitais normais e estáveis
- Deambulando
- Cefaleia leve e controlada com analgésicos simples

Passo 1 – Cefaleia leve
(tolera posição ereta e cuidados com o RN)
1. Estimular ingesta hídrica
2. SF a 0,9% (500 mL a cada 12 h) se ingesta oral prejudicada
3. Repouso relativo no leito nas primeiras 24 h (considerar tromboprofilaxia)
4. Dipirona (2 g VO de 8/8 h) ou paracetamol (750 mg VO de 6/6 h) fixo
5. Diclofenaco (50 mg VO de 8/8 h) fixo
6. Cafeína (300 mg VO a cada 12 h, às 8 h e às 14 h, por até 48 h)
7. Codeína (30 mg VO de 6/6 h) ou tramadol (50 mg VO de 6/6 h), se necessário
8. Ciclobenzaprina (5 mg VO 1×/noite) se contratura muscular associada

Passo 2 – Cefaleia moderada-grave
(não tolera posição ereta e cuidados com o RN)
1. Estimular ingesta hídrica
2. SF a 0,9% (500 mL a cada 12 h) se ingesta oral prejudicada
3. Repouso relativo no leito nas primeiras 24 h (considerar tromboprofilaxia)
4. Dipirona (2 g VO de 8/8 h) ou paracetamol (750 mg VO de 6/6 h) fixo
5. Diclofenaco (50 mg VO de 8/8 h) fixo
6. Cafeína (300 mg VO a cada 12 h, às 8 h e às 14 h, por até 48 h)
7. Codeína (30 mg VO de 6/6 h) ou tramadol (50 mg VO de 6/6 h), se necessário
8. Ciclobenzaprina (5 mg VO 1×/noite) se contratura muscular associada
9. Codeína (30 mg VO de 6/6 h) ou tramadol (50 mg VO de 6/6 h) fixo
10. Morfina (0,05 mg/kg IV até de 3/3 h)
11. Considerar bloqueio esfenopalatino ou *blood patch*
12. Considerar necessidade de avaliação com equipe de neurologia ou dor crônica

FIGURA 35.1 – Fluxograma para diagnóstico e manejo de pacientes com cefaleia pós-punção utilizado no Hospital de Clínicas de Porto Alegre.
CPP, cefaleia pós-punção; IV, intravenosa; RN, recém-nascido; SF, soro fisiológico; VO, via oral.

Alterações miccionais e evacuatórias

INCONTINÊNCIA URINÁRIA

Incontinência urinária é uma queixa comum nos primeiros meses após o parto, sobretudo relacionada com os esforços. A fisiopatologia da perda urinária inicia-se desde a gestação, por meio de mecanismos ainda não completamente conhecidos, e envolve o aumento da pressão intravesical devido à compressão pelo útero gravídico, sem aumento compensatório da pressão esfincteriana, gerando os sintomas típicos de perda de urina ao tossir, espirrar, rir e caminhar. Além disso, a lesão transitória do nervo pudendo pelo estiramento da musculatura pélvica durante o segundo período do parto também pode contribuir para esse quadro. Na maioria dos casos, há recuperação da continência urinária em um período de até 6 meses após o nascimento. Os casos de perdas transitórias após o parto, entretanto, parecem ser um marcador de risco de incontinência persistente no futuro.

A metanálise de Moossdorff-Steinhauser e colaboradores,[52,53] incluindo 35.064 puérperas, estimou uma prevalência de 24% ao final das 6 primeiras semanas após o parto, chegando a 32% ao final do primeiro ano, sem diferença entre primíparas e multíparas.

O parto vaginal é um fator de risco conhecido para incontinência urinária. Esse aumento, entretanto, desaparece com o passar da idade, e, aos 50 a 60 anos, mulheres que tiveram parto vaginal apresentarão o mesmo risco de nulíparas e daquelas que tiveram apenas partos por cesariana. Da mesma forma, mulheres que tenham incontinência urinária durante a gestação têm maior chance de desenvolverem sintomas após o parto (Tabela 35.2).[52,53]

Diversos estudos demonstraram que a incontinência urinária tende a se resolver espontaneamente durante o primeiro ano após o parto. Entretanto, algumas mulheres buscarão atendimento e terão benefícios com tratamentos direcionados. Procedimentos cirúrgicos devem ser evitados, pois, ainda que as queixas perdurem, o quadro tende a não ser permanente. Apesar de não haver evidência clara do benefício, estudos demonstraram superioridade de tratamentos conservadores como fisioterapia pélvica supervisionada (FPS) e fisioterapia pélvica domiciliar (FPD), associadas ou não à eletroestimulação, quando comparadas com controles sem tratamento (persistência de sintomas após 1 ano: FPS 37,5% ± 12,1%/FPD 37,8% ± 3,9%/controles 74,8% ± 3,9%).[53,54]

Todas as gestantes e puérperas devem ser encorajadas a realizar exercícios para o fortalecimento da musculatura pélvica como forma de prevenção para incontinências e prolapsos, especialmente aquelas com história de parto instrumentado ou lesões de esfíncter anal.[55]

RETENÇÃO URINÁRIA

A retenção urinária é definida como a ausência de micção espontânea em 6 horas após o parto vaginal ou 6 horas após a retirada da sonda vesical de demora, em casos de cesariana. Existe também o conceito de retenção disfarçada, em que ocorre a micção espontânea, porém a bexiga mantém volume residual pós-miccional maior que 150 mL.

Tabela 35.2 – Fatores de risco para incontinência urinária pós-parto

FATORES DE RISCO	RAZÃO DE CHANCES (IC 95%)
Idade materna avançada	1,06 (1,04-1,08)
Peso materno elevado	1,04 (1,03-1,06)
História de diabetes	1,91 (1,53-2,38)
Parto vaginal	2,08 (1,72-2,52)
Episiotomia	1,76 (1,06-2,94)
Uso de fórcipe	2,69 (1,25-5,76)
Incontinência urinária na gestação	5,04 (2,07-12,28)
Incontinência urinária pré-gestacional	8,54 (3,52-20,70)

IC, intervalo de confiança.
Fonte: Adaptada de Wang e colaboradores.[54]

A incidência geral varia de 1,5 a 45% após o nascimento. A causa também parece estar relacionada com a lesão transitória do nervo pudendo durante o nascimento. Além disso, edema ou hematoma perineal podem levar à obstrução mecânica da uretra, e a sensibilidade vesical pode ficar reduzida após anestesia local ou analgesia condutiva.[56,57]

Fatores de risco envolvem anestesia epidural, primiparidade, parto instrumentado e episiotomia (Tabela 35.3).

As pacientes podem ser assintomáticas ou apresentar urgência urinária, jato fraco, hesitação miccional, dor ou desconforto vesical e sensação de esvaziamento incompleto. Além disso, a distensão vesical pode ser palpada ao exame físico abdominal. Na presença de sintomas, primeiramente, é importante descartar infecção do trato urinário, outra doença frequente na gestação e no puerpério.

O tratamento consiste na sondagem intermitente a cada 4 a 6 horas. A sondagem pode ser interrompida quando o volume residual vesical for menor que 150 mL e a paciente não apresentar mais sintomas. Mulder e colaboradores[58] demonstraram em estudo que o período médio de necessidade de sondagem é de 12 horas e que 35% das pacientes resolvem suas queixas com apenas uma sondagem.[59]

Tabela 35.3 – Fatores de risco para retenção urinária pós-parto

FATORES DE RISCO	RAZÃO DE CHANCES (IC 95%)
Episiotomia	2,99 (1,31-6,79)
Anestesia epidural	2,48 (1,09-5,68)
Primiparidade	2,17 (1,06-4,46)
Parto instrumentado	4,01 (1,97-8,18)
Período expulsivo prolongado	15,24 (11,20-19,28)

IC, intervalo de confiança.
Fonte: Adaptada de Li e colaboradores.[58]

INCONTINÊNCIA FECAL

A incontinência fecal é uma condição debilitante para mulheres no período pós-parto. Caracterizada pela perda involuntária de gases ou fezes, é uma complicação associada à via de parto vaginal. Pode ocorrer devido à lesão do nervo pudendo, assim como de fibras do esfíncter anal e do músculo levantador do ânus.

A prevalência estimada é de 8,2% nos primeiros 3 meses, podendo acometer até 16,6% das mulheres durante o primeiro ano após o parto.[58] Além disso, estima-se que seu principal fator de risco sejam as lacerações esfincterianas (OASIS, *obstetrical anal sphincter injuries*). Uma metanálise de Cattani e colaboradores[60] demonstrou aumento do risco de incontinência anal tanto em curto como em longo prazo em casos de lacerações de terceiro e quarto graus (razão de chances [RC] 2,44; IC 95%, 1,92-3,09). Um estudo de caso-controle comparando a incidência de incontinência fecal em 6 semanas após o parto, entretanto, demonstrou haver aumento de risco apenas para lacerações de grau 3c ou 4 (RC 4,68; IC 95%, 1,97-11,11), com prevalência de incontinência estimada em 59% dos casos. Da mesma forma, os estudos convergem ao demonstrar maior risco de incontinência em casos de partos instrumentados por fórcipe e idade materna avançada.[61,62]

Além da história de perdas, muitas vezes omitida pelas pacientes, o exame físico com toque retal para avaliação de tônus esfincteriano pode auxiliar a identificação de possíveis defeitos não percebidos no momento do parto. Relatos de secreção vaginal fecaloide ou eliminação de flatos pela vagina exigem avaliação breve quanto ao risco de fístula retovaginal. O padrão-ouro para diagnóstico de defeitos esfincterianos é a ultrassonografia endoanal, com sensibilidade de 100% para detectar o local e a extensão tanto de lesões do esfíncter anal interno como do externo. Ultrassonografias transvaginal ou transperineal também podem ser realizadas, porém apresentam menor sensibilidade.[63]

A maioria das mulheres sintomáticas apresentará resolução dos sintomas nos primeiros meses após o parto. O tratamento deve focar na regulação do hábito intestinal e na otimização do controle da musculatura pélvica com fisioterapia, além da possibilidade do uso de medicações como loperamida (segura na lactação). Contudo, o mais importante fator de risco para permanência dos sintomas é a persistência de lesões esfincterianas, demonstrando a importância do correto reparo primário durante a assistência ao parto. Para os casos em que a lesão é identificada apenas no puerpério, a paciente deve ser reavaliada cerca de 6 meses depois, e o tratamento com esfincteroplastia anal cirúrgica deve ser considerado.[64]

Hemorroidas

Sintomas anais são comuns durante a gestação e o puerpério, e estima-se que cerca de 90% das queixas sejam causadas por hemorroidas.[65] As alterações fisiológicas da gestação predispõem ao surgimento delas, devido ao aumento da pressão intra-abdominal pelo útero gravídico, gerando ingurgitamento vascular e estase venosa. Além disso, os puxos durante o trabalho de parto também contribuem para o desenvolvimento de alterações anais.

Hemorroidas sintomáticas são muito comuns após o parto, acometendo cerca de um terço das mulheres. A prevalência estimada em 6 meses após o parto é de 24%.[64] Um estudo prospectivo belga, que avaliou gestantes desde o segundo trimestre da gestação até 3 meses após o parto, evidenciou que 56,2% das mulheres tinham pelo menos um dos sintomas entre sangramento, edema ou dor anal imediatamente após o parto, e 62,9%, após 3 meses.[59]

Os fatores de risco para o desenvolvimento de hemorroidas no pós-parto envolvem história prévia de alterações anais (RC 4,11; IC 95%, 1,03-16,35) e constipação (RC 7,14; IC 95%, 1,62-31,23),[66] a qual é altamente frequente durante a gestação, devido à lentificação da motilidade gastrintestinal pela progesterona.

Entre as apresentações clínicas, as hemorroidas internas (acima da linha denteada retal) costumam apresentar-se com sangramento vivo e indolor, e as externas (abaixo da linha denteada) cursam com dor, porém sem sangramento, tendo como possível complicação a trombose de seio hemorroidário, caracterizada por episódio de dor aguda e contínua.

O tratamento conservador é a principal abordagem, uma vez que a maioria dos casos regride após o parto. A primeira linha de tratamento envolve medidas não farmacológicas, como o aumento da ingesta hídrica (1,5-2 L de água ao dia) e o consumo de fibras, que agem aumentando o fluxo de água para o lúmen intestinal, aumentando a hidratação das fezes e prevenindo a constipação. Uma revisão sistemática da base de dados Cochrane recomenda, inclusive, o uso de suplementos de fibra, com a ingesta de cerca de 28 gramas ao dia. Recomendam-se, também, cuidados com o hábito intestinal, evitando permanecer períodos prolongados no banheiro ou fazer muita força para evacuar. Banhos de assento podem ser utilizados, uma vez que aliviam o prurido e a irritação e relaxam a musculatura esfincteriana. Podem ser realizados de 2 a 3×/dia, sendo preferível o uso de água morna. Em gestantes, a realização de exercícios de Kegel e o decúbito lateral esquerdo também podem auxiliar o alívio dos sintomas. Eventualmente, faz-se necessário o uso de laxantes osmóticos para reduzir a constipação, tal qual a lactulose.

Entre as medicações tópicas, podem ser utilizadas pomadas de lidocaína a 5% para alívio da dor ou hidrocortisona para alívio do prurido. É importante lembrar de que medicações tópicas não devem ser utilizadas por mais de 7 dias, pelo risco de efeitos adversos, como reações alérgicas ou sensibilização da área. Nos casos de trombose hemorroidária, sugere-se o uso de pomada de nitroglicerina a 0,4%, muito utilizada para fissuras anais,[67,68] além de avaliação por proctologista.

Doenças osteomusculares

As modificações fisiológicas do organismo materno, para nutrir e hospedar o feto, bem como o mecanismo do trabalho de parto, impactam o sistema musculoesquelético e podem determinar uma variedade de condições álgicas. Artralgias, dor na cintura pélvica, disfunção da sínfise púbica, osteoporose transitória e tendinite são descritas. Exacerbação ou primeira manifestação de doenças musculoesqueléticas, como artrite reumatoide, também podem ocorrer. Um estudo do Danish National Birth Cohort, que incluiu cerca de 80 mil mulheres, demonstrou que o IMC elevado (sobrepeso e obesidade) aumenta o risco para desenvolvimento de distúrbios musculoesqueléticos degenerativos, osteoartrite e dor lombar crônica no puerpério.[69]

Até 60% das mulheres são acometidas por dor lombar na gestação ou puerpério. Destas, 80 a 95% apresentam resolução da dor ainda no período puerperal. Cerca de 20% podem apresentar persistência da dor por 2 a 3 anos após o parto.[69] A coccidínia, dor lombar baixa, pode ser causada pela pressão exercida sobre o cóccix durante o trabalho de parto. Puérperas com coccidínia apresentam dor ao permanecerem na posição sentada, e podem apresentar dor à evacuação e na relação sexual. A abordagem inclui uso de analgésicos (para dúvidas sobre compatibilidade com a amamentação, pode ser usada a base de dados LactMed), medidas de suporte (fazer uso de calçados, colchão e cadeiras adequados, dobrar os joelhos e agachar-se ao levantar-se) e aplicação de calor, frio e massagem no local da dor.[70] Pacientes que não melhorarem com as medidas iniciais podem ser referenciadas para fisioterapia.[71]

Algumas situações podem demandar a avaliação de outros especialistas, como ortopedista e/ou neurologista, além da realização de exames de imagem ou laboratoriais (**Quadro 35.5**).[70]

Puérperas com diástase da sínfise púbica apresentam dor à compressão bilateral dos trocanteres, ou dor durante a flexão do quadril com extensão das pernas. Em mulheres não gestantes, a sínfise púbica mede de 4 a 5 mm. Com a gestação, a sínfise púbica aumenta em pelo menos 2 a 3 mm. O diagnóstico de diástase da sínfise púbica é clínico, baseado na persistência dos sintomas, e exames de imagem não são necessários para todos os casos, devendo ser indicados quando a puérpera apresentar dor intratável, sintomas neurológicos (incluindo não conseguir caminhar) ou sinais/sintomas sistêmicos, como febre. Quando houver diástase da sínfise púbica, tais exames demonstrarão uma separação da sínfise púbica acima de 10 a 13 mm. Essa medida não necessariamente se relaciona com os sintomas ou com a intensidade do déficit funcional.[72]

A sínfise púbica costuma retornar ao normal em 4 a 12 semanas após o parto. Para a maioria das pacientes, a dor é resolvida dentro de 1 mês após o parto, embora 2 a 3% das mulheres possam apresentar um quadro prolongado e persistência dos sintomas. Uma vez que a diástase da sínfise púbica é uma condição transitória para a maioria das puérperas, o tratamento inclui manejo da dor (uso de analgésicos) e exercícios para a estabilização de cintura pélvica.[73] Em alguns casos de dor intensa e/ou persistência dos sintomas, fisioterapia e suportes ou suspensórios podem ser utilizados. Em casos de diástase grave (> 25 mm), a cirurgia poderá ser indicada.

Quadro 35.5 – Sinais e sintomas que sugerem necessidade de avaliação complementar na puérpera com dor lombar

- Dor muito intensa, que interfere com a funcionalidade; especialmente dor não posicional e que ocorre à noite
- Aumento da dor com tosse ou manobra de Valsalva
- Incontinência urinária ou intestinal de início súbito, ou retenção urinária
- Presença de alteração neurológica na avaliação: fraqueza, déficit sensorial, reflexos anormais
- Elevado risco para infecção: anestesia epidural recente, uso de terapia imunossupressora com aumento de risco para fraturas
- História recente de trauma (queda)
- Condições sistêmicas, como febre, calafrios e perda de peso

REFERÊNCIAS

1. Cunningham FG LK, Bloom SL, Hauth JC. Complicações do Puerpério. In: Cunningham FG, Bloom SL, Hauth JC, Rouse DJ, Spong CY, editors. Obstetricia de Williams. 25. ed. Porto Alegre: McGraw-Hill; 2021. p. 666-79.

2. Adair FL. The American Committee on Maternal Welfare. Meeting held at Atlantic city, June 12, 1935 Chairman's address. Am J Obstet Gynecol. 1935;30(6):868-71.

3. Soper DE. Infections of the female pelvis. In: Mandell GL Bennett JE, Churchill DR, editors. Mandell, Douglas, and Bennett's principles and practice of infectious diseases essentials. Philadelphia: Elsevier; 2017. p. 119.

4. Smaill FM, Grivell RM. Antibiotic prophylaxis versus no prophylaxis for preventing infection after cesarean section. Cochrane Database Syst Rev. 2014;2014(10):CD007482.

5. Burrows LJ, Meyn LA, Weber AM. Maternal morbidity associated with vaginal versus cesarean delivery. Obstet Gynecol. 2004;103(5 Pt 1):907-12.

6. Newton ER, Prihoda TJ, Gibbs RS. A clinical and microbiologic analysis of risk factors for puerperal endometritis. Obstet Gynecol. 1990;75(3 Pt 1):402-6.

7. French LM, Smaill FM. Antibiotic regimens for endometritis after delivery. Cochrane Database Syst Rev. 2000;(2):CD001067.

8. Bauer ME, Lorenz RP, Bauer ST, Rao K, Anderson FWJ. Maternal deaths due to sepsis in the state of Michigan, 1999-2006. Obstet Gynecol. 2015;126(4):747-52.

9. National Healthcare Safety Network. Patient safety component manual [Internet]. [capturado em 30 ago. 2022]. Atlanta: NHSN; 2022. Disponível em: https://www.cdc.gov/nhsn/pdfs/pscmanual/pcsmanual_current.pdf.

10. Mackeen AD, Packard RE, Ota E, Speer L. Antibiotic regimens for postpartum endometritis. Cochrane Database Syst Rev. 2015;2015(2):CD001067.

11. Metronidazole. In: Drugs and Lactation Database (LactMed) [Internet]. Bethesda: National Library of Medicine; 2006 [capturado em 17 mar. 2021]. Disponível em; https://www.ncbi.nlm.nih.gov/sites/books/NBK501315/.

12. Garcia J, Aboujaoude R, Apuzzio J, Alvarez JR. Septic pelvic thrombophlebitis: diagnosis and management. Infect Dis Obstet Gynecol. 2006;2006:15614.

13. Martens MG, Kolrud BL, Faro S, Maccato M, Hammill H. Development of wound infection or separation after cesarean delivery. Prospective evaluation of 2,431 cases. J Reprod Med. 1995;40(3):171-5.

14. Chaim W, Bashiri A, Bar-David J, Shoham-Vardi I, Mazor M. Prevalence and clinical significance of postpartum endometritis and wound infection. Infect Dis Obstet Gynecol. 2000;8(2):77-82.

15. Mangram AJ, Horan TC, Pearson ML, Silver LC, Jarvis WR. Guideline for Prevention of Surgical Site Infection, 1999. Centers for Disease Control and Prevention (CDC) Hospital Infection Control Practices Advisory Committee. Am J Infect Control. 1999;27(2):97-132; quiz 133-4; discussion 96.

16. Hager WD, Larsen JW. Postoperative infections: prevention and management. In: Rock, JA, Jones HW, editors. TeLinde's operative gynecology. 10th ed. Philadelphia: Lippincott Williams & Wilkins; 2008. p. 190-202.

17. Fitzwater JL, Tita ATN. Prevention and management of cesarean wound infection. Obstet Gynecol Clin N Am 2014;41(4):671-89.

18. Gallup DG, Meguiar RV. Coping with necrotizing fasciitis. Contemp Ob/Gyn. 2004;49(6):38.

19. Ramin SM, Ramus RM, Little BB, Gilstrap LC 3rd. Early repair of episiotomy dehiscence associated with infection. Am J Obstet Gynecol. 1992;167(4 Pt 1):1104-7.

20. Goldaber KG, Wendel PJ, McIntire DD, Wendel GD Jr. Postpartum perineal morbidity after fourth-degree perineal repair. Am J Obstet Gynecol. 1993;168(2):489-93.

21. Dudley LM, Kettle C, Ismail KM. Secondary suturing compared to non-suturing for broken down perineal wounds following childbirth. Cochrane Database Syst Rev. 2013;(9):CD008977.

22. Arona AJ, al-Marayati L, Grimes DA, Ballard CA. Early secondary repair of third- and fourth-degree perineal lacerations after outpatient wound preparation. Obstet Gynecol. 1995;86(2):294-6.

23. World Health Organization. Mastitis: causes and management [Internet]. Geneva: WHO; 2000 [capturado em 30 ago. 2022]. Disponível em: https://apps.who.int/iris/handle/10665/66230.

24. Committee on Health Care for Underserved Women, American College of Obstetricians and Gynecologists. ACOG Committee Opinion no. 361: Breastfeeding: maternal and infant aspects. Obstet Gynecol. 2007;109(2 Pt 1):479-80.

25. Dixon JM. Lactational mastitis [Internet]. Waltham: UpToDate; 2021 [capturado em 30 ago. 2022]. Disponível em: https://www.uptodate.com/contents/lactational-mastitis/.

26. Stafford I, Hernandez J, Laibl V, Sheffield J, Roberts S, Wendel G Jr. Community-acquired methicillin-resistant Staphylococcus aureus among patients with puerperal mastitis requiring hospitalization. Obstet Gynecol. 2008;112(3):533-7.

27. Berens PD. Breast pain: engorgement, nipple pain, and mastitis. Clin Obstet Gynecol. 2015;58(4):902-14.

28. Jahanfar S, Ng CJ, Teng CL. Antibiotics for mastitis in breastfeeding women. Cochrane Database Syst Rev. 2013;(2):CD005458.

29. Trimethoprim-Sulfamethoxazole. In: Drugs and lactation data base (LactMed) [Internet]. Bethesda: National Library of Medicine; 2021 [capturado em 30 ago. 2021]. Disponível em: Disponível em: https://www.ncbi.nlm.nih.gov/books/NBK501289.

30. Breastfeeding challenges: ACOG Committee Opinion, number 820. Obstet Gynecol. 2021;137(2):e42-e53.

31. Gavin NI, Gaynes BN, Lohr KN, Meltzer-Brody S, Gartlehner G, Swinson T. Perinatal depression: a systematic review of prevalence and incidence. Obstet Gynecol. 2005;106(5 Pt 1):1071-83.

32. Hahn-Holbrook J, Cornwell-Hinrichs T, Anaya I. Economic and health predictors of National Postpartum Depression Prevalence: a systematic review, meta-analysis, and meta-regression of 291 studies from 56 countries. Front Psychiatry. 2018;8:248.

33. Lobato G, Moraes CL, Dias AS, Reichenheim ME. Postpartum depression according to time frames and sub-groups: a survey in primary health care settings in Rio de Janeiro, Brazil. Arch Womens Ment Health. 2011;14(3):187-93.

34. Palladino CL, Singh V, Campbell J, Flynn H, Gold KJ. Homicide and suicide during the perinatal period: findings from

the National Violent Death Reporting System. Obstet Gynecol. 2011;118(5):1056-63.

35. Federação Brasileira das Associações de Ginecologia e Obstetrícia. Depressão pós-parto. Femina. 2020;48(8):454-61.

36. ACOG Committee Opinion No. 757: screening for perinatal depression. Obstet Gynecol. 2018;132(5):e208-e212.

37. Siu AL; US Preventive Services Task Force (USPSTF), Bibbins-Domingo K, Grossman DC, Baumann LC, Davidson KW, et al. Screening for depression in adults: US Preventive Services Task Force Recommendation Statement. JAMA. 2016;315(4):380-7.

38. Santos IS, Matijasevich A, Tavares BF, Barros AJ, Botelho IP, Lapolli C, et al. Validation of the Edinburgh Postnatal Depression Scale (EPDS) in a sample of mothers from the 2004 Pelotas Birth Cohort Study. Cad Saude Publica. 2007;23(11):2577-88.

39. American Psychiatric Association. Manual diagnóstico e estatístico de transtornos mentais: DSM-5. 5. ed. Porto Alegre: Artmed; 2014.

40. Buttner MM, O'Hara MW, Watson D. The structure of women's mood in the early postpartum. Assessment. 2012;19(2):247-56.

41. Berens P. Overview of the postpartum period: disorders and complications [Internet]. Waltham: UpToDate; 2021 [capturado em 30 ago. 2022]. Disponível em: https://www.uptodate.com/contents/overview-of-the-postpartum-period-disorders-and-complications#!.

42. O'Connor E, Rossom RC, Henninger M, Groom HC, Burda BU. Primary care screening for and treatment of depression in pregnant and postpartum women: evidence report and systematic review for the US Preventive Services Task Force. JAMA. 2016;315(4):388-406.

43. Melville JL, Reed SD, Russo J, Croicu CA, Ludman E, LaRocco-Cockburn A, et al. Improving care for depression in obstetrics and gynecology: a randomized controlled trial. Obstet Gynecol. 2014;123(6):1237-46.

44. Davanzo R, Copertino M, De Cunto A, Minen F, Amaddeo A. Antidepressant drugs and breastfeeding: a review of the literature. Breastfeed Med. 2011;6(2):89-98.

45. Costa AC, Satalich JR, Al-Bizri E, Shodhan S, Romeiser JL, Adsumelli R, et al. A ten-year retrospective study of post-dural puncture headache in 32,655 obstetric patients. Can J Anaesth. 2019;66(12):1464-71.

46. Buddeberg BS, Bandschapp O, Girard T. Post-dural puncture headache. Minerva Anestesiol. 2019;85(5):543-53.

47. Choi PT, Galinski SE, Takeuchi L, Lucas S, Tamayo C, Jadad AR. PDPH is a common complication of neuraxial blockade in parturients: a meta-analysis of obstetrical studies. Can J Anaesth. 2003;50(5):460-9.

48. Orbach-Zinger S, Ashwal E, Hazan L, Bracco D, Ioscovich A, Hiersch L, et al. Risk factors for unintended dural puncture in obstetric patients: a retrospective cohort study. Anesth Analg. 2016;123(4):972-6.

49. Patel R, Urits I, Orhurhu V, Orhurhu MS, Peck J, Ohuabunwa E, et al. A comprehensive update on the treatment and management of post-dural puncture headache. Curr Pain Headache Rep. 2020;24(6):24.

50. Chekol B, Yetneberk T, Teshome D. Prevalence and associated factors of post dural puncture headache among parturients who underwent cesarean section with spinal anesthesia: a systemic review and meta-analysis, 2021. Ann Med Surg (Lond). 2021;66:102456.

51. Headache Classification Committee of the International Headache Society. The International Classification of Headache Disorders, 3rd edition. Cephalalgia. 2018;38(1):1-211.

52. Basurto Ona X, Osorio D, Bonfill Cosp X. Drug therapy for treating post-dural puncture headache. Cochrane Database Syst Rev. 2015;2015(7):CD007887.

53. Moossdorff-Steinhauser HFA, Berghmans BCM, Spaanderman MEA, Bols EMJ. Prevalence, incidence and bothersomeness of urinary incontinence between 6 weeks and 1 year post-partum: a systematic review and meta-analysis. Int Urogynecol J. 2021;32(7):1675-93.

54. Wang K, Xu X, Jia G, Jiang H. Risk factors for postpartum stress urinary incontinence: a systematic review and meta-analysis. Reprod Sci. 2020;27(12):2129-45.

55. Gonzales AL, Barnes KL, Qualls CR, Jeppson PC. Prevalence and treatment of postpartum stress urinary incontinence: a systematic review. Female Pelvic Med Reconstr Surg. 2021;27(1):e139-e45.

56. Woodley SJ, Lawrenson P, Boyle R, Cody JD, Mørkved S, Kernohan A, et al. Pelvic floor muscle training for preventing and treating urinary and faecal incontinence in antenatal and postnatal women. Cochrane Database Syst Rev. 2020;5(5):CD007471.

57. Li Q, Zhu S, Xiao X. The risk factors of postpartum urinary retention after vaginal delivery: a systematic review. Int J Nurs Sci. 2020;7(4):484-92.

58. Mulder FEM, Hakvoort RA, de Bruin JP, van der Post JAM, Roovers JWR. Comparison of clean intermittent and transurethral indwelling catheterization for the treatment of overt urinary retention after vaginal delivery: a multicentre randomized controlled clinical trial. Int Urogynecol J. 2018;29(9):1281-7.

59. chrey-Petersen S, Tauscher A, Dathan-Stumpf A, Stepan H. Diseases and complications of the puerperium. Dtsch Arztebl Int. 2021;118(Forthcoming):43646.

60. Cattani L, Neefs L, Verbakel JY, Bosteels J, Deprest J. Obstetric risk factors for anorectal dysfunction after delivery: a systematic review and meta-analysis. Int Urogynecol J. 2021;32(9):2325-36.

61. rown S, Gartland D, Perlen S, McDonald E, MacArthur C. Consultation about urinary and faecal incontinence in the year after childbirth: a cohort study. BJOG. 2015;122(7):954-62.

62. Johannessen HH, Wibe A, Stordahl A, Sandvik L, Mørkved S. Do pelvic floor muscle exercises reduce postpartum anal incontinence? A randomised controlled trial. BJOG. 2017;124(4):686-94.

63. Everist R, Burrell M, Mallitt KA, Parkin K, Patton V, Karantanis E. Postpartum anal incontinence in women with and without obstetric anal sphincter injuries. Int Urogynecol J. 2020 Nov;31(11):2269-75.

64. Chin K. Obstetrics and fecal incontinence. Clin Colon Rectal Surg. 2014;27(03):110-2.

65. Meekins AR, Siddiqui NY. Diagnosis and management of postpartum pelvic floor disorders. Obstet Gynecol Clin North Am. 2020;47(3):477-86.

66. Poskus T, Buzinskienė D, Drasutiene G, Samalavicius NE, Barkus A, Barisauskiene A, et al. Haemorrhoids and anal fissures during pregnancy and after childbirth: a prospective cohort study. BJOG. 2014;121(13):1666-71.

67. Ferdinande K, Dorreman Y, Roelens K, Ceelen W, De Looze D. Anorectal symptoms during pregnancy and postpartum: a prospective cohort study. Colorectal Dis. 2018;20(12):1109-16.

68. Percalli L, Passalia L, Pricolo R, Riccò M. Pre-operative assessment of internal mucosal rectal prolapse in internal hemorrhoids: technical details and results from a single institution. Acta Biomed. 2019;90(2):308-15.

69. Davis BR, Lee-Kong SA, Migaly J, Feingold DL, Steele SR. The American Society of Colon and Rectal Surgeons Clinical Practice guidelines for the management of hemorrhoids. Dis Colon Rectum. 2018;61(3):284-92.

70. Bliddal M, Pottegård A, Kirkegaard H, Olsen J, Jørgensen JS, Sørensen TI, et al. Association of pre-pregnancy body mass index, pregnancy-related weight changes, and parity with the risk of developing degenerative musculoskeletal conditions. Arthritis Rheumatol. 2016;68(5):1156-64.

71. Bermas BL. Maternal adaptations to pregnancy: Musculoskeletal changes and pain [Internet]. Waltham: UpToDate; 2022 [capturado em 30 ago. 2021]. Disponível em: https://www.uptodate.com/contents/maternal-adaptations-to-pregnancy-musculoskeletal-changes-and-pain/print#!.

72. Liddle SD, Pennick V. Interventions for preventing and treating low-back and pelvic pain during pregnancy. Cochrane Database Syst Rev. 2015;2015(9):CD001139.

73. Parker JM, Bhattacharjee M. Images in clinical medicine. Peripartum diastasis of the symphysis pubis. N Engl J Med. 2009;361(19):1886.

36

AVALIAÇÃO CLÍNICA DA PLACENTA

RAQUEL CAMARA RIVERO

Importância da placenta

A placenta é um órgão de natureza única, localizado na interface entre dois (ou mais) indivíduos geneticamente distintos que, durante um período da vida, coexistem por meio de ligações complexas e em constante transformação. Já foi descrita como "diário da vida intrauterina", e é por meio de seus intrincados mecanismos que o feto em desenvolvimento recebe todo o suporte nutricional, metabólico e imunológico (**Figura 36.1**).[1] A avaliação macro e microscópica da placenta oferece a possibilidade de entendimento do ambiente intrauterino pré-parto, permitindo a identificação tanto de efeitos cumulativos quanto de eventos-sentinelas que possam ter repercussão na saúde fetal e materna.

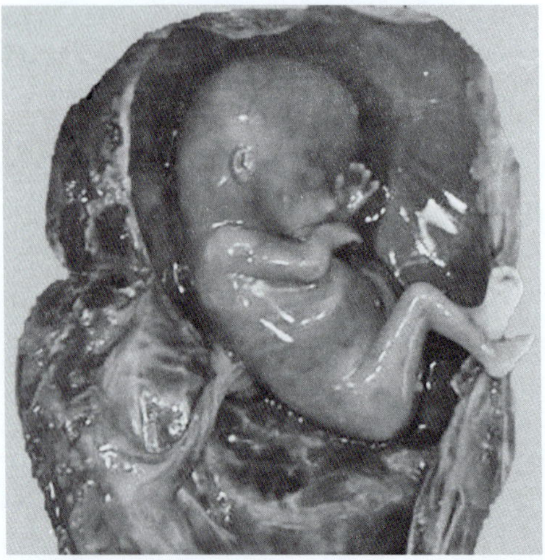

A avaliação anatomopatológica da placenta é uma ferramenta valiosa no entendimento de eventos adversos materno-fetais, na predição de desfechos clínicos neonatais, no auxílio de futuras decisões reprodutivas e no manejo de gestações subsequentes, além de auxiliar o esclarecimento dos eventos nos casos de processos médico-legais.[2,3]

Exame anatomopatológico da placenta

INDICAÇÕES DO EXAME

Como a maioria das placentas é normal, o exame de todas não é indicado do ponto de vista operacional. Os profissionais de saúde envolvidos no atendimento do parto devem realizar a seleção dos casos a serem enviados ao patologista. Para padronização dos encaminhamentos, é recomendada a aplicação dos critérios desenvolvidos pelo grupo multidisciplinar do Colégio Americano de Patologistas (CAP, College of American Pathologists)[4] (**Quadro 36.1**).

As indicações englobam três categorias: maternas, fetais/neonatais e placentárias. As primeiras incluem história reprodutiva (prematuridade, perdas prévias), doenças maternas (hipertensão, diabetes, coagulopatias) e condições da gestação atual (prematuridade, infecções, sangramen-

FIGURA 36.1 – Feto e placenta dentro da normalidade.

> **Quadro 36.1** – Indicações para encaminhamento da placenta para exame anatomopatológico

Maternas
- Parto com IG < 37 ou > 42 semanas
- Complicações gestacionais não explicadas ou recorrentes
- Doenças sistêmicas, gestacionais ou prévias
- Febre periparto ou infecção
- Sangramento excessivo no terceiro trimestre
- Mecônio espesso ou de longa duração
- Oligoidrâmnio/polidrâmnio grave

Fetais/neonatais
- Morte fetal intrauterina ou neonatal
- Internação em UTI neonatal
- PIG (PN < percentil 10) ou GIG (PN > percentil 10)
- pH < 7; Apgar no 5º min < 7; ventilação assistida por mais de 10 minutos ou depressão respiratória neonatal
- Hematócrito neonatal < 35
- Convulsões neonatais
- Suspeita de infecção ou sepse
- Hidropsia fetal de etiologia desconhecida
- Gestações múltiplas

Placentárias
- Anormalidades estruturais ou massas envolvendo disco placentário, cordão umbilical ou membranas amnióticas
- Tamanho anormal para IG
- Placenta fragmentada, possivelmente incompleta

GIG, grande para a idade gestacional; IG, idade gestacional; PIG, pequeno para a idade gestacional; PN, peso ao nascimento; UTI, unidade de terapia intensiva.
Fonte: Adaptado de Langston e colaboradores.[4]

tos). As indicações fetais/neonatais incluem óbito, retardo de crescimento intrauterino, baixo Apgar, condição fetal não tranquilizadora e malformações congênitas. As indicações placentárias englobam anormalidades identificadas na sala de parto e são discutidas a seguir. Tais condições devem ser entendidas no contexto clínico de cada gestação e representam uma probabilidade de identificação de padrões significativos de lesão.[5]

AVALIAÇÃO DA PLACENTA NA SALA DE PARTO

A inspeção da placenta na sala de parto leva cerca de um minuto e fornece informações valiosas. A placenta normal a termo apresenta membranas amnióticas branco-acinzentadas, translúcidas e brilhantes. O cordão umbilical tem três vasos, índice de enovelamento de 2 a 3 voltas a cada 10 cm, cerca de 55 a 60 cm de comprimento (o tamanho deve ser estimado na sala de parto) e 2,5 cm de diâmetro. O disco deve ser íntegro, com consistência macia homogênea, sem nódulos, áreas pálidas ou hemorrágicas. O tamanho da placenta varia conforme a idade gestacional, e, a termo, o disco tem cerca de 22 cm de diâmetro, 2 a 2,5 cm de espessura e pesa cerca de 470 g. As anormalidades mais comuns estão indicadas no Quadro 36.2.

COMO ENCAMINHAR AS PLACENTAS PARA O LABORATÓRIO DE PATOLOGIA

As placentas devem ser encaminhadas preferencialmente a fresco. Para isso, precisam ser mantidas em refrigeração a 4 °C até o envio ao laboratório de patologia. Caso a refrigeração não seja possível, as placentas devem ser acondicionadas em recipientes com uma generosa quantidade de solução de formalina tamponada a 10% (essa solução costuma ser fornecida ao centro obstétrico ou centro cirúrgico pelo laboratório de patologia e já vem pronta para uso).

As placentas que não tiverem sido enviadas para a patologia podem ser preservadas em refrigeração a 4 °C por até 7 dias, sem comprometimento da avaliação anatomopatológica. Dessa forma, neonatos ou puérperas que apresentarem complicações inesperadas ainda podem ter suas placentas examinadas.[6]

Na solicitação do exame anatomopatológico, cabe ao médico assistente informar ao patologista a idade gestacional, os achados do pré-natal e o motivo da solicitação. Os dados clínicos são fundamentais para que o patologista possa realizar um diagnóstico acurado e útil para a equipe. Achados inespecíficos em um determinado contexto clínico podem ser de extrema relevância em outro.[5,9,10]

Quadro 36.2 – Anormalidades macroscópicas placentárias mais comuns

1. **Cordão umbilical**
   a. Número de vasos:
      – Artéria umbilical única
      – Cistos ou remanescentes embriológicos anormalmente aumentados
   b. Comprimento:
      – Cordão longo (geralmente > 70 cm)
      – Cordão umbilical curto (em geral < 35 cm)
   c. Índice de enovelamento:
      – Hiperenovelado (> 3 voltas/10 cm)
      – Hipoenovelado (< 1 volta/10 cm)
   d. Nós:
      – Falso nó (redundância da veia umbilical, sem significado clínico)
      – Nó verdadeiro
   e. Inserção:
      – Marginal (na margem do disco)
      – Velamentosa (inserido nas membranas; vasos desprotegidos)

2. **Membranas amnióticas**
   a. Coloração:
      – Esverdeada (sugere pigmentação meconial ou hemorragia antiga)
      – Amarelada, fosca e com odor fétido (sugere corioamnionite aguda)
   b. Superfície:
      – Âmnio nodoso (lesões amareladas, difusas, sugerindo oligo ou anidrâmnio)
      – Metaplasia escamosa (lesões brancas, focais na inserção do cordão; normais)

3. **Disco placentário**
   a. Face materna:
      – Perda de integridade (a falta de cotilédones sugere acretismo)
      – Coágulos firmemente aderidos (sugerem descolamento prematuro)
   b. Face fetal:
      – Circunmarginada (extracorial, bordas elevadas duplas de âmnio com fibrina e hemossiderina, associada a desfecho adverso)
      – Circunvalada (extracorial, semelhante à circunmarginada, porém plana; não tem significado clínico)

Fonte: Elaborado com base em Rathbun e Hildebrand,[7] Yetter,[8] Ravishankar.[9]

Classificação das lesões placentárias de acordo com o Consenso de Amsterdã de 2016

A placenta teve seus diagnósticos padronizados em 2016, no Consenso de Amsterdã,[11] e incluiu critérios de amostragem e diagnósticos dos espécimes cirúrgicos (ver Quadro 36.3, adiante). A padronização dos conceitos visa à uniformização da linguagem utilizada pelos patologistas, para melhorar a comunicação entre especialidades médicas e facilitar avanços nas pesquisas da área. Segue-se uma pequena revisão de cada diagnóstico e suas correlações clínicas.

MÁ PERFUSÃO VASCULAR MATERNA

A má perfusão vascular materna (MPVM) corresponde a anormalidades de desenvolvimento que levam a dano por má perfusão ou perda da integridade tecidual.

A MPVM ocorre por anormalidade de fluxo nas arteríolas espiraladas.[12] Macroscopicamente, ela inclui placentas pequenas para a idade gestacional (peso do disco, sem cordão e membranas, abaixo do percentil 10) e cordão fino (abaixo do percentil 10 ou com menos de 8 mm de diâmetro).

⭐ A MPVM, quando global, causa **hipoplasia vilosa distal** (rarefação de vilos, aglutinação vilosa, aumento dos nós sinciciais e da deposição intervilositária de fibrina) ou **maturação vilosa acelerada** (vilos hipermaduros associados ao aumento dos nós sinciciais). A hipoplasia vilosa distal está associada à restrição de crescimento fetal (RCF) de início precoce. A maturação vilosa acelerada ocorre em condições de insuficiência placentária (incluindo RCF, pré-eclâmpsia e parto prematuro).[13]

Quando a MPVM é focal, resulta em **infartos** do parênquima placentário. Qualquer infarto na placenta pré-termo deve ser considerado anormal.[11,13]

A perda da integridade vascular materna leva ao **descolamento da placenta**, que é um diagnóstico clínico, mas pode estar representado no exame anatomopatológico por **hemorragia retroplacentária**. O descolamento pode decorrer de ruptura arterial (pré-eclâmpsia, trauma ou uso de cocaína ou nicotina) ou de ruptura venosa periférica (que tem como fatores de risco corioamnionite, implantação baixa, incompetência cervical, etc.). O descolamento venoso periférico em geral causa parto espontâneo, mas raramente leva à hipóxia fetal.[13] Outro indicativo de MPVM é a **arteriopatia** decidual, que compreende os diagnósticos de aterose aguda, hipertrofia mural arterial, entre outros.

MÁ PERFUSÃO VASCULAR FETAL

A má perfusão vascular fetal (MPVF) engloba lesões que resultam na obstrução do fluxo vascular fetal, incluindo lesões do cordão umbilical, hipercoagulabilidade e hipóxia. Pode decorrer de lesões obstrutivas do cordão umbilical, como áreas de estreitamento (Figura 36.2), hiperenovelamento, inserção anormal ou circulares de longa duração.[13]

A MPVF do tipo segmentar é causada por **trombose** com oclusão total vascular da placa coriônica ou vilosidade de ancoragem, com obstrução completa das vilosidades subsequentes. A MPVF do tipo global, que ocorre com obstrução parcial ou intermitente, leva a danos mais extensos no parênquima e é representada microscopicamente por deposição intravascular de fibrina, ectasia vascular, cariorrexe vilosa e **vilos avasculares**. Quando é extensa, o padrão é denominado **vasculopatia trombótica fetal**, que é causa de desfechos adversos, sobretudo se estiver associada a anormalidades obstrutivas do cordão umbilical (estreitamento, hiperenovelamento, diâmetro reduzido, inserção marginal/membranosa).[13,14]

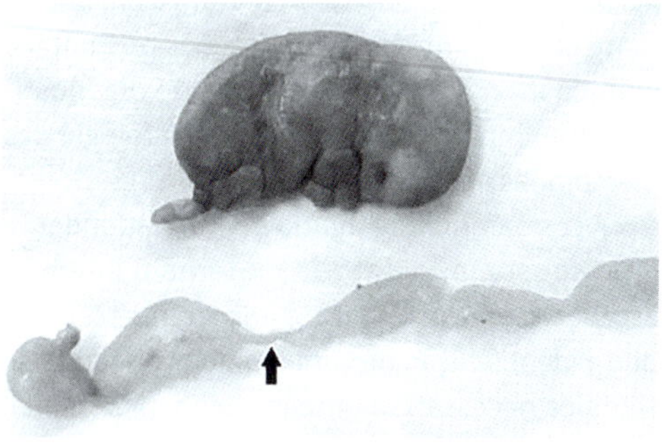

A perda da integridade vascular fetal pode levar a hemorragias decorrentes de rupturas de grandes vasos (*vasa* prévia) ou de pequenos vasos (causa de **trombos intervilosos**).

O **edema das vilosidades** pode estar associado à hidropsia fetal. Nesses casos, o exame anatomopatológico da placenta pode ser útil no esclarecimento da etiologia da hidropsia pela identificação de anemia fetal (aumento do número de hemácias fetais nucleadas intravilosas na eritroblastose fetal) ou de agente infeccioso.[13] Outro padrão de edema viloso, presente em placentas prematuras de fetos com baixo peso extremo (menor que 1.000 g), tem sido associado a comprometimento neurológico de longo prazo.[15]

RETARDO DA MATURAÇÃO VILOSA

Também conhecido como **imaturidade vilosa distal**, o retardo da maturação vilosa caracteriza-se por vilosidades celulares e com capilares centralizados. Ocorre em diabetes, alguns casos de RCF e obstrução crônica do cordão umbilical. A ausência de reserva dessas placentas pode levar a risco de morte fetal.[16]

LESÕES CAPILARES VILOSAS

As lesões capilares vilosas incluem **corangiose** (aumento do número de capilares dos vilos terminais) e **corangioma** (tumor vascular benigno) (Figura 36.3).[13,17] A **corangiomatose** multifocal é uma lesão rara, que parece representar uma anormalidade do desenvolvimento vascular; a corangiomatose multifocal extensa foi mais frequentemente descrita em casos de morte fetal intrauterina e malformações congênitas.[18] Essas

FIGURA 36.2 – Feto papiráceo de gestação gemelar, com morte fetal estimada em torno de 10 semanas. A seta indica área de acentuado estreitamento do cordão (causa provável do óbito intrauterino). O outro gemelar teve evolução normal, com nascimento a termo.

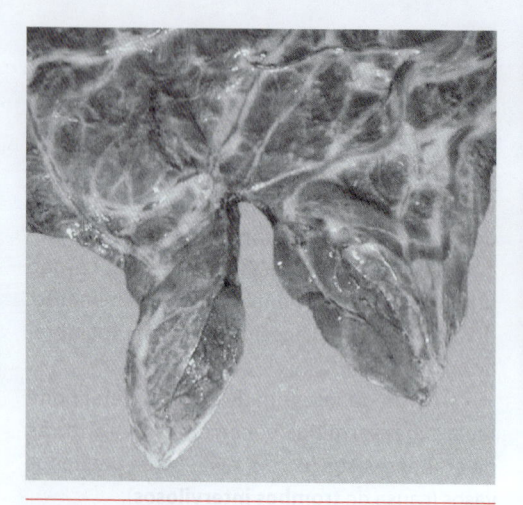

FIGURA 36.3 – Corangioma placentário: lesão circunscrita ovoide e homogênea, previamente seccionada; visão da face fetal placentária.

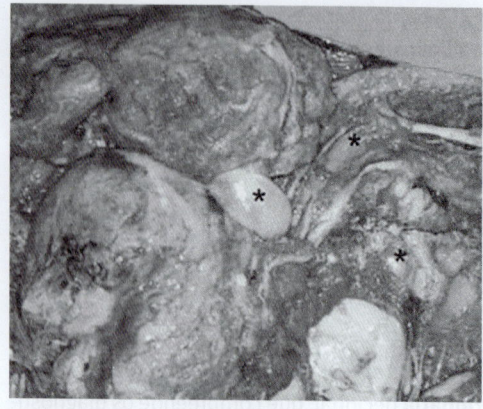

FIGURA 36.4 – Displasia mesenquimal placentária apresentando marcada irregularidade dos cotilédones e áreas císticas (identificadas por asteriscos). Nesse caso, o feto evoluiu com restrição de crescimento fetal e nascimento pré-termo.

lesões têm em comum a relação com a hipoxemia materna e/ou a expressão aumentada de fator de crescimento fetal.[13]

VILOSIDADES DISMÓRFICAS

As vilosidades dismórficas correspondem a anormalidades na arquitetura das vilosidades, tais como inclusões trofoblásticas e degenerações císticas. O exemplo mais significativo é a **displasia mesenquimal placentária**, condição rara caracterizada por placentomegalia e formações císticas em forma de cachos de uva, associada à RCF, e morte fetal intrauterina, cujo diagnóstico diferencial ultrassonográfico é mola hidatiforme (Figura 36.4).[13,19]

PROCESSOS PLACENTÁRIOS INFLAMATÓRIOS

⭐ As respostas inflamatórias à infecção ascendente apresentam dois mecanismos imunes: a **resposta inflamatória materna** e a **resposta inflamatória fetal**. A resposta inflamatória materna se caracteriza pela entrada de neutrófilos no coriôamnio pelas vênulas deciduais e pelos espaços intervilosos (corioamnionite aguda). Na resposta inflamatória fetal, os neutrófilos penetram pelos grandes vasos coriônicos e umbilicais (funisite aguda).[13]

INFLAMAÇÃO SUBCORIAL

A inflamação subcorial corresponde à presença de neutrófilos no cório e nos espaços intervilosos adjacentes, sem inflamação em nenhum outro local. Não é sinônimo de corioamnionite e representa, de acordo com o Consenso de Amsterdã, um estágio inicial de resposta à infecção do líquido amniótico.

CORIOAMNIONITE AGUDA/FUNISITE

Definida como a presença de neutrófilos no cório e no âmnio, a corioamnionite aguda é o principal antecedente de parto prematuro e um importante contribuinte de complicações pós-natais. A única maneira prática e direta de diagnosticar corioamnionite é por meio da histologia das membranas amnióticas.[20]

A corioamnionite aguda é o correspondente da resposta inflamatória materna à infecção ascendente.[13] No entanto, é importante ressaltar que a identificação de corioamnionite aguda não significa necessariamente infecção microbiana, já que pode ocorrer presença de neutrófilos nas membranas amnióticas em ambiente estéril. Nesses casos, a corioamnionite aguda é sinônimo de "inflamação intra-amniótica estéril", sendo desencadeada por mecanismos de alarme decorrentes de estresse e morte celular.[21]

⭐ Em obstetrícia, o termo geral "corioamnionite" é frequentemente utilizado para se referir à síndrome clínica caracterizada por febre, taquicardia (materna ou fetal), aumento da sensibilidade uterina e líquido amniótico fétido. Esses aspectos clínicos, quando associados à identificação microscópica de neutrófilos nas membranas amnióticas, caracterizam a corioamnionite aguda clínica. Na paciente assintomática, a identificação histológica de infiltrado neutrocitário no corioâmnio caracteriza a corioamnionite aguda histológica.[21]

A inflamação celular fetal se inicia nos vasos coriônicos e na veia umbilical (flebite aguda/funisite aguda em estágio 1), progredindo para comprometimento das artérias umbilicais (arterite aguda/funisite aguda em estágio 2), finalmente comprometendo o estroma do cordão umbilical (funisite aguda em estágio 3).[13]

INFLAMAÇÃO CRÔNICA

A resposta inflamatória crônica a infecções hematogênicas (toxoplasmose, sífilis, hepatite, rubéola, citomegalovirose e herpes simples) causa vilite crônica difusa com edema. A malária está associada à intervilosite crônica. A listeriose pode causar vilite abscedida, intervilosite e corioamnionite.[13]

PROCESSOS INFLAMATÓRIOS IMUNES/IDIOPÁTICOS

A vilite crônica de etiologia desconhecida (VUE, *villitis of unknown etiology*) é uma infiltração vilosa de células T maternas. A VUE está associada à RCF, prematuridade, pré-eclâmpsia e morte fetal. Recém-nascidos com placentas apresentando VUE têm risco de morte e desenvolvimento neurológico anormal. A corioamnionite crônica está associada a VUE e parto prematuro espontâneo tardio. A deciduíte crônica é mais comum em gestações que resultam de fertilização com doação de óvulos e está associada a parto prematuro.[22]

A intervilosite crônica histiocitária é uma condição rara, com alta probabilidade de recorrência e associada a desfechos adversos, como abortos de repetição e perdas gestacionais tardias.[23-25]

OUTROS PROCESSOS PLACENTÁRIOS

INFARTO DO ASSOALHO MATERNO

O infarto do assoalho materno é caracterizado por uma grande quantidade de fibrina comprometendo pelo menos 30% da árvore vilosa distal e possui etiologia obscura. Pode ocorrer em qualquer idade gestacional e está associado a abortos, RCF grave, prematuridade, dano ao sistema nervoso central (SNC) e mortes fetais.[13]

PLACENTA ACRETA

⚠️ O acretismo corresponde a diferentes graus de adesão placentária por invasão anormal do trofoblasto no miométrio.[26] Definido classicamente como ausência de decídua capsular e presença de tecido miometrial na superfície materna da placenta, a prevalência dessa condição vem aumentando, com frequência atual de 1 em cada 2.500 nascimentos.[27] O acretismo pode resultar em hemorragia grave, danos aos órgãos pélvicos e necessidade de histerectomia, com alto risco de morbidade e mortalidade maternas (Figura 36.5).[28]

MECÔNIO

O mecônio pode estar presente nas membranas de forma livre ou dentro de macrófagos. A presença microscópica conspícua de macrófagos com pigmento meconial indica que o feto liberou seu conteúdo intestinal pelo menos de

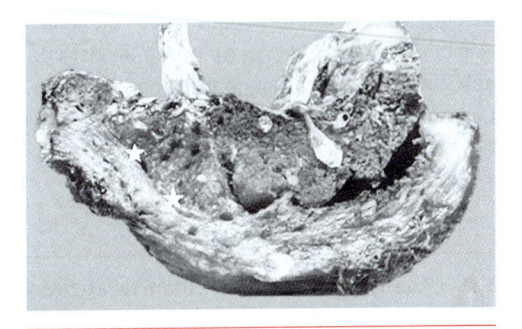

FIGURA 36.5 – Placenta acreta: corte transversal de espécime cirúrgico de histerectomia puerperal em que se identifica placenta firmemente aderida à parede miometrial (áreas marcadas).

2 a 3 horas antes do parto. Pigmento macrofágico abundante significa passagem de mecônio pelo menos de 6 a 12 horas antes do parto. De 12 a 20 horas, o âmnio apresenta estratificação celular, degeneração e até mesmo necrose.

O mecônio é diagnosticado histologicamente com mais frequência do que clinicamente, tanto porque na liberação muito recente as membranas ainda não foram coradas, quanto porque o líquido amniótico ficou livre do mecônio fagocitado pelos macrófagos. É mais comum em gestações a termo e é uma característica inespecífica de hipóxia fetal.[29]

AUMENTO DAS HEMÁCIAS NUCLEADAS FETAIS CIRCULANTES

O aumento das hemácias nucleadas é considerado a melhor evidência de hipóxia fetal crônica. Também ocorre em infecções, diabetes materno, anemia fetal (eritroblastose fetal) e perdas agudas (hipóxia fetal aguda). Esse aumento é estimulado pela produção de eritropoietina em resposta à hipóxia, e pode ser observado histologicamente nos capilares das vilosidades fetais, com um *delay* de 6 a 12 horas.[29]

O Quadro 36.3 apresenta a classificação das lesões placentárias.

Aplicações clínicas de diagnósticos anatomopatológicos placentários

Os diagnósticos anatomopatológicos placentários podem ser divididos, do ponto de vista da aplicabilidade clínica, em quatro grandes categorias, descritas a seguir.[13]

IDENTIFICAÇÃO DE CONDIÇÃO QUE NECESSITA DE ATENÇÃO CLÍNICA IMEDIATA

⚠ As alterações que necessitam de atenção clínica imediata não são suspeitadas previamente e podem estar presentes tanto na mãe quanto no feto (Quadro 36.4).[13]

Quadro 36.3 – Classificação das lesões placentárias

1. **Processos placentários vasculares**
   a. **Lesões estromais-vasculares maternas**
      – Desenvolvimento
         - Arteriopatia decidual/implantação superficial
         - Trofoblasto imaturo extraviloso aumentado
      – Má perfusão
         - Global/parcial
         - Precoce: hipoplasia vilosa distal
         - Tardia: maturação vilosa acelerada
         - Segmentar/completa
         - Infarto viloso
      – Perda da integridade
         - Descolamento de placenta (arterial)
         - Descolamento marginal (venoso)
         - Agudo
         - Crônico
   b. **Lesões estromais-vasculares fetais**
      – Desenvolvimento
         - Lesões capilares vilosas
         - Retardo de maturação vilosa (defeito de maturação)
         - Vilos dismórficos
      – Má perfusão
         - Global/parcial
         - Lesões obstrutivas do cordão umbilical
         - Fibrina intramural recente em grandes vasos fetoplacentários
         - Pequenos focos de vilos avasculares ou cariorréxicos
         - Segmentar/completa
         - Trombos na placa coriônica ou nos vilos de ancoragem
      – Grandes focos de vilos avasculares ou cariorréxicos
      – Perda da integridade
         - Ruptura de grandes vasos (hemorragia fetal)
         - Ruptura de pequenos vasos (hemorragia fetal/materna)
         - Edema viloso

(Continua)

Quadro 36.3 – Classificação das lesões placentárias (Continuação)

2. **Processos placentários inflamatórios/imunes**
   a. **Lesões infecciosas**
      - Agudas
        - Resposta inflamatória materna: corioamnionite, subcorionite
        - Resposta inflamatória fetal: vasculite umbilical/coriônica
      - Crônicas
        - Vilite (citomegalovirose, outras)
        - Intervilosite (malária, outras)
   b. **Lesões imunes/idiopáticas**
      - Vilite de etiologia desconhecida e lesões associadas
        - Vilite crônica
        - Corioamnionite crônica
        - Deciduíte linfoplasmacítica
        - Vasculite fetal eosinofílica
      - Intervilosite crônica histiocitária
3. **Outros processos placentários**
   - Maciça deposição intervilositária de fibrina (infarto do assoalho materno)
   - Anormalidade da forma da placenta ou da inserção do cordão
   - Anormalidade da aderência placentária (acretismo)
   - Alterações associadas ao mecônio
   - Aumento das hemácias fetais nucleadas circulantes

Fonte: Khong e colaboradores.[11]

Quadro 36.4 – Condições que necessitam de atenção imediata

- Documentação da perda da integridade do tecido placentário, sugestiva de placenta acreta
- Diagnóstico de infecções não habituais, como listeriose ou citomegalovirose
- Achados sugestivos de aneuploidias ou doenças metabólicas

IDENTIFICAÇÃO DE CONDIÇÕES COM PROBABILIDADE DE RECORRÊNCIA

Alguns diagnósticos anatomopatológicos representam lesões que podem recorrer em gestações posteriores (Tabela 36.1).[13]

Tabela 36.1 – Condições com chance de recorrência

DIAGNÓSTICO	CHANCE DE RECORRÊNCIA
Raras	
Intervilosite crônica histiocitária	75-90%
Infarto do assoalho materno	40-60%
Mais comuns	
VUE	25-50%
Placenta acreta	25-50%
PPE com corioamnionite histológica	10-25%

PPE, parto prematuro espontâneo; VUE, vilite crônica de etiologia desconhecida (*villitis of unknown etiology*).
Fonte: Adaptada de Redline.[13]

IDENTIFICAÇÃO DE CONDIÇÕES QUE PODEM NECESSITAR DE ATENÇÃO FUTURA

Os diagnósticos desse grupo podem auxiliar o manejo de gestações futuras ou influenciar o cuidado em longo prazo da mãe e do bebê (Tabela 36.2).[13]

IDENTIFICAÇÃO DE CAUSA ESPECÍFICA DE DESFECHO ADVERSO

Esse grupo corresponde a diagnósticos que esclarecem eventos adversos, como morte fetal/neonatal, lesão do SNC fetal e RCF (Tabela 36.3).[13]

Especialmente no caso de óbitos fetais e neonatais, o encaminhamento da placenta para exame anatomopatológico é de grande utilidade.

As mortes fetais intrauterinas e neonatais são um problema mundial, sendo registradas mais de 6,4 milhões ao ano em todo o mundo.

Uma revisão sistemática concluiu que doenças placentárias, do cordão umbilical ou das membranas amnióticas foram consideradas como causa ou fator contributivo de 11 a 65% dos casos em várias classificações.

Tabela 36.2 – Condições para manejo futuro

DIAGNÓSTICO PLACENTÁRIO	CONDUTAS SUGERIDAS
MPVM	Avaliar *status* cardiovascular materno, tolerância à glicose, trombofilia; considerar uso de AAS; realizar Doppler das artérias uterinas, ultrassonografia no início do terceiro trimestre; considerar parto mais precoce em gestações subsequentes
Parto pré-termo com corioamnionite histológica	Utilizar antimicrobianos neonatais; investigar e tratar doenças periodontais ou endometrite crônica; realizar ultrassonografia no início do segundo trimestre; considerar cerclagem
Lesões imunes/idiopáticas (VUE); infarto do assoalho materno; intervilosite crônica histiocitária	Realizar aconselhamento genético; fazer teste da autoimunidade materna; sugerir perda de peso; considerar heparina de baixo peso molecular, AAS ou terapia imunossupressora; realizar intensa vigilância precoce da gestação; considerar parto precoce eletivo
MPVF com sequelas neurológicas	Investigar trombofilia materna/neonatal e diabetes; realizar avaliação plaquetária materna
Retardo da maturação vilosa	Investigar diabetes; sugerir perda de peso; realizar contagem dos movimentos fetais no terceiro trimestre; considerar parto antes de 40 semanas

AAS, ácido acetilsalicílico; MPVF, má perfusão vascular fetal; MPVM, má perfusão vascular materna; VUE, vilite crônica de etiologia desconhecida (*villitis of unknown etiology*).
Fonte: Adaptada de Redline.[13]

Tabela 36.3 – Condições associadas a desfechos adversos

DESFECHO ADVERSO	CAUSAS PLACENTÁRIAS COMUNS
Morte fetal pré-termo	MPVM, MPVF (acidente de cordão), DPP
Parto prematuro espontâneo	Corioamnionite aguda, DPP, MPVM
RCF/parto prematuro indicado	MPVM, VUE, MPVF (vasculopatia trombótica fetal), lesões estromais-vasculares fetais
Morte fetal a termo	DPP, MPVF (acidente de cordão), hemorragia materno-fetal, retardo da maturação vilosa
Lesão do SNC a termo	MPVF (vasculopatia trombótica fetal ou acidente de cordão), VUE com vasculopatia obliterativa fetal, corioamnionite aguda acentuada com resposta inflamatória fetal acentuada, múltiplas lesões placentárias

DPP, descolamento prematuro de placenta; MPVF, má perfusão vascular fetal; MPVM, má perfusão vascular materna (maturação acelerada); RCF, restrição de crescimento fetal; SNC, sistema nervoso central; VUE, vilite crônica de etiologia desconhecida (*villitis of unknown etiology*).
Fonte: Adaptada de Redline.[13]

A manutenção de um canal de comunicação aberto entre obstetra, neonatologista e patologista é o caminho para otimizar a aplicabilidade dos resultados do exame anatomopatológico da placenta no cuidado dos pacientes.[30]

REFERÊNCIAS

1. Redline RW. Placental pathology: a systematic approach with clinical correlations. Placenta. 2008;29 Suppl A:S86-91.
2. Roberts DJ. Placental pathology, a survival guide. Arch Pathol Lab Med. 2008;132(4):641-51.
3. Redline RW. The clinical implications of placental diagnoses. Semin Perinatol. 2015;39(1):2-8.
4. Langston C, Kaplan C, Macpherson T, Manci E, Peevy K, Clark B, et al. Practice guideline for examination of the placenta: developed by the placental pathology practice guideline development Task Force of the College of American Pathologists. Arch Pathol Lab Med. 1997;121(5):449-76.
5. Baergen RN. Indications for submission and macroscopic examination of the placenta. APMIS. 2018;126(7):544-50.
6. Redline RW. Placental pathology: Is it time to get serious?[Internet]. Cranbury: Contemporary OB/GYN; 2014 [capturado em 15 dez. 2021]. Disponível em: https://www.contemporaryobgyn.net/view/placental-pathology-it-time-get-serious
7. Rathbun KM, Hildebrand JP. Placenta abnormalities. In: StatPearls. Treasure Island: StatPearls Publishing; 2021.
8. Yetter JF, Examination of the Placenta Am Fam Physician. 1998; 57(5):1045-54.
9. Ravishankar S, Redline RW. What obstetricians need to know about placental pathology. Obstet Gynecol Clin North Am. 2020;47(1):29-48.
10. Spencer MK, Khong TY. Conformity to guidelines for pathologic examination of the placenta. Arch Pathol Lab Med. 2003;127(2):205-7.
11. Khong TY, Mooney EE, Ariel I, Balmus NC, Boyd TK, Brundler MA, et al. Sampling and definitions of placental lesions: Amsterdam Placental Workshop Group Consensus Statement. Arch Pathol Lab Med. 2016;140(7):698-713.
12. Brosens I, Pijnenborg R, Vercruysse L, Romero R. The "great obstetrical syndromes" are associated with disorders of deep placentation. Am J Obstet Gynecol. 2011;204(3):193-201.
13. Redline RW. Classification of placental lesions. Am J Obstet Gynecol. 2015;213(4 Suppl):S21-8.
14. Redline RW. Clinical and pathological umbilical cord abnormalities in fetal thrombotic vasculopathy. Hum Pathol. 2004;35(12):1494-8.
15. Redline RW, Minich N, Taylor HG, Hack M. Placental lesions as predictors of cerebral palsy and abnormal neurocognitive function at school age in extremely low birth weight infants (<1 kg). Pediatr Dev Pathol. 2007;10(4):282-92.
16. tallmach T, Hebisch G, Meier K, Dudenhausen JW, Vogel M. Rescue by birth: defective placental maturation and late fetal mortality. Obstet Gynecol. 2001;97(4):505-9.
17. Ogino S, Redline RW. Villous capillary lesions of the placenta: distinctions between chorangioma, chorangiomatosis, and chorangiosis. Hum Pathol. 2000;31(8): 945-54.
18. Bagby C, Redline RW. Multifocal chorangiomatosis. Pediatr Dev Pathol. 2011;14(1):38-44.
19. Ang DC, Rodríguez Urrego PA, Prasad V. Placental mesenchymal dysplasia: a potential misdiagnosed entity. Arch Gynecol Obstet. 2009;279(6):937-9.
20. Redline RW. Inflammatory response in acute chorioamnionitis. Semin Fetal Neonatal Med. 2012;17(1):20-5.
21. Kim CJ, Romero R, Chaemsaithong P, Chaiyasit N, Yoon BH, Kim YM. Acute chorioamnionitis and funisitis: definition, pathologic features, and clinical significance. Am J Obstet Gynecol. 2015;213(4 Suppl): S29-52.
22. Kim CJ, Romero R, Chaemsaithong P, Kim JS. Chronic inflammation of the placenta: definition, classification, pathogenesis, and clinical significance. Am J Obstet Gynecol. 2015;213(4 Suppl):S53-69.
23. Contro E, deSouza R, Bhide A. Chronic intervillositis of the placenta: a systematic review. Placenta. 2010; 31(12):1106-10.
24. Marchaudon V, Devisme L, Petit S, Ansart-Franquet H, Vaast P, Subtil D. Chronic histiocytic intervillositis of unknown etiology: clinical features in a consecutive series of 69 cases. Placenta. 2011;32(2):140-5.
25. Boyd TK, Redline RW. Chronic histiocytic intervillositis: a placental lesion associated with recurrent reproductive loss. Hum Pathol. 2000;31(11):1389-96.
26. Jauniaux E, Jurkovic D. Placenta accreta: pathogenesis of a 20th century iatrogenic uterine disease. Placenta. 2012;33(4):244-51.
27. Pinar H. A practical method to diagnose accreta from placental examination. BJOG. 2016;123(13):2146.
28. Khan M, Sachdeva P, Arora R, Bhasin S. Conservative management of morbidly adherant placenta - a case report and review of literature. Placenta. 2013;34(10):963-6.
29. Stanek J. Hypoxic patterns of placental injury: a review. Arch Pathol Lab Med. 2013;137(5):706-20.
30. Mubeen A, Makary R. Pathologic examination of placenta: a study on 500 live births to assess conformity to College of American Pathologists (CAP) guidelines and clinicopathologic correlation. J Matern Fetal Neonatal Med. 2020;1-5.

PARTE 4

ALTERAÇÕES CLÍNICAS E CIRÚRGICAS

37

DISTÚRBIOS DOS RINS E DO TRATO URINÁRIO NA GESTAÇÃO

JOSÉ GERALDO LOPES RAMOS
LINA RIGODANZO MARINS
SÉRGIO H. MARTINS-COSTA
JANETE VETTORAZZI
ELVINO BARROS

Os rins e o sistema urinário apresentam inúmeras alterações funcionais e anatômicas durante a gravidez. Atualmente, em centros terciários e com acompanhamento especializado, mulheres com doenças renais crônicas chegam com sucesso ao termo ou próximo ao termo de suas gestações. Nas pacientes com transplante renal, o retorno à fertilidade se dá mais precocemente, e a sobrevida materna e fetal tem sido cada vez maior.

Fisiologia renal na gestação

O trato urinário e, em especial, os rins apresentam várias alterações fisiológicas, funcionais e anatômicas durante a gravidez. Ao longo da gestação, o tamanho dos rins e a filtração glomerular aumentam de forma significativa.[1] O volume, o peso e o tamanho dos rins também aumentam, e o comprimento renal cresce em até 1,5 cm. Esta última alteração decorre provavelmente do aumento do interstício e da rede vascular renal, decorrentes do incremento da taxa de filtração glomerular (TFG) e do fluxo plasmático renal. O fluxo sanguíneo renal aumenta em 50 a 85% na gestação, sobretudo na primeira metade. Essas alterações podem modificar a farmacocinética de diversos medicamentos. Após o parto, em poucas semanas, todos esses parâmetros voltam aos níveis normais pré-gestacionais.[2]

A partir do primeiro trimestre gestacional, ocorre a dilatação da pelve renal e dos ureteres, que se torna mais evidente no terceiro trimestre. Os fatores obstrutivos e de relaxamento da musculatura lisa induzidos pela progesterona também propiciam a diminuição significativa da peristalse dos ureteres e o aumento da capacidade vesical (Figura 37.1).[1] A hidronefrose gestacional é mais evidente à direita e está presente em graus variáveis em até 90% das gestantes, voltando ao normal espontaneamente em cerca de 4 a 6 semanas após o parto. Às vezes, a hidronefrose fisiológica da gravidez pode ser suficiente para causar dor lombar de fraca intensidade.

No início da gestação, as alterações hormonais podem levar ao aumento da frequência miccional, que volta a aumentar no final da gestação como consequência dos fatores mecânicos de diminuição da capacidade vesical.[3]

O aumento da TFG e do fluxo plasmático renal é responsável por inúmeras alterações nas dosagens plasmáticas de vários marcadores da função renal, como, por exemplo, diminuição dos valores da ureia e da creatinina plasmáticas.[2]

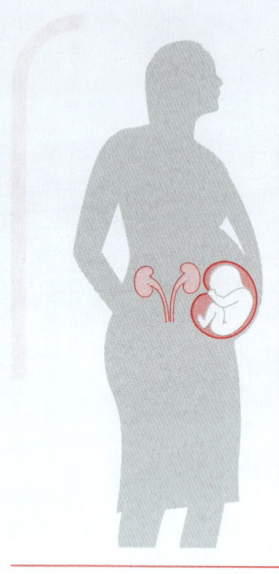

Rins
- Aumento do tamanho (30% do volume)
- Aumento da taxa de filtração glomerular (30-60%)
- Aumento da proteinúria (260 mg/24 h)
- Glicosúria
- Hipercalciúria
- Aumento da excreção de vitaminas hidrossolúveis e aminoácidos
- Aumento de reabsorção de sódio e água
- Diminuição da reabsorção de glicose

Ureteres
- Diminuição da peristalse
- Obstrução mecânica: hidronefrose maior à direita

Bexiga
- Relaxamento da musculatura lisa
- Aumento da capacidade vesical
- Deslocamento e achatamento

FIGURA 37.1 – Alterações funcionais e anatômicas do trato urinário durante a gravidez.

A concentração plasmática de ácido úrico também decresce durante o primeiro e o segundo trimestres de gestação. Isso ocorre devido ao aumento de sua depuração secundária ao incremento do fluxo plasmático renal. Quando a concentração sérica do ácido úrico está elevada, ou mesmo no limite superior da normalidade, pode significar redução do fluxo sanguíneo renal e da filtração glomerular, situação encontrada em pacientes com pré-eclâmpsia e/ou com insuficiência renal aguda ou crônica. Valores de ácido úrico acima de 5 mg/dL podem indicar a piora da enfermidade nas pacientes com pré-eclâmpsia e refletem um prognóstico perinatal pior.[4]

> Durante a gravidez normal, o aumento médio de peso materno é de 10 a 14 kg, constituídos de 7 a 9 L de água corporal total, sendo 4 a 6 L no espaço extracelular. A maior retenção de sódio e água leva ao aumento do volume plasmático e do líquido extracelular; esta última alteração é vista principalmente no terceiro trimestre. A elevação do volume circulante leva também ao aumento do débito cardíaco. Tais alterações são determinadas, em parte, pela maior secreção de hormônios, incluindo estrogênios, progestógeno, prostaglandinas, aldosterona, entre outros. Não há justificativa para a recomendação de restrição de sódio às gestantes devido ao fluxo plasmático renal aumentado.[2]

O aumento da filtração glomerular leva a uma maior reabsorção tubular decorrente do balanço túbulo-glomerular. Dentro da função tubular, existe uma diminuição da reabsorção de glicose que, com o aumento de sua filtração glomerular, pode levar à glicosúria. Cerca de 50% das gestantes irão apresentar glicosúria em algum momento da gestação. Também pode ocorrer aminoacidúria substancial, causada pela diminuição de sua reabsorção tubular. A excreção de proteínas na urina pode duplicar, sendo que o limite aceitável para gestantes é de 300 mg/24 horas, e não de 150 mg como nas não gestantes.[2]

Na gestante normal, a reabsorção de bicarbonato e a secreção de íons de hidrogênio pelos rins ocorre de forma habitual. Valores normais de bicarbonato plasmático são de 20 a 22 mEq/L. Também ocorrem alterações na osmorregulação, e a gestação caracteriza-se por uma redução da osmolalidade.[2]

Quanto ao sedimento urinário, é aceitável um valor de 1 a 2 hemácias por campo de grande aumento e é discutível a presença de leucocitúria como manifestação normal na gestação.[2]

Infecção urinária na gravidez

⭐ A infecção do trato urinário (ITU) é comum durante a gestação – estima-se que até 10% das gestantes são acometidas por algum episódio de infecção urinária ou bacteriúria assintomática (BA). A ITU pode ser classificada em baixa (cistite e BA) ou alta (pielonefrite). Na gestante, a ITU baixa representa um risco importante de desenvolvimento de pielonefrite aguda (PNA), que eleva as morbidades materna e perinatal, esta última fortemente relacionada com a prematuridade.[5]

A estase urinária e o refluxo vesicoureteral, favorecidos pela ação miorrelaxante da progesterona e pela compressão mecânica do útero sobre os ureteres, as alterações físico-químicas da urina, como aumento do conteúdo de glicose, aminoácidos e vitaminas na urina favorecendo um meio propício ao crescimento bacteriano, assim como a imunidade celular diminuída na gravidez, são todos fatores que, em conjunto, tornam a gestante mais suscetível às infecções urinárias.

A virulência bacteriana é outro componente importante na patogênese da infecção urinária da gestante. Diversas cepas de *Escherichia coli* apresentam maior aderência ao epitélio urinário em razão da presença de adesinas ou fímbrias. As bactérias com fímbrias podem predispor à ITU alta (PNA).

A **Figura 37.2** mostra como é feito o manejo das infecções urinárias na gestação.

BACTERIÚRIA ASSINTOMÁTICA

⭐ A BA é definida como a presença significativa de bactérias (≥ 100.000/µL) no trato urinário na ausência de sintomas em duas amostras consecutivas de urina. A prevalência de BA em gestantes é de 2 a 10%, motivo pelo qual se justifica o seu rastreamento no pré-natal.[6]

Urocultura com > 100.000 UFC

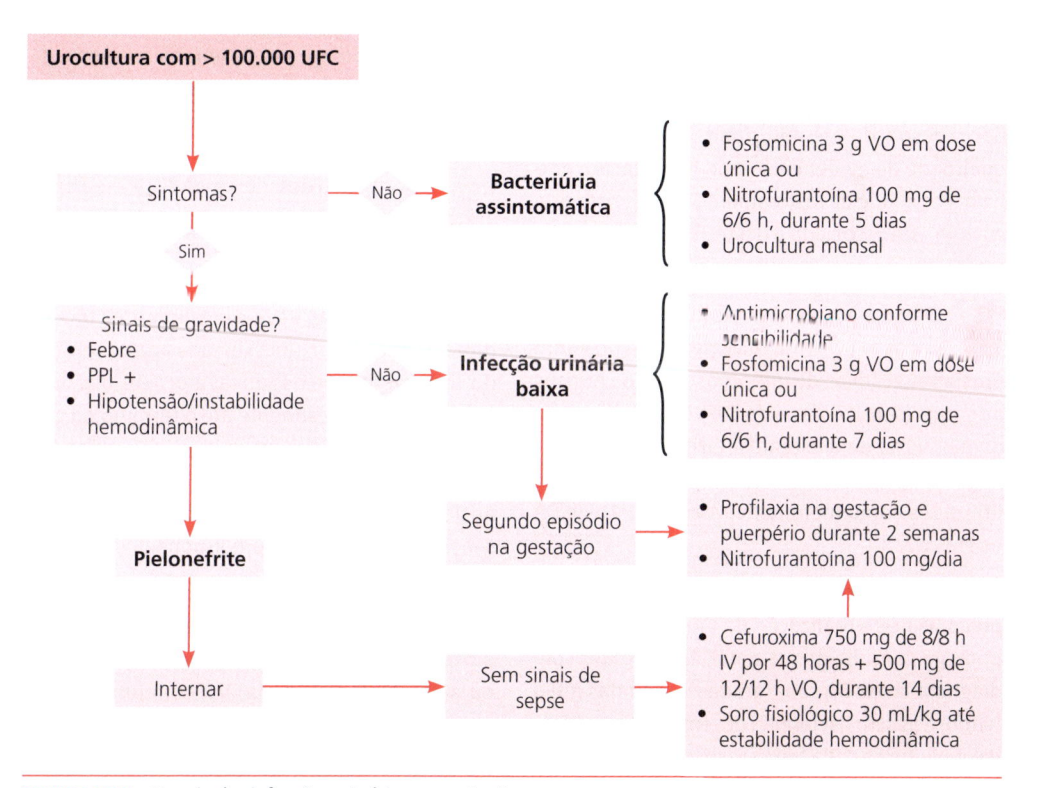

- Sintomas?
  - Não → **Bacteriúria assintomática**
    - Fosfomicina 3 g VO em dose única ou
    - Nitrofurantoína 100 mg de 6/6 h, durante 5 dias
    - Urocultura mensal
  - Sim ↓
- Sinais de gravidade?
  - Febre
  - PPL +
  - Hipotensão/instabilidade hemodinâmica
  - Não → **Infecção urinária baixa**
    - Antimicrobiano conforme sensibilidade
    - Fosfomicina 3 g VO em dose única ou
    - Nitrofurantoína 100 mg de 6/6 h, durante 7 dias
  - Segundo episódio na gestação →
    - Profilaxia na gestação e puerpério durante 2 semanas
    - Nitrofurantoína 100 mg/dia
- **Pielonefrite**
  - Internar → Sem sinais de sepse →
    - Cefuroxima 750 mg de 8/8 h IV por 48 horas + 500 mg de 12/12 h VO, durante 14 dias
    - Soro fisiológico 30 mL/kg até estabilidade hemodinâmica

FIGURA 37.2 – Manejo das infecções urinárias na gestação.
IV, intravenosa; PPL, punho-percussão lombar; VO, via oral; UFC, unidades formadoras de colônias.

⚠️ Os principais fatores de risco para BA são baixo nível socioeconômico, multiparidade, atividade sexual, diabetes melito (DM), hemoglobinopatias, anormalidades do trato urinário, ITU prévia à gestação e tabagismo.[6]

Entre as gestantes com BA não tratadas, 30 a 40% desenvolverão ITU sintomática e 25 a 50% poderão apresentar pielonefrite. O tratamento da BA diminui em até 80% a incidência de pielonefrite – daí a principal razão para rastrear e tratar BA em todas as gestantes. Existem evidências sugerindo que pacientes com BA apresentem incidências aumentadas de anemia, hipertensão, aborto, ruptura prematura de membranas, prematuridade, restrição de crescimento fetal (RCF) e baixo peso ao nascimento.[7] Em um estudo realizado com 4.890 parturientes com história de BA, a incidência de prematuridade foi de 13,3% comparada com 7,6% nas demais parturientes, evidenciando que a BA é um fator de risco independente para parto pré-termo.[8] Em uma revisão sistemática, Smaill e Vazquez encontraram uma redução significativa da pielonefrite com o tratamento da BA, mas uma redução pequena do baixo peso e da prematuridade, devido à baixa qualidade de evidência.[5] Fora da gestação, não há necessidade de rastreamento da BA, visto que ela não está associada a desfechos significativos, a não ser em situações clínicas especiais.

🎁 Devido à baixa sensibilidade, o exame comum de urina ou a pesquisa de substâncias sugestivas de infecção, como os nitritos urinários (sensibilidade de 50% e especificidade de 97-100%) ou a estearase urinária (sensibilidade e especificidade de 25%), não devem ser utilizados como método de rastreamento de BA na gravidez.[9]

No Hospital de Clínicas de Porto Alegre (HCPA), preconiza-se a realização de uma urocultura na primeira consulta de pré-natal. As pacientes com diagnóstico de BA são tratadas e seguidas até o termo, e as sem bacteriúria devem repetir o exame de urocultura a cada trimestre.[10]

O **Quadro 37.1** mostra as principais bactérias associadas à ITU nas gestantes.

Quadro 37.1 – Bactérias comumente associadas à infecção do trato urinário na gestante

Enterobactérias
- *Escherichia coli* (80-90%)
- *Klebsiella*
- *Enterobacter* (3%)

Gram-negativas
- *Proteus mirabilis* (2%)
- *Pseudomonas*
- *Citrobacter*

Gram-positivas
- Espécies de estafilococos
- Estreptococos do grupo B (10%)

Outras
- *Gardnerella vaginalis*
- *Ureaplasma urealyticum*

Fonte: Macejko e Schaeffer.[1]

O tratamento da BA deve ser feito com antimicrobianos aos quais a bactéria seja sensível, já que, para o diagnóstico, é sempre necessária a identificação do agente. Os antimicrobianos utilizados nas ITUs sintomática e assintomática são os mesmos. A duração do tratamento é assunto de debate na literatura, com discordância entre vários autores. São descritos índices de cura de 70 a 80% com curso de antimicrobianos de 3 dias. Em uma revisão sistemática, os regimes de curta duração (de 4-7 dias) foram mais eficazes na BA.[11]

No seguimento, deve-se realizar uma urocultura de controle em uma semana após o término do tratamento; se negativa, a urocultura deve ser repetida mensalmente até o término da gestação.[12] Na ocorrência de dois ou mais episódios de ITU na gestação, deve-se prescrever profilaxia antimicrobiana, independentemente da presença ou não de fatores predisponentes.

🧴 Para profilaxia ou tratamento supressivo, os antimicrobianos mais utilizados são a nitrofurantoína (100 mg), a ampicilina (500 mg) ou a cefalexina (500 mg) VO com uma dose à noite até 2 semanas pós-parto.[12] Com a nitrofurantoína, o risco estimado de anemia hemolítica fetal é de apenas 0,0004% dos casos. As gestantes em geral devem ser orientadas a manter uma ingestão adequada de líquidos e urinar com frequência.[13]

CISTITE

A ITU sintomática ou cistite é definida como a presença de bactérias associadas a sintomas urinários baixos. Está presente em 1 a 2% das gestantes.[6] Os sintomas mais comumente associados são disúria, urgência miccional, polaciúria, dor suprapúbica, hematúria e urina fétida. Embora o diagnóstico de certeza só seja realizado com uma urocultura positiva, a presença de estearase leucocitária, de nitritos ou de leucocitúria associada a sintomas urinários sugere fortemente cistite, indicando um tratamento antibacteriano adequado. Contagens menores que 100 mil colônias por mililitro devem ser valorizadas quando há sintomas ou quando a urina foi obtida por cateterização.[1] Gestantes com BA ou ITU por estreptococos do grupo B por ocasião do trabalho de parto (ver Cap. 21 – Infecções pré-natais) devem fazer profilaxia intraparto para prevenção da estreptococcemia neonatal.[14]

A escolha do antimicrobiano no tratamento da cistite deverá ocorrer de acordo com a bactéria isolada, a segurança gestacional do medicamento e o antibiograma. Medicamentos novos devem sempre ser evitados, devido ao desconhecimento acerca de seus efeitos sobre o feto. Quando a paciente estiver muito sintomática, não podendo esperar pelo resultado da urocultura, pode-se iniciar com nitrofurantoína, após o rastreamento de infecção por meio de fita reagente.

Felizmente, uma grande parte das infecções pode ser controlada com a maioria dos antimicrobianos, devido à sua concentração aumentada na urina, potencializando o efeito bactericida no trato urinário. Hoje em dia, há uma dificuldade de utilizar antimicrobianos clássicos para a infecção urinária, como a ampicilina, devido à indisponibilidade no mercado.

As fluoroquinolonas (norfloxacino e ciprofloxacino) não devem ser prescritas como rotina pelo seu alto custo e por efeito raro de artropatia (descrito somente em animais), sendo reservadas para casos selecionados, mediante alerta dos riscos. As sulfas devem ser evitadas após a 32ª semana. A trimetoprima é um antagonista do ácido fólico, podendo estar associada a defeitos do tubo neural e cardiovasculares quando utilizada no primeiro trimestre. A tetraciclina e a doxiciclina não podem ser usadas durante a gestação.[15]

Concluído o tratamento, deve-se realizar pelo menos uma urocultura de controle uma semana após e, depois, de 2/2 meses ou mais frequentemente na presença de fatores de risco.[12]

O uso de regimes de tratamento com dose única com 3 g de fosfomicina trometamol é tão efetivo em atingir a cura da cistite quanto regimes de 7 a 10 dias de tratamento com agentes tradicionais, como sulfametoxazol-trimetoprima, nitrofurantoína ou ampicilina.[16] Os dados obtidos até o momento sugerem que ela seja um medicamento seguro e uma alternativa eficaz para o tratamento da BA e da cistite na gestação.

Bayrak e colaboradores observaram índices de cura de 93% entre gestantes com BA tratadas no segundo trimestre.[17] Contudo, os demais antimicrobianos em dose única parecem ser menos efetivos do que regimes curtos de tratamento da infecção na gestação.

A **Tabela 37.1** mostra a terapia antimicrobiana usada para o tratamento da ITU na gestação.

PIELONEFRITE AGUDA

A PNA é a infecção urinária que compromete o sistema coletor e a medula renal, ocorrendo em 1 a 2% das gestações; está associada a riscos maternos e fetais, sendo uma das principais causas de hospitalização durante a gestação. A PNA é um dos eventos mais graves na gestante, sendo mais prevalente durante a gravidez do que fora dela, devido às alterações anatômicas e funcionais ocorridas durante a gestação, em especial o refluxo vesicoureteral. Dois terços das pacientes com pielonefrite apresentam BA previamente.

Tabela 37.1 – Terapia antimicrobiana no tratamento da infecção do trato urinário na gestação

ANTIMICROBIANO	DOSE POR VIA ORAL	DURAÇÃO	OBSERVAÇÕES
Ampicilina	500 mg de 6/6 h	3-7 dias	Boa cobertura renal
Amoxicilina	500 mg de 8/8 h Ou 875 mg de 12/12 h Ou 3 g (dose única)	3-7 dias	
Cefalexina	2-3 g (dose única) 500 mg de 6/6 h	3-7 dias	Não ativa para enterococos Evitar uso: antimicrobiano utilizado em profilaxia cirúrgica
Clindamicina	300 mg de 6/6 h	7 dias	Estreptococos do grupo B em pacientes alérgicas à penicilina
Nitrofurantoína	100 mg de 12/12 h 50 mg de 6/6 h	3-7 dias	Não ativa para *Proteus* Pneumonia intersticial materna Risco de anemia hemolítica em pacientes com deficiência de glicose-6-fosfato-desidrogenase Não atinge nível sérico renal: não deve ser utilizada em suspeita de pielonefrite
Sulfametoxazol-trimetoprima	1.600/320 mg de 12/12 h	3-7 dias	Usar se *E. coli* resistente Evitar no 1º trimestre e após a 32ª semana
Fosfomicina	3 g	Dose única	Tratamento preferencial Sem estudo na lactação Não atinge nível sérico renal: não utilizar se suspeita de pielonefrite
Ácido nalidíxico	500 mg de 6/6 h	7 dias	Quinolona Evitar uso na gestação Seguro na lactação
Norfloxacino	400 mg de 12/12 h	5-7 dias	Anormalidades do crescimento ósseo em animais Não deve ser utilizado na gestação

Fonte: Modificada de Nelson e Good,[6] Schulz e colaboradores.[18]

⚠️ Os fatores de risco para PNA grave e sua recorrência são as malformações do trato urinário e os cálculos renais.[6] O agente patogênico mais comum é *E. coli*, mas também podem estar envolvidos outros gram-negativos, como *Klebsiella* e *Enterobacter*, bem como os gram-positivos *Enterococcus faecalis* e *Staphylococcus aureus*.

⭐ O diagnóstico é feito com base na suspeita clínica, devendo ser confirmado pela urocultura. Os sintomas clínicos normalmente encontrados são hipertermia, calafrios, náuseas/vômitos, dor lombar, dor à percussão lombar, disúria, polaciúria, urgência miccional e urina turva/fétida. A disfunção respiratória em graus leves a graves (7%) tem sido associada à PNA com morbidade importante, incluindo necessidade de internação em unidade de terapia intensiva.[13]

⭐ As alterações laboratoriais esperadas para uma gestante com PNA são leucocitúria, bacteriúria, leucocitose com desvio para a esquerda, hemocultura positiva e aumento da creatinina sérica. Entram no diagnóstico diferencial a infecção intra-amniótica, o descolamento prematuro da placenta e a apendicite aguda.

Na suspeita diagnóstica, deve ser iniciado tratamento com antimicrobiano intravenoso (Tabela 37.2) em regime de internação hospitalar. Não é necessária a realização rotineira de exames de imagem. Inicia-se com uma hidratação com solução fisiológica para combater a hipovolemia, com cuidado para evitar edema agudo de pulmão.

A ampicilina (1-2 g IV de 6/6 horas) ainda é uma boa alternativa para início de tratamento, pois, em geral, tem ação efetiva contra *E. coli*. Contudo, devido à dificuldade de aquisição no mercado e ao aumento de sua resistência, a Comissão de Infecção do HCPA a definiu como primeira escolha a cefuroxima (750 mg IV de 8/8 horas). Como medicamentos de segunda linha, encontram-se os aminoglicosídeos, atentando-se para a possível ação ototóxica para o feto.

Na ausência de resposta, é necessário investigar outros fatores, como cálculo renal ou abscesso renal ou perinéfrico.[13] Se, em 48 horas, não houver melhora significativa do quadro clínico (ausência de hipertermia, diminuição significativa da dor lombar, ausência de calafrios), deve-se considerar a troca do antimicrobiano, adicionar outro agente e avaliar o sistema urinário com um exame de imagem. Como as cefalosporinas de primeira geração têm sido utilizadas na profilaxia da infecção pós-cesariana, não devem ser usadas em tratamentos durante o pré-natal.

A escolha antimicrobiana e a duração do tratamento devem levar em consideração fatores locais

Tabela 37.2 – Terapia antimicrobiana para pielonefrite aguda na gestação

ANTIMICROBIANO	DOSE	VIA	FREQUÊNCIA	FDA	OBSERVAÇÃO
Ampicilina	1-2 g	IV	4/4 h ou de 6/6 h	B	
Gentamicina	3-5 mg/kg/dia	IV	Dose única diária	C	Atenção para função renal. Risco de lesão do VIII par craniano no RN
Ampicilina/sulbactam	3 g 50-200 mg/kg/dia	IV	6/6 h		Uso reservado. Opção para *Acinetobacter* sp. Ajustar para função renal
Cefuroxima	750 mg	IV	8/8 h	B	Primeira escolha no HCPA
Cefazolina	Não utilizar			B	Preconizada para profilaxia cirúrgica
Ceftriaxona	1-2 g	IV ou IM	24/24 h	B	
Cefepima*	1 g	IV	12/12 h	B	
Mezlocilina*	3 g	IV	6/6 h		
Meropeném*	1 g	IV	8/8 h	B	Ajustar para função renal
Piperacilina*	4 g	IV	8/8 h	B	
Imipeném*	500 mg	IV	6/6 h	C	

*Reservados para casos graves.
FDA, Food and Drug Administration; HCPA, Hospital de Clínicas de Porto Alegre; IM, intramuscular; IV, intravenosa; RN, recém-nascido.
Fonte: Modificada de Guberman.[13]

de resistência e continuam em discussão na literatura. Após a resolução dos sintomas, o tratamento por via oral pode ser instituído e mantido até completar 14 dias.[6]

⚠️ Complicações sistêmicas da PNA têm maior probabilidade de ocorrerem durante a gestação. O choque séptico pode incidir em até 20% dos casos não tratados e em 25% pode haver insuficiência renal leve. É descrita a ocorrência de coagulação intravascular disseminada (CIVD) e hemólise associadas à PNA. A cada 50 casos de PNA, um pode evoluir para doença respiratória aguda grave e síndrome da angústia respiratória aguda (SARA). Nesses casos, a associação de uma penicilina ou uma cefalosporina a um aminoglicosídeo parece ser a melhor escolha. Em pacientes vivendo com o vírus da imunodeficiência humana (HIV, *human immunodeficiency virus*) e/ou usuárias de drogas injetáveis, deve-se pensar também na possibilidade de pielonefrite tuberculosa, que se caracteriza por febre, disúria, polaciúria, piúria e hematúria com urina estéril.[17]

⚠️ A quimioprofilaxia deve ser prescrita após a ocorrência de um episódio de PNA associada ou não a fatores de risco. O medicamento mais prescrito para profilaxia é nitrofurantoína (100 mg ao deitar-se) até 2 semanas após o parto. É importante a orientação de medidas de higiene, hidratação e micção adequadas. Uma alternativa é o uso de cefalexina pós-coital.[6] Nas pacientes alérgicas à nitrofurantoína, pode-se utilizar a ampicilina ou uma cefalosporina. Uma opção à profilaxia é a realização de uroculturas mensais para identificar precocemente um novo episódio de ITU, após a negativação da urocultura.[13]

🔖 Litíase urinária

A incidência de cálculo urinário é de 1/200 a 1/2.000 gestantes e mulheres em idade reprodutiva, sendo uma causa importante de internação durante a gravidez. Os principais fatores relacionados com a litíase são ITU crônica, hiperparatireoidismo, uropatia obstrutiva e história familiar de litíase.[3]

⭐ A litíase sintomática ocorre em apenas 25% dos casos, e 80 a 90% dos cálculos manifestam-se no segundo ou terceiro trimestre. O sintoma mais comum (80% das vezes) é dor abdominal aguda em cólica no flanco. A dor costuma ser menos típica em comparação com as pacientes não grávidas, e pode ser difícil fazer o diagnóstico diferencial com outras causas de dor abdominal, como apendicite, colecistite, diverticulite e torção ovariana, devido ao deslocamento dos órgãos abdominais pelo útero expandido. Cerca de 95% das pacientes apresentam algum grau de hematúria, que pode ser microscópica ou macroscópica. Na gestação, a principal localização dos cálculos é nos ureteres, sendo que mais de 90% têm cálcio na sua formação. Entre as gestantes com litíase, até 40% têm trabalho de parto pré-termo.[3]

🎁 O exame de escolha para ser usado como rotina nas gestantes com suspeita clínica de cálculo renal é a ultrassonografia de vias urinárias, que, apesar da sua baixa sensibilidade (34%), tem especificidade muito boa (86%).[3] Todavia, esse exame muitas vezes não consegue fazer o diagnóstico, devido à dificuldade de visualização do ureter inteiro ou, na presença de dilatação do trato urinário, pela dúvida a respeito de a dilatação ureteral ser ou não própria da gestação.

A medida do índice de resistência renal com Dopplerfluxometria pode ser utilizada para diferenciar as dilatações fisiológicas das causadas por cálculos. Na presença de obstrução ao fluxo, há o aumento da dificuldade na passagem do sangue pelo rim, o que leva à redução da velocidade de fluxo na diástole.[3] A visualização do jato ureteral na bexiga também exclui obstrução, embora essa seja uma técnica que exija experiência. A ressonância magnética pode ser realizada com segurança e tem sensibilidade de quase 100% no diagnóstico, mas o seu uso deve ser restrito a casos selecionados, devido ao seu alto custo.[3] A tomourografia pode ser uma boa opção, mas sua utilização é restrita, devido à radiação.

A gestação não parece aumentar a formação de novos cálculos nem o número de complicações. A infecção urinária na nefrolitíase crônica pode ocorrer com mais frequência, levando às consequências recém-descritas. Sempre que houver suspeita de ITU concomitante, deve-se solicitar também uma urocultura.[19]

Entre as pacientes sintomáticas, 70 a 80% têm cura espontânea com manejo conservador utilizando repouso, hidratação e analgesia. Quando houver persistência de sintomas ou obstrução, a paciente deve ser avaliada por um urologista. Na grande maioria das vezes, as intervenções cirúrgicas estão indicadas nos casos sem melhora da dor, com sepse ou com obstrução unilateral. O objetivo do tratamento deve ser aliviar a obstrução e preservar a função renal. Alguns autores vêm indicando o uso de α-bloqueadores com prednisona no manejo do cálculo sintomático menor que 1 cm com bons resultados.[20] A nefrostomia percutânea é mais custo-efetiva e tem sucesso em até 90% dos casos. Após a sua realização, está indicado manter quimioprofilaxia com antimicrobianos. A ureteroscopia pode ser realizada durante a gestação, sendo de mais fácil execução no terceiro trimestre. Os principais riscos são perfuração do ureter e sepse. A fluoroscopia deve ser evitada.

A colocação de cateter duplo J permite o tratamento da gestante e o adiamento de um tratamento mais definitivo para após o parto, sendo essa opção a mais utilizada e efetiva durante a gestação. Os procedimentos cirúrgicos abertos (nefrolitotomia, pielolitotomia e ureterolitotomia) são raramente indicados na gestação em casos de sepse grave nos quais os demais procedimentos falharam. Na gestação, a litotripsia extracorpórea está contraindicada.[19]

Após o término da gestação, as pacientes devem continuar em acompanhamento com urologista.

A Figura 37.3 mostra o manejo da litíase urinária durante a gestação.

Insuficiência renal aguda

A insuficiência renal aguda (IRA) é uma das doenças mais graves que acomete a gestante. A maioria dos casos de IRA ocorre no início ou no término da gestação, com altas taxas de mortalidade (30%), e os principais fatores relacionados são hemorragias (7-40%), sepse, pré-eclâmpsia grave, púrpura e síndrome hemolítico-urêmica (Tabela 37.3). Em um estudo realizado em Fortaleza entre 55 gestantes com IRA, as prin-

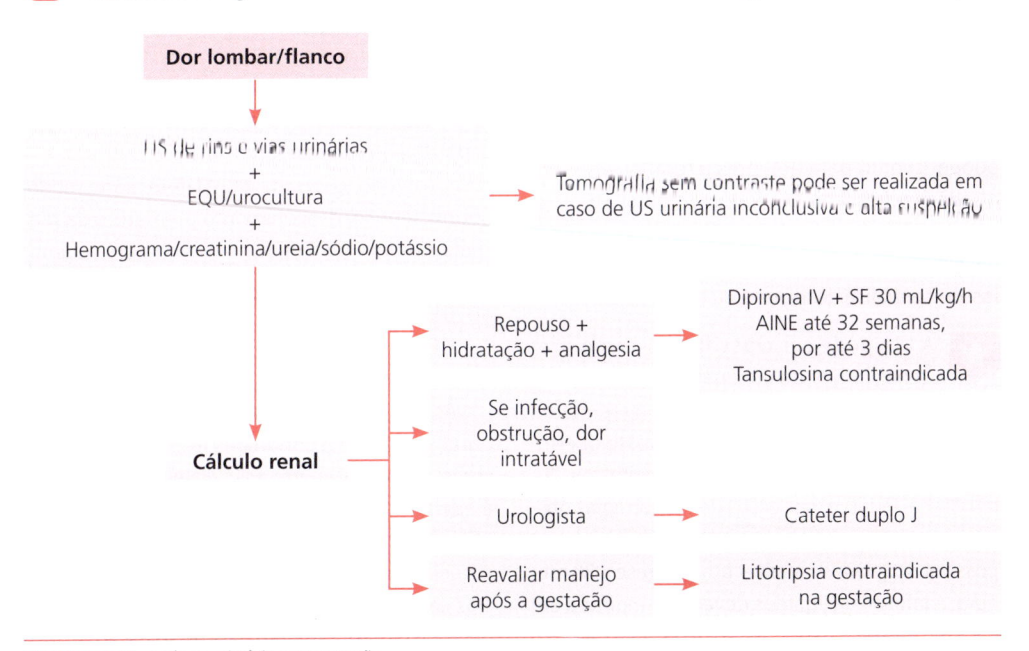

FIGURA 37.3 – Litíase urinária na gestação.
AINE, anti-inflamatório não esteroide; EQU, exame qualitativo de urina; IV, intravenosa; SF, solução fisiológica; US, ultrassonografia.

Tabela 37.3 – Causas de insuficiência renal aguda na gestação

PRIMEIRO TRIMESTRE	TERCEIRO TRIMESTRE E PUERPÉRIO	TODA A GESTAÇÃO
Choque séptico por abortamento	Hemorragias Placenta prévia Descolamento de placenta Hemorragia após aborto/parto	Pielonefrite aguda Sepse de qualquer origem
Hiperêmese gravídica	Pré-eclâmpsia	
	Síndrome HELLP	Glomerulonefrite
	Embolia por líquido amniótico	Litíase urinária
	Doença hepática gordurosa da gestação	Uso de aminoglicosídeos, AINEs e contrastes nefrotóxicos
	IRA idiopática pós-parto	Morte fetal intrauterina prolongada
		Diminuição do débito cardíaco (miocardiopatia, infarto agudo do miocárdio, valvopatia)

AINEs, anti-inflamatórios não esteroides; HELLP, hemólise, enzimas hepáticas aumentadas e plaquetopenia (*hemolysis, elevated liver enzymes, and low platelets*); IRA, insuficiência renal aguda.

cipais causas relacionadas foram hipertensão/pré-eclâmpsia grave (42%), sepse (14%), síndrome hemolítico-urêmica (9%) e púrpura (5%). Em 31% dos casos, ocorreu morte materna, sobretudo nos casos com sepse, oligúria, hipotensão e acidose.[21] Estima-se um caso de IRA para cada 10 mil nascimentos. É importante que o obstetra consiga identificar as situações que podem evoluir para IRA, pois a terapêutica adequada instituída precocemente melhora o prognóstico na maioria das situações. O manejo baseia-se em remover a causa que levou à IRA e instituir a diálise desde cedo.

⭐ A IRA pode ser classificada como pré--renal, intrínseca ou renal e pós-renal. A IRA pré-renal é a forma mais frequente e resulta da hipoperfusão renal leve ou moderada. Hipoperfusão mais grave pode levar à lesão isquêmica e IRA intrínseca. Por isso, nos casos de hemorragias obstétricas, o volume deve ser reposto o mais rápido possível. Objetiva-se manter uma diurese ≥ 30 mL/hora. A infusão de líquidos deverá ser mantida em 6 a 8 mL/kg adicionados ao débito urinário. A reposição de eletrólitos, evitando o surgimento de hiperpotassemia, hiponatremia, hipocalcemia e acidose, também deve ser considerada.

Quando há isquemia renal, a primeira lesão que ocorre é a necrose tubular aguda, que, em geral, se resolve em 1 a 3 semanas. Na persistência de isquemia, sobrevém a necrose cortical bilateral, causa rara, mas clássica, de IRA. A necrose cortical bilateral é caracterizada por anúria ou oligúria, estando associada à CIVD (feto morto retido, aborto séptico, descolamento prematuro da placenta, embolia do líquido amniótico e pré-eclâmpsia grave). Esse tipo de lesão é irreversível em cerca de 20% dos casos.

A **Figura 37.4** mostra os diagnósticos diferenciais de dano renal agudo.

As principais doenças responsáveis pela IRA renal se devem a condições intrínsecas do rim, como glomerulonefrite, PNA e amiloidose. O ideal é que tais alterações sejam imediatamente identificadas e sua causa seja removida, devido à sua associação com altas taxas de morbimortalidade. Nos casos de infecção, a terapia antimicrobiana deve iniciar prontamente para erradicação do foco infeccioso. A IRA ocorre em 14 a 50% das pacientes

```
Aumento de creatinina em ≥ 0,3 mg/dL         Pré-eclâmpsia/HELLP
       ou ≥ 50% em 48 h                   > 20 semanas com resolução pós-parto

              OU                          Púrpura trombocitopênica trombótica inicia-se no
                                          terceiro trimestre e não melhora com o parto

    Início e evolução clínica:            Síndrome hemolítico-urêmica inicia-se mais
  Débito urinário < 0,5 mK/kg/hora        comumente no pós-parto
         por > 6 horas
                                          Doença hepática gordurosa inicia-se no terceiro
                                          trimestre e tem resolução em até 2 semanas
    Solicitar exames laboratoriais        pós-parto
       para síndrome HELLP                Hipoglicemia e icterícia importante
```

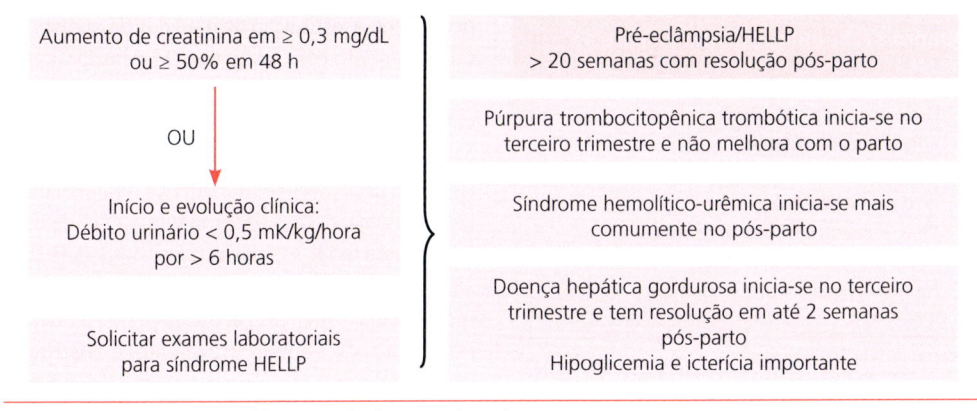

FIGURA 37.4 – Diagnósticos diferenciais de dano renal agudo.
HELLP, hemólise, enzimas hepáticas aumentadas e plaquetopenia (*hemolysis, elevated liver enzymes, and low platelets*).

com sepse, e as taxas de mortalidade podem chegar a 80%. A presença de oligúria é um fator independente para aumento da mortalidade.[21]

A hipertensão arterial na gravidez pode ser complicada por IRA, especialmente quando há síndrome de hemólise, enzimas hepáticas aumentadas e plaquetopenia (HELLP, *hemolysis, elevated liver enzymes, and low platelets*) (11% IRA) ou descolamento prematuro de placenta. Nessa situação, a maioria dos casos deve-se à necrose tubular aguda (83-90%), com uma pequena parte evoluindo para necrose cortical bilateral. A presença de insuficiência renal também está associada ao aumento da mortalidade na síndrome HELLP, podendo, nesses casos, alcançar cifras de letalidade materna de 11 a 20%.[22]

A doença hepática gordurosa aguda da gestação (DHGAG) também é associada à IRA. Na série de 28 casos de Castro e colaboradores, todas as pacientes apresentavam aumentos de creatinina, e essa anormalidade, em alguns casos, precedia as alterações hepáticas.[23] Nos casos de DHGAG, o tratamento é de suporte intensivo das funções vitais e da função renal, e, após a resolução favorável do quadro, invariavelmente há retorno à normalidade.

A IRA idiopática pós-parto é uma doença pouco comum, de etiologia obscura, podendo ocorrer até 10 semanas pós-parto. O quadro caracteriza-se por anemia microangiopática, proteinúria, hipertensão, aumento da creatinina e ureia, oligúria/anúria. Acredita-se que a IRA idiopática possa ser um quadro alternativo à síndrome HELLP ou à doença hepática gordurosa.[13] Já a necrose tubular aguda é uma lesão menos grave, que costuma se resolver em 1 a 3 semanas. Os casos "idiopáticos" ou "obstétricos" são cada vez menos presenciados à medida que se estabelece uma conduta imediata de reposição de volume e que há disponibilidade de mais métodos para realizar os diagnósticos.

A principal causa de IRA pós-renal são os cálculos obstrutivos e, mais raramente, os tumores do retroperitônio ou polidrâmnio, que causam obstrução ureteral bilateral.[13]

⭐ Entre os principais parâmetros para indicação da diálise, estão potássio sérico > 6,5 a 7,0 mEq/L, bicarbonato sérico < 13 mEq/L, ureia > 120 mEq/L ou seu incremento em 30 mEq/L/dia em pacientes sépticas (Quadro 37.2). Os critérios de indicação de diálise diferem durante a gestação e o pós-parto imediato. Durante a gestação, a diálise deve ser instituída mais precocemente, e os parâmetros de sua indicação devem ser mais precoces, sugerindo-se que seja indicada a partir de ureia sérica de 60 mg/dL.[13] Nos casos de IRA de terceiro trimestre em que o feto for viável, deve-se avaliar a possibilidade de interromper a gestação o quanto antes.

Apesar dos avanços no atendimento, a IRA é uma doença grave, e os estudos demonstram

> **Quadro 37.2 –** Indicações para diálise na gestação
>
> - Ureia acima de 120 mg/dL
> - Sobrecarga de volume
> - Hipercalemia não responsiva a outras medidas
> - Acidose metabólica grave
> - Pericardite ou derrame pericárdico
> - Alteração do estado mental
> - Hipermagnesemia não responsiva a outras medidas
>
> Fonte: Modificado de Guberman.[13]

que a mortalidade permanece alta (30-50%).[24] Entre as mulheres que recuperam a função renal, a fertilidade é normal, não havendo impedimentos a uma nova concepção.[13]

Doença renal crônica

A doença renal crônica (DRC) é definida como a presença de lesão renal ou diminuição da função renal (TFG < 60 mL/min/1,73 m^2) por um período maior do que 3 meses. Os critérios para o diagnóstico de lesão renal na DRC incluem a presença de proteinúria, hematúria, anormalidades histológicas renais identificadas por biópsia ou anormalidades em exames de imagem independentes da TFG. Essa definição de DRC na presença de lesão renal, mesmo que a TFG não esteja diminuída, tem a finalidade de diagnosticar mais precocemente indivíduos com risco de perda da função renal, permitindo a instituição de medidas de prevenção ou tratamento com o objetivo de retardar a progressão da DRC e evitar complicações cardiovasculares.

A DRC, em geral, apresenta caráter progressivo, que pode evoluir para doença renal em estágio terminal e necessidade de terapia dialítica ou transplante renal. As causas mais comuns de DRC são DM, hipertensão arterial sistêmica (HAS), glomerulopatias, doenças genéticas (sendo a doença renal policística a mais prevalente) e obstrução urinária. No entanto, uma proporção importante de pacientes com DRC apresenta causa desconhecida, ou seja, no momento da apresentação da DRC, nenhuma causa pode ser estabelecida.[25]

Atualmente, a DRC é classificada de acordo com a TFG e a albuminúria (Tabelas 37.4 e 37.5).[26] Essa classificação é importante para a avaliação da gravidade da DRC, assim como para a estratificação de risco de progressão da doença renal e de risco cardiovascular. Evidências sugerem que, quanto menor for a TFG e maior for a proteinúria, maior será o risco de progressão da DRC para estágios mais avançados, bem como maior será o risco de eventos cardiovasculares e mortalidade.

A DRC na gestante é heterogênea, em geral associada a piora de hipertensão, proteinúria, função renal e maior risco de RCF e prematuridade. A DRC confere maior risco de complicações

Tabela 37.4 – Classificação da doença renal crônica de acordo com a taxa de filtração glomerular estimada

ESTÁGIO	TFG ESTIMADA (mL/min/1,73m^2)	DESCRIÇÃO
1	≥ 90	Lesão renal com TFG normal ou aumentada
2	60-89	Lesão renal com diminuição leve da TFG
3a	45-59	Diminuição leve a moderada da TFG
3b	30-44	Diminuição moderada a grave da TFG
4	15-29	Diminuição grave da TFG
5	< 15 ou diálise	Insuficiência renal terminal

TFG, taxa de filtração glomerular.

Tabela 37.5 – Classificação da doença renal crônica de acordo com a proteinúria		
CATEGORIA	IPC (mg/g Cr)	DESCRIÇÃO
A1	< 150	Normal ou levemente aumentada
A2	150-500	Moderadamente aumentada
A3	> 500	Gravemente aumentada

Cr, creatinina; IPC, índice de proteinúria/creatininúria em amostra de urina ou proteinúria de 24 horas.

na gravidez, principalmente quanto maior for a perda da função renal.[27]

Na DRC leve com pressão arterial média (PAM) de 95 mmHg ou menos, a incidência de prematuridade e hipertensão não é diferente da encontrada na população geral de grávidas, pois o aumento do fluxo renal e da TFG se dá de forma semelhante ao das gestantes sem DRC. Entretanto, em caso de hipertensão arterial grave ou creatinina elevada, haverá risco de prematuridade, aumentando a taxa de mortalidade perinatal. Entre as pacientes que começam a gestação com creatinina > 2,0 mg/dL, há risco aumentado de perda acelerada da função renal durante e após a gestação, além de risco maior de parto pré-termo e risco de 40% de pré-eclâmpsia.[28] A taxa de concepção e o prognóstico fetal dependem mais da gravidade do dano renal do que do tipo de doença renal subjacente. A gestação com DRC aumenta o risco de pré-eclâmpsia (razão de chances [RC] 10,36; intervalo de confiança [IC] 95%, 6,28-17,09), parto prematuro (RC 5,72; IC 95%, 3,26-10,03), pequeno para a idade gestacional (RC 4,85; IC 95%, 3,03-7,76) e cesariana (RC 2,67; IC 95%, 2,01-3,54).[29]

O manejo da mulher grávida com DRC deve envolver supervisão periódica, pronto tratamento de qualquer processo infeccioso e rigoroso controle da pressão arterial. Pacientes com DRC são consideradas de alto risco para pré-eclâmpsia.

Assim, o ácido acetilsalicílico em baixas doses (100-150 mg/dia) deve ser prescrito para diminuir o risco de pré-eclâmpsia. O controle cuidadoso da pressão arterial na DRC poderá diminuir a progressão da condição.[30]

Embora os inibidores da enzima conversora de angiotensina (iECA) e os bloqueadores do receptor de angiotensina (BRA) sejam frequentemente prescritos para pacientes não grávidas com DRC por seus efeitos anti-hipertensivos e antiproteinúricos, esses medicamentos não devem ser usados durante a gravidez. Após o parto, os iECA podem ser retomados. Os diuréticos podem ser usados em gestantes com DRC se apresentarem hipertensão mediada por volume ou sinais de sobrecarga de volume.

A anemia é frequente e deve ser evitada, lembrando-se de que a necessidade de eritropoietina é maior. Em nefropatas, o aumento da massa eritrocitária é menor do que nas gestantes normais, provavelmente pela secreção inapropriada de eritropoietina. O uso da eritropoietina parece trazer benefícios para a mãe e para o neonato, possivelmente diminuindo danos hipóxicos perinatais. A eritropoietina, por ser uma macromolécula, parece não atravessar a barreira placentária.[31] Quanto pior for a função renal, mais frequente e mais pronunciada será a anemia. Pode-se recorrer à eritropoietina recombinante ou à transfusões de sangue com o objetivo de manter a hemoglobina em níveis de 10 a 11 g/dL. Como as exigências de folato aumentam durante a gestação e esse íon é perdido durante a diálise, recomenda-se suplementar folato na dose mínima de 2 mg/dia.

Atualmente, a taxa de gravidez nas pacientes submetidas a esse tratamento varia de 1 a 7%. A sobrevida dos conceptos de mulheres tratadas com hemodiálise vem melhorando ao longo do tempo. Nos anos de 1980, apenas 20 a 23% dos fetos sobreviviam. Hoje, a taxa de sobrevida é de cerca de 50%. Como a taxa de sucesso e o peso ao nascimento estão diretamente relacionados com os níveis de ureia plasmática,[32] em mulheres que engravidam estando em tratamento dialítico, recomenda-se a intensificação da hemodiálise, visando a melhorar o prognóstico neonatal.

Nas mulheres com DRC, o abortamento espontâneo é comum, e, quando ele não ocorre, a taxa de sucesso da gestação pode chegar a 30 a 60%. Prematuridade, RCF, polidrâmnio e defeitos cardíacos do feto são problemas comuns nessas pacientes. A taxa de prematuridade em portadoras de DRC em tratamento dialítico pode chegar a 87%, sendo que 25% desses fetos nascem com menos de 28 semanas. A causa do polidrâmnio é desconhecida. Postula-se que seja relacionada com o aumento da diurese osmótica pelo feto em resposta ao sangue rico em ureia que circula pelos vasos placentários.

Para atingir os níveis de ureia desejáveis, frequentemente é necessário aumentar o tempo da diálise e o número de sessões (4-7/semana); nesse processo, podem ser acentuadas as deficiências nutricionais associadas a esse procedimento (perda de 6-9 g de aminoácidos por sessão). Deve-se ter cuidado, também, em evitar dialisadores com reúso, uma vez que a exposição ao formaldeído e ao óxido de etileno pode ter efeito teratogênico.[32] Uma metarregressão analítica de 681 gestações demonstrou uma relação entre o número de horas semanal de hemodiálise e o parto prematuro (< 37 semanas de gestação: $P = 0,044$; $r^2 = 0,22$) e de fetos pequenos para a idade gestacional ($P = 0,017$; $r^2 = 0,54$). Fetos pequenos para a idade gestacional estão muito associados ao número de sessões de diálise por semana ($P = 0,003$; $r^2 = 0,84$).[27]

Na gravidez, a maior experiência clínica é com a hemodiálise, embora a modalidade peritoneal também possa ser usada, especialmente nas pacientes que a utilizavam antes da gestação. As diferenças entre hemodiálise e diálise peritoneal ainda precisam ser estabelecidas. Um estudo de caso-controle sugere uma incidência menor de fetos pequenos para a idade gestacional na hemodiálise em relação à diálise peritoneal (31 vs. 66,7%; $P = 0,015$).[27] Nos casos de diálise peritoneal, evita-se a anticoagulação, obtêm-se variações de volume menores, menos hipotensão e níveis de hematócrito mais altos. Em contrapartida, o útero gravídico pode dificultar o aumento do volume peritoneal necessário para diálise peritoneal. A ocorrência de peritonite pode precipitar o trabalho de parto prematuro ou o abortamento espontâneo. Também está aumentada a incidência de hiperglicemia, como resultado das altas cargas de solução contendo glicose utilizadas nessa modalidade de tratamento. A despeito dessas desvantagens, a taxa de nascidos vivos não difere entre pacientes submetidas à hemodiálise e à diálise peritoneal. Em pacientes longe de centros de hemodiálise, a diálise peritoneal torna-se uma excelente opção.

Em um estudo de caso-controle, foi encontrada uma prevalência de seis casos de DRC para cada 10 mil nascidos vivos. De um total de 25 gestantes, 40% tinham pré-eclâmpsia, 48% apresentavam infecção urinária e a anemia foi encontrada em 10 pacientes, cuja média de hemoglobina foi de 6,7 g/dL. Sessenta por cento dos recém-nascidos foram pré-termo, 56% nasceram por cesariana e a maioria dos recém-nascidos era de baixo peso (média de 1.980 g) e nasceram com baixos índices de Apgar.[33]

A **Tabela 37.6** lista alguns fatores importantes a serem observados na gestante com DRC em diálise.

Muitas mulheres terão indicação de uso de sulfato de magnésio para a prevenção de convulsões na pré-eclâmpsia ou de hemorragia ventricular fetal na prematuridade. O sulfato de magnésio poderá ser utilizado, mas deverá ser controlado de acordo com a TFG (ver Cap. 54 – Eclâmpsia, síndrome HELLP e esteatose hepática aguda da gestação). A interrupção da gestação será feita nas indicações obstétricas habituais, embora haja uma tendência de a resolução da gestação ocorrer mais cedo devido a alterações no crescimento fetal, levando a uma maior taxa de prematuridade. O nascimento poderá ser indicado geralmente até cerca de 39 semanas, à semelhança da conduta na hipertensão arterial crônica.[34]

O cuidado pós-parto é similar ao da paciente sem DRC, não havendo contraindicação para a amamentação.

Tabela 37.6 – Fatores importantes na gestante com doença renal crônica em diálise

Diálise	• Níveis de ureia: < 50 mg/dL • 4-7 sessões/semana • Risco de hipotensão
Aporte calórico	• Suplementação de vitaminas e zinco • Proteínas: 20 g/dia
Anemia	• Manter hemoglobina em 10-11 g/dL • Suplementação de ácido fólico e ferro
Hipertensão	• Manter pressão arterial diastólica entre 80-90 mmHg
Atenção para risco de hipocalcemia e acidose metabólica	• Suplementação de cálcio
Atenção para risco de trabalho de parto pré-termo	–

Fonte: Modificada de Asamiya e colaboradores.[32]

Nas mulheres não grávidas em tratamento dialítico, há de se estar atento para o fato de que um número significativo de mulheres com DRC grave retorna à fertilidade podendo gestar. Por esse motivo, deve ser instituída contracepção adequada para tais mulheres. Havendo HAS, os anticoncepcionais orais combinados estão contraindicados, devendo ser utilizados outros métodos. Dispositivos intrauterinos podem ser ofertados como métodos reversíveis, seguros e de longa duração. Tanto o dispositivo de cobre quanto o de progesterona podem ser indicados. O uso de diafragma ou *condom* é uma possibilidade. Nas pacientes que desejarem, pode ser indicada a esterilização cirúrgica. Em pacientes que não estejam fazendo uso de método anticoncepcional seguro, deve-se ter cuidado com medicações potencialmente teratogênicas.

A **Figura 37.5** mostra o manejo da DRC nas mulheres em idade fértil.

Em mulheres em idade fértil e após o transplante renal, quando os ciclos menstruais se regularizam – em geral em torno de 6 meses –, o retorno da fertilidade pode ocorrer em cerca de 30 dias. Por

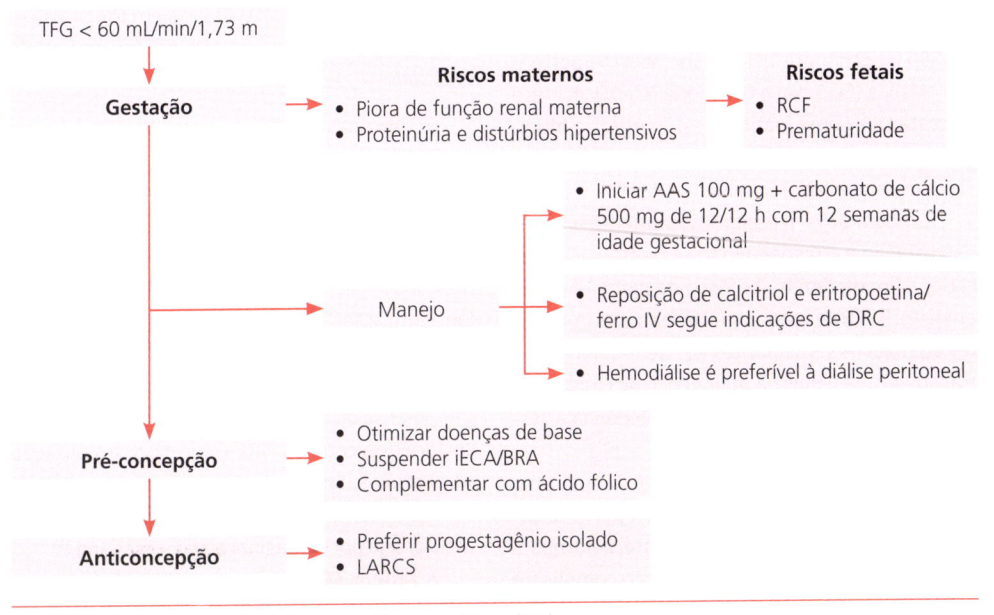

TFG < 60 mL/min/1,73 m

Gestação
- **Riscos maternos**
  - Piora de função renal materna
  - Proteinúria e distúrbios hipertensivos
- **Riscos fetais**
  - RCF
  - Prematuridade

Manejo
- Iniciar AAS 100 mg + carbonato de cálcio 500 mg de 12/12 h com 12 semanas de idade gestacional
- Reposição de calcitriol e eritropoetina/ferro IV segue indicações de DRC
- Hemodiálise é preferível à diálise peritoneal

Pré-concepção
- Otimizar doenças de base
- Suspender iECA/BRA
- Complementar com ácido fólico

Anticoncepção
- Preferir progestagênio isolado
- LARCS

FIGURA 37.5 – Doença renal crônica em mulheres em idade fértil.
AAS, ácido acetilsalicílico; BRA, bloqueadores do receptor de angiotensina; DRC, doença renal crônica; iECA, inibidores da enzima conversora de angiotensina; IV, intravenosa; LARCs, métodos contraceptivos reversíveis de longa ação (*long-acting reversible contraceptives*); RCF, restrição de crescimento fetal; TFG, taxa de filtração glomerular.

isso é fundamental manter as pacientes com anticoncepção. O prognóstico das mulheres sem hipertensão prévia é melhor.[13]

Idealmente, deve-se aguardar um período de 2 anos após o transplante para permitir a gestação. A Sociedade Americana de Transplantes recomenda um tempo mínimo de 1 ano, ausência de rejeição, creatinina < 1,5 mg/dL e proteinúria < 500 mg.[35] As mulheres transplantadas devem ser informadas de que, mesmo em condições ideais, a gestação após um transplante pode piorar a sua condição de saúde. Não é recomendada uma segunda gestação após o transplante, pois estaria associada a uma taxa muito maior de complicações.[28]

O pré-natal deve ser realizado por equipe multidisciplinar especializada em gestação de risco com consultas de 2/2 semanas até 32 semanas e semanalmente daí até o nascimento.[13] Quanto aos desfechos gestacionais, as taxas de complicação variam conforme a população estudada, sendo que a taxa de abortos varia de 11 a 24%, e a de fetos mortos, de 1 a 3%.[36] Outras intercorrências gestacionais também são mais frequentes nas gestantes transplantadas, tais como RCF (20-54%), prematuridade (19-56%), baixo peso ao nascimento (12%), peso fetal < 1.500 g (22%), pré-eclâmpsia (30%), hipertensão crônica (60-72%) e cesariana (46-55%). Entre as gestantes com creatinina ≥ 1,7 mg/dL e hipertensão, as taxas de prematuridade e cesariana são substancialmente mais elevadas.[28]

Também deve ser feito rastreamento para BA na gestação e o respectivo tratamento, se necessário, a fim de diminuir o risco de pielonefrite de enxerto.[37] A infecção urinária baixa tem agentes etiológicos semelhantes aos de mulheres não transplantadas, mas há maior risco de resistência a antimicrobianos por uso e seleção prévia à gestação.[14]

Os principais cuidados com a gestante transplantada referem-se à rejeição, à terapia imunossupressora e ao surgimento de pré-eclâmpsia e/ou DM. Episódios graves de rejeição complicam 4 a 6% das gestações em transplantadas renais. A rejeição crônica com um curso progressivo e subclínico pode ocorrer em qualquer receptor de aloenxerto. Na presença de sintomas de rejeição (febre, oligúria, deterioração da função renal, aumento do rim e sensibilidade renal), está indicada a realização de biópsia renal, sendo que, nesses casos, a sobrevida em até 2 anos após a gestação é muito baixa.[28]

O metabolismo de várias medicações muda durante a gestação e são necessários ajustes frequentes. A maioria dos agentes imunossupressores atravessam a barreira placentária. Havendo o desejo de gestar, o ideal é que a gestação seja planejada cuidadosamente e ocorra na presença do menor número possível de medicamentos e na menor dosagem compatível com a manutenção do enxerto.[28] A taxa geral de malformações fetais nessas pacientes é de 4 a 6%, o que não difere da taxa na população em geral. Até o momento, não foi demonstrado um efeito clínico no aumento de infecções oportunistas no recém-nascido, mas alguns autores recomendam evitar a administração de vacinas com vírus vivos atenuados até o sexto mês de vida. O efeito de imunossupressores sobre o sistema imune materno e neonatal inclui diferentes distribuições de linfócitos e células *natural killer*. Os efeitos em longo prazo dessas medicações ainda devem ser mais bem analisados.

A Tabela 37.7 traz orientações quanto ao aconselhamento pré-concepcional para mulheres transplantadas.

Gestantes transplantadas são predispostas a infecções virais devido à imunossupressão. A hepatite B e a infecção por citomegalovírus são particularmente associadas ao transplante renal e potencialmente perigosas para o feto. A osteodistrofia pélvica pode apresentar-se como resultado de DRC, diálise ou tratamento prolongado com corticosteroides, condição que pode exigir a realização de cesariana. Embora localizado na área pélvica, o rim transplantado não costuma dificultar o nascimento, seja por via vaginal ou por cesariana.[13]

A Tabela 37.8 mostra os principais fármacos utilizados em pacientes submetidas a transplante renal.

Tabela 37.7 – Aconselhamento pré-concepcional para mulheres transplantadas

Gestação	Aguardar 2 anos
Função renal	Estabilizada (≤ 2 mg/dL), preferentemente ≤ 1,4 mg/dL
Sem evidência de rejeição	
Proteinúria	< 500 mg/24 h
Pressão arterial	Controlada
Medicamentos em níveis reduzidos	• Prednisona ≤ 15 mg/dia • Azatioprina ≤ 2 mg/kg/dia (dose ≥ 2,2 pode levar a anomalias fetais) • Ciclosporina ≤ 5 mg/kg/dia (embora não esteja estabelecida uma dose segura) • Tacrolimo 0,15-0,20 mg/kg/dia

Fonte: Adaptada de Zachariah e colaboradores.[28]

Tabela 37.8 – Principais fármacos utilizados no transplante renal

FÁRMACO	COMENTÁRIOS
Corticosteroides	• Menor dose possível • Risco aumentado de fenda palatina • Não é necessária suspensão • Podem ser usados durante a amamentação
Azatioprina	• Anomalias congênitas em > 6% dos fetos* • Risco de mielossupressão do feto quando usado perto do termo • Uso aceitável na gestação • Evitar amamentação
Ciclosporina/ tacrolimo	• Uso relativamente seguro • Imunossupressor no feto • Evitar amamentação

*O composto ativo da azatioprina não é metabolizado no feto e não atravessa a barreira placentária, por isso seu uso, apesar do risco, é aceitável na gestação.

Fonte: Adaptada de Zachariah e colaboradores.[28]

REFERÊNCIAS

1. Macejko AM, Schaeffer AJ. Asymptomatic bacteriuria and symptomatic urinary tract infections during pregnancy. Urol Clin North Am. 2007;34(1):35-42.
2. Tan EK, Tan EL. Alterations in physiology and anatomy during pregnancy. Best Pract Res Clin Obstet Gynaecol. 2013;27(6):791-802.
3. Charalambous S, Fotas A, Rizk DE. Urolithiasis in pregnancy. Int Urogynecol J Pelvic Floor Dysfunct. 2009;20(9):1133-6.
4. Ramos JG, Martins-Costa S, Barros EJG, Nascimento LB, Dalle L, Viegler R. Doença renal e gestação. J Bras Ginecol. 1993;103(10):355-8.
5. Smaill FM, Vazquez JC. Antibiotics for asymptomatic bacteriuria in pregnancy. Cochrane Database Syst Rev. 2019;2019(11):CD000490.
6. Nelson JM, Good E. Urinary tract infections and asymptomatic bacteriuria in older adults. Nurse Pract. 2015;40(8):43-8.
7. Kalinderi K, Delkos D, Kalinderis M, Athanasiadis A, Kalogiannidis I. Urinary tract infection during pregnancy: current concepts on a common multifaceted problem. J Obstet Gynaecol. 2018;38(4):448-53.
8. Sheiner E, Mazor-Drey E, Levy A. Asymptomatic bacteriuria during pregnancy. J Matern Fetal Neonatal Med. 2009;22(5):423-7.
9. Mignini L, Carroli G, Abalos E, Widmer M, Amigot S, Nardin JM, et al. Accuracy of diagnostic tests to detect asymptomatic bacteriuria during pregnancy. Obstet Gynecol. 2009;113(2 Pt 1):346-52.
10. Henderson JT, Webber EM, Bean SI. Screening for asymptomatic bacteriuria in adults: updated evidence report and systematic review for the US preventive services task force. JAMA. 2019; 322(12):1195-205.
11. Widmer M, Lopez I, Gülmezoglu AM, Mignini L, Roganti A. Duration of treatment for asymptomatic bacteriuria during pregnancy. Cochrane Database Syst Rev. 2015;2015(11):CD000491.
12. Duarte G, Marcolin AC, Quintana SM, Cavalli RC. Infecção urinária na gravidez [Urinary tract infection in pregnancy]. Rev Bras Ginecol Obstet. 2008;30(2):93-100.
13. Guberman C. Renal, urinary tract, gastrintestinal and dermatologic disorders in pregnancy. In: Current diagnosis & treatment obstetrics & gynecology. New York: McGraw-Hill; 2007. p. 374-85.
14. Nicolle LE, Gupta K, Bradley SF, Colgan R, DeMuri GP, Drekonja D, et al. Clinical Practice Guideline for the Management of Asymptomatic Bacteriuria: 2019 Update by the Infectious Diseases Society of America. Clin Infect Dis. 2019;68(10):e83-e110.
15. Glaser AP, Schaeffer AJ. Urinary tract infection and bacteriuria in pregnancy. Urol Clin North Am. 2015;42(4):547-60.
16. Vazquez JC, Abalos E. Treatments for symptomatic urinary tract infections during pregnancy. Cochrane Database Syst Rev. 2011;2011(1):CD002256.
17. Bayrak O, Cimentepe E, Inegöl I, Atmaca AF, Duvan CI, Koç A, et al. Is single-dose fosfomycin trometamol a good alternative for asymptomatic bacteriuria in the second trimester of pregnancy? Int Urogynecol J Pelvic Floor Dysfunct. 2007;18(5):525-9.

18. Schulz GS, Schütz F, Spielmann FVJ, da Ros LU, de Almeida JS, Ramos JGL. Single-dose antibiotic therapy for urinary infections during pregnancy: A systematic review and meta-analysis of randomized clinical trials. Int J Gynaecol Obstet. 2022 Jan 7.

19. Preminger GM, Curhan GC. Kidney stones in adults: Kidney stones during pregnancy [Internet]. UpToDate. Waltham: UpToDate; 2021 [capturado em 15 ago. 2022]. Disponível em: https://www-uptodate-com.ezproxy.usach.cl/contents/kidney-stones-in-adults-kidney-stones-during-pregnancy?search=Kidney Stones in Pregnancy&source=search_result&selectedTitle=1~150&usage_type=default&display_rank=1.

20. Shabana W, Teleb M, Dawod T, Abu Taha H, Abdulla A, Shahin A, et al. Outcome of α-blockers, with or without methylprednisolone combination, in medical expulsive therapy for lower ureteric stones: a prospective randomised study. Arab J Urol. 2016;14(1):7-11.

21. Silva GB Jr, Monteiro FA, Mota RM, Paiva JG, Correia JW, Bezerra Filho JG, et al. Acute kidney injury requiring dialysis in obstetric patients: a series of 55 cases in Brazil. Arch Gynecol Obstet. 2009; 279(2):131-7.

22. Ramos JGL. HELLP syndrome and acute renal failure. Hypert Pregnancy. 2002;21(Suppl 1):95.

23. Castro MA, Fassett MJ, Reynolds TB, Shaw KJ, Goodwin TM. Reversible peripartum liver failure: a new perspective on the diagnosis, treatment, and cause of acute fatty liver of pregnancy, based on 28 consecutive cases. Am J Obstet Gynecol. 1999;181(2):389-95.

24. Ympa YP, Sakr Y, Reinhart K, Vincent JL. Has mortality from acute renal failure decreased? A systematic review of the literature. Am J Med. 2005;118(8):827-32.

25. Pribbernow SC, Prompt CA, Thomé FS, Karohl C. Doença renal crônica. In: Xavier MR, Dora JM, Barros E. Laboratório na prática clínica: consulta rápida. 3. ed. Porto Alegre: Artmed; 2016.

26. Vellanki K. Pregnancy in chronic kidney disease. Adv Chronic Kidney Dis. 2013;20(3):223-8.

27. Piccoli GB, Cabiddu G, Attini R, Vigotti F, Fassio F, Rolfo A, et al. Pregnancy in chronic kidney disease: questions and answers in a changing panorama. Best Pract Res Clin Obstet Gynaecol. 2015;29(5):625-42.

28. Zachariah MS, Tornatore KM, Venuto RC. Kidney transplantation and pregnancy. Curr Opin Organ Transplant. 2009;14(4):386-91.

29. Zhang JJ, Ma XX, Hao L, Liu LJ, Lv JC, Zhang H. A systematic review and meta-analysis of outcomes of pregnancy in CKD and CKD outcomes in pregnancy. Clin J Am Soc Nephrol. 2015;10(11):1964-78.

30. Hussain A, Karovitch A, Carson MP. Blood pressure goals and treatment in pregnant patients with chronic kidney disease. Adv Chronic Kidney Dis. 2015;22(2):165-9.

31. Sienas L, Wong T, Collins R, Smith J. Contemporary uses of erythropoietin in pregnancy: a literature review. Obstet Gynecol Surv. 2013;68(8):594-602.

32. Asamiya Y, Otsubo S, Matsuda Y, Kimata N, Kikuchi KAN, Miwa N, et al. The importance of low blood urea nitrogen levels in pregnant patients undergoing hemodialysis to optimize birth weight and gestational age. Kidney Int. 2009;75(11):1217-22.

33. Trevisan G, Ramos JG, Martins-Costa S, Barros EJ. Pregnancy in patients with chronic renal insufficiency at Hospital de Clínicas of Porto Alegre, Brazil. Ren Fail. 2004;26(1):29-34.

34. Society of Maternal-Fetal (SMFM) Publications Committee. Electronic address: pubs@smfm.org. SMFM Statement on elective induction of labor in low-risk nulliparous women at term: the ARRIVE trial. Am J Obstet Gynecol. 2019;221(1):B2-B4.

35. McKay DB, Josephson MA, Armenti VT, August P, Coscia LA, Davis CL, et al. Reproduction and transplantation: report on the AST Consensus Conference on Reproductive Issues and Transplantation. Am J Transplant. 2005;5(7):1592-9.

36. Watnick S, Rueda J. Reproduction and contraception after kidney transplantation. Curr Opin Obstet Gynecol. 2008;20(3):308-12.

37. Coussement J, Scemla A, Abramowicz D, Nagler EV, Webster AC. Management of Asymptomatic Bacteriuria After Kidney Transplantation: What Is the Quality of the Evidence Behind the Infectious Diseases Society of America Guidelines? Clin Infect Dis. 2020;70(5):987-8.

DOENÇA HIPERTENSIVA NA GESTAÇÃO

SÉRGIO H. MARTINS-COSTA
JOSÉ GERALDO LOPES RAMOS
JANETE VETTORAZZI
ELVINO BARROS

Todos os profissionais de saúde que cuidam de gestantes, tanto no período pré-natal como no perinatal, devem estar familiarizados com os princípios de avaliação e conduta dos distúrbios hipertensivos, pois a hipertensão na gestação figura entre as principais causas de morbimortalidade materna e perinatal no mundo, sendo responsável por 21 a 31% da mortalidade materna no Brasil.[1] Na população brasileira, estima-se que 7,5% das gestantes desenvolvam pré-eclâmpsia.[2]

Classificação e definições

Existem várias classificações descritas para os distúrbios hipertensivos na gravidez. Em 2021, a International Society for the Study in Hypertension and Pregnancy (ISSHP) revisou a classificação dos distúrbios hipertensivos na gestação.[3] Na prática clínica, as gestantes com hipertensão arterial sistêmica (HAS) devem ser avaliadas como estando dentro de um de quatro grandes grupos: HAS crônica, HAS gestacional, pré-eclâmpsia (PE) e PE com HAS crônica sobreposta (Tabela 38.1).

HIPERTENSÃO ARTERIAL

É considerada hipertensão arterial na gravidez uma pressão arterial sistólica (PAS) ≥ 140 mmHg ou uma pressão arterial diastólica (PAD) ≥ 90 mmHg, medida em esfigmomanômetro validado para uso na gestação. A ISSHP faz as seguintes recomendações para diagnóstico adequado de HAS na gestação:[3]

- Pressão arterial medida por técnica padronizada, incluindo posição materna sentada e pés apoiados, em ambiente calmo, com bexiga vazia, após 5 minutos de repouso, com braço apoiado na altura do coração e sem conversar durante a aferição, usando-se manguito de tamanho adequado (manguito de obeso se a circunferência do braço for > 33 cm), quinto som de Korotkoff para medida da PAD e, na primeira medida, com avaliação nos dois braços. É importante que se usem aparelhos automáticos. A pressão arterial também pode ser medida em decúbito lateral esquerdo quando a paciente não puder ficar sentada.
- Para confirmar HAS verdadeira, a medida da pressão arterial deve ser repetida em 4 horas ou em duas visitas ambulatoriais seguidas: se a hipertensão arterial for grave (PAS ≥ 160 ou PAD ≥ 110 mmHg), repete-se a medida em 15 minutos.

Em 15% das gestantes, o quinto som de Korotkoff está ausente ou próximo de zero. Nessas gestantes, utiliza-se o quarto som (abafamento de som). No caso de pacientes obesas, deve-se utilizar um manguito apropriado ou rea-

Tabela 38.1 – Classificação dos distúrbios hipertensivos na gravidez

TIPO DE HAS	DEFINIÇÕES
Pré-gestacional ou < 20 semanas	
HAS crônica	HAS detectada antes da gestação ou antes de 20 semanas
Essencial	HAS sem causa secundária
Secundária	HAS secundária conhecida (p. ex., doença renal)
Avental branco	PAS ≥ 140 e/ou PAD ≥ 90 mmHg quando medida no consultório e PA < 135/85 mmHg usando MAPA
HAS mascarada	PA < 140/90 mmHg medida no consultório, mas ≥ 130/85 quando medida em outros locais que não o consultório
≥ 20 semanas	
HAS gestacional	HAS que surge pela 1ª vez ≥ 20 semanas na ausência de proteinúria ou outros sinais de PE
HAS gestacional transitória	HAS que surge após ≥ 20 semanas no consultório e que desaparece com medidas repetidas da PA
Pré-eclâmpsia	HAS gestacional acompanhada por uma ou mais das seguintes condições que surgem pela primeira vez após a 20ª semana: 1. Proteinúria significativa 2. Outras disfunções maternas em órgão-alvo, incluindo: – Complicações neurológicas (p. ex., eclâmpsia, alteração do sensório, cegueira, AVE, clônus, cefaleia grave ou escotomas visuais persistentes) – Edema pulmonar – Complicações hematológicas (plaquetopenia < 150.000/μL, CIVD, hemólise) – IRA (creatinina ≥ 1 mg/dL) – Hepatopatia (TGO ou TGP > 40 UI/L) com ou sem epigastralgia) 3. Disfunção placentária (p. ex., DPP, desequilíbrio angiogênico, RCF, Doppler alterado na artéria umbilical ou morte fetal intrauterina)
PE sobreposta à HAS crônica	Surgimento de proteinúria ou de outra disfunção orgânica materna, ou evidência de disfunção uteroplacentária (acima) em gestante com HAS crônica

AVE, acidente vascular encefálico; CIVD, coagulação intravascular disseminada; DPP, descolamento prematuro de placenta; HAS, hipertensão arterial sistêmica; IRA, insuficiência renal aguda; MAPA, monitorização ambulatorial da pressão arterial; PA, pressão arterial; PAD, pressão arterial diastólica; PAS, pressão arterial sistólica; RCF, restrição de crescimento fetal; TGO, transaminase glutâmico-oxalacética; TGP, transaminase glutâmico-pirúvica; UI, unidades internacionais.
Fonte: Adaptada de Magee e colaboradores.[3]

lizar uma aferição da pressão arterial corrigida pela medida do perímetro braquial (Tabela 38.2).

PROTEINÚRIA SIGNIFICATIVA

- **Definição** – É a excreção urinária de 300 mg ou mais de proteínas totais em urina de 24 horas. A medida da proteinúria de 24 horas está sujeita a muitos erros de coleta e armazenamento, não devendo ser utilizada para fins clínicos, a menos que seja medida também a creatininúria de 24 horas para avaliar a adequação da coleta.
- **Amostra de urina** – A medida da relação proteinúria/creatininúria (P/C) em amostra isolada de urina tem sido de maior utilidade na prática clínica. Um valor ≥ 0,3 significa pro-

Tabela 38.2 – Ajuste da pressão arterial conforme o perímetro braquial*

PERÍMETRO BRAQUIAL (cm)	PAS (mmHg)	PAD (mmHg)
24	+7	+4
26	+5	+3
28	+3	+2
30	0	0
32	−2	−1
34	−4	−3
36	−6	−4
38	−8	−6
40	−10	−7
42	−12	−9
44	−14	−10
46	−16	−11
48	−18	−13
50	−21	−14
52	−23	−16
54	−25	−17

*Deve ser utilizada caso não tenha sido usado o esfigmomanômetro para pessoas obesas.
PAD, pressão arterial diastólica; PAS, pressão arterial sistólica.
Fonte: Adaptada de Ramos e colaboradores.[4]

teinúria patológica e apresenta uma boa correlação com a medida de proteinúria coletada de forma adequada em urina de 24 horas.[5] A presença de duas ou mais cruzes de proteinúria em fita reagente está fortemente associada à proteinúria patológica.

PROTEINÚRIA GESTACIONAL

Proteinúria gestacional é definida como a ocorrência de proteinúria significativa pela primeira vez durante a gestação não associada a sinais de PE ou de doença renal crônica. Mulheres com proteinúria gestacional apresentam níveis sanguíneos de fator de crescimento placentário (PLGF, *placental growth factor*) intermediários entre a normalidade e a PE, sendo considerado por alguns como manifestações iniciais de PE.[6]

HIPERTENSÃO ARTERIAL CRÔNICA

⭐ Hipertensão arterial crônica na gravidez é a ocorrência de HAS precedendo a gestação. Como muitas vezes não há registros de medidas de pressão arterial antes da gestação, considera-se HAS crônica quando a HAS é constatada no primeiro trimestre da gestação ou, no máximo, até a 20ª semana. Na maioria dos casos, a hipertensão crônica refere-se à hipertensão essencial, em geral associada à história familiar de hipertensão e, muitas vezes, acompanhada de sobrepeso ou obesidade. Mais raramente, pode haver hipertensão secundária. Pela faixa etária da maioria das gestantes, a hipertensão secundária, quando presente, em geral se deve à doença renal parenquimatosa subjacente, como glomerulonefrite e/ou nefropatia de refluxo.

HIPERTENSÃO GESTACIONAL

⭐ É a hipertensão arterial que surge pela primeira vez após a 20ª semana da gestação, sem estar acompanhada de nenhum sinal, sintoma ou alteração laboratorial que caracterize a PE.

PRÉ-ECLÂMPSIA

⭐ A PE é uma síndrome específica da gestação que pode afetar qualquer sistema orgânico e está associada a uma alta incidência de doença cardiovascular ao longo da vida. É caracterizada pelo surgimento de hipertensão após a 20ª semana de gestação, acompanhada de pelo menos um sinal clínico, laboratorial ou hemodinâmico, de envolvimento de órgãos-alvo, tais como:
- Proteinúria significativa (relação P/C ≥ 0,3; ≥ 1,0 g/L em fita reagente).
- Perda de função renal (creatinina ≥ 1,00 mg/dL).
- Disfunção hepática (aumento de transaminases pelo menos > 2 vezes o limite superior normal; epigastralgia).

- Complicações neurológicas (alteração do sensório, cegueira, hiper-reflexia com clônus, escotomas, turvamento visual, diplopia, Doppler da artéria oftálmica materna com *peak/ratio* > 0,78).
- Complicações hematológicas (plaquetopenia, coagulação intravascular disseminada [CIVD], hemólise).
- Estado de antiangiogênese (PLGF < 36 pg/mL ou relação sFlt-1/PLGF > 85).
- Disfunção uteroplacentária (restrição de crescimento fetal [RCF] assimétrica; Doppler umbilical alterado, principalmente se presente também Doppler alterado nas duas artérias uterinas maternas).

Gestantes que se tornam hipertensas após a primeira metade da gravidez, mesmo sem proteinúria significativa, devem realizar investigação subsidiária para excluir outras disfunções. Sem isso, é impossível excluir o diagnóstico de PE.

A PE deve sempre ser considerada uma condição clínica grave. Por esse motivo, não se recomenda mais separar a PE em duas categorias, como PE leve e PE grave. Entretanto, uma PAS persistente ≥ 160 mmHg ou PAD ≥ 110 mmHg, ou a presença de qualquer um dos critérios listados na Tabela 38.1, caracterizam complicações da PE que, quando presentes, se associam a desfechos piores, podendo evoluir rapidamente para morbimortalidade materna e perinatal. Em pacientes com PE, os níveis de proteinúria não têm boa associação com desfechos maternos e perinatais.[7,8]

PRÉ-ECLÂMPSIA SOBREPOSTA

É definida quando a PE ocorre em gestante com HAS crônica. Nesses casos, sugere-se que a conduta clínica siga os critérios recomendados para PE. A Tabela 38.3 apresenta as complicações da PE.

ECLÂMPSIA

Eclâmpsia é a ocorrência de convulsões motoras generalizadas (tipo grande mal) em gestante com PE. Tais convulsões não são causadas por doença neurológica coincidente. As convulsões podem ocorrer no período pré-parto (50%), durante o parto (20%) e no período pós-parto (1144%). A eclâmpsia e a síndrome HELLP (hemólise, enzimas hepáticas aumentadas e plaquetopenia) são abordadas separadamente no Capítulo 54 – Eclâmpsia, síndrome HELLP e esteatose hepática aguda da gestação.

Os principais fatores de risco (Tabela 38.4) para o desenvolvimento da PE são:

Tabela 38.3 – Complicações da pré-eclâmpsia

SISTEMA ORGÂNICO AFETADO	CONDIÇÕES ADVERSAS	COMPLICAÇÕES GRAVES QUE INDICAM O TÉRMINO DA GESTAÇÃO
SNC	Cefaleia, sintomas visuais	Eclâmpsia, PRES, cegueira cortical, descolamento de retina, Glasgow < 13, AIT, AVE, DNR
Cardiorrespiratório	Dor torácica, dispneia, SO_2 < 95%	HAS grave, não controlada por um período de 12 horas apesar de doses máximas de anti-hipertensivos; SO_2 < 90%; necessidade de O_2 ≥ 50% por > 1 hora, de intubação traqueal, de suporte com agentes vasoativos; edema pulmonar; isquemia miocárdica ou infarto
Hematológico	Leucocitose, plaquetopenia, INR e TTPa elevados	Plaquetas < 50.000/dL;* necessidade de transfusão de qualquer hemoderivado
Renal	Creatinina e ácido úrico elevados	IRA com creatinina > 1,5 mg/dL sem doença renal prévia
		Necessidade de diálise sem IRC prévia

(Continua)

Tabela 38.3 – Complicações da pré-eclâmpsia (Continuação)		
SISTEMA ORGÂNICO AFETADO	**CONDIÇÕES ADVERSAS**	**COMPLICAÇÕES GRAVES QUE INDICAM O TÉRMINO DA GESTAÇÃO**
Hepático	Náuseas, vômitos, epigastralgia Dor no QSD do abdome, TGO, TGP, LDH elevados Albumina plasmática baixa	Disfunção hepática (INR > 2 na ausência de CIVD ou de varfarina), hematoma hepático com ou sem ruptura
Feto-placentário	CTG não reativa, oligoidrâmnio, RCF Doppler da artéria umbilical com fluxo ausente ou reverso	DPP, onda A reversa no ducto venoso, morte fetal

*No HCPA, um valor de plaquetas < 100.000 é considerado indicação de interrupção da gestação.
AIT, acidente isquêmico transitório; AVE, acidente vascular encefálico; CIVD, coagulação intravascular disseminada; CTG, cardiotocografia; DNR, déficit neurológico reversível < 48 horas; DPP, descolamento prematuro da placenta; HAS, hipertensão arterial sistêmica; HCPA, Hospital de Clínicas de Porto Alegre; INR, índice normalizado internacional; IRA, insuficiência renal aguda; IRC, insuficiência renal crônica; LDH, lactato-desidrogenase; O_2, oxigênio; PRES, síndrome da encefalopatia posterior reversível (*posterior reversible encephalopathy syndrome*); QSD, quadrante superior direito; RCF, restrição de crescimento fetal; SNC, sistema nervoso central; SO_2, saturação de oxigênio; TGO, transaminase glutâmico-oxalacética; TGP, transaminase glutâmico-pirúvica, TTPa, tempo de tromboplastina parcial ativada.

- PE em gestação anterior.
- HAS crônica.
- Diabetes pré-gestacional.

Gestação prévia sem HAS, não havendo troca do parceiro sexual na gestação atual, é um fator fortemente protetor para a não ocorrência de PE.

Pré-eclâmpsia

FISIOPATOLOGIA

Apesar de mais de cem anos de pesquisa na busca de sua etiologia, a PE continua sendo definida como a "doença das teorias". Qualquer que seja a teoria etiopatogênica da PE, ela precisa justificar que a síndrome é mais comumente encontrada quando há exposição às vilosidades coriônicas pela primeira vez (primigestação), exposição à superabundância de vilosidades coriônicas (gemelaridade e mola hidatiforme), condições prévias associadas à ativação endotelial e à inflamação (obesidade, diabetes, doença renal, doença cardiovascular) e predisposição genética à hipertensão gestacional (história familiar). Sejam quais forem os fatores etiológicos, há sempre uma cascata de eventos com dano vascular endotelial sistêmico, vasospasmo, transudação de plasma, isquemia e trombose.

A PE não é uma doença única – é uma síndrome que pode ter diferentes fenótipos subjacentes, com alterações de múltiplos sistemas e órgãos, podendo ocorrer mesmo na presença de hipertensão leve. Embora não tenha causa única definida, ela pode ser vista como resultante de um descompasso entre o suprimento placentário e as demandas fetais, levando a manifestações inflamatórias sistêmicas maternas e fetais, o que se apresenta como disfunção endotelial e vasospasmo na circulação sistêmica.[8]

A doença materna envolve vasospasmo, ativação endotelial e do sistema de coagulação com alterações no sistema de controle da pressão arterial e de volume intravascular. A literatura contemporânea sugere duas hipóteses como as principais para ocorrência da PE, sendo elas:

- Má adaptação imune.
- Incompatibilidade genética.

MÁ ADAPTAÇÃO IMUNE

A hipótese da má adaptação imune pode ser corroborada por dados epidemiológicos de que a ocorrência da PE é maior entre nulíparas, em ges-

Tabela 38.4 – Condições associadas a aumento de risco de pré-eclâmpsia e magnitude do risco

CONDIÇÕES	RISCO RELATIVO NÃO AJUSTADO (IC 95%)
PE prévia	8,4 (7,1-9,9)
HAS crônica	5,1 (4,0-6,0)
Diabetes pré-gestacional	3,7 (3,1-4,3)
Idade materna < 17 anos	2,98 (0,39-22,76)
Gestação múltipla	2,9 (2,6-3,1)
História familiar de PE	2,9 (1,70-4,93)
SAF	2,8 (1,8-4,3)
IMC pré-gravídico > 30 kg/m^2	2,8 (2,6-3,1)
LES	2,5 (1,0-6,3)
Morte fetal prévia	2,4 (1,7-3,4)
Nuliparidade	2,1 (1,9-2,4)
DPP em gestação anterior	2,0 (1,4-2,7)
Gestação por reprodução assistida	1,8 (1,6-2,1)
Doença renal crônica	1,8 (1,5-2,1)
Idade materna > 40 anos	1,5 (1,2-2,0)
RCF	1,4 (0,6-3,0)
Idade materna > 35 anos	1,2 (1,1-1,3)

DPP, descolamento prematuro de placenta; HAS, hipertensão arterial sistêmica; IC, intervalo de confiança; IMC, índice de massa corporal; LES, lúpus eritematoso sistêmico; PE, pré-eclâmpsia; RCF, restrição de crescimento fetal; SAAF, síndrome do anticorpo antifosfolipídeo.
Fonte: Modificada de Chapel e colaboradores.[8]

tações provenientes de inseminação artificial com sêmen de doador e em mulheres cujo tempo de exposição ao esperma do parceiro é menor – características que sugerem tempo menor de exposição aos antígenos.

ADAPTAÇÃO MATERNO-FETAL ADEQUADA

Durante a gestação, há remodelação das artérias espiraladas do leito placentário pela ação migratória intersticial e endovascular do trofoblasto, para criar um conduto de baixa resistência e alta capacitância. Células deciduais *natural killer* (NK), sendo mais prevalentes, desempenham um papel importante no desenvolvimento adequado do sistema placentário.

Alterações na hemodinâmica materna provocam aumento do débito cardíaco e diminuição da resistência periférica para prover as demandas de nutrientes, trocas gasosas e outros fatores através das artérias uterinas remodeladas.

O feto e a placenta suprem estrogênio, progesterona, PLGF e seu receptor tirosina cinase 1 solúvel semelhante a fms (sFlt-1, *soluble fms-like tyrosine kinase-1*), para garantir o equilíbrio angiogênico-antiangiogênico, necessário para manter as alterações adaptativas dos sistemas maternos, especialmente o cardiovascular[9] (**Figura 38.1**).

ADAPTAÇÃO MATERNO-FETAL INADEQUADA

Alguns autores acreditam que não apenas uma placenta disfuncional provoque a PE, mas que uma ruptura em qualquer uma das partes do sistema de adaptação orgânica à gravidez possa levar à síndrome. Dessa maneira, uma disfunção em qualquer um destes componentes, listados na **Figura 38.1**, ou do nexo entre as partes que o constituem, pode levar à síndrome da pré-eclâmpsia.[9]

DISFUNÇÃO PLACENTÁRIA

Embora a(s) causa(s) primária(s) não seja(m) conhecida(s), nas pacientes que desenvolveram PE, ocorreu uma disfunção placentária que pode ser primária (PE precoce, < 32 semanas) ou secundária (PE tardia), resultando em uma circulação de má qualidade. Há menos angiogênese (menor produção de PLGF) e mais antiangiogênese, evidenciada por maior produção de proteínas antiangiogênicas, como a tirosina cinase 1 solúvel semelhante a fms (sFlt) e a endoglina solúvel (sEng), com resposta inflamatória materna e fetal acentuada durante a progressão da gestação, devido ao aumento das demandas do feto. Além disso, algumas arteríolas espiraladas da decídua e do miométrio ficam obstruídas por material fibrinoide.

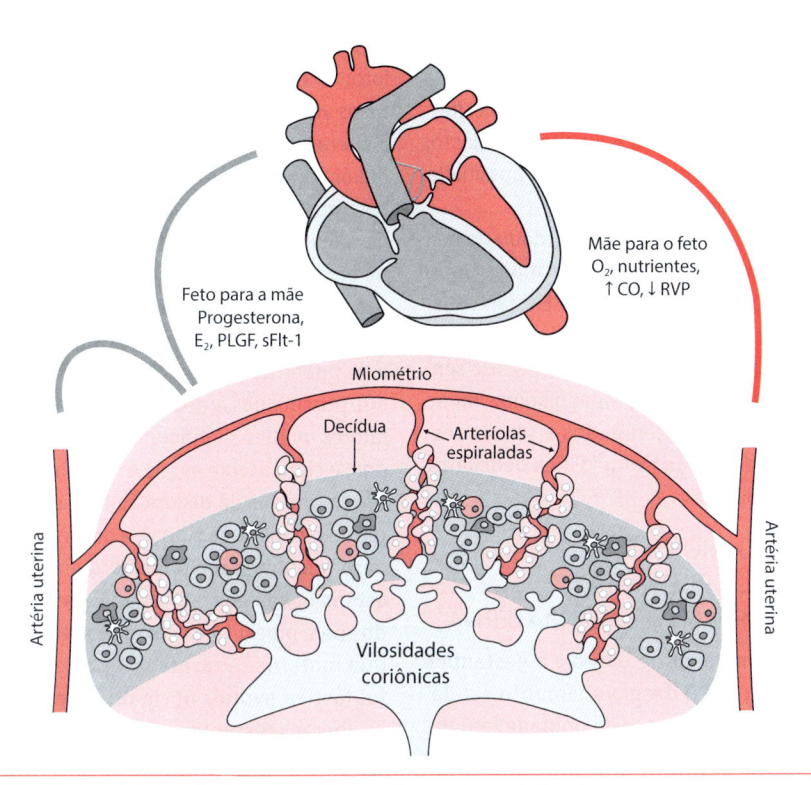

FIGURA 38.1 – Modelo de interação feto-placentária-cardiovascular gestacional.
CO, monóxido de carbono; E_2, estrogênio; O_2, oxigênio; PLGF, fator de crescimento placentário; RVP, resistência vascular periférica; sFlt-1, tirosina cinase 1 solúvel semelhante a fms (*soluble fms-like tyrosine kinase-1*).
Fonte: Elaborada com base Ygael e colaboradores.[9]

ISQUEMIA PLACENTÁRIA

A placenta isquêmica gera uma cascata de mecanismos efetores secundários, que incluem aumento do estresse oxidativo materno e disfunção endotelial e imune.

Ocorre também deficiência na produção de prostaciclina, desencadeando eventos que incluem a produção plaquetária de tromboxano A_2 (TxA_2) e dos seus precursores endoperóxidos, prostaglandina G_2 e prostaglandina H_2, de potentes propriedades vasoconstritoras e agregadoras plaquetárias. Há, portanto, perda da refratariedade vascular à angiotensina II, vasospasmo e diminuição do volume plasmático intravascular. A vasoconstrição na circulação sistêmica é uma característica fisiopatológica central da PE.

Vasospasmo, isquemia, dano ao endotélio vascular e agregação plaquetária aumentada produzem hipóxia tecidual em órgãos-alvo (placenta, rins, fígado, cérebro), com o desenvolvimento da síndrome clínica da PE.

Pode-se afirmar que a PE é caracterizada por um estado de vasospasmo sistêmico, hipercoagulabilidade, coagulação intravascular e microtrombos em vários órgãos.

INCOMPATIBILIDADE GENÉTICA

A hipótese da incompatibilidade genética ganha maior aceitação a partir das observações de que a PE ocorre mais frequentemente em mulheres com história familiar de PE e naquelas cujos parceiros já tiveram parceira anterior com PE ou, ainda, que nasceram de mães que apresentaram PE.

Alguns estudos sugerem o envolvimento do sistema de reconhecimento de antígenos por meio dos antígenos leucocitários humanos (HLA, *human leukocyte antigen*). Existem vários tipos de HLA, cuja expressão é fundamental para que o organismo materno não reconheça o feto como estranho e, assim, evite uma reação de rejeição.

Os linfócitos NK desempenham um papel fundamental, ligando-se ao HLA do citotrofoblasto, o que facilita a invasão trofoblástica e possibilita a aceitação do tecido estranho.

O gene que sintetiza o HLA é herdado do pai, e o que sintetiza NK é herdado da mãe, sendo que a predisposição genética para PE estaria relacionada com essa interação, levando à má adaptação imune, já vista anteriormente.[5] Nesse sentido, os mecanismos da incompatibilidade imune e genética estariam interligados e seriam responsáveis pela invasão trofoblástica deficiente, característica da PE.

ADAPTAÇÃO IMUNE, DISFUNÇÃO ENDOTELIAL E RESPOSTA INFLAMATÓRIA SISTÊMICA MATERNA

A tolerância imune entre o feto e a gestante é fundamental para o desenvolvimento saudável da gravidez. A presença da unidade fetoplacentária produz na gestante alterações compatíveis com um estado inflamatório. A resposta inflamatória sistêmica materna (RISM) parece ser uma característica da gestação normal no terceiro trimestre, embora menos grave do que é visto na PE. Nessa postulação, a PE seria simplesmente o extremo de alterações e (in)adaptações maternas à presença da unidade fetoplacentária. Há evidências de que debris apoptóticos ou necróticos lançados a partir da superfície sincicial da placenta constituem um estímulo inflamatório em todas as gestações. Isso explica a dificuldade para se estabelecer testes preditivos, pois nunca haveria uma distinção clínica clara entre o que é "normal" e o que é "anormal".

O menor tempo de exposição aos antígenos paternos antes da concepção aumenta o risco de PE, o que é visto na frequência aumentada de PE em nulíparas, após a inseminação artificial e entre casais com menor tempo de coabitação e/ou menor tempo de relações sexuais sem preservativo. Nas mulheres que irão desenvolver PE, a reação inflamatória do tipo 1 é predominante em relação à do tipo 2. A reação inflamatória do tipo 1 é mediada pelos linfócitos T citotóxicos (CD) com produção de interleucinas 2, γ-interferon, fator de necrose tumoral β e imunidade celular. Essas alterações inflamatórias podem dar origem à alteração que produz o quadro clínico da PE. O maior tempo de exposição da mãe aos antígenos paternos (p. ex., gestação ocorrendo após um ano de coabitação sem uso de preservativo) contribuiria para a predominância das reações inflamatórias do tipo 2, diminuindo o risco de PE.

Alguns autores defendem a hipótese de que a PE poderia ser classificada como uma doença que possui duas etapas: a pré-clínica, na qual os fatores imunes e inflamatórios estariam envolvidos; e clínica, com sinais e sintomas característicos oriundos da disfunção inicial. Para a ocorrência dessas duas etapas, a disfunção endotelial desempenharia um papel fundamental e ainda estaria ligada aos fatores angiogênicos secretados pela placenta e pelos linfócitos NK na decídua materna. A razão exata de a invasão trofoblástica evoluir normalmente em algumas mulheres (gestantes sem PE) e não em outras (gestantes com PE ou RCF) ainda é desconhecida, podendo, talvez, estar relacionada com a presença de antígenos mediados pelos linfócitos NK, que protegeriam a invasão trofoblástica de ataques ou rejeição do sistema imune materno.

ALTERAÇÕES HEMATOLÓGICAS

⚠ Ao contrário da gestante hígida, a grávida com PE apresenta hemoconcentração progressiva relacionada diretamente com o grau de extravasamento de plasma para o interstício (edema). A trombocitopenia é a alteração hematológica mais comum na PE. Algumas vezes, a plaquetopenia será grave o suficiente para colocar em risco a coagulabilidade sanguínea (síndrome HELLP).

Os testes rotineiros de coagulação sanguínea (tempo de protrombina [TP], tempo de tromboplastina parcial ativada [TTPa], fibrinogênio, dímeros-D) em geral não estão alterados na PE e não devem ser solicitados para todas as pacientes, a não ser aquelas com suspeita de coagulopatias. Testes mais sensíveis, como a atividade da antitrombina III (ATIII) e o nível de fibronectina, estão alterados já no início da enfermidade. O estado de hipercoagulabilidade pode ser demonstrado pela diminuição dos níveis de ATIII e de proteínas C e S, consequentes à lesão endotelial.

ALTERAÇÕES CARDÍACAS

Gestantes com PE de início precoce têm evidência de disfunção cardíaca diastólica biventricular assintomática. Tais achados corroboram o conceito de que a PE não é uma doença única, mas um *cluster* de sintomas que têm várias etiologias.

A descompensação cardíaca pode complicar a PE, sobretudo nas pacientes com doença cardíaca preexistente.

⚠️ O vasoespasmo generalizado é o principal fator responsável pelo aumento na pós-carga cardíaca. Há redução do volume intravascular com alteração na perfusão placentária, e, portanto, deve-se evitar como rotina o uso de diuréticos nessas pacientes.

ALTERAÇÕES RENAIS

🎁 A maioria das mulheres com PE tem diminuição de aproximadamente 25% na taxa de filtração glomerular e na perfusão renal. Como na gravidez o limite superior da normalidade no nível sérico de creatinina é de 0,8 mg/dL, uma concentração plasmática de 1 mg/dL é suficiente para indicar diminuição significativa da função renal.

A insuficiência renal grave é rara nas pacientes com PE, mas pode haver necrose tubular ou cortical.

Em consequência das alterações renais, há diminuição da excreção de uratos, levando à elevação dos níveis séricos de ácido úrico, que pode estar associada a incremento da morbidade perinatal.[4]

A hipocalciúria também está associada à PE, diferentemente das gestações normais, em que o cálcio urinário não se altera.[10,11] Para a medida da calciúria, pode-se utilizar a medida da razão cálcio/creatinina urinária.[12]

O grau de proteinúria é um parâmetro fiel da intensidade do edema renal e do depósito de material fibrinoide nas células endoteliais. Se, por um lado, a intensidade da proteinúria está relacionada com edema generalizado, por outro, não tem boa correlação com desfechos maternos ou perinatais, não devendo ser parâmetro para tomada de decisões clínicas definitivas, tais como interrupção da gestação de fetos pré-termo.[6,7]

Por muitos anos, a endoteliose capilar glomerular foi considerada a lesão característica da PE; entretanto, a sua identificação em amostra de biópsia renal não sela definitivamente o diagnóstico.

ALTERAÇÕES HEPÁTICAS

Também no fígado, o vasoespasmo e os depósitos de fibrina na microcirculação podem produzir dano tecidual.

🎁 A distensão da cápsula de Glisson leva ao sintoma clássico de dor no quadrante superior direito do abdome, devendo suspeitar-se de hematoma hepático. O sangramento dessas lesões pode estender-se ao espaço subcapsular com presença de hematoma hepático, o qual, em casos extremos, pode romper a cápsula, levando a hemorragia para a cavidade peritoneal e choque hipovolêmico.

A lesão hepática comumente identificada é a necrose hemorrágica periportal. Os testes de função hepática (transaminases glutâmico-oxalacética [TGO] e glutâmico-pirúvica [TGP]) em geral estão normais nos casos de PE, e, quando elevados, podem significar síndrome HELLP. O aumento das enzimas hepáticas associado à hemólise e à trombocitopenia caracteriza a síndrome HELLP, responsável por um significativo aumento da morbimortalidade materna e perinatal.[11] A síndrome HELLP é abordada no Capítulo 54 – Eclâmpsia, síndrome HELLP e esteatose hepática aguda da gestação.

ALTERAÇÕES CEREBRAIS

⭐ Os fluxos sanguíneos das artérias cerebral média (ACM) e cerebral posterior, avaliados por ressonância magnética, e a velocidade de fluxo e a pressão de perfusão da ACM e das artérias oftálmicas, avaliadas por Dopplervelocimetria, estão aumentados em mulheres com PE, quando comparados com gestantes normotensas.[13,14]

As manifestações mais graves de PE no sistema nervoso central (SNC) são as convulsões eclâmpticas e o acidente vascular encefálico (AVE) hemorrágico. Antes disso, ocorre edema cerebral vasogênico, que pode se manifestar no início com alterações como cefaleia, diplopia, visão turva, escotomas e, mais raramente, cegueira cortical, todas fazendo parte da síndrome de encefalopatia posterior reversível (PRES, *posterior reversible encephalopathy syndrome*). Avaliando o fluxo da artéria oftálmica de gestantes com PE, observa-se que há maior risco de desfechos maternos adversos no SNC quando a razão entre o segundo e o primeiro pico de velocidade (*peak ratio*) for ≥ 0,99.[14] A presença de sinais focais neurológicos exige investigação imediata com métodos de imagem pela suspeita de hemorragia cerebral. Hemorragias subaracnóidea e intraventricular podem ocorrer nos casos mais graves e estão relacionadas com altos índices de mortalidade materna.

⚠️ A principal causa de óbito materno na gestante hipertensa é a hemorragia cerebral.

As lesões cerebrais encontradas em mulheres que morreram por eclâmpsia são edema, hiperemia, anemia focal, trombose e hemorragia. Na tomografia computadorizada do cérebro de mulheres com eclâmpsia, podem ser identificadas áreas hipodensas, que correspondem aos locais de hemorragia e infarto. A eclâmpsia é abordada em detalhes no Capítulo 54 – Eclâmpsia, síndrome HELLP e esteatose hepática aguda da gestação.

ALTERAÇÕES OFTALMOLÓGICAS

A presença de vasospasmo retiniano, edema de retina e até mesmo descolamento de retina leva aos mais diversos sintomas nas pacientes com PE. Diplopia, visão turva e escotomas cintilantes são queixas comuns da PE e podem prenunciar um ataque eclâmptico. Algumas mulheres com PE têm descolamento de retina (em geral, é unilateral e não necessita de correção cirúrgica).

Raramente, pode haver cegueira ou amaurose. Essas mulheres têm evidências radiográficas de hipodensidade no lobo occipital. O prognóstico é bom, e a visão deverá estar recuperada no prazo de uma semana.

ALTERAÇÕES PULMONARES

O aumento da permeabilidade vascular e a diminuição da pressão coloidosmótica, característicos da PE, são fatores predisponentes à formação de edema com redução das trocas gasosas encontradas frequentemente nessas pacientes.

O aumento do gradiente alveoloarterial de oxigênio e a elevação do *shunt* pulmonar fisiológico, associados ao aumento na pós-carga devido ao vasospasmo sistêmico, encontrados nas formas graves da PE, predispõem essas pacientes ao edema pulmonar.

Nas pacientes que tiveram eclâmpsia, há risco importante de pneumonia aspirativa e síndrome respiratória aguda grave (SRAG); essas possibilidades devem ser aventadas diante de um quadro de descompensação pulmonar na eclâmpsia.

ALTERAÇÕES UTEROPLACENTÁRIAS

Aumento de deposição vilositária de fibrina e lesões vasculares de má perfusão (aterose aguda) são 4 a 7 vezes mais frequentes em placentas de gestantes com PE e/ou de fetos com RCF do que nas de gestantes normais.[15]

Gestantes com PE de início precoce, comparadas com aquelas de início tardio (> 34 semanas), apresentam sinais de pior perfusão placentária e alterações patológicas mais acentuadas com mais hipoplasia vilosa, maior quantidade de debris trofoblásticos, nós sinciciais, microcalcificações, infartos vilosos e arteriopatia decidual.[16] Essas lesões não são específicas da PE.[17] A identificação de lesão vascular em biópsia de leito placentário de gestantes com HAS está associada positivamente a recém-nascidos de menor peso.[10]

A placentação deficiente com diminuição da invasão trofoblástica nas artérias do leito placentário e remodelação vascular inadequada é, provavelmente, a lesão mais precoce da PE. Essa perfusão diminuída precede em várias semanas o aumento dos níveis pressóricos nos casos de PE de início precoce.

Condições que predispõem ao estresse do sinciotrofoblasto, tanto precoces (remodelamento vascular deficiente) como tardias (doenças vasculares maternas), estão associadas ao surgimento de PE e a um sistema placentário disfuncional.[18]

A Dopplervelocimetria da artéria umbilical mostrando graus variáveis de aumento da resistência ao fluxo sanguíneo placentário é a expressão primaz da placenta "obstruída" das mulheres com PE.

PREDIÇÃO DA PRÉ-ECLÂMPSIA

A predição da ocorrência de uma condição clínica deve estar ligada à possibilidade de tratamento preventivo ou de intervenções para diminuição de danos. Como a prevalência de PE na população obstétrica geral é relativamente baixa (1-7%), um teste precisa de sensibilidade e especificidade muito altas para prever ou excluir com acurácia o desenvolvimento da doença. De acordo com o American College of Obstetricians and Gynecologists (ACOG) e a Rede Brasileira de Estudos sobre Hipertensão na Gestação (RBEHG), sugere-se que o rastreamento da PE seja baseado na investigação de fatores de risco clínicos (ver **Tabela 38.4**).

Um índice de pulsatilidade das artérias uterinas acima do percentil 95 em exame feito após a 23ª semana de gestação nas pacientes com risco clínico identifica maior chance pré-eclâmpsia e/ou RCF na gestação atual. A maior utilidade dessa avaliação repousa em seu alto valor preditivo negativo (VPN). Desse modo, se uma paciente com alto risco clínico para PE tiver um exame de Dopplerfluxometria indicando índice de pulsatilidade normal nas artérias uterinas após a 23ª semana, seu risco de desenvolver PE diminui. Novas metodologias do estudo Doppler, como o powerDoppler 3D, são promissoras para identificar precocemente o risco de PE.[19]

Recentemente, vários pesquisadores têm sugerido a predição da PE baseada na dosagem de marcadores séricos (PLGF, sFlt-1, sEng), associados ao Doppler das artérias uterinas no primeiro trimestre. Estudos avaliando o papel desses biomarcadores combinados com marcadores biofísicos (Doppler das artérias uterinas) na predição da PE tanto no primeiro como no segundo trimestre mostram valores preditivos positivos (VPPs) muito baixos, variando entre 8 e 33%.[20] Desse modo, sejam quais forem os marcadores ou a combinação de marcadores utilizados, a chance de classificar incorretamente gestantes de baixo risco como de alto risco para PE é grande (ACOG, 2020). Além disso, o custo de preconizar o rastreamento de PE em Doppler de artérias uterinas e dosagem de biomarcadores, bem como a carência de estudos sobre sua validade externa, não justificam seu emprego rotineiro.[21] As revisões sistemáticas que avaliam os testes preditivos clinicamente disponíveis concluíram que esses testes não são acurados o suficiente (alta sensibilidade e especificidade) para o rastreamento da população obstétrica geral e que a qualidade metodológica dos estudos disponíveis em geral é ruim. Modelos combinando marcadores mostram-se promissores, mas não passam por validação externa.[20]

No Reino Unido, o National Institute for Health and Care Excellence (NICE) sugere a oferta de testes baseados em PLGF para ajudar a descartar (mas não diagnosticar) PE em mulheres com suspeita de PE até 35 semanas de gestação, pois alguns estudos e ensaios prospectivos demonstraram que os marcadores angiogênicos têm um valor preditivo negativo alto.[22]

Em gestantes de baixo risco clínico para PE, não há qualquer utilidade da avaliação rotineira do Doppler das artérias uterinas, visto que esse exame é pouco capaz de identificar risco aumentado nessa população de gestantes.

Os biomarcadores mais estudados e utilizados para predição de PE estão listados na **Tabela 38.5**.

DIAGNÓSTICO DE PRÉ-ECLÂMPSIA

O diagnóstico de PE deve ser presumido nas gestantes em que hipertensão arterial

Tabela 38.5 – Biomarcadores da pré-eclâmpsia

BIOMARCADOR	1º TRIMESTRE	2º TRIMESTRE	PE CLÍNICA	OUTRAS DOENÇAS RELACIONADAS
Sflt-1	–	Aumenta	Aumenta	–
sEng	–	Aumenta	Aumenta	RCF Síndrome HELLP PIG
PLGF	Diminui	Diminui	Diminui	PIG
PP-13	Diminui	Aumenta	Aumenta	RCF Parto pré-termo
DNA-célula fetal	Aumenta	Aumenta	Aumenta	RCF Polidrâmnio Trissomia do 21
PTX3	Aumenta	Aumenta	Aumenta	RCF
PAPPA2	Aumenta	Aumenta	Aumenta	Peso fetal

DNA, ácido desoxirribonucleico; HELLP, hemólise, enzimas hepáticas aumentadas e plaquetopenia; PE, pré-eclâmpsia; PLGF, fator de crescimento placentário; PAPPA2, proteína plasmática associada à gestação; PIG, pequeno para a idade gestacional; PP-13, proteína placentária; PTX3, pentraxina; RCF, restrição de crescimento fetal; sEng, endoglina solúvel; Sflt-1, tirosina cinase 1 solúvel semelhante a fms.
Fonte: Adaptada de Grill e colaboradores,[23] Smets e colaboradores,[24] Deveci e colaboradores.[25]

e proteinúria significativa surjam após a 20ª semana de gestação (exceto na mola hidatiforme, quando a PE pode surgir antes da 20ª semana). Se o aumento da pressão arterial e o da proteinúria ocorrerem após a 20ª semana em uma primigesta com história familiar (principalmente irmã ou mãe) de PE ou eclâmpsia, a probabilidade de acerto no diagnóstico de PE será maior do que 90%.

Mesmo na ausência de proteinúria significativa, surgindo HAS após a 20ª semana, deve-se considerar o diagnóstico de PE se aparecerem sinais de disfunção materna ou placentária (relação sFlt/PLGF > 85; PLGF < 36 pg/mL; creatinina ≥ 1,02 mg/dL; aumento de transaminases > 2 vezes o limite superior normal; epigastralgia; alteração do sensório; cegueira; hiper-reflexia com clônus, escotomas, turvamento visual, diplopia, Doppler da artéria oftálmica materna com *peak/ratio* > 0,78; plaquetopenia < de 150.000/dL, CIVD, hemólise; RCF assimétrica; Dopplervelocimetria da artéria umbilical com diminuição de fluxo, sobretudo se presente também com incisura protodiastólica nas duas artérias uterinas maternas).

O ácido úrico sérico eleva-se precocemente na PE e tem correlação positiva com lesões de ateromatose do leito placentário e com recém-nascidos de menor peso, grau de hemoconcentração e gravidade da glomeruloendoteliose.[5,26] Níveis de ácido úrico acima de 4,5 mg/dL devem ser considerados anormais na gestação.

A atividade diminuída da ATIII (< 70%) correlaciona-se com a glomeruloendoteliose renal, e sua medida pode ser importante no diagnóstico diferencial com HAS crônica. A calciúria está diminuída na PE e pode ser útil no diagnóstico diferencial com hipertensão crônica: uma calciúria de 24 horas abaixo de 100 mg ou uma razão cálcio/creatinina urinária menor do que 0,05 sugerem PE.[12]

Nas pacientes de alto risco para PE (ver **Tabela 38.4**), é prudente a realização de exames basais no início da gestação para posterior comparação. Essa avaliação deve restringir-se à medida das plaquetas, da creatinina e do ácido úrico e à pesquisa de proteinúria basal (p. ex., relação P/C em amostra urinária). Nessas pacientes, uma datação precisa da idade gestacional com exame ultrassonográfico no primeiro trimestre é fundamental. Uma

Dopplervelocimetria das artérias uterinas após a 23ª semana de idade gestacional é útil para avaliar a presença ou não de uma adequada implantação placentária. As artérias uterinas com índices de resistência normais indicam baixa probabilidade de ocorrência de PE nessa gestação (alto valor preditivo negativo).[11] Índices de pulsatilidade acima do percentil 95 para a idade gestacional e presença de incisura protodiastólica bilateral nas artérias uterinas, mantidos além da 23ª semana em gestantes com risco clínico, confirmam a alta probabilidade de ocorrência de PE e/ou RCF.

Hipertensão arterial crônica

A grande maioria das grávidas com HAS crônica tem hipertensão do tipo essencial. Se comparadas com gestantes normotensas, essas grávidas têm um desempenho gestacional desfavorável.

⚠ O aumento da mortalidade materna e perinatal está mais associado à sobreposição de PE, à idade materna superior a 30 anos, ao tempo de duração da enfermidade e à obesidade. Mulheres com HAS crônica devem ser avaliadas antes da concepção, de tal sorte que medicamentos que não devem ser utilizados na gravidez, como os inibidores da enzima conversora de angiotensina, possam ser substituídos por outros, como metildopa, anlodipino ou carvedilol, e o sobrepeso ou obesidade, minimizados.

☞ O principal fator determinante de um bom prognóstico perinatal para as gestantes com HAS é o início precoce do pré-natal com uma atenção diferenciada por obstetra com experiência no acompanhamento e no tratamento de gestações de risco aumentado. A determinação correta da idade gestacional (ultrassonografia no primeiro trimestre) é fundamental. Deve-se também verificar se há comprometimento sistêmico, mediante exame físico, fundoscopia ocular, eletrocardiografia, provas de função renal e rastreamento do diabetes. Além disso, durante o pré-natal, principalmente se estiver sendo utilizada medicação anti-hipertensiva e/ou diurética, é importante estar atento para o crescimento fetal.

Após a 20ª semana de gravidez, deve-se pesquisar o surgimento ou a piora da proteinúria, a elevação do ácido úrico sérico e a exacerbação dos níveis pressóricos, pois todos são sinais sugestivos de sobreposição de PE. Nessa situação, o prognóstico materno e perinatal é pior. Os critérios para tratamento hospitalar da HAS crônica na gestação podem ser vistos no Quadro 38.1.

Em situações raras, a HAS crônica na gravidez pode ter causas específicas, como doença renal prévia, estenose da artéria renal e vários distúrbios endócrinos. Alguns tipos de HAS secundária apresentam um desempenho gestacional muito desfavorável. A síndrome de Cushing, por exemplo, pode exacerbar-se, e o prognóstico fetal é ruim.

O feocromocitoma está associado a uma mortalidade materna e fetal considerável, sobretudo quando sua presença não for suspeitada. Quando o feocromocitoma for diagnosticado em tempo, a doença pode ser manejada farmacologicamente até o parto, após o qual os tumores operáveis podem ser ressecados. Algumas doenças do tecido conectivo, notadamente a esclerodermia e a poliarterite nodosa, estão associadas a um resultado materno-fetal muito ruim. No entanto, a gestação pode melhorar a perda de potássio devida ao hiperaldosteronismo, e a resistência ao efeito pressor da angiotensina, que caracteriza a gestação, pode reduzir a pressão arterial em uma grávida com estenose da artéria renal.

Diagnóstico diferencial entre pré-eclâmpsia e hipertensão arterial sistêmica crônica

Quando a hipertensão e a proteinúria surgem pela primeira vez em uma primigesta após a 20ª

Quadro 38.1 – Critérios para tratamento hospitalar da hipertensão arterial sistêmica crônica na gravidez

PA ≥ 160/110 mmHg (persistente)
PE/eclâmpsia sobreposta
Restrição de crescimento fetal
HAS secundária descompensada

HAS, hipertensão arterial sistêmica; PA, pressão arterial; PE, pré-eclâmpsia.

semana da gestação, o diagnóstico de PE é facilmente inferido. Gestantes que apresentam níveis pressóricos elevados antes da 20ª semana ou mesmo antes do início da gestação devem ser diagnosticadas como portadoras de hipertensão arterial crônica. Contudo, o diagnóstico diferencial pode tornar-se difícil quando a gestante é vista pela primeira vez após a 20ª semana com hipertensão arterial e não sabe informar com precisão seus níveis pressóricos anteriores.

Se a gestante não for primigesta e tiver ácido úrico sérico menor do que 4,5 mg/dL e uma calciúria de 24 horas > 100 mg, o diagnóstico de HAS crônica é mais provável. A medida da razão sFlt-1/PLGF é extremamente útil para afastar ou confirmar o diagnóstico de PE nessas pacientes. Uma razão sFlt-1/PLGF de 38 tem um VPN de 99,3% (intervalo de confiança [IC] 95%, 97,9-99,9) para descartar o diagnóstico em gestantes com sinais e sintomas de PE. Os valores de VPN com ponto de corte sFlt-1/PLGF de 38 foram 97,9, 95,7 e 94,3% em 2, 3 e 4 semanas, respectivamente.[27] O VPP de uma razão sFlt-1/PLGF > 38 para confirmar o diagnóstico de PE é de 36,7% (IC 95%, 79,4-86,3). Sovio e colaboradores avaliaram a razão sFlt-1/PLGF em primigestas em diferentes idades gestacionais: no grupo de baixo risco, a razão sFlt-1/PLGF de 38 na 28ª semana mostrou um VPP de 33,3% e um VPN de 99,5%.[28] Desse modo, a razão sFlt-1/PLGF com ponto de corte de 38 também é útil para afastar o diagnóstico de PE em grupos de baixo risco.[29]

A dosagem somente do PLGF e não da relação sFlt-1/PLGF no sangue de mulheres com suspeita de pré-eclâmpsia pode ser muito útil na confirmação do diagnóstico: níveis de PLGF < 100 pg/mL tem alta acurácia para identificar pré-eclâmpsia com necessidade de nascimento nos próximos 14 dias, com sensibilidade de 94,9% e valor preditivo negativo de 98,3% para gestantes com menos de 35 semanas de idade gestacional. Em mulheres entre 35 semanas e 36 semanas e 6 dias de idade gestacional, a sensibilidade é de 92,2% e o valor preditivo negativo de 97,1%. A grande utilidade da medida do PLGF está na sua boa *performance* para excluir o diagnóstico de PE em pacientes com suspeita diagnóstica por pelo menos 14 dias quando o teste é normal (PLGF > 100 pg/mL). Sua importância clínica está na possibilidade de se evitar internações hospitalares desnecessárias.[30]

A simples piora dos níveis pressóricos em uma gestante com HAS crônica não deve ser entendida como sobreposição de PE, a menos que isso venha acompanhado de outros sinais clínicos ou laboratoriais de PE.

Conduta na pré-eclâmpsia

Independentemente da gravidade do quadro clínico, toda paciente com diagnóstico confirmado de PE deve ser hospitalizada para acompanhamento em unidade de gestação de alto risco.

Qualquer paciente com PE, aparentemente com quadro benigno, pode subitamente desenvolver complicações graves o suficiente para resultarem em óbito materno e/ou fetal.

Fetos de mães com PE que permanecem internadas têm risco de morte diminuído pela metade em comparação com os fetos das mães que não são internadas no hospital. Além disso, as pacientes com PE em regime hospitalar têm recém-nascidos com idade gestacional mais avançada no parto e com maior peso ao nascimento.[31]

O repouso restrito no leito é desnecessário, pois não há evidências de que melhore o resultado da gravidez ou retarde a progressão da doença. Além disso, a restrição ao leito em pacientes grávidas hospitalizadas está associada a risco aumentado de tromboembolia venosa.[32]

VIA DE PARTO

A via de parto preferencial na PE deve ser a vaginal, não havendo contraindicação para procedimentos de maturação cervical (sonda de Foley, análogos de prostaglandinas) e reservando-se a cesariana para indicações obstétricas habituais. Durante o primeiro ou o segundo períodos do parto, deve-se manter vigilância constante da frequência cardíaca fetal (FCF). A hiperatividade uterina, o tônus uterino aumentado, o sangramento vaginal ou as desacelerações patológicas da FCF devem ser vistos como sinais de possível descolamento prematuro da placenta (DPP).

A cesariana deve ser reservada para as indicações obstétricas habituais ou em gestação muito pré-termo e feto com apresentação não encaixada. Para anestesia na cesariana, os bloqueios epidural ou subdural podem ser utilizados. Nessa situação, é importante hidratar a paciente com infusão de 1.000 mL de solução de Ringer com lactato ou soro fisiológico, previamente ao bloqueio do neuroeixo, para evitar inibição do sistema simpático, com hipotensão grave e diminuição da perfusão tecidual de órgãos vitais (rins e placenta).

Além disso, enquanto a paciente permanecer em posição supina durante a cesariana, deve-se deslocar o útero do flanco direito, diminuindo, desse modo, a compressão do útero sobre os grandes vasos do abdome. Caso ainda ocorra hipotensão grave, será preciso infundir líquidos para preencher o espaço vascular dilatado, evitando-se a utilização de substâncias vasopressoras. Em situações de urgência ou quando houver pré-eclâmpsia complicada (eclâmpsia, síndrome HELLP, CIVD), é preferível optar pela anestesia geral. Nessa eventualidade, é importante alertar o anestesiologista sobre o uso do sulfato de magnésio, cuja ação curarizante pode somar-se perigosamente à da succinilcolina.

Em geral, o quadro hipertensivo desaparece ou melhora substancialmente nas primeiras 24 horas de puerpério, embora os sintomas possam permanecer até 6 semanas após o parto. A administração de furosemida 20 mg/dia iniciada no dia do nascimento e mantida durante 5 dias diminui a ocorrência de hipertensão grave no pós-parto.[33] Se a pressão arterial estiver < 150/100 mmHg, a paciente poderá ter alta hospitalar com terapia anti-hipertensiva e ser avaliada semanalmente em regime ambulatorial até o desaparecimento dos sinais de PE.

TERAPIA DA HIPERTENSÃO ARTERIAL AGUDA

A hipertensão sistólica grave é um fator independente para AVE na gestação. O primeiro objetivo do tratamento anti-hipertensivo é proteger a gestante dos acidentes vasculares (AVE, ruptura de hematoma hepático, DPP). O uso de terapia anti-hipertensiva para hipertensão leve a moderada, objetivando manter a pressão arterial ≤ 140/90 mmHg, diminui o risco de hipertensão grave sem riscos detectáveis para o feto.[34] Os β-bloqueadores e os bloqueadores dos canais de cálcio parecem ser mais efetivos do que outras opções para prevenção de hipertensão grave.[35]

O medicamento de primeira escolha para o tratamento da hipertensão aguda é o nifedipino administrado por via oral (VO).[36,37] Pode-se, como alternativa, utilizar a hidralazina IV ou IM com sucesso semelhante ao do nifedipino.[35] Entretanto, em metanálise, Magee e colaboradores demonstraram que o uso da hidralazina para o controle da crise hipertensiva apresenta desvantagens em relação ao nifedipino e ao labetalol, com maior risco de hipotensão materna (risco relativo [RR] 3,29), DPP (RR 4,17), eventos adversos fetais e bradicardia fetal (RR 2,04).[38] O labetalol é uma alternativa eficaz para o tratamento agudo da hipertensão na gestação, embora não esteja disponível comercialmente em nosso meio. O nitroprussiato de sódio deve ser reservado para casos de encefalopatia hipertensiva ou crise hipertensiva não responsiva aos demais tratamentos, e a dose sempre deve ser abaixo de 4 µg/kg/min, em bomba de infusão.

O Quadro 38.2 mostra os passos para o tratamento da hipertensão arterial aguda.

TERAPIA ANTI-HIPERTENSIVA DE MANUTENÇÃO NA GESTAÇÃO

A decisão de utilizar ou não terapia anti-hipertensiva na gestação deve levar em consideração a gravidade da hipertensão, o risco potencial de dano em órgão-salvo e a presença ou não de doença cardiovascular concomitante. O tratamento da hipertensão leve a moderada está associado a menos risco de HAS grave[35] e melhores desfechos gestacionais, sem risco de aumentar os casos de recém-nascidos pequenos para a idade gestacional.[39] Como a hipertensão arterial grave está associada a desfechos maternos e

> **Quadro 38.2 –** Tratamento da hipertensão arterial aguda (PA ≥ 160/110 mmHg)
>
> 1. Posicionar a paciente em decúbito lateral esquerdo.
> 2. Instalar soro glicosado a 5% em veia periférica.
> 3. Administrar nifedipino 10 mg* VO, e repetir 10 mg a cada 30 minutos, se necessário. Se não houver resposta adequada, administrar hidralazina 5 mg IV.† Se a PA não for controlada, repetir 510 mg de 20/20 minutos.
> 4. Verificar a PA materna de 5 em 5 minutos por 20 minutos após a medicação.
> 5. Avaliar a frequência cardiofetal (cardiotocografia) por pelo menos 20 minutos durante e após a medicação.
> 6. Repetir a medicação, se necessário (PA > 155/105 mmHg), até dose máxima de 30 mg para cada fármaco.
> 7. Manter a PA < 160/110 mmHg e ≥ 135/85 mmHg.
> 8. Outras opções: **A. Labetalol** 20 mg IV em bólus e, se necessário, repetir 40 mg em 10 minutos e até mais 2 doses de 80 mg a cada 10 minutos até uma dose máxima de 220 mg. Não utilizar em asmáticas ou com insuficiência cardíaca. **B. Nitroprussiato de sódio** 0,25 µg (kg/min) até o máximo de 4 µg (kg/min) e não usar por mais de 4 horas.
>
> *Na falta de nifedipino 10 mg, pode-se utilizar 1/2 comprimido de 20 mg diluído.
> †Diluir uma ampola (20 mg 1 mL) em 19 mL de água destilada: cada 5 mL terá 5 mg de hidralazina.
> IV, intravenosa; PA, pressão arterial; VO, via oral.
> **Fonte:** Adaptado de Report of the National High Blood Pressure Education Program Working Group on high blood pressure in pregnancy,[11] Tita e colaboradores.[39]

fetais indesejáveis, como AVE e DPP, preconiza-se manter os níveis pressóricos da gestante o mais perto possível da normalidade (≤ 140/90 mmHg), evitando-se, contudo, a hipotensão arterial, que pode, em tese, diminuir o fluxo sanguíneo umbilical. O ensaio clínico randomizado CHIPS analisou 987 gestantes hipertensas leves ou moderadas, 74,6% com hipertensão preexistente. As taxas de desfechos primários foram semelhantes nas pacientes que receberam controle mais rigoroso da pressão arterial quando comparadas com aquelas com controle menos rigoroso. Do mesmo modo, as taxas de complicações maternas graves, perdas gestacionais e cuidados intensivos neonatais foram semelhantes. O grupo que recebeu controle mais rigoroso da pressão arterial teve significativamente menor frequência de hipertensão materna grave (pressão arterial > 160/110 mmHg ocorreu em 40,6 vs. 27,5%).[34]

No Hospital de Clínicas de Porto Alegre (HCPA), utiliza-se a metildopa como medicação de primeira escolha para o tratamento anti-hipertensivo durante a gravidez, pois é a mais estudada e com melhor perfil de segurança e eficácia para a gestante e o feto. A metildopa tem a vantagem de manter mais estáveis o fluxo uteroplacentário e a hemodinâmica fetal. Estudos de acompanhamento de recém-nascidos de mães que utilizaram metildopa demonstraram não haver alteração do peso ao nascimento, nas complicações maternas ou neonatais ou no desenvolvimento neurocognitivo e da inteligência.[5] Alguns estudos recentes sugerem que o uso da metildopa possa ter um papel na indução de depressão, *blues* e ideação suicida pós-parto.[40,41]

Os β-bloqueadores e os bloqueadores dos canais de cálcio parecem ser mais efetivos do que outras opções para a prevenção de hipertensão grave.[34] O propranolol deve ser evitado, devido à diminuição significativa do fluxo placentário e à associação ao RCF. Os β-bloqueadores do tipo β_2 seletivos (carvedilol, labetalol) podem ser uma boa opção à metildopa em alguns casos e até na associação, quando necessário. O uso de β-bloqueadores, associados ou não a α-bloqueadores, pode ser necessário nos casos de hipertensão refratária ao tratamento com metildopa. A hidralazina e o nifedipino, para uso continuado, têm a desvantagem de produzirem efeitos colaterais maternos desagradáveis (cefaleia, taquicardia).

O anlodipino e o verapamil também podem ser uma boa opção à metildopa. Os inibidores da enzima conversora da angiotensina (captopril, enalapril) e os bloqueadores dos receptores da angiotensina (losartana) estão associados a redução significativa do fluxo sanguíneo uteroplacentário, morte fetal, RCF, oligoidrâmnio, morte neonatal e insuficiência renal em recém-nascidos, sendo contraindicados na gestação. Embora não sejam contraindicados na gestação, o uso de diuréticos é controverso, pois apresentam potencial para prejudicar o aumento plasmático fisiológico da gestação e, com isso, contribuir para o nascimento de recém-nascidos de menor peso. Na presença de PE e/ou RCF, o uso deve ser descontinuado.

Os diuréticos podem ser úteis nas gestantes com hipertensão sensível à retenção salina ou com disfunção ventricular esquerda, devendo evitar-se o uso na primeira metade da gestação. Os principais medicamentos anti-hipertensivos para uso na gestação estão relacionados na Tabela 38.6.

TERAPIA PREVENTIVA ANTICONVULSIVANTE

O fármaco de escolha para a prevenção da eclâmpsia é o sulfato de magnésio, o único com efeitos preventivos comprovados em relação às convulsões eclâmpticas. Ensaios clínicos randomizados comprovam que o sulfato de magnésio é superior à hidantoína, ao diazepam, ao coquetel lítico e ao placebo para prevenção da eclâmpsia e das convulsões recorrentes na eclâmpsia.[42] O tratamento com sulfato de magnésio deve ser utilizado durante o trabalho de parto, previamente à cesariana ou sempre que existirem sinais/sintomas compatíveis com iminência de eclâmpsia. O sulfato de magnésio reduz em 57% o risco de ocorrência de eclâmpsia e diminui o risco (RR 0,55) de morte materna, sem efeitos deletérios sobre o feto.[42]

No HCPA, o sulfato de magnésio é usado por até 24 horas após o parto nos casos de eclâmpsia e PE com sinais de gravidade. O sulfato de magnésio não é um medicamento isento de riscos; sua administração deve ser monitorada. Quando

Tabela 38.6 – Medicamentos usados para tratamento da hipertensão na gestação

MEDICAMENTO	CLASSE	DOSE/DIA	INTERVALO	OBSERVAÇÃO
Primeira escolha				
Metildopa	Inibidor α-adrenérgico central	500-3.000 mg	2-3×/dia	Riscos: sonolência; raramente: bradicardia, alteração da função hepática, plaquetopenia, depressão pós-parto
Anlodipino	Bloqueador do canal de cálcio	5-20 mg/dia	1-3×/dia	O uso crônico pode levar à cefaleia
Segunda escolha				
Carvedilol	β-Bloqueador seletivo	2,5-50 mg	1-2×/dia	Contraindicado em asma brônquica, broncospasmo, bloqueio atrioventricular, bradicardia
Nifedipino	Bloqueador do canal de cálcio	30-120 mg	2-3×/dia	O uso crônico pode levar à cefaleia
Hidralazina	Vasodilatador	50-100 mg	2-4×/dia	Pode causar trombocitopenia no recém-nascido
Verapamil	Bloqueador do canal de cálcio	240-320 mg	3×/dia	Náuseas, tonturas e constipação intestinal
Hidroclorotiazida	Diurético	25-50 mg pela manhã	1×/dia	Risco para o recém-nascido: pancreatite hemorrágica, plaquetopenia e depleção de Na^+ e K^+
Furosemida	Diurético de alça	10-40 mg	1-2×/dia	Diminuição da expansão do volume plasmático

administrado por via IV, deve-se utilizar bomba de infusão com controle rigoroso para evitar os riscos de depressão e parada respiratória por superdosagem.

Apesar de a terapia com sulfato de magnésio ter sido mais efetiva do que o placebo para prevenção da eclâmpsia, mesmo nos casos de PE sem sinais de gravidade, e seu uso não ter sido associado a desfechos materno-fetais desfavoráveis, existem controvérsias quanto à sua utilização nessas pacientes, tendo-se em vista a baixa incidência (0,6%) de eclâmpsia nesses casos (o número necessário para tratar [NNT] para prevenção de eclâmpsia é de 129 para evitar 1 episódio de eclâmpsia). Portanto, para os casos sem nenhum sinal de gravidade, é possível não utilizar o sulfato de magnésio, ou utilizá-lo por período menor, por exemplo, suspendendo seu uso após o nascimento, passados os momentos de maior risco de convulsão. Se os exames não estiverem prontos ou se houver dúvidas sobre a gravidade, o sulfato de magnésio deve ser prescrito até o esclarecimento do caso.

A infusão de sulfato de magnésio em baixa dose (0,6 g/h) após dose inicial padrão de 4 g IV se mostrou tão eficaz quanto o esquema tradicional de 5 g IM de 4/4 horas, com recorrência de 3,3% nas pacientes com MgSO$_4$ IM versus 2% naquelas com infusão IV de 0,6 g/h.[43] Do mesmo modo, o uso de baixa dose IM com dose inicial de 10 g (4 g a 20% IV + 3 g IM a 50% em cada nádega) e 2,5 g IM de 4/4 horas na manutenção mostrou ser tão efetivo quanto o esquema de 1 g IV contínuo.[44] Portanto, esquemas em dose baixa, tanto IV como IM, podem ser uma alternativa, especialmente nas pacientes com incidência maior de efeitos colaterais ou, ainda, com comprometimento da função renal. No HCPA, tem preferência a terapia IV em bomba de infusão na concentração de 1 g/hora. Os esquemas de utilização do sulfato de magnésio podem ser vistos nos **Quadros 38.3 e 38.4**.

Simultaneamente ao tratamento da hipertensão grave e à prevenção da eclâmpsia, deve-se avaliar o grau de comprometimento materno-fetal. Havendo epigastralgia intensa e persistente, mormente se associada a níveis pressóricos muito elevados, pode estar havendo distensão da cápsula hepática por hemorragia subcapsular. Nessa situação, é importante avaliar a loja hepática com

---

Quadro 38.3 – Prevenção das convulsões com sulfato de magnésio (MgSO$_4$ 7H$_2$O)

Dose inicial

IV: 4 g de MgSO$_4$ (8 mL de MgSO$_4$ 7H$_2$O a 50% diluído em 12 mL de água destilada) em 510 minutos.

IM: 10 g de MgSO$_4$ (5 g profundamente no QSE de cada nádega com agulha calibre 20 de 10 cm).

Dose de manutenção IV

0,6-2 g/h IV (diluir 10 mL de MgSO$_4$ 7H$_2$O a 50% em 240 mL de soro fisiológico e infundir em bomba na velocidade de 50 mL/h [1 g/h] ou 100 mL/h [2 g/h] continuamente). A cada 120 minutos, verificar se a diurese está preservada (> 25 mL/h) e se os reflexos tendinosos estão presentes.

Dose de manutenção IM*

2,5-5 g IM (5-10 mL a 50% no QSE da nádega de 4/4 horas, alternando as nádegas). Avaliar a diurese (> 25 mL/h) e os reflexos patelares antes de cada aplicação.

*Especialmente útil para transporte de pacientes em ambulância e em enfermarias, situações em que o controle da infusão IV é precário.
IM, intramuscular; IV, intravenosa; QSE, quadrante superior externo.

Quadro 38.4 – Terapia com sulfato de magnésio: situações especiais

Se houver lapso ≥ 6 horas entre as doses de manutenção e a diurese for ≥ 25 mL/h, reiniciar o tratamento com dose inicial.

Se a função renal estiver comprometida (creatinina sérica ≥ 1,2 mg/dL)

Aplicar metade da dose de manutenção

Medir o nível sérico de magnésio antes de cada nova dose

4-7 mEq/L: níveis terapêuticos

8-10 mEq/L: inibição dos reflexos tendinosos

> 10 mEq/L: risco de parada cardiorrespiratória

Comprometimento da função respiratória

Depressão respiratória: 1 g de gliconato de cálcio IV e oxigenoterapia.

Parada respiratória: além do item acima, intubação endotraqueal e ventilação assistida.

IV, intravenosa.

ultrassonografia ou tomografia. A comprovação de hematoma implica a necessidade de um controle rigoroso da pressão arterial e a indicação de cesariana, pois, durante o período expulsivo, pode haver ruptura hepática. Além disso, devem ser solicitados exames laboratoriais para avaliar as funções renais e hepáticas e as possíveis alterações hematológicas (Tabela 38.7).

CONDUTA NA GESTAÇÃO COM IDADE GESTACIONAL MAIOR OU IGUAL A 36 SEMANAS OU COM MATURIDADE PULMONAR FETAL COMPROVADA

A cura da PE só ocorre após a retirada da placenta, por isso a conduta clínica depende basicamente de um balanço entre a gravidade da doença e a idade gestacional. Com o objetivo de diminuir o número de complicações maternas e fetais, é vantajoso que as pacientes sejam referidas para serviços terciários e que estes sigam protocolos preestabelecidos. Essas medidas levam à redução de 5,1 para 0,7% na ocorrência de eventos adversos maternos combinados.[45] Além disso, o parto antes das 37 semanas é um fator independente para proteger da recorrência de PE na gestação seguinte.[46]

Koopmans e colaboradores randomizaram 756 pacientes sem sinais de gravidade ou hipertensão gestacional para conduta expectante ou indução do parto a partir da 36ª semana.[47] No grupo da indução, ocorreram menos complicações maternas graves, sem diferença nas taxas de cesariana ou complicações perinatais. A indução planejada nessas pacientes diminui de maneira significativa a morbidade da PE com uma diminuição substancial também do custo do atendimento.

A adoção da prática de resolução da gestação a partir da 36ª semana nas pacientes com PE sem sinais de gravidade, prática adotada na Holanda, levou a uma redução significativa da mortalidade materna (RR 0,20; IC 95% 0,06-0,07) e perinatal (RR 0,54; IC 95% 0,45-0,65).[48] O impacto dessa prática em um país como o Brasil, com taxas de mortalidade materna e perinatal muito superiores às da Holanda, deve ser ainda mais significativo.

Portanto, toda gestante com feto perto do termo (idade gestacional ≥ 36 semanas) e PE, independentemente de haver ou não sinais de gravidade, deve ser manejada de acordo com os seguintes parâmetros:

- Internação da paciente em centro obstétrico.
- Tratamento dos episódios de hipertensão arterial aguda, se houver (ver Quadro 38.2).
- Prevenção das convulsões com $MgSO_4$ nas formas graves (ver Quadros 38.3 e 38.4).
- Avaliação do grau de comprometimento materno-fetal.
- Resolução da gestação, preferencialmente por indução do trabalho de parto.

CONDUTA NA GESTAÇÃO COM IDADE GESTACIONAL INFERIOR A 36 SEMANAS

As gestantes com PE e feto pré-termo devem ser internadas em um centro obstétrico de hospital com facilidades de unidade de terapia intensiva (UTI) neonatal e materna, para avaliação e tratamento. O objetivo do manejo é alcançar a idade

Tabela 38.7 – Avaliação laboratorial na pré-eclâmpsia

SUSPEITA DIAGNÓSTICA	AVALIAÇÃO INICIAL	ACOMPANHAMENTO
Relação proteinúria/creatininúria ou proteinúria em fita reagente	Oximetria de pulso Hemograma Creatinina sérica Plaquetas Transaminases (TGO ou TGP) ou LDH	Plaquetas Creatinina sérica TGO ou LDH Ácido úrico PLGF

LDH, lactato desidrogenase; PLGF, fator de crescimento placentário; TGO, transaminase glutâmico-oxalacética; TGP, transaminase glutâmico-pirúvica.

gestacional mais próxima da 36ª semana, sem que isso signifique risco demasiado para a gestante e para o concepto. As recomendações gerais de conduta podem ser vistas no Quadro 38.5.

Inicialmente, as terapias anti-hipertensiva e anticonvulsivante devem ser utilizadas da maneira antes citada (ver Quadros 38.2, 38.3 e 38.4). O tratamento com sulfato de magnésio será suspenso se a conduta conservadora for adotada. O tratamento anti-hipertensivo visa a manter uma pressão arterial o mais perto possível da normalidade (≤ 140/90 mmHg).

A avaliação do comprometimento materno pelo exame físico (pressão arterial, diurese, estado de consciência, saturação de O_2), a avaliação laboratorial e a pesquisa de comprometimento fetal são indicadas.

Após as primeiras 24 horas de observação e avaliação, é necessário decidir pela conduta conservadora ou pela resolução da gestação. A definição do melhor momento de interrupção da gestação depende de vários fatores individuais, das condições de UTI neonatal e do grau de comprometimento materno e/ou fetal. Como regra, se o risco para a saúde materna e fetal não for iminente, a interrupção deverá ser postergada, se possível, até a 36ª semana.

Quando a conduta conservadora é adotada, a gestante deve permanecer hospitalizada, e as atividades físicas devem ser restringidas (o repouso restrito ao leito deve ser evitado, pois não contribui para a estabilização do quadro clínico e aumenta o risco de trombose). A dieta pode ser livre e normossódica. O peso da gestante deve ser registrado de 2/2 dias, e os sinais vitais devem ser avaliados somente durante o período de vigília, evitando-se acordar a paciente. Como o DPP é uma complicação com risco de morte fetal e comprometimento materno grave, seus sinais clínicos devem ser observados com minúcia.

⚠️ No HCPA, não se recomenda a prescrição de analgésicos para uso "se necessário" em gestantes internadas com HAS, uma vez que o sinal mais precoce da ocorrência de DPP é a dor abdominal.

Semanalmente ou em prazo inferior a esse, em caso de necessidade clínica, deve-se fazer uma avaliação laboratorial (ver Tabela 38.7). O feto deve ser auscultado todos os dias, e o ritmo diário de movimentação fetal deve ser observado. A avaliação de bem-estar fetal deve ocorrer uma vez por semana ou mais amiúde, sempre que houver mudança do estado materno.

A ultrassonografia para verificar o desenvolvimento fetal e a avaliação da hemodinâmica feto-materna (Dopplerfluxometria fetal e oftálmica materna) devem ser realizadas no momento do diagnóstico de PE. Para acompanhar o desenvolvimento fetal, a ultrassonografia deve ser repetida a intervalos de pelo menos 10 dias, devido à alta incidência de RCF.

A avaliação da circulação placentária pelo estudo Doppler das artérias umbilicais é o único teste de avaliação fetal com nível 1 de evidência que comprovadamente diminuiu a mortalidade perinatal em gestantes com HAS e RCF.[11] Portanto, o ideal é que pacientes com PE em conduta conservadora sejam submetidas a pelo menos uma avaliação Doppler a cada semana.

A cardiotocografia anteparto e o perfil biofísico fetal podem ser utilizados de maneira complementar, quando o exame Doppler estiver alterado em gestações pré-termo e houver necessidade ou possibilidade de prolongar a gestação. Durante o trabalho de parto, a cardiotocografia com monitorização contínua ou intermitente da FCF é o teste de escolha para vigilância do feto.

Quadro 38.5 – Normas gerais de conduta na pré-eclâmpsia com idade gestacional menor que 36 semanas

- Controle da PA (manter ≤ 140/90 mmHg)
- Avaliação clínica materna e fetal diária
- Avaliação laboratorial seriada (calculadora fullPIERS, PLGF)
- US Doppler e biometria fetal seriada
- Avaliação de sinais de DPP (dor abdominal, ↑ tônus uterino, sangramento)
- Resolução da gestação com 36-37 semanas ou antes, se sinais de gravidade

DPP, descolamento prematuro da placenta; fullPIERS, Pre-eclampsia Integrated Estimate of RiSk; PA, pressão arterial; PLGF, fator de crescimento placentário; US, ultrassonografia.

A indução da maturidade pulmonar fetal com corticosteroides (ver Cap. 16 – Prematuridade) pode ser feita em gestações com menos de 34 semanas nas quais o nascimento estiver previsto para as próximas 24 ou 48 horas.[11] Sempre que for indicada a resolução de uma gestação com feto de menos de 36 semanas de idade gestacional, a paciente terá de ser internada ou transferida para um hospital de nível terciário de atenção de saúde.

CONDUTA CONSERVADORA NA PRÉ-ECLÂMPSIA COM SINAIS DE GRAVIDADE

A prevalência de PE com sinais de gravidade é de cerca de 1% das gestações, estando associada à deterioração progressiva do quadro materno-fetal.[49,50] No manejo inicial, na internação hospitalar, todas as gestantes com critérios de gravidade devem receber sulfato de magnésio para prevenção da eclâmpsia e anti-hipertensivos para controle pressórico.[49] Na presença de eclâmpsia, edema pulmonar, coagulopatia e avaliação fetal não reativa, o parto deve ser realizado mesmo antes de completar a corticoterapia para maturidade fetal. No Quadro 38.6, estão descritos os principais parâmetros para interrupção da gestação.

Vários estudos descrevem as complicações no manejo conservador de pacientes com PE e sinais de gravidade com idade gestacional abaixo de 34 semanas, a saber: descolamento da placenta (16-39%), morte perinatal (até 17%), fetos pequenos para a idade gestacional (até 70%), presença de testes fetais não reativos (26-74%), edema pulmonar (até 8%), eclâmpsia (até 5,6%), síndrome HELLP (4-27%) e falência renal (até 17%).[49,50] O principal motivo para a não interrupção da gestação nesse grupo de pacientes é o benefício da permanência intraútero de fetos pré-termo, sendo que a piora do estado de saúde fetal é, com frequência, motivo para interrupção da gestação. Portanto, a avaliação fetal e materna deve ser diária, utilizando-se os vários métodos disponíveis. Se a gestação for de 32 semanas ou menos, mas houver risco de vida materno e/ou fetal, DPP, síndrome HELLP, CIVD, eclâmpsia, hipertensão arterial grave (≥ 160/110 mmHg) incontrolável ou hema-

---

Quadro 38.6 – Indicações maternas e fetais de resolução da gestação na pré-eclâmpsia abaixo de 34 semanas

Maternas
- Síndrome HELLP
- Eclâmpsia
- Edema pulmonar ou saturação de O_2 < 94%
- PA sem controle apesar das medicações
- Cr sérica ≥ 1,5 mg/dL ou oligúria (< 500 mL/mL/24 h)
- Suspeita de DPP, Rupreme ou início de trabalho de parto

Fetais
- Cardiotocografia com padrão não tranquilizador (categoria 3)
- Doppler venoso com onda A patológica
- Morte fetal
- Suspeita de DPP
- Início espontâneo do trabalho de parto

Cr, creatinina; DPP, descolamento prematuro de placenta; HELLP, hemólise, enzimas hepáticas elevadas e plaquetopenia; O_2, oxigênio; PA, pressão arterial; Rupreme, ruptura prematura de membranas.
Fonte: Adaptado de Sibai e Barton;[49] e Haddad e Sibai.[50]

---

toma hepático, deve-se optar pela interrupção. No HCPA, utiliza-se a ferramenta fullPIERS (Preeclampsia Integrated Estimate of RiSk) como instrumento auxiliar para a manutenção ou não da conduta conservadora.

MODELO PARA PREDIÇÃO DE DESFECHOS MATERNOS GRAVES COM A CALCULADORA fullPIERS

Von Dadelszen e colaboradores elaboraram um interessante e prático modelo para predição de desfechos maternos graves. Esse modelo, desenvolvido em quatro países (Canadá, Nova Zelândia, Austrália e Reino Unido) e validado externamente, pode auxiliar o clínico na avaliação do percentual de risco que sua paciente está correndo de ter um desfecho fatal ou uma complicação grave nos próximos 7 dias.[51,52] O modelo pode ser acessado no site fullpiers calculator in three language, que traz uma calculadora de risco (Figura 38.2), em que é necessário colocar dados da idade gestacional, presença ou não de dispneia ou dor torácica, saturação de O_2, dosagem de creatinina, plaquetas, está estabelecido. A grande utilidade dessa ferramenta é a comparação sequencial do percentual de risco, que, quando apresentar uma tendência de subida, indica claramente descompensação iminente do quadro clínico. Nessas situações, quando a gestação tiver menos do que 34 semanas, em geral há tempo suficiente para corticoterapia de maturação pulmonar fetal e o planejamento do parto ou cesariana.

CONDUTA NA GESTAÇÃO COM IDADE GESTACIONAL MENOR OU IGUAL A 24 SEMANAS

A presença de PE no segundo trimestre, e especialmente abaixo de 25 semanas, está associada a altos índices de mortalidade perinatal e complicações maternas, incluindo morte materna. A realização imediata do parto está associada à baixa chance de sobrevida fetal, ao passo que o prolongamento da gestação pode aumentar um pouco a chance de sobrevida fetal, mas acrescenta um risco importante de morbimortalidade materna. O manejo ideal nesses casos ainda não está estabelecido, sendo motivo de inúmeros estudos e discussões na literatura. Alguns autores recomendam, nesses casos, a resolução da gestação após discussão com o casal e obtenção de registro escrito de consentimento informado.[48,49] Quando a opção for pela conduta expectante, a avaliação materno-fetal deverá ser diária, controlada em centros com médicos obstetras, neonatologistas e intensivistas com experiência em obstetrícia de alto risco.

A Figura 38.3 traz um fluxograma para auxiliar a conduta de pacientes com PE no segundo trimestre.

▊ Hipertensão arterial pós-parto

A hipertensão arterial no período pós-parto é mais comumente vista em mulheres com HAS crônica. Tanto a PE como a eclâmpsia podem surgir pela primeira vez após o parto. Quando surgem entre 48 horas e 6 semanas após o nascimento, devem ser referidas como PE ou eclâmpsia pós-parto.[54]

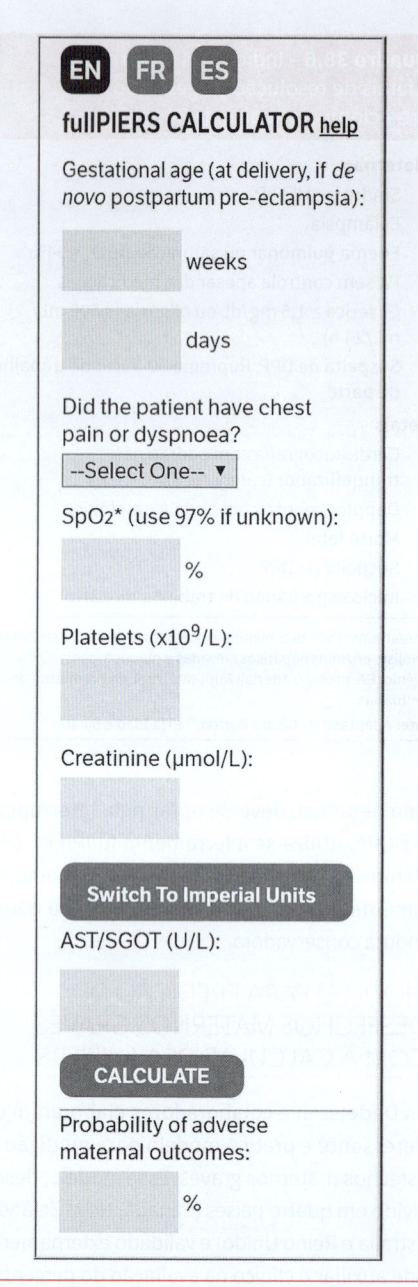

FIGURA 38.2 – Calculadora para predição de desfechos maternos graves.
Fonte: Dadelszen e colaboradores.[51]

TGO ou TGP para obter o percentual de ocorrência de complicações graves. O ponto de corte no percentual de risco de complicações graves que indica a conduta de interrupção da gestação não

Diagnóstico de pré-eclâmpsia

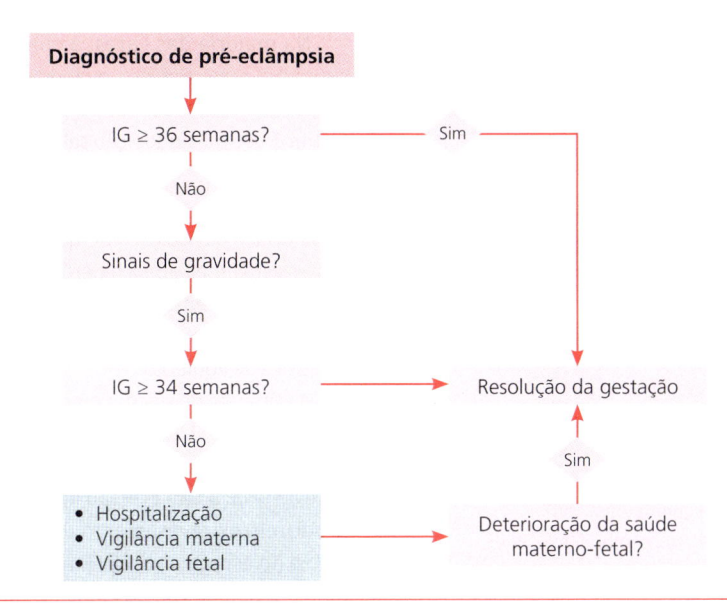

```
Diagnóstico de pré-eclâmpsia
        │
        ▼
   IG ≥ 36 semanas? ──── Sim ────┐
        │                         │
        Não                       │
        ▼                         │
   Sinais de gravidade?           │
        │                         │
        Sim                       │
        ▼                         │
   IG ≥ 34 semanas? ──── Sim ──→ Resolução da gestação
        │                         ▲
        Não                       │
        ▼                         Sim
   • Hospitalização               │
   • Vigilância materna ───→ Deterioração da saúde
   • Vigilância fetal           materno-fetal?
```

FIGURA 38.3 – Fluxograma de decisões na paciente com pré-eclâmpsia.
IG, idade gestacional.

A base do tratamento inclui o uso de anti-hipertensivos para normalizar a pressão arterial, sulfato de magnésio para prevenir ou tratar a eclâmpsia e furosemida para elevar a diurese e diminuir o aumento súbito da volemia pela absorção do edema intersticial. A prescrição de furosemida 20 mg/dia, durante 5 dias ajuda o controle pressórico e diminui os casos de HAS grave pós-parto.[53]

As pacientes hipertensas crônicas podem desenvolver encefalopatia hipertensiva, edema pulmonar e insuficiência cardíaca no puerpério, sendo esses eventos mais frequentes naquelas com PE sobreposta, doença cardíaca ou renal prévia, descolamento de placenta ou com pressão arterial de difícil controle. Nas pacientes que se mantêm hipertensas, devem-se utilizar medicamentos VO para seu controle. Nas demais, pode-se realizar o controle da pressão semanalmente, durante 1 mês; após, em intervalos de 3 a 6 meses, durante 1 ano.

O tratamento da hipertensão aguda no pós-parto deve seguir os mesmos parâmetros do tratamento da crise hipertensiva durante a gravidez, com nifedipino VO, hidralazina IV ou, havendo disponibilidade, labetalol IV.[53]

Ao prescrever os anti-hipertensivos, deve-se lembrar de que a grande maioria é excretada no leite humano, podendo ser absorvida pelo recém-nascido. Embora haja escassez de bons estudos em relação ao uso de anti-hipertensivos na lactação, parece razoável recomendar que os diuréticos devam ser evitados, devido ao seu potencial de suprimir a lactação. A exposição neonatal ao labetalol, captopril, nifedipino e anlodipino é considerada segura, sendo uma boa opção no período da amamentação. O atenolol e o metoprolol devem ser evitados devido à maior concentração no leite com potenciais efeitos no recém-nascido.[55] Recentemente, o uso da metildopa tem sido implicado com aumento de depressão puerperal.[40,41]

Complicações da hipertensão na gravidez

A HAS na gravidez pode gerar uma grande quantidade de complicações (Quadro 38.7), que invariavelmente necessitarão de avaliação e manejo cuidadosos por parte da equipe médica. Nesta seção, são abordados de maneira sucinta a insuficiência renal, o edema pulmonar e a coagulopatia. A síndrome HELLP e a eclâmpsia são aborda-

> **Quadro 38.7 –** Complicações da hipertensão arterial sistêmica na gravidez
>
> **Sistema afetado**
> - Cardiovascular
> - Renal
> - Hematológico
> - Neurológico
> - Oftalmológico
> - Hepático
> - Placentário
>
> **Distúrbio**
> - HAS grave, edema pulmonar, TEP, acidentes vasculares
> - Oligúria, IRA
> - Hemólise, plaquetopenia, CIVD
> - Eclâmpsia, edema cerebral, AVE, PRES
> - Amaurose, hemorragias retinianas, exsudatos, edema de papila
> - Disfunção, isquemia, hematoma, ruptura capsular
> - Isquemia, trombose, DPP, hipoperfusão fetal
>
> AVE, acidente vascular encefálico; CIVD, coagulação intravascular disseminada; DPP, descolamento prematuro da placenta; HAS, hipertensão arterial sistêmica; IRA, insuficiência renal aguda; PRES, síndrome da encefalopatia posterior reversível (*posterior reversible encephalopathy syndrome*); TEP, tromboembolia pulmonar.

das no Capítulo 54 – Eclâmpsia, síndrome HELLP e esteatose hepática aguda da gestação.

INSUFICIÊNCIA RENAL

A glomeruloendeliose capilar renal foi, por muitos anos, considerada a lesão característica da PE, sendo que alguns autores só consideravam o diagnóstico de certeza na presença dessa lesão renal.

O dano na membrana glomerular provoca disfunção renal; a taxa de filtração glomerular e o fluxo plasmático renal estão diminuídos em relação às gestantes hígidas. Há hiperuricemia na PE, mas a elevação do ácido úrico plasmático é transitória (dependente da contração do volume plasmático), retornando a níveis normais após o parto.

A insuficiência renal aguda (IRA) é um evento incomum na PE. A necrose cortical bilateral em geral está associada à hemorragia e à hipotensão excessiva.

Na maioria das vezes, a oligúria na PE tem causa pré-renal. Por isso, quando o débito urinário cair para níveis abaixo de 25 mL/h, deve-se administrar 1.000 mL de solução salina em 30 minutos.

EDEMA PULMONAR

A maioria dos casos de edema pulmonar em gestantes está associada à hipertensão de difícil controle. Na PE, o edema pulmonar ocorre com mais frequência após o parto, associado à infusão excessiva de líquidos.

A etiologia do edema pulmonar na PE parece ser multifatorial. A redução na pressão coloidosmótica (PC), o aumento da permeabilidade capilar e a elevação da pressão hidrostática vascular produzem extravasamento de fluidos no interstício e no espaço alveolar. Em pacientes não gestantes, a diminuição do gradiente/pressão capilar pulmonar (PC/PCP) tem sido correlacionada com o desenvolvimento de edema pulmonar. A gestação induz a diminuição da PC, sendo tal diminuição acentuada na PE.

O diagnóstico e o tratamento do edema pulmonar na PE são semelhantes aos de pacientes não gestantes: oxigenoterapia, restrição hídrica, furosemida IV (80 mg inicialmente) e monitorização hemodinâmica central. A redução na pós-carga é obtida com o uso de vasodilatadores (hidralazina, nifedipino).

COAGULOPATIA

Pacientes com PE frequentemente apresentam anormalidades no sistema de coagulação.

A diminuição da atividade da ATIII (< 70%), o aumento do consumo do fator VIII e a elevação do fator IV plaquetário podem ser detectados antes das manifestações clínicas.[5] Embora tendo alterações do sistema de coagulação desde o início da doença, nas pacientes com PE, a maior parte das alterações de coagulabilidade sanguínea ocorrem devido à síndrome HELLP (plaquetopenia e disfunção hepática), e não à CIVD. As condutas diante de um distúrbio da coagulabilidade em pacientes com PE podem ser revistas nos Capítulos 55 – Coagulopatias na gestação, e 54 – Eclâmpsia, síndrome HELLP e esteatose hepática aguda da gestação.

Perspectivas de prevenção

SUPLEMENTAÇÃO COM CÁLCIO

A utilização do cálcio baseia-se no fato de que a dieta com pouco cálcio tem sido relacionada com a incidência aumentada de eclâmpsia. Além disso, em populações de baixa renda, mas que têm dietas ricas em cálcio, a incidência de PE e eclâmpsia é menor.

Existem vários estudos correlacionando a suplementação de cálcio e as quantidades ingeridas de cálcio na dieta com os níveis pressóricos e a PE. Sun e colaboradores publicaram recentemente uma metanálise de 27 estudos com 28.492 gestantes, mostrando que a suplementação de cálcio reduz o risco de PE (RR 0,77; IC 95%, 0,60--0,82). O efeito protetor ocorreu tanto na suplementação com doses baixas (< 0,6 g/dia) quanto com doses moderadas (0,6-1,2 g/dia) e doses elevadas (1,2-2,0 g/dia).[56] Hofmeyr e colaboradores publicaram outro estudo que avaliou a suplementação pré-concepcional de cálcio, mantido até a metade da gestação. O estudo sugere que a suplementação de cálcio reduz o risco de mulheres terem desfechos compostos de PE e perda fetal precoce, mas os resultados foram inconclusivos para todos os outros desfechos avaliados.[57]

Existem vários tipos de suplementos de cálcio com diferentes graus de solubilidade e absorção, sendo que os citratos são os sais mais solúveis e biodisponíveis. Respectivamente, o carbonato de cálcio, o citrato de cálcio e o cálcio citrato malato, fornecem 40, 21 e 20% de cálcio elementar, e a maior porcentagem de cálcio elemento significa um número menor de comprimidos para atingir as necessidades de cálcio. O carbonato e o fosfato de cálcio podem levar à constipação e devem ser ingeridos durante uma refeição para melhor absorção, além de serem utilizados com cautela no caso de litíase renal. Nas mulheres com história de cirurgia bariátrica ou cálculo renal, deve ser dada preferência ao citrato de cálcio ou ao cálcio citrato malato, em vez dos demais sais de cálcio.

No HCPA, o uso de carbonato de cálcio (1 g/dia) está recomendado desde o início da gestação em mulheres de alto risco para desenvolvimento de PE, especialmente naquelas com dieta pobre em cálcio.

ÁCIDO ACETILSALICÍLICO

O ácido acetilsalicílico (AAS) em doses < 300 mg/dia inativa de maneira seletiva e irreversível a enzima cicloxigenase-1, suprimindo a produção de tromboxano e inibindo inflamação e agregação plaquetária. Tais efeitos levaram à hipótese de que o AAS poderia ser útil na prevenção da PE. A primeira ligação entre o uso de AAS e a prevenção de PE foi sugerida por um relato de caso em 1978, seguido pelo primeiro ensaio clínico randomizado em 1985.[58,59] Desde então, numerosos estudos têm explorado a capacidade preventiva, os riscos e os benefícios do uso do AAS na prevenção da PE.

Em geral, a maioria dos estudos controlados que selecionaram grupos de alto risco com mau passado obstétrico relacionado com PE mostrou efeitos benéficos, com diminuição da incidência de PE precoce, mas não da PE tardia, de perdas fetais e de nascimento pré-termo.[60-62]

Estudos recentes indicam que os benefícios do uso do AAS vão além da prevenção da PE.[21] Andrikopilou e colaboradores demonstraram que o uso do AAS em primigestas sem comorbidades levou a uma importante redução dos nascimentos pré-termo antes da 34ª semana.[63] O ensaio ASPIRIN demonstrou que a introdução do AAS em primigestas entre a 6ª e a 14ª semana leva a uma diminuição significativa nos partos pré-termo e na mortalidade perinatal. Além disso, o uso universal de AAS, sem rastreamento por fatores de risco, também parece levar a uma redução na incidência de PE, especialmente PE precoce.[64] Landman e colaboradores realizaram uma revisão sistemática de ensaios clínicos randomizados comparando o uso antenatal de AAS em dose baixa *versus* placebo ou não tratamento, em relação ao neurodesenvolvimento de 4.168 crianças. O estudo sugere um possível efeito benéfico na mortalidade e no neurodesenvolvimento até a idade de 18 meses.[65]

Em relação à segurança do uso de AAS em gestantes, Hastie e colaboradores demonstraram que o AAS pode aumentar o risco de sangramento intraparto (2,9 vs. 1,5%; razão de chances [RC] ajustada 1,63; IC 95%, 1,30-2,50), hemorragia pós-parto (10,2 vs. 7,8%; RC ajustada 1,23; IC 95%, 1,08-1,39), hematoma pós-parto (0,4 vs. 0,1%; RC ajustada 2,21; IC 95%, 1,13-4,34) e hemorragia intracraniana neonatal (0,07 vs. 0,01%; RC ajustada 9,66; IC 95%, 1,88-49,48).[66] Em contrapartida, Short e colaboradores analisaram a segurança do uso de AAS em dose baixa em 11.872 gestantes (81 mg/dia da 6ª-36ª semana), não encontrando nenhuma diferença em paraefeitos entre as mulheres que usaram AAS e as que usaram placebo.[67]

A análise crítica dos diversos estudos permite concluir que a utilização de AAS em dose baixa (75-170 mg/dia) na população de alto risco traz benefícios que podem ir além da prevenção da PE. O AAS deve ser preferencialmente usado 1×/dia, à noite antes de dormir, e iniciado antes da 16ª semana. Uma vez que os efeitos protetores do AAS se referem à PE precoce e não à PE tardia, e para evitar riscos relacionados com sangramentos no período intraparto, recomenda-se suspender seu uso entre a 34ª e a 36ª semana.

Em relação à dose ideal de AAS, existem variações nos regimes de dosagem entre os estudos que são baseadas em diferentes formulações disponíveis em diversas regiões do mundo. Não há consenso sobre qual é a dose ideal de AAS para a prevenção da PE. No HCPA, utiliza-se 100 mg/dia, que é a dose comercialmente disponível no Brasil e cuja eficácia está comprovada.

HEPARINA

A heparina de baixo peso molecular (HBPM) (enoxaparina 40 mg/dia) ou heparina sódica (10.000-15.000 UI/dia) tem sido utilizada sozinha ou em associação com AAS para a prevenção de PE em gestantes com trombofilias. Recentemente, Cruz-Lemini e colaboradores realizaram uma metanálise de 15 ensaios clínicos randomizados comparando HBPM ou heparina não fracionada associada ou não a AAS em baixa dose em gestantes de alto risco para PE, encontrando uma redução na ocorrência de PE, RCF e mortalidade perinatal no grupo que utilizou heparina.[68] As fragilidades para que se assuma a recomendação de uso de HBPM na prevenção da PE envolvem vários aspectos: grande heterogeneidade entre os estudos; vários subgrupos de pacientes; diferentes desfechos avaliados; e falta de poder estatístico para responder questões clínicas relevantes. Portanto, são necessários estudos maiores e mais bem delineados para conclusão a respeito do seu uso.

No HCPA, em gestantes sem o diagnóstico de trombofilia, não se recomenda o uso de heparina na prevenção em pacientes de alto risco para PE.

OUTROS MEDICAMENTOS PARA PREVENÇÃO

Uma metanálise de 2016 estudando a suplementação de vitamina D na gravidez concluiu que a suplementação pode reduzir o risco de PE (8,9 vs. 15,5%; RR 0,52; IC 95%, 0,25-1,05), mas esses resultados foram baseados em apenas dois ensaios de baixa qualidade envolvendo um total de somente 219 mulheres. A combinação de vitamina D e cálcio resultou em menor risco de PE do que não receber essa intervenção (RR 0,51; IC 95%, 0,32-0,80, três ensaios, 1.114 mulheres, qualidade moderada), mas isso pode estar relacionado com a suplementação de cálcio em mulheres com deficiência de cálcio e não com a suplementação de vitamina D.[69] Do mesmo modo, a suplementação com antioxidante com vitamina C e/ou E para prevenção da PE também não está recomendada, devido à sua comprovada ineficácia.[71]

O uso profilático de pravastatina também não mostrou bom desempenho para prevenção de PE. Em um ensaio multicêntrico randomizado com mais de 1.100 mulheres com gestações de alto risco para PE a termo, a administração de pravastatina na dose de 20 mg/dia começando em 35 a 36+6 semanas e continuando até o nascimento não reduziu a incidência de PE (RC 1,08; IC 95%, 0,78-1,49) ou outros resultados adversos da gravidez em comparação com o placebo.[70]

Aconselhamento e prognóstico pós-parto

Pacientes que apresentam PE antes da 30ª semana de gestação têm chance de recorrência de 10% na próxima gestação, podendo ser maior a chance em mulheres negras. A síndrome HELLP recorre em cerca de 5% das vezes. A recorrência da PE também é maior entre as multíparas do que entre as que tiveram a doença na primeira gestação, sobretudo se houver troca de parceiro na próxima gestação.

A gestação humana parece ser um excelente teste de estresse cardiovascular, e a ocorrência de PE, especialmente a de início precoce (< 32 semanas), significa uma falha na capacidade cardiovascular daquela mulher. Cada vez mais surgem dados na literatura, em estudos com seguimento de muitos anos, apontando uma relação positiva entre PE/eclâmpsia e hipertensão arterial, doença cardiovascular, AVE isquêmico e mortalidade precoce no futuro.[45]

Um estudo populacional demonstrou associação entre a ocorrência de insuficiência renal crônica (IRC) e a história prévia de PE. A ocorrência de PE na primeira gestação esteve associada a um risco 4,7 vezes maior[1,3,66] de desenvolver IRC, e esse risco foi ainda maior (15,5 vezes) nas mulheres que haviam desenvolvido PE em duas ou três gestações.[72] O estudo concluiu que a PE é um marcador de risco para desenvolvimento futuro de IRC. Em outro estudo de base populacional da Noruega, Irgens e colaboradores comprovaram que pacientes com PE têm um risco 20% maior de morte por doença cardiovascular (RR 1,2 [1,02-1,37]) do que a população sem PE e, quando esta ocorre em idades gestacionais mais precoces associada à prematuridade, o risco é quase oito vezes maior (RR 8,12 [4,31-15,33]).[73]

Em um estudo de caso-controle realizado no HCPA, foi demonstrado que pacientes com história de PE há mais de 10 anos apresentavam PAD diastólica e índice de massa corporal (IMC) maior do que os controles.[74]

Por esses motivos, na ocasião da alta hospitalar de pacientes que tiveram PE, em especial daquelas com PE diagnosticada antes da 32ª semana, as mulheres devem ser sempre orientadas a manter uma vida saudável do ponto de vista cardiovascular e metabólico. Nessas pacientes, mais do que em todas as outras, orientações quanto a evitar o tabagismo, a obesidade, a hiperglicemia e a hipercolesterolemia, assim como a prescrição de exercícios físicos e dieta, são obrigações médicas.

REFERÊNCIAS

1. Vettorazzi J, Valerio, EG, Zanatta MA, Schefler MH, Martins-Costa SH, Ramos JG. Temporal evolution of maternal mortality: 1980-2019. Rev Bras Ginecol Obstet 2021;43(9):662-8.
2. Mayrink J, Souza RT, Feitosa FE, Rocha Filho EA, Leite DF, Vettorazzi J, et al. Mean arterial blood pressure: potential predictive tool for preeclampsia in a cohort of healthy nulliparous pregnant women. BMC Pregnancy Childbirth. 2019;19(1):460.
3. Magee LA, Brown MA, Hall DR, Gupte S, Hennessy A, Karumanchi SA, et al. The 2021 International Society for the Study of Hypertension in pregnancy classification, diagnosis & management recommendations for international practice. Pregnancy Hypertens. 2022;27:148-69.
4. Ramos JG, Martins-Costa SH, Mathias MM, Guerin YL, Barros EG. Urinary protein/creatinine ratio in hypertensive pregnant women. Hypertens Pregnancy. 1999;18(3):209-18.
5. Martins-Costa SH, Ramos JGL, Vettorazzi J, Barros E. Doença hipertensiva na gestação. In: Martins-Costa SH, Ramos JGL, Magalhães JÁ, Passos EP, Freitas F. Rotinas em obstetrícia. 7. ed. Porto Alegre: Artmed; 2017. p. 573-605.
6. Martins-Costa SH, Vettorazzi J, Valério E, Maurmman C, Benevides G, Hemessath M, et al. Protein creatinine ratio in random urine sample of hypertensive pregnant women: maternal and perinatal outcomes. Hypertens Pregnancy. 2011;30(3):331-7.
7. Magee LA, Pels A, Helewa M, Rey E, von Dadelszen P; Canadian Hypertensive Disorders of Pregnancy (HDP) Working Group. Diagnosis, evaluation, and management of the hypertensive disorders of pregnancy. Pregnancy Hypertens. 2014;4(2):105-45.
8. Chappell LC, Cluver CA, Kingdom J, Tong S. Pre-eclampsia. Lancet. 2021;398(10297):341-54.
9. Yagel S, Cohen SM, Goldman-Wohl D. An integrated model of preeclampsia: a multifaceted syndrome of the maternal cardiovascular-placental-fetal array. Am J Obstet Gynecol. 2022;226(2S):S963-S72.
10. Ramos JG. Calciuria and preeclampsia. Braz J Med Biol Res. 1998;31(4):519522.
11. Report of the National High Blood Pressure Education Program Working Group on high blood pressure in pregnancy. Am J Obstet Gynecol. 2000;183(1):S1-S22.

12. Gasnier R, Valério EG, Vettorazzi J, Martins-Costa SH, Barros EG, Ramos JG. Calcium-to-creatinine ratio in pregnancy-induced hypertension. Pregnancy Hypertens. 2012;2(1):59-64.

13. Lyall F, Belfort M. Achados no sistema nervoso central na pré-eclâmpsia e na eclâmpsia. In: Pré-eclâmpsia: etiologia e prática clínica. New York: McGrawHill; 2009. p. 424436.

14. Chaves MTP, Martins-Costa S, Oppermann MLDR, Palma Dias R, Magno V, Peña JA, et al. Maternal ophthalmic artery Doppler ultrasonography in preeclampsia and pregnancy outcomes. Pregnancy Hypertens. 2017;10:242-6.

15. Melchiore K, Giorgione V, Thilaganathan B. The placenta and preeclampsia: villain or victim? Am J Obst Gynecol. 2020;19:1-9. https://doi.org/10.1016/j.ajog.2020.10.024

16. Pietro L, Guida JPS, Nobrega GM, Antolini-Tavares A, Costa ML. Placental findings in preterm and term preeclampsia: an integrative review of the literature. Rev Bras Ginecol Obstet. 2021;43(7):560-9.

17. Falco ML, Sivanathan J, Laoreti A, Thilaganathan B, Khalil A. Placental histopathology associated with pre-eclampsia: systematic review and meta-analysis. Ultrasound Obstet Gynecol. 2017;50(3):295-301.

18. Redman CWG, Staff AC, Roberts JM. Syncytiotrophoblast stress in preeclampsia: the convergence point for multiple pathways. Am J Obstet Gynecol. 2022;226(2S):S907-S27.

19. Neto RM, Ramos JG. 3D power Doppler ultrasound in early diagnosis of preeclampsia. Pregnancy Hypertens. 2016;6(1):10-6.

20. Townsend R, Khalil A, Premakumar Y, Allotey J, Snell KIE, Chan C, et al. Prediction of pre-eclampsia: review of reviews. Ultrasound Obstet Gynecol. 2019;54(1):16-27.

21. Oliveira LG, Diniz ALD, Prado CAC, Cunha Filho EVD, Souza FLP, Korkes HA, et al. Pre-eclampsia: Universal screening or universal prevention for low and middle-income settings? Rev Bras Ginecol Obstet. 2021;43(1):61-5.

22. Hypertension in pregnancy: diagnosis and management. London: National Institute for Health and Care Excellence; 2019.

23. Grill S, Rusterholz C, Zanetti-Dällenbach R, Tercanli S, Holzgreve W, Hahn S, et al. 2009;7:70.

24. Smets EM, Visser A, Go AT, van Vugt JM, Oudejans CB. Novel biomarkers in preeclampsia. Clin Chim Acta. 2006;364(1-2):22-32.

25. Deveci K, Sogut E, Evliyaoglu O, Duras N. Pregnancy-associated plasma protein-A and C-reactive protein levels in pre-eclamptic and normotensive pregnant women at third trimester. J Obstet Gynaecol Res. 2009;35(1):94-8.

26. Ramos JG, Martins-Costa S, Edelweiss MI, Costa CA. Placental bed lesions and infant birth weight in hypertensive pregnant women. Braz J Med Biol Res. 1995;28(4):447-55.

27. Zeisler H, Llurba E, Chantraine FJ, Vatish M, Staff AC, Sennström M, et al. Soluble fms-like tyrosine kinase-1 to placental growth factor ratio: ruling out pre-eclampsia for up to 4 weeks and value of retesting. Ultrasound Obstet Gynecol. 2019;53(3):367-75.

28. Sovio U, Gaccioli F, Cook E, Hund M, Charnock-Jones DS, Smith GC. Prediction of preeclampsia using the soluble fms-like tyrosine kinase 1 to placental growth factor ratio: a prospective Cohort Study of Unselected Nulliparous Women. Hypertension. 2017;69(4):731-8.

29. Verlohren S, Dröge LA. The diagnostic value of angiogenic and antiangiogenic factors in differential diagnosis of preeclampsia. Am J Obstet Gynecol. 2022;226(2S):S1048-S58.

30. Duhig KE, Myers J, Seed PT, Spakers J, Lowe J, Hunter RM, et al. Placental growth factor testing to assess women with suspected pre-eclampsia: a multicentre, pragmatic, stepped-wedge cluster-randomised controlled trial. Lancet. 2019;393(10183):1807-18.

31. Barton JR, Witlin AG, Sibai BM. Management of mild preeclampsia. Clin Obstet Gynecol. 1999;42(3):455-69.

32. Abdul Sultan A, West J, Tata LJ, Fleming KM, Nelson-Piercy C, Grainge MJ. Risk of first venous thromboembolism in pregnant women in hospital: population based cohort study from England. BMJ. 2013;347:f6099.

33. Lopes Perdigao J, Lewey J, Hirshberg A, Koelper N, Srinivas SK, Elovitz MA, et al. Furosemide for accelerated recovery of blood pressure postpartum in women with a hypertensive disorder of pregnancy: a randomized controlled trial. Hypertension. 2021;77(5):1517-24.

34. Magee LA, von Dadelszen P, Rey E, Ross S, Asztalos E, Murphy KE, et al. Less-tight versus tight control of hypertension in pregnancy. N Engl J Med. 2015;372(5):407-17.

35. Abalos E, Duley L, Steyn DW, Gialdini C. Antihypertensive drug therapy for mild to moderate hypertension during pregnancy. Cochrane Database Syst Rev. 2018;10(10):CD002252.

36. Martins-Costa S. Randomized, controlled trial os hydralazine versus nifedipine in preeclamptic women with acute hypertension. Cil Exp Hypertens. 1992;11(1):2544.

37. Zulfeen M, Tatapudi R, Sowjanya R. IV labetalol and oral nifedipine in acute control of severe hypertension in pregnancy-A randomized controlled trial. Eur J Obstet Gynecol Reprod Biol. 2019;236:46-52.

38. Magee LA, Cham C, Waterman EJ, Ohlsson A, von Dadelszen P. Hydralazine for treatment of severe hypertension in pregnancy: meta-analysis. BMJ. 2003;327(7421):955-60.

39. Tita AT, Szychowski JM, Boggess K, Dugoff L, Sibai B, Lawrence K, et al. Treatment for mild chronic hypertension during pregnancy. N Engl J Med. 2022;386(19):1781-92.

40. Nayak AS, Nachane HB. Risk analysis of suicidal ideations and postpartum depression with antenatal alpha methyldopa use. Asian J Psychiatr. 2018;38:42-4.

41. Wiciński M, Malinowski B, Puk O, Socha M, Słupski M. Methyldopa as an inductor of postpartum depression and maternal blues: a review. Biomed Pharmacother. 2020;127:110196.

42. Altman D, Carroli G, Duley L, Farrell B, Moodley J, Neilson J, et al. Do women with pre-eclampsia, and their babies, benefit from magnesium sulphate? The magpie trial: a randomised placebo-controlled trial. Lancet. 2002;359(9321):1877-90.

43. Chowdhury JR, Chaudhuri S, Bhattacharyya N, Biswas PK, Panpalia M. Comparison of intramuscular magnesium sulfate with low dose intravenous magnesium sulfate regimen for treatment of eclampsia. J Obstet Gynaecol Res. 2009;35(1):119-25.

44. Saha PK, Kaur J, Goel P, Kataria S, Tandon R, Saha L. Safety and efficacy of low dose intramuscular magnesium sulphate (MgSO4) compared to intravenous regimen for treatment of eclampsia. J Obstet Gynaecol Res. 2017;43(10):1543-49.

45. von Dadelszen P, Magee L. What matters in preeclampsia are the associated adverse outcomes: the view from Canada. Curr Opin Obstet Gynecol. 2008;20(2):110-5.

46. Bhattacharya S, Campbell DM, Smith NC. Preeclampsia in the second pregnancy: does previous outcome matter? Eur J Obstet Gunecol Reprod Biol. 2009;144(2):130-4

47. Koopmans CM, Bijlenga D, Groen H, Vijgen SM, Aarnoudse JG, Bekedam DJ, et al. Induction of labour versus expectant monitoring for

gestational hypertension or mild pre-eclampsia after 36 weeks' gestation (HYPITAT): a multicentre, open-label randomised controlled trial. Lancet. 2009;374(9694):979-88.

48. Sonnaville CMW, Hukkelhoven CW, Vlemmix F, Groen H, Schutte JM, Mol BW, et al. Impact of hypertension and preeclampsia intervention trial At Near Term-I (HYPITAT-I) on obstetric management and outcome in The Netherlands. Ultrasound Obstet Gynecol. 2020;55(1):58-67.

49. Sibai BM, Barton JR. Expectant management of severe preeclampsia remote from term: patient selection, treatment, and delivery indications. Am J Obstet Gynecol. 2007;196(6):514.e1-9.

50. Haddad B, Sibai BM. Expectant management in pregnancies with severe pre-eclampsia. Semin Perinatol. 2009;33(3):143-51.

51. Dadelszen PV, Payne B, Li J, Ansermino JM, Pipkin FB, Côté A-Douglas MJ, et al. Prediction of adverse maternal outcomes in preeclampsia: development and validation of the fullPIERS model. Lancet. 2011;377:219-27.

52. Akkermans J, Payne B, von Dadelszen P, Groen H, Vries Jd, Magee LA, et al. Predicting complications in pre-eclampsia: external validation of the fullPIERS model using the PETRA trial dataset. Eur J Obstet Gynecol Reprod Biol. 2014;179:58-62.

53. Hauspurg A, Jeyabalan A. Postpartum preeclampsia or eclampsia: defining its place and management among the hypertensive disorders of pregnancy. Am J Obstet Gynecol. 2022;226(2S):S1211-S21.

54. Lopes Perdigao J, Lewey J, Hirshberg A, Koelper N, Srinivas SK, Elovitz MA, et al. Furosemide for accelerated recovery of blood pressure postpartum in women with a hypertensive disorder of pregnancy: a randomized controlled trial. Hypertension. 2021;77(5):1517-24.

55. Podymow T, August P. Hypertension in pregnancy. Adv Chronic Kidney Dis. 2007;14(2):178-90.

56. Sun X, Li H, He X, Li M, Yan P, Xun Y, et al. The association between calcium supplement and preeclampsia and gestational hypertension: a systematic review and meta-analysis of randomized trials. Hypertens Pregnancy. 2019;38(2):129-39.

57. Hofmeyr GJ, Manyame S, Medley N, Williams MJ. Calcium supplementation commencing before or early in pregnancy, for preventing hypertensive disorders of pregnancy. Cochrane Database Syst Rev. 2019;9(9):CD011192.

58. Goodlin RC, Haesslein HO, Fleming J. Aspirin for the treatment of recurrent toxaemia. Lancet. 1970;2(0079):51.

59. Beaufils M, Uzan S, DonSimoni R, Brault D, Colau JC. Metabolism of uric acid in normal and pathologic pregnancy. Contrib Nephrol. 1981;25:132-6.

60. Poon LC, Wright D, Rolnik DL, Syngelaki A, Delgado JL, Tsokaki T, et al. Aspirin for evidence-based preeclampsia prevention trial: effect of aspirin in prevention of preterm preeclampsia in subgroups of women according to their characteristics and medical and obstetrical history. Am J Obstet Gynecol. 2017;217(5):585.e1-585.e5.

61. Hoffman MK, Goudar SS, Kodkany BS, Metgud M, Somannavar M, Okitawutshu J, et al. Low-dose aspirin for the prevention of preterm delivery in nulliparous women with a singleton pregnancy (ASPIRIN): a randomised, double-blind, placebo-controlled trial. Lancet. 2020;395(10220):285-93.

62. Rolnik DL, Nicolaides KH, Poon LC. Prevention of preeclampsia with aspirin. Am J Obstet Gynecol. 2022;226(2S):S1108-S19.

63. Andrikopoulou M, Purisch SE, Handal-Orefice R, Gyamfi-Bannerman C. Low-dose aspirin is associated with reduced spontaneous preterm birth in nulliparous women. Am J Obstet Gynecol. 2018;219(4):399.e1-399.e6.

64. Mallampati D, Grobman W, Rouse DJ, Werner EF. Strategies for prescribing aspirin to prevent preeclampsia: a cost-effectiveness analysis. Obstet Gynecol. 2019;134(3):537-44.

65. Landman AJEMC, van Limburg Stirum EVJ, de Boer MA, van 't Hooft J, Ket JCF, Leemhuis AG, et al. Long-term health and neurodevelopment in children after antenatal exposure to low-dose aspirin for the prevention of preeclampsia and fetal growth restriction: a systematic review of randomized controlled trials. Eur J Obstet Gynecol Reprod Biol. 2021;267:213-20.

66. Hastie R, Tong S, Wikström AK, Sandström A, Hesselman S, Bergman L. Aspirin use during pregnancy and the risk of bleeding complications: a Swedish population-based cohort study. Am J Obstet Gynecol. 2021;224(1):95.e1-95.e12.

67. Short VL, Hoffman M, Metgud M, Kavi A, Goudar SS, Okitawutshu J, et al. Safety of daily low-dose aspirin use during pregnancy in low-income and middle-income countries. AJOG Glob Rep. 2021;1(1):100003.

68. Cruz-Lemini M, Vázquez JC, Ullmo J, Llurba E. Low-molecular-weight heparin for prevention of preeclampsia and other placenta-mediated complications: a systematic review and meta-analysis. Am J Obstet Gynecol. 2022;226(2S):S1126-S44.e17.

69. De-Regil LM, Palacios C, Lombardo LK, Peña-Rosas JP. Vitamin D supplementation for women during pregnancy. Cochrane Database Syst Rev. 2016;(1):CD008873.

70. Spinnato JA 2nd, Freire S, Pinto E Silva JL, Cunha Rudge MV, Martins-Costa S, Koch MA, et al. Antioxidant therapy to prevent preeclampsia: a randomized controlled trial. Obstet Gynecol. 2007;110(6):1311-8.

71. Döbert M, Varouxaki AN, Mu AC, Syngelaki A, Ciobanu A, Akolekar R, et al. Pravastatin Versus Placebo in Pregnancies at High Risk of Term Preeclampsia. Circulation. 2021;144(9):670-9.

72. Vikse BE, Irgens LM, Leivestad T, Skjaerven R, Iversen BM. Preeclampsia and the risk of end-stage renal disease. N Engl J Med. 2008;359(8):800-9.

73. Irgens HU, Reisaeter L, Irgens LM, Lie RT. Long term mortality of mothers and fathers after pre-eclampsia: population based cohort study. BMJ. 2001;323(7323):1213-7.

74. Canti IC, Komlós M, Martins-Costa SH, Ramos JG, Capp E, Corleta Hv. Risk factors for cardiovascular disease ten years after preeclampsia. Sao Paulo Med J. 2010;128(1):10-3.

39

DIABETES MELITO E GESTAÇÃO

MARIA LÚCIA DA ROCHA OPPERMANN
ANGELA JACOB REICHELT
VANESSA K. GENRO

Neste capítulo, serão abordados os principais conceitos do diabetes melito (DM) em sua associação com a gestação. O objetivo é descrever os aspectos práticos do manejo da gestante com DM pré-gestacional e os procedimentos para o rastreamento, o diagnóstico e o manejo do diabetes melito gestacional (DMG), adotados atualmente pelos Serviços de Ginecologia e Obstetrícia e de Endocrinologia e Metabologia do Hospital de Clínicas de Porto Alegre (HCPA).

O diabetes melito é um distúrbio metabólico de etiologia múltipla, caracterizado por hiperglicemia crônica, decorrente de defeitos na secreção ou na ação da insulina, ou de ambos.[1] A hiperglicemia associa-se à gestação em três situações (**Figura 39.1**):[2]

1. Mulher com diabetes prévio engravida (diabetes pré-gestacional).
2. Mulher sem diagnóstico prévio de hiperglicemia engravida e apresenta valores de glicemia que atingem/ultrapassam os valores diagnósticos para diabetes fora da gestação ("diabetes na gestação" ou *overt diabetes*).
3. Mulher sem diagnóstico prévio de hiperglicemia engravida e apresenta valores de glicemia elevados, mas sem atingir os pontos de corte para diabetes fora da gestação (diabetes gestacional).

A hiperglicemia associada à gestação ocorre em 16,7% das mulheres entre 20 e 49 anos em 2021. O diabetes gestacional representou 80,3% desses casos, o diabetes pré-gestacional, 10,6%, e o diabetes diagnosticado na gestação pela primeira vez, 9,1%.[3] O incremento global da obesidade também acomete mulheres em idade reprodutiva, acarretando aumento dos casos de diabetes gestacional e diabetes melito tipo 2 (DM2) associados à gestação. No Brasil, a obesidade está presente em 10,3% das mulheres com 18 a 24 anos e em quase 22% daquelas com 35 a 44 anos; o sobrepeso ocorre em 28,8 a 55,6% das mulheres nessas faixas etárias.[4]

O diabetes pré-gestacional está associado a risco futuro de doença cardiovascular materna[5] e de obesidade/sobrepeso/diabetes[6] e doença cardiovascular na prole.[7] O DMG é preditor do desenvolvimento futuro de DM2 materno: cerca de 30% das pacientes com DMG terão diagnóstico de DM2 em 15 anos, com incremento de 12% do risco por ano após a gestação,[8] sendo um importante fator de risco cardiovascular na mulher[5] e na prole.[9] Os fatores de risco para DMG são apresentados no **Quadro 39.1**.

Diabetes pré-gestacional

O DM pré-gestacional determina risco aumentado de desfechos adversos maternos, como agravamento de complicações crônicas do DM e desenvolvimento de doença hipertensiva da gestação, e perinatais/neonatais, como aborta-

```
                        Hiperglicemia na gestação
                                   │
                ┌──────────────────┴──────────────────┐
                ▼                                     ▼
   Diagnóstico prévio à gestação          Diagnóstico na gestação
                │                                     │
                ▼                         ┌───────────┴───────────┐
        DM pré-gestacional                ▼                       ▼
                              DM diagnosticado na gestação    DM gestacional
                              "Diabetes na gestação" ou
                                    "overt diabetes"
```

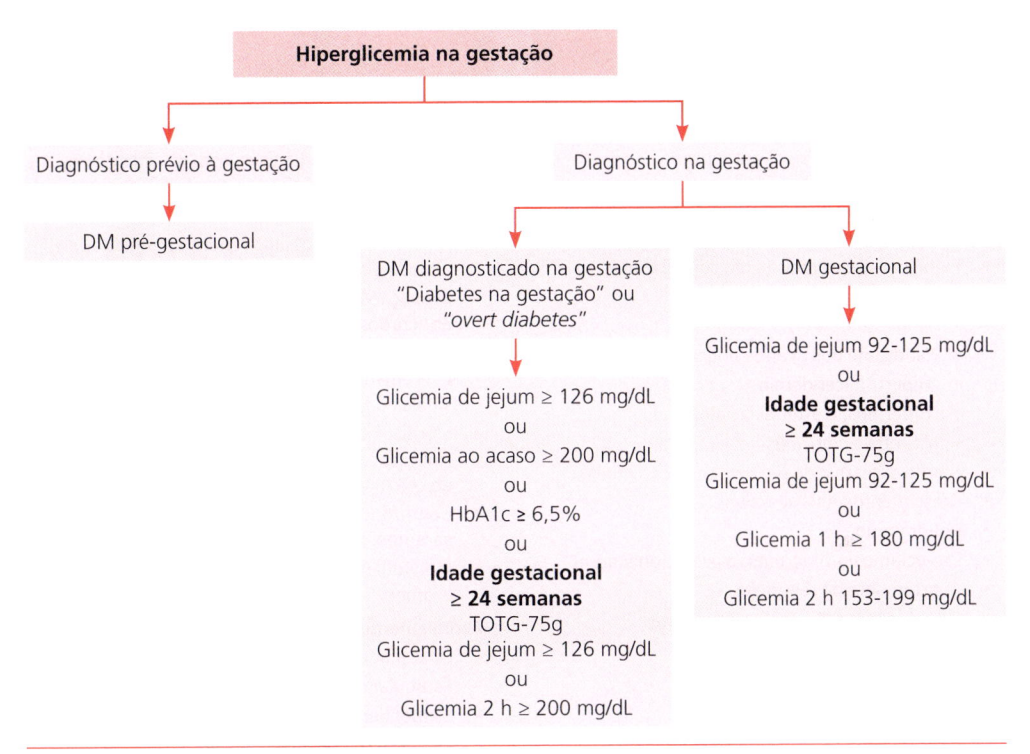

DM diagnosticado na gestação / "overt diabetes":
Glicemia de jejum ≥ 126 mg/dL
ou
Glicemia ao acaso ≥ 200 mg/dL
ou
HbA1c ≥ 6,5%
ou
Idade gestacional ≥ 24 semanas
TOTG-75g
Glicemia de jejum ≥ 126 mg/dL
ou
Glicemia 2 h ≥ 200 mg/dL

DM gestacional:
Glicemia de jejum 92-125 mg/dL
ou
Idade gestacional ≥ 24 semanas
TOTG-75g
Glicemia de jejum 92-125 mg/dL
ou
Glicemia 1 h ≥ 180 mg/dL
ou
Glicemia 2 h 153-199 mg/dL

FIGURA 39.1 – Classificação da hiperglicemia na gestação.
DM, diabetes melito; HbA1c, hemoglobina glicada; TOTG-75 g, teste oral de tolerância com 75 g de glicose.
Fonte: Zajdenverg e colaboradores.[2]

mento, morte intrauterina, malformações congênitas, prematuridade, macrossomia, disfunção respiratória e hipoglicemia neonatal.[10]

A presença de complicações crônicas ou de outras morbidades na gestante com DM exige muitas vezes uma abordagem multidisciplinar, visando a melhores resultados.

AVALIAÇÃO PRÉ-CONCEPCIONAL

O risco reprodutivo precisa ser avaliado e discutido em detalhes com a mulher/casal antes da concepção, especialmente na presença de complicações crônicas. As complicações materno-fetais podem ser reduzidas com o planejamento da gestação antes da concepção e com o acompanhamento pré-natal específico.[11] A redução substancial de malformações congênitas, parto prematuro e mortalidade perinatal, bem como a diminuição de 1,27% na hemoglobina glicada (HbA1c) do primeiro trimestre, foram benefícios associados ao cuidado pré-concepcional, em metanálise.[11]

O aconselhamento pré-concepcional no DM visa ao melhor controle metabólico possível, aproximando-o ao de gestantes sem hiperglicemia, no período da concepção e da organogênese, com ajustes na dieta e controle glicêmico intensivo.

Recomendam-se valores de HbA1c entre 6[12] e 6,5%,[10] desde que não aumentem significativamente episódios de hipoglicemia. Mulheres com HbA1c acima de 9% devem ser aconselhadas a adiar a gestação.[12] Métodos contraceptivos efetivos devem ser assegurados até que o controle glicêmico satisfatório seja obtido. Todos os métodos contraceptivos, hormonais ou intrauterinos, podem ser empregados com segurança, exceto nas mulheres com complicações micro ou macrovasculares ou doença há mais de 20 anos.[13]

A consulta de aconselhamento pré-concepcional é o momento ideal para o rastreamento das complicações crônicas do DM e avaliação do risco reprodutivo. A avaliação das complicações crôni-

> **Quadro 39.1** – Fatores de risco para o desenvolvimento do diabetes melito gestacional
>
> - Idade materna (o risco aumenta proporcionalmente à idade)
> - Presença de sobrepeso/obesidade pré-gestacional (IMC ≥ 25 kg/m^2)
> - Familiares de primeiro grau com diabetes
> - História pessoal de:
>   - HbA1c ≥ 5,7%
>   - Síndrome dos ovários policísticos
>   - Hipertrigliceridemia
>   - Hipertensão arterial crônica
>   - Acantose *nigricans*
> - Ganho excessivo de peso na gestação atual
> - Crescimento fetal excessivo
> - Polidrâmnio
> - Pré-eclâmpsia/hipertensão gestacional atual
> - Abortamento de repetição
> - Filhos com malformações congênitas
> - Morte perinatal ou neonatal
> - Macrossomia
> - DMG prévio
> - Distúrbios do sono no início da gestação
>
> DMG, diabetes melito gestacional; HbA1c, hemoglobina glicada; IMC, índice de massa corporal.
> **Fonte:** Adaptado de Zajdenverg e colaboradores;[2] Organização Pan-Americana da Saúde.[14]

> **Quadro 39.2** – Avaliação de complicações do diabetes melito e morbidades associadas e aconselhamento pré-concepcional
>
> - Anamnese e exame físico com medida da PA, altura, peso e avaliação dos pés
> - Fundoscopia ou retinografia
> - Rastreamento do dano renal com medidas da albuminúria e creatinina sérica
> - Avaliação da função tireoidiana (TSH e anticorpos), principalmente em mulheres com DM1
> - ECG em mulheres ≥ 35 anos com sintomas/sinais ou fatores de risco para cardiopatias[10]
> - Aferição de exames como sífilis, toxoplasmose e HIV, tipo sanguíneo e exame citopatológico do colo uterino
> - Confirmação do *status* vacinal (*influenza*, sarampo, rubéola, hepatite, Covid-19)
> - Individualização da necessidade de outros exames
>
> **Aconselhamento pré-concepcional**
> - Buscar atingir peso adequado
> - Estimular a prática de exercício físico regular
> - Suspender tabagismo e uso de bebidas alcoólicas e drogas recreativas
> - Substituir antidiabéticos orais por insulina em mulheres com DM2 (a metformina pode ser mantida em casos selecionados)[16]
> - Suspender ou substituir estatinas, IECA e bloqueadores dos receptores da angiotensina II
> - Manter β-bloqueadores, nifedipino e diuréticos, em casos selecionados
> - Prescrever ácido fólico, no mínimo 400 µg/dia (e até 5 mg/dia) iniciando ao menos um mês antes da concepção e até 12 semanas de gestação
> - Manter bomba de infusão contínua, se já em uso
> - Recomendar uso de AAS (100-150 mg/dia) e suplementação de cálcio (1,2-1,5 g/dia) a partir do final do 1º trimestre
>
> AAS, ácido acetilsalicílico; Covid-19, doença causada pelo coronavírus SARS-CoV-2; DM1, diabetes melito tipo 1; DM2, diabetes melito tipo 2; ECG, eletrocardiografia; HIV, vírus da imunodeficiência humana; IECA, inibidores da enzima conversora de angiotensina; PA, pressão arterial; TSH, tireotrofina.

cas do diabetes melito e morbidades associadas e as orientações terapêuticas pré-concepcionais são apresentadas no Quadro 39.2.[10,15]

Diabetes melito gestacional

O DMG é a hiperglicemia diagnosticada no final do segundo trimestre ou no início do terceiro, quando se acentua a resistência à insulina. A maioria das mulheres diagnosticadas com DMG retorna à tolerância normal à glicose após a gravidez.

O DMG está associado a desfechos adversos da gestação: os maternos incluem aumento do risco de pré-eclâmpsia e hipertensão gestacional, além de distocia de ombro; os desfechos perinatais incluem crescimento fetal excessivo e trauma de parto.[10]

Buscando consenso nacional, a Federação Brasileira das Associações de Ginecologia e Obstetrícia (Febrasgo) e a Sociedade Brasileira de Diabetes (SBD), com apoio da Organização Pan-americana de Saúde (OPAS) e do Ministério da Saúde do Brasil (MS), definiram em conjunto diretrizes para rastreamento e diagnóstico do DMG no país.[14]

Considerando-se a heterogeneidade da população e da geografia brasileiras, duas estratégias de diagnóstico do DMG foram definidas, baseadas na disponibilidade técnica e na viabilidade financeira. Na Figura 39.2, no painel A, está apresentada a estratégia em cenário ideal, com detecção de 100% dos casos. No painel B, cenários em que disponibilidade técnica e viabilidade financeira são restritas, a estratégia é simplificada, empregando a glicemia em jejum no lugar do teste oral de tolerância com 75 g de glicose (TOTG-75 g), sendo estimada a detecção de 86% dos casos.[14]

Gestantes intolerantes à sobrecarga de glicose anidra do TOTG ou gestantes que realizaram cirurgia bariátrica, pelo risco de síndrome de *dumping*, farão a testagem somente com a glicemia em jejum (Figura 39.2, painel B).

Não há recomendação oficial sobre o uso da HbA1c como procedimento diagnóstico no DMG. Níveis de HbA1c > 5,3% no diagnóstico do DMG e ao final da gestação associam-se a aumento crescente no risco de desfechos perinatais adversos (distúrbios hipertensivos, recém-nascidos [RNs] grandes para a idade gestacional [GIGs] e morbidade neonatal).[17]

Monitoramento e tratamento

A abordagem terapêutica da hiperglicemia na gestação é semelhante em todas as apresentações: cuidados com a alimentação, prática de exercício físico, monitoração metabólica, uso de medicamentos e cuidado obstétrico continuado. As particularidades são destacadas quando necessário.

Recomenda-se o monitoramento da glicemia capilar com objetivo de guiar o tratamento e necessidade de associar farmacoterapia à dieta, no diabetes gestacional, ou ajustar doses de insu-

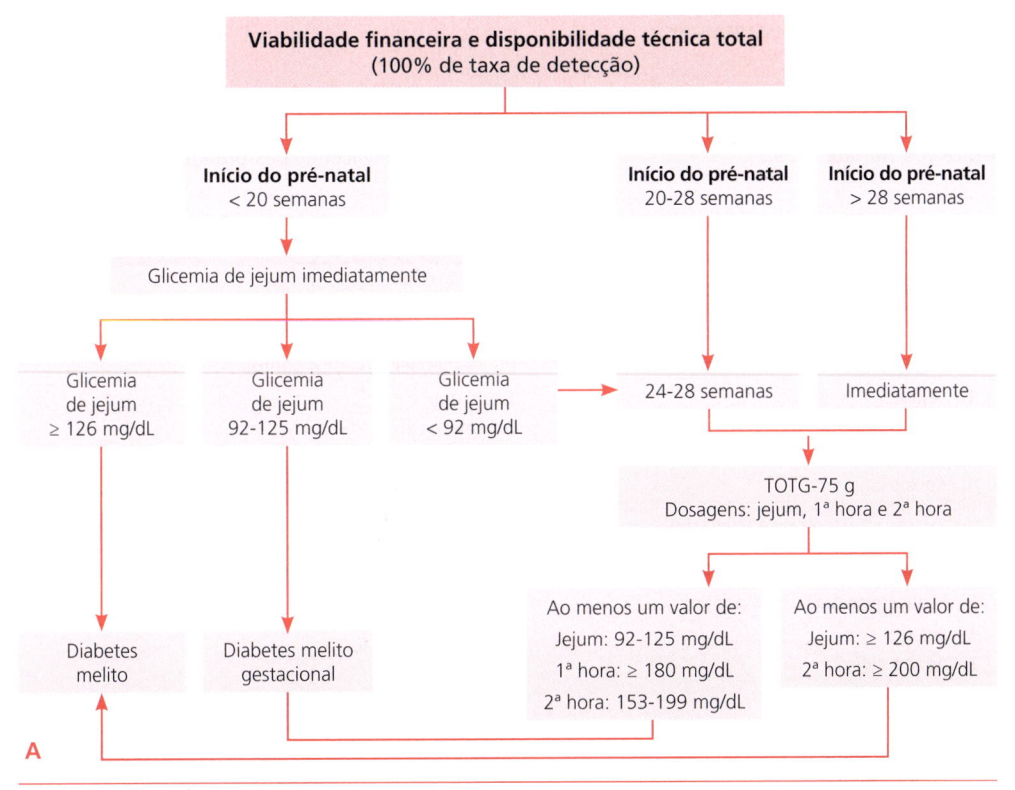

FIGURA 39.2 – Diagnóstico do diabetes melito gestacional no Brasil. (**A**) Painel A. (**B**) Painel B. (*Continua*)
TOTG-75 g, teste oral de tolerância com 75 g de glicose.
Fonte: Organização Pan-Americana da Saúde.[14]

```
                    Viabilidade financeira e/ou disponibilidade técnica parcial
                                  (86% de taxa de detecção)
                                              │
                                              ▼
                           Início do pré-natal em qualquer idade gestacional
                                              │
                                              ▼
                                      Glicemia de jejum
                                              │
            ┌─────────────────────────────────┼─────────────────────────────────┐
            ▼                                 ▼                                 ▼
       ≥ 126 mg/dL                  < 92 mg/dL < 24 semanas                92-125 mg/dL
            │                                 │                                 │
            ▼                                 ▼                                 ▼
     Diabetes melito            Glicemia de jejum 24-28 semanas       Diabetes melito gestacional
            ▲                                 │                                 ▲
            │                                 │                                 │
       ≥ 126 mg/dL                        < 92 mg/dL                       92-125 mg/dL
                                              │
                                              ▼
 B                                         Normal
```

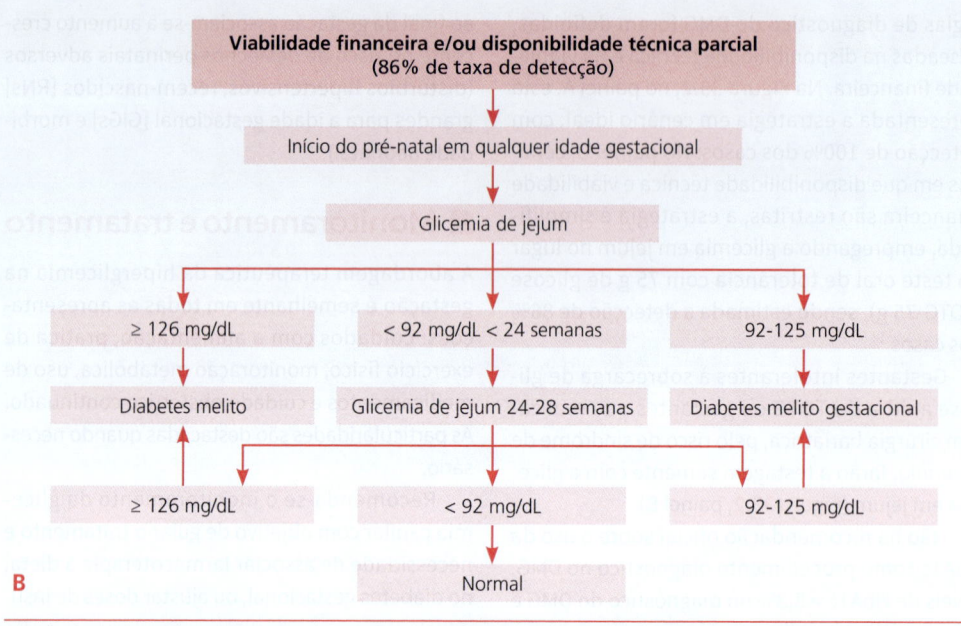

FIGURA 39.2 – (*Continuação*) Diagnóstico do diabetes melito gestacional no Brasil. (**A**) Painel A. (**B**) Painel B.
TOTG-75 g, teste oral de tolerância com 75 g de glicose.
Fonte: Organização Pan-Americana da Saúde.[14]

lina em uso. A orientação para monitoramento da glicose capilar está apresentada no **Quadro 39.3**, e os alvos, na **Tabela 39.1**.

A avaliação da glicemia de jejum isoladamente não detecta controle inadequado pós-prandial. As medidas de glicemia pós-prandial associadas à da

Quadro 39.3 – Monitoramento da glicemia capilar*

TRATAMENTO NUTRICIONAL EXCLUSIVO

Viabilidade financeira e técnica total	Viabilidade financeira e técnica parcial
Perfil glicêmico diário de 4 pontos:	PG 3 vezes/semana de 4 pontos
1. Jejum	1. Jejum
2. Após o café	2. Após o café
3. Após o almoço	3. Após o almoço
4. Após o jantar	4. Após o jantar

TRATAMENTO FARMACOLÓGICO ASSOCIADO

Viabilidade financeira e técnica total	Viabilidade financeira e técnica parcial
Perfil glicêmico diário de 6 pontos:	Perfil glicêmico diário de 4 pontos:
1. Jejum	1. Jejum
2. Após o café	2. Após o café
3. Antes do almoço	3. Após o almoço
4. Após o almoço	4. Após o jantar
5. Antes do jantar	
6. Após o jantar	

*Recomendação de medidas da glicose capilar em 1 h ou em 1 h ou 2 h.[10]
Fonte: Adaptado de Federação Brasileira das Associações de Ginecologia e Obstetrícia.[22]

Tabela 39.1 – Alvos da glicemia capilar nas condições de hiperglicemia na gestação		
Glicemia	**Diabetes gestacional**	**Diabetes pré-gestacional**
Jejum	< 95 mg/dL	70-94 mg/dL
1 h pós-prandial	< 140 mg/dL	110-139 mg/dL
2 h pós-prandial	< 120 mg/dL	100-119 mg/dL
Hemoglobina glicada	< 6% (até 7% se hipoglicemias frequentes)	
Tempo no alvo – DM1	**Monitorização contínua de glicemia para DM1 (CGM)**	
Ideal (> 70%)	63-140 mg/dL	
Acima (< 25%)	> 140 mg/dL	
Abaixo (< 4%)	< 63 mg/dL	
Abaixo (< 1%)	< 54 mg/dL	

CGM, monitorização contínua da glicose (*continuous glucose monitoring*); DM1, diabetes melito gestacional.
Fonte: Elaborada com base em American Diabetes Association Professional Practice Committee;[10] Zajdenverg e colaboradores;[12] American College of Obstetricians and Gynecologists;[15] ACOG Practice Bulletin.[23]

glicemia em jejum foram mais eficazes em reduzir as taxas de cesariana, macrossomia e hipoglicemia neonatal do que o monitoramento isolado da glicemia de jejum.[18]

A medida da glicose intersticial nos sistemas de monitorização contínua da glicose (CGM, *continuous glucose monitoring*) ocorre em tempo real (p. ex., rtCGM Dexcom G4®) ou intermitente (sistema intermitente Freestyle Libre®).[12] O estudo CONCEPTT,[19] que avaliou a CGM em tempo real em gestantes com DM1, evidenciou maior tempo de glicemias no alvo e menos períodos de hiperglicemia, menor incidência de bebes GIGs, internação em unidade de terapia intensiva, hipoglicemia e tempo de hospitalização.[19] Em uma metanálise de 10 ensaios clínicos randomizados (1.358 mulheres com DMG ou diabetes pré-gestacional), houve redução da HbA1c, da taxa de cesarianas e do peso neonatal.[20] A SBD recomenda o uso da CGM em gestantes com DM1, associado ou não às bombas de infusão de insulina;[12] seu emprego em casos de DM2 ou diabetes gestacional não está recomendado até o momento.[12]

A HbA1c deve ser avaliada mensalmente em gestantes com DM1, até que o objetivo seja alcançado, quando poderá ser medida a cada 2 ou 3 meses.[12] Pode haver interferência nos valores da HbA1c secundária às adaptações fisiológicas impostas pela gestação.[12] Não há evidências suficientes para recomendar sua medida no DMG.[12]

A retinografia deve ser realizada entre 16 e 20 semanas e novamente às 28 semanas. A presença de retinopatia diabética não deve ser considerada contraindicação ao tratamento intensivo para controle glicêmico rápido, nem deve ser considerada contraindicação ao parto vaginal.[16]

DIETA

O cálculo do valor energético da dieta e do ganho de peso durante a gestação é feito com base no peso ideal pré-gestacional. Na Tabela 42.3 do Capítulo 42 – Obesidade e gestação, estão apresentadas as recomendações vigentes em relação ao ganho de peso na gestação.[21] O valor calórico total da dieta é distribuído em três refeições e em dois a três lanches: o café da manhã deve conter em torno de 10 a 20% das calorias do dia; o almoço, 20 a 30%; o jantar, 30 a 40%; e os lanches, até 30%.[24] A quantidade mínima de carboidratos recomendada na gestação é de 175 g por dia, a de proteínas, 71 g, e a de fibras, 28 g.[10]

Quadro 39.4 – Contraindicações à prática de exercícios durante a gestação

Absolutas
- Rupreme
- TPP
- Pré-eclâmpsia
- Incompetência istmocervical
- Restrição de crescimento fetal
- Gestação múltipla (≥ tripla)
- Placenta prévia > 28ª semana
- Sangramento persistente no segundo ou no terceiro trimestre
- DM1 descompensado
- Hipertensão não controlada
- Doença tireoidiana, cardiovascular, respiratória ou sistêmica grave
- Algumas modalidades de exercícios*

Relativas
- Abortamento de repetição
- Parto pré-termo espontâneo prévio
- Hipertensão gestacional
- Doença cardiovascular leve a moderada
- Anemia sintomática
- Doença respiratória leve a moderada
- Desnutrição ou distúrbio alimentar
- Gestação gemelar > 28ª semana
- Outras condições clínicas relevantes

*Mergulho com descompressão, exigência de equilíbrio e risco de queda ou trauma abdominal.
DM1, diabetes melito tipo 1; Rupreme, ruptura prematura de membranas; TPP, trabalho de parto pré-termo.
Fonte: Adaptado de Mottola e colaboradores.[26]

EXERCÍCIO FÍSICO

As pacientes que realizavam exercícios previamente à gestação devem ser estimuladas a continuar ativas.[25] Na ausência de contraindicações (Quadro 39.4), as gestantes em geral devem realizar 30 minutos diários (de preferência) ou 150 minutos/semana de atividade física de intensidade moderada para alcançar benefícios de saúde efetivos e prevenir complicações da gestação.[26]

No DMG, o exercício físico reduz os níveis de glicemia, efeito de curta duração. Efeitos sustentados no controle glicêmico ou nos desfechos da gestação ainda não foram claramente demonstrados e precisam ser mais explorados.[27] A automonitorização da atividade fetal e da glicemia capilar antes e depois da atividade é recomendada.

TRATAMENTO FARMACOLÓGICO

DIABETES MELITO PRÉ-GESTACIONAL

A substituição e os ajustes nas doses de medicamentos usados no tratamento do DM pré-gestacional devem ser realizados por especialista.

No DM2, recomenda-se a substituição das medicações orais por insulina, caso não tenha sido feita no período pré-concepção. A metformina pode ser mantida como adjuvante ou alternativa à insulina em casos especiais, como na recusa ou incapacidade de uso da insulina, ganho excessivo de peso ou macrossomia fetal, após discussão com a paciente sobre os potenciais efeitos adversos, como aumento do risco de RNs pequenos para a idade gestacional (PIGs) e ausência de evidências de segurança na prole em longo prazo.[16,28]

DIABETES MELITO GESTACIONAL

O tratamento farmacológico padrão para o DMG é a insulina, que deve ser prescrita se os alvos glicêmicos (ver Tabela 39.1) não forem alcançados duas semanas depois do início do tratamento nutricional. A Tabela 39.2 apresenta características dos medicamentos empregados para o tratamento do diabetes associado à gestação. As principais considerações sobre essas medicações estão descritas a seguir.

Metformina

Tem comprovada passagem placentária, sem determinar aumento do risco de malformações congênitas quando utilizada no primeiro trimestre da gestação em mulheres com síndrome dos ovários policísticos.[29] Seu uso no DMG mostrou eficácia e segurança semelhantes às da insulina nos desfechos peri e neonatais, apesar da frequente necessidade de suplementação com insulina para bom controle glicêmico.[28] Deve ser considerada na inviabilidade do uso de insulina, ganho excessivo de peso materno ou fetal e quando necessárias doses muito elevadas de insu-

Tabela 39.2 – Tratamento medicamentoso do diabetes na gestação

MEDICAMENTO	CLASSIFICAÇÃO (ANVISA)*	INÍCIO DA AÇÃO	PICO DE AÇÃO	DURAÇÃO DE AÇÃO	POSOLOGIA
Metformina		2-3 dias	Até 2 sem	4-9 h	500 mg 2-3 doses ao dia. Dose máxima: 2.500 mg/dia
Análogos de insulina ultrarrápida		< 5-15 min	30-90 min	4-6 h	Aplicar logo antes ou logo depois da refeição
Lispro*	B			4-5 h	
Asparte*	A			4-6 h	
Glulisina*	C			3-4 h	
Insulina rápida					Aplicar 30 min antes da refeição
Regular	B	30-60 min	2-3 h	5-8 h	
Insulina intermediária					Variável
NPH	B	2-4 h	4-10 h	10-18 h	
Análogos de insulina ultralenta			Sem pico		Variável
Glargina*	C	2-4 h		20-24 h	
Detemir*	A	1-3 h		18-22 h	
Degludeca	C	2 h		25-42 h	

*Relativa às insulinas e análogos. "Categoria A: Em estudos controlados em mulheres grávidas, o fármaco não demonstrou risco para o feto no primeiro trimestre de gravidez. Não há evidências de risco nos trimestres posteriores, sendo remota a possibilidade de dano fetal; Categoria B: Os estudos em animais não demonstraram risco fetal, mas também não há estudos controlados em mulheres grávidas; ou, então, os estudos em animais revelaram riscos, mas que não foram confirmados em estudos controlados em mulheres grávidas; Categoria C: Não foram realizados estudos em animais nem em mulheres grávidas; ou, então, os estudos em animais revelaram risco, mas não existem estudos disponíveis realizados em mulheres grávidas".
Anvisa, Agência Nacional de Vigilância Sanitária; NPH, protamina neutra de Hagedorn.
Fonte: Adaptada de Zajdenverg e colaboradores.[28]

lina sem controle glicêmico adequado (> 2 unidades/kg peso/dia).[28]

Insulina

O tratamento com insulina é indicado nas gestantes que não atingem os alvos de controle glicêmico com dieta ou medicação oral, e deve ser prescrito por especialista. No entanto, em alguns cenários, o obstetra ou médico de família poderá iniciar o tratamento insulínico com os tipos mais comuns de insulina, protamina neutra de Hagedorn (NPH, *neutral protamine Hagedorn*) e regular.

1. No predomínio da hiperglicemia de jejum, a insulina prescrita deve ser de longa ação, como a insulina NPH, e a dose inicial sugerida é de 0,5 unidades internacionais [UI]/kg.[28]
2. No predomínio da hiperglicemia pós-prandial, deve-se iniciar o tratamento com insulina de ação rápida ou análogo de ação ultrarrápida, este último com menor risco de hipoglicemia.[28]
3. Nas hiperglicemias mistas, pré e pós-prandiais, o esquema de tratamento intensivo com quatro doses diárias de insulina mostrou-se mais efetivo e de menor morbidade neona-

tal do que o esquema de duas doses diárias.[30] Gestantes obesas ou próximas do termo da gestação podem necessitar de doses de até 2 unidades/kg de peso corporal.[28]

4. Sugere-se administrar 50 a 60% da dose diária como insulina NPH e 40 a 50% como insulina rápida.[24] O ajuste das doses deve ser guiado pelas glicemias capilares diárias.[12] Durante a gravidez, doses crescentes de insulina são necessárias, sobretudo a partir do fim do segundo trimestre da gestação, com estabilização ou redução próximo ao fim do terceiro trimestre.[24]

> ⚠ A complicação mais comum no uso da insulina é a hipoglicemia. Mulheres com DM1 podem apresentar episódios frequentes no início da gestação, e aquelas com neuropatia autonômica têm maior risco de apresentar episódios de hipoglicemias não percebidas e devem ser adequadamente orientadas. Não há relatos associando episódios de hipoglicemia materna – mesmo os graves (convulsões e coma) – a efeitos adversos no feto humano. Os episódios de hipoglicemia são menos frequentes e de menor intensidade nas mulheres com DMG em uso de insulina.

> ⭐ Os sintomas mais comuns de hipoglicemia incluem tremor de mãos, taquicardia, ansiedade, parestesias e sensação de fome. Sintomas neuroglicopênicos como dificuldade de concentração, inquietude, dor de cabeça, visão borrada, tonturas, confusão mental, convulsão e perda de consciência ocorrem com valores mais baixos, em geral cerca de 54 mg/dL.[31]

Os passos sugeridos para o manejo da hipoglicemia estão descritos no **Quadro 39.5**.

Quadro 39.5 – Manejo da hipoglicemia

- Confirmar o diagnóstico com medida da glicose capilar (< 70 mg/dL com sintomas).
- Na mulher consciente, ingestão de: 15-20 g de carboidratos de ação rápida (sachês de glicose com 15-20 g, 150-200 mL de suco de laranja ou 3-4 colheres de chá de açúcar dissolvidos em água) são suficientes para tratar a maioria dos episódios sem causar hiperglicemia residual.
- Repetir esse procedimento por até três vezes, caso a glicose capilar persista < 70 mg/dL depois de 10-15 minutos.
- Resolvido o episódio agudo, devem ser ingeridos alimentos com conteúdo maior de carboidratos de absorção lenta para prevenir a recorrência da hipoglicemia.
- Na mulher inconsciente, aplicar glucagon subcutâneo (ou glicose hipertônica em ambiente hospitalar).

Fonte: Adaptado de Nakhleh e Shehadeh.[31]

Acompanhamento obstétrico

TRATAMENTO MODULADO PELO CRESCIMENTO FETAL

> 👉 O crescimento fetal acompanhado por ultrassonografia (US) seriada pode servir como balizador do controle glicêmico no DMG. As medidas fetais por US entre a 26ª e a 28ª semanas, especificamente a circunferência abdominal (CA), permitem identificar a resposta fetal ao controle metabólico da mãe.[32] A medida de CA fetal maior do que o percentil 70 para a idade gestacional pode indicar hiperinsulinismo fetal. A modulação do tratamento materno, de acordo com o crescimento fetal, mostrou-se eficaz em reduzir desfechos adversos perinatais.[33]

O controle glicêmico materno modulado pelo crescimento fetal reduziu a incidência de macrossomia, de RNs GIGs e também de RNs PIGs: controle estrito – glicemia de jejum em torno de 80 mg/dL e 2 horas pós-prandial de 100 mg/dL em gestantes com fetos de crescimento excessivo (≥ percentil 70) – e o controle mais flexível – glicemia de jejum em torno de 100 mg/dL e 2 horas pós-prandial de 140 mg/dL em fetos com crescimento entre os percentis 25 e 70.[33,34]

TRATAMENTO OBSTÉTRICO

As mulheres em tratamento não farmacológico com bom controle glicêmico, na ausência de outras indicações obstétricas, podem ser avaliadas a cada 2 a 3 semanas até a 36ª semana, quando o controle obstétrico passa a ser semanal.[23]

> 👉 As mulheres em tratamento farmacológico, sobremaneira aquelas com DM pré-

vio, são avaliadas toda semana, algumas vezes a intervalos de 2 semanas até as 32 a 34 semanas e, então, semanalmente até o parto. A presença de morbidades múltiplas exige maior individualização do acompanhamento.[15]

A rotina de exames pré-natais deve ser a mesma das gestações sem DM, acrescida das medidas de tireotrofina (TSH) e anticorpos antitireoperoxidase (anti-TPO), principalmente nas mulheres com DM prévio, pelo risco aumentado de hipotireoidismo.

Na **Figura 39.3**, está apresentado o fluxograma para acompanhamento obstétrico do DM na gestação.

AVALIAÇÃO DA VITALIDADE FETAL

A prática obstétrica tem baseado a testagem fetal na gravidade da hiperglicemia, na necessidade de tratamento com fármacos, no controle glicêmico alcançado e na presença de outros fatores de risco para maus desfechos obstétricos (idade materna, mau passado obstétrico, hipertensão).

Os testes e a frequência da avaliação da vitalidade fetal no terceiro trimestre são definidos pelas instituições em razão da ausência de estudos randomizados nessa área. Nenhum dos testes atualmente disponíveis (cardiotocografia [CTG], perfil biofísico fetal [PBF], CTG computadorizada, US Doppler) foi preditivo de morte intrauterina iminente em mulheres com diabetes.[15] Entretanto, se o controle glicêmico materno deteriora-se, a condição fetal pode piorar também, justificando o aumento da frequência da testagem. As gestantes com DMG em uso de fármacos são conduzidas como aquelas com DM pré-gestacional (ver **Figura 39.3**).

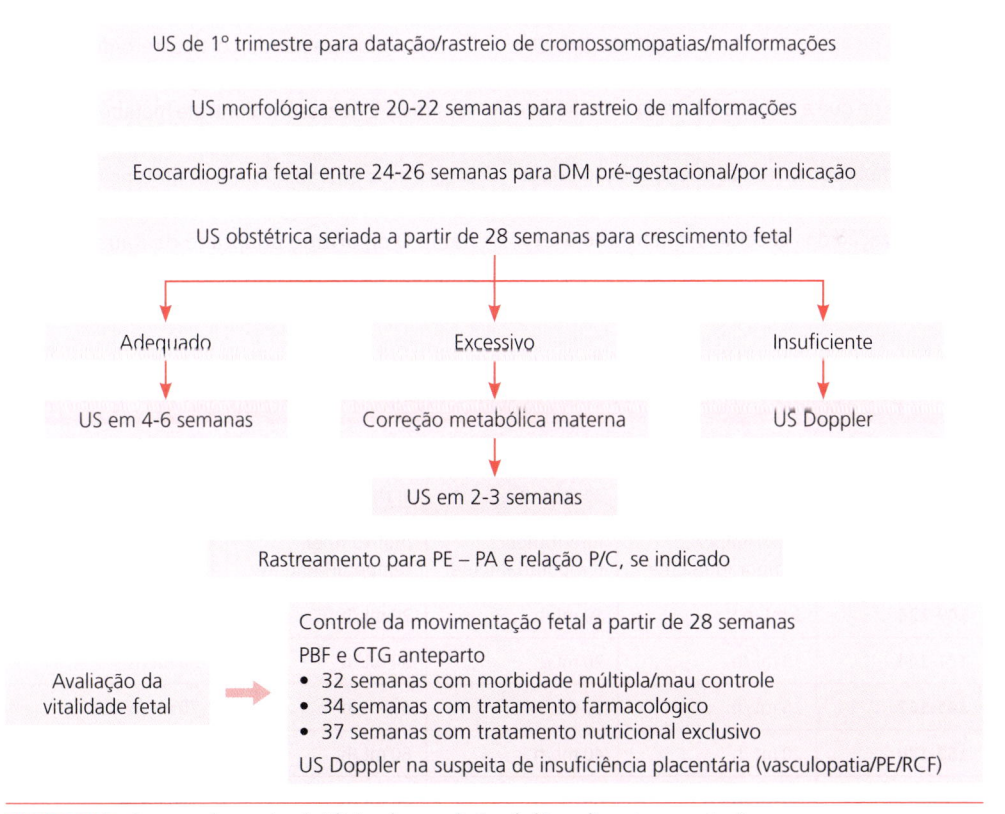

US de 1º trimestre para datação/rastreio de cromossomopatias/malformações

US morfológica entre 20-22 semanas para rastreio de malformações

Ecocardiografia fetal entre 24-26 semanas para DM pré-gestacional/por indicação

US obstétrica seriada a partir de 28 semanas para crescimento fetal

- Adequado → US em 4-6 semanas
- Excessivo → Correção metabólica materna → US em 2-3 semanas
- Insuficiente → US Doppler

Rastreamento para PE – PA e relação P/C, se indicado

Avaliação da vitalidade fetal →
- Controle da movimentação fetal a partir de 28 semanas
- PBF e CTG anteparto
  - 32 semanas com morbidade múltipla/mau controle
  - 34 semanas com tratamento farmacológico
  - 37 semanas com tratamento nutricional exclusivo
- US Doppler na suspeita de insuficiência placentária (vasculopatia/PE/RCF)

FIGURA 39.3 – Acompanhamento obstétrico das condições de hiperglicemia na gestação.
CTG, cardiotocografia; DM, diabetes melito; PA, pressão arterial; PBF, perfil biofísico fetal; P/C, proteinúria/creatinúria; PE, pré-eclâmpsia; RCF, restrição de crescimento fetal; US, ultrassonografia.

A US Doppler na gestação com DM tem a mesma indicação das gestações de mulheres sem DM – suspeita de insuficiência placentária (distúrbios hipertensivos da gestação e crescimento fetal insuficiente). A CTG foi um melhor preditor de maus desfechos perinatais que o Doppler de artéria umbilical em mulheres com DMG.[35] Especificamente em relação ao DM, estudos que avaliaram o controle metabólico materno em curto e longo prazos e as medidas da US Doppler não revelaram associação entre eles[36] (ver Cap. 19 – Avaliação da saúde fetal).

Condições associadas à gestação com hiperglicemia

A hipótese de Pedersen, hiperglicemia materna levando a hiperinsulinismo fetal,[37] formulada há décadas, foi confirmada em um grande estudo observacional multicêntrico com mais de 20 mil gestantes: há associação entre a glicose materna e a adiposidade fetal, gradiente-dependente, com evidências de que a insulina fetal seja a mediadora dessa relação.[38] O hiperinsulinismo fetal parece também implicado no retardo da produção do surfactante pulmonar e na hipoxemia fetal crônica. A normalização das glicemias maternas é o fator isolado mais importante na prevenção do hiperinsulinismo fetal e suas consequências.

Havendo necessidade de interrupção da gestação entre 24^{+0} e 34^{+0} (ou 34^{+6}) semanas, por indicação fetal ou materna ou trabalho de parto espontâneo, sugere-se a administração de corticosteroide antenatal para redução da morbidade ventilatória e outras complicações da prematuridade (ver Cap. 16 – Prematuridade) nas mesmas doses recomendadas nas gestações sem hiperglicemia.

Apesar da ausência de estudos específicos sobre os efeitos do corticosteroide nos fetos de mulheres com DM, soma-se ao risco da prematuridade o possível retardo na produção de surfactante pelo pulmão fetal. No entanto, os riscos de descompensação metabólica materna com deterioração fetal são relevantes. A Sociedade de Medicina Materno-Fetal (SMFM, Society for Maternal-Fetal Medicine) não recomenda o uso do corticosteroide antenatal nas gestações pré-termo tardias.[39]

A administração do corticosteroide provoca imediata descompensação glicêmica, que pode ser grave. É necessário controle metabólico intensivo com internação hospitalar. Existem vários algoritmos que auxiliam a manutenção do controle metabólico durante a corticoterapia antenatal. O algoritmo adaptado de Kaushal que é empregado no HCPA está descrito em detalhes na Tabela 39.3.[40] É necessário manter o controle

Tabela 39.3 – Bomba de infusão contínua de insulina suplementar para corticoterapia antenatal

GLICEMIA CAPILAR	DOSE TOTAL DE INSULINA USADA AO DIA			
	< 40 UI – A	40-80 UI – B	81-120 UI – C	> 120 UI – D
< 108	Interromper temporariamente	Interromper temporariamente	Interromper temporariamente	Interromper temporariamente
109-126	5 mL/h	10 mL/h	20 mL/h	30 mL/h
127-144	10 mL/h	20 mL/h	30 mL/h	50 mL/h
145-162	15 mL/h	30 mL/h	40 mL/h	70 mL/h
163-180	20 mL/h	40 mL/h	60 mL/h	100 mL/h
> 180	30 mL/h	60 mL/h	80 mL/h	130 mL/h

UI, unidades internacionais.
Fonte: Adaptada de Kaushal e colaboradores.[40]

intensivo das glicemias capilares até o retorno aos níveis de glicose prévios à corticoterapia.

Ao instalar a bomba de insulina suplementar em pacientes em corticoterapia antenatal, com glicemia capilar pré-prandial > 108 mg/dL e/ou 2 horas pós-prandial > 130 mg/dL, deve-se:

- Manter as doses de insulina em uso e a dieta habitual da paciente.
- Manter infusão contínua de solução fisiológica a 0,9%.
- Prescrever bomba de insulina – Insulina regular humana 100 UI/mL em 250 mL de cloreto de sódio (NaCl) a 0,9% (10 mL da solução = 1 UI de insulina).
- Desprezar os primeiros 50 mL da solução para impregnar o sistema.
- Calcular a dose total de insulina da paciente (intermediária e rápida) para decidir em qual esquema iniciar.
- Monitorizar glicemia capilar (GC) de hora em hora.
- Ajustar a concentração de insulina conforme a GC:
  - GC > 180: ajustar a bomba dentro do esquema em uso.
  - GC > 180 por 2 horas consecutivos: trocar o esquema para o imediatamente posterior (A para B, B para C).
  - GC < 108: interromper temporariamente a infusao e reavaliar em 1 hora;
  - GC < 108 por mais de 2 horas consecutivas: trocar para o esquema imediatamente anterior (de B para A, de C para B).

O uso da bomba deve ser mantido enquanto for necessário suplementar insulina (glicemias fora do alvo) ou até, pelo menos, 12 horas após a última dose do corticosteroide.

Momento e via do parto

O principal indicador de sucesso na condução da gestação associada à hiperglicemia é o parto sem complicações de uma mulher e seu RN a termo, com desfechos similares aos da população geral.

As recomendações do consenso brasileiro de especialistas sobre o momento e via do parto são apresentadas na **Figura 39.4**.

Manejo intraparto

A hiperglicemia materna durante o parto está associada à hipoglicemia neonatal, motivo pelo qual o controle glicêmico deve ser mantido durante todo o parto. Existem vários protocolos de manejo, mas o consenso é empregar insulina de curta ação e monitorizar a glicemia capilar a cada 1 a 2 horas, objetivando glicemias capilares entre 72 e 126 mg/dL.

Mulheres com DMG compensado apenas com dieta não precisam de nenhum cuidado adicional além dos aplicados às gestantes normais.

A cesariana programada para o início da manhã aproveita o jejum fisiológico do sono, sem aplicação da insulina e controle da glicemia capilar durante o procedimento.

Nas gestantes com diabetes melito tipo 1 (DM1) em trabalho de parto ou de difícil controle antes da cesariana eletiva, gestantes DM2 ou DMG se ≥ 2 medidas de glicemia capilar consecutivas > 126 mg/dL (intervalo de 30 minutos), emprega-se a bomba de insulina contínua periparto (**Tabela 39.4**). A infusão contínua deve ser interrompida logo após o parto.

No pós-parto de mulheres com diabetes pré-gestacional, deve-se reduzir a infusão de insulina contínua em 50% na dequitação até iniciar dieta oral e reduzir em 50% a dose total de insulina usada ao final da gestação ao iniciar dieta oral. É necessário manter o controle habitual com medidas da glicemia capilar. Nas mulheres com diabetes gestacional, deve-se suspender toda a medicação hipoglicemiante após o início da dieta oral. É aconselhável a monitorização glicêmica nas primeiras 24 horas pós-parto nas mulheres com diabetes em tratamento farmacológico na gestação, seja diabetes gestacional, seja diabetes pré-gestacional.

Puerpério e amamentação

A amamentação exclusiva nas mulheres com diabetes gestacional reduz riscos de diabetes em 55% e de pré-diabetes em 39%. A duração da amamentação tem efeito gradiente-dependente no risco de diabetes.[42]

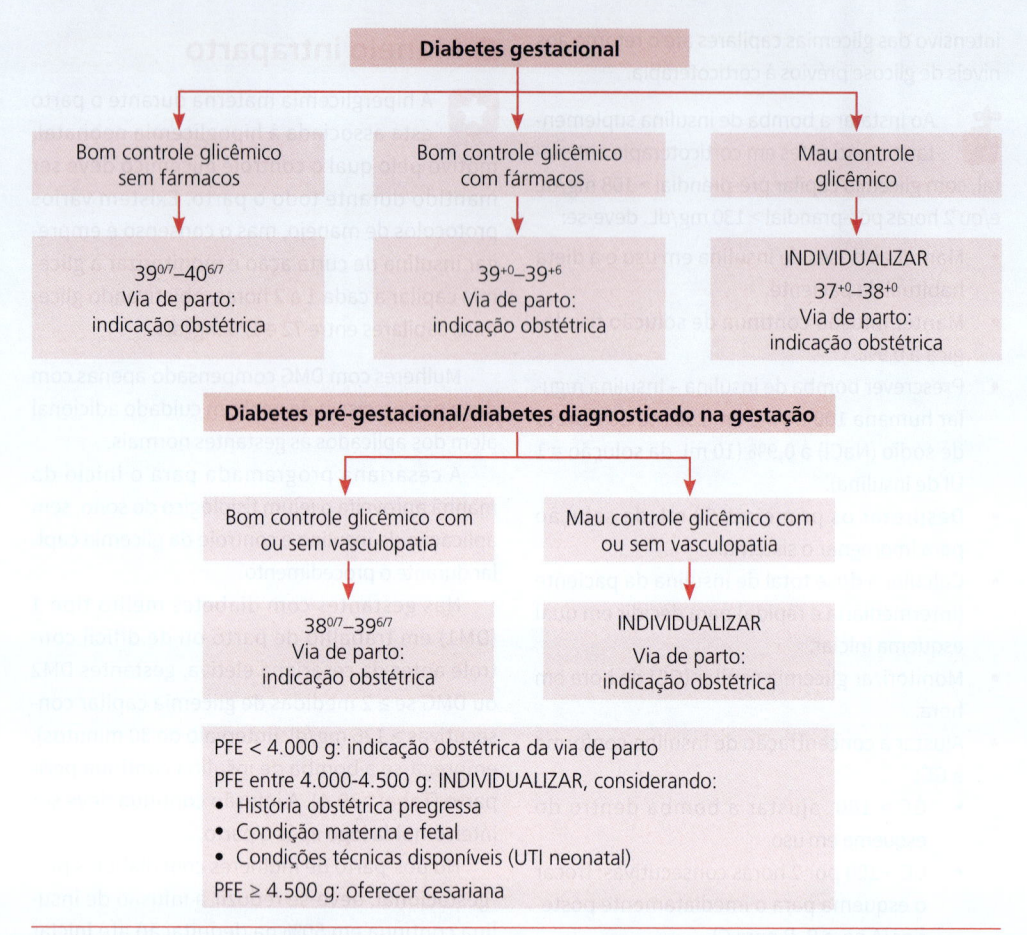

```
                           Diabetes gestacional
                                  │
        ┌─────────────────────────┼─────────────────────────┐
        ▼                         ▼                         ▼
  Bom controle glicêmico    Bom controle glicêmico      Mau controle
     sem fármacos              com fármacos              glicêmico
        │                         │                         │
        ▼                         ▼                         ▼
     $39^{0/7}-40^{6/7}$        $39^{+0}-39^{+6}$         INDIVIDUALIZAR
     Via de parto:              Via de parto:             $37^{+0}-38^{+0}$
    indicação obstétrica      indicação obstétrica        Via de parto:
                                                        indicação obstétrica
```

```
         Diabetes pré-gestacional/diabetes diagnosticado na gestação
                                  │
                ┌─────────────────┴─────────────────┐
                ▼                                   ▼
     Bom controle glicêmico com            Mau controle glicêmico com
       ou sem vasculopatia                    ou sem vasculopatia
                │                                   │
                ▼                                   ▼
          $38^{0/7}-39^{6/7}$                  INDIVIDUALIZAR
          Via de parto:                        Via de parto:
         indicação obstétrica                 indicação obstétrica
```

PFE < 4.000 g: indicação obstétrica da via de parto
PFE entre 4.000-4.500 g: INDIVIDUALIZAR, considerando:
- História obstétrica pregressa
- Condição materna e fetal
- Condições técnicas disponíveis (UTI neonatal)

PFE ≥ 4.500 g: oferecer cesariana

FIGURA 39.4 – Momento e via do parto.
PFE, peso fetal estimado; UTI, unidade de terapia intensiva.
Fonte: Adaptada de Brasil.[41]

A amamentação exige adaptações para o bom controle metabólico, principalmente nas mulheres com diabetes pré-gestacional, como o acréscimo de 500 kcal/dia no valor energético total e ajustes nos horários de refeições e lanches antes de amamentar.

Em mulheres com DM1, as doses e os horários do uso da insulina devem ser adaptados aos horários de amamentação para evitar hipoglicemia.

Em lactantes com DM2, a metformina resultou em níveis muito baixos ou indetectáveis no leite e, entre os antidiabéticos orais, é o de melhor perfil de segurança na lactação.[15]

Amamentar por mais de 4 meses reduz em até 70% (intervalo de confiança [IC] 95%, 37-86%) o risco de diabetes aos 21 anos na prole de mulheres com diabetes pré-gestacional comparadas com as que nunca amamentaram, ajustado por índice de massa corporal (IMC), educação, tabagismo e esportes que não modificaram a associação.[44]

Os fármacos para o tratamento de complicações do DM que foram suspensos no aconselhamento pré-concepcional ou na gestação devem ser retomados com cuidado durante a lactação. O enalapril e o nifedipino são considerados compatíveis com a lactação pela American Academy of Pediatrics (AAP), apesar da ausência de evidências robustas. Os bloqueadores dos receptores da

Tabela 39.4 – Bomba de insulina contínua periparto

Recomendações gerais

Manter insulina basal durante uso da bomba de insulina (NPH, glargina, detemir, degludeca)
Suspender insulina rápida (regular, lispro, asparte) e metformina
Monitorar glicemia capilar de hora em hora

ALGORITMO	1	2	3
	Início geral	Não controladas com algoritmo 1 ou > 80 UI/dia	Não controladas com algoritmo 2
Glicemia capilar (mg/dL)	25 unidades de insulina Lispro + 250 mL SF Desprezar os primeiros 50 mL da solução para impregnar o sistema Infusão: **1 unidade de insulina = 10 mL de solução**		
< 70	Suspender por 20 min + tratamento de hipoglicemia com SG a 5%		
70-100	0,2-2 mL/h	0,5-5 mL/h	1,0-10 mL/h
101-126	0,5-5 mL/h	1,0-10 mL/h	2,0-20 mL/h
127-153	1,0-10 mL/h	1,5-15 mL/h	3,0-30 mL/h
154-198	1,5-15 mL/h	2,0-20 mL/h	4,0-40 mL/h
199-252	2,0-20 mL/h	2,5-25 mL/h	5,0-50 mL/h
253-306	2,5-25 mL/h	3,0-30 mL/h	6,0-60 mL/h
307-360	3,0-30 mL/h	4,0-40 mL/h	7,0-70 mL/h
> 361	4,0-40 mL/h	6,0-60 mL/h	8,0-80 mL/h

500 mL de soro glicosado a 5% + 7,7 mL de KCl 10% + 20 mL de NaCl 20% – infundir 50 mL/h quando iniciar bomba de insulina periparto em NPO

NPH, protamina neutra de Hagedorn; SF, soro fisiológico; SG, soro glicosado; UI, unidades internacionais.
Fonte: Adaptado de Dashora e colaboradores.[43]

angiotensina não são considerados compatíveis com a lactação (ver Capítulo 38 – Doença hipertensiva na gestação).

Todas as mulheres com diagnóstico de DMG devem ser reavaliadas no puerpério para a reclassificação da condição metabólica com o TOTG-75 g de glicose 6 a 8 semanas após o parto (Figura 39.5). Em condições de viabilidade financeira ou técnica restrita, a estratégia é simplificada, empregando-se a glicemia em jejum no lugar do TOTG-75 g, sendo estimada, nessa situação, a detecção de 66% dos casos.[14]

A medida da HbA1c no pós-parto não está validada para o diagnóstico de diabetes no puerpério. É de grande importância realizar a reclassificação pós-natal em mulheres que apresentaram quadro de DMG, já que a detecção e o tratamento precoce do DM2 reduzem o risco de complicações cardiovasculares. A educação da população e o conhecimento dos profissionais de saúde são essenciais.

Caso o TOTG-75 g ou a glicemia de jejum sejam normais, a paciente deverá ser avaliada anualmente por meio de glicemia de jejum e/ou TOTG-75 g ou medida da HbA1c.

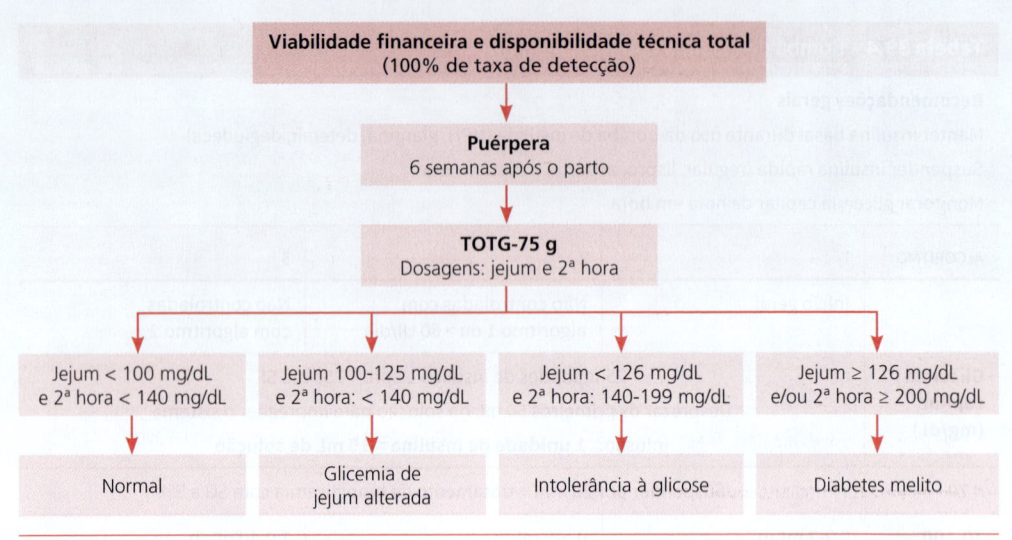

```
┌─────────────────────────────────────────────────┐
│   Viabilidade financeira e disponibilidade técnica total  │
│            (100% de taxa de detecção)           │
└─────────────────────────────────────────────────┘
                         │
                         ▼
                    ┌─────────┐
                    │ Puérpera │
                    │ 6 semanas após o parto │
                    └─────────┘
                         │
                         ▼
                    ┌─────────┐
                    │ TOTG-75 g │
                    │ Dosagens: jejum e 2ª hora │
                    └─────────┘
```

Jejum < 100 mg/dL e 2ª hora < 140 mg/dL	Jejum 100-125 mg/dL e 2ª hora: < 140 mg/dL	Jejum < 126 mg/dL e 2ª hora: 140-199 mg/dL	Jejum ≥ 126 mg/dL e/ou 2ª hora ≥ 200 mg/dL
Normal	Glicemia de jejum alterada	Intolerância à glicose	Diabetes melito

FIGURA 39.5 – Reavaliação da tolerância à glicose pós-parto em mulheres com diabetes melito gestacional.
TOTG-75 g, teste oral de tolerância com 75 g de glicose.
Fonte: Organização Pan-Americana da Saúde.[14]

REFERÊNCIAS

1. Alberti KG, Zimmet PZ. Definition, diagnosis and classification of diabetes mellitus and its complications. Part 1: diagnosis and classification of diabetes mellitus provisional report of a WHO consultation. Diabet Med. 1998;15(7):539-53.

2. Zajdenverg L, Façanha C, Dualib P, Golbert A, Moisés E, Calderon I, et al. Rastreamento e diagnóstico da hiperglicemia na gestação. Diretriz Oficial da Sociedade Brasileira de Diabetes [Internet]. São Paulo: SBD; 2022 [capturado em 2 dez. 2021]. Disponível em: https://diretriz.diabetes.org.br/rastreamento-e-diagnostico-da-hiperglicemia-na-gestacao/.

3. International Diabetes Federation. IDF diabetes atlas Brussels [Internet]. Brussels: IDF; 2021 [capturado em 2 dez. 2021]. Disponível em: https://www.diabetesatlas.org.

4. Brasil. Ministério da Saúde. Vigitel Brasil 2019: vigilância de fatores de risco e proteção para doenças crônicas por inquérito telefônico [Internet]. Brasília: MS; 2020 [Disponível em: http://bvsms.saude.gov.br/bvs/publicacoes/vigitel_brasil_2019_vigilancia_fatores_risco.pdf.

5. Broni EK, Ndumele CE, Echouffo-Tcheugui JB, Kalyani RR, Bennett WL, Michos ED. The Diabetes-cardiovascular connection in women: understanding the known risks, outcomes, and implications for care. Curr Diab Rep. 2022;22(1):11-25.

6. Kawasaki M, Arata N, Miyazaki C, Mori R, Kikuchi T, Ogawa Y, et al. Obesity and abnormal glucose tolerance in offspring of diabetic mothers: a systematic review and meta-analysis. PLoS One. 2018;13(1):e0190676.

7. Yu Y, Arah OA, Liew Z, Cnattingius S, Olsen J, Sørensen HT, et al. Maternal diabetes during pregnancy and early onset of cardiovascular disease in offspring: population based cohort study with 40 years of follow-up. BMJ. 2019;367:l6398.

8. Dennison RA, Chen ES, Green ME, Legard C, Kotecha D, Farmer G, et al. The absolute and relative risk of type 2 diabetes after gestational diabetes: a systematic review and meta-analysis of 129 studies. Diabetes Res Clin Pract. 2021;171:108625.

9. Tocantins C, Diniz MS, Grilo LF, Pereira SP. The birth of cardiac disease: mechanisms linking gestational diabetes mellitus and early onset of cardiovascular disease in offspring. WIREs Mech Dis. 2022;14(4):e1555.

10. American Diabetes Association Professional Practice Committee; American Diabetes Association Professional Practice Committee; Draznin B, Aroda VR, Bakris G, Benson G, et al. Management of diabetes in pregnancy: standards of medical care in diabetes-2022. Diabetes Care. 2022;45(Suppl 1):S232-S43.

11. Wahabi HA, Fayed A, Esmaeil S, Elmorshedy H, Titi MA, Amer YS, et al. Systematic review and meta-analysis of the effectiveness of pre-pregnancy care for women with diabetes for improving maternal and perinatal outcomes. PLoS One. 2020;15(8):e0237571.

12. Zajdenverg L, Façanha C, Dualib PM, Golbert A, Negrato CA. Planejamento, metas e monitoração do diabetes durante a gestação [Internet]. São Paulo: SBD; 2022 [capturado em 22 out. 2021]. Disponível em: https://diretriz.diabetes.org.br/planejamento-metas-e--monitorizacao-do-tratamento-do-diabetes-durante-a-gestacao/.

13. World Health Organization. Medical eligibility criteria for contraceptive use. Geneva: WHO; 2015.

14. Organização Pan-Americana da Saúde. Rastreamento e diagnóstico de diabetes melito gestacional no Brasil. Brasília: OPAS; 2016.

15. American College of Obstetricians and Gynecologists' Committee on Practice BulletinsObstetrics. ACOG Practice Bulletin No. 201: Pregestational diabetes mellitus. Obstet Gynecol. 2018;132(6):e228-e48.

16. National Institute for Health and Care Excellence. Guidelines diabetes in pregnancy: management from preconception to the postnatal period. London: NICE; 2020.

17. Capula C, Mazza T, Vero R, Costante G. HbA1c levels in patients with gestational diabetes mellitus: Relationship with pre-pregnancy BMI and pregnancy outcome. J Endocrinol Invest. 2013;36(11):1038-45.

18. Veciana M, Major CA, Morgan MA, Asrat T, Toohey JS, Lien JM, et al. Postprandial versus preprandial blood glucose monitoring in women with gestational diabetes mellitus requiring insulin therapy. N Engl J Med. 1995;333(19):1237-41.

19. Feig DS, Donovan LE, Corcoy R, Murphy KE, Amiel SA, Hunt KF, et al. Continuous glucose monitoring in pregnant women with type 1 diabetes (CONCEPTT): a multicentre international randomised controlled trial. Lancet. 2017;390(10110):2347-2359. Erratum in: Lancet. 2017;390(10110):2346.

20. Chang VYX, Tan YL, Ang WHD, Lau Y. Effects of continuous glucose monitoring on maternal and neonatal outcomes in perinatal women with diabetes: a systematic review and meta-analysis of randomized controlled trials. Diabetes Res Clin Pract. 2022;184:109192.

21. Rasmussen KM, Yaktine AL, editors. The National academies collection: reports funded by National Institutes of Health. Washington: National Academy of Sciences; 2009.

22. Federação Brasileira das Associações de Ginecologia e Obstetrícia. Tratamento do diabetes melito gestacional no Brasil 2019. São Paulo: Febrasgo; 2019.

23. ACOG Practice Bulletin No. 190: gestational diabetes mellitus. Obstet Gynecol. 2018;131(2):e49-e64.

24. Zera C, Brown FM. Pregestational (preexisting) diabetes melito: antenatal glycemic control [Internet]. Waltham: UpToDate; 2022 [capturado em 20 ago. 2022]. Disponível em: https://www.uptodate.com/contents/pregestational-preexisting-diabetes-mellitus-antenatal-glycemic-control/print#!.

25. Artal R, Catanzaro RB, Gavard JA, Mostello DJ, Friganza JC. A lifestyle intervention of weight-gain restriction: diet and exercise in obese women with gestational diabetes mellitus. Appl Physiol Nutr Metab. 2007;32(3):596-601.

26. Mottola MF, Davenport MH, Ruchat SM, Davies GA, Poitras VJ, Gray CE, et al. 2019 Canadian guideline for physical activity throughout pregnancy. Br J Sports Med. 2018;52(21):1339-46.

27. Rasmussen L, Poulsen CW, Kampmann U, Smedegaard SB, Ovesen PG, Fuglsang J. Diet and healthy lifestyle in the management of gestational diabetes mellitus. Nutrients. 2020;12(10):3050.

28. Zajdenverg L, Dualib PM, Façanha CF, Golbert A, Negrato CA. Tratamento farmacológico do diabetes na gestação. São Paulo: Sociedade Brasileira de Diabetes; 2021.

29. Cassina M, Donà M, Di Gianantonio E, Litta P, Clementi M. First-trimester exposure to metformin and risk of birth defects: a systematic review and meta-analysis. Hum Reprod Update. 2014;20(5):656-69.

30. Mathiesen ER, Vaz JA. Insulin treatment in diabetic pregnancy. Diabetes Metab Res Rev. 2008;24 Suppl 2:S3-20.

31. Nakhleh A, Shehadeh N. Hypoglycemia in diabetes: an update on pathophysiology, treatment, and prevention. World J Diabetes. 2021;12(12):2036-49.

32. Durnwald C. Gestational diabetes mellitus: Glucose management and maternal prognosis [Internet]. Waltham: UpToDate; 2022 [capturado em 20 ago. 2022]. Disponível em: https://www.uptodate.com/contents/gestational-diabetes-mellitus-glucose-management-and-maternal-prognosis#!.

33. Bonomo M, Cetin I, Pisoni MP, Faden D, Mion E, Taricco E, et al. Flexible treatment of gestational diabetes modulated on ultrasound evaluation of intrauterine growth: a controlled randomized clinical trial. Diabetes Metab. 2004;30(3):237-44.

34. Kjos SL, Schaefer-Graf UM. Modified therapy for gestational diabetes using high-risk and low-risk fetal abdominal circumference growth to select strict versus relaxed maternal glycemic targets. Diabetes Care. 2007;30 Suppl 2:S200-5.

35. Niromanesh S, Shirazi M, Eftekhariyazdi M, Mortazavi F. Comparison of umbilical artery Doppler and non-stress test in assessment of fetal well-being in gestational diabetes mellitus: a prospective cohort study. Electron Physician. 2017;9(12):6087-93.

36. Landon MB, Langer O, Gabbe SG, Schick C, Brustman L. Fetal surveillance in pregnancies complicated by insulin-dependent diabetes mellitus. Am J Obstet Gynecol. 1992;167(3):617-21.

37. Pedersen J. Weight and length at birth of infants of diabetic mothers. Acta Endocrinol (Copenh). 1954;16(4):330-42.

38. HAPO Study Cooperative Research Group. Hyperglycemia and Adverse pregnancy outcome (HAPO) Study: associations with neonatal anthropometrics. Diabetes. 2009;58(2):453-9.

39. Society for Maternal-Fetal Medicine (SMFM). Electronic address: pubs@smfm.org, Reddy UM, Deshmukh U, Dude A, Harper L, Osmundson SS. Society for Maternal-Fetal Medicine Consult Series #58: use of antenatal corticosteroids for individuals at risk for late preterm delivery: replaces SMFM Statement #4, Implementation of the use of antenatal corticosteroids in the late preterm birth period in women at risk for preterm delivery, August 2016. Am J Obstet Gynecol. 2021;225(5):B36-B42.

40. Kaushal K, Gibson JM, Railton A, Hounsome B, New JP, Young RJ. A protocol for improved glycaemic control following corticosteroid therapy in diabetic pregnancies. Diabet Med. 2003;20(1):73-5.

41. Brasil. Ministério da Saúde. Cuidados obstétricos em diabetes melito gestacional no Brasil. Brasília: Sociedade Brasileira de Diabetes; 2021.

42. Shen Y, Leng J, Li W, Zhang S, Liu H, Shao P, et al. Lactation intensity and duration to postpartum diabetes and prediabetes risk in women with gestational diabetes. Diabetes Metab Res Rev. 2019;35(3):e3115.

43. Dashora U, Murphy HR, Temple RC, Stanley KP, Castro E, George S, et al. Managing hyperglycaemia during antenatal steroid administration, labour and birth in pregnant women with diabetes. Diabet Med. 2018;35(8):1005-10.

44. Al Mamun A, O'Callaghan MJ, Williams GM, Najman JM, Callaway L, McIntyre HD. Breastfeeding is protective to diabetes risk in young adults: a longitudinal study. Acta Diabetol. 2015;52(5):837-44.

40

GESTAÇÃO ECTÓPICA*

EDUARDO PANDOLFI PASSOS
IVAN SERENO MONTENEGRO
TIAGO SELBACH GARCIA

A gestação ectópica (GE) é uma gestação extrauterina, isto é, ocorre quando há implantação do blastocisto e desenvolvimento da gestação em outro sítio que não a cavidade uterina.[1]

⭐ A maioria das GEs ocorre na tuba uterina (95-96%), mas também podem acontecer em outros locais, como colo uterino, cornos uterinos (intersticial ou cornual), cicatriz de histerotomia, ovário e abdome (Figura 40.1). Em casos muito raros, a gestação pode ser heterotópica: gestação intrauterina em concomitância com gestação extrauterina.[2-5]

Nos Estados Unidos e na Europa, as GEs correspondem a aproximadamente 1 a 2% das gestações, mas são responsáveis por 75% das mortes maternas no primeiro trimestre e 13% de todas as mortes relacionadas com a gravidez. Nos países em desenvolvimento, as taxas de mortalidade por GE podem ser até 10 vezes maiores.[6]

▌Fatores de risco

Existem fatores de risco que aumentam a chance de incidência de GE (Quadro 40.1). Cerca de 50% das mulheres são assintomáticas antes da rup-

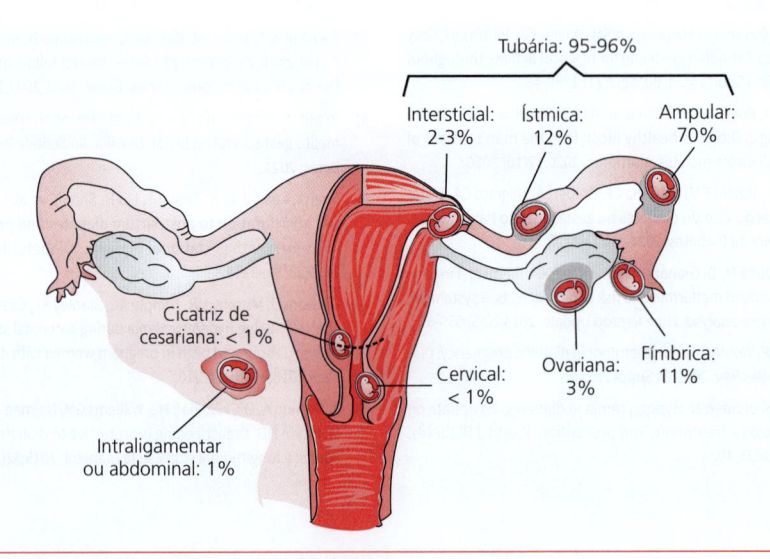

FIGURA 40.1 – Locais mais frequentes de implantação de gestações ectópicas.
Fonte: Elaborada com base em Cunningham e colaboradores.[2]

Tubária: 95-96%
Intersticial: 2-3%
Ístmica: 12%
Ampular: 70%
Cicatriz de cesariana: < 1%
Cervical: < 1%
Ovariana: 3%
Fímbrica: 11%
Intraligamentar ou abdominal: 1%

---

*Os coautores agradecem a Lourdes Ricco Deos pela contribuição dada à escrita deste capítulo na edição anterior.

> **Quadro 40.1** – Fatores de risco para gestação ectópica
>
> - GE prévia
> - Dano tubário
> - DIP e ISTs prévias
> - Cirurgia tubária prévia
> - Cirurgias abdominal e pélvica prévias
> - Tratamentos de reprodução assistida
> - Infertilidade
> - Tabagismo
> - Idade avançada (> 35 anos)
> - Exposição ao dietilestilbestrol
>
> DIP, doença inflamatória pélvica; GE, gestação ectópica; ISTs, infecções sexualmente transmissíveis.

tura tubária, sem identificação prévia de qualquer fator predisponente.[7]

- **História de GE prévia** – A chance de ocorrência de uma nova GE em uma mulher com história prévia de GE é de aproximadamente 10% (razão de chances [RC] 3,0; intervalo de confiança [IC] 95%, 2,1-4,4). Em uma mulher com duas ou mais GEs anteriores, o risco de recorrência aumenta para mais de 25% (RC 11,17; IC 95%, 4,0-29,5).[7]

- **Doença tubária ou cirurgia prévia de tubas** – Esse fator de risco se justifica por alterar a anatomia e a fisiologia (motilidade) normais da tuba devido a danos na atividade ciliar da mucosa tubária (p. ex., cirurgias tubárias reconstrutivas, ligadura tubária [LT] e malformações ou tumores tubários). A falha das LTs é maior no primeiro ano pós-ligadura e em mulheres que a realizaram com idade inferior a 30 anos.[4,8]

- **Infecções pélvicas** – Doença inflamatória pélvica (DIP) inespecífica ou causada por gonococo e clamídia constitui a etiologia mais comum de doença e dano tubário (Figura 40.2), principalmente na infecção recorrente. A infecção pélvica altera a função ciliar da tuba, além de provocar obstrução e aderências pélvicas.[9,10]

- **Dispositivos intrauterinos (DIU)** – Embora a incidência de GE seja menor nas usuárias de DIU do que naquelas que não fazem anticoncepção alguma, e apesar de o DIU ter a função de prevenir a fertilização e a implantação ovular, as usuárias de DIU têm maior risco de GE se a gestação ocorrer. Mais de 50% das ges-

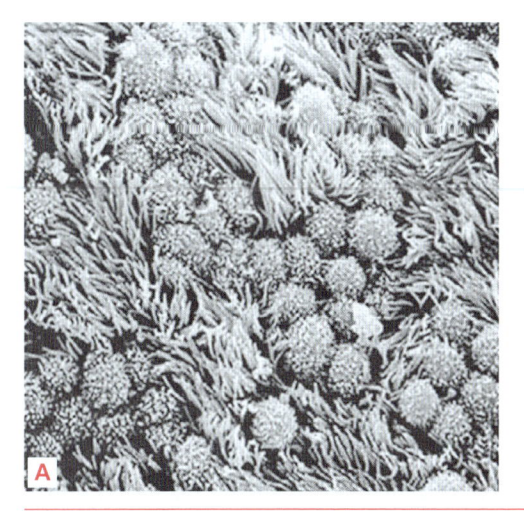

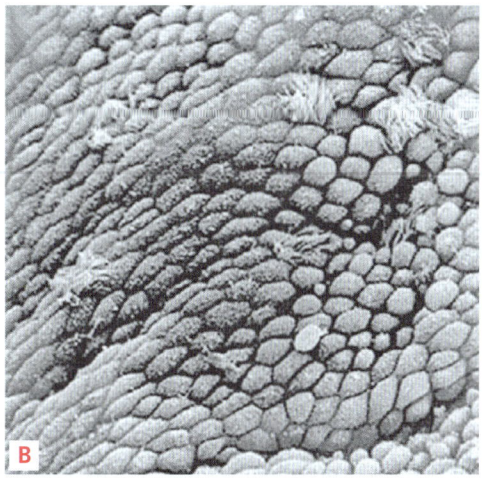

FIGURA 40.2 – Alterações patológicas na superfície epitelial da tuba uterina após doença inflamatória pélvica. As fotos tiradas em microscópio eletrônico de varredura mostram epitélios humanos normais da tuba uterina (**A**) e a superfície epitelial após doença inflamatória pélvica (**B**). A doença inflamatória pélvica causa perda seletiva de células epiteliais ciliadas, o que interfere no transporte intratubário do óvulo, resultando em infertilidade ou gravidez ectópica. Imagens cortesia de Dorothy L. Patton, Universidade de Washington, Seattle.
Fonte: Brunham e colaboradores.[9]

tações que ocorrem em usuárias de DIU são ectópicas.[7]
- **Tabagismo** – Tabagistas pesadas no período pré-concepcional podem ter aumento da incidência de GE por alteração de imunidade e/ou motilidade tubária.[4,6,7]
- **Infertilidade** – Ocorre por alterações anatômicas, sejam uterinas, sejam tubárias.[4,6,7,11]
- **Fertilização *in vitro*** – Essa situação pode aumentar o risco de gestação heterotópica por implantação de dois ou mais embriões que migram para sítios diferentes da cavidade uterina.[7]
- **Idade** – Mulheres acima de 35 anos têm mais chances de desenvolver GE do que as mais jovens, provavelmente pelos riscos acumulados ao longo da vida ou por alterações na função tubária que provocariam um atraso no transporte do embrião.[4,7]

Portanto, muitos fatores podem estar envolvidos na patogênese da GE, levando ao atraso ou à obstrução da passagem do oócito fertilizado para a cavidade uterina ou a fatores inerentes ao embrião que resultam em implantação prematura.

■ Quadro clínico

Os sintomas clínicos costumam aparecer em 6 a 8 semanas de atraso menstrual, porém podem ser relatados antes do atraso menstrual. Os sintomas mais comuns são a presença de sangramento vaginal e dor pélvica, que podem ou não estar associados a sinais de instabilidade hemodinâmica, devido ao sangramento oculto intra-abdominal. Não há características específicas, nem em intensidade de sintomas. Muitas vezes, a GE pode ser assintomática antes da ruptura.[12]

Deve-se suspeitar fortemente de GE em mulheres com história de gestação sem confirmação de gravidez intrauterina por exame de imagem, gestação em localização incerta – sobretudo se a gestação for mais avançada do que quatro semanas –, gestação com instabilidade hemodinâmica e/ou abdome agudo sem diagnóstico.

SANGRAMENTO VIA VAGINAL

Não existe um padrão característico de sangramento. Pode ser sangramento escasso em borra de café ou com características de hemorragia, pode ser intermitente ou contínuo ou até mesmo ocorrer apenas um único episódio.

DOR ABDOMINAL

Não existe um padrão típico de dor. Em geral, a dor é localizada na região pélvica, podendo haver predominância de um lado da pelve, ser discreta ou intensa, de início abrupto ou silente, ou ser contínua ou intermitente. Pode haver dor referida no ombro, por presença de líquido livre no abdome superior com irritação do diafragma. A dor abdominal também é um sintoma típico do início da gestação tópica por ingurgitamento dos tecidos pélvicos, por constipação, etc.

EXAME FÍSICO

ESTADO GERAL

Devem ser avaliados os sinais vitais com atenção para palidez, sudorese e hipotensão postural, que indicam instabilidade hemodinâmica, sugerindo sangramento oculto intra-abdominal.

ABDOME

Pode haver desconforto à palpação no abdome inferior, distensão abdominal, defesa importante em um dos quadrantes do abdome ou sinais de irritação peritoneal. O abdome pode ser inocente à palpação em uma parcela importante dos casos, especialmente aqueles de diagnóstico incidental.

EXAME GINECOLÓGICO

O exame especular pode confirmar a origem do sangramento vaginal, se proveniente ou não da cavidade uterina e sua intensidade. Podem ser identificadas lesões vaginais, vulvares, uretrais e de colo do útero como causas do sangramento que não a GE.

O toque vaginal bimanual, com achados sugestivos de gestação (amolecimento do colo uterino e discreto aumento uterino), dor uterina, dor anexial e/ou palpação de massa anexial, também auxilia o esclarecimento diagnóstico.

EXAMES COMPLEMENTARES

Em geral, a combinação da dosagem sérica quantitativa da fração β da gonadotrofina coriônica humana (β-hCG, *human chorionic gonadotropin*) com os achados na ultrassonografia (US) transvaginal determinam o diagnóstico de GE.

ULTRASSONOGRAFIA TRANSVAGINAL

É o exame de imagem mais útil para detectar a localização da gestação. A ultrassonografia transvaginal (USTV) deve ser utilizada na avaliação inicial e, muitas vezes, precisa ser repetida, dependendo dos achados e dos níveis séricos de β-hCG. Além de apontar para a ausência de gestação tópica, a US auxilia a identificação de líquido livre intra-abdominal e de massas anexiais. A presença de massa anexial é o achado ultrassonográfico mais comum em GEs (89% ou mais).[7,12-15]

A USTV, como exame isolado, deve fazer diagnóstico somente se houver identificação de gestação intrauterina, excluindo a GE ou confirmando-a, na identificação de saco gestacional em outro sítio que não seja a cavidade uterina.

A presença de líquido livre na pelve ou na cavidade abdominal pode confirmar o diagnóstico de ruptura tubária. No entanto, uma pequena quantidade de líquido livre pode estar presente mesmo em GE tubária ainda não rota, além de outras condições, como abortamento e ruptura de cisto ovariano folicular.[16]

Em algumas situações, a USTV não detecta nenhuma imagem, e somente a correlação com a β-hCG pode ajudar a elucidar o diagnóstico. Nessa situação e em pacientes hemodinamicamente estáveis, a US deve ser repetida quando a β-hCG alcançar a zona discriminatória (> 1.500 mUI) para os achados endometriais ou em 3 a 4 dias, já que o saco gestacional cresce 1 mm por dia e é visível por US quando alcança o diâmetro de 3 mm ou mais.[17] Quando uma gestação intrauterina não é visualizada pelo exame de imagem e a paciente está hemodinamicamente estável, pouco sintomática e quer gestar, deve-se repetir a dosagem de β-hCG em 48 horas e correlacioná-la com os achados de imagem.

Alguns fatores dificultam o diagnóstico ultrassonográfico de GE: gestação gemelar ou heterotópica, erro laboratorial na dosagem de β-hCG, avaliação de gestação inicial com má qualidade do aparelho ou má técnica do examinador.

GONADOTROFINA CORIÔNICA HUMANA

O teste inicial de investigação de gestação é a β-hCG urinária ou sérica.

A β-hCG sérica ou urinária pode ser detectada nos primeiros 8 dias após o pico de hormônio luteinizante (LH, *luteinizing hormone*), cerca de 21 a 22 dias após a data da última menstruação (DUM) em um ciclo de 28 dias. A concentração sérica de β-hCG em uma gestação intrauterina normal eleva-se de forma curvilínea até 41 dias, em seguida, eleva-se mais lentamente até 10 semanas e, então, declina até chegar a um platô no segundo ou terceiro trimestre.[18] Em 85% das gestações viáveis, a β-hCG deve elevar-se pelo menos 66% de 2/2 dias, durante os primeiros 40 dias. A menor taxa detectada de aumento de β-hCG em gestações normais foi de 53% em 48 horas.[15,19,20] Nas gestações anormais, a elevação sérica de β-hCG é mais lenta e em níveis mais baixos, porém há exceções.[15]

Nas gestações frustradas, como gestação anembrionada, aborto tubário, GE de resolução espontânea e abortos completo e incompleto, a β-hCG sofre decréscimo mais vertiginoso.[15]

O nível sérico no qual deve aparecer saco gestacional na cavidade uterina por USTV é chamado de zona discriminatória da β-hCG, que fica entre 1.500 e 2.000 mUI/mL. O comportamento da dosagem sérica de β-hCG está apresentado no **Quadro 40.2**.

Se a dosagem sérica de β-hCG for < 1.500 mUI/mL e for constatada ausência de gestação intrauterina à USTV em paciente clinicamente estável, sem

> **Quadro 40.2** – Comportamento da dosagem sérica de β-hCG
>
> - **β-hCG elevando-se normalmente (pelo menos 53% nas últimas 48 horas)** – Acompanhamento de β-hCG até níveis discriminatórios e realização de nova US para diagnóstico de gestação tópica ou ectópica
> - **β-hCG elevando-se, mas não normalmente** – A falta de elevação adequada de β-hCG inicial em mais de duas medidas seriadas é preditiva de gestação anormal (GE ou gestação involutiva [abortamento]); a β-hCG pode elevar-se pouco, ou atingir um platô muito próximo do(s) anterior(es); a US deve ser repetida
> - **β-hCG em decréscimo** – Quando o decréscimo é importante, maior que 50% em 48 horas, geralmente é observada gestação frustrada (p. ex., aborto, aborto tubário, GE com resolução espontânea); deve ser realizado o seguimento da paciente até níveis indetectáveis

β-hCG, fração β da gonadotrofina coriônica humana; GE, gestação ectópica; US, ultrassonografia.

anemia clínica e oligossintomática, deve-se repetir a dosagem de β-hCG em 48 horas e, atingindo níveis discriminatórios, realizar uma nova US.

OUTROS EXAMES

Devem ser solicitados hemograma, tipagem sanguínea e sorologias virais, antígeno de superfície do vírus da hepatite B (HbsAg), vírus da hepatite C (HCV), vírus linfotrópico de células T humanas (HTLV I/II), vírus da imunodeficiência humana (HIV, *human immunodeficiency virus*) e *venereal disease research laboratory* (VDRL). Se a paciente apresentar fator Rh-negativo, deve receber imunoglobulina anti-D sempre que houver o diagnóstico de GE.[12]

Na realização de culdocentese (punção do fundo de saco posterior via vaginal para identificação de sangue livre na cavidade abdominal e/ou pélvica), a presença de sangue livre não coagulado (culdocentese positiva) pode dar o diagnóstico de provável ruptura tubária. A culdocentese positiva também pode estar presente em ruptura de cisto de ovário hemorrágico ou outras doenças abdominais, portanto, como exame isolado, ela não proporciona um diagnóstico acurado. Está em desuso devido à facilidade de detecção de líquido livre por meio da USTV. Esse exame ainda é útil em alguns serviços de emergência em que não há aparelho de US ou em situações de extrema urgência.

DIAGNÓSTICO DIFERENCIAL

O diagnóstico diferencial de sangramento via vaginal e dor em gestação de primeiro trimestre inclui, entre outras afecções menos comuns, as descritas no **Quadro 40.3**.[21]

Algumas situações especiais são:

- **Gestação múltipla** – Pode apresentar níveis mais altos de β-hCG, maiores que 1.500 mUI/mL, e ainda não aparecer imagem gestacional na USTV. Ko e Cheung descreveram níveis acima de 9.000 mUI/mL em gestação de trigêmeos sem imagem de gestação intracavitária.[22]
- **Gestação heterotópica** – É a combinação de gestação intrauterina e extrauterina. É rara, mas pode acontecer com maior frequência em casos de fertilização *in vitro*.[7]
- **Gestação intersticial ou cornual** – É gerada na transição da tuba com o corpo uterino, embebida com as fibras musculares uterinas. Muitas vezes, pode ser difícil de distinguir na imagem ultrassonográfica.[12]

Tratamento

Pode ser cirúrgico, medicamentoso ou expectante, dependendo das condições clínicas de cada paciente com diagnóstico de GE.

MANEJO CIRÚRGICO

O tratamento cirúrgico da gravidez ectópica é necessário quando uma paciente apresenta qualquer um dos seguintes achados: instabilidade hemodinâmica, dor pélvica, abdome agudo ou sinais de sangramento intraperitoneal.

> **Quadro 40.3** – Diagnósticos diferenciais da gestação ectópica
>
> - Fisiológico (acredita-se ser de descamação endometrial por implantação)
> - Aborto espontâneo
> - Doença uterina, vaginal e cervical
> - Hematoma subcoriônico

Também deve ser recomendado quando a hCG sérica for maior que 5.000 mUI/mL, quando é identificada atividade cardíaca no saco implantado fora da cavidade uterina e quando a massa anexial for maior que 35 mm. A cirurgia laparoscópica deve ser a escolha, sempre que possível, e a laparotomia deve ser reservada para as situações em que a laparoscopia não é possível (p. ex., nos casos de hemoperitônio muito volumoso e/ou instabilidade hemodinâmica grave).[7,12,15]

ALPINGECTOMIA

É a retirada da tuba afetada com o conteúdo gestacional em seu interior. É o procedimento cirúrgico de escolha com exceção das pacientes que apresentem algum risco ou diagnóstico de infertilidade. Os autores que preconizam a sua realização sempre que se opta pelo tratamento cirúrgico da GE acreditam que a tuba afetada pela gestação já apresenta lesões de forma intrínseca e/ou extrínseca e a permanência dela aumentaria o risco de nova GE ou de persistência de tecido trofoblástico. Além disso, deve ser o procedimento cirúrgico de escolha para as pacientes com dificuldade para manter o acompanhamento pós-operatório adequado, quando há extenso comprometimento da tuba, sangramento de difícil controle e para pacientes que já tenham sua prole constituída. O seguimento, nessa situação, deve ser com a dosagem de β-hCG (sérica ou urinária) três semanas após a cirurgia.[7,12,15]

SALPINGOSTOMIA

É a remoção do saco gestacional e de seus produtos, realizando-se uma incisão linear no bordo antimesentérico da tuba com sucção delicada do material e hemostasia do tecido remanescente. O tecido trofoblástico é retirado por aspiração somente do material ovular (**Figura 40.3**). Deve ser considerada em mulheres com fatores de risco para infertilidade e em casos de dano tubário contralateral. Se a opção cirúrgica for por salpingostomia, a paciente deve ser informada de que, em 20% das vezes, pode haver necessidade de tratamento adicional. O seguimento deve ser feito com dosagem de hCG sérica semanalmente até a obtenção de um resultado negativo.[12,15]

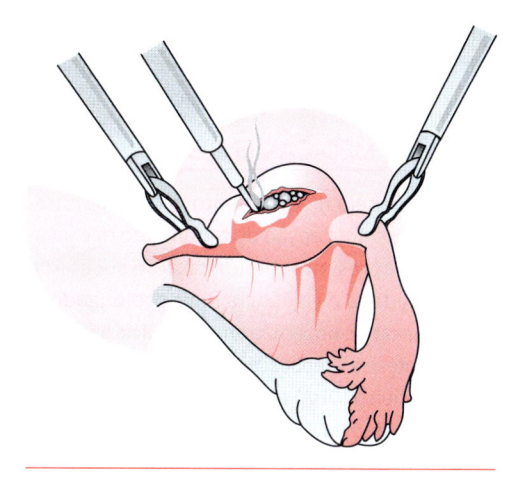

FIGURA 40.3 – Salpingostomia.
Fonte: Elaborada com base em Cunningham e colaboradores.[2]

Não houve diferença estatística quanto à possibilidade de nova gestação quando comparadas as técnicas de salpingostomia e salpingectomia.[7,12] Nas GEs não tubárias, preconiza-se a retirada do material ovular nas condições possíveis sem ocasionar dano ao órgão envolvido e evitando sangramento profuso na área de implantação. Nessas situações, durante o procedimento cirúrgico, deve-se ter sempre hemoderivados disponíveis para os casos de sangramento importante. O material ovular restante deve ser tratado com metotrexato e monitorizado com dosagens seriadas de β-hCG no pós-operatório.

Uma queda menor que 50% na dosagem de hCG 24 horas após o procedimento cirúrgico é um forte indicativo de persistência de material trofoblástico no sítio cirúrgico.

MANEJO EXPECTANTE

Esse tratamento pode ser realizado apenas quando for possível fazer um acompanhamento frequente, nas pacientes em que não se localiza o sítio da gestação ou quando a massa anexial é menor que 35 mm; nas situações em que a dosagem de hCG é menor que 1.000 mUI/mL associada a um declínio de, pelo menos, 13% em menos de 48 horas; quando a paciente está assintomática ou apresenta sintomas leves.

Nessas pacientes, espera-se que haja uma queda dos níveis de hCG maior que 50% em uma semana, e essa dosagem deve ser mantida até a sua negativação. Qualquer mudança no quadro clínico exige reavaliação imediata.[7,12,15]

MANEJO MEDICAMENTOSO

O manejo medicamentoso com metotrexato é uma opção de tratamento não invasivo, mas apresenta menor taxa de sucesso e requer cuidado e vigilância mais prolongados.[7] O metotrexato é um antagonista do ácido fólico e inibe a síntese e a replicação celular de ácido desoxirribonucleico (DNA) e ácido ribonucleico (RNA). Pode ser usado na GE em esquema de uma única dose ou mais doses.[12]

Para o uso efetivo e adequado do metotrexato, devem ser verificadas as seguintes condições: pacientes hemodinamicamente estáveis, com possibilidade de acompanhamento; níveis séricos de β-hCG < 1.500 mUI/mL (podem ser uma alternativa eventual quando os níveis de β-hCG não forem > 5.000 mUI/mL); ausência de atividade cardíaca fetal detectada; massa anexial menor do que 3,5 cm; ausência de líquido livre na pelve. Também pode ser utilizado para o tratamento de GE persistente e para a profilaxia de GE persistente após o tratamento cirúrgico conservador.[1,7,12,15] As contraindicações ao tratamento com metotrexato são doença renal, hematológica e/ou hepática, imunodeficiência, doença pulmonar, úlcera péptica, hipersensibilidade ao metotrexato, gestação heterotópica e durante a lactação.[1,12]

A avaliação laboratorial, antes da utilização do metotrexato, deve incluir dosagem de β-hCG sérica quantitativa, hemograma, provas de coagulação, testes de função hepática (transaminases e bilirrubinas) e renal e tipagem sanguínea (se Rh negativo, prescrever imunoglobulina anti-D).

O metotrexato geralmente é usado em dose única, a qual pode ser calculada de duas formas: com base no peso corporal, a partir da fórmula 1 mg/kg, ou com base na área de superfície corporal, pela fórmula 50 mg/m². A aplicação deve ser intramuscular.[1,12] É recomendado que o cálculo da dose seja realizado por mais de uma pessoa antes de seu preparo e administração. Outros regimes foram já foram testados, mas com eficácia comparável à do tratamento em dose única.

Os principais efeitos colaterais do tratamento com metotrexato são náuseas, vômitos, diarreia e discreta elevação das transaminases hepáticas.

Após a administração, a paciente deve manter acompanhamento periódico para avaliar a resposta ao tratamento, com dosagem de β-hCG no quarto e no sétimo dia após a administração, seguida de dosagem semanal após o sétimo dia. Nos primeiros dias, pode haver piora da dor pélvica. Qualquer alteração no quadro clínico exige reavaliação da paciente, já que o risco de ruptura ainda existe nos primeiros dias após o tratamento. Para ser considerada uma resposta adequada, é necessária queda de pelo menos 15% entre duas dosagens consecutivas. Caso não haja a redução esperada, até duas novas doses de metotrexato em intervalos de 7 dias podem ser administradas. Em caso de falha, após uma terceira dose, deve ser considerado o tratamento cirúrgico.[12]

REFERÊNCIAS

1. Po L, Thomas J, Mills K, Zakhari A, Tulandi T, Shuman M, et al. Guideline No. 414: management of pregnancy of unknown location and tubal and nontubal ectopic pregnancies. J Obstet Gynaecol Can. 2021;43(5):614-30.e1.
2. Cunningham FG, Leveno KJ, Bloom SL, Dashe JS, Hoffman BL, Casey BM, et al., editors. Williams Obstetrics. 25th ed. New York: McGraw-Hill; 2018.
3. Bouyer J, Coste J, Fernandez H, Pouly JL, Job-Spira N. Sites of ectopic pregnancy: a 10 year population-based study of 1800 cases. Hum Reprod. 2002;17(12):3224-30.
4. Bouyer J, Coste J, Shojaei T, Pouly J-L, Fernandez H, Gerbaud L, et al. Risk factors for ectopic pregnancy: a comprehensive analysis based on a large case-control, population-based study in France. Am J Epidemiol. 2003;157(3):185-94.
5. Callen PW, Norton ME, Scoutt LM, Feldstein VA, editors. Callen's ultrasonography in obstetrics and gynecology. 6th ed. Philadelphia: Elsevier; 2017.
6. Gaskins AJ, Missmer SA, Rich-Edwards JW, Williams PL, Souter I, Chavarro JE. Demographic, lifestyle, and reproductive risk factors for ectopic pregnancy. Fertil Steril. 2018;110(7):1328-37.
7. American College of Obstetricians and Gynecologists. Committee on practice bulletins—gynecology. ACOG practice bulletin no. 191: tubal ectopic pregnancy. Obstet Gynecol. 2018;131(2):e65.
8. Peterson HB, Xia Z, Hughes JM, Wilcox LS, Tylor LR, Trussell J. The risk of ectopic pregnancy after tubal sterilization. U.S. Collaborative Review of Sterilization Working Group. N Engl J Med. 1997;336(11):762-7.

9. Brunham RC, Gottlieb SL, Paavonen J. Pelvic inflammatory disease. N Engl J Med. 2015;372(21):2039-48.

10. Shaw JLV, Wills GS, Lee K-F, Horner PJ, McClure MO, Abrahams VM, et al. Chlamydia trachomatis infection increases fallopian tube PROKR2 via TLR2 and NFκB activation resulting in a microenvironment predisposed to ectopic pregnancy. Am J Pathol. 2011;178(1):253-60.

11. Cohen J, Mayaux MJ, Guihard-Moscato ML, Schwartz D. In-vitro fertilization and embryo transfer: a collaborative study of 1163 pregnancies on the incidence and risk factors of ectopic pregnancies. Hum Reprod. 1986;1(4):255-8.

12. Institute of Obstetricians and Gynaecologists, Royal College of Physicians of Ireland, Directorate of Clinical Strategy and Programmes, Health Service Executive. Clinical practice guideline: the diagnosis and management of ectopic pregnancy. Dublin: HSE; 2017.

13. Dogra V, Paspulati RM, Bhatt S. First trimester bleeding evaluation. Ultrasound Q. 2005;21(2):69-85;quiz 149-50,153-4.

14. Dialani V, Levine D. Ectopic pregnancy: a review. Ultrasound Q. 2004;20(3):105-17.

15. National Institute for Clinical Excellence, Royal College of Obstetricians and Gynaecologists, National Guideline Alliance. Ectopic pregnancy and miscarriage: diagnosis and initial management [Internet]. London: NICE; 2021 [capturado em 28 mar. 2022]. Disponível em: https://www.nice.org.uk/guidance/ng126.

16. Connolly A, Ryan DH, Stuebe AM, Wolfe HM. Reevaluation of discriminatory and threshold levels for serum β-hCG in early pregnancy. Obstet Gynecol. 2013;121(1):65-70.

17. Chen PC, Sickler GK, Dubinsky TJ, Maklad N, Jacobi RL, Weaver JE. Sonographic detection of echogenic fluid and correlation with culdocentesis in the evaluation of ectopic pregnancy. AJR Am J Roentgenol. 1998;170(5):1299-302.

18. Daya S. Human chorionic gonadotropin increase in normal early pregnancy. Am J Obstet Gynecol. 1987;156(2):286-90.

19. Barnhart KT, Sammel MD, Rinaudo PF, Zhou L, Hummel AC, Guo W. Symptomatic patients with an early viable intrauterine pregnancy: HCG curves redefined. Obstet Gynecol. 2004;104(1):50-5.

20. Paul M, Schaff E, Nichols M. The roles of clinical assessment, human chorionic gonadotropin assays, and ultrasonography in medical abortion practice. Am J Obstet Gynecol. 2000;183(2 Suppl):S34-43.

21. Expert Panel on Women's Imaging, Brown DL, Packard A, Maturen KE, Deshmukh SP, Dudiak KM, et al. ACR Appropriateness Criteria® first trimester vaginal bleeding. J Am Coll Radiol. 2018;15(5S):S69-77.

22. Ko JKY, Cheung VYT. Time to revisit the human chorionic gonadotropin discriminatory level in the management of pregnancy of unknown location. J Ultrasound Med. 2014;33(3):465-71.

41

HEMOTERAPIA E GESTAÇÃO

TOR GUNNAR HUGO ONSTEN

A principal indicação de transfusão de hemocomponentes na gestante são as hemorragias nos períodos periparto e pós-parto. A hemorragia pós-parto (HPP) é a principal causa de morbidade e mortalidade materna no mundo. A maioria dos óbitos maternos por hemorragia pode ser prevenida. A identificação dos fatores de risco, o reconhecimento precoce, a estimativa precisa do volume perdido e a garantia do fornecimento rápido dos hemocomponentes necessários são fundamentais para o sucesso do manejo da hemorragia. A subestimativa do volume perdido é a principal causa de óbito, uma vez que leva a atraso no início da transfusão e uso de quantidades insuficientes de hemocomponentes.[1] Gestantes de alto risco para HPP devem, portanto, ser atendidas em centros com protocolos e equipes de obstetrícia treinadas no atendimento de hemorragias obstétricas e serviço de hemoterapia capaz de fornecer hemocomponentes com rapidez e nas quantidades necessárias.

Fisiologia da hemostasia na gestação

Durante a gestação, ocorre uma hemodiluição fisiológica em razão do aumento proporcionalmente maior do volume plasmático em relação ao aumento da massa eritrocitária. Em consequência, os valores de hemoglobina e hematócrito fisiológicos são mais baixos. Há controvérsia quanto aos valores de referência mínimos para a hemoglobina durante a gestação. A causa principal de anemia na gestação é a deficiência de ferro. A dosagem de ferritina no início da gestação permite identificar precocemente as pacientes que necessitam de uma reposição mais intensa. Gestantes com níveis de ferritina inferiores a 30 µg/L no início da gestação devem ser suplementadas, visto que há uma demanda aumentada pelo crescimento do feto e pela perda sanguínea no momento do parto. A deficiência de vitamina B_{12} e ácido fólico também deve ser tratada. Ocorre na gestação um aumento fisiológico dos fatores pró-coagulantes (fibrinogênio, fator de von Willebrand e fatores VII, VIII, IX, X e XII) e uma diminuição da proteína S e da fibrinólise causada pelo aumento dos inibidores 1 e 2 do ativador de plasminogênio. O estado procoagulante da gravidez aumenta, portanto, o risco de fenômenos tromboembólicos em gestantes predispostas.[2]

⭐ Os níveis de fibrinogênio aumentam, ficando entre 400 e 600 mg/dL no fim da gestação. Níveis de fibrinogênio inferiores a 300 mg/dL já indicam hipofibrinogenemia no fim da gestação. Tempo de protrombina (TP) e tempo de tromboplastina parcial ativada (TTPa) 1,3 vez acima do controle normal são considerados alterados.

Definição de hemorragia periparto

⭐ O volume de sangue perdido em um parto vaginal é subestimado em 50% dos casos. O sangramento é considerado acima do normal quando superior a 500 mL no parto vaginal ou superior a 750 mL no parto por cesariana, e hemorragias periparto ou pós-parto são consideradas intensas quando há sangramento superior a 1.000 mL ou sinais clínicos de hipovolemia nas primeiras 24 horas após o parto. A avaliação correta do volume perdido exige treinamento e, sempre que possível, a pesagem de campos cirúrgicos, compressas e gazes. Taquicardia (> 100 bpm) e hipotensão (pressão sistólica < 100 mmHg) sugerem perda superior a 25% da volemia.[3] A suspeita e a identificação precoce da hemorragia e da intervenção é fundamental para o sucesso. A repercussão laboratorial – como redução da hemoglobina, do fibrinogênio e das plaquetas e aumento do TP e do TTPa – ocorre tardiamente.

Causas e riscos da hemorragia no período periparto

As principais causas de hemorragia por ocasião do parto são atonia uterina (70-80%), trauma obstétrico (15-20%), placenta retida (10-30%) e coagulopatias.[4]

O risco da ocorrência de sangramentos maiores e hemorragias está associado a fatores que muitas vezes já podem ser identificados no momento da internação no centro obstétrico, como placenta prévia ou acreta, cirurgia uterina prévia, gestação gemelar, mais de quatro partos vaginais prévios, história prévia de hemorragia periparto, história de mioma uterino, obesidade, hematócrito < 30% ou hemoglobina < 7 g/dL, plaquetas < 100.000 μL, sangramento ativo no momento da internação e história de coagulopatias congênitas (doença de von Willebrand, hemofilias A e B, trombastenia de Glanzmann e síndrome de Bernard-Soulier) (Quadro 41.1).

A identificação de fatores de risco de hemorragia no período pré-natal é fundamental para encaminhar a gestante no momento do parto a um centro obstétrico capacitado no manejo correto de hemorragias.[5,6]

Em geral, sangramentos moderados causados por atonia uterina ou traumatismo não alteram as provas de coagulação, ao passo que o descolamento da placenta e a placenta retida ou grandes coágulos podem rapidamente levar à coagulopa-

Quadro 41.1 – Risco de hemorragia por ocasião do parto

Baixo risco
- Gestação não gemelar
- ≤ 4 partos vaginais
- Ausência de coagulopatia prévia
- Ausência de história prévia de hemorragia pós-parto

Risco moderado
- Cirurgia uterina prévia
- Gestação gemelar
- > 4 partos vaginais
- História prévia de hemorragia periparto
- Mioma uterino

Alto risco
- Placenta prévia
- Placenta acreta
- Hematócrito < 30% na presença de outros fatores de risco
- Plaquetas < 100.000 μL
- Obesidade com IMC > 40
- Sangramento ativo no momento da internação
- Coagulopatia (doença de von Willebrand, hemofilias A e B, trombastenia)

IMC, índice de massa corporal.
Fonte: Adaptado de Gonzales-Brown e Schneider,[4] Lyndon e colaboradores,[5] Dilla e colaboradores.[6]

tia de consumo, com diminuição de fibrinogênio (< 300 mg/dL) e plaquetas (< 75.000/ μL) e aumento de TP e TTPa (> 1,3 vez o controle). A embolia por líquido amniótico também pode evoluir rapidamente para coagulação intravascular disseminada (CIVD). É importante avaliar o grau de hipofibrinogenemia na HPP. Níveis < 200 mg/dL são preditivos de progressão do sangramento, necessidade de suporte transfusional mais intensivo e medidas terapêuticas invasivas mais intensas. Sangramentos acima de 5.000 mL ou mais de uma volemia levam à coagulopatia dilucional quando não se faz a reposição precoce e concomitante de plasma congelado e plaquetas. Grandes hemorragias levam também a uma redução dos níveis de cálcio plasmático, o que pode agravar o sangramento. A reposição de cálcio nessas situações é importante, a fim de garantir a ação dos fatores de coagulação.[7]

Conduta na internação de gestantes para o manejo hemoterápico

Por ocasião da internação da gestante no centro obstétrico, deve-se analisar a presença de fatores de risco para hemorragia preexistentes e os sinais vitais, bem como solicitar hemograma com contagem de plaquetas e dosagem de fibrinogênio. Havendo risco de sangramento, deve-se entrar em contato com o banco de sangue para tipagem sanguínea e reserva de hemocomponentes. A utilização precoce de ácido tranexâmico contribui para a redução do risco de hemorragia.[8] Os sinais vitais devem ser monitorizados com frequência, uma vez que queda na pressão arterial e taquicardia são os sinais mais precoces de hemorragia (ver Cap. 33 – Hemorragia puerperal). O Quadro 41.2 descreve o planejamento do manejo transfusional.

Manejo transfusional nas hemorragias periparto

A identificação precoce de uma hemorragia é realizada pela repercussão hemodinâmica (hipotensão e taquicardia) e/ou pela medição do volume de sangue perdido. As alterações laboratoriais, como a diminuição da hemoglobina, do fibrinogênio e das plaquetas e o aumento do TP e do TTPa, ocorrem mais tarde e não podem ser usadas como critérios para iniciar a reposição de hemocomponentes, mas são fundamentais para posteriormente definir as quantidades infundidas.

Identificada a hemorragia, deve-se imediatamente contatar o banco de sangue para enviar o *kit* de hemorragia maciça, contendo, no mínimo, cinco unidades de concentrado de hemácias, cinco unidades de concentrado de plaquetas e cinco unidades de plasma. Não havendo tipagem sanguínea prévia da gestante, devem-se usar hemácias e plaquetas O negativas e plasma AB positivo. A realização das provas cruzadas é suspensa, a fim de evitar atrasos. Gestantes com risco de hemorragia identificadas durante a gestação ou por ocasião da internação já devem ter tipagem sanguínea e hemácias, plaquetas e plasma ABO/Rh-compatíveis reservados. O Serviço de Obstetrícia do Hospital de Clínicas de Porto Alegre (HCPA) elaborou um protocolo de ação multiprofissional para hemorragia pós-parto denominado Alerta Vermelho (Ver Capítulo 33 – Hemorragia puerperal).

Havendo perda sanguínea superior a 1.000 mL, deve-se iniciar a reposição de concentrados de hemácias. Perdas acima de 1.500 mL exigem a reposição simultânea de concentrado de hemácias, plasma congelado, plaquetas e cálcio. O uso precoce e mesmo preventivo de ácido tranexâmico é comprovadamente benéfico pela ação antifibrinolítica, e a reposição de fibrinogênio sempre deve ser feita quando os níveis plasmáticos forem inferiores a 300 mg/dL. As quantidades de produtos e os intervalos de reposição dependerão do controle clínico do sangramento e dos parâmetros laboratoriais. O uso de uterotônicos, sobretudo a ocitocina, também deve ser iniciado precocemente nas situações de atonia uterina.[9]

Quadro 41.2 – Planejamento do manejo transfusional

Na internação no centro obstétrico
- Verificar existência de protocolo de manejo de hemorragia obstétrica e disponibilidade de *kit* de hemorragia maciça
- Revisar fatores de risco preexistentes para hemorragia
- Solicitar hemograma, contagem de plaquetas e dosagem de fibrinogênio
- Medir sinais vitais

Havendo fatores de risco para hemorragia
- Entrar em contato com o banco de sangue para tipagem sanguínea e reservar 5 unidades de hemácias, 5 unidades de plaquetas e 5 unidades de plasma congelado ABO e Rh-compatíveis
- Monitorar sinais vitais
- Quantificar todos os sangramentos mediante peso de compressas e gazes
- Registrar detalhadamente sinais vitais, volume de sangue perdido e resultados laboratoriais
- Usar ácido tranexâmico (1 g/IV) precocemente

IV, intravenosa.

Enquanto persistir o sangramento, devem ser monitorados os sinais vitais, o hemograma, a contagem de plaquetas, o TP, o TTPa e os níveis de fibrinogênio e de cálcio, a fim de guiar as quantidades e o intervalo de reposição de hemocomponentes, fibrinogênio e cálcio. O Quadro 41.3 resume a conduta no manejo transfusional da hemorragia.

A reposição de hemocomponentes deve ser realizada de acordo com a evolução do quadro clínico e dos parâmetros laboratoriais até o pleno controle do sangramento e a normalização dos sinais vitais.

Protocolos de transfusão maciça

Protocolos de transfusão maciça vêm sendo empregados quando há hemorragias obstétricas acima de 1.500 a 2.000 mL de difícil controle, reduzindo significativamente a mortalidade. Eles envolvem o uso simultâneo na proporção de 1:1:1 de um concentrado de hemácias, um concentrado de plaquetas e uma unidade de plasma com o objetivo de repor todos os componentes hemostáticos essenciais, simultaneamente prevenindo a coagulopatia dilucional.[10] O banco de sangue deve ter de prontidão um *kit* com cinco unidades de concentrado de hemácias, cinco unidades de plaquetas e cinco unidades de plasma que rapidamente pode ser disponibilizado. A fim de otimizar o uso desses protocolos, é fundamental uma comunicação efetiva entre o banco de sangue e a equipe obstétrica, visto que é necessário o descongelamento do plasma. A utilização de concentrado de fibrinogênio ou de crioprecipitado permite reduzir o uso de plasma, diminuindo o risco de sobrecarga circulatória.

Hemocomponentes, hemoderivados e fármacos usados no manejo das hemorragias

- **Concentrado de hemácias** – Contém um volume médio de 250 a 300 mL/unidade. Uma unidade aumenta em aproximadamente 1 g a hemoglobina da paciente. É usado com o objetivo de manter a oxigenação adequada. O uso está indicado caso a paciente já apresente menos de 7 g/dL na internação ou venha a perder mais do que 1.000 mL durante ou após o parto.
- **Concentrado de plaquetas** – Contém um volume médio de 50 a 60 mL. Uma unidade aumenta em aproximadamente 5.000 a 10.000 a contagem de plaquetas da paciente. É usado com o objetivo de normalizar a capacidade de hemostasia. O uso está indicado quando inferior a 75.000/μL na presença de sangramento. A fim de atingir a dosagem terapêutica para corrigir sangramento em caso de plaquetopenia, são necessárias 5 a 6 unidades de plaquetas normais ou uma unidade de plaquetas obtidas por aférese de doador único.
- **Plasma congelado** – Contém um volume médio de 180 a 200 mL. É usado também com o objetivo de normalizar a capacidade de hemostasia e está indicado na presença de sangramento e valores de TP e TTPa 1,3 vez acima do controle normal. A dosagem é de aproximadamente 12 a 15 mL/kg.
- **Crioprecipitado** – Contém um volume médio de 10 a 20 mL. É usado com o objetivo de nor-

---

Quadro 41.3 – Manejo transfusional da hemorragia

- Administrar imediatamente ácido tranexâmico (1 g/IV) e uterotônico, se necessário
- Providenciar imediatamente o *kit* de transfusão maciça (ABO-compatível se previamente combinado ou com hemácias O⁻, plaquetas Rh⁻, plasma ABO⁺ se o grupo sanguíneo for desconhecido) e iniciar transfundindo 1:1:1
- Monitorizar, medir e registrar sinais vitais e volume de sangue perdido
- Medir e registrar hemoglobina, plaquetas, TP, TTPa e níveis de fibrinogênio e cálcio
- Manter fibrinogênio acima de 300 mg/dL
- Manter TP e TTPa < 1,3 vez o controle normal
- Seguir repondo até controle do sangramento e normalização dos sinais vitais

IV, intravenosa; TP, tempo de protrombina; TTPa, tempo de tromboplastina parcial ativada.

malizar a capacidade de hemostasia quando os níveis de fibrinogênio estão abaixo de 300 mg/dL. Uma unidade aumenta em média em 5 a 10 mg os níveis de fibrinogênio. Em geral, é necessário utilizar 10 ou mais unidades. Atualmente, é usado quando não há fibrinogênio disponível.

- **Ácido tranexâmico** – É usado na dose de 1.000 mg IV infundindo 50 mg/minuto. A sua ação antifibrinolítica estabilizando o coágulo reduz o sangramento. Deve ser usado precocemente no manejo do sangramento.
- **Concentrado de fibrinogênio** – Contém 1 ou 2 g de fibrinogênio por ampola, sendo reconstituído em 50 ou 100 mL de água destilada. Administram-se inicialmente 2 g monitorizando os níveis plasmáticos de fibrinogênio e a resposta clínica. A dose total nas grandes hemorragias obstétricas pode chegar a 4 a 8 g.

Riscos associados à transfusão de hemocomponentes

A transfusão de sangue está associada a riscos e reações. O risco de transmissão de doenças infecciosas, como hepatites B e C, vírus da imunodeficiência humana (HIV, *human immunodeficiency virus*), sífilis, vírus linfotrópico de células T humanas (HTLV, *human T-cell lymphotropic virus*) e doença de Chagas, é muito baixo.

Também diminuiu muito o risco de insuficiência respiratória aguda associada à transfusão (TRALI, *transfusion-related acute lung injury*) com a suspensão do uso de plasma feminino. A principal causa de morte por transfusão fora do contexto da obstetrícia é a sobrecarga circulatória, especialmente em pacientes de baixo peso (< 50 kg), idosos e cardiopatas. No parto, o principal risco está associado a atraso e/ou uso insuficiente de hemocomponentes por ocasião de hemorragias maciças.

Os riscos e as reações tardias associadas à transfusão são muitas vezes negligenciados ou subdiagnosticados. Reações hemolíticas por aloimunização podem se manifestar após 24 horas com icterícia discreta. Existe risco de aloimunização, que pode interferir caso haja necessidade de transfusão no futuro. A imunomodulação relacionada com a transfusão, que leva a um risco maior de infecções e até a neoplasias em longo prazo, aumenta conforme o número de hemocomponentes transfundidos.

A fim de prevenir ou reduzir todos os riscos associados à transfusão, é preciso sempre identificar as causas que podem ser manejadas de outra forma, como com reposição de ferro em situações de ferropenia e reposição de vitamina B_{12} e ácido fólico em situações de deficiência vitamínica. O uso de ácido tranexâmico contribui para a redução da necessidade e da quantidade de hemocomponentes transfundidos.

REFERÊNCIAS

1. Andrikopoulou M, D'Alton ME. Postpartum hemorrhage: early identification challenges. Semin Perinatol. 2019;43(1):11-7.
2. Surbek D, Vial Y, Girard T, Breymann C, Bencaiova GA, Baud D, et al. Patient blood management (pbm) in pregnancy and childbirth: literature review and expert opinion. Arch Gynecol Obstet. 2020;301(2):627-41.
3. Menard MK, Main EK, Currigan SM. Executive summary of the reVITALize initiative: standardizing obstetric data definitions. Obstet Gynecol. 2014;124(1):150-3.
4. Gonzalez-Brown V, Schneider P. Prevention of postpartum hemorrhage. Semin Fetal Neonatal Med. 2020;25(5):101129.
5. Lyndon A, Lagrew D, Shields L, Main E, Cape V. Improving health care response to obstetric hemorrhage. Stanford: California Maternal Quality Care Collaborative; 2015.
6. Dilla AJ, Waters JH, Yazer MH. Clinical validation of risk stratification criteria for peripartum hemorrhage. Obstet Gynecol. 2013;122(1):120-6.
7. Ring L, Landau R. Postpartum hemorrhage: anesthesia management. Semin Perinatol. 2019;43(1):35-43.
8. Higgins N, Patel SK, Toledo P. Postpartum hemorrhage revisited: new challenges and solutions. Curr Opin Anaesthesiol. 2019;32(3):278-84.
9. Alves ALL, Francisco AA, Osanan GC, Vieira LB. Hemorragia pós-parto: prevenção, diagnóstico e manejo não cirúrgico. FEBRASGO Position Statement. 2020;(5):1-8.
10. Kogutt BK, Vaught AJ. Postpartum hemorrhage: blood product management and massive transfusion. Semin Perinatol. 2019;43(1):44-50.

42

OBESIDADE E GESTAÇÃO*

MARIA LÚCIA DA ROCHA OPPERMANN
ANGELA JACOB REICHELT
VANESSA K. GENRO

▌ Epidemiologia

O excesso de peso e a obesidade alcançaram proporções de calamidade pública no mundo. Dados brasileiros indicam que o percentual de sobrepeso em mulheres em idade reprodutiva (18-44 anos) aumenta de 28,8 para 55,6% conforme a faixa etária; a obesidade varia de 10,3% na faixa de 18 a 24 anos para 21,9% na faixa de 35 a 44 anos.[1] Duas condições clínicas associadas à obesidade aumentam de proporção conforme a idade: a hipertensão arterial variou de 4,9% na faixa de 18 a 24 anos para 17,6% na faixa de 35 a 44 anos; e o diabetes variou de 0,9% na faixa de 18 a 24 anos para 3,5% na de 35 a 44 anos.

A Organização Mundial da Saúde (OMS) registra que, no mundo, a prevalência de obesidade quase triplicou entre 1975 e 2016: em 2016, 39% dos adultos ≥ 18 anos tinham sobrepeso e 13% estavam obesos. A maioria da população mundial vive em países onde o sobrepeso e a obesidade matam mais do que o baixo peso, e a obesidade é prevenível.[2]

O índice de massa corporal (IMC) é a medida mais útil para definir a relação entre peso corporal e altura, sendo calculado como a razão do peso (em quilogramas) pelo quadrado da altura (em metros). Entretanto, é uma medida grosseira, pois pode não corresponder ao mesmo grau de gordura em indivíduos diferentes. As medidas da cintura e da relação cintura-quadril, ao estimarem indiretamente a gordura visceral, podem dar uma dimensão mais precisa do risco metabólico.

A classificação do IMC está descrita na Tabela 42.1.

▌ Associação da obesidade com desfechos adversos da gestação

A obesidade é atualmente a condição clínica mais comum na mulher no período reprodutivo e está envolvida em diversos desfe-

Tabela 42.1 – Categorias de IMC para adultos

CATEGORIA	IMC (kg/m^2)
Baixo peso	< 18,5
Peso normal	18,5-24,9
Sobrepeso	25,0-29,9
Obesidade	≥ 30,0
Classe I	30,0-34,9
Classe II	35,0-39,9
Classe III	≥ 40,0

IMC, índice de massa corporal.
Fonte: Elaborada com base em World Health Organization, Denison e colaboradores e Rasmussen e Yaktine.[2-4]

---
*Os coautores agradecem a Claudia Hallal Alves Gazal pela contribuição dada à escrita deste capítulo na edição anterior.

chos adversos da gestação: abortamento, malformações, pré-eclâmpsia, diabetes gestacional, morte intrauterina, prematuridade indicada e internação em unidade de terapia intensiva neonatal (UTINeo). O parto e o pós-parto também são impactados pelo aumento de partos distócicos e cesarianas de emergência, com as dificuldades técnicas para bloqueio do neuroeixo na anestesia e na técnica cirúrgica, além dos índices maiores de infecção puerperal e interrupção do aleitamento. Os principais desfechos adversos estão apresentados na **Tabela 42.2**.

Uma metanálise com 3.722.477 gestações encontrou associação linear entre o IMC pré-gestacional e eventos adversos da gestação. Na comparação com gestantes com IMC normal, as mulheres com sobrepeso e obesidade graus I, II ou III apresentaram aumento do risco de diabetes gestacional, doenças hipertensivas da gestação e cesariana, planejada ou não, mas sem aumento da incidência de hemorragia puerperal. Em relação aos desfechos do recém-nascido, houve aumento consistente de bebês grandes para a idade gestacional ou macrossômicos, internação em UTINeo, hipoglicemia e sepse precoce. Outros desfechos, como parto pré-termo, trauma e distocia de ombro, ocorreram irregularmente ao longo das faixas de IMC.[7]

O risco de morte intrauterina anteparto aumenta com o grau de obesidade. Comparadas às mulheres com IMC pré-gestacional < 30 kg/m^2, aquelas com IMC pré-gestacional entre 30 e 34,9 kg/m^2 tem aumento do risco em torno de 70%; as com IMC entre 35 e 39,9 kg/m^2, o aumento do risco é de 2 vezes; e para aquelas com IMC acima de 40 kg/m^2, o risco aumenta em 2,5 vezes; e em mais de 3 vezes em mulheres com IMC pré-gestacional de 50 kg/m^2. O *Manual de Gestação de Alto Risco* do Ministério da Saúde do Brasil considera que a gestação não deve ultrapassar 40 semanas nas mulheres com IMC ≥ 40 kg/m^2.[8] O American College of Obstetrics and Gynecologists aconselha avaliação de bem-estar fetal semanal a partir das 37 semanas em mulheres com IMC pré-gestacional entre 35 e 39,9 kg/m^2 e a partir das 34 semanas naquelas com IMC pré-gestacional ≥ 40 kg/m^2.[9]

DIABETES

Não há dúvida sobre a associação entre obesidade e diabetes, e muitas vezes é difícil isolar o efeito da obesidade nas complicações gestacionais. O diabetes melito tipo 2 é uma das complicações mais

Tabela 42.2 – Desfechos adversos em gestações complicadas por obesidade

DESFECHO	CONTROLES (%) (n = 13.752)[5]	IMC 30-34,9 kg/m^2 (%) (n = 1.473)[5]	IMC ≥ 35 kg/m^2 (%) (n = 877)[5]	IMC ≥ 50 kg/m^2 (n=138)[6]
Hipertensão gestacional	4,8	10,2*	12,3*	13,8
Pré-eclâmpsia	2,1	3,0*	6,3*	15,1
Diabetes gestacional	2,3	6,3*	9,5*	21,0
Ruptura prematura de membranas	1,7	2,1	2,2	
Parto pré-termo	3,3	4,0	5,5*	
Restrição de crescimento fetal	1,1	1,0	0,8	
Peso ao nascimento > 4.000 g	8,3	13,3*	14,6*	
Peso ao nascimento > 4.500 g	1,0	2,1*	2,6*	
Placenta prévia	0,6	0,8	0,5	
Descolamento prematuro da placenta	0,8	0,8	0,8	
Parto vaginal operatório	10,5	8,5	11,1*	

*Razão de chances significativa comparada com o grupo-controle (não obesas).
Fonte: Elaborada com base em Weiss e colaboradores[5] e Kim e colaboradores.[6]

comuns nas gestantes com obesidade.[10] O risco de diabetes melito gestacional (DMG) é proporcional ao IMC pré-gravídico: a cada 1 kg/m², o risco de DMG aumenta em 0,92%.[11] A hiperglicemia na gestação (prévia e gestacional) acrescenta riscos de desfechos adversos bem estabelecidos para a mãe e para o recém-nascido (ver Cap. 39 – Diabetes melito e gestação).

PRÉ-ECLÂMPSIA

Mulheres com obesidade têm risco três vezes maior de apresentar pré-eclâmpsia, em gradiente proporcional ao aumento do IMC,[12] e, portanto, o uso profilático de ácido acetilsalicílico (AAS) e cálcio deve ser considerado (ver Cap. 54 – Eclâmpsia, síndrome HELLP e esteatose hepática aguda da gestação).

OUTROS DESFECHOS MATERNOS

A obesidade e a gestação, de modo independente, aumentam a prevalência de condições como apneia obstrutiva do sono (AOS) e síndrome do túnel do carpo. A AOS – apneias e hipopneias durante o sono na presença de esforço respiratório – resulta em redução do fluxo ventilatório, hipoxemia, descarga simpática e despertares recorrentes. A prevalência sobe de acordo com o aumento do IMC, sendo exacerbada pelas modificações fisiológicas da gestação, como edema da mucosa nasal e aumento do volume sanguíneo. A prevalência estimada em estudos de polissonografia em poucos e pequenos estudos mostrou aumento com a evolução da gestação: 10,5% no primeiro trimestre e 26,7% no terceiro trimestre.[13]

Também a prevalência da síndrome do túnel do carpo aumenta com a obesidade e com a gestação, tendo sido estimada em 34%.[14] A condição cursa com parestesia, hipoestesia, dor ou dormência do polegar, indicador e dedo médio, por compressão do nervo mediano no túnel do carpo.

DESFECHOS DO PARTO E NASCIMENTO

O risco de abortamento aumenta nas mulheres com sobrepeso e é ainda maior naquelas com obesidade, independentemente da forma de concepção (espontânea ou assistida).[15] A obesidade parece ser um fator de risco para cesarianas eletivas e de emergência, mesmo após ajuste para outros fatores,[16] além de aumentar o risco de insucesso na tentativa de parto vaginal após cesariana. A cesariana em mulheres com obesidade associa-se a maior tempo entre a decisão e o nascimento, maior perda sanguínea, endometrite, infecção de ferida cirúrgica e tromboembolia venosa.[17,18] Gestantes com IMC ≥ 40 kg/m² na primeira consulta pré-natal devem ser encaminhadas para avaliação anestésica anteparto.[3]

RISCOS PARA A PROLE

A obesidade está associada à presença de malformações fetais; os achados mais consistentes são os defeitos do tubo neural, incluindo espinha bífida. Anencefalia, defeitos cardiovasculares, palato fendido e lábio leporino, atresia anorretal, hidrocefalia e redução de membros estiveram associados à obesidade materna em uma metanálise.[19] Os mecanismos envolvidos não são completamente entendidos: o ambiente intrauterino secundário à dieta inadequada e o hiperinsulinismo sustentado podem explicar essas associações.[20,21]

A suplementação-padrão de ácido fólico não reduziu a incidência de defeitos do tubo neural em mulheres com obesidade. A recomendação do Royal College of Obstetricians and Gynaecologists (RCOG) em mulheres com IMC ≥ 30 kg/m² é a suplementação de ácido fólico na dose de 5 mg/dia, durante 1 mês antes da concepção e durante o primeiro trimestre da gestação.[3]

Gestantes com obesidade têm maior risco de parto pré-termo em razão das complicações associadas, como hipertensão, diabetes e pré-eclâmpsia; no entanto, os índices de prematuridade espontânea não são maiores.[22] Um estudo de análise de composição corporal dos bebês demonstrou que o peso aumentado ao nascimento estava associado à gordura aumentada aos 6 meses de idade, sugerindo que a obesidade possa ser, pelo menos parcialmente, já determinada na vida fetal.[23] Consequências da obesidade materna podem estender-se à infância e à vida adulta da prole, reforçando que "obesidade gera obesidade".[24]

Uma metanálise evidenciou um risco quatro vezes maior de obesidade em crianças de mães com obesidade (12.475 casos/88.872 crianças de 1-14 anos). Para cada 5 kg/m² de aumento no IMC materno, houve risco quase duas vezes maior de obesidade na prole.[25] Além da obesidade e de seus fatores associados, como resistência insulínica (pode estar presente mesmo em bebês de peso normal) e elevação de marcadores inflamatórios, há aumento do risco de diabetes (especialmente diabetes melito tipo 2), doença hepática não alcoólica, dislipidemia e hipertensão, entre outros.[26] Pode haver associação também com asma e hospitalizações da criança por qualquer causa, bem como com problemas cognitivos e de comportamento, incluindo déficit de atenção e depressão.[26]

Ganho de peso gestacional

O ganho de peso ao final da gestação deve contemplar peso do feto (3,2-3,6 kg), reserva de gordura (2,7-3,6 kg), aumento do volume sanguíneo (1,4-1,8 kg), aumento do líquido corporal (0,9-1,4 kg) e do líquido amniótico (0,9 kg), aumento das mamas (0,45-1,4 kg), hipertrofia uterina (0,9 kg) e placenta (0,7 kg).[27]

O Institute of Medicine (IOM) norte-americano[28] desenvolveu diretrizes de ganho de peso na gestação baseadas nas categorias da OMS de IMC e embasadas em estudos observacionais que mostraram melhora efetiva dos desfechos gestacionais em pacientes que seguiram as recomendações (Tabela 42.3).

No LifeCycle Project-Maternal Obesity and Childhood Outcomes Study, estudo multicêntrico com 196.670 gestantes, desfechos adversos compostos maternos e fetais aumentaram progressivamente com o aumento do IMC: 31,7% em mulheres com peso normal até 61,1% em mulheres com obesidade grau III.

Os autores sugerem como ganho de peso ideal:
- 14 a < 16 kg para mulheres com baixo peso.
- 10 a < 18 kg para mulheres com peso adequado.
- 2 a < 16 kg nas mulheres com sobrepeso.
- 2 a < 6 kg na obesidade grau I.
- Perda de peso ou 0 a < 4 kg na obesidade grau II.
- 0 a < 6,0 kg na obesidade grau III.[29]

Em uma metanálise com 4.429 gestantes de braços-controle de ensaios clínicos de tratamento com medidas de estilo de vida, 29% das gestantes tiveram ganho de peso menor do que o recomendado; nas mulheres com obesidade, ganho abaixo do esperado ocorreu em 21,3% – nessas, o ganho menor que o recomendado aumentou em 81% o risco ajustado de fetos pequenos para a idade gestacional (PIG), ao passo que, nas mulheres com IMC normal, esse risco foi de 62%.[30]

Poucos estudos avaliaram eficácia e segurança da perda de peso durante a gestação em mulheres com obesidade:[31] uma revisão sistemática mostrou que a perda de peso durante a gestação aumentou em 75% o risco para recém-nascidos PIG e reduziu em 40% o risco de crianças grandes para a idade gestacional (GIG).[32]

Tabela 42.3 – Recomendações de ganho de peso gestacional de acordo com o IMC pré-gestacional

CATEGORIA	IMC PRÉ-GESTACIONAL (kg/m²)	GANHO DE PESO RECOMENDADO (kg)	GANHO DE PESO/SEMANA (kg)
Baixo peso	< 18,5	12,5-18	0,51 (0,44-0,58)
Peso normal	18,5-24,9	11,5-16	0,42 (0,35-0,50)
Sobrepeso	25-29,9	7-11,5	0,28 (0,23-0,33)
Obesidade	> 30	5-9	0,22 (0,17-0,27)

IMC, índice de massa corporal
Fonte: Adaptada de National Academy of Sciences.[28]

Tratamento da obesidade e redução de desfechos adversos

DIETA E EXERCÍCIO

Mudanças no estilo de vida, adotando dieta saudável e prática de exercício físico, são recomendações básicas e universais para indivíduos com sobrepeso e obesidade; entretanto, parecem ser menos efetivas durante a gestação.

Em uma metarrevisão de 15 revisões sistemáticas avaliando o efeito de medidas de estilo de vida em gestantes, houve modesta redução do ganho de peso gestacional (0,3-2,4 kg). Não houve diminuição de desfechos adversos da gestação, maternos (diabetes gestacional, pré-eclâmpsia, cesarianas, parto pré-termo) ou perinatais (peso ao nascimento, GIG, PIG, macrossomia ou bebês com < 2.500 g). Em um ensaio clínico randomizado comparando medidas de estilo de vida com cuidado habitual em 1.150 gestantes, houve menor número de mulheres com ganho excessivo de peso/semana no grupo da intervenção (61,8 vs. 75%; razão de chances [RC] 0,52; intervalo de confiança [IC] 95%, 0,40-0,67); o ganho de peso no grupo da intervenção foi 1,59 kg menor. No entanto, não houve diferença nos desfechos estudados (pré-eclâmpsia, diabetes gestacional, cesarianas e peso fetal).[33]

TRATAMENTO MEDICAMENTOSO

Nenhuma das medicações tradicionalmente empregadas no tratamento da obesidade fora da gestação está liberada para uso na gestação.[34] Uma metanálise avaliando metformina contra placebo em gestantes com obesidade (1.099 gestantes) não mostrou impacto sobre desfechos adversos da gestação, embora o grupo de tratamento tenha apresentado menor ganho de peso gestacional (~−2,60 kg).[35] Não há indicação, no momento, do uso de metformina para modificar desfechos adversos da gravidez em gestantes com obesidade.[3,36,37]

O **Quadro 42.1** traz medidas sugeridas para o manejo da mulher com obesidade, as quais vão da pré-concepção ao pós-parto.

Quadro 42.1 – Manejo da mulher com obesidade – da pré-concepção ao pós-parto

Pré-concepção
- Avaliar IMC
- Aconselhar sobre riscos:
  - Fertilidade
  - Complicações da gestação (mãe e feto, efeitos em longo prazo)
  - Retenção de peso pós-parto
- Incentivar perda de peso:
  - Dieta
  - Exercício físico
  - Tratamento medicamentoso
  - Cirurgia bariátrica
- Prevenir malformações congênitas:
  - Ácido fólico (400 µg-5 mg/dia, durante 1-3 meses pré-concepção)

Gestação
- Avaliar IMC
- Monitorar e aconselhar ganho de peso
- Orientar manutenção de dieta e exercício
- Manter ácido fólico no primeiro trimestre
- Rastrear complicações no início da gestação: diabetes, HAS, deficiências de nutrientes, AOS
- Rastrear e tratar doenças mentais
- Considerar uso de AAS e cálcio para prevenção da pré-eclâmpsia
- Avaliar risco de tromboembolia
- Acompanhar crescimento fetal/malformações
- Evitar teste oral de tolerância à glicose (risco de *dumping*), hipoglicemia
- Considerar avaliação da vitalidade fetal no terceiro trimestre conforme o contexto clínico

Parto
- Considerar indução do trabalho de parto entre 40-41 semanas (IMC ≥ 35 kg/m²)
- Manter monitorização eletrônica fetal intraparto (IMC ≥ 35 kg/m²)
- Realizar terapia antimicrobiana profilática ampliada na cesariana*
- Realizar manejo ativo do terceiro período do parto para prevenção da hemorragia puerperal
- Realizar tromboprofilaxia mecânica na cesariana (IMC ≥ 35 kg/m²)

Pós-parto
- Realizar tromboprofilaxia farmacológica – avaliar dose e contraindicações
- Incentivar amamentação
- Reavaliar complicações como diabetes e HAS
- Incentivar redução de peso após o parto
- Manter dieta e exercício físico
- Orientar sobre anticoncepção

(Continua)

> **Quadro 42.1 –** Manejo da mulher com obesidade – da pré-concepção ao pós-parto
> *(Continuação)*
>
> **Sempre**
> - Orientar sobre prevenção de queda
> - Adequar o manguito do esfigmomanômetro ao diâmetro do braço

*Azitromicina na dose de 500 mg em infusão intravenosa lenta durante 1 hora além da profilaxia habitual (ver Cap. 27 – Cesariana).
AAS, ácido acetilsalicílico; AOS, apneia obstrutiva do sono; HAS, hipertensão arterial sistêmica; IMC, índice de massa corporal.
Fonte: Adaptado de Denison e colaboradores,[3] Sagi-Dain[36] e McAuliffe e colaboradores.[37]

⚠ Os desafios e dificuldades no atendimento do parto da mulher com obesidade incluem:

- Dificuldade na monitorização fetal, quando indicada.
- Parto distócico, com atenção redobrada durante o segundo período do parto.
- Risco maior de hemorragia puerperal, endometrite e infecção de ferida cirúrgica.
- Risco aumentado de tromboembolia; tromboprofilaxia farmacológica durante a internação hospitalar anteparto e no puerpério, particularmente após cesariana de emergência, trabalho de parto com mais de 24 horas ou perda sanguínea superior a 1.000 mL (ver Cap. 52 – Doença tromboembólica na gestação).

CIRURGIA BARIÁTRICA

As cirurgias bariátrica e metabólica reúnem técnicas destinadas ao tratamento da obesidade e das doenças associadas ao excesso de gordura corporal. As cirurgias diferenciam-se pelo mecanismo de ação.

Os procedimentos atualmente mais empregados para cirurgia bariátrica podem ser feitos por laparotomia ou videolaparoscopia:[38]

- **Restritivos** – Diminuem a quantidade de alimentos que o estômago é capaz de comportar. Os mais empregados são a gastrectomia em *sleeve*, a banda gástrica e o balão intragástrico.
- **Mistos (restritivos e desabsortivos)** – Restrição da capacidade gástrica e redução da capacidade de absorção do intestino: bypass gástrico em Y de Roux e *bypass* gástrico com anastomose duodenoileal única (*duodenal switch*).

📌 No Brasil, a Portaria nº 424 do Ministério da Saúde e da Agência Nacional de Vigilância Sanitária (Anvisa) revisa e estabelece as indicações para cirurgia bariátrica:[39]

- Indivíduos que apresentem IMC maior ou igual a 50 kg/m².
- Indivíduos que apresentem IMC maior ou igual a 40 kg/m², com ou sem morbidades associadas, sem sucesso no tratamento clínico longitudinal realizado na atenção básica e/ou na atenção ambulatorial especializada, por, no mínimo, 2 anos, e que tenham seguido protocolos clínicos.
- Indivíduos com IMC maior ou igual a 35 kg/m² com morbidades associadas, tais como alto risco cardiovascular, diabetes e/ou hipertensão de difícil controle, AOS, doenças articulares degenerativas, com insucesso no tratamento clínico longitudinal realizado por, no mínimo, 2 anos, e que tenham seguido protocolos clínicos.

Um levantamento realizado com base em dados da Sociedade Brasileira de Cirurgia Bariátrica e Metabólica descreveu um aumento continuado do procedimento, passando de cerca de 34 mil procedimentos em 2011 para cerca de 68 mil procedimentos em 2019.[40] Aproximadamente metade das cirurgias bariátricas é realizada em mulheres em idade fértil, e não é incomum ocorrer gravidez após o procedimento, pois a fertilidade aumenta depois da perda de peso.[41] Os ciclos ovulatórios retornam com a perda de peso após a cirurgia bariátrica em até 70% das mulheres,[42] o que, associado à inconstância de absorção dos contraceptivos orais, leva a uma taxa de gestação expressiva nessa população. É fundamental o aconselhamento contraceptivo pré e pós-cirúrgico, com preferência à contracepção com métodos reversíveis de longa duração, como dispositivo intrauterino (DIU) e implantes hormonais (LARC, *long-acting reversible contraceptives*) – ver Capítulo 47 – Anticoncepção no livro *Rotinas em Ginecologia*.

O intervalo ideal entre a cirurgia bariátrica e a concepção não está definido, mas recomenda-se que não seja inferior a 12 meses, pois o ganho de peso gestacional ideal não está estabelecido, e foi observado ganho menor naquelas que engravidam antes de 12 meses da cirurgia bariátrica quando comparadas com as que conceberam após 18 meses. Além disso, pacientes que engravidam antes de passados 2 anos do procedimento têm uma chance maior de bebês pré-termo, internação em UTINeo e PIG.[43] Recomenda-se adiar a gestação para 24 meses depois da cirurgia bariátrica.[44]

Benefícios da cirurgia bariátrica na gestação foram descritos, como redução da incidência de diabetes gestacional, macrossomia fetal e doenças hipertensivas na gestação. Entretanto, houve risco duas vezes maior de bebês PIG.[45] Um estudo mais recente corroborou esses achados e, adicionalmente, encontrou aumento significativo da taxa de parto pré-termo.[46] Uma metanálise de desfechos perinatais em 33 estudos observacionais (14.880 gestações) após a cirurgia bariátrica descreveu aumento de cerca de 40% da mortalidade perinatal e de internação em UTINeo, de 29% para anomalias congênitas e de 57% para parto pré-termo, além de aumento de PIG nas cirurgias de *bypass* gástrico.[47]

Um estudo populacional comparando o desfecho de gestações na mesma mulher, uma antes e outra depois da cirurgia bariátrica,[38] e os achados populacionais (94.989) encontrou redução das taxas de hipertensão, cesariana de emergência, prematuridade espontânea, GIG e internação em UTINeo na gestação pós-bariátrica. Os índices de diabetes gestacional e de PIG não foram diferentes entre as duas gestações: menor para diabetes gestacional e maior para PIG na segunda gestação. Não houve diferença na mortalidade perinatal.[48]

O impacto da cirurgia bariátrica sobre a lactação foi avaliado em uma pequena revisão sistemática, tendo sido relatados menor frequência de lactação, menor tempo de amamentação e aumento do risco de deficiências nutricionais em mulheres com cirurgia bariátrica prévia.[49]

Especialmente em pacientes com cirurgia de *bypass* gástrico, há risco de síndrome pós-prandial (*dumping*), que ocorre, em geral, 60 minutos após uma refeição com carboidratos de absorção rápida: palpitação, dor abdominal, náuseas, vômitos e diarreia. Líquidos não devem ser ingeridos 30 minutos antes e depois da refeição, para retardar o esvaziamento gástrico.

A hipoglicemia reacional à hiperinsulinemia pode ocorrer em quase 60% das gestantes que realizaram *bypass* gástrico;[50] assim, estas não devem realizar teste oral de tolerância à glicose, pois até 90% das gestantes podem apresentar hipoglicemia durante o teste;[51] a monitorização da glicemia capilar domiciliar durante alguns dias entre 24 e 28 semanas pode ser uma alternativa.[52]

As principais deficiências nutricionais da gestação após cirurgia bariátrica são a proteica e a anemia ferropriva, especialmente em pacientes com cirurgias mistas/desabsortivas (intolerância à carne, redução da secreção de ácido gástrico e desvio do local principal de absorção pela exclusão do duodeno).

Recomendações gerais incluem o seguinte:

- Administrar multivitamínico (MVI) – Deve ser ingerido diariamente desde antes da concepção. É importante atentar para o excesso de vitamina A, pelo potencial teratogênico. O limite de dose é < 5.000 unidades internacionais (UI)/dia. Deve-se priorizar MVI com ácido fólico > 400 μg, ferro (fumarato ferroso) > 18 mg, zinco e selênio na fórmula.
- Evitar alimentos altamente calóricos e ricos em açúcar refinado pelo risco de síndrome de *dumping*, sobretudo nas pacientes submetidas a cirurgias bariátricas mistas: desvio súbito de líquido para o estômago em resposta à alta carga osmótica que alcança diretamente o intestino delgado. Os sintomas incluem náuseas, tontura, taquicardia, sudorese e síncope, diarreia líquida e dor abdominal.[42]
- Suspeitar de deficiência de vitamina B_1 (tiamina) na presença de náuseas e vômitos repe-

tidos, perda de peso rápida e elevada, não adesão às recomendações nutricionais ou alcoolismo, particularmente se houver sintomas neurológicos. A neuropatia inicial pode ser revertida com suplementação de tiamina 25 a 30 mg/dia VO até o desaparecimento dos sintomas. Na suspeita da síndrome de Wernicke-Korsakoff, a suplementação exige doses acima de 100 mg/dia.[53]

A **Tabela 42.4** apresenta as principais recomendações nutricionais para gestação de risco habitual e após a cirurgia bariátrica, e o **Quadro 42.2** traz um resumo das recomendações após a cirurgia bariátrica.

Tabela 42.4 – Recomendações nutricionais na gestação de risco habitual e após a cirurgia bariátrica

NUTRIENTE	GESTAÇÃO DE RISCO HABITUAL	GESTAÇÃO APÓS A CIRURGIA BARIÁTRICA
Macronutrientes		
Proteína (% kcal)	10-35%	
Proteína	71 g	≥ 60 g
		Peixe (90 g = 17 g proteína); atum (90 g = 22 g de proteína); ovo (unidade = 6 g de proteína); carne bovina (120 g = 24 g de proteína); leite desnatado (240 mL = 8 g de proteína); iogurte (240 mL = 11 g de proteína); proteína hidrolisada do soro do leite (*whey*) (1 concha = 24 g de proteína)
Carboidratos (% kcal)	175 g (45-65%)	
Fibras	28-36 g	
Açúcar – adição (% kcal)	< 10%	
Gorduras totais (% kcal)	20-35%	
Gorduras saturadas (% kcal)	< 10%	
Ácido linoleico	1,4 g	
Micronutrientes		
Cálcio	1.000 mg	Citrato de cálcio 1.200-1.500 mg/dia (maior biodisponibilidade, cerca de 22-27%, quando comparado com o carbonato)
Ferro	27 mg	45-60 mg/dia, associado a multivitamínico e doses adicionais em caso de deficiência
		Fumarato ferroso (33% de ferro elementar, bem tolerado), sulfato ferroso (20% de ferro elementar, com maior intolerância gastrintestinal), ferronil ou ferro quelado (98% de ferro elementar) devem ser suplementados com vitamina C em jejum. Sofrem interação com quelantes como cálcio e fitatos
Vitamina A	770 µg RAE	Máximo de 5.000 UI/dia (no multivitamínico)[52]

(Continua)

Tabela 42.4 – Recomendações nutricionais na gestação de risco habitual e após a cirurgia bariátrica *(Continuação)*

NUTRIENTE	GESTAÇÃO DE RISCO HABITUAL	GESTAÇÃO APÓS A CIRURGIA BARIÁTRICA
Vitamina C	85 mg	
Vitamina D	600 UI	400-800 UI por dia (suplementação) Doses mais elevadas podem ser prescritas para gestantes com risco de deficiência
Vitamina E	15 mg	7-15 mg/dia[52]
Vitamina K	90 µg	120 µg
Vitamina B_1 (tiamina)	1,4 mg	12 mg/dia (no multivitamínico)
Vitamina H (biotina)		30 µg
Riboflavina	1,4 mg	
Niacina	18 mg	
Vitamina B_6	1,9 mg	
Vitamina B_{12}	2,6 µg	≥ 300 µg/dia VO 500-1.000 µg/dia se deficiência confirmada ou 1.000 µg IM semanal
Vitamina B_9 (ácido fólico)	600 µg	400 µg-4 mg /dia VO[52] 800 µg/dia podem ser benéficos no caso de gravidez não planejada pós-cirurgia bariátrica Havendo aumento de risco de malformação do tubo neural (uso de anticonvulsivantes, diabetes, síndromes de má-absorção e obesidade), recomenda-se dose de 4 mg/dia até a 12ª semana de gestação, com posterior redução para 400 µg/dia[53]
Líquidos		Não ingerir durante as refeições Ingestão de 1,5 litro durante o dia
Adoçantes	Aspartame*(50 mg/kg/dia) – não tem passagem placentária Sacarina, sucralose e acesulfame (5 mg/kg/dia) – têm passagem placentária Estévia (4 mg/kg/dia) Todos considerados seguros na gestação	

*1 lata de Coca-Cola® zero (355 mL) tem 131 mg de aspartame.
IM, intramuscular; RAE, equivalente de atividade de retinol (*retinol activity equivalent*); UI, unidades internacionais.
Fonte: Elaborada com base em Shawe e colaboradores,[52] Vanheule e colaboradores,[54] Hanson e colaboradores[55] e Garner.[56]

Quadro 42.2 – Resumo das recomendações após a cirurgia bariátrica

Contracepção
- Postergar gestação até estabilização do peso
- Evitar contracepção oral; indicar LARC

Medidas séricas de nutrientes
- Medir micronutrientes, na pré-concepção e a cada trimestre na gestação
- Suplementar, quando necessário

Dieta
- Evitar carboidratos simples, dando preferência a alimentos de baixo índice glicêmico e a proteínas
- Evitar líquidos por 30 min antes e depois das refeições
- Evitar cafeína

Suplementos
- Ver **Tabela 42.4** – Recomendações nutricionais na gestação de risco habitual e após a cirurgia bariátrica

Ganho de peso
- Seguir recomendações do IOM (2009)

Complicações cirúrgicas
- Considerar herniação interna na presença de dor abdominal

Diabetes
- Evitar TOTG em mulheres com cirurgias desabsortivas
- Medidas de glicemia capilar entre 24-28 semanas são uma alternativa

Saúde mental
- Rastrear adição a drogas, ansiedade e depressão

Monitorização fetal
- Identificar malformações e acompanhar crescimento fetal (por US)

Amamentação
- Estimular aleitamento e monitorar micronutrientes maternos durante a lactação

IOM, Institute of Medicine; LARC, dispositivo intrauterino ou implantes hormonais (*long-acting reversible contraception*); TOTG, teste oral de tolerância à glicose; US, ultrassonografia.
Fonte: Adaptado de Shawe e colaboradores.[52]

REFERÊNCIAS

1. Brasil. Ministério da Saúde. Secretaria de Vigilância em Saúde. Departamento de Análise em Saúde e Vigilância de Doenças Não Transmissíveis. Vigitel Brasil 2019 : vigilância de fatores de risco e proteção para doenças crônicas por inquérito telefônico : estimativas sobre frequência e distribuição sociodemográfica de fatores de risco e proteção para doenças crônicas nas capitais dos 26 estados brasileiros e no Distrito Federal em 2019. Brasília: MS; 2020.
2. World Health Organization. Obesity [Internet]. Geneva: WHO; 2022 [capturado em 2 jun. 2022]. Disponível em: https://www.who.int/health-topics/obesity#tab=tab_1
3. Denison FC, Aedla NR, Keag O, Hor K, Reynolds RM, Milne A, et al. Care of women with obesity in pregnancy: green-top guideline No. 72. BJOG. 2019;126(3):e62-e106.
4. Rasmussen KM, Yaktine AL, editors. Weight gain during pregnancy: reexamining the guidelines. Washington: National Academies Press; 2009.
5. Weiss JL, Malone FD, Emig D, Ball RH, Nyberg DA, Comstock CH, et al. Obesity, obstetric complications and cesarean delivery rate-a population-based screening study. Am J Obstet Gynecol. 2004;190(4):1091-7.
6. Kim T, Burn SC, Bangdiwala A, Pace S, Rauk P. Neonatal morbidity and maternal complication rates in women with a delivery body mass index of 60 or higher. Obstet Gynecol. 2017;130(5):988-93.
7. D'Souza R, Horyn I, Pavalagantharajah S, Zaffar N, Jacob CE. Maternal body mass index and pregnancy outcomes: a systematic review and metaanalysis. Am J Obstet Gynecol MFM. 2019;1(4):100041.
8. Brasil. Ministério da Saúde. Secretaria de Atenção Primária à Saúde. Departamento de Ações Programáticas Estratégicas. Manual de gestação de alto risco. Brasília: MS; 2022.
9. American College of Obstetricians and Gynecologists' Committee on Practice Bulletins–Obstetrics. Obesity in pregnancy: ACOG practice bulletin, number 230. Obstet Gynecol. 2021; 137(6): e128-44.
10. Robinson HE, O'Connell CM, Joseph KS, McLeod NL. Maternal outcomes in pregnancies complicated by obesity. Obstet Gynecol. 2005;106(6):1357-64.

11. Torloni MR, Betran AP, Horta BL, Nakamura MU, Atallah AN, Moron AF, et al. Prepregnancy BMI and the risk of gestational diabetes: a systematic review of the literature with meta-analysis. Obes Rev. 2009;10(2):194-203.

12. Bodnar LM, Catov JM, Klebanoff MA, Ness RB, Roberts JM. Prepregnancy body mass index and the occurrence of severe hypertensive disorders of pregnancy. Epidemiology. 2007;18(2):234-9.

13. Pien GW, Schwab RJ. Sleep disorders during pregnancy. Sleep. 2004;27(7):1405-17.

14. Meems M, Truijens S, Spek V, Visser LH, Pop VJ. Prevalence, course and determinants of carpal tunnel syndrome symptoms during pregnancy: a prospective study. BJOG. 2015;122(8):1112-8.

15. Metwally M, Ong KJ, Ledger WL, Li TC. Does high body mass index increase the risk of miscarriage after spontaneous and assisted conception? A meta-analysis of the evidence. Fertil Steril. 2008;90(3):714-26.

16. Poobalan AS, Aucott LS, Gurung T, Smith WC, Bhattacharya S. Obesity as an independent risk factor for elective and emergency caesarean delivery in nulliparous women--systematic review and meta-analysis of cohort studies. Obes Rev. 2009;10(1):28-35.

17. Marshall NE, Guild C, Cheng YW, Caughey AB, Halloran DR. Maternal superobesity and perinatal outcomes. Am J Obstet Gynecol. 2012;206(5):417.e1-6.

18. Sebire NJ, Jolly M, Harris JP, Wadsworth J, Joffe M, Beard RW, et al. Maternal obesity and pregnancy outcome: a study of 287,213 pregnancies in London. Int J Obes Relat Metab Disord. 2001;25(8):1175-82.

19. Stothard KJ, Tennant PW, Bell R, Rankin J. Maternal overweight and obesity and the risk of congenital anomalies: a systematic review and meta-analysis. JAMA. 2009;301(6):636-50.

20. Mojtabai R. Body mass index and serum folate in childbearing age women. Eur J Epidemiol. 2004;19(11):1029-36.

21. Hendricks KA, Nuno OM, Suarez L, Larsen R. Effects of hyperinsulinemia and obesity on risk of neural tube defects among Mexican Americans. Epidemiology. 2001;12(6):630-5.

22. McDonald SD, Han Z, Mulla S, Beyene J. Overweight and obesity in mothers and risk of preterm birth and low birth weight infants: systematic review and meta-analyses. BMJ. 2010;341:c3428.

23. Ay L, Van Houten VA, Steegers EA, Hofman A, Witteman JC, Jaddoe VW, et al. Fetal and postnatal growth and body composition at 6 months of age. J Clin Endocrinol Metab. 2009;94(6):2023-30.

24. Reece EA. Perspectives on obesity, pregnancy and birth outcomes in the United States: the scope of the problem. Am J Obstet Gynecol. 2008;198(1):23-7.

25. Heslehurst N, Vieira R, Akhter Z, Bailey H, Slack E, Ngongalah L, et al. The association between maternal body mass index and child obesity: a systematic review and meta-analysis. PLoS Med. 2019;16(6):e1002817.

26. Dow ML, Szymanski LM. Effects of Overweight and Obesity in Pregnancy on Health of the Offspring. Endocrinol Metab Clin North Am. 2020;49(2):251-63.

27. Poston L. Gestational weight gain [Internet]. Waltham: UpToDate; 2022 [capturado em 2 jun. 2022]. Disponível em: https://www.uptodate.com/contents/gestational-weight-gain

28. National Academy of Sciences. The National Academies Collection: reports funded by National Institutes of Health. Washington: National Academies Press; 2009.

29. Voerman E, Santos S, Inskip H, Amiano P, Barros H, Charles MA, et al. Association of gestational weight gain with adverse maternal and infant outcomes. JAMA. 2019;321(17):1702-15.

30. Rogozińska E, Zamora J, Marlin N, Betrán AP, Astrup A, Bogaerts A, et al. Gestational weight gain outside the Institute of Medicine recommendations and adverse pregnancy outcomes: analysis using individual participant data from randomised trials. BMC Pregnancy Childbirth. 2019;19(1):322.

31. Furber CM, McGowan L, Bower P, Kontopantelis E, Quenby S, Lavender T. Antenatal interventions for reducing weight in obese women for improving pregnancy outcome. Cochrane Database Syst Rev. 2013(1):Cd009334.

32. Kapadia MZ, Park CK, Beyene J, Giglia L, Maxwell C, McDonald SD. Weight loss instead of weight gain within the guidelines in obese women during pregnancy: a systematic review and meta-analyses of maternal and infant outcomes. PLoS One. 2015;10(7):e0132650.

33. Peaceman AM, Clifton RG, Phelan S, Gallagher D, Evans M, Redman LM, et al. Lifestyle interventions limit gestational weight gain in women with overweight or obesity: life-moms prospective meta-analysis. Obesity (Silver Spring). 2018;26(9):1396-404.

34. Draznin B, Aroda VR, Bakris G, Benson G, Brown FM, Freeman R, et al. Obesity and weight management for the prevention and treatment of type 2 diabetes: standards of medical care in diabetes-2022. Diabetes Care. 2022;45(Suppl 1):S113-s24.

35. Dodd JM, Grivell RM, Deussen AR, Hague WM. Metformin for women who are overweight or obese during pregnancy for improving maternal and infant outcomes. Cochrane Database Syst Rev. 2018;7(7):Cd010564.

36. Sagi-Dain L. Obesity in pregnancy: ACOG practice bulletin, number 230. Obstet Gynecol. 2021;138(3):489.

37. McAuliffe FM, Killeen SL, Jacob CM, Hanson MA, Hadar E, McIntyre HD, et al. Management of prepregnancy, pregnancy, and postpartum obesity from the FIGO Pregnancy and Non-Communicable Diseases Committee: A FIGO (International Federation of Gynecology and Obstetrics) guideline. Int J Gynaecol Obstet. 2020;151 Suppl 1(Suppl 1):16-36.

38. Sociedade Brasileira de Cirurgia Bariátrica e Metabólica. Cirurgia bariátrica - técnicas cirúrgicas [Internet]. São Paulo: SBCBM, 2017 [capturado em 2 jun. 2022]. Disponível em: https://www.sbcbm.org.br/tecnicas-cirurgicas-bariatrica/

39. Brasil. Ministério da Saúde. Portaria nº 424, de 19 de março de 2013. Redefine as diretrizes para a organização da prevenção e do tratamento do sobrepeso e obesidade como linha de cuidado prioritária da Rede de Atenção à Saúde das Pessoas com Doenças Crônicas. Diário Oficial da União. 2013;54(Seção 1):23.

40. Benito LAO, Lima R da C, Karnikowski MG de O, Silva ICR da. Cirurgias bariátricas realizadas no Brasil, 2011-2019. REVISA. 2021;10(1):181-94.

41. Merhi ZO. Weight loss by bariatric surgery and subsequent fertility. Fertil Steril. 2007;87(2):430-2.

42. Ouyang DW. Fertility and pregnancy after bariatric surgery [Internet]. Waltham: UpToDate; 2022[2 jun. 2022]. Disponível em: https://www.uptodate.com/contents/fertility-and-pregnancy-after-bariatric-surgery

43. Parent B, Martopullo I, Weiss NS, Khandelwal S, Fay EE, Rowhani-Rahbar A. Bariatric surgery in women of childbearing age, timing between an operation and birth, and associated perinatal complications. JAMA Surg. 2017;152(2):128-35.

44. ACOG practice bulletin no. 105: bariatric surgery and pregnancy. Obstet Gynecol. 2009;113(6):1405-13.

45. Yi XY, Li QF, Zhang J, Wang ZH. A meta-analysis of maternal and fetal outcomes of pregnancy after bariatric surgery. Int J Gynaecol Obstet. 2015;130(1):3-9.

46. Carreau AM, Nadeau M, Marceau S, Marceau P, Weisnagel SJ. Pregnancy after Bariatric Surgery: Balancing Risks and Benefits. Can J Diabetes. 2017;41(4):432-8.

47. Akhter Z, Rankin J, Ceulemans D, Ngongalah L, Ackroyd R, Devlieger R, et al. Pregnancy after bariatric surgery and adverse perinatal outcomes: a systematic review and meta-analysis. PLoS Med. 2019;16(8):e1002866.

48. Ibiebele I, Gallimore F, Schnitzler M, Torvaldsen S, Ford JB. Perinatal outcomes following bariatric surgery between a first and second pregnancy: a population data linkage study. BJOG. 2020;127(3):345-54.

49. Adsit J, Hewlings SJ. Impact of bariatric surgery on breastfeeding: a systematic review. Surg Obes Relat Dis. 2022;18(1):117-22.

50. Stentebjerg LL, Madsen LR, Støving RK, Juhl CB, Vinter CA, Andersen LLT, et al. Hypoglycemia in pregnancies following gastric bypass-a systematic review and meta-analysis. Obes Surg. 2022;32(6):2047-55.

51. Göbl CS, Bozkurt L, Tura A, Leutner M, Andrei L, Fahr L, et al. Assessment of glucose regulation in pregnancy after gastric bypass surgery. Diabetologia. 2017;60(12):2504-13.

52. Shawe J, Ceulemans D, Akhter Z, Neff K, Hart K, Heslehurst N, et al. Pregnancy after bariatric surgery: Consensus recommendations for periconception, antenatal and postnatal care. Obes Rev. 2019;20(11):1507-22.

53. Chaves LC, Faintuch J, Kahwage S, Alencar Fde A. A cluster of polyneuropathy and Wernicke-Korsakoff syndrome in a bariatric unit. Obes Surg. 2002;12(3):328-34.

54. Vanheule G, Ceulemans D, Vynckier AK, De Mulder P, Van Den Driessche M, Devlieger R. Micronutrient supplementation in pregnancies following bariatric surgery: a practical review for clinicians. Obes Surg. 2021;31(10):4542-54.

55. Hanson MA, Bardsley A, De-Regil LM, Moore SE, Oken E, Poston L, et al. The International Federation of Gynecology and Obstetrics (FIGO) recommendations on adolescent, preconception, and maternal nutrition: "Think Nutrition First". Int J Gynaecol Obstet. 2015;131 Suppl 4:S213-53.

56. Garner CD. Nutrition in pregnancy: dietary requirements and supplements [Internet]. Waltham: UpToDate; 2022 [capturado em: 2 jun. 2022]. Disponível em: https://www.uptodate.com/contents/nutrition-in-pregnancydietary-requirements-and-supplements.

43

DOENÇAS CARDIOVASCULARES NA GESTAÇÃO

DANIELA VANESSA VETTORI
ELLEN MACHADO ARLINDO
EDIMÁRLEI GONSALES VALÉRIO
JANETE VETTORAZZI
NADINE CLAUSELL

A doença cardíaca ocorre em apenas 1 a 4% das gestantes nos Estados Unidos.[1] No entanto, é uma causa importante de morbimortalidade materna, influenciando de forma significativa os desfechos perinatais. As principais cardiopatias presentes na gestação são as cardiopatias congênitas, as doenças valvares, as miocardiopatias e a doença de Chagas.

No Brasil, observa-se uma tendência ao crescimento do percentual de gestantes portadoras de cardiopatia congênita (CC), à semelhança do que já acontece em países europeus. A mortalidade materna na lesão cardíaca congênita é considerada a segunda causa indireta de óbito materno.[2] A doença reumática ainda prevalece como causa frequente de cardiopatia na gestação nos países em desenvolvimento. A síndrome de Marfan (SM) e a coronariopatia (mais especificamente o infarto agudo do miocárdio [IAM]) ganham importância, apesar de incomuns, tendo-se em vista a gravidade do quadro clínico nas gestantes.

Além disso, a gestação e o puerpério são acompanhados de importantes mudanças no sistema cardiocirculatório que podem levar à deterioração do quadro clínico de mulheres com cardiopatias prévias ou, ainda, desmascarar uma cardiopatia subjacente.

Este capítulo pretende abordar as principais alterações fisiológicas do sistema cardiovascular e o rastreamento da doença cardiovascular na gestação (surgimento ou agravamento de cardiopatia já existente), bem como o risco de complicações materno-fetais das principais cardiopatias que podem acometer o período gravídico-puerperal. Não se tem como objetivo discorrer exclusivamente sobre cada cardiopatia possível na gestação.

■ Fisiologia cardiovascular durante a gestação e o puerpério

A gravidez é um teste de estresse natural para o sistema cardiovascular, que precisa, então, sofrer adaptações estruturais e hemodinâmicas para sustentar uma alta carga de volume.

Em virtude do estímulo hormonal (estrogênio e progesterona) e da ativação do sistema renina-angiotensina-aldosterona, a gravidez causa um aumento contínuo do débito cardíaco (DC) e do volume plasmático e uma diminuição da resistência vascular periférica (RVP) materna.[3] A pressão arterial (PA) diminui inicialmente, mas aumenta no terceiro trimestre.[4]

Além das mudanças hemodinâmicas, podem ocorrer adaptações estruturais, hematológicas, da coagulação e metabólicas durante a gravidez, que podem ser importantes contribuintes para o risco cardiovascular.

As principais alterações envolvendo a fisiologia cardiovascular durante e após a gestação estão resumidas na Tabela 43.1.

Se a via de parto for cesariana, esta pode ser responsável por flutuações hemodinâmicas consideráveis relacionadas com intubação traqueal, fármacos utilizados na anestesia, perda sanguínea excessiva, alívio da compressão da veia cava inferior (VCI), extubação e despertar pós-operatório.

⭐ A adaptação hemodinâmica da gestação persiste no pós-parto e retorna gradualmente a valores pré-gravídicos em 12 a 24 semanas. As alterações estruturais do coração materno retornam à linha de base antes de um ano pós-parto.

Tabela 43.1 – Fisiologia cardiovascular na gestação

	GESTAÇÃO	TRABALHO DE PARTO	PÓS-PARTO
Volume sanguíneo	↑ até 50% do 1º ao 2º trimestre	+/– 100 mL/kg	↑↑ 500 mL devido à autotransfusão*
Alterações hematológicas	↑ 20-30% da massa eritrocitária Anemia fisiológica por hemodiluição		
DC	↑ até 45% do 1º ao 2º trimestre > em DLE Gemelares: 20% >	↑ progressivo até 50% no 2º estágio	↑↑ 60-80% de imediato ↓ para valores prévios ao TP em 1 h
FE e VE	FE = ou ↓ ao pré-gravídico VE ↑, 3º trimestre = ou ↓	↑ VE	↑ VE imediato e ↓ para valores prévios ao TP em 24 h
FC	↑ 10-20 bpm até o 3º trimestre	↑ 40-50% nas contrações	↓ para valores prévios ao TP em 1 h ↓ FC nas primeiras 6 semanas
PA e RVP	PA ↓ no 1º trimestre Nadir no meio da gestação Níveis pré-gravídicos próximo do termo PA ↓ pois RVP↓	↑ PA (S e D) nas contrações, sobretudo no 2º estágio do TP	↓ PA sistólica 5-10% em 48 h
Síndrome da hipotensão supina	↓↓ FC e PA por oclusão da VCI pelo útero no 2º e 3º trimestres		
Alterações hemodinâmicas centrais	PVC = taxa não gravídica ↑ volume (pré-carga do VD) ↓ pós-carga cardíaca ↓↓ RVP e pulmonar		
Fluxo sanguíneo uterino	No início: 3-6% do DC Ao termo: 12% do DC		

(Continua)

Tabela 43.1 – Fisiologia cardiovascular na gestação (Continuação)			
	GESTAÇÃO	**TRABALHO DE PARTO**	**PÓS-PARTO**
Alterações estruturais	Adaptação dos ventrículos ao ↑ volume plasmático 20% das mulheres: disfunção diastólica a termo (dispneia aos esforços)		
Coagulação sistêmica	Estado de hipercoagulabilidade**		
Alterações metabólicas	Estado catabólico: ↑ resistência à insulina e perfil lipídico aterogênico (↑ ácidos graxos)		

*Transferência do sangue do útero para a circulação sistêmica pela contração uterina.
**Hipercoagulabilidade na gestação: para mais detalhes, ver Capítulos 55 – Coagulopatias na gestação, e 52 – Doença tromboembólica na gestação.
bpm, batimentos por minuto; D, diástole; DC, débito cardíaco; DLE, decúbito lateral esquerdo; FC, frequência cardíaca; FE, fração de ejeção; PA, pressão arterial; PVC, pressão venosa central; RVP, resistência vascular periférica; S, sístole; TP, trabalho de parto; VCI, veia cava inferior; VD, ventrículo direito; VE, volume de ejeção.
Fonte: Elaborada com base em American College of Obstetricians and Gynecologists,[1] Martins-Costa e colaboradores.[5]

Os principais achados clínicos e de exames complementares que podem ser evidenciados na gestação normal, por alterações fisiológicas adaptativas, encontram-se sumarizados nos Quadros 43.1 e 43.2.

Rastreamento de doença cardiovascular na gestação

Os principais fatores de risco para doenças cardiovasculares ao longo da gestação e do puerpério encontram-se elencados no Quadro 43.3.

⚑ Um aspecto fundamental no cuidado obstétrico é a capacidade de diferenciar entre sintomas comuns da gravidez e aqueles sugestivos de doença cardiovascular. A maioria das mulheres que morrem de doença cardiovascular têm doença cardiovascular não diagnosticada ou de início recente na gravidez, especificamente miocardiopatia periparto.[6]

Portanto, todas as mulheres com suspeita de doença cardiovascular devem ser avaliadas, nos períodos pré e pós-parto, usando o algoritmo do California Improving Health Care Response to Cardiovascular Disease in Pregnancy and Postpartum (Figura 43.1).

Quadro 43.1 – Sinais e sintomas cardíacos durante a gestação normal

Sinais e sintomas
- Capacidade física diminuída
- Cansaço
- Dispneia
- Ortopneia
- Palpitações
- Tontura
- Síncope

Ausculta
- Ruídos pulmonares basilares
- Aumento da 1ª bulha
- Desdobramento exagerado da 2ª bulha
- Murmúrio tipo ejeção no meio da sístole na borda esternal esquerda e na área pulmonar
- Murmúrio contínuo (cervical venoso, mamário)

Sinais de inspeção
- Hiperventilação
- Edema periférico
- Turgência jugular
- Pulsação capilar

Palpação precordial
- Impulso ventricular esquerdo forte e difuso
- Impulso ventricular direito palpável
- Impulso pulmonar palpável

Fonte: Martins-Costa e colaboradores.[5]

Quadro 43.2 – Achados em exames da gestação normal

Eletrocardiográficos
- Desvio do eixo QRS
- Onda Q pequena e onda P invertida na derivação III (abolida pela inspiração)
- Alterações do segmento ST e onda T (tocólise com ritodrina, cesariana)
- Taquicardia sinusal frequente
- Maior incidência de arritmias
- Aumento da taxa R/S nas derivações V2 e V1

Radiográficos
- Retificação da borda cardíaca superior esquerda
- Posição horizontal do coração
- Marca pulmonar aumentada
- Pequena efusão pleural no período pós-parto precoce

Ecocardiográficos e Doppler
- Pequeno aumento sistólico e diastólico das dimensões do VE (quando a paciente estiver em posição lateral)
- Função sistólica do VE inalterada ou com discreto aumento
- Aumento moderado do tamanho do AD, VD e AE
- Dilatação progressiva do anel valvar pulmonar, tricúspide e mitral
- Regurgitação funcional pulmonar, tricúspide e mitral
- Pequena efusão pericárdica

AD, átrio direito; AE, átrio esquerdo; VD, ventrículo direito; VE, ventrículo esquerdo.
Fonte: Martins-Costa e colaboradores.[5]

Quadro 43.3 – Fatores de risco para doença cardiovascular materna

- Etnia não branca (mortalidade 3,4 vezes maior) e baixa condição socioeconômica
- Idade materna (aos 40 anos, 30 vezes mais risco do que aos 20 anos)
- Distúrbios hipertensivos da gestação (PE, E, síndrome HELLP)
- Obesidade, especialmente se associada à AOS
- Doenças crônicas (hipertensão arterial ou DMG)
- História familiar forte de doença cardíaca
- História de nascimento pré-termo
- Exposição a substâncias cardiotóxicas

AOS, apneia obstrutiva do sono; DMG, diabetes melito gestacional; E, eclâmpsia; HELLP, hemólise, enzimas hepáticas aumentadas e plaquetopenia; PE, pré-eclâmpsia.
Fonte: Adaptado de American College of Obstetricians and Gynecologists.[1]

O *status* cardíaco materno deve ser testado na gravidez ou no puerpério em mulheres que apresentam sintomas como dispneia, dor no peito ou palpitações e doença cardíaca conhecida, seja sintomática ou assintomática, ou ambas. História familiar e condições clínicas subjacentes também são importantes na avaliação do risco de doença cardiovascular (Figura 43.1).

Os diagnósticos de anormalidades estruturais e funcionais são definidos pela eletrocardiografia (ECG) e pela ecocardiografia transtorácica, que formam a base da avaliação cardíaca em todas as pacientes.[2] Outros exames, descritos a seguir, também podem ser úteis na gestante ou puérpera com possibilidade de doença cardíaca:

- **Peptídeos natriuréticos (BNP,** *brain natriuretic peptide*) – Seus níveis aumentam significativamente em gestantes com dispneia relacionada com a insuficiência cardíaca (IC), por disfunção sistólica e diastólica do ventrículo esquerdo (VE) e distúrbios hipertensivos, incluindo pré-eclâmpsia (PE).[7-9] Devem ser medidos na presença de novos sintomas clínicos ou sinais sugestivos de IC para evitar diagnóstico tardio. Pode ser útil obter um nível basal de BNP durante a gravidez em mulheres com alto risco ou com doença cardíaca conhecida, como miocardiopatia dilatada e CC. Níveis normais ou baixos de BNP são úteis para excluir descompensação cardíaca na gestação, e níveis crescentes de BNP a partir do segundo trimestre parecem prever eventos adversos.[10-12] Níveis elevados de BNP tipo N-terminal pro (NT-proBNP) (> 128 pg/mL), às 20 semanas de gestação, mostraram ser um preditor de risco independente para eventos cardiovasculares na gestação de mulheres com CC.[10]
- **Troponinas** – São marcadores de lesão miocárdica. Todas as gestantes e puérperas com dor torácica devem realizar o teste da troponina e ECG para avaliar a síndrome coronariana aguda.
- **Radiografia de tórax** – Uma radiografia de tórax, com proteção abdominal, deve ser solicitada precocemente em gestantes ou puér-

Sintomas (NYHA ≥ II)	Sinais vitais	Fatores de risco	Exame físico
Sugestivo de IC • Dispneia • Ortopneia leve • Taquipneia • Asma irresponsiva ao tratamento Sugestivo de arritmia • Palpitações • Tontura/síncope Sugestivo de DAC • Dor torácica • Dispneia	• FC de repouso ≥ 110 bpm • PA sistólica ≥ 140 mmHg • FR ≥ 24 mpm • Saturação de O_2 ≤ 96%	• Idade ≥ 40 anos • Etnia afrodescendente • Obesidade pré-gestacional (IMC ≥ 35) • DM prévio • Hipertensão • Tabagismo, álcool, drogas • História de quimioterapia	Achados anormais Coração: murmúrio alto ou Pulmão: crepitações basilares Não / Sim

≥ 1 sintoma + ≥ 1 sinal vital anormal + ≥ 1 fator de risco ou QUALQUER COMBINAÇÃO SOMANDO ≥ 4

Consulta indicada: materno-fetal e cardiológica

Obter ECG e BNP
- Ecocardiografia +/- radiografia de tórax se IC ou suspeita de doença valvar, ou se BNP ↑
- Holter de 24 h, se suspeita de arritmia
- Ao cardiologista para teste de esteira vs. testes alternativos se pós-parto

Considerar: radiografia de tórax, hemograma, perfil metabólico, gasometria, rastreamento para drogas, TSH, etc.

Seguimento em uma semana

Resultados anormais
Doença cardiovascular altamente suspeita

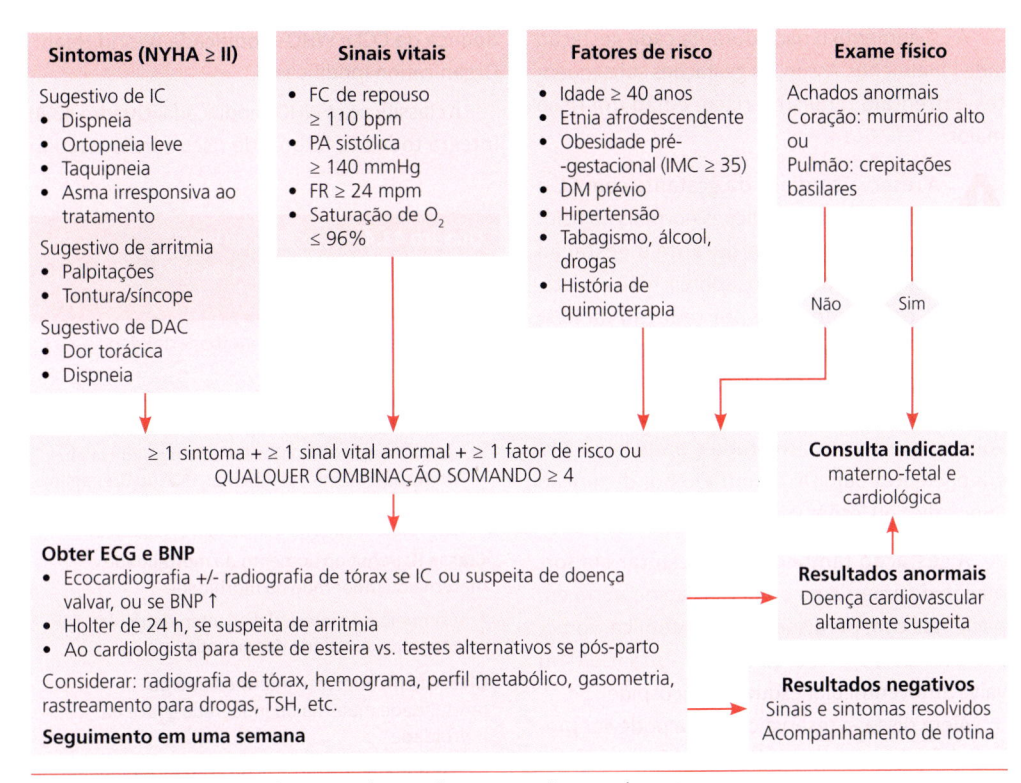

Resultados negativos
Sinais e sintomas resolvidos
Acompanhamento de rotina

FIGURA 43.1 – Avaliação de doença cardiovascular na gestação e no pós-parto.
BNP, peptídeo natriurético do tipo B; bpm, batimentos por minuto; DAC, doença arterial coronariana; DM, diabetes melito; ECG, eletrocardiografia; FC, frequência cardíaca; FR, frequência respiratória; IC, insuficiência cardíaca; IMC, índice de massa corporal; mpm, movimentos por minuto; NYHA, New York Heart Association; O_2, oxigênio; PA, pressão arterial; TSH, tireotrofina.
Fonte: Adaptada de American College of Obstetricians and Gynecologists.[1]

peras que apresentam dispneia, para avaliar etiologia cardíaca ou pulmonar.

- **Teste de esforço (ergométrico)** – Fornece uma avaliação objetiva da capacidade funcional materna e facilita a identificação de arritmias induzidas pelo exercício.[13] Deve ser realizado em pacientes com doença cardíaca conhecida que planejam a gravidez e em gestantes assintomáticas com suspeita de doença cardíaca.[14]
- **Tomografia computadorizada (TC)** – Deve ser realizada quando há suspeita de embolia pulmonar ou dissecção aguda da aorta. Os materiais de contraste iodados atravessam a placenta e devem ser usados apenas quando absolutamente necessário.
- **Ressonância magnética (RM)** – É o exame de imagem preferido para aferir a dimensão aórtica e avaliar a função ventricular e o movimento da parede quando a ecocardiografia não é diagnóstica.

Em mulheres sabidamente cardiopatas, informações importantes para a avaliação cardiovascular na gestação incluem o tempo do diagnóstico da cardiopatia, se houve cirurgia paliativa ou corretiva pregressa, a classe funcional (New York Heart Association [NYHA]) e os exames laboratoriais (hemograma completo, saturação de oxigênio, BNP, função hepática e tireoidiana, etc.).

■ Gestação em mulheres com cardiopatias congênitas

Segundo a Sociedade Europeia de Cardiologia (ESC, European Society of Cardiology), a CC é a doença cardíaca estrutural mais prevalente (75-82%), permanecendo como causa importante de morbimortalidade materna na gestação.[14]

A CC aumenta o risco durante cada gestação individualmente. Assim, as gestações subsequentes enfrentam o mesmo risco, e não um risco maior.

> ⚠ A reserva cardíaca da gestante com CC é reduzida, e as alterações normais na fisiologia cardiorrespiratória durante a gestação podem ter efeitos deletérios sobre a mãe e o feto. A queda da PA, induzida por redução da RVP, invariavelmente aumenta o fluxo por meio de *shunts* direita-esquerda. O aumento do volume intravascular e do DC provoca uma sobrecarga de volume que é pouco tolerada e pode levar à IC em pacientes cujo DC é limitado por disfunção miocárdica ou lesões valvares.

A gestação também pode resultar em formação de aneurisma ou dissecção de aorta em pacientes com predisposição anatômica, como, por exemplo, SM, coarctação da aorta (CoA) ou valva atrioventricular esquerda (bicúspide).

Além disso, a reserva cardíaca pode ser prejudicada por tromboembolia. A hipercoagulabilidade assume maior importância em mulheres com risco de trombose por valvas cardíacas protéticas, fibrilação atrial (FA) ou eventos tromboembólicos prévios.

Em geral, um bom resultado materno pode ser esperado na maioria das CCs não cianóticas.

Mulheres com doença cardiovascular conhecida devem ser avaliadas por um cardiologista antes de engravidar, ou o mais cedo possível durante a gravidez, para avaliar o efeito que a gestação terá na cardiopatia e os riscos potenciais para a gestante e o feto, bem como para otimizar a condição clínica subjacente.

AVALIAÇÃO DE RISCO DA GESTANTE OU PUÉRPERA COM DOENÇA CARDIOVASCULAR CONHECIDA

Para quantificar o risco de eventos cardíacos adversos maternos durante a gestação, existem três classificações diferentes: CARPREG (CARdiac disease in PREGnancy), ZAHARA (Zwangerschap bij Aangeboren HARtAfwijking, traduzido como gestação em mulheres com doença da CC) e WHO-modificada (World Health Organization modificada).

A classificação WHO-modificada (Quadro 43.4) integra todos os fatores de risco cardiovascular

Quadro 43.4 – Classificação WHO-modificada do risco cardiovascular materno

Classe I: sem aumento da morbimortalidade materna
- PCA pequena/não complicada, estenose pulmonar leve ou prolapso mitral, lesões simples reparadas com sucesso (comunicação interatrial ou interventricular, PCA ou drenagem venosa pulmonar anômala), batimentos ectópicos atriais ou ventriculares isolados

Classe II: pequeno aumento da mortalidade materna ou moderado na morbidade
- Comunicação interatrial ou interventricular, T4F reparado, a maioria das arritmias

Classe II-III: aumento intermediário da mortalidade materna ou moderado-grave na morbidade
- Comprometimento leve do VE, miocardiopatia hipertrófica, doença de valva nativa ou protética biológica compensada, SM sem acometimento aórtico; doença aórtica/valva bicúspide com anel valvar < 45 mm; CoA reparada

Classe III: aumento significativo da mortalidade materna ou morbidade grave
- Valva mecânica, VD sistêmico, circulação de Fontan, cardiopatia cianótica (sem reparo), outra CC complexa, valva aórtica bicúspide com diâmetro da aorta ascendente de 45-50 mm e SM com diâmetro da aorta de 40-45 mm

Classe IV: associada a risco extremamente elevado de mortalidade materna ou morbidade grave; a gravidez é contraindicada
- Estenose mitral grave, estenose aórtica grave sintomática, valva aórtica bicúspide com diâmetro da aorta ascendente > 50 mm, SM com aorta > 45 mm, disfunção sistólica ventricular grave (FE do VE < 30%, NYHA III-IV), CoA grave e HP significativa de qualquer causa (pressão sistólica da artéria pulmonar > 25 mmHg em repouso ou > 30 mmHg com exercício)

CC, cardiopatia congênita; CoA, coarctação da aorta; FE, fração de ejeção; HP, hipertensão pulmonar; NYHA, New York Heart Association; PCA, persistência do canal arterial; SM, síndrome de Marfan; T4F, tetralogia de Fallot; VD, ventrículo direito; VE, ventrículo esquerdo.

Fonte: Adaptado de Regitz-Zagrosek e colaboradores.[14]

conhecidos, incluindo a doença cardíaca subjacente e qualquer outra comorbidade, além de contraindicações à gravidez que não são contempladas nos escores CARPREG e ZAHARA.

O risco de complicações maternas e a frequência do acompanhamento cardiológico na gestação, segundo a classificação WHO-modificada, estão descritos no Tabela 43.2.

⚠ O encaminhamento para um ambiente hospitalar que proporcione um nível adequado de cuidados maternos, conforme a lesão cardíaca específica, é recomendado para todas as gestantes com condições cardíacas de risco moderado a alto (WHO-modificada III e IV), uma vez que os resultados maternos são significativamente melhores nessas instalações.

RISCO FETAL

As implicações da CC materna no feto, incluindo herança potencial, devem ser discutidas.

★ Complicações neonatais são mais comuns em gestantes com doença cardíaca: maior taxa de óbito fetal/neonatal, restrição de crescimento fetal (RCF), síndrome do desconforto respiratório, doença intracraniana ou hemorragia intraventricular cerebral. Além disso, filhos de mães com miocardiopatia e hipertensão pulmonar (HP) apresentam maiores taxas de prematuridade e de baixo peso.[15]

Os principais preditores maternos de eventos adversos neonatais em mulheres com doença cardíaca estão listados no Quadro 43.5.

Quadro 43.5 – Preditores maternos de eventos adversos neonatais em mulheres com doença cardíaca

- Classe NYHA de base > II ou cianose
- Obstrução do coração esquerdo materno
- Tabagismo durante a gestação
- Gestação múltipla
- Uso de anticoagulante oral durante a gestação
- Valva protética mecânica

NYHA, New York Heart Association.
Fonte: Adaptado de Roos-Hesselink e Johnson.[20]

Tabela 43.2 – Risco de complicações e acompanhamento cardiológico na gestação segundo a classificação WHO-modificada

CLASSE WHO	RISCO DE COMPLICAÇÕES	CONSULTAS CARDIOLÓGICAS NA GESTAÇÃO
I	Sem ↑ risco de mortalidade materna Nenhum/leve ↑ na morbidade Taxa de eventos cardíacos: 2-5%	1-2 consultas
II	Pequeno ↑ risco de mortalidade materna ou ↑ moderado da morbidade Taxa de eventos cardíacos: 6-10%	Trimestral
II-III	↑ Intermediário risco de mortalidade materna ou ↑ moderado-grave da morbidade Taxa de eventos cardíacos: 11-19%	Trimestral
III	Risco alto de mortalidade materna ou morbidade grave Taxa de eventos cardíacos: 20-27%	Mensal ou bimestral
IV	Aconselhadas a não gestar Gravidez contraindicada; discutir o aborto Risco muito alto de mortalidade ou morbidade grave Taxa de eventos cardíacos: > 27%	Mensal (no mínimo)

Fonte: Adaptado de Ruys e colaboradores,[17] Thorne e colaboradores.[18]

🔖 Deve ser oferecida para todas as gestantes com CC uma avaliação cardíaca fetal (ecocardiografia fetal) entre 19 e 22 semanas de gestação.[14] Inversamente, a identificação de CC em um feto ou neonato pode levar ao rastreamento de CC nos pais.

Recomenda-se a avaliação do crescimento fetal clinicamente e por ultrassonografia seriada. A indicação e a periodicidade dos exames de avaliação do bem-estar fetal dependem da condição materna. Nos casos com mais repercussão clínica, recomendam-se Dopplervelocimetria fetal precoce (a partir de 24-26 semanas) e perfil biofísico fetal (a partir de 34 semanas ou até antes, se necessário).[19]

PARTO NA DOENÇA CARDÍACA CONGÊNITA

Um plano de parto detalhado deve ser determinado entre 20 e 30 semanas de gestação e registrado em prontuário.[1]

Mulheres com doença cardíaca estável podem ser submetidas a parto vaginal com 39 semanas de gestação, sendo a cesariana reservada para indicações obstétricas.[20]

🔖 A indução eletiva do trabalho de parto (TP), quando houver maturidade fetal confirmada, é aconselhada em pacientes de alto risco. O método mecânico (sonda de Foley) é a escolha na paciente com cianose. Não há contraindicação formal ao uso do misoprostol, mas há risco teórico de vasospasmo coronariano e baixo risco de arritmias.

Durante o TP, a gestante deve ficar em decúbito lateral. A descida da apresentação fetal deve ocorrer pelas contrações (sem que a gestante execute a manobra de Valsalva) e o fórcipe de alívio pode ser utilizado. A monitorização fetal anteparto (MAP) contínua é recomendada. A oximetria de pulso costuma ser suficiente para vigiar a oxigenação materna.

💊 Para a inibição do trabalho de parto pré-termo, nifedipino ou indometacina são os agentes preferidos. O nifedipino pode ser prejudicial em pacientes com estenose aórtica significativa ou CC cianótica.

🔖 A via de parto é de indicação obstétrica na maior parte dos casos. O parto espontâneo por via vaginal é o mais adequado para a maioria das pacientes, com analgesia precoce e abreviação do período expulsivo, quando este se mostra prolongado (visa a reduzir o risco de descompensação cardíaca decorrente dos puxos com redução do retorno venoso). A cesariana está associada a maior risco de sangramento, à instabilidade hemodinâmica, à infecção e a fenômenos tromboembólicos e, em comparação com o parto vaginal, não apresenta vantagens quanto ao desfecho materno, embora haja casos em que a cesariana esteja indicada.

⭐ Consideram-se indicações absolutas de cesariana as situações de risco para dissecção de aorta (SM com envolvimento aórtico, CoA grave, aneurisma de aorta).

Entre as indicações relativas de cesariana, encontram-se HP grave, estenose aórtica grave, cardiopatias complexas não corrigidas e IC refratária ao tratamento clínico. Nessas situações, o parto vaginal espontâneo é considerado, desde que evolua de forma rápida, com os cuidados para evitar a piora clínica.[19]

As complicações cardíacas intraparto mais comuns incluem edema pulmonar ou arritmias.[21,22] Para mulheres com história de arritmias e para aquelas que desenvolvem arritmia durante a gravidez, recomenda-se MAP. O edema pulmonar deve ser prevenido, mantendo-se um balanço hídrico rigoroso.

Uma consulta com um anestesiologista deve ser realizada antes do parto para avaliação e planejamento de risco anestésico, cardíaco e obstétrico. Se possível, cardiopatas submetidas a parto vaginal devem receber analgesia epidural, e as submetidas à cesariana, anestesia neuroaxial. Os eventos cardiovasculares (em geral, arritmia) diminuem significativamente com o uso epidural.[23] Constituem exclusões para anestesia neuroaxial: as contraindicações anestésicas usuais, pacientes que recebem anticoagulação terapêutica e pacientes com risco de descompensação cardiovascular relacionada com a redução da resistência vascular sistêmica (obstrução da via de saída do VE ou CC cianótica).

⚠️ A profilaxia para endocardite bacteriana não é recomendada para a maioria das mulheres com CC na gestação e no parto. No entanto, em pacientes selecionadas, é razoável considerar a profilaxia com antimicrobianos antes do parto vaginal, no momento da ruptura das membranas:[24]

- Endocardite infecciosa anterior.
- Próteses valvares biológicas e mecânicas, cirúrgicas e transcateter.
- Defeitos congênitos reparados com material protético há menos de 6 meses.
- CC cianótica não corrigida.
- *Shunts* intracardíacos residuais no local ou adjacentes ao reparo prévio com material ou dispositivos protéticos.

⚠️ Mulheres com doença cardíaca apresentam alto risco de complicações durante o puerpério precoce (primeiros 7 dias após o parto) e até 6 meses depois do parto.[25] A dissecção aórtica e as síndromes coronarianas agudas em geral são diagnosticadas no período pós-parto precoce,[26,27] e a miocardiopatia periparto é identificada como a líder (23%) de morte no pós-parto tardio.[28] Além disso, esse risco de complicações das cardiopatias é agravado pela ocorrência de complicações obstétricas comuns no puerpério, como distúrbios hipertensivos, hemorragia e infecção. Por fim, as puérperas cardiopatas e aquelas identificadas como de alto risco de doença cardiovascular deveriam ter uma consulta ambulatorial precoce, dentro de 7 a 14 dias após o parto, para facilitar a avaliação de sintomas e/ou do estado funcional.

Meias elásticas e deambulação precoce podem reduzir o risco de tromboembolia no puerpério.

As opções contraceptivas devem ser discutidas no período pré-natal e implementadas antes da alta hospitalar para evitar gestação recorrente de curto intervalo.

As puérperas cardiopatas devem ser encorajadas a amamentar.

RECORRÊNCIA DA DOENÇA CARDÍACA CONGÊNITA

A taxa de recorrência da CC na prole é variável (3-50%). O risco de recorrência é maior quando a mãe (e não o pai) é afetada, aumentando a possibilidade de herança mitocondrial em alguns pacientes. Nas síndromes de Marfan, Noonan e Holt-Oram, há risco de 50% de recorrência.[29]

O aconselhamento genético e a testagem dos pais podem ser úteis nos seguintes casos:

- Estado de portador conhecido de HP hereditária ou doença pulmonar veno-oclusiva.
- Miocardiopatias e canalopatias.
- CC que sabidamente se associa a anormalidades genéticas (p. ex., defeitos conotruncais ou valva bicúspide); paciente com características dismórficas, atraso no desenvolvimento/deficiência intelectual, ou quando anormalidades não cardíacas estão presentes na SM ou outra doença hereditária da aorta torácica, deleção 22q11, Williams-Beuren, Alagille, Noonan e Holt-Oram.
- Doença da aorta torácica.
- Acometimento de outros membros da família.

Malformações específicas

Na sequência, são descritas brevemente as doenças cardíacas maternas preexistentes mais frequentes ou com maior impacto na gestação e no puerpério.

COMUNICAÇÃO INTERATRIAL

O *ostium secundum* corresponde a cerca de 70% das comunicações interatriais (CIAs). É a lesão, reparada ou não, mais comum em gestantes com CC.

A despeito do aumento gestacional no DC e do volume de ejeção, mulheres jovens com CIA não complicada costumam tolerar bem a gestação, mesmo quando múltipla. Entretanto, após os 40 anos, as CIAs são acompanhadas pelo aumento da incidência de arritmias supraventriculares (especialmente FA e *flutter*), que podem causar insuficiência do ventrículo direito, estase venosa e tromboembolia.[14]

A orientação sobre a gestação nessas pacientes deve ser individual, considerando lesões associadas, *status* funcional e nível de resistência vascular pulmonar.

HIPERTENSÃO PULMONAR PRIMÁRIA

É uma das poucas condições cardiovasculares em que a gestação se associa à alta mortalidade materna (9-28%).[1] A piora clínica em geral ocorre no segundo trimestre e pode levar à hospitalização precoce. Também se associa à alta incidência de perda fetal, prematuridade e RCF.

A gestação deve ser evitada, e a interrupção da gravidez deve ser recomendada nessas pacientes. Caso a paciente decida manter a gestação, o esforço físico deve ser limitado para reduzir a carga circulatória. A anticoagulação é recomendada na gestação ou, pelo menos, no terceiro trimestre e no pós-parto.

O uso temporário de antagonistas de cálcio e de prostaglandinas, para reduzir a pressão pulmonar, mostrou-se favorável em gestantes com HP primária.

O parto vaginal não é contraindicado, porém acredita-se que um parto prematuro planejado às 32 a 34 semanas, antes de qualquer deterioração, é um importante contribuinte para um bom desfecho materno-fetal. O parto mais tardio (34-37 semanas) é possível em mulheres completamente estáveis com HP leve sem elevação das pressões pulmonares durante a gravidez.

A monitoração rigorosa deve ser mantida por vários dias após o parto. Após a alta, aconselham-se avaliações frequentes por meses, devido ao risco aumentado de morte materna.[30]

DOENÇA VALVAR NÃO CONGÊNITA

A doença valvar não congênita, tal como a doença valvar reumática, o prolapso da valva atrioventricular esquerda (mitral), a prótese valvar bioprotética ou a doença valvar relacionada com a endocardite infecciosa, requer avaliação especializada.

Ecocardiografia transtorácica e teste ergométrico são recomendados para pacientes com doença valvar moderada a grave (como estenose valvar ou regurgitação grave), disfunção ventricular associada ou HP.

Idealmente, a doença valvar grave sintomática deve ser tratada antes da gravidez. Gestantes com doença valvar assintomática devem ser monitoradas por cardiologista e podem necessitar de exames ou cuidados adicionais na gestação.

ESTENOSE MITRAL REUMÁTICA

No Brasil, a doença cardíaca reumática é responsável por 50% das complicações cardíacas durante a gestação, e a estenose da valva mitral é a lesão mais importante em 75% dessas pacientes.[31]

A incidência de complicações cardíacas maternas está diretamente relacionada com a gravidade da estenose mitral (EM). A maioria das pacientes com EM moderada a grave demonstra piora de 1 ou 2 classes do *status* funcional NYHA durante a gestação. Também ocorre mais prematuridade e RCF nesses casos. No entanto, a mortalidade parece não aumentar.

O gradiente de pressão pela valva estenosada pode aumentar substancialmente devido ao aumento fisiológico do DC e do volume sanguíneo na gestação. A pressão elevada no átrio esquerdo (AE) pode levar a *flutter* ou FA. Também pode haver edema pulmonar.

Identificam-se dois grupos de risco para resultados adversos maternos e/ou fetais em pacientes com EM:[32]

- **Alto risco** – EM sintomática (NYHA II-IV) ou HP grave. Tais mulheres devem ser encaminhadas para valvotomia mitral percutânea com balão ou comissurotomia aberta antes da gestação.
- **Baixo risco** – EM leve (área da valva mitral > 1,5 cm² e gradiente médio < 5 mmHg) sem HP grave.

O tratamento objetiva diminuir a frequência cardíaca (restringindo a atividade física e administrando bloqueadores β-adrenérgicos) e o volume sanguíneo (restringindo a ingesta salina e administrando diuréticos). Gestantes com EM e FA devem ser anticoaguladas.

O reparo ou a substituição da valva na gestação são indicados somente em casos de sintomas graves (área valvar mitral < 1 cm²) refratários ao tratamento medicamentoso adequado ou quando o seguimento rigoroso não for possível.

MIOCARDIOPATIA DILATADA PREEXISTENTE

A avaliação pré-gestacional deve incluir aferição de BNP basal, ecocardiografia transtorácica (para avaliar fração de ejeção [FE] e hemodinâmica) e um teste de esforço (para avaliar a capacidade funcional). Em pacientes com miocardiopatia dilatada familiar, deve-se incluir consulta genética.

Gestantes com miocardiopatia dilatada preexistente têm uma alta taxa (25-40%) de eventos cardiovasculares adversos maiores (principalmente IC).[31-33] Sendo assim, devem ser aconselhadas a evitar a gravidez ou a considerar o aborto induzido se tiverem doença cardíaca grave, incluindo FE < 30% ou IC classe III/IV, estenose valvar grave, SM com diâmetro aórtico > 45 mm, valva aórtica bicúspide com diâmetro > 50 mm ou HP (ver Quadro 43.4).[14] Além disso, mulheres com FE entre 30 e 45% também devem ser aconselhadas quanto ao aumento do risco de eventos cardíacos adversos durante a gravidez, como IC ou arritmia.[34]

MIOCARDIOPATIA HIPERTRÓFICA

A miocardiopatia hipertrófica (MCH) é a doença cardíaca genética mais comum, com prevalência de 2%.

As complicações cardiovasculares são comuns na gestação e podem ser previstas pelo estado pré-gestacional.[35] O início ou a piora da insuficiência cardíaca congestiva ocorre em 20% dos casos. A taquicardia supraventricular (TSV) persistente, que leva à condição fetal não tranquilizadora, a FA, que leva à deterioração hemodinâmica, e a cardioversão elétrica e arritmias ventriculares também são descritas. Não há prejuízo para o feto na maioria dos casos. O risco de doença congênita pode ser tão alto quanto 50% em casos familiares e menor em casos esporádicos.

A abordagem terapêutica depende da presença de sintomas e da obstrução do fluxo de saída do VE. No caso de gestante com essas condições, devem-se evitar perda sanguínea e uso de medicamentos que possam levar à vasodilatação ou à estimulação simpática durante o TP. Indicações para tratamento medicamentoso incluem arritmias e outros sintomas que não os da gestação. Sintomas associados ao aumento da pressão de enchimento do VE devem ser tratados com β-bloqueadores, diuréticos e adição de antagonistas do cálcio, se os primeiros não forem suficientes. Devido ao efeito arritmogênico potencial da gestação, a implantação de um desfibrilador automático previamente à gestação deve ser considerada em pacientes com MCH com síncope ou arritmias que podem ser fatais.

O parto vaginal é seguro para gestantes com MCH. Nas sintomáticas ou com obstrução do fluxo de saída, o segundo estágio do TP deve ser encurtado com fórcipe. O uso de prostaglandinas para indução do TP pode ser arriscado devido ao seu efeito vasodilatador, enquanto a ocitocina é bem tolerada. Agentes tocolíticos com atividade β-adrenérgica podem agravar a obstrução da via de saída do VE, preferindo-se outras medicações, como o sulfato de magnésio. Da mesma forma, anestésicos espinais e epidurais devem ser utilizados com cuidado devido ao seu efeito vasodilatador.

MIOCARDIOPATIA PERIPARTO

A miocardiopatia periparto (MCPP) ocorre em 25 a 100/100.000 nascidos vivos nos Estados Unidos.[36]

Caracteriza-se como uma miocardiopatia não isquêmica que se apresenta no final da gravidez ou nos primeiros meses pós-parto,[37] com diminuição da FE do VE para < 45% e sem história prévia de doença cardíaca. O diagnóstico geralmente é feito no período periparto, por exclusão de outras causas de dilatação ventricular esquerda e disfunção sistólica.

A etiologia permanece incerta. Os principais fatores de risco para a MCPP incluem etnia afrodescendente, síndromes hipertensivas da gestação (hipertensão gestacional, PE, eclâmpsia ou síndrome HELLP [hemólise, enzimas hepáticas aumentadas e plaquetopenia]), hipertensão arterial crônica, gestação múltipla, obesidade, tabagismo, diabetes melito (DM), idade materna avançada ou adolescência e uso prolongado de β-agonistas.[2]

Gestantes ou puérperas com dispneia, desconforto torácico, palpitações, arritmias, retenção de líquidos ou com possível distúrbio hipertensivo da gravidez devem realizar uma ecocardiografia, a fim de investigar a possibilidade de MCPP.

O tratamento da MCPP segue os mesmos princípios gerais do tratamento da IC com FE reduzida. O tratamento com bromocriptina, para melhorar a recuperação miocárdica, permanece em investigação e requer mais estudos.[36,38,39]

O parto vaginal é uma consideração razoável para muitas mulheres com MCPP, pois resulta em menor morbidade materna e melhores resultados neonatais.[40]

O curso clínico da MCPP é variável, sendo que aproximadamente 50 a 60% das pacientes evoluem para recuperação completa ou quase completa do *status* clínico e da função cardíaca nos primeiros seis meses pós-parto. Para o restante, a miocardiopatia crônica e a IC persistem. A taxa geral de morte ou transplante cardíaco é de 5 a 10% em 1 ano após o parto.[41,42] O risco de recorrência nas gestações subsequentes pode alcançar 20%.[43,44]

No Hospital de Clínicas de Porto Alegre (HCPA), foi realizado um estudo transversal entre 2002 e 2005 para determinar a prevalência de disfunção ventricular assintomática no puerpério imediato e a incidência de MCPP no mesmo período; e entre 2007 e 2008, para verificar a evolução clínica e ecocardiográfica dessas pacientes. Foram rastreadas 1.182 puérperas, sendo detectados 10 casos (0,85%) de disfunção do VE assintomática. A incidência de MCPP no período foi de seis casos em 10.866 partos (1/1.811 partos de nascidos vivos). Após uma média de 4 anos, verificou-se significativo aumento da FE e do encurtamento fracional nos dois grupos (disfunção ventricular assintomática e miocardiopatia clínica), sendo que a parcela de recuperação da função ventricular foi semelhante nos grupos.[45]

DOENÇA ANEURISMÁTICA E DISSECÇÃO DA AORTA

A doença aneurismática da aorta e a dissecção que ocorrem em mulheres em idade fértil costumam ser desencadeadas geneticamente e são familiares, sindrômicas, congênitas ou inflamatórias.

Antes da gravidez, recomendam-se consulta com especialista cardiovascular para avaliar a causa, o tamanho e a localização do aneurisma, bem como exames de imagem (ecocardiograma e TC ou RM) para avaliar toda a aorta.

Apesar de ser um evento raro, alguns estudos sugerem uma predisposição à dissecção aórtica na gestação, sendo mais frequente no terceiro trimestre e no periparto. Nenhuma dimensão aórtica garante segurança à gestante com aortopatia. Além disso, pacientes com intervenção cirúrgica prévia também devem ser monitoradas, pois, mesmo após a substituição da aorta ascendente, a dissecção pode afetar a aorta nativa remanescente.

As gestantes com doença aneurismática da aorta geralmente são tratadas com β-bloqueadores e devem realizar consultas cardiológicas e exames de imagem repetidos.

A cesariana com anestesia epidural é a via de parto recomendada.

INFARTO AGUDO DO MIOCÁRDIO E SÍNDROME CORONARIANA AGUDA

A síndrome coronariana aguda implica a suspeita de privação miocárdica de oxigênio, culminando em lesão e necrose miocárdica. O espectro de isquemia miocárdica inclui angina estável, angina instável e IAM.

O IAM na gestação é de ocorrência rara (1,7-6,2 a cada 100.000 nascimentos)[46] e tem maior incidência no terceiro trimestre, em mulheres com mais de 33 anos e em multíparas. Além disso, localiza-se mais comumente na parede anterolateral, e as mortes maternas costumam ocorrer durante o infarto ou nas duas semanas que o seguem. Embora a doença aterosclerótica seja apontada como causa primária do IAM, no período periparto, o IAM associa-se a angiogramas coronarianos normais, e acredita-se que isso ocorra por uma diminuição na perfusão coronariana devido a espasmo ou trombose.

O DC e o volume sistólico aumentados e a hipercoagulabilidade favorecem o desenvolvimento ou o desmascaramento da doença arterial coronariana subjacente. Fatores de risco para síndrome coronariana aguda na gestação incluem características tradicionais e específicas do período gestacional (Quadro 43.6).

O diagnóstico de cardiopatia isquêmica geralmente é tardio na gravidez, devido ao baixo nível de suspeição, e segue os mesmos princípios da população em geral: sintomas isquêmicos (dor no peito, angina), anormalidades eletrocardiográficas e elevação dos biomarcadores cardíacos (troponinas são preferíveis à creatina cinase MB na gestação e no pós-parto). Considera-se que o IAM está presente quando há aumento e/ou queda de troponina cardíaca e presença de um dos seguintes: sintomas isquêmicos; ECG com novas ondas Q, alterações significativas de onda T, segmento ST ou novo bloqueio do ramo esquerdo; angiografia com trombo intracoronariano. Ventriculografia e exames da perfusão miocárdica com radionuclídeos expõem o feto à radiação e devem ser usados somente quando os benefícios superarem o risco fetal. O mesmo vale para o cateterismo cardíaco envolvendo fluoroscopia e cineangiografia.

Quadro 43.6 – Fatores de risco para síndrome coronariana aguda na gestação

- Idade materna > 30 anos
- Etnia afrodescendente
- IMC elevado
- DM
- Tabagismo
- Hiperlipidemia
- História familiar forte de doença cardiovascular
- Distúrbios hipertensivos da gravidez
- História de dissecção de artéria coronária
- Transfusão de sangue
- Infecção periparto

DM, diabetes melito; IMC, índice de massa corporal.
Fonte: Elaborado com base em American College of Obstetricians and Gynecologists,[1] Firoz e Magee.[47]

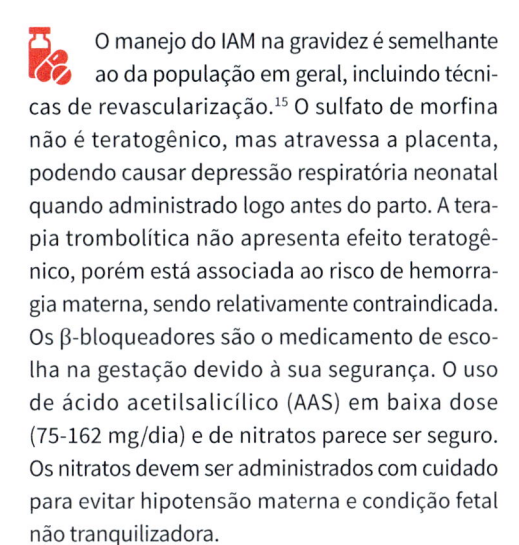

O manejo do IAM na gravidez é semelhante ao da população em geral, incluindo técnicas de revascularização.[15] O sulfato de morfina não é teratogênico, mas atravessa a placenta, podendo causar depressão respiratória neonatal quando administrado logo antes do parto. A terapia trombolítica não apresenta efeito teratogênico, porém está associada ao risco de hemorragia materna, sendo relativamente contraindicada. Os β-bloqueadores são o medicamento de escolha na gestação devido à sua segurança. O uso de ácido acetilsalicílico (AAS) em baixa dose (75-162 mg/dia) e de nitratos parece ser seguro. Os nitratos devem ser administrados com cuidado para evitar hipotensão materna e condição fetal não tranquilizadora.

A reperfusão coronariana por angioplastia transluminal percutânea apresenta experiência limitada na gestação, devendo-se evitar a sua realização no primeiro trimestre. Contudo, é preferível à fibrinólise em gestantes. Uma estratégia conservadora deve ser adotada para as grávidas com síndrome coronariana aguda sem elevação de ST, ao passo que uma estratégia invasiva deve ser considerada para aquelas com critérios de alto risco.[14]

A interrupção da gestação pode ser necessária em pacientes com isquemia intratável ou IC precoce na gestação. Durante o TP, analgesia adequada e oxigênio suplementar devem ser administrados, e o DC pode ser aumentado, mantendo-se a paciente em decúbito lateral esquerdo. O fórcipe pode ser usado para encurtar o segundo estágio do TP. A cateterização arterial pulmonar pode ajudar na detecção precoce e na correção de anormalidades hemodinâmicas. A cesariana eletiva deve ser a escolha em pacientes com isquemia ativa ou instabilidade hemodinâmica refratária à terapia medicamentosa. A monitoração deve ser estendida por várias horas após o parto, devido às alterações hemodinâmicas desse período.

ARRITMIAS

Entre mulheres saudáveis, não está definido se as arritmias são mais comuns na gestação. A presença de doença cardíaca subjacente é um importante fator de risco para a sua ocorrência. A arritmia é a complicação cardíaca mais frequente na gestação, com e sem doença cardíaca estrutural.

Na gestação, complexos prematuros múltiplos e até frequentes podem ocorrer, geralmente sem efeito materno-fetal e sem necessidade de intervenção terapêutica. Também há uma tendência para o surgimento de TSV paroxística, sendo em geral benigna, com necessidade de tratamento apenas se sintomática, mas pode estar associada a recém-nascidos de baixo peso.[48]

FA e *flutter* são raros durante a gestação normal e costumam estar associados à doença reumática da VM ou à tireotoxicose. Há relatos na literatura associando a FA na gravidez com o uso de sulfato de magnésio e pacientes com pré-excitação.

A taquicardia ventricular (TV) é rara durante a gestação e costuma se associar a cardiopatia estrutural, drogas, anormalidades eletrolíticas (hiperêmese gravídica), tireotoxicose ou eclâmpsia. A TV não sustentada é observada em até 70% das gestantes com crises hipertensivas fortes, e o tratamento da hipertensão resulta em resolução da arritmia. Em algumas pacientes, a TV (sustentada ou não) é a manifestação inicial de MCPP.

As mulheres com a síndrome do QT longo estão em risco de TV, especialmente no período pós-parto.

As arritmias cardíacas podem evoluir com alterações hemodinâmicas importantes durante a gestação. A redução da PA pode resultar em bradicardia fetal e necessidade de tratamento imediato com agentes antiarrítmicos, cardioversão elétrica ou cesariana de urgência. O intervalo pós-parto associa-se a aumento significativo de risco para eventos cardíacos, sendo que o tratamento com bloqueadores β-adrenérgicos diminui esse risco.

No manejo das arritmias, as causas tratáveis (desequilíbrio eletrolítico, doenças da tireoide e efeitos arritmogênicos de drogas, álcool, cafeína e tabagismo) devem ser revertidas.

A manobra vagal deve ser tentada antes de qualquer tratamento farmacológico, pois várias arritmias podem ser resolvidas com essa conduta (p. ex., taquicardias atrioventriculares).[49]

Se a manobra vagal não obtiver sucesso, ou se a paciente tiver uma arritmia sabidamente não responsiva à manobra (p. ex., taquicardia atrial), agentes antiarrítmicos ou medidas não farmacológicas (cardioversão, ablação por radiofrequência) devem ser considerados.

Agentes antiarrítmicos devem ser iniciados somente se a arritmia persistir e for sintomática, com repercussões hemodinâmicas importantes ou ameaça à vida. A menor dose terapêutica deve ser usada. Níveis sanguíneos terapêuticos e a indicação para tratamento medicamentoso contínuo devem ser reavaliados periodicamente.

A cardioversão elétrica sincronizada é segura durante todos os estágios da gestação e pode ser usada em pacientes com taquiarritmias refratárias à terapia medicamentosa ou associadas à descompensação hemodinâmica.[50]

Procedimentos de ablação por cateter devem ser realizados preferencialmente após o parto, devido à radiação ionizante.

PRÓTESES VALVARES MECÂNICAS

As próteses mecânicas de última geração oferecem excelente durabilidade, baixo risco de reoperação e perfil hemodinâmico superior. Entretanto, a necessidade de anticoagulação associa-se a risco aumentado de sangramento materno e perda fetal. Todas as mulheres com próteses valvares mecânicas (independentemente do tipo de valva ou do local) devem fazer uso de anticoagulação terapêutica e AAS durante a gestação.[51,52]

Valvas orgânicas não necessitam de anticoagulação, mas têm alta incidência de deterioração em pacientes jovens (o que pode ser acelerado pela gestação) e um perfil hemodinâmico inferior.

A maioria das pacientes assintomáticas ou com sintomas leves antes da gestação tolera a sobrecarga hemodinâmica desse período.[53] Os riscos associados à gestação em mulheres com próteses valvares relacionam-se à sobrecarga hemodinâmica, ao aumento de eventos tromboembólicos e aos efeitos fetais desfavoráveis devido a medicamentos e anticoagulação. Para mais detalhes sobre anticoagulação na gestação, ver Capítulo 52 – Doença tromboembólica na gestação.

Por fim, a profilaxia antimicrobiana para endocardite bacteriana deve ser administrada na época do parto em pacientes de alto risco.[54,55]

DOENÇA DE CHAGAS

A doença de Chagas é considerada uma importante causa de doença cardíaca na gravidez, tendo uma prevalência geográfica variável. Pode apresentar transmissão materno-fetal, e a taxa de infecção varia de 1,6 a 10,5% em recém-nascidos vivos de mães chagásicas, sem levar em consideração os natimortos e os abortos.

O prognóstico materno-fetal está diretamente relacionado com o grau de comprometimento miocárdico e do sistema de condução elétrica, sendo pior quanto maior for esse acometimento.

Profilaxia antimicrobiana para endocardite bacteriana

Promover a saúde bucal, orientando sobre a higienização e a consulta odontológica periódica para a vigilância do aparecimento da gengivite gravídica que favorece a doença periodontal é uma orientação básica para a prevenção da endocardite, uma vez que a principal porta de entrada para as bactérias é a cavidade oral.

A profilaxia antimicrobiana da endocardite na ocasião do parto vaginal ou cesáreo é controversa. Também não é recomendada rotineiramente na maioria das mulheres com doença cardíaca valvar na gravidez e no parto.[54]

No entanto, a profilaxia pode ser considerada em pacientes com lesões de alto risco (**Quadro 43.7**) e infecção estabelecida, podendo causar bacteriemia (corioamnionite ou pielonefrite).[56,57] Nesses casos, a infecção subjacente deve ser tratada de maneira habitual, e um regime intravenoso eficaz para a profilaxia da endocardite deve ser incluído.

Os antimicrobianos adequados para prevenir endocardite enterocócica são amoxicilina, ampicilina e vancomicina, associados ou não à gentamicina; devem ser administrados durante o parto.

A parada cardiorrespiratória na gestante e a realização de cesariana *perimortem* não são abordadas neste capítulo. Para mais detalhes sobre esses tópicos, ver Capítulo 27 – Cesariana.

Quadro 43.7 – Condições cardíacas de alto risco para endocardite infecciosa

- Valvas cardíacas protéticas
- História prévia de endocardite
- CC cianótica não reparada, incluindo *shunts* e condutos paliativos
- Defeitos cardíacos congênitos reparados completamente com material protético, cirurgicamente ou por cateter, nos primeiros 6 meses pós-procedimento
- CC reparada com defeito residual no sítio ou adjacente ao sítio do dispositivo protético
- Valvopatia cardíaca no coração transplantado

CC, cardiopatia congênita.

REFERÊNCIAS

1. American College of Obstetricians and Gynecologists. Presidential Task Force on Pregnancy and Heart Disease and Committee on Practice BulletinsObstetrics. ACOG Practice Bulletin No. 212: Pregnancy and Heart Disease. Obstet Gynecol. 2019;133(5):e320-e56.
2. Avila WS, Alexandre ERG, de Castro ML, de Lucena AJG, Marques-Santos C, Freire CMV, et al. Posicionamento da Sociedade Brasileira de Cardiologia para gravidez e planejamento familiar na mulher portadora de cardiopatia 2020. Arq Bras Cardiol. 2020;114(5):849-942.
3. Sanghavi M, Rutherford JD. Cardiovascular physiology of pregnancy. Circulation. 2014;130(12):1003-8.
4. Shen M, Tan H, Zhou S, Smith GN, Walker MC, Wen SW. Trajectory of blood pressure change during pregnancy and the role of pre-gravid blood pressure: a functional data analysis approach. Sci Rep. 2017;7(1):6227.
5. Martins-Costa SH, Ramos JGL, Magalhães JA, Passos EP, Freitas F, organizadores. Rotinas em obstetrícia. 7. ed. Porto Alegre: Artmed; 2007.
6. Wolfe DS, Hameed AB, Taub CC, Zaidi AN, Bortnick AE. Addressing maternal mortality: the pregnant cardiac patient. Am J Obstet Gynecol. 2019;220(2):167.e1-167.e8.
7. McCullough PA, Nowak RM, McCord J, Hollander JE, Herrmann HC, Steg PG, et al. B-Type natriuretic peptide and clinical judgment in emergency diagnosis of heart failure. Circulation. 2002;106(4):416-22.

8. Kansal M, Hibbard JU, Briller J. Diastolic function in pregnant patients with cardiac symptoms. Hypertens Pregnancy. 2012;31(3):367-74.

9. Resnik JL, Hong C, Resnik R, Kazanegra R, Beede J, Bhalla V, et al. Evaluation of B-type natriuretic peptide (BNP) levels in normal and preeclamptic women. Am J Obstet Gynecol. 2005;193(2):450-4.

10. Kampman MA, Balci A, van Veldhuisen DJ, van Dijk AP, Roos-Hesselink JW, Sollie-Szarynska KM, et al. N-terminal pro-B-type natriuretic peptide predicts cardiovascular complications in pregnant women with congenital heart disease. Eur Heart J. 2014;35(11):708-15.

11. Ker JA, Soma-Pillay P. NT-proBNP: When is it useful in Obstetric Medicine? Obstet Med. 2018;11(1):3-5.

12. Tanous D, Siu SC, Mason J, Greutmann M, Wald RM, Parker JD, et al. B-type natriuretic peptide in pregnant women with heart disease. J Am Coll Cardiol. 2010;56(15):1247-53.

13. Canobbio MM, Warnes CA, Aboulhosn J, Connolly HM, Khanna A, Koos BJ, et al. Management of pregnancy in patients with complex congenital heart disease: a scientific statement for healthcare professionals from the American Heart Association. Circulation. 2017;135(8):e50-e87.

14. Regitz-Zagrosek V, Roos-Hesselink JW, Bauersachs J, Blomström-Lundqvist C, Cífková R, De Bonis M, et al. 2018 ESC Guidelines for the management of cardiovascular diseases during pregnancy. Eur Heart J. 2018;39(34):3165-241.

15. Owens A, Yang J, Nie L, Lima F, Avila C, Stergiopoulos K. Neonatal and maternal outcomes in pregnant women with cardiac disease. J Am Heart Assoc. 2018;7(21):e009395.

16. Roos-Hesselink JW, Johnson MR. Pregnancy and congenital heart disease. New York: Springer; 2017.

17. Ruys PTE, Hall R, Johnson MR, Webb G, Roos-Hesselink JW. Who classification as a risk predictor in pregnancy and heart disease. J Am Coll Cardiol. 2012;59(13):E843.

18. Thorne S, MacGregor A, Nelson-Piercy C. Risks of contraception and pregnancy in heart disease. Heart. 2006;92(10):1520-5.

19. de Sá MFS, Romão GS, Fernandes CE, Filho ALDS. the individual progress test of gynecology and obstetrics residents (TPI-GO): the Brazilian experience by FEBRASGO. Rev Bras Ginecol Obstet. 2021;43(6):425-8.

20. Ruys TP, Roos-Hesselink JW, Pijuan-Domènech A, Vasario E, Gaisin IR, Iung B, et al. Is a planned caesarean section in women with cardiac disease beneficial? Heart. 2015;101(7):530-6.

21. Siu SC, Sermer M, Colman JM, Alvarez AN, Mercier LA, Morton BC, et al. Prospective multicenter study of pregnancy outcomes in women with heart disease. Circulation. 2001;104(5):515-21.

22. Silversides CK, Grewal J, Mason J, Sermer M, Kiess M, Rychel V, et al. Pregnancy outcomes in women with heart disease: the CARPREG II study. J Am Coll Cardiol. 2018;71(21):2419-30.

23. Tanaka H, Kamiya C, Katsuragi S, Tanaka K, Yoshimatsu J, Ikeda T. Effect of epidural anesthesia in labor; pregnancy with cardiovascular disease. Taiwan J Obstet Gynecol. 2018;57(2):190-3.

24. Stout KK, Daniels CJ, Aboulhosn JA, Bozkurt B, Broberg CS, Colman JM, et al. 2018 AHA/ACC guideline for the management of adults with congenital heart disease: executive summary: a report of the American College of Cardiology/American Heart Association Task Force on clinical practice guidelines. J Am Coll Cardiol. 2019;73(12):1494-563.

25. ACOG Committee Opinion No. 736: Optimizing Postpartum Care. Obstet Gynecol. 2018;131(5):e140-e50.

26. Khairy P, Ionescu-Ittu R, Mackie AS, Abrahamowicz M, Pilote L, Marelli AJ. Changing mortality in congenital heart disease. J Am Coll Cardiol. 2010;56(14):1149-57.

27. Ruys TPE, Cornette J, Roos-Hesselink JW. Pregnancy and delivery in cardiac disease. J Cardiol. 2013;61(2):107-12.

28. Hameed AB, Lawton ES, McCain CL, Morton CH, Mitchell C, Main EK, et al. Pregnancy-related cardiovascular deaths in California: beyond peripartum cardiomyopathy. Am J Obstet Gynecol. 2015;213(3):379.e1-10.

29. Webb GD, Williams RG. 32nd Bethesda Conference: "care of the adult with congenital heart disease". J Am Coll Cardiol. 2001;37(5):1161-98.

30. 30. Pieper PG, Lameijer H, Hoendermis ES. Pregnancy and pulmonary hypertension. Best Pract Res Clin Obstet Gynaecol. 2014;28(4):579-91.

31. Avila WS, Rossi EG, Ramires JAF, Grinberg M, Bortolotto MRL, Zugaib M, et al. Pregnancy in patients with heart disease: experience with 1,000 cases. Clin Cardiol. 2003;26(3):135-42.

32. American College of Cardiology/American Heart Association Task Force on Practice Guidelines; Society of Cardiovascular Anesthesiologists; Society for Cardiovascular Angiography and Interventions; Society of Thoracic Surgeons, Bonow RO, et al. ACC/AHA 2006 guidelines for the management of patients with valvular heart disease: a report of the American College of Cardiology/American Heart Association Task Force on Practice Guidelines (writing committee to revise the 1998 Guidelines for the Management of Patients With Valvular Heart Disease): developed in collaboration with the Society of Cardiovascular Anesthesiologists: endorsed by the Society for Cardiovascular Angiography and Interventions and the Society of Thoracic Surgeons. Circulation. 2006;114(5):e84-231. Erratum in: Circulation. 2007;115(15):e409. Erratum in: Circulation. 2010;121(23):e443.

33. Lima FV, Parikh PB, Zhu J, Yang J, Stergiopoulos K. Association of cardiomyopathy with adverse cardiac events in pregnant women at the time of delivery. JACC Heart Fail. 2015;3(3):257-66.

34. Grewal J, Siu SC, Ross HJ, Mason J, Balint OH, Sermer M, et al. Pregnancy outcomes in women with dilated cardiomyopathy. J Am Coll Cardiol. 2009;55(1):45-52.

35. Goland S, van Hagen IM, Elbaz-Greener G, Elkayam U, Shotan A, Merz WM, et al. Pregnancy in women with hypertrophic cardiomyopathy: data from the European Society of Cardiology initiated Registry of Pregnancy and Cardiac disease (ROPAC). Eur Heart J. 2017;38(35):2683-90.

36. Arany Z, Elkayam U. Peripartum cardiomyopathy. Circulation. 2016;133(14):1397-409.

37. Elkayam U, Akhter MW, Singh H, Khan S, Bitar F, Hameed A, et al. Pregnancy-associated cardiomyopathy: clinical characteristics and a comparison between early and late presentation. Circulation. 2005;111(16):2050-5.

38. Sliwa K, Hilfiker-Kleiner D, Petrie MC, Mebazaa A, Pieske B, Buchmann E, et al. Current state of knowledge on aetiology, diagnosis, management, and therapy of peripartum cardiomyopathy: a position statement from the Heart Failure Association of the European Society of Cardiology Working Group on peripartum cardiomyopathy. Eur J Heart Fail. 2010;12(8):767-78.

39. Hil Hilfiker-Kleiner D, Haghikia A, Berliner D, Vogel-Claussen J, Schwab J, Franke A, et al. Bromocriptine for the treatment of peripartum cardiomyopathy: a multicentre randomized study. Eur Heart J. 2017;38(35):2671-9.

40. Obstetric care consensus no. 1: safe prevention of the primary cesarean delivery. Obstet Gynecol. 2014;123(3):693-711.

41. McNamara DM, Elkayam U, Alharethi R, Damp J, Hsich E, Ewald G, et al. Clinical outcomes for peripartum cardiomyopathy in North America: results of the IPAC Study (investigations of pregnancy-associated cardiomyopathy). J Am Coll Cardiol. 2015;66(8):905-14.

42. Haghikia A, Podewski E, Libhaber E, Labidi S, Fischer D, Roentgen P, et al. Phenotyping and outcome on contemporary management in a German cohort of patients with peripartum cardiomyopathy. Basic Res Cardiol. 2013;108(4):366.

43. Fett JD, Fristoe KL, Welsh SN. Risk of heart failure relapse in subsequent pregnancy among peripartum cardiomyopathy mothers. Int J Gynaecol Obstet. 2010;109(1):34-6.

44. Codsi E, Rose CH, Blauwet LA. Subsequent pregnancy outcomes in patients with peripartum cardiomyopathy. Obstet Gynecol. 2018;131(2):322-7.

45. Vettori DV, Rohde LE, Clausell N. Asymptomatic left ventricular dysfunction in puerperal women: an echocardiographic-based study. Int J Cardiol. 2011;149(3):353-7.

46. Bush N, Nelson-Piercy C, Spark P, Kurinczuk JJ, Brocklehurst P, Knight M, et al. Myocardial infarction in pregnancy and postpartum in the UK. Eur J Prev Cardiol. 2013;20(1):12-20.

47. Firoz T, Magee LA. Acute myocardial infarction in the obstetric patient. Obstet Med. 2012;5(2):50-7.

48. Tateno S, Niwa K, Nakazawa M, Akagi T, Shinohara T, Yasuda T, et al. Arrhythmia and conduction disturbances in patients with congenital heart disease during pregnancy: multicenter study. Circ J. 2003;67(12):992-7.

49. Kron J, Conti JB. Arrhythmias in the pregnant patient: current concepts in evaluation and management. J Interv Card Electrophysiol. 2007;19(2):95-107.

50. Kirchhof P, Benussi S, Kotecha D, Ahlsson A, Atar D, Casadei B, et al. 2016 ESC Guidelines for the management of atrial fibrillation developed in collaboration with EACTS. Europace. 2016;18(11):1609-78.

51. Steinberg ZL, Dominguez-Islas CP, Otto CM, Stout KK, Krieger EV. Maternal and fetal outcomes of anticoagulation in pregnant women with mechanical heart valves. J Am Coll Cardiol. 2017;69(22):2681-91.

52. Carnicelli A. Anticoagulation for valvular heart disease [Internet]. Washington: American College of Cardiology; 2015 [capturado em 30 ago. 2022]. Disponível em: https://www.acc.org /latest-in-cardiology/ articles/2015/05/18/09/58/anticoagulation-for-valvular-heartdisease.

53. Born D, Martinez EE, Almeida PA, Santos DV, Carvalho AC, Moron AF, et al. Pregnancy in patients with prosthetic heart valves: the effects of anticoagulation on mother, fetus, and neonate. Am Heart J. 1992;124(2):413-7.

54. Nishimura RA, Otto CM, Bonow RO, Carabello BA, Erwin JP 3rd, Fleisher LA, et al. 2017 AHA/ACC Focused Update of the 2014 AHA/ACC guideline for the management of patients with valvular heart disease: a report of the American College of Cardiology/American Heart Association task force on clinical practice guidelines. Circulation. 2017;135(25):e1159-95.

55. Committee on Practice Bulletins-Obstetrics. ACOG practice bulletin no. 199: use of prophylactic antibiotics in labor and delivery. Obstet Gynecol. 2018;132(3):e103-19.

56. American College of Obstetricians and Gynecologists Committee on Obstetric Practice. ACOG Committee Opinion no. 421, november 2008: antibiotic prophylaxis for infective endocarditis. Obstet Gynecol. 2008;112(5):1193-4.

57. Cahill TJ, Harrison JL, Jewell P, Onakpoya I, Chambers JB, Dayer M, et al. Antibiotic prophylaxis for infective endocarditis: a systematic review and meta-analysis. Heart. 2017;103(12):937-44.

44
DOENÇAS GASTRINTESTINAIS E HEPÁTICAS NA GESTAÇÃO

ANDRÉ LUIZ BASSANI
ISMAEL MAGUILNIK

Durante a gestação, a mulher passa por alterações hormonais e mecânicas que irão afetar a funcionalidade do trato gastrintestinal, podendo manifestar-se por sintomas como náuseas, vômitos e alteração do hábito intestinal, ou pelo desenvolvimento de doenças com potencial gravidade, como colangite e pancreatite. O entendimento da fisiopatologia dessas alterações e do seu diagnóstico, bem como da eficácia e da segurança dos tratamentos na gestação, pode melhorar a qualidade de vida da gestante e prevenir complicações graves relacionadas com essas doenças. Neste capítulo, são revisadas as principais doenças que acometem o trato digestivo das gestantes.

Náuseas, vômitos e hiperêmese gravídica

EPIDEMIOLOGIA, FATORES DE RISCO E FISIOPATOLOGIA

A maior parte das mulheres grávidas apresentam náuseas e vômitos durante a gestação.[1] A prevalência de náuseas nessas pacientes varia entre 50 e 80%, e a de vômitos fica em torno de 50%.[2] Esses são os sintomas mais comuns durante a gestação e costumam se iniciar entre a 4ª e a 6ª semana, com pico entre a 8ª e a 12ª semana, em geral cessando quando a gestação alcança a 20ª semana.[3]

> Hiperêmese gravídica é uma condição mais grave, em que há uma forma persistente de náuseas e vômitos. Felizmente, essa doença ocorre somente em 1,2% das gestantes.[3] Apesar de não haver uma definição ou critérios diagnósticos padronizados para a hiperêmese gravídica, o diagnóstico costuma ser realizado pelos achados de vômitos e náuseas persistentes combinados com perda de peso, cetonúria, distúrbios hidreletrolíticos, desidratação e necessidade de hospitalização.[4]

Na apresentação de náuseas e vômitos persistentes, outras causas patológicas devem ser excluídas antes de se relacionar os sintomas exclusivamente à hiperêmese gravídica. Doenças biliares, pancreáticas, apendicite, condições secundárias a medicamentos, cetoacidose diabética, pré-eclâmpsia, esteatose hepática aguda da gestação, infecções, entre outras, entram no diagnóstico diferencial.[2]

A fisiopatologia desses sintomas na gravidez não está totalmente estabelecida, porém acredita-se que alterações na motilidade gástrica devidas a elevações nos níveis de progesterona estejam envolvidas.[5] Estudos sugerem que esse hormônio causaria um efeito inibitório na musculatura lisa tanto do piloro quanto do intestino delgado, resultando em hipocontratilidade do trato gastrintestinal.[6] Outros sugerem um atraso no esvaziamento gástrico induzido por hormônios.[5] Fatores psicológicos também podem ter um papel no desenvolvimento desses sintomas. Alguns estudos demonstraram que mulheres que viveram experiências negativas relacionadas com suas mães ou que encaram uma gestação indesejada tendem a apresentar uma frequência maior de náuseas e vômitos.[5] Além disso, ansiedade e depressão são mais comuns em pacientes com hiperêmese gravídica.[7]

Em relação à hiperêmese gravídica, a literatura sugere que o crescimento placentário e de sua função com aumento dos níveis de gonadotrofina coriônica humana (hCG, *human chorionic gonadotropin*) possa ter um importante papel.[4] Estudos observacionais demonstraram que pacientes com hiperêmese gravídica apresentam maiores níveis de hCG. A concentração desse hormônio é maior no primeiro trimestre da gestação, que é quando os sintomas dessa doença costumam ser mais intensos.[1] Além disso, a hiperêmese gravídica costuma ser mais grave em pacientes com gestação molar ou com gravidez multigestacional, condições que estão associadas a maiores níveis de hCG circulante.[1]

⚠ A hiperêmese gravídica está associada a um maior risco de desfechos negativos da gestação, como parto prematuro, recém-nascido com baixo peso ou pequeno para a idade gestacional. Fatores de risco para hiperêmese gravídica incluem bebê do sexo feminino, gestante jovem e gestações prévias. Já baixo índice de massa corporal (IMC), tabagismo e *status* socioeconômico não são fatores de risco para essa doença.[1]

Alguns estudos apontaram associações entre o *Helicobacter pylori* e a hiperêmese gravídica. Um estudo apontou que 95% das pacientes com hiperêmese gravídica testaram positivo para *H. pylori*, contra 50% dos controles. No entanto, a causa da maior incidência da bactéria nessas pacientes não está bem determinada, e nenhuma relação causal entre a infecção por *H. pylori* e a hiperêmese gravídica foi estabelecida. Portanto, a interpretação desses dados deve ser realizada com cautela, sendo necessários mais estudos.[8]

AVALIAÇÃO LABORATORIAL NA HIPERÊMESE GRAVÍDICA

Como já mencionado, a hiperêmese gravídica pode cursar com diversas alterações metabólicas, o que pode levar a uma maior repercussão clínica. Com vistas a analisar a gravidade do quadro, é indicado realizar algumas avaliações laboratoriais, a fim de guiar as reposições necessárias para a estabilização da paciente e excluir outros diagnósticos. Na sequência, são citadas algumas alterações que podem ser encontradas nessas pacientes:

- **Distúrbios eletrolíticos e ácido-básicos** – Hipopotassemia e alcalose metabólica hipoclorêmica podem ocorrer de maneira secundária aos vômitos excessivos. Cetose pode ocorrer se a ingestão calórica for muito baixa.
- **Alterações de magnésio e cálcio** – A restrição dietética excessiva provocada pelos sintomas pode levar à deficiência de magnésio. A hipomagnesemia excessiva leva à resistência ao paratormônio (PTH), podendo gerar hipopotassemia associada.
- **Alterações do hematócrito** – Pode ocorrer elevação do hematócrito por desidratação com hemoconcentração. Esse achado pode ser mascarado pelo declínio fisiológico do hematócrito na gestação.
- **Alterações da ureia** – Elevação da ureia também é um sinal de desidratação.
- **Alterações de enzimas hepáticas** – Ocorre alteração de enzimas hepáticas em cerca de 50% das gestantes hospitalizadas com hiperêmese. As transaminases podem aumentar até 2 a 3 vezes o limite superior da normalidade e, geralmente, com elevação maior da transaminase glutâmico-pirúvica (TGP, ou alanina aminotransferase [ALT]) do que da transaminase glutâmico-oxalacética (TGO, ou aspartato aminotransferase [AST]). As bilirrubinas podem elevar-se, mas raramente em níveis maiores do que 4 mg/dL. O nível de alteração das transaminases correlaciona-se com a gravidade dos sintomas, e as enzimas retornam ao normal após a melhora destes.
- **Alterações da amilase e da lipase** – Elevam-se em até 15% das pacientes, em geral, no máximo até cinco vezes o limite superior da normalidade.
- **Hipertireoidismo** – Até 73% das mulheres com hiperêmese apresentam alteração de

provas de tireoide. Acredita-se que essas alterações possam ser secundárias ao estímulo de hCG na tireoide, já que os níveis desse hormônio se encontram mais elevados nas gestantes com hiperêmese. É definido por elevação da tiroxina (T_4) livre acima do normal ou redução da tireotrofina (TSH) para níveis menores do que 0,4 mUI/L com provas de autoimunidade negativas. Essa condição é temporária, não necessita de tratamento e geralmente se resolve com a melhora dos sintomas, por volta das 18 semanas de gestação.[9] Não se deve iniciar tratamento de hipertireoidismo, a menos que haja evidências de distúrbio primário da tireoide.

TRATAMENTO

Após outras causas de náuseas e vômitos terem sido excluídas, deve-se instituir tratamento não farmacológico, o que inclui apoio psicológico, alterações dietéticas, mudança de estilo de vida, além de estímulo para a redução de estresse e garantia de descanso adequado. Para prevenir a desidratação, deve-se estimular ingesta líquida diária de 1 a 1,5 litro. Recomendam-se refeições pequenas e frequentes, evitando-se comidas gordurosas e vegetais frescos que possam retardar o esvaziamento gástrico.[10]

Alguns estudos têm mostrado que as vitaminas do complexo B, como a tiamina (B_1) e a piridoxina (B_6), são eficazes na redução de náuseas e vômitos, motivo pelo qual ambas são indicadas como rotina para pacientes com esses sintomas.[10] A dose recomendada de piridoxina é de 10 a 25 mg a cada 6 ou 8 horas, com dose máxima para gestantes de 200 mg/dia, e a de tiamina, de 1,5 mg/dia.[10]

Em um estudo, o consumo de gengibre mostrou melhora das náuseas em relação ao placebo, mas não mostrou diferença estatisticamente significativa para os vômitos. A dose recomendada seria de 1 a 1,5 g a cada 24 horas.[11,12]

Quanto ao tratamento medicamentoso, deve ser sempre realizado com cautela, considerando os riscos fetais, principalmente antes da 12ª semana de gestação. Os agentes mais comumente utilizados incluem os anti-histamínicos, antagonistas dopaminérgicos e antagonistas serotoninérgicos.

Os anti-histamínicos atuam inibindo diretamente a ação da histamina no receptor H1, diminuindo o estímulo no centro de vômito e a ação em receptores muscarínicos que medeiam a resposta emética.[12] Nessa classe, uma opção é a doxilamina, que, em geral, é associada à piridoxina, sendo considerada a primeira linha no tratamento de náuseas e vômitos na gestação por mostrar moderada eficácia em ensaios clínicos e ser segura na gestação; no entanto, tal medicamento não está disponível no Brasil para essa indicação. A dose inicial é de 20 mg antes de dormir, podendo ser aumentada para até 40 mg/dia. A difenidramina e o dimenidrato, disponíveis no país, são boas opções nessa classe medicamentosa, a primeira na dose de 25 a 50 mg VO a cada 4 a 6 horas ou 10 a 50 mg IV de 6/6 horas, e o segundo na dose de 25 a 50 mg VO a cada 4 a 6 horas ou 50 mg IV em 20 minutos.[12]

Entre os antagonistas dopaminérgicos mais utilizados, tem-se a metoclopramida, que, apesar de atravessar a barreira placentária, não apresentou teratogenicidade nos estudos. Há risco de distúrbios de movimentos, como discinesia, devendo ser observado esse tipo de alteração para suspensão do fármaco. O uso em associação com anti-histamínico pode mascarar reações distônicas. A dose habitual é de 10 mg VO, IM ou IV de 8/8 horas.[13] Outro fármaco da classe é a prometazina, que, apesar de ser um anti-histamínico primariamente, também apresenta ação antagonista dopaminérgica fraca. A segurança na gestação e a eficácia no alívio de náuseas e vômitos já foram comprovadas em grandes estudos.[14] No entanto, é mais associada a efeitos adversos, como sedação e reações distônicas, principalmente com o uso prolongado. A prometazina também reduz o limiar convulsivo, o que pode ser uma preocupação no terceiro trimestre em gestantes com pré-eclâmpsia.[12]

Na classe dos antagonistas serotoninérgicos, tem-se a ondansetrona, que demonstrou superioridade em relação à doxilamina com piridoxina na melhora de náuseas e vômitos em gestantes; em comparação com a metoclopramida, a ondansetrona mostrou significativa melhora no desfecho de vômitos, sem diferença em relação às náuseas.[15] No entanto, uma metanálise de grandes estudos em humanos demonstrou pequeno aumento de malformações cardíacas fetais, do tipo defeito de septo. Dessa forma, a ondansetrona deve ser reservada a mulheres com náuseas e vômitos que não responderam a outros tratamentos.[16]

No caso da hiperêmese gravídica, em casos mais graves que cursam com significativa desidratação, o tratamento inclui reposição hidreletrolítica. Deve-se corrigir a desidratação com reposição de solução de Ringer com lactato até 2 L IV por 3 a 4 horas, associada à reposição de eletrólitos conforme a necessidade. Sugere-se reposição de tiamina 100 mg IV no primeiro dia de hidratação, mantendo, após, 100 mg/dia por mais 2 dias.[17] Após a reposição hídrica inicial, deve-se passar para solução com glicose a 5%, solução salina a 0,45% e 20 mEq de potássio a 150 mL/h, podendo ser ajustada para manter um débito urinário de 100 mL/h.[17]

Em casos refratários, alguns medicamentos podem ser utilizados, como a clorpromazina na dose de 25 a 50 mg IV ou IM ou 10 a 25 mg VO a cada 4 a 6 horas.[10] Os glicocorticoides apresentam eficácia incerta e não comprovada em estudos controlados, estando associados a aumento de risco de fendas orais fetais quando usados antes de 10 semanas de gestação. Dessa forma, só devem ser usados em casos refratários sem resposta a outras medidas.[18]

Gestantes sem resposta às terapias farmacológicas e não farmacológicas devem ser nutridas por via enteral com sonda nasoenteral ou via parenteral com nutrição parenteral total e reposição de líquidos pelo tempo que for necessário.[10]

Doença do refluxo gastresofágico

A doença do refluxo gastresofágico (DRGE) é referida por 40 a 85% das gestantes.[19] A mulher pode apresentar sintomas de DRGE pela primeira vez durante a gestação, ou os sintomas podem ser a exacerbação de uma doença preexistente. Essa condição pode se apresentar com sintomas de queimação retroesternal, náuseas, vômitos, refluxo, epigastralgia, tosse, disfagia, entre outros.[20] Em geral, a DRGE inicia-se no final do primeiro trimestre ou início do segundo e, quando presente, costuma manter-se por toda a gestação ou até mesmo piorando progressivamente nos últimos meses, porém normalmente se resolve após o parto.[20] Embora os sintomas possam ser graves, complicações como sangramento, estenoses ou esofagite erosiva costumam ser raras.[5]

Fatores de risco para refluxo durante a gravidez incluem multiparidade, doença preexistente e idade gestacional. Estudos não indicam associação entre etnia, IMC ou ganho de peso durante a gestação.[20]

A apresentação clínica da DRGE é similar tanto na gestante quanto na não grávida, e o diagnóstico pode ser realizado com base no quadro clínico.[20] A radiografia baritada é desnecessária e deve ser evitada pela exposição fetal à radiação. A manometria e a pHmetria são seguras, mas raramente necessárias. Para doença refratária ao tratamento e/ou complicações, a endoscopia digestiva alta é o procedimento diagnóstico de escolha e pode ser realizada com segurança com monitoramento da gestante e do feto e adequado uso da sedação.[20]

A fisiopatologia da DRGE na gestante é decorrente tanto de fatores hormonais quanto mecânicos.[19] A presença de estrogênio e progesterona leva ao relaxamento do esfincter esofágico inferior (EEI).[19] Ao longo da gestação, a pressão do EEI diminui progressivamente, e essa redução tem sido associada a sintomas de refluxo.[19] No entanto, no primeiro trimestre, a pressão do EEI não parece se alterar, porém o esfincter é menos responsivo aos estímulos hormonais e fisiológicos normais que aumentam o tônus esfincteriano (alimentação proteica, metacolina e edrofônio).[19,20]

Outro fator envolvido na fisiopatologia são os efeitos hormonais sobre a motilidade gástrica. Os hormônios gestacionais afetam a funcionalidade do sistema nervoso entérico e a musculatura, que leva à redução da motilidade gastrintestinal, o que pode promover a DRGE.[19] Outra teoria é a de que o aumento na pressão intra-abdominal devido ao útero gravídico pode contribuir para os sintomas da DRGE, mas ainda não foram encontradas evidências que sustentem essa teoria. Além disso, como os sintomas costumam aparecer no primeiro trimestre, é menos provável que a pressão intra-abdominal tenha um papel importante na fisiopatologia da DRGE.[19]

TRATAMENTO

O manejo inicial da DRGE na gestação deve focar em alterações do estilo de vida, dieta e ajuste de potenciais medicações.[20]

Quando os sintomas persistem apesar do tratamento conservador, medidas farmacológicas podem ser iniciadas. No entanto, muitas das medicações usadas habitualmente para tratamento da DRGE na gestação não foram testadas em estudos controlados randomizados nessa população. Portanto, as recomendações medicamentosas são derivadas de opiniões de especialistas e estudos retrospectivos. A recomendação geral é de que medicamentos que não são absolutamente necessários sejam evitados no período inicial da gestação, quando ocorre a organogênese. Além disso, como a acidez gástrica facilita a absorção de ferro, os agentes que a reduzem devem ser utilizados com cautela em pacientes com deficiência de ferro.[19,20]

Antiácidos são considerados medicamentos não sistêmicos, motivo pelo qual são a escolha lógica para a terapia de primeira linha.[5] Além disso, essa classe medicamentosa apresenta rápido alívio sintomático e é custo-efetiva. Os hidróxidos de magnésio ou de alumínio nas suas doses habituais são seguros durante a gestação.[19] Componentes contendo bicarbonato de sódio devem ser evitados, devido à chance de desencadear congestão e alcalose metabólica na mãe e no feto.[5]

O sucralfato é outro agente não absorvível e vem se mostrando seguro durante a gestação. Na dose de 1 g 3x/dia, tem demonstrado mais efetividade em induzir a remissão do que o manejo não farmacológico sozinho, não havendo relatos de eventos adversos em estudos controlados.[19,20]

Os antagonistas dos receptores de histamina tipo 2 são frequentemente os medicamentos escolhidos como segunda linha. Tanto a cimetidina quanto a ranitidina vêm sendo utilizadas na gestação há mais de 30 anos com segurança.[19] A medicação mais estudada dessa classe é a ranitidina, com eficácia comprovada, porém foi recentemente retirada de linha no Brasil. A cimetidina e a famotidina são opções seguras, e embora a primeira tenha sido associada a efeitos fracamente antiandrogênicos em animais e ginecomastia em homens, não há relatos de anormalidades sexuais em crianças expostas à cimetidina ou a outros medicamentos da classe.[20]

Em geral, os inibidores da bomba de prótons (IBPs) são as medicações mais eficazes no controle de sintomas na DRGE.[20] Na gestação, os IBPs também se mostraram mais efetivos na remissão de sintomas do que as outras classes. No entanto, os IBPs não são muito utilizados.[19] O omeprazol, a medicação mais antiga da classe, é classificada como categoria C na gestação, devido à sua associação com aumento da mortalidade fetal em ratos e coelhos. Estudos subsequentes não mostraram efeitos teratogênicos, mas a sua classificação não mudou.[20] Outros IBPs pertencem à categoria B, mas o seu uso na gravidez é reservado para pacientes com complicações ou não responsivas às outras terapias. Nesses casos, o lansoprazol é o agente de escolha, devido à disponibilidade de mais evidências relativas à segurança.[19]

A metoclopramida é um agente pró-cinético usado no tratamento da náusea relacionada com a gestação, porém também pode ser útil nos sintomas de DRGE em razão do estímulo do esvaziamento gástrico e do aumento da pressão do EEI. Não foram relatadas malformações congênitas ou toxicidades fetais com o uso desse medicamento.[19,20]

Constipação

A constipação é a segunda queixa mais comum durante a gravidez:[21] 25 a 40% das mulheres apresentam a condição durante algum momento da gestação.[14,22]

Em geral, os sintomas de constipação são mais prevalentes no primeiro e no segundo trimestres e melhoram no terceiro. Por motivos ainda desconhecidos, nas gestações subsequentes, há um maior risco de constipação. Fatores de risco para constipação incluem sedentarismo e baixa ingesta hídrica e de fibras. Medicações como ferro também podem contribuir para os sintomas.[21]

A maioria das gestantes com constipação apresenta uma causa funcional para a condição; no entanto, para descartar etiologias mecânicas ou sistêmicas, devem-se investigar na anamnese sintomas como presença de sangue nas fezes, dor abdominal e distensão e questionar a frequência e a consistência das fezes, além de avaliar sinais de hipotireoidismo ou diabetes, que podem contribuir para a constipação.[22]

O foco das investigações laboratoriais deve ser a exclusão de causas endócrinas ou eletrolíticas. Havendo sangramento ou lesões anorretais, pode-se indicar uma anuscopia ou retossigmoidoscopia.[22]

A causa de constipação durante a gestação é geralmente multifatorial. Tendo-se em vista que a constipação é mais frequente no início da gravidez, é provável que os hormônios sexuais estejam envolvidos. Durante a gestação normal, os níveis de progesterona estão elevados e crescem progressivamente. Estudos apontam que a progesterona inibe a contratilidade gastrintestinal via regulação dose-dependente do cálcio intracelular.[22,23] Além disso, a formação de fezes endurecidas e em cíbalos pode ser causada por aumento da absorção colônica de água mediada pela aldosterona.[22]

TRATAMENTO

O tratamento inicial da constipação é similar ao da população geral: mudanças dietéticas e no estilo de vida. Exercícios físicos extenuantes podem piorar os sintomas, mas atividade física leve pode promover o funcionamento intestinal. Mudanças na dieta incluem aumentar a ingesta hídrica (> 8 copos/dia) e o consumo de fibras (> 25-35 g/dia).[24]

Quando a mudança dietética e de estilo de vida não resulta em melhora sintomática, há algumas medicações que podem auxiliar o tratamento. A lactulose e o polietilenoglicol (PEG) são laxantes osmóticos que estimulam o acúmulo de fluidos no lúmen gastrintestinal, acelerando o trânsito intestinal.[21,24] Embora as medicações dessa classe tenham uma baixa absorção sistêmica e não haja riscos fetais conhecidos, algumas delas ainda são classificadas como categoria C.[21]

Laxantes estimulantes, como o bisacodil e os senosídeos, também têm baixa absorção sistêmica, mas são classificados como categoria C, além de estarem associados a diarreia e cólicas abdominais, o que pode causar distúrbios hidreletrolíticos, sendo recomendado utilizá-los por um curto período.[21]

⚠️ Óleo mineral, óleo de rícino e agentes salinos hiperosmóticos não são recomendados na gestação. O óleo mineral está associado à redução da absorção materna de vitaminas lipossolúveis, o que pode levar a hemorragias e hipoprotrombinemia neonatal.[22,24] Devido à preocupação com o desencadeamento de contrações uterinas prematuras induzidas pelo óleo de rícino e a retenção de fluidos pelos agentes salinos hiperosmóticos, tais agentes não são recomendados.[24]

Hemorroidas

O desenvolvimento de hemorroidas é comum no terceiro trimestre da gestação e no período pós-parto, principalmente nas mulheres que sofrem de constipação.[24] É estimado que 25 a 35% das gestantes sejam afetadas.[25] O esforço da evacuação nas constipadas e a pressão de empurrar do trabalho de parto contribuem para o desenvolvimento das hemorroidas. As hemorroidas internas costumam manifestar-se com sangramento orificial, e as externas, com dor e prurido anal.[24]

TRATAMENTO

A maioria dos casos apresenta uma boa resposta com tratamento conservador apenas, mediante aumento de consumo de fibras e água e manejo da constipação com o objetivo de amolecer as fezes e aliviar a pressão, com consequente atenuação dos sintomas.[24,25]

Supositórios de hidrocortisona e banhos de assento ajudam a reduzir o edema, o desconforto e o prurido associados às hemorroidas externas. Devido às baixas doses e à reduzida absorção sistêmica, os supositórios podem ser utilizados na gestação, apesar de sua segurança não ter sido propriamente documentada na literatura.

Terapias mais agressivas, como escleroterapia, crioterapia ou cirurgia, são reservadas para casos mais graves e recorrentes, quando há persistência dos sintomas mesmo após 1 mês de terapia clínica.[25] No entanto, se essas terapias forem necessárias, são consideradas seguras na gestação.[24]

Colelitíase e complicações

Doenças relacionadas com a colelitíase são muito comuns na população geral e durante a gestação e o período pós-parto, sendo a causa não obstétrica mais comum de hospitalização no primeiro ano pós-parto e a segunda causa não obstétrica mais comum de necessidade de intervenção cirúrgica durante a gestação, ficando atrás apenas da apendicite aguda.[9,26]

Devido aos efeitos da progesterona e do estrogênio, o risco de doenças da vesícula biliar aumenta com o avanço da idade gestacional. O estrogênio leva ao aumento gradual do colesterol biliar e ao subsequente aumento da formação de lama e litíase biliar. A progesterona aumenta a estase biliar, levando à maior formação de litíase.[26]

A incidência de litíase biliar em gestantes é de cerca de 5 a 12%.[26] Apenas 3,5 a 10% são sintomáticas, e, entre as mulheres que apresentam sintomas, a cólica biliar é o mais comum, ocorrendo em até 55% dos casos.[27]

Apesar de a colelitíase apresentar uma relativa frequência na gestação, complicações dessa doença são menos comuns. A incidência de complicações relacionadas com a litíase biliar durante a gestação é de 0,05 a 0,8%, sendo a colecistite aguda a mais comum.[28] Coledocolitíase, colangite e pancreatite aguda são outras complicações relevantes da colelitíase.[28]

A avaliação laboratorial na suspeita de doenças biliares, assim como na população geral, inclui exames hepáticos, como aminotransferases (TGP, TGO), fosfatase alcalina (FA) e níveis de bilirrubinas. No entanto, deve-se considerar que a FA pode estar normalmente elevada durante a gestação devido à produção placentária. Amilase e lipase devem ser solicitadas na suspeita de pancreatite aguda, além de hemograma para avaliação de leucocitose ou hemoconcentração. Não se deve esquecer que pode haver alteração laboratorial semelhante entre as diversas complicações da colelitíase, sendo fundamental a história clínica e evolução.[29]

O diagnóstico de colelitíase é confirmado por exame de imagem. A ultrassonografia (US) de abdome é o método de escolha em pacientes gestantes ou não gestantes. Trata-se de um método seguro que consegue identificar colelitíase com acurácia em mais de 95% dos casos.[29] Nos casos em que a US não é eficaz em confirmar o diagnóstico, o que ocorre principalmente em pacientes obesas, com microlitíases ou interferência gasosa durante o exame, pode-se realizar US endoscópica ou colangiorressonância magnética, sendo o primeiro o método mais sensível, porém mais invasivo e com necessidade de sedação.[29]

COLECISTITE AGUDA

A colecistite aguda consiste na inflamação da vesícula biliar, geralmente secundária à obstrução do ducto cístico por um cálculo biliar, impedindo o esvaziamento do conteúdo da vesícula biliar e a consequente liberação de mediadores inflamatórios. No entanto, também pode ocorrer por isquemia, infecções ou medicamentos.

A colecistite aguda costuma se apresentar clinicamente como dor localizada no quadrante superior direito do abdome, leucocitose e febre baixa, em geral até 38,5 °C. No início do quadro, a dor é semelhante a uma cólica biliar não complicada, porém, com o tempo, a dor pode se intensificar ou se generalizar. Outros sintomas são anorexia, náuseas e vômitos, podendo haver leve icterícia, geralmente com bilirrubinas totais menores do que 4 g/dL. Um achado de exame físico relativamente específico é o sinal de Murphy.[29,30]

O tratamento inicial consiste em medidas de suporte com analgesia, jejum oral e antimicrobiano apenas se houver suspeita de infecção associada.

⚠ A colecistectomia de urgência é indicada para pacientes com sinais de sepse ou suspeita de complicação com perfuração da vesícula biliar. Em gestantes, mesmo se não houver necessidade de tratamento cirúrgico de urgência e até se os sintomas melhorarem com o tratamento clínico, sugere-se realizar colecistectomia na mesma internação, tendo em vista o alto índice de recorrência dos sintomas e das complicações, com aumento da morbidade materna e fetal.[28,31] O risco estimado de recorrência é de 55% em pacientes com colecistite no primeiro e no segundo trimestres e de 40% quando ocorre no terceiro trimestre.[31]

COLEDOCOLITÍASE E COLANGITE

Ocorre coledocolitíase quando há a passagem de um cálculo pelo ducto cístico até os ductos biliares comuns. Embora estes possam permanecer assintomáticos, há risco de complicações graves, como pancreatite aguda e colangite secundária à obstrução biliar. Pacientes com coledocolitíase na gestação apresentam sintomas semelhantes aos de pacientes não gestantes.[29,31]

Na população geral, a coledocolitíase ocorre em 10 a 15% dos pacientes com colelitíase.[32] O cálculo pode eventualmente ultrapassar o esfincter de Oddi; no entanto, quando impactado, causa obstrução e estase biliar persistente e pode evoluir com inflamação e infecção das vias biliares, conhecida como colangite aguda ascendente. Os organismos mais comuns nos casos de colangite são as enterobactérias nativas do trato gastrintestinal, como *Escherichia coli*, *Klebsiella* e *Enterobacter* sp.[32]

⭐ Os sintomas são semelhantes àqueles da colelitíase com dor em quadrante superior direito. Quando associados à obstrução e colangite, pode haver icterícia e febre, que, somadas à dor em hipocôndrio direito, formam a clássica tríade de Charcot.[31] Laboratorialmente, devido à obstrução biliar, as bilirrubinas e a FA elevam-se, e pode haver aumento de TGP e TGO.[29]

Quando há evidência de colangite, deve-se iniciar prontamente o tratamento antimicrobiano IV, levando em consideração a etiologia bacteriana mais comum antes citada. A drenagem da via biliar deve ser realizada por meio de colangiopancreatografia endoscópica retrógrada (CPER) ou exploração de vias biliares durante a colecistectomia. Não há estudos que comparem essas duas modalidades especificamente em pacientes gestantes.

A CPER foi por muito tempo contraindicada na gestação devido à sua dependência de utilização de radiação. Contudo, diversos estudos têm demonstrado o uso bem-sucedido da CPER em gestantes com doses aceitáveis de radiação ionizante, ajustadas para níveis de 0,18 a 3 mGy, bem abaixo dos limites considerados na gestação.[33,34]

Em caso de necessidade, a colecistectomia é uma cirurgia segura durante a gestação. No entanto, é preciso avaliar as alterações anatômicas que o útero gravídico causa, o que se torna mais pronunciado no terceiro trimestre com o acentuado aumento do volume uterino. A literatura recente demonstra que cirurgias laparoscópicas são seguras em todos os trimestres da gestação, sem aumento do risco materno e fetal.[35]

PANCREATITE AGUDA

A pancreatite aguda é uma complicação grave durante a gestação. Nos últimos anos, devido à melhora no diagnóstico e no tratamento dessas pacientes, a mortalidade materna e fetal vem sendo acentuadamente reduzida, e em estudos atuais, a taxa de mortalidade fetal tem ficado em torno de 3%.[35]

As principais causas de pancreatite aguda na gestação são litíase biliar (65-100%), abuso de álcool (5-10%), causas idiopáticas (15%) e hipertrigliceridemia (5%).[35-37]

⭐ A pancreatite aguda é mais comum no terceiro trimestre e no puerpério, e o diagnóstico é semelhante ao das pacientes não gestantes, feito com base no quadro clínico e nas alterações laboratoriais (amilase e lipase) e radiológicas. A sintomatologia clássica é dor intensa localizada no abdome superior com irradiação em faixa, podendo estar associada a náuseas e vômitos.[29]

Quanto às alterações laboratoriais, deve-se levar em consideração que, durante a gestação, normalmente há um discreto aumento da lipase e da amilase, e a γ-glutamiltransferase (GGT) pode estar até três vezes acima do valor normal. Pode haver aumento de leucócitos (até 16.000 células/mm³), dificultando também a avaliação da gravidade.[37] Um aumento de mais de três vezes o valor normal de amilase e lipase apresenta bom valor preditivo positivo para pancreatite aguda em gestantes.[35]

O tratamento é basicamente de suporte e semelhante ao das pacientes não gestantes, com analgesia, orientação nutricional e hidratação IV. Atenção especial deve ser dada à nutrição dessas pacientes, iniciando-se dieta enteral precoce assim que possível para evitar desnutrição.

O risco de recorrência de pancreatite em pacientes submetidas apenas a tratamento conservador é de 70%. Por esse motivo, deve-se realizar colecistectomia e CPER com esfincterotomia e retirada dos cálculos obstrutivos na mesma internação se houver coledocolitíase associada.[35]

Doenças inflamatórias intestinais e gestação

As doenças inflamatórias intestinais (DII) têm uma alta prevalência na população jovem; como resultado, afetam pacientes em idade fértil e que frequentemente engravidam durante o curso da doença.[38] A gestação parece ter uma influência positiva no curso da DII, e, com o aumento da paridade, a necessidade de intervenção cirúrgica diminui. Além disso, pacientes com gestações prévias precisam de menos ressecções intestinais e têm um maior intervalo entre cirurgias em comparação com pacientes nulíparas.[39,40] Mães com doença de Crohn (DC) também parecem ter uma menor taxa de reativação nos anos subsequentes à gestação em comparação com os anos anteriores à gravidez, porém esse dado ainda carece de mais evidências.[41,42] Uma explicação razoável para essa melhora durante a gestação é que a gravidez tem um efeito no sistema imune das mulheres, o que pode contribuir para esses achados.[43]

A via de parto deve ser primariamente indicada pelas necessidades obstétricas. Entretanto, a cesariana é recomendada em pacientes com doença perineal ou doença retal ativa. Embora alguns médicos defendam a cesariana para todas as pacientes com DC, não há evidências que falem a favor de qualquer via em pacientes com doença leve ou em remissão.[45] A episiotomia deve ser evitada se possível, visto que uma alta taxa de envolvimento perineal tem sido relatada; no entanto, a episiotomia é preferível a uma laceração não controlada.[45]

Em relação às medicações mais comumente utilizadas nas DII e sua relação com a gestação, as tiopurinas (azatioprina, 6-mercaptopurina) têm se mostrado seguras durante a gestação, não aumentando os riscos de prematuridade, peso ao nascimento, de repercussão na saúde do bebê ou risco de infecções durante a infância.[38] Em relação a anormalidades fetais, o risco do uso das tiopurinas ainda é debatido, porém não há evidências concretas de que essa classe aumente a taxa de malformações fetais.[46]

Os agentes biológicos da classe antifator de necrose tumoral (anti-TNF), como infliximabe e adalimumabe, não aumentam o risco de desfechos adversos durante a gestação.[38] Como o infliximabe foi detectado em crianças de até 6 meses, há preocupações em relação a desenvolvimento imune, taxa de infecções e respostas vacinais. Portanto, vacinas de agentes vivos devem ser realizadas apenas após 6 meses de vida, quando os níveis séricos de anti-TNF já não são detectados.[47] Além disso, a última dose do biológico na mãe deve ser realizada entre a 24ª e 26ª semana de gestação, para manter a remissão e, ao mesmo tempo, limitar a passagem do medicamento para o feto.[48] Os níveis de outros fármacos usados na DII não parecem influenciar a vacinação da criança.[38]

Com relação aos aminossalicilatos (mesalazina, sulfassalazina), não há evidências concretas de aumento do risco gestacional e malformações fetais.[49] É importante levar em consideração que a sulfassalazina interfere na absorção de folato, motivo pelo qual está recomendada uma suplementação com maior dose de ácido fólico do que a habitual (2 mg/dia).[38]

Os corticosteroides são utilizados nas reativações da DII, em geral pelo menor tempo possível. Essas medicações atravessam a barreira placentária, porém são rapidamente metabolizadas pela placenta, resultando em baixas concentrações séricas fetais.[38] Efeitos adversos e malformações fetais relacionadas com corticosteroides não foram confirmados,[50] mas é preciso considerar os riscos e benefícios do uso desses medicamentos, visto que, apesar de não ter sido confirmado em pacientes com DII, parece haver um risco aumentado de complicações maternas, como hipertensão, diabetes e pré-eclâmpsia.[5]

⚠ O metotrexato é uma medicação geralmente utilizada em pacientes com DC, estando contraindicado durante a gestação, visto que há um risco bem estabelecido de aborto, retardo de crescimento fetal e malformações.[51] Caso ocorra concepção durante o uso desse medicamento, ele deve ser imediatamente descontinuado, iniciando-se reposição de folato em altas doses. O metotrexato tem uma meia-vida longa e leva entre 3 e 6 semanas para ser totalmente eliminado do organismo. Em pacientes com desejo de gestar, deve ser interrompido pelo menos 3 a 6 meses antes de iniciar as tentativas de concepção.[38]

Doenças hepáticas na gestação

Durante a gestação, frequentemente são encontradas alterações em exames laboratoriais relacionados com a função hepática. Apesar de algumas delas serem fisiológicas e esperadas, deve-se levar em consideração o diagnóstico diferencial com determinadas doenças hepáticas relacionadas com a gravidez.

A maioria dos testes laboratoriais hepáticos se mantêm normais durante a gestação, exceto aqueles produzidos pela placenta (FA e α-fetoproteína) ou aqueles impactados pela hemodiluição (albumina, hemoglobina). Qualquer anormalidade nos níveis de aminotransferases ou bilirrubinas deve ser investigada.[52] Diante de exames laboratoriais hepáticos alterados, deve-se progredir à investigação da mesma forma que com a paciente não gestante, descartando doenças hepáticas virais, medicamentosas e obstruções biliares. Caso o resultado dos exames seja negativo para as etiologias mais comuns, devem-se considerar as doenças hepáticas relacionadas com a gestação.[52]

No primeiro trimestre, deve-se lembrar de que a hiperêmese gravídica pode cursar com alterações de testes hepáticos, como já descrito em mais detalhes no início do capítulo. No segundo e terceiro trimestres, há algumas doenças relacionadas com a gestação que devem ser consideradas no diagnóstico diferencial.

COLESTASE INTRA-HEPÁTICA DA GESTAÇÃO

A colestase intra-hepática da gestação (CIHG) é a doença hepática mais comum da gestação, com prevalência variando entre 0,3 e 5,6%.[53] Apresenta-se com quadro de prurido persistente, principalmente envolvendo as palmas das mãos e as plantas dos pés, além de níveis aumentados de bilirrubinas, sintomas que normalmente desaparecem após o parto. Icterícia ocorre em menos de 25% dos casos e sempre após o desenvolvimento de prurido.[53]

⚠ Fatores de risco para CIHG incluem idade materna avançada, história de colestase secundária a contraceptivos orais e história prévia ou familiar de CIHG.[53] Alguns estudos sugerem maior prevalência em pacientes com hepatite C, colelitíase e esteatose hepática.[53]

Os desfechos maternos costumam ser excelentes, mas existe risco de sofrimento fetal, trabalho de parto prematuro e morte intrauterina. É encorajado que seja realizado o parto ao atingir

37 semanas de gestação, visto que a morte intrauterina é mais comum no último mês da gravidez, com poucas mortes acontecendo antes disso.[54]

A terapia de primeira linha para CIHG é o ácido ursodesoxicólico na dose de 10 a 15 mg/kg, medicação segura tanto para a mãe quanto para o feto. Estudos recentes demonstraram melhores desfechos maternos, com melhora do prurido e dos níveis de enzimas hepáticas e, possivelmente, melhora dos desfechos fetais.[55]

SÍNDROME HELLP

A síndrome HELLP é caracterizada por anemia hemolítica, enzimas hepáticas aumentadas e plaquetopenia. Essa doença ocorre na minoria das gestações, porém pode acontecer como complicação de até 20% dos casos de pré-eclâmpsia/eclâmpsia graves. Em geral, apresenta-se entre a 28ª e a 36ª semana de gestação, mas 30% das pacientes manifestam sintomas na primeira semana pós-parto[56] (ver Cap. 54 – Eclâmpsia, síndrome HELLP e esteatose hepática aguda da gestação).

O diagnóstico da síndrome HELLP é feito a partir do reconhecimento das alterações laboratoriais: sinais de anemia hemolítica e plaquetopenia com menos de 100.000 células/μL, elevações de enzimas hepáticas, bilirrubinas e lactato desidrogenase.[56] Não há sinais patognomônicos, e algumas mulheres podem ser assintomáticas, porém os sintomas mais comuns são dor abdominal, náuseas, vômitos, cefaleia, edema e ganho de peso. Hipertensão e proteinúria são esperadas, ocorrendo em até 80% dos casos.[56]

As consequências maternas podem ser graves, com taxa de mortalidade entre 1 e 3%. A progressão do quadro pode ser rápida, mas os valores laboratoriais começam a normalizar 48 horas após o parto. O prognóstico fetal está mais relacionado com a idade gestacional do parto e o peso ao nascimento.[57]

Corticosteroides em geral fazem parte do protocolo de tratamento na síndrome HELLP, especialmente em gestações com menos de 34 semanas, para acelerar a maturidade pulmonar fetal, além de sulfato de magnésio e controle pressórico.[58]

ESTEATOSE HEPÁTICA AGUDA DA GESTAÇÃO

A esteatose hepática aguda da gestação (EHAG) é uma doença grave e rara caracterizada pela infiltração microvesicular de gordura no fígado, levando à insuficiência hepática. A idade gestacional média de incidência é de 36 semanas; os fatores de risco incluem gestação gemelar e baixo IMC.[59]

Os sintomas iniciais não são específicos: náuseas, vômitos e dor abdominal. Concomitantemente, a pré-eclâmpsia está presente em metade dos casos. O aumento brusco de aminotransferases e a hiperbilirrubinemia são típicos do quadro, e a insuficiência hepática pode se manifestar com encefalopatia, coagulopatia e hipoglicemia.[60]

O diagnóstico da EHAG costuma ser feito com base nos critérios de Swansea, levando em consideração sintomas clínicos, alterações laboratoriais, radiológicas e histológicas, exigindo pelo menos seis critérios na ausência de outros diagnósticos:[61] vômitos, dor abdominal, polidipsia/poliúria, encefalopatia, bilirrubinas (> 0,8 mg/dL), hipoglicemia (< 72 mg/dL), ureia (> 5,7 mg/dL), leucocitose (> 11.000 células/μL), elevação de aminotransferases (TGO ou TGP > 42 UI/L), amônia (> 47 μmol/L), creatinina (> 1,7 mg/dL), coagulopatia ou tempo de protrombina (> 14 s), ascite ou fígado brilhante na US e esteatose microvesicular em biópsia hepática.

O reconhecimento precoce, o parto imediato e o tratamento de suporte são essenciais para otimizar o prognóstico materno e fetal, visto que os desfechos pós-parto são dependentes do intervalo entre o início dos sintomas e a interrupção da gestação.[62] Caso a função hepática não melhore rapidamente, deve-se iniciar avaliação para transplante hepático com vistas a melhores chances de sobrevida[62] (ver Cap. 54 – Eclâmpsia, síndrome HELLP e esteatose hepática aguda da gestação).

REFERÊNCIAS

1. McCarthy FP, Lutomski JE, Greene RA. Hyperemesis gravidarum: current perspectives. Int J Womens Health. 2014;6:719-25.

2. Matthews A, Haas DM, O'Mathuna DP, Dowswell T, Doyle M. Interventions for nausea and vomiting in early pregnancy. Cochrane Database Syst Rev. 2014;(3):CD007575.

3. Einarson TR, Piwko C, Koren G. Prevalence of nausea and vomiting of pregnancy in the USA: a meta analysis. J Popul Ther Clin Pharmacol 2013;20(2):e163-70.

4. Niemeijer MN, Grooten IJ, Vos N, Bais JMJ, van der Post JA, Mol BW, et al. Diagnostic markers for hyperemesis gravidarum: a systematic review and metaanalysis. Am J Obstet Gynecol. 2014;211(2):150.e1-15.

5. Richter JE. Heartburn, nausea, and vomiting during pregnancy. In: Pregnancy in gastrintestinal disorders. Bethesda: ACG Monograph American College of Physicians; 2007. p. 18–25.

6. Verrengia M, Sachdeva P, Gaughan J, et al. Variation of symptoms during the menstrual cycle in female patients with gastroparesis. Neurogastroenterol Motil. 2011;23(7):625-e254.

7. Jahangiri F, Hirshfeld-Cytron J, Goldman K, Pavone ME, Gerber S, Klock SC. Correlation between depression, anxiety, and nausea and vomiting during pregnancy in an in vitro fertilization population: a pilot study. J Psychosom Obstet Gynaecol. 2011;32(3):113-8.

8. Verberg MF, Gillott DJ, Al-Fardan N, Grudzinskas JG. Hyperemesis gravidarum, a literature review. Hum Reprod Update. 2005;11(5):527-39.

9. Mendez-Sanchez N, Chavez-Tapia NC, Uribe M. Pregnancy and gallbladder disease. Ann Hepatol. 2006;5(3):227-30.

10. Wegrzyniak LJ, Repke JT, Ural SH. Treatment of hyperemesis gravidarum. Rev Obstet Gynecol. 2012;5(2):78-84.

11. Viljoen E, Visser J, Koen N, Musekiwa A. A systematic review and metaanalysis of the effect and safety of ginger in the treatment of pregnancy-associated nausea and vomiting. Nutr J. 2014;13:20.

12. Seto A, Einarson T, Koren G. Pregnancy outcome following first trimester exposure to antihistamines: metaanalysis. Am J Perinatol. 1997;14(3):119-24.

13. Tan PC, Khine PP, Vallikkannu N, Omar SZ. Promethazine compared with metoclopramide for hyperemesis gravidarum: a randomized controlled trial. Obstet Gynecol. 2010;115(5):975-81.

14. Cullen G, O'Donoghue D. Constipation and pregnancy. Best Pract Res Clin Gastroenterol. 2007;21(5):807-18.

15. Kashifard M, Basirat Z, Kashifard M, Golsorkhtabar-Amiri M, Moghaddamnia A. Ondansetrone or metoclopromide? Which is more effective in severe nausea and vomiting of pregnancy? A randomized trial double-blind study. Clin Exp Obstet Gynecol. 2013;40(1):127-30.

16. Carstairs SD. Ondansetron use in pregnancy and birth defects: a systematic review. Obstet Gynecol. 2016;127(5):878-83.

17. Jarvis S, Nelson-Piercy C. Management of nausea and vomiting in pregnancy. BMJ. 2011;342:d3606.

18. Yost NP, McIntire DD, Wians FH Jr, Ramin SM, Balko JA, Leveno KJ. A randomized, placebo-controlled trial of corticosteroids for hyperemesis due to pregnancy. Obstet Gynecol. 2003;102(6):1250-4.

19. Richter JE. Review article: the management of heartburn in pregnancy. Aliment Pharmacol Ther. 2005;22(9):749-57.

20. Zielinski R, Searing K, Deibel M. gastrintestinal distress in pregnancy: prevalence, assessment, and treatment of 5 common minor discomforts. J Perinat Neonatal Nurs. 2015;29(1):23-31.

21. Bradley CS, Kennedy CM, Turcea AM, Rao SSC, Nygaard IE. Constipation in pregnancy: prevalence, symptoms, and risk factors. Obstet Gynecol. 2007;110(6):1351-7.

22. Bonapace ES Jr, Fisher RS. Constipation and diarrhea in pregnancy. Gastroenterol Clin North Am. 1998;27(1):197-211.

23. Christie J, Rose S. Constipation, diarrhea, hemorrhoids, and fecal incontinence. In: Pregnancy in gastrintestinal disorders. Bethesda: ACG Monograph American College of Physicians; 2007. p. 4–9.

24. Staroselsky A, Nava-Ocampo AA, Vohra S, Koren G. Hemorrhoids in pregnancy. Can Fam Physician. 2008;54(2):189-90.

25. Lydon-Rochelle M, Holt VL, Martin DP, Easterling TR. Association between method of delivery and maternal rehospitalization. JAMA. 2000;283:2411-6.

26. Lu EJ, Curet MJ, El-sayed YY, Kirkwood KS. Medical versus surgical management of biliary tract disease in pregnancy. Am J Surg. 2004;188(6):755-9.

27. Date RS, Kaushal M, Ramesh A. A review of the management of gallstone disease and its complications in pregnancy. Am J Surg. 2008;196(4):599-608.

28. Brown KE, Hirshberg JS, Conner SN. Gallbladder and biliary disease in pregnancy. Clin Obstet Gynecol. 2020;63(1):211-25.

29. Feldman M, Friedman LS, Brandt LJ. Sleisenger and Fordtran's gastrintestinal and liver disease: pathophysiology, diagnosis, management. Philadelphia: Saunders; c2010. v. 1.

30. Jelin EB, Smink DS, Vernon AH, Brooks DC. Management of biliary tract disease during pregnancy: a decision analysis. Surg Endosc. 2008;22(1):54-60.

31. Greenberger NJ, Paumgartner G. Diseases of the Gallbladder and bile ducts. In: Jameson J, Fauci AS, Kasper DL, Hauser SL, Longo DL, Loscalzo J, editors. Harrison's Principles of internal medicine. New York: McGraw-Hill; 2018. p.339.

32. Tham TC, Vandervoort J, Wong RC, Montes H, Roston AD, Slivka A, et al. Safety of ERCP during pregnancy. Am J Gastroenterol. 2003;98(2):308-11.

33. American College of Obstetricians and Gynecologists. Committee on Obstetric Practice. Committee Opinion No. 723: guidelines for diagnostic imaging during pregnancy and lactation. Obstet Gynecol. 2017;130:e210-6.

34. Kuy S, Roman SA, Desai R, Sosa JA. Outcomes following cholecystectomy in pregnant and nonpregnant women. Surgery. 2009;146(2):358-66.

35. Ducarme G, Maire F, Chatel P, Luton D, Hammel P. Acute pancreatitis during pregnancy: a review. J Perinatol. 2014;34(2):87-94.

36. Eddy JJ, Gideonsen MD, Song JY, Grobman WA, O'Halloran P. Pancreatitis in pregnancy. Obstet Gynecol. 2008;112(5):1075-81.

37. Papadakis EP, Sarigianni M, Mikhailidis DP, Mamopoulos A, Karagiannis V. Acute pancreatitis in pregnancy: an overview. Eur J Obstet Gynecol Reprod Biol. 2011;159(2):261-6.

38. 38. van der Woude CJ, Ardizzone S, Bengtson MB, Fiorino G, Fraser G, Katsanos K, et al. The second European evidenced-based consensus on reproduction and pregnancy in inflammatory bowel disease. J Crohns Colitis. 2015;9(2):107-24.

39. Cornish J, Tan E, Teare J, Teoh TYG, Rai R, Clark SK, Tekkis PP. A meta-analysis on the influence of inflammatory bowel disease on pregnancy. Gut. 2007;56(6):830-7.

40. Castiglione F, Pignata S, Morace F, Sarubbi A, Baratta MA, D'Agostino L, et al. Effect of pregnancy on the clinical course of a cohort of women with inflammatory bowel disease. Ital J Gastroenterol. 1996;28(4):199-204.

41. Riis L, Vind I, Politi P, Wolters F, Vereire S, Tsianos E, et al. Does pregnancy change the disease course? A study in a European cohort of patients with inflammatory bowel disease. Am J Gastroenterol. 2006;101(7):1539-45.

42. Nwokolo CU, Tan WC, Andrews HA, Allan RN. Surgical resections in parous patients with distal ileal and colonic Crohn's disease. Gut. 1994;35(2):220-3.

43. Piccinni MP, Scaletti C, Maggi E, Romagnani S. Role of hormone-controlled Th1-and Th2-type cytokines in successful pregnancy. J Neuroimmunol. 2000;109(1):30-3.

44. Alstead EM. Inflammatory bowel disease in pregnancy. Postgrad Med J. 2002;78:23-6.

45. Brandt LJ, Estabrook SG, Reinus JF. Results of a survey to evaluate whether vaginal delivery and episiotomy lead to perineal involvement in women with Crohn's disease. Am J Gastroenterol. 1995;90(11):1918-22.

46. Goldstein LH, Dolinsky G, Greenberg R, Schaefer C, Cohen-Kerem R, Diav-Citrin O, et al. Pregnancy outcome of women exposed to azathioprine during pregnancy. Birth Defects Research Part A. Clin Mol Teratol. 2007;79(10):696-701.

47. Mahadevan U. Pregnancy and inflammatory bowel disease. Med Clin North Am. 2010;94(1):53-73.

48. Djokanovic N, Klieger-Grossmann C, Pupco A, Koren G. Safety of infliximab use during pregnancy. Reprod Toxicol. 2011;32(1):93-7.

49. Rahimi R, Nikfar S, Rezaie A, Abdollahi M. Pregnancy outcome in women with inflammatory bowel disease following exposure to 5-aminosalicylic acid drugs: A meta-analysis. Reprod Toxicol. 2008;25(2):271-5.

50. Hviid A, Molgaard-Nielsen D. Corticosteroid use during pregnancy and risk of orofacial clefts. CMAJ. 2011;183(7):796-804.

51. Kozlowski RD, Steinbrunner JV, Mackenzie AH, Clough JD, Wilke WS, Segal AM. Outcome of 1st-trimester exposure to low-dose methotrexate in 8 patients with rheumatic disease. Am J Med. 1990;88(6):589-92.

52. Tran TT, Ahn J, Reau NS. ACG clinical guideline: liver disease and pregnancy. Am J Gastroenterol. 2016;111(2):176-94.

53. Marschall HU, Wikström Shemer E, Ludvigsson JF, Stephansson O. Intrahepatic cholestasis of pregnancy and associated hepatobiliary disease: a population-based cohort study. Hepatology. 2013;58(4):1385-91.

54. Williamson C, Hems LM, Goulis DG, Wlaker I, Chambers J, Donaldson O, et al. Clinical outcome in a series of cases of obstetric cholestasis identifi ed via a patient support group. BJOG. 2004;111(7):676-81.

55. Bacq Y, Sentilhes L, Reyes HB, Glantz A, Kondrackiene J, Binder T, et al. Efficacy of ursodeoxycholic acid in treating intrahepatic cholestasis of pregnancy: a meta-analysis. Gastroenterology. 2012;143(6):1492-501.

56. Sibai BM. Diagnosis, controversies, and management of the syndrome of hemolysis, elevated liver enzymes, and low platelet count. Obstet Gynecol. 2004;103(5 Pt 1):981-91.

57. Sibai BM, Ramadan MK, Usta I, Salama M, Mercer B M, Friedman SA. Maternal morbidity and mortality in 442 pregnancies with hemolysis, elevated liver enzymes, and low platelets (HELLP syndrome). Am J Obstet Gynecol. 1993;169(4):1000-6.

58. Martin JN Jr, Owens MY, Keiser SD, Parrish MR, Tam MBT, Brewer JM, et al. Standardized Mississippi Protocol treatment of 190 patients with HELLP syndrome: slowing disease progression and preventing new major maternal morbidity. Hypertens Pregnancy. 2012;31(1):79-90.

59. Knight M, Nelson-Piercy C, Kurinczuk JJ, Spark P, Brocklehurst P, UK Obstetric Surveillance System. A prospective national study of acute fatty liver of pregnancy in the UK. Gut. 2008;57(7):951-6.

60. Ch'ng CL, Morgan M, Hainsworth I, kingham JGC. Prospective study of liver dysfunction in pregnancy in Southwest Wales. Gut. 2002;51(6):876-80.

61. Goel A, Ramakrishna B, Zachariah U, Ramachandran J, Eapen CE, Kurian G, et al. How accurate are the Swansea criteria to diagnose acute fatty liver of pregnancy in predicting hepatic microvesicular steatosis? Gut. 2011;60(1):138-9.

62. Ockner SA, Brunt EM, Cohn SM, Krul ES, Hanto DW, Peters MG. Fulminant hepatic failure caused by acute fatty liver of pregnancy treated by orthotopic liver transplantation. Hepatology. 1990;11(1):59-64.

COLESTASE INTRA-HEPÁTICA NA GESTAÇÃO

MARIA LÚCIA DA ROCHA OPPERMANN
MARIA ALEXANDRINA ZANATTA
ALESSANDRA FRITSCH

A colestase ("bile estagnada", em grego) da gestação é uma alteração intra-hepática exclusiva do período gestacional que tem rápida resolução após o parto. Manifesta-se clinicamente por prurido e aumento dos ácidos biliares.

De etiologia ainda não determinada, a colestase tem incidência muito variável entre grupos étnicos e regiões geográficas, de 1 até 27%, sugerindo bases genéticas e ambientais. Ela é mais frequente na América do Sul e no norte da Europa.[1]

A condição causa significativo desconforto materno, e os desfechos adversos mais importantes são perinatais: trabalho de parto pré-termo, asfixia fetal e eliminação de mecônio, mas, sobretudo, morte fetal súbita.[2]

Fatores de risco

Identificam-se, como fatores de risco, gestações múltiplas (20% em gestações gemelares vs. 4,7% em gestações únicas) e aumento de acordo com a quantidade de fetos (43% em gestações trigemelares vs. 14% em gemelares), idade materna avançada, história prévia ou familiar de colestase e presença de hepatite C.[3,4]

Fisiopatologia

É uma doença multifatorial. A suscetibilidade genética é sugerida pela incidência de colestase em familiares de primeiro grau, aumento de risco em determinados grupos étnicos e alta taxa de recorrência, em torno de 60 a 70%.

Aliado a isso, a exposição hormonal, essencialmente ao estrogênio, demonstrou ser responsável pelo quadro em modelos experimentais e clínicos. Observou-se essa relação considerando: as situações de pico da concentração de estrogênio entre o final do segundo e o início do terceiro trimestres (período de maiores níveis do hormônio); as gestações múltiplas; as mulheres que usam contraceptivos hormonais combinados; as gestações iniciais em que houve estímulo ovariano; e a resolução, após o parto, com a dequitação placentária e a queda abrupta dos níveis de estrogênio circulantes.

O papel da progesterona é menos conhecido, porém existe a hipótese de formação de metabólitos que saturam o sistema de transporte hepático utilizado para a excreção dos ácidos biliares. Não houve comprovação de que a suplementação de progesterona, como na prevenção do parto pré-termo, aumente a incidência de colestase gestacional.[5]

Fatores ambientais ainda não bem determinados podem estar relacionados, tendo-se em vista a prevalência em determinadas regiões geográficas, como níveis baixos de selênio sérico e vitamina D.[6,7]

A função primária dos ácidos biliares é o transporte de lipídeos (colesterol endógeno e gordura ingerida na dieta) e vitaminas lipossolúveis do e para o trato gastrintestinal, além de estarem envolvidos na absorção de cálcio no trato intestinal. A bile é uma mistura de lipídeos, proteínas, sais minerais, vitaminas e outros elementos – excluindo-se o conteúdo de água, os ácidos biliares compõem quase 70% da bile. A circulação êntero-hepática altamente eficiente dos ácidos biliares confere baixos níveis circulantes no sangue periférico.[1]

Histopatologicamente, há presença anormal de bile dentro dos hepatócitos, canalículos ou ducto, sem inflamação, predominantemente na zona 3, não afetando a zona portal hepática. Clinicamente, a colestase resulta em níveis anormais de ácidos biliares no sangue periférico.

Quadro clínico

A característica mais importante é o desenvolvimento de prurido, sem erupção ou lesão primária cutânea – somente escoriações por coçadura – na segunda metade da gestação. Gestantes com elevação dos ácidos biliares antes do segundo trimestre devem ser avaliadas para outras etiologias.

O prurido pode ser generalizado, mas costuma predominar nas palmas das mãos e nas solas dos pés, e se acentua à noite, melhora com o frio e, caracteristicamente, desaparece alguns dias após o parto. O prurido diferencia a colestase gestacional de outras doenças hepáticas que podem cursar com alterações laboratoriais semelhantes às da colestase gestacional.[8]

Não há lesões primárias de pele associadas à doença, e esse é o diagnóstico diferencial com outras condições de prurido que ocorrem no período gestacional.

Em 14 a 25% dos casos, pode haver presença de icterícia que, em geral, ocorre 1 a 4 semanas após o início do prurido. Dor no quadrante superior direito, náuseas, diminuição do apetite, privação de sono e esteatorreia podem ocorrer.

A suspeita de encefalopatia ou outro estigma de falência hepática exige investigação de outras causas, sendo incomum o comprometimento hepático importante na colestase gestacional.[9]

ALTERAÇÕES LABORATORIAIS E DE IMAGEM

O aumento dos ácidos biliares é uma condição para diagnóstico, estando presente em 90% dos casos e normalmente sendo a primeira alteração presente, podendo ser a única. O valor crítico dos ácidos biliares usado para diagnóstico não é consenso universal, mas, em geral, tem sido de 10 µmol/L na coleta em jejum. Dados sobre os níveis normais dos ácidos biliares na gestação são muito escassos; a sua concentração aumenta com a alimentação (a coleta deve ser em jejum) e com o evoluir da gestação.

O aumento das aminotransferases (transaminase glutâmico-oxalacética [TGO] e transaminase glutâmico-pirúvica [TGP]) pode estar presente em 60% dos casos, mas não costuma ultrapassar duas vezes os valores de referência. O aumento das bilirrubinas totais e da bilirrubina direta está presente em 25% dos casos, raramente excedendo 6 mg/dL. A fosfatase alcalina pode estar alterada, mas em geral já está elevada de forma fisiológica na gestação. Os níveis de γ-glutamiltransferase (GGT) são normais ou pouco elevados, o que é incomum nas outras formas de colestase. O tempo de protrombina (TP) pode estar aumentado, mas normalmente é secundário à deficiência de vitamina K, por má-absorção na presença de esteatorreia ou consequente ao sequestro de ácidos biliares.

Não há alteração de imagem à ultrassonografia nem dilatação de ductos biliares ou alteração do parênquima hepático; se presentes, esses achados remetem a outras causas de colestase.

ALTERAÇÕES FETAIS

Os ácidos biliares podem atravessar a placenta e se acumular no feto e no líquido amniótico, determinando risco de desfechos fetais adversos.

Em uma revisão sistemática de 2019, a magnitude do risco fetal foi avaliada em mais de 5 mil casos de colestase gestacional e comparada com a população obstétrica geral. As estimativas de morte intrauterina e internação em unidade de terapia intensiva (UTI) neonatal mostraram heterogeneidade significativa entre os estudos:[2]

- Aumento do risco de morte fetal intrauterina (razão de chances [RC] 1,46; intervalo de confiança [IC] 95%, 0,73-2,89; I^2 59,8%).
- Internação em UTI neonatal (RC 2,12; IC 95%, 1,48-3,03; I^2 82,4%).
- Líquido amniótico meconial (RC 2,60; IC 95%, 1,62-4,16).
- Prematuridade espontânea (RC 3,47; IC 95%, 3,06-3,95) e iatrogênica (RC 3,65; IC 95%, 1,94--6,85).

⚠ O risco de morte intrauterina esteve associado à concentração sérica dos ácidos biliares. Níveis inferiores a 99 µmol/L não determinaram aumento de risco de morte intrauterina acima da prevalência populacional (dados de 2000 e 2015), ao passo que níveis ≥ 100 µmol/L mostraram definitivo aumento do risco de morte fetal (RC 30,5; IC 95%, 8,83-105,3).

Níveis ≥ 100 µmol/L também se associaram a risco crescente a cada semana de gestação, particularmente acima de 34 a 36 semanas. Achados similares foram observados em outra revisão sistemática, em que as prevalências de morte fetal se associaram às concentrações dos ácidos biliares: < 40 µmol/L, 0,4%; 40 a 99 µmol/L, 0,3%; e ≥ 100 µmol/L, 6,8%.[10]

A causa de morte fetal associada ao aumento dos ácidos biliares ainda não está esclarecida, mas o desencadeamento de arritmia cardíaca fetal e vasospasmo placentário são os modelos mais prováveis.[11]

Diagnóstico

⭐ O diagnóstico é clínico – prurido intenso – e laboratorial – elevação dos ácidos biliares ou das transaminases (TGO e TGP) –, ou ambos, na ausência de outras condições que justifiquem essas alterações laboratoriais. A acurácia diagnóstica dos níveis de ácidos biliares de 10 µmol/L foi de 0,91 (IC 95%, 0,72-0,98) para sensibilidade e de 0,93 (IC 95%, 0,81-0,97) para especificidade.

A colestase grave é consistentemente definida como níveis > 40 µmol/L (~20% dos casos).[12]

🩸 O prurido é a característica cardinal da colestase gestacional e pode preceder as alterações laboratoriais em algumas semanas: a paciente com prurido típico e nenhuma alteração laboratorial deve ser retestada semanalmente. Caso se tenha iniciado tratamento empírico, a alteração laboratorial pode nunca ser evidenciada.

O diagnóstico diferencial deve ser feito com condições dermatológicas (ver Cap. 48 – Dermatoses na gestação) que também se apresentem com prurido, mas, em geral, estão presentes lesões primárias (Tabelas 45.1 e 45.2), além de outras condições hepáticas que cursam com a mesma alteração laboratorial da colestase. A diferenciação com as demais condições hepáticas costuma ser mais facilmente realizada, visto que a presença de prurido é exclusiva da colestase gestacional.

Manejo

Os objetivos do tratamento são redução dos sintomas maternos e do risco perinatal. O tratamento é realizado em todas as pacientes que apresentam diagnóstico de colestase gestacional. Nas pacientes com sintomas típicos, mas sem diagnóstico laboratorial confirmado, pode-se iniciar o tratamento empírico.

💊 A primeira linha de tratamento é o ácido ursodesoxicólico (AUD), em dose habitual de 300 mg 3×/dia (15 mg/kg/dia). O prurido diminui em 60% das pacientes e cessa em 40%. A resposta sintomática ocorre em 1 a 2 semanas após o início da medicação, e a melhora laboratorial, 3 a 4 semanas após. Na ausência de resposta sintomática, pode-se aumentar a dose até 21 mg/kg/dia.

O benefício do emprego do AUD nos desfechos fetais é controverso: os estudos têm grande heterogeneidade e possibilidade de vieses importantes.[13,14] O estudo randomizado PITCHES mostrou haver melhora dos sintomas maternos com o uso do AUD, mas sem impacto nos des-

Tabela 45.1 – Causas de prurido específico da gestação

DIAGNÓSTICO DIFERENCIAL	APRESENTAÇÃO CLÍNICA	DIFERENÇAS
Prurido gestacional	Prurido de início no 3º trimestre	Apresentação similar à da colestase com provas hepáticas e ácidos biliares normais
Erupção atópica na gestação	Prurido de início no 1º trimestre	Lesões de pele com erupção avermelhada e secas, com presença ou não de pequenas bolhas. Afeta geralmente o tronco e as regiões flexoras de membros
Erupção polimórfica da gestação	Prurido de início no 3º trimestre	Costuma afetar estrias abdominais, poupando a região periumbilical Pápulas ou placas urticariformes, vesículas e lesões em alvo podem estar presentes
Penfigoide gestacional	Erupção cutânea e prurido de início no 2º ou 3º trimestre	Condição autoimune Erupção com bolhas grandes e tensas Associado a aumento de risco para parto pré-termo Recorre nas gestações e com o uso de anticoncepcional combinado oral
Prurido da gestação	Prurido no 3º trimestre	Grupos de pápulas vermelho-amarronzadas no abdome e na face extensora dos membros. As pápulas podem permanecer no pós-parto
Foliculite pruriginosa da gestação	Prurido no 3º trimestre	Erupção acneiforme em ombros, parte superior das costas, coxas e braços Pápulas e pústulas foliculares, geralmente com cultura do pus estéril

Fonte: Adaptada de Williamson e Geenes.[8]

Tabela 45.2 – Causas de prurido preexistentes

DIAGNÓSTICO DIFERENCIAL	APRESENTAÇÃO CLÍNICA	DIFERENÇAS
Dermatite atópica	Prurido em qualquer momento da gestação	História de atopia
Alergia a medicações	Prurido em qualquer momento da gestação	Erupção maculopapular História de exposição a alérgenos ou medicamentos
Doença sistêmica	História de doença renal, hepática ou tireoidiana	História de prurido antes da concepção Sinais e sintomas de doença sistêmica

Fonte: Adaptada de Williamson e Geenes.[8]

fechos primários de morte perinatal, parto pré-termo e internação em UTI neonatal.[15] Uma revisão sistemática posterior reforçou os achados do PITCHES, não evidenciando melhora nos desfechos fetais e neonatais em relação ao placebo.[16]

Para alívio do prurido pouco ou não responsivo ao AUD, medidas como hidroxizina 25 mg de 6/6 horas ou clorfeniramina 4 mg de 6/6 horas, promovendo sedação noturna, podem ser associadas. A loção hidratante de calamina com

2% de mentol também é uma alternativa para a redução do prurido.

MOMENTO DA INTERRUPÇÃO DA GESTAÇÃO

A avaliação fetal com perfil biofísico fetal e cardiotocografia não demonstrou nenhum benefício nos desfechos fetais e neonatais, visto que o mecanismo de morte súbita não é previsível. Contudo, a Sociedade de Medicina Materno-Fetal recomenda perfil biofísico fetal modificado 2 vezes por semana na tentativa de identificar alguma alteração fetal que justifique a interrupção da gestação (grau de evidência 2C).[17,18]

Em relação ao momento da interrupção da gestação, a definição é determinada pela medida dos ácidos biliares e pela clínica materna. Não existem estudos que demonstrem claramente o momento ideal da interrupção, mas algumas recomendações, como a da Sociedade de Medicina Materno-Fetal, endossada pelo American College of Obstetricians and Gynecologists (ACOG), sugerem:[18]

- ≥ 100 μmol/L: 36 a 37 semanas (grau 1B).
- < 100 μmol/L: 36 a 40 semanas (grau 1C).

O Royal College of Obstetricians and Gynecologists (RCOG) não recomenda indução do parto com 37 semanas ou menos em pacientes com colestase gestacional, pela falta de evidências, mas reconhece oferecê-la às pacientes em razão do risco de morte fetal, principalmente na presença de anormalidades bioquímicas.[19]

Mesmo na ausência de evidências robustas, o parto com 37 semanas, sobretudo em pacientes com ácidos biliares elevados, pode melhorar os desfechos neonatais.

Puerpério

O prurido normalmente se resolve em poucos dias após o parto, acompanhado da normalização dos ácidos biliares. A amamentação é liberada, e o AUD é descontinuado após o parto. Novos exames laboratoriais só se justificam na paciente que permanece sintomática. Provas hepáticas alteradas indicam necessidade de avaliação pelo hepatologista.

O risco de recorrência em nova gestação é estimado em 60 a 70%, mas a gravidade do quadro pode variar.

Alguns estudos sugerem que a colestase gestacional possa estar envolvida com posterior desenvolvimento de colelitíase, hepatite C, fibrose hepática, colangite, neoplasia hepatobiliar e doença pancreática. Em um estudo populacional, identificou-se aumento de risco de neoplasia hepática ou do trato biliar em mulheres com colestase gestacional, comparadas com população gestante sem colestase, de 3,6 (IC 95%, 1,7-7,8) e de 2,6 (IC 95%, 1,3-5,5), respectivamente.[20]

Em relação à contracepção, não há contraindicação para o uso de anticoncepcionais hormonais combinados, apesar do potencial risco de retorno dos sintomas pela exposição ao estrogênio. O retorno dos sintomas indica descontinuação do método, sendo alternativas o uso de progesterona isolada ou métodos não hormonais. Recomenda-se repetir o perfil laboratorial 6 meses após o início da contracepção para confirmar o desaparecimento da alteração hepática.[21]

A colestase gestacional permanece sendo uma doença comum, perigosa, de difícil compreensão e manejo, exigindo mais estudos com o intuito de melhorar o conhecimento da condição e o atendimento obstétrico dessas pacientes.

REFERÊNCIAS

1. Smith DD, Rood KM. Intrahepatic cholestasis of pregnancy. Clin Obstet Gynecol. 2019;63(1):134-51.
2. Ovadia C, Seed PT, Sklavounos A, Geenes V, Di Ilio C, Chambers J, et al. Association of adverse perinatal outcomes of intrahepatic cholestasis of pregnancy with biochemical markers: results of aggregate and individual patient data meta-analyses. Lancet. 2019;393(10174):899-909.
3. Gonzalez MC, Reyes H, Arrese M, Figueroa D, Lorca B, Andersen M, et al. Intrahepatic cholestasis of pregnancy in twin pregnancies. J Hepatol. 1989;9(1):84-90.
4. Savander M, Ropponen A, Avela K, Weerasekera N, Cormand B, Hirvioja M-L, et al. Genetic evidence of heterogeneity in intrahepatic cholestasis of pregnancy. Gut. 2003;52(7):1025-9.

5. Bacq Y, Sapey T, Bréchot MC, Pierre F, Fignon A, Dubois F. Intrahepatic cholestasis of pregnancy: a French prospective study. Hepatology. 1997;26(2):358-64.
6. Floreani A, Gervasi MT. New insights on intrahepatic cholestasis of pregnancy. Clin Liver Dis. 2016;20(1):177-89.
7. Pařízek A, Dušková M, Vítek L, Šrámková M, Hill M, Adamcová K, et al. The role of steroid hormones in the development of intrahepatic cholestasis of pregnancy. Physiol Res. 2015;64(Suppl 2):S203-9.
8. Williamson C, Geenes V. Intrahepatic cholestasis of pregnancy. Obstet Gynecol. 2014;124(1):120-33.
9. Lindor KD, Lee RH. Intrahepatic cholestasis of pregnancy [Internet]. Waltham: UpToDate; 2021 [capturado em 10 jan. 2022]. Disponível em: https://www.uptodate.com/contents/intrahepatic-cholestasis-of-pregnancy
10. Di Mascio D, Quist-Nelson J, Riegel M, George B, Saccone G, Brun R, et al. Perinatal death by bile acid levels in intrahepatic cholestasis of pregnancy: a systematic review. J Matern Fetal Neonatal Med. 2021;34(21):3614-22.
11. Williamson C, Miragoli M, Sheikh Abdul Kadir S, Abu-hayyeh S, Papacleovoulou G, genes V, et al. Bile acid signaling in fetal tissues: implications for intrahepatic cholestasis of pregnancy. Dig Dis. 2011;29(1):58-61.
12. Manzotti C, Casazza G, Stimac T, Nikolova D, Gluud C. Total serum bile acids or serum bile acid profile, or both, for the diagnosis of intrahepatic cholestasis of pregnancy. Cochrane Database Syst Rev. 2019;7(7):CD012546.
13. Bacq Y, Sentilhes L, Reyes HB, Glantz A, Kondrackiene J, Binder T, et al. Efficacy of ursodeoxycholic acid in treating intrahepatic cholestasis of pregnancy: a meta-analysis. Gastroenterology. 2012;143(6):1492-501.
14. Kong X, Kong Y, Zhang F, Wang T, Yan J. Evaluating the effectiveness and safety of ursodeoxycholic acid in treatment of intrahepatic cholestasis of pregnancy: A meta-analysis (a prisma-compliant study). Medicine (Baltimore) 2016;95(40):e4949.
15. Chappell LC, Bell JL, Smith A, Linsell L, Juszczak E, Dixon PH, et al. Ursodeoxycholic acid versus placebo in women with intrahepatic cholestasis of pregnancy (PITCHES): a randomised controlled trial. Lancet. 2019;394(10201):849-60.
16. Walker KF, Chappell LC, Hague WM, Middleton P, Thornton JG. Pharmacological interventions for treating intrahepatic cholestasis of pregnancy. Cochrane Database Syst Rev. 2020;7(7):CD000493.
17. Fisk NM, Storey GN. Fetal outcome in obstetric cholestasis. Br J Obstet Gynaecol. 1988;95(11):1137-43.
18. Society for Maternal-Fetal Medicine, Lee RH, Greenberg M, Metz TD, Pettker CM. Society for Maternal-Fetal Medicine consult series #53: intrahepatic cholestasis of pregnancy: replaces consult #13, April 2011. Am J Obstet Gynecol. 2021;224(2):B2-9.
19. Royal College of Obstetricians and Gynaecologists. Intrahepatic cholestasis of pregnancy (green-top guideline no. 43) [Internet]. London: RCOG; 2021 [capturado em 2 jan. 2022]. Disponível em: https://www.rcog.org.uk/en/guidelines-research-services/guidelines/gtg43/
20. Wikström Shemer EA, Stephansson O, Thuresson M, Thorsell M, Ludvigsson JF, Marschall H-U. Intrahepatic cholestasis of pregnancy and cancer, immune-mediated and cardiovascular diseases: a population-based cohort study. J Hepatol. 2015;63(2):456-61.
21. Curtis KM, Tepper NK, Jatlaoui TC, Berry-Bibee E, Horton LG, Zapata LB, et al. U.S. Medical eligibility criteria for contraceptive use, 2016. MMWR Recomm Rep. 2016;65(3):1-103.

46

HEMATOPATIAS NA GESTAÇÃO

CRISTIANE SEGANFREDO WEBER
SHEILA NOGUEIRA DO AMARAL
CLAUDIA CACERES ASTIGARRAGA
LIANE ESTEVES DAUDT

As doenças hematológicas associadas à gestação, apesar de pouco frequentes, exigem cuidados específicos pelo fato de apresentarem ligação com morbimortalidade gestacional e perinatal. Elas podem variar de acordo com a região, as características genéticas, a idade e a população atendida. Por exemplo, a incidência de anemia falciforme na região Sul do Brasil é de aproximadamente 1:10.000 nascimentos, ao passo que, na região Nordeste, pode chegar a 1:700 nascimentos.[1]

Em contrapartida, com o avanço nas medidas de suporte e no tratamento das doenças hematológicas, bem como com o fato de as mulheres estarem engravidando em idade mais avançada, especialmente nos países desenvolvidos, espera-se o aumento da prevalência de várias doenças durante a gestação, como as doenças neoplásicas.

Hemoglobinopatias

DOENÇA FALCIFORME

A doença falciforme é uma das doenças genéticas hereditárias mais frequentes no mundo. Decorre de uma mutação no gene da cadeia β da hemoglobina A (HbA), originando a hemoglobina S (HbS). Existem outras hemoglobinas variantes, como C, D e E, porém a mais conhecida e de maior repercussão clínica é a anemia falciforme, ou seja, herança recessiva homozigótica da mutação S (hemoglobina SS).[2]

A presença de apenas um gene para HbS, combinado com outro para HbA, possui padrão genético AS (heterozigose), que não produz manifestações da doença falciforme, sendo o indivíduo identificado como portador de traço falciforme.[2,3]

INCIDÊNCIA

Os estudos de haplótipos da HbS sugerem que o gene teve origem no ocidente centro-africano e que as migrações de populações ancestrais o dispersaram por todo o continente, chegando a algumas populações mediterrâneas. Posteriormente, o fluxo migratório decorrente da escravatura trouxe essa mutação para as Américas e os demais continentes. Atualmente, o Brasil apresenta distribuição heterogênea da doença, com as regiões Nordeste e Sudeste tendo a maior incidência, e a Sul, a menor. Estima-se que nasçam cerca de 3.500 crianças por ano com doença falciforme ou 1:1.000 nascidos vivos e 200 mil portadores do traço falciforme.[1]

PATOGÊNESE

A HbS é uma variante da cadeia β da hemoglobina em que o ácido glutâmico é substituído pela valina na sexta posição do terminal N. No estado de desoxigenação, a HbS tem baixa solubilidade e agrega-se formando cristais líquidos que dão à hemácia o formato característico de foice. Esse afoiçamento das hemácias ocorre, principalmente, em resposta à acidose, ao frio e à desidratação. As crises da anemia falciforme podem ser divididas em três grandes grupos:[4]

1. Sintomas vaso-oclusivos, com infarto tecidual e crise álgica.
2. Sequestração, principalmente sequestro esplênico durante a infância.
3. Aplásica, na maioria das vezes associada à infecção por parvovírus.

A vaso-oclusão é decorrente de menor capacidade de deformidade e maior fragilidade das hemácias falciformes e do aumento da adesão que essas células têm com o epitélio vascular. Existe maior expressão de moléculas de adesão e maior atividade de fatores pró-trombóticos e de ativação endotelial, perpetuando um estado pró-inflamatório.

DIAGNÓSTICO

A maioria das mulheres gestantes já têm o diagnóstico de doença falciforme estabelecido. No Brasil, essa alteração é pesquisada no teste de rastreamento neonatal (teste do pezinho) desde o início dos anos 2000 em boa parte das regiões.[2] Entretanto, diante de uma nova suspeita ou dúvida diagnóstica, deve ser solicitada a eletroforese de hemoglobinas, que permite identificar e quantificar as hemoglobinas presentes na paciente. Deve-se ter em mente que essas mulheres costumam apresentar anemia com hemólise crônica (reticulocitose; elevação da lactato desidrogenase [LDH] e bilirrubinas).

MANIFESTAÇÕES CLÍNICAS

As mulheres portadoras de doença falciforme apresentam manifestações secundárias da anemia hemolítica crônica e das crises vaso-oclusivas: infecções decorrentes da perda de função esplênica, litíase biliar, retinopatia, úlceras de perna, osteonecrose asséptica, crises de dor, necrose das papilas renais, acidente vascular encefálico (AVE) e hipertensão pulmonar.

CONSEQUÊNCIAS DA DOENÇA FALCIFORME NA GESTAÇÃO

As gestantes com doença falciforme apresentam 35% mais crises álgicas e outras complicações dessa condição do que as mulheres no período não gestacional. Da mesma forma, a mortalidade perinatal aumenta de 4 a 6 vezes, com crescimento nas taxas de abortamento, restrição de crescimento fetal (RCF), trabalho de parto pré-termo (TPP), pré-eclâmpsia, descolamento prematuro de placenta (DPP), sofrimento fetal e cesariana. Acredita-se que os infartos falciformes na placenta sejam os responsáveis por parte desses eventos, mas a anemia materna e o aumento da viscosidade sanguínea também colaboram para o aumento das complicações. Existe ainda aumento de tromboembolia pulmonar (TEP), bem como outros eventos trombóticos, e de infecções, particularmente do trato urinário, pneumonia e sepse.[4]

Nas pacientes com doença falciforme ou com S-betatalassemia, nas quais a presença de esplenomegalia é comum, pode ocorrer sequestro esplênico, com risco de vida para a mãe e para o feto. Nesses casos, o diagnóstico precoce do sequestro é fundamental, sendo frequentemente necessário o tratamento com transfusões de sangue. O exame físico cuidadoso durante o pré-natal, para documentar o tamanho do baço, é de grande auxílio no diagnóstico dessa complicação.[5]

MANEJO

As gestantes portadoras de doença falciforme devem ser consideradas de risco e receber assistência de médicos hematologistas e obstetras com experiência nessa enfermidade. Entre as medidas necessárias, estão:

- Reposição de ácido fólico (5 mg/kg) durante toda a gestação e o puerpério. A profilaxia antibacteriana com penicilina V via oral (VO) 250 mg/dia pode ser recomendada; entretanto, a vigilância pelo risco de complicações infecciosas, como respiratórias e do trato urinário, deve ser rigorosa mesmo em uso de profilaxia.
- Determinação, por meio da eletroforese das hemoglobinas, do percentual de hemoglobina fetal (HbF) (quanto maior for, melhor será a evolução) e HbS.

- Determinação do risco de o recém-nascido ser portador de doença falciforme com aconselhamento ou rastreamento paterno. Esse risco é de 50% caso o pai seja portador do traço falciforme.
- Descontinuação do uso da hidroxicarbamida (hidroxiureia) durante a gestação devido ao risco de teratogenicidade.
- Recomendação de ácido acetilsalicílico (AAS) e cálcio em baixas doses para reduzir o risco de pré-eclâmpsia.
- Checagem da concentração de hemoglobina a cada visita médica; não existem protocolos transfusionais específicos, mas a necessidade transfusional deve levar em consideração diversos aspectos, e amostras de sangue de grávidas falcêmicas previamente sensibilizadas devem ser encaminhadas para avaliação no serviço de hemoterapia onde o parto é planejado. As transfusões têm sido indicadas em situações como eclâmpsia, gravidez gemelar, mortalidade perinatal prévia, sepse, insuficiência renal aguda, bacteriemia, anemia grave com redução de 30% dos níveis basais ou hematócrito ≤ 20, níveis de hemoglobina < 7 g/dL, síndrome torácica aguda, hipoxemia, necessidade de cirurgia ou angiografia.
- Realização de ultrassonografia (US) fetal a cada 2 a 4 semanas. Caso os parâmetros de crescimento fetal apontem para restrição da artéria umbilical, está indicado o controle com US Doppler.
- Administração de heparina de baixo peso molecular (HBPM) às gestantes com outros fatores de risco para trombose.
- Tratamento rigoroso das crises álgicas de acordo com o protocolo institucional de controle da dor. Isso inclui analgesia com opioides, se necessário, hidratação e início precoce de antimicrobianos na suspeita de infecção. Deve-se manter a gestante monitorizada e com boa oxigenação. Os anti-inflamatórios não esteroides (AINEs) devem ser evitados após a 34ª semana de gestação.
- Realização de radiografia de tórax e gasometria nas pacientes com sintomas respiratórios para diagnosticar síndrome torácica aguda (STA). Na presença de hipoxemia e infiltrados pulmonares, avalia-se a necessidade de transfusão sanguínea, antimicrobianos e suporte respiratório. A TEP deve ser considerada no diagnóstico diferencial, estando indicado iniciar tratamento com anticoagulantes (ver Cap. 52 – Doença tromboembólica na gestação).
- Realização de exame de imagem cerebral na presença de alterações neurológicas, visto que as gestantes com doença falciforme também apresentam maior risco de AVE hemorrágico ou isquêmico.
- Gestação levada a termo, na medida do possível entre 38 e 40 semanas. Durante o parto, a gestante deve receber uma boa hidratação e ser mantida aquecida, devendo-se, além disso, evitar hipoxemia, acidose e desidratação. Inicia-se hidratação intravenosa de manutenção e controla-se o balanço hídrico. Deve-se controlar valores de hemoglobina e realizar provas de compatibilidade sanguínea e pesquisa de anticorpos irregulares. Analgesia epidural deve ser oferecida. O uso de óxido nítrico também é considerado seguro. Recomenda-se manter monitorização contínua da frequência cardíaca e evitar trabalho de parto prolongado.

ACONSELHAMENTO PRÉ-GESTACIONAL

Idealmente, os parceiros portadores de traço falciforme ou doença falciforme devem ser avaliados antes da gestação para estimar o risco de os filhos serem portadores ou doentes. Nos casais com avaliação prévia, o diagnóstico pré-natal pode ser realizado por biópsia de vilosidades coriônicas, amniocentese ou amostra de sangue fetal. As mulheres portadoras de doença falciforme devem realizar ecocardiografia antes da gestação para estimar o risco de hipertensão pulmonar. O **Quadro 46.1** apresenta algumas informações importantes relativas à doença falciforme na gestação.

TALASSEMIAS

As talassemias são doenças hereditárias da síntese de hemoglobina. Ao contrário da doença fal-

> **Quadro 46.1** – Informações importantes relativas à doença falciforme na gestação
>
> - O cuidado deve ser multidisciplinar, incluindo obstetra e hematologista com experiência no manejo dessas gestantes
> - As complicações da doença falciforme são mais frequentes durante a gestação, incluindo as crises álgicas
> - As taxas de mortalidade e morbidade perinatal e materna são maiores
> - Os riscos para o feto são abortamento, RCF e TPP
> - Os riscos maternos são trombose, pré-eclâmpsia, infecção e reações transfusionais
> - Ácido fólico na dose de 5 mg/dia deve ser prescrito para todas as mulheres
> - Infecção, hipoxemia, acidose e desidratação devem ser evitadas e corrigidas vigorosamente
> - A exsanguinotransfusão profilática deve ser evitada
> - O aleitamento materno não está contraindicado
>
> RCF, restrição de crescimento fetal; TPP, trabalho de parto pré-termo.

ciforme, em que o defeito é qualitativo, a talassemia é uma alteração quantitativa dessa síntese. As talassemias são divididas em dois grandes grupos de acordo com a cadeia da globina afetada pela deleção ou pela mutação do gene: α-talassemia ou β-talassemia.

São doenças mais frequentes em populações originárias de regiões do Mediterrâneo e da Ásia. No Brasil, estima-se que cerca de 1,5% da população branca seja portadora de β-talassemia menor. Essa prevalência resulta da imigração na formação da população brasileira, sobretudo nas regiões Sul e Sudeste. No entanto, em relação às formas graves (talassemia maior ou intermediária), a Organização Mundial da Saúde (OMS) estima que existam cerca de mil pacientes afetados no Brasil.[5]

A α-talassemia abrange quatro apresentações clínicas, conforme a alteração genética revelada no cromossomo 16: portador silencioso (sem manifestações), traço talassêmico α (anemia leve), doença da hemoglobina H (anemia moderada a grave) e síndrome da hidropsia fetal da hemoglobina de Bart (anemia muito grave e incompatível com a vida).[6]

MANIFESTAÇÕES CLÍNICAS

As mulheres portadoras de traço talassêmico (herança de 1 gene β afetado ou 1 ou 2 genes α) costumam ser assintomáticas durante a vida. Contudo, ao longo da gestação, elas podem apresentar anemia. Os portadores de β-talassemia maior são sintomáticos desde a primeira infância, dependentes de transfusões sanguíneas e, na idade reprodutiva, apresentam hemossiderose com frequência. A sobrecarga de ferro tem como consequência disfunções endócrinas, como hipotireoidismo, diabetes, hipogonadismo hipogonadotrófico, insuficiência cardíaca, miocardiopatia e insuficiência hepática. Tendo-se em vista essas alterações, a gestação é infrequente. Entretanto, com melhores protocolos de quelação de ferro, espera-se melhor qualidade de vida na segunda e na terceira décadas dos pacientes portadores de talassemia maior, mas, sem exceção, essa gestação de alto risco deve ser planejada e acompanhada por uma equipe multidisciplinar composta de hematologista, endocrinologista, cardiologista, obstetra, entre outros profissionais.[4,5,7,8]

Gestações em mulheres com β-talassemia intermediária são mais frequentes que em mulheres com β-talassemia maior, mas também devem ser acompanhadas por uma equipe multidisciplinar, em razão do maior número de complicações, como necessidade de transfusão, piora da anemia hemolítica e agravamento progressivo da esplenomegalia.

A maioria das gestantes com doença da hemoglobina H tem gestações sem intercorrências, dando à luz crianças saudáveis, mas complicações como baixo peso ao nascimento, prematuridade, restrição de crescimento e hidropsia fetal podem ocorrer.[7]

DIAGNÓSTICO

As mulheres portadoras de traço talassêmico apresentam microcitose (volume corpuscular médio [VCM] reduzido; normalmente < 70 pg), sem anemia ou com leve anemia (Hb raramente < 10 g/dL) e índice de anisocitose (*red cell distribution width* [RDW]) normal. Este último auxilia o diagnóstico diferencial da ferropenia, em que normalmente o RDW está elevado. A confirmação diagnóstica deve ser feita por meio da eletroforese das hemoglobinas, que, na β-talassemia, mostra elevação da concentração de HbA2. Já na suspeita de α-talassemia, é necessária caracterização molecular da síntese da globina.[3,4]

MANEJO

As gestantes portadoras de traço talassêmico devem receber reposição de ácido fólico e sulfato ferroso oral. Deve ser evitado o uso de ferro parenteral, a não ser na comprovação clínica e laboratorial de ferropenia grave. A concentração de hemoglobina deve ser mensurada com frequência durante a gestação. Nos casos de anemia acentuada e manifestações clínicas, pode ser necessário realizar transfusão próximo ao parto.[4]

Se ambos os pais forem portadores de traço talassêmico, deve ser realizado aconselhamento genético para caracterizar o risco de o feto ser portador de talassemia maior.

Trombocitopenia

Trombocitopenia é um achado relativamente comum durante a gravidez, ocorrendo em cerca de 8 a 10% das gestações.[9] Costuma ser secundária a alterações fisiológicas do período gestacional, tais como ativação plaquetária, aumento do volume plasmático e aumento da depuração plaquetária.[10] Pacientes com contagem plaquetária > 50×10^9/L em geral são assintomáticas. Já aquelas com contagens entre 30×10^9/L e 50×10^9/L podem, raramente, apresentar petéquias e sangramento excessivo após trauma. No entanto, contagens entre 10×10^9/L e 30×10^9/L provocam sangramento após mínimos traumas e, quando < 10×10^9/L, o risco de sangramento espontâneo está bastante aumentado.[11]

A trombocitopenia gestacional é a causa mais comum de plaquetopenia durante a gestação, seguida por pré-eclâmpsia e trombocitopenia imune.[12] São causas menos frequentes coagulação intravascular disseminada, púrpura trombocitopênica trombótica, síndrome hemolítico-urêmica, entre outras (Quadro 46.2).

O Quadro 46.3 traz os principais exames laboratoriais que devem ser solicitados para investigação inicial de trombocitopenia na gestação. A biópsia de medula óssea de rotina não é necessária.[10]

Quadro 46.2 – Causas de trombocitopenia durante a gestação

Específicas
- Trombocitopenia isolada
  - Trombocitopenia gestacional
- Trombocitopenia associada a distúrbios sistêmicos
  - Pré-eclâmpsia
  - Síndrome HELLP
  - Esteatose hepática aguda da gestação

Não específicas
- Trombocitopenia isolada
  - Trombocitopenia imune primária
  - Trombocitopenia induzida por drogas
  - Doença de von Willebrand tipo IIb
  - Congênita
- Trombocitopenia associada a distúrbios sistêmicos
  - Púrpura trombocitopênica trombótica/ síndrome hemolítico-urêmica
  - Lúpus eritematoso sistêmico
  - Síndrome antifosfolipídeo
  - Infecções virais (HIV, HCV, *Helicobacter pylori*)
  - Distúrbios medulares
  - Deficiências nutricionais
  - Sequestro esplênico (hepatopatias, trombose de veia porta, doenças de depósito)

HCV, vírus da hepatite C; HIV, vírus da imunodeficiência humana (*human immunodeficiency virus*); HELLP, hemólise, enzimas hepáticas aumentadas e plaquetopenia.
Fonte: Adaptado de Gernsheimer e colaboradores.[13]

TROMBOCITOPENIA GESTACIONAL

A trombocitopenia gestacional, definida por uma contagem plaquetária < 150×10^9/L, ocorre em 4,4 a 11,6% das gestações e é a principal causa de plaquetopenia em mulheres grávidas, sendo responsável por aproximadamente 75% de todos os casos.[13,14] A gestação normal está associada a um decréscimo fisiológico da contagem plaquetária, possivelmente relacionado com hemodiluição, um maior *turnover* plaquetário ou diminuição da produção de plaquetas. A trombocitopenia é mais prevalente em gestações múltiplas.[15]

> **Quadro 46.3 – Investigação inicial de trombocitopenia na gestação**
>
> - Hemograma com plaquetas
> - Reticulócitos
> - Análise do esfregaço do sangue periférico
> - Provas de função hepática
> - Provas de função tireoidiana
> - Coombs direto
> - Anticorpos antifosfolipídeos
> - FAN
> - Anti-HIV
> - Anti-HCV
> - HbsAg
>
> FAN, fator antinuclear; HbsAg, antígeno de superfície do vírus da hepatite B; HCV, vírus da hepatite C; HIV, vírus da imunodeficiência humana (*human immunodeficiency virus*).
> Fonte: Adaptado de Gernsheimer e colaboradores.[13]

A trombocitopenia gestacional ocorre, principalmente, no terceiro trimestre, sendo o grau de plaquetopenia leve a moderado. Somente 1 a 5% das mulheres apresentam contagem plaquetária < 100 × 10^9/L. Entretanto, contagens plaquetárias < 50 × 10^9/L já foram atribuídas à trombocitopenia gestacional em raras ocasiões, mas apenas quando outras possíveis etiologias foram descartadas.[16]

As pacientes costumam ser assintomáticas e não apresentam história prévia de plaquetopenia – a plaquetometria é normal no período pré-concepção e nas fases iniciais da gestação. A contagem plaquetária costuma retornar ao normal dentro de 1 a 2 meses após o parto.[15] Além disso, a trombocitopenia gestacional não está associada a desfechos desfavoráveis para a mãe ou para o feto.[10] O grau de plaquetopenia materno não é grave o suficiente para aumentar o risco de sangramento durante o parto.

> ⚠ Diferentemente do que ocorre na púrpura trombocitopênica imune, a trombocitopenia gestacional não responde à terapia com glicocorticoides ou imunoglobulina.[17]

PÚRPURA TROMBOCITOPÊNICA IMUNE

A púrpura trombocitopênica imune (PTI) é responsável por somente 3% de todos os casos de plaquetopenia durante a gestação, porém é a causa mais comum de contagem plaquetária < 50 × 10^9/L no primeiro e segundo trimestres.[18] Pode ser recorrente em pacientes com diagnóstico prévio de PTI, bem como desenvolver-se pela primeira vez durante a gravidez.[12]

> ⚠ A apresentação clínica é semelhante à de mulheres não grávidas – hematomas, sangramento em mucosas e petéquias –, sendo a gravidade proporcional ao grau de plaquetopenia. Existe risco de hemorragia espontânea em caso de contagem plaquetária < 20 × 10^9/L.[19]

Os anticorpos de classe IgG maternos cruzam a placenta e podem causar trombocitopenia no feto, mas a correlação entre o grau de plaquetopenia materno e fetal é baixa.[20] Uma contagem plaquetária < 50 × 10^9/L ocorre em cerca de 10% dos recém-nascidos de mães com PTI, ao passo que uma contagem plaquetária < 20 × 10^9/L é evidenciada em aproximadamente 5% dos casos. Hemorragia intracraniana foi relatada em 0 a 1,5%.[21]

O diagnóstico diferencial com trombocitopenia gestacional pode ser difícil em algumas situações, especialmente quando não existe história prévia de PTI ou não foi realizada contagem de plaquetas no período pré-gestacional. Como regra prática, uma plaquetopenia < 100 × 10^9/L que surge no primeiro trimestre, com piora progressiva ao longo da gestação, é mais consistente com diagnóstico de PTI.[22]

A pesquisa de anticorpos antiplaquetários não se mostrou sensível ou específica, sendo, portanto, inadequada para o diagnóstico de PTI.[23] Além disso, não há indicação para realização de biópsia de medula óssea.[19]

Pacientes sem manifestações hemorrágicas e com contagem plaquetária > 30 × 10^9/L não necessitam de tratamento pelo menos até que o trabalho de parto esteja próximo. No terceiro trimestre, pode-se objetivar uma contagem > 50 × 10^9/L.[24] Cabe ressaltar que PTI não é indicação para cesariana. A escolha da via de parto deverá ser baseada em indicações obstétricas, evitando-se procedimentos que aumentem o risco de sangramento para o feto, tais como uso de fórcipe e extração a vácuo.

Os glicocorticoides são considerados tratamento de primeira linha. A prednisona em geral é iniciada na dose de 1 mg/kg, com base no peso pré-gestacional da paciente. Após atingir-se uma resposta adequada, tal dose deverá ser reduzida gradualmente, até a menor dose efetiva.[19] Os efeitos colaterais da prednisona incluem ganho de peso, perda de massa óssea, hipertensão e diabetes gestacional. A imunoglobulina intravenosa também pode ser utilizada, sobretudo quando se deseja um rápido aumento da contagem plaquetária antes do parto. A dose preconizada é de 2 g/kg em 2 dias.[12]

Em pacientes com plaquetopenia refratária, a esplenectomia é uma opção segura de tratamento. O melhor momento para realizá-la é durante o segundo trimestre, quando o risco da anestesia para o feto é mínimo e o tamanho uterino não complicará o procedimento.[25]

Outros agentes, como ciclofosfamida, danazol, alcaloides da vinca, ciclosporina e micofenolato mofetil – usados para o manejo de PTI em pacientes não grávidas –, são contraindicados durante a gestação.[26] O uso de rituximabe nunca foi sistematicamente estudado nesse contexto, sendo considerado categoria de risco C.[12] Os agonistas do receptor da trombopoietina também são considerados categoria de risco C, visto que os dados de uso em gestantes são bastante limitados.[27] A azatioprina é uma das poucas medicações para PTI considerada segura para uso durante o período gestacional e a lactação.[26,28]

MICROANGIOPATIAS TROMBÓTICAS NÃO ESPECÍFICAS DA GESTAÇÃO

PÚRPURA TROMBOCITOPÊNICA TROMBÓTICA

A púrpura trombocitopênica trombótica (PTT) é caracterizada pela presença de ultragrandes multímeros de fator de von Willebrand, os quais provocam agregação plaquetária e, consequentemente, formação de trombos. Sob circunstâncias normais, uma metaloprotease denominada ADAMTS13 cliva esses multímeros ultragrandes em multímeros menores.[13] Na PTT adquirida, ocorre a inibição da ADAMTS13 por autoanticorpos.[29] Já na PTT familiar, há uma deficiência de ADAMTS13. Estima-se que a PTT adquirida ocorra em 1 em cada 200 mil gestações.[30] Em 10% das mulheres que desenvolvem PTT adquirida, a apresentação inicial se dá durante uma gestação, geralmente a primeira. Essa predisposição reflete a queda da ADAMTS13 e o aumento do fator de von Willebrand que normalmente acontecem durante a gravidez.[16]

O diagnóstico precoce é essencial, a fim de que seja instituído tratamento o mais rapidamente possível, reduzindo, assim, a mortalidade materna em 80 a 90%. A hipótese de PTT deve ser considerada quando uma gestante com evidência de microangiopatia trombótica não preenche os critérios para pré-eclâmpsia grave ou síndrome de hemólise, enzimas hepáticas aumentadas e plaquetopenia (HELLP), em caso de contagem plaquetária < 20 × 10^9/L ou na presença de sintomas neurológicos, como fraqueza motora, paresias, afasia e alteração do sensório.[16] Os achados laboratoriais incluem, além de plaquetopenia, evidências de anemia hemolítica microangiopática, teste de Coombs direto negativo e ausência de anormalidades no coagulograma (tempo de protrombina [TP], tempo de tromboplastina parcial ativada [TTPa] e fibrinogênio). Além disso, pode ocorrer alteração da função renal, evidenciada por aumento da creatinina sérica e presença de proteinúria leve e hematúria microscópica.[13]

A plasmaférese é o tratamento de escolha e deve ser iniciada prontamente. Para as pacientes com PTT familiar, preconiza-se a transfusão de plasma fresco congelado (10-15 mL/kg).

O risco de recorrência em gestações subsequentes é de 100% para pacientes com PTT familiar na ausência de profilaxia com transfusões de plasma fresco congelado. Recomenda-se início precoce da profilaxia, já no primeiro trimestre.[31] Naquelas pacientes com PTT adquirida, o risco de recorrência é de aproximadamente 20%.[32]

SÍNDROME HEMOLÍTICO--URÊMICA ATÍPICA

A síndrome hemolítico-urêmica atípica (SHUa), ou seja, aquela que não é causada pela infecção por *Escherichia coli* produtora de Shiga toxina, ocorre em 1 em cada 25 mil gestações.[33] Em cerca de 10 a 20% das mulheres com SHUa, o início do quadro clínico se dá durante uma gestação, refletindo, provavelmente, a ativação do complemento que costuma ocorrer durante o período gestacional.[16] O risco de recorrência em gestações futuras pode chegar a 10 a 30%.[34]

> O diagnóstico de SHUa deve ser aventado quando a gestante apresenta perda progressiva de função renal, trombocitopenia com contagem plaquetária > 50×10^9/L e não possui critérios para pré-eclâmpsia ou HELLP. O diagnóstico diferencial com PTT pode ser difícil, principalmente até que a perda de função renal se torne a manifestação clínica mais proeminente ou caso a gestante apresente plaquetopenia grave ou outras manifestações extrarrenais.

O tratamento com plasmaférese deve ser iniciado prontamente e mantido até que o diagnóstico de PTT seja excluído, baseando-se na perda progressiva da função renal e na atividade da ADAMTS13 > 30%. Cerca de 80% das pacientes com SHUa necessitam de diálise e 60 a 70% desenvolvem doença renal crônica dialítica.[16] O tratamento precoce com eculizumabe, um anticorpo monoclonal anti-C5, deve ser instituído a fim de melhorar o desfecho clínico. O eculizumabe tem sido usado com segurança em grávidas portadoras de hemoglobinúria paroxística noturna e, em menor número, em gestantes com SHUa.[35,36]

MICROANGIOPATIAS TROMBÓTICAS ESPECÍFICAS DA GESTAÇÃO

A pré-eclâmpsia é a segunda causa mais frequente de plaquetopenia na gestação. Caracteristicamente, ocorre no final do segundo trimestre ou no terceiro trimestre, sendo responsável por cerca de 21% dos casos de trombocitopenia. Contagem plaquetária < 50×10^9/L é vista em menos de 5% das pacientes com pré-eclâmpsia.[37]

A síndrome HELLP acomete 0,5 a 0,9% de todas as gestações e se desenvolve em cerca de 10% das pacientes com pré-eclâmpsia. Caracteriza-se pela presença de plaquetopenia, anemia hemolítica microangiopática e elevação de transaminases. A gravidade do quadro clínico, em geral, correlaciona-se ao grau de plaquetopenia.[13]

A esteatose hepática aguda da gestação ocorre em 1 em cada 5.000 a 10.000 gestações e é mais comum em multíparas do que em primigestas. O diagnóstico baseia-se em alterações laboratoriais (insuficiências renal e hepática, hipoglicemia) e clínicas (dor abdominal, náuseas, vômitos). A trombocitopenia grave é infrequente.[16]

Veja mais informações sobre eclâmpsia, síndrome HELLP e esteatose hepática aguda da gestação no Capítulo 54.

Neoplasias hematológicas

O diagnóstico de neoplasia é realizado em 1:1.000 gestações, e 18% são neoplasias hematológicas. A neoplasia hematológica mais comum na gestação é o linfoma de Hodgkin.[38] Estima-se aumento da prevalência do diagnóstico de neoplasias na gestação pelo fato de as mulheres estarem engravidando com idade mais avançada, especialmente nos países desenvolvidos.

> Os sinais e sintomas das neoplasias hematológicas costumam ser inespecíficos, como cansaço, anemia, inapetência e perda de peso, os quais também podem estar presentes em uma gestação normal, e isso pode levar ao atraso no diagnóstico. Além disso, há limitação na realização de exames para avaliação.

> Com relação aos exames de imagem, recomenda-se realizar US e ressonância magnética (RM) sem uso do contraste gadolínio e evitar tomografia computadorizada (TC) e tomografia por emissão de pósitrons (PET-TC), devido ao risco de radiação para o feto[39] (ver Cap. 11 – Exames de imagem no feto – ressonância magnética). Biópsia de linfonodo, biópsia de medula óssea e punção lombar são procedimentos que podem ser realizados com segurança na gestação.[40]

O diagnóstico de neoplasia hematológica durante a gestação pode ser um evento traumático para a gestante e sua família, e o seu tratamento é um desafio para o médico. O acompanhamento deve ser realizado por uma equipe multiprofissional, incluindo pelo menos hemato-oncologista, obstetra, neonatologista e anestesiologista.

A necessidade de tratar pacientes com uma doença potencialmente letal tendo que minimizar riscos em potencial para um feto em desenvolvimento leva a dilemas éticos e terapêuticos. O objetivo primário do tratamento deve ser a saúde materna; por essa razão, a interrupção da gestação no primeiro trimestre é uma escolha importante para propiciar tratamento adequado à mãe. No entanto, a equipe sempre deve respeitar os desejos da paciente e sua família. Sabe-se que existem mudanças fisiológicas durante a gestação e que gestantes são quase sempre excluídas de ensaios clínicos; dessa maneira, os tratamentos são extrapolados dos estudos com não gestantes e de relatos de casos.[39]

> ⚠ Os riscos do tratamento dependem dos quimioterápicos usados e da idade gestacional. Durante o período da organogênese, a administração de fármacos citotóxicos aumenta o risco de malformações e perda fetal. A exposição a quimioterápicos no primeiro trimestre de gestação está associada a um risco de 10 a 20% de malformações maiores. O uso de quimioterapia no segundo e no terceiro trimestres da gestação está associado a RCF, prematuridade, baixo peso ao nascimento e toxicidade medular do recém-nascido. A exposição do feto à radioterapia durante o primeiro trimestre da gestação está associada à teratogênese e ao aumento do risco de neoplasia na infância, sendo que a incidência depende da dose de exposição.[41]

MANEJO ESPECÍFICO DAS NEOPLASIAS HEMATOLÓGICAS

LINFOMA DE HODGKIN

O linfoma de Hodgkin é a neoplasia hematológica mais diagnosticada durante a gestação, e as taxas de remissão e sobrevida em 20 anos são similares às de mulheres não grávidas.[31] O tratamento convencional com o protocolo de quimioterapia com adriamicina, bleomicina, vimblastina e dacarbazina (ABVD) não parece aumentar o risco de teratogenicidade quando administrado no segundo e no terceiro trimestres da gestação.[29] Em alguns casos, pode-se fazer uso isolado de vimblastina para reduzir os riscos de complicações durante o tratamento e, após, seguir com o esquema convencional.[31] A radioterapia exclusiva pode ser realizada para gestantes com doença localizada na região cervical, occipital ou axilar.[42]

Não é indicado o uso de brentuximabe vedotina durante a gestação, devido à falta de dados sobre a sua segurança e seus efeitos no feto.[40]

LINFOMA NÃO HODGKIN

A prevalência estimada é de 1:6.000 gestações, e o subtipo mais comum é o linfoma difuso de grandes células B. As gestantes costumam apresentar maior envolvimento de sítios extranodais quando comparadas com a população normal.[39,43] Os linfomas não Hodgkin constituem um grupo bastante heterogêneo de doenças. O tratamento pode variar desde apenas observação até a necessidade de iniciar quimioterapia imediatamente, dependendo do subtipo histológico, do grau de agressividade da doença e da idade gestacional ao diagnóstico. Sempre que possível, deve-se postergar o tratamento para depois do primeiro trimestre da gestação.

Nos linfomas considerados indolentes, se possível, o tratamento deve ser postergado para depois do primeiro trimestre ou após o parto. Se necessário, pode ser feito uso de rituximabe isoladamente. Nos linfomas agressivos, recomenda-se o uso do protocolo com rituximabe, ciclofosfamida, doxorrubicina, vincristina e prednisona (R-CHOP) a partir do segundo trimestre da gestação. Caso haja necessidade de tratamento imediato no primeiro trimestre da gestação, recomenda-se a interrupção desta para manejo adequado da paciente. A resposta ao tratamento e a taxa de recorrência são semelhantes às das mulheres não gestantes.[39]

LEUCEMIAS AGUDAS E CRÔNICAS

A incidência de leucemia na gestação é estimada em 1:100.000 ao ano. A maioria das leucemias é aguda, das quais a maior parte é diagnosticada como leucemia mieloide aguda (LMA).[44] A presença de leucemia aguda pode ocasionar RCF, TPP, aborto espontâneo e natimortos.

O tratamento da leucemia aguda deve ser iniciado imediatamente. Por isso, para pacientes que são diagnosticadas com LMA no primeiro trimestre da gestação, recomenda-se interrupção da gestação e início da terapia de indução com antraciclina e citarabina.[34] Nas gestantes com diagnóstico durante o segundo e o terceiro trimestres, o tratamento deve ser iniciado imediatamente. Algumas séries de casos demonstraram que essas pacientes apresentaram maior prevalência de TPP, RCF, abortos espontâneos e natimortos, mas não foram evidenciadas anomalias congênitas.[45]

Com relação à leucemia promielocítica aguda, recomenda-se a interrupção da gestação quando o diagnóstico for realizado no primeiro trimestre, pois o principal medicamento usado no tratamento é o ácido transretinoico (ATRA), que é altamente teratogênico. A partir do segundo trimestre, pode ser feito uso de ATRA e daunorrubicina, não tendo sido evidenciado aumento de malformações fetais com o uso desse esquema terapêutico. O uso de trióxido de arsênico é contraindicado durante a gestação.[41]

Na leucemia linfocítica aguda, é indicada a interrupção da gestação caso o diagnóstico seja realizado antes da 20ª semana. Nos demais períodos, o tratamento convencional pode ser realizado com exceção do uso de inibidores da tirosina cinase, que devem ser evitados durante toda a gestação.[39]

A transferência de células leucêmicas para o feto é muito rara, devido, provavelmente, à proteção da barreira placentária ou à destruição das células neoplásicas pelo sistema imune.[43]

Gestantes com diagnóstico de leucemia mieloide crônica (LMC) em fase crônica, sem leucocitose importante e assintomáticas, podem ser apenas monitorizadas, e o tratamento pode ser iniciado após o parto. As pacientes com LMC que engravidam durante, o tratamento com inibidores da tirosina cinase devem interromper o seu uso o mais rápido possível. Em pacientes que apresentam resposta molecular profunda e sustentada, pode-se discutir a suspensão programada do tratamento antes da gestação, porém com um monitoramento mais intenso, tendo-se em vista que aproximadamente 40 a 60% das pacientes necessitam retornar ao tratamento por perda de resposta molecular.[46] Caso seja necessária a realização de tratamento durante a gestação, pode ser feito o uso de alfainterferona e leucoaférese. A hidroxiureia pode ser usada no segundo e no terceiro trimestres da gestação quando houver intolerância ao uso de alfainterferona.[45] O imatinibe, tratamento de escolha para a LMC, tem efeito teratogênico e não deve ser usado na gestação, bem como os demais inibidores da tirosina cinase.[41] Para gestantes que já apresentavam previamente o diagnóstico de LMC e estavam em uso de imatinibe, recomenda-se a suspensão dessa medicação e o início do uso de alfainterferona.[39]

A leucemia linfocítica crônica (LLC) é uma neoplasia rara em jovens, de maneira que a gestação em pacientes com LLC é pouco comum. Como geralmente é uma doença indolente, o tratamento pode ser postergado para o segundo trimestre de gestação ou até mesmo após o parto.[47]

NEOPLASIAS MIELOPROLIFERATIVAS: TROMBOCITOSE ESSENCIAL E POLICITEMIA VERA

As gestantes com neoplasias mieloproliferativas (NMPs) apresentam risco elevado de trombose, incluindo trombose placentária, hemorragia, RCF e perda fetal.

Um estudo que avaliou 121 gestações em pacientes com trombocitose essencial detectou que o uso de AAS reduziu as complicações da gestação, ao passo que a ocorrência de perda fetal prévia esteve associada a aumento de complicações na gestação.[48]

É esperada uma redução na contagem plaquetária em gestantes com trombocitose essencial, podendo muitas vezes ocorrer normalização das contagens durante a gestação.[48,49] O tratamento recomendado inclui uso de AAS, flebotomias em gestantes com hematócrito > 45% e uso profilático de HBPM após o parto por um período de 6 semanas.[43]

O uso de AAS deve ser feito cautelosamente em pacientes com contagem de plaquetas > 1.000 × 10^9/L pelo aumento no risco de sangramentos.[49]

Plaquetaférese pode ser realizada para redução da contagem plaquetária, mas um controle em longo prazo somente pode ser obtido com a repetição do procedimento.[48,49]

A anticoagulação terapêutica com HBPM deve ser realizada em gestantes com NMPs e história prévia de trombose.[50]

O uso de alfainterferona deve ser considerado em gestantes com contagem de plaquetas > 1.500 × 10^9/L. O uso de hidroxiureia, bussulfano e anagrelida deve ser evitado.[39,49,50] Até o momento, não existe uma classificação de risco bem estabelecida para gestantes com NMPs, pois os estudos realizados usam dados retrospectivos, e o tratamento não é uniforme entre os centros, de modo que o tratamento e o acompanhamento da gestante devem ser individualizados.[50]

MIELOMA MÚLTIPLO

O mieloma múltiplo é uma doença que raramente afeta pessoas jovens em idade gestacional: menos de 3% dos casos ocorrem em pessoas com idade inferior a 40 anos.

Um estudo que avaliou seis gestantes com mieloma múltiplo não evidenciou nenhum caso de malformação fetal nos recém-nascidos. Não houve padronização nos esquemas de quimioterapia que foram realizados, o que dificulta a recomendação de um tratamento específico.[36] Dados em relação ao uso de bortezomibe são limitados.[39,51,52]

CONSIDERAÇÕES EM RELAÇÃO AO PARTO

O parto deve ser planejado de acordo com a maturidade fetal. Se possível, deve-se aguardar pelo menos até a 35ª semana de gestação para reduzir os riscos de complicações relacionadas com a prematuridade. Recomenda-se que o parto seja realizado 2 a 3 semanas após o último ciclo de quimioterapia para facilitar a excreção dos fármacos via placenta e reduzir o risco de mielossupressão materna e neonatal. A via de escolha do parto é a vaginal; no entanto, em pacientes com mieloma múltiplo, recomenda-se a realização de cesariana pela possível presença de lesões ósseas com risco de fratura. Após o parto, recomenda-se realizar o exame histológico da placenta para avaliar a possível presença de doença no local.[41]

REFERÊNCIAS

1. Brasil. Ministério da Saúde. Manual de educação em saúde: linha de cuidado em doença falciforme. Brasília: MS; 2009. v. 2.
2. Brasil. Ministério da Saúde. Doença falciforme: diretrizes básicas da linha de cuidado. Brasília: MS; 2015.
3. Lobo C, Marra V, Rugani MA. Consenso brasileiro sobre atividades esportivas e militares e herança falciforme no Brasil - 2007. Rev Bras Hematol Hemoter. 2008;30(6):488-95.
4. Nelson-Piercy C. Haematological problems. In: Nelson-Piercy C. Handbook of obstetric medicine. 5th ed. Boca Raton: CRC; 2015. cap. 14, p. 259.
5. Brasil. Ministério da Saúde. Gestação em mulheres com doença falciforme. Coordenação da Política Nacional de Sangue e Hemoderivados. Brasília: MS; 2006.
6. Brasil. Ministério da Saúde. Talassemias. Brasília: MS; 2014.
7. Brasil. Ministério da Saúde. Orientações para o diagnóstico e tratamento das Talassemias Beta. Brasília: MS; 2015.
8. Origa R, Comitini F. Pregnancy in Thalassemia. Mediterr J Hematol Infect Dis. 2019;11(2):e2019019.
9. Burrows RF, Kelton JG. Incidentally detected thrombocytopenia in healthy mothers and their infants. N Engl J Med. 1988;319(3):142-5.
10. Townsley DM. Hematologic Complications of Pregnancy. Semin Hematol. 2013;50(3):222-31.
11. Cines DB, Blanchette VS. Immune thrombocytopenic purpura. N Engl J Med. 2002;346(13):995-1008.
12. Cromwell C. Hematologic changes in pregnancy. In: Hoffman R, Benz EJ, Silberstein LE, Heslop H, Weitz J, Anastasi J, editors. Hematology: basic principles and practice. 6th Edition. Philadelphia: Elsevier; 2013. p. 2132-43.
13. Gernsheimer T, James AH, Stasi R. How I treat thrombocytopenia in pregnancy. Blood. 2013;121(1):38-47.
14. Burrows RF, Kelton JG. Thrombocytopenia at delivery: a prospective survey of 6715 deliveries. Am J Obstet Gynecol. 1990;162(3):731-4.
15. Al-Kouatly HB, Chasen ST, Kalish RB, Chervenak FA. Causes of thrombocytopenia in triplet gestations. Am J Obstet Gynecol. 2003;189(1):177-80.
16. Cines DB, Levine LD. Thrombocytopenia in pregnancy. Blood. 2017;130(21):2271-7.
17. Xu X, Liang MY, Wang JL, Chen S. Clinical features and outcome of pregnancy with SLE-associated thrombocytopenia. J Matern Fetal Neonatal Med. 2016;29(5):789-94.

18. Cines DB, Levine LD. Thrombocytopenia in pregnancy. Hematology Am Soc Hematol Educ Program. 2017;2017(1):144-51.
19. Palta A, Dhiman P. Thrombocytopenia in pregnancy. J Obstet Gynaecol. 2016;36(2):146-52.
20. Sainio S, Kekomaki R, Riikonen S, Teramo K. Maternal thrombocytopenia at term: a population-based study. Acta Obstet Gynecol Scand. 2000; 79(9):744-9.
21. Webert KE, Mittal R, Sigouin C, Heddle NM, Kelton JG. A retrospective 11-year analysis of obstetric patients with idiopathic thrombocytopenic purpura. Blood. 2003;102(13):4306-11.
22. Gemsheimer T, McCrae KR. Immune thrombocytopenic purpura in pregnancy. Curr Opin Hematol. 2007;14(5):574-80.
23. Lescale KB, Eddleman KA, Cines DB, Samuels P, Lesser ML, McFarland JG et al. Antiplatelet antibody testing in thrombocytopenic pregnant women. Am J Obstet Gynecol. 1996;174(3):1014-8.
24. Kelton JG. Idiopathic thrombocytopenic purpura complicating pregnancy. Blood Rev. 2002;16(1):43-6.
25. Griffiths J, Sia W, Shapiro AM, Tataryn I, Turner AR. Laparoscopic treatment of refractory immune thrombocytopenia in pregnancy. J Obstet Gynaecol Can. 2005;27(8):771-4.
26. Neunert C, Terrell DR, Arnold DM, Buchanan G, Cines DB, Cooper N, et al. American Society of Hematology 2019 guidelines for immune thrombocytopenia. Blood Adv. 2019;3(23):3829-66.
27. Weingarten SJ, Friedman D, Arora A. Eltrombopag use for refractory immune thrombocytopenia in pregnancy: a case report. Case Rep Womens Health. 2020;29:e00281.
28. Alstead EM, Ritchie JK, Lennard-Jones JE, Farthing MJ, Clark ML. Safety of azathioprine in pregnancy in inflammatory bowel disease. Gastroenterology. 1990;99(2):443-6.
29. Furlan M, Robles R, Galbusera M, Remuzzi G, Kyrle PA, Brenner B, et al. Von Willebrand factor-cleaving protease in thrombotic thrombocytopenic purpura and the hemolytic uremic syndrome. N Eng J Med. 1998;339(22):1578-84.
30. Moatti-Cohen M, Garrec C, Wolf M, Boisseau P, Galicier L, Azoulay E, et al. Unexpected frequency of Upshaw-Schulman syndrome in pregnancy-onset thrombotic thrombocytopenic purpura. Blood. 2012;119(24):5888-97.
31. Veyradier A, Stepanian A, Coppo P. ADAMTS13, thrombotic thrombocytopenic purpura and pregnancy. Hereditary Genet. 2013;(Special):S1-6.
32. Vesely SK, Li X, McMinn JR, Terrel DR, George JN. Pregnancy outcomes after recovery from thrombotic thrombocytopenic purpura-hemolytic uremic syndrome. Transfusion. 2004;44(8):1149-58.
33. Scully M. Thrombotic thrombocytopenic purpura and atypical hemolytic uremic syndrome microangiopathy in pregnancy. Semin Thromb Hemost. 2016;42(7):774-9.
34. Fakhouri F, Vercel C, Frémeaux-Bacchi V. Obstetric nephrology: AKI and thrombotic microangiopathies in pregnancy. Clin J Am Soc Nephrol. 2012;7(12):2100-6.
35. Kelly RJ, Höchsmann B, Szer J, Kulasekararaj A, Guibert S, Röth A, et al. Eculizumab in pregnant patients with paroxysmal nocturnal hemoglobinuria. N Engl J Med. 2015;373(11):1032-9.
36. Mussoni MP, Veneziano FA, Boetti L, Tassi C, Calisesi C, Nucci S, et al. Innovative therapeutic approach: sequential treatment with plasma exchange and eculizumab in a pregnant woman affected by atypical hemolytic-uremic syndrome. Transfus Apher Sci. 2014;51(2):134-6.
37. McCrae KR. Thrombocytopenia in pregnancy. Am Soc Hematol Educ Program. 2010;2010:397-402.
38. Fanaroff AA. Cancer during pregnancy: an analysis of 215 patients emphasizing the obstetrical and the neonatal outcomes. In: Fanaroff AA, Benitz W, Neli J, Papile LA. Yearbook of neonatal and perinatal medicine. St. Louis: Mosby; 2010. p. 23-5.
39. Paydas S. Management of hematopoietic neoplasias during pregnancy. Crit Rev Oncol Hematol. 2016;104:52-64.
40. Dunleavy K, McLintock C. How I treat lymphoma in pregnancy. Blood. 2020;136(19):2118-24.
41. Amit O, Barzilai M, Avivi I. Management of hematologic malignancies: special considerations in pregnant women. Drugs. 2015;75(15):1725-38.
42. Woo SY, Fuller LM, Cundiff JH, Bondy ML, Hagemeister FB, McLaughlin P, et al. Radiotherapy during pregnancy for clinical stages IA-IIA Hodgkin's disease. Int J Radiat Oncol Biol Phys. 1992;23(2):407-12.
43. Lishner M, Avivi I, Apperley J, Dierickx D, Evens AM, Fumagalli M, et al. Hematologic malignancies in pregnancy: management guidelines from an international consensus meeting. J Clin Oncol. 2016;34(5):501-8.
44. Brewer M, Kueck A, Runowicz CD. Chemotherapy in pregnancy. Clin Obstet Gynecol. 2011;54(4):602-18.
45. Abadi U, Koren G, Lishner M. Leukemia and lymphoma in pregnancy. Hematol Oncol Clin North Am. 2011;25(2):277-91, vii.
46. Hochhaus A, Baccarani M, Silver RT, Schiffer C, Apperley JF, Cervantes F, et al. European LeukemiaNet 2020 recommendations for treating chronic myeloid leukemia. Leukemia. 2020;34(4):966-84.
47. Murray NP, Orrego S, Lopez MA, Minzer S. Pregnancy in a 31-year-old woman with chronic lymphocytic leukemia: a case report and review of the literature. Hematol Transfus Cell Ther. 2021;43(3):368-70.
48. How J, Leiva O, Bogue T, Fell GG, Bustoros MW, Connell NT, et al. Pregnancy outcomes, risk factors, and cell count trends in pregnant women with essential thrombocythemia. Leuk Res. 2020;98:106459.
49. Griesshammer M, Sadjadian P, Wille K. Contemporary management of patients with BCR-ABL1-negative myeloproliferative neoplasms during pregnancy. Expert Rev Hematol. 2018;11(9):697-706.
50. Gangat N, Tefferi A. Myeloproliferative neoplasms and pregnancy: overview and practice recommendations. Am J Hematol. 2021;96(3):354-66.
51. Garg A, Aggarwal M, Kashyap R. Pregnancy and its successful outcome in a patient with multiple myeloma. J Obstet Gynaecol India. 2021;71(1):78-81.
52. Avilés A, Neri N. Multiple myeloma and pregnancy. Am J Hematol. 2011;86(1):81-2.

LEITURAS RECOMENDADAS

Brasil. Ministério da Saúde. Gestação em mulheres com doença falciforme. Brasília: Ministério da Saúde; 2002.

Connors JM. Challenging problems: coincident pregnancy, HIV Infection, and older age. Hematology Am Soc Hematol Educ Program. 2008:334-9.

Villers MS, Jamison MG, De Castro LM, James AH. Morbidity associated with sickle cell disease in pregnancy. Am J Obstet Gynecol. 2008;199(2):125.e1-5.

Welch E, Wright J. Inherited red cell disorders. In: Pavord S, Hunt B, editors. The obstetric hematology manual. Leiden: Cambridge University; 2010. Cap. 3, p. 28.

47

TIREOIDE E GESTAÇÃO

ANGELA JACOB REICHELT
ANA LUIZA MAIA
MARIA LÚCIA DA ROCHA OPPERMANN

Durante a gestação, a tireoide passa por adaptações fisiológicas que raras vezes se manifestam como alterações clínicas, mas frequentemente provocam alterações laboratoriais. O obstetra deve estar atento a essas modificações, que ocorrem sobretudo no primeiro trimestre. Neste capítulo, são revisadas as adaptações funcionais da tireoide na gravidez, as recomendações sobre rastreamento de doença tireoidiana, o diagnóstico e o manejo inicial do hipotireoidismo e do hipertireoidismo, os nódulos e o câncer diferenciado de tireoide e as condutas no pós-parto, com base nos posicionamentos mais recentes.

Sempre que possível, o atendimento à gestante com disfunção tireoidiana deve ser realizado em parceria com o endocrinologista.

Fisiologia dos hormônios tireoidianos e metabolismo do iodo

Na gravidez, ocorrem várias alterações fisiológicas envolvendo a tireoide, com repercussão na avaliação clínica e na interpretação dos resultados de exames laboratoriais. É comum o aumento da glândula. O incremento na necessidade de iodo decorre do aumento da excreção renal desse nutriente e do aumento da produção de hormônios pela tireoide. Já a deficiência de iodo, principal substrato para a síntese dos hormônios tireoidianos, pode levar à diminuição da produção dos hormônios e acarretar alterações importantes na gestação e no concepto.

A deficiência grave de iodo está associada ao aumento das mortalidades intrauterina, perinatal e infantil e à sua forma mais grave de apresentação, o cretinismo.[1] O consumo excessivo de iodo (acima de 500 μg/dia) está associado ao aparecimento de bócio intrauterino e hipotireoidismo no recém-nascido.[2] A política de iodação do sal no Brasil foi definida pelo Ministério da Saúde (MS) na Portaria nº 2.362, de 1º de dezembro de 2005.[3]

A ingestão diária recomendada de iodo é a seguinte:[4]
- Pré-concepção – 150 μg.
- Durante a gestação – 250 μg.
- Durante a amamentação – 290 μg.

A iodação do sal contempla as necessidades diárias de iodo na gestação, sendo desnecessária a suplementação em áreas não carentes de iodo;[5] também é desnecessária em gestantes com hipertireoidismo ou em uso de levotiroxina.[2]

Na Figura 47.1, estão representadas as adaptações fisiológicas da tireoide no ambiente materno.[6] No primeiro trimestre, os níveis elevados de gonadotrofina coriônica humana (hCG, *human chorionic gonadotropin*), cujas cadeias α e β são homólogas às da tireotrofina (TSH), estimulam os seus receptores, e pode ocorrer supressão desse hormônio, com níveis normais de tiroxina (T_4) livre, cenário laboratorial sugestivo de hipertireoidismo subclínico.[6]

Pode haver supressão de TSH e elevação de T_4 total durante toda a gravidez, com 10 e 5% dos

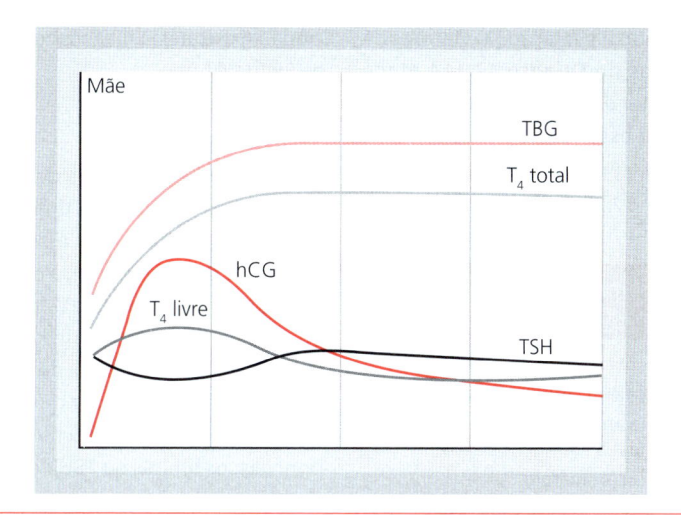

FIGURA 47.1 – Fisiologia dos hormônios tireoidianos maternos durante a gestação e suas relações com a proteína transportadora dos hormônios e os níveis de hCG.
hCG, gonadotrofina coriônica humana (*human chorionic gonadotropin*); T$_4$, tiroxina; TBG, globulina ligadora de tiroxina (*thyroxine-binding globulin*); TSH, tireotrofina.
Fonte: Elaborada com base em Cunningham e colaboradores.[6]

casos ocorrendo no segundo e terceiro trimestres, respectivamente:[2]

- A partir da 16ª semana, o valor-limite do T$_4$ total pode ser estimado pela adição de 50% ao limite superior de referência fora da gestação.
- Entre a 7ª e a 16ª semanas, o valor superior de normalidade pode ser calculado somando-se 5% por semana ao valor de referência.

As alterações fisiológicas na função tireoidiana devem ser reconhecidas, pois a tireoide fetal é ativa a partir da 10ª a 12ª semana.[1]

Na Tabela 47.1, são apresentados os valores-limite de TSH nos três trimestres da gestação. Um estudo brasileiro avaliou a medida de TSH em 660 gestantes de primeiro trimestre, e os autores sugerem como limite superior o valor de 2,7 mUI/L; o valor máximo encontrado foi de 3,8 mUI/L.[7] A American Thyroid Association (ATA) recomendou o uso de valores de referência padronizados em cada laboratório, ou, na ausência destes, o valor de 4,0 mUI/L.[2]

Rastreamento e diagnóstico das doenças tireoidianas

O rastreamento universal de alterações da tireoide não está recomendado rotineiramente no período pré-concepcional ou na gestação. No entanto, existe consenso para o rastreamento de fatores de risco associados às doenças da tireoide em todas as mulheres gestantes ou

Tabela 47.1 – Níveis de TSH (mUI/L) nos trimestres da gestação

	GESTANTES BRASILEIRAS[7]	CONSENSO BRASILEIRO[8]	ETA[9]	ATA[2]
1º trimestre	< 0,5*-3,8	0,1-2,5	0,1-2,5	< 4,0
2º trimestre	–	0,2-3,5	0,2-3	–**
3º trimestre	–	0,3-3,5	0,3-3 ou 3,5	–**

*Ocorreu em 19,4% das gestantes.
**Para o 2º e 3º trimestres, a ATA recomenda a utilização dos valores padronizados fora da gestação.
ATA, American Thyroid Association; ETA, European Thyroid Association; TSH, tireotrofina.

que estão planejando a gestação.[8] Os fatores de risco estão listados no **Quadro 47.1**. A idade (> 30 anos) como fator de risco é um tema controverso: a ATA inclui essa idade nos fatores de risco,[2] ao passo que o American College of Obstetricians and Gynecologists (ACOG) não se posiciona.[9] A estratégia diagnóstica está apresentada na **Figura 47.2**.

HIPOTIREOIDISMO

Hipotireoidismo é a deficiência na produção de hormônios tireoidianos, sendo as causas mais frequentes a doença autoimune (tireoidite de Hashimoto), a cirurgia prévia ou o uso de iodo radiativo para tratamento da doença de Graves. O quadro clínico é geralmente insidioso e pode incluir queixa de cansaço e sonolência, aumento de peso, voz rouca, edema de face, movimentos e raciocínio lentos. Sempre que disponíveis, os limites do TSH de referência devem ser trimestre e população-específicos (ver **Tabela 47.1**).[8,10] Na ausência desses padrões, pode-se empregar o valor de 4,0 mUI/L para gestantes sem fatores de risco e com antitireoperoxidase (anti-TPO) negativo.[2]

As consequências maternas e fetais do hipotireoidismo não tratado estão apresentadas no **Quadro 47.2**. A conduta nos casos de hipotireoidismo associado à gestação está descrita na **Tabela 47.2**.

Embora a associação do hipotireoidismo subclínico com complicações da gestação seja controversa, uma revisão sistemática e metanálise

Quadro 47.1 – Fatores de risco para doenças tireoidianas

- História de:
  - Disfunção prévia ou cirurgia da tireoide
  - Uso de levotiroxina ou de medicamentos antitireoidianos
  - Aborto ou parto prematuro
  - Radiação prévia de cabeça e pescoço
- História familiar de doença tireoidiana
- Presença de diabetes melito tipo 1 ou de outras doenças autoimunes
- Uso de amiodarona ou lítio; administração recente de contraste iodado radiológico
- Infertilidade ou > 2 gestações
- Residentes em áreas com deficiência moderada a grave de iodo
- Sintomas típicos de doença tireoidiana, presença de bócio ou anti-TPO+*
- Obesidade classe III (IMC ≥ 40 kg/m²)

*Ocorre em 2-18% das mulheres.
anti-TPO, anticorpo antitireoperoxidase; IMC, índice de massa corporal.

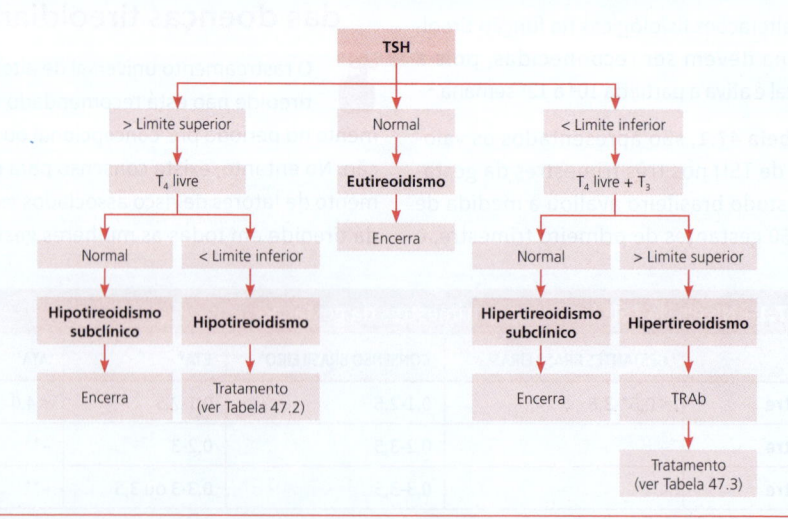

FIGURA 47.2 – Diagnóstico das disfunções tireoidianas na gestação.
T_3, tri-iodotironina; T_4, tiroxina; TRAb, anticorpo antirreceptor do TSH (*TSH receptor antibody*); TSH, tireotrofina.
Fonte: Adaptada de American College of Obstetricians and Gynecologists.[9]

Quadro 47.2 – Complicações do hipotireoidismo

Maternas
- Hipertensão/pré-eclâmpsia
- Descolamento prematuro da placenta
- Aborto espontâneo
- Cesariana
- Hemorragia puerperal

Fetais
- Prematuridade
- Baixo peso ao nascimento
- Morbidade perinatal
- Mortalidade fetal e perinatal
- Comprometimento neuropsicológico e cognitivo

Fonte: Adaptado de Mastella e colaboradores.[14]

Tabela 47.2 – Avaliação e conduta no hipotireoidismo, no hipotireoidismo subclínico e na hipotireoxinemia isolada

	HIPOTIREOIDISMO CLÍNICO	HIPOTIREOIDISMO SUBCLÍNICO	HIPOTIREOXINEMIA ISOLADA
Frequência	0,2-1%[10]	2-5%[10]	
Achados laboratoriais	TSH > 10 mUI/L T_4 livre < limite inferior	TSH > limite trimestre-específico T_4 livre normal	TSH normal T_4 livre < limite inferior
Conduta	**Antes ou no diagnóstico da gestação:** • Aumentar a dose da levotiroxina em ~ 30% • Meta do TSH: < 2,5 mUI/L **Durante a gestação:** • Medir TSH ~ 4 semanas (até a metade da gestação) • Medir TSH ~ 30ª semana **Após o parto:** • Retornar à dose de levotiroxina pré-gestacional • Medir TSH em 6 semanas	**Tratamento:** • TPO+ e TSH > limite de referência (ou > 4,0 mUI/L) • TPO– e TSH > 10 mUI/L **Considerar tratamento:** • TPO+ e TSH > 2,5 mUI/L • TPO– e TSH > limite de referência (ou > 4,0 mUI/L) • Dose inicial da levotiroxina – 1-2 µg/kg[5]	**Tratamento:** • Não indicado

T_4, tiroxina; TPO, tireoperoxidase; TSH, tireotrofina.

de dados individuais de estudos observacionais mostrou aumento do risco de pré-eclâmpsia.[11] Não há evidência de dano neurológico à prole de mães com hipotireoidismo subclínico não tratado em ensaios clínicos randomizados.[12,13]

O tratamento de gestantes com TPO positivo e TSH dentro do limite de referência trimestre-específico (ou < 4,0 mUI/L) não mostrou redução de desfechos adversos em ensaios clínicos randomizados,[14] embora existam resultados contraditórios.[1]

Mulheres com hipotireoidismo de qualquer etiologia devem ser orientadas a planejar a gestação e a ajustar a dose da levotiroxina para alcançar níveis de TSH < 2,5 mUI/L antes da concepção;[2] no diagnóstico de gestação, devem aumentar a dose de levotiroxina em 25 a 30%, antes mesmo da consulta médica, o que, na prática, resulta no acréscimo de dois comprimidos à dose habitual semanal.[2]

HIPERTIREOIDISMO

O hipertireoidismo ocorre por excesso de produção dos hormônios tireoidianos, tri-iodotironina (T_3) e T_4, com consequente retroalimentação negativa sobre a hipófise, levando à supressão do

TSH. Na Tabela 47.3, estão apresentadas a avaliação e a conduta no hipertireoidismo associado à gestação.

> O quadro clínico é semelhante àquele fora da gestação: sudorese, ansiedade, sono alterado, aumento das evacuações ou diarreia, emagrecimento, taquicardia, bócio, tremor de mãos e pele quente.[15] Alguns desses sintomas podem ocorrer fisiologicamente na gravidez. A causa mais comum do hipertireoidismo é a doença de Graves, na qual o anticorpo antirreceptor de TSH (TRAb, *TSH receptor antibody*) pode ser positivo em até 95% dos indivíduos.[16] Uma medida elevada do TRAb sinaliza risco aumentado de hipertireoidismo neonatal.[2]

> O diagnóstico diferencial mais importante, no primeiro trimestre e até a metade da gravidez, é com a tireotoxicose gestacional transitória, alteração secundária aos níveis elevados de hCG. Outras causas são gestações múltiplas, mola hidatiforme e coriocarcinoma, todas cursando com níveis de hCG acima do habitual.[2]

> No Quadro 47.3, são apresentadas as complicações maternas e fetais da doença de Graves. O manejo do hipertireoidismo durante a gestação pode ser complexo. O uso de propiltiou-

Quadro 47.3 – Complicações associadas ao hipertireoidismo

Maternas
- Pré-eclâmpsia
- Insuficiência cardíaca congestiva
- Descolamento prematuro da placenta
- Cesariana

Fetais
- Aborto espontâneo
- Parto pré-termo
- Restrição de crescimento fetal
- Baixo peso ao nascimento
- Morte intrauterina
- Anormalidades congênitas
- Hipertireoidismo neonatal

Fonte: Adaptado de Mastella e colaboradores.[18]

racila e metimazol no primeiro trimestre associa-se a malformações[17] (ver seção Medicamentos, gestação e doenças da tireoide). A recomendação para mulheres que estão planejando engravidar é adiar a concepção até a remissão ou o tratamento definitivo. Nas mulheres em tratamento com medicamentos antitireoidianos e sem contracepção segura, aconselha-se modificar o tratamento na eventualidade de atraso menstrual. Na Tabela 47.4, estão descritas as condutas propostas pela

Tabela 47.3 – Avaliação e conduta no hipertireoidismo, no hipertireoidismo subclínico e na tireotoxicose gestacional transitória

	HIPERTIREOIDISMO CLÍNICO	HIPERTIREOIDISMO SUBCLÍNICO	TIREOTOXICOSE GESTACIONAL TRANSITÓRIA
Frequência na gestação	0,2-0,7% (doença de Graves: 95%)10	0,8-1,7%10	1-3%2
Achados laboratoriais	TSH < limite trimestre-específico ou suprimido T_4 livre > limite superior (até 50% acima após 16ª semana) TRAb positivo (doença de Graves)	TSH < limite trimestre-específico ou suprimido T_4 livre normal	TSH < limite trimestre-específico ou suprimido T_4 livre elevado TRAb negativo hCG acima do habitual
Conduta	**Tratamento:** ver Tabela 47.4	**Tratamento:** não indicado	**Tratamento:** sintomático: β-bloqueador em baixa dose + hidratação

hCG, gonadotrofina coriônica humana (*human chorionic gonadotropin*); T_4, tiroxina; TRAb, anticorpo antirreceptor do TSH (*TSH receptor antibody*); TSH, tireotrofina.

Tabela 47.4 – Conduta na doença de Graves		
DIAGNÓSTICO PRÉVIO À GESTAÇÃO		
Em tratamento com metimazol	**Em remissão**	**Tratada com iodo ou cirurgia**
Suspender medicamento* ou substituir por PTU Medir TRAb no diagnóstico da gestação; se elevado, repetir entre 18-22 semanas e entre 30-34 semanas	Medir TSH; se suprimido, medir T_4 total (ou T_4 livre) e T_3	Medir TRAb; se elevado, repetir entre 18-22 semanas
DIAGNÓSTICO NA GESTAÇÃO		
Primeiro trimestre	**Segundo trimestre**	
Iniciar PTU**	Iniciar metimazol	
Medir TRAb no diagnóstico da gestação; se elevado, repetir entre 18-22 semanas e entre 30-34 semanas	Medir TRAb no diagnóstico da gestação; se elevado, repetir entre 18-22 semanas e entre 30-34 semanas	
	Tireoidectomia, se indicada	

*Considerar avaliação da função tireoidiana a cada 1-4 semanas, de acordo com quadro clínico.
**Considerar não tratar casos de hipertireoidismo leve e assintomático; a troca para metimazol no 2º trimestre não é obrigatória se houver risco de descompensação grave do hipertireoidismo ou na tireotoxicose predominantemente por T_3.[10]
PTU, propiltiouracila; T_3, tri-iodotironina; T_4, tiroxina; TRAb, anticorpo antirreceptor de TSH (*TSH receptor antibody*); TSH, tireotrofina.
Fonte: Adaptada de Ross e colaboradores.[19]

ATA, considerando se a doença era preexistente ou se o diagnóstico foi feito na gravidez.[2]

A conduta em relação aos ajustes da medicação se aplica aos outros tipos de hipertireoidismo.

Mulheres com hipertireoidismo em tratamento com medicamentos antitireoidianos devem ser orientadas a suspender o tratamento e consultar imediatamente seu médico.

HIPERTIREOIDISMO NEONATAL

O hipertireoidismo neonatal ocorre em até 5% dos recém-nascidos, e o risco é proporcional aos níveis maternos de TRAb durante a gestação. O quadro clínico inclui taquicardia (> 160 batimentos por minuto por pelo menos 10 minutos), bócio, craniossinostose, aceleração da maturação óssea e retardo de crescimento; insuficiência e hidropsia podem ocorrer no hipertireoidismo materno descompensado.[1] A avaliação ultrassonográfica pode sugerir presença de bócio e sinais de hipertireoidismo fetal; o exame está recomendado para mulheres com TRAb elevado ou com hipertireoidismo descompensado na segunda metade da gravidez.[16,19]

Nódulos e câncer diferenciado de tireoide

O primeiro diagnóstico de nódulos na tireoide durante a gestação é incomum em áreas suficientes de iodo. O risco de câncer é de 5 a 10% e deve ser avaliado pela história clínica e pelas características ultrassonográficas do(s) nódulo(s). Em princípio, o manejo dos nódulos de tireoide é similar ao recomendado para adultos em geral.[18]

O endocrinologista deverá ser consultado, e, se indicada, realiza-se a investigação por meio de punção aspirativa por agulha fina (PAAF); esta pode ser postergada para o pós-parto com base na história clínica e nos achados ultrassonográficos.[20] Diante de PAAF sugestiva de neoplasia ou confirmatória de câncer, a decisão sobre a melhor estratégia terapêutica deve considerar os riscos e os benefícios, sendo definida em conjunto com a gestante. Um estudo brasileiro incluindo 96 gestantes com câncer diferenciado de tireoide evidenciou ausência de progressão da doença relacionada com a gestação.[21]

A cirurgia, se indicada por crescimento do nódulo ao longo da gravidez e/ou evidência de doença avançada, deverá ser realizada no segundo trimestre. Tratamentos complementares devem ser postergados para o pós-parto.[19,20]

Tireoide no pós-parto

AMAMENTAÇÃO

Além dos sinais e sintomas classicamente associados, o hipotireoidismo pode interferir na capacidade de lactação, devendo ser tratado. A concentração de levotiroxina no leite materno é pequena e não interfere na função tireoidiana do recém-nascido.

O hipertireoidismo não parece impactar a amamentação. No entanto, as tionamidas são detectadas no leite materno. A passagem da propiltiouracila é muito pequena (< 0,08% da dose), e a do metimazol, mais elevada (até 0,2%), mas não comprometem a função tireoidiana do bebê.[22]

Quando indicado tratamento no pós-parto, as doses máximas diárias recomendadas são de 20 a 30 mg para o metimazol e de 300 mg ou até 450 mg para a propiltiouracila.[16,22] O tratamento definitivo do hipertireoidismo com iodo radiativo é contraindicado durante a amamentação.[16]

TIREOIDITE PÓS-PARTO

A tireoidite pós-parto é definida como alteração da função tireoidiana que ocorre até o 12º mês depois do parto, acometendo 4 a 16,7% das mulheres e com risco quatro vezes maior em mulheres com diabetes melito tipo 1. Em geral, inicia-se a partir do segundo ou terceiro mês com quadro clínico e/ou laboratorial de tireotoxicose e evolui para hipotireoidismo. Tem etiologia autoimune (TPO ou anticorpos antitireoglobulina positivos e TRAb negativo) e pode ser autolimitada, mas até 20% das mulheres podem evoluir para hipotireoidismo permanente. O tratamento está indicado em pacientes sintomáticas, utilizando β-bloqueadores. Na fase de hipotireoidismo, o uso de levotiroxina está indicado, e sua continuidade deverá ser reavaliada após o 12º mês pós-parto.[19]

Medicamentos, gestação e doenças da tireoide

O diagnóstico e o tratamento das doenças tireoidianas na gestação e no pós-parto deverão ser cuidadosamente avaliados, e seus riscos e benefícios devem ser considerados. A Tabela 47.5 apresenta os medicamentos empregados no tratamento dessas doenças e os principais efeitos adversos.

Tabela 47.5 – Medicamentos para doenças da tireoide na gestação e na amamentação

MEDICAMENTO	EFEITOS ADVERSOS	CONTRAINDICAÇÕES	AMAMENTAÇÃO	DOSE E VIA DE ADMINISTRAÇÃO
Propiltiouracila	Rash, náuseas, agranulocitose, insuficiência hepática aguda No 1º trimestre, há risco de malformações* No RN, vigiar hipotireoidismo	Hipersensibilidade Suspender em caso de febre e dor de garganta até que seja feito hemograma	Excretada no leite Uso seguro até 300 mg/dia[12] ou 450 mg/dia[9,17]	Inicial – 100-300 mg/dia VO
Metimazol	Febre, rash, náuseas, hepatite, agranulocitose No 1º trimestre, há risco de malformações** No RN, vigiar hipotireoidismo	Hipersensibilidade Suspender em caso de febre e dor de garganta até que seja feito hemograma ou em caso de dermatite esfoliativa	Excretado no leite Uso seguro até 20-30 mg/dia	Inicial – 10-20 mg/dia VO
Levotiroxina	Palpitações		Excretada no leite Pode ser utilizada	Hipotireoidismo subclínico – 1,2 µg/kg/dia[5] VO Média – 1,7 µg/kg/dia VO
Atenolol	Reações anafiláticas, broncospasmo, RCF No RN, monitorizar sinais de β-bloqueio nos primeiros dias de vida	ICC descompensada, bradicardia sinusal, asma/DPOC	Excretado no leite Usar com cautela	Inicial – 25-50 mg/dia VO
Propranolol	Reações anafiláticas, broncospasmo, RCF	ICC descompensada, bradicardia sinusal, asma/DPOC	Excretado no leite em pequena quantidade Usar com cautela, embora não haja evidência de dano ao bebê	Inicial – 10-40 mg VO 3-4 ×/dia

*Malformações associadas à propiltiouracila: cistos de face e pescoço e anormalidades do trato urinário (fetos masculinos); prevalência de 2-3%.[23]
**Malformações associadas ao metimazol: aplasia da cútis, fácies dismórfica, atresia de coanas ou esôfago, hérnia umbilical, onfalocele, malformações do olho, do sistema urinário e do septo ventricular; prevalência de 2-3%.[23]
DPOC, doença pulmonar obstrutiva crônica; ICC, insuficiência cardíaca congestiva; RCF, restrição de crescimento fetal; RN, recém-nascido; VO, via oral.
Fonte: Adaptada de Mastella e colaboradores.[18]

REFERÊNCIAS

1. Ross D. Overview of thyroid disease in pregnancy [Internet]. Waltham: UpToDate; 2021 [capturado em 10 jan. 2022]. Disponível em: http://www.uptodate.com/contents/overview-of-thyroid-disease-in-pregnancy.

2. Alexander EK, Pearce EN, Brent GA, Brown RS, Chen H, Dosiou C, et al. 2017 Guidelines of the American Thyroid Association for the diagnosis and management of thyroid disease during pregnancy and the postpartum. Thyroid. 2017;27(3):315-89.

3. Brasil. Ministério da Saúde. Portaria nº 2.362, de 1º de dezembro de 2005. Reestrutura o Programa Nacional de Prevenção e Controle dos Distúrbios por Deficiência de Iodo - DDI, designado por Pró-Iodo 2005. Diário Oficial da União. 2005;231(Seção 1):59.

4. Alexander EK, Pearce EN, Brent GA, Brown RS, Chen H, Dosiou C, et al. 2017 guidelines of the American Thyroid Association for the diagnosis and management of thyroid disease during pregnancy and the postpartum. Thyroid. 2017;27(3):315-89.

5. Severo MD, Scheffel RS. Do Brazilian pregnant women need iodine supplementation? a commentary on the latest american thyroid association guideline. Rev Bras Ginecol Obstet. 2018;40(1):1-3.

6. Cunningham FG, Leveno KJ, Bloom SL, Dashe JS, Hoffman BL, Casey BM, et al., organizadores. Obstetrícia de Williams. 25. ed. Porto Alegre: AMGH; 2021.

7. Rosario PW, Carvalho M, Calsolari MR. TSH reference values in the first trimester of gestation and correlation between maternal TSH and obstetric and neonatal outcomes: a prospective Brazilian study. Arch Endocrinol Metab. 2016;60(4):314-8.

8. Sgarbi JA, Teixeira PF, Maciel LM, Mazeto GM, Vaisman M, Montenegro Junior RM, et al. The Brazilian consensus for the clinical approach and treatment of subclinical hypothyroidism in adults: recommendations of the thyroid Department of the Brazilian Society of Endocrinology and Metabolism. Arq Bras Endocrinol Metabol. 2013;57(3):166-83.

9. American College of Obstetricians and Gynecologists. Thyroid disease in pregnancy: ACOG practice bulletin, number 223. Obstet Gynecol. 2020;135(6):e261-e74.

10. Lazarus J, Brown RS, Daumerie C, Hubalewska-Dydejczyk A, Negro R, Vaidya B. 2014 European thyroid association guidelines for the management of subclinical hypothyroidism in pregnancy and in children. Eur Thyroid J. 2014;3(2):76-94.

11. Toloza FJK, Derakhshan A, Männistö T, Bliddal S, Popova PV, Carty DM, et al. Association between maternal thyroid function and risk of gestational hypertension and preeclâmpsia: a systematic review and individual-participant data meta-analysis. Lancet Diabetes Endocrinol. 2022;10(4):243-52.

12. Casey BM, Thom EA, Peaceman AM, Varner MW, Sorokin Y, Hirtz DG, et al. Treatment of Subclinical Hypothyroidism or Hypothyroxinemia in Pregnancy. N Engl J Med. 2017;376(9):815-25.

13. Hales C, Taylor PN, Channon S, Paradice R, McEwan K, Zhang L, et al. Controlled antenatal thyroid screening II: effect of treating maternal suboptimal thyroid function on child cognition. J Clin Endocrinol Metab. 2018;103(4):1583-91.

14. Lau L, Benham JL, Lemieux P, Yamamoto J, Donovan LE. Impact of levothyroxine in women with positive thyroid antibodies on pregnancy outcomes: a systematic review and meta-analysis of randomised controlled trials. BMJ Open. 2021;11(2):e043751.

15. De Leo S, Lee SY, Braverman LE. Hyperthyroidism. Lancet. 2016;388(10047):906-18.

16. Maia AL, Scheffel RS, Meyer EL, Mazeto GM, Carvalho GA, Graf H, et al. The Brazilian consensus for the diagnosis and treatment of hyperthyroidism: recommendations by the Thyroid Department of the Brazilian Society of Endocrinology and Metabolism. Arq Bras Endocrinol Metabol. 2013;57(3):205-32.

17. Agrawal M, Lewis S, Premawardhana L, Dayan CM, Taylor PN, Okosieme OE. Antithyroid drug therapy in pregnancy and risk of congenital anomalies: systematic review and meta-analysis. Clin Endocrinol (Oxf). 2022;96(6):857-68.

18. Mastella LS, Weinert LS, Costenaro F, Gnielka V, Souza LB, Oppermann MLR, et al. Doenças endócrinas na gestação. In: Silveiro SP, Satler F, organizadores. Rotinas em endocrinologia. Porto Alegre: Artmed; 2015. p. 480-99.

19. Ross DS, Burch HB, Cooper DS, Greenlee MC, Laurberg P, Maia AL, et al. 2016 American Thyroid Association guidelines for diagnosis and management of hyperthyroidism and other causes of thyrotoxicosis. Thyroid. 2016;26(10):1343-421.

20. Rosário PW, Ward LS, Carvalho GA, Graf H, Maciel RM, Maciel LM, et al. Thyroid nodules and differentiated thyroid cancer: update on the Brazilian consensus. Arq Bras Endocrinol Metabol. 2013;57(4):240-64.

21. Nobre GM, Tramontin MY, Treistman N, Alves PA, Andrade FA, Bulzico DA, et al. Pregnancy has no significant impact on the prognosis of differentiated thyroid cancer. Arch Endocrinol Metab. 2021;65(6):768-77.

22. Mandel SJ, Cooper DS. The use of antithyroid drugs in pregnancy and lactation. J Clin Endocrinol Metab. 2001;86(6):2354-9.

23. Laurberg P, Andersen SL. Therapy of endocrine disease: antithyroid drug use in early pregnancy and birth defects: time windows of relative safety and high risk? Eur J Endocrinol. 2014;171(1):R13-20.

48

DERMATOSES NA GESTAÇÃO

LUCIO BAKOS
RENATO MARCHIORI BAKOS

A gravidez é um estado fisiológico em que todos os órgãos, inclusive a pele, se adaptam para receber outro corpo humano. As principais alterações ocorrem nos sistemas imune, endócrino, vascular e no metabolismo, e todas podem ter repercussão sobre o órgão cutâneo.

Alterações como o melasma e as estrias, por sua frequência, são consideradas quase fisiológicas na gravidez, sendo razoavelmente bem toleradas pelas mulheres.

No entanto, não havendo equilíbrio entre os outros sistemas modificados pelo estado gravídico, muitas doenças da pele podem sofrer agravamento ou alteração de seu curso habitual, podendo, inclusive, surgir algumas que são específicas do período gestacional. Estima-se que entre 23 e 38% das gestantes experimentam algum grau de prurido na pele durante a gestação, seja por causas específicas ou não.[1,2]

Assim, pode haver modificações de intensidade e comportamento de infecções e infestações (candidíase, piodermites, tricomoníase, infecções por papilomavírus, herpes simples, herpes-zóster, escabiose, hanseníase, etc.), de doenças autoimunes (lúpus eritematoso, dermatomiosite, esclerodermia, pênfigos, etc.), de neoplasias (melanoma, linfomas cutâneos, histiocitoses, papulose bowenoide, etc.) e de afecções, como síndrome da imunodeficiência adquirida (Aids, *acquired immunodeficiency syndrome*), dermatite atópica, psoríase, acnes e outro grande número de dermatoses, influenciadas pelo estado gravídico.

Os nevos melanocíticos também podem sofrer modificações fisiológicas e aumentar de tamanho ou mudar de cor durante a gravidez. Em contrapartida, o melanoma cutâneo é um dos tumores malignos mais frequentes durante a gestação. Na observação de alterações significativas, lesões melanocíticas suspeitas devem ser avaliadas com dermatoscopia para diagnóstico diferencial com melanoma cutâneo. O mapeamento corporal de nevos pode ser considerado naquelas gestantes que apresentam múltiplos nevos melanocíticos, bem como história familiar e pessoal de melanoma.[3-5]

Entretanto, existem algumas dermatoses que parecem ser específicas da gravidez e do puerpério, distintas das alterações fisiológicas e não relacionadas com o agravamento de moléstias cutâneas preexistentes. Elas consistem em um grupo de doenças cutâneas inflamatórias, pruriginosas, de diagnóstico baseado principalmente em critérios clínicos e morfológicos, com poucos exames complementares laboratoriais para confirmá-las. Podem ser classificadas em:[6]

- Penfigoide gestacional ou *herpes gestationis*.
- Erupção polimorfa da gravidez, pápulas urticarianas e placas pruriginosas da gravidez (PUPPGs), eritema tóxico da gravidez, erupção toxêmica da gravidez ou prurigo tardio da gravidez.
- Colestase da gravidez, colestase intra-hepática da gravidez, colestase obstétrica, icterícia da

gravidez, icterícia colestática da gravidez, *pruritus gravidarum* ou *icterus gravidarum*.
- Erupção atópica da gravidez, prurigo gravídico, *prurigo gestationis*, foliculite pruriginosa da gravidez ou eczema gravídico.
- Psoríase pustulosa da gravidez ou impetigo herpetiforme.

É imprescindível o conhecimento do diagnóstico e do tratamento dessas afecções, frequentemente necessitando de contribuição interdisciplinar (obstetra, dermatologista, pediatra, etc.) no manejo de cada uma delas, pois é necessária uma abordagem precisa para obter êxito em cada caso, visto que pode haver risco fetal em algumas delas.

Penfigoide gestacional

O penfigoide gestacional (PG) é uma doença vesiculobolhosa autoimune, intensamente pruriginosa, que ocorre com frequência em cerca de 1:50 mil a 60 mil gestações,[6] em geral no terceiro trimestre ou logo após o parto. Muito raramente, o PG pode ocorrer associado à mola hidatiforme ou ao coriocarcinoma.[7] Por não haver ligação com herpes-vírus, a denominação antiga de *herpes gestationis* caiu em desuso.

O PG parece ser mediado por uma imunoglobulina G (IgG) específica, dirigida contra a membrana basal epidérmica (MBE), um anticorpo anti-MBE que induz à deposição de C3 na junção dermoepidérmica. Ocorre uma quebra da imunotolerância contra a proteína BP180 (colágeno tipo XVII) dos hemidesmossomos, uma proteína transmembrana que precipita em 180 kDa codificada no braço longo do cromossomo 10. Quase todas as pacientes com PG têm anticorpos demonstráveis para a BP180.[8-10]

Estudos imunogenéticos revelaram aumento de antígenos leucocitários humanos (HLA, *human leukocyte antigen*) HLA-DR3 ou DR4; cerca de metade das pacientes possui a presença de ambos.[11] Entretanto, como existem casos de PG em pacientes sem a presença desses antígenos, eles não parecem ser suficientes para produzir a moléstia. A quase totalidade das mulheres com história de PG apresenta anticorpos anti-HLA.[12] Como a única fonte de antígenos HLA díspares é a placenta (que é parcialmente de origem paterna), o achado universal de anticorpos anti-HLA implica alta agressão imune durante a gravidez. De fato, foi relatada leve frequência de HLA-DR2 em cônjuges de mulheres com PG.[13] Entretanto, ainda não está claro se a presença de anticorpos anti-HLA representa um fenômeno importante ou simplesmente um epifenômeno.

O PG se inicia, em cerca da metade das pacientes, com prurido na região periumbilical, seguido por pápulas eritematosas, edematosas e urticariformes no abdome, com disseminação gradual por tronco, dorso, nádegas e membros; em geral, não acomete a face, o couro cabeludo e as mucosas (Figura 48.1). Após 1 a 2 semanas, surgem vesículas e bolhas tensas sobre as placas, de conteúdo citrino, por vezes com algumas hemácias, dando-lhes uma coloração rosada. As lesões periumbilicais são achados importantes para o diagnóstico. Metade das pacientes pode ter lesões bolhosas em localizações atípicas, como extremidades, palmas das mãos e plantas dos pés. As crises podem agravar-se no período do parto na maioria das pacientes, com novas bolhas em questão de horas; em um quarto delas, as lesões surgem no puerpério imediato.

Não parece haver aumento de morbidade ou mortalidade materna, a não ser em relatos clínicos individuais. O neonato pode estar acometido em cerca de 10% dos casos, mas suas lesões costumam ser discretas e autolimitadas.[9,14]

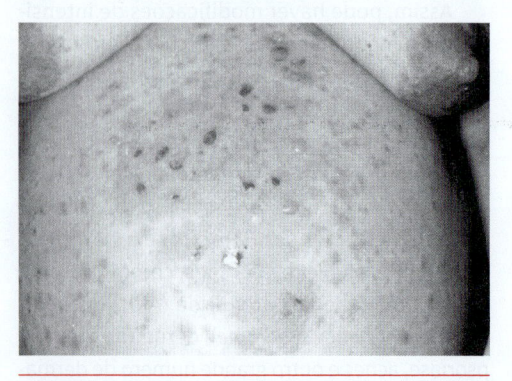

FIGURA 48.1 – Bolhas tensas e erosões sobre placas eritematosas urticariformes em penfigoide gestacional.

Os riscos fetais estão associados a desenvolvimento precoce do PG, ainda no primeiro ou no segundo trimestres.[15] Embora pareça existir um leve aumento de risco de prematuridade e peso baixo do neonato, não há evidências de que o tratamento com esteroides sistêmicos altere o risco de prematuridade. Mulheres com história de PG parecem ter maior risco de desenvolver, posteriormente, doença de Graves.[16]

Exames laboratoriais de rotina não evidenciam alterações significativas. A histologia da bolha confirma o diagnóstico clínico ao revelar uma bolha de clivagem subepidérmica, com infiltrado inflamatório perivascular linfocitário e eosinofílico. A eosinofilia tecidual é uma característica importante da afecção. A imunofluorescência característica mostra deposição linear de C3, com ou sem IgG, na região da membrana basal da pele perilesional.

Pode ser difícil fazer o diagnóstico diferencial com a PUPPG (ou erupção polimorfa da gravidez), visto que pápulas e placas urticadas poderão existir nas fases iniciais, embora o PG possua evolução muito mais rápida para bolhas. Além disso, devem ser consideradas as dermatites de contato, as farmacodermias, o eritema multiforme, a dermatite herpetiforme, os pênfigos e a varicela. A histologia é a medida mais importante para essa diferenciação, até para ajudar a paciente em relação a novas gestações.

Em virtude de ser uma moléstia relativamente rara, não existem estudos controlados relativos à sua terapêutica. Há consenso em relação à ineficácia de anti-histamínicos sistêmicos e corticosteroides tópicos. Os esteroides sistêmicos ainda são a base do tratamento do PG.

> A maioria das pacientes responde bem à administração de 0,5 a 1 mg/kg/dia VO de prednisona/prednisolona, com ou sem dose de manutenção, conforme a necessidade. Essa dose pode ser eventualmente aumentada no fim da gravidez para evitar uma possível piora no pós-parto.

Tratamentos alternativos ou adjuvantes foram tentados em casos refratários aos esteroides (dapsona, piridoxina, ciclosporina, ouro, ciclofosfamida, metotrexato, plasmaférese), tendo melhor resultado com a ciclosporina. Existem óbvias preocupações quanto ao emprego de algumas dessas medicações alternativas durante a gravidez.

Muitas pacientes apresentam melhora espontânea no fim da gravidez, com rebote importante no parto. Outras evidenciam leves lesões urticadas em uma gravidez, com bolhas intensas na gravidez seguinte, sendo que, em 5 a 10% dos casos, poderão não aparecer bolhas em quem já teve PG.[17] Em geral, a remissão das lesões acontece semanas ou meses após o parto. Não há contraindicação de nova gravidez para quem já teve PG, embora as pacientes devam ser alertadas sobre a grande probabilidade de uma nova crise, bastante frequente em gestações seguintes.

Erupção polimorfa da gravidez (pápulas urticarianas e placas pruriginosas da gravidez)

A "erupção polimorfa da gravidez", termo muito utilizado na Europa, é uma afecção inflamatória benigna, autolimitada, que ocorre quase exclusivamente em primigestas no último trimestre da gravidez. Estima-se que ocorra em 1:130 a 1:300 gestações.[18-20] Antigamente, era denominada "pápulas urticarianas e placas pruriginosas da gravidez" (PUPPGs).

De etiologia desconhecida, em geral ocorre em primigestas, ao redor da 35ª semana de gravidez, raras vezes antes disso ou no puerpério imediato. Especula-se que relações com hormônios sexuais e reações imunes à distensão abdominal possam ter relação em sua fisiopatogênese.[15] Embora, na mesma paciente, as lesões geralmente sejam todas do mesmo tipo, a erupção é polimorfa, podendo apresentar-se por surto de múltiplas pápulas ou placas urticarianas eritematosas, pruriginosas, por vezes vesiculosas, purpúricas, em alvo ou circinadas[21] (**Figura 48.2**).

> As lesões mais típicas se iniciam pelo abdome, principalmente sobre as estrias, sendo pápulas eritematosas de 1 a 2 mm, circun-

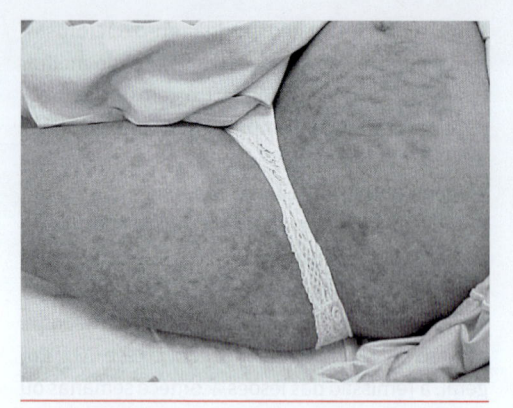

FIGURA 48.2 – Pápulas e placas eritematosas urticariformes na coxa e no abdome em erupção polimorfa da gravidez.

dadas por um halo isquêmico discreto, disseminando-se rapidamente para coxas, nádegas, braços e mamas (Figura 48.3). O comprometimento da área periumbilical, das palmas das mãos, das plantas dos pés ou do colo não é comum. Além do prurido, por vezes intenso a ponto de atrapalhar o sono, não há outros sintomas sistêmicos.

A avaliação laboratorial não evidencia alterações. A histologia mostra paraceratose e espongiose, por vezes com permeação de eosinófilos (espongiose eosinofílica) e dermatite inespecífica, com infiltrado perivascular composto por linfócitos, alguns eosinófilos e neutrófilos. A imunofluorescência direta não mostra deposição de proteínas específicas.[21]

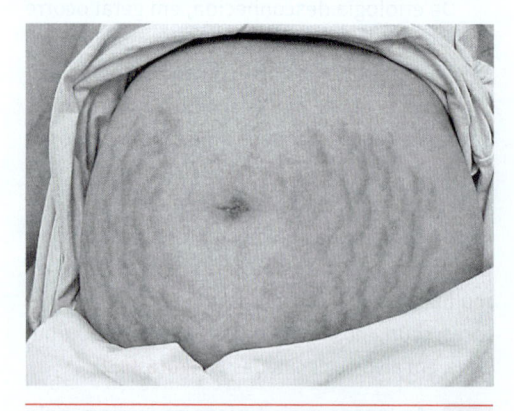

FIGURA 48.3 – Erupção polimorfa da gravidez: placas eritematosas, urticariformes e lineares sobre estrias abdominais.

O diagnóstico diferencial pode ser feito com PG, prurigo e foliculite da gravidez, dermatites de contato e farmacodermias, pitiríase rósea e exantemas virais. A escabiose deve ser descartada.

Tranquilizar a paciente quanto à benignidade da afecção é uma parte importante do tratamento, haja vista a involução espontânea do quadro.

Anti-histamínicos sistêmicos sedantes, como a dexclorfeniramina, ou não sedantes, como fexofenadina, cetirizina e loratadina, além de corticosteroides tópicos e loções antipruriginosas, podem trazer alívio sintomático, quando necessário. Dificilmente são necessárias corticoterapia sistêmica ou indução precoce do parto, indicadas em casos extremos.[15,22]

A evolução é favorável, regredindo o quadro em cerca de 6 semanas, em geral poucos dias após o parto.[23] Novas crises em gestações seguintes são excepcionais. A moléstia apresenta bom prognóstico, tanto para a mãe como para o feto;[24] existem raríssimos casos de recém-nascidos acometidos na literatura.[25] Em uma série, uma desproporção homem:mulher de nascimentos (29:14) foi relatada.[24]

Colestase da gravidez

Os termos colestase da gravidez (CG), colestase intra-hepática da gravidez, colestase obstétrica, icterícia da gravidez, icterícia colestática da gravidez, *pruritus gravidarum* e *icterus gravidarum* referem-se ao quadro de icterícia por colestase na fase tardia da gravidez. Acomete cerca de 1 em cada 1.500 gestantes, estando somente atrás da hepatite viral como causa de icterícia. Nos Estados Unidos, tem incidência de 70 casos em 10 mil gestações.[26] Casos leves de CG, sem icterícia, eram denominados *pruritus gravidarum*.

A literatura aponta que a CG é mais frequente na Escandinávia e na América do Sul,[27] estando presente no Chile em 14 a 16% das gestações, principalmente no inverno.[26,28]

Embora a sua etiopatogênese não esteja bem esclarecida, a interligação de fatores como alimentação, hormônios, genética e meio ambiente parece favorecer a indução de colestase bioquímica em mulheres suscetíveis. Um importante papel dos hormônios na CG pode ser evidenciado pelos seguintes fatores:[28]

- A CG é uma afecção do fim da gravidez, período de maiores níveis de hormônios placentários.
- Ocorre remissão espontânea da CG após o parto, com a normalização hormonal.
- Gestações gemelares e de trigêmeos, com maior aumento hormonal, foram ligadas à CG.
- Há recorrência da CG em gestações subsequentes em 45 a 70% das pacientes.

Fatores geográficos e agrupamentos familiares podem indicar predisposição genética. Um estudo confirmou o risco maior de hepatite C entre mulheres com CG.[29]

O quadro clínico da CG costuma iniciar no terceiro trimestre, com prurido de intensidade variável nas palmas das mãos e nas plantas dos pés ou generalizado, principalmente com exacerbação noturna. Em cerca de 10 a 25% dos casos, pode iniciar-se em trimestres anteriores. A ausência de lesões cutâneas específicas é a regra. Se o prurido é muito intenso, numerosas escoriações podem ser evidenciadas. Ele pode estar acompanhado de astenia, náuseas, vômitos e anorexia. Após 1 a 4 semanas de prurido, instala-se a icterícia, que pode estar acompanhada de urina escura e fezes claras em 1 em cada 5 pacientes com CG.[26]

A evolução característica da CG é tender à resolução do quadro clínico e laboratorial entre 2 e 4 semanas após o parto, podendo haver recorrências em gestações seguintes em 45 a 70% dos casos, ou mesmo com o uso de anticoncepcionais orais posteriores. O desfecho para a mãe geralmente é favorável, podendo haver fenômenos hemorrágicos trans e pós-parto por deficiência de vitamina K. Esse risco pode ser reduzido ao se administrar essa vitamina lipossolúvel em doses de 90 a 120 µg/dia VO.[26] Embora a CG não esteja associada a abortamentos precoces, o risco para o feto inclui prematuridade (19-60%), sofrimento fetal (22-33%) e natimortalidade (1-2%).[30]

A elevação dos ácidos biliares séricos é o indicativo isolado mais sensível de CG. Na mulher grávida normal, os ácidos biliares totais estão levemente elevados acima dos níveis basais. Níveis ao redor de 11 µM são aceitos como normais para um fim de gravidez. Acima disso, são significativos para CG. Os testes laboratoriais hepáticos de rotina em geral são insuficientes para o diagnóstico de CG, embora haja alguns indicativos dessa situação. Além das transaminases, fosfatase alcalina, colesterol, triglicerídeos, fosfolipídeos e lipoproteínas elevadas, a γ-glutamiltransferase, que costuma estar baixa no fim da gravidez, está elevada na CG. A bilirrubina direta também sofre elevação. No proteinograma, há redução de albumina, ao passo que a α_2 e a β-globulina estão bastante elevadas.[31]

O diagnóstico diferencial com outras afecções pruriginosas cutâneas e sistêmicas deve ser feito. O achado de uma lesão dermatológica específica, não somente escoriações, descarta a CG. Outras causas de dano hepático, como hepatites virais, medicamentosas, obstrução biliar e outras doenças intra-hepáticas, como a cirrose biliar primária, devem ser consideradas, assim como hipertireoidismo, reações de hipersensibilidade, policitemia vera, linfomas e, também, escabiose.

O manejo necessita da contribuição do obstetra e do dermatologista, tanto para a redução do risco fetal como para a melhora dos sintomas maternos. É amplamente aceito que se faça monitorização fetal semanal a partir da 34ª semana. Em casos graves, alguns autores recomendam a indução do parto, na 37ª ou na 38ª semana, assim que houver maturação pulmonar fetal.[26]

Em casos leves, loções antipruriginosas e emolientes tópicos podem dar alívio às pacientes. Os anti-histamínicos são de pouca valia, a não ser em doses sedantes. A fototerapia com radiação ultravioleta B (UVB) tem apresentado resultados variáveis. O ácido ursodesoxicólico é uma medicação segura e bem tolerada que pode reduzir o risco fetal associado à CG. Trata-se de um ácido biliar hidrofílico que exerce efeito hepatoprotetor, aumentando a excreção dos ácidos biliares hidrofóbicos, dos metabólitos sulfatados da progesterona e de outros compostos hepatotóxicos; reduz os níveis de ácidos biliares no colostro, no cordão umbilical e no líquido amniótico. Doses de 15 mg/kg/dia VO são recomendadas, por vezes podendo causar leve diarreia. Quando administrado em doses diárias de 450 a 1.200 mg, é altamente eficaz no controle clínico e laboratorial da afecção.[32] Em uma série de casos, apenas 30% (3:10) dos casos tratados com ácido ursodesoxicólico evoluíram para parto prematuro, enquanto todos os casos que não receberam a medicação foram pré-termo.[33] Além disso, seu uso está associado a melhora da função hepática e mínimos efeitos colaterais, como reações cutâneas e diarreia.[34,35]

Tanto a colestiramina como a dexametasona foram utilizadas no controle da CG, mas suas eficácias foram menores do que a do ácido ursodesoxicólico.[36,37] Em casos mais graves, foi empregada a plasmaférese, iniciando com 32 semanas; houve melhora acentuada dos sintomas, mas não regressão do quadro bioquímico.[38]

◼ Erupção atópica da gravidez

Nesse grupo, estão entidades antigamente denominadas prurigo gestacional de Besnier, prurigo gravídico precoce de Nurse, foliculite pruriginosa da gravidez e dermatite papulosa de Spangler. É uma afecção pruriginosa da gravidez, de curso benigno, autolimitada, observada em pacientes atópicos ou com história familiar de atopia, que pode se apresentar, em dois terços dos casos, sob a forma de placas eczematosas (também chamadas de tipo E) ou, em um terço das pacientes, como lesões papulosas prurigoides (tipo P).[33]

É a mais frequente das dermatoses da gravidez, participando de 50% das afecções pruriginosas da gestante. Alguns estudos apontam a sua frequência em 1:450 gestações.[34] A paciente apresenta antecedentes pessoais ou familiares de atopia (asma, rinite alérgica, eczemas, etc.) que são importantes no diagnóstico. Em 80% dos casos, é a primeira manifestação cutânea de atopia na gestante; nos 20% dos casos restantes, é fruto de uma exacerbação de dermatite atópica preexistente.

⭐ Em geral, a erupção atópica da gravidez inicia-se cedo, antes do terceiro trimestre de gravidez, em 75% das gestantes. As lesões localizam-se principalmente na face, no pescoço, no colo e na região intermamária e nas dobras flexurais antecubitais e poplíteas (estas últimas são locais típicos da dermatite atópica). São bastante pruriginosas, com exacerbação no período noturno, muitas vezes infectando secundariamente ou ficando escoriadas pelo ato de coçar.

Mais frequentemente encontrada, a erupção eczematosa caracteriza-se por placas eritematoescamosas, edematosas, mal delimitadas nas bordas, de tamanhos variados, com superfície por vezes úmida, sobretudo após coçar, principalmente nas grandes dobras cutâneas. Quando a erupção for de caráter prurigoide, será caracterizada por pequenas elevações eritematosas, papulosas ou nodulares, medindo de 5 a 10 mm de diâmetro, em geral escoriadas, predominando nas faces de extensão dos membros, no pescoço e no colo (Figura 48.4). Pode haver lesões de localização folicular e pústulas por infecção secundária.

Na avaliação laboratorial, pode haver eosinofilia sanguínea em 20 a 70% dos casos e níveis elevados de imunoglobulina E (IgE) total em 71%. A histopatologia não é específica e revela um quadro de dermatite crônica espongiótica, focal ou difusa, com infiltrado dérmico superficial. A imunofluorescência direta é negativa.[33]

A evolução é benigna, com excelente prognóstico materno-fetal. Após iniciar no primeiro trimestre, a erupção atópica atinge seu pico no segundo

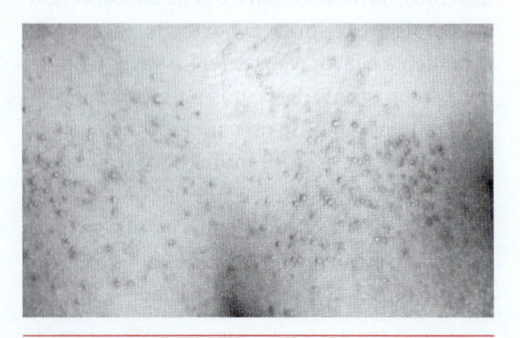

FIGURA 48.4 – Erupção atópica da gravidez: pápulas eritemato-acastanhadas, algumas escoriadas, de aspecto prurigoide, na região peitoral.

trimestre, regredindo normalmente após o parto, embora tenham sido registrados casos de persistência até 3 meses após.[21]

O diagnóstico diferencial deve ser feito com outras situações de prurido na gestante, como PG, PUPPG, colestase da gravidez e escabiose.

O tratamento baseia-se em alívio sintomático do prurido, muitas vezes bastante desconfortável. Nos casos leves, emolientes tópicos, loções antipruriginosas e cremes de corticosteroides de potência leve ou média podem ser empregados. Esteroides tópicos potentes poderão ser necessários em casos mais graves; porém, seu uso deve se limitar a curto prazo.

Para alívio do prurido, os anti-histamínicos orais de uso seguro na gravidez poderão ser utilizados. Não há necessidade, via de regra, de corticoterapia sistêmica. A fototerapia com UVB *narrowband* também pode ser usada para casos recalcitrantes.[15]

Psoríase pustulosa da gravidez

Também conhecida como impetigo herpetiforme, a psoríase pustulosa da gravidez é hoje reconhecida como uma variante da psoríase pustulosa, desencadeada por fatores hormonais da gravidez, embora alguns autores a considerem uma entidade à parte.[39] A favor de sua individualidade, pesam os fatos de ela regredir após o parto, recair somente em gestações seguintes, não estar ligada a focos bacterianos ou medicamentosos desencadeantes das crises de psoríase pustulosa não gravídica, além da ausência de história familiar de psoríase.[21]

A erupção caracteriza-se por ser aguda, com prurido ou dor lesional, em geral iniciando-se no terceiro trimestre, caracterizada por placas eritematosas, levemente edematosas, em cujas bordas se observam numerosas pústulas superficiais, primeiramente localizadas nas grandes dobras cutâneas e, mais tarde, disseminando-se de maneira centrífuga, podendo ser generalizadas. O raro acometimento das mucosas pode resultar em erosões dolorosas. Pode haver descolamento ungueal (onicólise) por lesões do leito da unha. Em geral, não se observam lesões de face ou palmoplantares.

Sintomas sistêmicos como febre, calafrios, mal-estar, diarreia, náuseas e artralgias em geral podem acompanhar o quadro cutâneo. Mais raramente, pode haver tetania, *delirium* e convulsões por hipocalcemia grave.[21]

Os achados laboratoriais mais frequentes são leucocitose, neutrofilia, anemia ferropriva, hemossedimentação elevada e hipoalbuminemia. Menos frequentemente, hipocalcemia, hipofosfatemia e hipovitaminose D; o paratormônio permanece normal.

As culturas das pústulas não revelam microrganismos, a não ser em lesões infectadas secundariamente. A histopatologia é característica de psoríase pustulosa, evidenciando, no início, uma leve acantose, com migração de neutrófilos de vasos dérmicos dilatados para a epiderme, onde eles se agrupam, abaixo da camada córnea, dentro das camadas malpighianas superiores, formando as pústulas espongiformes de Kogoj.

O diagnóstico diferencial mais importante deve ser feito com farmacodermias pustulosas, impetigo bacteriano, eczemas infectados e PG.

Embora seja comum haver resolução do quadro após o parto, o caráter progressivo da erupção é um indicativo para tratamento sistêmico adequado, a fim de reduzir os riscos maternofetais.

Os tratamentos tópicos com compressas úmidas e cremes de corticosteroides raras vezes são suficientes quando utilizados isoladamente. O uso de corticosteroides sistêmicos (em média, 60-80 mg/dia VO de prednisona/prednisolona) é a base do tratamento da psoríase pustulosa da gravidez. A ciclosporina, fármaco de categoria C na gravidez, foi utilizada para tratar casos refratários a altas doses de corticosteroides.[36] Um único caso refratário foi tratado com terapia biológica (infliximabe), com boa resposta e sem prejuízo para o recém-nascido. Entretanto, os autores ressaltam a importância de considerar os prós e os contras dessa terapia na gravidez.[40]

Um controle do balanço hidreletrolítico materno é essencial, assim como a monitorização das funções cardíaca e renal, que podem se alterar com a progressão da moléstia. A monitorização da frequência cardíaca do feto também deve ser realizada, para detectar qualquer sinal de bradicardia sugestivo de sofrimento fetal por hipoxemia. A indução do parto é uma opção, no caso de não haver remissão do quadro ou de possíveis complicações, apesar das medidas adequadas, terapêuticas e de suporte.

O arsenal terapêutico para a paciente, após o parto e em caso de não lactação, é mais amplo, contando com fototerapia, metotrexato, dapsona, sulfapiridina e retinoides orais.[41]

Considerações finais

A importância do conhecimento dessas dermatoses reside principalmente no fato de algumas delas (PG, psoríase pustulosa da gravidez e colestase intra-hepática da gravidez) estarem associadas também a riscos fetais, como prematuridade, sofrimento fetal ou abortamento. Além disso, o prurido, sintoma comum a todas, assume uma grande importância pelo desconforto que causa, alterando a qualidade de vida da gestante.

Os achados clínicos, a morfologia lesional e uma cuidadosa anamnese auxiliam o clínico a estabelecer o diagnóstico correto dessas entidades, devendo ser bem explorados, visto que existem escassos exames complementares laboratoriais para confirmá-las. Somente a psoríase pustulosa, o PG e a colestase intra-hepática se beneficiarão da histopatologia, da bacteriologia, da imunopatologia e do laboratório, respectivamente, para confirmar o diagnóstico, sobremaneira com base em critérios clínicos.

O manejo interdisciplinar envolvendo dermatologistas, obstetras, pediatras e outros especialistas, conforme o caso, é mandatório a fim de se obter a melhor resolução, tanto para a gestante como para o feto.

REFERÊNCIAS

1. Rudder M, Lefkowitz EG, Ruhama T, Firoz E. A review of pruritus in pregnancy. Obstet Med. 2021;14(4):204-10.
2. Ting S, Nixon R. Assessment and management of itchy skin in pregnancy. Aust J Gen Pract. 2021;50(12):898-903.
3. Martins-Costa GM, Bakos R. Total body photography and sequential digital dermoscopy in pregnant women. Dermatol Pract Concept 2019;9(2):126-32.
4. Cottreau CM, Dashevsky I, Andrade SE, Li D-K, Nekhlyudov L, Raebel MA, et al. Pregnancy-associated cancer: a U.S. population-based study. J Womens Health (Larchmt). 2019;28(2):250-7.
5. Andersson TM, Johansson AL, Fredriksson I, Lambe M. Cancer during pregnancy and the postpartum period: a population-based study. Cancer. 2015;121(12):2072-7.
6. Friedman EB, Scolyer RA, Thompson JF. Management of pigmented skin lesions during pregnancy. Aust J Gen Pract. 2019;48(9):621-4.
7. Roth M-M. Pregnancy dermatoses: diagnosis, management, and controversies. Am J Clin Dermatol. 2011;12(1):25-41.
8. Wojnarowska F, Venning VA, Burge SM. Immunobullous diseases. In: Burns T, Breathnach S, Cox N, Griffiths C, editors. Rook's textbook of dermatology. 7th ed. Oxford: Blackwell; c2004. v. 2, p. 2029-88.
9. Li KH, Sawamura D, Giudice GJ, Diaz LA, Mattei MG, Chu ML, et al. Genomic organization of collagenous domains and chromosomal assignment of human 180k-Da bullous pemphigoid antigen-2, a novel collagen of stratified squamous epithelium. J Biol Chem. 1991;266(35):24064-9.
10. Bedocs PM, Kumar V, Mahon MJ. Pemphigoid gestationis: a rare case and review. Arch Gynecol Obstet. 2009;279(2):235-8.
11. Sadik CD, Lima AL, Zillikens D. Pemphigoid gestationis: toward a better understanding of the etiopathogenesis. Clin Dermatol. 2016;34(3):378-82.
12. Shornick JK, Stastny P, Gilliam JN. High frequency of histocompatibility antigens HLA-DR3 and DR4 in herpes gestationis. J Clin Invest. 1981;68(2):553-5.
13. Shornick JK, Jenkins RE, Briggs DC, Welsh KI, Kelly SE, Garvey MP, et al. Anti-HLA antibodies in pemphigoid gestationis (herpes gestationis). Br J Dermatol. 1993;129(3):257-9.
14. Shornick JK, Stastny P, Gilliam JN. Paternal histocompatibility (HLA) antigens and maternal anti-HLA antibodies in herpes gestationis. J Invest Dermatol. 1983;81(5):407-9.
15. Shornick JK, Black MM. Fetal risks in herpes gestationis. J Am Acad Dermatol. 1992;26(1):63-8.
16. Sävervall C, Sand FL, Thomsen SF. Dermatological diseases associated with pregnancy: pemphigoid gestationis, polymorphic eruption of pregnancy, intrahepatic cholestasis of pregnancy, and atopic eruption of pregnancy. Dermatol Res Pract. 2015;2015:979635.
17. Shornick JK, Black MM. Secondary autoimmune diseases in herpes gestationis (pemphigoid gestationis). J Am Acad Dermatol. 1992;26(4):563-6.
18. Holmes RC, Black MM, Jurecka W, Dann J, James DC, Timlin D, et al. Clues to the aetiology and pathogenesis of herpes gestationis. Br J Dermatol. 1983;109(2):131-9.

19. Petropoulou H, Georgala S, Katsambas AD. Polymorphic eruption of pregnancy. Int J Dermatol. 2006;45(6):642-8.
20. Vaughan Jones SA, Hern S, Nelson-Piercy C, Seed PT, Black MM. A Prospective study of 200 women with dermatoses of pregnancy correlating clinical findings with hormonal and immunopathological profiles. Br J Dermatol. 1999;141(1):71-81.
21. Taylor D, Pappo E, Aronson IK. Polymorphic eruption of pregnancy. Clin Dermatol. 2016;34(3):383-91.
22. Kroumpouzos G, Cohen LM. Dermatoses of pregnancy. J Am Acad Dermatol. 2001;45(1):1-19;quiz 19-22.
23. Beltrani VP, Beltrani VS. Pruritic urticarial papules and plaques of pregnancy: a severe case requiring early delivery for relief of symptoms. J Am Acad Dermatol. 1992;26(2 Pt 1):266-7.
24. Rudolph CM, Al-Fares S, Vaughan-Jones SA, Müllegger RR, Kerl H, Black MM. Polymorphic eruption of pregnancy: clinicopathology and potential trigger factors in 181 patients. Br J Dermatol. 2006;154(1):54-60.
25. Matz H, Orion E, Wolf, R. Pruritic urticarial papules and plaques of pregnancy: polymorphic eruption of pregnancy (PUPPP). Clin Dermatol. 2006; 24(2):105-8.
26. Uhlin SR. Pruritic urticarial papules and plaques of pregnancy. Involvement of mother and infant. Arch Dermatol. 1981; 117(4):238-9.
27. Lammert F, Marschall HU, Glantz A, Matern S. Intrahepatic cholestasis of pregnancy: molecular pathogenesis, diagnosis and management. J Hepatol. 2000; 33(6):1012-21.
28. Kurien G , Badri T. Dermatoses of pregnancy. In: StatPearls [Internet]. Treasure Island: StatPearls Publishing; 2022.
29. Paus TC, Schneider G, Van De Vondel P, Sauerbruch T, Reichel C. Diagnosis and therapy of intrahepatic cholestasis of pregnancy. Z Gastroenterol. 2004;42(7):623-8.
30. Paternoster DM, Fabris F, Palù G, Santarossa C, Bracciante R, Snijders D, et al. Intrahepatic cholestasis of pregnancy in hepatitis C virus infection. Acta Obstet Gynecol Scand. 2002;81(2):99-103.
31. Glantz A, Marschall HU, Mattsson LA. Intrahepatic cholestasis of pregnancy: relationships between bile acid levels and fetal complication rates. Hepatology. 2004;40(2):467-74.
32. Brites D, Rodrigues CM, van-Zeller H, Brito A, Silva R. Relevance of serum bile acid profile in the diagnosis of intrahepatic cholestasis of pregnancy in an high incidence area: Portugal. Eur J Obstet Gynecol Reprod Biol. 1998;80(1):31-8.
33. Kroumpouzos G. Intrahepatic cholestasis of pregnancy: what's new. J Eur Acad Dermatol Venereol. 2002; 16(4):316-8.
34. Ambros-Rudolph CM, Glatz M, Trauner M, Kerl H, Müllegger RR. The importance of serum bile acid level analysis and treatment with ursodeoxycholic acid in intrahepatic cholestasis of pregnancy: a case series from central Europe. Arch Dermatol. 2007;143(6):757-62.
35. Joutsiniemi T, Timonen S, Leino R, Palo P, Ekblad U. Ursodeoxycholic acid in the treatment of intrahepatic cholestasis of pregnancy: a randomized controlled trial. Arch Gynecol Obstet. 2014;289(3):541-7.
36. Parízek A, Simják P, Cerný A, Sestinová A, Zdenková A, Hill M, et al. Efficacy and safety of ursodeoxycholic acid in patients with intrahepatic cholestasis of pregnancy. Ann Hepatol. 2016;15(5):757-61.
37. Glantz A, Marschall HU, Lammert F, Mattsson LA. Intrahepatic cholestasis of pregnancy: a randomized controlled trial comparing dexamethasone and ursodeoxycholic acid. Hepatology. 2005;42(6):1399-405.
38. Kondrackiene J, Beuers U, Kupcinskas L. Efficacy and safety of ursodeoxycholic acid versus cholestyramine in intrahepatic cholestasis of pregnancy. Gastroenterology. 2005;129(3):894-901.
39. Kroumpouzos G, Cohen LM. Specific dermatoses of pregnancy: an evidence-based systematic review. Am J Obstet Gynecol. 2003;188(4):1083-92.
40. Imai N, Watanabe R, Fujiwara H, Ito M, Nakamura A. Successful treatment of impetigo herpetiformis with oral cyclosporine during pregnancy. Arch Dermatol. 2002;138(1):128-9.
41. Sheth N, Greenblatt DT, Acland K, Barker J, Teixeira F. Generalized pustular psoriasis of pregnancy treated with infliximab. Clin Exp Dermatol. 2009;34(4):521-2.

49

INFECÇÕES SEXUALMENTE TRANSMISSÍVEIS NA GESTAÇÃO

JANETE VETTORAZZI
MARTINA AMÁLIA JORGE DOS REIS
VALENTINO MAGNO
JEAN CARLOS DE MATOS
FERNANDA SANTOS GROSSI

As infecções sexualmente transmissíveis (ISTs) apresentam alta prevalência na população. Em gestantes, a imunossupressão relativa e as alterações hormonais podem modificar a apresentação clínica e o curso dessas doenças. Todavia, o diagnóstico precoce e o tratamento adequado podem reduzir de forma significativa a morbidade materna, as infecções fetais e as suas sequelas para o recém-nascido.[1,2]

Neste capítulo, são abordadas as principais ISTs e seus impactos no período gestacional. A infecção pelo vírus da imunodeficiência humana (HIV, *human immunodeficiency virus*) é abordada separadamente, no Capítulo 12 – Gestante vivendo com HIV/Aids.

Sífilis

A sífilis é uma IST extremamente frequente, causada por uma bactéria da família das espiroquetas, denominada *Treponema pallidum*. A via preferencial de transmissão da sífilis é sexual, mas a transmissão vertical (sífilis congênita) também é de extrema importância, não apenas pela sua grande frequência, mas também pelos graves impactos sobre a saúde do recém-nascido.[3] Gestantes infectadas podem transmitir a doença ao feto, e cerca de 650 mil recém-nascidos vão a óbito mundialmente em razão de complicações decorrentes dessa infecção.[3-6]

No mundo, em torno de 12 milhões de pacientes/ano são acometidos pela sífilis, e a maioria dos casos ocorre em países em desenvolvimento. A taxa de sífilis congênita gira em torno de 473 casos por 100 mil nascidos vivos.[7] A infecção é mais frequente em gestantes de classes econômicas mais baixas, com idade > 29 anos, de etnia negra e que não realizaram pré-natal. Outros fatores de risco que podem ser citados são abuso de drogas, história prévia ou atual de outras ISTs e história de mais de um parceiro sexual no último ano.[8,9] No período de 2005 a junho de 2020, foram notificados no Sinan 449.981 casos de sífilis em gestante.[10]

A frequência da transmissão sexual é estimada em até 30%,[9,11] com um período de incubação que varia de 10 a 90 dias (média de 3 semanas).

QUADRO CLÍNICO

As manifestações clínicas da sífilis variam segundo os estágios clínicos da doença, conforme apresentado na Tabela 49.1.[4,11,12]

A correta identificação do estágio clínico da sífilis impacta a prescrição do tratamento

Tabela 49.1 – Estágios clínicos da sífilis e suas manifestações típicas			
SÍFILIS RECENTE (< 2 ANOS DE EVOLUÇÃO)		**SÍFILIS TARDIA** (> 2 ANOS DE EVOLUÇÃO)	
Primária	<ul><li>10-90 dias do contato</li><li>Lesão única (cancro duro) – genital, anal, orofaringe</li><li>Pápula que evolui para ulceração indolor, com desaparecimento rápido</li></ul>	Latente tardia	<ul><li>Após 2 anos de infecção</li><li>Estágio assintomático</li><li>Diagnóstico por testes laboratoriais</li></ul>
Secundária	<ul><li>6 semanas a 6 meses do contato</li><li>Roséola sifilítica (erupções eritematosas no tronco) e lesões palmoplantares (eritematodescamativas)</li><li>Lesões esbranquiçadas em mucosa, lesões hipertróficas em pregas cutâneas, alopecia, madarose no terço distal da sobrancelha</li><li>Febre, adinamia, adenopatia</li></ul>	Terciária	<ul><li>Pouco frequente atualmente</li><li>Fase mais destrutiva</li><li>Manifestações neurológicas, acometimento cardiovascular (aneurisma aórtico), lesões em goma sifilítica</li></ul>
Latente	<ul><li>Dois primeiros anos de infecção</li><li>Estágio assintomático</li><li>Diagnóstico por testes laboratoriais</li></ul>		

Fonte: Adaptado de Brasil.[13]

adequado, que varia desde a escolha da medicação empregada até a dose e a duração da terapêutica. Além disso, tratamentos prescritos de forma inadequada geram impacto na resistência bacteriana e na persistência de infecções, o que colabora para a alta prevalência da doença na atualidade.

DIAGNÓSTICO

O rastreamento no pré-natal é recomendado, utilizando-se testes sorológicos, tanto treponêmicos como não treponêmicos.[11,14-16] Deve ocorrer na primeira consulta de pré-natal, no início do terceiro trimestre e no momento do parto ou aborto, independentemente de exames anteriores. Em caso de diagnóstico de sífilis no período gestacional, a notificação é compulsória.[3,13,17]

Os testes para diagnóstico de sífilis são divididos em testes treponêmicos e não treponêmicos:[4,13]

1. **Testes treponêmicos** – Detectam anticorpos específicos para o treponema: teste rápido, teste para anticorpo treponêmico fluorescente com absorção (FTA-Abs, *fluorescent treponemal antibody absorption*) e ensaio imunoabsorvente ligado à enzima (ELISA, *enzyme-linked immunosorbent assay*).

2. **Testes não treponêmicos** – Detectam anticorpos não específicos para o treponema. São expressos em valores de diluição e têm grande importância para seguimento de tratamento. São eles: *venereal disease research laboratory* (VDRL), teste de reagina plasmática rápido (RPR, *rapid plasm reagin*) e prova de toluidina vermelha em soro não aquecido (TRUST, toluidine *red unheated serum test*).

A avaliação de possíveis resultados dos testes está listada na **Tabela 49.2**.

A sífilis diagnosticada na gestação é uma doença de notificação compulsória.

TRATAMENTO

O tratamento de gestantes deve ser iniciado logo após o primeiro teste positivo, não sendo necessário aguardar o teste confirmatório.[13] Se o primeiro teste positivo for um teste treponêmico, a primeira dose da penicilina deve ser administrada, e a coleta de sangue venoso está indicada para avalia-

Tabela 49.2 – Diagnóstico e tratamento da sífilis na gestação

RESULTADO DO TESTE INICIAL	RESULTADO DO SEGUNDO TESTE	SIGNIFICADO	CONDUTA
Teste treponêmico* POSITIVO	Teste não treponêmico† POSITIVO	Diagnóstico de sífilis	Avaliar diagnóstico conforme estágio da infecção e realizar o tratamento indicado Notificar Seguimento com teste não treponêmico mensal
Teste treponêmico POSITIVO	Teste não treponêmico NEGATIVO	Falso-positivo OU sífilis recente OU sífilis tratada	Repetir teste treponêmico com método diferente do primeiro Se negativo, confirma-se falso-positivo do primeiro teste. Se positivo, suspeita-se de sífilis recente ou sífilis tratada Se confirmado o diagnóstico, tratar
Teste não treponêmico POSITIVO	Teste treponêmico POSITIVO	Diagnóstico de sífilis	Avaliar diagnóstico conforme estágio da infecção e realizar tratamento indicado Notificar Seguimento com teste não treponêmico mensal
Teste não treponêmico POSITIVO	Teste treponêmico NEGATIVO	Provável falso-positivo, sobretudo se titulação baixa do teste não treponêmico (≤ 1:4)	Se a titulação for alta no teste não treponêmico, repetir teste treponêmico com metodologia diferente do exame realizado anteriormente Se o terceiro teste for positivo, tratar, notificar e realizar seguimento mensal com teste não treponêmico
Qualquer um dos testes negativo	Não realizar teste complementar imediatamente	Ausência de infecção	Rastreamento conforme rotina do pré-natal (repetir com 28 semanas e no momento do parto ou aborto) Em todo caso de suspeita clínica, repetir o teste em 30 dias. Se a suspeita for forte e o diagnóstico for provável, o tratamento não deve ser postergado

*Testes treponêmicos: teste rápido, FTA-Abs e ELISA.
†Testes não treponêmicos: VDRL, RPR e TRUST.
ELISA, ensaio imunoabsorvente ligado à enzima; FTA-ABS, teste para anticorpo treponêmico fluorescente com absorção; RPR, teste de reagina plasmática rápido; TRUST, prova de toluidina vermelha em soro não aquecido; VDRL, *venereal disease research laboratory*.
Fonte: Adaptado de Brasil.[13]

ção da resposta ao tratamento por meio de teste não treponêmico.

O medicamento que deve ser usado para tratamento de sífilis na gestação é a penicilina benzatina. Em casos de pacientes alérgicas, deve ser realizada a internação da paciente para dessensibilização ao fármaco (administração de doses pequenas de penicilina, aumentando progressivamente a concentração da medicação e, ao final, aplicando a dose recomendada de penicilina benzatina para o tratamento). Parceiros sexuais devem ser tratados sempre, ainda que apresentem testes negativos – nesse caso, com uma dose única de penicilina benzatina, 2.400.000 UI IM em caso de teste positivo, trata-se conforme avaliação do estágio da doença.

Em alguns casos, após a administração do tratamento, pode ocorrer a reação de Jarisch--Herxheimer – quadro benigno de piora temporária e autolimitada das lesões cutâneas, febre e artralgia desencadeada após administração da penicilina. Tal situação é ocasionada por destruição dos treponemas com liberação de seus componentes bacterianos na corrente sanguínea e não configura alergia à medicação, devendo-se realizar apenas manejo com antipiréticos e orientar as pacientes. O tratamento deve ser mantido conforme indicado. Recomenda-se informar as pacientes sobre a possibilidade da ocorrência desses sintomas durante o tratamento.[3,18]

As doses recomendadas para o tratamento de sífilis são determinadas de acordo com o estágio clínico da doença (Tabela 49.3).

SEGUIMENTO

O seguimento deve ser realizado com testes mensais, não treponêmicos, até o final da gestação. O primeiro teste deve ser coletado, preferencialmente, no mesmo dia do início do tratamento, já que os títulos podem aumentar no período entre o diagnóstico e a administração da primeira dose da penicilina, dificultando a interpretação e podendo gerar uma falsa interpretação de falha de tratamento.[13]

Uma terapêutica bem-sucedida consiste na redução de títulos de, pelo menos, duas diluições em 3 meses ou quatro diluições em 6 meses após o término do tratamento. Pode ocorrer persistência de títulos baixos (≤ 1:4) por até 1 ano após o tratamento, configurando a chamada cicatriz sorológica.[13]

Se a titulação aumentar em pelo menos duas diluições, se houver persistência da titulação ou caso não haja melhora de sinais ou sintomas, deve-se investigar reinfecção ou recorrência/reativação da infecção. Se indicado, o novo tratamento deve ocorrer com três doses de penicilina G benzatina (conforme mostrado na Tabela 49.3).

Gonorreia

A gonorreia é uma IST causada pelo diplococo gram-negativo *Neisseria gonorrhoeae* e consiste em uma doença com relevante impacto sobre os desfechos neonatais, porém a investigação em gestantes é frequentemente negligenciada. A condição pode ser causa de prematuridade, ruptura prematura de membranas amnióticas, abortamento, febre no puerpério, endometrite pós--parto, bartholinite, peri-hepatite, entre outras possíveis complicações. No recém-nascido, a complicação mais comum é a conjuntivite gonocócica, mas podem também ocorrer complicações mais graves, como pneumonia, bronquite, otite média, sepse, entre outras.[12,13,18]

QUADRO CLÍNICO

Frequentemente assintomática, a infecção pelo gonococo é de difícil diagnóstico clí-

Tabela 49.3 – Doses recomendadas para tratamento de sífilis na gestação, conforme estágio clínico

ESTÁGIO	DOSES RECOMENDADAS
Sífilis recente*	Penicilina G benzatina 2.400.000 UI IM (1.200.000 UI em cada nádega) em dose única
Sífilis tardia[†]	Penicilina G benzatina 2.400.000 UI IM (1.200.000 UI em cada nádega), 1×/semana, durante 3 semanas
Neurossífilis	Penicilina cristalina 3.000.000-4.000.000 UI IV de 4/4 horas, durante 14 dias
Reativação ou reinfecção	Penicilina G benzatina 2.400.000 UI IM (1.200.000 UI em cada nádega), 1×/semana, durante 3 semanas

*Sífilis recente: primária; secundária; latente recente.
[†]Sífilis tardia: latente tardia; sífilis terciária; sífilis de duração indeterminada.
UI, unidades internacionais.
Fonte: Adaptado de Brasil.[13]

nico, sobretudo em estágios iniciais, que podem ser mascarados ou confundidos com quadros de vulvovaginites; a manifestação clínica clássica consiste na presença de cervicite purulenta. A infecção pode evoluir para uma doença inflamatória pélvica (DIP) e costuma coexistir com infecções por clamídia. Abscessos pélvicos e peri-hepatite são complicações eventualmente presentes na prática clínica, e muitas das infecções em mulheres jovens podem culminar em infertilidade por fator tubário.

DIAGNÓSTICO

O diagnóstico pode ser feito por meio de cultura de amostra endocervical ou reação em cadeia da polimerase (PCR, *polymerase chain reaction*). Pode-se, ainda, realizar coloração de Gram, que identifica diplococos gram-negativos e leucócitos polimorfonucleares.[2] Embora não esteja amplamente disponível na atualidade em países menos desenvolvidos, o teste de amplificação de ácidos nucleicos (NAAT) é uma das melhores escolhas para o diagnóstico.

TRATAMENTO

O tratamento, inclusive na gestação, é realizado com cefalosporinas, segundo este esquema:

- Ceftriaxona 250 mg IM em dose única.

Os parceiros sexuais também devem ser tratados. É importante ressaltar que há coexistência frequente de infecção por clamídia, sendo recomendado o tratamento associado para ambas as infecções.[12]

Uma vez que a doença é assintomática na maioria das pacientes e, portanto, subdiagnosticada, o recém-nascido pode ser acometido pelo agente patogênico durante a passagem pelo canal de parto. Para evitar a complicação mais frequente – conjuntivite neonatal –, emprega-se profilaticamente o colírio de nitrato de prata a 1% após o nascimento.

Clamidíase

A clamidíase é uma IST causada pela bactéria *Chlamydia trachomatis* (sorotipos K e D), muitas vezes associada à coinfecção por gonococo. Esse agente patogênico é intracelular obrigatório, e o risco de infecção após o contato sexual é de cerca de 20%.[12] A incidência de clamídia na gestação pode chegar a 9,4% na população brasileira, acometendo principalmente adolescentes e mulheres jovens.[19] O risco de transmissão no parto vaginal é superior a 50%, mas a maioria dos recém-nascidos é assintomática. Casos de conjuntivite neonatal (cerca de 20%) e pneumonia (entre 5-30%) podem ser observados.[20] O risco de transmissão durante o parto cesáreo é baixo, mesmo nos casos de ruptura prematura de membranas.[21]

QUADRO CLÍNICO

Em grande parte das mulheres, a infecção gera quadro clínico muito semelhante ao da infecção gonocócica – na maior parte das pacientes ocasionando vulvovaginite e/ou cervicite assintomática; em casos sintomáticos, secreção purulenta cervical, DIP, abscessos pélvicos e peri-hepatite podem ocorrer. Tais afecções podem causar complicações em longo prazo, como infertilidade e dor pélvica crônica.[12]

DIAGNÓSTICO

O diagnóstico para infecção por *C. trachomatis* pode ser realizado por cultura ou imunofluorescência direta da secreção endocervical. Em países desenvolvidos, a rotina é o uso do NAAT, que pode identificar o agente patogênico em amostra urinária, por exemplo, não necessitando de exames mais invasivos.[19]

TRATAMENTO

As opções para o tratamento da clamidíase na gestação consistem em:

- Azitromicina 1.000 mg VO em dose única (1ª escolha); OU
- Estearato de eritromicina 500 mg VO de 6/6 horas, durante 7 dias; OU
- Amoxicilina 400 mg VO de 8/8 horas, durante 7 dias.

Parceiros sexuais também devem ser tratados. Não há necessidade de exame para controle de cura. Caso indicado, deve-se associar tratamento para gonorreia.

> ⚠ A doxiciclina está contraindicada na gestação.

▌Linfogranuloma venéreo

O linfogranuloma venéreo é uma doença de distribuição mundial causada pela bactéria *C. trachomatis* (sorotipos L1, L2 e L3).

QUADRO CLÍNICO

> ★ A grande maioria dos casos é assintomática. Após a infecção, ocorre um período de incubação que varia de 3 a 30 dias. A evolução clínica se divide em três fases:[12]

1. **Lesão de inoculação** – Normalmente da face interna dos pequenos lábios, pode apresentar-se de forma variável como pápula, pústula, vesícula, exulceração ou edema. A lesão inicial não é dolorosa e desaparece espontaneamente, o que dificulta sua identificação.
2. **Disseminação linfática** – Após 1 a 6 semanas, ocorre comprometimento ganglionar; em mulheres, a adenopatia inguinal unilateral clássica pode não ocorrer, pois a drenagem linfática feminina de mucosa vaginal e colo se dá, principalmente, para linfonodos profundos (ilíacos, pararretais). Os linfonodos acometidos podem fistulizar por múltiplos orifícios.
3. **Sequelas** – Obstrução linfática crônica, fístulas retais, vesicais e estenose retal podem ocorrer; em gestantes, tais sequelas podem ter impacto em via de parto. Não há, até o momento, evidência de acometimento fetal pela infecção materna.

DIAGNÓSTICO

O diagnóstico é eminentemente clínico, mas alguns testes complementares podem auxiliar em caso de dúvida diagnóstica. Imunofluorescência direta, ELISA e testes sorológicos podem ser empregados.[19] Outros sorotipos de clamídia podem positivar testes mais simples; para diferenciação de sorotipo, pode ser empregado teste de microimunofluorescência (MIF), porém esse exame não é amplamente disponível.

TRATAMENTO

Em gestantes, os tratamentos disponíveis são:

- Azitromicina 1.000 mg VO 1×/semana por 3 semanas; OU
- Estearato de eritromicina 500 mg VO de 6/6 horas, durante 21 dias.

> 🎁 Parceiros recentes (últimos 30 dias a contar do surgimento do quadro) devem ser tratados.

▌Cancro mole

O cancro mole é uma IST causada pelo bastonete gram-negativo *Haemophylus ducreyi*. Na gestação, a infecção por esse agente associada à amniorrexe prematura é um preditor de coinfecções – clamídia, gonococo, estreptococo do grupo B e *Gardnerella vaginalis*.[12,19]

QUADRO CLÍNICO

A maior parte das infecções é assintomática. Após a infecção, ocorre um período de incubação normalmente curto (1-4 dias), que pode se estender até 14 dias.

> ★ A lesão inicial pode ser de apresentação variável: pápula, mácula, vesícula ou pústula; após, a lesão evolui para ulceração dolorosa, de fundo sujo e com odor fétido. O surgimento de adenopatia inguinal unilateral e dolorosa é pouco frequente em mulheres.[12,19]

DIAGNÓSTICO

Além do quadro clínico descrito, alguns exames complementares podem auxiliar o diagnóstico da doença, porém são pouco utilizados na prática clínica. A bacterioscopia de esfregaços de exsudato da base da úlcera pode demonstrar bacilos gram-negativos com disposição em "cardume de peixe". A cultura e a PCR são outras opções para elucidação diagnóstica. É importante descartar infecção por sífilis ou herpes, mais frequentes e que podem ser confundidas com a avaliação clínica isolada.[2]

TRATAMENTO

O tratamento tem alta taxa de cura, com obtenção da resolução completa dos sintomas em até 1 semana após início da terapêutica – que consiste em terapia antimicrobiana e deve incluir as parcerias sexuais recentes.[12] As opções disponíveis para uso na gestação incluem o seguinte:

- Ceftriaxona 250 mg IM em dose única; OU
- Estearato de eritromicina 500 mg VO de 6/6 horas, durante 7 dias; OU
- Azitromicina 1.000 mg VO em dose única.

Nos casos de lesões que persistem após 1 semana do tratamento inicial, deverá ser repetido o esquema terapêutico.[12]

Donovanose

É uma IST causada pela *Klebsiella granulomatis*, bactéria gram-negativa. Após o primeiro contato, há um período de incubação de aproximadamente 30 dias, porém que pode se prolongar por até 6 meses.[19]

A gestação leva ao aumento importante das lesões associadas à doença. Até o momento, não foram identificados efeitos citotóxicos fetais diretos provocados por essa infecção.[19]

QUADRO CLÍNICO

A doença apresenta evolução crônica de lesões autoinoculáveis. Inicialmente, surge uma pápula ou nodulação indolor, que evolui para lesão ulcerada e, por fim, chega ao aspecto clássico ulcerovegetante. A lesão, por apresentar caráter crônico, pode gerar grande deformidade do períneo. Em caso de acometer a mucosa vaginal, pode ocorrer disseminação hematogênica. Em algumas gestantes, o acometimento perineal pode ser extenso a ponto de impedir a via de parto vaginal, por risco de lacerações graves.[19]

DIAGNÓSTICO

O diagnóstico é eminentemente clínico, porém pode ser auxiliado por exame direto ou histopatológico da lesão. São identificados corpúsculos de Donovan no material biopsiado.

TRATAMENTO

O tratamento é realizado com terapia antimicrobiana e, em casos selecionados, pode-se indicar correção cirúrgica das sequelas das lesões. Condutas cirúrgicas devem ser postergadas para o período pós-gestacional.

As opções terapêuticas e doses recomendadas são:[19]

- Azitromicina 1.000 mg VO 1×/semana por, pelo menos, 3 semanas ou até a cura das lesões.
- Azitromicina 500 mg VO 1×/semana por, pelo menos, 3 semanas ou até a cura das lesões.
- Estearato de eritromicina 500 mg VO de 6/6 horas por, pelo menos, 21 dias ou até a cura.

Se a melhora clínica não for evidente após as primeiras semanas de tratamento, pode-se considerar associação com gentamicina 1 mg/g IV de 8/8 horas.

Ureaplasma e micoplasma

A colonização genital assintomática por *Mycoplasma hominis* e *Ureaplasma urealyticum* é comum. Quando presentes na gestação, esses agentes patogênicos podem, ocasionalmente, estar associados a desfechos maternos e fetais desfavoráveis. A transmissão vertical do ureaplasma, por exemplo, pode chegar a níveis elevados, em torno de 60%, e alguns dos recém-nascidos infectados podem evoluir com complicações, incluindo acometimento pulmonar.[22] A presença desses microrganismos parece estar associada ao trabalho de parto prematuro (TPP) e corioamnionite.[23] Em contrapartida, é importante ressaltar que tanto o micoplasma quanto o ureaplasma podem ser encontrados na microbiota vaginal normal e há dificuldade em obter um consenso sobre o impacto gestacional dessa colonização.

DIAGNÓSTICO

Existem mais de 200 subtipos de ureaplasma e micoplasma identificados.[23] O padrão-ouro para o diagnóstico se dá por meio de cultura da secreção vaginal, líquido amniótico ou placenta; no entanto, a PCR (urina, secreção vaginal) é um método diagnóstico mais sensível e que fornece resultado mais rapidamente, sendo mais utilizado.

TRATAMENTO

A indicação de tratamento com o objetivo de reduzir desfechos desfavoráveis maternos e fetais é controversa. Alguns estudos demonstram benefício da redução de corioamnionite em pacientes com diagnóstico dessas infecções que foram tratadas com eritromicina, azitromicina ou clindamicina.[23] No entanto, para um consenso de indicações, doses e duração de tratamento, ainda são necessários novos estudos.

Herpes genital

O vírus causador da infecção por herpes (*herpes simplex virus* [HSV]) pertence à família Herpesviridae e é classificado em dois tipos distintos: HSV-1 e HSV-2. O HSV-1 é o principal agente etiológico do herpes labial, porém também é frequentemente encontrado em infecções genitais – sobretudo em mulheres adolescentes e jovens; por outro lado, o HSV-2 praticamente sempre causa infecções genitais.[24-26]

A transmissão do herpes se dá por meio de contato direto entre pessoas, mesmo entre pessoas sem lesões clínicas visíveis. Um grande número de pessoas se contaminam com parceiros que nunca tiveram história de infecções clinicamente identificáveis prévias. O agente patogênico entra em contato com a mucosa ou a pele e permanece incubado por um período de 2 a 12 dias.[26] Subsequentemente, ocorre a replicação viral, que culmina em inflamação e destruição celular. Após a primoinfecção, o vírus torna-se latente em gânglios sensitivos e, a partir desse momento, a pessoa infectada pode sofrer reativação viral e apresentar quadros recorrentes.[2]

Recém-nascidos de gestantes infectadas em geral se contaminam no período intraparto. O risco de transmissão fetal é de 30 a 50% se a infecção ocorrer próximo ao parto e menos de 1% se ocorrer na primeira metade da gestação.[2] Na gestação, portanto, o diagnóstico precoce, o tratamento adequado e as profilaxias são de extrema importância, uma vez que a infecção fetal pode ser causadora de graves sequelas e há significativa redução na chance de transmissão vertical caso as medidas adequadas sejam seguidas (ver Cap. 21 – Infecções pré-natais).

QUADRO CLÍNICO

★ A apresentação clínica da doença pode ser extremamente variável quando se compara a primoinfecção com as recorrências. O quadro inicial, após o primeiro contato da paciente com o vírus (primoinfecção), normalmente consiste em sintomas gerais: mal-estar, adenopatia localizada, febre; ocorre, então, o aparecimento das lesões genitais, no início como múltiplas vesículas em distribuição serpentiforme, que ulceram e desaparecem sem deixar cicatrizes, mesmo sem tratamento.[27] As lesões são dolorosas e podem causar um grande acometimento da região genital, incluindo a área de meato uretral.

Os episódios de recorrência (reativação das lesões), por outro lado, são menos exuberantes e não cursam com sintomas constitucionais. Podem iniciar com leve formigamento ou prurido local e adenomegalia, precedendo a erupção das lesões cutâneas, normalmente mais brandas que as lesões que ocorrem na primoinfecção.

A Figura 49.1 ilustra a apresentação de herpes genital inicial (vesículas), e a Figura 49.2, a evolução para úlceras genitais.

DIAGNÓSTICO

O diagnóstico da doença é eminentemente clínico e se dá por meio da avaliação das lesões genitais. Testes virológicos (cultura e detecção de antígeno por PCR) ou sorológicos (para diferenciação de HSV-1 ou HSV-2) também são opções para casos selecionados, porém de pouca aplicabilidade na rotina obstétrica.[26]

TRATAMENTO

O tratamento não tem como objetivo erradicar a doença, e sim diminuir o tempo de duração das lesões ou aumentar o intervalo entre as recorrências.[28] Das medicações disponíveis, o aciclovir é

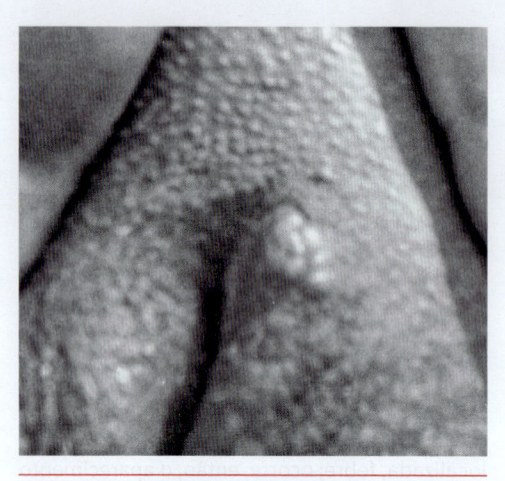

FIGURA 49.1 – Vesículas genitais causadas por infecção herpética.

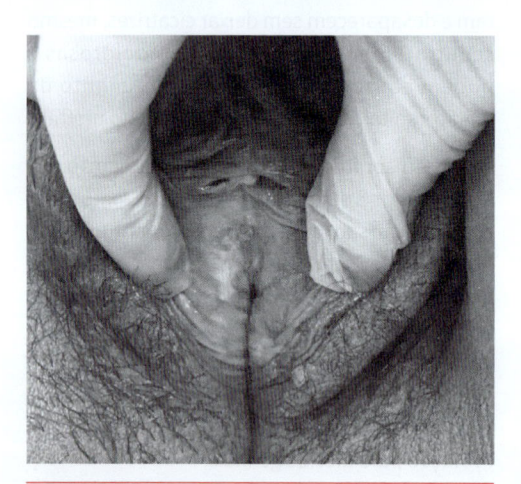

FIGURA 49.2 – Úlceras genitais causadas por infecção herpética.

a mais estudada. As opções de tratamento estão descritas na **Tabela 49.3**.

O tratamento de lesões genitais deve ser realizado com medicamentos administrados por via oral. Em casos de infecção grave – o que é mais comum em pacientes imunodeprimidas –, a via intravenosa é uma opção que pode ser considerada.[26]

Uma grande parte das gestantes será acometida por lesões no período gestacional – sejam elas por primoinfecção ou recorrência da doença. A transmissão vertical ocorre, majoritariamente, pela contaminação intraparto em pacientes com lesões genitais ativas. Portanto, para reduzir a probabilidade de infecção do recém-nascido, a estratégia de iniciar o tratamento supressivo a partir das 36 semanas de gestação e mantê-lo até o parto se demonstrou muito eficaz, reduzindo a recorrência de lesões no momento do nascimento, a replicação viral e as cesarianas indicadas por lesão ativa genital.[29]

Em gestantes, devido ao *clearance* renal aumentado, a dose para supressão é maior do que em pacientes não gestantes, conforme indicado na **Tabela 49.4**.[26]

VIA DE PARTO

Em gestantes com lesões genitais ativas ou com história de herpes genital e sintomas prodrômicos locais no momento do trabalho de parto (parestesia, prurido, hiperemia ou sensação de queimação), a via de parto indicada é a cesariana; tal indicação não elimina o risco de transmissão vertical, porém leva a uma redução significativa (por volta de 85%) das infecções neonatais pelo vírus.[30]

⚠ A princípio, pacientes sem lesões genitais ou sintomas prodrômicos no momento do parto não têm contraindicação ao parto vaginal. Tal situação apresenta uma exceção: pacientes que tiveram lesões por herpes no terceiro trimestre – tanto por primoinfecção quanto por recorrência – ainda que não apresentem lesões no momento do parto, podem se beneficiar da via alta, uma vez que a replicação viral pode ser mais prolongada, e o risco de transmissão vertical é maior nesses casos.[26]

Em pacientes com ruptura prematura de membranas pré-termo em que se opta pelo manejo expectante, a literatura é controversa. Em pacientes com infecção ativa, recomenda-se aciclovir pela via intravenosa, embora não haja evidência robusta que comprove redução da transmissão vertical da infecção.[31]

■ Infecção pelo HPV

O papilomavírus humano (HPV, *human papillomavirus*) é um vírus da família Papillomaviridae, altamente prevalente e causadora de uma gama

Tabela 49.4 – Opções terapêuticas para o tratamento da infecção por herpes na gestação	
APRESENTAÇÃO CLÍNICA	OPÇÕES TERAPÊUTICAS
Primoinfecção	Aciclovir 400 mg VO de 8/8 horas por 7-10 dias*
	Valaciclovir 1.000 mg VO de 12/12 horas por 5 dias
Recorrência	Aciclovir 400 mg VO de 8/8 horas por 5 dias OU
	Aciclovir 800 mg VO de 12/12 horas por 5 dias
	Valaciclovir 500 mg VO de 12/12 horas por 3 dias OU
	Valaciclovir 1.000 mg VO de 24/24 horas por 3 dias
Tratamento supressivo	Aciclovir 400 mg VO de 8/8 horas a partir da 36ª semana da gestação até o nascimento
Doença disseminada grave	Aciclovir 5-10 mg/kg IV de 8/8 horas por 2-7 dias
	Após, completar 10 dias de tratamento com aciclovir 400 mg VO de 8/8 horas por 7-10 dias

*O tratamento pode ser estendido em caso de resolução incompleta de lesões graves após 10 dias de tratamento.
Fonte: Adaptado de Workowski e colaboradores.[2]

de doenças. As principais doenças causadas por esse agente patogênico incluem a condilomatose genital e a lesão precursora de câncer de colo do útero.[32]

Classicamente, a infecção pode ser causada por dois subgrupos distintos: HPV de alto risco oncogênico (sendo os principais subtipos 16, 18, 31, 33, 35, 39, 45, 51, 52, 56, 58, 59, 68, 73 e 82) e HPV de baixo risco oncogênico (sendo os principais subtipos 6, 11, 40, 42, 43, 54, 61, 70, 72, 81 e CP6 108).

Nesta seção, são destacados os impactos do HPV na gestação. Informações complementares sobre etiopatogênese, diagnóstico e tratamento podem ser encontradas no Capítulo 21 – Rastreamento e prevenção da neoplasia de colo do útero, do livro *Rotinas em Ginecologia*.

QUADRO CLÍNICO

O quadro clínico da infecção pelo HPV é extremamente variável, uma vez que ela pode ser assintomática/latente, subclínica (p. ex., diagnosticada por exames de rastreamento colpocitológico) ou apresentar-se clinicamente com lesões identificáveis ao exame físico.

As lesões clássicas causadas por esse vírus são os condilomas – lesões verrucosas, papilares, únicas ou múltiplas (**Figuras 49.3** e **49.4**).

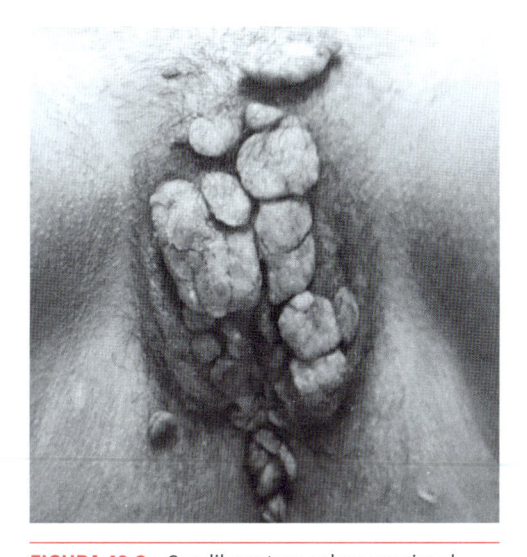

FIGURA 49.3 – Condilomatose vulvar e perianal pelo HPV.

O vírus também pode gerar lesões em colo uterino, sendo de grande importância na patogênese da neoplasia maligna de colo (**Figura 49.5**).

Na gestação, o grande impacto materno do HPV se dá quando a doença se apresenta como condilomatose gigante, causando obstrução de canal de parto – nesses casos, a cesariana está indicada por impossibilidade de parto vaginal. Nenhuma das outras lesões – tanto em colo

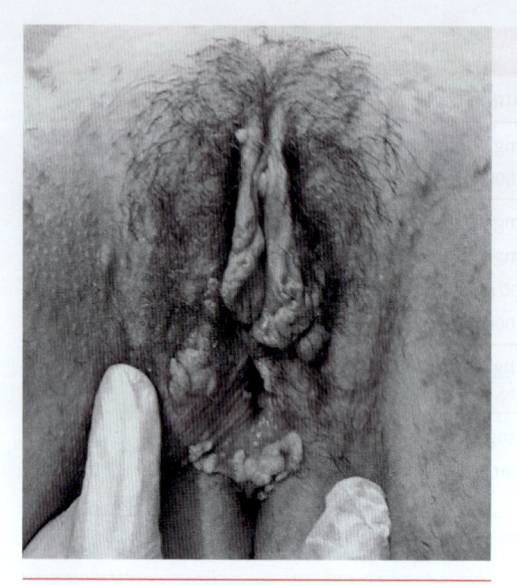

FIGURA 49.4 – Condilomatose vulvar e perianal pelo HPV.

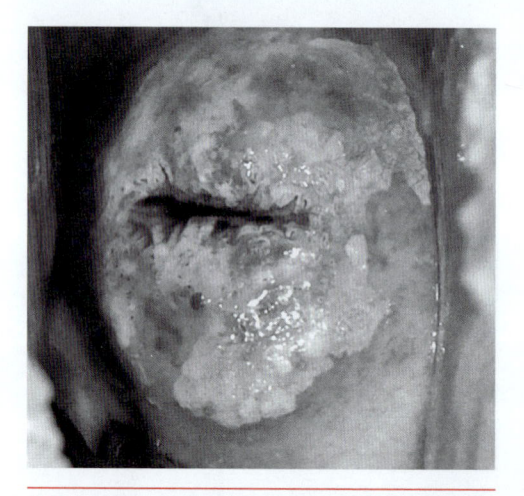

FIGURA 49.5 – Lesão de colo por infecção pelo HPV.

quanto em canal vaginal – são contraindicações à via de parto vaginal.

No recém-nascido, o HPV pode causar papilomatose de laringe; todavia, não houve diferença da frequência dessa complicação em nascimentos por cesariana ou por parto vaginal.[32,33]

DIAGNÓSTICO

A gestação é uma janela de oportunidade em que a mulher será avaliada por um profissional da saúde, portanto, a coleta de citopatológico nesse momento deve ser realizada sempre que houver indicação, especialmente em pacientes com adesão irregular à rotina ginecológica. Não há risco associado à coleta adequada desse exame no período gestacional. A colposcopia pode ser realizada, porém a avaliação do colo da gestante a partir do segundo trimestre pode ser prejudicada pelas alterações locais específicas da gestação, levando muitas vezes a diagnósticos superestimados em relação à realidade; nesse sentido, a avaliação colposcópica deve ser feita por colposcopistas experientes.

A biópsia de colo somente está indicada em casos de suspeita de invasão – em outros casos, devido ao risco de sangramento, deverá ser postergada para o período puerperal. Se diagnosticada invasão, a paciente deverá ser avaliada em conjunto com equipe de oncoginecologia para definição de conduta individualizada.[32]

A vacinação contra HPV está contraindicada na gestação.[13]

TRATAMENTO

Lesões condilomatosas pequenas diagnosticadas na gestação podem ser tratadas com aplicação tópica semanal de ácido tricloroacético (ATA) na concentração de 80 a 90%. Indica-se que a aplicação seja realizada até 34 a 36 semanas de gestação para evitar áreas cruentas na vulva ou no períneo no momento do parto.[32]

Lesões de grande volume não devem ser tratadas com ATA, uma vez que o tratamento poderá levar a uma grande destruição tecidual e alteração importante da anatomia perineal; nesses casos, poderá ser aguardada a resolução da gestação, com reavaliação das lesões no puerpério, uma vez que, em grande parte dos casos, as lesões involuem após a resolução da gestação.

Outros fármacos, como podofilina, imiquimode e 5-fluoracil, são contraindicados no período gestacional. Métodos físicos, tais como exérese cirúrgica, *laser* de dióxido de carbono (CO_2) ou cirurgia de alta frequência, são opções de tratamento em casos selecionados.

Lesões de colo uterino de alto ou baixo grau deverão ser manejadas 12 semanas após o parto, inicialmente realizando-se uma nova avaliação colpocitológica/colposcópica e, após, tomando as condutas conforme protocolo específico de investigação e tratamento fora do período gestacional.

Infecção pelo HTLV

Os vírus da leucemia de células T humanas tipo 1 e 2 (HTLV 1 e 2) pertencem à família *Retroviridae* de transmissão sexual, parenteral (transfusão sanguínea ou uso de drogas intravenosas) e vertical durante período gestacional, parto e aleitamento, sendo este último a principal forma de infecção do recém-nascido. A transmissão ocorre por contato direto entre células hospedeiras e células infectadas.[34,13]

QUADRO CLÍNICO

⭐ A grande maioria das pacientes (por volta de 90%) são assintomáticas. Em quadros sintomáticos, pode-se manifestar como doença neurológica, oftálmica, dermatológica ou hematológica – leucemia/linfoma de células T do adulto e mielopatia/paraparesia espástica tropical.[13,34,35]

DIAGNÓSTICO

O diagnóstico pode ser realizado por teste de rastreamento ELISA; após, devido à alta incidência de testes falso-positivos, há necessidade de realização de teste confirmatório (Western blot ou PCR).[34] Para identificação de lactentes infectados, o teste indicado é a PCR.

TRATAMENTO

A transmissão vertical é extremamente comum e não há medicação disponível para tratamento ou profilaxia dessa situação.

🎁 A principal forma de contaminação pela transmissão vertical se dá pelo aleitamento materno. Portanto, a amamentação é contraindicada em pacientes diagnosticadas com o vírus; o aleitamento materno deve ser inibido por meio de terapêutica específica.[13]

Pacientes infectadas devem ser acompanhadas em longo prazo, com o objetivo de diagnóstico precoce das possíveis complicações que podem decorrer da infecção, especialmente as doenças neurológicas ou hematológicas.[34]

Molusco contagioso

O molusco contagioso é uma doença viral causada pelo poxvírus DNA, denominado *Molluscum contagiosum*, que acomete a pele e, com menor frequência, as membranas mucosas. A doença é altamente transmissível por meio de contato direto com as lesões; também pode ocorrer autoinoculação. Na transmissão sexual, predominam as lesões em região genital e raiz da coxa. O período de incubação varia de 2 a 6 semanas após o contato com o agente patogênico.[36] Existem relatos de casos de infecção neonatal, identificadas em menos de 6 semanas após o parto, atribuídas ao contato com lesões maternas no momento do nascimento.[37] Apesar da possibilidade de infecção do recém-nascido, a doença tem um caráter benigno, não sendo associada a maiores sequelas.

QUADRO CLÍNICO

⭐ As lesões (Figura 49.6) são pápulas múltiplas, de superfície lisa, com umbilicação central, de consistência firme, que podem ser da cor da pele, rosadas, amareladas ou de coloração branco-perolada.[38] As lesões podem ser pruriginosas, e a manipulação por coçadura favorece a autoinoculação.[36]

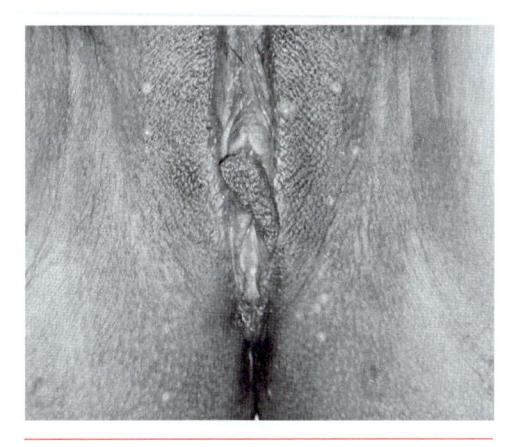

FIGURA 49.6 – Lesões típicas de infecção pelo molusco contagioso.

DIAGNÓSTICO

O diagnóstico é eminentemente clínico, realizado por meio da identificação das lesões típicas.

TRATAMENTO

O tratamento consiste em destruição das lesões, que pode ser realizada por curetagem, crioterapia, *laser* de CO_2 ou aplicação tópica de ATA. É importante estar atento ao risco de hiperpigmentação ou cicatrizes.[38] Em não gestantes, pode-se empregar o imiquimode, mas esse fármaco é contraindicado no período gestacional.

Vulvovaginites na gestação

As vulvovaginites, estão, sem dúvida, entre as doenças tratadas com maior frequência na prática ginecológica e obstétrica. Nem sempre associadas exclusivamente à transmissão sexual, algumas delas podem cursar com uma ampla gama de apresentações clínicas. Na gestação, tais infecções podem estar relacionadas com desfechos desfavoráveis, como TPP, ruptura prematura de membranas e infecções puerperais, por exemplo.

A correta identificação do microrganismo envolvido e a instituição do tratamento adequado são de suma importância na abordagem dessas doenças.

Neste capítulo, é abordado um panorama sobre o diagnóstico dessas doenças, com foco principal no tratamento seguro e efetivo no período gestacional. Informações complementares podem ser encontradas no Capítulo 8 – Vulvovaginites, no livro *Rotinas em Ginecologia*.

VAGINOSE BACTERIANA

Infecção causada predominantemente pela bactéria *G. vaginalis*, porém com frequência ocorrendo por outros agentes patogênicos, tais como *Bacteroides* sp., *Mobiluncus* sp., micoplasmas e peptoestreptococos.[19] A predominância desses agentes patogênicos na microbiota vaginal, com redução concomitante dos lactobacilos normais, leva ao aumento do pH e propicia o crescimento de microbiota anaeróbia. Na gestação, essa doença pode estar associada a abortamento, prematuridade, ruptura prematura de membranas amnióticas e infecções puerperais.[39]

⚠️ A vaginose bacteriana não é considerada uma IST, mas pode ocorrer após contato sexual em pequena parcela dos casos.[19] Alguns fatores de risco são comprovadamente associados ao desenvolvimento dessa doença, sendo os principais: número de parceiros sexuais, duchas vaginais frequentes, dispositivo intrauterino (DIU) e tabagismo.[39] Por outro lado, mulheres que fazem uso regular de preservativo e usuárias de anticoncepção via oral parecem menos vulneráveis ao desenvolvimento de sintomas relacionados com essa infecção.

⭐ O quadro clínico da vaginose bacteriana é frequentemente assintomático; o sintoma típico, quando presente, consiste em corrimento vaginal acinzentado e fétido, que piora no período menstrual e após relação sexual. Na citologia, identificam-se *clue-cells*, redução importante de lactobacilos e raros leucócitos. O pH é alto (> 4,5). O teste de aminas – realizado pingando-se uma gota de hidróxido de potássio a 10% (KOH a 10%) em uma lâmina contendo a secreção vaginal – é positivo, com liberação de odor fétido. Os critérios de Amsel para o diagnóstico são listados no **Quadro 49.1**; esses critérios têm uma sensibilidade para o diagnóstico de vaginose bacteriana que varia de 37 a 70% e especificidade de 94 a 99%.[2]

Quadro 49.1 – Critérios de Amsel para o diagnóstico de vaginose bacteriana

O diagnóstico clínico pode ser realizado na presença de, pelo menos, três dos critérios a seguir:

1. Corrimento homogêneo cobrindo as paredes vaginais
2. Presença de *clue-cells* (células epiteliais da vagina cobertas por bactérias aderidas à superfície) em microscopia
3. pH vaginal > 4,5
4. Odor vaginal fétido antes ou depois de adição de KOH a 10% (teste de Whiff)

KOH, hidróxido de potássio.
Fonte: Adaptado de Workowski e colaboradores.[2]

Não há consenso sobre o rastreamento universal para vaginose bacteriana nas gestantes de risco habitual. Entretanto, para aquelas com alto risco de prematuridade, devem-se considerar o rastreamento e o tratamento dessa infecção antes das 22 semanas de gestação.[40,41] Ocasionalmente, no exame citopatológico de rotina coletado no pré-natal, pode-se identificar o acometimento de células pelas bactérias envolvidas com a infecção, e é recomendado que todas as gestantes, mesmo assintomáticas, recebam a prescrição do tratamento.

A indicação de tratamento em gestantes assintomáticas se baseia na associação dessa infecção com possível morbidade fetal, incluindo TPP, ruptura prematura de membranas, infecção intra-amniótica e endometrite pós-parto.[2,42,43] Um estudo de coorte com 50 gestantes identificou associação da vaginose bacteriana com aumento de risco para TPP.[43] Outra coorte relatou que, no grupo de gestantes com vaginose bacteriana diagnosticada e que evoluíram para TPP, houve aumento de risco para estresse respiratório neonatal, internação do recém-nascido em unidade de terapia intensiva (UTI) neonatal e aumento do tempo de internação na UTI neonatal.[42]

O tratamento é realizado com terapia antimicrobiana. Dados atuais demonstram segurança e eficácia do metronidazol e da clindamicina, tanto em apresentação tópica quanto por via oral, na gestação.[2] O metronidazol ultrapassa a barreira placentária, porém não foi identificada nenhuma evidência de teratogenicidade ou efeitos mutagênicos fetais, mesmo quando usado no primeiro trimestre.[2,44,45] A prescrição deve ser realizada conforme as opções citadas a seguir:[2,46]

- Metronidazol 800 a 1.200 mg/dia VO 2×/dia, durante 7 dias.
- Metronidazol 2 g VO em dose única.
- Metronidazol creme a 0,75%, via vaginal, durante 7 noites.
- Clindamicina 300 mg VO 2×/dia, durante 7 dias.
- Clindamicina creme a 2% via vaginal (VV), durante 7 noites.

⚠️ Sempre que possível, o tratamento em dose única deve ser evitado. Deve-se preferir o emprego de esquemas prolongados (7 dias).[2]

Em situações de recorrência, quando infrequentes, a recomendação é utilizar o tratamento habitual. Em casos frequentes de recorrência (episódios mensais de vaginose bacteriana), pode ser empregada a manutenção com creme vaginal de metronidazol 1 a 2×/semana por pelo menos 3 meses.[2] No que se refere ao manejo da recorrência, estudos com probióticos e lactobacilos estão sendo realizados, ainda sem evidências que amparem a sua recomendação, especialmente na gestação.[47]

CANDIDÍASE

A candidíase é a vulvovaginite mais comum em países tropicais e consiste em um quadro de leucorreia causado por uma gama de fungos que colonizam a microbiota vaginal. Não é considerada uma IST. Esse quadro é comum na gestação, uma vez que as mudanças fisiológicas hormonais e anatômicas tornam o microambiente vaginal mais acidificado e favorecem o estabelecimento dessa infecção.[19]

Por ordem de frequência, estão envolvidos com esse quadro: *Candida albicans*, *Candida glabrata*, *Saccharomyces cerevisiae* e *Candida dubliniensis*.[48] A *C. albicans* é responsável por mais de 90% dos casos.[19]

⭐ O quadro clínico típico consiste em prurido vulvar e vaginal, acompanhado de leucorreia branca, espessa, aderida em grumos à mucosa vaginal (**Figura 49.7**), sem odor típico; hiperemia e edema vulvar podem estar associados. No exame a fresco, após a aplicação de KOH a 10%, podem-se identificar hifas e muitos leucócitos; o pH vaginal é normal (≤ 4,5). A cultura é uma opção para quadros de repetição ou falha terapêutica.

Quadros não complicados ocorrem em até 75% das pacientes, e, em gestantes, pode acontecer um episódio sintomático de candidíase ao longo da gestação em até 40% dos casos.[2] As principais diferenças entre quadros complica-

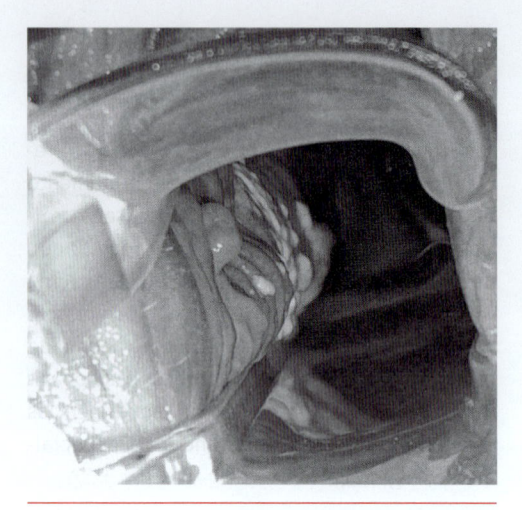

FIGURA 49.7 – Apresentação clínica clássica da candidíase vaginal ao exame especular.

dos e não complicados de candidíase podem ser encontradas na Tabela 49.5.

O tratamento na gestação deve ser realizado por via tópica e está indicado para todas as gestantes sintomáticas. Pacientes assintomáticas, mesmo no período gestacional, não necessitam de tratamento.[39] O uso de azólicos reduz sintomas em até 90% das pacientes que completam o esquema de tratamento.[2] Os parceiros devem ser tratados apenas se tiverem sintomas (balanopostite) ou se a paciente apresentar casos recorrentes.

As principais opções terapêuticas são estas:[2,49]

- Butoconazol creme a 2% via vaginal em dose única.
- Clotrimazol creme a 1% via vaginal, durante 7 a 14 noites, ou clotrimazol creme a 2% via vaginal, durante 3 noites.
- Miconazol creme a 2% via vaginal, durante 7 noites, ou miconazol 100 mg, 1 óvulo via vaginal, durante 7 noites.
- Tioconazol creme a 2% via vaginal, durante 3 noites.
- Nistatina 10.000 U via vaginal, durante 14 noites.

Conforme orientação do Centers for Disease Control and Prevention (CDC), apenas os esquemas tópicos prolongados (> 7 dias) são indicados na gestação, uma vez que os tratamentos em dose única se mostraram menos eficazes.[2] O miconazol é uma medicação eficaz, amplamente disponível na rede pública brasileira e com boa taxa de resposta, podendo ser utilizado como primeira opção na terapêutica.

⚠ Conforme orientação do CDC, o uso de fluconazol VO deve ser evitado na gestação, uma vez que foi demonstrada associação com abortamento espontâneo e desenvolvimento de anomalias congênitas.[2] Essa contraindicação, no entanto, não é consenso em todas as sociedades.[39] O uso oral está liberado na amamentação.

⚠ O uso de nistatina não deve ser primeira escolha, pois, além de necessitar de esquema longo (14 dias) – aumentando o risco de abandono de tratamento –, está associado a maiores falhas terapêuticas.[50]

Tabela 49.5 – Comparação entre as candidíases vulvovaginais complicada e não complicada

	CANDIDÍASE NÃO COMPLICADA	CANDIDÍASE COMPLICADA
Frequência	Esporádica	Recorrente*
Intensidade dos sintomas	Leves a moderados	Intensos
Espécie do fungo	Maioria *C. albicans*	*C.* não *albicans*
Status imune	Pacientes imunocompetentes	Pacientes imunocomprometidas: diabetes, Aids, uso de corticosteroides, etc.

*Candidíase recorrente: três ou mais episódios sintomáticos em um ano.
Aids, síndrome da imunodeficiência adquirida (*acquired immunodeficiency syndrome*).
Fonte: Adaptado de Workowski e colaboradores.[2]

CANDIDÍASE DE REPETIÇÃO

Quando uma paciente é acometida por três ou mais episódios de candidíase no período de um ano, está firmado o diagnóstico de candidíase de repetição.[2] A prevalência desse quadro é alta, e a recorrência pode, inclusive, ser considerada uma situação comum.[51] O manejo adequado passa pela identificação correta do subtipo de cândida envolvido na infecção recorrente – com frequência, encontram-se espécies distintas de C. albicans.[2]

Em pacientes não gestantes, o uso de fluconazol em dose supressiva (1 comprimido, 1×/semana, durante 6 meses) é uma das medidas terapêuticas possíveis – porém essa não é a opção adequada no período gestacional. A manutenção semanal com miconazol intravaginal, durante 6 meses também pode ser feita, sendo esta a escolha na gestação. Outras medidas vêm sendo estudadas, sobretudo tendo-se em vista o aumento da resistência aos fármacos comumente utilizados; pode-se citar, por exemplo, o emprego de lactobacilos e o uso de ácido bórico.[52] No entanto, ambos necessitam de estudos para avaliação de eficácia e/ou segurança na gestação, não podendo, até o momento, ser recomendados.[2]

TRICOMONÍASE

Das vulvovaginites abordadas nesta seção, a tricomoníase é a única de transmissão predominantemente sexual, ao contrário da candidíase e da vaginose bacteriana. Ela é causada pelo protozoário Trichomonas vaginalis e corresponde à terceira vulvovaginite mais frequente no período gestacional.[39] Na gestação, essa infecção está associada a aumento de risco de prematuridade, baixo peso ao nascimento e ruptura prematura de membranas.[2,39]

⭐ A infecção pode ser assintomática em até 25% dos casos.[18] Em geral, quando o quadro é sintomático, apresenta-se com secreção vaginal bolhosa e abundante, amarelo-esverdeada, muitas vezes cursando com sintomas irritativos locais e dispareunia. Ao exame físico, também pode ser identificada colpite típica (aspecto tigroide do colo uterino em framboesa), porém essa avaliação pode ser prejudicada na gestação, devido às alterações locais que ocorrem nesse período. Gestantes sintomáticas devem ser sempre rastreadas e tratadas, assim como suas parcerias sexuais. Não está estabelecida a vantagem do rastreamento de gestantes assintomáticas.[2]

Ao exame a fresco, o protozoário é identificado facilmente, devido à sua mobilidade – para tanto, é essencial que a lâmina seja avaliada logo após a coleta do material. O pH da secreção vaginal é alto (> 4,5), e o teste das aminas é positivo.

💊 O tratamento de escolha é realizado com metronidazol 2 g VO em dose única, ou metronidazol 500 mg VO 2×/dia, durante 7 dias.[2]

🎗️ A tricomoníase é uma IST; portanto, após o diagnóstico, o tratamento do parceiro deve ser recomendado sempre, e o rastreio para outras ISTs deve ser oferecido para a gestante.[2]

REFERÊNCIAS

1. Vallely LM, Egli-Gany D, Pomat W, Homer CS, Guy R, Wand H, et al. Adverse pregnancy and neonatal outcomes associated with Neisseria gonorrhoeae, Mycoplasma genitalium, M. hominis, Ureaplasma urealyticum and U. parvum: a systematic review and meta-analysis protocol. BMJ Open. 2018;8(11):e024175.

2. Workowski KA, Bachmann LH, Chan PA, Johnston CM, Muzny CA, Park I, et al. Sexually transmitted infections treatment guidelines, 2021. MMWR Recomm Rep. 2021;70(4):1-187.

3. Menezes ML. Sífilis e gravidez. Protocolo Febrasgo n. 68. São Paulo: Febrasgo; 2018.

4. Shahrook S, Mori R, Ochirbat T, Gomi H. Strategies of testing for syphilis during pregnancy. Cochrane Database Syst Rev. 2014;(10):CD010385.

5. Schmid GP, Stoner BP, Hawkes S, Broutet N. The need and plan for global elimination of congenital syphilis. Sex Transm Dis. 2007;34(7 Suppl):S5-10.

6. World Health Organization. Investment case for eliminating congenital syphilis: promoting better maternal and child health outcomes and stronger health systems. Geneva: WHO; 2010.

7. Korenromp EL, Rowley J, Alonso M, Mello MB, Wijesooriya NS, Mahiané SG, et al. Global burden of maternal and congenital syphilis and associated adverse birth outcomes-Estimates for 2016 and progress since 2012. PLoS One. 2019;14(2):e0211720. Erratum in: PLoS One. 2019;14(7):e0219613.

8. Rac MWF, Revell PA, Eppes CS. Syphilis during pregnancy: a preventable threat to maternal-fetal health. Am J Obstet Gynecol. 2017;216(4):352-63.

9. Trivedi S, Williams C, Torrone E, Kidd S. National trends and reported risk factors among pregnant women with syphilis in the United States, 2012-2016. Obstet Gynecol. 2019;133(1):27-32.

10. Brasil. Ministério da Saúde. Bol Epidemiol - Sífilis [Internet]. 2021[capturado em 25 set. 2022]; 5(1). Disponível em: https://www.gov.br/aids/pt-br/centrais-de-conteudo/boletins-epidemiologicos/2021/sifilis/boletim_sifilis_2021_internet.pdf/view.

11. Rockwell DH, Yobs AR, Moore MB Jr. The tuskegee study of untreated syphilis; the 30th year of observation. Arch Intern Med. 1964;114:792-8.

12. Borges M, Sampaio A, Gurgel I, organizadores. Programa Nacional de DST e AIDS. Boletim epidemiológico AIDS/DST. Brasília: Ministério da Saúde; 2011.

13. Brasil. Ministério da Saúde. Protocolo clínico e diretrizes terapêuticas para prevenção da transmissão vertical de HIV, sífilis e hepatites virais. Brasília: MS; 2019.

14. Newman L, Kamb M, Hawkes S, Gomez G, Say L, Seuc A, et al. Global estimates of syphilis in pregnancy and associated adverse outcomes: analysis of multinational antenatal surveillance data. PLoS Med. 2013;10(2):e1001396.

15. Cheng JQ, Zhou H, Hong FC, Zhang D, Zhang YJ, Pan P, et al. Syphilis screening and intervention in 500,000 pregnant women in Shenzhen, the People's Republic of China. Sex Transm Infect. 2007;83(5):347-50.

16. Qin J-B, Feng T-J, Yang T-B, Hong F-C, Lan L-N, Zhang C-L, et al. Synthesized prevention and control of one decade for mother-to-child transmission of syphilis and determinants associated with congenital syphilis and adverse pregnancy outcomes in Shenzhen, South China. Eur J Clin Microbiol Infect Dis. 2014;33(12):2183-98.

17. Amaya-Guio J, Grillo-Ardila CF, Angel-Müller E, Torres-Montañez NA, Vasquez-Velez LF. Point of care rapid test for diagnosis of syphilis infection in pregnant women. Cochrane Database Syst Rev. 2018;5:CD013037.

18. Clement ME, Okeke NL, Hicks CB. Treatment of syphilis: a systematic review. JAMA. 2014;312(18):1905-17.

19. Costa MC, Demarch EB, Azulay DR, Périssé ARS, Dias MFR, da Costa Nery JA. Doenças sexualmente transmissíveis na gestação: uma síntese de particularidades. An Bras Dermatol. 2020;85(6):767-85.

20. Kimberlin DW, Barnett ED, Lynfield R, Sawyer MH. Chlamydia pneumoniae. In: Red book: 2021-2024 report of the Committee on Infectious Diseases. 32nd ed. Itasca: American Academy of Pediatrics; 2021. p. 256.

21. Xu J, Yu L, Fu B, Zhao D, Liu F. Influence of different delivery modes on the clinical characteristics of Chlamydia trachomatis pneumonia. Eur J Pediatr. 2018;177(8):1255-60.

22. Ogasawara KK, Goodwin TM. The efficacy of prophylactic erythromycin in preventing vertical transmission of Ureaplasma urealyticum. Am J Perinatol. 1997;14(4):233-7.

23. Capoccia R, Greub G, Baud D. Ureaplasma urealyticum, mycoplasma hominis and adverse pregnancy outcomes. Curr Opin Infect Dis. 2013;26(3):231-40.

24. Bernstein DI, Bellamy AR, Hook EW 3rd, Levin MJ, Wald A, Ewell MG, et al. Epidemiology, clinical presentation, and antibody response to primary infection with herpes simplex virus type 1 and type 2 in young women. Clin Infect Dis. 2013;56(3):344-51.

25. Stephenson-Famy A, Gardella C. Herpes simplex virus infection during pregnancy. Obstet Gynecol Clin North Am. 2014;41(4):601-14.

26. Urato AC. ACOG Practice bulletin no. 220: management of genital herpes in pregnancy. Obstet Gynecol. 2020;136(4):850-1.

27. Amaral RL, Giraldo PC, Gonçalves AK, Linhares IM. Herpes e gravidez. Protocolo Febrasgo n. 102. São Paulo: Febrasgo; 2018.

28. Workowski KA, Berman S, Centers for Disease Control and Prevention (CDC). Sexually transmitted diseases treatment guidelines, 2010. MMWR Recomm Rep. 2010;59(RR-12):1-110.

29. Hollier LM, Wendel GD. Third trimester antiviral prophylaxis for preventing maternal genital herpes simplex virus (HSV) recurrences and neonatal infection. Cochrane Database of Syst Rev. 2008;1:CD004946.

30. Brown ZA, Wald A, Morrow RA, Selke S, Zeh J, Corey L. Effect of serologic status and cesarean delivery on transmission rates of herpes simplex virus from mother to infant. JAMA. 2003;289(2):203-9.

31. Siegler Y, Weiner Z, Solt I. ACOG practice bulletin no. 217: prelabor rupture of membranes. Obstet Gynecol. 2020;136(5):1061.

32. Federação Brasileira das Associações de Ginecologia e Obstetrícia. HPV e gravidez. Protocolo Febrasgo n. 33. São Paulo: Febrasgo; 2021.

33. Silverberg MJ, Thorsen P, Lindeberg H, Grant LA, Shah KV. Condyloma in pregnancy is strongly predictive of juvenile-onset recurrent respiratory papillomatosis. Obstet Gynecol. 2003;101(4):645-52.

34. Figueiredo-Alves RR, Nonato DR, Cunha AM. HTLV e gravidez: protocolo clínico. Protocolo Febrasgo nº 5. São Paulo: Febrasgo; 2018.

35. Romanelli LCF, Caramelli P, de Freitas Carneiro Proietti AB. O vírus linfotrópico de células T humanos tipo 1 (HTLV-1): quando suspeitar da infecção? Rev Assoc Med Bras. 2010;56:340-7.

36. Schaffer JV, Berger EM. Molluscum contagiosum. JAMA Dermatol. 2016;152(9):1072.

37. Luke JD, Silverberg NB. Vertically transmitted molluscum contagiosum infection. Pediatrics. 2010;125(2):e423-5.

38. Edwards S, Boffa MJ, Janier M, Calzavara-Pinton P, Rovati C, Salavastru CM, et al. 2020 European guideline on the management of genital molluscum contagiosum. J Eur Acad Dermatol Venereol. 2021;35(1):17-26.

39. Giraldo PC, Amaral RL, Gonçalves AK, Eleutério Júnior J. Vulvovaginites na gestação. Protocolo FEBRASGO n. 95. São Paulo: Febrasgo; 2018.

40. Lamont RF, Nhan-Chang CL, Sobel JD, Workowski K, Conde-Agudelo A, Romero R. Treatment of abnormal vaginal flora in early pregnancy with clindamycin for the prevention of spontaneous preterm birth: a systematic review and metaanalysis. Am J Obstet Gynecol. 2011;205(3):177-90.

41. Subtil D, Brabant G, Tilloy E, Devos P, Canis F, Fruchart A, et al. Early clindamycin for bacterial vaginosis in pregnancy (PREMEVA): a multicentre, double-blind, randomised controlled trial. Lancet. 2018;392(10160):2171-9.

42. Laxmi U, Agrawal S, Raghunandan C, Randhawa VS, Saili A. Association of bacterial vaginosis with adverse fetomaternal outcome in women with spontaneous preterm labor: a prospective cohort study. J Matern Fetal Neonatal Med. 2012;25(1):64-7.

43. Nelson DB, Hanlon A, Hassan S, Britto J, Geifman-Holtzman O, Haggerty C, et al. Preterm labor and bacterial vaginosis-associated bacteria among urban women. J Perinat Med.2009;37(2):130-4.

44. Burtin P, Taddio A, Ariburnu O, Einarson TR, Koren G. Safety of metronidazole in pregnancy: a meta-analysis. Am J Obstet Gynecol. 1995;172(2 Pt 1):525-9.

45. Sheehy O, Santos F, Ferreira E, Berard A. The use of metronidazole during pregnancy: a review of evidence. Curr Drug Saf. 2015;10(2):170-9.
46. McDonald HM, Brocklehurst P, Gordon A. Antibiotics for treating bacterial vaginosis in pregnancy. Cochrane Database Syst Rev. 2007;(1):CD000262.
47. Bagnall P, Rizzolo D. Bacterial vaginosis: a practical review. JAAPA. 2017;30(12):15-21.
48. Gamarra S, Morano S, Dudiuk C, Mancilla E, Nardin ME, de Los Angeles Méndez E, et al. Epidemiology and antifungal susceptibilities of yeasts causing vulvovaginitis in a teaching hospital. Mycopathologia. 2014;178(3-4):251-8.
49. Saporiti AM, Gómez D, Levalle S, Galeano M, Davel G, Vivot W, et al. [Vaginal candidiasis: etiology and sensitivity profile to antifungal agents in clinical use]. Rev Argent Microbiol. 2001;33(4):217-22.
50. Simões JA. Sobre o diagnóstico da candidíase vaginal. Rev Bras Ginecol Obstet. 2005;27(5):233-4.
51. Blostein F, Levin-Sparenberg E, Wagner J, Foxman B. Recurrent vulvovaginal candidiasis. Ann Epidemiol. 2017;27(9):575-82.e3.
52. Sobel JD. Recurrent vulvovaginal candidiasis. Am J Obstet Gynecol. 2016;214(1):15-21.

50
DOENÇAS PULMONARES NA GESTAÇÃO

SERGIO PINTO RIBEIRO

A gravidez está associada a profundas alterações anatômicas, fisiológicas e bioquímicas que afetam vários sistemas e órgãos. As alterações imunológicas, que certamente ocorrem, podem, sim, ativar o sistema imune protetor e não criar um estado de imunossupressão da grávida, como antes se acreditava.

No sistema respiratório, as mudanças começam logo após a fertilização e continuam ao longo da gestação. Muitas dessas adaptações ocorrem em resposta a estímulos hormonais ou mecânicos. Muitas vezes, tais modificações podem ser interpretadas como uma nova doença ou exacerbar uma doença já instalada e não reconhecida anteriormente.

Em grávidas, há pouca evidência científica dando suporte ao manejo dessas doenças, em especial pelo temor de realizar estudos maiores com gestantes e pelo potencial dano ao feto. A grande maioria dos estudos multicêntricos e randomizados, para testes de novos fármacos, não inclui mulheres grávidas. O manejo das doenças respiratórias nas gestantes, portanto, segue a evidência atual para não grávidas, utilizando o princípio do bom senso – comum na medicina – de tratar o mínimo possível sem expor a mulher grávida e seu feto a estresses patológicos, como hipoxemia, ou estresses farmacológicos desconhecidos. Neste capítulo, são abordadas as doenças respiratórias comuns durante a gestação.

Alterações fisiológicas no sistema respiratório durante a gravidez

As mudanças hormonais durante a gestação ocorrem de várias formas. Há grandes mudanças no metabolismo do hipotálamo, da hipófise, das glândulas tireoide e paratireoides, das suprarrenais e dos ovários. Nessas modificações, a progesterona parece ter um envolvimento maior com o sistema respiratório. A progesterona é um conhecido estimulante da respiração, e seus níveis aumentam gradualmente de 25 ng/mL nas seis semanas de gestação para até 200 ng/mL no termo.[1] Os centros respiratórios no cérebro parecem mudar seus pontos homeostáticos durante a gravidez, provavelmente em razão dos níveis aumentados de progesterona.[2] A progesterona também pode aumentar a ventilação pulmonar durante a fase lútea do ciclo menstrual. O mecanismo pode envolver um aumento da sensibilidade da medula para o dióxido de carbono, de tal forma que o incremento da pressão parcial arterial de dióxido de carbono ($PaCO_2$) aumenta o esforço respiratório, embora um efeito direto da progesterona sobre o sistema respiratório não possa ser excluído.

O exame histológico da mucosa respiratória superior durante a gravidez revela hiperemia, hiperatividade glandular, aumento da atividade fagocitária e aumento do conteúdo de mucopolissacarídeos.[3] Mulheres grávidas muitas vezes experimentam congestão nasal e epistaxe, possivelmente como resultado dessas alterações.

⭐ Algumas mulheres desenvolvem tumores benignos no nariz durante a gravidez, causando congestão nasal e graus variáveis de epistaxe. Esse tumor, quase sempre unilateral, é chamado de granuloma nasal gravídico, tumor da gravidez, granuloma da gravidez ou pólipo telangiectásico. Os achados histológicos são similares aos do granuloma piogênico, e esses granulomas se resolvem espontaneamente após o parto, na maioria dos casos, mas pode ser necessária sua retirada para tratar a obstrução nasal ou o sangramento frequente.

Mudanças no tórax e no abdome ocorrem cedo, já no início da gravidez, bem antes que o simples deslocamento do útero possa causar tal efeito. No primeiro trimestre, o ângulo subcostal pode alterar-se de 68 para 103°,[4] o diafragma eleva-se por até 4 cm e o diâmetro do tórax pode aumentar 2 cm ou mais. A modificação diafragmática não é limitada pelo útero e, na verdade, aumenta em até 2 cm.

⚠️ O resultado dessas alterações hormonais, em comparação com as mulheres não grávidas, é uma aparência de "tórax em barril" durante a gestação pelo aumento da circunferência torácica, o que favorece a ocorrência de fraturas costais, mesmo por estímulos fracos, como a tosse.

A gravidez tem um grande efeito em volumes pulmonares. Está associada ao aumento de 30 a 50% no volume corrente (VC), que ocorre em detrimento da capacidade residual funcional (CRF).[5] Enquanto não há elevação da frequência respiratória, a ventilação-minuto é aumentada, levando ao incremento da pressão parcial arterial de oxigênio (PaO$_2$) na circulação materna (104-108 mmHg) e uma redução da PaCO$_2$ para 27 a 32 mmHg (35-40 mmHg no estado não gravídico).

🎁 Apesar das mudanças no VC e na CRF, a espirometria permanece inalterada na gravidez. Portanto, os resultados da espirometria anormal devem ser atribuídos à doença respiratória subjacente, e não à gravidez em si.

A PaCO$_2$ baixa durante a gravidez produz um estado de alcalose respiratória crônica (pH 7,4-7,45), que é compensado pelo aumento da excreção renal de bicarbonato, levando a um nível de bicarbonato reduzido no soro de 18 a 21 mmol/L.[5] Isso tem vantagens e desvantagens para a gestante. Por um lado, níveis de bicarbonato inferiores mudam a curva de dissociação de oxigênio-hemoglobina para a direita, facilitando, assim, a transferência de oxigênio para o feto. Por outro lado, tal redução no bicarbonato resulta em uma menor capacidade-tampão, que torna a mulher grávida suscetível à acidose. Acredita-se que tais adaptações ocorram com o objetivo de garantir a oxigenação adequada do feto.

Dispneia na gravidez

⭐ Como consequência das alterações anatômicas e fisiológicas antes descritas, uma queixa comum na gravidez é a falta de ar, que ocorre em mais de dois terços das gestantes. O aumento da circunferência abdominal ou o ganho de peso não são suficientes para explicar os sintomas, visto que muitas mulheres já se queixam de dispneia no início da gestação, antes mesmo que tais alterações ocorram. A dispneia na gravidez refere-se a uma condição que as mulheres descrevem como uma sensação de "fome de ar" ou uma "necessidade de respirar fundo". Muitas vezes, a paciente relata que a falta de ar é notada enquanto conversa, sem conseguir completar a frase, necessitando interromper a fala para respirar. O mecanismo possível parece estar associado à estimulação do centro respiratório no cérebro pela progesterona, o que é necessário para o aumento do VC na gravidez. No terceiro trimestre, a maioria das mulheres relatará diminuição na tolerância ao exercício, provavelmente resultante de alterações mecânicas associadas ao ganho de peso e à diminuição do retorno venoso.[5]

🎁 Quando uma gestante se queixa de dispneia, a distinção entre doença subjacente e dispneia relacionada com a gravidez pode ser um problema de difícil diagnóstico, necessitando, possivelmente, da ajuda do especialista em doenças respiratórias.

Asma brônquica na gravidez

A asma brônquica é uma doença crônica comum na gravidez, afetando entre 6 e 12% de todas as gestações.[6] O curso da asma é normalmente imprevisível na gravidez, e estudos têm sugerido que um terço das pacientes melhora da asma, um terço permanece com quadro inalterado e um terço piora significativamente da asma brônquica.

Nas gestantes com diagnóstico prévio de asma brônquica, fatores que podem contribuir para a melhora dos sintomas podem estar associados ao aumento dos níveis de cortisol no soro e/ou ao aumento dos níveis da progesterona, que agem como relaxantes potentes da musculatura lisa, ajudando na broncodilatação. Portanto, uma crise de asma no período de trabalho de parto é improvável, porque os níveis de cortisol no termo são cerca de quatro vezes os níveis pré-gravidez. Em contrapartida, algumas mulheres em que os sintomas melhoraram durante o último trimestre da gravidez podem ter crises de broncospasmo no puerpério quando os níveis hormonais baixam.

Alguns fatores podem produzir uma piora do estado asmático durante a gravidez, como o aumento da incidência de doença do refluxo gastresofágico (DRGE), rinite gestacional[7] e a suspensão do medicamento de controle da doença. Estudos recentes mostram a associação de DRGE com asma brônquica, sugerindo que os mecanismos de elevação das estruturas intra-abdominais, pelo aumento do tamanho do útero, pioram o refluxo, assim como o uso de medicações antiasmáticas irritativas ao trato gastrintestinal.

A rinite gestacional segue o princípio das "vias aéreas unidas", ou seja, aumento do gotejamento pós-nasal, irritando e estimulando as vias aéreas inferiores. Possivelmente, o fator mais importante para a piora no controle da asma brônquica é a redução ou mesmo a completa cessação dos medicamentos para o controle da asma devido ao receio das gestantes quanto à sua segurança sobre o desenvolvimento fetal.[8] Estudos de caso-controle mostraram que grávidas asmáticas bem controladas da doença respiratória não têm taxas maiores de efeitos adversos do que mulheres não asmáticas.[9]

O mau controle da asma brônquica parece ser muito mais danoso para o feto do que o uso racional de medicamentos para controlar a doença. Estudos mostraram que mulheres com exacerbações frequentes de asma, muitas vezes por menor uso de medicamentos, estão mais propensas a terem abortos espontâneos,[10] assim como o pior controle da asma durante a gestação produz hipoxemia intermitente ou crônica, o que está associado à diminuição de crescimento intrauterino e ao baixo peso ao nascimento.

A asma brônquica pode ser classificada em categorias quanto à sua gravidade: leve, moderada e grave,[11] de acordo com o tratamento recebido. Dentro de cada categoria, a doença pode estar controlada ou não. Se não estiver controlada, devem-se acrescentar medicamentos de acordo com etapas (escalonamento) a serem seguidas; se estiver controlada, de acordo com os sintomas da paciente, pode-se sugerir a diminuição de algum dos medicamentos (descalonamento). Essa classificação é simples e adequada para usar o mínimo de medicamentos possível para o controle da doença.

Para o manejo adequado da doença, em primeiro lugar, o diagnóstico de asma deve ser realizado clinicamente e confirmado por espirometria e classificado de acordo com os critérios recém-descritos. Na situação de descontrole da doença, devem-se identificar fatores desencadeantes – em geral, alérgenos, qualidade do ambiente domiciliar e profissional, medicamentos que podem potencializar a asma, presença de animais domésticos, entre outros. A identificação e o tratamento de rinite alérgica ou gestacional, doença dos seios da face e DRGE ajudará a controlar os sintomas. A conformidade e o uso adequado de medicamentos são primordiais, além da adesão ao tratamento.

Portanto, o tratamento da asma brônquica passa pelo diagnóstico adequado, pelo controle ambiental, pela técnica inalatória apropriada, pela adesão ao tratamento e pelo tratamento farmacológico. O tratamento farmacológico, com pequenas variações, segue um processo de etapas de escalonamento de medicações, baseado nos sintomas da paciente.[12] A maioria dos medicamentos utilizados para asma em grávidas são seguros e devem ser usados para alívio dos sintomas e das consequências de crises graves.

⚠️ O mais importante é compreender que a gestante com asma deve ser tratada se apresentar sinais ou sintomas da doença, sempre com o objetivo de evitar a hipoxemia, que é muito danosa ao feto.

Com base nas recomendações da Sociedade Brasileira de Pneumologia e Tisiologia (SBPT) de 2020,[13] o tratamento farmacológico é dividido em etapas conforme o controle dos sintomas. O objetivo é sempre utilizar o mínimo de medicamentos para o controle da doença, sobretudo nas grávidas.

💊 Resumidamente, na primeira etapa do manejo farmacológico (Etapa I), os fármacos são usados *por demanda* (de acordo com a necessidade da paciente com base em seus sintomas), como na asma intermitente leve – pequenas crises com resoluções rápidas. Os corticosteroides inalados, como beclometasona, budesonida, ciclesonida ou fluticasona, são os fármacos mais usados.

Nessa mesma etapa, pode ser acrescentado um broncodilatador β-agonista de curta ação inalado (SABA, *short-acting beta-agonist*), como salbutamol, fenoterol ou terbutalina, devendo estes últimos, conforme sugestões mais recentes, ser associados ao corticosteroide inalado para diminuir os efeitos colaterais dos SABAs. Ainda como alternativa na Etapa I, o formoterol (LABA, *long-acting beta-agonist*) associado à budesonida (corticosteroide inalado) pode ser uma escolha para uso conforme a demanda de sintomas.

💊 Não havendo controle da doença com o método por demanda, na Etapa II, pode ser acrescentado um antileucotrieno, como o montelucaste, medicamento oral com maior benefício nas pessoas com asma e rinite. Na Etapa III, uma possibilidade seria o uso contínuo e de manutenção, e não por demanda, de formoterol + budesonida ou salmeterol + fluticasona, ambos LABA + corticosteroide inalado. Na Etapa IV, quando não houve controle da doença, pode-se acrescentar o brometo de tiotrópio, um antagonista muscarínico de longa ação inalado (LAMA, *long-acting muscarinic antagonist*).

Se todas as medidas recém-citadas não controlarem adequadamente a doença, entra-se na Etapa V, em que o uso de corticosteroide oral em doses baixas e/ou de medicamentos biológicos se torna uma alternativa. Estes últimos são anticorpos monoclonais desenvolvidos para bloquear ações de moléculas específicas presentes na cascata inflamatória da asma. São utilizados na asma grave não responsiva aos medicamentos comuns. Eles melhoram a função pulmonar de asmáticos e diminuem o uso de corticosteroides orais. Também diminuem o número de exacerbações anuais da doença.

⚠️ Entre os medicamentos biológicos, podem-se citar o omalizumabe (anti-IgE) em pacientes com IgE sérica alta, e os demais usados na asma eosinofílica, como mepolizumabe e reslizumabe (anti-IL-5), benralizumabe (anti-IL-5r) e dupilumabe (anti-IL-4 e anti-IL-13). Contudo, a introdução desses medicamentos durante a gestação não está indicada, pelo fato de estarem há pouco tempo no mercado e porque sua segurança ainda não foi adequadamente estudada na gravidez.[14]

Pneumonia na gravidez

O estado imunológico durante a gravidez e a contribuição da unidade fetoplacentária à resposta imune são muito pouco conhecidos até o momento. Com esse parco conhecimento, desenvolveu-se um modelo aceito por grande parte dos pesquisadores e obstetras de que a grávida está em um estado de "imunossupressão". Estudos mais recentes, entretanto, sugerem um modelo em que a placenta muda e se adapta ao sistema imune das gestantes, tornando-as capazes de montar respostas imunes robustas quando a mãe e/ou o feto estão em risco (resposta imune). Há, portanto, evidências científicas mostrando que o sistema imune durante a gravidez é funcional e altamente ativo,[15] não sendo responsável pelo risco maior da gestante de desenvolver doenças virais graves, como *influenza* A.

Na área respiratória, sabe-se que mulheres grávidas são suscetíveis às mesmas doenças respiratórias que as não gestantes, devendo ser tratadas da mesma forma. A pneumonia é a causa mais comum de infecção não obstétrica fatal na mulher grávida.[16] Fatores de risco gestacional, como parto cesáreo, podem aumentar o risco de internação por pneumonia no período pós-parto. A pneumonia na gravidez também pode levar ao aumento da probabilidade de um parto complicado em comparação com gestações em que a infecção não está presente.

Pacientes gestantes têm características específicas da gravidez, o que as predispõe a aumento da incidência e risco de complicações por pneumonia. Estas incluem alterações fisiológicas maternas, como maior consumo de oxigênio, aumento da água no pulmão e elevação do diafragma, além da maior probabilidade de aspiração de conteúdo gástrico durante o trabalho de parto. Doenças coexistentes ou hábitos estabelecidos também podem aumentar o risco de pneumonia no período gestacional, como doenças pulmonares existentes (p. ex., asma e tabagismo), infecção pelo vírus da imunodeficiência humana (HIV, *human immunodeficiency virus*) ou terapia imunossupressora para doenças crônicas.

Os microrganismos associados à pneumonia na gravidez são semelhantes aos da pneumonia na mulher não gestante, e, na maioria das vezes, o agente etiológico não é identificado.[17] Agentes patogênicos bacterianos comuns na pneumonia adquirida na comunidade (PAC) incluem *Streptococcus pneumoniae, Haemophilus influenzae*, além de agentes patogênicos atípicos, como *Legionella pneumophila, Mycoplasma pneumoniae* e *Chlamydia pneumoniae*. O *Staphylococcus aureus* (incluindo cepas resistentes à meticilina) é também uma possível causa de pneumonia, e pode se apresentar como uma infecção secundária após uma infecção viral. Microrganismos hospitalares são menos comuns e estão normalmente presentes em pessoas com outras comorbidades, incluindo fibrose cística. A pneumonia por *Pneumocystis jirovecii* deve ser considerada em mulher grávida com HIV, sobretudo com baixa contagem de células CD4. Agentes virais causadores de pneumonia incluem o vírus *influenza* A, mais recentemente o novo coronavírus (SARS-CoV-2), responsável pela pandemia de Covid-19, além do vírus varicela-zóster. Até 9% dos casos primários de varicela durante a gravidez podem evoluir para pneumonia. Etiologias fúngicas como coccidiomicose são raras.

A apresentação clínica em mulheres grávidas com pneumonia é semelhante à das não gestantes. Febre, tosse, dispneia e hipóxia são parte da apresentação conjunta. A gripe por *influenza* A é um fator de risco conhecido por aumentar internações de grávidas em unidades de terapia intensiva.

Como as gestantes parecem ser mais vulneráveis à doença respiratória grave, com risco de vida, como a gripe por *influenza* A, devem ser tratadas de maneira mais rigorosa, com cuidados de suporte e administração imediata de medicação antiviral (como oseltamivir), idealmente dentro de 48 horas do início dos sintomas.[18,19]

O tratamento da pneumonia na gravidez é basicamente o mesmo que o da paciente não gestante, com algumas exceções conhecidas. Tendo em mente que os agentes etiológicos da PAC são semelhantes no mundo inteiro – exceto os vírus –, o tratamento costuma ser feito com cefalosporinas para agentes patogênicos bacterianos típicos, como *S. pneumoniae* e *H. influenzae*, e macrolídeos, como azitromicina, para agentes patogênicos bacterianos atípicos, como *M. pneumoniae, L. pneumophila* ou *C. pneumoniae*. Essas duas classes de antimicrobianos podem ser usadas com segurança na gravidez.

As fluoroquinolonas, muitas vezes empregadas para tratar PAC ambulatorial, em geral não são usadas na gravidez, devido ao potencial de toxicidade fetal. As tetraciclinas também não são utilizadas por estarem associadas a coloração dos dentes do feto e deformidades ósseas.

Sempre que possível, culturas de escarro devem ser realizadas, e os resultados podem ser utilizados para adequar a terapia de acordo com o agente patogênico recuperado.

Outras infecções virais nas gestantes também são alvo de especulação. Estudos epidemiológicos têm demonstrado uma associação de infecções virais na grávida com parto prematuro e anormalidades fetais.[20,21] Sabe-se que as gestantes são mais gravemente afetadas por infecções por alguns vírus, incluindo *influenza* A, vírus da hepatite E (HEV) e herpes-vírus simples (HSV).

⚠️ Atualmente, a infecção pelo vírus zika parece exercer efeitos deletérios sobre o sistema neurológico dos fetos, com microcefalia como resultado final. A doença, nesses casos, pode ocorrer pela infecção primária da mãe durante o primeiro trimestre ou pela infecção da criança durante o parto. A infecção viral atingindo a placenta pode desencadear uma resposta inflamatória moderada que não termina a gestação, mas que pode ser capaz de ativar o sistema imune não somente da mãe, mas também do feto. Essa condição é denominada síndrome da resposta inflamatória fetal (FIRS, *fetal inflammatory response syndrome*), sendo caracterizada por uma infecção placentária com concentrações muito elevadas de citocinas inflamatórias (interleucina [IL]-1, IL-6, IL-8 e fator de necrose tumoral [TNF]-α). Tal resposta inflamatória, portanto, pode afetar o sistema nervoso central e o sistema circulatório do feto,[22] causando anormalidades morfológicas fetais (microcefalia) e aumento do risco de autismo, esquizofrenia, deficiências neurossensoriais e psicose. Essa área está sob extensa investigação no momento.

A pneumonia viral na gravidez merece menção especial, tendo em conta as recentes epidemias de gripe por *influenza* A e sua associação com o aumento da taxa de morbidade e mortalidade. Algumas das complicações da gripe por *influenza* são a pneumonia viral primária e a pneumonia bacteriana secundária. Resultados da necrópsia do surto de gripe de 1957 revelaram que as mulheres grávidas que morreram apresentavam mais propensão a ter uma pneumonia viral, quando comparadas com as não grávidas, que apresentavam mais propensão a ter uma pneumonia bacteriana secundária com agentes patogênicos como *S. aureus*, pneumococos ou *H. influenzae*.[23] Portanto, essa associação entre gestantes e doenças virais não está bem compreendida. A pneumonia por varicela não é comum, porém é mais grave na gestação, com altas taxas de mortalidade (35-40%).

A pandemia de Covid-19, causada pelo novo coronavírus que avançou pelo mundo em 2020 a 2021, não poupou as grávidas. Em uma recente revisão sistemática e metanálise,[24] as características clínicas e epidemiológicas do impacto viral sobre as gestantes foram comparadas com as de pacientes não grávidas. As manifestações clínicas foram semelhantes entre os grupos, como presença de febre, tosse, coriza, mialgias e desenvolvimento de pneumonia viral – a síndrome respiratória aguda. Em relação aos achados radiológicos, as grávidas apresentaram maior quantidade de alterações em vidro fosco, enquanto as não gestantes tinham mais consolidações pulmonares. Complicações associadas à gestação foram taxas mais altas de hemorragia pós-parto, parto cesáreo, trabalho de parto prematuro e nascimento prematuro. A taxa de fatalidade em pacientes hospitalizadas não grávidas foi de 6,4%, ao passo que a mortalidade por todas as causas nas gestantes foi de 11,3%.

⚠️ Até o momento de fechamento desta edição, não havia relato de tratamentos eficazes para a pneumonia pelo SARS-CoV-2, apesar de algumas intervenções terem mostrado discreta diminuição de mortalidade (corticosteroide sistêmico, tocilizumabe). A vacinação contra Covid-19, entretanto, tornou-se a melhor forma de prevenção de doença grave nas gestantes.

🔖 Tuberculose na gravidez

Estima-se que, todos os anos, ocorram no mundo mais de 1 bilhão de infecções por tuberculose (TB), 9 milhões de novos casos e cerca de 1,7 milhão de mortes secundárias à TB. A coinfecção pelo HIV aumenta significativamente o risco de TB ativa.

A TB é também uma das principais causas de mortalidade entre mulheres em idade reprodutiva. O diagnóstico pode ser atrasado na gestação muitas vezes devido a sintomas inespecíficos e à equivocada hesitação para realizar uma radiografia de tórax durante a gravidez. As mulheres grávidas parecem mais propensas a ter lesões unilaterais e não cavitárias à radiografia de tórax. Alguns estudos sugerem um aumento do diagnóstico de TB no período pós-parto. Isso pode estar relacionado com um atraso no diagnóstico durante a gravidez e, possivelmente, com a ativação do sistema imune ao longo da gestação, que pode ser protetora. Com tratamento adequado, as gestantes com TB têm resultados semelhantes aos das mulheres não grávidas.[25]

O acompanhamento do período pré-natal é importante para selecionar mulheres com alto risco de TB latente ou ativa. Fatores de risco para TB na gestação que auxiliam o rastreamento incluem infecção pelo HIV, contato direto com uma pessoa conhecida ou suspeita de ter TB ativa, doenças conhecidas que aumentam o risco de adquirir TB, como diabetes e imunossupressão, pessoas carentes, baixa renda, alcoolismo, vício em drogas intravenosas, internos em instituições correcionais ou instituições de saúde mental, sem-teto, profissionais de saúde e advindos de países com alta prevalência de TB. Para mulheres diagnosticadas com TB latente durante a gravidez, as diretrizes atuais recomendam tratar aquelas com maior risco de reativação, como aquelas com infecção por HIV, conversão recente (nos últimos 2 anos) ou um contato com um caso conhecido.[25]

A TB tem um profundo efeito sobre a mortalidade e morbidade materna e fetal. A doença não provoca malformações congênitas, mas aumenta o risco de perda fetal e perinatal, prematuridade e baixo peso ao nascimento. Com o diagnóstico precoce e o tratamento imediato, os resultados obstétricos e fetais são bons, mas o tratamento e o diagnóstico tardios estão associados a aumento de morbidade e mortalidade materna e neonatal. Estima-se que a TB em mulheres grávidas portadoras de HIV aumente a mortalidade materna e infantil em quase 300%, um problema de saúde pública significativo em áreas de alta prevalência de TB.[26]

A necessidade de tratamento da TB ativa na gravidez é inquestionável. Os benefícios obtidos com o tratamento superam os riscos potenciais de toxicidade dos medicamentos. O tratamento é semelhante para grávidas e não grávidas. Os esquemas terapêuticos são regionais no Brasil, dependendo dos dados de resistência microbiana da área provável de transmissão. O aleitamento materno é recomendado e pode ser realizado durante o tratamento para TB.[26]

Em resumo, a TB atinge mulheres em idade reprodutiva, seu diagnóstico exige um alto nível de suspeição e o tratamento é importante para evitar a morbidade e mortalidade materna e neonatal.

Tabagismo na gravidez

De acordo com os dados mais recentes nos Estados Unidos, a prevalência do uso do cigarro antes, durante e após a gravidez fica em torno de 24,7, 12,3 e 17,2%, respectivamente. Fumar está associado a risco aumentado de complicações maternas, como gravidez ectópica, aborto espontâneo, ruptura prematura de membranas, trabalho de parto prematuro, placenta prévia e hematoma retroplacentário, e efeitos no feto, como baixo peso ao nascimento.

A nicotina é uma substância química conhecida por atravessar a placenta, e estudos indicam que ela reduz a disponibilidade de oxigênio para a unidade fetoplacentária.[27,28] No período pós-parto, está bem documentado que crianças expostas ao tabagismo passivo têm risco aumentado de síndrome da morte súbita da infância, bem como de infecções respiratórias agudas, otite média e desenvolvimento de asma brônquica. A exposição materna ao tabagismo passivo durante a gravidez também tem sido associada à redução do peso ao nascimento.

Embora as mulheres grávidas fumantes estejam altamente motivadas a cessar o tabagismo durante a gestação, a taxa de sucesso é de apenas 30%, valores semelhantes aos da população não grávida. Vários fatores de risco psicossociais

(p. ex., baixa renda, menor educação, companheiro tabagista, violência doméstica e outras questões de dependência) dificultam a cessação do tabagismo durante a gravidez.[29] As mulheres também podem achar mais difícil reduzir ou parar de fumar durante a gravidez porque a nicotina é metabolizada mais rápido em gestantes, com a consequente necessidade mais precoce de fumar outro cigarro.

A farmacoterapia em geral não é considerada nem pelas pacientes nem por seus médicos, em razão de dados insuficientes acerca da segurança de seu uso na gravidez e seu efeito nocivo sobre o feto. No entanto, os riscos consideráveis do consumo de tabaco em curso em uma mulher grávida e incapaz de parar de fumar sem farmacoterapia devem ser balanceados contra os riscos do uso de medicação.

Estudos mostraram que realizar terapia de reposição de nicotina é preferível a fumar. A reposição com nicotina contém apenas nicotina, e não as muitas outras toxinas encontradas no tabaco; além disso, o feto tende a ser menos exposto à nicotina com terapias de reposição em comparação com cigarros. Ademais, alguns estudos recentes não mostraram efeitos adversos significativos no feto com terapia de reposição com nicotina. Tanto a bupropiona quanto a vareniclina têm sido utilizadas para cessação do tabagismo na população não grávida com algum sucesso. No entanto, em razão da falta de dados sobre seu uso na gravidez, não é recomendável que sejam usadas até que mais informações estejam disponíveis.

Cigarros eletrônicos (e-cigarros) são projetados para produzir vapor de nicotina para inalação. Não há nenhuma literatura médica sobre a sua segurança na gravidez, e seu uso na população geral também está sendo questionado. Diretrizes de prática clínica atual de alguns países recomendam que as intervenções comportamentais devem ser tentadas antes da farmacoterapia. Tanto a reposição de nicotina quanto a bupropiona são consideradas seguras para uso durante a amamentação. Não existem dados sobre a segurança da vareniclina durante a amamentação.

Tromboembolia pulmonar na gravidez

A gravidez e o período de puerpério são conhecidos fatores de risco para tromboembolia venosa (TEV), ocorrendo em 1 por 1.600 gestações.[30,31] A TEV pode se manifestar exclusivamente como uma trombose venosa profunda (TVP) de membros inferiores ou como migração do trombo venoso até a circulação pulmonar, denotando tromboembolia pulmonar (TEP). Estudos mostraram que a TEP lidera a causa de morte nas gestantes, sendo responsável por 20 a 30% da mortalidade materna. Nesta seção, a TEP é abordada por sua alta mortalidade entre as gestantes.

A apresentação clínica da TEP, como em mulheres não grávidas, é muito inespecífica, devendo haver alto índice de suspeição para a realização do diagnóstico, especialmente pelo fato de os sintomas respiratórios comuns da gravidez poderem ser confundidos com os de TEP.

A não identificação de um episódio de TEP na mulher grávida pode ter consequências graves. Sinais e sintomas fúteis de dispneia – que pode ser confundida com a dispneia da gravidez – até uma apresentação de choque sem motivo evidente devem gerar desconfiança na paciente gestante. As mulheres grávidas são excluídas da maioria dos estudos na área da saúde, o que torna as evidências científicas menos esclarecedoras. Estudos menores sugerem que a apresentação clínica de TEP na gestação é semelhante à da população não grávida.[32] O grau de suspeita médica de TEP deve aumentar quando a grávida apresenta apenas um ou combinações dos seguintes sintomas: dispneia aguda, dor pleurítica e hemoptise.

Na suspeita clínica de TEP, estudos laboratoriais podem ajudar no diagnóstico. Gasometria arterial, dímeros-D. e ecocardiografia são exames realizados com frequência, sendo, porém, inespecíficos para a doença. A gasometria arterial é de grande ajuda somente nas situações de hipoxemia grave (PaO_2 < 60 mmHg) em pacientes sem doença pulmonar prévia que a explique. Níveis populacionais de dímeros-D nas grávidas não são bem conhecidos, o que torna sua interpretação mais complexa nesse período. Estudos mostraram baixa sensibilidade e baixa especificidade; ou seja, não se pode confiar nem em resultados positivos nem em negativos no que se refere aos níveis de dímeros-D.[33]

Atualmente, a ecocardiografia vem sendo realizada nos serviços de emergência por emergencistas, com protocolos assistenciais bem específicos, para avaliar doenças cardíacas do ventrículo esquerdo – miopatias – associadas à gestação, ou aumento de cavidades cardíacas direitas (*cor pulmonale* agudo) secundárias à TEP. Uma grande vantagem da ecocardiografia é diminuir o uso de radiação por angiotomografia na grávida, entendendo que o aumento de cavidades cardíacas direitas sugestivo de TEP não é diagnóstico conclusivo de TEP. É, entretanto, um exame importante para qualificar a gravidade da doença, inclusive para definir a terapêutica mais adequada.

A radiografia de tórax também é muito utilizada para estabelecer o diagnóstico diferencial, em especial com pneumonias, derrame pleural e aneurismas dissecantes, que podem produzir dor torácica. Entretanto, não é específica nem sensível para o diagnóstico de TEP, havendo alta probabilidade de se ter uma radiografia de tórax normal mesmo na presença de TEP.

Como boa alternativa diagnóstica em pacientes estáveis, a cintilografia pulmonar ventilatória e a cintilografia perfusional são exames de escolha para o diagnóstico definitivo de TEP. Resultados são colocados como exame normal ou exame de baixa, moderada ou alta probabilidade de TEP. Como desvantagem, a técnica do exame é mais demorada e não está disponível em centros menores, tornando o método pouco usado atualmente.[34]

A angiografia pulmonar por tomografia computadorizada (TC) tem sido o exame de escolha na maioria dos centros médicos por sua disponibilidade 24 horas por dia e por sua alta especificidade e sensibilidade. Apesar de ter taxas mais altas de radiação, é o método mais utilizado nas emergências para detectar TEP. A angiografia por ressonância magnética também é um método bem possível de ser usado, mas sua especificidade e sensibilidade não foram adequadamente medidas para a mulher grávida, além de ser um pouco mais demorada que a TC. A angiografia arterial, padrão-ouro no diagnóstico definitivo de TEP, é pouco utilizada pelo advento da TC com boa sensibilidade e disponibilidade.[34]

Com o diagnóstico estabelecido, o tratamento deve ser iniciado prontamente. A anticoagulação plena é o tratamento de escolha, mesmo com os riscos à grávida e ao feto, pois a mortalidade apenas por TEP é maior do que os riscos de morte por anticoagulação. Nas situações de maior gravidade, como choque devido a *cor pulmonale* agudo, o uso de trombolíticos está bem estabelecido na literatura. Em momentos de falha das técnicas recém-citadas, procedimentos invasivos, como remoção do grande trombo da vasculatura pulmonar por cateter e até mesmo cirurgia para retirada do trombo, podem ser realizados com êxito.

Há vários algoritmos produzidos por sociedades médicas, grupos de especialistas e hospitais universitários que podem ser consultados para o diagnóstico e manejo de TEP. Não se sugere nenhum em especial em razão da rápida velocidade na produção de novos conhecimentos sobre o manejo de TEP, o que modifica os protocolos assistenciais. Na falta de um algoritmo específico para a mulher grávida, o diagnóstico deve ser feito independentemente dos riscos de radiação, para que, com precisão, seja estabelecido um tratamento precoce adequado.

REFERÊNCIAS

1. Yannone ME, McCurdy JR, Goldfien A. Plasma progesterone levels in normal pregnancy, labor, and the puerperium. II. Clinical data. Am J Obstet Gynecol. 1968;101(8):1058-61.

2. Liberatore SM, Pistelli R, Patalano F, Moneta E, Incalzi RA, Ciappi G. Respiratory function during pregnancy. Respiration. 1984;46(2):145-50.

3. Toppozada H, Michaels L, Toppozada M, El-Ghazzawi I, Talaat M, Elwany S. The human respiratory nasal mucosa in pregnancy. An electron microscopic and histochemical study. J Laryngol Otol. 1982;96(7):613-26.

4. Turner AF. The chest radiograph in pregnancy. Clin Obstet Gynecol. 1975;18(3):65-74.

5. Tan EK, Tan EL. Alterations in physiology and anatomy during pregnancy. Best Pract Res Clin Obstet Gynaecol. 2013;27(6):791-802.

6. Kwon HL, Triche EW, Belanger K, Bracken MB. The epidemiology of asthma during pregnancy: prevalence, diagnosis, and symptoms. Immunol Allergy Clin North Am. 2006;26(1):29-62.

7. Kircher S, Schatz M, Long L. Variables affecting asthma course during pregnancy. Ann Allergy Asthma Immunol. 2002;89(5):463-6.

8. Hansen C, Joski P, Freiman H, Andrade S, Toh S, Dublin S, et al. Medication exposure in pregnancy risk evaluation program: the prevalence of asthma medication use during pregnancy. Matern Child Health J. 2013;17(9):1611-21.

9. Schatz M, Zeiger RS, Hoffman CP, Harden K, Forsythe A, Chilingar L, et al. Perinatal outcomes in the pregnancies of asthmatic women: a prospective controlled analysis. Am J Respir Crit Care Med. 1995;151(4):1170-4.

10. Tata LJ, Lewis SA, McKeever TM, Smith CJP, Doyle P, Smeeth L, et al. A comprehensive analysis of adverse obstetric and pediatric complications in women with asthma. Am J Respir Crit Care Med. 2007;175(10):991-7.

11. National Heart Lung and Blood Institute. Expert Panel Report 3: guidelines for the diagnosis and management of asthma summary report 2007. Bethesda: NIH; 2007.

12. Global Initiative for Asthma. Global strategy for asthma management and prevention. Fontana: GINA; 2021.

13. Pizzichini MMM, Carvalho-Pinto MR, Cançado JED, Rubin AS, Cerci Neto A. Cardoso AP, et al. Recomendações para o manejo da asma da Sociedade Brasileira de Pneumologia e Tisiologia – 2020. J Bras Pneumol. 2020;46(1):e20190307.

14. Couillard S, Connolly C, Borg C, Pavord I. Asthma in pregnancy: an update. Obstet Med. 2021;14(3):135-44.

15. Racicot K, Kwon J-Y, Aldo P, Silasi M, Mor G. Understanding the complexity of the immune system during pregnancy. Am J Reprod Immunol. 2014;72(2):107-16.

16. Belfort MA, Clark SL, Saade GR, Kleja K, Dildy GA, Van Veen TR, et al. Hospital readmission after delivery: evidence for an increased incidence of nonurogenital infection in the immediate postpartum period. Am J Obstet Gynecol. 2010;202(1):35.e1-7.

17. Brito V, Niederman MS. Pneumonia complicating pregnancy. Clin Chest Med. 2011;32(1):121-32.

18. Louie JK, Acosta M, Jamieson DJ, Honein MA, California Pandemic (H1N1) Working Group. Severe 2009 H1N1 influenza in pregnant and postpartum women in California. N Engl J Med. 2010;362(1):27-35.

19. Callaghan WM, Chu SY, Jamieson DJ. Deaths from seasonal influenza among pregnant women in the United States, 1998-2005. Obstet Gynecol. 2010;115(5):919-23.

20. Srinivas SK, Ma Y, Sammel MD, Chou D, McGrath C, Parry S, et al. Placental inflammation and viral infection are implicated in second trimester pregnancy loss. Am J Obstet Gynecol. 2006;195(3):797-802.

21. Kourtis AP, Read JS, Jamieson DJ. Pregnancy and infection. N Engl J Med. 2014;370(23):2211-8.

22. Madsen-Bouterse SA, Romero R, Tarca AL, Kusanovic JP, Espinoza J, Kim CJ, et al. The transcriptome of the fetal inflammatory response syndrome. Am J Reprod Immunol. 2010;63(1):73-92.

23. Hollingsworth HM, Irwin RS. Acute respiratory failure in pregnancy. Clin Chest Med. 1992;13(4):723-40.

24. Jafari M, Pormohammad A, Sheikh Neshin SA, Ghorbani S, Bose D, Alimohammadi S, et al. Clinical characteristics and outcomes of pregnant women with COVID-19 and comparison with control patients: a systematic review and meta-analysis. Rev Med Virol. 2021;31(5):1-16.

25. Zenner D, Kruijshaar ME, Andrews N, Abubakar I. Risk of tuberculosis in pregnancy: a national, primary care-based cohort and self-controlled case series study. Am J Respir Crit Care Med. 2012;185(7):779-84.

26. Centers for Disease Control and Prevention. Treatment regimens for latent TB infection [Internet]. Washington: CDC; 2020 [capturado em 2 jun. 2022]. Disponível em: https://www.cdc.gov/tb/topic/treatment/ltbi.htm

27. Shea AK, Steiner M. Cigarette smoking during pregnancy. Nicotine Tob Res. 2008;10(2):267-78.

28. Agrawal A, Scherrer JF, Grant JD, Sartor CE, Pergadia ML, Duncan AE, et al. The effects of maternal smoking during pregnancy on offspring outcomes. Prev Med. 2010;50(1–2):13-8.

29. Schneider S, Huy C, Schütz J, Diehl K. Smoking cessation during pregnancy: a systematic literature review. Drug Alcohol Rev. 2010;29(1):81-90.

30. Marik PE, Plante LA. Venous thromboembolic disease and pregnancy. N Engl J Med. 2008;359(19):2025-33.

31. Morris JM, Algert CS, Roberts CL. Incidence and risk factors for pulmonary embolism in the postpartum period. J Thromb Haemost. 2010;8(5):998-1003.

32. Chan WS, Ray JG, Murray S, Coady GE, Coates G, Ginsberg JS. Suspected pulmonary embolism in pregnancy: clinical presentation, results of lung scanning, and subsequent maternal and pediatric outcomes. Arch Intern Med. 2002;162(10):1170-5.

33. Damodaram M, Kaladindi M, Luckit J, Yoong W. D-dimers as a screening test for venous thromboembolism in pregnancy: is it of any use? J Obstet Gynaecol. 2009;29(2):101-3.

34. Stein PD, Chenevert TL, Fowler SE, Goodman LR, Gottschalk A, Hales CA, et al. Gadolinium enhanced magnetic resonance angiography for pulmonary embolism: a multicenter prospective study (PIOPED III). Ann Intern Med. 2010;152(7):434-43.

51
DOENÇAS REUMATOLÓGICAS SISTÊMICAS E GESTAÇÃO

CLAITON VIEGAS BRENOL
ANDRESE ALINE GASPARIN
NICOLE PAMPLONA BUENO DE ANDRADE
VANESSA HAX
ODIRLEI ANDRE MONTICIELO

Lúpus eritematoso sistêmico

O lúpus eritematoso sistêmico (LES) é uma doença inflamatória crônica autoimune caracterizada pelo envolvimento de múltiplos órgãos e sistemas e pela produção de diversos anticorpos antinucleares.[1] A etiologia do LES ainda não é totalmente conhecida, porém a participação de fatores genéticos, hormonais, imunológicos e ambientais é importante para o desequilíbrio do sistema imune. Há predomínio da doença em mulheres, com proporção de cerca de 9:1, ocorrendo principalmente durante a idade fértil.[1]

Os critérios de classificação do LES foram desenvolvidos como meio de categorização de pacientes a serem incluídos em estudos e documentam as características clínicas e laboratoriais da doença, porém têm sensibilidade e especificidade que limitam seu uso para fins de diagnóstico.

⭐ Os critérios mais atuais são os de 2019 da Aliança Europeia de Associações para Reumatologia (EULAR, European Alliance of Associations for Rheumatology) e do Colégio Americano de Reumatologia (ACR, American College of Rheumatology), que requerem a positividade do fator antinuclear (FAN) como critério de entrada.

Os critérios adicionais dividem-se em clínicos (sendo necessária a presença de pelo menos um) e imunológicos, cada um com uma pontuação que varia de 2 a 10 pontos, devendo-se atingir a soma total de pelo menos 10 pontos para satisfazer o critério de classificação,[2,3] como demonstrado na Tabela 51.1 e no Quadro 51.1. Os critérios são cumulativos e não necessitam ser concomitantes. Esses novos critérios apresentaram sensibilidade de 96,1% e especificidade de 93,4%, em comparação com 96,7 e 83,7%, respectivamente, dos critérios Systemic Lupus International Collaborating Clinics (SLICC) de 2012,[4] e 82,8 e 93,4%, respectivamente, dos critérios do ACR atualizados em 1997.[5]

GESTAÇÃO EM PACIENTES COM LÚPUS ERITEMATOSO SISTÊMICO

Nossa abordagem para o planejamento e manejo da gravidez no LES é consistente com as recomendações desenvolvidas pela EULAR[6] e pelo ACR.[7]

PLANEJAMENTO DA GESTAÇÃO

O LES afeta predominantemente mulheres em idade reprodutiva, mas a fertilidade nessas pacientes não parece ser alterada pela doença.[8] Pode ocorrer, contudo, uma diminuição da reserva ovariana em mulheres expostas a agentes alquilan-

Tabela 51.1 – Critérios EULAR/ACR de 2019 para classificação diagnóstica de lúpus eritematoso sistêmico

DOMÍNIOS E CRITÉRIOS	PESO
CRITÉRIO DE ENTRADA — FAN ≥ 1/80 em células Hep-2 ou teste equivalente positivo (a qualquer momento)*	
DOMÍNIOS E CRITÉRIOS CLÍNICOS[†]	
Constitucional	
• Febre	2
Hematológico	
• Leucopenia	3
• Trombocitopenia	4
• Hemólise autoimune	4
Neuropsiquiátrico	
• *Delirium*	2
• Psicose	3
• Convulsão	5
Mucocutâneo	
• Alopecia não cicatricial	2
• Úlceras orais	2
• Lúpus cutâneo subagudo ou discoide	4
• Lúpus cutâneo agudo	6
Serosas	
• Derrame pleural ou pericárdico	5
• Pericardite aguda	6
Musculoesquelético	
• Envolvimento articular	6
Renal	
• Proteinúria > 0,5 g em 24 horas	4
• Biópsia renal com nefrite classe II ou V	8
• Biópsia renal com nefrite classe III ou IV	10
DOMÍNIOS E CRITÉRIOS IMUNOLÓGICOS	
Anticorpos antifosfolipídeos	2
• Anticorpos anticardiolipina **OU** anti-β2GP1 **OU** anticoagulante lúpico	
Complementos	
• Baixo C3 **OU** C4	3
• Baixo C3 **E** C4	4
Anticorpos específicos	
• Anti-dsDNA **OU** anti-Sm positivo	6

Um escore total ≥ 10 e ≥ 1 critério clínico são exigidos para que o indivíduo seja classificado como portador de lúpus eritematoso sistêmico.

*Se FAN não reagente, o paciente não deverá ser classificado como portador de lúpus eritematoso sistêmico.
[†]Dentro de cada domínio, apenas o critério de maior pontuação deverá ser computado no caso de mais de um estar presente.
ACR, American College of Rheumatology; anti-dsDNA, anti-DNA dupla hélice (*anti-double stranded DNA*), anti-Sm, anti-Smith; β2GP1, β2 glicoproteína 1; EULAR, European Alliance of Associations for Rheumatology; FAN, fator antinuclear; Hep-2, *human epithelial type 2*.
Fonte: Aringer e colaboradores.[2,3]

Quadro 51.1 – Definições dos critérios EULAR/ACR de 2019 para classificação diagnóstica de lúpus eritematoso sistêmico

Fator antinuclear (FAN)
- FAN em título ≥ 1/80 em células Hep-2 ou teste equivalente positivo pelo menos uma vez

Febre
- Temperatura > 38,3 ºC

Leucopenia
- Contagem de eucócitos < $4,0 \times 10^9$/L

Trombocitopenia
- Contagem de plaquetas < 100×10^9/L

Hemólise autoimune
- Evidências de hemólise, como, por exemplo, reticulocitose, baixa haptoglobina, elevação de bilirrubina indireta, elevação de LDH e teste de Coombs direto positivo

Delirium
- Caracterizado por (1) alteração no nível de consciência ou excitação com redução da capacidade de manter o foco, (2) desenvolvimento dos sintomas dentro de um período de horas até menos de 2 dias, (3) flutuação dos sintomas ao longo do dia, (4) (4a) mudança aguda/subaguda na cognição (p. ex., déficit de memória ou desorientação), ou (4b) mudança no comportamento, humor ou afeto (p. ex., inquietação, reversão do ciclo sono/vigília)

Psicose
- Caracterizada por (1) ilusões e/ou alucinações sem *insight* e (2) ausência de *delirium*

Convulsão
- Convulsões primárias generalizadas ou parciais/focais

Alopecia não cicatricial
- Alopecia não cicatricial observada por um médico

Úlceras orais
- Úlceras orais observadas por um médico

Lúpus cutâneo subagudo ou discoide
- Lúpus eritematoso cutâneo subagudo observado por um médico: erupção cutânea anular ou papuloescamosa (psoriasiforme), geralmente em área fotoexposta
- Lúpus eritematoso discoide observado por um médico: lesões cutâneas eritematoso-violáceas com alterações secundárias, como cicatrização atrófica, despigmentação e hiperqueratose folicular, causando alopecia cicatricial no couro cabeludo
- Se a biópsia de pele for realizada, dermatite vacuolar de interface deve estar presente

Lúpus cutâneo agudo
- Erupção cutânea malar ou erupção maculopapular generalizada observada por um médico
- Se a biópsia de pele for realizada, dermatite vacuolar de interface deve estar presente

Derrame pleural ou pericárdico
- Evidências de derrame pleural, pericárdico ou ambos em exame de imagem (US, radiografia, TC ou RM)

Pericardite aguda
- ≥ 2 de (1) dor torácica pericárdica (normalmente aguda, pior com inspiração, melhora inclinando-se para a frente), (2) atrito pericárdico, (3) eletrocardiograma com nova elevação de ST generalizada ou depressão PR, (4) novo ou piora do derrame pericárdico na imagem (US, radiografia, TC ou RM)

Envolvimento articular
- (1) Sinovite envolvendo 2 ou mais articulações, caracterizada por edema ou derrame articular OU (2) dor/sensibilidade em 2 ou mais articulações acompanhada de rigidez matinal de pelo menos 30 minutos

Proteinúria > 0,5 g em 24 horas
- Proteinúria > 0,5 g/24 horas medida por urina de 24 horas ou pelo índice de proteína/creatinina em amostra de urina

Biópsia renal com NL classe II ou V de acordo com a classificação da ISN/RPS de 2003
- Classe II: NL proliferativa mesangial (hipercelularidade puramente mesangial de qualquer grau ou expansão da matriz mesangial observada à MO, com depósito imune mesangial. Alguns depósitos subepiteliais ou subendoteliais isolados podem ser visíveis na imunofluorescência ou por microscopia eletrônica, mas não por MO)
- Classe V: NL membranosa (depósitos imunes subepiteliais globais ou segmentares ou suas sequelas morfológicas identificados por MO e imunofluorescência ou microscopia eletrônica, com ou sem alterações mesangiais)

Biópsia renal com NL classe III ou IV de acordo com a classificação da ISN/RPS de 2003
- Classe III: NL focal (glomerulonefrite focal, segmentar ou global, endocapilar ou extracapilar ativa ou inativa, envolvendo < 50% de todos os glomérulos amostrados, em geral com depósitos imunes subendoteliais focais, com ou sem alterações mesangiais)

(Continua)

Quadro 51.1 – Definições dos critérios EULAR/ACR de 2019 para classificação diagnóstica de lúpus eritematoso sistêmico *(Continuação)*

Biópsia renal com NL classe III ou IV de acordo com a classificação da ISN/RPS de 2003
- Classe IV: NL difusa (glomerulonefrite difusa, segmentar ou global, endocapilar ou extracapilar ativa ou inativa, envolvendo ≥ 50% de todos os glomérulos amostrados, em geral com depósitos imunes subendoteliais difusos, com ou sem alterações mesangiais

Anticorpos antifosfolipídeos positivos
- Anticorpos anticardiolipina (IgA, IgG ou IgM) em título médio ou alto (> 40 unidades ou > percentil 99) ou anticorpos anti-β2GP1 positivos (IgA, IgG ou IgM) ou anticoagulante lúpico positivo

Baixo C3 OU C4
- C3 OU C4 abaixo do limite inferior de normalidade

Baixo C3 E C4
- C3 e C4 ambos abaixo de seus limites inferiores de normalidade

Anti-dsDNA OU anti-Sm positivo
- Anticorpos anti-dsDNA em um imunoensaio com especificidade ≥ 90% para lúpus eritematoso sistêmico ou anticorpos anti-Sm

ACR, American College of Rheumatology; anti-dsDNA, anti-DNA dupla hélice (*anti-double stranded DNA*); anti-Sm, anti-Smith; β2GP1, β2 glicoproteína 1; EULAR, European Alliance of Associations for Rheumatology; FAN, fator antinuclear; Hep-2, *human epithelial type 2*; ISN/RPS, International Society of Nephrology/Renal Pathology Society; LDH, lactato desidrogenase; MO, microscopia óptica; NL, nefrite lúpica; RM, ressonância magnética; TC, tomografia computadorizada; US, ultrassonografia.
Fonte: Aringer e colaboradores.[2,3]

tes (ciclofosfamida) durante a menacme. Tal efeito é dependente da dose cumulativa e da idade da paciente por ocasião da exposição, sendo mais pronunciado após os 30 anos. Para essas pacientes, métodos de preservação da fertilidade, sobretudo o uso dos análogos do hormônio liberador de gonadotrofina (GnRH, *gonadotropin-releasing hormone*), como o acetato de leuprolida (ou leuprorrelina), podem ser considerados.[6,7]

Em pacientes com LES, a atividade de doença no momento da concepção é um forte preditor de desfechos adversos, tanto maternos quanto obstétricos, mas a maioria dessas gestações ainda resulta em nascidos vivos.[9] Idealmente, as gestações devem ser planejadas para períodos de inatividade da doença por pelo menos 6 meses antes da concepção. Pacientes com doença ativa, sobretudo com nefrite ou doença neuropsiquiátrica, devem ser aconselhadas a postergar a gestação. Alternativas como a adoção devem ser consideradas para pacientes nas quais se antecipe elevado risco materno-fetal, como nas que apresentam doença intersticial pulmonar com disfunção avançada, hipertensão arterial pulmonar grave, doença renal crônica terminal, déficit neurológico persistente e infarto agudo do miocárdio prévio.

Durante a avaliação pré-concepcional, os riscos materno-fetais devem ser estimados e informados para a paciente. Devem-se realizar anamnese e exame físico completos, além de exames laboratoriais, a fim de se avaliar a atividade da doença, bem como o acometimento orgânico. Também é essencial questionar a paciente sobre gestações prévias (história de abortamentos espontâneos, recém-nascidos pequenos para a idade gestacional, natimortos, nascimentos pré-termo e pré-eclâmpsia), eventos tromboembólicos e comorbidades. Alguns exames laboratoriais, além dos realizados rotineiramente para avaliação da atividade do LES, devem ser solicitados, como a pesquisa de anticorpos antifosfolipídeos (AAFs) (anticoagulante lúpico, anticardiolipinas IgG e IgM e anti-β2GP1 IgG e IgM), anti-Ro/SSA, anti-La/SSB e ácido úrico. As medicações em uso devem ser revisadas e ajustadas antes da concepção, com o objetivo de atingir o melhor controle da doença com o menor perfil de toxicidade.

CONSIDERAÇÕES ESPECÍFICAS
Reativação do LES

Existe maior risco de reativação do LES durante a gestação e o período pós-parto, com estudos heterogêneos mostrando taxas de reativação da doença que variam de 25 a 60%. Os principais fatores de risco são doença ativa, principalmente com nefrite, durante os 6 meses que precedem a concepção, história prévia de nefrite lúpica, primeira gestação e o não uso de hidroxicloroquina.[10-12]

Impacto do LES na gestação

Pacientes com LES apresentam maior número de complicações durante a gestação em relação a mulheres hígidas, com índices de mortalidade materna cerca de 20 vezes maiores, devendo a gestação nessas pacientes sempre ser considerada de alto risco. Gestantes com LES também exibem aumento de cerca de 2 a 4 vezes nas taxas de complicações obstétricas, incluindo nascimento pré-termo, cesariana não planejada, restrição de crescimento fetal (RCF), pré-eclâmpsia e eclâmpsia. Os riscos de trombose, infecções, trombocitopenia e necessidade de transfusão sanguínea também aumentam significativamente. Doença ativa, necessidade de uso de anti-hipertensivos, nefrite lúpica prévia, presença de AAFs, primeira gestação e trombocitopenia são preditores de desfechos desfavoráveis em gestantes com LES.[11,13]

Pré-eclâmpsia

A pré-eclâmpsia é definida como a combinação de hipertensão arterial sistêmica (> 140/90 mmHg) e proteinúria (> 300 mg em urina de 24 horas) que acontece no terceiro trimestre de gestação e se resolve após o parto. Ela ocorre em cerca de 16 a 30% das mulheres com LES contra apenas 4,6% das gestações na população obstétrica em geral. Fatores de risco específicos nas gestantes com LES incluem história prévia de nefrite ou nefrite ativa, consumo de complementos e trombocitopenia.[9] Alguns estudos sugerem a associação entre a presença de AAFs e pré-eclâmpsia, porém esses dados ainda carecem de maior elucidação.[14]

Nascimento pré-termo

O nascimento pré-termo é a complicação obstétrica mais comum em pacientes com LES, com taxas que variam de 15 a 50% em comparação com cerca de 12% das gestações na população obstétrica norte-americana em geral. Em mulheres com LES, a maioria dos partos pré-termo é realizada por indicação obstétrica devido à pré-eclâmpsia ou à atividade de doença materna. Nefrite lúpica, doença ativa, altas doses de prednisona e hipertensão são os fatores preditores mais importantes para esse desfecho.[9]

Complicações fetais

As complicações fetais durante a gestação em pacientes com LES incluem abortamento, RCF, lúpus neonatal e complicações associadas à prematuridade. O efeito do LES nas primeiras semanas de gestação é controverso, com um possível aumento discreto do risco de abortamento, porém, após a décima semana, esse risco aumenta, principalmente na presença de atividade de doença, nefrite ou síndrome do anticorpo antifosfolipídeo (SAAF). De forma geral, o número de abortamentos vem diminuindo nas últimas décadas, com aumento da taxa de nascidos vivos. Uma grande coorte observacional de pacientes com LES inativo ou com atividade de doença leve a moderada por ocasião da concepção verificou que apenas 5% das gestações resultaram em abortos ou natimortos.[15] Cerca de 10 a 30% das gestações em pacientes com LES são complicadas por RCF ou recém-nascidos pequenos para a idade gestacional, quando comparadas com 10% das gestações na população obstétrica em geral. O lúpus neonatal é abordado em mais detalhes em seção específica. O LES não parece conferir aumento de risco para outras anomalias congênitas identificáveis.

MANEJO DURANTE A GESTAÇÃO

O acompanhamento adequado de gestantes com LES deve envolver a colaboração entre o reumatologista e o obstetra com experiência em seguimento de gestações de alto risco.

Monitoração da atividade do LES

A avaliação de atividade do LES deve ser feita pelo reumatologista de 3/3 meses ou com frequência maior se a doença apresentar indícios de atividade. No período pós-parto, também existe maior risco de reativação do LES, principalmente em pacientes com doença ativa por ocasião da concepção e naquelas com dano significativo em órgão-alvo.

Algumas alterações fisiológicas da gestação podem ser confundidas com atividade de doença, tornando sua diferenciação difícil. Anemia e trombocitopenia leves, elevação da velocidade de hemossedimentação (VHS) e proteinúria discreta (abaixo de 300 mg/24 horas) podem ser vistas em gestações normais. O nível sérico dos complementos (C3, C4, CH50) pode aumentar em cerca de 10 a 50% durante a gestação, parecendo normal mesmo em pacientes com doença ativa, o que torna seu acompanhamento mais informativo do que uma medida isolada. Dessa forma, os testes laboratoriais devem ser interpretados de acordo com o contexto clínico e pacientes assintomáticas que apresentem atividade sorológica devem receber monitoração mais intensa.

Monitoração materno-fetal

Além do pré-natal de rotina, a monitoração materno-fetal de paciente com LES deve incluir:

- Ultrassonografia (US) de primeiro trimestre para estimar a data provável do parto – A avaliação anatômica fetal deve ser feita por volta de 18 semanas de gestação.
- US para avaliação do crescimento fetal e de insuficiência placentária no terceiro trimestre – Essa avaliação deve ser feita aproximadamente a cada quatro semanas ou com frequência maior em caso de LES em atividade, suspeita de RCF ou insuficiência placentária.
- Perfil biofísico fetal nas 4 a 6 semanas finais de gestação.
- Pacientes com anticorpos anti-Ro/SSA e/ou anti-La/SSB devem ter cuidadosa avaliação para identificação precoce de bloqueio cardíaco congênito, com ecocardiografia fetal sendo realizada a partir da 16ª semana de gestação (ver mais detalhes em seção específica).

Pré-eclâmpsia

O risco de pré-eclâmpsia é maior em gestantes com LES, e seu diagnóstico precoce é essencial para prevenir complicações maternas. O início de hipertensão arterial, proteinúria ou disfunção orgânica após a 20ª semana de gestação, bem como a presença de RCF grave e precoce, devem alertar para esse diagnóstico. Em pacientes com risco elevado de pré-eclâmpsia, o que inclui todas as pacientes com LES, o uso de ácido acetilsalicílico (AAS) em baixa dose iniciada entre a 12ª e a 16ª semana de gestação demonstrou reduzir o risco absoluto da doença em aproximadamente 2 a 5%.[16,17] Ver Capítulo 38 – Doença hipertensiva na gestação.

Diferenciação entre pré-eclâmpsia e nefrite lúpica

Estabelecer o diagnóstico diferencial entre atividade da nefrite e da pré-eclâmpsia em gestantes lúpicas costuma ser desafiador, já que ambas podem cursar com hipertensão, proteinúria e perda de função renal. Tais condições ainda podem ocorrer de maneira concomitante.

> O aparecimento de sintomas antes da 20ª semana de gestação é mais consistente com nefrite lúpica. A biópsia renal auxilia a diferenciação dessas duas condições, porém o alto risco de complicações durante a gestação limita sua indicação. É importante identificar manifestações clínicas compatíveis com atividade do LES em outros sistemas, especialmente sinais e sintomas articulares, úlceras em mucosas e fotossensibilidade. Os complementos séricos comumente são normais em pacientes com pré-eclâmpsia, ao passo que, na nefrite lúpica, em geral se encontram diminuídos. Em pacientes com nefrite ativa, o anti-DNA de dupla hélice (anti-dsDNA, *anti-double stranded* DNA) costuma ser reagente. A Tabela 51.2 apresenta os principais fatores diferenciadores entre pré-eclâmpsia e atividade do LES.

Quadros graves de pré-eclâmpsia podem cursar com hemólise, enzimas hepáticas aumentadas e plaquetopenia, caracterizando a síndrome HELLP (*hemolysis, elevated liver enzymes, and low platelet count*). Quando a gestação se aproximar do termo e o diagnóstico diferencial permanecer indeterminado, a indução do parto pode ser a

Tabela 51.2 – Diferenças entre pré-eclâmpsia e atividade do lúpus eritematoso sistêmico

FATORES ASSOCIADOS	PRÉ-ECLÂMPSIA	ATIVIDADE DO LES
História prévia de pré-eclâmpsia	Aumenta o risco	Não aumenta o risco
Primeira gestação	Aumenta o risco	Não aumenta o risco
Gemelaridade	Aumenta o risco	Desconhecido
História de nefrite lúpica	Aumenta o risco	Aumenta o risco
Período gestacional	Após a 20ª semana de gestação	Em qualquer período
Sedimento urinário	Geralmente negativo	Positivo (nefrite)
Teste direto de Coombs	Geralmente negativo	Positivo
Complementos (C3 e C4)	Geralmente normais	Diminuídos
Anticorpo anti-dsDNA	Geralmente negativo	Positivo
Ácido úrico	Aumentado (> 5,5 mg/dL)	Não alterado
Calciúria	Diminuída	Normal
Achados dermatológicos de atividade do LES	Ausentes	Presentes
Artrite	Ausente	Presente
Serosite	Ausente	Presente

Anti-dsDNA, anti-DNA dupla hélice (*anti-double stranded DNA*); LES, lúpus eritematoso sistêmico.
Fonte: Adaptada de Clowse.[18]

melhor alternativa, e, caso os sintomas persistam por mais de 48 horas após o parto, o tratamento mais vigoroso para o LES deve ser estabelecido. Ver Capítulo 54 – Eclâmpsia, síndrome HELLP e esteatose hepática aguda da gestação.

TRATAMENTO DO LES DURANTE A GESTAÇÃO

O tratamento do LES durante a gestação deve ser guiado pela gravidade do envolvimento orgânico, de forma semelhante à abordagem das pacientes não grávidas. Os riscos e benefícios do uso de cada medicação devem ser pesados em relação ao risco dos possíveis danos causados pela atividade do LES na mãe e no feto.

Hidroxicloroquina

Recomenda-se que todas as pacientes com LES utilizem hidroxicloroquina durante a gestação, quando não houver contraindicações. Séries de casos não observaram teratogenicidade associada ao uso de hidroxicloroquina durante a gestação em pacientes com LES, porém esses estudos não têm poder para identificar pequenas diferenças estatisticamente significativas.

Um grande estudo de coorte publicado recentemente incluiu 2.045 gestações expostas à hidroxicloroquina e 21.679 gestações pareadas não expostas. O uso de hidroxicloroquina durante o primeiro trimestre associou-se com um pequeno aumento do risco de malformações congênitas maiores – risco absoluto para bebês expostos ligeiramente maior do que em bebês não expostos de pacientes com doença reumática autoimune (5,48 contra 4,32%).[19] Contudo, esse estudo não identificou aumento de risco em pacientes usando dose menor do que 400 mg/dia de hidroxicloroquina. Também não observou um padrão específico de malformações e, mais do que isso, não levou em consideração variáveis importantes, como uso de álcool, tabaco, ácido fólico, outras drogas e medicamentos de venda livre, bem como fatores de confusão não identificados.

AMAMENTAÇÃO

A amamentação é incentivada para a maioria das mulheres com LES. A segurança dos medicamentos na lactação deve ser discutida individualmente, e os riscos específicos, revisados.

> Hidroxicloroquina, prednisona, ciclosporina, azatioprina e tacrolimo são considerados compatíveis com a amamentação.

> Metotrexato, micofenolato, ciclofosfamida, leflunomida e inibidores da Janus cinase (JAK) não são compatíveis com a amamentação.

Os imunobiológicos, devido ao seu grande tamanho molecular, dificilmente são transferidos para o leite materno em concentração significativa, sendo, portanto, compatíveis com a amamentação.

Para mais informações referentes ao uso de medicações na gestação e na amamentação, ver Tabela 51.7, no final deste capítulo.

CONTRACEPÇÃO E LÚPUS ERITEMATOSO SISTÊMICO

A contracepção efetiva é subutilizada em pacientes com doença reumatológica. Pesquisas apontam que cerca de um quarto das pacientes com LES fazem uso inconsistente ou não fazem uso de método anticoncepcional.[20] A escolha do método contraceptivo mais adequado para pacientes com LES com ou sem SAAF depende de história clínica prévia, presença persistente ou ausência de AAFs, atividade da doença, idade, história reprodutiva e fatores culturais. A escolha deve ser individualizada e feita com a paciente.

> Diversas diretrizes sugerem que o uso de progestógeno isolado é geralmente seguro em pacientes com LES e AAFs positivos, sendo seus benefícios maiores que os riscos.[6,7] Contudo, o Centers for Disease Control and Prevention (CDC) categoriza seu uso nessa situação como classe 3 (quando os riscos podem exceder os benefícios). Dados limitados em pacientes sem doença reumatológica sugerem que o uso de medroxiprogesterona de depósito apresentaria maior risco de tromboembolia venosa em comparação com as pílulas de progestógeno isolado oral.[21] Devido a essa informação, o ACR não recomenda o uso dessa medicação em pacientes que apresentam positividade para AAFs.[7] Considerando nossa realidade e a escassez de dados científicos de alta qualidade, sugere-se que cada caso seja analisado de forma individual.

A medroxiprogesterona de depósito pode causar perda reversível de massa óssea, efeito este que não é observado com o uso de pílulas com progestógeno isolado ou dispositivo intrauterino (DIU) com levonorgestrel. Em pacientes com história de fratura por fragilidade, osteoporose conhecida ou fatores de risco significativos para osteoporose, esse risco deve ser considerado.[7] O uso de contracepção de emergência com progestógeno isolado (pílula do dia seguinte) não está contraindicado em pacientes com LES com ou sem AAFs.[6,7]

O micofenolato (de mofetila ou sódico) pode reduzir os níveis séricos de estrogênio e de progesterona, interferindo, assim, na eficácia dos anticoncepcionais hormonais. Recomenda-se o uso de DIU isoladamente ou de dois outros métodos contraceptivos combinados, sendo pelo menos um deles altamente efetivo para pacientes em tratamento com micofenolato.[7]

Os métodos de barreira, como preservativo, diafragma e espermicidas, apresentam baixas taxas de efetividade e não devem ser usados como única medida contraceptiva. A Tabela 51.3 mostra recomendações para o uso de contraceptivos em pacientes com LES.

LÚPUS NEONATAL

O lúpus neonatal (LN) é uma doença decorrente da passagem de autoanticorpos maternos (anti-Ro/SSA, anti-La/SSB e anti-RNP) através da placenta para o feto. Fatores genéticos (HLA B8, DR3 e DQ2) e ambientais (radiação ultravioleta) também parecem estar relacionados com a patogênese desta doença.

> O rastreamento pré-natal com anti-Ro/SSA e anti-La/SSB é recomendado em mulheres

Tabela 51.3 – Recomendações para o uso de contraceptivos em pacientes com LES/SAAF

APRESENTAÇÃO CLÍNICA	DIUC	DIUL	PROGESTERONA ORAL	MDP DEPÓSITO	ACO	ANEL VAGINAL	PATCH
LES, baixa atividade de doença, AAFs (–)	Efetivo		Não aumenta o risco de reativação do LES	Risco de osteoporose com o uso prolongado	Não aumenta o risco de reativação do LES	Nível de estrogênio similar ao ACO, sem estudos	Evitar (nível de estrogênio maior do que o ACO)
LES, doença ativa, AAFs (–)	Efetivo		Não aumenta o risco de reativação do LES	Risco de osteoporose com o uso prolongado	Evitar (ausência de estudos)		
LES estável em uso de imunossupressores, AAFs (–)	Efetivo, sem estudos referentes a infecções, mas geralmente com baixo risco		Não aumenta o risco de reativação do LES	Risco de osteoporose com o uso prolongado	Observar interações medicamentosas		
LES com dano renal, AAFs (–)	Efetivo		Não aumenta o risco de reativação do LES	Risco de osteoporose com o uso prolongado	Evitar drospirenona (risco de hipercalemia)		
LES com AAFs (+)	Efetivo	Baixo risco/não aumenta o risco de trombose	Baixo risco/não aumenta o risco de trombose	Risco de trombose incerto	Evitar (aumento do risco de trombose)		
LES com trombose/em anticoagulação	Aumento do fluxo menstrual	Baixo risco/não aumenta o risco de trombose, reduz o sangramento menstrual	Baixo risco/não aumenta o risco de trombose	Risco de trombose incerto	Evitar (aumento do risco de trombose)		

ACO, anticoncepcional oral combinado; AAFs, anticorpos antifosfolipídeos; DIUC, dispositivo intrauterino de cobre; DIUL, dispositivo intrauterino com levonorgestrel; LES, lúpus eritematoso sistêmico; MDP, medroxiprogesterona; Patch, patch hormonal combinado; SAAF, síndrome do anticorpo antifosfolipídeo.
Fonte: Andreoli e colaboradores;[6] Sammaritano e colaboradores.[7]

com LES, síndrome de Sjögren, artrite reumatoide, doença mista do tecido conectivo, doença indiferenciada do tecido conectivo ou com história de LN em gestações anteriores.[7] A testagem materna para anti-Ro/SSA e anti-La/SSB está também indicada em casos de bradicardia fetal com ecocardiografia confirmando bloqueio cardíaco e ausência de cardiopatia estrutural, mesmo em gestantes assintomáticas, uma vez que o LN pode ser a primeira manifestação de que a mãe possui anti-Ro/SSA e anti-La/SSB reagentes.

> O LN caracteriza-se por manifestações clínicas transitórias, como alterações cutâneas, hematológicas e hepatobiliares, ou permanentes, como bloqueio cardíaco congênito.[22] Lesões cutâneas ocorrem em cerca de 10% dos casos e se caracterizam por máculas eritematosas, descamativas e anulares, principalmente na região periorbitária e no escalpo. Essas lesões podem já estar presentes ao nascimento, porém costumam aparecer após a exposição ao sol. As manifestações hepáticas incluem elevação de transaminases, hepatoesplenomegalia e colestase, que costumam ser leves e ocorrem em até 30% dos casos. As manifestações hematológicas incluem anemia, leucopenia e trombocitopenia e ocorrem em até 20% dos casos. Essas complicações são de curta duração e se resolvem espontaneamente em cerca de 6 a 8 meses, com a redução dos níveis de anticorpos maternos na circulação da criança.[22]

> A complicação mais grave do LN é o bloqueio cardíaco congênito, o qual é potencialmente irreversível e apresenta alta morbimortalidade. O bloqueio cardíaco ocorre em cerca de 2% das gestações de mulheres com anti-Ro/SSA reagente. Esse risco aumenta para cerca de 20% em gestações subsequentes, caso exista história prévia de LN cardíaco.[23] Altos títulos de autoanticorpos se associam com maior risco de LN cardíaco.[7]

O bloqueio cardíaco de segundo grau intrauterino ou bloqueios de primeiro e segundo graus após o nascimento apresentam risco de progressão para bloqueio completo. É controverso se bloqueios de primeiro grau detectados durante a gestação evoluem para bloqueios mais avançados.[24] O bloqueio cardíaco se desenvolve mais frequentemente entre a 16ª e a 26ª semana de gestação, e é recomendada a realização de ecocardiografia fetal semanal durante esse período.[7] Fibroelastose endocárdica ou miocardiopatia foram relatadas tanto na presença como na ausência de anomalias de condução e estão associadas a um pior prognóstico.

> O uso de glicocorticoides fluorados é sugerido no tratamento pré-natal de bloqueios de primeiro e segundo graus detectados pela ecocardiografia fetal. Nesse contexto, dexametasona (4 mg) ou betametasona (3 mg) são recomendadas, pois são capazes de atravessar a placenta durante a gestação, ao passo que os glicocorticoides não fluorados são inativados pela enzima 11-β hidroxiesteroide desidrogenase, expressa pelas células trofoblásticas. Já no caso de bloqueio de terceiro grau ou completo, os glicocorticoides não estão indicados, a menos que haja outra indicação para o seu uso (p. ex., miocardiopatia), uma vez que não há na literatura relatos de reversão desse grau de bloqueio.[7] Além disso, os dados publicados são discordantes em relação à eficácia dos esteroides fluorados na prevenção da mortalidade em LN cardíaco.[25] Recomendações quanto à abordagem terapêutica do bloqueio cardíaco congênito diagnosticado no período intrauterino são sumarizadas na Tabela 51.4.

Não há evidências de que a imunoglobulina intravenosa (IGIV) reduza a recorrência de bloqueio cardíaco em gestantes com anti-Ro/SSA reagente e história de LN cardíaco em dois estudos prospectivos.[26] Entretanto, alguns estudos sugerem que a IGIV combinada ao glicocorticoide possa ser benéfica especificamente em fetos com miocardiopatia dilatada relacionada com o LN.[27]

A terapia materna com hidroxicloroquina reduz o risco de bloqueio cardíaco congênito em gestações subsequentes de mulheres com história prévia de LN cardíaco.[7] Portanto, o uso dessa medicação é recomendado para todas as gestantes com anti-Ro/SSA ou anti-La/SSB reagentes, mesmo sem diagnóstico ou sintomas de doença

Tabela 51.4 – Abordagem terapêutica do bloqueio cardíaco congênito diagnosticado intrauterinamente

SITUAÇÃO	TRATAMENTO
Gestante com anti-Ro/SSA ou anti-La/SSB positivos	Ecocardiografia fetal da 16ª a 26ª semana Hidroxicloroquina 400 mg/dia
Graus de BAV na apresentação	
1º grau	Considerar DEXA ou BETA 4 mg/dia VO • Se progredir para 3º grau, desmame do GC • Se persistir, considerar manter até a semana 26
2º grau	DEXA ou BETA 4 mg/dia VO • Se reversão do BAV: manter até o parto • Se sem efeito: desmame do GC
3º grau	Eco e US fetal seriadas para monitorar complicações Sem indicação de tratamento
BAV e sinais de miocardite, insuficiência cardíaca ou hidropsia	DEXA ou BETA 4 mg/dia VO até melhora clínica, seguido de desmame do GC
Hidropsia fetal grave	DEXA ou BETA 4 mg/dia VO, aférese ou cesariana caso já haja maturidade fetal pulmonar

BAV, bloqueio atrioventricular; BETA, betametasona; DEXA, dexametasona; GC, glicocorticoide; US, ultrassonografia; VO, via oral.
Fonte: Modificada de Buyon e colaboradores.[15]

autoimune. O tratamento preventivo para o bloqueio cardíaco com glicocorticoides não é recomendado, dados os riscos para a mãe (infecções, hipertensão, osteonecrose e resistência insulínica) e para o feto (oligoidrâmnio e RCF). Embora a sobrevida de crianças com bloqueio cardíaco pelo LN seja de cerca de 80% em 1 ano, mais da metade dos pacientes irá necessitar de marca-passo permanente.[7]

GESTAÇÃO EM PACIENTES COM SÍNDROME DO ANTICORPO ANTIFOSFOLIPÍDEO

A SAAF é uma doença autoimune sistêmica caracterizada por fenômenos trombóticos arteriais ou venosos e/ou morbidade obstétrica com desfechos específicos e com presença persistente de AAFs.

A síndrome pode ser primária ou associada ao LES ou a outras doenças autoimunes. O diagnóstico de SAAF é orientado por critérios de classificação sugeridos em consenso internacional publicado em 1999[28] e revisado em 2006[29] e requer a presença de pelo menos um dos critérios clínicos e um dos critérios laboratoriais, como demonstrado no **Quadro 51.2**.

⚠ Pacientes com SAAF apresentam maior risco de morte fetal de causa inexplicada, de alterações associadas à insuficiência uteroplacentária, como pré-eclâmpsia e RCF, e de abortamentos de repetição. Não há evidência de associação entre AAFs e infertilidade primária ou maior taxa de falha em fertilização *in vitro*. O risco de eventos tromboembólicos, que está elevado durante a gestação e o puerpério na população em geral (0,025-0,10%), encontra-se ainda mais alto nas gestantes com SAAF (5-12%).[30] Os principais fatores de risco para eventos adversos gestacionais são a presença de anticoagulante lúpico[31] e a tripla positividade (anticardiolipina, anti--β2GP1 e anticoagulante lúpico).[32] Pacientes com SAAF e trombose prévia apresentam maiores taxas de complicações gestacionais/perda fetal em relação àquelas com apenas eventos gestacionais prévios.[33]

> **Quadro 51.2** – Critérios de classificação da síndrome do anticorpo antifosfolipídeo
>
> **CRITÉRIOS CLÍNICOS**
>
> **Trombose vascular**
>
> a. Um ou mais episódios de tromboses arterial, venosa ou de pequenos vasos em qualquer tecido ou órgão; confirmado por exame de imagem ou Doppler ou estudo histopatológico, com exceção de trombose venosa superficial; para confirmação histopatológica, a trombose deve estar presente na ausência de inflamação significativa na parede do vaso.
>
> **Morbidade obstétrica**
>
> a. Uma ou mais mortes inexplicáveis de fetos morfologicamente normais na 10ª semana ou além desta, com morfologia fetal normal documentada por ultrassonografia ou exame direto do feto; ou
> b. Um ou mais nascimentos prematuros de neonatos morfologicamente normais antes da 34ª semana, ocasionados por pré-eclâmpsia, eclâmpsia ou insuficiência placentária grave; ou
> c. Três ou mais abortos espontâneos inexplicáveis **consecutivos** antes da 10ª semana, com ausência de anatomia ou perfil hormonal maternos anormais e causas cromossômicas paterna e materna excluídas.
>
> **CRITÉRIOS LABORATORIAIS**
>
> a. Presença de anticorpo anticardiolipina isotipo IgG ou IgM em títulos moderados (20-80 unidades) ou altos (> 80 unidades) em duas ou mais ocasiões, com intervalo de, no mínimo, 12 semanas entre as medidas, não mais que 5 anos prévios ao evento clínico, medido por ELISA.
> b. Presença de anticorpo anti-β2GP1 isotipo IgG ou IgM em duas ou mais ocasiões, com intervalo de, no mínimo, 12 semanas entre as medidas, não mais que 5 anos prévios ao evento clínico, medido por ELISA.
> c. Presença do anticoagulante lúpico em duas ou mais ocasiões, com intervalo de, no mínimo, 12 semanas entre as medidas, não mais que 5 anos prévios ao evento clínico, detectados em acordo com as diretrizes da Internacional Society on Thrombosis and Hemostasis.
>
> ELISA, ensaio imunoabsorvente ligado à enzima (*enzyme-linked immunosorbent assay*).
> **Fonte:** Elaborada com base em Wilson e colaboradores;[28] Miyakis e colaboradores.[29]

A patogênese da morbidade gestacional na SAAF ainda não é completamente conhecida, mas envolve a ativação plaquetária e de células do endotélio, bem como o efeito pró-coagulante dos AAFs, levando à trombose uteroplacentária e insuficiência vascular. Contudo, nem todas as placentas afetadas apresentam sinais de trombose ou infarto. Outros mecanismos implicados são o efeito direto dos AAFs sobre o trofoblasto, reduzindo sua viabilidade e sua capacidade de invasão *in vitro*.[34]

Pacientes não gestantes com diagnóstico definido de SAAF baseado na presença de AAFs e história de trombose venosa ou arterial prévia têm indicação de manter anticoagulação por período indefinido, geralmente por toda a vida. Durante a gestação, está indicado o uso de heparina em doses terapêuticas, a fim de atingir anticoagulação a pleno, com retorno do anticoagulante oral após o parto.[7] Também está indicado o uso de AAS em baixas doses (50-100 mg/dia) durante a gestação com o objetivo de reduzir o risco de pré-eclâmpsia e, possivelmente, de trombose arterial.[7]

Para pacientes com critérios laboratoriais de SAAF e pelo menos uma perda fetal na 10ª semana de gestação ou, além desta, três ou mais abortos espontâneos consecutivos inexplicáveis antes da 10ª semana de gestação, indica-se terapia combinada com AAS em baixas doses, iniciado antes mesmo da concepção, e doses profiláticas de heparina de baixo peso molecular (HBPM), iniciada logo que a gestação for confirmada.

Para pacientes com critérios laboratoriais de SAAF e um ou mais nascimentos pré-termo de recém-nascido morfologicamente normal antes da 34ª semana de gestação devido a pré-eclâmpsia, eclâmpsia ou achados consistentes com insuficiência placentária, sugere-se o uso de AAS em baixas doses, iniciado no final do primeiro trimestre e mantido até o nascimento. A HBPM pode ser acrescentada em casos de falha ao uso de AAS em gestações prévias ou quando o exame da placenta mostrar inflamação decidual extensa e vasculopatia e/ou trombose, embora essa conduta não tenha sido validada por ensaios randomizados.

Para gestantes com achado incidental de AAFs positivos sem qualquer critério clínico de SAAF, pode ser indicado o uso de AAS em baixas doses durante a gestação.[7]

CONSIDERAÇÕES EM RELAÇÃO À ANTICOAGULAÇÃO

Nossa preferência é pela HBPM devido ao melhor perfil de segurança e eficácia em relação à heparina não fracionada (HNF), mas esta última é uma alternativa aceitável.

⚠️ Sugere-se evitar o uso de anticoagulantes orais e de inibidores do fator Xa durante a gestação. Anticoagulantes orais diretos, como rivaroxabana, dabigatrana e apixabana, devem ser evitados devido à falta de dados de eficácia e segurança (cruzam a barreira hematoplacentária, podendo causar riscos de complicações fetais, como sangramento e malformações) na SAAF.[35,36] Em caso de contraindicação à heparina devido à trombocitopenia induzida por essa medicação, a qual raramente ocorre na gestação, fondaparinux ou danaparoide são alternativas aceitáveis.[37]

As principais recomendações quanto aos regimes de anticoagulação podem ser vistas na **Tabela 51.5**. Ver Capítulo 52 – Doença tromboembólica na gestação.

MANEJO DA ANTICOAGULAÇÃO, VIA DE PARTO E CUIDADOS PÓS-PARTO

🎀 Na ausência de indicação clínica ou obstétrica de interrupção da gestação, recomenda-se o agendamento do parto para a 39ª semana (indução via vaginal ou cesariana) para realizar os ajustes adequados e a suspensão da terapia antitrombótica. A HBPM, quando usada em dose terapêutica, deve ser substituída por HNF por volta da 36ª/37ª semana de gestação e descontinuada cerca de 24 horas antes do início do trabalho de parto.

Tabela 51.5 – Regimes de anticoagulação

TIPO DE MANEJO	DOSAGEM
HBPM profilática	Enoxaparina 40 mg SC 1×/dia
	Dalteparina 5.000 UI SC 1×/dia
	Tinzaparina 4.500 UI SC 1×/dia
HBPM terapêutica	Enoxaparina 1 mg/kg de 12/12 horas
	Dalteparina 200 UI/kg 1×/dia
	Dalteparina 100 UI/kg de 12/12 horas
	Tinzaparina 175 UI/kg 1×/dia
HNF profilática	5.000-10.000 UI SC de 12/12 horas
	5.000-7.500 UI SC de 12/12 horas no 1º trimestre
	7.500-10.000 UI SC de 12/12 horas no 2º trimestre
	10.000 UI SC de 12/12 horas no 3º trimestre, a menos que o TTPa esteja elevado
HNF terapêutica	10.000 UI ou mais SC de 12/12 horas em doses ajustadas para atingir o alvo terapêutico do TTPa (1,5-2,5) 6 horas após a injeção

HBMP, heparina de baixo peso molecular; HNF, heparina não fracionada; SC, subcutâneo; TTPa, tempo de tromboplastina parcial ativada; UI, unidades internacionais.
Fonte: Adaptada de American College of Obstetricians.[38]

A HNF apresenta meia-vida mais curta, permitindo o uso de anestesia neuroaxial e minimizando o sangramento relacionado com o parto se este ocorrer de forma espontânea. Recomenda-se um intervalo de pelo menos 24 horas entre a última dose terapêutica de HBPM e a colocação de um cateter epidural e de pelo menos 12 horas para dose profilática. Essa abordagem geralmente garante que as pacientes com eventos trombóticos anteriores não fiquem sem anticoagulação por mais de 48 horas.

O uso de AAS pode ser interrompido a qualquer momento após a 36ª semana de gestação em mulheres sem história de trombose. A sua suspensão cerca de 7 a 10 dias antes do parto evita o discreto aumento do sangramento perioperatório observado com o uso desse medicamento.[39] No entanto, em mulheres com história de complicações trombóticas arteriais graves, como acidente vascular encefálico ou infarto agudo do miocárdio, deve-se manter seu uso durante o trabalho de parto. Nesse caso, o potencial benefício de reduzir o risco dessas complicações graves supera o pequeno risco de sangramento incisional.

Em pacientes com SAAF e eventos trombóticos prévios, a anticoagulação deve ser retomada cerca de 4 a 6 horas após o parto vaginal e 6 a 12 horas após a cesariana, a menos que exista sangramento significativo ou grande risco para tal. Heparina e varfarina não estão contraindicadas durante a amamentação, e o risco de sangramento é baixo.

Não há dados de alta qualidade para orientar o manejo pós-parto de mulheres com SAAF com base na morbidade obstétrica, sem história de trombose prévia ou mulheres com AAFs isoladamente. A abordagem adotada no Hospital de Clínicas de Porto Alegre é descrita na Tabela 51.6 e leva em consideração a história médica e obstétrica prévia, a terapia pré-parto e a via de parto.

CASOS REFRATÁRIOS

Para mulheres que apresentam desfechos obstétricos desfavoráveis mesmo em uso adequado da terapia antitrombótica recém-descrita, não existe tratamento de segunda linha com eficácia comprovada. O uso do antimalárico hidroxicloroquina parece reduzir o nível de AAFs,[40] efeito que pode ser benéfico em mulheres com SAAF e perdas gestacionais recorrentes. Não existem dados de alta qualidade disponíveis até o momento, porém estudos retrospectivos em humanos e em modelos animais sugerem que o uso profilático de hidroxicloroquina pode ter algum benefício em pacientes com SAAF ou LES, como, por exemplo, redução do risco de pré-eclâmpsia e de nascimento pré-termo. O início do efeito leva cerca de 3 meses, por isso, quando optado pelo seu uso, este deve ser iniciado antes da gestação.[41,42]

Uma metanálise em rede de ensaios clínicos randomizados, publicada posteriormente às diretrizes do ACR, observou uma redução da recorrência das perdas gestacionais em pacientes em uso de AAS, HBPM e IGIV em associação, bem como em uso dessas três medicações mais prednisona em dose baixa.[43] Mais estudos são necessários para esclarecer o real papel de cada uma dessas medicações nesse cenário; o ideal é que cada caso seja discutido de forma individualizada.

TÉCNICAS DE REPRODUÇÃO ASSISTIDA

As técnicas de reprodução assistida (TRA) incluem a estimulação ovariana, a qual eleva os níveis de estrogênio, a fertilização *in vitro* (FIV) e a transferência de embrião. Recomenda-se realizar TRA, quando necessário, em mulheres portadoras de doença reumatológica em remissão, em uso de medicações compatíveis com a gestação e que não apresentem positividade para AAFs.[7] Já em pacientes com doença em atividade moderada a grave, esses procedimentos devem ser adiados.

A experiência de TRA em pacientes que apresentam AAFs positivos sem critérios clínicos de SAAF é limitada. A presença isolada de AAFs parece não influenciar as taxas de gestação e os outros desfechos. Recomenda-se, contudo, o uso de terapia antitrombótica profilática (HBPM ou HNF) durante a realização de TRA nesse cenário, já que os benefícios superam os riscos.[7]

Já em pacientes com SAAF, as TRA são potencialmente perigosas, uma vez que os regimes de indução da ovulação desencadeiam um estado de hipercoagulabilidade. Existe também maior

Tabela 51.6 – Tratamento de gestantes e puérperas com SAAF ou presença de AAF

	GESTAÇÃO	PÓS-PARTO
SAAF com evento trombótico arterial ou venoso prévio, com ou sem eventos gestacionais definidores de SAAF	Doses terapêuticas de HBPM e AAS em baixa dose	Varfarina por período indefinido
SAAF com ≥ 1 perda fetal com ≥ 10 semanas de gestação OU ≥ 3 abortos consecutivos, espontâneos, inexplicados com < 10 semanas de gestação, **SEM** história de evento trombótico arterial ou venoso prévio	Doses profiláticas de HBPM e AAS em baixa dose	Doses profiláticas de HBPM e AAS em baixa dose, durante 6-12 semanas, independentemente da via de parto
SAAF com ≥ 1 nascimento prematuro de neonatos morfologicamente normais antes da 34ª semana de gestação ocasionados por pré-eclâmpsia, eclâmpsia ou insuficiência placentária grave, **SEM** história de evento trombótico arterial ou venoso prévio	Maioria dos casos: AAS em baixa dose	Parto vaginal: compressão pneumática intermitente e AAS em baixa dosagem durante a internação. Meias de compressão e AAS em baixa dose durante 6 semanas Cesariana: doses profiláticas de HBPM e AAS em baixa dose durante 6 semanas
	Em casos de falha ao AAS ou quando o exame da placenta mostrar inflamação decidual extensa e vasculopatia e/ou trombose: dose profilática de HBPM com AAS em baixa dose	Doses profiláticas de HBPM e AAS em baixa dose durante 6 semanas, independentemente da via de parto
Critérios laboratoriais de SAAF, **SEM** presença de critérios clínicos (**SEM** evento trombótico arterial ou venoso **OU** morbidade gestacional prévios)	AAS em baixa dose	Parto vaginal: compressão pneumática intermitente e AAS em baixa dosagem durante a internação. Meias de compressão e AAS em baixa dose durante 6 semanas Cesariana: doses profiláticas de HBPM e AAS em baixa dose durante 6 semanas

AAFs, anticorpo antifosfolipídeo; AAS, ácido acetilsalicílico; HBPM, heparina de baixo peso molecular; SAAF, síndrome do anticorpo antifosfolipídeo.
Fonte: Samaritano e colaboradores.[7]

risco de síndrome de hiperestimulação ovariana, complicação rara que consiste em extravasamento capilar com derrame pleural e ascite e, nos casos mais graves, tromboses venosas e arteriais, além de insuficiência renal.[44] Quando optado por sua realização, recomenda-se fortemente o uso de anticoagulação (HBPM ou HNF) em níveis profiláticos em pacientes que apresentaram eventos obstétricos prévios isolados e em níveis terapêuticos para pacientes com eventos tromboembólicos prévios.[7]

A dose profilática de HBPM, em geral enoxaparina 40 mg/dia, deve ser instituída no início da estimulação ovariana, suspensa de 24 a 36 horas antes da captação do oócito e reinstituída após a captação, sendo mantida até que os níveis de estrogênio voltem aos valores próximos aos fisiológicos. Pacientes com SAAF e eventos obstétricos prévios devem manter a heparina durante a gestação. O AAS não é comumente utilizado antes da captação do oócito, já que a duração prologada de seu efeito pode aumentar o risco de sangramento, devendo ser iniciado após esse procedimento, quando indicado.[7]

Pacientes com SAAF e evento tromboembólico prévio devem substituir o uso do anticoagulante oral pela HBPM em dose terapêutica (em geral, enoxaparina 1 mg/kg/dia), devendo igualmente ser suspensa de 24 a 36 horas antes da captação do oócito e reinstituída após.[7] Tais pacientes podem se beneficiar de protocolos de estimulação ovariana que resultem em pico sérico de estrogênio mais baixo, sobretudo os que utilizam inibidores da aromatase, devendo cada caso ser discutido com o especialista em infertilidade.[7]

Outras doenças difusas do tecido conectivo e gestação

ARTRITE REUMATOIDE

A artrite reumatoide (AR) é uma doença autoimune, inflamatória e sistêmica caracterizada por proliferação sinovial. Manifesta-se por poliartrite de grandes e pequenas articulações, principalmente das mãos e dos pés. Tem prevalência de 1% nos adultos e é três vezes mais frequente em mulheres do que em homens, sendo que a maioria dessas mulheres está em idade reprodutiva.[45]

FERTILIDADE

Diversos estudos revelaram que mulheres com AR têm menos filhos do que controles saudáveis e têm dificuldades em conceber, indicadas por taxas mais altas de tratamento de fertilidade e tempo mais longo para a concepção.[46] Vários fatores estão relacionados com a menor paridade, como escolha da paciente, uso de medicações, redução da fertilidade e maior tempo para gestar. Idade, nuliparidade, atividade de doença, uso de anti-inflamatórios não esteroides (AINEs) e de prednisona > 7,5 mg/dia estão associados a um maior tempo para gestar.[47] Informações sobre a reserva ovariana, avaliada por meio de dosagem do hormônio antimülleriano, ainda são controversas nas pacientes com AR.[48]

ORIENTAÇÕES ANTES DA GESTAÇÃO

1. As pacientes devem planejar a gravidez quando sua doença estiver sob bom controle com medicamentos compatíveis com a gestação.
2. A suplementação de ácido fólico antes da gestação é fundamental nas pacientes portadoras de AR.
3. AINEs devem ser descontinuados no período de concepção; glicocorticoides podem ser mantidos na menor dose possível.
4. Medicações com moderado ou alto risco fetal ou com informações limitadas devem ser suspensas antes da concepção.
5. Pacientes com AR devem ser testadas para anticorpos anti-Ro/SSA e anti-La/SSB antes ou no início da gravidez, devido ao aumento associado do risco de lúpus neonatal.
6. Mulheres com envolvimento da coluna cervical devido à AR devem passar por uma avaliação anestésica, caso ocorra necessidade de intubação.

ATIVIDADE INFLAMATÓRIA

Aproximadamente 50% das mulheres grávidas com AR apresentam baixa atividade da doença, e 20 a 40% atingem a remissão no terceiro trimestre; no entanto, quase 20% terão moderada ou alta atividade de doença durante a gravidez, o que pode exigir uma intervenção terapêutica adicional. No pós-parto, cerca de um terço das pacientes apresenta piora significativa da atividade inflamatória.[49]

DESFECHOS GESTACIONAIS

São menos favoráveis em pacientes com AR em atividade. O parto por cesariana demonstrou ser mais comum entre mulheres com AR.[50] Pacientes com AR parecem apresentar aumento do risco de parto pré-termo e de recém-nascidos com baixo peso para a idade gestacional.[50] Em mulheres com bom controle da atividade da AR, os desfechos gestacionais são comparáveis aos da população em geral.[51]

ESPONDILOARTRITES

As espondiloartrites compreendem um grupo de artropatias inflamatórias que compartilham características clínicas, radiográficas e genéticas. As manifestações clínicas incluem dor lombar inflamatória, artrite, entesite, dactilite e uveíte. Podem ser classificadas em espondilite anquilosante (EA), artrite psoriásica (APs), artrite reativa, artrite enteropática e espodiloartrite indiferenciada. A sua prevalência é de 0,3 a 1,9%, sendo mais frequente em homens.[22]

Assim como em outras doenças inflamatórias, a gestação em mulheres com EA está associada a um maior risco de parto cesáreo, nascimento pré-termo e baixo peso para idade gestacional.[52] A maioria das pacientes apresenta redução da atividade inflamatória da EA durante a gestação, sendo que cerca de um terço pode apresentar exacerbação da doença no puerpério.[53] Além dos fatores biomecânicos próprios da gestação, as pacientes com EA podem apresentar mais sintomas de dor lombar e de rigidez durante a gestação, relacionados com algum componente inflamatório. Poucos estudos investigaram o impacto de outros subtipos de espondiloartrites na gestação. Mulheres com APs também apresentam melhora durante a gestação, tanto do ponto de vista articular quanto cutâneo, com risco variável de exacerbação após o parto.

ESCLEROSE SISTÊMICA

A esclerose sistêmica (ES) é uma doença autoimune rara, caracterizada por inflamação crônica, presença de autoanticorpos, vasculopatia e graus variáveis de acúmulo de colágeno (fibrose) na pele e em órgãos internos. É 3 a 7 vezes mais frequente em mulheres do que em homens, com início entre 30 e 50 anos. É uma doença grave, associada à alta morbimortalidade, principalmente na presença de acometimento pulmonar, cardíaco ou renal.

A ES é classificada em dois diferentes subtipos de acordo com a extensão do envolvimento da pele: forma difusa, caracterizada pelo acometimento cutâneo do tronco e associada a maior risco de crise renal esclerodérmica e fibrose pulmonar; e forma limitada, caracterizada por acometimento cutâneo distal e associada a maior risco de úlceras digitais e hipertensão arterial pulmonar.[22] Recomenda-se que o anti-Ro/SSA e o anti-La/SSB sejam testados antes da gestação em mulheres com ES.[7]

DESFECHOS GESTACIONAIS NA ES

Os estudos sobre abortamento em pacientes com ES apresentam resultados conflitantes, mas uma metanálise recente de dados observacionais publicados entre 1950 e 2018 evidenciou aumento do risco de abortamento, RCF, prematuridade e baixo peso ao nascimento na ES em relação a controles hígidos.[54]

EFEITOS DA GESTAÇÃO NA ES

Embora os dados sejam limitados, não há evidências claras associando a gestação com exacerbação da doença. As pacientes com ES devem ser avaliadas precocemente para estabelecer o subtipo de doença (limitado ou difuso), a fase (inicial ou tardia), a presença de autoanticorpos e a extensão e a gravidade do acometimento visceral. Pacientes com duração de doença inferior a 5 anos, subtipo difuso e presença de antitopoisomerase I ou anti-RNA polimerase III apresentam maior risco obstétrico.[55] É imprescindível que a doença materna esteja estável antes da gravidez para reduzir o risco de complicações maternas ou fetais.

Durante a gestação, cerca de 60% das pacientes permanecem com doença estável, 20% apresentam melhora, particularmente do fenômeno de Raynaud pela vasodilatação da gestação, e 20% apresentam piora, sobretudo dos sintomas esofágicos, articulares e cardiopulmonares.[55] As manifestações cutâneas em geral permanecem estáveis durante a gravidez, embora algumas pacientes com doença difusa possam apresentar exacerbação após a descontinuação do tratamento.

Do ponto de vista pulmonar, séries de casos relataram desfechos desfavoráveis em pacientes com fibrose pulmonar significativa (capacidade vital forçada [CVF] < 65%). Da mesma forma, mulheres com ES e hipertensão arterial pulmonar (HAP) apresentam alto risco de complicações hemodinâmicas, dada a baixa reserva das arteríolas pulmonares em reduzir a resistência vascular para acomodar o aumento do volume sanguíneo e do débito cardíaco que ocorre durante a gravidez. A mortalidade dessas pacientes é elevada, entre 17 e 50% até 2 semanas após o parto, devido a choque cardiovascular.[54] Por esses motivos, diversos autores desaconselham a gestação em pacientes com HAP.

A crise renal esclerodérmica é uma complicação grave da ES e acomete principalmente pacientes com a forma difusa, nos primeiros cinco anos da doença, e se associa à presença do anti-RNA polimerase III e ao uso de glicocorticoide. É caracterizada por hipertensão arterial, proteinúria e insuficiência renal, sendo muito importante o diagnóstico diferencial com pré-eclâmpsia/eclâmpsia. Níveis séricos elevados de renina favorecem o diagnóstico de crise renal esclerodérmica. Por outro lado, elevações nos níveis séricos de ácido úrico e de transaminases são mais frequentes na pré-eclâmpsia.[54]

TRATAMENTO DE PACIENTES COM ES DURANTE A GESTAÇÃO

Orientações gerais sobre o manejo de gestantes com ES são apresentadas no Quadro 51.3.

- Pacientes com fenômeno de Raynaud ou úlceras digitais devem realizar aquecimento das extremidades. A maioria dos vasodilatadores é contraindicada durante a gestação.
- Para o tratamento de artralgias ou artrite, prednisona em dose baixa ou hidroxicloroquina podem ser utilizadas.
- Sintomas gastrintestinais altos devem ser inicialmente manejados com medidas antirrefluxo. Em caso de persistência dos sintomas, antiácidos ou inibidores de bomba de prótons podem ser iniciados na menor dose efetiva.
- Para o tratamento da fibrose pulmonar durante a gestação, o uso de glicocorticoide pode ser considerado, já que a ciclofosfamida e o micofenolato são contraindicados nesse período. Após o parto, imunossupressores podem ser utilizados, quando indicados.
- Pacientes com HAP devem ser acompanhadas por especialistas em centro terciário. É recomendado realizar avaliação ecocardiográfica antes da gestação e em caso de deterioração da função cardiopulmonar. Séries de casos e estudos retrospectivos sugerem o uso de inibidores da fosfodiesterase-5 e análogos das prostaglandinas no final da gestação.[57] Anticoagulação com HBPM pode ser recomendada para reduzir o risco de tromboembolia, além de oxigênio suplementar se necessário para manter a pressão arterial de oxigênio acima de 70 mmHg.
- Em mulheres com história prévia de crise renal esclerodérmica, o controle da pressão arterial deve ser realizado com anti-hipertensivos seguros na gestação, concomitantemente a um controle estrito da função renal. Já em pacientes que desenvolvem crise renal

Quadro 51.3 – Principais orientações sobre manejo de paciente com esclerose sistêmica antes, durante e após a gestação

Antes da gestação
1. Realizar avaliação precoce da extensão do envolvimento de órgãos e do perfil de autoanticorpos
2. Descontinuar medicações teratogênicas

Durante a gestação
1. Considerar como gestação de alto risco
2. Minimizar uso de inibidor de bomba de prótons, bloqueadores de canal de cálcio e anti-histamínicos
3. Evitar uso de glicocorticoides
4. Realizar monitoração frequente da pressão arterial e da função renal
5. Realizar monitoração frequente da atividade uterina e do tamanho fetal
6. Tratar vigorosamente qualquer causa de hipertensão arterial

Durante o parto
1. Priorizar anestesia epidural
2. Obter acesso venoso antes do parto
3. Manter temperatura adequada tanto da sala quanto da paciente
4. Ter atenção especial na realização de episiotomia ou de incisão de cesariana

Após o parto
1. Monitorizar sinais vitais nos primeiros dias após o parto
2. Reinstituir medicações para tratamento da esclerose sistêmica
3. Monitorar função renal
4. Tratar vigorosamente qualquer causa de hipertensão arterial

Fonte: Adaptado de Rueda de Leon Aguirre e colaboradores.[56]

durante a gestação, o uso de inibidores da enzima conversora de angiotensina é recomendado e deve ser fortemente considerado, uma vez que esta é uma complicação ameaçadora à vida da mãe e do feto.[7] A terapia dialítica pode ser necessária nesse cenário.

Medicações comumente utilizadas na reumatologia e na gestação

O tratamento das doenças reumatológicas nos períodos de pré-concepção, gestação e puerpério é fundamental para garantir o bem-estar materno e fetal. Entretanto, o uso de medicações em pacientes reumáticas na gestação é assunto com baixo nível de evidência, pois a maioria dos dados é derivada de relatos ou séries de casos e estudos observacionais.

Além disso, a Food and Drug Administration (FDA) alterou o formato de rotulagem de medicamentos para segurança de uso durante a gravidez e a lactação. As categorias de letras anteriores indicavam incorretamente um risco aumentado quando se passava da categoria A para B, C, D para X; na realidade, essas categorias refletiam a quantidade e o tipo de dados disponíveis.[58]

Atualmente, considera-se que existem: (1) medicações consideradas seguras por apresentarem risco fetal mínimo; (2) medicações que podem ser usadas considerando a relação risco-benefício; (3) medicações contraindicadas por conhecido potencial abortivo e/ou teratogênico; e (4) medicações com informações escassas sobre seus efeitos na gestação. As principais recomendações referentes ao uso de medicações na gestação e na amamentação encontram-se descritas na Tabela 51.7. Ver Capítulo 9 – Substâncias teratogênicas.

A transferência placentária e a exposição fetal para a maioria das medicações imunobiológicas variam com o estágio gestacional. Grande parte dessas medicações contém a porção Fc da IgG1, que não atravessa a circulação fetal em concentrações significativas até o segundo trimestre.[59] O uso de inibidores do fator de necrose tumoral (anti-TNF) que incluem a porção Fc da IgG1 durante o terceiro trimestre (infliximabe, etanercepte, adalimumabe e golimumabe) resulta em altos níveis de transferência placentária e níveis significativos de medicamentos no recém-nascido.[7]

O certolizumabe (CZP) é o único anti-TNF peguilado e que não contém a porção Fc da IgG1. Estudos de farmacocinética demonstraram nenhuma ou mínima transferência placentária de CZP da mãe para o bebê.[60] Da mesma forma, ocorre nenhuma ou mínima passagem de CZP do plasma para o leite materno.[61] Além disso, a absorção de CZP por lactentes via leite materno é improvável, devido à sua baixa biodisponibilidade oral e à estrutura molecular livre da porção Fc.

Tabela 51.7 – Recomendações referentes ao uso de medicações na gestação e na amamentação

MEDICAMENTO	EFEITOS NO FETO	COMPATIBILIDADE COM AMAMENTAÇÃO	RECOMENDAÇÕES
Risco fetal mínimo			
Hidroxicloroquina	A maioria dos estudos não descreveu toxicidade fetal com doses normalmente utilizadas no LES ou em outras doenças reumáticas	Sim	Os benefícios durante a gravidez superam os riscos potenciais

(Continua)

Tabela 51.7 – Recomendações referentes ao uso de medicações na gestação e amamentação
(Continuação)

MEDICAMENTO	EFEITOS NO FETO	COMPATIBILIDADE COM AMAMENTAÇÃO	RECOMENDAÇÕES
Sulfassalazina	Não parece aumentar o risco fetal, se a gestante estiver utilizando pelo menos 0,4 mg de ácido fólico	Sim, em RNs saudáveis e a termo. Evitar amamentação de RNs prematuros, RNs com hiperbilirrubinemia ou RNs com deficiência de G6PD	Suplementar ácido fólico (5 mg/dia). Homens podem ter fertilidade reduzida
Azatioprina	É segura durante todo o período de gestação em dose ≤ 2 mg/kg/dia	Sim	Manter doses de até 2 mg/kg
Colchicina	É segura durante todo o período de gestação. Estudos não encontraram associação com malformações fetais	Sim	A colchicina tem interações medicamentosas e metabolismo alterado em certas populações de pacientes
Uso com cautela			
Anti-inflamatórios não esteroides	Risco de aborto quando usados durante a concepção. Hemorragia fetal. Insuficiência renal. Fechamento precoce do ducto arterioso	Sim, mas podem aumentar o risco de icterícia neonatal e sangramento. Utilizar ibuprofeno preferencialmente	O uso de AINEs deve ser restrito ao primeiro e segundo trimestres
Glicocorticoides	Maior risco de lábio leporino/fenda palatina (1º trimestre). Aumentam o risco de ruptura prematura das membranas e restrição de crescimento	Sim, com intervalo de 4 horas após tomar a medicação, se dose > 20 mg/dia	Utilizar menor dose efetiva (reduzir para dose equivalente a < 20 mg de prednisona). Avaliar necessidade de dose de estresse (no parto) e no RN exposto a dexametasona ou betametasona

(Continua)

Tabela 51.7 – Recomendações referentes ao uso de medicações na gestação e amamentação
(Continuação)

MEDICAMENTO	EFEITOS NO FETO	COMPATIBILIDADE COM AMAMENTAÇÃO	RECOMENDAÇÕES
Inibidores do TNF-α	Não aumentam o risco de malformações ou perdas gestacionais	Sim	Em pacientes que necessitem dessa medicação, podem ser utilizados preferencialmente no 1º e 2º trimestres. Considerar suspensão próximo ao 3º trimestre Infliximabe deve ser suspenso após 16ª semana de gestação Certolizumabe pode ser considerado para uso durante todo o período da gravidez Se houver exposição antes do nascimento: evitar vacinas com vírus vivos (BCG e rotavírus) por pelos menos 6 meses após o nascimento
Imunoglobulina intravenosa	Não há descrição de malformações	Sim	Maior passagem transplacentária após a 32ª semana de gestação
Inibidores da calcineurina	Prematuridade e baixo peso – ciclosporina Não aumenta malformações – ciclosporina Poucos dados em humanos – tacrolimo	Sim	Pode ser mantida durante a gestação na menor dose possível Monitorizar pressão arterial e função renal
Moderado ou alto risco fetal			
COX-2	Semelhantes aos AINEs não seletivos	Não	Não devem ser recomendados na gestação
Metotrexato	Abortamento Fenda palatina, hidrocefalia, anencefalia, meningoencefalocele, estenose congênita de ossos longos tubulares, atraso na ossificação	Não	Suspender 3 meses antes da concepção Suplementar ácido fólico (5 mg/dia)
Leflunomida	Malformações do esqueleto e sistema nervoso central	Não (dados inexistentes)	Descontinuar 2 anos antes da concepção ou fazer uso de colestiramina (8 g de 8/8 horas, durante 11 dias com níveis séricos < 0,02 mg/L em 2 medidas com intervalo de 2 semanas)

(Continua)

Tabela 51.7 – Recomendações referentes ao uso de medicações na gestação e amamentação
(Continuação)

MEDICAMENTO	EFEITOS NO FETO	COMPATIBILIDADE COM AMAMENTAÇÃO	RECOMENDAÇÕES
Ciclofosfamida	Malformações no crânio, na face, nos ouvidos e nos membros Retardo no crescimento e atraso neuropsicomotor Citopenias	Não	O risco de defeitos congênitos é maior com a exposição durante o 1º trimestre Interromper 3 meses antes da concepção
Micofenolato de mofetila	Malformações no ouvido externo, fendas na cavidade oral, lesões nos membros, coração, esôfago, rins e sistema nervoso Abortamento	Não	Suspender pelo menos 6 semanas antes da concepção
Informações limitadas			
Abatacepte	Provavelmente não, mas os dados são escassos	Não, mas os dados são escassos	Pode ser continuado até a concepção
Rituximabe	Não associado a malformações Depleção de linfócitos B no RN (2º e 3º trimestres)	Sim	Pode ser continuado até a concepção
Tocilizumabe	Provavelmente não, mas os dados são escassos	Não, mas os dados são escassos	Pode ser continuado até a concepção
Belimumabe	É improvável que a exposição não intencional no início do primeiro trimestre seja prejudicial	Não, mas os dados são escassos	Pode ser continuado até a concepção
Anakinra	Provavelmente não, mas os dados escassos	Não, mas os dados são escassos	Pode ser continuado até a concepção
Secuquinumabe	Provavelmente não, mas os dados escassos	Não, mas os dados são escassos	Pode ser continuado até a concepção
Inibidores da Janus cinase (JAK)	Teratogênicos em animais Informações limitadas sobre segurança na gravidez humana	Não. É provável que sejam transferidos para o leite materno em altas concentrações	Suspender 2 meses antes da concepção

AINEs, anti-inflamatórios não esteroides; BCG, bacilo de Calmette-Guérin; COX-2, ciclo-oxigenase-2; G6PD, glicose-6-fosfato desidrogenase; IV, intravenosa; LES, lúpus eritematoso sistêmico; RN, recém-nascido; TNF, fator de necrose tumoral.
Fonte: Samaritano e colaboradores.[7]

REFERÊNCIAS

1. Wallace D, Hahn BH. Dubois' lupus erythematosus and related syndromes. 9th ed. Amsterdam: Elsevier; 2018.
2. Aringer M, Costenbader K, Daikh D, Brinks R, Mosca M, Ramsey--Goldman R, et al. 2019 European League Against Rheumatism/American College of Rheumatology classification criteria for systemic lupus erythematosus. Ann Rheum Dis. 2019;78(9):1151-9.
3. Aringer M, Costenbader K, Daikh D, Brinks R, Mosca M, Ramsey-Goldman R, et al. 2019 European League Against Rheumatism/American College of Rheumatology Classification Criteria for Systemic Lupus Erythematosus. Arthritis Rheumatol. 2019;71(9):1400-12.
4. Petri M, Orbai AM, Alarcòrn GS, Gordon C, Merrill JT, Fortin PR, et al. Derivation and validation of the systemic lupus international collaborating clinics classification criteria for systemic lupus erythematosus. Arthritis Rheum. 2012;64(8):2677-86.
5. Hochberg MC. Updating the American College of Rheumatology revised criteria for the classification of systemic lupus erythematosus. Arthritis Rheum. 1997;40(9):1725.
6. Andreoli L, Bertsias GK, Agmon-Levin N, Brown S, Cervera R, Costedoat-Chalumeau N, et al. EULAR recommendations for women's health and the management of family planning, assisted reproduction, pregnancy and menopause in patients with systemic lupus erythematosus and/or antiphospholipid syndrome. Ann Rheum Dis. 2017;76(3):476-85.
7. Sammaritano LR, Bermas BL, Chakravarty EE, Chambers C, Clowse MEB, Lockshin MD, et al. 2020 American College of Rheumatology guideline for the management of reproductive health in rheumatic and musculoskeletal diseases. Arthritis Rheumatol. 2020;72(4):529-56.
8. Gasparin AA, Souza L, Siebert M, Xavier RM, Chakr RM, Palominos PE, et al. Assessment of anti-Müllerian hormone levels in premenopausal patients with systemic lupus erythematosus. Lupus. 2016;25(3):227-32.
9. Kwok L-W, Tam L-S, Zhu T, Leung Y-Y, Li E. Predictors of maternal and fetal outcomes in pregnancies of patients with systemic lupus erythematosus. Lupus. 2011;20(8):829-36.
10. Lateef A, Petri M. Managing lupus patients during pregnancy. Best Pract Res Clin Rheumatol. 2013;27(3):435-47.
11. Saavedra MA, Sánchez A, Morales S, Navarro-Zarza JE, Ángeles U, Jara LJ. Primigravida is associated with flare in women with systemic lupus erythematosus. Lupus. 2015;24(2):180-5.
12. Clowse ME, Magder LS, Witter F, Petri M. The impact of increased lupus activity on obstetric outcomes. Arthritis Rheum. 2005;52(2):514-21.
13. Clowse MEB, Jamison M, Myers E, James AH. A national study of the complications of lupus in pregnancy. Am J Obstet Gynecol. 2008;199(2):1-6.
14. Gibbins KJ, Ware Branch D. Preeclâmpsia as a manifestation of antiphospholipid syndrome: assessing the current status. Lupus. 2014;23(12):1229-31.
15. Buyon JP, Kim MY, Guerra MM, Laskin CA, Petri M, Lockshin MD, et al. Predictors of pregnancy outcomes in patients with lupus: a cohort study. Ann Intern Med. 2015;163(3):153-63.
16. ACOG Committee Opinion No. 743: low-dose aspirin use during pregnancy. Obstet Gynecol. 2018;132(1):e44-e52.
17. US Preventive Services Task Force, Davidson KW, Barry MJ, Mangione CM, Cabana M, Caughey AB, et al. Aspirin use to prevent preeclampsia and related morbidity and mortality: US preventive services task force recommendation statement. JAMA. 2021;326(12):1186-91.
18. Clowse MEB. Lupus activity in pregnancy. Rheum Dis Clin North Am. 2007;33(2):237-52.
19. Huybrechts KF, Bateman BT, Zhu Y, Straub L, Mogun H, Kim SC, et al. Hydroxychloroquine early in pregnancy and risk of birth defects. Am J Obstet Gynecol. 2021;224(3):290.e1-290.e22.
20. 20. Yazdany J, Trupin L, Kaiser R, Schmajuk G, Gillis JZ, Chakravarty E, et al. Contraceptive counseling and use among women with systemic lupus erythematosus: a gap in health care quality? Arthritis Care Res (Hoboken). 2011;63(3):358-65.
21. Mantha S, Karp R, Raghavan V, Terrin N, Bauer KA, Zwicker JI. Assessing the risk of venous thromboembolic events in women taking progestin-only contraception: a meta-analysis. BMJ. 2012;345:e4944.
22. Hochberg MC, Silman AJ, Smolen J, Weinblatt ME, Weisman MH, Marc Hochberg, et al. Rheumatology. 7th ed. Amsterdam: Elsevier; 2018.
23. Brucato A, Frassi M, Franceschini F, Cimaz R, Faden D, Pisoni MP, et al. Risk of congenital complete heart block in newborns of mothers with anti-Ro/SSA antibodies detected by counterimmunoelectrophoresis: a prospective study of 100 women. Arthritis Rheum. 2001;44(8):1832-5.
24. Askanase AD, Friedman DM, Copel J, Dische MR, Dubin A, Starc TJ, et al. Spectrum and progression of conduction abnormalities in infants born to mothers with anti-SSA/Ro-SSB/La antibodies. Lupus. 2002;11(3):145-51.
25. Saxena A, Izmirly PM, Mendez B, Buyon JP, Friedman DM. Prevention and treatment in utero of autoimmune-associated congenital heart block. Cardiol Rev. 2014;22(6):263-7.
26. Friedman DM, Llanos C, Izmirly PM, Brock B, Byron J, Copel J, et al. Evaluation of fetuses in a study of intravenous immunoglobulin as preventive therapy for congenital heart block: Results of a multicenter, prospective, open-label clinical trial. Arthritis Rheum. 2010;62(4):1138-46.
27. Trucco SM, Jaeggi E, Cuneo B, Moon-Grady AJ, Silverman E, Silverman N, et al. Use of intravenous gamma globulin and corticosteroids in the treatment of maternal autoantibody-mediated cardiomyopathy. J Am Coll Cardiol. 2011;57(6):715-23.
28. Wilson W a, Gharavi AE, Koike T, Lockshin MD, Branch DW, Piette J-C, et al. International consensus statement on preliminary classification criteria for definite antiphospholipid syndrome: Report of an International workshop. Arthritis Rheum. 1999;42(7):1309-11.
29. Miyakis S, Lockshin MD, Atsumi T, Branch DW, Brey RL, Cervera R, et al. International consensus statement on an update of the classification criteria for definite antiphospholipid syndrome (APS). J Thromb Haemost. 2006;4(2):295-306.
30. Lima F, Khamashta MA, Buchanan NM, Kerslake S, Hunt BJ, Hughes GR. A study of sixty pregnancies in patients with the antiphospholipid syndrome. Clin Exp Rheumatol. 1996;14(2):131-6.
31. Yelnik CM, Laskin CA, Porter TF, Branch DW, Buyon JP, Guerra MM, et al. Lupus anticoagulant is the main predictor of adverse

pregnancy outcomes in aPL-positive patients: validation of PROMISSE study results. Lupus Sci Med. 2016;3(1):e000131.

32. Lazzaroni MG, Fredi M, Andreoli L, Chighizola CB, Del Ross T, Gerosa M, et al. Triple antiphospholipid (aPL) antibodies positivity is associated with pregnancy complications in aPL carriers: a multicenter study on 62 pregnancies. Front Immunol. 2019;10:1948.

33. Yelnik CM, Lambert M, Drumez E, Le Guern V, Bacri J-L, Guerra MM, et al. Bleeding complications and antithrombotic treatment in 264 pregnancies in antiphospholipid syndrome. Lupus. 2018;27(10):167986.

34. Abrahams VM, Chamley LW, Salmon JE. Emerging treatment models in rheumatology: antiphospholipid syndrome and pregnancy: pathogenesis to translation. Arthritis Rheumatol. 2017;69(9):1710-21.

35. Pengo V, Denas G, Zoppellaro G, Jose SP, Hoxha A, Ruffatti A, et al. Rivaroxaban vs warfarin in high-risk patients with antiphospholipid syndrome. Blood. 2018;132(13):1365-71.

36. Dufrost V, Risse J, Reshetnyak T, Satybaldyeva M, Du Y, Yan X-X, et al. Increased risk of thrombosis in antiphospholipid syndrome patients treated with direct oral anticoagulants. Results from an international patient-level data meta-analysis. Autoimmun Rev. 2018;17(10):1011-21.

37. Chaudhary RK, Nepal C, Khanal N, Pathak R, Giri S, Bhatt VR. Management and outcome of heparin-induced thrombocytopenia in pregnancy: a systematic review. Cardiovasc Hematol Agents Med Chem. 2015;13(2):92-7.

38. American College of Obstetricians and Gynecologists Women's Health Care Physicians. ACOG Practice Bulletin No. 138: Inherited thrombophilias in pregnancy. Obstet Gynecol. 2013;122(3):706-17.

39. Hirsh J, Guyatt G, Albers GW, Harrington R, Schünemann HJ. Executive summary: American College of Chest Physicians Evidence--Based Clinical Practice Guidelines (8th Edition). Chest. 2008;133(6 Suppl):71S-109S.

40. Toubi E, Kessel A, Rosner I, Rozenbaum M, Lorber M, Paran D, et al. Quinacrine added to ongoing therapeutic regimens attenuates anticardiolipin antibody production in SLE. Lupus. 2003;12(4):297-301.

41. Latino JO, Udry S, Aranda F, Wingeyer SP, Romero DSF, Belizna C, et al. Risk factors for early severe preeclampsia in obstetric antiphospholipid syndrome with conventional treatment. The impact of hydroxychloroquine. Lupus. 2020;29(13):1736-42.

42. Duan J, Ma D, Wen X, Guo Q, Gao J, Zhang G, et al. Hydroxychloroquine prophylaxis for preeclampsia, hypertension and prematurity in pregnant patients with systemic lupus erythematosus: a meta-analysis. Lupus. 2021;30(7):1163-74.

43. Yang Z, Shen X, Zhou C, Wang M, Liu Y, Zhou L. Prevention of recurrent miscarriage in women with antiphospholipid syndrome: a systematic review and network meta-analysis. Lupus. 2021;30(1):70-9.

44. Chan WS, Dixon ME. The "ART" of thromboembolism: a review of assisted reproductive technology and thromboembolic complications. Thromb Res. 2008;121(6):713-26.

45. Smolen JS, Aletaha D, Barton A, Burmester GR, Emery P, Firestein GS, et al. Rheumatoid arthritis. Nat Rev Dis Prim. 2018;4:18001.

46. Skomsvoll JF, Ostensen M, Baste V, Irgens LM. Number of births, interpregnancy interval, and subsequent pregnancy rate after a diagnosis of inflammatory rheumatic disease in Norwegian women. J Rheumatol. 2001;28(10):2310-4.

47. Brouwer J, Hazes JM, Laven JS, Dolhain RJ. Fertility in women with rheumatoid arthritis: influence of disease activity and medication. Ann Rheum Dis. 2015;74(10):1836-41.

48. Henes M, Froeschlin J, Taran FA, Brucker S, Rall KK, Xenitidis T, et al. Ovarian reserve alterations in premenopausal women with chronic inflammatory rheumatic diseases: impact of rheumatoid arthritis, Behçet's disease and spondyloarthritis on antimüllerian hormone levels. Rheumatology (Oxford). 2015;54(9):1709-12.

49. Man YA, Dolhain RJEM, van de Geijn FE, Willemsen SP, Hazes JMW. Disease activity of rheumatoid arthritis during pregnancy: results from a nationwide prospective study. Arthritis Rheum. 2008;59(9):1241-8.

50. Wallenius M, Salvesen KÅ, Daltveit AK, Skomsvoll JF. Rheumatoid arthritis and outcomes in first and subsequent births based on data from a national birth registry. Acta Obstet Gynecol Scand. 2014;93(3):302-7.

51. Bharti B, Lee SJ, Lindsay SP, Wingard DL, Jones KL, Lemus H, et al. Disease severity and pregnancy outcomes in women with rheumatoid arthritis: results from the organization of teratology information specialists autoimmune diseases in pregnancy project. J Rheumatol. 2015;42(8):1376-82.

52. Jakobsson GL, Stephansson O, Askling J, Jacobsson LT. Pregnancy outcomes in patients with ankylosing spondylitis: a nationwide register study. Ann Rheum Dis. 2016;75(10):1838-42.

53. Timur H, Tokmak A, Türkmen GG, Ali İnal H, Uygur D, Danışman N. Pregnancy outcome in patients with ankylosing spondylitis. J Matern Fetal Neonatal Med. 2016;29(15):2470-4.

54. Blagojevic J, AlOdhaibi KA, Aly AM, Bellando-Randone S, Lepri G, Bruni C, et al. Pregnancy in systemic sclerosis: results of a systematic review and metaanalysis. J Rheumatol. 2020;47(6):881-7.

55. Clark KE, Etomi O, Ong VH. Systemic sclerosis in pregnancy. ObstetMed. 2020;13(3):105-11.

56. Rueda de Leon Aguirre A, Ramirez Calvo JA, Rodriguez Reyna TS. Comprehensive approach to systemic sclerosis patients during pregnancy. Reumatol Clin. 2015;11(2):99-107.

57. Duarte AG, Thomas S, Safdar Z, Torres F, Pacheco LD, Feldman J, et al. Management of pulmonary arterial hypertension during pregnancy: a retrospective, multicenter experience. Chest. 2013;143(5):1330-6.

58. Bermas BL. Safety of rheumatic disease medication use during pregnancy and lactation [Internet]. Waltham: UpToDate; 2021 [capturado em 20 ago. 2022]. Disponível em: https://www.uptodate.com/contents/safety-of-rheumatic-disease-medication-use--during-pregnancy-and-lactation#!.

59. Kane S V, Acquah LA. Placental transport of immunoglobulins: a clinical review for gastroenterologists who prescribe therapeutic monoclonal antibodies to women during conception and pregnancy. Am J Gastroenterol. 2009;104(1):228-33.

60. Mariette X, Förger F, Abraham B, Flynn AD, Moltó A, Flipo R-M, et al. Lack of placental transfer of certolizumab pegol during pregnancy: results from CRIB, a prospective, postmarketing, pharmacokinetic study. Ann Rheum Dis. 2018;77(2):228-33.

61. Clowse ME, Förger F, Hwang C, Thorp J, Dolhain RJ, van Tubergen A, et al. Minimal to no transfer of certolizumab pegol into breast milk: results from CRADLE, a prospective, postmarketing, multicentre, pharmacokinetic study. Ann Rheum Dis. 2017;76(11):1890-6.

52

DOENÇA TROMBOEMBÓLICA NA GESTAÇÃO*

EDIMÁRLEI GONSALES VALÉRIO
CRISTIANO CAETANO SALAZAR
RODRIGO ROSSI BALBINOTTI
JOSÉ GERALDO LOPES RAMOS
JANETE VETTORAZZI

Epidemiologia

A gestação e o puerpério são fatores de risco bem estabelecidos para tromboembolia venosa (TEV), pois o estado de hipercoagulabilidade próprio da gestação inicia-se já no primeiro trimestre e estende-se até 8 semanas após o nascimento. Estima-se que a TEV afete 1 em cada 1.000 gestações, que seja cerca de cinco vezes mais comum que na população não grávida e que seja responsável por cerca de 10 a 30% das mortes maternas.[1-5] A trombose venosa profunda (TVP) e a tromboembolia pulmonar (TEP) são coletivamente chamadas de eventos tromboembólicos venosos, mas 75 a 80% das TEVs são causadas por TVP, e 20 a 25%, por TEP.[5]

A incidência maior no puerpério é relativa, pois a metade dos eventos acontece no decorrer dos nove meses da gestação, ao passo que a outra metade se concentra nas primeiras 6 semanas pós-parto. A incidência de TEV vem aumentando na maioria dos países, provavelmente em função da maior prevalência de fatores de risco nas gestantes, incluindo comorbidades, como idade materna avançada, obesidade e asma, e associações com parto cesáreo, parto prematuro e complicações obstétricas, como hemorragia pós-parto, transfusão e infecção pós-parto.[6]

Fatores de risco e prevenção

O principal fator de risco para TEV na gestação e no puerpério é a história de trombose prévia. Outros fatores de risco são:
- Presença de trombofilia (hereditária ou adquirida).
- História familiar.
- Imobilização prolongada.
- Tabagismo.
- Comorbidades como obesidade, hemoglobinopatias, lúpus, hipertensão e complicações obstétricas (p. ex., infecção, necessidade de transfusão, cesariana).

A gestante deve ser avaliada com relação ao seu risco e à necessidade de profilaxia pelo menos em quatro momentos: no início da gravidez, na sua internação para o parto, no puerpério e na alta hospitalar.

De acordo com a história e os fatores de risco, pode-se indicar:
- Profilaxia farmacológica (em doses de anticoagulação plena ou profilática, conforme o caso).
- Profilaxia não farmacológica (meias de compressão graduada, botas de retorno venoso).
- Modificações de estilo de vida.

---
*Os coautores agradecem a Samanta Schneider pela contribuição dada à escrita deste capítulo na edição anterior.

As diretrizes atuais empregadas no Hospital de Clínicas de Porto Alegre (HCPA) foram adaptadas principalmente com base nas recomendações do American College of Chest Physicians e do American College of Obstetricians and Gynecologists (ACOG) e no protocolo da Federação Brasileira das Sociedades de Ginecologia e Obstetrícia (Febrasgo).[5,7-9]

PROFILAXIA NA GESTAÇÃO

Durante a gestação, devem realizar profilaxia:

- Todas as pacientes com história de TEV (entre essas pacientes, somente se considera não realizar profilaxia se o evento tromboembólico foi único, relacionado com fator de risco não mais presente **e** se estava em um momento sem uso de estrogênio).
- Mesmo sem história pessoal de TEV, gestantes com trombofilia de **alto** risco conhecida **e** história familiar de TEV.
- História de abortamentos em pacientes com anticorpos antifosfolipídeos.

Deve-se, também, considerar profilaxia durante a gestação em situações especiais, como pacientes acamadas e com múltiplos fatores de risco associados.

PROFILAXIA NO PUERPÉRIO

O risco de TEV aumenta no pós-parto imediato.

Indica-se profilaxia estendida (por, no mínimo, 6 semanas) para:
- Todas as puérperas com história de TEV.
- Todas as puérperas com trombofilia de alto **ou** baixo risco **e** história familiar de TEV. Para todas as pacientes pós-cesariana, indica-se a deambulação precoce.

Também devem realizar profilaxia farmacológica, pelo menos até a alta hospitalar, aquelas que apresentam um escore ≥ 3 ao se somarem os fatores de risco apresentados no Quadro 52.1. Esses fatores foram considerados pela Febrasgo como significativos, na medida em que – isoladamente ou em conjunto – elevam o risco de tromboembolia em torno de 10 vezes.[9]

Quadro 52.1 – Principais fatores de risco clínicos e cirúrgicos para tromboembolia no puerpério

Maiores (valor = 3)
- Anemia falciforme
- Doenças reumatológicas em atividade

Intermediários (valor = 2)
- IMC ≥ 40 kg/m²
- Imobilidade no leito
- Idade ≥ 40 anos
- Infecções graves
- Câncer ou quimioterapia nos últimos 6 meses

Menores (valor = 1)
- Cesariana de urgência
- Tabagismo (> 10 cigarros ao dia)
- Multiparidade (≥ 3 partos prévios)
- Pré-eclâmpsia grave
- Natimorto sem causa aparente
- Varizes de grosso calibre

Tromboprofilaxia farmacológica indicada se escore ≥ 3

IMC, índice de massa corporal.
Fonte: Federação Brasileira das Associações de Ginecologia e Obstetrícia.[9]

No HCPA, dá-se preferência à profilaxia farmacológica, utilizando meias elásticas apenas nas pacientes com risco de sangramento e contraindicação ao uso de anticoagulante. Na Figura 52.1, está apresentado o protocolo de profilaxia de tromboembolia para gestantes e puérperas do HCPA.

Ressalta-se que mulheres já em uso de anticoagulação crônica em dose terapêutica (plena) previamente à gestação (p. ex., devido à TVP recente) devem manter anticoagulação plena durante a gravidez e o puerpério, talvez trocando o tipo de fármaco.

Quadro clínico e diagnóstico

Em virtude de terem uma apresentação clínica que muitas vezes se assemelha aos sinais e sintomas comuns da gestação, tanto a TVP como a TEP representam um desafio diagnóstico.

Os sintomas mais comuns de TVP são dor, empastamento e edema do membro infe-

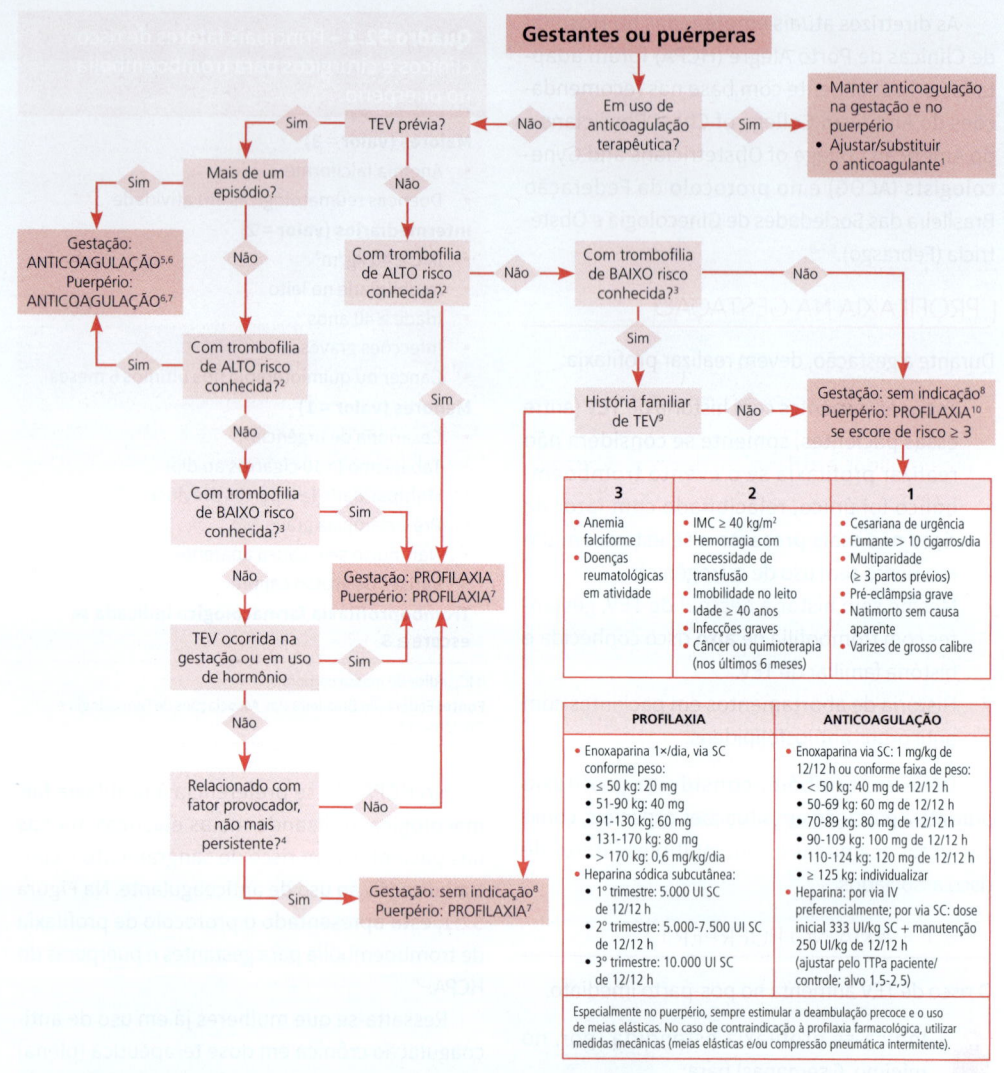

Gestantes ou puérperas

Fluxograma (Figura 52.1):

- Em uso de anticoagulação terapêutica?
  - Sim → Manter anticoagulação na gestação e no puerpério; Ajustar/substituir o anticoagulante[1]
  - Não → TEV prévia?
    - Sim → Mais de um episódio?
      - Sim → Gestação: ANTICOAGULAÇÃO[5,6]; Puerpério: ANTICOAGULAÇÃO[6,7]
      - Não → Com trombofilia de ALTO risco conhecida?[2]
        - Sim → Gestação: ANTICOAGULAÇÃO[5,6]; Puerpério: ANTICOAGULAÇÃO[6,7]
        - Não → Com trombofilia de BAIXO risco conhecida?[3]
          - Sim → Gestação: PROFILAXIA; Puerpério: PROFILAXIA[7]
          - Não → TEV ocorrida na gestação ou em uso de hormônio?
            - Sim → Gestação: PROFILAXIA; Puerpério: PROFILAXIA[7]
            - Não → Relacionado com fator provocador, não mais persistente?[4]
              - Sim → Gestação: sem indicação[8]; Puerpério: PROFILAXIA[7]
              - Não → Gestação: PROFILAXIA; Puerpério: PROFILAXIA[7]
    - Não → Com trombofilia de ALTO risco conhecida?[2]
      - Sim → História familiar de TEV?[9]
        - Sim → Gestação: PROFILAXIA; Puerpério: PROFILAXIA[7]
        - Não → Gestação: sem indicação[8]; Puerpério: PROFILAXIA[10] se escore de risco ≥ 3
      - Não → Com trombofilia de BAIXO risco conhecida?[3]
        - Sim → História familiar de TEV[9]
        - Não → Gestação: sem indicação[8]; Puerpério: PROFILAXIA[10] se escore de risco ≥ 3

Escore de risco

3	2	1
• Anemia falciforme • Doenças reumatológicas em atividade	• IMC ≥ 40 kg/m² • Hemorragia com necessidade de transfusão • Imobilidade no leito • Idade ≥ 40 anos • Infecções graves • Câncer ou quimioterapia (nos últimos 6 meses)	• Cesariana de urgência • Fumante > 10 cigarros/dia • Multiparidade (≥ 3 partos prévios) • Pré-eclâmpsia grave • Natimorto sem causa aparente • Varizes de grosso calibre

Doses

PROFILAXIA	ANTICOAGULAÇÃO

• Enoxaparina 1×/dia, via SC conforme peso:
  • ≤ 50 kg: 20 mg
  • 51-90 kg: 40 mg
  • 91-130 kg: 60 mg
  • 131-170 kg: 80 mg
  • > 170 kg: 0,6 mg/kg/dia
• Heparina sódica subcutânea:
  • 1º trimestre: 5.000 UI SC de 12/12 h
  • 2º trimestre: 5.000-7.500 UI SC de 12/12 h
  • 3º trimestre: 10.000 UI SC de 12/12 h
	• Enoxaparina via SC: 1 mg/kg de 12/12 h ou conforme faixa de peso:
	  • < 50 kg: 40 mg de 12/12 h
	  • 50-69 kg: 60 mg de 12/12 h
	  • 70-89 kg: 80 mg de 12/12 h
	  • 90-109 kg: 100 mg de 12/12 h
	  • 110-124 kg: 120 mg de 12/12 h
	  • ≥ 125 kg: individualizar
	• Heparina: por via IV preferencialmente; por via SC: dose inicial 333 UI/kg SC + manutenção 250 UI/kg de 12/12 h (ajustar pelo TTPa paciente/controle; alvo 1,5-2,5)

Especialmente no puerpério, sempre estimular a deambulação precoce e o uso de meias elásticas. No caso de contraindicação à profilaxia farmacológica, utilizar medidas mecânicas (meias elásticas e/ou compressão pneumática intermitente).

[1] Os novos anticoagulantes orais diretos são contraindicados na gravidez; durante a lactação, não são formalmente liberados segundo várias diretrizes, mas rivaroxabana e dabigatrana apresentam níveis aceitáveis de excreção no leite. Cumarínicos são contraindicados no primeiro trimestre e na proximidade do nascimento (o uso no 2º trimestre é discutível); podem ser utilizados durante a lactação. A partir do diagnóstico da gestação, deve-se substituir o anticoagulante oral por enoxaparina ou heparina.
[2] Trombofilias de ALTO risco: SAAF pelos anticorpos anticardiolipinas IgG e IgM, anti-β₂-glicoproteína IgG ou IgM e/ou anticoagulante lúpico; deficiência de antitrombina; fator V de Leiden em homozigose, mutação da protrombina G20210A em homozigose; heterozigose combinada do fator V de Leiden e da mutação da protrombina.
[3] Trombofilias de BAIXO risco: fator V de Leiden em heterozigose, mutação da protrombina G20210A em heterozigose; deficiência da proteína C funcional; deficiência da proteína S funcional (homozigose ou heterozigose para MTHFR, alteração de PAI-1, alteração de fator VIII e outros anticorpos antifosfolipídeos não são considerados relevantes).
[4] Repouso prolongado, cirurgia ou trauma.
[5] Gestantes com SAF devem receber AAS 75-100 mg/dia VO, além da enoxaparina ou heparina, para redução de eventos obstétricos adversos.
[6] Segundo algumas diretrizes, no caso de um episódio prévio de TEV associado à trombofilia de alto risco, é possível utilizar dose profilática, dose intermediária ou dose plena de anticoagulação.
[7] Manter a profilaxia farmacológica por pelo menos 6 semanas nessa situação.
[8] Devem-se respeitar as demais indicações clínicas e cirúrgicas para anticoagulação profilática, como internação com imobilização prolongada.
[9] Familiar de primeiro grau com menos de 50 anos com TEV, ou TEV em múltiplos familiares.
[10] Manter a profilaxia farmacológica por cerca de 10-15 dias nessa situação.

AAS, ácido acetilsalicílico; IgG, imunoglobulina G; IgM, imunoglobulina M; IMC, índice de massa corporal; IV, intravenosa; MTHFR, metilenotetra-hidrofolato redutase; PAI-1, inibidor do ativador de plasminogênio-1; SAAF, síndrome do anticorpo antifosfolipídeo; SC, subcutânea; TEV, tromboembolia venosa; TTPa, tempo de tromboplastina parcial ativada; UI, unidades internacionais; VO, via oral.

FIGURA 52.1 – Protocolo do Hospital de Clínicas de Porto Alegre para profilaxia de tromboembolismo na gestação e no puerpério (novembro/2021).

rior, na maioria das vezes na perna esquerda. Outros sinais, como calor, vermelhidão, assimetria da circunferência da perna ou da coxa, edema ou um cordão subcutâneo palpável, podem estar presentes. A suspeita clínica é maior quando ocorre dor na panturrilha provocada pela dorsiflexão passiva do pé (sinal de Homan).

> Os sintomas de TEP incluem dispneia e taquipneia, dor torácica pleurítica (abrupta, "em pontada", intensa, ventilatório-dependente) e tosse, além de sinais e sintomas como cianose, diaforese, febre, suor frio, hipotensão, hemoptise, hiperfonese de segunda bulha, ritmo de galope e atrito pleural. A concomitância com sintomas sugestivos de TVP em membro inferior também reforça a suspeita de TEP. Nos casos de embolia pulmonar maciça, a síncope e o colapso cardiovascular podem ser os sintomas iniciais. Infelizmente, muitos dos sinais e sintomas de TEV são comuns em gestações normais (p. ex., taquipneia, dispneia, sudorese, tonturas, desmaios e edema de membros inferiores). Isso pode levar a atrasos na suspeição e no diagnóstico de eventos graves relacionados com a tromboembolia. Na suspeita de TEP ou TEV, deve-se realizar a investigação.

TROMBOSE VENOSA PROFUNDA

Mulheres apresentando sinais e/ou sintomas sugestivos de TVP devem ser rigorosamente avaliadas, a fim de descartar o diagnóstico. Se a TVP permanecer sem tratamento, 15 a 24% das pacientes desenvolvem TEP, que é fatal em 15% das gestantes.[10]

> ⚠ Recomenda-se que toda mulher com suspeita de TVP inicie tratamento anticoagulante em dose terapêutica, até que sua investigação seja considerada negativa.

A ultrassonografia com Dopplerfluxometria (USD) venosa é o método diagnóstico mais utilizado para o diagnóstico de TVP em pacientes sintomáticos, com sensibilidade de 96% e especificidade de 98 a 100%. Diante de uma USD negativa, suspende-se o tratamento. Nos casos de alta suspeição, recomenda-se repetir o exame em 3 a 7 dias.[10]

EMBOLIA PULMONAR

Diante de um quadro suspeito de TEP, a avaliação inicial compreende a realização de eletrocardiograma (ECG), gasometria arterial e radiografia de tórax.

> O ECG, embora seja normal em 30% dos pacientes com TEP, apresenta anormalidades em cerca de 40% das gestantes e puérperas com a doença. As alterações mais suspeitas são as que mostram sinais de sobrecarga aguda do ventrículo direito, bloqueio de ramo direito, desvio do eixo elétrico para a direita, padrão S1Q3T3 e inversão da onda T nas derivações precordiais de V1 a V4.[3,10]

> A gasometria é um exame pouco sensível e pouco específico: embora hipoxemia, hipocapnia, alcalose respiratória e gradiente alveoloarterial (GaA) ≥ 15 mmHg sejam indicativos de TEP, apenas 10% das gestantes e puérperas afetadas têm PO_2 < 60 mmHg, e 3% têm saturação < 90%. Assim, a gasometria somente orienta a necessidade de oxigenoterapia suplementar e de ventilação mecânica em gestantes instáveis.[3,10]

> A radiografia de tórax também não é sensível nem específica para diagnóstico de TEP. São sinais sugestivos de TEP: consolidações, atelectasias, derrame pleural, elevação diafragmática, diminuição focal do calibre dos vasos (oligoemia) e sinais de insuficiência cardíaca aguda. A radiografia é importante para excluir outras causas de sintomas pulmonares e para orientar o seguimento da investigação, uma vez que pacientes com anormalidades radiográficas não são candidatas à investigação com cintilografia pulmonar. Podem ser encontradas áreas de hipoperfusão pulmonar (sinal de Westmark), imagens cuneiformes (sinal de Hampton), dilatação da artéria pulmonar (sinal de Palla), atelectasias, derrame pleural e elevação da cúpula diafragmática.

Os escores clínicos para avaliação de probabilidade pré-teste para TEP não têm validação adequada na gravidez, pois foram testados principalmente em populações não gestantes. Há, porém, propostas de adaptações às gestantes e puérperas. O escore de Wells atribui pontuações aos seguintes critérios: TEP ou TVP prévias, frequência cardíaca acima de 100 batimentos por minuto, cirurgia recente ou imobilização, sinais clínicos de TVP, diagnóstico alternativo menos provável que TEP, hemoptise e câncer; entretanto, tal escore classifica o resultado como de baixa, intermediária ou alta probabilidade – ou seja, é um critério bastante subjetivo.

Já o YEARS é um algoritmo novo e simplificado de diagnóstico para suspeita de embolia pulmonar que consiste em apenas três itens da regra de decisão clínica de Wells original: sinais clínicos de TVP, hemoptise e se a embolia pulmonar é o diagnóstico mais provável. Essa regra de decisão clínica é combinada com o limiar variável dos dímeros-D, dependendo da presença de um desses itens. O estudo mostrou que o algoritmo YEARS é seguro durante 3 meses de acompanhamento em todos os pacientes que tiveram embolia pulmonar excluída. A vantagem do algoritmo YEARS é uma redução absoluta de 14% na necessidade de tomografia computadorizada (TC) de tórax em comparação com o algoritmo-padrão e, mais importante, uma redução de 8,7% em comparação com o limite de dímeros-D ajustado para a idade.[11]

A dosagem de dímeros-D deve ser interpretada com cuidado em gestantes, uma vez que eles têm seu nível aumentado em aproximadamente 40% na gravidez. Além disso, há relatos de TEP confirmada mesmo em gestantes com dímeros-D negativos. Um estudo longitudinal demonstrou que 99% das gestantes saudáveis apresentavam um nível de dímeros-D maior que o ponto de corte convencional (0,5 µg/L); o mesmo estudo sugeriu valores de referência de 0,17 a 1,20 µg/L para o primeiro trimestre, de 0,39 a 3,26 µg/L para o segundo e de 0,55 a 3,33 µg/L para o terceiro trimestre.[12]

Diante disso, parte das diretrizes internacionais não recomenda a dosagem de dímeros-D para excluir TEP em gestantes, o que leva diretamente ao seguimento da investigação por meio de angiotomografia computadorizada pulmonar (ACTP) ou cintilografia pulmonar perfusional (CPP) quando existe suspeita clínica. Entretanto, pelo menos dois estudos prospectivos, somando juntos quase 900 gestantes ou puérperas, avaliaram escores clínicos associados à dosagem de dímeros-D para orientar o seguimento da investigação ou excluir TEP; essas estratégias conseguiram evitar a realização de ACTP ou CPP em 12 a 39% das pacientes. Assim, algumas diretrizes internacionais incorporaram a dosagem de dímeros-D à investigação de TEP no ciclo gravídico-puerperal. A **Figura 52.2** apresenta um exemplo de algoritmo proposto para investigar TEP em gestantes e puérperas com base em critérios clínicos, laboratoriais e imaginológicos.[11,13,14]

É fundamental iniciar a anticoagulação com enoxaparina ou heparina, em doses terapêuticas, já na paciente com suspeita, suspendendo-a somente após a exclusão de TEP.

Conforme comentado, de acordo com o quadro clínico e os exames acessórios, pacientes com alta suspeição devem seguir a investigação com ACTP e CPP. A ACTP tem as seguintes vantagens sobre a CPP: é com frequência mais disponível, libera uma menor quantidade de radiação para o feto e pode identificar outras doenças (pneumonia, edema pulmonar e, eventualmente, dissecção aórtica). Apesar disso, grande parte das diretrizes internacionais continua a recomendar a CPP como primeira linha de investigação de TEP, devido ao seu alto valor preditivo negativo e à baixa dose de radiação liberada para o tecido mamário. Nos casos de radiografia de tórax anormal, a ACTP é preferível, bem como nas situações em que a CPP não é conclusiva. Outros exames, como angiorressonância magnética pulmonar e arteriografia convencional, não foram suficientemente avaliados na gestação.

As doses de radiação envolvidas nos exames supracitados são muito inferiores às teratogênicas. Considerando que a mortalidade relacionada com a TEP é estimada em torno de 18,6% no Brasil, jamais se deve deixar de seguir a investigação diagnóstica em razão de receio dos efeitos materno-fetais da radiação ionizante ou do contraste quando há suspeita da doença.[15] Com relação ao uso de radiofármacos em lactantes, a literatura atual considera seguro para a mãe e para o feto continuar amamentando após o uso de contraste

Suspeita de TEP aguda em gestante

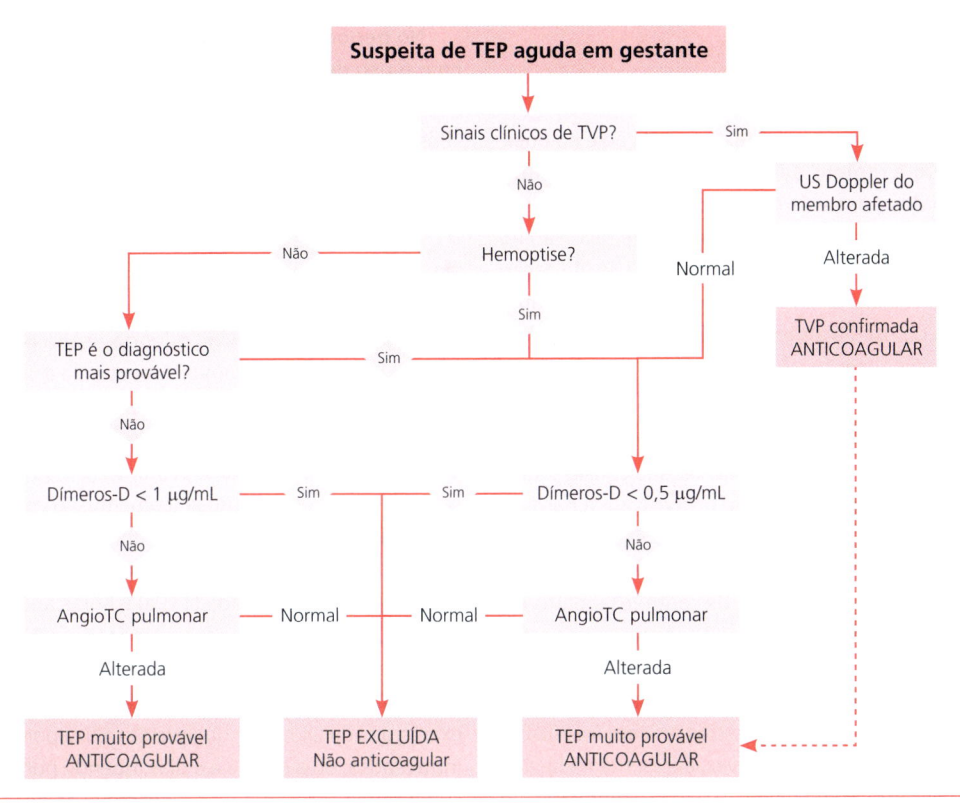

[Fluxograma]

- Sinais clínicos de TVP?
  - Sim → US Doppler do membro afetado
    - Alterada → TVP confirmada / ANTICOAGULAR
    - Normal →
  - Não → Hemoptise?
    - Sim → TEP é o diagnóstico mais provável?
      - Não → Dímeros-D < 1 µg/mL
        - Sim → (junto com ramo "Sim" seguinte)
        - Não → AngioTC pulmonar
          - Alterada → TEP muito provável / ANTICOAGULAR
          - Normal → TEP EXCLUÍDA / Não anticoagular
    - Não → Dímeros-D < 0,5 µg/mL
      - Sim → TEP EXCLUÍDA / Não anticoagular
      - Não → AngioTC pulmonar
        - Alterada → TEP muito provável / ANTICOAGULAR
        - Normal → TEP EXCLUÍDA / Não anticoagular

FIGURA 52.2 – Protocolo de avaliação de gestantes e puérperas com suspeita de tromboembolismo pulmonar.
Fonte: Adaptada de Wim Wiegers e Middeldorp.[13]

com gadolínio. Uma mínima quantidade do radiofármaco é excretada no leite materno e absorvida pelo intestino do recém-nascido, podendo ser desprezado o leite ordenhado por 24 horas.

Tratamento

Já na suspeita de TVP ou TEP, deve-se iniciar a anticoagulação com dose terapêutica (plena) de heparina de baixo peso molecular (HBPM) ou heparina não fracionada (HNF). A anticoagulação plena deve ser mantida por toda a gestação e pelas primeiras 6 semanas de puerpério, e não deve ser descontinuada antes de 3 meses de tratamento.[8,10,16]

Medidas adicionais, como uso de meias elásticas de compressão graduada e elevação dos membros inferiores, geralmente são indicadas para pacientes com TVP, sobretudo para redução dos sintomas.[10,17]

Por volta das 35 a 36 semanas de gestação, ou quando há previsão de proximidade do nascimento, prefere-se a HNF intravenosa. No período periparto, pode-se considerar o uso de filtro de veia cava temporário para reduzir o risco de TEP em casos selecionados (gestantes com TVP de ilíaca e gestantes com TVP associada à história de múltiplas TEPs apesar de anticoagulação adequada).[10,17]

Em pacientes com embolia pulmonar maciça (TEP associada a hipotensão, sinais de baixo débito cardíaco e hipoxemia significativa) – uma condição dramática com cerca de 25% de mortalidade –, prefere-se o uso de HNF intravenosa como terapia inicial. Nessas pacientes, podem ser necessários trombolíticos (os quais devem ser usados com reservas no início da gestação e no período periparto), embolectomia por cateter e/ou filtro de veia cava.[18,19]

Anticoagulantes na gestação e no puerpério

O uso de anticoagulantes na gestação e no puerpério é repleto de particularidades, em função dos possíveis efeitos para o feto, do risco de hemorragia e da necessidade de reversão no período periparto, da possibilidade de utilização na lactação, das modificações no peso e da variação no risco tromboembólico ao longo do ciclo gravídico-puerperal.

HEPARINAS

Tanto a HNF quanto as HBPMs são consideradas seguras na gestação (não atravessam a barreira placentária) e no puerpério (não são excretadas no leite). As HBPMs são mais fáceis de utilizar, pois poucas vezes necessitam de controle laboratorial, são aplicadas somente 1×/dia na profilaxia e estão menos associadas a trombocitopenia, sangramentos inadvertidos e osteoporose; são contraindicadas, entretanto, em pacientes com insuficiência renal. A HNF, por sua vez, apresenta meia-vida mais curta, e sua reversão é mais completa com a administração de sulfato de protrombina, tornando seu uso mais seguro quando há risco de sangramento ou no período periparto.[10]

ENOXAPARINA

A HBPM mais utilizada no Brasil é a enoxaparina, embora outras (dalteparina, tinzaparina, nadroparina) estejam disponíveis. No mundo todo, é considerada a primeira escolha para profilaxia e tratamento de TEV na gestação, tendo como sua maior limitação o custo.

A enoxaparina é utilizada por via subcutânea, normalmente com uma aplicação diária para profilaxia e duas aplicações diárias para tratamento (Tabela 52.1). Tanto para profilaxia como para tratamento, não é necessário controle laboratorial da anticoagulação, exceto em pacientes muito magras ou obesas. Para estas, podem-se monitorizar os níveis de fator anti-Xa (dosado 3 h após a aplicação), buscando o alvo entre 0,5 e 1,2 UI/mL;[10] entretanto, esse exame é pouco disponível em nosso meio.

No período periparto, deve-se ter cuidado com o uso desse fármaco, devido à sua meia-vida longa. Por isso, a maior parte das diretrizes sugere a troca da enoxaparina por HNF nas proximidades do nascimento.[10,16,17]

HEPARINA NÃO FRACIONADA

De meia-vida mais curta e custo mais acessível, a HNF é ideal para utilização no período periparto. A HNF, quando usada para profilaxia, é aplicada por via subcutânea a cada 12 horas e não necessita de controle laboratorial. Quando utilizada para anticoagulação plena, pode ser aplicada por via subcutânea (2-3 aplicações diárias) ou intravenosa (com infusão contínua, controlada por bomba), sendo obrigatório o controle laboratorial. Coleta-se o tempo de tromboplastina parcial ativada (TTPa) 6 horas após a injeção, buscando manter a relação de TTPa paciente/controle entre 1,5 e 2,5; após a estabilização da anticoagulação, coleta-se um novo exame a cada 24 horas, quando se utiliza por via intravenosa, ou a cada 3 a 4 dias, quando por via subcutânea.[10] A Tabela 52.1 descreve as doses profiláticas e terapêuticas da HNF.

Quando se utiliza a HNF, é necessário realizar a contagem de plaquetas a partir do 4º dia e repetir a dosagem a cada 2 ou 3 dias, a fim de detectar o desenvolvimento de trombocitopenia induzida por heparina.[10,16] A redução da massa óssea em quem usa heparinas por mais de um mês pode ser significativa, especialmente com a HNF; por isso, recomenda-se suplementação de cálcio VO (1.000 mg/dia) e vitamina D (2.000.000 UI/dia) durante o seu uso.[20]

MANEJO PERIPARTO

A anticoagulação plena deve ser interrompida próximo ao parto ou cesariana.

É aconselhável trocar o anticoagulante para HNF entre 36 e 37 semanas, devido à facilidade de manejo periparto – mais em razão do risco de hematoma epidural ou subaracnóideo com a anestesia regional do que devido ao risco de sangramento durante o procedimento. A paciente

Tabela 52.1 – Regimes de anticoagulação profilática e terapêutica com heparina não fracionada e enoxaparina

FÁRMACO	TIPO DE ANTICOAGULAÇÃO	DOSE	MANEJO PRÉ-PARTO
Heparina não fracionada	Profilática	5.000 UI SC 12/12 h ou 1º trimestre: 5.000-7.500 UI SC de 12/12 h 2º trimestre: 7.500-10.000 UI SC de 12/12 h 3º trimestre: 10.000 UI SC de 12/12 h	Suspender 4-6 h antes da anestesia
	Terapêutica	Bólus 5.000 UI IV* ou 333 UI/kg SC de 12/12 h. Reduzir ou incrementar doses em 10-30%, conforme TTPa paciente/controle (alvo 1,5-2,5)[†] ou Bólus 5.000 UI IV* ou 80 UI/kg (em 1 h) + manutenção 18 UI/kg/h IV em infusão contínua (bomba de infusão). Titular TTPa paciente/controle para ajustar infusão:[‡] < 1,2: novo bólus de 80 UI/kg + aumentar infusão 4 UI/kg/h 1,2-12,5: novo bólus 40 UI/kg + aumentar infusão 2 UI/kg/h 1,5-2,5: manter infusão 2,5-3,0: reduzir infusão 2 UI/kg/h > 3,0: suspender infusão 2 h + reduzir infusão 5 UI/kg/h	Suspender por tempo indeterminado Suspender 4 h antes da anestesia (considerar conferir TTPa)
Enoxaparina	Profilática	40 mg SC 1×/dia ou < 50 kg: 20 mg SC 1×/dia 50-90 kg: 40 mg SC 1×/dia 91-130 kg: 60 mg SC 1×/dia 131-170 kg: 80 mg SC 1×/dia (ou em 2 tomadas) > 170 kg: 0,6 mg/kg/dia SC ou 1×/dia (ou em 2 tomadas)	Suspender 12 h antes da anestesia
	Terapêutica	1 mg/kg/dose SC de 12/12 h ou 1,5 mg/kg/dose SC de 24/24 h ou < 50 kg: 40 mg SC de 12/12 h 50-69 kg: 60 mg SC de 12/12 h 70-89 kg: 80 mg SC de 12/12 h 90-109 kg: 100 mg SC de 12/12 h 110-124 kg: 120 mg SC de 12/12 h > 125 kg: discutir com hematologista	Suspender 24 h antes da anestesia

*Solução de 5.000 UI (1 mL) de heparina não fracionada diluídas em 100 mL de soro fisiológico (concentração de 50 UI/mL).
[†]Dosar após 6 h da injeção, até atingir alvo. Depois, dosar a cada 3-4 dias.
[‡]Dosar TTPa de 6/6 h até atingir alvo. Depois, dosar 1×/dia.
IV, intravenosa; SC, subcutânea; TTPa, tempo de tromboplastina parcial ativada; UI, unidades internacionais.
Fonte: Elaborada com base em Royal College of Obstetricians and Gynecologists,[10,21] American College of Obstetricians and Gynecologists,[22] Bourjeily e colaboradores.[17]

deve ser orientada a não realizar a dose de heparina se apresentar sangramento ou achar que está iniciando o trabalho de parto e procurar atendimento hospitalar imediatamente.[16]

⚠ Quando se utilizam doses profiláticas, a enoxaparina deve ser interrompida 12 horas antes, e a HNF deve ser interrompida 4 a 6 horas antes de um bloqueio epidural ou subaracnóideo. Quando se usam doses terapêuticas de anticoagulação, a enoxaparina deve ser descontinuada pelo menos 24 horas antes. Quando se utiliza a HNF subcutânea para anticoagulação plena, existe menos certeza com relação ao tempo de suspensão; recomenda-se aguardar no mínimo 24 horas antes de um bloqueio regional, mas é indicado conferir o TTPa para se assegurar de que a paciente não está mais anticoagulada.[16,23,24]

Quando a paciente com anticoagulante em dose plena não pode ficar longas horas sem a medicação (como pacientes com TVP recente, TEP aguda), ou tem risco maior de hemorragia, ou quando se deseja um controle maior da reversão da anticoagulação, o melhor é trocar a HBPM ou a HNF subcutânea por HNF intravenosa, a qual pode ser suspensa entre 4 e 6 horas antes do procedimento.[10,16]

Nos casos em que é necessário instalar um cateter epidural, deve-se aguardar um período específico após a sua instalação para administrar uma nova dose do anticoagulante: uma hora para HNF e 6 a 8 horas para enoxaparina. O intervalo entre a última administração do anticoagulante e a remoção do cateter deve ser 2 a 4 horas para HNF a pleno (intravenosa), 12 a 24 horas para enoxaparina a pleno e 10 a 12 horas para enoxaparina profilática.[24]

⚠ O anticoagulante pode ser reiniciado 6 horas após um parto vaginal ou 12 horas após uma cesariana, embora se deva aguardar um tempo mais longo (até 24 ou 48 h) quando há possibilidade de sangramento maior em casos específicos.[10,23] Algumas diretrizes recomendam, em pacientes com anticoagulação plena e hemostasia adequada no procedimento, a administração de uma dose profilática cerca de 4 horas após o bloqueio neuroaxial, seguida do reinício da dose terapêutica em 8 a 12 horas.[10] Não há recomendação específica quanto à via de parto: mesmo que a cesariana eletiva apresente vantagens com relação à organização da retirada do anticoagulante, o parto vaginal representa menos dano tecidual e, portanto, menos risco de sangramento na paciente anticoagulada. Da mesma forma, não há indicação específica de técnica de abertura ou fechamento abdominal. Entretanto, especialmente na paciente com anticoagulação plena, deve-se ter em mente a possibilidade de sangramento ou hematoma de incisão; muitas vezes, o uso de drenos, pontos separados para permitir drenagem, técnica cirúrgica hemostática e incisões alternativas precisa ser considerado.[25]

REVERSÃO DA ANTICOAGULAÇÃO

Raramente, é preciso reverter a anticoagulação com heparinas, mas isso pode ser necessário em situações de emergência, quando ocorre sangramento transoperatório.

O efeito da HNF pode ser totalmente revertido com o uso do sulfato de protamina: 1 mg da medicação neutraliza cerca de 100 unidades internacionais (UI) de HNF. Como a meia-vida da HNF intravenosa é de 60 a 90 minutos, é importante calcular somente a quantidade de heparina infundida nas últimas horas. Para reverter a HNF subcutânea em dose plena, além da dose inicial, indica-se a infusão lenta complementar (devido à meia-vida mais longa) (**Quadro 52.2**).[17,26,27]

⚠ Somente 50% do efeito das HBPMs é revertido pela protamina. Mesmo assim, é possível utilizar o antídoto para obter melhora parcial da coagulação, especialmente quando o sangramento está aumentado (ver doses no **Quadro 52.2**). Em casos de sangramento aumentado, mesmo com uso de protamina, pode-se utilizar fator VIIa recombinante, se disponível, e deve-se contar com a orientação de hematologista.[28]

⚠ A protamina, quando administrada em doses exageradas, pode aumentar o sangramento. Deve ser administrada lentamente, pois apresenta risco de hipotensão, bradicardia,

Quadro 52.2 – Reversão da anticoagulação com protamina

Heparina não fracionada intravenosa
- Calcular a quantidade de heparina administrada nas últimas 2,5-3 h de infusão
- Calcular a dose de protamina conforme o tipo de suspensão:
  - Imediatamente antes: 1-1,5 mg para cada 100 UI de heparina
  - 30-60 min: 0,5-0,75 mg para cada 100 UI de heparina
  - > 120 min: 0,25-0,375 mg para cada 100 UI de heparina
- Administrar no máximo 50 mg. Diluir a dose em 100 mL de soro fisiológico, infundir ao longo de 5-10 min (máx. 5 mg/min)

Heparina não fracionada subcutânea
- Verificar a última dose de heparina administrada
- Calcular a dose de protamina: 1 mg para cada 100 UI de heparina
- Diluir a dose em 100 mL de soro fisiológico, infundindo inicialmente 25-50 mg IV lentamente (máx. 5 mg/min); infundir o restante da dose ao longo de 8 h

Enoxaparina subcutânea (reversão parcial)
- Calcular a quantidade de protamina conforme tempo de suspensão da enoxaparina:
  - < 8 h: 1 mg de protamina para cada 1 mg de enoxaparina
  - 8-12 h: 0,5 mg de protamina para cada 1 mg de enoxaparina
  - > 12 h: protamina não é recomendada
- Administrar no máximo 50 mg. Diluir a dose em 100 mL de soro fisiológico, infundir ao longo de 5-10 min (máx. 5 mg/min)

IV, intravenosa; UI, unidades internacionais.
Fonte: Elaborada com base em Bourjeily e colaboradores,[17] Hirsch e colaboradores,[26] Hatfield e Chen.[27]

náuseas, vômitos, broncospasmo e reação anafilática. Os pacientes com risco de terem anticorpos antiprotamina (alergia a peixe ou com uso prévio de insulina contendo protamina) devem idealmente receber corticosteroide e anti-histamínico antes da administração de protamina.[27,28]

Não necessariamente uma paciente que teve a anticoagulação revertida por protamina pode ser submetida à anestesia no neuroeixo, caso o anticoagulante tenha sido administrado em período inferior ao recomendado.

ANTAGONISTAS DA VITAMINA K

A varfarina (antagonista da vitamina K) apresenta uso restrito na gestação, pois atravessa a placenta e aumenta o risco de malformações fetais. A embriopatia da varfarina, caracterizada por hipoplasia da cartilagem nasal, defeitos cardíacos congênitos, ventriculomegalia, agenesia de corpo caloso e epífises pontilhadas, ocorre em 5% dos fetos expostos entre 6 e 12 semanas, sendo a incidência dose-dependente.[10] Para mulheres com valva cardíaca mecânica, nas quais o uso de heparina é inadequado, os riscos e benefícios precisam ser discutidos. Em mulheres utilizando antagonistas da vitamina K que pretendem engravidar, recomenda-se trocar a medicação para HBPM ou HNF assim que se descobre a gestação (não é preciso trocar antes) (ver Cap. 43 – Doenças cardiovasculares na gestação).[8]

Considerando-se somente o risco de malformações e de sangramento materno, a varfarina poderia ser utilizada como anticoagulação no segundo trimestre. É uma alternativa para pacientes do Sistema Único de Saúde (SUS) que não têm acesso à heparina para usar após o 1º trimestre (risco de malformação) e antes do 3º trimestre (risco de hemorragia no feto). Entretanto, em função do risco de hemorragia cerebral fetal, alguns contraindicam seu uso mesmo nessa fase da gestação. A literatura associa o uso de varfarina durante a gestação a morte perinatal (5-30%), descolamento placentário (2%) e redução do quociente de inteligência (14%).[8,22,28-30]

Como a varfarina é segura no puerpério (não é excretada no leite), ela é o medicamento de escolha quando a paciente tem indicação de manter a anticoagulação plena por mais de 6 semanas. Assim que o risco de sangramento relacionado com o procedimento é considerado mínimo, deve-se iniciar a varfarina, a qual deve ser utilizada concomitantemente com HNF ou HBPM por pelo menos 5 dias. O anticoagulante oral é aumentando progressivamente de acordo com nomograma próprio à medicação, conforme modificações no índice normalizado internacional (INR, *international normalised ratio*), buscando-se manter um valor de INR entre 2,0 e 3,0.[10,21]

A atividade da varfarina pode ser alterada por determinados alimentos (em especial aqueles ricos em vitamina K, como vegetais escuros) e vários medicamentos, sendo alguns de uso relativamente frequente na gestação. A modificação da dieta ou a utilização dessas medicações podem levar a mudanças significativas no valor de INR:

- Substâncias que potencializam a ação – Paracetamol, metronidazol, miconazol, indometacina, ácido nalidíxico, eritromicina, neomicina, sulfonamidas e outros antimicrobianos de largo espectro, medicamentos para tratamento de disfunções da tireoide, amitriptilina/nortriptilina.
- Substâncias que tanto podem potencializar como inibir – Corticosteroides, fenitoína.
- Substâncias que reduzem a ação – Barbitúricos, carbamazepina, colestiramina, vitamina K. A colestiramina também pode diminuir a absorção de vitamina K sem, no entanto, aumentar a atividade anticoagulante da varfarina.

Quando for necessário reverter de forma emergencial a anticoagulação promovida pela varfarina, pode-se utilizar vitamina K (2,5-10 mg IV, VO ou SC) e plasma fresco.[27]

OUTROS ANTICOAGULANTES

Os novos anticoagulantes orais (dabigatrana, rivaroxabana, apixabana, edoxabana e betrixabana) devem ser evitados na gestação e na lactação, pois provavelmente cruzam a barreira placentária e são detectados no leite materno. Uma recente revisão sistemática concluiu, apesar da limitação dos dados ora disponíveis, que a dabigatrana tem a menor excreção no leite materno, sendo provavelmente uma alternativa segura. A rivaroxabana e a dabigatrana têm níveis aceitáveis para a excreção do leite materno, enquanto a excreção de apixabana é maior do que a faixa máxima permitida. Outros estudos, bem desenhados e com tamanhos de amostra maiores, são necessários para gerar dados comparáveis consistentes e esclarecer os benefícios e riscos de cada anticoagulante oral durante a amamentação.[10,31,32]

Outros anticoagulantes, como fondaparinux, argatrobana e hirudina, já foram testados na gestação e são considerados provavelmente seguros. O fondaparinux é considerado a primeira alternativa para pacientes com trombocitopenia induzida por heparina; entretanto, o fármaco merece atenção especial no período próximo ao nascimento, devido à sua longa meia-vida.[10]

Tromboprofilaxia não farmacológica

Todas as mulheres precisam receber hidratação adequada e deambular precocemente após procedimentos cirúrgicos (p. ex., cesariana). Gestantes internadas devem ser estimuladas a deambular para prevenir TEV, salvo as indicações de restrição ao leito. Da mesma forma, mulheres realizando viagens longas (tanto por via aérea como terrestre) devem ser estimuladas a hidratarem-se, deambularem periodicamente e/ou fazerem exercícios com os pés, para reduzir a ocorrência de fenômenos tromboembólicos.[9]

O uso de meias elásticas de compressão graduada, além de promover conforto para os sintomas relacionados com a insuficiência venosa, tem grande importância na profilaxia de tromboembolia e no tratamento de linfedema e de síndrome pós-trombótica.

As meias elásticas devem ser prescritas, associadas ou não ao anticoagulante, por terem um efeito benéfico bastante elevado. Em um estudo, 8.307 pacientes não gestantes foram aleatoriamente randomizadas para receber enoxaparina mais meias elásticas com compressão graduada (4.171 pacientes) ou placebo mais meias elásticas com compressão graduada (4.136 pacientes). Não houve diferença nas taxas de morte por qualquer causa em 30 dias, nem na taxa de sangramento entre os dois grupos.[33] Embora haja muito mais estudos sobre a profilaxia farmacológica, as meias elásticas representam uma excelente alternativa às pacientes com maior risco de sangramento e com baixo risco de TEV.

Dispositivos de compressão pneumática intermitente podem ser considerados para o uso intra e pós-operatório, especialmente em mulheres com contraindicação à profilaxia farmacológica, ou até que a anticoagulação (profilática ou terapêutica) possa ser restabelecida.[9]

Trombofilias e gestação

Trombofilias são condições que aumentam o risco de doença tromboembólica. Durante a gestação, o potencial trombogênico das trombofilias é aumentado pelo estado de hipercoagulabilidade, levando a uma maior frequência de TVP, TEP e, raramente, tromboembolia arterial. Além disso, uma associação modesta com alguns desfechos obstétricos adversos tem sido sugerida, mas de forma controversa. O risco de TEV na gravidez é aumentado devido à presença de trombofilias adquiridas e hereditárias.

TIPOS DE TROMBOFILIAS

TROMBOFILIAS ADQUIRIDAS

- Síndrome do anticorpo antifosfolipídeo (SAAF) – É o exemplo mais clássico.
- Neoplasias mieloproliferativas.
- Hemoglobinúria paroxística noturna.
- Exposição a quimioterápicos ou hormônios.
- Trombocitemia essencial, etc.[34]

TROMBOFILIAS HEREDITÁRIAS

Trombofilias hereditárias se referem a mutações genéticas que afetam a quantidade ou a função de proteínas envolvidas na cascata da coagulação:

- Fator V de Leiden (mutação pontual A1691G no gene do fator V).
- Mutação da protrombina G20210A.
- Deficiência de proteína S.
- Deficiência de proteína C.
- Deficiência de antitrombina III.

Apesar de coletivamente prevalentes em cerca de 10% da população branca, essas alterações estão associadas a quase metade dos casos de TEV na gestação e no puerpério.[34,35] A **Tabela 52.2** descreve a prevalência das trombofilias mais importantes.

⭐ Polimorfismos da metilenotetra-hidrofolato redutase (MTHFR) em homozigose (C677T, A1298C), presentes em 5 a 14% da população, são uma causa relativamente comum de elevação discreta dos níveis plasmáticos de homocisteína (aminoácido com propriedades aterogênicas e protrombóticas), mas não se associam significativamente à TEV.[35-37] Há outras mutações em genes para fatores de coagulação (p. ex., polimorfismo no gene do inibidor do ativador de plasminogênio-1 [PAI-1], mutação nos genes da trombomodulina, dos receptores de proteína C e da proteína Z, outras mutações do fator V) e elevação de fatores pró-coagulantes (como fator VIII, IX, XI e fibrinogênio), mas sua relação com TEV e seu risco de recorrência, bem como sua importância na gestação, não são claros.[34,35]

TROMBOFILIAS E TROMBOEMBOLIA

As trombofilias são comumente classificadas em alto risco e baixo risco, conforme seu potencial tromboembólico.

⭐ As trombofilias consideradas de alto risco são SAAF, deficiência de antitrombina III, homozigose para o fator V de Leiden, homozigose da mutação da protrombina G20210A e heterozigose combinada do fator V de Leiden e da mutação da protrombina. As trombofilias de baixo risco são as outras, sendo as principais: heterozigose isolada para o fator V de Leiden, heterozigose isolada do gene para mutação da protrombina G20210A, deficiência de proteína S e deficiência de proteína C. O risco de TEV associada às diferentes trombofilias está resumido na **Tabela 52.2**.

TROMBOFILIAS E DESFECHOS ADVERSOS NA GESTAÇÃO

Uma série de pequenos estudos de caso-controle e estudos de coorte em populações heterogêneas sugere a associação entre trombofilias e desfechos obstétricos adversos, como abortamento habitual, morte fetal intrauterina, pré-eclâmpsia, descolamento prematuro da placenta e restrição de crescimento fetal.

⭐ Apesar de uma associação entre SAAF e complicações obstétricas ser mais clara, não foi possível estabelecer uma ligação definitiva

Tabela 52.2 – Trombofilias: prevalência na população e risco de tromboembolia

	PREVALÊNCIA NA POPULAÇÃO	RISCO DE TEV NA GESTAÇÃO	
		SEM HISTÓRIA DE TEV	COM TEV PRÉVIA
Fator V de Leiden (heterozigose)	1-15%	0,5-1,2%	10%
Fator V de Leiden (homozigose)	< 1%	4%	17%
Mutação da protrombina (heterozigose)	2-5%	< 0,5%	> 10%
Mutação da protrombina (homozigose)	< 1%	2-4%	> 17%
Fator V de Leiden (heterozigose) mais mutação da protrombina (heterozigose)	0,01%	4-5%	> 20%
Deficiência de antitrombina III	0,02%	3-7%	40%
Deficiência de proteína C	0,2-0,4%	0,1-0,8%	4-17%
Deficiência de proteína S	0,03-0,13%	0,1%	0-22%
Síndrome do anticorpo antifosfolipídeo	2%	7%	29%

TEV, tromboembolia venosa.
Fonte: American College of Obstetricians and Gynecologists,[7] Stevens e colaboradores.[34]

com as trombofilias hereditárias. É improvável que as trombofilias hereditárias sejam um fator significativo para a maioria dos desfechos obstétricos adversos. Da mesma forma, são necessários estudos controlados e randomizados de boa qualidade para determinar se as heparinas têm algum potencial para preveni-los ou tratá-los. Atualmente, a maioria das diretrizes não indica a investigação de trombofilias hereditárias em pacientes com história de desfecho obstétrico adverso, nem recomenda tratar pacientes com trombofilias hereditárias e mau passado obstétrico – exceto nas indicações previamente comentadas, relacionadas com o risco de tromboembolia.[7,35,38,39]

INVESTIGAÇÃO DAS TROMBOFILIAS

TROMBOFILIAS ADQUIRIDAS

Entre as trombofilias adquiridas, a maior responsável pelo aumento do risco de TEV na gestação é a SAAF. Para que se estabeleça o diagnóstico de SAAF, é necessária a presença sustentada de anticorpos antifosfolipídeos (AAF) associada a história clínica ou obstétrica sugestivas.

⚠️ É preciso pelo menos um critério laboratorial e um critério clínico, entre os descritos a seguir:

- **Critérios laboratoriais –** Presença de anticorpo anticoagulante lúpico; ou anticorpo anticardiolipina IgG ou IgM em títulos altos; ou anticorpo anti-β_2-glicoproteína IgG ou IgM em títulos altos. É fundamental que estejam presentes em pelo menos duas coletas diferentes, separadas por 12 semanas.

- **Critérios clínicos –** Um ou mais episódio(s) confirmado(s) de trombose arterial, venosa ou de pequenos vasos, em qualquer tecido ou órgão; ou uma ou mais morte(s) fetal(is) intrauterina(s) não explicada(s) de um feto morfologicamente normal; ou um ou mais nascimento(s) de neonato(s) morfologicamente normal(is) antes de 34 semanas devido à eclâmpsia, pré-eclâmpsia ou insuficiência placentária; ou três ou mais abortos consecutivos com menos de 10 semanas de gestação.[40-42]

Apesar de haver outros AAF, eles não constituem critérios para SAAF, mas há pesquisas relacionando tais anticorpos com desfechos obstétricos adversos, sendo necessárias mais evidências científicas para definir a associação.[43]

⭐ Vale salientar que a detecção dos AAF é influenciada pela anticoagulação, por outras medicações ou por infecções, sendo fundamental a repetição do teste em diferentes situações, quando há suspeita clínica.[41]

TROMBOFILIAS HEREDITÁRIAS

Para a investigação de trombofilias hereditárias, os exames comumente solicitados são:

- Fator V de Leiden.
- Mutação da protrombina G20210A.
- Atividade da antitrombina III.
- Atividade da proteína C da coagulação.
- Proteína S funcional.

O teste para resistência da proteína C ativada também pode ser utilizado como rastreamento da mutação do fator V de Leiden; se alterado, é indicado realizar o ensaio molecular. A mutação da MTHFR não é mais considerada uma trombofilia. Devido à falta de associação consistente entre os polimorfismos da MTHFR (em hetero ou homozigose) e a desfechos obstétricos adversos, não se recomenda o rastreamento dessa mutação nem a análise dos níveis plasmáticos de homocisteína.[7]

É importante salientar que alguns exames são bastante alterados pela gestação (redução da proteína S funcional, considerando-se alterada uma atividade < 30% no 2º trimestre ou < 24% no 3º trimestre), pelo evento trombótico agudo (redução da proteína S funcional, da atividade da proteína C e da atividade da antitrombina III) ou pelo uso de anticoagulantes (aumento da proteína S funcional, da atividade da proteína C, da atividade da antitrombina III e redução da resistência à proteína C ativada), não sendo fidedignos nessas situações.[7,38] Recomenda-se aguardar pelo menos 8 semanas após o término de uma gestação para realizar a investigação de trombofilias, quando indicado.

INDICAÇÃO DE INVESTIGAÇÃO E RASTREAMENTO

O rastreio universal das trombofilias é contraindicado.[7,30,34,35,38,39,42,44] Definitivamente, não é indicado para todas as mulheres que desejam engravidar, todas que desejam utilizar hormônios (contraceptivos, hormonoterapia) ou todas que tiveram uma perda gestacional precoce (< 10 semanas).

A investigação para trombofilias deve ser realizada somente quando seu resultado interferir no manejo, seja indicando tromboprofilaxia, seja trocando profilaxia por anticoagulação plena. Em uma grande parte das vezes, a história pessoal de doença tromboembólica e a história familiar são suficientes para orientar a conduta.

A Tabela 52.3 sumariza as indicações de rastreamento das trombofilias; entretanto, a individualização de cada caso é fundamental.

MANEJO DE GESTANTES COM TROMBOFILIAS

É preciso ter em mente que a principal associação das trombofilias, tanto adquiridas como hereditárias, é com doença tromboembólica. Assim, gestantes e puérperas com trombofilias devem ser manejadas a fim de reduzir o risco de TEV, de acordo com as indicações e os cenários descritos no início do capítulo (ver Figura 52.1).

Pacientes com trombofilia adquirida também devem receber tratamento durante a gravidez para reduzir o risco de abortamentos, morte fetal intrauterina e outros desfechos obstétricos adversos. Os estudos mais citados relatam um aumento no índice de nascidos vivos com tratamento associando heparina e ácido acetilsalicílico (AAS) (71-80%) em comparação com AAS somente (42-44%).[42] O esquema recomendado para profilaxia de TEV e de desfechos obstétricos adversos é com dose única diária de enoxaparina sódica 40 mg via subcutânea associada ao AAS na dose de 75 a 100 mg VO 1×/dia para gestantes com SAAF. O AAS pode ser suspenso a partir da 36ª semana de gestação, podendo ser considerado como monoterapia em pacientes com SAAF obstétrica (i.e., sem história de tromboembolia, apenas de desfecho obstétrico adverso).[45,46]

Devem receber anticoagulação profilática durante a gestação e o puerpério (durante 6-8 semanas):

- Pacientes com trombofilias hereditárias de alto risco. No caso de história de TEV, indica-se anticoagulante em dose terapêutica.

Tabela 52.3 – Rastreamento de trombofilias

CENÁRIO	INDICADO RASTREAR
História pessoal de TEV	
• Não provocada (não associada a cirurgia, trauma ou imobilização)	AAF, FVL, mP, AT
• Em vigência de hormônio ou gestação	AAF, FVL, mP, AT
• Provocada (associada a cirurgia, trauma ou imobilização, não mais presentes)	AAF, FVL, mP, AT, PC, PS
História familiar de TEV	
• Em familiares de primeiro grau:	
• Com trombofilia conhecida	Trombofilia específica
• Sem trombofilia conhecida	FVL, mP, AT, PC, PS
• Em múltiplos familiares:	
• Com trombofilia conhecida	Trombofilia específica
• Sem trombofilia conhecida	FVL, mP, AT, PC, PS
• Outras configurações de parentesco	Sem indicação
História de desfecho obstétrico adverso	
• Um aborto < 10 semanas	Sem indicação
• Dois ou mais abortos < 10 semanas	Individualizar o caso
• Três ou mais abortos < 10 semanas	AAF
• Uma ou mais perdas fetais ≥ 10 semanas	AAF
• História de nascimento prematuro (< 34 semanas)	AAF
• Outros tipos de desfecho	Sem indicação

AAF, anticorpos antifosfolipídeos (anticoagulante lúpico, anticorpo anticardiolipina IgG e IgM, anticorpo anti-β_2-glicoproteína IgG e IgM); AT, antitrombina III; FVL, fator V de Leiden; mP, mutação de protrombina G20210A; PC, atividade da proteína C; PS, proteína S funcional; TEV, tromboembolia venosa.
Fonte: Elaborada com base em Louis-Jacques e colaboradores,[38] American College of Obstetricians and Gynecologists,[7] Stevens e colaboradores,[34] Lockwood e Bauer,[35] Erkan e colaboradores,[44] Lockwood e Lockshin,[42] D'Alton e colaboradores.[4]

- Pacientes com trombofilia hereditária de baixo risco e história de TEV.
- Pacientes com SAAF comprovada clínica e laboratorialmente. Adiciona-se AAS 75 a 100 mg à profilaxia na gestação. No caso de SAAF com história de TEV, indica-se anticoagulante em dose terapêutica.

Devem receber anticoagulação profilática somente no puerpério (durante 6-8 semanas):

- Pacientes com trombofilias hereditárias de baixo risco e história familiar de TEV em familiar de primeiro grau.
- Pacientes com AAF, mas sem critério clínico para SAAF (nestas, o uso deve ser considerado); ponderar outros fatores de risco existentes.

Com exceção das pacientes com SAAF e abortamentos recorrentes, não há evidência consistente de que a tromboprofilaxia durante a gestação melhore os resultados perinatais em pacientes com trombofilias.[7,34,38] É importante salientar que a anticoagulação profilática tem custos elevados, não é administrada de modo simples ou confortável e não é isenta de riscos; portanto, deveria ser indicada apenas à luz das evidências científicas. Mais ainda, considerar como patológica uma gestante simplesmente por portar uma mutação trombofílica de baixo risco, sem qualquer história relacionada, pode levar a condutas não justificadas.[47] Mais uma vez, a individualização dos casos é fundamental, levando em consideração características clínicas, particularidades da história, expectativas da gestante, risco de tromboembolia e perfil laboratorial, além da literatura médica atualizada.

Gestantes, Covid-19 e tromboembolia

Muitas publicações demonstraram importantes alterações de coagulação associadas à doença respiratória causada pelo coronavírus SARS-CoV-2 (Covid-19) na população adulta, incluindo coagulação intravascular disseminada, TEV e alterações laboratoriais, mas existem poucas publicações sobre o período gestacional.[48] Ainda não há evidências científicas suficientes para tecer qualquer recomendação mais robusta, mas, diante da possível associação entre a hipercoagulabilidade característica da gestação e o risco aumentado de TEV relacionado com a Covid-19, a International Society of Thrombosis and Haemostasys (ISTH), bem como o Ministério da Saúde do Brasil, sugerem que todas as gestantes e puérperas hospitalizadas por Covid-19 (i.e., casos graves e moderados) recebam profilaxia farmacológica com HBPM. Segundo a ISTH, tempo de protrombina (TP) ou TTPa prolongado não deve ser considerado uma contraindicação à tromboprofilaxia, e não se pode tecer nenhuma recomendação sobre a indicação ou dose de anticoagulante com base na avaliação de dímeros-D (pelas razões previamente apontadas sobre esse marcador na gestação).[49]

Sugere-se que gestantes com doenças menos graves e com período menor de hospitalização mantenham a profilaxia farmacológica por 10 a 14 dias. Para aquelas com doenças mais graves, com altos níveis de dímeros-D, particularmente no terceiro trimestre, a HBPM deve ser continuada até o final da gravidez e no pós-parto. Para puérperas, a duração da tromboprofilaxia pode variar de 2 a 6 semanas, dependendo da presença de outros fatores de risco. A anticoagulação profilática de pacientes críticas deve ser individualizada.[9]

Gestantes com doenças leves, que não necessitam de internação, não precisam de profilaxia farmacológica para TEV nem avaliação de dímeros-D, a não ser que apresentem outros fatores de risco.[9,49]

Ressalta-se que os dados da literatura são limitados, e admite-se que essas sugestões possam ser modificadas de forma dinâmica, dependendo da chegada de novas evidências e protocolos mais atualizados.

Tromboflebite pélvica séptica

⭐ A tromboflebite pélvica séptica é a trombose de veias da pelve causada por infecção. No puerpério, ela é suspeitada após o início ou a persistência de febre não explicada, após alguns dias ou até 1 semana após o parto ou a cesariana, a despeito da terapia antimicrobiana. O principal fator de risco é a cesariana, presente em 90% dos casos. A fisiopatologia envolve os mesmos mecanismos da tromboembolia, ou seja, a tríade de Virchow: estado de hipercoagulabilidade, estase venosa (dilatação e redução das pressões das veias ovarianas) e dano endotelial (secundário a trauma vascular ou infecção uterina).[50]

A infecção pélvica provoca infecção da parede vascular e dano à camada íntima, levando à trombogênese no local; o trombo, então, é invadido por microrganismos, seguindo-se supuração, liquefação, fragmentação e, por fim, liberação de êmbolos sépticos. Tanto as veias uterinas quanto as ovarianas podem ser acometidas, bem como as veias ilíaca comum, hipogástrica e cava inferior; a veia ovariana é o local mais comum, responsável por 40% dos casos.[51]

A sintomatologia inclui febre associada ou não à dor abdominal ou lombar, náuseas, íleo paralítico ou outros sintomas gastrintestinais. O exame abdominal costuma ser normal. A maioria das pacientes apresenta leucocitose, e a hemocultura frequentemente é negativa. O exame de imagem pode não identificar um trombo pélvico; logo, um exame negativo não exclui o diagnóstico.

⭐ A TC é o melhor exame, e critérios diagnósticos incluem aumento do vaso acometido ou de sua parede e baixa densidade do lúmen do vaso.[52] Na ressonância magnética, é identificada uma imagem brilhante branca no vaso trombosado, enquanto vasos normais aparecem escuros.

O diagnóstico geralmente é de exclusão; nesse caso, a maioria das pacientes já está em vigência de antimicrobiano de amplo espectro para endometrite e persiste com febre. Acredita-se que a anticoagulação previna o aumento do trombo e reduza a disseminação do êmbolo séptico.[53] A anticoagulação plena com HNF em bomba de infusão (opção de tratamento no HCPA) é o tratamento-padrão; entretanto, há muitos relatos na literatura utilizando a HBPM em dose terapêutica, embora não haja ensaios randomizados comparando as duas medicações para essa doença.[53,54] Espera-se a resolução da febre em até 48 horas após o início da terapia anticoagulante.

A duração da anticoagulação é controversa, devendo cada caso ser avaliado individualmente, sobretudo quanto à extensão dos trombos. Em geral, a anticoagulação é mantida durante 7 a 14 dias.[55] Pode-se considerar testar trombofilia em paciente com diagnóstico de trombose da veia ovariana, visto que o seu diagnóstico pode influenciar o tratamento, principalmente no que se refere à duração da anticoagulação. Um estudo retrospectivo demonstrou exame positivo para alguma trombofilia em até 50% das pacientes com trombose da veia ovariana.[56]

REFERÊNCIAS

1. Simcox LE, Ormesher L, Tower C, Greer IA. Pulmonary thromboembolism in pregnancy: diagnosis and management. Breathe (Sheff). 2015;11(4):282-9.
2. Heit JA, Spencer FA, White RH. The epidemiology of venous thromboembolism. J Thromb Thrombolysis. 2016;41(1):3-14.
3. Malhotra A, Weinberger SE. Deep vein thrombosis in pregnancy: epidemiology, pathogenesis, and diagnosis [Internet]. Waltham: UpToDate; 2022 [capturado em 27 ago. 2022]. Disponível em: https://www.uptodate.com/contents/deep-vein-thrombosis-in-pregnancy=-epidemiology-pathogenesis-and-diagnosis?search=Deep%20vein%20thrombosis%20in%20pregnancy:%20epidemiology,%20pathogenesis,%20and%20diagnosis.%20&source=search_result&selectedTitle=1~150&usage_type=default&display_rank=1.
4. D'Alton ME, Friedman AM, Smiley RM, Montgomery DM, Paidas MJ, D'Oria R, et al. National partnership for maternal safety: consensus bundle on venous thromboembolism. Obstet Gynecol. 2016;2013(4):942-9.
5. American College of Obstetricians and Gynecologists' Committee on Practice Bulletins—Obstetrics. ACOG practice bulletin no. 196: thromboembolism in pregnancy. Obstet Gynecol. 2018;132(1):e1-17.
6. Krenitsky N, Friedman AM, Yu K, Gyamfi-Bannerman C, Williams-Kane J, O'Shaugnessy F, et al. Trends in venous thromboembolism and associated risk factors during delivery hospitalizations from 2000 to 2018. Obstet Gynecol. 2022.
7. American College of Obstetricians and Gynecologists Women's Health Care Physicians. ACOG practice bulletin n°138: inherited thrombophilias in pregnancy. Obstet Gynecol. 2013;122(3):706-17.
8. Bates SM, Greer IA, Middeldorp S, Veenstra DL, Prabulos A-M, Vandvik PO, et al. VTE, thrombophilia, antithrombotic therapy, and pregnancy: antithrombotic therapy and prevention of thrombosis, 9th ed: American College of Chest Physicians Evidence-Based Clinical Practice Guidelines. Chest. 2012;141(2 Suppl):e691S-736S.
9. Federação Brasileira das Associações de Ginecologia e Obstetrícia. Prevenção do tromboembolismo na gestante hospitalizada e no puerpério. São Paulo: FEBRASGO; 2021. v. 58.
10. Royal College of Obstetricians & Gynecologists. Thromboembolic disease in pregnancy and the puerperium: acute management. London: RCOG; 2015.
11. van der Hulle T, Cheung WY, Kooij S, Beenen LFM, van Bemmel T, van Es J, et al. Simplified diagnostic management of suspected pulmonary embolism (the YEARS study): a prospective, multicentre, cohort study. Lancet. 2017;390(10091):289-97.
12. Gutiérrez García I, Pérez Cañadas P, Martínez Uriarte J, García Izquierdo O, Angeles Jódar Pérez M, García de Guadiana Romualdo L. D-dimer during pregnancy: establishing trimester-specific reference intervals. Scand J Clin Lab Invest. 2018;78(6):439-42.
13. Wiegers HMG, Middeldorp S. Contemporary best practice in the management of pulmonary embolism during pregnancy. Ther Adv Respir Dis. 2020;14:1753466620914222.
14. van der Pol LM, Tromeur C, Bistervels IM, Ni Ainle F, van Bemmel T, Bertoletti L, et al. Pregnancy-adapted YEARS algorithm for diagnosis of suspected pulmonary embolism. N Engl J Med. 2019;380(12):1139-49.
15. da Silva JP, Souza RB, de Oliveira LC, de Barros Rocha L, Spinelli JLM, do Couto MHSHF. Perfil epidemiológico do tromboembolismo no Brasil de 2015 a 2019. BEPA Boletim Epidemiológico Paulista. 2021;18(208):1-10.
16. Bauer KA. Use of anticoagulants during pregnancy and postpartum [Internet]. Waltham: UpToDate; 2022 [capturado em 24 ago. 2022]. Disponível em: https://www.uptodate.com/contents/use-of-anticoagulants-during-pregnancy-and-postpartum.
17. Bourjeily G, Paidas M, Khalil H, Rosene-Montella K, Rodger M. Pulmonary embolism in pregnancy. Lancet. 2010;375(9713):500-12.
18. Tafur AJ, Shamoun FE, Patel SI, Tafur D, Donna F, Murad MH. Catheter-directed treatment of pulmonary embolism: a systematic review

and meta-analysis of modern literature. Clin Appl Thromb Hemost. 2017;23(7):821-9.

19. Salazar CC. Infarto agudo do miocárdio na gestação: particularidades da avaliação e do manejo [PGCert]. Rio de Janeiro: AVM Faculdade Integrada; 2015.

20. Levy RA. O uso de drogas anti-reumáticas na gravidez. Rev Bras Reumatol. 2005;45(3):124-33.

21. Royal College of Obstetricians & Gynecologists. Reducing the risk of venous thromboembolism during pregnancy and the puerperium. Londo: RCOG; 2015.

22. American College of Obstetricians and Gynecologists. ACOG pratice bulletin no. 123: thromboembolism in pregnancy. Obstet Gynecol. 2011;118:718-29.

23. Douketis JD, Lip GYH. Perioperative management of patients receiving anticoagulants [Internet]. Waltham: UpToDate; 2022 [capturado em 24 ago. 2022]. Disponível em: https://www.uptodate.com/contents/perioperative-management-of-patients-receiving-anticoagulants.

24. Rosenquist R. Neuraxial anesthesia/analgesia techniques in the patient receiving anticoagulant or antiplatelet medication[Internet]. Waltham: UpToDate; 2022 [capturado em 24 ago. 2022]. Disponível em: https://www.uptodate.com/contents/neuraxial-anesthesia-analgesia-techniques-in-the-patient-receiving-anticoagulant-or-antiplatelet-medication.

25. Greer IA. Thrombosis in pregnancy: updates in diagnosis and management. Hematology Am Soc Hematol Educ Program. 2012;2012:203-7.

26. Hirsh J, Bauer KA, Donati MB, Gould M, Samama MM, Weitz JI. Parenteral anticoagulants: American College of Chest Physicians evidence-based clinical practice guidelines (8th Edition). Chest. 2008;133(6_suppl):141S-59.

27. Hatfield L, Chen SL. Emergent anticoagulation reversal in the ED. Chapel Hill: UNC Healthcare; 2013.

28. Fuller KP, Turner G, Polavarapu S, Prabulos A-M. Guidelines for use of anticoagulation in pregnancy. Clin Lab Med. 2013;33(2):343-56.

29. Conti E, Zezza L, Ralli E, Comito C, Sada L, Passerini J, et al. Pulmonary embolism in pregnancy. J Thromb Thrombolysis. 2014;37(3):251-70.

30. Wesseling J, Van Driel D, Heymans HS, Rosendaal FR, Geven-Boere LM, Smrkovsky M, et al. Coumarins during pregnancy: long-term effects on growth and development of school-age children. Thromb Haemost. 2001;85(4):609-13.

31. American College of Obstetricians and Gynecologists. ACOG practice bulletin n° 196: thromboembolism in pregnancy: correction. Obstet Gynecol. 2018;132(4):1068.

32. Daei M, Khalili H, Heidari Z. Direct oral anticoagulant safety during breastfeeding: a narrative review. Eur J Clin Pharmacol. 2021;77(10):1465-71.

33. Kakkar AK, Cimminiello C, Goldhaber SZ, Parakh R, Wang C, Bergmann J-F, et al. Low-molecular-weight heparin and mortality in acutely ill medical patients. N Engl J Med. 2011;365(26):2463-72.

34. Stevens SM, Woller SC, Bauer KA, Kasthuri R, Cushman M, Streiff M, et al. Guidance for the evaluation and treatment of hereditary and acquired thrombophilia. J Thromb Thrombolysis. 2016;41(1):154-64.

35. Lockwood CJ, Bauer KA. Inherited thrombophilias in pregnancy [Internet]. Waltham: UpToDate; 2021 [capturado em 24 ago. 2022]. Disponível em: https://www.uptodate.com/contents/inherited-thrombophilias-in-pregnancy.

36. Rosenson RS, Smith CC, Bauer KA. Overview of homocysteine [Internet]. Waltham: UpToDate; 2021 [capturado em 24 ago. 2022]. Disponível em: https://www.uptodate.com/contents/overview-of-homocysteine.

37. Middeldorp S. Factor V Leiden and activated protein C resistance [Internet]. Waltham: UpToDate; 2022 [capturado em 24 ago. 2022]. Disponível em: https://www.uptodate.com/contents/factor-v-leiden-and-activated-protein-c-resistance.

38. Louis-Jacques AF, Maggio L, Romero ST. Prenatal screening for thrombophilias: indications and controversies, an update. Clin Lab Med. 2016;36(2):421-34.

39. Simcox LE, Ormesher L, Tower C, Greer IA. Thrombophilia and pregnancy complications. Int J Mol Sci. 2015;16(12):28418-28.

40. de Jesus GR, Agmon-Levin N, Andrade CA, Andreoli L, Chighizola CB, Porter TF, et al. 14th International Congress on Antiphospholipid Antibodies Task Force report on obstetric antiphospholipid syndrome. Autoimmun Rev. 2014;13(8):795-813.

41. Lim W. Antiphospholipid syndrome. Hematology Am Soc Hematol Educ Program. 2013;2013:675-80.

42. Lockwood CJ, Lockshin MD. Antiphospholipid syndrome: Obstetric implications and management in pregnancy. [Internet]. Waltham: UpToDate; 2022 [capturado em 10 jan. 2022]. Disponível em: https://www.uptodate.com/contents/antiphospholipid-syndrome-obstetric-implications-and-management-in-pregnancy.

43. Bertolaccini ML, Amengual O, Andreoli L, Atsumi T, Chighizola CB, Forastiero R, et al. 14th International Congress on Antiphospholipid Antibodies Task Force. Report on antiphospholipid syndrome laboratory diagnostics and trends. Autoimmun Rev. 2014;13(9):917-30.

44. Erkan D, Aguiar CL, Andrade D, Cohen H, Cuadrado MJ, Danowski A, et al. 14th International Congress on Antiphospholipid Antibodies Task Force Report on Antiphospholipid Syndrome Treatment Trends. Autoimmun Rev. 2014;13(6):685-96.

45. Brasil. Ministério da Saúde. Protocolo clínico e diretrizes terapêuticas para prevenção de tromboembolismo venoso em gestantes com trombofilia, no âmbito do SUS. Brasília: MS; 2020.

46. Tektonidou MG, Andreoli L, Limper M, Amoura Z, Cervera R, Costedoat-Chalumeau N, et al. EULAR recommendations for the management of antiphospholipid syndrome in adults. Ann Rheum Dis. 2019;78(10):1296-304.

47. Gyamfi-Bannerman C, Fuchs KM, Young OM, Hoffman MK. Nonspontaneous late preterm birth: etiology and outcomes. Am J Obstet Gynecol. 2011;205(5):456.e1-6.

48. D'Souza R, Malhamé I, Teshler L, Acharya G, Hunt BJ, McLintock C. A critical review of the pathophysiology of thrombotic complications and clinical practice recommendations for thromboprophylaxis in pregnant patients with COVID-19. Acta Obstet Gynecol Scand. 2020;99(9):1110-20.

49. Kadir RA, Kobayashi T, Iba T, Erez O, Thachil J, Kazi S, et al. COVID–19 coagulopathy in pregnancy: critical review, preliminary recommendations, and ISTH registry—Communication from the ISTH SSC for Women's Health. J Thromb Haemost. 2020;18(11):3086-98.

50. Chen KT. Septic pelvic thrombophlebitis[Internet]. Waltham: UpToDate; 2021 [capturado em 18 dez. 2021]. Disponível em: https://www.uptodate.com/contents/septic-pelvic-thrombophlebitis.

51. DeCherney A, Nathan L, Murphy Goodwin T, Laufer N, Roman A. Current diagnosis & treatment obstetrics & gynecology. 11th ed. New York: McGraw Hill Professional; 2012.
52. Dunnihoo DR, Gallaspy JW, Wise RB, Otterson WN. Postpartum ovarian vein thrombophlebitis: a review. Obstet Gynecol Surv. 1991;46(7):415-27.
53. Garcia J, Aboujaoude R, Apuzzio J, Alvarez JR. Septic pelvic thrombophlebitis: diagnosis and management. Infect Dis Obstet Gynecol. 2006;2006:15614.
54. Tahir N, Sherchan R, Farooqi A, Shrestha J, Jeelani HM. Idiopathic Ovarian Vein Thrombosis: A Rare Cause of Abdominal Pain. Cureus. 2021;13(7):e16756.
55. Maharaj D. Puerperal pyrexia: a review. Part II. Obstet Gynecol Surv. 2007;62(6):400-6.
56. Salomon O, Apter S, Shaham D, Hiller N, Bar-Ziv J, Itzchak Y, et al. Risk factors associated with postpartum ovarian vein thrombosis. Thromb Haemost. 1999;82(3):1015-9.

PARTE 5

CONDIÇÕES CRÍTICAS EM OBSTETRÍCIA

53

ACRETISMO PLACENTÁRIO*

JANETE VETTORAZZI
CRISTIANO CAETANO SALAZAR
EDIMÁRLEI GONSALES VALÉRIO
CHRYSTIANE DA SILVA MARC
TIAGO SELBACH GARCIA

O acretismo placentário ocorre quando a placenta não adere normalmente ao endométrio, invadindo o miométrio e os tecidos adjacentes. Essa condição pode levar à hemorragia periparto catastrófica, sendo responsável por 50 a 65% das histerectomias puerperais, além de se associar à falência multiorgânica, síndrome da angústia respiratória aguda (SARA), prematuridade, coagulação intravascular disseminada (CIVD) e morte. Infelizmente, a incidência da doença vem aumentando ao longo das décadas, em paralelo ao aumento do índice de cesarianas.[1]

Definição e epidemiologia

O termo placenta morbidamente aderida (PMA) descreve de modo genérico doenças do mesmo espectro em que a placenta, em vez de aderir normalmente ao endométrio decidualizado, adere ou invade o miométrio subjacente, podendo também atingir tecidos e órgãos adjacentes.

A descrição mais antiga de PMA data de 1500 por Plater, e essa condição não era frequente até a década de 1970. Nos Estados Unidos, a incidência na década de 1950 era de 1 caso a cada 30 mil nascimentos, aumentando para 1:333 na década de 2000.[2-5] Os estudos atuais estimam uma prevalência mundial de 18 casos por 10 mil nascimentos.[6]

O aumento da incidência de PMA ao longo das décadas tem acompanhado a elevação do índice de cesarianas no mundo todo. Como exemplo, uma coorte italiana demonstrou uma mudança na incidência de cesariana de 17% na década de 1970 para 64% na década de 2000; paralelamente, houve um aumento na incidência de PMA de 0,12 para 0,31% no mesmo período.[7,8]

Classificação

Dependendo da profundidade da invasão, a PMA é classificada como acreta (propriamente dita), increta ou percreta: o primeiro caso, quando somente se adere ao miométrio, sem invadi-lo (69,5% dos casos); o segundo, quando invade o miométrio, sem ultrapassá-lo (23,7% dos casos); o terceiro e mais mórbido deles, quando a placenta ultrapassa o endométrio e atinge órgãos adjacentes, como bexiga, intestino, ligamentos uterinos, entre outros. (6,8% dos casos) (Figuras 53.1 e 53.2).[4,7,9,10]

A PMA também pode ser subdividida de acordo com o número de lobos acolados ao útero: total (quando há invasão de todos os lobos), parcial (dois lobos envolvidos) e focal (um lobo envolvido).[11]

Recentemente, a Federação Internacional de Ginecologia e Obstetrícia (Figo) propôs uma classificação para o espectro da PMA, sugerindo que fosse utilizada nas publicações científicas, a fim

---

*Os coautores agradecem a José Antônio Magalhães e José Geraldo Lopes Ramos pelas contribuições dadas à escrita deste capítulo na edição anterior.

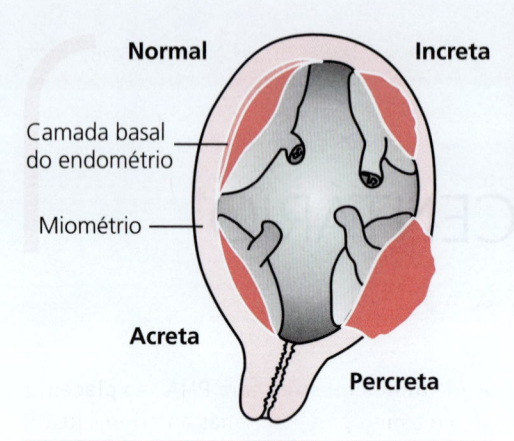

FIGURA 53.1 – Graus de acretismo.
Fonte: Elaborada com base em Shamshirsaz e colaboradores.[5]

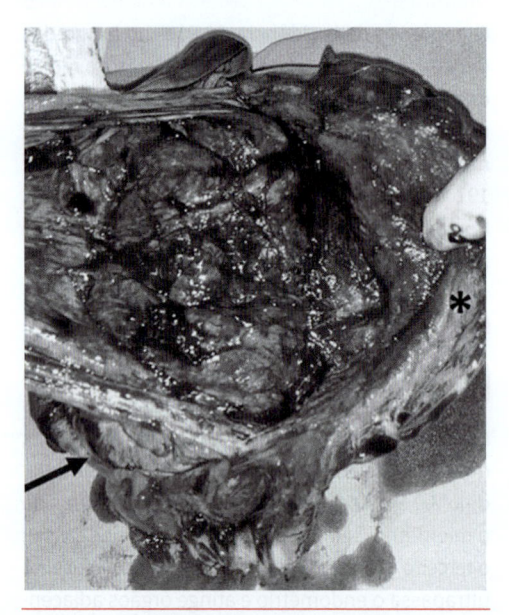

FIGURA 53.2 – Útero com placenta percreta. O órgão está aberto coronalmente para expor a diferença entre a parede posterior com miométrio normal (asterisco) e a parede anterior, a qual está invadida pela placenta em toda a sua espessura. A seta aponta o detalhe da serosa vesical, mostrando vasos aberrantes e abaulamento da estrutura.

de padronizar as informações da literatura internacional (Quadros 53.1 e 53.2).[12]

Consequências

Justamente pela possibilidade de invasão multiorgânica e, sobretudo, pelo risco de

Quadro 53.1 – Classificação geral do espectro da placenta morbidamente aderida segundo a Figo: critérios clínicos

Grau 1 – Placenta anormalmente aderente (*placenta adherenta* ou *creta*)
- No parto vaginal
  - Sem separação com ocitocina sintética e tração controlada de cordão
  - Tentativas de remoção manual da placenta resultam em sangramento exuberante do sítio de implantação placentária, requerendo procedimentos mecânicos ou cirúrgicos
- Na laparotomia (incluindo cesariana)
  - Sem separação com ocitocina sintética e tração controlada de cordão
  - Tentativas de remoção manual da placenta resultam em sangramento exuberante do sítio de implantação placentária, requerendo procedimentos mecânicos ou cirúrgicos
  - Macroscopicamente, o útero não demonstra distensão óbvia do leito placentário, não há tecido placentário invadindo a superfície e há mínima ou nenhuma vascularização

Grau 2 – Placenta anormalmente invasiva (*increta*)
- **Na laparotomia**
  - Achados macroscópicos anormais no leito placentário: coloração arroxeada ou azulada, distensão (abaulamento ou *bulge*)
  - Hipervascularização significativa (leito com vasos densamente entrelaçados ou múltiplos vasos correndo paralelamente no sentido craniocaudal na serosa uterina)
  - Sem tecido placentário invadindo a serosa uterina
  - Tração controlada de cordão resulta em depressão para dentro, sem separação da placenta ("sinal da covinha")

Grau 3 – Placenta anormalmente invasiva (*percreta*)
- Grau 3A – Limitada à serosa uterina
  - Na laparotomia
    - Achados macroscópicos anormais na superfície serosa e tecido placentário invadindo a superfície do útero
    - Sem invasão a outros órgãos, incluindo a parede posterior da bexiga (um plano de clivagem é claramente identificado)
- Grau 3B – Com invasão da bexiga
  - Na laparotomia
    - Vilos placentários visivelmente invadem a bexiga (mas não outros órgãos)
    - Sem plano de clivagem claramente identificável entre bexiga e útero

(Continua)

Quadro 53.1 – Classificação geral do espectro da placenta morbidamente aderida segundo a Figo: critérios clínicos
(Continuação)

- Grau 3C – Com invasão de outros tecidos/órgãos pélvicos
  - Na laparotomia
    - Vilos placentários invadindo o ligamento largo, a parede vaginal, a parede pélvica lateral ou qualquer outro órgão pélvico (com ou sem invasão vesical)

Figo, Federação Internacional de Ginecologia e Obstetrícia.
Fonte: Adaptado de Jauniaux e colaboradores.[12]

Quadro 53.2 – Classificação geral do espectro da placenta morbidamente aderida segundo a Figo: critérios histológicos

Grau 1 – Placenta anormalmente aderente (*placenta adherenta* ou *creta*)

- O exame microscópico do leito placentário de espécimes de histerectomia mostra áreas sem presença de decídua entre o tecido viloso e o miométrio (vilos placentários aderidos diretamente ao miométrio adjacente)

Grau 2 – Placenta anormalmente invasiva (*increta*)

- Espécimes de histerectomia ou ressecção miometrial parcial da área de incretismo mostram vilos placentários ao longo das fibras musculares e, às vezes, no lúmen dos vasos uterinos profundos (artérias radiais ou arqueadas)

Grau 3 – Placenta anormalmente invasiva (*percreta*)

- Grau 3A – Limitada à serosa uterina
  - Espécimes de histerectomia mostram tecido viloso na serosa uterina
- Grau 3B – Com invasão da bexiga
  - Espécimes de histerectomia mostram tecido viloso rompendo a serosa uterina e invadindo o tecido da parede vesical ou urotélio
- Grau 3C – Com invasão de outros tecidos/órgãos pélvicos
  - Espécimes de histerectomia mostram tecido viloso rompendo a serosa uterina e invadindo outros tecidos/órgãos pélvicos (com ou sem invasão vesical)

Figo, Federação Internacional de Ginecologia e Obstetrícia.
Fonte: Adaptado de Jauniaux e colaboradores.[12]

sangramento periparto, a PMA associa-se a 60% de morbidade materna, 6 a 7% de mortalidade materna e 9 a 19% de mortalidade perinatal. Essas complicações podem variar conforme o local de atendimento, a antecipação e organização da interrupção e a experiência da equipe.[3,13] As principais complicações estão descritas na Tabela 53.1.

Fatores de risco

Os fatores de risco mais importantes e independentes para PMA são placenta prévia e múltiplas cesarianas anteriores (0,3% em mulheres com uma cesariana prévia a 6,7% em mulheres com cinco ou mais cesarianas).[14] Quando esses fatores estão associados, o risco eleva-se de modo marcante: de 3% na primeira

Tabela 53.1 – Complicações correlacionadas com placenta morbidamente aderida

COMPLICAÇÕES	% DE OCORRÊNCIA
Perda sanguínea na cirurgia (> 2.750 mL)	30-45
Hemorragia que requer transfusão	40-50
Transfusão maciça (≥ 10 L)	5-40
Histerectomia periparto	50-90
Lesão de bexiga	7-50
Lesão de ureter	0-18
Lesão de intestino	0-4
Evento tromboembólico	4-6
Infecção pós-operatória	18-32
Reintervenção cirúrgica	4-18
Internação materna em UTI	15-60
Morte materna	0,05-9
Internação neonatal em UTI	10-30

UTI, unidade de terapia intensiva.
Fonte: Elaborada com base em Jauniaux e colaboradores,[6,12] Huls,[18] Zhong e colaboradores.[19]

Tabela 53.2 – Risco de acretismo placentário de acordo com o número de cesarianas prévias e a presença de placenta prévia

NASCIMENTO POR CESARIANA	COM PLACENTA PRÉVIA (%)	SEM PLACENTA PRÉVIA (%)
Primeiro	3,3	0,03
Segundo	11	0,2
Terceiro	40	0,1
Quarto	61	0,8
Quinto	67	0,8
A partir do sexto	67	4,7

Fonte: Publications Committee e colaboradores.[15]

cesariana a 40% ou mais a partir da terceira em pacientes com placenta prévia (**Tabela 53.2**).[15-17]

Outros fatores de risco identificados para PMA são:[9,15,20,21]
- Idade materna > 35 anos.
- Multiparidade.
- Doença hipertensiva da gestação.
- Tabagismo.
- Pequeno intervalo entre cesarianas.
- História de remoção manual da placenta.
- Miomas uterinos ou adenomiose.
- Anomalias uterinas.
- Fertilização *in vitro*.
- História de cirurgias uterinas prévias (p. ex., miomectomia).
- Curetagem ou ablação endometrial.
- História de endometrite e/ou síndrome de Asherman.
- História de embolização de artérias uterinas e de radioterapia pélvica.

Diagnóstico

Fazer o diagnóstico de PMA antes do final da gestação é crucial para permitir a programação do nascimento junto à equipe multidisciplinar e em local com recursos apropriados, reduzindo a morbimortalidade materna e perinatal.[21] O nascimento de urgência, quando comparado com o programado, aumenta de maneira significativa a ocorrência de complicações maternas e fetais. Ao comparar as condutas, a transfusão maciça variou de 36 para 13%, respectivamente, e o número de unidades de hemoderivados utilizados reduziu de 4 para 1,5 com o parto planejado. Em uma metanálise recente, verificou-se que o nascimento de planejados na PMA está relacionado com menor tempo de internação, menor número de unidades de hemocomponentes e redução de internação materna ou fetal em unidade de terapia intensiva (UTI).[19]

É fundamental buscar ativamente o diagnóstico de placenta acreta em qualquer gestante com fatores de risco significativos. Segundo Silver e colaboradores,[9] as seguintes gestantes deveriam realizar uma ultrassonografia (US) obstétrica com o intuito de avaliar a possibilidade de PMA, idealmente entre 20 e 24 semanas:
- Qualquer mulher com cesariana prévia (em especial aquelas com múltiplos nascimentos por cesariana).
- Placenta prévia ou placentação baixa.
- Cirurgia uterina prévia.
- Síndrome de Asherman, ablação endometrial ou radioterapia pélvica prévia.
- Sangramento de primeiro ou segundo trimestre com outros fatores de risco para acretismo.[9]

Gestantes com tais achados necessitam de investigação mais detalhada (por US com Doppler e, eventualmente, complemento com ressonância magnética [RM]) por profissional com experiência na identificação da doença.[22]

A **Figura 53.3** sumariza os passos para avaliação e diagnóstico utilizados no Hospital de Clínicas de Porto Alegre (HCPA).

ULTRASSONOGRAFIA

A US é a melhor ferramenta para a avaliação de uma paciente com suspeita de PMA, tanto pela disponibilidade como pela boa sensibilidade e razoável acurácia. A sensibilidade da US para placenta acreta em pacientes com alta suspeição é de 77 a 97%; a especificidade fica entre 71 e 98%; o valor preditivo positivo

Fatores de risco para acretismo

- Qualquer mulher com cesariana prévia (especialmente as com múltiplos nascimentos por cesariana)
- Placenta prévia ou de implantação baixa
- Cirurgia uterina prévia
- Síndrome de Ascherman, ablação endometrial ou irradiação pélvica prévia
- Sangramento de primeiro ou segundo trimestre com outros fatores de risco para acretismo

↓

US entre 20-24 semanas (com intuito de avaliar acretismo) → **Sinais sugestivos de acretismo?** → Não → Considerar US seriada até 32 semanas em busca de sinais ecográficos sugestivos → Manejo periparto habitual

Sim ↓

US especializada ← US do pré-natal com sinais de suspeição

- Aparência anormal da placenta
- Contorno uterino anormal
- Anormalidades da vascularização da parede uterina
- Implantação de saco gestacional em cicatriz prévia

↓

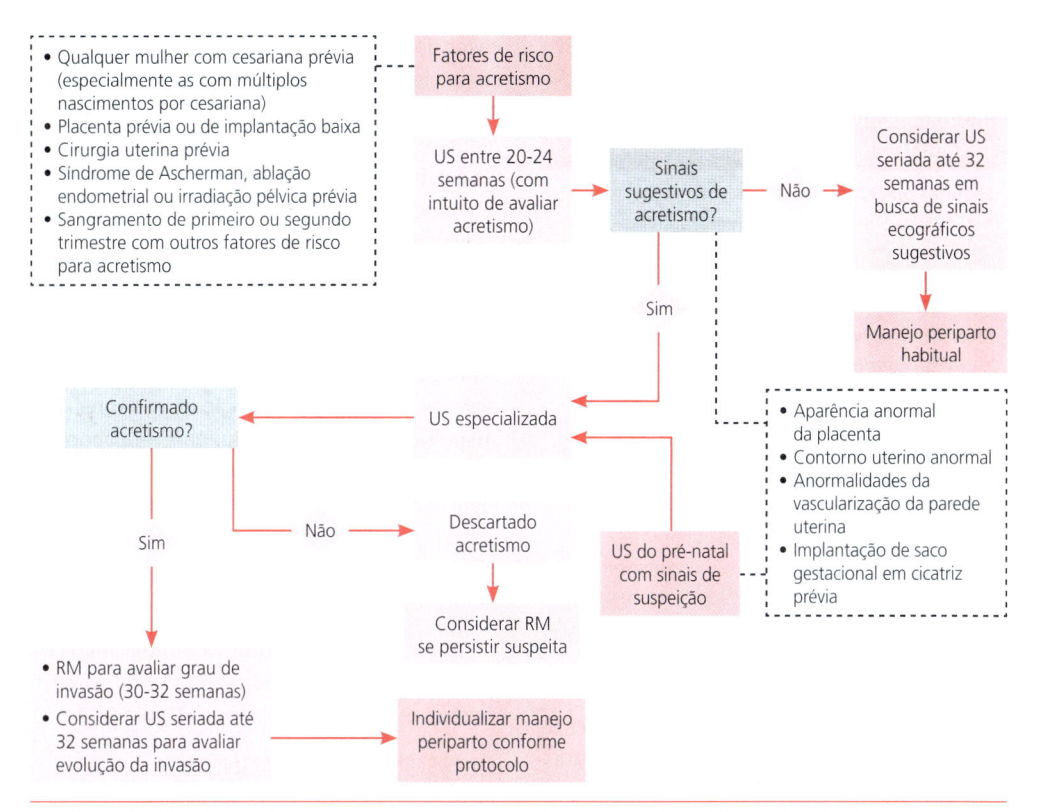

Confirmado acretismo?

Sim ↓ / Não → Descartado acretismo → Considerar RM se persistir suspeita

- RM para avaliar grau de invasão (30-32 semanas)
- Considerar US seriada até 32 semanas para avaliar evolução da invasão

→ Individualizar manejo periparto conforme protocolo

FIGURA 53.3 – Abordagem diagnóstica dos casos suspeitos de acretismo placentário no Hospital de Clínicas de Porto Alegre.
RM, ressonância magnética; US, ultrassonografia.

(VPP), entre 65 e 89%; e o valor preditivo negativo (VPN), entre 92 e 99%.[9] Contudo, mesmo entre profissionais com experiência, quando não há conhecimento sobre fatores de risco da paciente, a sensibilidade cai para 53%, o VPN fica em 82%, e a acurácia, em 64%.[23] Além do mais, há considerável variabilidade interobservador, mesmo entre profissionais experientes no reconhecimento da doença.

A avaliação de acretismo placentário em todas as pacientes com fatores de risco costuma ser feita durante a US de rotina no segundo trimestre (entre 18-24 semanas de gestação), sendo avaliada posteriormente ao longo da gestação.[24] A avaliação ultrassonográfica seriada nesse grupo de pacientes está recomendada, uma vez que pode haver modificações na inserção placentária ao longo da gestação.[1] Desse modo, pode-se propor avaliação ultrassonográfica seriada entre 18 e 20, 28 e 30, 32 e 34 semanas com o intuito de verificar a persistência da placenta prévia, os sinais de acretismo placentário e programar a interrupção da gestação. Essa avaliação deve ser feita por ultrassonografista experiente no diagnóstico de PMA.[25,26]

A US deve contemplar a avaliação por via abdominal e por via transvaginal (sobretudo na presença de placenta prévia e posterior). Pode-se utilizar o transdutor convexo e linear em busca de maior qualidade na diferenciação entre os tecidos e análise da invasão miometrial. A paciente deve estar com a bexiga parcialmente repleta, com o intuito de se analisar a vascularização e a presença de invasão junto à parede posterior vesical. Deve-se observar o contorno uterino (abaulamentos), a interface entre o miométrio e a placenta, a presença de vascularização anômala ao estudo com Doppler a cores (lacunas intraplacentárias), bem

> **Quadro 53.3** – Principais marcadores ultrassonográficos de placenta morbidamente aderida no segundo e terceiro trimestres
>
> **Lacunas placentárias**
> - Espaços anecoicos na placenta, com fluxo ao Doppler a cores (maior risco se múltiplos, irregulares e com alto fluxo)
> - Representam vascularização anômala
>
> **Interface uteroplacentária anômala**
> - Perda da zona hipoecoica retroplacentária
> - Espessura miometrial retroplacentária < 1 mm
> - Hipervascularização no espaço retroplacentário (principalmente retrovesical e em colo uterino)
>
> **Alteração do contorno uterino**
> - Tecido placentário distorcendo ou abaulando o contorno, sugerindo invasão miometrial
> - Tecido placentário além da serosa uterina
> - Vaso proeminente que se estende da placenta até a serosa
>
> **Fonte:** Adaptado de Shainker e colaboradores.[25]

como analisar o colo uterino (avaliar a presença de invasão cervical). Os principais marcadores ultrassonográficos encontram-se no **Quadro 53.3**.[25,27,28]

A presença de saco gestacional implantado no segmento inferior do útero em pacientes com cicatriz de cesariana prévia e a identificação de marcadores ultrassonográficos de segundo trimestre no final do primeiro trimestre de gestação podem antecipar a suspeita de acretismo placentário. Outros achados na US de primeiro trimestre também têm sido considerados marcadores de risco: saco gestacional com aspecto triangular ou em forma de gota junto à cicatriz de cesariana e saco gestacional localizado próximo ao orifício cervical interno (OCI).[25]

Quando há dúvida no diagnóstico à US, na presença de dificuldade técnica (janela acústica insuficiente) ou em placentas posteriores/laterais, a RM sem contraste efetuada entre 24 e 30 semanas pode ser utilizada como uma importante ferramenta adicional.[24,25]

A imensa maioria dos casos de PMA ocorre em mulheres com placenta prévia (80% dos casos de acretismo). Assim, deve-se suspeitar ou considerar a presença de acretismo em todos os casos de placenta prévia até que uma avaliação completa e confiável descarte a doença. Apesar de a ausência de placenta prévia não excluir PMA, reduz-se bastante a probabilidade. A placenta prévia é definida como a placenta que recobre o OCI; já a placenta com inserção baixa é aquela que dista menos de 20 mm do OCI (quando a US é feita em torno de 16 semanas, deve-se repetir o exame com 32 e 36 semanas, usando a US transvaginal adicional para se confirmar a persistência desses achados). A US transvaginal é um método seguro e deve ser realizada na avaliação de pacientes com suspeita de placenta prévia, pois tem acurácia superior à da US transabdominal ou translabial. Além disso, a presença de colo curto identificada na US transvaginal está associada a maior risco de sangramento em cesariana de pacientes com placenta prévia.[29]

Alguns dos achados ultrassonográficos de acretismo placentário no segundo e terceiro trimestres estão exemplificados na **Figura 53.4**.

RESSONÂNCIA MAGNÉTICA

A RM é uma ferramenta bastante útil no diagnóstico antenatal de PMA. Segundo a revisão sistemática de Rahaim e Whitby, a sensibilidade para detecção de PMA fica entre 75 e 100% (em média, 94%), a especificidade, entre 65 e 100% (em média, 84%), o VPP, entre 67 e 94%, e o VPN, entre 79 e 92%.[13,30]

Esse recurso está indicado principalmente quando a US não foi capaz de avaliar de forma adequada a presença de acretismo placentário (p. ex., placenta posterior) ou para complementar os achados já identificados na US, a fim de definir mais precisamente o grau de invasão placentária, a extensão da placenta aos órgãos adjacentes e auxiliar o planejamento cirúrgico.

A RM é um exame de alto custo e deve ser realizada por profissional experiente em ressonância obstétrica, munido de informações clínicas que o levem a procurar especificamente por sinais de acretismo, uma vez que os protocolos de aquisição de imagem e os critérios de interpretação na RM são bastante específicos.[22] Um estudo brasi-

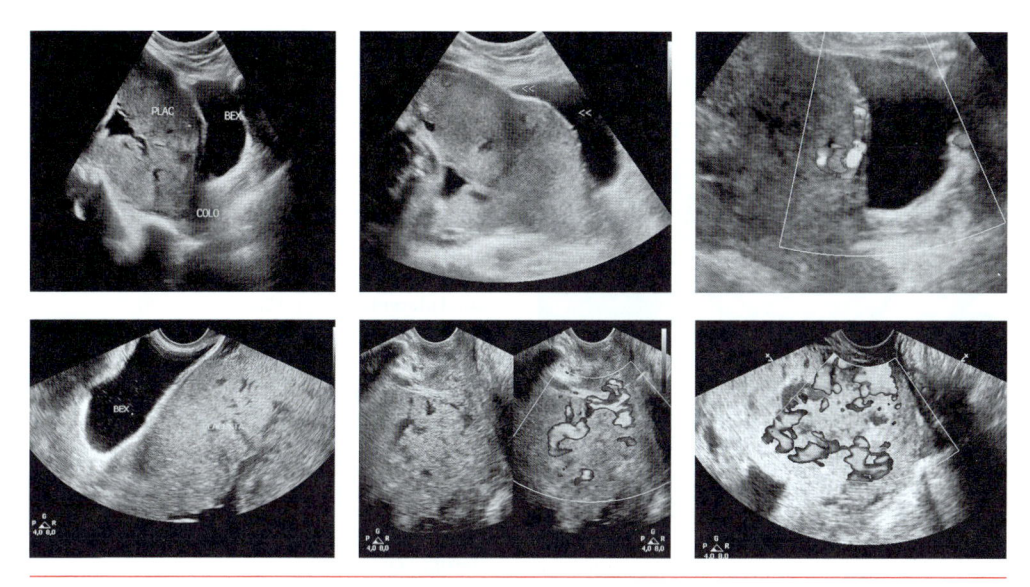

FIGURA 53.4 – Placenta prévia oclusiva total (PPOT), evidenciada por exame realizado por via abdominal e transvaginal com bexiga parcialmente repleta, mostrando abaulamento do contorno uterino, vascularização junto à parede posterior da bexiga e lacunas placentárias com vascularização abundante.

leiro confirmou que o radiologista mais experiente na avaliação de PMA tem a maior acurácia diagnóstica.[31]

Na avaliação dos achados da RM, devem-se buscar as alterações de acordo com aspectos fisiopatológicos, conforme descrito no Quadro 53.4.

Os critérios mais comumente utilizados são a presença de bandas intraplacentárias hipointensas em T2 (considerado o critério mais sensível), heterogeneidade do sinal placentário, abaulamento uterino anormal, interrupções focais da parede miometrial (Figura 53.5) e invasão de órgãos adjacentes (Figura 53.6), conforme descrito na Tabela 53.3. A presença de bandas espessas (> 1 cm) intraplacentárias hipointensas em T2 que se tornam hiperintensas na sequência de gradientes balanceados (FISP, FIESTA ou T2-FFE) sinalizam vascularização aberrante e estão associadas a maior grau de invasão.[13,24,32]

Segundo Kilcoyne e colaboradores, o período ideal para avaliação da invasão placentária pela RM fica entre 24 e 30 semanas, quando a placenta normal exibe sinal intermediário homogêneo e é normalmente distinta do miométrio (que é mais heterogêneo e hiperintenso);[22] entretanto, muitos especialistas consideram que o exame deve ser realizado um pouco mais tarde, por volta das 32 semanas, permitindo conclusões mais definitivas sobre o caráter invasivo da placenta.[1]

Quadro 53.4 – Principais alterações que devem ser avaliadas na ressonância magnética de gestantes com suspeita de acretismo

Alterações morfológicas grosseiras
- Abaulamento placenta/útero
- Interrupção na parede vesical*
- Lesão exofítica focal*
- Protrusão da placenta em direção ao colo uterino

Alterações na interface
- Menor espessura miometrial*
- Perda da interface miometrial (espaço hipointenso em T2)
- Vascularização anômala no leito placentário
- Áreas de infarto placentário[†]

Alterações arquiteturais
- Bandas hipointensas em T2[†]
- Vascularização intraplacentária anômala
- Placenta heterogênea*

*Sensibilidade maior que a da ultrassonografia.
[†]Achado exclusivo da ressonância magnética.
Fonte: Adaptado de Kapoor e colaboradores.[24]

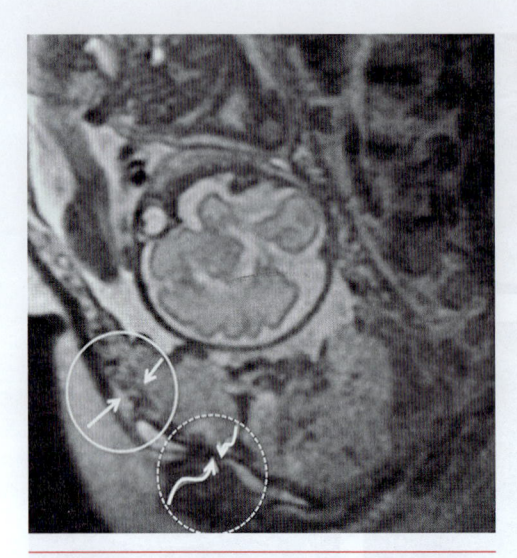

FIGURA 53.5 – Ressonância magnética mostrando sinais sugestivos de acretismo placentário (redução da espessura miometrial). Círculo cheio, espessura miometrial normal (entre setas retas); círculo pontilhado, espessura miometrial reduzida (entre setas curvas).
Fonte: Rahaim e Whitby.[13]

Tabela 53.3 – Parâmetros da ressonância magnética para o diagnóstico de acretismo placentário

PARÂMETRO	SENSIBILIDADE (%)	ESPECIFICIDADE (%)
Abaulamento uterino	79,1	90,2
Sinal placentário heterogêneo	78,6	87,7
Bandas intraplacentárias hipointensas em T2	87,9	71,9
Falhas focais no miométrio	92,0	75,6
Retração da bexiga (bexiga "em tenda")	80,0	80,0
Avaliação global	94,4 (86,0-97,9)	84,0 (76,0-89,8)

Fonte: Adaptada de Kilcoyne e colaboradores.[22]

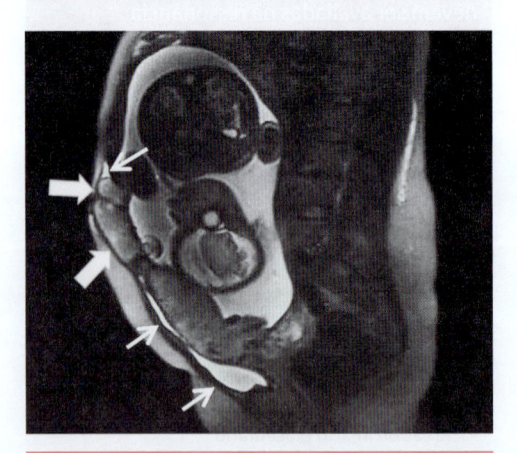

FIGURA 53.6 – Ressonância magnética mostrando placenta percreta em gestação do terceiro trimestre. As setas largas indicam a invasão aberrante da placenta, chegando próximo da cicatriz umbilical, junto à parede abdominal; as setas estreitas indicam a extensão superior anormal da bexiga, até próximo da cicatriz umbilical.

EXAMES LABORATORIAIS

Há alguns biomarcadores séricos com potencial para o diagnóstico de PMA, como níveis maternos elevados de creatinina-cinase, α-fetoproteína e fração β da gonadotrofina coriônica humana (β-hCG, *human chorionic gonadotropin*). Outros fatores em estudo são ácido desoxirribonucleico (DNA) fetal livre, ácido ribonucleico mensageiro (mRNA) placentário e microarranjos de DNA. Todavia, até o momento, não existe aplicação clínica ou indicação de avaliar qualquer marcador laboratorial para acretismo.[17,33]

Manejo

Uma vez que é uma condição não tratável, o manejo da gestante com PMA visa a reduzir a morbimortalidade materna e fetal. Para isso, uma série de intervenções e planejamentos são necessários.

INTERVENÇÕES

Por mais de meio século, a histerectomia concomitante ao nascimento foi a intervenção mais comum no manejo da PMA, com o objetivo de reduzir o risco de hemorragia profusa, especialmente diante da menor disponibilidade de acesso à transfusão de hemocomponentes. Nas últimas décadas, entretanto, uma variedade de opções conservadoras para o manejo da PMA desenvolveu-se, com resultados variáveis de sucesso e complicações.[34]

Uma revisão sistemática publicada em 2014 contendo 119 casos de placenta percreta demonstrou 61% de complicações tardias com a tentativa de manejo conservador, em comparação com 12% com o plano inicial de histerectomia ao nascimento.[35] Apesar de esta última abordagem se associar a mais custos diretos imediatos (internação precoce, cesariana com histerectomia, transfusão maciça, equipe multidisciplinar e internação em UTI), as tentativas de conservação do útero podem se associar a custos indiretos significativos em longo prazo (procedimentos histeroscópicos e exames de imagem repetidos, seguimento ambulatorial, reinternações hospitalares e histerectomia de emergência).[36]

Devido à pouca quantidade de estudos randomizados, o manejo ótimo da PMA permanece indefinido, sendo determinado pela capacidade de diagnosticar a invasão placentária perioperatoriamente, a profundidade da invasão dos vilos e dos sintomas, a experiência da equipe e a estrutura institucional.

Entretanto, as principais diretrizes internacionais sobre PMA são consensuais quanto ao benefício materno e fetal com o nascimento programado em centros de referência e com equipes multiprofissionais treinadas.[12,19,34]

CESARIANA COM HISTERECTOMIA

Consiste em realizar uma histerectomia logo após o nascimento do bebê, sem tentar remover a placenta. Esse é o tratamento mais frequente no mundo todo, sendo normalmente planejado quando se tem o diagnóstico de invasão placentária extensa.[37]

A cesariana com histerectomia (C/H) também é necessária para tratar a hemorragia obstétrica maciça não responsiva a medidas conservadoras. Trata-se de um procedimento potencialmente difícil e prolongado, sujeito a complicações, as quais podem ser minimizadas com a preparação correta. Por exemplo, quando se trata de placenta percreta, para a qual outros procedimentos cirúrgicos poderão ser necessários (cistectomia parcial, dissecção ou reimplante ureteral, intervenções sobre alças intestinais ou colostomia, ressecções teciduais mais extensas, etc.), é fundamental programar uma incisão ampla. Na maior parte das vezes, recomenda-se realizar incisão abdominal mediana longitudinal (nos casos de placenta baixa anterior ou quando a margem superior da placenta avança além do segmento uterino), um pouco mais alta que para a cesariana habitual, por permitir a ampliação rápida e a melhor exposição da cavidade abdominal em caso de necessidade (extensão de 6-10 cm acima da cicatriz umbilical), embora alguns prefiram obter um campo adequado com uma incisão transversa tipo Cherney. Se disponível, a realização de US logo antes da laparotomia pode ajudar a planejar, *in loco*, o tipo e a extensão da incisão.[20]

Nos casos mais dramáticos (p. ex., placenta percreta prévia anterior), espera-se que haja vasos calibrosos no segmento inferior sobre o local da inserção placentária; indica-se histerotomia fúndica (afastada desses vasos) e suficientemente grande (10-12 cm), a fim de permitir fácil extração fetal, evitando laceração de tecido e vasos que possam causar sangramento abundante (Figura 53.7).

A extração fetal (pelo fundo uterino) não traz dificuldades e deve ser realizada por preensão dos membros inferiores nas apresentações cefálicas, ou por versão interna seguida de extração pélvica nas transversas e pélvicas. Deve-se ligar o cordão umbilical o mais próximo de sua inserção e, caso não haja sinais de invasão, aguardar alguns minutos, a fim de verificar possível dequitação espontânea.

Não se deve tentar a extração manual da placenta. A embebição gravídica facilita o descolamento da serosa visceral e a visibilidade dos ureteres, porém há maior friabilidade e edema das estruturas anexiais e das paredes vesical e vaginal; qualquer tração firme pode lacerar os tecidos. Deve-se realizar a histerectomia tradicional até o segmento inferior. Havendo invasão de estruturas adjacentes (bexiga, intestino), é necessário

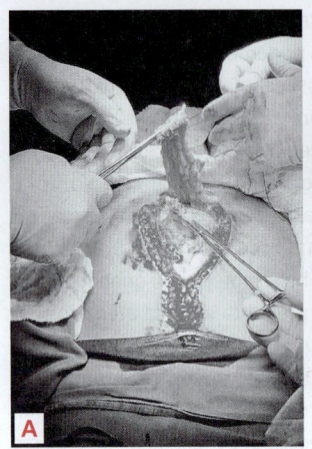

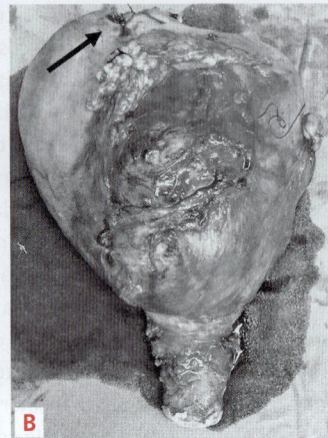

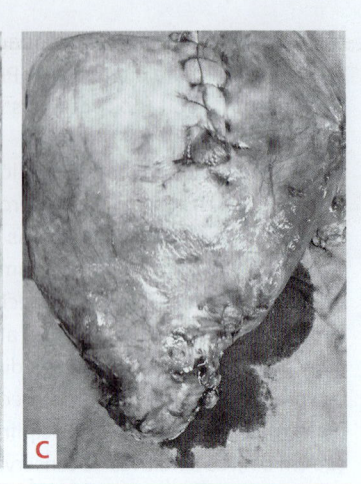

FIGURA 53.7 – Percretismo anterior. (**A**) Incisão abdominal mediana. (**B**) Parede anterior – percretismo anterior e seta apontando para o início da histerotomia no fundo uterino. (**C**) Parede uterina posterior – histerotomia fúndica/posterior.

liberá-las, com auxílio dos cirurgiões habilitados para intervir sobre esses órgãos.

Após a liberação do segmento inferior, completa-se a histerectomia total ou subtotal. Cerca de 55% dos especialistas preferem realizar histerectomia total, mas pode-se manter o colo uterino, a menos que apresente sangramento, que haja envolvimento cervical ou que necessite de avaliação histológica.[14,34] A realização de histerectomia subtotal no manejo da PMA não se associa a menos lesões do trato urinário, em comparação com a histerectomia total, mas pode ser de execução mais fácil em alguns casos.[34]

É necessário realizar uma hemostasia cuidadosa e segura. Além disso, deve-se considerar colocar dreno na cavidade (preferencialmente do tipo Blake ou Jackson Pratt) para controle de sangramento intra-abdominal, removendo-o após 24 a 48 horas, conforme evolução clínica.[20,38]

As complicações da cirurgia para manejo da PMA são diversas e substanciais. A **Tabela 53.1** descreve as principais complicações do tratamento, tanto maternas quanto fetais. A interrupção programada e realizada por equipe experiente minimiza a morbimortalidade materna e fetal com menos uso de hemoderivados, menor tempo cirúrgico, menor número de dias de internação ou de necessidade de UTI, além de correlacionar-se com maior peso fetal ao nascimento.[5,9,12,18,19]

MANEJO CONSERVADOR DA PLACENTA MORBIDAMENTE ADERIDA

O manejo conservador do acretismo (MCA) procura evitar a histerectomia no momento do nascimento ou mesmo tentar manter o útero para preservar a fertilidade. O maior e mais completo estudo sobre MCA como estratégia primária foi relatado por Sentilhes e colaboradores,[39] que avaliaram 167 pacientes com diagnóstico de PMA de 25 instituições francesas, em que a C/H não estava planejada. Foi possível manejar de forma conservadora 78,4% das pacientes, mas à custa de aumento significativo da morbimortalidade. Foi necessário realizar histerectomia em 21,6% das pacientes, com metade delas ocorrendo logo após o nascimento, devido à hemorragia puerperal; as restantes foram realizadas em até 105 dias, com mediana de 22 dias. As pacientes da coorte necessitaram de uso extensivo de antimicrobianos (32,3%), transfusão de hemocomponentes (41,9%) e internação em UTI (25,7%); 10,8% das pacientes tiveram hemorragia puerperal tardia, e ocorreu uma morte materna.[39] Outras complicações do MCA relatadas em revisões da literatura são hemorragia puerperal maciça (20%), CIVD (11%), sepse (7%), malformação arteriovenosa (5,2%), fístula (1,7%) e embolia pulmonar (1,7%).[40] Há quatro principais métodos de MCA, descritos a seguir.

Remoção da placenta morbidamente aderida

O simples ato de evitar a remoção da placenta pode reduzir em mais de 50% a quantidade de sangramento, bem como outras complicações.[37] Em um estudo de caso-controle realizado no Reino Unido, a média de perda sanguínea no manejo da PMA sem tentativa de remoção placentária foi de 1.750 mL, em comparação com 3.700 mL com tentativa de retirada da placenta.[41] Entretanto, quando o índice de suspeição de acretismo e/ou o grau de invasão é mínimo, é aceitável tentar a remoção da placenta em pacientes que desejam preservar a fertilidade.[17] O procedimento é associado a uma taxa mais alta de hemorragia maciça pós-parto e de histerectomia puerperal de emergência, em relação às condutas que deixam a placenta intocada. Infelizmente, essa é a conduta praticada na maioria dos casos de PMA não diagnosticada – ou seja, mais do que uma decisão planejada, a tentativa de remoção placentária no MCA é a conduta tomada durante uma complicação intraoperatória não prevista, quando não havia suspeita prévia de placenta acreta.[42]

As tentativas de remover a placenta acreta devem sempre ser evitadas em pacientes com invasão profunda, extensa ou atingindo regiões de difícil acesso para hemostasia. O MCA só deve ser considerado mediante preparação e possibilidade de conversão imediata para histerectomia, em caso de necessidade.

Cirurgias conservadoras com ressecção parcial do útero

Tais cirurgias, propostas para casos de acretismo focal, consistem em, após o nascimento e a dequitação parcial da placenta, cortar e remover em bloco a área afetada do útero com placenta aderida, reconstruindo a parede uterina no mesmo procedimento.[43] Há uma série de conjuntos de procedimentos descritos para tanto (técnica de Palacio-Jaraquemada, técnica de Shabana e colaboradores, triplo P), que variam em termos de desvascularização dos tecidos vesicouterinos, ligadura ou colocação de balonetes em hipogástricas, uso de uterotônicos, compressão uterina e local da histerotomia. Em todos os casos, evita-se atingir a placenta no momento da incisão uterina. Para esse tipo de tentativa, é necessário que o miométrio atingido represente menos de 50% da circunferência anterior, que a placenta tenha um envolvimento focal bem delineado, que uma borda significativa de miométrio saudável seja acessível e que a hemostasia adequada seja passível de obtenção. Há descrição de preservação do útero em 65% dos casos e de gestações em até 23% das pacientes seguidas após esse tipo de abordagem.[36,37]

Para casos de placenta percreta com invasão vesical, há descrições de cirurgias conservadoras com ressecção parcial, obtendo-se sucesso de 73 a 91% na tentativa de preservar o útero. Entretanto, mais dados da literatura são necessários para estabelecer a segurança dessa abordagem.[37]

Cesariana deixando placenta *in situ* – conduta definitiva

Ao se realizar uma cesariana com plano de MCA, a incisão uterina (da mesma forma como se descreveu antes para C/H) deve ser feita longe da placenta. Quando a placenta permanece íntegra, o sangramento é mínimo, e a paciente permanece hemodinamicamente estável, procedimentos adicionais não são necessários, e pode-se considerar deixar a placenta *in situ*.[18]

No manejo expectante, o cordão é clampeado próximo à inserção placentária, e a histerotomia e a incisão abdominal são fechadas de modo habitual. Objetiva-se que a placenta seja reabsorvida espontaneamente ao longo do tempo. Uterotônicos, suturas compressivas, embolização ou ligadura de artérias uterinas podem reduzir a perfusão ao útero, reduzir a hemorragia pós-parto e acelerar a reabsorção placentária ou o seu desprendimento seguido de expulsão. Há relatos de sucesso de 78 a 85% com essa abordagem, mas com morbidade materna grave (sepse, peritonite, necrose uterina, ruptura uterina pós-parto, fístula, lesão de órgãos adjacentes, insuficiência renal, tromboembolia e até mesmo morte) em 6% dos casos.

Para placenta percreta, há pequenas séries de casos deixando a placenta *in situ*, sendo possível evitar a histerectomia em 42 a 60% das situações. Entretanto, 17 a 42% desses casos apresentam complicações maiores (como sepse, coagulopatia, hemorragia, tromboembolia pulmonar, etc.).

⚠️ Caso se opte por deixar a placenta *in situ*, é fundamental vigiar cuidadosamente a paciente no pós-parto, em busca de alterações de sinais vitais, exteriorização de sangramento, alterações laboratoriais indicativas de coagulopatia e evidências de deterioração clínica.[18] Sugerem-se consultas semanais pelos primeiros 2 meses, e avaliações mensais até a completa reabsorção. Monitora-se a queda dos níveis de hCG, embora a sua negativação não garanta a ausência total de tecido placentário.[37] A resolução espontânea pode levar de 4 a 12 meses, com uma média de 6 meses.[36]

Cesariana deixando placenta *in situ* – conduta temporária

Uma alternativa é deixar a placenta *in situ* após o nascimento, para que uma histerectomia seja realizada eletivamente em outro momento. Objetiva-se, com isso, uma redução progressiva na circulação do útero, dos paramétrios e da placenta, facilitando a realização de histerectomia em um segundo tempo. A histerectomia é em geral programada entre 3 e 12 semanas após a cesariana.[37] Obviamente, essa é uma alternativa também para os casos em que o diagnóstico de PMA não foi feito antes, e o obstetra é surpreendido no momento do nascimento, sem condições de levar adiante um procedimento definitivo.

Em uma coorte retrospectiva que avaliou 148 mulheres com PMA, as taxas de sangramento, transfusão de hemocomponentes, lesão de órgãos adjacentes e morbidade materna grave foram significativamente menores em mulheres que realizaram a histerectomia em um segundo tempo, em relação às mulheres abordadas diretamente com C/H (respectivamente, 16 vs. 59% de sangramento > 4 litros). Entretanto, as taxas de embolização arterial, endometrite e reinternação dentro de 6 meses após a cirurgia foram maiores com a abordagem conservadora.[44]

Outras intervenções no manejo conservador

O metotrexato – utilizado com sucesso para tratamento de gestações ectópicas – foi empregado por muitos com o intuito de reduzir o tecido placentário remanescente no MCA. Ele age sobre células em replicação rápida, mas, no terceiro trimestre, as células placentárias não estão mais se dividindo.

⚠️ Isso explica por que o uso do metotrexato não demonstrou benefício adicional no MCA, não sendo atualmente recomendado.[14,45]

Nos casos em que se deixa a placenta *in situ*, a cavidade uterina também pode ser abordada posteriormente por histeroscopia, a fim de completar a ressecção, tratar o sangramento tardio e/ou controlar a dor pélvica.[36]

Fertilidade no manejo conservador

Quando há sucesso no MCA, a fertilidade subsequente não parece ser comprometida. Há formação de sinequias uterinas importantes em 8% das mulheres manejadas conservadoramente. Mesmo assim, há descrição de gestações saudáveis em 89% das pacientes. Entretanto, há recorrência de PMA em 22 a 30% e hemorragia pós-parto em 9 a 19% nas gestações subsequentes.[37]

INTERVENÇÕES ADJUVANTES

O American College of Obstetricians and Gynecologists (ACOG) recomenda que a C/H seja acompanhada de outras medidas para aumentar a segurança do procedimento, reduzindo o sangramento e o risco de lesão orgânica.[21]

Cateterização profilática das artérias hipogástricas

Propõe-se a oclusão arterial, a fim de reduzir o fluxo uterino após o nascimento do bebê e facilitar a histerectomia ou mesmo permitir a conservação do útero. Para isso, antes da cesariana, são inseridos (pelo hemodinamicista ou radiologista intervencionista) dois cateteres com balonete nas artérias hipogástricas. Os balonetes permanecem vazios até o nascimento do bebê. Então, durante a histerectomia (ou enquanto se avalia a possibilidade de MCA), os balonetes são preenchidos com soro, ocluindo o fluxo direto às artérias uterinas (esse processo de esvaziar e encher o balonete é intermitente ao longo do procedimento, uma vez que a oclusão prolongada pode causar necrose). Os cateteres são retirados após o procedimento, na sala de recuperação, ou mesmo ao longo da cirurgia, caso seja realizada ligadura intraoperatória de artérias hipogástricas.

Apesar do entusiasmo inicial com relação à utilidade do cateterismo com balão, a sua eficácia é controversa. Há riscos consideráveis associados ao procedimento, como lesão arterial, trombose e infecção. Alguns autores relataram redução significativa do volume sanguíneo, ao passo que outros não relataram benefícios; a própria ligadura das artérias hipogástricas não se mostrou eficaz no manejo da PMA, uma vez que há considerável circulação colateral ao útero. Apesar de a cateterização profilática de vasos ilíacos ser controversa, ela pode ser uma ferramenta importante em casos selecionados com o objetivo de diminuir o sangramento e o uso de hemoderivados. Além disso, a embolização radiográfica das artérias hipogástricas ainda constitui uma importante estratégia para reduzir o sangramento residual pós-histerectomia (especialmente em pacientes com porejamento tecidual).[21,36,45]

Cateterização profilática de ureteres

Quando os exames de imagem evidenciam o envolvimento do segmento uterino inferior pela placenta acreta, sugere-se a inserção pré-operatória de cateteres ureterais (duplos J) para facilitar a palpação dessa estrutura no transoperatório e prevenir lesões ureterais ou evidenciá-las precocemente. Mesmo nos casos de PMA sem invasão da parede vesical, há vasos muito distendidos e ingurgitados que atravessam a interface entre bexiga e segmento uterino, aumentando o risco de sangramento e dificultando os procedimentos.

Também essa intervenção é controversa, pois os benefícios permanecem incertos, ficando seu uso a critério do obstetra. Há relatos de redução na incidência de lesão ureteral de 7 para 0% com a cateterização ureteral.[15,21,45]

INTERVENÇÕES CLÍNICAS

Pacientes com placenta prévia acreta podem ter sangramentos intermitentes e, eventualmente, de grande monta durante momentos diferentes da gestação. O manejo para essas pacientes segue o mesmo descrito para placenta prévia (ver Cap. 20 – Hemorragia de segundo e terceiro trimestres da gestação), sendo possível usar uterolíticos, progesterona, etc. Assim como para pacientes estáveis com placenta prévia, não há consenso para recomendar ou contraindicar a hospitalização antenatal. Apesar da eficácia não comprovada, é razoável hospitalizar pacientes com gestações pré-termo e acretismo que apresentam sangramento ou dinâmica uterina consistente, sobremaneira nas situações de difícil acesso da paciente ao hospital de referência.

Dada a grande probabilidade de nascimento pré-termo, todas as diretrizes internacionais concordam com a administração de corticosteroide antenatal entre 32 e 34 semanas para pacientes com PMA, a fim de promover a maturação pulmonar fetal.[19,26] Em gestantes que não utilizaram corticosteroide, também é indicada a administração quando houver sangramento ou trabalho de parto pré-termo, e pode ser considerada para nascimentos eletivos entre 34 e 37 semanas (ver Cap. 16 – Prematuridade).[9]

É importante otimizar os níveis de hemoglobina durante a gestação, sendo necessário muitas vezes utilizar suplementação ou tratamento de anemia com ferro via oral ou parenteral.[26]

Algumas diretrizes internacionais recomendam o uso de ácido tranexâmico já no início do procedimento cirúrgico, a fim de reduzir o risco de sangramento.[19,26]

PLANEJAMENTO E MANEJO PERIPARTO

Além da intervenção específica que será realizada no nascimento, também são fundamentais outras questões relacionadas com estrutura hospitalar, profissionais, preparação e organização do momento do nascimento.

Vários estudos apontam melhores resultados clínicos se há uma estratégia definida no manejo de pacientes com invasão placentária.[5]

PROTOCOLO E EQUIPE MULTIDISCIPLINAR DE REFERÊNCIA

A instituição de uma abordagem sistematizada para pacientes com PMA, realizada por grupo multidisciplinar específico, está associada a melhores desfechos maternos e fetais. Segundo a Sociedade Internacional de Acretismo, o grupo deve ser composto de profissionais com experiência no manejo de gestantes com PMA, sendo este grupo coordenado por obstetras com *expertise* em PMA e múltiplas especialidades, como descrito na **Figura 53.8** que apresenta a *checklist* utilizada no HCPA.[5,9] Ressalta-se, aqui, a importância do manejo dessas pacientes pelos profissionais mais experientes, de preferência em centro de referência para a doença. Idealmente, cada instituição deve organizar uma equipe especializada no atendimento da PMA, pois essa medida comprovadamente diminui complicações maternas, a saber: redução do volume de sangramento ou da necessidade de hemocomponentes, redução de casos com hemotransfusão maciça ou de reintervenções, com diminuição global da redução da morbimortalidade.[9] No HCPA, uma mesma equipe obstétrica tem acolhido a maioria dos casos de PMA encaminhados à instituição, os quais têm sido manejados conforme o protocolo aqui apresentado. Observou-se um aumento significativo no número de casos atendidos na instituição nos últimos anos.

A **Tabela 53.4** apresenta o protocolo do HCPA para atendimento de pacientes com PMA e sumariza as intervenções propostas, conforme a probabilidade de PMA e o grau de invasão estimados pela US e pela RM. Essa tabela também reflete e resume a experiência de uma equipe multiprofissional que vem atendendo casos de PMA de forma organizada há vários anos. Obviamente, trata-se de uma orientação geral que não substitui o julgamento clínico e cirúrgico de quem acompanha de perto a paciente, sendo fundamental a individualização de cada caso. No HCPA, os casos de PMA são manejados preferencialmente com C/H programada, sobretudo quando se trata de grau 2 ou 3. Para casos selecionados de PMA grau 1, quando há desprendimento placentário espontâneo sem maiores dificuldades aliado ao desejo de fertilidade futura, pode-se tentar o manejo conservador – mas sem dispensar toda a preparação para intervenção mais radical.

A utilização de *checklists* no pré-operatório está associada a maior segurança e menor morbidade maternas em cirurgias complicadas.[4] Portanto, seu uso é recomendado ao programar o tratamento de pacientes com PMA.

DETALHES ESPECÍFICOS DO MANEJO PRÉ-OPERATÓRIO

Idade gestacional

A idade gestacional para interrupção da gestação de paciente com PMA é alvo de controvérsia. O maior objetivo é programar a interrupção com todo o preparo necessário, evitando a cirurgia de emergência. Entretanto, é necessário garantir o melhor desfecho também para o recém-nascido, de modo que necessite o mínimo possível de intervenções e de internação em UTI neonatal. A maioria dos consensos de especialistas sugere a interrupção entre 34 e 36 semanas, mas alguns sugerem aguardar até 37 semanas para casos não complicados.[1,4,5,26] Em mulheres com sangramento crônico, ou atividade uterina, alguns autores já recomendam a interrupção a partir de 32 semanas; antes disso, somente em casos de emergência.

Hemocomponentes

A perda sanguínea transoperatória pode ser muito importante, havendo descrições de perdas tão baixas como 200 mL e tão dramáticas como 24.000 mL. Embora a média de concentrados de hemácias transfundidos nas cirurgias com acretismo fique em torno de sete unidades, há relatos de transfusões de até 29 unidades.[41] Assim, é fundamental que haja disponibilidade suficiente de hemocomponentes para realizar a interrupção da gestação de paciente com PMA. Atualmente, o uso de protocolos de transfusão

Paciente: _____ **Data:** _____

Pré-operatório

- ❏ Idade gestacional programada
- ❏ Marcação do centro cirúrgico
- ❏ Marcação da unidade de hemodinâmica
- ❏ Corticoide em:
    - ❏ Consentimento informado
- ❏ Reserva de hemocomponentes
- ❏ Reserva do leito em CTI
- ❏ Reserva do leito em CTI Neonatal

Transoperatório

- ❏ Horários programados:
    - ❏ Anestesia
    - ❏ Cateterização de ureteres
    - ❏ Cateterização de hipogástricas
    - ❏ Início da cesariana
- ❏ Materiais e equipamentos no centro cirúrgico:
    - ❏ Hemocomponentes presentes no centro cirúrgico
    - ❏ Cistoscópio e duplo J
    - ❏ Aparelho de ultrassonografia
    - ❏ Sala aquecida antes do nascimento
    - ❏ Berço aquecido
    - ❏ _____
- ❏ Incisão planejada
- ❏ Equipe:
    - ❏ Obstetra(s)
    - ❏ Urologista(s)
    - ❏ Cirurgião pélvico
    - ❏ Neonatologista(s)
    - ❏ Anestesiologista(s)
    - ❏ Radiologista intervencionista

FIGURA 53.8 – *Checklist* pré-operatória para cesariana e histerectomia na placenta morbidamente aderida.

maciça, com a utilização mais precoce de vários tipos de hemocomponentes (concentrado de hemácias, plasma fresco, plaquetas e crioprecipitado) e evitando a coagulopatia dilucional (secundária à infusão exagerada de cristaloide), é recomendado, tornando imprescindível a participação ativa do banco de sangue.[46]

Deve-se coletar amostra da paciente e fazer reserva de hemocomponentes tipo-específicos antes do procedimento. Além disso, é preciso garantir que eles estejam disponíveis na unidade cirúrgica antes de iniciar a anestesia/cirurgia. A realização de prova de compatibilidade, disponibilização do componente e seu transporte tomam um

Tabela 53.4 – Manejo do acretismo

	PLACENTA PRÉVIA/BAIXA				PLACENTA NÃO PRÉVIA/BAIXA			
	PERCRETA		NÃO PERCRETA		PERCRETA		NÃO PERCRETA	
	POSTERIOR	ANTERIOR	INCRETA OU ACRETA EXTENSA	ACRETA FOCAL	POSTERIOR	ANTERIOR	INCRETA OU ACRETA EXTENSA	ACRETA FOCAL
Laparotomia mediana	–	+++	++	+	–	–	–	–
Histerotomia afastada da placenta	+++	+++	+++	++	+++	+++	+++	++
Plano de histerectomia	+++	+++	++	+	+++	+++	++	+
Plano de conservar o útero	–	–	+	+++	–	–	+	+++
Cirurgião com experiência oncológica	+++	+++	+	+	+++	+++	+	+
Cateterização de ureteres	++	+++	+	–	+	+	–	–
Cateterização de hipogástricas	+++	+++	++	+	+	+	++	+
Uso de balão de Bakri e suturas hemostáticas	–	–	+++	+++	–	–	+++	+++
Hemocomponentes em sala	+++	+++	+++	+++	+++	+++	+++	+++

+++: Altamente provável OU fortemente recomendado.
++: Pouco provável OU considerar realização/disponibilização/utilização.
+: Improvável OU realizar/utilizar se possível.
–: Sem indicação ou necessidade, *a priori*.

tempo considerável, suficiente para que a paciente perca grande parte da volemia sem que receba a reposição adequada.[9]

Quando disponível, pode-se utilizar a autotransfusão intraoperatória (*cell saver*). Apesar dos questionamentos com relação ao risco de aloimunização materno-fetal e desencadeamento de síndrome anafilactoide, a técnica tem progressivamente adquirido relevância, uma vez que centenas de procedimentos já foram documentados. Os filtros mais modernos removem a maioria das partículas contaminantes, e a filtragem para leucorredução do sangue recuperado adiciona segurança à técnica.[4,26,47]

Consentimento informado

É obrigatória a cientificação da paciente, ou de seu responsável legal, dos potenciais riscos e efeitos colaterais relacionados com o tratamento proposto. Os procedimentos indicados, seus riscos e potenciais benefícios precisam ser discutidos amplamente com a paciente e a família, incluindo informações sobre histerectomia, futuro reprodutivo, transfusão sanguínea, risco de lesão orgânica e necessidade de correção intraoperatória ou futura, possibilidade de internação prolongada e/ou internação em UTI, riscos para o concepto, incisão e seu aspecto estético, riscos anestésicos e tromboembólicos, entre outros.[26] A paciente deve ser esclarecida quanto às suas dúvidas, e seu consentimento precisa estar registrado no prontuário. No HCPA, sempre se procura marcar reunião com a paciente e familiares, a fim de esclarecer as particularidades de cada caso, gravidade, riscos, cuidados e procedimentos programados, envolvendo todos no processo assistencial.

DETALHES ESPECÍFICOS DO MANEJO TRANS E PÓS-OPERATÓRIO

Equipe

Conforme comentado anteriormente, a equipe multidisciplinar é fundamental. No HCPA, procura-se realizar o procedimento contando ao menos com 2 ou 3 obstetras, 1 a 2 anestesiologistas, 1 cirurgião com atuação em cirurgia pélvica, 1 ou 2 urologistas (para cateterização de ureteres e para abordagem da bexiga, quando comprometida), 1 radiologista intervencionista (nos casos de cateterização de hipogástricas, situação em que acompanha todo o procedimento para encher e esvaziar periodicamente os balonetes), 1 a 2 neonatologistas, além de profissionais da enfermagem obstétrica, neonatal e cirúrgica. Tendo-se em vista a gravidade dos casos, devem ser atendidos de preferência pelos membros mais experientes de cada especialidade e acostumados com o atendimento de casos de alta complexidade obstétrica e de PMA.

Local e equipamentos

Diante da previsibilidade de cirurgia de grande porte, que pode demandar maior quantidade e diversidade de aparelhagem e materiais, recomenda-se realizar o procedimento na área mais bem equipada da instituição. Na maioria das vezes, o centro cirúrgico (e não o centro obstétrico) é o local mais adequado à realização dos procedimentos envolvidos na C/H para tratamento da PMA, especialmente nos casos mais avançados, que necessitam de mais procedimentos associados. A sala cirúrgica deve ser reservada por um período de 4 a 6 horas para completar todos os procedimentos, e deve ser aquecida entre 23 e 26 °C.

Devem ser garantidos os materiais e preparo necessários a qualquer cirurgia abdominal de grande porte, incluindo ao menos dois acessos venosos calibrosos, monitores, cistoscópio, sonda vesical de demora, fluidos aquecidos, US, manta térmica, berço aquecido e material de reanimação neonatal.

Sequência dos eventos

No HCPA, os procedimentos envolvidos na C/H para tratamento da PMA são realizados na seguinte ordem, após a internação no centro cirúrgico:

1. Anestesia regional com inserção de cateter epidural.
2. Quanto indicado: cistoscopia e cateterização ureteral bilateral, além da sondagem vesical de demora, procurando-se manter a sonda estéril.

3. Quando indicado: inserção de cateteres em artérias hipogástricas através dos vasos femorais, deixando os balonetes vazios (após a inserção dos cateteres, a paciente não deve flexionar a articulação coxofemoral).
4. US para avaliar a extensão anterior da placenta e programar a altura da incisão.
5. No caso de placenta baixa anterior:
    a. Incisão abdominal longitudinal mediana (geralmente se estendendo cerca de 3 cm acima da cicatriz umbilical, para melhor expor o fundo uterino).
    b. Histerotomia fúndica longitudinal, tendo cuidado para não atingir a placenta.
6. Extração do concepto, clampeamento tardio do cordão e entrega do recém-nascido aos cuidados neonatais.
7. Sutura da borda uterina.
8. Quando instalados, enchimento dos balonetes em hipogástricas (que devem ser esvaziados de modo intermitente pelo radiologista intervencionista, para que a circulação se restabeleça, evitando necrose dos tecidos).
9. Histerectomia total (com retirada de tubas uterinas e manutenção dos ovários) segundo a técnica habitual, como descrito antes.
10. Atuação do urologista e/ou do cirurgião, conforme o grau e a extensão da invasão placentária, para ressecção, liberação e correção dos outros órgãos afetados.
11. Instalação de dreno para controle de sangramento.
12. Fechamento da incisão abdominal por planos.
13. Retirada dos cateteres ureterais (considerar retirada depois de 24 horas em pacientes com maior chance de reintervenção).
14. Retirada dos cateteres de hipogástricas (quando instalados) conforme previsibilidade de sangramento e porejamento tecidual, com compressão do local de inserção por cerca de 15 minutos.

Durante todo o período pré-operatório, é fundamental auscultar os batimentos cardiofetais de forma intermitente, assegurando a vitalidade e o bem-estar do concepto. A paciente deve ser acompanhada por obstetra e anestesiologista ao longo de todos os procedimentos. Também a comunicação entre os diferentes profissionais envolvidos deve ser garantida ao longo de todos os eventos, permitindo a coordenação das várias intervenções.

MANEJO PÓS-OPERATÓRIO

Grande parte das pacientes submetidas à C/H faz a recuperação pós-operatória na UTI, para melhor monitoração clínica, principalmente nas cirurgias mais prolongadas ou com necessidade de grandes transfusões. É fundamental iniciar profilaxia da tromboembolia no tempo apropriado, levando em consideração o risco de sangramento para cada paciente.

MANEJO DA PLACENTA ACRETA NÃO DIAGNOSTICADA PREVIAMENTE

Como comentado anteriormente, o diagnóstico pré-natal e o planejamento minucioso do nascimento são fundamentais para melhorar os desfechos da gestação em pacientes com PMA. Infelizmente, não é o que ocorre em grande parte das vezes.

NA CESARIANA

Se à laparotomia para cesariana se evidencia uma anatomia compatível com PMA (segmento inferior abaulado ou distorcido, vasos sanguíneos na serosa uterina, invasão da bexiga ou dos tecidos adjacentes) (**Figura 53.9**), o primeiro passo é avaliar a presença de sangramento ativo, avaliar a extensão e a localização da invasão placentária e considerar a disponibilidade de recursos. Se a paciente e o feto estão estáveis, há duas opções de manejo: (1) postergar a incisão uterina até que os recursos necessários sejam disponibilizados na instituição, ou (2) fechar a incisão abdominal e preparar a transferência da paciente a um centro terciário com experiência e recursos para o manejo do acretismo. É relativamente seguro transportar a gestante se ela não está sangrando ativamente, mas é preciso estabilizar a condição materna antes de tudo. Continuar com o procedimento quando não há disponibilidade de hemocomponentes e assistência cirúrgica aumenta de forma considerável o risco de morbimortalidade materna.[9]

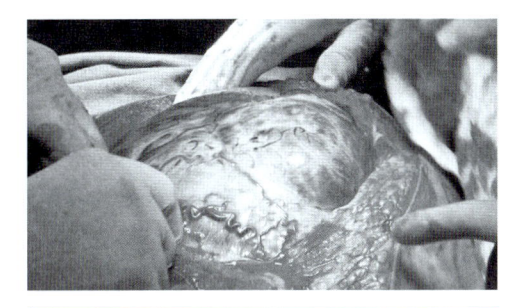

FIGURA 53.9 – Útero com placenta percreta, revelado no momento da cesariana. Verifica-se abaulamento do contorno de toda a parede anterior e vasos aberrantes na serosa uterina e vesical.

Em caso de instabilidade materna e/ou fetal que exijam o nascimento imediato, deve-se tentar, na medida do possível, seguir as condutas apresentadas antes, tendo em mente que a tentativa de remoção da placenta é associada a maior volume de sangramento.

Na maioria dos casos de cesariana sem diagnóstico prévio de acretismo, trata-se de uma PMA grau 1, sem um nível de invasão importante e sem distorção da anatomia. Ou seja, somente se percebe o acretismo após o nascimento do concepto, quando não se consegue remover a placenta, que fica aderida global ou focalmente, muitas vezes retirada em fragmentos. Mesmo quando a placenta parece ter sido removida com sucesso, a parede miometrial permanece fina, disfuncional, sem contratilidade e, portanto, sangrante. Deve-se utilizar diferentes uterotônicos, suturas hemostáticas (como a de Makino-Takeda, Cho e B-Lynch)[48,49] e/ou balão para tamponamento uterino (como o de Bakri), a fim de reduzir o sangramento, bem como acionar o protocolo institucional para manejo da hemorragia puerperal (ver Cap. 33 – Hemorragia puerperal).

NO PARTO (RETENÇÃO PLACENTÁRIA)

A retenção placentária é definida como a ausência de expulsão da placenta dentro de 30 minutos após o nascimento, sendo uma importante causa de hemorragia puerperal. A incidência relatada é de 1:100 a 1:300 partos.[33] A retenção ocorre por três mecanismos:[33,50,51]

- **Encarceramento placentário** – A placenta separa-se completamente do útero, mas não se exterioriza de forma espontânea, devido ao fechamento do colo uterino.
- **Placenta adherens** – A placenta é aderida à parede uterina devido à falta de contração miometrial retroplacentária, mas é facilmente separada de forma manual.
- **PMA** – Causada por invasão placentária anormal.

Estima-se que somente 1 em cada 440 casos de retenção placentária pós-parto se trate de PMA. Mesmo com essa baixa probabilidade, o diagnóstico precisa sempre ser considerado.[51]

Após um parto vaginal, caso a placenta não tenha sido exteriorizada espontaneamente e a paciente apresente sangramento profuso ou alteração dos sinais vitais, as medidas protocolares para manejo da hemorragia puerperal (inclusive intervenções cirúrgicas como curagem e curetagem, laparotomia, histerectomia, etc.) devem ser tomadas precocemente. Em contrapartida, quando a paciente permanece estável, diferentes diretrizes recomendam que se aguarde até 30 ou 60 minutos para a saída da placenta, enquanto se empregam as medidas habituais para o manejo ativo do terceiro período do parto.

Após esse período, é indicado iniciar alguma intervenção. A injeção de ocitocina, solução salina ou prostaglandinas na veia umbilical não é considerada eficaz à luz das evidências atuais. Tampouco há estudos suficientes para indicar o uso de nitroglicerina para placenta encarcerada. O passo seguinte após a conduta expectante, então, é normalmente a remoção manual da placenta (RMP) sob anestesia, seguida de curetagem. Esse é um procedimento eficaz para placenta encarcerada ou *adherens*, mas associada a sangramento profuso no acretismo. Diante de uma paciente estável com placenta retida, antes de tentar a RMP, deve-se ter em mente os fatores de risco para PMA e verificar a presença deles. Propõe-se, também, o uso da US com Dopplerfluxometria para auxiliar o diagnóstico dentro da sala de parto: nos casos de separação normal da placenta, há cessação do fluxo sanguíneo entre ela e o miométrio imediatamente após o nascimento; no acretismo, existe persistência do fluxo. Infelizmente, é preciso haver disponibilidade da aparelhagem e de profissional com experiência na técnica.[33]

Na maioria das vezes, a decisão sobre levar em frente a tentativa de RMP recai sobre a baixa probabilidade de acretismo, aliada a sinais clínicos de desprendimento da placenta (afinamento do cordão, esguicho de sangue via vaginal, elevação e contração do fundo uterino, placenta palpável através do orifício cervical interno, formação fácil de plano de clivagem entre placenta e miométrio) – sempre com a possibilidade de conversão rápida a procedimento cirúrgico maior, seguindo o protocolo institucional de manejo da hemorragia puerperal.[33,51]

REFERÊNCIAS

1. Silver RM, Barbour KD. Placenta accreta spectrum: accreta, increta, and percreta. Obstet Gynecol Clin North Am. 2015;42(2):381-402.
2. Wu S, Kocherginsky M, Hibbard JU. Abnormal placentation: twenty-year analysis. Am J Obstet Gynecol. 2005;192(5):1458-61.
3. Garmi G, Salim R. Epidemiology, etiology, diagnosis, and management of placenta accreta. Obstet Gynecol Int. 2012;2012:873929.
4. Sengupta R, Gimovsky A, Wei S, Bamigboye AA, Berghella V, Amorim Adegboye AR, et al. Interventions for improving pregnancy outcomes in antenatally diagnosed or suspected morbidly adherent placenta. Cochrane Database Syst Rev. 2016;4:CD012159.
5. Shamshirsaz AA, Fox KA, Salmanian B, Diaz-Arrastia CR, Lee W, Baker BW, et al. Maternal morbidity in patients with morbidly adherent placenta treated with and without a standardized multidisciplinary approach. Am J Obstet Gynecol. 2015;212(2):218.e1-9.
6. Jauniaux E, Bunce C, Grønbeck L, Langhoff-Roos J. Prevalence and main outcomes of placenta a systematic review and meta-analysis. Am J Obstet Gynecol. 2019;221(3):208-18.
7. Jauniaux E, Chantraine F, Silver RM, Langhoff-Roos J, FIGO Placenta Accreta Diagnosis and Management Expert Consensus Panel. FIGO consensus guidelines on placenta Obstet. 2018;140(3):265-73.
8. Morlando M, Sarno L, Napolitano R, Capone A, Tessitore G, Maruotti GM, et al. Placenta risk factors in an area with a particularly high rate of cesarean section. Acta Obstet Gynecol Scand. 2013;92(4):457-60.
9. Silver RM, Fox KA, Barton JR, Abuhamad AZ, Simhan H, Huls CK, et al. Center of excellence for placenta Am J Obstet Gynecol. 2015;212(5):561-8.
10. Placenta accreta [Internet]. São Francisco: Wikipedia; 2016 [capturado 6 nov. 2016]. Disponível em: https://en.wikipedia.org /w/index.php?title=Placenta_accreta&oldid=747565001.
11. Wortman AC, Alexander JM. Placenta 2013;40(1):137-54.
12. Jauniaux E, Ayres-de-Campos D, Langhoff-Roos J, Fox KA, Collins S, FIGO Placenta Accreta Diagnosis and Management Expert Consensus Panel. FIGO classification for the clinical diagnosis of placenta disorders. Int J Gynaecol Obstet. 2019;146(1):20-4.
13. Rahaim NSA, Whitby EH. The MRI features of placental adhesion disorder and their diagnostic significance: systematic review. Clin Radiol. 2015;70(9):917-25.
14. Marshall NE, Fu R, Guise J-M. Impact of multiple cesarean deliveries on maternal morbidity: a systematic review. Am J Obstet Gynecol. 2011;205(3):262.e1-8.
15. Publications Committee, Society for Maternal-Fetal Medicine, Belfort MA. Placenta accreta. Am J Obstet Gynecol. 2010;203(5):430-9.
16. Hung TH, Shau WY, Hsieh CC, Chiu TH, Hsu JJ, Hsieh TT. Risk factors for placenta accreta. Obstet Gynecol. 1999;93(4):545-50.
17. Society of Gynecologic Oncology, American College of Obstetricians and Gynecologists and the Society for Maternal-Fetal Medicine, Cahill AG, Beigi R, Heine RP, Silver RM, et al. Placenta accreta spectrum. Am J Obstet Gynecol. 2018;219(6):B2-16.
18. Huls CK. Cesarean hysterectomy and uterine-preserving alternatives. Obstet Gynecol Clin North Am. 2016;43(3):517-38.
19. Zhong W, Zhu F, Li S, Chen J, He F, Xin J, et al. Maternal and neonatal outcomes after planned or emergency delivery for placenta accreta spectrum: a systematic review and meta-analysis. Front Med (Lausanne). 2021;8:731412.
20. Santana DSN, Maia Filho NL, Mathias L. Conceito, diagnóstico e tratamento de placenta prévia acreta com invasão de bexiga: revisão sistemática da literatura. Femina. 2010;38(3):147-53.
21. Committee on Obstetric Practice. Committee opinion no. 529: placenta accreta. Obstet Gynecol. 2012;120(1):207-11.
22. Kilcoyne A, Shenoy-Bhangle AS, Roberts DJ, Sisodia RC, Gervais DA, Lee SI. MRI of Placenta Accreta, Placenta Increta, and Placenta Percreta: Pearls and Pitfalls. AJR Am J Roentgenol. 2017;208(1):214-21.
23. Bowman ZS, Eller AG, Kennedy AM, Richards DS, Winter TC 3rd, Woodward PJ, et al. Accuracy of ultrasound for the prediction of placenta accreta. Am J Obstet Gynecol. 2014;211(2):177.e1-7.
24. Kapoor H, Hanaoka M, Dawkins A, Khurana A. Review of MRI imaging for placenta accreta spectrum: Pathophysiologic insights, imaging signs, and recent developments. Placenta. 2021;104:31-9.
25. Shainker SA, Coleman B, Timor-Tritsch IE, Bhide A, Bromley B, Cahill AG, et al. Electronic address: pubs@smfm.org. Special Report of the Society for Maternal-Fetal Medicine Placenta Accreta Spectrum Ultrasound Marker Task Force: consensus on definition of markers and approach to the ultrasound examination in pregnancies at risk for placenta accreta spectrum. Am J Obstet Gynecol. 2021;224(1):B2-B14.
26. Jauniaux E, Kingdom JC, Silver RM. A comparison of recent guidelines in the diagnosis and management of placenta accreta spectrum disorders. Best Pract Res Clin Obstet Gynaecol. 2021;72:102-16.
27. Berkley EM, Abuhamad A. Imaging of placenta accreta spectrum. Clin Obstet Gynecol. 2018;61(4):755-65.
28. Jauniaux E, Collins S, Burton GJ. Placenta accreta spectrum: pathophysiology and evidence-based anatomy for prenatal ultrasound imaging. Am J Obstet Gynecol. 2018;218(1):75-87.
29. Jauniaux E, Alfirevic Z, Bhide AG, Belfort MA, Burton GJ, Collins SL, et al. Placenta praevia and placenta accreta: diagnosis and management: Green-top guideline no. 27a. BJOG. 2019;126(1):e1-48.
30. D'Antonio F, Iacovella C, Palacios-Jaraquemada J, Bruno CH, Manzoli L, Bhide A. Prenatal identification of invasive placentation

using magnetic resonance imaging: Systematic review and meta-analysis. Ultrasound Obstet Gynecol. 2014;44(1):8-16.

31. Ghezzi CLA, Silva CK, Casagrande AS, Westphalen SS, Salazar CC, Vettorazzi J. Diagnostic performance of radiologists with different levels of experience in the interpretation of MRI of the placenta accreta spectrum disorder. Br J Radiol. 2021;94(1128):20210827.

32. Derman AY, Nikac V, Haberman S, Zelenko N, Opsha O, Flyer M. MRI of placenta accreta: a new imaging perspective. AJR Am J Roentgenol. 2011;197(6):1514-21.

33. Urner F, Zimmermann R, Krafft A. Manual removal of the placenta after vaginal delivery: an unsolved problem in obstetrics. J Pregnancy. 2014;2014:274651.

34. Allen L, Jauniaux E, Hobson S, Papillon-Smith J, Belfort MA, FIGO Placenta Accreta Diagnosis and Management Expert Consensus Panel. FIGO consensus guidelines on placenta accreta spectrum disorders: Nonconservative surgical management. Int J Gynaecol Obstet. 2018;140(3):281-90.

35. Clausen C, Lönn L, Langhoff-Roos J. Management of placenta percreta: a review of published cases. Acta Obstet Gynecol Scand. 2014;93(2):138-43.

36. Fox KA, Shamshirsaz AA, Carusi D, Secord AA, Lee P, Turan OM, et al. Conservative management of morbidly adherent placenta: expert review. Am J Obstet Gynecol. 2015;213(6):755-60.

37. Sentilhes L, Kayem G, Chandraharan E, Palacios-Jaraquemada J, Jauniaux E, FIGO Placenta Accreta Diagnosis and Management Expert Consensus Panel. FIGO consensus guidelines on placenta accreta spectrum disorders: Conservative management. Int J Gynaecol Obstet. 2018;140(3):291-8.

38. Cesaretti IUR, Saad SS. Drenos laminares e tubulares em cirurgia abdominal: fundamentos básicos e assistência. Acta Paul Enferm. 2002;15(3):97-106.

39. Sentilhes L, Ambroselli C, Kayem G, Provansal M, Fernandez H, Perrotin F, et al. Maternal outcome after conservative treatment of placenta accreta. Obstet Gynecol. 2010;115(3):526-34.

40. Pather S, Strockyj S, Richards A, Campbell N, de Vries B, Ogle R. Maternal outcome after conservative management of placenta percreta at caesarean section: a report of three cases and a review of the literature. Aust N Z J Obstet Gynaecol. 2014;54(1):84-7.

41. Fitzpatrick KE, Sellers S, Spark P, Kurinczuk JJ, Brocklehurst P, Knight M. The management and outcomes of placenta accreta, increta, and percreta in the UK: a population-based descriptive study. BJOG. 2014;121(1):62-71.

42. Sentilhes L, Goffinet F, Kayem G. Management of placenta accreta. Acta Obstet Gynecol Scand. 2013;92(10):1125-34.

43. Lam H, Pun TC, Lam PW. Successful conservative management of placenta previa accreta during cesarean section. Int J Gynaecol Obstet. 2004;86(1):31-2.

44. Sentilhes L, Seco A, Azria E, Beucher G, Bonnet MP, Branger B, et al. Conservative management or cesarean hysterectomy for placenta accreta spectrum: the PACCRETA prospective study. Am J Obstet Gynecol. 2022;226(6):839.e1-839.e24.

45. Silver RM. Abnormal placentation: placenta previa, vasa previa, and placenta accreta. Obstet Gynecol. 2015;126(3):654-68.

46. Collins P, Abdul-Kadir R, Thachil J; Subcommittees on Women's Health Issues in Thrombosis and Haemostasis and on Disseminated Intravascular Coagulation. Management of coagulopathy associated with postpartum hemorrhage: guidance from the SSC of the ISTH. J Thromb Haemost. 2016;14(1):205-10.

47. Liumbruno GM, Liumbruno C, Rafanelli D. Intraoperative cell salvage in obstetrics: is it a real therapeutic option? Transfusion. 2011;51(10):2244-56.

48. Amorim-Costa C, Mota R, Rebelo C, Silva PT. Uterine compression sutures for postpartum hemorrhage: is routine postoperative cavity evaluation needed? Acta Obstet Gynecol Scand. 2011;90(7):701-6.

49. Matsubara S, Yano H, Ohkuchi A, Kuwata T, Usui R, Suzuki M. Uterine compression sutures for postpartum hemorrhage: an overview. Acta Obstet Gynecol Scand. 2013;92(4):378-85.

50. Akol AD, Weeks AD. Retained placenta: will medical treatment ever be possible? Acta Obstet Gynecol Scand. 2016;95(5):501-4.

51. Weeks A. Retained placenta after vaginal birth [Internet]. Waltham: UpToDate; 2022 [capturado 5 jul. 2022]. Disponível em: https://www.uptodate.com/contents/retained-placenta-after-vaginal-birth#!.

54

ECLÂMPSIA, SÍNDROME HELLP E ESTEATOSE HEPÁTICA AGUDA DA GESTAÇÃO

SÉRGIO H. MARTINS-COSTA
JOSÉ GERALDO LOPES RAMOS
EDIMÁRLEI GONSALES VALÉRIO
JANETE VETTORAZZI
MARIA LÚCIA DA ROCHA OPPERMANN

ECLÂMPSIA

■ Definição e incidência

Eclâmpsia é o surgimento de convulsões tônico-clônicas generalizadas, de coma ou de ambos, durante a gestação ou o puerpério, em gestantes com pré-eclâmpsia. Trata-se de uma das manifestações clínicas mais graves do espectro da pré-eclâmpsia e uma causa frequente de morbidade e mortalidade materna no Brasil.[1]

A eclâmpsia incide em 2 a 3% das pacientes com pré-eclâmpsia "grave" e em 0 a 0,6% daquelas com pré-eclâmpsia nas formas não graves, variando muito conforme o uso ou não de profilaxia com sulfato de magnésio.[2] Em países desenvolvidos, a incidência de eclâmpsia é baixa, variando de 1,5 a 10 casos para cada 10 mil partos, podendo alcançar 19,5 a 142 casos para cada 10 mil partos em regiões pouco desenvolvidas.[3]

■ Fisiopatologia

A fisiopatologia da eclâmpsia não está completamente estabelecida. Dos muitos modelos fisiopatológicos propostos, há dois que são os mais discutidos: de acordo com o primeiro, haveria ativação do sistema de autorregulação, com vasoconstrição dos vasos cerebrais resultando em hipoperfusão, isquemia localizada e edema. Conforme o segundo, a hipertensão levaria à perda do sistema de autorregulação da circulação cerebral, causando hiperperfusão, disfunção endotelial, isquemia e edema. Por muitos anos, acreditou-se que a vasoconstrição sistêmica da pré-eclâmpsia fosse universal, comprometendo também o sistema nervoso central (SNC). Entretanto, na década de 1990, Hata e colaboradores[4] observaram o aumento da perfusão e a vasodilatação das artérias orbitais nas pacientes com pré-eclâmpsia, contrariando a teoria da vasoconstrição universal na pré-eclâmpsia.[4]

As principais lesões cerebrais descritas na eclâmpsia incluem edema, isquemia focal, trombose e hemorragia. Alterações específicas podem ser demonstradas por ressonância magnética (RM) ou tomografia computadorizada (TC).

■ Quadro clínico/diagnóstico

Na maioria das vezes, o diagnóstico de eclâmpsia é clínico, embasado na ocorrência, pela primeira vez, de convulsões tônico-clônicas em uma gestante ou puérpera com distúrbio hipertensivo, na ausência de outros fatores causais para convulsões, tais como epilepsia, isquemia cerebral, hemorragia intracraniana ou uso de drogas. Em geral, o quadro clínico encontrado antes da ocorrência da primeira convulsão é vago e inespecífico. Podem ser encontrados os sinais premonitórios ou de iminência de convulsão, que são cefaleia, distúrbios visuais (escotomas cintilantes, diplopia, visão turva) e epigastralgia.

> Em uma revisão sistemática de 59 estudos, envolvendo mais de 21 mil gestantes, os **sinais e sintomas que mais comumente precederam a eclâmpsia** foram os seguintes, sendo que 25% delas eram assintomáticas:[5]

- Hipertensão (75%).
- Cefaleia (66%).
- Distúrbios visuais (27%).
- Epigastralgia/dor no hipocôndrio direito (25%).

A **cefaleia** costuma apresentar-se persistente em região frontal ou occipital ou ter característica latejante.

Como a cefaleia é um sintoma comum durante a gestação e o pós-parto, com incidência de 39% em gestações normais, a sua caracterização como sinal de iminência de convulsão deve ser vista com cautela.

> As **convulsões** são do tipo grande mal. Com frequência, ocorrem ferimentos de mordedura da língua. Após as convulsões, pode seguir-se um período de coma. Durante esse período, é comum a pressão arterial estar normal, ou até mesmo haver hipotensão leve, o que poderá confundir o diagnóstico. O estado de coma persiste por algumas horas (raras vezes, mais do que 6 h); ao despertar, a paciente pode apresentar-se não cooperativa e agressiva. Recuperado o estado de consciência, a paciente não terá lembrança dos fatos ocorridos imediatamente antes, durante ou logo após as convulsões. Muitas vezes, as convulsões recorrem em intervalos durante a recuperação do estado de coma, que pode persistir entre as convulsões repetidas, com a paciente evoluindo para coma profundo e, eventualmente, morte. Sempre que o coma ocorrer por períodos mais prolongados, devem ser pesquisadas outras causas para o quadro neurológico, sobretudo acidente vascular encefálico (AVE) hemorrágico.

Um quadro de **hiperatividade uterina**, consistindo em aumento do tônus e da frequência das contrações, acompanhado ou não de alterações na frequência cardíaca fetal (FCF), costuma ocorrer durante ou logo após as convulsões. Essas alterações em geral são transitórias, duram 3 a 15 minutos e desaparecem espontaneamente após a resolução das convulsões ou a correção da acidose e da hipoxemia.

> ⚠ Se essas alterações da FCF não se reverterem após esse tempo, a possibilidade de descolamento prematuro da placenta (DPP) deve ser considerada, e a necessidade de cesariana de urgência deve ser avaliada.

Exames subsidiários

LABORATORIAIS

A avaliação laboratorial da paciente eclâmptica visa à confirmação do diagnóstico e ao reconhecimento das complicações associadas, especialmente a síndrome HELLP (hemólise, enzimas hepáticas aumentadas e plaquetopenia; *hemolysis, elevated liver enzymes, and low platelets*). Para pesquisa de síndrome HELLP, solicitam-se:

- Hemograma com pesquisa de fragmentação hemática.
- Plaquetas.
- Transaminase glutâmico-oxalacética (TGO).
- Bilirrubinas.
- Lactato desidrogenase (LDH, *lactate dehydrogenase*).

Havendo plaquetopenia ($\leq$ 100.000/dL) ou suspeita de DPP, solicitam-se os seguintes exames para diagnóstico de eventual coagulopatia de consumo:

- Tempo de protrombina (TP).
- Tempo de tromboplastina parcial ativada (TTPa).
- Fibrinogênio.
- Produtos de degradação da fibrina.

A dosagem de creatinina plasmática e a relação proteína:creatinina em amostra urinária (ou medida de proteinúria em fita) auxiliam na avaliação da função renal e na confirmação do diagnóstico.

A medida da saturação de oxigênio é útil para avaliar o prognóstico imediato e a tomada de decisão quanto ao suporte ventilatório.

NEUROIMAGEM

A TC e a RM são úteis no diagnóstico diferencial com outras causas de convulsões, como AVE. Não são exames de rotina, devendo ser solicitadas quando as alterações neurológicas forem persistentes, houver perda prolongada da consciência, o início das convulsões ocorrer após 48 horas do parto ou antes de 20 semanas de gestação, ou no caso de persistência das convulsões mesmo na vigência de uso do sulfato de magnésio. Em 90% dos casos de eclâmpsia, a RM mostra hiperdensidade subcortical da substância branca e substância cinzenta adjacente nos lobos parietal e occipital.

Síndrome de encefalopatia posterior reversível

A síndrome de encefalopatia posterior reversível (PRES, *posterior reversible encephalopathy syndrome*) é uma entidade clínica neurorradiológica incomum, caracterizada por uma combinação das seguintes alterações:[6]

- Cefaleia.
- Confusão.
- Alterações de consciência.
- Distúrbios visuais ou cegueira.
- Vômitos e náuseas.
- Convulsões (raramente, ocorre sem convulsões).
- Achados característicos de neuroimagem.
- Costuma estar associada a aumento da pressão arterial, mas pode ocorrer com elevação pequena desta ou até com pressão normal.

A neuroimagem é essencial para o diagnóstico da PRES.[6]

> A TC pode mostrar alterações em apenas aproximadamente 50% dos casos.[7]

A RM mostra alterações subcorticais da substância branca e da substância cinzenta adjacente nos lobos parietal e occipital. As imagens associadas a essa síndrome são em geral hiperintensas nas imagens ponderadas em T2, indicativas de edema vasogênico.[6,8]

Coagulopatias

As coagulopatias associadas ao quadro eclâmptico geralmente se devem à síndrome HELLP, à coagulação intravascular disseminada (CIVD) ou a ambas as situações. O diagnóstico é feito por meio de avaliação laboratorial, podendo ser realizado antes de o quadro de diátese hemorrágica ser franco de uma coagulopatia descompensada.

Amaurose

Um quadro de cegueira transitória pode ocorrer em associação à eclâmpsia. Nesses casos, em geral não há outros sinais de comprometimento focal do SNC, e o quadro melhora de forma significativa com o tratamento da hipertensão arterial e o uso de sulfato de magnésio, mesmo antes de se interromper a gestação. Quando o quadro de amaurose estiver acompanhado de déficit neurológico focal, deve-se realizar avaliação oftalmológica e exame de imagem cerebral, principalmente se houver suspeita de alguma hemorragia intracraniana ou outra complicação.

Diagnóstico diferencial

Embora o primeiro diagnóstico a ser pensado em gestante com convulsão deva ser eclâmpsia, existem outras causas que devem ser investigadas ou excluídas (Quadro 54.1).

> A apresentação clínica de um quadro de hemorragia intracraniana (HIC) devido à ruptura de aneurisma ou à malformação arteriovenosa pode ser indistinguível daquela decorrente de sangramento intracerebral associado à pré-eclâmpsia ou à eclâmpsia. **Os sintomas dependem do tamanho, da localização e da rapidez do sangramento.** Se a paciente estiver consciente, será possível identificar, durante o exame físico, sinais de irritação meníngea, paralisia de nervos cranianos ou hemiplegia. O coma profundo é um sinal de hemorragia maciça. Uma

> **Quadro 54.1 – Outras causas de convulsões na gestação**
>
> - Epilepsia
> - Hemorragia intracraniana
> - Tromboembolia cerebral
> - Feocromocitoma
> - Púrpura trombocitopênica trombótica
> - Intoxicação hídrica
> - Uremia
> - Hipoglicemia
> - Tumor cerebral
> - Meningite/encefalite

> **Quadro 54.2 – Os 10 passos no manejo da convulsão eclâmptica**
>
> 1. Aspirar as secreções e inserir um protetor bucal
> 2. Medir a saturação de oxigênio e administrar oxigênio a 8-10 L/min
> 3. Instalar solução de glicose a 5% em veia periférica
> 4. Coletar amostra de sangue e urina para avaliação laboratorial
> 5. Manter a paciente em decúbito lateral
> 6. Administrar sulfato de magnésio ($MgSO_4$)*
> 7. Administrar hidralazina IV se PA ≥ 160/110 mmHg
> 8. Inserir um cateter vesical de demora
> 9. Aguardar a recuperação do sensório
> 10. Programar a interrupção da gestação
>
> *Gestantes com eclâmpsia e que serão transferidas para o hospital devem receber a dose de ataque de sulfato de magnésio hepta-hidratado ($MgSO_4.7H_2O$) (4,0 g IV + 10 g IM, sendo 5,0 g em cada nádega), esquema este que dá uma cobertura anticonvulsivante de 4 horas.
> IM, intramuscular; IV, intravenosa; PA, pressão arterial.

TC do cérebro pode diagnosticar com precisão o grau e o local de origem da hemorragia, mas não diferencia a etiologia da HIC.

Na presença de plaquetopenia e fragmentação eritrocitária, embora o mais comum seja a associação de eclâmpsia à síndrome HELLP, o diagnóstico diferencial deve incluir a púrpura trombocitopênica trombótica (PTT).

Conduta

A eclâmpsia é uma emergência obstétrica e exige atendimento imediato. As bases do tratamento são a manutenção da função cardiorrespiratória, o controle das convulsões e a prevenção de sua recorrência, a correção da hipoxemia e da acidose materna, o controle da hipertensão arterial grave e o desencadeamento do parto.

A equipe de saúde que vai atender uma paciente com eclâmpsia deve apresentar uma sequência de atitudes ou passos a serem seguidos de maneira padronizada, pois tal condição constitui uma das mais graves emergências médicas (Quadro 54.2).

O aspecto mais urgente do tratamento não é o de parar de imediato a convulsão, mas o de garantir a oxigenação materna e minimizar o risco de aspiração. Muitas convulsões se resolvem espontaneamente em 60 a 90 segundos.

Os fármacos para encurtar ou abolir a primeira convulsão (diazepam ou hidantal) não devem ser administrados como primeiro tratamento. Essa prática, além de não tratar adequadamente as convulsões, facilita a depressão respiratória e do sensório, promove a diminuição dos reflexos laríngeos, facilitando a aspiração de conteúdo gástrico, além de piorar o prognóstico materno e neonatal.[9]

No entanto, a prevenção de novas convulsões com o sulfato de magnésio está sempre indicada. O sulfato de magnésio demonstrou ter eficácia maior quando comparado de maneira randomizada e cega com o diazepam ou a fenitoína.

Uma atitude frequentemente adotada que deve ser evitada é a de indicar a interrupção da gestação por cesariana e com anestesia geral durante ou logo após uma convulsão. Nesse momento, a paciente e o feto quase sempre estão em mau estado geral, ainda hipoxêmicos e acidóticos, e uma intervenção cirúrgica do porte de uma cesariana pode causar prejuízos consideráveis. Deve-se aguardar a recuperação materna e fetal, para evitar o nascimento em condição de acidose. Em geral, nos casos de eclâmpsia não complicada, esse tempo se situa em torno de 4 a 6 horas, período dentro do qual a paciente sai do estado pós-convulsivo e se torna novamente responsiva e orientada. Tanto os procedimentos de maturação cervical como a indução do trabalho de parto com ocitocina podem ser feitos nas pacientes com eclâmpsia.

MEDIDAS GERAIS

No primeiro contato com uma paciente eclâmptica, a principal preocupação deve ser com a avaliação do estado geral, simultaneamente à tomada de medidas gerais de proteção para a gestante e o concepto. A aspiração de secreções da boca e da orofaringe, a colocação de um protetor bucal (cânula de Guedel) para evitar os traumas da língua e a garantia de uma via aérea permeável devem ser seguidas pela administração de oxigênio por máscara ou cateter nasal. Posiciona-se a paciente em decúbito lateral, com a cabeça em leve declive para dificultar uma possível aspiração de secreções. Durante as convulsões, deve-se proteger a paciente quanto ao risco de ferimentos. Ao mesmo tempo, deve-se procurar cateterizar pelo menos uma veia periférica de bom calibre, retirando-se uma amostra de sangue para avaliação laboratorial e instalando-se uma infusão de solução glicosada a 5%.

MANEJO DAS CONVULSÕES

SULFATO DE MAGNÉSIO

Embora não seja um fármaco com efeito primariamente anticonvulsivante, o sulfato de magnésio é o medicamento de primeira escolha para tratamento da eclâmpsia. Duley e colaboradores[9] avaliaram seis ensaios clínicos com 11.444 pacientes comparando sulfato de magnésio com placebo ou com não tratamento, demonstrando que o sulfato de magnésio diminui o risco de eclâmpsia em mais da metade dos casos (risco relativo [RR] 0,41) e promove uma diminuição de 36% no risco de DPP.[9]

Para o tratamento da eclâmpsia, inicia-se a administração intravenosa (IV) de sulfato de magnésio na dose de ataque de 4 g, seguida da dose de manutenção de 1 a 2 g/hora. Existem vários esquemas de administração, todos com eficácia semelhante, sendo fundamental que cada serviço obstétrico estabeleça seu protocolo de utilização. Na Tabela 54.1, está descrito o protocolo utilizado no Serviço de Ginecologia e Obstetrícia (SGO) do Hospital de Clínicas de Porto Alegre (HCPA).

Realização dos procedimentos – Esses procedimentos devem ser feitos com a paciente em decúbito lateral, de preferência esquerdo, para evitar a compressão aortocava pelo útero gravídico e diminuir o risco de hipotensão arterial grave e aspiração do conteúdo gástrico. Eventualmente, dentro de 20 minutos após a administração da dose de ataque do sulfato de magnésio, pode ocorrer novo episódio convulsivo, em geral mais leve, de curta duração e que não exige qualquer tipo de tratamento.

A **terapia de manutenção** com sulfato de magnésio deve ser continuada até 24 horas após o parto ou após a última convulsão.

Tabela 54.1 – Uso de sulfato de magnésio na eclâmpsia

	DILUIÇÃO/APLICAÇÃO	OBSERVAÇÕES
Intravenosa (IV)		
Dose de ataque 4 g	Diluir 8 mL de sulfato + 12 mL de água destilada	Aplicar IV em 5-10 minutos
Dose de manutenção 1-2 g/h	Diluir 10 mL de sulfato + 240 mL de soro fisiológico Velocidade de 50 mL/h	Utilizar bomba de infusão identificada 1 g/h = 50 mL/h 2 g/h = 100 mL/h

(Continua)

Tabela 54.1 – Uso de sulfato de magnésio na eclâmpsia (Continuação)		
	DILUIÇÃO/APLICAÇÃO	OBSERVAÇÕES
Intramuscular (IM)		
		Reservar para locais sem disponibilidade de uso em bomba de infusão
		Maior risco de abscesso e hematomas (0,5%)
		Não utilizar em caso de síndrome HELLP
Dose de ataque 4 g IV associados a 10 g IM	IV: Diluir 8 mL de sulfato + 12 mL de água destilada e aplicar IV em 5-10 minutos + IM: 10 mL de sulfato IM no quadrante superior externo de cada glúteo (total de 20 mL ou 10 g)	Utilizar agulha 20 de 10 cm de comprimento
Dose de manutenção 5 g IM de 4/4 horas	10 mL de sulfato IM de 4/4 horas	

Sulfato = ampola de $MgSO_4.7H_2O$ (concentração 50%); uma ampola com 10 mL contém 5 g de sulfato. O sulfato de magnésio está contraindicado na miastenia grave.
HELLP, hemólise, enzimas hepáticas aumentadas e plaquetopenia.

⚠ Os **cuidados e situações especiais** com o uso do sulfato de magnésio estão descritos na Tabela 54.2. A intoxicação pelo sulfato de magnésio, com bloqueio mioneural, depressão e parada respiratória, é um evento raro e só ocorre por acúmulo do magnésio na circulação materna devido à administração de doses excessivas ou à diminuição da excreção renal em pacientes com insuficiência renal. Portanto, não é necessário realizar a dosagem sérica do magnésio em todas as pacientes, ficando esta reservada para casos de alteração da função renal ou se houver inibição de reflexos tendinosos. Os níveis terapêuticos séricos do magnésio devem estar entre 4 e 7 mEq/L. Os reflexos patelares desaparecem com uma concentração entre 7 e 10 mEq/L, ao passo que a depressão e a parada respiratória ocorrem com níveis plasmáticos entre 10 e 15 mEq/L, e a parada cardíaca, com magnesemia de aproximadamente 30 mEq/L.

A **dose de ataque** de sulfato de magnésio é administrada independentemente da função renal, pois nunca serão atingidos os níveis tóxicos com a administração única. Já as doses de manutenção demandam uma atenção minuciosa da diurese, da função renal e do estado dos reflexos tendinosos e da frequência respiratória.

Ainda que indivíduos com maior quantidade de gordura corporal apresentem níveis sanguíneos de sulfato de magnésio menores, não existe associação entre falha de tratamento e massa corporal.[10] Tal achado sugere que a ação do sulfato de magnésio no SNC independe de sua concentração sérica. Vários estudos têm demonstrado que esquemas com doses menores de sulfato de magnésio apresentam a mesma eficácia dos esquemas de dose-padrão, com a vantagem de serem mais seguros, especialmente para gestantes de porte físico menor. Saha e colaboradores[11] demonstraram que as pacientes que receberam dose de ataque de 10 g (4,0 g IV de solução a 20% + 6 g IM de solução a 50%, 3 g em cada nádega com 1 mL de lidocaína a 1%), seguida pela dose de manutenção de 2,5 g IM de 4/4 horas, tiveram a mesma eficácia do que as que receberam o esquema-padrão intramuscular.[11]

Tabela 54.2 – Cuidados especiais com o uso de sulfato de magnésio

QUADRO/SITUAÇÃO	CUIDADO	MONITORAMENTO
Avaliação para manutenção do uso de sulfato de magnésio	Avaliar a paciente de 4/4 horas Solicitar níveis séricos se parâmetros alterados	Diurese: ≥ 25 mL/h Reflexos tendinosos: presentes Frequência respiratória: ≥ 12 mrpm
Suspensão do uso	Depressão respiratória ou diurese insuficiente ou ausência de reflexos	Até 2 horas sem uso: reiniciar a infusão IV 2 horas suspenso: nova dose de ataque de 2 g de sulfato
Nova convulsão	Administrar mais 2 g sulfato IV	Estado de mal convulsivo: tratamento em UTI + uso de outros anticonvulsivantes + avaliação por neuroimagem
Insuficiência renal	Creatinina > 1,3 mg/dL: aplicar a metade da dose e medir a concentração sérica de magnésio (concentração sérica terapêutica: 4-7 mEq/L)	
Intoxicação	Se ocorrer depressão respiratória: aplicar 10 mL de gliconato de cálcio a 10% (1 g) IV lentamente (3 min)	Dar suporte respiratório (oxigênio, 5 L/min, por máscara) Intubar, se necessário

mrpm, movimentos respiratórios por minuto; IV, intravenosa; UTI, unidade de terapia intensiva.

Após o controle das convulsões, deve-se monitorizar continuamente a saturação de oxigênio materna.

A hipoxemia e a acidose maternas podem resultar de aspiração de conteúdo gástrico, repetição das convulsões e depressão respiratória causada eventualmente por uso de múltiplos agentes anticonvulsivantes.

MANEJO DE CONVULSÕES PERSISTENTES

Convulsões recorrentes em pacientes podem ser manejadas com dose adicional de sulfato de magnésio, em bólus IV, de 2 g em 5 a 10 minutos, com monitoração de sinais de toxicidade.

Nessas pacientes, a possibilidade de hemorragia cerebral e outras complicações graves deve ser considerada, e exames de neuroimagem devem ser solicitados.

Se duas doses em bólus de sulfato de magnésio não controlarem as convulsões, ainda podem ser utilizados diazepam, lorazepam ou midazolam.

- **Diazepam** – 5 a 10 mg IV a cada 5 a 10 minutos, com dose máxima de 30 mg. Controla as convulsões em 80% dos casos.
- **Lorazepam** – 4 mg IV em 2 minutos. Apresenta a mesma eficácia que o diazepam, mas seu efeito se dá em aproximadamente 2 minutos; no entanto, sua ação permanece por 4 a 6 horas.
- **Midazolam** – 1 a 2 mg em bólus IV na velocidade de 2 mg/min. Pode ser repetido de 5/5 minutos, com dose máxima de 2 mg/kg. A vantagem é sua duração curta, com menos efeitos para o feto. Pode ser utilizada a via intranasal.

TRATAMENTO DA HIPERTENSÃO ARTERIAL

Deve-se verificar a pressão arterial após o controle dos episódios convulsivos.

Caso ela esteja acima de 160/110 mmHg, devem ser administrados 5 a 10 mg de hidralazina IV ou 10 mg de nifedipino VO se a paciente estiver consciente (ver Cap. 38 – Doença hipertensiva na gestação, e Quadro 54.3).

TRANSPORTE DA PACIENTE ECLÂMPTICA

⚠ O transporte inadequado da paciente eclâmptica de um hospital periférico até um centro de referência para gestações de alto risco tem contribuído muito para o obituário materno.

Com o objetivo de minimizar os riscos, já grandes por si só, é fundamental que, antes de transferir uma paciente com eclâmpsia, sejam tomados os cuidados já referidos no Quadro 54.2, passos 1 a 8, incluindo, principalmente, a administração da dose de ataque de sulfato de magnésio segundo o esquema intramuscular intermitente. Além disso, o transporte deverá ser feito em ambulância equipada para cuidados intensivos de saúde com profissional médico ou de enfermagem familiarizados com a rotina de atendimento dessas pacientes. Para gestantes com eclâmpsia não complicada e gestação a termo, o tratamento pode ser feito em um hospital de nível secundário de atenção de saúde, visto que tais pacientes raramente necessitarão de internação em unidade de terapia intensiva (UTI).

Quadro 54.3 – Tratamento medicamentoso anti-hipertensivo na eclâmpsia

- Posicionar a paciente em decúbito lateral esquerdo
- Instalar soro glicosado a 5% em veia periférica de bom calibre
- Administrar:
  - 1ª escolha: **hidralazina** 5 mg IV
  - 2ª escolha: **nifedipino** 10 mg VO (evitar na paciente com alteração de consciência)
- Após a administração do fármaco, monitorar a PA materna e a FCF por 30 minutos

Nota: se a PA permanecer > 160/110 mmHg após 30 minutos, administrar mais 10 mg de nifedipino ou 10 mg de hidralazina, até o máximo de 30 mg.

FCF, frequência cardíaca fetal; IV, intravenosa; PA, pressão arterial; VO, via oral.

Cuidados pós-parto

As convulsões devido à eclâmpsia em geral se resolvem dentro de poucas horas após o parto. Um bom parâmetro de recuperação é uma diurese espontânea maior do que 4 L/dia, não sendo isso, entretanto, uma garantia contra o desenvolvimento de convulsões.

O tempo ideal de duração da terapia com sulfato de magnésio não está bem estabelecido. Se iniciado antes do parto, deve ser mantido por 24 a 48 horas após o nascimento, quando o risco de recorrência das convulsões diminui. Se iniciado no puerpério, o sulfato de magnésio pode ser mantido por 24 a 48 horas. Em ambas as situações, a terapia pode ser mantida por mais tempo naquelas mulheres nas quais os sintomas de pré-eclâmpsia não começaram a declinar, sendo seu uso descontinuado quando houver melhora clínica evidente.

Prognóstico

O risco de recorrência de eclâmpsia em gestações futuras é de aproximadamente 2%. Quando a eclâmpsia ocorreu antes de 30 semanas de gestação, o risco de recorrência de pré-eclâmpsia e pré-eclâmpsia grave em gestações subsequentes é maior, se comparado com as mulheres que apresentaram eclâmpsia após a 37ª semana de gestação.

SÍNDROME HELLP

Definição e incidência

HELLP é um acrônimo para hemólise (**h**emolysis), enzimas hepáticas aumentadas (**e**levated **l**iver enzimes) e plaquetopenia (**l**ow **p**latelets) (Quadro 54.4). A fisiopatologia dessa doença não está esclarecida, mas pode ser considerada o comprometimento hepato-hematológico da pré-eclâmpsia.

A síndrome HELLP desenvolve-se em 0,1 a 0,8 de todas as gestações e em 10 a 20% das gestantes com pré-eclâmpsia grave/eclâmpsia. Cerca de um terço dos diagnósticos de síndrome HELLP são realizados no período pós-parto. Nas pacientes com diagnóstico anteparto, 10% dos diag-

> **Quadro 54.4** – Significado do acrônimo HELLP
>
> **H** emolysis
> **E** levated
> **L** iver enzimes
> **L** ow
> **P** latelets

nósticos foram realizados antes da 27ª semana, 20%, após a 37ª semana, e 70%, entre a 27ª e a 37ª semana.[12,13]

■ Quadro clínico/diagnóstico

A síndrome HELLP está relacionada com a anemia hemolítica microangiopática e o vasospasmo no fígado materno.

A sintomatologia em geral é vaga, podendo-se encontrar mal-estar, epigastralgia, náuseas e cefaleia.

★ O grau de suspeita clínica dos casos de síndrome HELLP é muito importante. Na presença de trombocitopenia em uma paciente com pré-eclâmpsia, deve-se pensar fortemente em síndrome HELLP. Em muitos casos, as pacientes passam dias com sintomatologia vaga de mal-estar, referindo sintomas inespecíficos, semelhantes a um resfriado, com dolorimento generalizado, náuseas e dor epigástrica.

Alguns estudos apontam prevalências variáveis dos principais sintomas, como sensação de mal-estar (50-90%), dor em hipocôndrio direito ou epigastralgia (30-90%), náuseas e vômitos (20-50%), sendo que a proteinúria pode estar ausente.[14] Gestantes mais jovens (com idade < 25 anos) têm maior risco de pré-eclâmpsia grave a termo e eclâmpsia em todas as idades gestacionais, ao passo que gestantes mais velhas (com idade ≥ 35 anos) têm risco mais elevado de síndrome HELLP.[15]

DIAGNÓSTICO LABORATORIAL

A confirmação diagnóstica da síndrome HELLP é laboratorial (Tabela 54.3), utilizando-se como parâmetros laboratoriais os descritos por Sibai.[13]

- A trombocitopenia é a principal e mais precoce modificação laboratorial encontrada.
- Anormalidades da coagulação, como alteração do TP, TTPa e fibrinogênio, não são comuns.
- Quando a plaquetopenia é grave, abaixo de 50.000/mm^3, surgem produtos de degradação da fibrina e ativação da antitrombina III, indicando o início de um processo de coagulação intravascular.
- Eventualmente, pacientes com síndrome HELLP apresentam diátese hemorrágica, com sangramento em múltiplos locais (p. ex., hematúria, hematêmese, sangramento na ferida cirúrgica).
- A fragmentação das hemácias está presente na síndrome HELLP, mas a quantidade de fragmentação não está associada à gravidade da

Tabela 54.3 – Diagnóstico da síndrome HELLP

	EXAME	PARÂMETRO
Hemólise Esfregaço de sangue periférico (esquistocitose, anisocitose, equinocitose, pecilocitose)	Bilirrubinas	≥ 1,2 mg/dL
	LDH	≥ 600 U/L
Alteração da função hepática	TGO	≥ 70 UI
Plaquetopenia	Plaquetas	< 100.000/mm^3

HELLP, hemólise, enzimas hepáticas aumentadas e plaquetopenia; LDH, lactato desidrogenase; TGO, transaminase glutâmico-oxalacética; UI, unidades internacionais.
Fonte: Sibai e colaboradores.[13]

disfunção multiorgânica e representa o envolvimento do sistema endotelial na microcirculação. A fragmentação é resultado da passagem das hemácias pelos pequenos vasos danificados.
- A disfunção hepática pode ser medida por diversos parâmetros, como o aumento de LDH e das transaminases (glutâmico-oxalacética [TGO, ou AST] e glutâmico-pirúvica [TGP, ou ALT]).
- A disfunção renal dependerá da gravidade do quadro instalado, podendo ser diagnosticada em até 46% dos casos de síndrome HELLP.[16]

Quadro 54.5 – Diagnóstico diferencial de síndrome HELLP

- Hepatite aguda
- Colecistite
- Pancreatite
- Lúpus
- Esteatose hepática aguda da gestação
- Púrpura trombocitopênica
- Síndrome hemolítico-urêmica
- Choque séptico ou hemorrágico

HELLP, hemólise, enzimas hepáticas aumentadas e plaquetopenia.

DIAGNÓSTICO POR IMAGEM

Após as disfunções hepática e renal instaladas, a paciente poderá apresentar dano pulmonar com CIVD, caracterizando uma disfunção multiorgânica. Em menos de 2% dos casos de síndrome HELLP, forma-se um hematoma hepático.

⚠ O diagnóstico pode ser feito por ultrassonografia, e o tratamento varia desde terapia conservadora até manejo cirúrgico em casos de ruptura hepática.[17] Na presença de hematoma hepático sem ruptura, está indicada cesariana, não devendo ser realizada exploração cirúrgica, pelo risco de ruptura naquele momento.

■ Diagnóstico diferencial

É fundamental a realização do diagnóstico diferencial entre síndrome HELLP e as demais doenças – principalmente hemorrágicas e hepáticas – que podem ocorrer no ciclo gravídico puerperal. As principais doenças a serem avaliadas para diagnóstico diferencial estão descritas no Quadro 54.5. O perfil laboratorial e uma boa anamnese evolutiva poderão auxiliar a realização do diagnóstico.

A esteatose hepática aguda da gestação está associada a uma taxa mais alta de disfunção de múltiplos órgãos, ao passo que a síndrome HELLP está associada a uma taxa mais alta de morbidade neonatal.[18] Diferenciar pré-eclâmpsia com síndrome HELLP de PTT pode representar um dilema diagnóstico. A síndrome HELLP pode se manifestar com trombocitopenia grave, ao passo que a deficiência grave da atividade da enzima ADAMTS13 é mais comum na PTT.[19] Na Tabela 54.4, estão descritos os principais achados de algumas doenças que cursam com alteração hepática na gestação.

■ Classificação

Com o intuito de formar um indicador de gravidade da doença, foi formulado um sistema de classificação baseado na contagem de plaquetas.[12] Quanto menor for a quantidade de plaquetas, maior será a gravidade da doença (Quadro 54.6).

⚠ A mortalidade materna está associada às pacientes da Classe I de Mississipi (< 50.000 plaquetas/mm³) e ao retardo no diagnóstico, à hemorragia hepática ou do SNC, à eclâmpsia e ao dano ao sistema cardiorrespiratório ou renal.[22]

Atualmente, não se utiliza mais a classificação de HELLP parcial ou completa, pois toda síndrome HELLP é considerada uma forma grave de pré-eclâmpsia, mesmo na ausência de proteinúria.[23]

■ Complicações

⚠ As complicações graves da síndrome HELLP cursam com hemorragia (SNC, fí-

Quadro 54.6 – Classificação de Martin para síndrome HELLP

Classe I: < 50.000 plaquetas/μL
Classe II: > 50.000 e < 100.000 plaquetas/μL
Classe III: > 100.000 e < 150.000 plaquetas/μL

HELLP, hemólise, enzimas hepáticas aumentadas e plaquetopenia.
Fonte: Martin e colaboradores.[12]

Tabela 54.4 – Diagnóstico diferencial de doenças hepáticas agudas na gestação

	SÍNDROME HELLP/ECLÂMPSIA	ESTEATOSE HEPÁTICA AGUDA DA GESTAÇÃO	PÚRPURA TROMBOCITOPÊNICA TROMBÓTICA	HEPATITE VIRAL	SÍNDROME HEMOLÍTICO-URÊMICA	HIPERÊMESE GRAVÍDICA
Trimestre/fatores de risco	• > 20ª semana	• 3º trimestre • Nuliparidade • Gestação múltipla • Feto masculino	• 2º, 3º trimestre ou pós-parto	• Variável	• Variável	• Somente 1º trimestre
Clínica	• Aumento da PA • Edema • Convulsões • Oligúria • Náuseas • Epigastralgia (suspeitar de hematoma hepático) • Falência hepática é rara	• Náuseas/vômitos • Mal-estar vago • Dor abdominal • Icterícia • Confusão mental/coma • Hipertensão (70%) • Coagulopatia • **Disfunção hepática é a marca característica**	• Náuseas/vômitos • Dor abdominal • Febre • Sintomas neurológicos (90%)	• Mal-estar • Icterícia • Náuseas/vômitos	• Náuseas/vômitos (95%) • IRA • Aumento da PA	• Náuseas/vômitos de difícil controle • Icterícia • História de ansiedade/depressão
Laboratório						
Outros		• Aumento de transaminases, bilirrubina, ácido úrico e amônia • Hipoglicemia e hipocolesterolemia • Sinais de CIVD (> 50%) • Leucocitose > 20 mil leucócitos	• Pode haver leucocitose e deficiência grave da atividade de ADAMTS13	• Sorologia positiva para hepatite		• Alteração dos eletrólitos

(Continua)

Tabela 54.4 – Diagnóstico diferencial de doenças hepáticas agudas na gestação (Continuação)						
	SÍNDROME HELLP/ ECLÂMPSIA	ESTEATOSE HEPÁTICA AGUDA DA GESTAÇÃO	PÚRPURA TROMBOCITOPÊNICA TROMBÓTICA	HEPATITE VIRAL	SÍNDROME HEMOLÍTICO- -URÊMICA	HIPERÊMESE GRAVÍDICA
Transaminases (TGO/TGP)	Aumento de 2-3 vezes Mantêm-se ≤ 500	Aumento de até 10 vezes	Leve alteração	Grande elevação (> 1.000)	Leve alteração	Aumento de 3 vezes < 200
Plaquetas	Plaquetopenia	Pode haver plaquetopenia	< 50 mil/mm³	Geralmente sem alteração	Plaquetopenia	Sem alteração
Fosfatase alcalina	Aumento de 2-3 vezes	Aumento > 10 vezes	–	Leve alteração	–	Aumento > 10 vezes
Ácido úrico	Leve aumento	Grande elevação	Sem alteração	Sem alteração	Leve aumento	Sem alteração
Bilirrubinas	< 5 mg/dL	Aumento de 2 vezes	Elevação da bilirrubina indireta	Aumento de 5-40 vezes	Aumento da bilirrubina indireta	Pode haver alteração, mantêm-se abaixo de 3,5 mg/dL
Proteinúria	Presente	Pode estar presente	Proteinúria baixa	–	Proteinúria baixa	–
Creatinina sérica	Alteração nos quadros graves	Aumento	Aumento de 5 vezes	–	Aumento discreto	Pode haver alteração por desidratação
Morte materna	1-5%	7-20%	Aumento da mortalidade	40-60% (hepatite E)	Aumento da mortalidade	Sem alteração
Mortalidade perinatal (maior quanto menor for a idade gestacional)	11%	10-25%		40-60% (hepatite E)		

CIVD, coagulação intravascular disseminada; HELLP, hemólise, enzimas hepáticas aumentadas e plaquetopenia; IRA, insuficiência renal aguda; PA, pressão arterial; TGO, transaminase glutâmico-oxalacética; TGP, transaminase glutâmico-pirúvica.

Fonte: Modificada de Dildy e Clark,[20] Bacak e Thornburg.[21]

gado, ferida cirúrgica, DPP). A plaquetopenia < 50.000/mm³ está associada à ocorrência de CIVD e é um forte indicador de complicações hemorrágicas. A presença de cefaleia, alterações visuais e epigastralgia aumenta significativamente o risco de eclâmpsia. Na **Tabela 54.5**, estão descritas as principais complicações, sendo a eclâmpsia e o DPP as mais frequentes.

> Em um estudo brasileiro[25] realizado com 105 pacientes com HELLP, as principais complicações encontradas foram:
> - Hemorragias (34%).
> - Oligúria (47%).
> - Insuficiência renal aguda (20%).
> - Edema agudo de pulmão (7%).
> - Necessidade de hemotransfusão (33%).
> - Óbito materno (4%).

Tais dados comprovam a gravidade dessa síndrome e a importância do manejo em centro terciário com equipes experientes.

> O fator mais importante para diminuição da morbimortalidade materna é o diagnóstico precoce. Esse diagnóstico deve ser feito ainda na fase assintomática, com a pesquisa laboratorial de plaquetopenia, hemólise e alterações hepáticas em todas as pacientes com pré-eclâmpsia. Embora a principal causa de icterícia na gestação seja a hepatite, na sua presença, deve-se sempre descartar a síndrome HELLP com hemólise avançada. Os casos com icterícia têm sido mais raros devido ao diagnóstico e à resolução mais precoces.

Conduta

> Assim como a eclâmpsia, a síndrome HELLP deve ser vista como emergência obstétrica que exige atendimento imediato. As bases do tratamento são a prevenção das complicações hemorrágicas e da eclâmpsia, o controle da hipertensão arterial grave e o desencadeamento do parto.

> O momento da interrupção da gestação pode ser programado na dependência da gravidade de cada caso e da idade gestacional.

Em gestações **acima de 34 semanas**, deve-se iniciar a indução do parto imediatamente, controlando ao mesmo tempo a crise hipertensiva, utilizando sulfato de magnésio e hemoderivados, quando indicado (ver Cap. 38 – Doença hipertensiva na gestação e Cap. 41 – Hemoterapia e gestação).

Nas gestantes **com menos de 34 semanas**, na ausência de complicações graves, como hematoma hepático, plaquetopenia grave e eclâmpsia, deve-se realizar corticoterapia para maturação pulmonar antes de interromper a gestação. A conduta expectante só faz sentido quando a idade gestacional for inferior a 34 semanas e tem como objetivo qualificar o feto e, se for o caso, garantir a transferência materna para um local com melhores condições.

> O modelo Preeclampsia Integrated Estimate of Risk (PIERS) será muito importante para os casos de gestação com menos de 34 semanas, mas o comportamento das plaquetas se mantém como o principal parâmetro clínico para aguardar uma interrupção. Não há razões aceitáveis para manter a gestação quando as plaquetas atingem valores inferiores a 100.000 mm³. O uso recomendado de corticosteroides para aumentar a contagem plaquetária visa a melhorar as condi-

Tabela 54.5 – Complicações da síndrome HELLP

COMPLICAÇÃO	OCORRÊNCIA
Eclâmpsia	6-50%
Descolamento prematuro da placenta	5-26%
Coagulação intravascular disseminada	8%
Hematoma hepático*	< 1%
Edema agudo pulmonar ou ascite	5%
Condição fetal não tranquilizadora	23%
Insuficiência renal aguda	5-15%
Morte materna	5%
Prematuridade	10-50%

*Embora rara, é uma complicação muito relevante.
HELLP, hemólise, enzimas hepáticas aumentadas e plaquetopenia.
Fonte: Modificada de Magann e Martin.[24]

ções anestésicas, mas não altera a mortalidade materna ou perinatal.[26]

🫱 Na síndrome HELLP, a resolução da gestação está indicada, independentemente da idade gestacional, sendo esta a conduta adotada no SGO do HCPA.

🫱 O'Brien e Barton[27] propõem passos fundamentais para o atendimento da paciente com síndrome HELLP. Tais passos foram adaptados para o HCPA, conforme mostra a rotina de atendimento descrita no Quadro 54.7.

⚠️ Como as pacientes com síndrome HELLP devem ter seu manejo realizado em centros terciários com UTI materna e neonatal, recomenda-se a transferência imediata dos casos suspeitos, em ambulância adequada, com a presença de médico socorrista após o contato com a maternidade de referência. A paciente deve estar em uso de sulfato de magnésio IV (conforme orientado na Tabela 54.1), mas, se não houver disponibilidade de bomba de infusão, deve receber a dose de ataque por via IV, evitando-se o esquema IM se houver plaquetopenia < 100.000/mm³, pelo risco de hematoma no glúteo. O sulfato de magnésio deve ser iniciado imediatamente e mantido por até 24 horas após o parto, sendo feitos controles de diurese, de reflexos tendinosos e da frequência respiratória (ver Tabela 54.2).

🧪 As crises hipertensivas de difícil controle com nifedipino ou hidralazina podem ser manejadas em UTI com nitroprussiato de sódio, fato pouco evidenciado atualmente. Deve-se controlar a infusão de líquidos e a diurese. A diurese deve ser mantida em 25 mL/h ou mais para garantir a perfusão renal e tentar evitar uma insuficiência renal.

INTERRUPÇÃO DA GESTAÇÃO E VIA DE PARTO

🫱 As condições fetais, a idade gestacional e a avaliação do colo do útero (escore de Bishop) são fundamentais na decisão da via de parto.

- Para casos abaixo de 30 semanas com ausência de trabalho de parto e escore de Bishop

Quadro 54.7 – Passos para o atendimento de pacientes com síndrome HELLP adotados no Serviço de Ginecologia e Obstetrícia do Hospital de Clínicas de Porto Alegre

1. Ter alta suspeita diagnóstica de síndrome HELLP nas gestantes com pré-eclâmpsia
2. Realizar exames laboratoriais e diagnósticos diferenciais
3. Avaliar as condições materna e fetal
4. Controlar a pressão arterial, mantendo-a abaixo de 150/100 mmHg
5. Estabilizar o quadro, instituir acesso venoso e administrar sulfato de magnésio e anti-hipertensivos
6. Considerar uso de corticosteroide para maturidade fetal em idade gestacional abaixo de 34 semanas
7. Avaliar uso de hemoterapia
8. Verificar se há necessidade de exame de imagem hepática (especialmente se a paciente refere epigastralgia)
9. Avaliar com anestesiologista a técnica a ser adotada, se indicada cesariana
10. Manejar ativamente o trabalho de parto ou planejar a cesariana com técnica própria (a indicação da cesariana é obstétrica)
11. Planejar o atendimento em UTI materna e neonatal, se necessário
12. Fazer avaliação laboratorial a cada 6-24 horas, dependendo da gravidade do quadro, até sua estabilização
13. Manter uso de anti-hipertensivos e sulfato de magnésio no puerpério, monitorando sangramentos durante esse período
14. Fazer aconselhamento para gestações futuras

HELLP, hemólise, enzimas hepáticas aumentadas e plaquetopenia; UTI, unidade de terapia intensiva.
Fonte: Adaptado de O'Brien e Barton.[27]

< 5, a recomendação é de cesariana eletiva após iniciar sulfato de magnésio.[28]
- Gestantes com menos de 32 semanas e fetos com crescimento restrito e alteração do Doppler de artéria umbilical devem preferencialmente ser submetidas à cesariana, excetuando-se os casos já em trabalho de parto.
- As demais pacientes podem ser submetidas à indução de parto sempre que possível.

O bloqueio anestésico do nervo pudendo deve ser evitado, devido ao risco de hematoma em pacientes com plaquetopenia. As cesarianas devem ser realizadas por profissionais experientes dentro da melhor técnica operatória e com atenção para hemostasia no transoperatório. Na presença de plaquetopenia (< 100.000/mm³), recomenda-se a laparotomia mediana infraumbilical para diminuir o risco de hematomas no descolamento aponeurótico. Havendo plaquetopenia abaixo de 75.000/mm³, deve-se evitar o bloqueio anestésico epidural ou subdural e realizar anestesia geral.

O uso de um dreno de aspiração é recomendado nas pacientes mais graves e, especialmente, naquelas com CIVD, facilitando o controle pós-operatório. Podem ser utilizados o dreno Portovac (polietileno com fenestras) ou Blake (silicone, macio, drenagem contínua), sendo que este último tem a vantagem de permitir drenagem contínua e não ser fenestrado, apresentando menos problemas de obstrução por pequenos coágulos. Estes devem ser retirados 24 a 48 horas após a cesariana dependendo da evolução do quadro clínico cirúrgico da paciente e da quantidade de drenagem. Os drenos em geral são retirados quando a drenagem está abaixo de 100 mL em 24 horas.

⚠ Deve-se ter bastante atenção com a perda sanguínea puerperal e o risco de hipotonia uterina. Desse modo, o uso profilático de ocitocina IV e misoprostol (retal) é de extrema valia.

USO DE CORTICOSTEROIDE PARA RESGATE DE PLAQUETOPENIA

Os corticosteroides podem ser utilizados para o tratamento de mulheres com síndrome HELLP, especialmente naquelas com plaquetas abaixo de 50.000/mm³. O mecanismo de ação aventado inclui diminuição da adesão plaquetária, redução da remoção de plaquetas pelo baço e aumento da ativação plaquetária.

Alguns centros utilizam dexametasona (10 mg IV) a cada 12 horas antes do parto e após o nascimento até a recuperação laboratorial. Alguns estudos demonstraram melhora da plaquetopenia e dos demais exames laboratoriais com essa prática, além da diminuição da necessidade de transfusões, da hipertensão e do uso de anti-hipertensivos, apresentando um quadro de recuperação pós-parto com menor morbidade.[29] Entretanto, outros estudos bem delineados não chegaram aos mesmos resultados.[30] Ainda faltam evidências robustas sobre o benefício da corticoterapia na morbimortalidade materna; contudo, em uma revisão sistemática da biblioteca Cochrane, a conclusão é de que não há evidência para o uso rotineiro de corticosteroides na síndrome HELLP, mas o uso destes pode ser justificado em situações especiais nas quais o aumento das plaquetas seja importante.[26]

A partir desses dados, no SGO do HCPA, recomenda-se a dexametasona IV nas dosagens antes descritas em casos com plaquetas abaixo de 50.000/dL e que vão para cesariana, até o momento do nascimento. Tal recomendação pode abrir uma "janela de oportunidade" resgatando a plaquetopenia mesmo que temporariamente, permitindo, por exemplo, o uso de anestesia por bloqueio neuroaxial em uma cesariana.

TRANSFUSÃO DE SANGUE E PLAQUETAS

Na presença de sangramento anormal e síndrome HELLP, ou na presença de trombocitopenia grave (< 20.000 plaquetas), mesmo sem sangramento, a transfusão de concentrado de plaquetas está sempre indicada. Se a paciente for submetida à cesariana, recomenda-se a transfusão de plaquetas quando a contagem for menor do que 50.000/mm³. Cada unidade de concentrado de plaquetas eleva as plaquetas em cerca de 5.000 a 10.000 mm³ em um adulto de 70 kg.[28]

Cuidados pós-parto

⚠ O período pós-parto continua extremamente crítico. Em geral, nas primeiras 24 horas de puerpério, há uma piora transitória do quadro clínico devido ao consumo de plaquetas e fatores de coagulação. Essa piora é mais acentuada quando o nascimento ocorreu por cesariana. Não se deve, portanto, usar como base o processo pós-operatório da pré-eclâmpsia. Muitas das mortes maternas têm ocorrido no pós-parto devido às complicações hemorrágicas e a algum grau de pouca importância dada aos cuidados nesse período.

> Mesmo que a paciente ainda não tenha parâmetros clínicos para uma internação em UTI, ela deve ser internada nesse tipo de unidade para controlar de pronto qualquer tipo de alteração pós-parto. O controle laboratorial será realizado utilizando-se os mesmos parâmetros do diagnóstico (plaquetas, LDH, TGO, bilirrubinas). A diurese deve ser controlada e mantida acima de 25 mL/h. A pressão arterial deve ser mantida abaixo de 150/100 mmHg. Havendo diurese espontânea acima de 25 mL/h, creatinina normal, queda na LDH, melhora nos níveis de plaquetas e transaminases hepáticas, pode-se considerar que a doença entrou em remissão. Preconiza-se o uso de furosemida 20 mg VO no pós-parto imediato. Isso diminui a probabilidade de uso de anti-hipertensivos adicionais e mantém uma diurese adequada.[28]

Prognóstico da próxima gestação e futuro cardiovascular

A maioria das pacientes com síndrome HELLP apresenta boa recuperação sem sequelas. Mulheres que apresentaram síndrome HELLP têm um risco aumentado de complicações obstétricas (pré-eclâmpsia, parto pré-termo, crescimento fetal restrito) em gestações futuras. A taxa de recorrência da síndrome HELLP pode variar de 2 a 20%, dependendo da idade gestacional de ocorrência, da presença de vasculopatia de base e da população estudada.[31] Quanto mais grave e mais precoce for o quadro de pré-eclâmpsia, maior será a chance de recorrência. Se a síndrome HELLP ocorreu antes da 32ª semana de gestação, a recorrência de um quadro subsequente com pré-eclâmpsia e parto pré-termo é de 61%.[12]

> A paciente com síndrome HELLP apresenta risco aumentado de morte por doença cardiovascular no futuro e deve ser orientada quanto à prevenção e ao tratamento de eventos cardiovasculares desde o pós-parto imediato, especialmente em relação à prevenção de obesidade, síndrome metabólica e hipertensão arterial.[32]

ESTEATOSE HEPÁTICA AGUDA DA GESTAÇÃO

Definição e incidência

A esteatose hepática aguda da gestação (EHAG) é uma emergência obstétrica, potencialmente fatal para mãe e feto, caracterizada por insuficiência hepática aguda associada à falência de múltiplos órgãos: insuficiência renal aguda, coagulopatia grave e insuficiência hepática fulminante.[33]

A incidência estimada no maior estudo prospectivo de base populacional[34] foi de 1:20.000 nascimentos, com letalidade materna de 1,8%, mortalidade perinatal de 104/100.000 nascimentos e mortalidade neonatal de 2%. A mortalidade materna foi estimada, entre 1940 e 1970, em mais de 80%, e entre 1994 e 2005, em 7,4%; a mortalidade perinatal atualmente é estimada em torno de 15%.[35]

A EHAG é descrita a partir da segunda metade da gestação até o puerpério, mas tem predominância (74%) no terceiro trimestre.

Etiopatogênese

A unidade feto-placentária metaboliza os ácidos graxos livres para o desenvolvimento fetal: desidrogenases placentárias quebram os triglicerídeos em ácidos graxos livres, que passam para o compartimento fetal. Quando há defeito na oxidação de ácidos graxos livres na unidade feto-placentária (mutação em homozigose ou heterozigose composta resultando em defeito enzimático), há acúmulo dos produtos intermediários, que retornam à circulação materna e são captados pelo fígado. Em mães com mutação em heterozigose com defeito de oxidação de ácidos graxos, ocorre a infiltração gordurosa microvesicular com inflamação e necrose celular dos hepatócitos por excesso de espécies reativas de oxigênio (ROS, *reactive oxygen species*). A deficiência materna da desidrogenase de cadeia longa

3-hidroxiacil-CoA é a mais associada à EHAG.[33] Outros fatores de risco para EHAG são gestação múltipla, nuliparidade e feto masculino.

■ Quadro clínico/diagnóstico

Apesar da inexistência de critérios diagnósticos universalmente aceitos para EHAG, o conjunto de achados clínicos e laboratoriais descrito por Ch'ng – critérios de Swansea – é amplamente empregado (Quadro 54.8). A presença de seis ou mais das condições listadas, na ausência de outra explicação, sugere o diagnóstico. Os critérios de Swansea não foram projetados para diagnóstico precoce, mas mostraram-se úteis e com alto valor preditivo negativo em estudos prospectivos.[35]

Quadro 54.8 – Critérios de Swansea para EHAG

Critérios clínicos
- Vômito (60%)
- Dor abdominal (56%)
- Polidipsia/poliúria (12%)
- Encefalopatia (9%)

Bioquímica hepática
- Bilirrubinas > 0,8 mg/dL (100%)
- TGO/TGP > 42 UI/L (100%)
- Amônia > 47 µmol/L (50%)

Bioquímica renal
- Ácido úrico > 5,7 mg/dL (88%)
- Creatinina > 1,7 mg/dL (58%)

Bioquímica endócrina
- Glicemia < 72 mg/dL (78%)

Hematologia
- Leucocitose > 11.000/µL (98%)
- TP > 14 segundos **ou** TTPa > 34 segundos **e** Plaquetas > 100.000/mm³ (> 50%)

Ultrassonografia abdominal
- Textura hepática "brilhante"/ascite (25%)

Histologia de biópsia hepática
- Esteatose microvesicular*

O valor entre parênteses indica a porcentagem de pacientes com a anormalidade.[35]
*Não há dados sobre a porcentagem de pacientes com a anormalidade em razão da pouca utilização do recurso diagnóstico.
EHAG, esteatose hepática aguda da gestação; TGO, transaminase glutâmico-oxalacética; TGP, transaminase glutâmico-pirúvica; TP, tempo de protrombina; TTPa, tempo de tromboplastina parcial ativada; UI, unidades internacionais.
Fonte: Elaborado com base em Knight e colaboradores,[35] Ch'ng e colaboradores.[37]

Sinais e sintomas presentes em 91 a 100% das mulheres com EHAG foram alteração de sensório, pulso materno em repouso > 100 batimentos por minuto (bpm), queixas gastrintestinais, dor muscular e comprometimento fetal (condição não tranquilizadora ou morte intrauterina). Achados laboratoriais anormais, presentes em 91 a 100% dos casos revisados, são os de função hepática, renal e de coagulação. Presença de hiperuricemia importante e níveis baixos de glicose e colesterol podem reforçar a suspeita diagnóstica.[36]

Hepatócitos edemaciados com núcleo central e infiltração gordurosa microvesicular são achados histológicos patognomônicos.[38]

O primeiro passo na investigação dirigida para EHAG é detectar a disfunção hepática, marca da EHAG: aumento importante das transaminases e bilirrubinas e níveis anormalmente baixos de colesterol e fibrinogênio. Níveis de fibrinogênio dentro do intervalo de referência para não gestantes apontam para valores profundamente baixos em gestantes.[39]

■ Diagnóstico diferencial

A síndrome HELLP, condição obstétrica mais frequente que a EHAG, é o principal diagnóstico diferencial (Tabela 54.6): mulheres com EHAG, mais frequentemente do que aquelas com HELLP, demonstram, à internação hospitalar, hipofibrinogenemia, lesão renal aguda, hiperbilirrubinemia, hipoglicemia e hipocolesterolemia. A quase totalidade das mulheres com síndrome HELLP apresenta hipertensão arterial, ao passo que 70% daquelas com EHAG têm hipertensão.[33,39]

A coagulopatia, sem origem aparente de sangramento, pode estar presente em ambas as condições; entretanto, na EHAG, o quadro de coagulopatia é dominante, em geral sem trombocitopenia.[39]

■ Conduta

Estudos publicados desde 2010 analisando desfechos maternos e perinatais consistentemente mostraram que as três maiores causas de morbidade e mortalidade materna na EHAG são:
- Hemorragia.

Tabela 54.6 – Diagnóstico diferencial da EHAG e síndrome HELLP		
SINTOMA	HELLP	EHAG
Epigastralgia	+	+
Hipertensão	++	+
Proteinúria	++	+
TGO/TGP elevadas	+	++
Colesterol	+/–	– – –
Fibrinogênio	+/–	– – –
Glicemia	+/–	– –
Ácido úrico	+	+++
Plaquetas	– –	+/–
Leucocitose	+	++
CIVD	+ (anemia hemolítica microangiopática)	++ (coagulopatia de consumo)
US/TC de abdome	Normal/hematoma subcapsular	Ascite/fígado "brilhante"
Gestação múltipla		+
Primiparidade	++	+
Feto masculino	50%	70% (masculino:feminino = 3:1)

(+), presente ou valor aumentado; (–), ausente ou valor reduzido; CIVD, coagulação intravascular disseminada; EHAG, esteatose hepática aguda da gestação; HELLP, hemólise, enzimas hepáticas aumentadas e plaquetopenia; TC, tomografia computadorizada; TGO, transaminase glutâmico-oxalacética; TGP, transaminase glutâmico-pirúvica; US, ultrassonografia.
Fonte: Adaptada de Ashcroft.[35]

- Insuficiência hepática.
- Insuficiência renal.

Todos os autores enfatizam a importância de alta suspeição do diagnóstico para a sobrevida materna e neonatal. São quatro os pontos essenciais:
1. Diagnóstico precoce e avaliação materna e fetal.
2. Planejamento multidisciplinar para suporte de vida materna.
3. Preparação, tão rápida quanto possível, para o parto com previsão de necessidade de reanimação neonatal.
4. Cuidado intensivo multidisciplinar pós-parto, geralmente em UTI.

A falência hepática progride enquanto o feto permanecer no útero. Após o parto, há retorno lento das funções metabólicas, o que costuma exigir suporte intensivo por muitos dias ou semanas.[33]

A EHAG não é, por si só, indicação de cesariana, mas, devido à frequente associação com condição fetal não tranquilizadora, a cesariana costuma ser a via de parto mais utilizada. Na presença de reatividade fetal, o parto vaginal sem episiotomia é o de escolha, considerando-se a coagulopatia grave que acompanha a EHAG.

A realização de cesariana sem a preparação necessária para hemorragia grave é uma má decisão. Deve-se ter atenção para os níveis de fibrinogênio (mínimo de 50 g/dL). A incisão vertical para cesariana na presença de coagulopatia é a mais indicada, com o objetivo de reduzir o risco de hematomas subaponeuróticos. Os drenos de Blake ou Jackson-Pratt são frequentemente necessários.

Alertas importantes:
- Qualquer alteração de nível de consciência exige proteção da via aérea durante a preparação para o parto.
- A previsão de hemorragia pós-parto volumosa exige preparação do banco de sangue e pronta instalação do protocolo institucional de manejo de hemorragia pós-parto.
- Uma alta suspeição de coagulopatia exige atenção dedicada do banco de sangue (Tabela 54.7).
- É necessária a administração de anti-hipertensivos e sulfato de magnésio nas mulheres com suspeita de pré-eclâmpsia grave/HELLP, que representam cerca de 70% dos casos.

No pós-parto, medidas seriadas hematológicas, hepáticas e renais devem ser feitas a cada 6 a 12 horas nos primeiros dias.

A necrose e a disfunção hepáticas começam a melhorar 1 a 2 dias após o parto, com queda linear dos níveis de transaminases até 100 UI/L ou menos, que estabilizam nesses valores por várias semanas. Colesterol e bilirrubinas melhoram após 3 a 4 dias. Há melhora da insuficiência renal pré-renal, com os níveis de creatinina retornando ao normal em 7 a 10 dias, porém o dano renal intrínseco pode manter a creatinina persistentemente elevada por várias semanas. A coagulopatia de consumo e a CIVD regridem em 4 a 6 dias pós-parto, com recuperação dos níveis de fibrinogênio e redução dos produtos de degradação da fibrina (dímeros-D).[33,41]

A plasmaférese e a terapia de substituição plasmática podem acelerar a recuperação hepática, mas não mostraram reduzir a mortalidade. A oxigenação por membrana extracorpórea (ECMO, *extracorporeal membrane oxygenation*), primariamente empregada para insuficiência respiratória ou cardiovascular, pode ser útil na EHAG.

O transplante hepático deve ser considerado nas pacientes com insuficiência hepá-

Tabela 54.7 – Escore da ISTH para CIVD modificado na gestação

PARÂMETRO	ESCORE PARA CIVD	ESCORE PARA CIVD MODIFICADO NA GESTAÇÃO
Plaquetas (× 10^9/L)		
> 185.000		0
> 100.000	0	1
50.000-100.000	1	2
< 50.000	2	1
TP (diferença em segundos)*		
> 1,5		25
1-1,5		12
0,5-1		5
< 0,5		0
TP prolongado (segundos)		
≥ 6	2	
≥ 3-<6	1	
< 3	0	

(Continua)

Tabela 54.7 – Escore da ISTH para CIVD modificado na gestação (Continuação)		
PARÂMETRO	ESCORE PARA CIVD	ESCORE PARA CIVD MODIFICADO NA GESTAÇÃO
Fibrinogênio (g/L)		
< 1	1	
≥ 1	0	
≤ 3		25
3-4		6
40-4,5		1
≥ 4,5		0
Dímeros-D		
Sem aumento	0	
Aumento moderado	2	
Grande aumento	3	
Compatível com CIVD	**> 5**	**> 26**

*Diferença entre TP do paciente e TP do controle laboratorial.
CIVD, coagulação intravascular disseminada; ISTH, International Society of Thrombosis and Haemostasis; TP, tempo de protrombina.
Fonte: Adaptada de Rabinovich e colaboradores.[40]

tica profunda, hipotensão e acidose, normalmente muito tempo depois do parto. Apesar de a EHAG ser uma rara indicação para transplante hepático, essas pacientes são mais doentes, e o enxerto tem maiores índices de rejeição em comparação com as mulheres em idade reprodutiva submetidas a transplante hepático por outra indicação.[42]

Prognóstico

A recorrência da EHAG em gestação posterior é rara, mas pode ocorrer na presença de heterozigose para uma das enzimas da oxidação de ácidos graxos. Mulheres com história de EHAG devem ser rastreadas para distúrbios da oxidação de ácidos graxos.

REFERÊNCIAS

1. Brasil. Ministério da Saúde. Serviço de Vigilância Epidemiológica. Bolet Epidemiol. 2020;20(51).
2. Sibai B. Diagnosis, controversies, and management of Syndrome of Hemolysis, elevated Liver Enzymes, and Low Platelet Count. Obstet Gynecol. 2004;103(5 Pt 1):981-91.
3. Vousden N, Lawley E, Seed PT, Gidiri MF, Goudar S, Sandall J, et al. Incidence of eclampsia and related complications across 10 low- and middle-resource geographical regions: Secondary analysis of a cluster randomised controlled trial. PLoS Med. 2019;16(3):e1002775.
4. Hata T, Hata K, Moritake K. Maternal ophthalmic artery Doppler velocimetry in normotensive pregnancies and pregnancies complicated by hypertensive disorders. Am J Obstet Gynecol. 1997;177(1):174-8.
5. Berhan Y, Berhan A. Should magnesium sulfate be administered to women with mild preeclampsia? A systematic review of published reports on eclampsia. J Obstet Gynaecol Res. 2015;41(6):831-42.
6. Cozzolino M, Bianchi C, Mariani G, Marchi L, Fambrini M, Mecacci F. Therapy and differential diagnosis of posterior reversible encephalopathy syndrome (PRES) during pregnancy and postpartum. Arch Gynecol Obstet. 2015;292(6):1217-23.
7. Roth C, Ferbert A. Posterior reversible encephalopathy syndrome: long-term follow-up. J Neurol Neurosurg Psychiatry. 2010;81(7):773-7.
8. Fernandes FJF, Machado Jr MAC, Pedreira AV, Silva CIS, Tavares HC, Barbosa VA. Síndrome de encefalopatia posterior reversível. Relato de caso. Arq Neuro-Psiquiatr. 2002;60(3A):561-655.

9. Duley L, Henderson-Smart DJ, Walker GJ, Chou D. Magnesium sulphate versus diazepam for eclampsia. Cochrane Database Syst Rev. 2010;2010(12):CD000127.
10. Dayicioglu V, Sahinoglu Z, Kol E, Kucukbas M. The use of standard dose of magnesium sulphate in prophylaxis of eclamptic seizures: do body mass index alterations have any effect on success? Hypertens Pregnancy. 2003;22(3):257-65.
11. Saha PK, Kaur J, Goel P, Kataria S, Tandon R, Saha L. Safety and efficacy of low dose intramuscular magnesium sulphate (MgSO4) compared to intravenous regimen for treatment of eclampsia. J Obstet Gynaecol Res. 2017;43(10):1543.
12. Martin JN Jr, Macann EF, Blake PG, Martin RM, Pwry KG Jr, Roberts WE. Analysis of 454 pregnancies with severe preeclampsia/eclampsia HELLP syndrome using the 3 class system of classification. Am J Obstet Gynecol. 1993;168(1 Part 2):386.
13. Sibai BM, Taslimi MM, el-Nazer A, Amon E, Mabie BC, Ryan GM. Maternal-perinatal outcome associated with the syndrome of hemolysis, elevated liver enzimes and low platelets in severe preeclampsia-eclampsia. Am J. Obstet. Gynecol. 1986;155(3):501-9.
14. Cavkaytar S, Ugurlu EN, Karaer A, Tapisiz OL, Danisman N. Are clinical symptoms more predictive than laboratory parameters for adverse maternal outcome in HELLP syndrome? Acta Obstet Gynecol Scand. 2007;86(6):648-51.
15. Lisonkova S, Bone JN, Muraca GM, Razaz N, Wang LQ, Sabr Y, et al. Incidence and risk factors for severe preeclampsia, hemolysis, elevated liver enzymes, and low platelet count syndrome, and eclampsia at preterm and term gestation: a population-based study. Am J Obstet Gynecol 2021;S0002-9378(21)00549-4.
16. Ramos JGL, Barros EG, Martins-Costa S, Dorigoni SM, Garcez JP. HELLP syndrome and acute renal failure. Hypert Pregnancy. 2002;21 Suppl 1:95.
17. Wicke C, Pereira PL, Neeser E, Flesch I, Rodegerdts EA, Becker HD. Subcapsular liver hematome in HELLP syndrome: evaluation of diagnostic and therapeutic options: a unicenter study. Am J Obstet Gynecol. 2004;190(1):106-12.
18. Ang SX, Chen C, Fang-Ju Sun F, Chen C. Comparison of maternal and neonatal outcomes between acute fatty liver of pregnancy and hemolysis, elevated liver enzymes and low platelets syndrome: a retrospective cohort study. BMC Pregnancy Childbirth. 2021;21(1):293.
19. Chatzakis C, Liberis A, Apostolos Zavlanos A, Petousis S, Tsakmaki E, Dinas K, et al. Early delivery or expectant management for late preterm preeclampsia: a meta-analysis of randomized controlled trials. Acta Obstet Gynecol Scand. 2021;100(8):1392-1400.
20. Dildy GA, Clark SL. Embolia por líquido amniótico. In: Foley MR, Strong TH. Terapia intensiva em obstetrícia: um manual prático. São Paulo: Manole, 1999. cap. 14, p. 167-83.
21. Bacak SJ, Thornburg LL. Liver failure in iregnancy. Crit Care Clin. 2016; 32(1):61-72.
22. Isler CM, Rinehart BK, Terrone DA, Martin RW, Magann EF, Martin JN Jr. Maternal mortality associated with HELLP (hemolysis, elevated liver enzymes, and low platelets) syndrome. Am J Obstet Gynecol. 1999;181(4):924-8.
23. Tranquilli AL, Dekker G, Magee L, Roberts J, Sibai BM, Steyn W, et al. The classification, diagnosis and management of the hypertensive disorders of pregnancy: A revised statement from the ISSHP. Pregnancy Hypertens. 2014;4(2):97-104.
24. Magann EF, Martin JN Jr. Twelve steps to optimal management of HELLP syndrome. Clin Obstet Gynecol. 1999;42(3):532-50.

25. Katz L, Amorim MR, Miranda GV, Pinto e Silva Jl. Perfil clínico, laboratorial e complicações de pacientes com síndrome HELLP admitidas em uma unidade de terapia intensiva obstétrica. Rev Bras Ginecol Obstet. 2008; 30(2):80-6.
26. Wousdtra DM, Chandra S, Hofmeyr GJ, Dowswell T. Corticosteroids for HELLP (hemolysis, elevated liver enzymes, low platelets) syndrome in pregnancy. Cochrane Database Syst Rev. 2010;(9):CD008148.
27. O´Brien JM, Barton JR. Controversies with the diagnosis and management of HELLP Syndrome. Clin Obst Gynecol. 2005; 48(2):460-77.
28. Martins-Costa SH, Ramos JGL, Valério EG, Vettorazzi J. Eclâmpsia, sindrome HELLP e fígado gorduroso agudo da gestação. In: Martins Costa SH, Ramos JGL, Magalhães JÁ, et al. Rotinas em obstetrícia. Porto Alegre: Artmed; 2017. cap. 35, p. 607-28.
29. Martin JN Jr, Thigpen BD, Rose CH, Cushman J, Moore A, May WL. Maternal benefit of high-dose intravenous corticosteroid therapy for HELLP syndrome. Am J Obstet Gynecol. 2003;189(3):830-4.
30. Fonseca JE, Méndez F, Cataño C, Arias F. Dexamethasone treatment does not improve the outcome of women with HELLP syndrome: a double-blind, placebo-controlled, randomized clinical trial. Am J Obstet Gynecol. 2005;193(5):1591-8.
31. Oostwaard MF, Langenveld J, Schuit E, Papatsonis DN, Brown MA, Byaruhanga RN, et al. Recurrence of hypertensive disorders of pregnancy: an individual patient data metaanalysis. Am J Obstet Gynecol. 2015;212(5):624.e1-17.
32. Ying W, Catov JM, Ouyang P. Hypertensive disorders of pregnancy and future naternal cardiovascular risk. J Am Heart Assoc. 2018;7(17):e009382.
33. Nelson DB, Byrne JJ, Cunningham FG. Acute fatty liver of pregnancy. Obstet Gynecol. 2021;137(3):535-46.
34. Knight M, Nelson-Piercy C, Kurinczuk JJ, Spark P, Brocklehurst P; UK Obstetric Surveillance System. A prospective national study of acute fatty liver of pregnancy in the UK. Gut. 2008;57(7):951-6.
35. Ashcroft A. Acute fatty liver of pregnancy guideline (GL780). London: NHS Royal Berkshire; 2021.
36. Joueidi Y, Peoc'h K, Le Lous M, Bouzille G, Rousseau C, Bardou-Jacquet E, et al. Maternal and neonatal outcomes and prognostic factors in acute fatty liver of pregnancy. Eur J Obstet Gynecol Reprod Biol. 2020;252:198-205.
37. Ch'ng CL, Morgan M, Hainsworth I, Kingham JG. Prospective study of liver dysfunction in pregnancy in Southwest Wales. Gut. 2002;51(6):876-80. Erratum in: Gut. 2003;52(2):315.
38. Sheehan HL. The pathology of acute yellow atrophy and delayed chloroform poisoning. J Obstet Gynecol. 1940;47(1):49-62.
39. Martin JN Jr, Tucker JM. Missing or making the timely diagnosis of acute fatty liver of pregnancy (AFLP): lessons learned. J Matern Fetal Neonatal Med. 2022;35(18):3595-601.
40. Rabinovich A, Abdul-Kadir R, Thachil J, Iba T, Othman M, Erez O. DIC in obstetrics: diagnostic score, highlights in management, and international registry-communication from the DIC and Women's Health SSCs of the International Society of Thrombosis and Haemostasis. J Thromb Haemost. 2019;17(9):1562-6.
41. Rath W, Tsikouras P, Stelzl P. HELLP Syndrome or Acute Fatty Liver of Pregnancy: a differential diagnostic challenge: common features and differences. Geburtshilfe Frauenheilkd. 2020;80(5):499-507.
42. Kushner T, Tholey D, Dodge J, Saberi B, Schiano T, Terrault N. Outcomes of liver transplantation for acute fatty liver disease of pregnancy. Am J Transplant. 2019;19(7):2101-7.

Leituras recomendadas

Brown MA, Magee LA, Kenny LC, Karumanchi SA, McCarthy FP, Saito S, et al. The hypertensive disorders of pregnancy: ISSHP classification, diagnosis & management recommendations for international practice. Pregnancy Hypertens 2018;13:291–310.

Duley L. The eclampsia trial collaborative group. Which anticonvulsivant for women with eclampsia? Evidence from the collaborative eclampsia trial. Lancet. 1995;345(10):1455-63.

Gestational Hypertension and Preeclampsia: ACOG Practice Bulletin, Number 222. Obstet Gynecol. 2020;135(6):e237-60.

Ibdah JA, Bennett MJ, Rinaldo P, Zhao Y, Gibson B, Sims HF, et al. A fetal fatty-acid oxidation disorder as a cause of liver disease in pregnant women. N Engl J Med. 1999;340(22):1723-31.

WestbrooK RH, Dusheiko G, Williamson C. Pregnancy and liver disease. J Hepatol. 2016; 64(4):933-45.

55

COAGULOPATIAS NA GESTAÇÃO*

LEO SEKINE
CRISTIANO CAETANO SALAZAR
MARIA ALEXANDRINA ZANATTA
SÉRGIO H. MARTINS-COSTA
JOSÉ GERALDO LOPES RAMOS

A adequada coordenação da hemostasia nas suas três etapas principais – pró-trombótica, anticoagulante e fibrinolítica – é fundamental para a manutenção da integridade vascular e das propriedades reológicas do sangue. Uma série de alterações que influenciam o equilíbrio hemostático podem ocorrer de forma fisiológica durante a gravidez, de modo a preparar o organismo da mulher para o momento do parto (Tabela 55.1). Contudo, tais modificações podem precipitar complicações secundárias, e mesmo enfermidades próprias da gestação podem interferir de forma grave na coagulação, merecendo atenção médica especial, principalmente em relação ao controle dos fenômenos hemorrágicos na gestação e no puerpério.

Coagulação e gravidez

O processo de formação do coágulo (trombogênese) ocorre em múltiplos níveis e com a participação de elementos proteolíticos, celulares e inflamatórios, com sistemas de *feedback* intrincados que não são plenamente representados na tradicional "cascata da coagulação", modelo que tem sido hoje preterido em favor do modelo de hemostasia de base celular.

*Os coautores agradecem a Lucia Mariano da Rocha Silla pela contribuição dada à escrita deste capítulo na edição anterior.

Tabela 55.1 – Modificações hemostáticas na gravidez

PARÂMETRO HEMOSTÁTICO	MUDANÇA NA GESTAÇÃO A TERMO (%)
Fibrinogênio (fator I)	Aumenta mais de 100%
Protrombina (fator II)	Sem mudança
Fator V	Sem mudança
Fator VII	Aumenta em 1.000%
Fator VIII	Aumenta mais de 100%
Fator de von Willebrand	Aumenta mais de 100%
Fator IX	Aumenta mais de 100%
Fator X	Aumenta mais de 100%
Fator XI	Variável
Fator XII	Aumenta mais de 100%
Fator XIII	Reduz em 50%
Proteína C	Sem mudança
Proteína S	Reduz em 50%
Dímeros-D	Aumentam em 400%
Contagem de plaquetas	Reduz em 20%

Fonte: Katz e Beilin.[1]

⭐ Na gestação, esse processo se torna ainda mais complexo, caracterizando-se, de modo peculiar, por ser um estado pró-trombótico fisiológico, no qual a circulação placentária eleva localmente os níveis basais dos fatores de coagulação, de anticoagulação e de fibrinólise. Há aumento significativo dos níveis do fibrinogênio, do fator de von Willebrand (FvW), do fator VII, do fator VIII, do fator IX, do fator X e do inibidor do ativador de plasminogênio-1 (PAI-1, *plasminogen activator inhibitor-1*) e marcada redução da atividade da proteína S (ver **Tabela 55.1**).[2-4] Embora essa situação seja benéfica para se garantir a circulação adequada e as trocas materno-fetais, bem como para reduzir a perda sanguínea em eventos hemorrágicos, ela também permite que, mediante agressões patológicas, como infecções, pré-eclâmpsia ou lesões placentárias (nas quais há escape dos fatores ativados para a circulação geral), o processo de coagulação torne-se disseminado.

AVALIAÇÃO DA HEMOSTASIA

O relato prévio de episódios de sangramento/hemorragia ou equimoses/petéquias deve levantar a suspeita de coagulopatia preexistente, porém não dispensa a avaliação laboratorial para investigação e diagnóstico de distúrbios potenciais. É importante perceber, no entanto, que nem todos os testes podem refletir a capacidade real de formação de coágulo *in vivo*. O tempo de protrombina (TP) e o índice normalizado internacional (INR, *international normalized ratio*) – utilizados para avaliar a atividade da chamada "via extrínseca da cascata de coagulação" e monitorar pacientes em uso de cumarínicos (devido aos seus efeitos sobre os fatores dependentes de vitamina K [II, VII, IX e X]) – e o tempo de tromboplastina parcial ativada (TTPa) – usado para avaliar os fatores da "via intrínseca da cascata de coagulação" e para monitorar pacientes anticoagulados com heparina – avaliam quase que somente fatores plasmáticos, não sendo, portanto, suficientes para avaliar globalmente a hemostasia, sobretudo na paciente com sangramento ativo.[1] Entretanto, eles podem auxiliar a identificação das deficiências específicas a serem suspeitadas e, posteriormente, avaliadas.

⚠️ Na presença de sangramento puerperal, a avaliação do nível de fibrinogênio correlaciona-se com a gravidade da hemorragia e é um teste que fornece resultados com brevidade. Embora níveis entre 200 e 300 mg/dL sejam considerados normais na maioria das situações, na puérpera, eles já indicam o dobro de risco de hemorragia grave, constituindo um sinal de alerta precoce. Níveis inferiores a 200 mg/dL, por sua vez, estão associados a um risco 12 vezes maior de hemorragia puerperal grave.[5]

🩸 O teste do coágulo (teste de Weiner) também pode ser realizado como um indicativo indireto de hipofibrinogenemia, utilizado em geral quando não se pode esperar o resultado do exame laboratorial para realizar um procedimento de emergência ou para sugerir a reposição imediata de hemocomponentes. São colocados 5 a 10 mL de sangue da paciente em um tubo de ensaio, mantendo-o à temperatura corporal (envolto pela mão do examinador) e invertendo-o a cada 30 segundos por 5 minutos. Um teste positivo (tempo ≥ 5 min para formação de um coágulo firme) sugere hipofibrinogenemia grave (fibrinogênio < 150 mg/dL).[6]

Os testes viscoelásticos (tromboelastometria e tromboelastografia), que podem ser realizados à beira do leito, servem para avaliar, praticamente em tempo real, a cinética e a força do coágulo desde a formação à fibrinólise. São ferramentas importantes no manejo da hemorragia obstétrica grave, porém pouco acessíveis, e requerem experiência para a sua interpretação.

🟥 Coagulopatias hereditárias na paciente obstétrica

Como a prevalência de coagulopatias hereditárias é baixa, o rastreamento de rotina não é recomendado, exceto diante de uma história pessoal ou familiar (de primeiro grau) de sangramento clinicamente importante. Embora muitos dos fatores intrinsecamente deficientes (em portadores de coagulopatias) aumentem de maneira significativa até o final da gestação, há certas doenças que, a despeito disso, ainda oferecem um risco de hemorragia periparto importante.

⚠️ A maioria das coagulopatias hereditárias não é contraindicação a parto vaginal ou anestesia neuroaxial, mas isso precisa ser individualizado com base no tipo e no grau de deficiência específica. Devem-se evitar partos prolongados e uso de fórcipe. Quando não se sabe se o neonato também tem risco de apresentar a coagulopatia hereditária em questão, estão contraindicados o uso de vácuo-extrator, a realização de manobras de versão cefálica externa e a coleta de sangue em escalpo fetal.

🎀 Pacientes com doenças graves deveriam ter seus níveis de fator normalizados o mais próximo possível do nascimento, mantendo-os por 3 a 5 dias após o parto vaginal ou 3 a 7 dias após a cesariana.[7] Muitos casos necessitarão de reposição de fatores ou hemocomponentes de modo profilático antes do nascimento e no puerpério imediato.

🧴 De forma geral, para tratamento ou profilaxia, utiliza-se o ácido tranexâmico (ATX), a desmopressina, as proteínas recombinantes e hemocomponentes, como plasma fresco e crioprecipitado. Uma vez que a hemostasia é obtida, também é preciso considerar a profilaxia da tromboembolia, podendo-se utilizar heparina em casos selecionados.

DOENÇA DE VON WILLEBRAND

A doença de von Willebrand (DvW) é a coagulopatia mais prevalente na população (em torno de 1%), embora a frequência dos quadros clinicamente significativos seja cem vezes menor. Tem transmissão hereditária autossômica e, conforme o subtipo, pode ser dominante ou recessiva.

O fator de von Willebrand (FvW) adere-se ao tecido lesionado no sítio do ferimento e promove a interação das plaquetas com a matriz subendotelial e agregação plaquetária. Além disso, estabiliza o fator VIII, que se degrada rapidamente quando não associado ao FvW. Há três tipos de DvW, conforme o grau de deficiência do fator e o tipo específico de mutação acometendo os multímeros de FvW (Tabela 55.2).

⭐ O risco de sangramento anteparto é cerca de 10 vezes maior que em mulheres sem a doença, e a hemorragia pós-parto (HPP) chega a complicar 5,5 a 44% das gestações com DvW.[8]

Como a concentração de FvW pode aumentar de 50 a mais de 100% na gravidez, é raro o sangramento no terceiro trimestre nos casos de DvW tipo 1 (deficiência basal apenas quantitativa). Nos casos de DvW tipo 2, como o defeito é qualitativo, mesmo com a elevação do FvW, a paciente tem risco de HPP (em torno de 7% de sangramento > 1.000 mL). Além disso, há um subtipo de DvW tipo 2 (2B) que também apresenta plaquetopenia, devido a uma mutação que aumenta a interação do FvW com a glicoproteína Ib na superfície plaquetária. Na DvW tipo 3, o fator é inexistente, o que aumenta sobremaneira o risco de hemorragia puerperal (75%).[1,8]

🎀 Embora não haja estudos controlados robustos, pacientes com DvW tipo 1 com nível de FvW > 50% (> 0,5 mUI/mL) podem ser

Tabela 55.2 – Tipos de doença de von Willebrand

TIPO DE DvW	DEFEITO PRINCIPAL	CONCENTRAÇÃO DE FvW	RAZÃO FvW-Ag/RCo
1	Quantitativo	Baixa	Normal
2	Qualitativo	Normal (ou mais baixa)	Baixa
3	Ausência	Ausente ou muito baixa	Muito baixa ou ausente

DvW, doença de von Willebrand; FvW, fator de von Willebrand; FvW-Ag, razão antígeno de von Willebrand; RCo, agregação induzida por ristocetina.
Fonte: Adaptada de Katz e Beilin.[1]

manejadas conforme a rotina obstétrica habitual, inclusive recebendo anestesia neuroaxial. Por outro lado, mulheres com DvW tipo 1 com maior grau de déficit de fator, tipo 2 ou tipo 3 necessitam de tratamento para elevar os níveis do fator, e geralmente a anestesia neuroaxial é contraindicada. Quando são necessários procedimentos invasivos, se a atividade do FvW ou o nível de fator VIII é menor que 50% (< 0,5 mUI/mL), é necessário elevar os níveis de FvW por meio da administração de desmopressina (para o tipo 1 e alguns subtipos do tipo 2) e concentrados de fator contendo FvW (Figura 55.1).

A disponibilização desses concentrados de fatores no Brasil se dá por intermédio do Ministério da Saúde via hemocentros regionais, de forma que deve haver um planejamento prévio ao parto sobre a quantidade necessária de fator para a cobertura de todo o período periparto, possibilitando a dispensação antecipada do contingente de fator necessário (o mesmo vale para outras coagulopatias hereditárias discutidas a seguir, como as hemofilias). Diferentes protocolos orientam as doses e o tipo de medicação a ser utilizada, sempre sugerindo a monitoração da atividade do fator VIII e do FvW por meio do seu

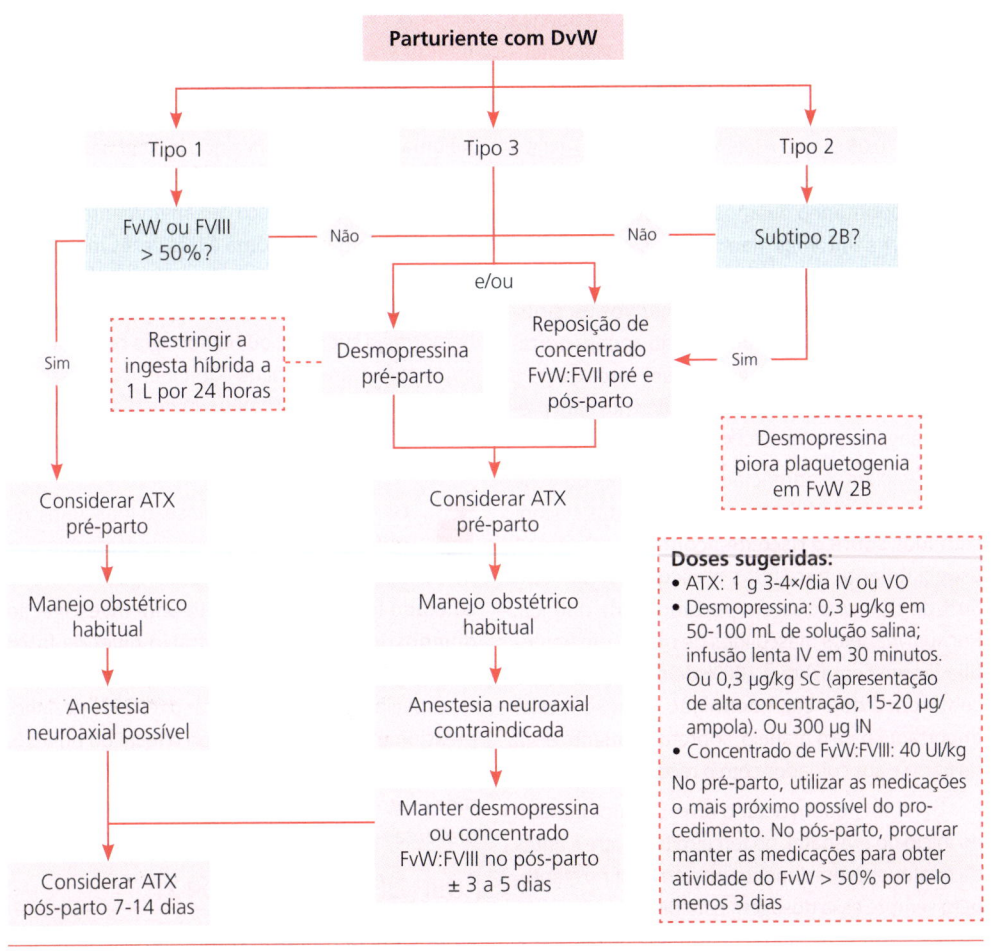

FIGURA 55.1 – Manejo periparto da doença de von Willebrand.

ATX, ácido tranexâmico; DvW, doença de von Willebrand; FVIII, fator VIII; FvW, fator de von Willebrand; IN, intranasal; IV, intravenosa; SC, subcutânea; VO, via oral; UI, unidades internacionais.

Fonte: Elaborada com base em Royal College of Obstetricians and Gynecologists[9] e Ministério da Saúde.[10]

cofator de ristocetina (quando disponível), tanto antes do nascimento como no puerpério imediato.

HEMOFILIAS A E B

Hemofilia é uma condição genética e hereditária recessiva ligada ao cromossomo X, motivo pelo qual afeta predominantemente o sexo masculino. Entretanto, mesmo mulheres carreadoras (heterozigotas) podem apresentar redução do fator específico afetado e sangramento aumentado em determinadas situações. A hemofilia A se dá por deficiência de fator VIII, ao passo que a hemofilia B ocorre por deficiência de fator IX.

A gravidade das manifestações da doença depende do nível de atividade do fator deficitário, sendo classificada como doença grave < 1% do normal (< 0,01 UI/mL), moderada entre 1 e 5% (≥ 0,01 e ≤ 0,05 UI/mL) e leve entre 5 e 40% (≥ 0,05 e < 0,40 UI/mL).[11] Os sintomas costumam ser sangramento espontâneo ou após um trauma mínimo. Em geral, os sintomas manifestam-se no primeiro ano de vida, porém, na doença leve, podem aparecer apenas após traumas significativos ou cirurgias. As mulheres normalmente são apenas portadoras (heterozigotas) do gene e têm cerca de 50% do fator funcionante, o que já é suficiente para prevenir sangramentos e evitar sintomas.

Pacientes potenciais carreadoras de gene para hemofilia devem ser testadas e aconselhadas sobre o risco de acometimento fetal, especialmente para fetos masculinos, que têm 50% de chance de serem portadores da doença. Por sua vez, fetos masculinos de mães com hemofilia (homozigotas) têm 100% de chance de apresentarem a doença. A definição do sexo fetal é importante para o manejo, sobretudo quanto à via de parto e aos cuidados com o recém-nascido.

É recomendado medir o nível do fator afetado no início do pré-natal, no terceiro trimestre e antes de qualquer procedimento obstétrico. Entretanto, nem sempre essa dosagem está disponível ou fica pronta a tempo de ajudar na tomada de decisões. Os níveis desejados de fator VIII e fator IX devem ser de ao menos 0,5 UI/mL (50%) para viabilizar procedimentos cirúrgicos ou invasivos.[9]

Quando a paciente não apresenta os níveis ideais de fator antes do nascimento, é indicado realizar profilaxia ou tratamento (procurando, nessa situação, atingir níveis de 1,0 UI/mL). A **Figura 55.2** descreve em linhas gerais o manejo periparto das hemofilias.

O tipo de anestesia ou analgesia também depende do nível de fator medido antes do parto ou cesariana: é necessário pelo menos 0,5 UI/mL para ser seguro realizar bloqueio subaracnóideo ou para inserir e retirar um cateter epidural.

Embora não haja indicação específica sobre a via de parto com relação aos riscos maternos, seja a mulher afetada por hemofilia ou apenas carreadora, há discussões quanto à melhor via quando se trata de uma gestação de feto masculino. Não há estudos randomizados comparando parto vaginal versus cesariana, mas há uma forte tendência a não indicar a utilização de fórcipe ou vácuo-extrator – sobretudo em fetos masculinos –, pois o risco de sangramento intracerebral e céfalo-hematoma é três vezes maior nessas situações.[12] Uma série de casos comparou riscos pelas diferentes vias de parto: o risco de hemorragia subdural ou hemorragia cerebral para parto espontâneo, vácuo e fórcipe ficou em torno de 3, 8 e 10 a cada 10.000, respectivamente, ao passo que, na cesariana eletiva, o risco foi de 4 a cada 10.000.[13]

Os recém-nascidos do sexo masculino de mulheres carreadoras ou afetadas por hemofilia A ou B devem ter seu sangue de cordão coletado logo no nascimento para investigação diagnóstica. Aqueles com baixo nível de fator devem receber vitamina K por regime oral; deve-se ter especial atenção ao realizar o teste do pezinho, pressionando por mais tempo o local da punção. É recomendado que bebês com hemofilia moderada ou grave realizem uma ultrassonografia cerebral antes da alta para descartar hematomas.

DEFICIÊNCIA DE FATOR XI

A deficiência de fator XI (por vezes conhecida como hemofilia C) é uma doença autossômica incomum, que tem padrões recessivos e dominantes de hereditariedade. A incidência na população

```
                    ┌─────────────────────────────────────┐
                    │  Parturiente com hemofilia A ou B   │
                    └─────────────────┬───────────────────┘
                                      │
              ┌──── Sim ──── Nível do fator ≥ 0,5 UI/mL? ──── Não ────┐
              │                                                        │
              ▼                                          ┌─────────────┴─────────────┐
  ┌──────────────────────┐                               ▼                           ▼
  │ Restringir a         │                        ┌─────────────┐             ┌─────────────┐
  │ ingestão hídrica a   │                        │ Hemofilia A │             │ Hemofilia B │
  │ 1 L por 24 horas     │                        └──────┬──────┘             └──────┬──────┘
  └──────────────────────┘                               │ e/ou                      │
              │                              ┌───────────┴──────────┐                │
              │                              ▼                      ▼                ▼
              │                      ┌──────────────┐      ┌──────────────┐  ┌──────────────┐
              │                      │ Desmopressina│      │ Reposição de │  │ Reposição de │
              │                      │  pré-parto   │      │ fator VIII   │  │ fator IX     │
              │                      └──────────────┘      │ recombinante │  │ recombinante │
              │                                            └──────────────┘  └──────────────┘
              ▼                                                      │
  ┌──────────────────────┐                                 ┌──────────────────────┐
  │ Considerar ATX       │                                 │ Considerar ATX       │
  │ pré-parto            │                                 │ pré-parto            │
  └──────────────────────┘                                 └──────────────────────┘
              │                                                      │
              ▼                                                      ▼
  ┌──────────────────────┐                           ┌────────────────────────────────────┐
  │ Anestesia            │                           │ Anestesia neuroaxial possível      │
  │ neuroaxial possível  │                           │ somente se nível do fator          │
  │                      │                           │ normalizado                        │
  └──────────────────────┘                           └────────────────────────────────────┘
```

Feto masculino? — Não → Manejo obstétrico habitual; Sim → Considerar cesariana	**Doses sugeridas:** • ATX: 1 g IV ou VO 3-4×/dia • Desmopressina: 0,3 µg/kg em 50-100 mL de solução salina; infusão lenta IV em 30 minutos. Ou 0,3 µg/kg SC (apresentação de alta concentração, 15-20 µg/ampola). Ou 300 µg IN • Fator VIII: 50 UI/kg IV pré-nascimento; manutenção: nova dose a cada 8-12 horas ou infusão contínua 4 UI/kg/hora • Fator IX: 100-120 UI/kg IV pré-nascimento; manutenção: em 18-24 horas ou infusão contínua de 6 UI/kg/hora

Se uso pré-parto, manter desmopressina, fator VIII ou fator IX no pós-parto (3 dias para partos, 5 dias para cesarianas)

Considerar ATX pós-parto por 7-14 dias

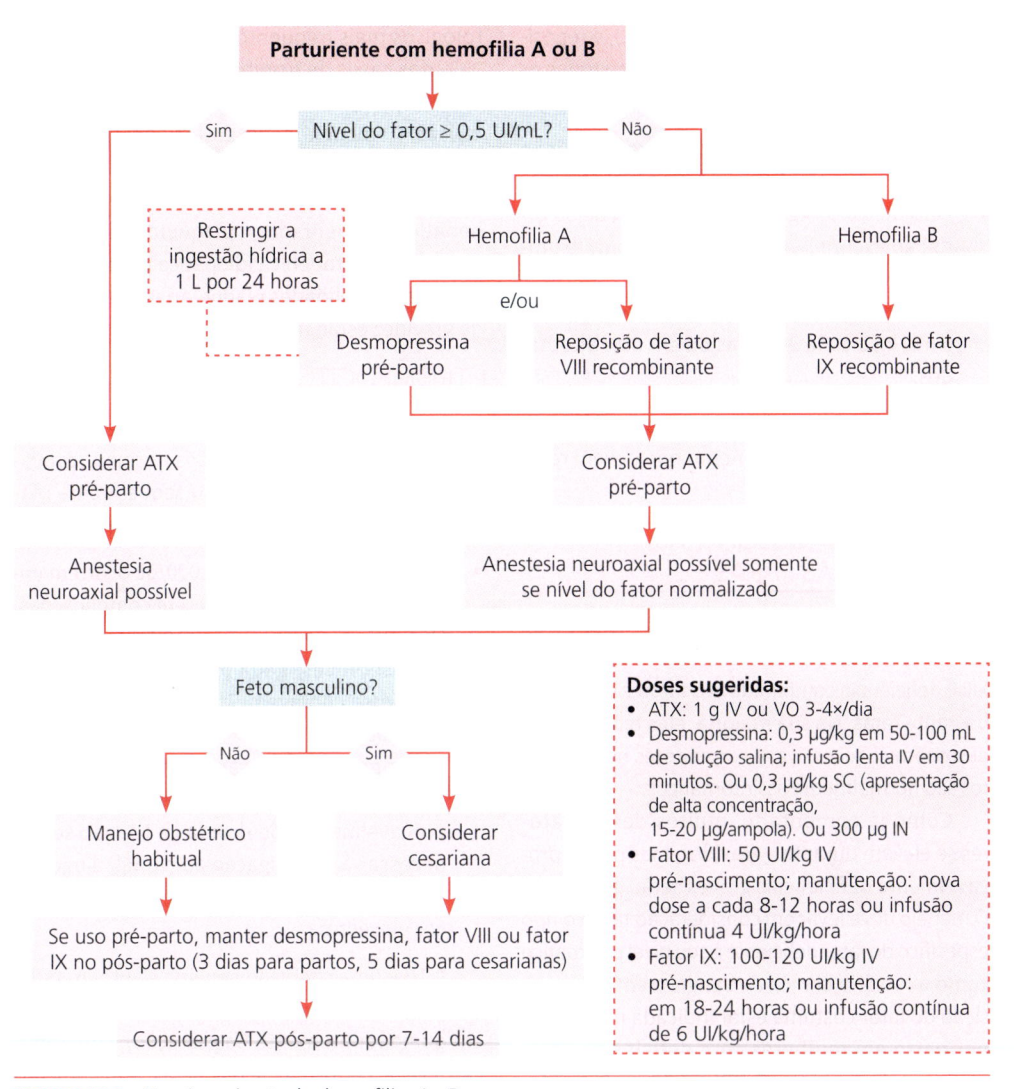

FIGURA 55.2 – Manejo periparto das hemofilias A e B.
ATX, ácido tranexâmico; IN, intranasal; IV, intravenosa; SC, subcutânea; VO, via oral; UI, unidades internacionais.
Fonte: Elaborada com base em Royal College of Obstetricians and Gynecologists[9] e National Hemophilia Foundation.[12]

não judaica é de 1/1.000.000, mas é comum entre judeus ashkenazi (8% de heterozigose e 0,2-0,5% de homozigose).[9]

Apesar de ser recomendado avaliar os níveis do fator XI no pré-natal, no terceiro trimestre e antes de procedimentos invasivos, os seus níveis plasmáticos têm pouca correlação com sintomas de sangramento.

A reposição com fator XI no parto é uma decisão individual e deve levar em consideração a história pessoal de sangramento, o nível de fator XI e o tipo de parto programado. Nas pacientes com deficiência parcial (entre 15-70 UI/ dL) e sem história de sangramento, a conduta é expectante. Para aquelas com história de sangramento, o tratamento com antifibrinolítico (ATX), iniciado no trabalho de parto e mantido por 2 semanas, está indicado no parto vaginal; para as pacientes com cesariana, está indicada a reposição com fator XI ou plasma fresco congelado (PFC). Nas pacientes com deficiência grave (nível < 15 UI/dL), a reposição com fator XI ou PFC está indicada em todos os tipos de parto.[9,14]

As doses recomendadas para reposição são estas:
- Fator XI: 10 UI/kg (para atingir nível de 30 UI/dL; se exceder 70 UI/dL, há risco de trombose).
- PFC: 15 mL/kg na primeira hora, seguidos de 5 mL/kg a cada 24 horas ou em dias alternados.

⚠ Pacientes com níveis baixos de fator XI e história de sangramento não devem receber anestesia neuroaxial.[9]

OUTRAS COAGULOPATIAS HEREDITÁRIAS RARAS

Coagulopatias hereditárias, como deficiência de fibrinogênio, deficiências dos fatores II, V, VII, X e XIII e deficiência combinada dos fatores V e VII, são bastante raras. Na sua maioria, elas têm herança autossômica recessiva, e carreadores heterozigotos são normalmente assintomáticos.

Como já comentado, muitos desses fatores se elevam durante a gravidez, mas pouco provavelmente deficiências graves serão corrigidas. O manejo deve levar em consideração tanto o tipo específico do fator deficiente e seu nível plasmático como a história clínica de sangramento. A reposição do fator costuma estar indicada no período periparto em mulheres com deficiências graves e/ou sangramento. O ATX (15-20 mg/kg ou 1 g 4×/dia) pode ser utilizado isoladamente para sangramentos menores e em combinação com reposição dos fatores.[9]

O manejo periparto e a profilaxia/tratamento seguem as mesmas regras gerais para deficiências hereditárias de fatores de coagulação, com cuidados individualizados com base no tipo, na gravidade e na história de sangramento.

■ Anormalidades plaquetárias na gravidez

As anormalidades plaquetárias podem ser qualitativas ou quantitativas e são os distúrbios hematológicos mais frequentes na gravidez. Cerca de 99% dos casos de trombocitopenia na gestação são relacionados com uma das três seguintes causas: trombocitopenia gestacional (TG), doenças hipertensivas da gravidez (como pré-eclâmpsia grave, síndrome HELLP [hemólise, enzimas hepáticas aumentadas e plaquetopenia]) e púrpura trombocitopênica idiopática (PTI).[15] As diferentes anormalidades plaquetárias quantitativas da gravidez estão resumidas na Tabela 55.3.

TROMBOCITOPENIA GESTACIONAL

Reduções leves na contagem plaquetária são comuns em todas as gestações normais, provavelmente relacionadas com o sequestro de plaquetas na circulação esplênica e placentária.[16]

- Contagens abaixo de 100.000/µL ocorrem em apenas 1% das gestações sem complicações. Qualquer paciente com < 100.000 plaquetas/µL deve ser investigada para outras etiologias (com essa contagem, TG é um diagnóstico de exclusão).
- Contagens plaquetárias entre 100.000 e 150.000/µL, em qualquer fase da gravidez, provavelmente são devidas à TG, não sendo necessária investigação adicional, a não ser que haja outros fatores de risco ou sinais clínicos presentes.

A TG é uma condição benigna e autolimitada, mais comum no nascimento (mas pode ocorrer em qualquer momento na gestação), com redução leve na contagem de plaquetas, sem aumento de sangramento ou equimoses, sem outras alterações no hemograma e que não se associa à plaquetopenia neonatal ou fetal. Não é necessário tratamento, não interfere no manejo da gestação, e a contagem volta ao normal em até 6 semanas após o parto.[15,17]

PÚRPURA TROMBOCITOPÊNICA IDIOPÁTICA

A PTI é uma condição autoimune em que anticorpos antiplaquetários interferem na produção e causam a destruição precoce de plaquetas circulantes. Ela afeta entre 1 e 3 gestantes a cada 10 mil – uma incidência cerca de 10 vezes maior que a da

Tabela 55.3 – Causas de trombocitopenia na gravidez

CARACTERÍSTICA CLÍNICA	TG	PTI	PE/HELLP	PTT	MT-C	CIVD
Incidência	570:10.000 gestações	3:10.000 gestações	100:10.000 gestações	1:10.000 gestações	?	1-2:10.000 gestações
Idade gestacional	Toda a gravidez Mais comum próximo ao parto	Toda a gravidez	> 20 semanas Mais comum no termo e até 3 dias após o parto	Toda a gravidez Mais comum no termo e várias semanas após o parto	Toda a gravidez Mais comum no pós-parto	Mais comum no parto e pós-parto
Sinais vitais	Normais	Normais	Hipertensão	PA normal (é raro haver febre, mas pode estar presente)	Hipertensão (secundária a dano renal)	Hipertensão, taquicardia Febre, em caso de sepse
Anormalidades neurológicas	Não	Não	Cefaleia, alterações visuais Menos comuns: convulsões eclâmpticas, PRES, AVE	Graves em 41% (alterações focais transitórias, convulsões, AVE) Leves em 30%	Não	Provavelmente não
Hemólise microangiopática/ esquizócitos	Não	Não	Moderada	Grave	Moderada	Variável
Dano renal	Não	Não	Em geral leve, mas pode haver IRA Raramente exige diálise	Geralmente ausente ou leve Raramente exige diálise	Grave Geralmente exige diálise	Necrose tubular aguda, geralmente reversível

(Continua)

Tabela 55.3 – Causas de trombocitopenia na gravidez *(Continuação)*

CARACTERÍSTICA CLÍNICA	TG	PTI	PE/HELLP	PTT	MT-C	CIVD
Enzimas hepáticas	Normais	Normais	Normais a ↑↑↑	Normais a ↑	Normais	Normais a ↑↑↑
Evolução típica pós-parto	Normaliza em 1-2 meses	Não modifica, mas pode melhorar	Estabiliza ou melhora em 48 h	Não melhora ou estabiliza em 48 h	Aumento da creatinina sérica	Recuperação após a resolução da causa de sangramento ou do foco infeccioso
Manejo	Expectante	Glicocorticosteroides IGIV Talvez outros imunossupressores	Interrupção da gravidez	Plasmaférese Imunossupressão se causa autoimune Infusão de plasma se causa hereditária	Agente anticomplemento	Identificar e corrigir a causa do sangramento Antimicrobianos em caso de sepse

AVE, acidente vascular encefálico; CIVD, coagulação intravascular disseminada; IRA, insuficiência renal aguda; IGIV, imunoglobulina intravenosa; MT-C, microangiopatia trombótica mediada por complemento; PA, pressão arterial; PE/HELLP, pré-eclâmpsia grave ou síndrome HELLP (hemólise, enzimas hepáticas aumentadas e plaquetopenia); PRES, síndrome de encefalopatia posterior reversível; PTI, púrpura trombocitopênica idiopática; PTT, púrpura trombocitopênica trombótica; TG, trombocitopenia gestacional; ↑, pouco aumentadas; ↑↑↑, muito aumentadas.

Fonte: Elaborada com base em George e Mcintosh,[15] Nisha e colaboradores,[16] e Gernsheimer e colaboradores.[17]

população adulta geral.[15] Pode acontecer em qualquer trimestre, e por vezes o diagnóstico é pré-gestacional. A gravidade da plaquetopenia é variável, com tendência à redução da contagem plaquetária à medida que a gravidez avança.

Assim como em indivíduos fora da gestação, o risco de sangramento é maior com contagens plaquetárias abaixo de 20.000 a 30.000/μL. O diagnóstico, assim como na TG, é de exclusão. Dessa forma, é difícil diferenciar os dois quadros quando a plaquetopenia é apenas leve.

O tratamento da PTI na gestante é semelhante ao dos demais pacientes, incluindo o uso de corticosteroides e imunoglobulina humana intravenosa (IGIV). Para casos refratários, podem-se considerar imunoglobulina anti-D, esplenectomia, azatioprina e rituximabe, o que pode, porém, resultar em risco materno-fetal, que deve ser ponderado. Está contraindicado na gestação o uso de ciclofosfamida, danazol, alcaloides da vinca e micofenolato.[18]

PRÉ-ECLÂMPSIA GRAVE E SÍNDROME HELLP

A pré-eclâmpsia com sinais de gravidade e a coocorrência de anemia hemolítica microangiopática, enzimas hepáticas aumentadas com plaquetopenia (*hemolysis, elevated liver enzymes, and low platelets,* ou síndrome HELLP) são doenças do mesmo espectro, relacionadas com hipertensão e/ou proteinúria. São quadros agudos, graves, que ocorrem caracteristicamente após as 20 semanas de gravidez, podendo levar à plaquetopenia significativa, associada a outros sinais clínicos importantes. Essas doenças são objeto de discussão do Capítulo 54 – Eclâmpsia, síndrome HELLP e esteatose hepática aguda da gestação.

MICROANGIOPATIA TROMBÓTICA

Microangiopatias trombóticas (MTs) são condições adquiridas ou hereditárias em que microtrombos de plaquetas e fibrina se formam em pequenos vasos, levando a danos orgânicos. Há dois principais tipos de MT que afetam a gravidez: púrpura trombocitopênica trombótica (PTT) e MT mediada por complemento (MT-C).

As MTs representam potencial risco de vida materno, devendo ser tratadas de forma presuntiva enquanto se tenta definir o diagnóstico. Muitas gestações com MT resultam em recém-nascidos saudáveis a termo, mas a morte fetal intrauterina pode ocorrer devido a infartos placentários secundários à trombose de arteríolas deciduais.

PÚRPURA TROMBOCITOPÊNICA TROMBÓTICA

A PTT é causada pela redução importante da ADAMTS13, uma protease que cliva os multímeros de altíssimo peso molecular do FvW. Essa redução se dá por anticorpos neutralizadores (autoimunes, adquiridos) ou por mutação do gene dessa enzima. É a formação de anticorpos anti-ADAMTS13, por exemplo, que leva à PTT associada às vacinas contra Covid-19 baseadas em vetor viral.[19]

Sinais sugestivos de PTT incluem trombocitopenia e anemia hemolítica microangiopática (caracterizada pela presença de esquizócitos [hemácias fragmentadas] em sangue periférico, geralmente com lactato desidrogenase aumentada, haptoglobina baixa, bilirrubina indireta elevada), combinados com achados neurológicos importantes em cerca de 50% dos casos (cefaleia, anormalidades focais e até mesmo convulsões) e ausência de alterações laboratoriais compatíveis com coagulação intravascular disseminada (CIVD) – alargamento do TP/TTPa e/ou hipofibrinogenemia. A PTT pode ocorrer em qualquer trimestre da gestação e no pós-parto. O diagnóstico é realizado pela avaliação clínica e laboratorial, com o achado de atividade da ADAMTS13 < 10% (contudo, o acesso à mensuração sérica da ADAMTS13 é bastante limitado, e o diagnóstico de PTT deve ser calcado nas demais alterações sugestivas, sobretudo na presença de anemia hemolítica microangiopática com plaquetopenia).

O tratamento de primeira linha da PTT adquirida é a plasmaférese terapêutica (troca plasmática) imediata. Para a PTT hereditária, a infusão de plasma fresco é suficiente, administrado de forma regular a partir de 5 a 10 semanas, com o intuito de manter o nível de plaquetas. A transfusão de plaquetas deve ser reservada somente para pacientes com PTT que apresentam sangramento importante.[15]

MICROANGIOPATIA TROMBÓTICA MEDIADA POR COMPLEMENTO

Na MT-C, os indivíduos afetados têm aumento da ativação do complemento nas células endoteliais, secundário a anticorpos neutralizantes ou a alguma mutação genética. A doença pode aparecer pela primeira vez na gravidez ou após o parto e caracteriza-se por anemia hemolítica, trombocitopenia e aumento da creatinina sérica.

> A diferenciação entre MT-C, síndrome HELLP e PTT é muitas vezes difícil, mas a maioria das pacientes com MT-C apresenta insuficiência renal importante, necessitando de diálise; além disso, a função renal não melhora rapidamente após o parto, a plaquetopenia em geral não é tão grave e raras vezes há concomitância de sintomas neurológicos.

> O tratamento é por meio de terapia anticomplemento (como eculizumabe), assim que se suspeita de MT-C como diagnóstico mais provável, devido à velocidade do dano renal. Há poucos estudos sobre o eculizumabe na gravidez, mas os relatos existentes não descrevem complicações.[15]

ANORMALIDADES PLAQUETÁRIAS FUNCIONAIS (TROMBOPATIAS)

Doenças como síndrome de Bernard-Soulier e trombastenia de Glanzmann, muitas vezes de herança autossômica recessiva, são raras. Em geral, a paciente já possui o diagnóstico cunhado previamente de disfunção plaquetária, história de sangramento anormal e de múltiplas transfusões plaquetárias, que podem também levar ao desenvolvimento de anticorpos antiplaquetários.

> Pacientes com história de sangramento devem receber profilaticamente (antes do parto ou da cesariana) transfusão de plaquetas (plaquetaféreses HLA-compatíveis, quando possível) e ácido tranexâmico, o qual deve ser continuado até o cessamento ou a redução significativa dos lóquios. Para pacientes com refratariedade plaquetária, por aloimunização HLA ou anticorpos contra as glicoproteínas IIb-IIIa (GPIIb-IIIa) ou GPIb-IX, eventualmente, é necessária a utilização de fator VIIa recombinante, além de monitorar o nível de anticorpos no terceiro trimestre. Deve-se evitar anestesia neuroaxial, bem como partos prolongados ou instrumentalizados.[9]

Coagulação intravascular disseminada

A CIVD é a ativação generalizada do sistema de coagulação que resulta em formação intravascular de fibrina e oclusão vascular na circulação de pequeno e médio portes. Não se caracteriza como condição clínica específica, tendo sempre como causa estados mórbidos precursores.

A prevalência de CIVD na gestação é baixa, sendo estimada entre 3 e 35 para cada 10.000 gestações.[20,21] Apesar disso, a frequência de CIVD pode ser extremamente alta em população de gestantes com complicações específicas, como 67% em casos de embolia por líquido amniótico (ELA), 21% em casos de síndrome HELLP e quase 100% dos casos de descolamento prematuro da placenta (DPP).[22,23]

FISIOPATOLOGIA DA CIVD NA GESTAÇÃO

A CIVD é desencadeada basicamente pela ocorrência isolada ou simultânea de três fenômenos: lesão do endotélio vascular, adesão e/ou trânsito aumentado de leucócitos e diminuição da velocidade/força de varredura do fluxo sanguíneo. A CIVD resulta de uma desregulação da coagulação com produção excessiva de trombina e ativação secundária do sistema fibrinolítico. Os trombos formados, além de consumirem fatores de coagulação, comprometem a circulação vascular, gerando hipóxia, isquemia e necrose tecidual. Choque e/ou vasoconstrição capilar prolongadas, somados ao baixo fluxo e à inflamação, desencadeiam a CIVD.

> O desenvolvimento de CIVD durante a gestação pode ocorrer tanto de forma súbita –

como no DPP e na HPP – quanto de forma crônica, conforme tem sido observado nos casos de retenção prolongada de feto morto. Complicações obstétricas, como DPP, ELA e doença hepática gordurosa aguda da gestação, são associadas à CIVD grave de início precoce, que é acompanhada de coagulopatia. Na hemorragia obstétrica, a CIVD ativa a coagulação e precipita a fibrinólise. A ativação da fibrinólise leva à produção de dímeros-D e produtos de degradação da fibrina, que interferem na função plaquetária e podem interferir na contratilidade miometrial.[24]

Exemplos de ativação endotelial vascular gerando CIVD na gestação são listados no Quadro 55.1.

QUADRO CLÍNICO

Em mais de 70% das vezes, a CIVD manifesta-se clinicamente por sangramentos anormais. As manifestações hemorrágicas da CIVD não se restringem à ferida cirúrgica ou ao trato genital, observando-se, com frequência, sangramentos em locais de venopunção, subcutâneos, pulmonares, gastrintestinais e do trato urinário. As manifestações trombóticas e tromboembólicas são vistas mais raramente e, em geral, nos casos de CIVD crônica e subaguda.

Na atualidade, é cada vez mais frequente que o diagnóstico de CIVD seja realizado antes mesmo do aparecimento dos quadros de diátese hemorrágica, por meio da monitoração laboratorial do número de plaquetas e do coagulograma nas gestantes em situação de risco. A morbidade e a mortalidade nos casos de CIVD dependem tanto do reconhecimento e da intervenção precoce no curso da coagulopatia como da causa básica.

DIAGNÓSTICO

O reconhecimento precoce e preciso da CIVD é essencial para o sucesso no tratamento dessa grave condição clínica. Na maioria das vezes, o diagnóstico de CIVD é fundamentado na avaliação clínica de uma paciente com sangramento anormal e com doença que predispõe à CIVD (p. ex., DPP, sepse). Na verdade, não há um teste clínico ou laboratorial único com sensibilidade e especificidade suficientes para diagnosticar CIVD. Muitas vezes, por exemplo, é difícil diferenciar a CIVD da coagulopatia provocada pela plaquetopenia na síndrome HELLP (ver Tabela 55.3).

O diagnóstico laboratorial da coagulopatia, antes mesmo da ocorrência de sangramento anormal, é a medida mais importante para o sucesso das intervenções médicas. Portanto, é de fundamental importância a monitoração laboratorial das pacientes de risco, visando a detectar a fase pré-hemorrágica da CIVD.

⭐ Laboratorialmente, presume-se o diagnóstico de CIVD quando se consegue detectar uma geração exagerada de trombina ou fibrina e uma diminuição progressiva nos níveis de fibrinogênio e plaquetas (Quadro 55.2). O fibrinogênio, por ser marcador de fase aguda, pode estar normal ou aumentado nas fases iniciais da CIVD, e as plaquetas estão diminuídas ou, se inicialmente normais, diminuem de forma rápida com a evolução do processo. Mais de 50% das pacientes com CIVD aguda apresentam prolongamento do TP e do TTPa. Nas demais, esses parâmetros poderão estar ainda normais ou encurtados. Portanto, é importante que, em um contexto clínico de uma

---

Quadro 55.1 – Exemplos de causas de coagulação intravascular disseminada na gestação

Infecção
- Abortamento séptico
- Corioamnionite
- Endomiometrite puerperal
- Pielonefrite aguda
- Pneumonia

Resposta inflamatória imunogenética
- Pré-eclâmpsia
- Doença hepática gordurosa aguda da gestação

Escape de fatores localmente ativados para a circulação geral
- Descolamento prematuro da placenta
- Síndrome anafilactoide da gravidez (embolia amniótica)
- Feto morto ou retido

Choque hemorrágico
- Hemorragia pós-parto

Quadro 55.2 – Testes laboratoriais para diagnóstico de coagulação intravascular disseminada

Marcadores da geração de trombina
- Dímeros-D aumentados
- Fibrinopeptídeo A aumentado
- Fragmento 1-2 da protrombina aumentado
- Complexo trombina-antitrombina aumentado

Marcadores para consumo de fatores e de plaquetas
- Tempo de protrombina aumentado
- Tempo de tromboplastina parcial ativada aumentado
- Tempo de trombina aumentado
- Nível de fibrinogênio diminuído
- Fatores de coagulação diminuídos
- Contagem de plaquetas diminuída
- Atividade da antitrombina III, proteína S e proteína C diminuídas
- Trombomodulina endotelial diminuída
- Ativador do plasminogênio tecidual aumentado (precoce) ou diminuído (tardio)
- Inibidor do ativador do plasminogênio 1 baixo (precoce) ou elevado (tardio)

Fonte: Elaborado com base em Passos e colaboradores[25] e Boral e colaboradores.[26]

doença com risco de CIVD, seja dada atenção às pequenas alterações no TP e no TTPa, as quais, mesmo ainda dentro da faixa de normalidade, podem já significar uma geração de trombina e justificar o início da tomada de medidas terapêuticas para CIVD. Da mesma maneira, embora níveis baixos de fibrinogênio sejam considerados em todos os protocolos diagnósticos para CIVD, é muito raro que se encontre contagem baixa de fibrinogênio em uma mulher com HPP, a menos que tenha havido sangramento considerável.[27,28]

SISTEMAS DE ESCORES DE CIVD

Pela necessidade de criar ferramentas clínicas para a identificação precoce de CIVD, foram desenvolvidos sistemas de escores como auxiliares do diagnóstico, utilizados em situações clínicas que sabidamente podem causar CIVD. O escore da International Society on Thrombosis and Haemostasis (ISTH) é provavelmente o mais utilizado, mas foi baseado em um estudo realizado sobretudo em pacientes não gestantes internados em unidade de terapia intensiva. Como as alterações fisiológicas da gestação podem influenciar esses escores, outros autores propuseram sistemas de escore modificados para gestantes. A **Tabela 55.4** compara alguns desses escores.

Tabela 55.4 – Escores para diagnóstico laboratorial de coagulação intravascular disseminada

PARÂMETRO	ISTH	JAAM	ADAPTADOS PARA GRAVIDEZ	
			EREZ et al. (2014)	CLARK et al. (2016)
Plaquetas (10^9/L)	> 100 = 0 50-100 = 1 < 50 = 2	≥ 120 = 0 80-119 ou redução > 30% em 24 h = 1 < 80 ou redução > 50% em 24 h = 3	> 185 = 0 101-185 = 1 50-100 = 2 < 50 = 1	> 100 = 0 50-100 = 1 < 50 = 2
Produtos de degradação da fibrina	Sem aumento = 0 Aumento moderado = 2 Aumento marcado = 3	< 10 (mg/dL) = 0 10-24 (mg/dL) = 1 ≥ 25 (mg/dL) = 3	–	–
TP (relação paciente:normal)	< 3 = 0 3-6 = 1 ≥ 6 = 2	< 1,2 = 0 ≥ 1,2 = 1	< 0,5 = 0 0,5-1,0 = 5 1,0-1,5 = 10 > 1,5 = 25	Aumento < 25% = 0 Aumento de 25-50% = 1 Aumento > 50% = 2

(Continua)

Tabela 55.4 – Escores para diagnóstico laboratorial de coagulação intravascular disseminada
(Continuação)

PARÂMETRO	ISTH	JAAM	ADAPTADOS PARA GRAVIDEZ	
			EREZ et al. (2014)	CLARK et al. (2016)
Fibrinogênio (g/L)	> 1,0 = 0 < 1,0 = 1	≥ 3,5 = 0 < 3,5 = 1	> 4,5 = 0 4,0-4,5 = 1 3,0-4,0 = 6 < 3,0 = 25	> 2,0 = 0 < 2,0 = 1
Diagnóstico	> 5 pontos: compatível com CIVD	≥ 5 pontos: compatível com CIVD	> 26 pontos: alta probabilidade de CIVD	> 3 pontos: compatível com CIVD
Sensibilidade	75-93%	100%	88%	15%
Especificidade	95-98%	65%	96%	99%

CIVD, coagulação intravascular disseminada; ISTH, International Society on Thrombosis and Haemostasis; JAAM, Japanese Association for Acute Medicine; TP, tempo de protrombina.
Fonte: Elaborada com base em Erez,[20] Gando e colaboradores,[29] Gando e colaboradores,[30] Erez e colaboradores,[31] Clark e colaboradores,[32] Passos e colaboradores.[25]

TRATAMENTO

De modo ideal, situações com potencial deterioração deveriam ser previamente identificadas e adequadamente tratadas, a fim de prevenir a evolução para CIVD. O diagnóstico diferencial da CIVD na gravidez inclui causas de sangramento, trombose e/ou lesão de órgãos. Essas condições podem coexistir ou contribuir para a sua patogênese. O tratamento da causa subjacente em geral leva à resolução da CIVD.

Diante de um quadro instalado de CIVD, o manejo objetiva oferecer suporte básico de vida e correção da coagulopatia até que se resolva o evento causador.

MANEJO BÁSICO

- Monitorizar sinais vitais, calcular índice de choque, estabelecer dois acessos venosos periféricos calibrosos, garantir via aérea e acionar equipe multidisciplinar.
- Solicitar exames laboratoriais que identifiquem o mais breve possível alterações compatíveis com CIVD.
- Manter temperatura corporal adequada.
- Corrigir acidose e desequilíbrios eletrolíticos relacionados com a transfusão de hemocomponentes.
- Estabelecer vitalidade fetal: em gestações com óbito fetal ou feto no limite da viabilidade (entre 22-23 semanas), o foco será totalmente na mãe; em fetos vivos e com viabilidade, avalia-se o bem-estar fetal. Em geral, a cardiotocografia mostrará um traçado de categoria 3, tendo-se em vista a diminuição aguda da perfusão placentária. Nesse momento, pesam-se os riscos ou benefícios da interrupção imediata da gestação.
- Identificar o evento-gatilho para CIVD e resolvê-lo.
- Determinar estabilidade hemodinâmica.

PACIENTES HEMODINAMICAMENTE INSTÁVEIS

- Manter oxigenação (saturação de oxigênio ≥ 95%) e realizar intubação orotraqueal ou instalar ventilação não invasiva, se necessário.
- Proceder à ressuscitação volêmica com cristaloides (procurar manter pressão arterial sistólica [PAS] ≥ 90mmHg ou pressão arterial média ≥ 65 mmHg). Não repor mais de 2 L, pelo risco de coagulopatia diluicional.
- Repor hemocomponentes precocemente, tanto para manter a perfusão tecidual como para corrigir a coagulopatia (ver Cap. 33 –

Hemorragia puerperal e Cap. 41 – Hemoterapia e gestação).

Desfecho gestacional na paciente instável

- Está indicada cesariana de urgência se houver instabilidade materna para salvar a vida da gestante e, muitas vezes, a vida do feto, pois, na imensa maioria das vezes, a CIVD em gestantes é causada por fatores obstétricos, e a forma de resolução do fator desencadeante é a interrupção da gestação. Além disso, a perfusão placentária está comprometida com a instabilidade hemodinâmica, e o feto está em um ambiente hostil.
- É preferível uma abordagem vertical infraumbilical, em razão da rapidez e do menor risco de sangramento, incluindo hematoma de fáscia muscular no pós-operatório.
- Está recomendada anestesia geral em pacientes instáveis e com exames laboratoriais alterados, devido ao risco de sangramento e hematoma no neuroeixo.
- Por vezes, é necessário utilizar técnicas para controle de sangramento, como torniquete com dreno de Penrose, suturas hemostáticas, balão intrauterino, embolização de artérias uterinas ou ilíacas ou até mesmo histerectomia.
- Considerar instalação de dreno de sucção para controle do sangramento intra-abdominal.

PACIENTES HEMODINAMICAMENTE ESTÁVEIS

Em pacientes estáveis, devem-se realizar os exames laboratoriais e aguardar o seu resultado para realizar a reposição de hemocomponentes – especialmente o fibrinogênio, procurando atingir níveis > 200 mg/dL.

A hipofibrinogenemia associada à morte fetal prolongada pode ser tratada com heparina para tentar reverter a degradação da fibrina.

Desfecho gestacional na paciente estável

O desfecho gestacional deve ser avaliado. Em situações de CIVD aguda com causa gestacional, o desfecho deve ser imediato. No casos de CIVD crônica (p. ex., óbito de um dos gemelares) ou nos casos de CIVD por causas não gestacionais, a transfusão de hemocomponentes ou a resolução da causa base podem resolver o quadro de CIVD, sem obrigatoriamente se fazer necessária a interrupção imediata da gestação.

A via de parto é de escolha obstétrica. Se não houver outra contraindicação para parto vaginal, esta pode ser a via em pacientes hemodinamicamente estáveis, tanto para fetos vivos e viáveis quanto para gestações com óbito fetal.

TROMBOPROFILAXIA

Visto que hemorragia puerperal, transfusão de hemocomponentes e cirurgia prolongada são fatores de risco para trombose e frequentemente estão presentes em casos de CIVD, deve-se realizar a profilaxia mecânica com meias elásticas ou botas de retorno venoso durante e/ou imediatamente após os procedimentos cirúrgicos. Depois de 8 a 24 horas, costuma-se iniciar a profilaxia medicamentosa de acordo com as características e os riscos do procedimento, não havendo contraindicações aos medicamentos.

REFERÊNCIAS

1. Katz D, Beilin Y. Disorders of coagulation in pregnancy. Br J Anaesth. 2015;115(Suppl 2):ii75-88.
2. Simcox LE, Ormesher L, Tower C, Greer IA. Pulmonary thrombo-embolism in pregnancy: diagnosis and management. Breathe (Sheff). 2015;11(4):282-9.
3. Townsley DM. Hematologic complications of pregnancy. Semin Hematol. 2013;50(3):222-31.
4. Kouides PA. Present day management of inherited bleeding disorders in pregnancy. Expert Rev Hematol. 2016;9(10):987-95.
5. Cortet M, Deneux-Tharaux C, Dupont C, Colin C, Rudigoz R-C, Bouvier-Colle M-H, et al. Association between fibrinogen level and severity of postpartum haemorrhage: secondary analysis of a prospective trial. Br J Anaesth. 2012;108(6):984-9.
6. Romero R, Duffy TP, Berkowitz RL, Chang E, Hobbins JC. Prolongation of a preterm pregnancy complicated by death of a single twin

in utero and disseminated intravascular coagulation. Effects of treatment with heparin. N Engl J Med. 1984;310(12):772-4.

7. Peyvandi F, Bidlingmaier C, Garagiola I. Management of pregnancy and delivery in women with inherited bleeding disorders. Semin Fetal Neonatal Med. 2011;16(6):311-7.

8. Bannow BS, Konkle BA. Inherited bleeding disorders in the obstetric patient. Transfus Med Rev. 2018;32(4):237-43.

9. Royal College of Obstetricians & Gynaecologists. Management of inherited bleeding disorders in pregnancy. London: RCOG; 2017.

10. Brasil. Ministério da Saúde. Manual de diagnóstico e tratamento da doença de Von Willebrand. Brasília: MS; 2018.

11. White GC, Rosendaal F, Aledort LM, Lusher JM, Rothschild C, Ingerslev J, et al. Definitions in hemophilia. Recommendation of the scientific subcommittee on factor VIII and factor IX of the scientific and standardization committee of the International Society on Thrombosis and Haemostasis. Thromb Haemost. 2001;85(3):560.

12. National Hemophilia Foundation. MASAC guidelines for pregnancy and perinatal management of women with inherited bleeding disorders and carriers of hemophilia A or B. New York: NHF; 2021.

13. Towner D, Castro MA, Eby-WilkensE, Gilbert WM. Effect of mode of delivery in nulliparous women on neonatal intracranial injury. N Engl J Med. 1999;341(23):1709-14.

14. Brasil. Ministério da Saúde. Manual das coagulopatias hereditárias raras. Brasília: MS; 2015.

15. George JN, McIntosh JJ. Thrombocytopenia in pregnancy [Internet]. Waltham: UpToDate; 2021 [capturado em 24 fev. 20212]. Disponível em: https://www.uptodate.com/contents/thrombocytopenia-in-pregnancy.

16. Nisha S, Amita D, Uma S, Tripathi AK, Pushplata S. Prevalence and characterization of thrombocytopenia in pregnancy in Indian women. Indian J Hematol Blood Transfus. 2012;28(2):77-81.

17. Gernsheimer T, James AH, Stasi R. How I treat thrombocytopenia in pregnancy. Blood. 2013;121(1):38-47.

18. Poston JN, Gernsheimer TB. Management of immune thrombocytopenia in pregnancy. Ann Blood. 2021;6:5.

19. de Bruijn S, Maes M-B, De Waele L, Vanhoorelbeke K, Gadisseur A. First report of a de novo iTTP episode associated with an mRNA-based anti-COVID-19 vaccination. J Thromb Haemost. 2021;19(8):2014-8.

20. Erez O. Disseminated intravascular coagulation in pregnancy - Clinical phenotypes and diagnostic scores. Thromb Res. 2017;151(Suppl 1):S56-60.

21. Callaghan WM, Creanga AA, Kuklina EV. Severe maternal morbidity among delivery and postpartum hospitalizations in the United States. Obstet Gynecol. 2012;120(5):1029-36.

22. Gilbert WM, Moore TR, Resnik R, Doemeny J, Chin H, Bookstein JJ. Angiographic embolization in the management of hemorrhagic complications of pregnancy. Am J Obstet Gynecol. 1992;166(2):493-7.

23. Sibai BM, Ramadan MK, Usta I, Salama M, Mercer BM, Friedman SA. Maternal morbidity and mortality in 442 pregnancies with hemolysis, elevated liver enzymes, and low platelets (HELLP syndrome). Am J Obstet Gynecol. 1993;169(4):1000-6.

24. Sher G. Pathogenesis and management of uterine inertia complicating abruptio placentae with consumption coagulopathy. Am J Obstet Gynecol. 1977;129(2):164-70.

25. Passos EP, Ramos JGL, Martins-Costa SH, Magalhães JA, Menke CH, Freitas F, organizadores. Rotinas em ginecologia. 7. ed. Porto Alegre: Artmed; 2017.

26. Boral BM, Williams DJ, Boral LI. Disseminated intravascular coagulation. Am J Clin Pathol. 2016;146(6):670-80. 32

27. Collis RE, Collins PW. Haemostatic management of obstetric haemorrhage. Anaesthesia. 2015;70(Suppl 1):78-86, e27-28.

28. Collins PW, Lilley G, Bruynseels D, Laurent DB-S, Cannings-John R, Precious E, et al. Fibrin-based clot formation as an early and rapid biomarker for progression of postpartum hemorrhage: a prospective study. Blood. 2014;124(11):1727-36.

29. Gando S, Iba T, Eguchi Y, Ohtomo Y, Okamoto K, Koseki K, et al. A multicenter, prospective validation of disseminated intravascular coagulation diagnostic criteria for critically ill patients: comparing current criteria. Crit Care Med. 2006;34(3):625-31.

30. Gando S, Wada H, Thachil J. Differentiating disseminated intravascular coagulation (DIC) with the fibrinolytic phenotype from coagulopathy of trauma and acute coagulopathy of trauma-shock (COT/ACOTS). J Thromb Haemost. 2013;11(5):826-35.

31. Erez O, Novack L, Beer-Weisel R, Dukler D, Press F, Zlotnik A, et al. DIC score in pregnant women-a population based modification of the International Society on Thrombosis and Hemostasis score. PLoS One. 2014;9(4):e93240.

32. Clark SL, Romero R, Dildy GA, Callaghan WM, Smiley RM, Bracey AW, etal. Proposed diagnostic criteria for the case definition of amniotic fluid embolism in research studies. Am J Obstet Gynecol. 2016;215(4):408-12.

56

ABDOME AGUDO NA GESTAÇÃO

HELENA VON EYE CORLETA
OLY CAMPOS CORLETA
ROSI PEREIRA BALBINOTTO
JOANA BOZZETTI

Aproximadamente 1 em cada 600 gestantes apresentará alguma emergência abdominal não obstétrica na gestação, e muitas delas necessitarão de tratamento cirúrgico.[1]

⭐ O diagnóstico de abdome agudo deve ser realizado com base na história e no exame físico e, se o tratamento cirúrgico estiver indicado, não deverá ser postergado pela não disponibilidade de exames. O ginecologista e o cirurgião sempre devem considerar que os exames de imagem e laboratoriais podem apresentar alterações consideradas fisiológicas durante a gestação e corroborar indicação errônea de cirurgia.

Para se evitar ou minimizar a morbimortalidade materno-fetal do abdome agudo no período gestacional, é crucial a rapidez no diagnóstico e no tratamento.

As intervenções cirúrgicas na gestação aumentam o risco de nascimento prematuro; por isso, é importante realizá-las em hospitais que tenham unidade de terapia intensiva (UTI) neonatal.

O tratamento do abdome agudo durante a gestação não difere do da mulher não gestante. O risco fetal é decorrente da gravidade do quadro materno, e casos com tratamento tardio têm piores desfechos materno e fetal.

Apendicite aguda, doenças dos anexos, colecistite, obstrução intestinal e trauma abdominal são causas comuns de cirurgias não obstétricas em gestantes (Quadro 56.1).[2] As doenças dos tratos urinário e genital são discutidas no Capítulo 37 – Doença renal e do trato urinário na gestação.

Com o aumento da taxa de cesarianas, a ruptura uterina secundária vem aumentando sua incidência de 1 em 10.000-15.000 nascimentos para uma estimativa de 2,6 em 10.000 nascimen-

Quadro 56.1 – Causas de dor abdominal de origem não obstétrica

Trato gastrintestinal
- Apendicite
- Colecistite
- Hepatite
- Obstrução intestinal
- Diverticulite
- Pancreatite
- Úlcera gástrica/duodenal

Trato urinário
- Cistite
- Urolitíase
- Pielonefrite

Trato genital
- Torção anexial
- Ruptura de cisto ovariano
- Cisto hemorrágico
- Salpingite
- Abscesso tubo-ovariano
- Gestação ectópica
- Torção ou degeneração dos miomas
- Ruptura uterina

tos, sendo uma causa importante de morbidade e mortalidade. A dor abdominal é secundária ao hemoperitônio, sendo mais frequente durante o trabalho de parto.[3]

◼ Alterações fisiológicas da gestação que dificultam o diagnóstico de abdome agudo

A expressão "abdome agudo" é utilizada para um conjunto de sinais e sintomas de doença intraperitoneal, sendo a dor o principal sintoma, e o tratamento cirúrgico, frequentemente, o mais indicado. As alterações fisiológicas da gestação e as doenças obstétricas podem dificultar o diagnóstico e retardar a intervenção, conforme descrito a seguir.

- O aumento do volume uterino, que desloca os órgãos intra-abdominais, dificulta o exame físico e os exames de imagem do abdome. A partir de 12 semanas, o útero passa a ser um órgão intra-abdominal. Esse aumento de volume dificulta a localização da dor e diminui os sinais de irritação peritoneal.[4]
- Sintomas como náuseas, vômitos e desconforto abdominal são comuns na gestação normal, devido à compressão pelo volume uterino e às variações hormonais.
- A progesterona relaxa a musculatura do trato gastrintestinal (refluxo, constipação, náuseas, estase biliar) e urinário (aumenta a frequência urinária, dilatação ureteral, estase urinária).
- A gestação altera os parâmetros de alguns exames laboratoriais (Tabela 56.1). A presença de leucocitose com certo desvio à esquerda na gestação pode retardar o diagnóstico de infecções (ver Tabela 56.1).[5] A anemia fisiológica da gestação, o aumento do volume plasmático, a redução do hematócrito e a hipotensão devida à diminuição do retorno venoso por compressão da veia cava dificultam o diagnóstico do sangramento agudo.
- Com frequência, há hesitação na solicitação de exames com radiação ionizante por parte de médicos não especialistas.

Tabela 56.1 – Parâmetros para exames laboratoriais na gestação

EXAME	PARÂMETROS
Hemograma	
Hemoglobina	11-12,8 g/dL
Hematócrito	33-36%
Leucócitos	3.000-16.000/mm³
Plaquetas	=
Provas de função hepática	
TGO/TGP	=
Bilirrubinas	=
Fosfatase alcalina	↑ 2-15 vezes (2º e 3º trimestres)
GGT	=
Eletrólitos/outros	
Na⁺	140 ± 5 mmol/L
K⁺	3,5-4,5 mmol/L
Creatinina	≤ 0,8
Ureia	=
Lipase	=
Amilase	=
Proteína C-reativa	=
Hemossedimentação	↑

GGT, γ-glutamiltransferase; TGO, transaminase glutâmico-oxalacética; TGP, transaminase glutâmico-pirúvica; =, sem alteração em relação a não gestantes; ↑, elevação em relação a não gestantes.
Fonte: Modificada de Bouyou e colaboradores.[6]

Em 2016, o American College of Obstetricians and Gynecologists (ACOG) fez as seguintes recomendações quanto aos exames de imagem na gestação:[7]

- A ultrassonografia (US) e a ressonância magnética (RM) não apresentam risco para o feto e são os exames de imagem preferenciais na gestação.
- Com raras exceções, a exposição à radiação, incluindo a tomografia computadorizada (TC), é menor do que a dose associada ao compro-

metimento fetal. Quando a TC for imprescindível para complementar os achados da US ou da RM, não deve ser contraindicada durante a gestação. A Tabela 56.2 mostra as doses de exposição fetal nos exames radiológicos mais realizados para investigação da dor abdominal.

> O risco fetal associado à radiação ionizante é dependente da idade gestacional (IG). Antes da implantação (antes do atraso menstrual), doses entre 50 e 100 mGy apresentam efeito do tipo tudo ou nada (morte fetal ou nenhuma consequência). No período de organogênese (4-10 semanas), doses maiores do que 200 mGy podem provocar anomalias congênitas (esqueleto, genitália, olhos) e restrição de crescimento fetal.

O risco de anomalias fetais, restrição de crescimento fetal e aborto não foi relatado com doses até 50 mGy, doses não habituais para os exames diagnósticos.[8]

Apendicite

A apendicite é a causa de abdome agudo cirúrgico mais comum tanto na gestação como fora dela. A incidência e o risco materno-fetal das principais emergências cirúrgicas abdominais estão descritos na Tabela 56.3. A ruptura do apêndice é 2 a 3 vezes maior na gestação, provavelmente pelo atraso no diagnóstico e no tratamento,[1] o que aumenta de maneira significativa a morbimortalidade fetal. Em duas análises retrospectivas, as taxas de apendicite aguda em gestantes foram de 16 e 18% no primeiro trimestre da gestação, 50 e 64% no segundo e 34 e 18% no terceiro.[9,10]

> Os cirurgiões não devem ter receio de realizar a exploração cirúrgica da gestante com suspeita clínica de apendicite.

> A dor no quadrante inferior direito é o sintoma mais comum na apendicite, ocorrendo em 80% dos casos,[6] independentemente da IG. A partir do sexto mês, pode haver deslocamento do apêndice, com dor um pouco mais alta.[5] O quadro de anorexia, náuseas e vômitos e dor periumbilical inicial é semelhante ao que ocorre em não gestantes. Febre pode ocorrer; entretanto, a leucocitose nem sempre será um indicativo de apendicite. O exame clínico é a chave do diagnós-

Tabela 56.2 – Doses de radiação fetal (mGy) associadas aos exames radiológicos comuns de investigação do abdome agudo

TIPO DE EXAME	DOSE FETAL (mGy)
Radiografia	
• Radiografia de tórax (PA e P)	0,0005-0,01
• Radiografia de abdome	0,1-3,0
• Pielografia	5-10
• Enema baritado	1-20
Tomografia computadorizada	
• Abdominal	1,3-35
• Pélvica	10-50
• PET/TC	10-50

PA, posteroanterior; P, perfil; PET/TC, tomografia por emissão de pósitrons/tomografia computadorizada.
Fonte: Modificada de American College of Obstetricians and Gynecologists' Committee on Obstetric Practice.[7]

Tabela 56.3 – Risco materno-fetal associado às principais emergências abdominais na gestante

DISTÚRBIO	INCIDÊNCIA	MORTALIDADE MATERNA	RISCO FETAL*
Apendicite	1:500-2.000	< 1%	< 1,5%
Apendicite perfurada	–	4%	25-30%
Colecistite	1:1.600-10.000	< 1%	1-2%
Obstrução intestinal	11.500-16.000	< 5%	< 20%

*Aborto, morte fetal intrauterina.
Fonte: Adaptada de Bouyou e colaboradores.[6]

tico. A gestante apresenta menos sinais de irritação peritoneal, pois o abdome está relaxado, e o útero afasta o apêndice do peritônio parietal. Defesa e dor à descompressão não são indicadores claros para se confirmar ou descartar a apendicite.[11]

Outras doenças devem ser pesquisadas no diagnóstico diferencial de abdome agudo na gestação (ver Quadro 56.1). A infecção urinária e a pielonefrite são os diagnósticos diferenciais que se impõem e que mais frequentemente atrapalham o cirurgião ou o obstetra. A proximidade do ureter com o apêndice inflamado pode causar piúria.

Quando a história e o exame físico não forem conclusivos, exames de imagem auxiliam e não devem ser postergados, pois a demora aumenta a morbimortalidade materna e fetal. As taxas de perfuração do apêndice aumentam no decorrer da gestação, sendo, respectivamente, de 5, 12 e 30% no primeiro, segundo e terceiro trimestres.[11] No terceiro trimestre, havendo peritonite, a chance de parto prematuro pode chegar a 50%.[6]

A US é o método de imagem de escolha para avaliar a gestante com suspeita de apendicite, devido à sua segurança. O diagnóstico não é excluído quando o apêndice não puder ser visualizado. O volume uterino, o índice de massa corporal (IMC) da gestante, a localização do apêndice e a experiência do examinador influenciam a acuidade do exame. A sensibilidade diagnóstica da US para apendicite em um estudo de revisão variou de 67 a 100%, e a especificidade, de 86 a 96%.[12] A RM é usada em diagnósticos incertos, sendo mais segura do que a TC pela não exposição à radiação ionizante. Não deve ser realizada com contraste (gadolínio – categoria C pela Food and Drug Administration [FDA]). A RM tem sensibilidade, especificidade, valor preditivo positivo e negativo de 90 a 100%, 93 a 98%, 61 a 82% e 99 a 100%, respectivamente.[13] Quando os dados da US são inconclusivos e a RM não está disponível, pode-se realizar a tomografia helicoidal, que expõe o feto a menos de 50 mGy. A TC na gestação tem sensibilidade de 92%, especificidade de 99% e valor preditivo negativo de 99% para diagnóstico de apendicite. Em não gestantes, a sensibilidade é de 94%, e a especificidade, de 95%.[4,13]

O trabalho de parto pré-termo é um problema comum após a apendicectomia (83%), mas o parto prematuro ocorre com menos frequência (5-14%).[11]

A mortalidade materna é rara e geralmente está relacionada com atraso no diagnóstico e no tratamento. Os fatores que mais contribuem para a morbimortalidade são intervenção cirúrgica após 24 horas do início dos sintomas, leucocitose acentuada com desvio significativo para a esquerda (granulocitose) e perfuração apendicular por ocasião da cirurgia.[6]

TRATAMENTO

O tratamento na suspeita de apendicite é a exploração cirúrgica imediata, laparotômica ou laparoscópica, dependendo da experiência do cirurgião e das condições locais. Ocasionalmente, o erro diagnóstico levará à remoção de um apêndice normal. No entanto, o risco associado à cirurgia é menor do que o de uma intervenção adiada com consequente peritonite generalizada. A precisão do diagnóstico é inversamente proporcional à IG.

Quando o cirurgião opta pela técnica aberta, a incisão clássica de McBurney é a preferencial no primeiro trimestre; no segundo e terceiro trimestres, a incisão pode ser mais alta ou mediana.

Estudos de coorte com pequeno número de casos e séries de casos demonstram que a apendicectomia laparoscópica pode ser realizada em todos os trimestres da gestação com poucas complicações. Uma revisão sistemática da literatura, publicada em 2014,[14] comparou a apendicectomia aberta e a videolaparoscópica, sugerindo que a laparoscópica poderia estar associada à maior perda fetal. No entanto, o estudo não foi considerado suficiente para se determinar a melhor via.

Em 2017, a Society of American Gastrointestinal and Endoscopic Surgeons (SAGES) publicou diretrizes para o uso de laparoscopia na gestação.[15] A laparoscopia diagnóstica pode ser usada quando não há acesso a exames de imagem em gestantes com quadros abdominais agudos (evidência fraca) e o tratamento laparoscópico tem as mesmas vantagens sobre a laparotomia que as relatadas para não gestantes (evidência forte). Além disso, as diretrizes reforçam que a laparoscopia pode ser empregada em todos os trimestres da gestação (evidência forte).[15]

■ Colecistite aguda

A incidência de colecistite na grávida não é maior do que na mulher não grávida, e a colelitíase é a etiologia de 90% das colecistites (ver **Tabela 56.3**).[16] Durante a gestação, há aumento do barro biliar e dos cálculos biliares.

A colecistite aguda ocorre quando há obstrução do ducto cístico e posterior inflamação, com ou sem infecção. Em mais de 50% das vezes, história de dor prévia em hipocôndrio direito secundária à colelitíase está presente. Os sintomas da doença aguda não diferem da não grávida: dor tipo cólica ou fincada, que começa na região epigástrica ou no hipocôndrio direito irradiada para a região infraescapular, acompanhada de náuseas e vômitos. Os sintomas podem ficar localizados no flanco, na escápula ou no ombro direito. O sinal de Murphy, apesar de não ser frequente, auxilia o diagnóstico. Febre (acima de 38 °C), taquicardia e taquipneia podem estar presentes. Sinais de peritonite generalizada são raros e, quando ocorrem, devem levar à suspeita de perfuração ou de pancreatite ocasionadas pelo atraso no diagnóstico.[16]

Hemograma completo, amilase sérica, bilirrubina total e transaminases devem ser solicitados. Os níveis de bilirrubina direta e das transaminases podem estar elevados na colecistite gestacional. A fosfatase alcalina é menos útil, pois o estrogênio causa a sua elevação. A bilirrubina também pode ser detectada na urina. O diagnóstico diferencial inclui doença hepática gordurosa da gestação, síndrome de hemólise, enzimas hepáticas aumentadas e plaquetopenia (HELLP, *hemolysis, elevated liver enzymes, and low platelets*), apendicite, hepatite aguda, úlcera e pielonefrite.

A US tem acurácia de 95 a 98% para detecção de cálculos dentro da vesícula. Sinais de inflamação aguda e crônica, aumento da vesícula (> 4 cm), espessamento da parede vesicular e edema (> 4 mm) ou líquido ao redor da vesícula são achados que auxiliam o diagnóstico. A US permite também determinar dilatação dos ductos biliares intra e extra-hepáticos, sugerindo coledocolitíase.[6]

TRATAMENTO

A colecistite na gestação, durante muito tempo, foi tratada clinicamente, e a cirurgia era postergada para após o parto, visando a diminuir os riscos fetais. No entanto, hoje a cirurgia é o tratamento preferencial, uma vez que diminui o uso de medicamentos e o risco de complicações, como perfuração, peritonite e pancreatite biliar. A chance de recorrência do quadro na mesma gestação (dependendo do trimestre) varia entre 44 e 92%.[17,18] Date e colaboradores, revisando a literatura, não encontraram aumento da morbimortalidade fetal comparando o tratamento clínico e o cirúrgico; no entanto, encontraram maior mortalidade secundária à pancreatite nas gestantes submetidas a tratamento clínico.[19] A laparoscopia pode ser realizada com segurança nos três trimestres,[6,16,18] sendo a abordagem de escolha.[15,20] A colangiografia intraoperatória deve ser evitada, a não ser que a pancreatite biliar seja uma suspeita.

Em uma publicação recente, o California Cholecystectomy Group analisou 403 gestantes submetidas à colecistectomia no terceiro trimestre e comparou o desfecho com 17.490 outras que tiveram a cirurgia postergada para 3 meses após o parto. Os autores concluíram que os desfechos maternos, incluindo parto prematuro, tempo de hospitalização e taxa de reinternações, foram piores nas pacientes operadas durante a gestação, o que os levou a sugerir que a colecistectomia deve ser postergada sempre que possível.[21] O procedimento de colecistostomia percutânea, atualmente com uso crescente em pacientes com condições clínicas graves para evitar ou postergar a cirurgia e já previamente descrito em gestantes,[22] pode ser uma alternativa terapêutica para essas pacientes.

A experiência com colangiopancreatografia endoscópica retrógrada (CPER) durante a gestação é limitada. O procedimento pode ser considerado se cálculos no ducto colédoco estiverem presentes.[15] Se a CPER for necessária, a quantidade de fluoroscopia deve ser mantida no mínimo. A coledocoscopia endoscópica, em vez da CPER com fluoroscopia, poderá vir a ser o novo padrão de investigação em pacientes com suspeita de coledocolitíase quando a radiação ionizante for uma preocupação.[15,16]

Em uma recente revisão sistemática da literatura, foram comparados desfechos de colangiografia endoscópica convencional e colangiografia sem irradiação em pacientes gestantes. A taxa geral de complicações foi de 15,9%, sendo 5,4% de eventos fetais. Os autores concluíram que a CPER continua sendo o procedimento de escolha para descompressão em gestantes com cálculos na via biliar, para prevenir complicações graves tanto para a mãe quanto para o concepto. As técnicas de colangiografia sem uso de radiação ionizante não têm impacto nos desfechos fetais ou obstétricos em relação à técnica convencional.[23]

O tratamento conservador consiste em medidas de suporte, hidratação intravenosa, pausa alimentar, uso criterioso de opioides e emprego de antimicrobianos. Ao optar pelo tratamento conservador, deve-se discutir com a paciente a alta taxa de recorrência e a importância do diagnóstico e tratamento precoces.

Pancreatite

A pancreatite aguda na gravidez não é frequente (1:10.000 nascidos). O quadro clínico pode mimetizar o de abdome agudo; entretanto, seu tratamento em geral não é cirúrgico. Ocorre mais no terceiro trimestre ou no período pós-parto inicial. A coledocolitíase é a causa mais comum (57%) de pancreatite na gestação.[4,16]

> Os sintomas de pancreatite incluem dor epigástrica súbita e intensa, com irradiação para o dorso, náuseas e vômitos pós-prandiais e febre. A paciente assume a "posição fetal". Os ruídos hidroaéreos estão diminuídos. O diagnóstico diferencial é com úlcera duodenal perfurada, obstrução intestinal, cetoacidose diabética, pré-eclâmpsia e doença hepática gordurosa da gestação.[20,24]

A dosagem sérica de amilase e lipase estará muito elevada, e deve ser realizada para confirmar o diagnóstico clínico. Na gestação, essas enzimas tendem a subir, espontaneamente, a dosagens próximas do limite superior do normal. Outras condições, como colelitíase, obstrução intestinal, trauma hepático e úlcera perfurada, também podem causar elevação dessas enzimas. A saponificação dos tecidos pode resultar em hipocalcemia.

> A US é útil para descartar colelitíase. A TC é o padrão-ouro para diferenciar abscessos de inflamação no pâncreas.

TRATAMENTO

O tratamento consiste em repouso intestinal (NPO [nada pela boca, do latim *nihil per os*] e sonda nasogástrica na presença de vômitos), reposição hídrica e eletrolítica e alívio da dor.

> Os fármacos de escolha para analgesia são os opioides. Se a febre persistir, o tratamento com antimicrobianos de amplo espectro deve ser instituído. Em alguns dias, a maioria das pacientes responderá ao tratamento clínico, e o restabelecimento da via oral com líquidos claros poderá ser instituído ao redor do 4º ou 5º dia.

A cirurgia fica reservada aos casos de sepse, necrose infectada (identificada por gás no retroperitônio à TC) e abscessos. Se ocorrer colangite ou obstrução biliar, a CPER é segura e deve ser considerada.[15,16,20]

> ⚠ A mortalidade fetal na pancreatite é de 10%.[4,20] Quando a condição é complicada (necrose, insuficiência respiratória, hipotensão, hipocalcemia e necessidade de reposição maciça de volume), esse índice pode chegar a 60%.[16,20]

Obstrução intestinal

A obstrução intestinal é uma causa frequente de abdome agudo não obstétrico na gestação (ver Tabela 56.3). Aderências secundárias a cirurgias prévias (60-70% dos casos) são a principal etiologia. O volvo ocorre em 25% dos casos, diferentemente da mulher não grávida, em que ele é responsável por menos de 1% das obstruções.[6,16] As hérnias são responsáveis por somente 3% dos casos, e as neoplasias são causas raras.

Os sintomas de obstrução intestinal não são modificados pela gestação: dor abdominal em cólica, distensão, náuseas, vômitos e constipação. Os ruídos hidroaéreos estão aumentados e com som metálico no início do quadro, podendo estar ausentes em fases tardias.

O tipo e a característica do vômito são importantes para diferenciar obstruções altas ou baixas no intestino delgado: vômitos violentos, precoces e de natureza biliar sugerem obstrução do intestino proximal; vômitos tardios em relação ao início do quadro e com aspecto fecaloide sugerem obstruções distais.

Um erro diagnóstico comum, na presença de obstrução intestinal, é atribuir os vômitos à hiperêmese gravídica, principalmente após o primeiro trimestre.[6,20]

No exame físico, o abdome está distendido e doloroso. A febre, a leucocitose e as anormalidades eletrolíticas aumentam a probabilidade de se encontrar estrangulamento intestinal. Se houver atraso no diagnóstico e a paciente não for apropriadamente tratada, ocorrerá perda de líquido para o terceiro espaço, resultando em desidratação, desequilíbrio eletrolítico, hipotensão, oligúria, febre, taquicardia e, às vezes, choque e morte.[6,25]

Se houver suspeita de obstrução intestinal, o exame radiológico com rotina para abdome agudo é o indicado. Os achados radiológicos significativos incluem distensão gasosa, níveis hidroaéreos e formação de degraus em alças (sinal de pilhas de moedas). Em obstruções distais, pode haver dilatação importante do intestino grosso, perda da imagem dos haustros e líquido intraluminal. Nesses casos, deve-se levantar a suspeita de volvo do sigmoide.

Cerca de 50% das radiografias no início da obstrução não são diagnosticadas. Um estudo seriado, com intervalo de 4 a 6 horas do primeiro, pode identificar a presença de níveis hidroaéreos ou a progressão da dilatação intestinal. Estudos radiológicos com contraste podem ser feitos se houver dúvida.[6,25]

Assim como na apendicite e na colecistite, o atraso no diagnóstico está relacionado com maior morbimortalidade. Os casos de obstrução intestinal são mais comuns no segundo e terceiro trimestres e após o parto, devido às mudanças significativas no volume uterino.[16,24]

TRATAMENTO

O tratamento da obstrução intestinal fundamenta-se na reposição hidreletrolítica e na descompressão intestinal com sonda nasogástrica. Para a reposição de líquidos, devem-se considerar as perdas pela sonda nasogástrica e para o terceiro espaço. O débito urinário deve ser monitorizado.

A cirurgia deve ser indicada se não houver melhora após 48 horas e nos casos com sinais de gravidade, como febre, taquicardia, irritação peritoneal e leucocitose. A laparotomia exploradora com incisão mediana é o tratamento de escolha.[4,6,24] Em casos selecionados, sem grande distensão abdominal, a laparoscopia poderá ser realizada por equipe experiente. Todo o intestino deve ser avaliado, pois pode haver mais de um ponto de obstrução. O volvo de sigmoide e de ceco, sem sinais de gravidade, pode ser revertido com colonoscopia.[6] A viabilidade da alça deve ser vista por um cirurgião experiente, e, quando necessário, ressecções devem ser realizadas. Pode estar indicada profilaxia antimicrobiana.

A morbidade e a mortalidade (ver Tabela 56.3) ocorrem como resultado de desequilíbrio hidreletrolítico, perfuração intestinal, sepse e hipovolemia.

Torção de anexo

Cistos ovarianos são comuns no início da gestação, tendo uma frequência de 5% na US obstétrica de rotina. Em geral, não exigem tratamento ou acompanhamento, desaparecendo com o decorrer da gestação. Entretanto, os cistos anexiais favorecem a torção do anexo, o que é mais frequente no primeiro trimestre.[26] O quadro clínico é de abdome agudo, com dor de início súbito e progressiva em um dos quadrantes. Náuseas, vômitos, febre e leucocitose podem estar presentes, embora nenhum desses achados seja confiável para tal diagnóstico na gestação.[27] O quadro clínico não difere da torção anexial fora da gestação.

DIAGNÓSTICO

A US pélvica ou transvaginal, conforme a IG, pode identificar ou não massa anexial, cistos ovarianos e líquido livre. A US Doppler avalia a distribuição de fluxo sanguíneo no anexo. A presença de fluxo não exclui o diagnóstico de torção. A dor é o sintoma mais comum, sendo desproporcional aos achados no exame clínico.[4] Caso a dor persista, a laparotomia ou laparoscopia será imperativa. Na cirurgia, o anexo estará isquêmico com congestão venosa. Havendo necrose, a salpingooforectomia é realizada. Com frequência, quando a torção do anexo é desfeita, a perfusão volta ao normal; nesses casos, o anexo poderá ser preservado. A torção ovariana aumenta o risco de tromboembolia pulmonar.[26]

Considerações sobre cirurgias abdominais na gestação

As cirurgias de urgência devem ser realizadas em qualquer trimestre da gestação, ao passo que as eletivas devem ser postergadas para o período pós-parto.[4,28] O segundo trimestre, após o período de organogênese, é o mais indicado para as cirurgias não urgentes, mas cuja realização pode diminuir sintomas ou progressão de doenças, como colelitíase sintomática. Cirurgias em gestantes com fetos pré-termo devem, preferencialmente, ser feitas em hospitais com UTI neonatal.

Algumas considerações gerais sobre a laparoscopia na gestação são apresentadas no Quadro 56.2.[15]

ANESTESIA

Os efeitos da anestesia sobre o feto não são totalmente conhecidos; entretanto, não existe evidência que relacione o tipo de anestesia a desfechos fetais. Nenhum fármaco utilizado durante a anestesia geral demonstrou teratogenicidade em humanos, informação esta que pode ser usada para tranquilizar a gestante. A gestante tem mais risco de aspiração durante o procedimento anestésico; os mesmos cuidados devem ser utilizados para pacientes que não estão em jejum (ver Cap. 29 – Analgesia e anestesia em obstetrícia).

FETO

Nas situações de abdome agudo cirúrgico, há consenso de que a cirurgia laparoscópica ou laparotômica diminui a morbimortalidade fetal. O atraso no diagnóstico e no tratamento do abdome agudo compromete o estado materno, aumentando o risco fetal. Nas cirurgias complicadas, a taxa de

---

Quadro 56.2 – Diretrizes para cirurgia laparoscópica na gestação

Indicações
- A laparoscopia tem as mesmas indicações que para a mulher não gestante
- A laparoscopia pode ser realizada em qualquer trimestre

Posição da paciente
- Decúbito lateral esquerdo para se minimizar a compressão da veia cava

Primeiro trocater
- Técnica aberta (Hasson), com agulha de Veress, ou com trocater óptico, ajustando o acesso conforme a altura uterina (6 cm acima)

Pressão de CO_2
- 10-15 mmHg – a menor para visualização adequada

Monitorização intraoperatória
- Capnografia intraoperatória e BCFs pré e pós-operatórios

Profilaxia de tromboembolia
- Deambulação precoce e compressão pneumática

Monitorização fetal
- Controle de BCFs no pré e no pós-operatório

Tocólise
- Não deve ser instituída profilaticamente; apenas se houver trabalho de parto prematuro

BCFs, batimentos cardíacos fetais; CO_2, dióxido de carbono.
Fonte: Modificado de Pearl e colaboradores.[15]

trabalho de parto prematuro é até 46% maior do que nas cirurgias não complicadas.[4,14,29] Dados do registro sueco de nascimentos, maior estudo de morbimortalidade perinatal em cirurgias não obstétricas, sugerem que os efeitos adversos perinatais devem ser atribuídos à própria doença, e não à cirurgia ou à anestesia.[29]

A comparação entre nascidos de gestantes submetidas a cirurgias não obstétricas com os de gestantes normais demonstrou maior incidência de baixo peso, parto pré-termo e morte neonatal, sendo a prematuridade a maior causa de mortalidade.[29]

A monitorização fetal é recomendada no pré e no pós-operatório.[15,20,26,28] A monitorização fetal intraoperatória não é recomendada como rotina.[4,20,26] A frequência cardíaca fetal reflete indiretamente o fluxo uteroplacentário. É importante evitar hipotensão materna. Após a 18ª semana, é indicado deslocar o útero para a esquerda, o que diminui a compressão da veia cava e melhora o retorno venoso.[4,15,26] Em casos de fetos viáveis, com possibilidade de cesariana durante o procedimento cirúrgico, a monitorização intraoperatória pode ser instalada.[28]

TOCÓLISE

A tocólise profilática no pré-operatório não é indicada.[6,15] Na vigência de contrações uterinas e modificação ou dilatação do colo, a inibição do trabalho de parto deve ser realizada. Conforme a IG e o risco de nascimento, outras medidas que melhoram os desfechos fetais podem ser instituídas (corticosteroide) (ver Cap. 16 – Prematuridade). Na presença de infecção materna, a tocólise é contraindicada.[4]

REFERÊNCIAS

1. Augustin G, Majerovic M. Nonobstetrical acute abdomen during pregnancy. Eur J Obstet Gynecol Reprod Biol. 2007;131(1):4-12.
2. Vujic J, Marsoner K, Lipp-Pump AH, Klaritsch P, Mischinger HJ, Kornprat P. Non-obstetric surgery during pregnancy - an eleven-year retrospective analysis. BMC Pregnancy Childbirth. 2019;19(1):382.
3. Zachariah SK, Fenn M, Jacob K, Arthungal SA, Zachariah SA. Management of acute abdomen in pregnancy: current perspectives. Int J Womens Health. 2019;11:119-34.
4. Kilpatrick CC, Monga M. Approach to the acute abdomen in pregnancy. Obstet Gynecol Clin North Am. 2007;34(3):389-402.
5. Pates JA, Avendanio TC, Zaretsky MV, McIntire DD, Twickler DM. The appendix in pregnancy: confirming historical observations with a contemporary modality. Obstet Gynecol. 2009; 114(4):805-8.
6. Bouyou J, Gaujoux S, Marcellin L, Leconte M, Goffinet F, Chapron C, et al. Abdominal emergencies during pregnancy. J Visc Surg. 2015;152(6 Suppl):S105-15.
7. American College of Obstetricians and Gynecologists' Committee on Obstetric Practice. Committee Opinion no. 656: guidelines for diagnostic imaging during pregnancy and lactation. Obstet Gynecol. 2016;127(2):e75-80.
8. Gjelsteen AC, Ching BH, Meyermann MW, Prager DA, Murphy TF, Berkey BD, et al. CT, MRI, PET, PET/CT, and ultrasound in the evaluation of obstetric and gynecologic patients. Surg Clin North Am. 2008;88(2):361-90.
9. Tanrıdan Okcu N, Banlı Cesur İ, İrkörücü O. Acute appendicitis in pregnancy: 50 case series, maternal and neonatal outcomes. Ulus Travma Acil Cerrahi Derg. 2021;27(2):255-9.
10. Yavuz Y, Sentürk M, Gümüş T, Patmano M. Acute appendicitis in pregnancy. Ulus Travma Acil Cerrahi Derg. 2021;27(1):85-8.
11. Weinstein MS, Feuerwerker S, Baxter JK. Appendicitis and cholecystitis in pregnancy. Clin Obstet Gynecol. 2020;63(2):405-15.
12. Williams R, Shaw J. Ultrasound scanning in the diagnosis of acute appendicitis in pregnancy. Emerg Med. 2007;24(5):359-60.
13. Khandelwal A, Fasih N, Kielar A. Imaging of acute abdomen in pregnancy. Radiol Clin North Am. 2013; 51(6):1005-22.
14. Walker HG, Al Samaraee A, Mills SJ, Kalbassi MR. Laparoscopic appendicectomy in pregnancy: a systematic review of the published evidence. Int J Surg. 2014;12(11):1235-41.
15. Pearl JP, Price RR, Tonkin AE, Richardson WS, Stefanidis D. SAGES guidelines for the use of laparoscopy during pregnancy. Surg Endosc. 2017;31(10):3767–82.
16. Selzer DJ, Stefanidis D. Surgical emergencies in the pregnant patient. Adv Surg. 2019;53:161-77.
17. Othman MO, Stone E, Hashimi M, Parasher G. Conservative management of cholelithiasis and its complications in pregnancy is associated with recurrent symptoms and more emergency department visits. Gastrointest Endosc. 2012;76(3):564-9.
18. Lu EJ, Curet MJ, El-Sayed YY, Kirkwood KS. Medical versus surgical management of biliary tract disease in pregnancy. Am J Surg. 2004;188(6):755-9.
19. Date RS, Kaushal M, Ramesh A. A review of the management of gallstone disease and its complications in pregnancy. Am J Surg. 2008;196(4):599-608.
20. Barber-Millet S, Bueno Lledó J, Granero Castro P, Gómez Gavara I, Ballester Pla N, García Domínguez R. Update on the management of nonobstetric acute abdomen in pregnant patients. Cir Esp. 2016;94(5):257-65.
21. Fong ZV, Pitt HA, Strasberg SM, Molina RL, Perez NP, Kelleher CM, et al. Cholecystectomy During the Third Trimester of Pregnancy: Proceed or Delay? J Am Coll Surg. 2019;228(4):494-502.e1.

22. Allmendinger N, Hallisey MJ, Ohki SK, Straub JJ. Percutaneous cholecystostomy treatment of acute cholecystitis in pregnancy. Obstet Gynecol. 1995;86(4 Pt 2):653-4.
23. Azab M, Bharadwaj S, Jayaraj M, Hong AS, Solaimani P, Mubder M, et al. Safety of endoscopic retrograde cholangiopancreatography (ERCP) in pregnancy: A systematic review and meta-analysis. Saudi J Gastroenterol. 2019;25(6):341-54.
24. Webster PJ, Bailey MA, Wilson J, Burke DA. Small bowel obstruction in pregnancy is a complex surgical problem with a high risk of fetal loss. Ann R Coll Surg Engl. 2015;97(5):339-44.
25. Perdue PW, Johnson HW Jr, Stafford PW. Intestinal obstruction complicating pregnancy. Am J Surg. 1992;164(4):384-8.
26. Diegelmann L. Nonobstetric abdominal pain and surgical emergencies in pregnancy. Emerg Med Clin North Am. 2012;30(4):885-901.
27. Giuntoli RL 2nd, Vang RS, Bristow RE. Evaluation and management of adnexal masses during pregnancy. Clin Obstet Gynecol. 2006;49(3):492-505.
28. American College of Obstetricians and Gynecologists' Committee on Obstetric Practice. ACOG Committee Opinion no. 474: nonobstetric surgery during pregnancy. Obstet Gynecol. 2011;117(2 Pt 1):420-1.
29. Mazze RI, Källén B. Reproductive outcome after anesthesia and operation during pregnancy: a registry study of 5405 cases. Am J Obstet Gynecol. 1989;161(5): 1178-85.

LEITURAS RECOMENDADAS

Lei Q, Liu G. Management of acute abdomen in pregnancy. J Chin Physician. 2020;22(7):967-971,976.

Mukherjee R, Samanta S. Surgical emergencies in pregnancy in the era of modern diagnostics and treatment. Taiwan J Obstet Gynecol. 2019;58(2):177-82.

Weinstein MS, Feuerwerker S, Baxter JK. Appendicitis and cholecystitis in pregnancy. Clin Obstet Gynecol. 2020;63(2):405-15.

57

TRAUMA E GESTAÇÃO

SÉRGIO H. MARTINS-COSTA
ANA SELMA BERTELLI PICOLOTO
CECÍLIA SUSIN OSÓRIO
JOSÉ GERALDO LOPES RAMOS

A avaliação da gestante vítima de trauma é uma tarefa bem mais complexa quando comparada com a da não gestante. Além das marcadas diferenças anatômicas e funcionais, a presença do feto, como um segundo paciente que também exige cuidados imediatos, impõe um desafio ainda maior à equipe médica.

> Acidentes são a principal causa de morte em mulheres em idade reprodutiva. Traumas ocorrem em cerca de 6 a 8% das gestações, sendo a causa mais comum a violência doméstica, conforme dados dos Estados Unidos.[1] Outras causas de trauma em gestantes são quedas, agressões e trauma penetrante por arma branca ou de fogo.

Alterações fisiológicas da gestação e o trauma

As alterações fisiológicas da gestação interferem na ocorrência, no diagnóstico e no manejo do trauma.

No primeiro trimestre, o útero ainda se encontra dentro da pelve, protegido de lesões traumáticas pelos ossos. Assim, danos ao feto são menos frequentes e, em geral, secundários à hipotensão materna grave ou à lesão penetrante na pelve. No segundo trimestre, o líquido amniótico em grande quantidade dá certa proteção ao feto em relação aos impactos sobre o organismo materno.

Por fim, no terceiro trimestre, o útero torna-se proeminente, com suas paredes mais finas, facilitando que contusões, perfurações ou rupturas repercutam negativamente sobre a saúde fetal. Nesse período, na maioria dos casos, a cabeça fetal encontra-se encaixada nos ossos da pelve materna, ganhando alguma proteção.

> Diferentemente do risco fetal aumentado nesse período, o grande útero gravídico protege as outras vísceras intra-abdominais dos traumas sobre o ventre.

SISTEMA RESPIRATÓRIO

As mudanças pulmonares iniciam-se ao redor das 20 semanas de gestação e incluem diminuição da capacidade residual funcional, aumento do volume corrente e alcalose respiratória em razão da hiperventilação fisiológica, acompanhada de acidose metabólica compensatória. Não há mudança no volume expiratório forçado no primeiro segundo (VEF_1) ou na frequência respiratória.

> ⚠ Deve-se atentar para o fato de que o diafragma está elevado em cerca de 4 cm, dado importante na eventual necessidade de colocação de drenos torácicos.

SISTEMA CIRCULATÓRIO

No primeiro trimestre, há aumento progressivo da frequência e do débito cardíacos e diminuição da pressão arterial pela baixa resistência vascular periférica. O nadir da pressão arterial se dá com 28 semanas; a partir daí, ela retorna gradativamente para seus níveis pré-gestacionais.

O útero alcança o nível da cicatriz umbilical em torno da 20ª semana de gestação, sendo, então, de tamanho suficiente para comprimir a veia cava inferior (na posição supina) e causar diminuição de até 30% no débito cardíaco. Mulheres hígidas são capazes de compensar esse mecanismo, aumentando a resistência vascular periférica e a frequência cardíaca.

O deslocamento do útero para a esquerda, descomprimindo a veia cava, é fundamental para restabelecer o débito cardíaco e deve ser uma medida sempre adotada em pacientes com idade gestacional (IG) acima de 20 semanas durante a avaliação e a cirurgia do trauma.

A vascularização da pelve está aumentada, havendo, portanto, maior risco de hemorragia retroperitoneal no trauma abdominal ou pélvico. Perdas volumosas podem ocorrer rapidamente, uma vez que o fluxo sanguíneo para o útero é de cerca de 600 mL/minuto. Isso pode levar a dano fetal por hipóxia, devido à queda na irrigação uterina, pois a circulação placentária não possui mecanismos de autorregulação.

SISTEMA HEMATOPOIÉTICO

O volume plasmático aumenta cerca de 45% na gestante, iniciando nas primeiras 6 a 8 semanas. A hemodiluição por aumento desproporcional do volume plasmático em relação ao aumento da massa eritrocitária pode dar origem à falsa impressão de anemia. Dessa maneira, níveis de hemoglobina de até 10,5 mg/dL são considerados normais em gestantes e não significam anemia ou hemorragia.

A contagem de leucócitos varia de 6.000 a 16.000 células/mm^3 no primeiro e no segundo trimestres, podendo chegar a até 20.000 a 30.000 células/mm^3 durante o trabalho de parto.

A concentração normal de fibrinogênio na gravidez é maior ou igual a 200 mg/dL. Níveis diminuídos, especialmente menores que 100, acompanhados por plaquetopenia, sugerem coagulação intravascular disseminada, complicação do descolamento prematuro da placenta (DPP) ou retenção prolongada de feto morto.

SISTEMA URINÁRIO

O fluxo sanguíneo renal e a taxa de filtração glomerular estão aumentados na gestação, resultando em diminuição da creatinina sérica (que está entre 0,4-0,5 mg/dL). Assim, um valor de creatinina de 0,8 em gestante já significa diminuição de função renal.

Pode haver hidronefrose fisiológica unilateral ou bilateral. Além disso, a gestante apresenta refluxo vesicoureteral, aumento de glicose e aminoácidos na urina e estase urinária no sistema coletor, todos fatores que predispõem ao desenvolvimento de infecções urinárias altas.

A bexiga encontra-se deslocada cranialmente e comprimida pelo útero, o que facilita o seu trauma. Caso não ocorra saída de urina após a sondagem vesical, deve-se pensar em ruptura da bexiga.

SISTEMA DIGESTÓRIO

Como o esvaziamento gástrico é demorado e o esfincter esofágico inferior apresenta tônus diminuído na gestante, deve-se sempre ter em mente o risco de aspiração de conteúdo gástrico e considerar a passagem precoce de sonda gástrica para descompressão, na ocasião do atendimento por trauma.

A gestante parece suportar melhor o trauma abdominal do que a não gestante. O aumento do volume uterino reduz o risco de lesão visceral no trauma penetrante, pois os intestinos estão deslocados para a parte superior do abdome. Os sinais clássicos de irritação peritoneal podem ser menos pronunciados, pois o peritônio parietal pode encontrar-se afastado das vísceras abdominais.

Atendimento à gestante vítima de trauma

ABORDAGEM INICIAL

O atendimento à gestante vítima de trauma requer uma equipe multidisciplinar. O obstetra deve auxiliar, determinando a necessidade de avaliação fetal, inibição do trabalho de parto pré-

-termo, indução do parto ou mesmo indicação de uma cesariana de emergência. Qualquer tratamento necessário para a manutenção ou a recuperação da saúde materna deve ser executado, mesmo que a intervenção seja potencialmente nociva para o feto. As mudanças anatômicas e fisiológicas da gestação podem mascarar lesões maternas. Na gestante hígida, os sinais clássicos de hemorragia não se tornarão evidentes, no repouso, até que haja perda de pelo menos 15 a 20% do volume sanguíneo total (cerca de 1.200 mL). A morbidade fetal em curto e longo prazos depende mais das consequências diretas e indiretas do trauma materno do que da lesão fetal propriamente dita (**Figura 57.1**).[2]

O objetivo primário do atendimento deve ser a estabilização cardiorrespiratória materna: o ABC do trauma (via aérea, respiração e circulação [*airway, breathing, and circulation*]) deve ser seguido rigorosamente. Toda gestante traumatizada deve receber oxigênio suplementar. Para a intubação endotraqueal, deve-se utilizar um tubo com diâmetro menor (com 0,5-1 mm a menos do que o utilizado para uma paciente do mesmo tamanho), devido a um pequeno edema que ocorre na traqueia da gestante. A saturação de oxigênio deve ser mantida acima de 95%; caso esteja em nível menor, deve-se coletar gasometria arterial para avaliar a pressão parcial arterial de oxigênio (PaO_2), a qual, se mantida acima de 70 mmHg, garante uma boa oxigenação fetal.

Após a intubação, é recomendada a passagem de sonda nasogástrica para realizar a descompressão do estômago e evitar a aspiração. Quando o fundo uterino está acima da cicatriz umbilical, o que eleva o diafragma, há aumento da resistência durante a ventilação. A ventilação durante a ressuscitação cardiopulmonar não deve causar hiperinsuflação, o que diminuirá a complacência torácica e aumentará a pressão intratorácica,

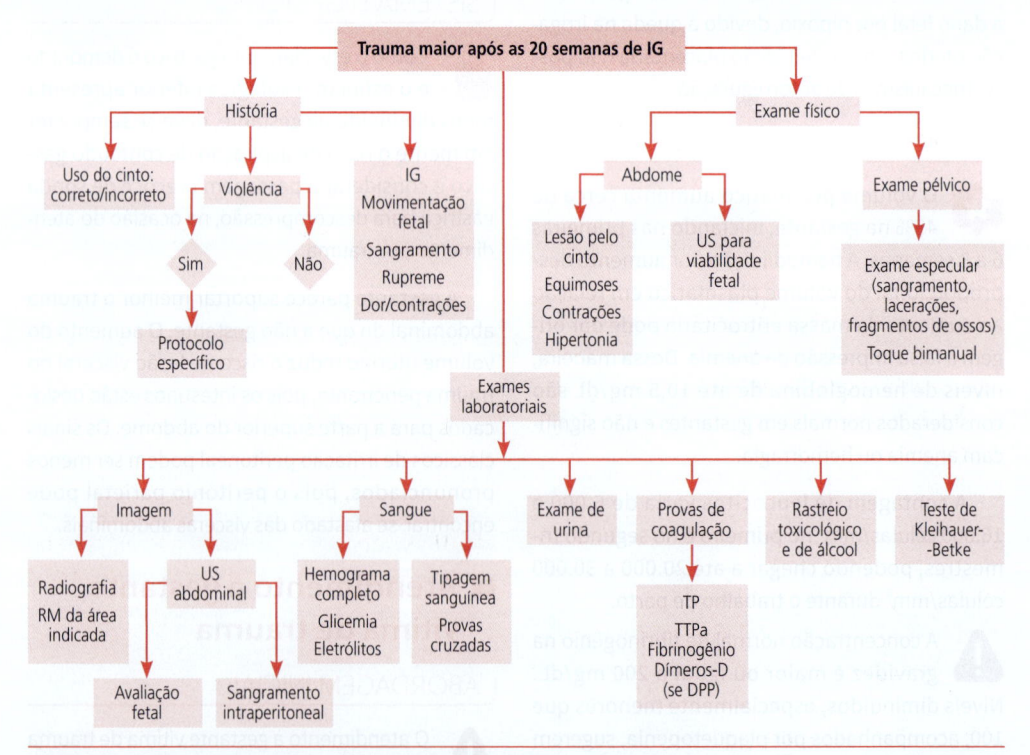

FIGURA 57.1 – Fluxograma para atendimento de gestantes vítimas de trauma com mais de 20 semanas de gestação.
DPP, descolamento prematuro da placenta; IG, idade gestacional; RM, ressonância magnética; Rupreme, ruptura prematura de membranas; TP, tempo de protrombina; TTPa, tempo de tromboplastina parcial ativada; US, ultrassonografia.

impedindo o retorno venoso ao coração. A hiperventilação pode causar alcalose respiratória não fisiológica, o que leva à vasoconstrição uterina, podendo causar hipóxia e acidose fetal.

> A imobilização da coluna cervical está indicada para qualquer paciente com suspeita de lesão medular.

Durante a ressuscitação cardiopulmonar, não se deve poupar a administração de líquidos, para tentar garantir um débito cardíaco adequado e, por conseguinte, manter o débito placentário (nível de evidência C). A transfusão sanguínea também deve ser realizada quando indicada. Os vasopressores, por sua vez, podem diminuir a perfusão placentária, mas podem ser usados quando há hipotensão persistente mesmo com infusão de volume. Já desde o início do atendimento, o útero deve ser deslocado da sua posição sobre a veia cava inferior para melhorar a perfusão materna e a resposta à ressuscitação.

> ⚠ Os equipamentos pneumáticos para contenção de hemorragia apresentam contraindicação relativa na gestação, pois são potencialmente lesivos ao feto no segundo e no terceiro trimestres. Caso seu uso seja necessário, deve-se inflar apenas o componente dos membros inferiores, para não comprometer a circulação uteroplacentária.

Após a estabilização da gestante, pode-se utilizar a palavra mnemônica CODE para a avaliação fetal: **C**omplicações da gestação e história **O**bstétrica, **D**atação e estimativa do tamanho fetal e **E**ventos detalhados (perda de líquido, sangramento, contrações, movimentos fetais, dor abdominal, etc.).[3]

> Concomitantemente à abordagem primária, deve-se avaliar a altura uterina, a IG e a viabilidade fetal (por exame físico ou ultrassonografia [US]).

> As gestantes em risco de evoluírem para nascimento pré-termo devem receber um ciclo de corticosteroide para maturação pulmonar (em gestações entre 23-34 semanas). Do mesmo modo, havendo iminência de nascimento pré-termo antes da 32ª semana, o uso de sulfato de magnésio para neuroproteção do recém-nascido está indicado (ver Cap. 16 – Prematuridade).

EXAMES COMPLEMENTARES

A avaliação inicial deve incluir hemograma completo, exame qualitativo de urina, eletrólitos, glicemia, tipagem sanguínea e provas cruzadas, provas de coagulação e pesquisa toxicológica. Hematúria macroscópica ou microscópica sugere trauma pélvico.

> A US à beira do leito é um componente do atendimento ao trauma, sendo utilizada principalmente para detectar sangue intraperitoneal após um trauma contuso. O exame, chamado de avaliação ultrassonográfica focada para o trauma (FAST, *focused assessment with sonography for trauma*), foca em locais em que há maior chance de acúmulo de sangue: os espaços hepatorrenal e esplenorrenal, a porção inferior da cavidade peritoneal (incluindo o fundo de saco de Douglas) e o pericárdio.

> A avaliação radiológica, incluindo radiografias, ressonância magnética e tomografia computadorizada, não deve ser postergada por preocupação com o estado fetal. Isoladamente, nenhum procedimento diagnóstico oferece radiação suficiente para comprometer o embrião ou o feto em desenvolvimento, sobretudo após a segunda metade da gestação.

RESSUSCITAÇÃO CARDIOPULMONAR DA GESTANTE

A primeira atitude diante de a uma parada cardíaca é chamar auxílio para enfrentar a situação. Uma equipe bem treinada faz diferença no sucesso da sua reversão. Estimula-se que toda a equipe de atendimento da maternidade realize treinamentos periódicos para que saiba como agir nesse momento crucial. As principais causas de parada cardiorrespiratória na gestante podem ser visualizadas no **Quadro 57.1**.

Como as pacientes grávidas são mais propensas à hipóxia, a oxigenação e o manejo da via aérea devem ser priorizados durante a ressuscitação.

> **Quadro 57.1** – Principais causas de parada cardiorrespiratória em gestantes
>
> - Intoxicação por sulfato de magnésio
>   - Superdosagem iatrogênica ou em pacientes oligúricas – Antídoto: gliconato de cálcio, 1 ampola (1 g)
> - Eclâmpsia
> - Acidente anestésico
> - Choque séptico
> - Complicações do uso de tocolíticos (β-miméticos)
> - Embolia pulmonar e AVE isquêmico
> - Embolia amniótica
> - Síndrome coronariana aguda
> - Dissecção da aorta
> - Trauma e superdosagem de drogas
>
> AVE, acidente vascular encefálico.

O tórax da gestante apresenta complacência reduzida, o que pode dificultar a compressão torácica externa. Compressões de qualidade são essenciais no atendimento – pelo menos 100 compressões por minuto (mas não mais que 120), comprimindo o tórax pelo menos 5 cm (mas não mais que 6 cm). As compressões devem ser realizadas no centro do tórax sobre a porção inferior do esterno. A posição materna durante as compressões é supina, com deslocamento manual do útero para reduzir a compressão aortocava e, assim, permitir um adequado débito cardíaco. A mão é usada para aplicar impulso máximo para a esquerda na borda superior direita do útero. Caso não seja possível realizar o deslocamento manual do útero, a paciente deve ser inclinada, com coxins posicionados abaixo da paciente ou angulação da mesa de atendimento, em um ângulo não maior que 30 graus.

Na eventualidade da necessidade do uso de vasopressores, estes serão utilizados nas mesmas doses da paciente não gestante. Caso haja necessidade de desfibrilador, as indicações e as potências serão as mesmas usadas fora da gestação. Se a paciente estiver utilizando monitorização cardíaca fetal, esta deverá ser descontinuada. Deve ser lembrado que uma causa de parada cardíaca na gestante pode ser a intoxicação por sulfato de magnésio, e que o seu antídoto é o gliconato de cálcio. Proceder à cesariana antes ou até durante a massagem cardíaca pode ser importante para melhorar a resposta desta, pois o esvaziamento uterino alivia a compressão aortocava e melhora a capacidade ventilatória (alivia a compressão do diafragma) e o retorno venoso na gestante (Figura 57.2).

CESARIANA DE EMERGÊNCIA

A cesariana de emergência está indicada se houver iminência de morte materna, se não houver sucesso na ressuscitação cardiopulmonar após 5 minutos ou após a estabilização materna, ou se houver traçado cardiotocográfico não tranquilizador (monitorização anteparto [MAP] categoria 3). Também pode ser necessária durante a laparotomia exploradora, visando à melhor abordagem das estruturas abdominais e pélvicas. Na cesariana *perimortem*, a melhor sobrevida materna e fetal ocorre quando o procedimento é iniciado em até 4 minutos após a parada cardíaca materna (nível de evidência C).[4] Esse critério foi adotado pela American Heart Association, tendo-se em vista que:

- Lesão cerebral irreversível pode ocorrer após 6 minutos de anoxia, em pacientes não grávidas, sendo esse tempo menor em gestantes.
- Se a altura uterina se encontra mais de quatro polpas digitais acima da cicatriz umbilical, as manobras de ressuscitação, até então ineficazes (visto que, mesmo quando realizadas adequadamente, fornecem apenas 30% do débito cardíaco necessário), poderão surtir efeito com o esvaziamento uterino, devido à descompressão aortocava.
- A chance de dano fetal aumenta com o maior tempo entre a morte materna e o nascimento.

Nessas situações, a técnica a ser utilizada na cesariana deve ser a laparotomia mediana longitudinal infraumbilical, em todos os planos abdominais. O sangramento deve ser mínimo durante o procedimento, para diminuir a chance de hipotensão. A retirada da placenta e a histerorrafia são importantes para a prevenção de sangramento assim que a estabilidade hemodinâmica for retomada.

Rotinas de atendimento à gestante com PCR

Fibrilação/taquicardia ventricular
- Epinefrina: 1 ampola (1 mg) IV
  - Repetir S/N a cada ciclo de RCP
- Amiodarona: 2 ampolas IV
  - Repetir 1 ampola a cada ciclo de RCP
- Atropina: 2 a 4 ampolas IV

Assistolia/ritmo sinusal sem pulso
- Epinefrina: 1 ampola (1 mg) IV
  - Repetir S/N a cada ciclo de RCP
- Se intoxicação por $MgSO_4$
  - Gliconato de cálcio 2 ampolas IV

Lembrar-se sempre de:
- Deslocar o útero para a esquerda
- O local das compressões cardíacas situa-se no centro do tórax, na porção inferior do esterno
- A intubação endotraqueal é potencialmente mais difícil
- O feto deve nascer em até 5 minutos
- As causas mais comuns são:
  - Eclâmpsia
  - Intoxicação por $MgSO_4$/anestésicos
  - Hemorragia

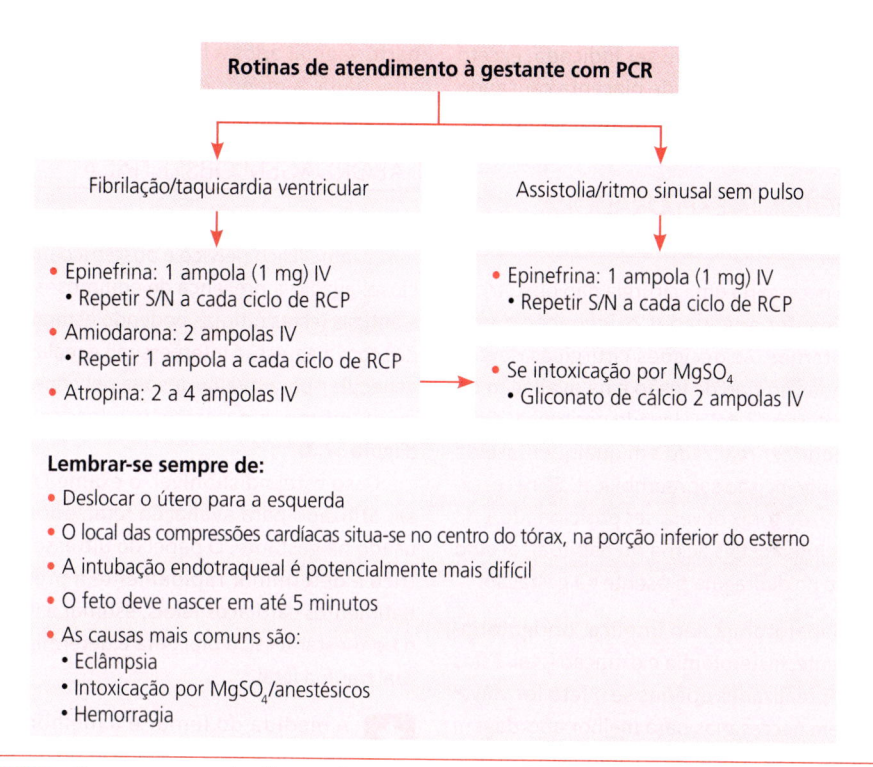

FIGURA 57.2 – Fluxograma para atendimento da gestante com parada cardiorrespiratória.
IV, intravenosa; $MgSO_4$, sulfato de magnésio; PCR, parada cardiorrespiratória; RCP, ressuscitação cardiopulmonar; S/N, se necessário.

Deve ser realizada dose rotineira de ocitocina (10 UI IM); o bólus IV deve ser evitado, pelo risco de hipotensão significativa e colapso cardiovascular.

Em uma série de casos, 12 de 25 (48%) fetos vivos nasceram em até 5 minutos de parada cardíaca materna, nove deles sob condições ideais e sem sequelas neurológicas. Seis dos 25 (24%) nasceram entre 6 e 15 minutos após a parada cardíaca, três deles com sequelas neurológicas. Embora os dados sejam limitados e sujeitos a vieses, relatos de casos e pequenas séries são os únicos dados disponíveis sobre o assunto.[5]

O objetivo da cesariana de emergência é primordialmente melhorar o desempenho da reanimação cardíaca materna e, secundariamente, a sobrevida do recém-nascido (**Quadro 57.2**).

A cesariana por indicação fetal deve ser evitada em gestações nas quais o feto ainda não seja viável, embora esse seja um critério, às vezes, difícil de estabelecer. Também em casos de morte

Quadro 57.2 – Decisões a serem tomadas nas cesarianas por parada cardiorrespiratória

Idade gestacional
- **≤ 20 semanas** – Não realizar cesariana de emergência
- **21-24 semanas** – Realizar cesariana de emergência para permitir a ressuscitação adequada da mãe
- **> 24 semanas** – Realizar cesariana de emergência para salvar a mãe e o feto

Características da PCR que melhoram a chance do recém-nascido
- Intervalo curto entre a PCR e o nascimento
- Hipóxia não prolongada antes da PCR
- Ausência ou mínimos sinais de SFA antes da PCR
- Esforços intensivos e efetivos de ressuscitação materna
- Cesariana feita em hospital com UTI neonatal

PCR, parada cardiorrespiratória; SFA, sofrimento fetal agudo; UTI, unidade de terapia intensiva.

fetal, a cesariana não deve ser indicada, exceto quando há descolamento de placenta causando coagulopatia e instabilidade hemodinâmica materna.

LAPAROTOMIA EXPLORADORA E PROCEDIMENTOS CIRÚRGICOS

Caso seja necessária uma cirurgia não obstétrica, deve-se manter adequadas oxigenação e perfusão maternas. As decisões cirúrgicas devem ser baseadas no tipo de lesão e na avaliação do estado materno e fetal. O lavado peritoneal diagnóstico pode ser realizado em qualquer fase da gestação, por incisão supraumbilical. Se necessário, o dreno de tórax deverá ser posicionado 1 ou 2 espaços intercostais acima do habitual, devido à elevação do diafragma presente na gestação.

⚠️ A laparotomia não implica, obrigatoriamente, histerotomia e extração fetal. Estas devem ser realizadas apenas se o feto for viável ou se forem necessárias para melhor abordagem das lesões, ou se houver lesão uterina ou risco de coagulopatia iminente, quando é prudente e benéfica para a mãe, mesmo que o feto não seja viável. Em casos de conhecida morte fetal, o parto vaginal após a laparotomia é uma opção adequada, a menos que haja lesão uterina ou descolamento da placenta com coagulopatia.

ABORDAGEM OBSTÉTRICA

Depois da estabilização da paciente, deve-se realizar exame físico pélvico e obstétrico mais minucioso: avaliar a presença de equimoses recentes e antigas (estas últimas podendo estar relacionadas com a agressão interpessoal) e realizar exame especular para avaliar lesões pélvicas, ruptura de membranas amnióticas e lesões vaginais (Figura 57.3).

Caso esteja disponível, o exame FAST pode ser utilizado para avaliação fetal, após ter sido usado na gestante. O papel do ultrassom obstétrico é determinar rapidamente a presença de batimentos cardíacos fetais, estimar a IG, avaliar o bem-estar fetal, a placenta e determinar eventual trauma fetal.[3]

⭐ A medida do fêmur é a melhor medida individual para avaliar a IG no terceiro trimestre. Quando a avaliação da IG não puder ser realizada, todo feto com fêmur maior que 4 cm é considerado viável, por ter mais de 23 semanas.[3]

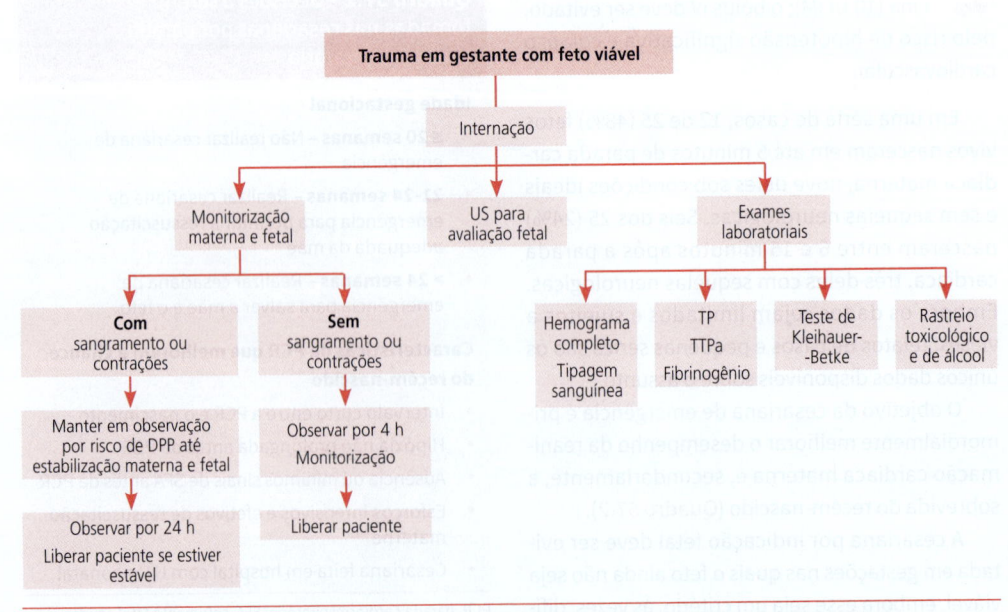

FIGURA 57.3 – Algoritmo para monitorização materno-fetal após trauma em gestantes com fetos viáveis.
DPP, descolamento prematuro de placenta; TP, tempo de protrombina; TTPa, tempo de tromboplastina parcial ativada; US, ultrassonografia.

Uma avaliação da anatomia fetal pode ser realizada se houver sinais que sugerem ferimento do feto, como em traumas contusos ou penetrantes no abdome materno.

Após a avaliação materna e a confirmação da viabilidade fetal, é necessário manter monitorização fetal com cardiotocografia. A monitorização deve ser mantida por pelo menos 4 horas, sendo interrompida apenas se houver necessidade de exame físico ou de imagem. A monitorização deve ser prolongada por 24 horas em casos de trauma grave, frequência cardíaca fetal sem reatividade e contrações uterinas repetidas (6 por hora).

A maioria das pacientes que apresenta desfecho obstétrico desfavorável tem sintomas como sangramento vaginal, contrações ou dor abdominal persistentes.

RUPTURA UTERINA

Tanto o trauma penetrante quanto o contuso podem causar ruptura uterina. Os sinais e sintomas incluem choque, cardiotocografia não reativa ou morte fetal, hipertonia uterina, irritação peritoneal ou sangramento vaginal.

TRAUMA PENETRANTE

Ferimentos por arma de fogo são mais comuns do que por arma branca na gestação, e a mortalidade em gestantes é menor do que em não gestantes, provavelmente devido às mudanças anatômicas. Como o útero desloca cranialmente o intestino, a lesão desse órgão é mais comum em traumas do abdome superior. No entanto, se o trauma ocorrer no abdome inferior, há maior chance de lesão uterina e fetal.

DESCOLAMENTO PREMATURO DA PLACENTA

A placenta é um órgão não elástico, aderido a um órgão elástico, o útero. Os movimentos de aceleração-desaceleração provocados pelo trauma podem deformar o útero e descolar a placenta prematuramente do seu sítio de implantação. Esse processo independe da localização da placenta. A incidência dessa importante complicação após o trauma varia, mas é, sem dúvida, maior do que na população obstétrica em geral. Em uma grande série de casos, Schiff e Holt[6] verificaram que as frequências relatadas após um acidente automobilístico com danos graves, não graves e ausentes foram de 13, 7,4 e 8,5%, respectivamente. Entretanto, a taxa pode chegar a 40 a 65% em mulheres com trauma abdominal grave.[7]

A presença de trauma abdominal importante, sangramento vaginal e hipertonia uterina são fortemente indicativos de DPP, o que requer monitorização fetal e avaliação laboratorial (plaquetas, fibrinogênio). Mais da metade das perdas fetais acontecem em traumas pequenos, visto que estes são muito mais frequentes. A US é útil para avaliar a presença de DPP: embora a sua sensibilidade seja pequena para esse diagnóstico, se for visualizado coágulo na paciente que sofreu trauma, o seu valor preditivo positivo para descolamento durante o trabalho de parto é alto, sinalizando que o volume do coágulo sob a placenta é grande o suficiente para ser visto pelo exame. A ausência de imagem de coágulo placentário na US não exclui diagnóstico de DPP quando há suspeita clínica.

Em gestações com trauma abdominal e feto viável, deve-se fazer monitorização fetal e uterina contínuas, com ausculta fetal e tocodinamômetro externo, para registrar contrações prematuras e sinais de condição fetal não tranquilizadora. A importância dessa avaliação reside no seu alto valor preditivo negativo para descolamento da placenta. O estudo de Connolly e colaboradores[8] mostrou ausência de eventos adversos diretos relacionados com o trauma quando a monitorização era normal e não havia sinais de alerta (sangramento, dor abdominal), com valor preditivo negativo de 100%. Ao contrário, a presença de alterações na monitorização ou de sinais de alerta não foi preditora nem de parto prematuro nem de desfechos gestacionais adversos (sensibilidade de 52% e especificidade de 48%).

O tempo que a paciente deve ficar em observação varia de 4 a 48 horas. A razão para observação está no risco de descolamento tardio da placenta, que é muito baixo, mas já foi relatado em até 6 dias após o evento traumático.[9]

Se a sua condição clínica permitir e os critérios a seguir forem preenchidos, a paciente pode ser liberada:

- Menos de 1 contração a cada 10 minutos.
- Ausência de sangramento vaginal.
- Ausência de dor abdominal.
- Traçado cardiotocográfico reativo.

Por outro lado, a monitorização deve ser continuada por 24 horas se houver algum dos seguintes achados: contusão abdominal ou outras lesões, contrações regulares, sangramento vaginal, traçado cardiotocográfico não tranquilizador, dor abdominal, sensibilidade uterina aumentada e suspeita de coagulopatia. A paciente não deve ser liberada até que se tenha certeza de que ela não apresenta DPP ou trabalho de parto prematuro.

As gestantes em risco de evoluírem para nascimento pré-termo devem receber um ciclo de corticosteroide para maturação pulmonar.

O toxoide tetânico deve ser aplicado conforme as indicações habituais.

TRANSFUSÃO MATERNO-FETAL

Tem sido relatada em 2,6 a 30% dos casos de trauma na gestação.[10] É mais comum em pacientes com placenta anterior, e suas complicações incluem anemia e morte fetal e aloimunização materna. A presença de hemorragia pode ser avaliada pelo teste de Kleihauer-Betke, que mede o percentual de hemácias maternas que contêm hemoglobina fetal. Alguns autores recomendam que o teste seja realizado rotineiramente após o trauma abdominal, relatando frequência de até 47% de transfusão materno-fetal em pacientes com placenta anterior; outros só encontraram benefício em pacientes com fator Rh negativo, não recomendando a sua realização rotineira.[11]

A administração de imunoglobulina anti-Rh em dose-padrão está recomendada para todas as pacientes com fator Rh negativo, vítimas de trauma abdominal, ainda não sensibilizadas. Doses adicionais podem ser necessárias em casos de grande hemorragia com transfusão materno-fetal confirmada por teste de Kleihauer-Betke.

Prognóstico

O trauma durante a gestação pode resultar em morte ou dano tanto materno como fetal e complicar a gestação, além de poder resultar em todas as complicações que acontecem em pacientes não grávidas. A mortalidade da mulher não é maior na gestação, mas dependente da gravidade do trauma. Fatores que estão relacionados com mau prognóstico fetal incluem hipotensão materna, traçado cardiotocográfico não reativo, trauma uterino ou fetal diretos e coma materno. Traumas menores resultam em perda fetal em menos de 5% dos casos.

Cerca de 14 a 25% das gestantes internadas no hospital por trauma evoluem para parto na mesma internação. Um estudo com dados da Califórnia mostrou que até mulheres que não tiveram parto na mesma internação do atendimento ao trauma e o fizeram em internação subsequente apresentaram maior taxa de prematuridade, baixo peso ao nascimento ou descolamento da placenta. Os autores acreditam que os eventos adversos tardios se devam a algum descolamento placentário crônico subclínico.[12]

Outro estudo avaliou o risco de eventos adversos na gestação após acidentes automobilísticos no estado de Washington, de 1989 a 2001. Os autores compararam 84 gestantes gravemente feridas, 309 gestantes não gravemente feridas e 189 gestantes não feridas com gestantes que não foram hospitalizadas por acidente automobilístico (n = 17.274). Embora 83% das gestantes tenham sido hospitalizadas e liberadas sem ter parto, elas ainda apresentaram maior risco para eventos adversos quando comparadas com as que não sofreram trauma.[6]

Ações preventivas do trauma e de suas complicações

ACIDENTES AUTOMOBILÍSTICOS

O aconselhamento do obstetra para uso correto do cinto de segurança pode ter impacto importante na segurança do feto e da gestante: um estudo mostrou que, após a orientação no pré-natal, a adesão ao uso aumentou de 71 para 92%, e o posicionamento correto do cinto, de 65 para 83%.[13] Estima-se que cerca de 30% das gestantes não utilizem adequadamente o cinto de segurança. A taxa de mortalidade materna na ausência de uso do cinto é superior a 33%, caindo para 5% com o uso adequado; a chance de morte fetal, por sua vez, é três vezes maior sem o uso do cinto. O posicionamento adequado do cinto consiste em faixa horizontal passando sobre os ossos pélvicos e faixa transversal passando por cima do abdome, entre as mamas e sobre a porção média da clavícula (nível de evidência B) (**Figura 57.4**). O *airbag* também mostrou redução das lesões nas gestantes.[14]

⚠️ É obrigação do pré-natalista informar às gestantes que trafegar em motocicletas é absolutamente contraindicado, devido ao grande risco de trauma e perda fetal.

AGRESSÕES

A violência doméstica nem sempre pode ser prevenida; no entanto, é uma situação prevalente também durante a gestação. Cabe ao médico ser cuidadoso no rastreio e no aconselhamento, além de fornecer informações sobre programas de assistência à vítima de agressão.

SUICÍDIOS

Estar atento aos sintomas de depressão com referência para serviços de apoio e tratamento adequado pode ajudar a diminuir as taxas de suicídio.

FRATURAS

São as lesões mais comuns em gestantes hospitalizadas. As mais letais são as fraturas pélvicas. Uso do cinto de segurança, medidas de precaução e, talvez, suplementação de cálcio em mulheres com idade superior a 35 anos podem ser benéficos.

⚠️ Deve-se fazer profilaxia para trombose em todas as gestantes com fraturas, visto que o risco é nove vezes maior nessas pacientes.

EFEITOS EM LONGO PRAZO

🎁 O acompanhamento das mulheres com trauma durante a gestação é importante, embora não exista uma rotina de como deve ser

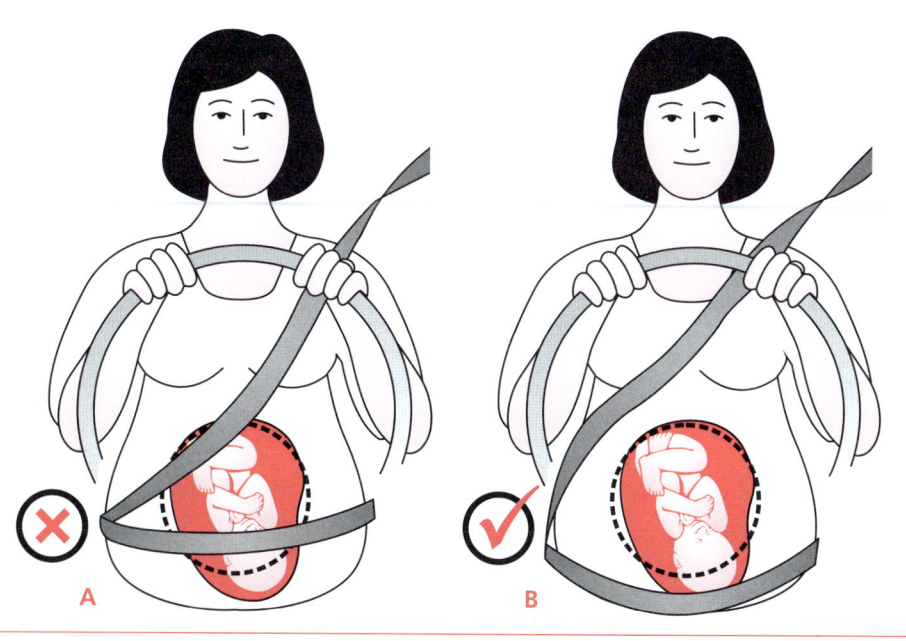

FIGURA 57.4 – (**A**) Uso inadequado do cinto de segurança, mostrando a colocação sobre o abdome. (**B**) Uso adequado do cinto de segurança, com a faixa horizontal abaixo do abdome.

feito. Como os principais eventos são prematuridade, baixo peso ao nascimento e descolamento da placenta, esquemas que compreendam USs seriadas para avaliação do crescimento fetal e parto em centro terciário parecem ser ações importantes.

Desenvolvimento de sistemas de notificação padronizados, legislação e fiscalização da segurança dos veículos, observação adequada da paciente após o trauma e desenvolvimento de escores de trauma para uso específico na gravidez podem auxiliar em medidas preventivas futuras.

REFERÊNCIAS

1. Huls CK, Detlefs C. Trauma in pregnancy. Semin Perinatol. 2018;42(1):13-20.
2. Pearlman MD, Tintinalli JE, Lorenz RP. Blunt trauma during pregnancy. N Engl J Med. 1990;323(23):1609-13.
3. MacArthur B, Foley M, Gray K, Sisley A. Trauma in pregnancy: a comprehensive approach to the mother and fetus. Am J Obstet Gynecol. 2019;220(5):465-468.e1.
4. Merchant RM, Topjian AA, Panchal AR, Cheng A, Aziz K, Berg KM, et al. Part 1: executive summary: 2020 American Heart Association guidelines for cardiopulmonary resuscitation and emergency cardiovascular care. Circulation. 2020;142(16 suppl 2):S337-57.
5. Katz V, Balderston K, DeFreest M. Perimortem cesarean delivery: were our assumptions correct? Am J Obstet Gynecol. 2005;192(6):1916-20; discussion 1920-1.
6. Schiff MA, Holt VL. Pregnancy outcomes following hospitalization for motor vehicle crashes in Washington State from 1989 to 2001. Am J Epidemiol. 2005; 161(6):503-10.
7. Esposito TJ. Trauma during pregnancy. Emerg Med Clin North Am. 1994;12(1):167-99.
8. Connolly AM, Katz VL, Bash KL, McMahon MJ, Hansen WF. Trauma and pregnancy. Am J Perinatol. 1997; 14(6):331-6.
9. Lavin JP Jr, Miodovnik M. Delayed abruption after maternal trauma as a result of an automobile accident. J Reprod Med. 1981; 26(12):621-4.
10. Chames MC, Pearlman MD. Trauma during pregnancy: outcomes and clinical management. Clin Obstet Gynecol. 2008;51(2):398-408.
11. Cahill AG, Bastek JA, Stamilio DM, Odibo AO, Stevens E, Macones GA. Minor trauma in pregnancy--is the evaluation unwarranted? Am J Obstet Gynecol. 2008; 198(2):208.e1-5.
12. El Kady D, Gilbert WM, Xing G, Smith LH. Maternal and neonatal outcomes of assaults during pregnancy. Obstet Gynecol. 2005; 105(2):357-63.
13. Pearlman MD, Phillips ME. Safety belt use during pregnancy. Obstet Gynecol. 1996;88(6):1026-9.
14. Murphy RX Jr, Birmingham KL, Okunski WJ, Wasser T. The influence of airbag and restraining devices on the patterns of facial trauma in motor vehicle collisions. Plast Reconstr Surg. 2000;105(2):516-20.

58

SEPSE MATERNA

MARIA LÚCIA DA ROCHA OPPERMANN
TERESINHA ZANELLA
RAFAEL BARBERENA MORAES
CRISTINA LUCE GLITZ
JULIANA DE MORAES SOSTER

O consenso da Organização Mundial da Saúde (OMS) estabeleceu o conceito de sepse materna como condição potencialmente fatal, definida por disfunção de órgãos, provocada por infecção durante a gestação, o parto e até 42 dias após parto ou abortamento.[1]

Choque séptico é a sepse com anormalidade metabólica e celular que aumenta substancialmente a mortalidade, definido como hipotensão persistente na ausência de hipovolemia que exige vasopressor para manter a pressão arterial média ≥ 65 mmHg e com níveis de lactato sérico > 2 mmol/L (18 mg/dL), mesmo após adequada ressuscitação de volume. A progressão de sepse para choque séptico aumenta em 8% a cada hora que passa desde o surgimento dos sintomas até o início da terapia antimicrobiana.

⭐ A sepse é a terceira causa obstétrica direta de morte materna, sendo responsável por 11% das mortes maternas no mundo e tendo um impacto desproporcional nos países de média e baixa renda.[1] Dados contemporâneos estimam que 63% das mortes maternas por sepse podem ser evitáveis e que, para cada morte materna, 50 mulheres apresentam morbidade com risco de vida relacionado com a sepse (*near-miss*).[2]

Nos Estados Unidos, entre 2013 e 2016, a incidência de sepse foi de 0,04% dos partos; 23,28% do total de 408 mortes maternas (95 mortes) nesse período foram relacionadas com a sepse.[3]

No Brasil, dados do Sistema de Informações sobre Mortalidade (SIM), acessados em janeiro de 2022, apontam 106 mortes maternas por infecção puerperal no Brasil em 2018, 73 em 2020 e 52 em 2021. A subnotificação e a notificação errônea talvez possam explicar a queda no índice de morte materna por infecção puerperal de 2018 para 2020-2021, justamente os anos de pandemia, que sabidamente elevaram a razão de mortalidade materna por infecção pela doença causada pelo novo coronavírus (Covid-19) (ver Cap. 59 – Síndrome respiratória aguda grave na gestação).[4]

Os programas endossados pela OMS para alcançar o Objetivo de Desenvolvimento Sustentável (Sustainable Development Goal 3.1) de redução da razão de morte materna para menos de 70/100.000 nascidos vivos focou nas causas hemorrágicas e hipertensivas, e a sepse materna vinha recebendo menor atenção. Em 2017, a OMS lançou a Global Maternal and Neonatal Sepsis Initiative em resposta à resolução da Assembleia da OMS sobre sepse, liderando o estudo Global Maternal Sepsis Study (GLOSS) and Awareness Campaign em hospitais e clínicas de 52 países de média e baixa renda. O objetivo do estudo foi ampliar o entendimento da epidemiologia e dos fatores preditores de infecção materna e sepse, seu manejo atual e desfechos. A Figura 58.1 mostra os países participantes do projeto.

Os resultados do estudo GLOSS indicaram que 70,4 mulheres hospitalizadas em cada

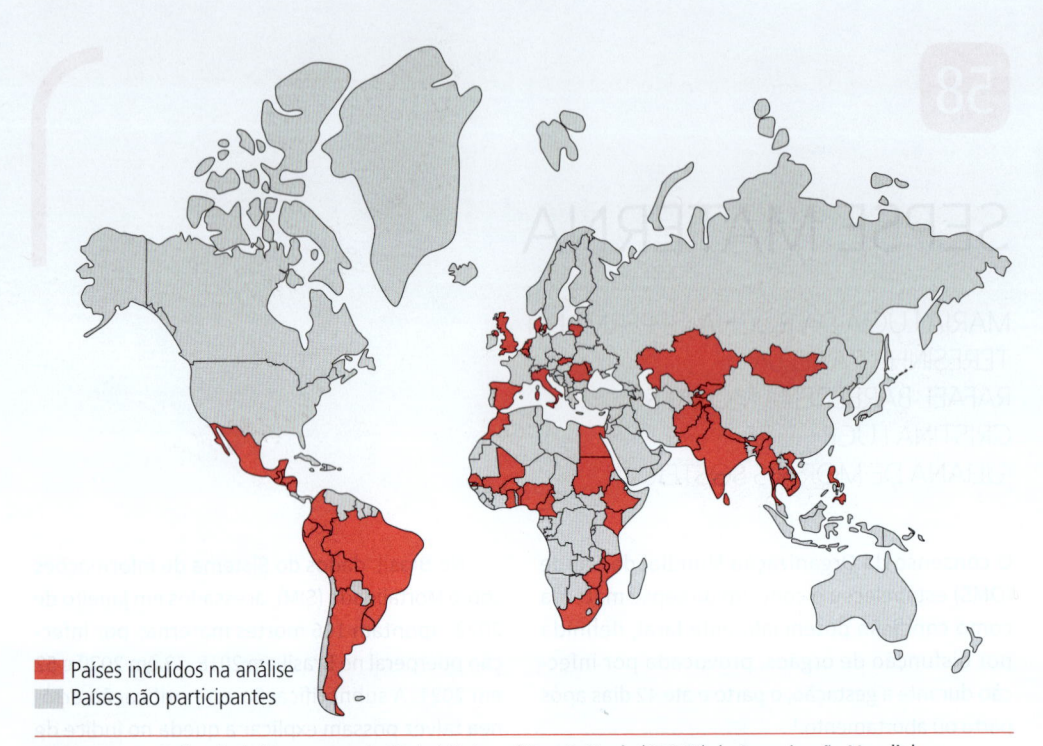

FIGURA 58.1 – Países incluídos no estudo Global Maternal Sepsis Study (GLOSS) da Organização Mundial da Saúde.
Fonte: Bonet e colaboradores.[7]

1.000 nascimentos vivos foram manejadas para infecção materna e que 10,9 mulheres em cada 1.000 nascimentos vivos apresentaram desfecho materno grave relacionado com a infecção. As maiores taxas foram observadas em países de renda média-baixa, e as menores, em países de alta renda. As mortes maternas relacionadas com infecção representaram mais da metade das mortes maternas intra-hospitalares. Esses resultados sugerem que a contribuição das taxas de infecção obstétrica e não obstétrica para o percentual total das mortes maternas é maior do que se pensava antes e que melhorias para a identificação e o manejo precoces das infecções maternas necessitam ser implementadas urgentemente.[5]

Fatores de risco e agentes etiológicos

O maior fator de risco obstétrico independente para sepse materna pós-parto é a intervenção cirúrgica, estando a cesariana associada a 5 a 20% de aumento da morbidade infecciosa quando comparada com o parto vaginal. A cesariana durante o trabalho de parto é a que determina o maior risco, seguida pela cesariana eletiva e, na sequência, pelo parto vaginal operatório.[6] Outros fatores de risco associados estão listados no Quadro 58.1.

Medidas preventivas para sepse materna, como o rastreamento e tratamento pré-natal da bacteriúria assintomática, o tratamento precoce das infecções sexualmente transmissíveis e a profilaxia antimicrobiana na cesariana e no parto vaginal operatório, devem ser reforçadas.[9]

Os casos de sepse durante a gestação costumam ser de origem não pélvica, ao passo que os casos intraparto e no puerpério são mais comumente de origem pélvica (Quadro 58.2). Em 30% dos casos, a fonte não é identificada.[10] A *Escherichia coli* é o agente patogênico mais frequente, além do estreptococo do grupo B. Um estudo pros-

> **Quadro 58.1 – Fatores de risco para sepse materna**
>
> **Fatores de risco obstétricos**
> - Cesariana
> - Retenção de restos ovulares
> - Ruptura prematura de membranas prolongada
> - Gestação múltipla
> - Cerclagem cervical
> - Amniocentese ou outros procedimentos invasivos
> - Lacerações perineais complexas
> - Hematoma de parede
>
> **Fatores de risco relacionados com a paciente**
> - Obesidade
> - Deficiência imune ou terapia imunossupressora
> - Anemia
> - Intolerância à glicose
> - Corrimento vaginal
> - História de infecção pélvica
> - História de infecção por estreptococo do grupo B
> - Infecção por estreptococo do grupo A em contactantes próximos
> - Idade superior a 35 anos
> - Baixo poder socioeconômico
> - Insuficiência cardíaca congestiva
> - Insuficiência renal crônica
> - Insuficiência hepática crônica
> - Lúpus eritematoso sistêmico
>
> Fonte: Buddeberg e Aveling.[8]

> **Quadro 58.2 – Agentes etiológicos de sepse na gravidez e no pós-parto**
>
> **Infecções bacterianas mais comuns**
> - *Escherichia coli*
> - Estreptococo do grupo B
> - Estreptococo do grupo A
> - *Klebsiella pneumoniae*
> - *Staphylococcus aureus*
> - *Streptococcus pneumoniae*
> - *Proteus mirabilis*
> - Anaeróbios
>
> **Infecções bacterianas menos comuns**
> - *Haemophilus influenzae*
> - *Listeria monocytogenes*
> - Espécies de *Clostridium*
> - *Mycobacterium tuberculosis*
>
> **Infecções virais**
> - Influenza
> - Vírus varicela-zóster
> - Vírus herpes simples
> - Citomegalovírus
> - Coronavírus
>
> Fonte: Adaptado de Bowyer e colaboradores.[12]

pectivo de 150.043 gestações entre 2005 e 2012 mostrou a presença de *E. coli* em 37% dos casos de sepse materna, sendo o germe predominante no período pré-natal, sobretudo no terceiro trimestre.[11]

⚠️ Os desfechos mais graves, entretanto, estão associados ao estreptococo do grupo A, também conhecido como *Streptococcus pyogenes*. O estreptococo do grupo A não faz parte da microbiota do trato geniturinário, não estando recomendado seu rastreamento de rotina. A rápida deterioração clínica que desencadeia é alarmante – 50% das mulheres evoluem para choque séptico em menos de 2 horas após os sintomas iniciais e para morte entre 12 e 48 horas. Foi o microrganismo responsável por 54% das 24 mortes maternas por sepse no Japão entre 2010 e 2016 em relatório populacional.[13]

⭐ A infecção por *influenza* parece afetar desproporcionalmente mulheres gestantes quando comparadas com mulheres da mesma idade não gestantes. Em 2009, o H1N1 foi responsável por uma taxa desproporcional de morte entre gestantes: gestantes constituíam 1% da população global e 6% das mortes ocorridas foram em mulheres grávidas.[14] Os sintomas na infecção por *influenza* são mais graves na gestação e aumentam 4 a 5 vezes o risco de internação hospitalar.[15] A infecção por *influenza* é mais comum durante o segundo e o terceiro trimestres e no período pós-parto precoce, estando associada a altas taxas de nascimentos pré-termo e restrição de crescimento fetal.

Diagnóstico

O objetivo é o reconhecimento e o tratamento precoces, pois o início costuma ser insidioso e com evolução rápida para desfechos fatais. Os *care bundles* (expressão traduzida livremente como pacotes de cuidados) são intervenções baseadas em evidências – em geral, 3 a 5 itens – que, quando aplicadas coletivamente, de maneira sistemática e confiável, melhoram os desfechos dos pacientes e reduzem as taxas de mortalidade. O pacote da Surviving Sepsis Campaign reduziu a mortalidade por sepse no mundo, focando em detecção e rápido manejo. Uma nova revisão em 2021 atualizou o documento[16] e posicionou-se contra o uso isolado do quick Sepsis Related Organ Failure Assessment (qSOFA), ferramenta para uso à beira do leito e sem laboratório, muito conhecida para predição de internação em unidade de terapia intensiva (UTI) por complicações da sepse na população adulta geral.

O obstetric modified quick SOFA (omqSOFA), o Modified Obstetric Early Warning System (MOEWS) e o Sepsis in Obstetrics Score (S.O.S) são três escores específicos para detectar a deterioração do estado materno na população obstétrica (Tabela 58.1). O MOEWS e o omqSOFA estratificam risco com base somente em alterações dos sinais vitais e nível de consciência, ao passo que o S.O.S. agrega resultados laboratoriais. O MOEWS, paradoxalmente, teve desempenho pior que o original Maternal Early Warning Signs (MEWS) na detecção de sepse grave. É possível que as modificações feitas para aumentar o poder diagnóstico em outras

Tabela 58.1 – Escores obstétricos para detecção de sepse

ESCORE	PARÂMETROS	PONTO DE CORTE
omqSOFA[12]	PAS < 90 mmHg FR ≥ 25 mrpm Nível de consciência – não alerta	2
S.O.S[18]	Temperatura oral ≥ 39 ou < 35,9 °C PAS < 90 mmHg FC ≥ 120 bpm FR ≥ 25 ou < 12 mrpm SpO_2 < 92 Leucócitos ≥ 17.000 ou < 5.700 Bastões ≥ 10% Lactato ≥ 4 mmol/L	6
MOEWS[17]	FC ≥ 105 ou < 75 bpm PAS ≥ 140 ou < 90 mmHg FR ≥ 20 ou < 15 mrpm Temperatura oral ≥ 38 ou < 36 °C SpO_2 < 95 Nível de consciência – não alerta	Variável
MEWS[19]	FC ≥ 120 ou < 40 bpm PAS < 90 ou > 160 mmHg PAD > 100 mmHg FR 10 ou > 30 mrpm SpO_2 < 95 Diurese < 35 mL/h por 2 h Agitação, confusão ou não responsividade	Variável

bpm, batimentos por minuto; FC, frequência cardíaca; FR, frequência respiratória; MEWS, Maternal Early Warning Signs; MOEWS, Modified Obstetric Early Warning Signs; mrpm, movimentos respiratórios por minuto; omqSOFA, obstetric modified quick Sepsis-related Organ Failure Assessment; PAD, pressão arterial diastólica; PAS, pressão arterial sistólica; S.O.S., Sepsis in Obstetrics Score; SpO_2, saturação da hemoglobina periférica pelo oxigênio.

condições além da sepse tenham reduzido seu valor preditivo.[17]

Não há pacote de cuidados internacionalmente reconhecido dirigido à redução da morte materna por sepse. Os protocolos de rastreamento e detecção da sepse funcionam mal na gestação e no puerpério: alterações fisiológicas da gestação podem mascarar sinais de sepse, como taquicardia, hipotensão e leucocitose. O parto pode alterar ainda mais os parâmetros fisiológicos e aumentar significativamente os níveis de lactato sérico. Muitos protocolos têm sido sugeridos com resultados variados, mas um protocolo americano de melhoria na qualidade do cuidado materno – California Maternal Quality Care Collaborative (CMQCC) –, lançado em 2006, vem mostrando eficácia na redução geral de morte materna na Califórnia. Este é hoje o estado americano com a menor razão de morte materna (4/100.000 nascidos vivos) em um país que apresenta atualmente a maior razão de morte materna entre os países desenvolvidos (17,4/100.000 nascidos vivos). Dados consolidados de 2018 mostraram aumento desse índice na última década.[20]

Em 2020, o CMQCC lançou um projeto para melhoria na qualidade do diagnóstico e manejo da sepse materna – Improving Diagnosis and Treatment of Maternal Sepsis: A Quality Improvement Toolkit – processo em duas etapas em que se assume a ausência atual de rastreamento efetivo para sepse durante a gestação e o puerpério (Quadro 58.3). O primeiro passo no rastreamento se limita à avaliação dos sinais vitais, ajustados para a gestação, e a um leucograma das últimas 24 horas.

⭐ A utilidade do ácido láctico não está clara na gestação, mas mulheres com valores aumentados merecem consideração individualizada.

Quadro 58.3 – Ferramenta para melhoria na qualidade do diagnóstico e do manejo da sepse materna

Passo 1: Rastreamento inicial para sepse em TODAS as pacientes com suspeita de infecção.

O rastreamento é POSITIVO se dois ou mais dos seguintes critérios estiverem presentes:
- Temperatura oral < 36 ou ≥ 38 °C
- FC > 110 bpm mantidos por 15 min
- FR > 24 mrpm mantidos por 15 min
- Leucócitos > 15.000/mm^3 ou < 4.000/mm^3 ou > 10% neutrófilos (desvio à esquerda)
  - O uso do corticosteroide antenatal para acelerar a maturidade pulmonar fetal pode exagerar a leucocitose fisiológica da gestação com pico 24 h após aplicação (aumento de até 2 DP da média: ~20,8 x10^6/L) com retorno ao basal em 96 h após.[23]
  - Se somente um sinal anormal for detectado, é necessária a verificação de todos os sinais vitais, incluindo a SpO$_2$. Repetir após 15 minutos.
  - Na suspeita de infecção, a **PAM < 65 mmHg é gatilho para iniciar o protocolo de sepse**, independentemente da presença de outros sinais.

Passo 2: Confirmação de sepse e avaliação de dano em órgão-alvo, ajustando os valores laboratoriais para gestação, quando necessário.

Um único critério é suficiente para o diagnóstico de lesão em órgão-alvo (Tabela 58.2):
- Hemograma completo com plaquetas
- Provas de coagulação (TP /INR/TTPa)
- Creatinina, bilirrubinas e ácido láctico
- Diurese (Foley e coletor)
- Oximetria de pulso
- Nível de consciência

bpm, batimentos por minuto; DP, desvio-padrão; FC, frequência cardíaca; FR, frequência respiratória; INR, índice normalizado internacional; mrpm, movimentos respiratórios por minuto; PAM, pressão arterial média; SpO$_2$, saturação da hemoglobina periférica pelo oxigênio; TP, tempo de protrombina; TTPa, tempo de tromboplastina parcial ativada.
Fonte: Elaborado com base em Gibbs e colaboradores.[24]

Tabela 58.2 – Critérios diagnósticos para dano em órgão-alvo

FUNÇÃO/ÓRGÃO	CRITÉRIOS PARA DANO
Respiratório	Insuficiência respiratória aguda – suporte ventilatório invasivo ou não invasivo OU $PaO_2/FiO_2 < 300$
Coagulação	Plaquetas $< 100 \times 10^9/L$ OU INR $> 1,5$ OU TTPa > 60 s
Hepático	Bilirrubinas > 2 mg/dL
Cardiovascular	Hipotensão persistente após infusão de líquidos PAS < 85 mmHg OU PAM < 65 mmHg OU queda > 40 mmHg na PAS
Renal	Creatinina $> 1,2$ mg/dL OU aumento de duas vezes na creatinina OU diurese $< 0,5$ mL/kg/h por 2 h
Nível de consciência	Agitação, confusão ou não responsividade
Ácido láctico	2 mmol/L na ausência de trabalho de parto

FiO_2, fração inspirada de oxigênio; INR, índice normalizado internacional; PAM, pressão arterial média; PaO_2, pressão parcial alveolar de oxigênio; PAS, pressão arterial sistólica; TTPa, tempo de tromboplastina parcial ativada.
Fonte: Elaborada com base em Gibbs e colaboradores.[24]

Outra ferramenta que pode ser utilizada para avaliação na sepse é o índice de choque, definido como a razão entre a frequência cardíaca e a pressão arterial sistólica, útil na identificação e no manejo imediato em situações de choque hipovolêmico, cardiogênico, distributivo e obstrutivo. Resultados acima de 0,9 associam-se à morte por hipovolemia ou sepse na população geral, mas ainda não está claro se tal ferramenta pode ser considerada adequada para predizer a gravidade da sepse em gestantes.[21]

A **Figura 58.2** apresenta o fluxograma para o rastreamento e manejo inicial da sepse materna.

Manejo

O manejo terapêutico precisa ser iniciado imediatamente, de preferência dentro da primeira hora de atendimento (*the golden hour*), assim que se considere o diagnóstico de sepse ou de choque séptico e antes dos resultados laboratoriais. Pacientes que preencham critérios para internação em UTI devem ser transferidas em até 6 horas após o diagnóstico.[22] Nessa abordagem inicial, devem-se coletar os exames culturais de sangue, urina, escarro (se sintomas de vias aéreas), *swabs* de possíveis sítios de infecção (acesso venoso ou feridas cirúrgicas), líquido cerebrospinal (se suspeita de infecção no sistema nervoso central) e secreção vaginal.

TERAPIA ANTIMICROBIANA

A terapia antimicrobiana deve ser iniciada idealmente dentro da primeira hora da suspeita clínica, após a coleta das culturas. A coleta das culturas, entretanto, não deve postergar o início do tratamento, já que a mortalidade materna aumenta 8% a cada hora de atraso da administração do antimicrobiano.[12] Na ausência de foco identificado, deve-se iniciar terapia antimicrobiana de amplo espectro cobrindo bactérias gram-positivas, gram-negativas, aeróbios e anaeróbios. É importante consultar a comissão de controle de infecções da instituição sobre os perfis de resistência. As apresentações clínicas, os agentes patogênicos mais frequentes, os antimicrobianos sugeridos pela literatura e aqueles baseados no perfil de sensibilidade do Hospital de Clínicas de Porto Alegre (HCPA) são descritos na **Tabela 58.3**.[25,26]

Considerando-se que a maior parte dos quadros de sepse na gestação é causada por *E. coli* e estreptococos do grupo B e que a mortalidade nos casos de estreptococos do grupo A é altíssima, a escolha do antimicrobiano deve cobrir

Suspeita de infecção

Avaliação rotineira dos sinais vitais/ leucograma de rastreamento

Passo 1: Rastreamento – POSITIVO (se dois critérios presentes)

- Temperatura oral < 36 ou ≥ 38 °C
- FR > 24 mrpm (15 min)
- FC > 110 bpm (15 min)
- Leucócitos > 15.000 ou < 4.000 mm³ ou > 10% de neutrófilos (desvio à esquerda)

→ Dois ou mais critérios presentes = RASTREAMENTO POSITIVO

Suspeita de infecção – terapia antimicrobiana dirigida + 1-2 L de cristaloide IV
Monitorar evolução e confirmar suspeita

Passo 2: Confirmação – POSITIVO (se um critério presente)

- PaO_2/FiO_2 < 300 ou VM
- Plaquetas < 100.000 ou INR > 1,5 ou TTPa > 60 s
- Bilirrubina > 2 mg/dL
- PAS < 85 ou PAM < 65 ou queda > 40 mmHg na PAS após líquidos IV
- Creatinina > 1,2 mg/dL ou aumento de duas vezes ou diurese < 0,5 mL/kg/h (2 h)
- Nível de consciência alterado ou sem resposta

→ Um ou mais critérios positivos = SEPSE

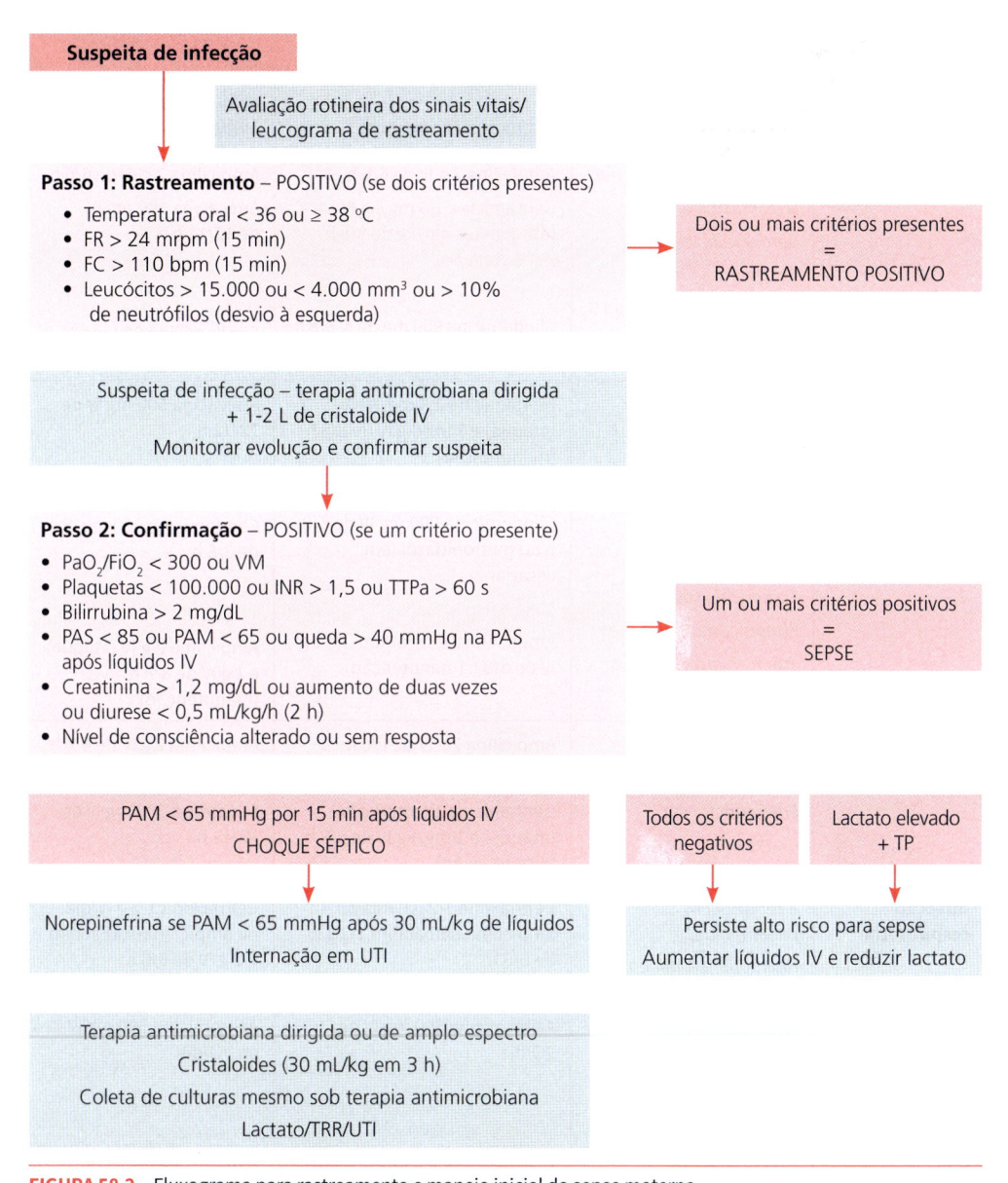

PAM < 65 mmHg por 15 min após líquidos IV
CHOQUE SÉPTICO

Todos os critérios negativos | Lactato elevado + TP

Norepinefrina se PAM < 65 mmHg após 30 mL/kg de líquidos
Internação em UTI

Persiste alto risco para sepse
Aumentar líquidos IV e reduzir lactato

Terapia antimicrobiana dirigida ou de amplo espectro
Cristaloides (30 mL/kg em 3 h)
Coleta de culturas mesmo sob terapia antimicrobiana
Lactato/TRR/UTI

FIGURA 58.2 – Fluxograma para rastreamento e manejo inicial da sepse materna.
bpm, batimentos por minuto; TRR, time de resposta rápida; FC, frequência cardíaca; FiO_2, fração inspirada de oxigênio; FR, frequência respiratória; INR, índice normalizado internacional; IV, intravenosa; mrpm, movimentos respiratórios por minuto; PaO_2, pressão parcial alveolar de oxigênio; PAM, pressão arterial média; PAS, pressão arterial sistólica; TP, trabalho de parto; TTPa, tempo de tromboplastina parcial ativada; UTI, unidade de terapia intensiva; VM, ventilação mecânica.

esses germes. O protocolo do Serviço de Obstetrícia do HCPA indica como escolha empírica inicial a ampicilina associada à clindamicina e à amicacina por 10 a 14 dias. Ajustes na terapia antimicrobiana são feitos de acordo com a identificação do foco infeccioso e/ou do principal germe responsável.

Particularmente em pacientes com choque séptico, é importante o uso de doses de ataque de antimicrobiano, guiadas por parâmetros farmacocinéticos e farmacodinâmicos, comumente alterados nessas pacientes. O descalonamento antimicrobiano (estreitamento de espectro) deve ser

Tabela 58.3 – Condição, agente patogênico e terapia antimicrobiana dirigida na sepse materna

CONDIÇÃO OBSTÉTRICA	AGENTE PATOGÊNICO MAIS FREQUENTE	ANTIMICROBIANO INDICADO	PERFIL DE SENSIBILIDADE ANTIMICROBIANA (HCPA, 2018)
Corioamnionite	Ureaplasma urealyticum Mycoplasma hominis Gardnerella vaginalis Bacteroides Estreptococos do grupo B	Ampicilina 2 g IV de 6/6 h Gentamicina 1,5 mg/kg IV (ataque) e 1 mg/kg de 8/8 h (manutenção) + Clindamicina 900 mg de IV 8/8 h ou metronidazol (em cesariana)	Ampicilina 2 g IV de 6/6 h Amicacina 500 mg IV de 12/12 h + Clindamicina 900 mg IV de 8/8 h (em cesariana)
Endometrite	Peptostreptococcus Bacteroides Clostridium spp. Estreptococcos do grupo B Enterococcus Escherichia coli Streptococcus pyogenes Staphylococcus aureus	Gentamicina 1,5 mg/kg IV (ataque) e 1 mg/kg IV de 8/8 h (manutenção) + Clindamicina 900 mg IV de 8/8 h ou metronidazol (em cesariana) + Ampicilina 2 g IV (ataque) e 1 g IV de 8/8 h (manutenção)	Amicacina 500 mg IV de 12/12 h + Clindamicina 900 mg IV de 8/8 h + Ampicilina 2 g IV (ataque) e 1 g IV de 8/8 h (manutenção)
Infecção do trato urinário	Escherichia coli Klebsiella Enterobacter spp. Proteus	Ampicilina 2 g IV de 6/6 h + Gentamicina 1,5 mg/kg IV (ataque) e 1 mg/kg IV de 8/8 h (manutenção)	Ampicilina 2 g IV de 6/6 h + Amicacina 500 mg IV de 12/12 h
Infecção respiratória	Streptococcus pneumoniae Haemophilus influenzae Chlamydia pneumoniae Mycoplasma pneumoniae Legionella pneumophilia Influenza A e B SARS-CoV-2	Ceftriaxona 1-2 g IV/dia ou ampicilina-sulbactam 1-2 g IV de 6/6 h + Azitromicina 500 mg IV ou VO/dia	Ceftriaxona 1-2 g IV/dia ou ampicilina-sulbactam 1-2 g IV de 6/6 h + Azitromicina 500 mg IV ou VO/dia
Infecção gastrintestinal	Escherichia coli Enterococcus Klebsiella Enterobacter	Ceftriaxona 1-2 g IV/dia + Clindamicina 900 mg IV de 8/8 h ou metronidazol	Ceftriaxona 1-2 g IV/dia + Clindamicina 900 mg IV de 8/8 h ou metronidazol
Infecção de ferida cirúrgica (com necrose)	Estreptococo β-hemolítico do grupo A Staphylococcus aureus	Vancomicina 15 mg/kg IV + Piperacilina-tazobactam 4,5 g IV de 6/6 h	Vancomicina 15 mg/kg IV + Piperacilina-tazobactam 4,5 g IV de 6/6 h

HCPA, Hospital de Clínicas de Porto Alegre; IV, intravenosa; SARS-CoV-2, coronavírus 2 da síndrome respiratória aguda grave (*severe acute respiratory syndrome coronavirus 2*); VO, via oral.

avaliado diariamente, visando a diminuir efeitos colaterais e a indução de resistência bacteriana. O tempo de terapia antimicrobiana a ser empregado dependerá de fatores como resposta do hospedeiro e adequada evacuação do foco infeccioso. Tratamentos curtos, em geral entre 3 e 7 dias, costumam ser suficientes para resolução da infecção. Casos complexos (peritonite terciária, empiema) podem demandar períodos mais longos de tratamento. Biomarcadores de infecção, como proteína C-reativa ou procalcitonina, podem ajudar na tomada de decisão sobre tempo de terapia antimicrobiana, mas devem ser interpretados com o cenário clínico. Raramente, é necessário o uso empírico de antifúngicos ou antivirais, situação restrita a pacientes imunossuprimidas com alta suspeição ou com identificação de fungos ou vírus como agentes causadores de sepse.

IDENTIFICAÇÃO E EVACUAÇÃO DO FOCO INFECCIOSO

A identificação e a evacuação do foco da infecção são medidas essenciais no tratamento, embora sejam muitas vezes subvalorizadas. O foco deve ser abordado de forma maximamente efetiva e minimamente invasiva. Assim, sempre que possível, abscessos devem ser puncionados, deixando as laparotomias restritas a casos nos quais a punção se mostra inexequível ou inefetiva. Infecções como fascite necrotizante devem ser controladas com debridamento cirúrgico. Corioamnionite ou mioendometrites podem demandar interrupção da gestação, curetagem ou mesmo histerectomia. O tempo ideal para evacuação de foco não está estabelecido na literatura, mas há consenso de que deva ser realizado tão cedo quanto possível. Particular atenção deve ser tomada com acessos venosos, arteriais e sondas, que devem ser removidos sempre que possível. A suspeita de corioamnionite é a única indicação independente de interrupção imediata da gestação na presença de sepse e deve ser programada logo após o início do antimicrobiano.

MANEJO HEMODINÂMICO

Pacientes com hipoperfusão induzida por sepse ou choque séptico devem receber ressuscitação volêmica. O volume inicial de ressuscitação preconizado atualmente é de 30 mL/kg, a ser infundido nas primeiras 3 horas. Alíquotas adicionais devem ser guiadas por medidas dinâmicas de responsividade ao volume (paciente capaz de aumentar o débito cardíaco mediante desafio hídrico). As medidas mais usadas são variação de pressão de pulso (VPP), índices ecocardiográficos, aferição de débito cardíaco com métodos minimamente invasivos (Pulse Contour Cardiac Output [PiCCO], *Lithium* Dilution Cardiac Output [LiDCO], Vigileo®) ou cateter de artéria pulmonar. A elevação passiva de pernas é um método dinâmico minimamente invasivo estudado em gestantes que apresenta resultados satisfatórios. Nesse método, a elevação de pernas simula o desafio hídrico, uma vez que recruta a volemia dos membros inferiores para circulação central, enquanto é aferido o débito cardíaco.[27] Os cristaloides são as soluções de primeira escolha para ressuscitação volêmica, seja na forma de cloreto de sódio (NaCl) a 0,9%, seja na forma das soluções balanceadas, como Ringer com lactato. Soluções albuminadas podem ser usadas após o emprego de grandes quantidades de soluções cristaloides. Coloides sintéticos são contraindicados em pacientes sépticos por se associarem com maior mortalidade, insuficiência renal e coagulopatia.

O nível sérico de lactato é um indicador precoce de hipoperfusão, e sua cinética se relaciona com adequação do tratamento hemodinâmico, mas o ácido láctico pode estar fisiologicamente aumentado durante o trabalho de parto. No caso de hipoperfusão, deve haver elevação do lactato, sendo considerados elevados níveis a partir de 2 a 4 mmol/L. A queda dos níveis do lactato com o tratamento volêmico e uso de vasopressores é um alvo terapêutico, mesmo nas gestantes e puérperas.

Para adequada perfusão, recomenda-se como alvo da pressão arterial média pelo menos 65 mmHg ou pressão arterial sistólica de 90 mmHg, sendo muitas vezes necessário o uso de agentes vasoativos para atingir esse alvo. A pressão deve ser aferida preferencialmente de forma invasiva, ou seja, com o uso de acesso intra-arterial, pela maior acurácia em estados de hipoperfusão. A norepinefrina é o vasopressor de escolha. Vasopressina, dopamina e epinefrina são alternativas, devendo ser usadas de preferência em acesso venoso central, embora possam ser usadas inicialmente em baixas doses em acessos periféricos. Na suspeita de comprometimento miocárdico em decorrência da sepse, o uso de dobutamina (inotrópico) está indicado, podendo colaborar no restabelecimento da perfusão tecidual. Pode ser necessária a reposição de hemocomponentes na presença de anemia grave ou perda sanguínea para melhorar a perfusão tecidual.

Em pacientes com choque refratário, pode ser administrada hidrocortisona em dose de estresse, entre 200 e 300 mg/dia. O aumento do volume uterino a partir do segundo trimestre da gestação pode reduzir o retorno venoso pelo colabamento da veia cava inferior. O simples deslocamento do útero para a esquerda com coxim ou decúbito lateral esquerdo pode ser suficiente para recuperar o retorno venoso e corrigir a hipoperfusão.

SUPORTE VENTILATÓRIO E DE DISFUNÇÕES ORGÂNICAS

O feto é particularmente sensível à hipoxemia, sendo recomendada a manutenção de saturação da hemoglobina periférica pelo oxigênio (SpO_2) > 95% e pressão parcial arterial de dióxido de carbono ($PaCO_2$) < 45 mmHg. Hipoxemia, hipercapnia ou aumento de trabalho ventilatório podem demandar uso de cateteres nasais de oxigênio em baixo ou alto fluxo e ventilação mecânica não invasiva ou mesmo invasiva. Diferentemente de outros pacientes sépticos com insuficiência respiratória em ventilação mecânica invasiva, nas gestantes, a estratégia de hipercapnia permissiva em geral não é empregada, devido aos potenciais efeitos deletérios sobre a circulação placentária. Também o uso de broncodilatadores deve ser parcimonioso, em virtude de seus efeitos vasoconstritores, podendo induzir hipoperfusão placentária.

A decisão por ventilação mecânica invasiva demanda administração de sedativos, analgésicos e bloqueadores neuromusculares, que interferem na avaliação da vitalidade fetal. A manobra de pronação, indicada em cenários de hipoxemia refratária por síndrome da angústia respiratória aguda (SARA), pode ser aplicada na gestante em ventilação mecânica por períodos diários de 16 a 20 horas, enquanto houver resposta positiva à pronação. Tal manobra exige cuidado maior na gestante, principalmente no terceiro trimestre, para acomodar sem lesão o útero volumoso (ver Cap. 59 – Síndrome respiratória aguda grave na gestação).

Sepse e choque séptico podem induzir lesão renal aguda, sendo eventualmente necessária a terapia de substituição renal. A alta incidência de eventos tromboembólicos ligados à sepse associada ao estado pró-trombótico fisiológico da gestação indica a profilaxia contra a tromboembolia venosa com heparina de baixo peso molecular ou heparina não fracionada, esta última sendo a primeira escolha nas situações em que o risco de intervenção imediata está presente, pela possibilidade de reversão do efeito anticoagulante com protamina e em menor período de tempo (ver Cap. 56 – Coagulopatias na gestação).

O aumento de hormônios contrarreguladores, como cortisol e glucagon, induz hiperglicemia, que deve ser controlada, frequentemente com o uso de insulina de ação rápida, visando a glicemias < 180 mg/dia. Pacientes com sepse devem receber dieta, salvo na presença de choque grave ou intolerância à dieta.

AVALIAÇÃO DA VITALIDADE FETAL

A presença isolada de sepse não é indicação imediata de interrupção, exceto a corioamnionite. As interrupções estão reservadas às indicações obstétricas após a estabilização da gestante. Não há evidência de que o parto melhore o desfecho materno.[25]

A avaliação de bem-estar fetal deve seguir o protocolo adequado à idade gestacional. A presença de instabilidade materna em gestantes sépticas (hipotensão, hipoxemia, necessidade de uso de agente vasoativo, ventilação mecânica) acarreta preocupação com o bem-estar fetal. Entretanto, as intervenções necessárias para tratamento da sepse, como vasopressores, sedativos, opiáceos, bloqueadores neuromusculares e ventilação mecânica, podem alterar os parâmetros fetais, como frequência cardíaca (taquicardia induzida por norepinefrina ou bradicardia, pela dobutamina), redução ou ausência de movimentos respiratórios e diminuição de movimentação fetal (induzida por benzodiazepínicos, opiáceos e bloqueadores neuromusculares). Não há validação de parâmetros fetais avaliados pelos métodos em geral empregados – cardiotocografia, perfil biofísico fetal, Dopplervelocimetria da gestação – em gestantes sépticas. Esses testes têm sabidamente muito baixo valor preditivo positivo e, se não integrados ao contexto clínico da idade gestacional e da condição materna, podem induzir a interrupções que, além de desnecessárias, aumentam o risco materno (ver Cap. 19 – Avaliação da saúde fetal).

A partir da viabilidade fetal, a maioria dos centros realiza como rotina a monitorização de frequência cardíaca fetal e movimentação fetal, presença de dinâmica uterina e perdas vaginais de 6/6 horas. Condutas diante de alterações nesses parâmetros e indicação de avaliações adicionais devem ser individualizadas e discutidas entre intensivistas e obstetras.

A decisão por interrupção de gestação pré-termo deve ser antecedida pelo corticosteroide antenatal e pelo sulfato de magnésio para neuroproteção fetal (ver Cap. 59 – Síndrome respiratória aguda grave na gestação).

ANESTESIA NA PACIENTE SÉPTICA

A sepse é um fator de risco para complicações infecciosas em anestesias regionais, como a meningite. O bloqueio de neuroeixo não deve ser realizado em pacientes sem tratamento, mas pode ser realizado após resposta adequada da paciente à terapia antimicrobiana. A inserção de cateter epidural é controversa e deve ser individualizada, considerando-se a condição clínica da paciente e os resultados das provas laboratoriais.

Nas pacientes em que a anestesia regional não é segura ou naquelas que precisam de suporte ventilatório ou hemodinâmico, a anestesia geral é a técnica de escolha. Essas pacientes também estão sujeitas aos mesmos riscos das gestantes não sépticas, como via aérea difícil, aspiração, compressão aortocava pelo útero gravídico na posição supina e dificuldade de intubação traqueal pelo edema laríngeo e pela reposição volêmica. A escolha da melhor técnica anestésica deve ser individualizada e discutida entre equipe multidisciplinar, obstetra, anestesiologista e intensivista.[9]

REFERÊNCIAS

1. World Health Organization. Statement on maternal sepsis. Geneva: WHO; 2017.
2. The California Pregnancy-Associated Mortality Review. Report from 2002 and 2003 maternal death reviews. Sacramento: California Department of Public Health, Maternal Child and Adolescent Health Division; 2011.
3. Hensley MK, Bauer ME, Admon LK, Prescott HC. Incidence of maternal sepsis and sepsis-related maternal deaths in the United States. JAMA. 2019;322(9):890-2.
4. Brasil. Secretaria de Vigilância em Saúde. Departamento de Análise Epidemiológica e Vigilância de Doenças Não Transmissíveis. Painel de monitoramento da mortalidade CID-10 [Internet]. Brasília: MS; 2022 [capturado em 29 ago. 2022]. Disponível em: https://svs.aids.gov.br/daent/centrais-de-conteudos/paineis-de-monitoramento/mortalidade/cid10/.
5. Bonet M, Brizuela V, Abalos E, Cuesta C, Baguiya A, Chamillard M, et al. Frequency and management of maternal infection in health facilities in 52 countries (GLOSS): a 1-week inception cohort study. Lancet Glob Health. 2020;8(5):e661-71.
6. Ali A, Lamont RF. Recent advances in the diagnosis and management of sepsis in pregnancy. F1000Res. 2019;8:F1000 Faculty Rev-1546.
7. Bonet M, Souza JP, Abalos E, Fawole B, Knight M, Kouanda S, et al. The global maternal sepsis study and awareness campaign (GLOSS): study protocol. Reprod Health. 2018;15(1):16.
8. Buddeberg BS, Aveling W. Puerperal sepsis in the 21st century: progress, new challenges and the situation worldwide. Postgrad Med J. 2015;91(1080):572-8.
9. Burlinson CEG, Sirounis D, Walley KR, Chau A. Sepsis in pregnancy and the puerperium. Int J Obstet Anesth. 2018;36:96-107.

10. Chau A, Tsen LC. Fetal optimization during maternal sepsis: relevance and response of the obstetric anesthesiologist. Curr Opin Anaesthesiol. 2014;27(3):259-66.
11. Knowles SJ, O'Sullivan NP, Meenan AM, Hanniffy R, Robson M. Maternal sepsis incidence, aetiology and outcome for mother and fetus: a prospective study. BJOG. 2015;122(5):663-71.
12. Bowyer L, Robinson HL, Barrett H, Crozier TM, Giles M, Idel I, et al. SOMANZ guidelines for the investigation and management sepsis in pregnancy. Aust N Z J Obstet Gynaecol. 2017;57(5):540-51.
13. Tanaka H, Katsuragi S, Hasegawa J, Tanaka K, Osato K, Nakata M, et al. The most common causative bacteria in maternal sepsis-related deaths in Japan were group A Streptococcus: a nationwide survey. J Infect Chemother. 2019;25(1):41-4.
14. Greer O, Shah NM, Sriskandan S, Johnson MR. Sepsis: precision-based medicine for pregnancy and the puerperium. Int J Mol Sci. 2019;20(21):5388.
15. Naresh A, Fisher BM, Hoppe KK, Catov J, Xu J, Hart J, et al. A multicenter cohort study of pregnancy outcomes among women with laboratory-confirmed H1N1 influenza. J Perinatol. 2013;33(12):939-43.
16. Evans L, Rhodes A, Alhazzani W, Antonelli M, Coopersmith CM, French C, et al. Surviving sepsis campaign: international guidelines for management of sepsis and septic shock 2021. Intensive Care Med. 2021;47(11):1181-247.
17. Edwards SE, Grobman WA, Lappen JR, Winter C, Fox R, Lenguerrand E, et al. Modified obstetric early warning scoring systems (MOEWS): validating the diagnostic performance for severe sepsis in women with chorioamnionitis. Am J Obstet Gynecol. 2015;212(4):536.e1-8.
18. Albright CM, Ali TN, Lopes V, Rouse DJ, Anderson BL. The Sepsis in Obstetrics Score: a model to identify risk of morbidity from sepsis in pregnancy. Am J Obstet Gynecol. 2014;211(1):39.e1-8.
19. Mhyre JM, D'Oria R, Hameed AB, Lappen JR, Holley SL, Hunter SK, et al. The maternal early warning criteria: a proposal from the national partnership for maternal safety. Obstet Gynecol. 2014;124(4):782-6.
20. World Population Review. Maternal mortality rate by state 2022 [Internet]. Walnut; 2022 [capturado em 30 ago. 2022]. Disponível em: https://worldpopulationreview.com/state-rankings/maternal-mortality-rate-by-state.
21. Escobar MF, Echavarría MP, Zambrano MA, Ramos I, Kusanovic JP. Maternal sepsis. Am J Obstet Gynecol MFM. 2020;2(3):100149.
22. Rhodes A, Evans LE, Alhazzani W, Levy MM, Antonelli M, Ferrer R, et al. Surviving sepsis campaign: international guidelines for management of sepsis and septic shock: 2016. Intensive Care Med. 2017;43(3):304-77.
23. Bauer ME, Housey M, Bauer ST, Behrmann S, Chau A, Clancy C, Clark EAS, Einav S, Langen E, Leffert L, Lin S, Madapu M, Maile MD, McQuaid-Hanson E, Priessnitz K, Sela HY, Shah A, Sobolewski P, Toledo P, Tsen LC, Bateman BT. Risk Factors, Etiologies, and Screening Tools for Sepsis in Pregnant Women: A Multicenter Case-Control Study. Anesth Analg. 2019;129(6):1613-20. Erratum in: Anesth Analg. 2020;130(5):e160.
24. Gibbs R, Bauer M, Olvera L, Sakowski C, Cape V, Main E. Improving diagnosis and treatment of maternal sepsis: a CMQCC quality improvement toolkit. Stanford: California Maternal Quality Care Collaborative; 2022.
25. Society for Maternal-Fetal Medicine, Plante LA, Pacheco LD, Louis JM. SMFM Consult Series #47: Sepsis during pregnancy and the puerperium. Am J Obstet Gynecol. 2019;220(4):B2-10.
26. Shields A, de Assis V, Halscott T. Top 10 pearls for the recognition, evaluation, and management of maternal sepsis. Obstet Gynecol. 2021;138(2):289-304.
27. Vårtun Å, Flo K, Acharya G. Effect of passive leg raising on systemic hemodynamics of pregnant women: a dynamic assessment of maternal cardiovascular function at 22–24 weeks of gestation. Szecsi PB, organizador. PLoS ONE. 2014;9(4):e94629.

SÍNDROME RESPIRATÓRIA AGUDA GRAVE NA GESTAÇÃO

MARIA LÚCIA DA ROCHA OPPERMANN
ÉDINO PAROLO
ÉRIKA VIEIRA PANIZ
SÉRGIO H. MARTINS-COSTA

A síndrome respiratória aguda grave (SRAG, ou SARS, de *severe acute respiratory syndrome*) é uma doença respiratória viral causada por coronavírus, transmitida em secreções respiratórias expelidas por um indivíduo infectado. As gotículas e os aerossóis – contaminados pelo vírus – são transportados pelo ar e podem alcançar a mucosa (oral, nasal ou ocular) de pessoas expostas. As gotículas respiratórias são partículas de maior tamanho que se depositam rapidamente nas superfícies; já os aerossóis são partículas de menor tamanho que permanecem suspensas no ar por longas distâncias e tempo (até 3 h), com capacidade infectante.

Em 2003, um novo coronavírus foi detectado em amostras de pacientes com SRAG.[1] Em 2012, outro coronavírus, chamado de *Middle East respiratory syndrome* (MERS-CoV), ocasionou doença respiratória muito grave, com morte de 3 a 4 pacientes em cada 10 internados com o diagnóstico. A epidemia ficou praticamente restrita aos viajantes e residentes da península arábica, exceto por um surto na Coreia do Sul, iniciado por um viajante retornando da península arábica.[2] Em 2019, emergiu outro coronavírus, denominado como SARS-CoV-2, provocando a maior pandemia já vista no planeta, com comprometimento global e enorme custo, tanto em termos de morbidade e mortalidade quanto no que se refere aos aspectos social e econômico.

As gestantes são particularmente suscetíveis ao desenvolvimento de quadros graves de infecções respiratórias, tendo o SARS-CoV-2 provocado um grande incremento nas taxas de mortalidade materna no Brasil.[3]

Salienta-se que este capítulo foi escrito ainda durante a pandemia, em 2022, de modo que muitas das considerações aqui feitas poderão ser reformuladas com o passar do tempo.

Patogênese e epidemiologia

O coronavírus responsável pela doença causada pelo SARS-CoV-2 (Covid-19) é um betacoronavírus de cadeia positiva de ácido ribonucleico (RNA, *ribonucleic acid*) (Figura 59.1). A sequência de RNA mais parecida é a de dois coronavírus de morcegos, o que sugere que os morcegos tenham sido a fonte original. Não se sabe se os vírus foram originalmente transmitidos aos humanos diretamente de morcegos ou por outro mecanismo.

Para alcançar as células dos indivíduos expostos, o SARS-CoV-2 liga-se ao receptor, a enzima conversora de angiotensina 2 (ECA-2), usando o sítio da sua proteína *spike*.

A forma de contágio mais comum é o contato pessoa a pessoa por transmissão via gotículas respiratórias. Desde os primeiros registros de SRAG, ao final de 2019, em Wuhan, na China, foram registrados casos em todos os continentes

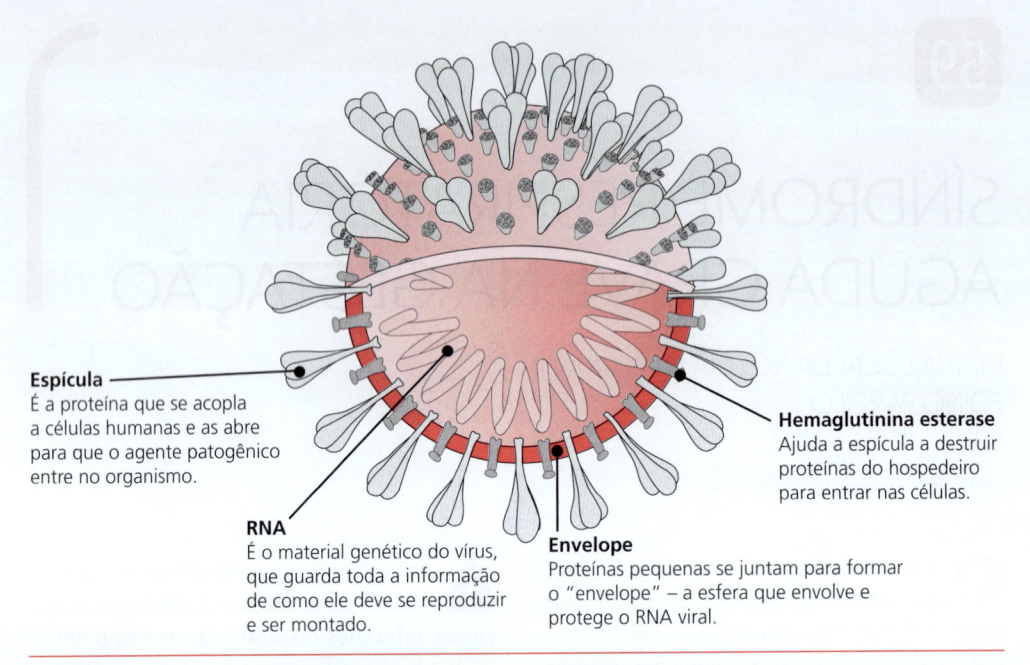

Espícula
É a proteína que se acopla a células humanas e as abre para que o agente patogênico entre no organismo.

RNA
É o material genético do vírus, que guarda toda a informação de como ele deve se reproduzir e ser montado.

Envelope
Proteínas pequenas se juntam para formar o "envelope" – a esfera que envolve e protege o RNA viral.

Hemaglutinina esterase
Ajuda a espícula a destruir proteínas do hospedeiro para entrar nas células.

FIGURA 59.1 – Estrutura do SARS-CoV-2.
RNA, ácido ribonucleico (*ribonucleic acid*).

– confirmados por testagem sorológica ou molecular – em mais de 300 milhões de pessoas, com mais de 5,5 milhões de mortes no mundo até janeiro de 2022.[4]

A circulação do vírus em praticamente todo o planeta levou ao surgimento de novas variantes. As mutações no genoma original do vírus que levaram ao aumento da transmissão, da virulência ou da letalidade foram classificadas pela Organização Mundial da Saúde (OMS) como variantes de preocupação (VOC, *variants of concern*) e denominadas segundo as letras do alfabeto grego: Alfa, Beta, Gama, Delta e Omicron. As variantes com maior carga de transmissão/morbimortalidade no mundo foram a Delta, identificada na Índia em dezembro de 2020, e a Omicron, identificada pela primeira vez na África do Sul em novembro de 2021.[5]

⭐ O risco de transmissão pessoa a pessoa começa ainda na fase assintomática e atinge o pico de infectividade 1 a 2 dias antes do início dos sintomas. A transmissão 7 a 10 dias depois do surgimento dos sintomas da doença é muito improvável.[6]

Diagnóstico

⭐ A SRAG é clinicamente definida como a ocorrência de febre referida ou aferida em paciente com um ou mais dos seguintes sintomas respiratórios: tosse, dispneia, taquipneia, ou evidência radiográfica de infiltrado pulmonar consistente com pneumonia ou síndrome da angústia respiratória aguda (SARA), ou, ainda, achados patológicos na necropsia consistentes com pneumonia ou SRAG, sem causa identificável e sem diagnóstico alternativo que explique totalmente o quadro clínico. Os testes utilizados para confirmação diagnóstica estão especificados na Tabela 59.1.

As vacinas para Covid-19 não afetam os resultados dos testes virais. Testes sorológicos não estão atualmente indicados para conferir a imunidade por infecção ou vacinação. Testes de anticorpos específicos de imunoglobulinas M e G (IgM/IgG) para o nucleocapsídeo viral devem ser usados para diagnóstico de síndrome inflamatória multissistêmica em crianças e adultos.

Tabela 59.1 – Testes para detecção de SARS-CoV-2

TESTES	SENSIBILIDADE	ESPECIFICIDADE	MOMENTO IDEAL DE COLETA	INDICAÇÃO	ESPÉCIME DE COLETA
Virais					
NAAT (RT-PCR)	Alta	Alta	3º-7º dia de sintomas	Diagnóstico	Nasal, nasofaríngeo, orofaríngeo, saliva, escarro
Antígenos	Alta (< NAAT)*	Alta	3º-7º dia de sintomas	Diagnóstico/rastreamento	Nasal, orofaríngeo
Sorológicos					
Anticorpos IgM	Variável	Variável	7º-21º dia de sintomas	Vigilância epidemiológica	Soro
Anticorpos IgG	Variável	Variável	14º dia em diante	Vigilância epidemiológica	Soro

*Na presença de sintomas, o teste antígeno negativo deve ser confirmado com RT-PCR.
IgG, imunoglobulina G; IgM, imunoglobulina M; NAAT, teste de amplificação de ácidos nucleicos (*nucleic acid amplification test*); RT-PCR, reação em cadeia da polimerase com transcrição reversa (*reverse transcription polymerase chain reaction*).

■ Manifestações clínicas na gestação e no puerpério

Conforme as manifestações clínicas da infecção pela Covid-19, o quadro clínico pode ser classificado como leve, moderado ou grave (Quadro 59.1).

■ Exames complementares (laboratoriais e de imagem)

Os achados laboratoriais de gestantes com Covid-19, suspeita ou confirmada, incluem níveis elevados de proteína C-reativa, linfopenia, leucocitose, aumento de transaminases hepáticas

Quadro 59.1 – Classificação clínica da Covid-19 na gestação

Leve	Moderada	Grave (SRAG)
Síndrome gripal: • Tosse • Dor de garganta/coriza Com ou sem: • Anosmia • Ageusia • Diarreia • Dor abdominal • Febre • Calafrios • Mialgia • Fadiga • Cefaleia	• Tosse persistente + febre persistente diária, ou • Tosse persistente com piora progressiva de outro sintoma relacionado com a Covid-19 (adinamia), prostração, hipotermia, diarreia Ou • Pelo menos um dos sintomas acima + presença de fator de risco	• Síndrome gripal com dispneia/desconforto respiratório Ou • Pressão persistente no tórax Ou • SO_2 < 95% em ar ambiente Ou • Coloração azulada de lábios e rosto

Em gestantes, hipotensão é frequente, sendo que a queda de pressão arterial e oliguria são ainda mais importantes que na população geral.
SO_2, saturação de oxigênio; SRGA, síndrome respiratória aguda grave.
Fonte: Brasil.[7]

e trombocitopenia.[8] Uma leucocitose de até cerca de 12.000 leucócitos pode ser fisiológica no terceiro trimestre da gestação e no puerpério. Além disso, os achados laboratoriais anormais podem estar associados a outras doenças relacionadas com a gestação, como plaquetopenia e elevação de transaminases hepáticas na pré-eclâmpsia grave ou síndrome HELLP (hemólise, enzimas hepáticas aumentadas e plaquetopenia).

A radiografia de tórax pode ser normal na doença leve ou precoce. A tomografia de tórax de alta resolução, em protocolo de baixa dose e sem administração de contraste, é o exame de imagem de escolha para identificar as alterações pulmonares típicas da Covid-19. Em uma revisão sistemática de gestantes diagnosticadas com Covid-19, os achados mais frequentes na tomografia computadorizada de tórax foram opacidades em vidro fosco, envolvimento dos segmentos pulmonares posteriores, envolvimento multilobar, envolvimento pulmonar bilateral, distribuição periférica e consolidação.[9] A radiação liberada pela tomografia de tórax/angiotomografia de tórax (0,01-0,66 mGy) fica abaixo do valor-limite tolerado na gestação (Tabela 59.2).

Critérios de internação hospitalar

A gestante cuja doença é classificada como leve, mas com alto risco obstétrico-neonatal, deve ter considerada a internação hospitalar para acompanhamento materno e fetal.

Gestantes e puérperas cuja doença é classificada como moderada ou grave precisam de internação hospitalar e acompanhamento clínico, obstétrico, laboratorial e por exames de imagem frequentes, devido ao potencial de evolução para insuficiência respiratória com necessidade de suporte ventilatório e internação em unidade de terapia intensiva (UTI).

MANEJO HOSPITALAR

A situação mais frequente para hospitalização é a necessidade de suporte ventilatório, como indicado na Figura 59.2.

Gestantes no terceiro trimestre em apneia durante a intubação orotraqueal (IOT) podem dessaturar rapidamente (< 3 min) ou sofrer parada cardiorrespiratória. Está indicada monitorização cardíaca fetal contínua antes e depois do procedimento e preparação para possível cesariana de emergência (*perimortem*).

A pronação em gestantes exige cuidados para evitar a compressão abdominal. O uso de coxins permite posicionamento adequado, mesmo no terceiro trimestre. Nas gestações com idade gestacional compatível com viabilidade fetal (≥ 23 semanas), é a necessária a avaliação da vitalidade fetal antes da pronação (perfil biofísico fetal/Doppler-

Tabela 59.2 – Efeito da dose e do período gestacional na teratogênese induzida por radiação

PERÍODO DA GESTAÇÃO	EFEITO	DOSE ESTIMADA (LIMITE)
Pré-implantação (0-2 semanas pós fertilização)	Morte ou nada (tudo ou nada)	50-100 mGy
Organogênese (2-8 semanas após a fertilização)	Malformações RCF	200 mGy 200 – 250 mGy
8-15 semanas	Deficiência mental grave Déficit intelectual Microcefalia	60-310 mGy – 25 pontos de QI / 1.000 mGy 200 mGy
16-25 semanas	Deficiência mental grave (baixo risco)	250-280 mGy

RCF, restrição de crescimento fetal.
Fonte: Adaptada de American College of Obstetricians and Gynecologists.[10]

Alvos
- SpO$_2$ ≥ 95%
- FR 20-24 rpm
- PaCO$_2$ < 45-50 mmHg
- Redução do esforço respiratório
- Estabilidade cardiovascular

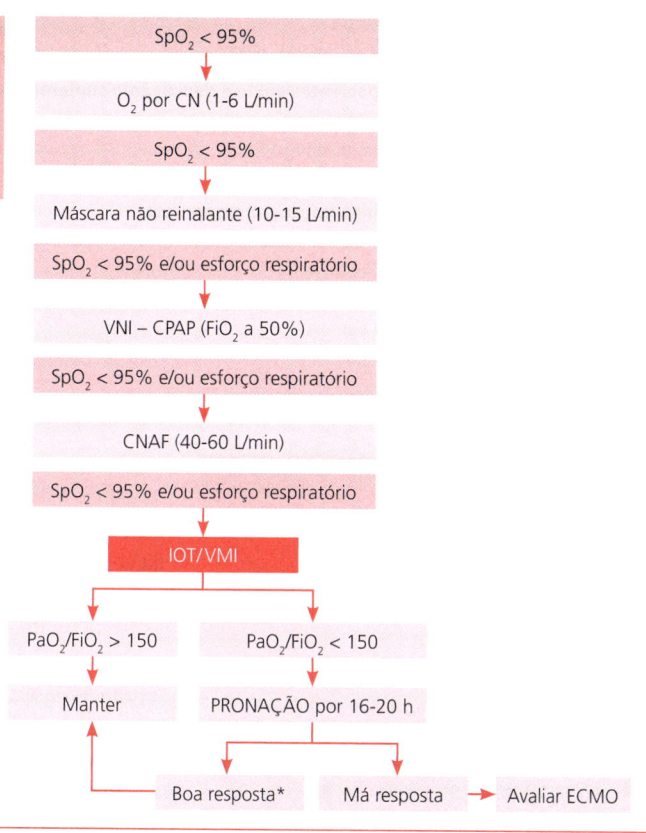

```
SpO₂ < 95%
   ↓
O₂ por CN (1-6 L/min)
   ↓
SpO₂ < 95%
   ↓
Máscara não reinalante (10-15 L/min)
   ↓
SpO₂ < 95% e/ou esforço respiratório
   ↓
VNI – CPAP (FiO₂ a 50%)
   ↓
SpO₂ < 95% e/ou esforço respiratório
   ↓
CNAF (40-60 L/min)
   ↓
SpO₂ < 95% e/ou esforço respiratório
   ↓
IOT/VMI
   ↓
PaO₂/FiO₂ > 150 → Manter
PaO₂/FiO₂ < 150 → PRONAÇÃO por 16-20 h
   → Boa resposta* (retorna a Manter)
   → Má resposta → Avaliar ECMO
```

FIGURA 59.2 – Escalonamento do suporte ventilatório.
*Boa resposta constitui-se no aumento sustentado > 10 mmHg de PaO$_2$ com parâmetros estáveis de ventilação ou melhora na complacência pulmonar (queda na pressão de platô para o volume corrente).
CN, cateter nasal; CNAF, cânula nasal de alto fluxo; CPAP, pressão positiva contínua nas vias aéreas; ECMO, oxigenação por membrana extracorpórea; FiO$_2$, fração inspirada de oxigênio; FR, frequência respiratória; IOT, intubação orotraqueal; O$_2$, oxigênio; PaCO$_2$, pressão parcial arterial de dióxido de carbono; PaO$_2$, pressão parcial arterial de oxigênio; rpm, respirações por minuto; SpO$_2$, saturação da hemoglobina periférica pelo oxigênio; VMI, ventilação mecânica invasiva; VNI, ventilação não invasiva.
Fonte: Brasil.[11]

velocimetria) e após o retorno à posição supina.[7] A pronação pode ser mantida por 16 a 20 horas e repetida na presença de boa resposta, se necessário. Um vídeo com demonstração da técnica de pronação em gestantes com IOT está disponível no Youtube (https://youtu.be/JHVrRt2736g?list=PL6hS8Moik7ksJkKODTz4yhtXVXOl-Bjmg).

A farmacoterapia em gestantes hospitalizadas está resumida nos **Quadros 59.2** e **59.3**.

Critérios de internação em UTI

A presença de pelo menos um dos seguintes critérios é indicação para internação de gestante em UTI:

- Saturação periférica de oxigênio (SpO$_2$) < 95% apesar da oferta de oxigênio (O$_2$) a 6 L/min.
- Relação pressão parcial arterial de oxigênio/fração inspirada de oxigênio (PaO$_2$/FiO$_2$) < 300.
- Esforço ventilatório (uso de musculatura acessória, tiragem intercostal, batimento de asas nasais) apesar da oferta de O$_2$.
- Alteração do nível de consciência.
- Hipotensão arterial: pressão arterial sistólica (PAS) < 100 mmHg ou pressão arterial média (PAM) < 65 mmHg.
- Alteração da perfusão periférica (tempo de enchimento capilar).
- Oligúria (débito urinário < 0,5 mL/kg/h).

Quadro 59.2 – Farmacoterapia nas gestantes hospitalizadas em estado grave/crítico

Terapia com corticosteroides – pacientes em uso de oxigênio suplementar
- **Dexametasona IV ou VO 6 mg/dia, durante 10 dias (preferencial)**
- Metilprednisolona IV 40 mg/dia, durante 10 dias
- Hidrocortisona IV 50 mg de 6/6 h, durante 10 dias

Terapia com corticosteroides – maturação pulmonar fetal
- **Dexametasona IV 6 mg de 12/12 h – 4 doses**
- Betametasona IM 12 mg/dia – 2 doses

Terapia antimicrobiana – somente na suspeita de infecção bacteriana associada
- Conforme protocolo institucional

IM, intramuscular; IV, intravenosa; VO, via oral.
Fonte: Brasil.[12]

Quadro 59.3 – Tromboprofilaxia nas gestantes hospitalizadas

Anticoagulação profilática SC para TEV
- Heparina não fracionada (preferencial)
  - Até 60 kg: 5.000 UI de 12/12 h
  - 60-90 kg: 5.000 UI de 8/8 h
  - > 90 kg: 7.500 UI de 8/8 h

Obs.: A suspensão da anticoagulação profilática com HNF deve ser feita 6 h antes de bloqueio neuroaxial.

- Heparina de baixo peso molecular (enoxaparina)
  - Até 80 kg: 40 mg SC 1×/dia
  - 80-120 kg: 60 mg SC 1×/dia
  - > 120 kg: 40 mg SC de 12/12 h

Obs.: A suspensão da anticoagulação profilática com HBPM deve ser feita 12 h antes de bloqueio neuroaxial.

Anticoagulação terapêutica, quando indicado
- A suspensão da anticoagulação terapêutica com HNF deve ser feita 6 h antes de bloqueio neuroaxial
- A suspensão da anticoagulação terapêutica com HBPM deve ser feita 12 h antes de bloqueio neuroaxial

Obs.: A reversão da anticoagulação é feita com sulfato de protamina, 5 mL com 50 mg (1 ampola) – 1 mL de protamina neutraliza 1.000 UI de heparina.

HBPM, heparina de baixo peso molecular; HNF, heparina não fracionada; SC, subcutânea; TEV, tromboembolia venosa; UI, unidades internacionais.
Fonte: Brasil.[7]

TRATAMENTO INTENSIVO

A SRAG se caracteriza pela ocorrência de hipoxemia em paciente com insuficiência respiratória aguda (IRpA). Ela resulta de lesão citopática viral, seguida de inflamação com dano alveolar difuso e microtromboses. O vírus SARS-CoV-2 em particular também predispõe à tromboembolia venosa e arterial. Além disso, há aumento de incidência de pneumonia bacteriana secundária, especialmente em pacientes hospitalizados. Em virtude da pressão seletiva do uso inadequado de antibacterianos durante a infecção viral, houve, durante a pandemia de 2019 a 2022, aumento da frequência de bactérias multirresistentes.

Além da IRpA, pode ocorrer lesão renal aguda, fenômenos trombóticos periféricos e disfunção hepatobiliar.

SUPORTE VENTILATÓRIO

O objetivo do suporte ventilatório é atingir oxigenação segura ($SpO_2 \geq 96\%$) e permitir a adequação do trabalho respiratório.

Oxigênio suplementar

Está disponível em qualquer cenário de pronto atendimento e deve ser imediatamente aplicado à paciente hipoxêmica. Óculos nasais (2-6 L/min) ou máscaras concentradoras (de preferência máscara de Hudson, que pode ofertar próximo de 100% de O_2) podem corrigir a hipoxemia em casos mais leves.

Cânula nasal de alto fluxo (CNAF)

Administra oxigênio umidificado e aquecido em doses altas (até 100%) através de "prongas" adaptadas às narinas, com fluxo de até 60 L/min. O condicionamento do ar inspirado evita o ressecamento das vias aéreas superiores e aumenta a tolerância da paciente. O fluxo elevado gera pressão positiva na traqueia (entre 5-10 cmH$_2$O), o que apoia o trabalho respiratório. Permite manter a paciente sem sedação e com disponibilidade da via oral. A CNAF pode ser o suporte suficiente para pacientes com consciência preservada e hemodinamicamente estáveis, desde que apresentem resposta oxigenatória (SpO$_2$ > 96%) e redução do esforço respiratório. Gera emissão significativa de aerossóis no ambiente.

Ventilação não invasiva (VNI)

A VNI (BIPAP [*bilevel positive airway pressure*] ou CPAP [*continuous positive airway pressure*]) – através de interfaces oronasais ou faciais – aplica pressão positiva mais elevada nas vias aéreas como apoio ao trabalho respiratório. Ela tem resultados variáveis na SRAG, com vantagem maior em pacientes obesas ou portadoras de condições subjacentes, como insuficiência cardíaca ou doença pulmonar obstrutiva crônica (DPOC). Requer equipe multiprofissional treinada. Está contraindicada quando houver redução do nível de consciência ou choque circulatório.

> ⚠️ Se não houver melhora da hipoxemia e redução do esforço ventilatório dentro de 45 minutos, deve-se decidir pela ventilação mecânica invasiva. A procrastinação da intubação de pacientes que tiveram falha em VNI aumenta a mortalidade na IRpA.

Ventilação mecânica invasiva (VMI)

As principais indicações de intubação e VMI na IRpA são:

- Hipoxemia refratária a oxigenoterapia em altas doses (em gestantes, SpO$_2$ < 95% com O$_2$ a 100% por máscara de Hudson, CNAF ou VNI).
- Esforço ventilatório persistente mesmo com CNAF e/ou VNI.
- Diminuição do nível de consciência.
- Choque circulatório.

> ⚠️ A intubação traqueal deve ser executada por médico com treinamento adequado no manejo de via aérea difícil, tanto em razão das modificações fisiológico-anatômicas próprias da gestação quanto devido à hipoxemia grave da SRAG. A baixíssima tolerância à apneia durante a indução de sedação aumenta muito o risco de parada cardiorrespiratória por hipoxemia. Por isso, tem sido recomendado que dois médicos treinados participem do procedimento, e a sequência rápida de intubação deve ser empregada.

O objetivo da VMI é corrigir a hipoxemia e a acidose respiratória graves e permitir o repouso do sistema ventilatório até ocorrer a reversão da IRpA, sem causar maior dano à paciente.

Para isso, inicialmente, são necessários sedação profunda e, em boa parte dos casos, bloqueio neuromuscular. Também há necessidade de monitorização hemodinâmica invasiva (linha arterial), cateterização venosa central e avaliação gasométrica frequente. A estratégia geral de VMI para gestantes com SRAG é apresentada na Tabela 59.3.

ESTRATÉGIA VENTILATÓRIA

Ventilação protetora

A ventilação protetora evita a pressurização excessiva do sistema respiratório, a fim de prevenir lesão pulmonar induzida pela ventilação mecânica (VILI, *ventilator-induced lung injury*). Pode ser resumida em:

- Modo assisto-controlado (volume controlado ou pressão controlada).
- Volume corrente (Vc) entre 6 e 8 mL/kg do peso predito pela altura.
- Aplicação de pressão positiva ao final da expiração (PEEP) para otimizar a complacência respiratória e a troca gasosa.
- Pressão inspiratória preferencialmente baixa (pressão de platô < 32 e pressão de distensão < 15 cmH$_2$O).
- Dose de oxigênio (FiO$_2$) suficiente para SpO$_2$ ≥ 94% (em gestantes).

Metas ventilatórias

- Correção da hipoxemia: SpO$_2$ > 94%.
- pH arterial > 7,25.

Tabela 59.3 – Estratégia geral de ventilação mecânica em gestantes com SRAG

PARÂMETRO	ORIENTAÇÕES
Vc	6-8 mL/kg (peso predito pela altura)
PEEP	Conforme melhor oxigenação e melhor complacência
Pressão de platô	< 32 cmH$_2$O
Pressão de distensão (*drive pressure*) Pplatô – PEEP	< 15 cmH$_2$O
SpO$_2$	> 94%
PaCO$_2$	Hipercapnia leve (< 50 mmHg) parece tolerável pH > 7,25
Posicionamento	Decúbito oblíquo esquerdo, conforme hemodinâmica Cabeceira a 30° + Trendelenburg reverso

PaCO$_2$, pressão parcial arterial de dióxido de carbono; PEEP, pressão positiva ao final da expiração; SpO$_2$, saturação periférica de oxigênio; Vc, volume corrente.

A estratégia protetora na maioria das vezes resulta em hipercapnia dita "permissiva" por ser tolerável (exceto para hipertensão intracraniana).

O efeito da hipercapnia permissiva materna sobre a saúde fetal ainda não foi bem avaliado. Há estudos da década de 1970 que descrevem melhores desfechos fetais com hipercapnia leve (até 53 mmHg) do que com hipocapnia. Em prematuros, a ventilação protetora (e hipercapnia) não parece causar dano neurológico significativo.

Prevenção de complicações

Boas práticas da UTI envolvem cuidados com a via aérea, posicionamento adequado e prevenção de pneumonia associada à ventilação mecânica.

A estratégia para hipoxemia refratária apesar do melhor ajuste da ventilação mecânica inclui:

- Ventilação em posição prona (PP) – Há evidência suficiente de redução de mortalidade para pacientes com SARA e relação PaO$_2$/FiO$_2$ < 150 com boa resposta (melhora da hipoxemia e da hipercapnia). A paciente permanece em decúbito ventral por 16 a 24 horas, com cuidados protocolares a fim de evitar deslocamento de dispositivos invasivos e lesões cutâneas por pressão. A gestação não é contraindicação *a priori* para PP: intensivista e obstetra devem avaliar a possibilidade de execução com segurança da manobra considerando volume uterino, idade gestacional e apoios anatômicos adequados.

- Oxigenação por membrana extracorpórea (ECMO) – Pode ser indicada em pacientes com hipoxemia ou acidose respiratória refratárias (relação PaO$_2$/FiO$_2$ < 70 ou pH < 7,10). Têm sido relatados casos de gestantes mantidas com ECMO em centros de referência. Entretanto, é preciso considerar o alto risco de sangramentos graves (tanto na instalação das cânulas quanto na manutenção do suporte), o risco de infecção e a disponibilidade de recursos humanos e materiais.

- Interrupção da gestação – Tem potencial para melhorar a mecânica respiratória, sobretudo no terceiro trimestre, mas deve ser decidida em consenso entre intensivista e obstetra, levando em consideração a segurança da mãe e do feto (ver adiante).

SUPORTE HEMODINÂMICO

A ocorrência de choque circulatório é elevada na SRAG, e, na maior parte das vezes, tem causa séptica (por infecção bacteriana secundária). O suporte hemodinâmico deve levar em consideração as adaptações fisiológicas da gestação, como aumento da volemia e do débito cardíaco. Estudos de fisiologia translacional sugerem risco aumentado de perda materna e fetal com hipotensão grave sustentada.

Posicionamento

A compressão da cava inferior pelo útero gravídico volumoso compromete a pré-carga cardíaca, motivo pelo qual se recomenda manter a paciente a maior parte do tempo em decúbito oblíquo esquerdo.

Expansão volêmica criteriosa

A infusão de cristaloides pode aumentar o débito cardíaco e melhorar a perfusão tecidual. Não existe evidência específica quanto ao volume a ser administrado em gestantes. É útil considerar parâmetros dinâmicos de fluido-responsividade, bem como o risco de piora do edema pulmonar (maior permeabilidade capilar da gestação e inflamação pulmonar).

Ecocardiografia à beira do leito

É útil na avaliação de fluido-responsividade, no diagnóstico diferencial de condições cardíacas primárias relacionadas com edema pulmonar (como estenose mitral) e em sinais de *cor pulmonale* agudo secundário à SRAG ou tromboembolia pulmonar.

Vasopressores

Após a otimização da volemia, é frequentemente necessário o emprego de vasopressores. Apesar de haver poucos estudos específicos avaliando gestantes, a norepinefrina é o medicamento de primeira escolha a fim de manter PAM ≥ 65 mmHg, podendo ser associada à vasopressina.

Cor pulmonale agudo

Pode ser causado tanto pela SRAG propriamente quanto por tromboembolia pulmonar (TEP) grave ou pressurização excessiva do sistema respiratório na VMI.

TROMBOEMBOLIA VENOSA E PULMONAR

Tanto a gestação quanto a Covid-19 são estados pró-trombóticos. A TEP tem sido relatada como causa de até 15% das mortes maternas nos Estados Unidos. A frequência de tromboembolias venosas em gestantes com SRAG não é conhecida, mas diretrizes recomendam tromboprofilaxia dessas pacientes preferencialmente com heparina de baixo peso molecular (HBPM) em pacientes com função renal preservada.

Na ocorrência de TEP, está indicada a anticoagulação plena com HBPM ou heparina não fracionada (HNF) nas doses habituais, com monitorização atenta do tempo de tromboplastina parcial ativada (TTPa) ou atividade anti-Xa. O uso de trombolítico (Alteplase) é reservado para casos de TEP com choque circulatório (*cor pulmonale* agudo). Dados anteriores à Covid-19 sobre trombólise em gestantes com TEP e choque relatam em torno de 8% de sangramentos graves, com 1,5% de mortes maternas e cerca de 6% de perda fetal. Cumarínicos e anticoagulantes diretos são contraindicados na gestação. Excepcionalmente, os cumarínicos podem ser utilizados no segundo trimestre.

PNEUMONIA ASSOCIADA À VENTILAÇÃO (PAV)

Definida como pneumonia manifesta após 48 horas de ventilação, o risco de desenvolver PAV é até 60% vezes maior em pacientes com Covid-19 do que com outras formas de SARA, e o aumento da mortalidade pode ser de até 70%.[13] A frequência de *Pseudomonas aeruginosa* e *Staphylococcus aureus* é maior nessas pacientes, podendo ser explicada em parte pelo uso excessivo (e inadequado) de antibacterianos na fase precoce dessa pneumonia viral.

A frequência de PAV pode ser minimizada, parcialmente, com o uso de boas práticas de manejo do paciente crítico, além de atenção redobrada na higienização das mãos.

O diagnóstico de PAV é feito pela imagem pulmonar (consolidação ou infiltrado novo) e pela ocorrência de síndrome séptica. Devem ser coletadas culturas da secreção traqueal (quantitativa) e hemoculturas. O tratamento empírico da PAV deve ser imediato, seguindo as recomendações de tratamento da Comissão de Controle de Infecção Hospitalar a partir do conhecimento da microbiota local.

AVALIAÇÃO FETAL

⚠️ Fetos de gestantes com doenças graves que necessitam de internação em UTI têm risco aumentado de morte intrauterina, restrição de crescimento fetal (RCF) e nascimento pré-termo. Os fetos de mães com infecção grave pelo SARS-CoV-2 podem ser comprometidos por meio de diferentes mecanismos fisiopatológicos: disfunção respiratória (baixa saturação de O_2), alterações hemodinâmicas (hiper ou hipotensão arterial) e lesões placentárias.[14]

Estudos histológicos de placentas de gestantes com infecção por Covid-19 revelaram achados inespecíficos com presença de sinais leves de hipoperfusão vascular materna, lesões de hipoperfusão vascular fetal e lesões inflamatórias. Amostras de tecido placentário revelando baixa imunorreatividade ao CD15 indicam que a hipóxia fetal grave não deve ser comum.[15]

Não há nenhum teste de avaliação da saúde fetal validado para gestantes com Covid-19. A propedêutica fetal deve ser realizada com cuidado e avaliada dentro do contexto clínico da gestante.

O perfil biofísico fetal (PBF) pode ser útil ao evidenciar boa vitalidade fetal, com todos os parâmetros preservados. Entretanto, alterações no PBF podem refletir as condições maternas e/ou uso de medicamentos:

- A redução do volume amniótico pode ser consequência da taquipneia, do emprego de suporte ventilatório não invasivo e/ou do balanço hídrico negativo materno.
- A ausência de movimentos fetais, inclusive movimentos respiratórios, não pode ser considerada sinal de alarme em mulheres sedadas sob IOT ou fazendo uso de agentes vasoativos.

A Dopplervelocimetria da gestação não é alterada pela infecção viral, e permanece útil nos fetos com RCF e nas mães com hipertensão arterial sistêmica e/ou pré-eclâmpsia. Da mesma maneira que no PBF, ela deve ser vista com cautela se realizada em gestantes com instabilidade hemodinâmica. Por outro lado, alterações no Doppler venoso fetal (onda A patológica) devem ser entendidas como comprometimento fetal grave, do mesmo modo que nas gestantes não infectadas pelo SARS-CoV-2.

O raciocínio clínico é o mesmo em relação à cardiotocografia (CTG): nas gestantes em sedação, pode haver comprometimento da variabilidade da linha de base da frequência cardíaca fetal sem acidemia fetal verdadeira. Em contrapartida, diante da suspeita clínica de comprometimento fetal (desacelerações da frequência cardíaca fetal à ausculta), o achado de uma CTG categoria 3 deve ser valorizado como expressão de situação fetal não tranquilizadora.

A **Figura 59.3** traz as premissas para vitalidade fetal em gestantes com SRAG.

NASCIMENTO E VIA DE PARTO

🔖 A prioridade é tratar e estabilizar a gestante.

A via de parto nos casos de SRAG deve ser indicada nas situações obstétricas habituais e de acordo com a condição materna e fetal. Não há evidência sobre a melhor via de parto para essas

A manutenção de SpO_2 em 95% e PaO_2 em torno de 70-75 mmHg permite a difusão do O_2 na interface materno-fetal	A manutenção de $PaCO_2$ < 45 mmHg permite a difusão do CO_2 na interface materno-fetal
O balanço hídrico e a FR interferem no volume de LA	A sedação e o bloqueio neuromuscular maternos interferem no PBF

FIGURA 59.3 – Premissas para vitalidade fetal em gestantes com SRAG.
CO_2, dióxido de carbono; FR, frequência respiratória; LA, líquido amniótico; O_2, oxigênio; PaO_2, pressão parcial arterial de oxigênio; $PaCO_2$, pressão parcial arterial de dióxido de carbono; PBF, perfil biofísico fetal; SpO_2, saturação periférica de oxigênio; SRAG, síndrome respiratória aguda grave.
Fonte: Bathia e colaboradores.[16]

pacientes; a transmissão vertical constitui um evento raro e não parece haver risco aumentado de contaminação vertical pela Covid-19 no parto por via vaginal. Não se deve indicar cesariana com o objetivo de evitar a contaminação do feto.[17,18]

A despeito da inexistência de um claro benefício pela via alta, a infecção por SARS-CoV-2, por si só, tem sido uma indicação frequente de cesariana. Em uma revisão sistemática de 36 artigos com gestantes infectadas pelo SARS-CoV-2, Debrabandere e colaboradores revelaram uma taxa geral de cesariana de 68,9%.[20] Em outra revisão de 68 estudos observacionais que incluiu 1.019 gestantes, a taxa de cesariana foi de 58,71%.[19] Esses estudos incluíram gestantes infectadas independentemente da gravidade do quadro clínico.

Já no Hospital de Clínicas de Porto Alegre (HCPA), de uma coorte de 20 gestantes infectadas por Covid-19, todas internadas na UTI durante a pandemia, 16 (80%) realizaram cesariana e 4 (20%) tiveram parto vaginal. Das 16 pacientes nas quais foi indicada cesariana, 10 (62%) tiveram indicações relacionadas com a infecção pelo SARS-CoV-2, por deterioração do quadro clínico e risco de óbito materno ou fetal.

> Em gestantes internadas na UTI e fetos pré-termo, a indicação de cesariana não deve ser feita com o objetivo de se obter melhora do quadro respiratório, prática que se revelou vantajosa na pandemia por H1N1. Nos quadros respiratórios graves pelo SARS-CoV-2, a intervenção cirúrgica por si só pode piorar o quadro materno. A presença de uma gestação não deve impedir a realização de procedimentos de terapia intensiva, inclusive manobras de pronação, que devem ser realizadas conforme as indicações habituais. A interrupção da gestação por via alta deve ser feita quando há risco iminente de óbito materno ou fetal, além das indicações obstétricas habituais. Quando indicados, os procedimentos de amadurecimento cervical, para posterior indução do trabalho de parto, podem ser realizados. A Tabela 59.4 traz as indicações para o momento de parto das gestantes com SRAG.

> A indicação fetal do parto exige prévia estabilização da gestante.

Tabela 59.4 – Momento do parto na gestante com SRAG

IDADE GESTACIONAL	INDICAÇÕES
Antes da viabilidade fetal*	Desconsiderar indicação fetal
23-26 até 32-34 sem	Alteração da vitalidade fetal Cesariana *perimortem* Trabalho de parto
≥ 32-34 sem	Indicação de IOT ou pronação Alteração da vitalidade fetal Cesariana *perimortem* Trabalho de parto

*Viabilidade fetal determinada pela UTI neonatal da instituição no HCPA (~ 23 semanas).
HCPA, Hospital de Clínicas de Porto Alegre; IOT, intubação orotraqueal; SRAG, síndrome respiratória aguda grave; UTI, unidade de terapia intensiva.
Fonte: Brasil.[7]

REFERÊNCIAS

1. Rota PA, Oberste MS, Monroe SS, Nix WA, Campagnoli R, Icenogle JP, et al. Characterization of a novel coronavirus associated with severe acute respiratory syndrome. Science. 2003;300(5624):1394-9.
2. Centers for Disease Control and Prevention. Middle East Respiratory Syndrome (MERS) [Internet]. Atlanta: CDC; 2019 [capturado em 2 jan. 2022]. Disponível em: https://www.cdc.gov/coronavirus/mers/about/index.html.
3. Observatório Obstétrico Brasileiro COVID-19 [Internet]. Vitória: OOBr; 2021 [capturado em 2 jan. 2022]. Disponível em: https://observatorioobstetrico.shinyapps.io/covid_gesta_puerp_br/.
4. John Hopkins University. Center for Systems Science and Engineering. COVID-19 Dashboard [Internet]. Baltimore: CSSE; 2021 [capturado em 2 jan. 2022]. Disponível em: https://coronavirus.jhu.edu/map.html.
5. Twohig KA, Nyberg T, Zaidi A, Thelwall S, Sinnathamby MA, Aliabadi S, et al. Hospital admission and emergency care attendance risk for SARS-CoV-2 delta (B.1.617.2) compared with alpha (B.1.1.7) variants of concern: a cohort study. Lancet Infect Dis. 2022;22(1):35-42.
6. Cheng H-Y, Jian S-W, Liu D-P, Ng T-C, Huang W-T, Lin H-H, et al. Contact tracing assessment of COVID-19 transmission dynamics

in Taiwan and risk at different exposure periods before and after symptom onset. JAMA Intern Med. 2020;180(9):1156-63.

7. Brasil. Ministério da Saúde. Manual de recomendações para a assistência à gestante e puérpera frente à pandemia de Covid-19. Brasília: MS; 2022.

8. Allotey J, Stallings E, Bonet M, Yap M, Chatterjee S, Kew T, et al. Clinical manifestations, risk factors, and maternal and perinatal outcomes of coronavirus disease 2019 in pregnancy: living systematic review and meta-analysis. BMJ. 2020;370:m3320.

9. Oshay RR, Chen MYC, Fields BKK, Demirjian NL, Lee RS, Mosallaei D, et al. COVID-19 in pregnancy: a systematic review of chest CT findings and associated clinical features in 427 patients. Clin Imaging. 2021;75:75-82.

10. American College of Obstetricians and Gynecologists. Committee opinion no. 723: guidelines for diagnostic imaging during pregnancy and lactation. Obstet Gynecol. 2017;130(4):e210-6.

11. Brasil. Uso de oxigênio, intubação orotraqueal e ventilação mecânica. In: Brasil. Ministério da Saúde. Diretrizes brasileiras para tratamento hospitalar do paciente com COVID-19. Brasília: CONITEC; 2021. Cap. 1.

12. Brasil. Tratamento farmacológico. In: Brasil. Ministério da Saúde. Diretrizes brasileiras para tratamento hospitalar do paciente com COVID-19. Brasília: CONITEC; 2021. Cap. 2.

13. Maes M, Higginson E, Pereira-Dias J, Curran MD, Parmar S, Khokhar F, et al. Ventilator-associated pneumonia in critically ill patients with COVID-19. Crit Care. 2021;25:25.

14. Lambelet V, Vouga M, Pomar L, Favre G, Gerbier E, Panchaud A, et al. SARS-CoV-2 in the context of past coronaviruses epidemics: consideration for prenatal care. Prenat Diagn. 2020;40(13):1641-54.

15. Giordano G, Petrolini C, Corradini E, Campanini N, Esposito S, Perrone S. COVID-19 in pregnancy: placental pathological patterns and effect on perinatal outcome in five cases. Diagn Pathol. 2021;16:88.

16. Bhatia PK, Biyani G, Mohammed S, Sethi P, Bihani P. Acute respiratory failure and mechanical ventilation in pregnant patient: a narrative review of literature. J Anaesthesiol Clin Pharmacol. 2016;32(4):431-9.

17. Ferrazzi E, Frigerio L, Savasi V, Vergani P, Prefumo F, Barresi S, et al. Vaginal delivery in SARS-CoV-2-infected pregnant women in Northern Italy: a retrospective analysis. BJOG. 2020;127(9):1116-21.

18. Cai J, Tang M, Gao Y, Zhang H, Yang Y, Zhang D, et al. Cesarean section or vaginal delivery to prevent possible vertical transmission from a pregnant mother confirmed with COVID-19 to a neonate: a systematic review. Front Med. 2021;8:634949.

19. Debrabandere ML, Farabaugh DC, Giordano C. A review on mode of delivery during COVID-19 between December 2019 and April 2020. Am J Perinatol. 2021;38(4):332-41.

ÍNDICE

As letras *f*, *q*, *t* indicam, respectivamente, figuras, quadros e tabelas

A

AAS, 98
Ablação endoscópica dos vasos placentários, 130-133
    RCF seletiva em gestações monocoriônicas, 132
    sequência anemia-policitemia (TAPS), 131-132
    sequência de perfusão arterial reversa (TRAP), 133
    síndrome de transfusão feto-fetal (STFF), 130-131
Abscesso pélvico, 590
Abdome, 676, 898-906
    agudo na gestação, 898-906
        apendicite, 900-902
        cirurgias, 905-906
        colecistite aguda, 902-903
        dificuldade de diagnóstico, 899-900
        obstrução intestinal, 903-904
        pancreatite, 903
        torção de anexo, 904-905
    exame, 676
Abortamento, 153-154, 203-217
    anticoncepção pós, 216-217
    classificação, 204-206
        ameaça de, 204-205
        completo, 205-206
        gestação anembrionada, 205
        incompleto, 205
        inevitável, 205
        retido, 205
        séptico, 206
    complicações, 214-216
    diagnóstico diferencial, 206
    etiologia, 203
    fatores de risco, 203
    papel do hCG, 206-207
    quadro clínico, 203-204
    tratamento, 207-214
    uso de imunoglobulina anti-RhO, 216
Acidentes automobilísticos, 916-917
Acitretina, 145
Ácido, 79-80, 140, 551-552, 653-654, 686
    acetilsalicílico (AAS), 653-654
    fólico, 79-80
    tranexâmico, 551-552, 686
    valproico, 140
Acne, 72
Aconselhamento pré-concepcional, 75-83
    alimentação, 80
    anemia, 80-81
    concepção, 83
    doenças genéticas, 79
    doenças maternas crônicas, 78-79
    estado nutricional, 81
    exercício físico, 82
    hábitos e ambiente, 82-83
    idade materna avançada, 77
    idade paterna avançada, 77-78
    imunizações e infecções, 76-77
    obesidade, 81-82
    sistemas de informação sobre agentes teratogênicos (Siat), 83
    suplementação de micronutrientes, 80
    técnicas de reprodução assistida, 79
    uso de ácido fólico e suplementos dietéticos, 79-80
    vitamina D, 80
Acretismo placentário, 839-858
    classificação, 839-840, 841q
    consequências, 840, 841
    definição e epidemiologia, 839
    diagnóstico, 842-846
        exames laboratoriais, 846
        ressonância magnética, 844, 845-846
        ultrassonografia, 842, 843-844, 845f
    fatores de risco, 841, 842
    manejo, 846-858
        intervenções, 846-851
        planejamento e manejo periparto, 851-856
        PMA não diagnosticada previamente, 856-858
Agentes alquilantes e antimetabólitos, 138-139
Agressões, 917
Aldosterona, 71
Álcool, 139
Aleitamento materno, 199, 200, 568-571
    alojamento conjunto, 568
    condições que interferem no, 571
    condições individualizadas, 570
        Covid-19, 570
        hepatite A, 570
        hepatite B, 570
        hepatite C, 570
        herpes simples, 570
        infecção pelo HIV, 570
        infecção pelo HTLV, 570
        sarampo, 570
        tuberculose pulmonar, 570
        varicela, 570
    contato pele a pele, 568
    exame clínico das mamas, 568
    gestantes soropositivas, 199, 200

medicamentos e substâncias indicativas de interrupção do, 570-571
monitoração das primeiras mamadas, 568-569
prevenção e complicações mamárias, 569
  ingurgitamento mamário, 569
  rachaduras e fissuras, 569
técnica, 568
Aloimunização, 286-290, 293
  nas gestações subsequentes, 290
  por anticorpos irregulares, 293
  primeira gestação complicada por, 286-290
Alojamento conjunto no aleitamento, 568, 571-574
  cólicas, 572
  controle dos sinais vitais, 571-572
  episiorrafia, 572
  exames laboratoriais, 572-573
  lóquios, 572
  manejo da dor, 573-574
  membros inferiores, 572
  palpação uterina, 572
  questões emocionais, 574
Alpingectomia, 679
Alterações vasculares na gestação, 73
  aranhas vasculares ou telangiectasia ou angioma, 73
  eritema palmar, 73
  varizes, 73
Altura uterina (AU), medida da, 91, 92, 93f
Amadurecimento cervical, técnicas de, 409, 410-414
  associação de métodos, 413-414
  métodos farmacológicos, 412-413
    misoprostol, 412-413
  métodos mecânicos, 410-412
    amniotomia, 412
    balões cervicais, 411-412
    descolamento digital de membranas, 410
    sonda de Foley, 410-411
Amamentação, 507, 669, 670, 671-672, 754, 801
  e lúpus eritematoso sistêmico e problemas na tireoide, 754
  na sala de parto, 507
Amaurose, 862

Ameaça de abortamento, 204-205
Amniocentese, 109-112, 113-114, 198, 280
  e gestantes soropositivas, 198
  e Rupreme, 280
Amnioinfusão, 280
Aminoglicosídeos, 141
Amnionicidade, 222
Amniotomia, 412
Analgesia, 459, 479-489 ver também Anestesia
  alterações fisiológicas da gestação, 479-481
  fisiopatologia da dor e do TP, 481-483
    bases anatômicas, 482, 483f
    efeitos deletérios da dor, 482, 483
    fases do processamento da dor, 482, 483q
  métodos para o parto vaginal, 483-489
    analgesia combinada, 489
    analgesia controlada pela paciente, 484-485
    analgesia inalatória, 485
    analgesia regional, 485-487
    analgesia sistêmica, 484
    bloqueio dos nervos pudendos, 489
    bloqueio epidural, 488
    bloqueio paracervical, 489
    bloqueio subaracnóideo, 488-489
    métodos não farmacológicos, 484
    uso da ultrassonografia e abordagem do neuroeixo, 487-488
Análise molecular pré-natal, 108-109
Anatomia fetal, avaliação da, 156-157, 158-159f
Anemia, 80-81 ver também Doença hemolítica perinatal
Anestesia para cesariana, 489-497, 929
  condição fetal não tranquilizadora, 495
  condutas nas doenças hemorrágicas, 491-493
  condutas nas doenças hipertensivas, 493-494
  diabetes melito, 494

doenças cardíacas, 494-495
geral, 490, 491
neuroaxial, 490, 491t
para procedimentos materno-fetais, 495-497
  cirurgias materno-fetais abertas, 496-497
  EXIT, 495-496
Angioma, 73
Anomalias, 160-161, 222-223
  cromossômicas fetais, rastreamento sequencial de, 160-161
  cromossômicas, rastreamento na gemelaridade, 222-223
  estruturais, rastreamento na gemelaridade, 223
Anormalidades plaquetárias, 888-892
  anormalidades plaquetárias funcionais, 892
  microangiopatia trombótica, 891-892
    microangiopatia trombótica mediada por complemento, 892
    púrpura trombocitopênica trombótica, 891-892
  pré-eclâmpsia grave e síndrome HELLP, 891
  púrpura trombocitopênica idiopática, 888, 891
  trombocitopenia gestacional, 888
Antagonistas da vitamina K, 827-828
Anticoagulação, 806-807, 808t, 826-827
Anticoagulantes, 139, 824-828
  antagonistas da vitamina K, 827-828
  cumarínicos, 139
  heparinas, 824, 825t
    enoxaparina, 824, 825t
    heparina não fracionada, 824, 825t
  manejo periparto, 824, 826
  reversão da anticoagulação, 826-827
Anticoncepção ver Contracepção
Anticonvulsivantes, 139-140
  ácido valproico, 140
  carbamazepina, 140
  fenobarbital, 140

hidantoína, 140
lamotrigina, 140
levetiracetam, 140
topiramato, 140
Anti-inflamatórios inibidores da prostaglandina sintetase, 141
Antimicrobianos e antifúngicos, 141, 583
  aminoglicosídeos, 141
  nitrofurantoína, 141
  quinolonas, 141
  sulfametoxazol, 141
  tetraciclinas, 141
  trimetoprima, 141
Aparelho genital, modificações na gestação, 59-60
  colo uterino, 59-60
  ovários, 60
  tubas, 60
  útero, 59
  vagina, 60
  vulva, 60
Apendicite, 900-902
Apgar, 515f
Apresentação pélvica, 422-436
  assistência ao parto pélvico, 425-433
    aprisionamento da cabeça derradeira, 433
    manobra de Bracht, 427, 428f
    manobra de Deventer-Müller, 428, 430
    manobra de Mauriceau, 432-433
    manobra de Pajot, 430-432
    manobra de Rojas, 427, 428-429-430f
  classificação, 422-423
  complicações, 435-436
  diagnóstico, 423-424
  escolha da via de parto, 424-425
  etiologia, 422
  versão cefálica externa, 433-435
Aranhas vasculares, 73
Arritmias, 711-712
Artéria(s), 316, 317, 318-319
  cerebral média, 318-319
  umbilicais, 317, 318
  uterinas, 316, 317
Artrite reumatoide, 809
  atividade inflamatória, 809
  desfechos gestacionais, 809
  fertilidade, 809

orientações antes da gestação, 809
Asma brônquica, 786-787
Aspiração manual intrauterina nos abortamentos, 212-214
Assistência ao parto, 373-394, 425-433
  acompanhamento do 1º período do parto, 377, 378-387
    avaliação da progressão do TP, 380-384
    avaliação fetal, 379-380
    cesariana indicada no TP, 385
    TP com cesariana prévia, 385-387
  assistência ao 2º período do parto, 387-392
    duração do período, 389-390
    episiotomia, 390-391, 392f
    gasometria do sangue do cordão umbilical, 391-392
  assistência ao 3º período do parto, 392-393, 394f
    ruptura oculta do esfíncter anal, 393, 394f
  assistência ao 4º período do parto, 393-394
  conceito, 373-374
  fases clínicas, 374
    1º período (dilatação), 374
    2º período (expulsão), 374
    3º período (dequitação), 374
    4º período (primeira hora pós-parto), 374
  internação ou emergência obstétrica, 374-377, 378f
    diagnóstico de TP, 377
    procedimentos de rotina, 377, 378f
    ultrassonografia, 377
  pélvico, 425-433
    aprisionamento da cabeça derradeira, 433
    manobra de Bracht, 427, 428f
    manobra de Deventer-Müller, 428, 430
    manobra de Mauriceau, 432-433
    manobra de Pajot, 430-432
    manobra de Rojas, 427, 428-429-430f
Assistência ao recém-nascido, 510-524
  aspectos éticos, 520-521

líquido amniótico meconial, 514, 515-516
massagem cardíaca, 519
medicações, 519-520
preparo, 511-513
RN < 34 semanas, 521-524
RN ≥ 34 semanas, 513-514, 515f
  avaliação do RN, 514
  boa vitalidade ao nascimento, 513
  clampeamento do cordão umbilical, 513
  passos iniciais da reanimação, 513-514
ventilação com pressão positiva, 516-519
  equipamentos, 516-518
  oxigênio suplementar, 516
  por meio de cânula traqueal, 518-519
Assistência pré-natal, 85-105
  cartão da gestante, 102, 104-105f
  consulta pré-natal, 89-96
  cuidados pré-concepcionais, 86-87
  diagnóstico de gestação, 87-88
  em pacientes submetidas à cirurgia bariátrica, 98-99
  exercícios físicos na gestação, 98
  gestantes com dietas vegetarianas, 99
    lactovegetarianas, 99
    macrobióticas, 99
    ovolactovegetarianas, 99
    semivegetarianas, 99
    veganas, 99
  idade gestacional e data provável do parto, 88-89
  preparo perineal, 101, 102
  prescrição de AAS e cálcio, 98
  profilaxia da infecção por estreptococos do grupo B (EGB), 98
  reposição de vitaminas, 99-101
  vacinações, 96-98
Atividade uterina, 304, 305
Atividades físicas, 98, 576-577
Audição, 73
Ausculta dos batimentos cardiofetais, 92, 93, 94f
Auxílio abdominal, 403
Avaliação laboratorial no pré-natal, 93, 94, 95-96t
AZT e trabalho de parto, 196-197

B

Bacteriúria assintomática, 613-615
Balões cervicais, 411-412
Batimentos cardiofetais, ausculta dos, 92, 93, 94f
β-hCG, 206-207
Bexiga, 66
Biometria fetal, 155-156
Bioética, 12-26
    assistência às gestantes e situações críticas, 15-16
    interrupção da gestação, 16-18
    pacientes menores de idade, 23-24
    parto prematuro e mudança de expectativas, 18-20
    pesquisa científica e gestantes, 24-26
    privacidade na gestação, 22-23
    relação profissional-paciente, 13-15
    testes diagnósticos, 20-22
Biópsia de vilosidades coriônicas, 114-115, 116-117
Bloqueio, 488-489
    dos nervos pudendos, 489
    epidural, 488
    paracervical, 489
    subaracnóideo, 488-489
Blues puerperal, 586
Boca, 64
Bolsa rota e gestantes soropositivas, 198
Bradicardia, 298, 299f
Briefing, 4, 511-513

C

Cálcio, 68, 98
Câncer de tireoide, 753-754
Cancro mole, 771-772
    diagnóstico, 771
    quadro clínico, 771
    tratamento, 772
Candidíase, 779-781
Cânula nasal de alto fluxo (CNAF), 936-937
Captopril, 144
Carbamazepina, 140
Carbonato de lítio, 142
Cardiopatias congênitas e gestação, 494, 703-707
    avaliação de risco, 704-705
    parto, 706-707
    recorrência, 707
    risco fetal, 705, 706
Cardiotocografia, 297-310, 311-312t, 313f, 379-380
    alterações periódicas da FCF, 299, 300-302, 303-304f
    acelerações transitórias, 299, 301f
    desaceleração intraparto precoce, 299, 300, 301f
    desaceleração intraparto prolongada, 302, 303f
    desaceleração intraparto tardia, 301-302
    desaceleração intraparto variável, 302, 303f
    espicas, 302, 304f
    anteparto de repouso, basal ou sem estresse, 305-306
    atividade uterina, 304, 305
    de estresse, 306
    intraparto, 306-310, 311-312t, 379-380
    linha de base, 297-298, 299f
        bradicardia, 298, 299f
        taquicardia, 298
    padrão sinusoidal, 302, 304
    variabilidade da linha de base, 298, 299, 300f
Cariótipo fetal em gestação gemelar, 114
Cartão da gestante, 102, 104-105f
Cateterização profilática, 850-851
    das artérias hipogástricas, 850-851
    de ureteres, 851
Cefaleia pós-punção de dura-máter, 486q, 587, 588-590
    quadro clínico e diagnóstico, 588-589, 590f
    tratamento, 589
Cerclagem, 260-261, 280
Cesariana, 385-387, 416-418, 418, 438-453, 489-497, 581, 582, 847-850
    anestesia para, 489-497, 847-848, 856-858, 912, 913-914
    com histerectomia, 847-848
    de emergência, 912, 913-914
    deixando placenta *in situ*, 849-850
    e PMA não diagnosticada previamente, 856-858
    efeitos sobre a saúde, 440, 441-442
        desfechos de curto prazo, 440, 441-442
        desfechos maternos de médio e longo prazos, 442
    epidemiologia, 438-440, 441t
    indicações, 442-447
        a pedido, 446-447
        apresentação fetal anômala, 444
        cesariana e cicatriz uterina prévias, 443-444
        condição fetal não tranquilizadora, 445
        descolamento prematuro da placenta, 445
        desproporção cefalopélvica, 443
        macrossomia fetal, 445
        malformações congênitas, 445
        perimortem, 444-445
        prematuridade, 445-446
        prolapso de cordão, 444
    indicada no TP, 385
    infecção incisional de parede abdominal, 581-582
    prévia, 416-417, 418f
    técnica, 447-453
    TP com cesariana prévia, 385-387
Chumbo, 143
Cigarro e gestação, 101
Circulação fetal, avaliação com US Doppler, 245
    artéria cerebral média, 245
    artéria umbilical, 245
    ducto venoso, 245
Cirurgia(s), 98-99, 496-497, 692-696
    bariátrica, 98-99, 692-696
        pré-natal em pacientes submetidas à, 98-99
    materno-fetais abertas, 496-497
Cistite, 615, 616t
Citomegalovirose, 347-348
    diagnóstico, 347-348
    infecção fetal, 347
    quadro clínico, 347
    tratamento, 348
Clamidíase, 770-771
    diagnóstico, 770
    quadro clínico, 770
    tratamento, 770-771

Clampeamento de cordão umbilical, 506-507, 513
Clínicas, hospitais e instituições de saúde, 45-48
   responsabilidade objetiva, 48
   responsabilidade subjetiva, 46-47
      médico autônomo e paciente hospitalizada, 47
      médico empregado, 46-47
      médico servidor público, 47
Cloasma, 72
Coagulação, 61-62, 882-883, 892-896
   intravascular disseminada, 892-896
      diagnóstico, 893-895
      fisiopatologia, 892-893
      quadro clínico, 893
      tratamento, 895-896
Coagulopatias na gestação, 559, 561, 562t, 652, 862, 882-896
   anormalidades plaquetárias, 888-892
      anormalidades plaquetárias funcionais, 892
      microangiopatia trombótica, 891-892
      pré-eclâmpsia grave e síndrome HELLP, 891
      púrpura trombocitopênica idiopática, 888, 891
      trombocitopenia gestacional, 888
   coagulação e gravidez, 882-883
      avaliação da hemostasia, 883
   coagulação intravascular disseminada, 892-896
   coagulopatias hereditárias, 883-888
      deficiência de fator XI, 886, 887-888
      doença de von Willebrand (DvW), 884-886
      hemofilias, 886, 887f
Cocaína, 142
Colangite, 723
Colecistite aguda, 722-723, 902-903
Coledocolitíase, 723
Colelitíase e complicações na gestação, 722-724
   colangite, 723
   colecistite aguda, 722-723
   coledocolitíase, 723

   pancreatite aguda, 723-724
Colestase intra-hepática gestacional, 725-726, 729-733, 760-762
   diagnóstico, 731, 732t
   fatores de risco, 729
   fisiopatologia, 729-730
   manejo, 731, 732-733
   puerpério, 733
   quadro clínico, 730-731
Cólicas, 572
Compressão aortocava, 480
Comunicação interatrial, 707-708
Condição fetal não tranquilizadora, 445, 495
Consulta pré-natal, 89-96
   alterações fisiológicas da gestação, 90
   ausculta dos batimentos cardiofetais, 92, 93, 94f
   avaliação laboratorial, 93, 94, 95-96t
   estado nutricional e ganho de peso, 90-91
   medida da altura uterina (AU), 91, 92, 93f
   objetivos e planejamento, 89-90
   ultrassonografia, 94, 96
   vigilância da pressão arterial, 91, 92f
Colo uterino, 59-60
Componentes hematológicos, modificações na gestação, 60-62
   coagulação, 61-62
   hemácias, 61
   leucócitos, 61
   plaquetas, 61
   pressão venosa, 63
   volume plasmático, 60-61
Compressão uterina bimanual, 552, 554f
Concepção, 83
Consentimento informado, 855
Constipação, 720-721
Contracepção, 144, 200, 216-217, 574-576, 801, 802
   e HIV/Aids, 200
   e lúpus eritematoso sistêmico, 801, 802t
   no puerpério, 574-576
   pílulas anticoncepcionais, 144
   pós-abortamento, 216-217
Convulsões, 864-866
Coração, 62, 161-165

   da gestante, 62
   fetal, 161-165
      ecocardiografia fetal, 164-165
      US morfológica, 161-164
Cordão umbilical, 170-173, 506-507
   clampeamento, 506-507
   ultrassonografia, 170-173
Cordocentese, 117-118
Corionicidade, 221-222
Corticosteroide(s), 268, 278, 366, 367, 874
   antenatal, 366, 367f
Cortisol, 71
Covid-19, 570, 833
   e tromboembolia em gestantes, 833
Crack, 142
Crescimento fetal, alterações, 227-230, 239-252, 666
   crescimento fetal excessivo, 249-252
      definição e incidência, 249-250
      fatores de risco e prevenção, 250-251
      diagnóstico, 251-252
   restrição de crescimento fetal, 239-249
      definição e incidência, 239
      diagnóstico, 243, 244t
      etiologia e fatores de risco, 239-240
      implicações perinatais e prognóstico, 247, 248-249
      manejo anteparto, 245-247, 249t
      rastreamento clínico, 240-241
      rastreamento ultrassonográfico, 241-243
      US Doppler, 243, 244-245, 248f
Cuidado(s), 86-87, 222, 223, 500-501, 571-574, 867, 874-875
   no alojamento conjunto, 571-574
   paliativos na sala de parto, 500-501
   pós-parto na eclâmpsia, 867
   pós-parto na síndrome HELLP, 874-875
   pré-concepcionais, 86-87
   pré-natais na gemelaridade, 222, 223q
Culpa, 31-33
Curetagem uterina, 214

D

Dano neurológico, 527-540
  encefalopatia neonatal, 529-532
    e paralisia cerebral, 529-534, 539-540
    marcadores neonatais, 533, 534
    parto e encefalopatia neonatal, 532, 533, 534q
    prognóstico, 540
    tratamento, 539-540
  fisiologia fetal, 527-529
  gasometria de cordão umbilical, 535
  genética, 536-537
  histologia placentária, 537-538
  monitorização cardíaca fetal, 535-536
Data provável do parto, 88-89
Débito cardíaco, 62-63
Debriefing, 4
Deficiência de fator XI, 886, 887-888
Depressão perinatal, 584-587
  blues puerperal, 586
  critérios diagnósticos, 586
  tratamento, 586-587
Dermatoses na gestação, 757-764
  colestase, 760-762
  erupção atópica, 762-763
  erupção polimorfa, 759-760
  penfigoide, 758-759
  psoríase pustulosa, 763-764
Derrames pleurais fetais, 133
Descolamento, 330-335, 410, 445, 915-916
  digital de membranas, 410
  prematuro da placenta, 330-335, 445, 915-916
    complicações, 332-333
    conduta, 333-335
    diagnóstico, 330, 331-332
Desoxicorticosterona, 71
Desproporção cefalopélvica (DCP), 443
Diabetes melito e gestação, 494, 658-672, 688-689
  acompanhamento obstétrico, 666-668
    avaliação da vitalidade fetal, 667-668
    tratamento modulado pelo crescimento fetal, 666
    tratamento obstétrico, 666-667
  condições associadas à hiperglicemia, 668-669
  diabetes melito gestacional, 660-661, 662f, 664-666
  diabetes pré-gestacional, 658, 659, 660, 664
    avaliação pré-concepcional, 659, 660
  manejo intraparto, 669, 671t
  momento e via do parto, 669, 670f
  monitoramento e tratamento, 661, 662, 663-666
    dieta, 663
    exercício físico, 664
    tratamento farmacológico, 664-666
  puerpério e amamentação, 669, 670, 671-672
Diagnóstico genético pré-implantacional, 120
Dieta(s), 99, 663, 691
  lactovegetarianas, 99
  macrobióticas, 99
  ovolactovegetarianas, 99
  semivegetarianas, 99
  veganas, 99
Dietilestilbestrol, 143
Disfunção placentária, 634
Dispneia, 785
Dispositivo de Odón, 472-473, 474f
Dispositivos intrauterinos (DIU), 675, 676
Dissecção da aorta, 710
Distocia de ombro, 397-406
  documentação e checklist, 406
  fatores de risco, 398
  fisiopatologia, 397-398
  manejo, 398-403
    manobra de Gaskin, 400, 401f
    manobra de McRoberts, 398, 399
    manobra de pressão suprapúbica, 399-400
    manobra de retirada do braço posterior, 400, 401f
    manobras de rotação, 400, 401
    técnicas de último recurso, 402, 403
      fratura intencional da clavícula fetal, 402
      Manobra de Zavanelli, 403
  prevenção, 405, 406t
  repercussões maternas e lesões associadas, 403, 404t
  repercussões neonatais e lesões fetais associadas, 403, 404-405
DNA fetal no sangue materno, 107-108
Doença aneurismática, 710
Doença de Chagas, 357, 713
Doença de von Willebrand (DvW), 884-886
Doença do refluxo gastresofágico (DRGE), 719-720
Doença falciforme, 735-737, 738q
  aconselhamento pré-gestacional, 737, 738q
  consequências, 736
  diagnóstico, 736
  incidência, 735
  manejo, 736-737
  manifestações clínicas, 736
  patogênese, 735-736
Doença hemolítica perinatal, 283-293
  aloimunização por anticorpos irregulares, 293
  diagnóstico, 285-286
  fisiopatologia, 284-285
  hidropsia fetal não imune, 292-293
  manejo, 286-290
    aloimunização nas gestações subsequentes, 290
    primeira gestação complicada por aloimunização, 286-290
  profilaxia, 290-291
  prognóstico fetal, 292
  próximas gestações, 292
  quadro clínico, 284
  tratamento, 291-292
    imunoglobulina e plasmaférese, 292
    interrupção da gestação, 292
    transfusão intrauterina, 291-292
Doença hipertensiva na gestação, 629-655
  aconselhamento e prognóstico pós-parto, 655
  classificação e definições, 629-633, 634t
  complicações, 651-652

ÍNDICE | 949

coagulopatia, 652
edema pulmonar, 652
insuficiência renal, 652
conduta, 642-350, 651f
diagnóstico diferencial: HAS, 641-642
hipertensão arterial crônica, 641
hipertensão arterial pós-parto, 650, 651
perspectivas de prevenção, 653-654
pré-eclâmpsia, 633, 634-641
   alterações cardíacas, 637
   alterações cerebrais, 637-638
   alterações hematológicas, 636-637
   alterações hepáticas, 637
   alterações oftalmológicas, 638
   alterações pulmonares, 638
   alterações renais, 637
   alterações uteroplacentárias, 638-639
   diagnóstico, 639, 640-641
   fisiopatologia, 633, 634-636
   predição, 639, 640t
Doença renal crônica na gestação, 622-627
Doença tromboembólica na gestação, 818-834
   anticoagulantes, 824-828
   Covid-19 e tromboembolia, 833
   epidemiologia, 818
   fatores de risco e prevenção, 818-819, 820f
      profilaxia na gestação, 819
      profilaxia no puerpério, 819, 820f
   quadro clínico e diagnóstico, 819, 821-823
      embolia pulmonar, 821-823
      trombose venosa profunda, 821
   tratamento, 823
   trombofilias, 829-833
      e desfechos adversos, 829, 830
      e tromboembolia, 829, 830t
      indicação de investigação e rastreamento, 831, 832t
      investigação das, 830-831
      manejo de gestantes, 831, 832-833
      tipos de, 829, 830t

tromboflebite pélvica séptica, 833-834
tromboprofilaxia não farmacológica, 828-829
Doença tubária, 675
Doença valvar não congênita, 708
Doenças cardíacas fetais, intervenções para, 134
Doenças cardiovasculares e gestação, 494-495, 699-713
   cardiopatias congênitas, 703-707
      avaliação de risco, 704-705
      parto, 706-707
      recorrência, 707
      risco fetal, 705, 706
   e condutas anestésicas nas gestantes, 494-495
   fisiologia, 699-701, 702q
   malformações específicas, 707-713
      arritmias, 711-712
      comunicação interatrial, 707-708
      doença aneurismática e dissecção da aorta, 710
      doença de Chagas, 713
      doença valvar não congênita, 708
      estenose mitral reumática, 708-709
      hipertensão pulmonar primária, 708
      infarto agudo do miocárdio, 710-711
      miocardiopatia dilatada preexistente, 709
      miocardiopatia hipertrófica, 709
      miocardiopatia periparto, 709-710
      próteses valvares mecânicas, 712-713
      síndrome coronariana aguda, 710-711
   profilaxia antimicrobiana para endocardite bacteriana, 713
   rastreamento, 701, 702-703
      peptídeos natriuréticos, 702
      radiografia de tórax, 702, 703
      ressonância magnética, 703
      teste de esforço, 703
      tomografia computadorizada, 703
      troponinas, 702

Doenças gastrintestinais na gestação, 716-726
   colelitíase e complicações, 722-724
   constipação, 720-721
   doença do refluxo gastroesofágico (DRGE), 719-720
   doenças hepáticas, 725-726
   doenças inflamatórias intestinais, 724-725
   hemorroidas, 721-722
   náuseas, vômitos e hiperêmese gravídica, 716-719
Doenças genéticas, 79
Doenças da gestação gemelar monocoriônica, ablação endoscópica dos vasos placentários, 130-133
Doenças hemorrágicas, condutas anestésicas nas, 491-493
Doenças hepáticas na gestação, 725-726
   colestase intra-hepática da gestação (CIHG), 725-726
   esteatose hepática aguda da gestação (EHAG), 726
   síndrome HELLP, 726
Doenças hipertensivas, condutas anestésicas nas, 493-494
Doenças inflamatórias intestinais, 724-725
Doenças maternas crônicas, 78-79
Doenças osteomusculares, 593-594
Doenças pulmonares fetais, procedimentos guiados por US, 133
   derrames pleurais, 133
   malformação congênita das vias aéreas pulmonares, 133
Doenças pulmonares e gestação, 784-792
   alterações fisiológicas no sistema respiratório, 784-785
   asma brônquica, 786-787
   dispneia, 785
   pneumonia, 787-789
   tabagismo, 790-791
   tromboembolia pulmonar, 791-792
   tuberculose, 789-790
Doenças reumáticas sistêmicas e gestação, 794-815
   doenças difusas do tecido conectivo, 809-812
      artrite reumatoide, 809

esclerose sistêmica, 810-812
espondiloartrites, 809-810
lúpus eritematoso sistêmico, 794-809
   amamentação, 801
   complicações fetais, 798
   contracepção, 801, 802t
   impacto na gestação, 798
   lúpus neonatal, 801, 803-804
   manejo, 798-800
   nascimento pré-termo, 798
   planejamento da gestação, 794, 797
   pré-eclâmpsia, 798
   reativação na gestação, 797-798
   síndrome do anticorpo antifosfolipídeo, 801-807, 808t
   técnicas de reprodução assistida, 807, 808-809
   tratamento, 800-801
medicações, 812-815
Donovanose, 772
   diagnóstico, 772
   quadro clínico, 772
   tratamento, 772
Dopplervelocimetria, 172-173, 315-322
   artéria cerebral média, 318-319
   artérias umbilicais, 317, 318
   artérias uterinas, 316, 317
   ducto venoso, 319-320
   istmo aórtico, 320
   tabelas de referência, 320-322
   veia umbilical, 320
Dor, 481-483, 676
   abdominal, 676
   do TP, fisiologia, 481-483
      bases anatômicas, 482, 483f
      efeitos deletérios, 482, 483
      fases do processamento da dor, 482, 483q
Ducto venoso, 319-320

E

Eclâmpsia, 493-494, 632, 633, 634t, 860-867
   amaurose, 862
   coagulopatia, 862
   conduta, 863-867
      manejo das convulsões, 864-866
      medidas gerais, 864
      transporte da paciente, 867, 868q
      tratamento da hipertensão arterial, 866-867
   condutas anestésicas, 493-494
   cuidados pós-parto, 867
   definição e incidência, 860
   diagnóstico diferencial, 862-863
   exames, 861-862
      laboratoriais, 861-862
      neuroimagem, 862
   fisiopatologia, 860
   prognóstico, 867
   quadro clínico/diagnóstico, 860-861
   síndrome de encefalopatia posterior reversível, 862
Ecocardiografia, 164-165, 939
   à beira do leito, 939
   fetal, 164-165
Edema pulmonar, 652
Educação continuada, 11
Embolia pulmonar, 821-823
Embolização arterial, 556, 557, 558
Embrioscopia, 118
Emergência obstétrica, 374-377, 378f
   diagnóstico de TP, 377
   procedimentos de rotina, 377, 378f
   utilização da ultrassonografia, 377
Enalapril, 144
Encefalopatia neonatal, 529-532
   e paralisia cerebral, 529-534, 539-540
   marcadores neonatais correlacionados, 533, 534
   parto e encefalopatia neonatal, 532, 533, 534q
   prognóstico, 540
   tratamento, 539-540
Endocardite bacteriana, profilaxia antimicrobiana para, 713
Endometrite puerperal, 579-581
Enoxaparina, 824, 825t
EPEA (escore ponderado de eventos adversos), 7
Episiorrafia, 572
Episiotomia, 390-391, 392f, 460, 582
   infecção, 582
Eritema palmar, 73

Erros inatos do metabolismo, pesquisa de, 108
Erupção, 762-763, 759-760
   atópica da gravidez, 762-763
   polimorfa da gravidez, 759-760
Escala de Depressão Pós-Parto de Edimburgo, 585q
Esclerose sistêmica, 810-812
   desfechos gestacionais, 810
   efeitos da gestação, 810-811
   tratamento, 811-812
Esfíncter anal, ruptura oculta do, 393, 394f
Esôfago, 64-65
Espinha bífida aberta, intervenções intrauterinas para, 124-127
Espondiloartrites, 809-810
Estado nutricional, 81, 90-91
Esteatose hepática aguda da gestação (EHAG), 726, 875-879
   conduta, 876, 877-879
   definição e incidência, 875
   diagnóstico diferencial, 876, 877t
   etiopatogênese, 875-876
   prognóstico, 879
   quadro clínico/diagnóstico, 876
Estenose mitral reumática, 708-709
Esteroides anabolizantes, 144
Estômago, 64-65
Estratégia ventilatória, 937-938
   metas ventilatórias, 937, 938
   prevenção de complicações, 938
   ventilação protetora, 937
Estreptococo do grupo B(EGB), 354-356
   diagnóstico, 354-355
   infecção fetal, 354
   manejo, 355-356
   quadro clínico, 354
Estrias gravídicas, 72-73
Etretinato, 145
Exame ginecológico, 676-677
Exercícios físicos, 82, 98, 576-577, 664, 691
   durante a gestação, 98
EXIT, 127-128, 495-496
   anestesia, 495-496
   na obstrução de vias aéreas fetais, 127-128
Expansão volêmica criteriosa, 939

F

Fatores hemodinâmicos, modificações na gestação, 62-64
  coração, 62
  débito cardíaco, 62-63
  hipotensão supina, 63-64
  pressão arterial, 63, 64f
  pressão venosa, 63
  resistência vascular periférica, 63
Fenobarbital, 140
Fenoprofeno, 141
Fentanila, 484
Ferro, 68
Fertilidade, 809, 850
  e artrite reumatoide, 809
  e manejo conservador do acretismo (MCA), 850
Fertilização in vitro, 676
Fetoscopia, 118
Fígado, 65
Fissuras mamárias, 569
Fórcipe obstétrico, 460-468, 469f
  pega ideal, 461
  posições diretas, 462-464
    occipitopúbicas, 462-463, 464f
    occipitossacras, 463-464
  posições oblíquas, 464-467
    occipitoanterior direita, 465
    occipitoanterior esquerda, 464-465, 466f
    posteriores, 465-467
  posições transversas, 467-468, 469f
  técnica de aplicação, 461-462, 463f
Fraturas, 402, 917
  intencional da clavícula fetal, 402

G

Ganho de peso, 90-91, 690
Gasometria de cordão umbilical, 391-392, 535
Gemelaridade, 114, 115, 117, 157, 160, 220-235
  avaliação ultrassonográfica, 157, 160
  biópsia de vilosidades coriônicas em, 115
  cariótipo fetal em, 114
  complicações, 225, 226-230
    anormalidades estruturais maiores, 230
    óbito de um gêmeo, 226-227
    restrição de crescimento fetal, 227-230
  complicações das gestações monocoriônicas, 230-233
    gemelaridade imperfeita, 233
    gêmeos monoamnióticos, 232, 233q
    sequência anemia-policitemia (TAPS), 231-232
    sequência de perfusão arterial reversa (TRAP), 232-233
    síndrome de transfusão feto-fetal, 230-231
  diagnóstico, 221-222
    amnionicidade, 222
    corionicidade, 221-222
    datação, 221
  embriologia, 220-221
  interrupção da gestação, 233-234
  múltipla, 234-235
  particularidade nos cuidados pré-natais, 222, 223q
  prematuridade, 223-225
  rastreamento de anomalias cromossômicas, 222-223
  rastreamento de anomalias estruturais, 223
  seguimento ultrassonográfico, 225, 226t
Gestação, 12-26, 59-73, 85-105, 120, 154, 184-201, 205, 208-211, 233-234, 292, 479-481, 611-941
  abdome agudo, 898-906
  anembrionada, 205, 208-211
  assistência pré-natal, 85-105
  bioética, 12-26
  coagulopatias, 882-896
  colestase intra-hepática, 729-733
  dermatoses, 757-764
  diagnóstico de, 87-88
  diabetes melito, 658-672
  distúrbios dos rins e do trato urinário, 611-627
  doença hipertensiva, 629-655
  doença tromboembólica, 818-834
  doenças cardiovasculares, 699-713
  doenças gastrintestinais e hepáticas, 716-726
  doenças pulmonares, 784-792
  doenças reumáticas sistêmicas, 794-815
  ectópica, 154, 674-680
    fatores de risco, 674-676
    quadro clínico, 676-678
    tratamento, 678-680
  exercícios físicos, 98
  hematopatias, 735-745
  hemoterapia, 682-686
  HIV, 184-201
  Infecções sexualmente transmissíveis (ISTs), 766-781
  interrompida, 208-211
  interrupção da gestação e síndrome HELLP, 873-874
  interrupção da gestação gemelar, 233-234
  interrupção por aloimunização, 292
  interrupção por malformação fetal, 120
  modificações fisiológicas, 59-73, 479-481, 784-785, 908-909
    alterações vasculares, 73
    aparelho genital e mamas, 59-60
    componentes hematológicos, 60-62
    fatores hemodinâmicos, 62-64
    metabolismo, 66-70
    pele e cabelo, 72-73
    sentidos, 73
    sistema articular, 71-72
    sistema circulatório, 479-480, 908-909
    sistema endócrino, 70-71
    sistema gastrintestinal, 64-65, 481, 909
    sistema hematopoiético, 909
    sistema nervoso central, 481
    sistema respiratório, 70, 480-481, 784-785, 908
    sistema urinário, 65-66, 481, 909
  obesidade, 687-696
  SARS, 931-941
  tireoide, 748-755
  trauma, 908-918
Gonadotrofina coriônica humana (hCG), 206-207, 677-678
Gonorreia, 769-770
  diagnóstico, 770
  quadro clínico, 769-770
  tratamento, 770

H

Hemácias, 61
Hematoma, 206, 562
   perineal, 562
   subcoriônico, 206
Hematopatias na gestação, 735-745
   hemoglobinopatias, 735-739
      doença falciforme, 735-737, 738q
      talassemias, 737-739
   neoplasias hematológicas, 742-745
      considerações sobre o parto, 745
      manejo específico das, 743-745
   trombocitopenia, 739-742
      microangiopatias trombóticas específicas, 742
      microangiopatias trombóticas não específicas, 741-742
      púrpura trombocitopênica imune, 740-741
Hemocomponentes, transfusão de, 559, 561, 562t, 852, 853, 855
Hemofilias, 886, 887f
Hemoglobinopatias, 735-739
   doença falciforme, 735-737, 738q
      aconselhamento pré-gestacional, 737, 738q
      consequências, 736
      diagnóstico, 736
      incidência, 735
      manejo, 736-737
      manifestações clínicas, 736
      patogênese, 735-736
   talassemias, 737-739
      diagnóstico, 738-739
      manejo, 739
      manifestações clínicas, 738
Hemorragia obstétrica, 325-339
   definição, incidência e etiologia, 325-326
   descolamento prematuro da placenta, 330-335
      complicações, 332-333
      conduta, 333-335
      diagnóstico, 330, 331-332
   fluxograma de decisões, 339f
   placenta prévia, 326-330
      classificação, 326, 327f
      conduta, 329-330
      diagnóstico, 326, 327-329
   ruptura uterina, 335-337
      conduta, 336-337
      diagnóstico, 336
   vasa prévia e inserção velamentosa de cordão, 337-338
Hemorragia puerperal, 198-199, 543-564 *ver também* Hemoterapia e gestação
   definição e incidência, 543
   e gestantes soropositivas, 198-199
   fatores de risco, 543-544
   manejo, 546-564
      ações iniciais, 549
      hematoma perineal, 562
      hemorragia puerperal tardia, 563-564
      inversão uterina, 562
      lacerações de trajeto, 563
      manejo de volemia e hemocomponentes, 559-562
      protocolo de ação e coordenação de equipe, 546-549
      retenção placentária e placentação anômala, 563
      ruptura uterina, 563
      tratamento cirúrgico, 555-559
      tratamento da causa básica, 549, 550f
      tratamento invasivo não cirúrgico, 552-555
      tratamento medicamentoso, 549-552
   prevenção, 545-546
      da hemorragia pós-parto, 545, 546
      estratificação de risco, 545-546
   quadro clínico/diagnóstico, 544-545
   recuperação e monitoramento, 564
Hemorroidas, 593, 721-722
Hemostasia, 682, 883
Hemoterapia e gestação, 682-686
   hemocomponentes, hemoderivados e fármacos para hemorragias, 685-686
   hemorragia no periparto, 683
   hemorragia periparto, 682-683
   hemostasia na gestação, 682
   internação para manejo hemoterápico, 683
   manejo transfusional nas hemorragias periparto, 683-685
   protocolos de transfusão maciça, 685
   riscos associados à transfusão de hemocomponentes, 686
Heparinas, 654, 824, 825t
   enoxaparina, 824, 825t
   heparina não fracionada, 824, 825t
Hepatite, 350-353, 570
   diagnóstico, 351
   hepatite A, 570
   hepatite B, 570
   hepatite C, 570
   quadro clínico, 350-351
   tipos, 351-353
Hérnia diafragmática congênita (HDC), oclusão traqueal fetal na, 128-130
Herpes, 279, 570, 773-774, 775 *ver também* Infecção herpética
   genital, 773-774, 775t
      diagnóstico, 773
      quadro clínico, 773, 774f
      tratamento, 773, 774, 775t
      via de parto, 774
   simples, 279, 570
   e Rupreme, 279
Hidantoína, 140
Hidroxicloroquina, 800-801
Hiperêmese gravídica, 716-719
   avaliação laboratorial, 717-718
   epidemiologia, 716-717
   fatores de risco, 716-717
   fisiopatologia, 716-717
   tratamento, 718-719
Hiperglicemia materna, 668-669
Hipertensão, 629-631, 866-867 *ver também* Doença hipertensiva na gestação
   arterial, 629, 630, 631t, 866-867
   arterial crônica, 631
   gestacional, 631
Hipertensão pulmonar primária, 708
Hipertireoidismo, 751-753
   neonatal, 753
Hipófise, 70
Hipotensão, 486q, 490

Histerectomia puerperal, 558
HIV/Aids na gestação, 184-201, 570
    diagnóstico, 184, 185
    e Rupreme, 280
    manejo do pré-natal, 185-190, 191t
    manejo no centro obstétrico, 194, 195-200
        aleitamento materno, 199, 200
        anticoncepção, 200
        AZT injetável no trabalho de parto, 196-197
        situações especiais, 198-199
        via de parto, 197-198
    terapia antirretroviral, 190, 191-194, 195t
Hipotensão supina, 63-64
Hipotireoidismo, 750-751
Histerotomia, 449-450
Histerrorrafia, 453
Histologia placentária, 537-538
Hormônios sexuais, 143-144, 206-207
HPV, infecção pelo, 774, 775-777
    diagnóstico, 776
    quadro clínico, 775-776
    tratamento, 776-777
HTLV, infecção pelo, 570, 777
    diagnóstico, 777
    quadro clínico, 777
    tratamento, 777

I

Ibuprofeno, 141
IDA (índice de desfechos adversos), 7
Idade, 77-78, 88-89, 417, 852
    gestacional, 88-89, 852
    materna avançada, 77, 417
    paterna avançada, 77-78
IG (índice de gravidade), 7
Ilicitude, 31
Imaturidade vilosa distal, 601
Imunoglobulina, 216, , 292
Incontinência, 591, 592-593
    fecal, 592-593
    urinária, 591
Indicadores de qualidade e de segurança em obstetrícia, 5-8
Indução ao trabalho de parto, 408-419
    avaliações da condição fetal, 409
    condições para, 408-409

    eletiva às 39 semanas, 419
    em situações especiais, 416-419
        cesariana prévia, 416-417, 418f
        idade materna avançada, 417
        ruptura prematura de membranas, 417, 419
    preditores, 409-416
        ocitocina, 414-416
        técnicas de amadurecimento cervical, 409, 410-414
Infarto agudo do miocárdio, 710-711
Infecção herpética, 348-349 ver também Herpes
    diagnóstico, 349
    infecção fetal, 348-349
    quadro clínico, 348
    tratamento, 349
Infecção intra-amniótica, 360-368
    avaliação complementar, 363-364
        análise do líquido amniótico, 364
        exames laboratoriais, 363
        ultrassonografia, 363-364
    complicações e prognóstico, 366-367
    diagnóstico, 361-362
        avaliação clínica, 361-362
        diagnóstico diferencial, 362
    fatores de risco, 361, 362q
    medidas preventivas, 367-368
    tratamento, 364-366
        corticosteroide antenatal, 366, 367f
        sulfato de magnésio para neuroproteção fetal, 365, 366
        terapia antimicrobiana, 365, 366t
Infecção por estreptococos do grupo B (EGB), profilaxia na gestação, 98
Infecção puerperal, 579-582
    endometrite puerperal, 579-581
    de episiotomia, 582
    incisional de parede abdominal pós-cesariana, 581-582
Infecção urinária na gestação, 612-618
    bacteriúria assintomática, 613-615
    cistite, 615, 616t

    pielonefrite aguda, 615, 616-618
Infecções pélvicas, 675
Infecções pré-natais, 342-357
    citomegalovirose, 347-348
    doença de Chagas, 357
    estreptococo do grupo B(EGB), 354-356
    hepatite, 350-353
    infecção herpética, 348-349
    parvovírus, 353-354
    rubéola, 345, 346-347
    toxoplasmose, 342-345, 346t
    varicela, 349-350
    vírus zika, 356-357
Infecções sexualmente transmissíveis (ISTs) na gestação, 766-781
    cancro mole, 771-772
        diagnóstico, 771
        quadro clínico, 771
        tratamento, 772
    clamidíase, 770-771
        diagnóstico, 770
        quadro clínico, 770
        tratamento, 770-771
    donovanose, 772
        diagnóstico, 772
        quadro clínico, 772
        tratamento, 772
    gonorreia, 769-770
        diagnóstico, 770
        quadro clínico, 769-770
        tratamento, 770
    herpes genital, 773-774, 775t
        diagnóstico, 773
        quadro clínico, 773, 774f
        tratamento, 773, 774, 775t
        via de parto, 774
    infecção pelo HPV, 774, 775-777
        diagnóstico, 776
        quadro clínico, 775-776
        tratamento, 776-777
    infecção pelo HTLV, 777
        diagnóstico, 777
        quadro clínico, 777
        tratamento, 777
    linfogranuloma venéreo, 771
        diagnóstico, 771
        quadro clínico, 771
        tratamento, 771
    molusco contagioso, 777-778
        diagnóstico, 778

quadro clínico, 777
tratamento, 778
sífilis, 766-769
    diagnóstico, 767, 768t
    quadro clínico, 766-767
    seguimento, 769
    tratamento, 767, 768-769
ureaplasma e micoplasma, 772-773
    diagnóstico, 772-773
    tratamento, 773
vulvovaginites, 778-781
    candidíase, 779-781
    tricomoníase, 781
    vaginose bacteriana, 778-779
Infertilidade, 676
Ingurgitamento mamário, 569
Inibidores, 144-145
    da enzima conversora de angiotensina, 144
    seletivos da recaptação de serotonina, 144-145
Insuficiência renal, 619-622, 652
    aguda na gestação, 619-622
Insulina, 665-666
Internação obstétrica, 374-377, 378f
    diagnóstico de TP, 377
    procedimentos de rotina, 377, 378f
    utilização da ultrassonografia, 377
Interrupção da gestação, 16-18
Intestinos, 65
Inversão uterina, 563
Iodo, 143
Isoniazida, 188
Isotretinoína, 145
Isquemia placentária, 635
Istmo aórtico, 320

L

Lamotrigina, 140
Laparotomia exploradora, 914
Lesão(ões), 487, 600-604, 605q600-604, 605q
    capilares vilosas, 601-602
    má perfusão vascular fetal, 601
    má perfusão vascular materna, 600-601
    neurológica, 487q
    outros processos placentários, 603-604
    processos placentários inflamatórios, 602-603
    retardo da maturação vilosa, 601
    vilosidades dismórficas, 602
Leucemias agudas e crônicas, 743-744
Leucócitos, 61
Levetiracetam, 140
Ligaduras arteriais, 556, 558f
Linfogranuloma venéreo, 771
    diagnóstico, 771
    quadro clínico, 771
    tratamento, 771
Linfoma, 743
    de Hodgkin, 743
    não Hodgkin, 743
Linha *nigra*, 72
Líquido amniótico, 169-170, 280, 514, 515-516
    meconial, 280, 514, 515-516
    ultrassonografia, 169-170
Listas de verificação, 8-10
Litíase urinária na gestação, 618-619
Lóquios, 566, 572
Lúpus eritematoso sistêmico, 794-809
    amamentação, 801
    complicações fetais, 798
    contracepção, 801, 802t
    impacto na gestação, 798
    lúpus neonatal, 801, 803-804
    manejo, 798-800
        diferenciação entre pré-eclâmpsia e nefrite lúpica, 799-800
        monitoração da LES, 798-799
        monitoração materno-fetal, 799
        pré-eclâmpsia, 799
    nascimento pré-termo, 798
    planejamento da gestação, 794, 797
    pré-eclâmpsia, 798
    reativação na gestação, 797-798
    síndrome do anticorpo antifosfolipídeo, 801-807, 808t
    técnicas de reprodução assistida, 807, 808-809
    tratamento, 800-801
        hidroxicloroquina, 800-801

M

Má perfusão, 600-601
    vascular fetal, 601
    vascular materna, 600-601
Maconha, 146-147
Macrossomia fetal, 445
Magnésio, 68
Malformação(ões) congênita(s), 120, 133, 445
    das vias aéreas pulmonares, 133
Mamas, 59-60, 567-568
    exame clínico e aleitamento materno, 568
    modificações na gestação, 60, 61
Manobra(s), 398-402, 403, 427-433
    de Bracht, 427, 428f
    de Deventer-Müller, 428, 430
    de Gaskin, 400, 401f
    de Mauriceau, 432-433
    de McRoberts, 398, 399
    de Pajot, 430-432
    de pressão suprapúbica, 399-400
    de retirada do braço posterior, 400, 401f
    de Rojas, 427, 428-429-430f
    de rotação, 400, 401
    de Zavanelli, 403
Massagem cardíaca, 519
Mastite lactacional, 582-584
Medicina, 51-53, 106-134
    defensiva, 51-53
    fetal, 106-134
        amniocentese, 109-112
        análise molecular, 108-109
        atualizações e multidisciplinaridade, 120-122
        biópsia de vilosidades coriônicas, 114-115, 116-117
        cariótipo fetal em gestação gemelar, 114
        cordocentese, 117-118
        diagnóstico genético pré--implantacional, 120
        DNA fetal no sangue materno, 107-108
        embrioscopia ou fetoscopia, 118
        gestação gemelar, 115, 117
        interrupção da gestação por malformação fetal, 120

pesquisa de erros inatos do metabolismo, 108
pesquisa de infecção por amniocentese, 112, 113-114
terapêutica fetal, 118-120
tratamento cirúrgico, 124-134
ultrassonografia, 106-107
Melasma gravídico, 72
Membranas, descolamento digital de, 410
Menores de idade, 23-24
Meperidina, 484
Mercúrio, 143
Metabolismo, modificações na gestação, 66-70
  equilíbrio ácido-básico, 69-70
  ganho ponderal, 66, 67t
  metabolismo das vitaminas, 68-69
  metabolismo dos carboidratos, 67
  metabolismo eletrolítico, 67-68, 69f
  metabolismo hídrico, 66
  metabolismo lipídico, 67
  metabolismo proteico, 66-67
Metformina, 664, 665
Metilergometrina, 552
Metimazol, 147
Micoplasma, 772-773
  diagnóstico, 772-773
  tratamento, 773
Mieloma múltiplo, 745
Microangiopatias trombóticas, 741-742, 891-892
  específicas, 742
  mediadas por complemento, 892
  não específicas, 741-742
  púrpura trombocitopênica trombótica, 891-892
Miocardiopatia, 709-710
  dilatada preexistente, 709
  hipertrófica, 709
  periparto, 709-710
Misoprostol, 145, 412-413, 552
Mobilograma, 297
Molusco contagioso, 777-778
  diagnóstico, 778
  quadro clínico, 777
  tratamento, 778
Monitorização cardíaca fetal, 535-536

Morbidade do parto vaginal instrumentado, 473, 475-476
  desfechos relacionados ao neurodesenvolvimento, 475-476
  fetal, 475
  materna, 473, 475
Morfina, 484
Movimentos fetais, controle dos (mobilograma), 297

N

Nalbufina, 484
Naproxeno, 141
Náuseas, 65, 716-719
  avaliação laboratorial, 717-718
  epidemiologia, 716-717
  fatores de risco, 716-717
  fisiopatologia, 716-717
  tratamento, 718-719
Near miss materno (NMM), 5
Nefrite lúpica, 799-800
Neonato prematuro, redução da morbimortalidade, 268-269
  corticosteroide, 268
  neuroproteção, 269
  profilaxia da infecção por estreptococo do grupo B, 268-269
Neoplasia(s), 154-155, 742-745
  hematológicas, 742-745
    considerações sobre o parto, 745
    manejo específico das, 743-745
  trofoblástica gestacional, 154-155
Neurossonografia fetal, 169
Nexo causal, 34
Nitrofurantoína, 141
Nódulos na tireoide, 753-754

O

Obesidade e gestação, 687-696
  associação com desfechos adversos, 687-690
    desfechos do parto e nascimento, 689
    diabetes, 688-689
    pré-eclâmpsia, 689
    riscos para a prole, 689-690
  epidemiologia, 687
  ganho de peso gestacional, 690

  tratamento e redução de desfechos adversos, 691-696
    cirurgia bariátrica, 692-696
    dieta e exercício, 691
    tratamento medicamentoso, 691-692
Obstrução de vias aéreas fetais, EXIT na, 127-128
Obstrução intestinal, 903-904
Obesidade, 81-82
Ocitocina, 414-416, 549, 550-551
Olfato, 73
Opioides, 484
Ovários, 60
Ovulação, 567
Oxigênio suplementar, 936

P

Pacientes menores de idade, 23-24
Padrão sinusoidal, 302, 304
Paladar, 73
Palpação uterina, 572
Pâncreas, 65
Pancreatite aguda, 723-724, 903
  tratamento, 903
Paralisia cerebral, 529-534, 539-540
  e encefalopatia neonatal, 529-534, 539-540
Paratireoide, 71
Partograma, 380-384
Parto prematuro, 18-20, 223-225
  na gemelaridade, 223-225
Parto vaginal, 483-489, 857-858
  analgesia, 483-489
    sistêmica, 484
      bloqueio dos nervos pudendos, 489
      bloqueio epidural, 488
      bloqueio paracervical, 489
      bloqueio subaracnóideo, 488-489
      combinada, 489
      controlada pela paciente, 484-485
      inalatória, 485
      métodos não farmacológicos, 484
      regional, 485-487
      uso da ultrassonografia e abordagem do neuroeixo, 487-488
  e PMA não diagnosticada, 857-858

Parto vaginal instrumentado, 456-476
   classificação, 459
   contraindicações, 458
   dispositivo de Odón, 472-473, 474f
   escolha do instrumento, 460
   fórcipe obstétrico, 460-468, 469f
     pega ideal, 461
     posições diretas, 462-464
     posições oblíquas, 464-467
     posições transversas, 467-468, 469f
     técnica de aplicação, 461-462, 463f
   indicações, 457-458
     doenças maternas, 458
     período expulsivo prolongado, 457-458
     suspeita de comprimento fetal, 458
   morbidade, 473, 475-476
     desfechos relacionados ao neurodesenvolvimento, 475-476
     fetal, 475
     materna, 473, 475
   preparo da paciente, 459-460
     analgesia, 459
     episiotomia, 460
     profilaxia antimicrobiana, 459
   pré-requisitos, 458-459
   prevalência, 456
   segurança, 456-457
   suspensão do procedimento já iniciado, 476
   vácuo-extrator, 468, 469-472
     aplicação do, 470-471
     taxa de sucesso, 472
     técnica de aplicação, 471-472
Parvovírus, 353-354
   diagnóstico, 354
   infecção fetal, 353-354
   manejo, 354
   quadro clínico, 353
Pele e cabelo, modificações na gestação, 72-73
   acne e queda de cabelo, 72
   alterações atróficas, 72-73
   alterações pigmentares, 72
   cloasma ou melasma gravídico, 72
   linha *nigra*, 72

Penfigoide gestacional, 758-759
Peptídeos natriuréticos, 702
Perfil biofísico fetal (PBF), 310, 313-314
   análise do volume de líquido amniótico, 314
   modificado, 314
Peridural, anestesia, 490
Perinatologia, 499-509
   amamentação na sala de parto, 507
   atuação conjunta de equipes, 499-500
   clampeamento de cordão umbilical, 506-507
   considerações éticas, 500
   contato na 1ª hora de vida, 507
   cuidado paliativo, 500-501
   cuidados logo após o nascimento, 507-508
   estruturação do nascimento para fetos pré-termo, 503-506
   limite de viabilidade, 501-503
Período expulsivo prolongado, 457-458
Peso materno, 568
Pessário cervical, 261, 280
Pesquisa, 24-26, 108, 112, 113-114
   de erros inatos do metabolismo, 108
   de infecção por amniocentese, 112, 113-114
   e gestantes, 24-26
Pielonefrite aguda, 615, 616-618
Pílulas anticoncepcionais, 144
Placenta, 170-173, 326-335, 445, 492, 580-581, 598-606, 849
   acreta, 492
   avaliação clínica, 598-606
     classificação das lesões, 600-604, 605q
     exame anatomopatológico, 598-600, 604, 605-606
     importância da placenta, 598
   descolamento prematuro da, 330-335, 445
   prévia, 326-330, 492
   remoção da placenta morbidamente aderida, 849
   retenção de restos, 580-581
   ultrassonografia, 170-173
Plaquetas, 61 *ver também* Anormalidades plaquetárias
Plaquetopenia, 874

Plasmaférese, 292
Pneumonia, 787-789, 939
   associada à ventilação (PAV), 939
Policitemia vera, 744-745
Pós-parto imediato, 571
Postura e marcha, modificações na gestação, 71-72
Pré-eclâmpsia, 98, 493-494, 631-633, 634-641, 689, 798, 799-800, 891 *ver também* Doença hipertensiva na gestação
   alterações cardíacas, 637
   alterações cerebrais, 637-638
   alterações hematológicas, 636-637
   alterações hepáticas, 637
   alterações oftalmológicas, 638
   alterações pulmonares, 638
   alterações renais, 637
   alterações uteroplacentárias, 638-639
   condutas anestésicas, 493-494
   diagnóstico, 639, 640-641
   e obesidade, 689
   fisiopatologia, 633, 634-636
     adaptação materno-fetal adequada, 634, 635f
     adaptação materno-fetal inadequada, 634, 635f
     disfunção placentária, 634
     incompatibilidade genética, 635-636
     isquemia placentária, 635
     má adaptação imune, 633, 634
     resposta inflamatória sistêmica materna (RISM), 636
   prevenção da, 98
   sobreposta, 632, 633f
Pré-natal, 85-105, 108-109, 185-190, 191t, 222, 223
   análise molecular, 108-109
   assistência pré-natal, 85-105
   e HIV/Aids, 185-190, 191t
   nas gestações gemelares, 222, 223q
Prematuridade, 255-270, 445-446, 521-524
   assistência ao RN, 521-524
   conceitos e epidemiologia, 255-256
   diagnóstico, 262, 263f
   fatores de risco, 257-259

fisiologia da, 256-257
manejo, 262, 264-270
    assistência ao PPT, 269-270
    inibição do TPP, 264-268
    medidas para redução da morbimortalidade, 268-269
    protocolo de atendimento do TPP, 270
prevenção do TPP, 259-262
    cerclagem cervical, 260-261
    pessário cervical, 261
    progesterona, 259-260
    terapia antimicrobiana, 261-262
Pressão, 63, 64, 91, 92
    arterial, 63, 64f, 91, 92
        vigilância na gestação, 91, 92f
    venosa, 63
Privacidade na gestação, 22-23
Processos placentários inflamatórios, 602-603
Profilaxia antimicrobiana, 459
Progesterona, 259-260, 279
    vaginal, 279
Prolapso de cordão, 444
Propiltiouracila, 147
Prontuário médico, 53
Proteinúria, 630-6311
    gestacional, 631
    significativa, 630, 631
Próteses valvares mecânicas, 712-713
Psoríase pustulosa da gravidez, 763-764
Puerpério normal, 566-577
    aleitamento materno, 568-571
        alojamento conjunto, 568
        condições clínicas específicas, 571
        condições individualizadas, 570
        contato pele a pele, 568
        exame clínico das mamas, 568
        medicamentos e substâncias indicativas de interrupção do, 570-571
        monitoração das primeiras mamadas, 568-569
        prevenção e complicações mamárias, 569
        técnica, 568
    cuidados no alojamento conjunto, 571-574
        cólicas, 572
        controle dos sinais vitais, 571-572
        episiorrafia, 572
        exames laboratoriais, 572-573
        lóquios, 572
        manejo da dor, 573-574
        membros inferiores, 572
        palpação uterina, 572
        questões emocionais, 574
    modificações anatômicas e fisiológicas, 566-568
        lóquios, 566
        mamas, 567-568
        ovulação, 567
        peso materno, 568
        sistema cardiovascular, 566-567
        trato urinário, 567
        útero, 566
        vagina e vulva, 566
    orientações na alta hospitalar, 574-577
        atividades físicas, 576-577
        contracepção, 574-576
        retorno às relações sexuais, 574-576
    pós-parto imediato, 571
Puerpério patológico, 579-594, 669, 670, 671-672
    alterações miccionais e evacuatórias, 591-593
        incontinência fecal, 592-593
        incontinência urinária, 591
        retenção urinária, 591, 592
    cefaleia pós-punção dural, 587, 588-590
        quadro clínico e diagnóstico, 588-589, 590f
        tratamento, 589
    depressão perinatal, 584-587
        blues puerperal, 586
        critérios diagnósticos, 586
        tratamento, 586-587
    doenças mamárias, 582-584
        mastite lactacional, 582-584
    doenças osteomusculares, 593-594
    hemorroidas, 593
    infecção puerperal, 579-582
        endometrite puerperal, 579-581
        infecção de episiotomia, 582
        infecção incisional de parede abdominal pós-cesariana, 581-582
Púrpura trombocitopênica, 740-741, 888, 891-892
    idiopática, 888, 891
    imune, 740-741
    trombótica, 741, 891-892

Q

Qualidade assistencial *ver* Segurança e qualidade em assistência
Queda de cabelo, 72
Quinolonas, 141

R

Rachaduras e fissuras mamárias, 569
Radiografia de tórax, 702, 703
Raquianestesia, 486, 490
    total, 486q
Reanimação, 513-514
Recém-nascido(s), 199
    assistência *ver* Assistência ao recém-nascido
    expostos ao HIV, 199
Relação profissional-paciente, 13-15
Relações sexuais e puerpério, 574-576
Remifentanila, 484
Reposição de vitaminas na gestação, 99-101
    ingestão de polifenóis, 101
    iodo, 100-101
Reprodução assistida, técnicas de, 79, 807, 808-809
Resistência vascular periférica, 63
Responsabilidade civil, 29-53
    âmbitos da responsabilidade, 44-51
        das clínicas, dos hospitais e das instituições de saúde, 45-48
        do médico por fato de outro, 49-51
        por ato profissional do médico, 44-45
        procedimentos mediante robótica-assistida, 51
    obrigações e deveres do médico, 34-44
    prevenção da responsabilidade, 51-53

adequado preenchimento do prontuário médico, 53
medicina defensiva, 51-53
responsabilidade penal, 31-33
culpa, 31-33
ilicitude, 31
responsabilidade subjetiva e objetiva, 33-34
dano, 33-34
nexo causal, 34
Resposta inflamatória sistêmica materna (RISM), 636
Ressonância magnética, 703, 844, 845-846
no diagnóstico antenatal de PMA, 844, 845-846
no rastreamento de doença cardiovascular na gestação, 703
Ressonância magnética fetal, 176-182, 239-249
indicações, 178-182
anomalias cerebrais, 178, 179-180
avaliação de situações específicas, 180, 181
diagnóstico de outras condições clínicas gestacionais, 180, 182
protocolos de imagem, 177
realização do exame, 177
segurança na gestação, 177-178
Ressuscitação, 559, 911-912, 913
cardiopulmonar, 911-912, 913f
volêmica, 559
Restrição de crescimento fetal, 227-230
definição e incidência, 239
diagnóstico, 243, 244t
etiologia e fatores de risco, 239-240
implicações perinatais e prognóstico, 247, 248-249
manejo anteparto, 245-247, 249t
avaliação da saúde fetal, 246, 249t
interrupção da gestação, 246-247, 248f
nos gêmeos monocoriônicos e diamnióticos, 228-230
rastreamento clínico, 240-241
rastreamento ultrassonográfico, 241-243
seletiva nos gêmeos dicoriônicos, 228

US Doppler, 243, 244-245, 248f
avaliação da circulação fetal, 245
mecanismos adaptativos fetais, 244
Retenção, 580-581, 591, 592
de restos placentários, 590-581
urinária, 591, 592
Retinoides sistêmicos, 145-146
Rins e trato renal, 65-66, 611-627
distúrbios na gestação, 611-627
doença renal crônica, 622-627
fisiologia renal, 611-612
infecção urinária, 612-618
insuficiência renal aguda, 619-622
litíase urinária, 618-619
Risco fetal, 705, 706
Rubéola, 345, 346-347
diagnóstico, 347
infecção fetal, 346
manejo, 347
prevenção, 347
quadro clínico, 346
Ruptura prematura de membranas ovulares (Rupreme), 274-280, 417, 419
amnioinfusão, 280
associada à amniocentese, 280
cerclagem, 280
diagnóstico, 275-276
fatores de risco, 274-275
infecção por herpes simples, 279
infecção por HIV, 280
líquido amniótico meconial, 280
manejo, 276-279
avaliação, 277
corticosteroides, 278
pesquisa de *Streptococcus agalactiae*, 278
progesterona vaginal, 279
sulfato de magnésio, 278-279
terapia antimicrobiana, 277-278
tocolíticos, 279
pessário, 280
pré-termo na pré-viabilidade, 274
pré-termo, 274
prognóstico em gestações futuras, 280
Ruptura, 335-337, 393, 394, 492-493, 563, 915

oculta do esfíncter anal, 393, 394f
uterina, 335-337, 492-493, 563, 915
conduta, 336-337
diagnóstico, 336

S

Salpingostomia, 679
Sangramento via vaginal, 676
Sarampo, 570
Saúde fetal, avaliação da, 160, 295-322
indicações, 295-297
métodos, 297-322
cardiotocografia, 297-310, 311-312t, 313f
controle dos movimentos fetais (mobilograma), 297
dopplervelocimetria em obstetrícia, 315-322
outras técnicas, 315-
perfil biofísico fetal, 310, 313-314
Segurança e qualidade em assistência obstétrica, 3-10
definições, 4
briefing, 4
debriefing, 4
eventos adversos, 4
evento-sentinela, 4
qualidade assistencial, 4
organização e sistematização, 10
avaliação, 4-8
intervenções para melhoria, 8-10
desenvolvimento de protocolos e diretrizes, 11
educação continuada, 11
listas de verificação, 8-10
simulações, 8
treinamentos, 8
uso da tecnologia da informação, 11
Sentidos, modificações na gestação, 73
audição, 73
olfato, 73
paladar, 73
tato, 73
visão, 73
Sepse materna, 919-929
diagnóstico, 921-924, 925f
fatores de risco e agentes etiológicos, 920-921

manejo, 924, 925-929
  anestesia, 929
  avaliação da vitalidade fetal, 928-929
  identificação e evacuação do foco infeccioso, 927
  manejo hemodinâmico, 927-928
  suporte ventilatório e de disfunções orgânicas, 928
  terapia antimicrobiana, 924, 925-927
Sequência, 231-233
  anemia-policitemia (TAPS), 231-232
  de perfusão arterial reversa (TRAP), 232-233
Sífilis, 187-188, 766-769
  diagnóstico, 767, 768t
  quadro clínico, 766-767
  seguimento, 769
  tratamento, 767, 768-769
Simulações, 8
Sinais vitais, controle, 571-572
Síndrome coronariana aguda, 710-711
Síndrome de encefalopatia posterior reversível, 862
Síndrome de transfusão feto-fetal, 230-231
Síndrome do anticorpo antifosfolipídeo, 801-807, 808t
Síndrome HELLP, 726, 867-875, 891
  classificação, 869
  complicações, 869, 872
  conduta, 872-874
    interrupção da gestação e via de parto, 873-874
    transfusão de sangue e plaquetas, 874
    uso de corticosteroide para resgate de plaquetopenia, 874
  cuidados pós-parto, 874-875
  definição e incidência, 867-868
  diagnóstico diferencial, 869, 870-871t
  prognóstico da próxima gestação e futuro cardiovascular, 875
  quadro clínico/diagnóstico, 868-869
Síndrome hemolítico-urêmica atípica (SHUa), 742

Síndrome respiratória aguda grave (SARS) na gestação, 931-941
  critérios de internação em UTI, 935, 936-941
    avaliação fetal, 840
    estratégia ventilatória, 937-938
    nascimento e via de parto, 940, 941
    pneumonia associada à ventilação (PAV), 939
    suporte hemodinâmico, 938-939
    suporte ventilatório, 936-937, 938t
    tromboembolia venosa e pulmonar, 939
  critérios de internação hospitalar, 934, 935, 936q
    manejo hospitalar, 934, 935, 936q
  diagnóstico, 932-933
  exames complementares, 933-934
  manifestações clínicas, 933
  patogênese e epidemiologia, 931-932
Sinfisiotomia, 403
Sistema cardiovascular, 566-567
Sistema endócrino, 70-71
  modificações na gestação, 70-71
    hipófise, 70
    paratireoide, 71
    suprarrenais, 71
    tireoide, 70-71
Sistema circulatório, 479-480
  modificações na gestação, 479-480
Sistema gastrintestinal, 64-65, 481
  modificações na gestação, 64-65, 481
    boca, 64
    estômago e esôfago, 64-65
    fígado, 65
    intestinos delgado e grosso, 65
    náuseas e vômitos, 65
    pâncreas, 65
    vesícula biliar, 65
Sistema nervoso central, 165-169, 481
  do feto, 165-169
    neurossonografia fetal, 169
    US morfológica, 165, 166-169

modificações na gestação, 481
Sistema respiratório, 70, 480-481
  modificações na gestação, 70, 480-181
    via aérea superior, 480, 481
    volumes pulmonares, 481
Sistema urinário, 65-66, 481 *ver também* Rins
  modificações na gestação, 65-66, 481
    bexiga, 66
    rins, 65-66
    ureteres, 66
Sistema de informação sobre agentes teratogênicos (Siat), 83, 147-148
Sódio, 67-68
Sonda de Foley, 410-411
Streptococcus agalactiae, pesquisa de, 278
Substâncias teratogênicas, 137-148
  danos reprodutivos e teratógenos, 137
  principais substâncias, 138-147
    agentes alquilantes e antimetabólitos, 138-139
    álcool, 139
    anticoagulantes cumarínicos, 139
    anticonvulsivantes, 139-140
    anti-inflamatórios inibidores da prostaglandina sintetase, 141
    antimicrobianos e antifúngicos, 141
    carbonato de lítio, 142
    cocaína e *crack*, 142
    elementos químicos, 143
    hormônios sexuais, 143-144
    inibidores da enzima conversora de angiotensina, 144
    inibidores seletivos da recaptação de serotonina, 144-145
    misoprostol, 145
    retinoides sistêmicos, 145-146
    tabaco e maconha, 146-147
    talidomida, 147
    tionamidas, 147
  Sistema de informação sobre agentes teratogênicos, 147-148
Suicídios, 917

Sulfametoxazol, 141
Sulfato de magnésio, 278-279, 365, 366
Suplementação, 80, 653
    com cálcio, 653
    de micronutrientes, 80
Suplementos dietéticos, 79-80
Suporte, 938-939
    hemodinâmico, 938-939
        cor pulmonale agudo, 939
        ecocardiografia à beira do leito, 939
        expansão volêmica criteriosa, 939
        posicionamento, 939
        vasopressores, 939
    ventilatório, 936-937, 938t
        cânula nasal de alto fluxo (CNAF), 936-937
        oxigênio suplementar, 936
        ventilação mecânica invasiva (VMI), 937, 938t
        ventilação não invasiva (VNI), 937
Suprarrenais, 71
    aldosterona, 71
    cortisol, 71
    desoxicorticosterona, 7
Suturas compressivas, 555-556, 557f

T

Tabagismo, 146-147, 676, 790-791
Talassemias, 737-739
    diagnóstico, 738-739
    manejo, 739
    manifestações clínicas, 738
Talidomida, 147
Tamponamento uterino com balão, 552, 553, 554-555
Taquicardia, 298
Tato, 73
Tecnologia da informação, 11
Telangiectasia, 73
Terapêutica fetal, 118-120
Terapia, 190, 191-194, 195, 261-262, 277-278, 365, 366, 643-647, 924, 925-927
    anti-hipertensiva de manutenção na gestação, 643, 644-645
    antimicrobiana, 261-262, 277-278, 365, 366t, 924, 925-927

antirretroviral na gestação, 190, 191-194, 195t
    indicação, 190
    prescrição na gestação, 191, 192-194, 195t
    quando iniciar, 191, 192t
    da hipertensão arterial aguda, 643, 644q
    preventiva anticonvulsivante, 645, 646-647
Teste(s), 20-22, 275, 703
    da nitrazina, 275
    de esforço, 703
    diagnósticos, 20-22
Testosterona, 143-144
Tetraciclinas, 141
Tionamidas, 147
Tireoide e gestação, 70-71, 748-755
    fisiologia dos hormônios, 748-749
    medicamentos, 754-755
    nódulos e câncer, 753-754
    pós-parto, 754
        amamentação, 754
        tireoidite, 754
    rastreamento e diagnóstico, 749-753
        hipertireoidismo, 751-753
        hipotireoidismo, 750-751
Tocólise, 264-266, 267t, 279, 906
Tomografia computadorizada, 703
Topiramato, 140
Torção de anexo, 904-905
Toxicidade sistêmica por anestésicos locais, 486q
Toxoplasmose, 342-345, 346t
    diagnóstico, 343-345
    quadro clínico, 343
    tratamento, 345, 346t
Trabalho de parto, 196-198 *ver também* Assistência ao parto e AZT injetável, 196-197
    indução *ver* Indução ao trabalho de parto
    prematuro e gestantes soropositivas, 198
Traje antichoque, 555
Transfusão(ões), 874, 916 *ver também* Hemoterapia e gestação
    de sangue e plaquetas, 874
    intrauterina, 291-292
    materno-fetal, 916

Tratamento cirúrgico em medicina fetal, 124-134
    ablação endoscópica dos vasos placentários, 130-133
    doenças cardíacas fetais, 134
    espinha bífida aberta, 124-127
    EXIT na obstrução de vias aéreas, 127-128
    oclusão traqueal na hérnia diafragmática congênita, 128-130
    procedimentos guiados por US nas doenças pulmonares, 133
    uropatia obstrutiva baixa, 133-134
Trato urinário, 567
Trauma e gestação, 908-918
    ações preventivas e complicações, 916-918
        acidentes automobilísticos, 916-917
        agressões, 917
        efeitos em longo prazo, 917-918
        fraturas, 917
        suicídios, 917
    alterações fisiológicas da gestação, 908-909
    atendimento, 909-916
        abordagem inicial, 909-911
        abordagem obstétrica, 914-916
        cesariana de emergência, 912, 913-914
        exames complementares, 911
        laparotomia exploradora e procedimentos cirúrgicos, 914
        ressuscitação cardiopulmonar, 911-912, 913f
        transfusão materno-fetal, 916
    prognóstico, 916
Treinamentos, 8
Tricomoníase, 781
Trimetoprima, 141
Trombocitopenia, 739-742, 888
    gestacional, 888
    microangiopatias trombóticas específicas, 742
    microangiopatias trombóticas não específicas, 741-742
        púrpura trombocitopênica trombótica, 741

síndrome hemolítico-urêmica atípica (SHUa), 742
púrpura trombocitopênica imune, 740-741
Trombocitose essencial, 744-745
Tromboembolia pulmonar, 791-792
Tromboembolia venosa (TEV)
ver também Doença tromboembólica na gestação
  pulmonar, 939
  venosa, 939
Trombofilias, 829-833
  e desfechos adversos, 829, 830
  e tromboembolia, 829, 830t
  indicação de investigação e rastreamento, 831, 832t
  investigação das, 830-831
  manejo de gestantes, 831, 832-833
  tipos de, 829, 830t
    adquiridas, 829
    hereditárias, 829
Tromboflebite pélvica séptica, 591, 833-834
Tromboprofilaxia, 828-829, 896
Trombose venosa profunda, 821
Troponinas, 702
Tubas, 60
Tuberculose, 188, 570, 789-790
  e HIV/Aids, 188

U

Ultrassonografia, 94, 96, 106-107, 150-173, 225, 226, 241-243, 275, 363-364, 384-385, 377, 487-488, 677, 842, 843-844, 845f
  avaliação do crescimento fetal, 241-243
  durante o TP, 384-385
  indicações e limitações, 150-151
  na analgesia obstétrica, 487-488
  na internação obstétrica, 377
  na suspeita de PMA, 842, 843-844, 845f
  nas gestações gemelares, 225, 226t
  no diagnóstico de Rupreme, 275
  no 1º trimestre de gestação, 151-155
    abortamento, 153-154
    avaliação da anatomia fetal, 156-157, 158-159f
    avaliação da saúde fetal, 160
    biometria fetal, 155-156
    coração, 161-165
    gestação múltipla, 157, 160
    gravidez ectópica, 154
    neoplasia trofoblástica gestacional, 154-155
  no 2º trimestre de gestação, 155-169
    rastreamento sequencial de anomalias cromossômicas fetais, 160-161
    sistema nervoso central, 165-169
  no 3º trimestre de gestação, 169-173
    líquido amniótico, 169-170
    placenta e cordão umbilical, 170-173
  transvaginal, 677
Ureaplasma, 772-773
  diagnóstico, 772-773
  tratamento, 773
Ureteres, 66
Uropatia obstrutiva baixa, intervenções fetais para, 133-134
US Doppler, 243, 244-245, 248f
  avaliação da circulação fetal, 245
    artéria cerebral média, 245
    artéria umbilical, 245
    ducto venoso, 245
Útero, 59, 335-337, 566, 572, 849
  cirurgias com ressecção parcial, 849
  palpação, 572
  ruptura, 335-337

V

Vacinações, 96-98
  Covid-19, 97-98
  difteria e tétano (dT), 97
  difteria, tétano e coqueluche (dTpa), 97
  gripe A e sazonal, 97
  hepatite B, 97
Vácuo-extrator, 468, 469-472
  aplicação do, 470-471
  taxa de sucesso, 472
  técnica de aplicação, 471-472
Vagina, 60, 566
Vaginose bacteriana, 778-779
Varicela, 349-350, 570
  diagnóstico, 350
  infecção fetal, 349-350
  quadro clínico, 349
  tratamento, 350
Vasa prévia e inserção velamentosa de cordão, 337-338
Vasopressores, 491t, 939
Ventilação, 516-519, 937, 938
  com pressão positiva, 516-519
    equipamentos, 516-518
    oxigênio suplementar, 516
    por meio de cânula traqueal, 518-519
  mecânica invasiva (VMI), 937, 938t
  não invasiva (VNI), 937
  protetora, 937
Versão cefálica externa, 433-435
Vesícula biliar, 65
Via de parto, 197-198, 233-234, 424-425, 642-643, 774, 873-874, 940, 941
Varizes, 73
Veia umbilical, 320
Vilosidades dismórficas, 602
Vírus zika, 356-357
  infecção congênita no Brasil, 356-357
  prevenção em gestantes, 357
Visão, 73
Vitalidade fetal, avaliação da, 667-668
Vitamina, 80, 145
  A, 145
  D, 80
Volemia, manejo, 559-562
  exames laboratoriais, 561
  ressuscitação volêmica, 559
  transfusão de hemocomponentes e manejo da coagulopatia, 559, 561, 562t
Volume plasmático, 60-61
Vômitos, 65, 716-719
  avaliação laboratorial, 717-718
  epidemiologia, 716-717
  fatores de risco, 716-717
  fisiopatologia, 716-717
  tratamento, 718-719

V

Vulva, 60, 566
Vulvovaginites, 778-781
  candidíase, 779-781
  tricomoníase, 781
  vaginose bacteriana, 778-779

Z

Zavanelli, manobra de, 403
Zika *ver* Vírus zika